W0269370

HANDBUCH DER HAUT- UND GESCHLECHTSKRANKHEITEN

J. JADASSOHN

ERGÄNZUNGSWERK

BEARBEITET VON

J. ALKIEWICZ · R. ANDRADE · R. D. AZULAY · H.-J. BANDMANN · L. M. BECHELLI · M. BETETTO
H. H. BIBERSTEIN · R. M. BOHNSTEDT · G. BONSE · S. BORELLI · W. BORN · O. BRAUN-FALCO
W. BURCKHARDT · J. CABRÉ · F. T. CALLOMON · C. CARRIÉ · H. CHIARI · G. B. COTTINI · R.
DOEPFMER · CHR. EBERHARTINGER · H. EBNER · G. EHRMANN · F. FEGELER · E. FISCHER
H. FLEISCHHACKER · H. GÄRTNER · O. GANS · M. GARZA TOBA · P. E. GEHRELS · H. GÖTZ · L.
GOLDMAN · H. GOLDSCHMIDT · A. GREITHER · H. GRIMMER · P. GROSS · TH. GRÜNEBERG · J.
HÄMEL · D. HARDER · W. HAUSER · E. HEINKE · H.-J. HEITE · S. HELLERSTRÖM · A. HENSCH-
LER-GREIFELT · J. J. HERZBERG · G. von der HEYDT · G. E. HEYDT · H. HILMER · H. HOBITZ
H. HOFF · G. HOPF · O. HORNSTEIN · L. ILLIG · W. JADASSOHN · M. JÄNNER · R. KADEN
K. H. KÄRCHER · FR. KAIL · K. W. KALKOFF · W. D. KEIDEL · PH. KELLER · J. KIMMIG
G. KLINGMÜLLER · N. KLÜKEN · A. G. KOCHS · FR. KOGOJ · G. W. KORTING · E. KRÜGER-
THIEMER · H. KUSKE · F. LATAPI · H. LAUSECKER† · P. LAVALLE · A. LEINBROCK · K.
LENNERT · G. LEONHARDI · W. F. LEVER · P. G. LIEBALDT · W. LINDEMAYR · K. LINSER
H. LÖHE† · L. J. A. LOEWENTHAL · A. LUGER · E. MACHER · F. D. MALKINSON · J. T. McCARTHY
K. MEINICKE · W. MEISTERERNST · N. MELCZER · A. M. MEMMESHEIMER · J. MEYER-ROHN
G. MIESCHER† · P. MIESCHER · A. MUSGER · TH. NASEMANN · FR. NEUWALD · G. NIEBAUER
H. NIERMANN · W. NIKOLOWSKI · F. NÖDL · B. OSTERTAG · F. PASCHER · R. PFISTER · K.
PHILIPP · A. PILLAT · H. PINKUS · W. POHLIT · H. PORTUGAL · M. I. QUIROGA · W. RAAB · R.
V. RAJAM · B. RAJEWSKY · J. RAMOS E SILVA · H. REICH · R. RICHTER · G. RIEHL · H. RIETH
H. RÖCKL · ST. ROTHMAN · S. A. P. SAMPAIO · R. SANTLER · E. SCHEICHER-GOTTRON · C.
SCHIRREN · C. G. SCHIRREN · H. SCHLIACK · W. SCHMIDT · R. SCHMITZ · W. SCHNEIDER
U. W. SCHNYDER · H. E. SCHREINER · H. SCHUERMANN† · K.-H. SCHULZ · R. SCHUPPLI · J.
SCHWARZ · M. SCHWARZ-SPECK · H.-P.-R. SEELIGER · R. D. G. PH. SIMONS · J. SÖLTZ'SZÖTS
C. E. SONCK · H. W. SPIER · R. SPITZER · D. STARCK · Z. STARY · G. K. STEIGLEDER · H. STORCK
G. STÜTTGEN · A. SZAKALL† · J. TAPPEINER · J. THEUNE · W. THIES · G. VELTMANN · J.
VONKENNEL · F. WACHSMANN · G. WAGNER · W. H. WAGNER · E. WALCH · R. WEHRMANN
K. WEINGARTEN · G. G. WENDT · A. WIEDMANN · H. WILDE · A. WINKLER · D. WISE
A. WISKEMANN · P. WODNIANSKY · KH. WOEBER · H. WÜST · K. WULF · J. ZEITLHOFER
J. ZELGER · P. ZIERZ · M. ZINGSHEIM

HERAUSGEGEBEN GEMEINSAM MIT

O. GANS · H. A. GOTTRON · J. KIMMIG · G. MIESCHER† · C. G. SCHIRREN
H. SCHUERMANN† · H. W. SPIER · A. WIEDMANN

VON

A. MARCHIONINI

DRITTER BAND · ERSTER TEIL

SPRINGER-VERLAG BERLIN HEIDELBERG GMBH

1963

NICHT ENTZÜNDLICHE DERMATOSEN I

BEARBEITET VON

G. B. COTTINI · H.-J. HEITE · G. VON DER HEYDT
G. W. KORTING · W. F. LEVER · W. MEISTERERNST · R. RICHTER
R. SCHMITZ · U. W. SCHNYDER · G. STÜTTGEN · J. TAPPEINER
J. VONKENNEL · P. WODNIANSKY · M. ZINGSHEIM

HERAUSGEGEBEN VON

H. A. GOTTRON

MIT 283 TEILS FARBIGEN ABBILDUNGEN

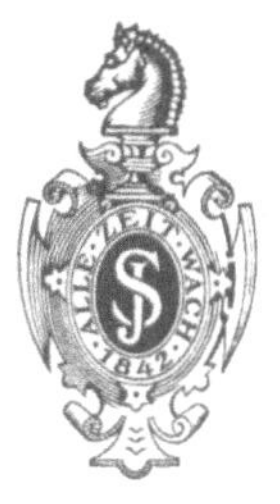

SPRINGER-VERLAG BERLIN HEIDELBERG GMBH

1963

ISBN 978-3-642-87624-0   ISBN 978-3-642-87623-3 (eBook)
DOI 10.1007/978-3-642-87623-3

© by Springer-Verlag Berlin Heidelberg 1963
Ursprünglich erschienen bei Springer-Verlag OHG / Berlin · Göttingen · Heidelberg 1963
Softcover reprint of the hardcover 1st edition 1963
Library of Congress Catalog Card Number 28-17078

Vorwort

Thematisch ist der Band III des Ergänzungswerkes JADASSOHN, der sich „Nicht entzündliche Dermatosen" betitelt, und insbesondere der hier vorliegende Teil 1 des III. Bandes vielschichtig, und er umfaßt kein nosologisches Ganzes wie etwa der Band „Viruskrankheiten". In den abgehandelten Einzelbeiträgen erfolgen auf Grund neuerer, meist pathogenetischer Erkenntnisse gegenüber den entsprechenden Beiträgen des ursprünglichen Werkes nosologisch Um- und Ausgruppierungen sowie schärfere Gliederung einzelner Krankheitszustände.

So hat der Beitrag Hämangiom, aufbauend auf der großen Erweiterung der Kenntnisse, eine scharfe Abgrenzung der Teleangiektasien von den Angiomen erfahren, welch letzteren Sprossungsvorgänge der Gefäße zugrunde liegen, während die ersteren durch einfache Teleangiektasien gekennzeichnet und in vieler Hinsicht Ausdruck einer umfassenden vasculären Systemaffektion sind, die in diagnostischer Hinsicht vom Außenbild Haut z. B. neurologische Symptome aufklären lassen. Das praktische Interesse dieses Kapitels konzentriert sich auf die Therapie und hauptsächlich auf die Frage, ob sich bei den Angiomen jede Therapie erübrigt. Ausgruppiert wurde aus dem Kapitel Angiokeratome das Angiokeratoma corporis diffusum, das durch die Forschung der letzten Jahrzehnte als Speicherkrankheit erfaßt werden konnte und dementsprechend im Beitrag Speicherungskrankheiten körpereigener Stoffwechselprodukte abgehandelt wird.

Groß ist der Zuwachs an neuen klinischen Erkenntnissen bei den Ablagerungskrankheiten körpereigener Stoffwechselprodukte der Haut. Dies gilt bezüglich der Erscheinungsbilder an der Haut, die, wie das Inhaltsverzeichnis zeigt, in erheblicher Zahl neu erfaßt werden konnten. Dazu kommt z. B. bei den Lipoidosen eine Klärung der Bedingtheit einmal durch Hypercholesterinämie, zum anderen durch Hyperlipämie sowohl im primären wie sekundären Auftreten, wobei die Fortschritte in der chemischen Analyse weitgehend das Verständnis für das Zustandekommen gefördert haben. Gegenüber der im Handbuch vertretenen Auffassung von der diabetischen Stoffwechselstörung wird bei den lokalen Lipoidosen pathogenetisch die periphere Kreislaufstörung in den Mittelpunkt der Betrachtung gestellt und so das Vorliegen einer primären Stoffwechselstörung abgelehnt. Gegenüber der Abhandlung im Jadassohnschen Handbuch sind die Porphyrien völlig umwälzend gestaltet, und gerade auch dieses Unterkapitel zeigt, wie notwendig eine Neubearbeitung der Ablagerungskrankheiten war. Von einer Ergänzung kann in der Darstellung nicht gesprochen werden, sondern von einer stark erweiterten Bearbeitung des Themas in vielfach neuer Sicht. Die Neuklassifizierung der Speicherkrankheiten fußt zum Teil auf neuen erbbiologischen Erkenntnissen, die auch bei anderen Beiträgen dieses Teilbandes auszuwerten waren.

Die Vererbung der Psoriasis vulgaris konnte durch neue Untersuchungsreihen und durch die Zwillingsforschung aber mit sehr wechselnder Penetranz und Expressivität gesichert werden. Die Suche nach weiteren Faktoren, die bei der Entstehung der Psoriasis von Bedeutung sind, hat nicht vermocht, in das Dunkel der Bedingtheit gesichert tiefer einzudringen, wie sehr man sich dessen auch in vielseitiger mühevoller Laboratoriumsarbeit, z. B. durch innersekretorische Untersuchungen, durch Untersuchungen über den Hautstoffwechsel und den allgemeinen Stoffwechsel, weiterhin durch Untersuchungen über die Gewebeenzyme und vieles andere, wie z. B. über Zusammenhänge zwischen

Psoriasis und Nervensystem befleißigt hat. Auch die Frage infektiöser Bedingtheit wird erörtert. All diese Untersuchungen, insbesondere unterstützt durch ein wertvolles Schrifttumsverzeichnis, werden den Forschenden zur Unterrichtung aufgezeigt.

Der Beitrag über „Pigmentierte papilläre Dystrophien" bringt eine scharfe Trennung der malignen Spielart von der benignen Verlaufsweise mit deutlich unterscheidbarer Symptomatologie, wobei darauf hingewiesen wird, daß in der benignen Form verschiedene hetero-ätiologische Krankheitsbilder gegeben sind, was eine Vertiefung des Wissens über diese Krankheitsgruppe bedeutet. — Im Beitrag Lichen ruber wird die Eigenständigkeit des Lichen nitidus sowie die der Pityriasis rubra pilaris gegenüber der früheren Abhandlung im Handbuch stärker unterstrichen. Der Lichen atrophicus et sclerosus wird aus der Lichengruppe ausgeklammert, und er wird im wesentlichen im Beitrag Atrophien und Sklerosen des 2. Teils von Band III abgehandelt werden. Im Lichen ruber-Beitrag wird er nur differentialdiagnostisch erörtert.

Umgruppierungen ergeben sich auch in dem Beitrag „Nekrosen, Gangrän, Geschwüre" insofern, daß das in seiner Ursache heute geklärte sog. Hautgangrän im Beitrag Periarteriitis nodosa abzuhandeln ist und weiterhin die trophischen Störungen im Kapitel Haut und Nervensystem dargestellt werden. Neu hinzugekommen sind aber die Nekrosen durch Arzneimittelschäden. Die Fortschritte unserer Erkenntnisse auf dem Gebiete der peripheren Durchblutungsstörungen kommen der Aufklärung der Nekrosen auf Grund behinderter Gefäßfunktion sehr zugute und lassen diagnostisch eine pathogenetische Trennung vieler Hautnekrosen durchführen, was wieder förderlich ist für therapeutische Maßnahmen.

Der Beitrag „Die generalisierten exfoliierenden Erythrodermien der Erwachsenen" zeigt die Schwierigkeiten dieser Krankheitsgruppe hinsichtlich Klassifizierungsmöglichkeiten auf, und es wird wie bereits im Handbuch die Frage aufgeworfen, ob eine klinische Trennung nach Erkenntnis übergeordneter ätiologischer Faktoren noch berechtigt ist, nachdem neben der früher bereits bekannten Tuberkulose sowie der Leukämie noch andere ätiologische Faktoren wie Brill-Symmers und reticuläre Krankheitszustände bekannt geworden sind. Für den Dermatologen birgt dieser Beitrag nach wie vor viele Probleme in sich, die schwer zu lösen sind, unter anderem deshalb, weil der einzelne in der Regel nur über wenige Beobachtungen verfügt.

Das in verschiedenen Fachdisziplinen stark angewachsene Schrifttum über Lymphogranulomatose wird unter dermatologischen Gesichtspunkten kritisch gesichtet. Klinik, Verlaufsweise, Histologie und nicht zuletzt die therapeutischen Fortschritte mit Strahlen- und Chemotherapie werden von den Autoren aus großer persönlicher Erfahrung heraus neu dargestellt. — Die histogenetische Deutung, die die Mycosis fungoides neuerdings mehrfach erfahren hat, bildet die Grundlage der Neufassung der klinischen und histologischen mannigfaltigen Symptomatik im Beitrag Mycosis fungoides, wobei die seltenen Mycosis fungoides d'emblée-Fälle kritisch bezüglich ihrer Zugehörigkeit zur Krankheit an Hand der verschiedenen im Schrifttum niedergelegten Auffassungen erörtert werden. Die zunehmend häufiger festgestellte Mitbeteiligung innerer Organe bei Mycosis fungoides findet in der Abhandlung gebührende Beachtung und stellt eine Erweiterung des Wissens um die Mycosis fungoides seit der Handbuch-Bearbeitung dar. Der richtungweisende Weg zur Diagnose durch die histologische Untersuchung wird eingehend begründet unter Hinweis auf die Bedeutung des reticulären Gewebes beim Aufbau der Granulome, wobei aber auf das primär entzündliche granulomatöse Infiltrat der Mycosis fungoides besonders hingewiesen wird. Gezeigt wird, daß nach wie vor die Röntgenstrahlen die Therapie der Wahl bleiben. Auf chemotherapeutische

Behandlung wird man aber gerade bei weitestgehender Generalisierung und bei Beteiligung innerer Organe nicht verzichten können.

In vielerlei Hinsicht ist der Beitrag „Fehlbildungen der Haut und Hautveränderungen bei Fehlbildungssyndromen" aktuell. Schon die Darstellung der Erscheinungswelt der Mißbildungen erfordert einen großen Überblick über das medizinische, kasuistisch sehr verstreute Schrifttum. Nicht minder schwierig ist es, den Stand des Wissens um die in der pränatalen Phase zustande kommenden Entwicklungsstörungen der Haut bzw. einzelner Gewebe der Haut darzulegen, woraus sich gar manche Umgruppierung und schärfere Differenzierung der einzelnen Krankheitszustände seit dem ersten Erscheinen des Handbuches ergaben. Daß die teratologischen Erscheinungsbilder der Haut nicht nur auf eine genetische Wurzel zurückzuführen sind, sondern daß es sich dabei vielfach um umweltbedingte Keimschädigungen handeln kann, wird z. B. unter Hinweis auf die Grundlagenforschung über infektiöse Embryopathie kritisch zurückhaltend überprüft. Auch fruchtschädigende Einflüsse nichtinfektiöser Art können ursächlich für die Mißbildungen in Frage kommen, woraus sich wichtige Schlüsse für die Betreuung der Schwangeren nicht zuletzt hinsichtlich der Arzneiverordnung ergeben. Mißbildung bedingende erbliche Faktoren können in ihrer Penetranz durch peristatische Einflüsse verstärkt werden, und erbliche Mißbildungen können ihrerseits durch umweltbedingte Mißbildungen nachgeahmt werden. Erörtert wird auch die Frage, inwieweit chromosomale Abwegigkeiten eine Rolle bei Hautmißbildungen spielen. Von der ätiologisch-pathogenetischen Forschung her gesehen bietet dementsprechend dieser Beitrag viel Neuland dar, der durch die Gruppierung und Darlegung der Erscheinungswelt der Mißbildungen sehr erweitert wird.

Im Anlageplan des III. Bandes des Ergänzungswerkes sind die Tumoren vorgesehen. Im Teil 1 werden neben den bereits erwähnten Angiomen die Melanome abgehandelt. Dabei werden zunächst bezüglich der Histogenese der Naevuszelle die Beweisstücke der zwei Anhängergruppen epithelial oder neurogen dargelegt. Die verschiedenen Naevusformen wie Oberhaut-, Junktions- und Compound-Naevus sowie Intracutannaevi werden nicht als verschiedene Naevusformen. sondern als verschiedene Phasen des gleichen Krankheitsgeschehens aufgefaßt, Der Naevus Spitz im Präpubertätsalter wird vornehmlich in seinem histologischen Befund differentialdiagnostisch gegenüber dem Melanom erörtert. Der Autor verwendet die histogenetisch nicht bindende Bezeichnung malignes Melanom mit der Beibezeichnung maligne zur Kennzeichnung der besonderen Bösartigkeit. Entwicklung eines Melanoms auf dem Boden eines ruhenden Naevus, insbesondere auf dem des Junktions- und Compound-Naevus wird ebenso, wenn auch in mäßigerer Form auf dem einer präcancerösen Melanosis bejaht. Weiterhin wird die Möglichkeit der Entwicklung auf völlig oder scheinbar gesunder Haut für gegeben erachtet. Die Hormonkrisen können einen wichtigen pathogenetischen Faktor darstellen. Das Potential maligner Entartung für Melanom ist bei den prämelanotischen Erscheinungsformen sehr verschieden. Sehr zu begrüßen ist die ausführliche, inhaltlich durch viele Hinweise hochwertige Darstellung der Histologie des Melanoms, auf deren Basis ja schließlich nur die Diagnose beruhen kann. Therapeutisch wird vornehmlich die chirurgische und radiologische Behandlung in der Art der erforderlichen Durchführung besprochen.

Dieser Teilband bietet in seinen einzelnen Beiträgen ein geschlossenes Ganzes, wobei aus der Neubearbeitung ersichtlich wird, wie sehr das jeweilige Wissen über die einzelnen abgehandelten Krankheiten seit dem Erscheinen des Jadassohn-Handbuches gewachsen ist.

Mainz, Januar 1963   H. A. GOTTRON

Inhaltsverzeichnis

Hämangiome (einschließlich Teleangiektasien und verwandte Hauterscheinungen).
Von Priv.-Doz. Dr. med. URS WALTER SCHNYDER-Zürich. (Mit 40 Abbildungen,
davon 1 farbige)

Nekrosen, Gangrän, Geschwüre

Von

Richard Schmitz-Tübingen

Mit 9 Abbildungen

A. Einleitung

Das Gangrän und das Geschwür haben eine gemeinsame Voraussetzung, die Nekrose. Alle drei Begriffe zur Überschrift eines Kapitels zu vereinigen, dabei also trotz der Gemeinsamkeit gewisse Unterschiede und Gegensätze hervorzukehren, trägt klinischen Bedürfnissen der Dermatologen Rechnung. In dem Kapitel werden, wie es bereits durch Mucha 1928 geschehen ist, Nekrosen unbekannter Ursache sowie mit Nekrose einhergehende, in der Ursache an sich bekannte Krankheitsbilder zusammengefaßt, bei denen die Nekrose oder das Hautgangrän eine besonders bemerkenswerte Variante darstellt.

Die Gruppierung wird damit willkürlich und bringt mit sich, daß der Inhalt eines solchen Kapitels im Laufe der Zeit einem Wechsel unterworfen sein muß; was in seiner Ursache geklärt ist, bröckelt ab, wie das sog. multiple neurotische Hautgangrän. Es wird heute bei der Periarteriitis nodosa und in dem Kapitel über Haut und Psyche abgehandelt. Andere Dinge sind in den letzten Jahren hinzugekommen. So nehmen, was zu bedauern, aber sehr zu beachten ist, die Hautnekrosen infolge Arzneischädigung zu und beanspruchen einen Platz in dem Kapitel Nekrosen, Gangrän, Geschwüre. Die aufgezeigte Entwicklung bringt es mit sich, daß in der heutigen Darstellung des Kapitals nicht nur neue Auffassungen zu einer Sache zu erörtern sind, die bereits 1928 Gegenstand der Darlegungen Muchas gewesen ist, sondern daß auch die Sache selbst sich in vielem geändert hat. So wird das Kapitel Nekrosen, Gangrän, Geschwüre zur Ergänzung des Hauptwerkes von 1928, die ohne ständige Benutzung auch des Hauptwerkes nicht gebraucht werden kann, weil für Wiederholungen kaum ein Raum gegeben ist.

Die allgemeinen Bemerkungen zur Nekrose werden kurz gefaßt und in den einzelnen Abschnitten gemacht. Wenn Mucha seinerzeit in den allgemeinen Ausführungen zur Nekrose Ernst folgte, so wird heute auf die Darstellung des Gewebstodes von E. Müller im Handbuch der Allgemeinen Pathologie verwiesen.

B. Nekrosen auf Grund mangelhafter Gewebsversorgung

I. Trophoneurotische Nekrosen

Verletzungen peripherer Nerven, aber auch Störungen im Zentralnervensystem, können zu mannigfachen trophischen Störungen an der Haut führen. Die trophischen Störungen werden im Kapitel Haut und Nervensystem durch Thies dargestellt, hier sind lediglich die trophischen Nekrosen Gegenstand der Erörterung. Die Nekrose auf Grund einer neurotrophischen Störung endet in der

Regel beim Geschwür und nur sehr selten beim Gangrän. Die Theorien über die Frage, wie die trophische Innervation erfolgen mag, werden von Mucha, Wexberg, Lüthy erörtert. Ihre Bedeutung ist heute eingeschränkt, weil Trophik mit Innervation der Gefäßnerven zusammenfällt (Döring, Hirschmann), die Fahndung nach einem besonderen trophischen Nervensystem damit gegenstandslos geworden und die trophoneurotische Störung als periphere Kreislaufstörung anzusehen ist.

Die Orte, an denen es nach Nervenläsionen bestimmter Lokalisation zum trophischen Geschwür kommt, sind für den jeweiligen Nerv bekannt und bei Otfried Foerster niedergelegt. Die Art der trophischen Störung ist dagegen weniger von der Lokalisation der Nervenschädigung abhängig als davon, ob ein sensibler Nerv teilweise oder ganz durchtrennt ist. Foerster hat als gegensätzliches Begriffspaar die Folgen der totalen und der partiellen Nervendurchtrennung bzw. -schädigung aufgestellt: Nach Läsion des sensiblen Nerven ohne völlige Leitungsunterbrechung Glanzhaut, Glossy-Skin, eine dünne, hochrote, schmerzhafte, schuppende Haut mit seichten und schmerzhaften Geschwüren, nach vollständiger Leitungsunterbrechung eines sensiblen Nervs jedoch schwielige Verdickung von Haut und Unterhaut bei Blässe und vollkommener Anaesthesie.

Das trophoneurotische Geschwür entsteht nicht ohne Anstoß. Bei gegebener trophischer Störung bedarf es eines für Gesunde unterschwelligen Reizes, der in der Regel von außen kommt und zwar sehr oft durch ärztliche oder pflegerische Fehlhandlungen, durch den Druck einer schlecht sitzenden Schiene oder durch relativ zu warme Bettflaschen. Offenbar kann der Anstoß zur Entwicklung eines trophoneurotischen Geschwüres auch ohne Verletzung, durch eine Änderung der peripheren Durchblutung, erfolgen.

Hirschmann teilt das Auftreten eines trophoneurotischen Geschwürs bei einem Kranken mit Schußverletzung des N. ischiadicus während der Bettruhe im Verlauf einer fieberhaften Angina mit.

Im Aussehen weist das trophoneurotische Geschwür, auch wenn man annimmt, daß ihm eine periphere Durchblutungsstörung zugrunde liegt, erhebliche Unterschiede zu Geschwüren bei peripheren Durchblutungsstörungen anderer Bedingtheit auf: Oft zunächst durch eine hämorrhagische Blase verdeckt, findet sich ein tiefgreifendes, blutarmes, in einzelnen Kanälen bis auf den Knochen dringendes Geschwür mit schlaffen Granulationen. Kennzeichnend ist ein sich schon bei geringster mechanischer Belastung bildender Hornring um das Geschwür, mit der Neigung, durch konzentrische Verschiebung nach innen das Geschwür zu decken, zur Eiterverhaltung und damit zur entzündlichen Reaktion zu führen, die sonst beim trophoneurotischen Geschwür nicht hochgradig ist. Die Geschwüre sind im Bereich der Anaesthesie schmerzlos, in der Glanzhaut dagegen sehr schmerzhaft.

Hinter klinisch voneinander nicht unterscheidbaren Geschwüren können sich Druckschäden eines Nerven, eine Spina bifida occulta, Nervenläsionen durch Narbenzug oder Durchtrennung eines Nerven, Stumpfneurome (Leriche) verbergen ebenso wie auch Neuritiden. Meningomyelocelen können trophische Ulcerationen an den Extremitäten bedingen, desgleichen kann die Operation einer solchen Cele eine Nervenverletzung mit sich bringen und damit ein trophisches Geschwür nach sich ziehen. Die zentralnervösen Schäden der Syringomyelie führen zu ganz gleichen klinischen Bildern wie bestimmte peripher neurovasculäre Dystrophien, vor allen Dingen wie die familiäre ulcerierende Akropathie (Thévenard). Encephalitis lethargica, operative Durchtrennung des 5. Hirnnerven hinter dem Gasser-Ganglion, Alkoholinjektion oder Elektrokoagulation des Gasseri-Ganglions, zentrale also oder periphere Leitungsbehinderung am Trigeminussystem, können die gleiche Spätfolge, ein Geschwür am Nasenflügel, nach sich ziehen.

Nicht selten treten trophoneurotische Geschwüre im Verlauf von Infektionskrankheiten auf. Eine Zusammenstellung über Mal perforant bei Infektionskrankheiten gibt Mucha. Sie bedarf nur weniger Ergänzungen. Tabes dorsalis wird heute seltener beobachtet, darf aber nicht aus dem Auge verloren werden. Sie war eine sehr häufige Ursache des Malum perforans. Wie häufig sie überhaupt war, ließ sich am Malum perforans ungefähr errechnen: Nach Curtius, Schlot-

TER und SCHOLZ bekommt nämlich jeder 25. Tabiker ein Mal perforant. Bei der Lepra hat Malum perforans nach wie vor vor allem in Endemiegebieten diagnostische Bedeutung (PIRES, FERREIRA und DINIZ, GIORDANO). Wie nach dem ersten, so ist auch nach dem zweiten Weltkrieg in Deutschland mit sporadischer Lepra, von Rückkehrern aus Lepragebieten eingeschleppt, zu rechnen (GOTTRON). Bei der spinalen Kinderlähmung ist das Malum perforans pedis selten, kommt aber bei schweren Fällen einmal vor (BODECHTEL und SCHRADER). Es ist anzumerken, daß das Mal perforant bei Kinderlähmung nicht identisch ist mit dem sog. post-

poliomyelitischen Beingeschwür an längere Zeit gelähmten Beinen nach Anteriorpoliomyelitis, wie es MARTO-RELL, ALONSO und SALLERAS beschrieben haben. Das postpoliomyelitische Geschwür ist ein infolge langanhaltender Durchblutungsstörung an ungewöhnlicher Stelle, nämlich in Gegend der Schienbeinkante, manifest gewordener und ulcerierter Pernio, es können aber auch ätiologisch verschiedene, pathogenetisch aber weitgehend gleichgerichtete Zustände, u. a. das Erythema induratum Bazin, bei erfüllter Vorbedingung der lange zurückliegenden Kinderlähmung als für ein solches Bein charakteristisches, ecthymaartig aussehendes Geschwür auftreten (SCHMITZ).

Die im Verlauf der Syringomyelie auftretenden Hautgeschwüre bezeichnet MUCHA als pseudotrophisch, weil sie nicht die Folge eines unterschwelligen Reizes im trophisch gestörten Bereich sind, sondern Folge einer schwerwiegenden äußeren Schädigung, oft einer Verbrennung oder bakteriellen Infektion, die infolge

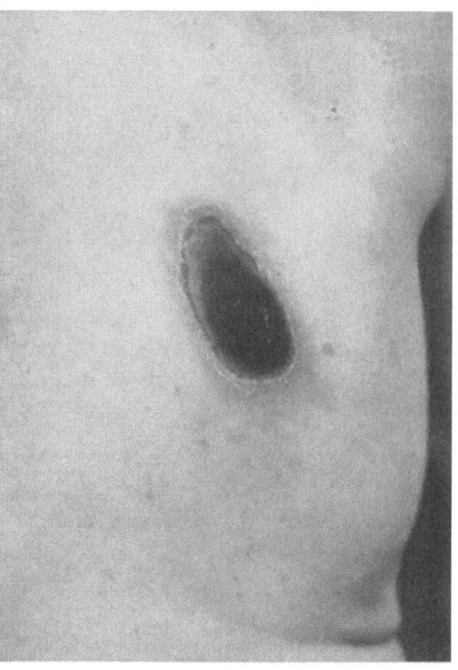

Abb. 1. Brandschorf am Schulterblatt bei syringomyelieartigen Ausfallserscheinungen nach Radiculitis

einer durch Syringomyelie bedingten, charakteristischen Empfindungsstörung nicht bemerkt und auch nicht rechtzeitig abgewehrt wird. Fortwährende bakteriell-toxische Traumen bedingen nach GAGEL eine allmähliche Obliteration von Blut- und Lymphgefäßen und damit sekundär die Gewebsveränderungen bei Syringomyelie, die Hyperkeratose mit Rhagadenbildung und schließlich das Geschwür. Die Brandnarben haben einen charakteristischen Sitz am Gesäß, an den Ellbogen und am Schulterblatt: Die Kranken haben unbelästigt am heißen Ofen gelehnt oder auf dessen Platte gesessen (Abb. 1). Gewebsdefekte bei Syringomyelie erfahren eine derartige kasuistische Wertschätzung, daß sie immer wieder demonstriert werden, u. a. von KEIL, ARZT, GUMPESBERGER, SANTLER, BENNECK, GERTLER, NEWCOMER und WRIGHT.

Von der Syringomyelie, und zwar von der lumbo-sakralen Form, ist eine periphere Nervenerkrankung mit klinisch weitgehend ähnlicher Symptomatologie abgegrenzt worden, deren Wesen von WADULLA bereits mit dem Namen neuro-vasculäre Dystrophie gekennzeichnet ist und bei der nach den Untersuchungen von THÉVENARD und von DENNY-BROWN degenerative Veränderungen an den Spinalganglien, an den Hinterwurzeln und an den Hintersträngen des Rückenmarks vorliegen. Die charakteristischen Achsensymptome der Syringomyelie, die nucleären Atrophien sowie die dissoziierten Empfindungsstörungen fehlen (JACOB, SCHRADER und WILD; Lit.). THÉVENARD prägte den Namen

„L'acropathie ulcéro-mutilante familiale". Ältere Veröffentlichungen lassen erkennen, daß man dieses Erbleiden, das mit trophischen Geschwüren fast allein

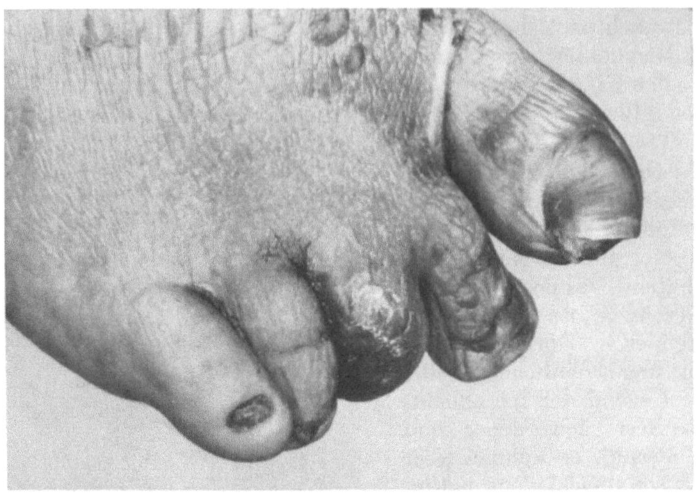

Abb. 2. Ulceröse Akropathie

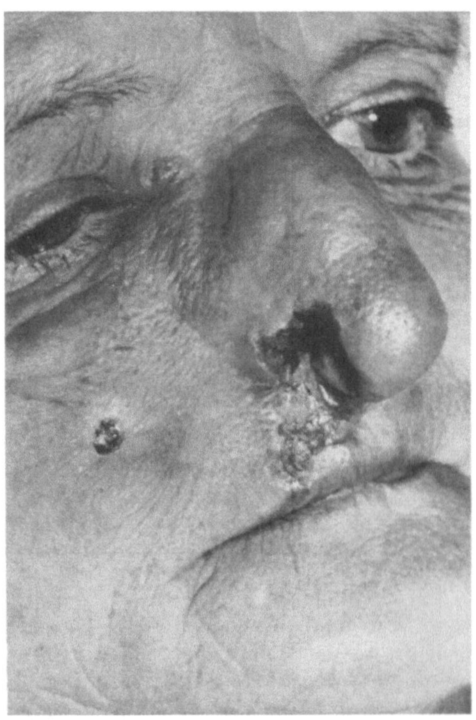

Abb. 3. Trophisches Nasenflügelgeschwür nach Alkoholinjektion ins Ganglion semilunare wegen Trigeminusneuralgie

an den Zehen einhergeht, der Syringomyelie (BRUNS, GUILLAIN und THÉVENARD, RILEY, v. BOGAERT), den Myelodysplasien ganz allgemein (FUCHS, KIENBÖCK, ENDERLE, CURTIUS) oder den familiären Trophoneurosen zugeordnet hatte (LEVY und LUDLOFF, GÖBELL und RUNGE). Auf die Darstellung von JACOB, SCHRADER und WILD über die familiäre Akropathie muß verwiesen werden (Abb. 2).

Das für den Dermatologen wesentliche diagnostische Problem ist beim trophoneurotischen Geschwür darin gegeben, von der Hautveränderung auf die Ursache der zugrunde liegenden Nervenschädigung zu schließen. Sie läßt sich oft nur vermuten, wie das Beispiel des Malum perforans pedis zeigt. Es braucht nur auf die Aufzählung der vielen möglichen infektiösen, degenerativen, traumatischen Schäden am Nervensystem bei MUCHA hingewiesen werden, auf die ein Mal perforant du pied bzw. ein Mal perforant anderer Lokalisation hindeutet. Mit etwas größerer Wahrscheinlichkeit läßt sich vom Sitz eines trophoneurotischen Geschwürs auf den Sitz der Nervenschädigung ein Rückschluß ziehen.

Dabei zeigt sich allerdings, daß es oftmals geradezu paarweise eine zentrale und eine periphere Erkrankung gibt, beide an der Haut mit der gleichen Symptomatik, wenn auch bei eingehender Untersuchung neurologische Unterschiede aufzudecken sind. Dies ist nicht nur bei lumbo-sacraler Syringomyelie und ulcerierender Akropathie der Fall, sondern auch beim trophischen Geschwür des Nasenflügels, das sich als Spätfolge einer Encephalitis lethargica entwickeln kann (E. HOFFMANN, LAMMERSMANN, GREENBAUM und ALPERS, PETZAL, SCHLITTLER, ROSENBERG und SOLOVAY), in gleicher Form aber auch nach operativen Eingriffen am N. trigeminus entsteht.

Man ist auf diese gelegentliche Folge therapeutischen Bemühens um die Trigeminusneuralgie durch JAEGER aufmerksam geworden. Vorher waren im dermatologischen Schrifttum vereinzelt Gesichtsgangränen nach Verletzung des Gasseri-Ganglion bekannt geworden (BERON, VOHWINKEL), während die totale Resektion des Ganglion offenbar nicht zu Geschwürsbildung an der Haut führt. Das trophische Nasenflügelgeschwür als Therapiefolge wird öfter beobachtet mit der vermehrten Anwendung von Alkoholinjektion und Elektrokoagulation des Gasseri-Ganglion, also mit der häufigeren Anwendung partieller Ausschaltungsverfahren am Trigeminus. Es kommt auch nach der retrogasserischen Neurotomie vor (JAEGER). Für die Differentialdiagnose ist zu beachten, daß die trophischen Geschwüre nach therapeutischen Eingriffen am Trigemninus stets im lateralen Feld des betroffenen Organs liegen, also am Nasenflügel und nicht am Septum (JAEGER), an der Mundschleimhaut außerhalb der Zahnreihe und nicht in Gaumenmitte (DARIER). Die trophischen Geschwüre am Nasenflügel sind in den letzten Jahren öfters Gegenstand von Veröffentlichungen gewesen, so von STÜHMER, TAPPEINER, THYRESSON, SCHMITZ.

Es besteht, und das ist abschließend nachzutragen, Anlaß zu der Annahme, daß die früher, vor Einführung des Insulins, öfter bei Kindern beobachteten trophischen Geschwüre der Nase mit ihrer den oben genannten Nasenflügelgeschwüren so ähnlichen Symptomatologie, wie sie von WOOD beschrieben werden, die dritte ätiologische Einheit dieser pathogenetisch geordneten Gruppe darstellen (Abb. 3).

II. Nekrosen auf Grund behinderter Gefäßfunktion

1. Nekrosen bei Erkrankung des Herzens oder der Arterien

Unter diese Aufzählung fallen vor allen Dingen die peripheren Durchblutungsstörungen, deren einzelne in besonderen Kapiteln gewürdigt werden. Soweit hier Bezug auf die sog. peripheren Durchblutungsstörungen zu nehmen ist, sind nur die dabei auftretenden Hautnekrosen Gegenstand der Erörterung, nicht jedoch das Wesen der verschiedenen Krankheiten selbst. Zur Unterrichtung darüber seien einige Darstellungen der peripheren Durchblutungsstörungen genannt: BLOCK, PÄSSLER und BERGHAUS, RATSCHOW, ALLEN, BARKER und HINES. Hinsichtlich der pathologischen Anatomie der Gefäßerkrankung bei peripheren Durchblutungsstörungen wird auf STAEMMLER in KAUFMANNs Lehrbuch der speziellen pathologischen Anatomie verwiesen.

Eine Arterienerkrankung bedingt für sich allein nicht zwangsläufig eine Hautnekrose, selbst dann nicht, wenn es sich um Embolie oder arterielle Thrombose handelt. Nur in der Hälfte aller Fälle von Embolie oder Arterienthrombose kommt es nach der Statistik von MCKENCHNIE und ALLEN zur Hautnekrose. Eine solche Nekrose kann noch viele Jahre nach der Unterbrechung des Stromes einer Hauptarterie entstehen, dann nämlich, wenn die Elemente des bis dahin vollkommen ausgleichenden Kollateralkreislaufes an Leistungsfähigkeit einbüßen (FONTAINE, KIM, KINEY und BOLLACK). Mit diesem trübenden Faktor ist für die Prognose zu rechnen. ROSSIER macht darauf aufmerksam, daß es eine große Zahl alter Leute mit Arteriosklerose der Extremitätenarterien gibt, deren Oscillogramm an der

unteren Extremität gänzlich negativ ist, die kühle und blaurote Beine haben
und trotzdem kein Beingeschwür bekommen. Es gibt zwar ein sog. arterio-
sklerotisches Unterschenkelgeschwür — HAXTHAUSEN gebraucht diese Bezeichnung 1940 —, dieses hat aber nicht den Verschluß einer Hauptarterie zur Voraussetzung, wie die seltenen Geschwüre bei der hypertonischen Arteriolosklerose
zeigen.

Bei funktioneller Betrachtung der peripheren Durchblutungsstörungen unterscheidet RATSCHOW Angioorganopathien, Angioneuropathien und Angiolopathien. Diese Einteilung, die nicht unwidersprochen ist, gehört hier erwähnt,
weil bislang unter die Angiolopathien vor allem Vasoneurosen vom Typ der
Akrocyanose gerechnet worden sind. Auch die Trophoangioneurose kann mit
hochgradigen trophischen Störungen und auch mit Nekrose einhergehen (GERT-
LER), zugehörig sind vermutlich die chronischen Akroasphyxien mit Nekrose,
die BLAICH schon bei Kindern beobachtet hat. Neben die vasoneurotische Erkrankung der Angiolen drängt sich heute jedoch mehr und mehr deren entzündliche Erkrankung, die Arteriolitis. Die allergisch-hyperergische Entzündung der
kleinen Hautgefäße, oftmals als Folge einer Überempfindlichkeit gegen Arzneien,
dennoch nach dem histologischen Bild und nicht auf Grund ätiologischer Mut-
maßungen als Arteriolitis allergica (RUITER) bezeichnet, findet ihre Würdigung
an der Seite der Periarteriitis nodosa. Hier mag nur der Hinweis genügen.

Auch von der Vasoneurose führt der Weg häufig zum Umbau der Gefäßwand und damit
zur obliterierenden Entzündung. Schrifttum über das Wesen derartiger Vorgänge bei FEYR-
TER, STAEMMLER, KAHLAU. Neben der Raynaudschen Krankheit als charakteristisches Beispiel für diese Entwicklung sind auch die Preßluftschäden sowie die Schäden bei Arbeitern an
Anklopfmaschinen der Schuhindustrie zu nennen (GROTJAHN jr., HAGEN, KOELSCH, GROSSE-
BROCKHOFF). Die gleichen, raynaudartigen Erscheinungen können sich am Preßlufthammer-
personal ausbilden, also von einem Gerät bedingt werden, das langsam, jedoch kräftig schlägt
und ebenso von der Anklopfmaschine herrühren (HAGEN), die eine geringere Amplitude, jedoch höhere Geschwindigkeit der Schlagfolge hat. Das Personal, das derartige Maschinen und
Hämmer bzw. Werkzeuge bedient, erkrankt mit raynaudartigen Störungen im Bereich der
Hände, schließlich mit Fingergangrän. Anklopfmaschinen, die das rhythmische Anstoßen
beim Bedienungspersonal vermeiden, sind in der Entwicklung.

Ein heute ganz besonders aktuelles Problem aus dem Komplex der nachträglichen Gefäß-
wandumbauten auf einen anfänglichen Arteriospasmus hin sind die Kälte-Spätschäden. Hier
ist vor allem die Frage Gegenstand der Diskussion, ob sich eine Endangiitis obliterans ursächlich auf einen Kälteschaden zurückführen läßt. Bei der Darstellung der physikalischen Nekrosen, S. 26, wird darauf einzugehen sein.

Die Form einer Hautnekrose ist für die Art des Grundleidens in der Regel
nicht kennzeichnend. Es gibt allerdings einige allgemeine Regeln, z. B. daß die
Nekrosen bei Periarteriitis nodosa in der Mehrzahl der Fälle große Einzelherde
vorweisen (GOTTRON und SCHMITZ), gegenüber einem Beginn der Endangiitis
obliterans mit kleinen Einzelherden (KÖHLMEYER) und Ausgehen auch an der
Extremität meist von mehreren kleinen Nekrosen (RATSCHOW) (Abb. 4) im
Gegensatz zum Diabetikergangrän, das sich von einer einzelnen Nekrose aus
keilförmig nach proximal auszubreiten pflegt (DIEBOLD und FALKENSAMMER).

Sofern durch eine Gefäßkrankheit nicht die kleinsten Hautgefäße selbst unmittelbar betroffen sind, kann gar nicht erwartet werden, daß die Nekrose aus
ihrem Erscheinungsbild heraus einen Rückschluß auf die zugrunde liegende Gefäßkrankheit erlaubt. Nicht nur die Hautveränderungen, sondern auch schon die
Gefäßwandveränderungen in den kleineren Extremitätenarterien sind, wenn z. B.
wie bei Endangiitis obliterans, die mittleren Extremitätenarterien primär erkrankt
sind, nicht durch die tuberkuloide Primärveränderung der Arterienwand bei
Endangiitis obliterans, wie man sie an den mittleren Arterien der Extremitäten
findet (JÄGER), umgebaut, sondern zeigen auf weite Strecken eine Wucherung
saftreicher, subendothelialer Zellen in chromophober Grundsubstanz, die durch

den Sauerstoffmangel bedingt und streng von den eigentümlichen Gefäßveränderungen der Grundkrankheit zu trennen ist (JÄGER, KAHLAU). Wenn auch nicht aus der Form, so ist doch mitunter aus dem Verhalten einer Nekrose ein Rückschluß auf die Art möglich, in der das Grundleiden sich weiter entwickelt. WEBER rechnet damit, daß man bei unvermitteltem Gangränöswerden von Nekrosen der Haut bei obliterierender Arterienerkrankung erwarten darf, daß eine Thrombosierung der Bauchaorta hinzugetreten ist.

Eher einmal ist es möglich, vom Sitz einer Hautnekrose an der Extremität auf den Sitz eines Arterienverschlusses zu schließen und auch vom Sitz der Hautnekrose aus mit Vorbehalten Rückschlüsse auf die Art der zugrunde liegenden Krankheit zu ziehen. Es ist dies der Fall bei einer Reihe der sog. atypischen Unterschenkelgeschwüre. „Atypisch" bezieht sich dabei auf die Höhe am Bein, in der das Geschwür seinen Sitz hat. Der Ausdruck dürfte von FOURNIER stammen, der damit 1892 ein hochsitzendes Unterschenkelgeschwür nach Venenthrombose bei Typhus abdominalis ansprach (Ulcères de jambe métatypiques). Damit sollte zum Ausdruck gebracht werden, daß das Geschwür sich von den damals typischen Beingeschwüren, vom syphilitischen Gumma und vom Krampfadergeschwür, deutlich unterscheidet. Zu diesen atypischen Unterschenkelgeschwüren, ihres Sitzes hoch über der Knöchelebene wegen auch als supramalleoläre Geschwüre bezeichnet, gehören Geschwüre bei Folgezuständen der Venenthrombose, Ge-

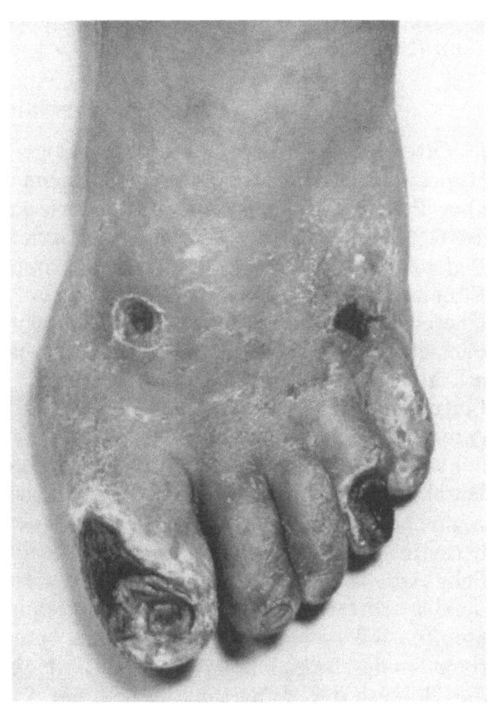

Abb. 4. Multiple, jeweils kleinherdige Nekrosen bei Endangiitis obliterans

schwüre bei manchen peripheren arteriellen Durchblutungsstörungen, infektiöse Gummen verschiedener Ursache, Neoplasmen sowie ein Teil der Beingeschwüre bei Anämien. Die *supramalleolären* Beingeschwüre (Schrifttum bei MARTORELL, PIULACHS, SCHUERMANN, WIEDMANN) gehören in die Differentialdiagnose des varicösen Symptomenkomplexes. Auf die Geschwüre im Gefolge mancher Anämien, bei denen man sich nicht sicher ist, ob sie auf einer Gefäßstörung oder auf geweblicher Insuffizienz beruhen, sei jedoch mit einigen Sätzen eingegangen:

Geschwüre bei Perniciosa (LASCH, POTOTSCHNIG) sowie auch bei banalen hypochromen Anämien werden von WINKLER als Zufallsbefund angesehen. Selten finden sich Beingeschwüre bei der Cooley-Anämie sowie bei der ihr verwandten Thalassaemia minima (SCHUERMANN und BINDER). Hauptsächlich bekannt geworden sind Beingeschwüre bei den Anämien mit Hepatosplenomegalie (NANTA), bei der Sichelzellanämie sowie beim hämolytischen Ikterus. Vor allem bei der Sichelzellanämie kommen sie sehr häufig vor. Beim hämolytischen Ikterus sind sie zwar seltener, jedoch mitunter auch familiär mit dem Ikterus gekoppelt. Bei Sichelzellanämie wie bei hämolytischem Ikterus sind die Meinungen darüber, ob die Unterschenkelgeschwüre nach Milzexstirpation dauerhaft ausheilen, geteilt. Schrifttum zu den Unterschenkelgeschwüren bei Anämien: HEILMEYER und BEGEMANN, DEKANT. Zum Ulcus cruris bei hämolytischem Ikterus: SCHÜPBACH, FREYMANN, GÄNSSLEN, EPPINGER, SEELIG und JAFFÉ, GOTTRON, TAYLOR, VILANOVA, PINOL und DE DULANTO, WINKLER. Zum Ulcus cruris bei Sichelzellanämie: CUMMER und LA ROCCO (Lit.), VAUBEL (Lit.) Anzuschließen ist hier, daß man auch einmal bei Lebercirrhosen Unterschenkelgeschwüre sieht, daß die Lebererkrankung heute für die Pathogenese des Unterschenkelgeschwürs überhaupt nicht unberücksichtigt bleibt (KRIEG) und daß man auch bei Felty-Syndromen mit Splenomegalie sowie bei Stillscher Krankheit Ulcus cruris sehen kann (SCHOCH).

a) Arterielle Hypertonie und Hautnekrose

Öfter läßt sich eine, dann in der Regel mit Arteriosklerose vergesellschaftete Hypertonie an Hautveränderungen erkennen. GOTTRON hat dazu in seiner Arbeit über Purpura Majocchii den Weg gewiesen und ferner gezeigt, daß Hypertonie der Gefäßbahn für die Nekrobiose bei Dermatitis lipoides atrophicans von größerer Bedeutung ist als eine allfällige diabetische Stoffwechsellage. Von KNOTH und FÜLLER, GÖTZ wurde dies bestätigt. Bei der Hypertonie ist von LANGE eine Übererregbarkeit der Endstrombahn nachgewiesen worden, und diese Übererregbarkeit der Gefäße ist es, die für Hautnekrosen mannigfacher Bedingtheit eine erhebliche Rolle spielt. Hypertonie in Verbindung mit Augenhintergrundsblutungen gilt als ungünstiges Vorzeichen für das Schicksal eines Extremitätengangräns (DIEBOLD und FALKENSAMMER). Eine hinzutretende Hypertonie im höheren Lebensalter kann, bei schon lange bestehender, schwerster peripherer Durchblutungsstörung, die bis dahin durch eine gesunde Kollateralbahn ausgeglichen werden konnte, zum Gangrän der Extremität Anlaß geben. FONTAINE berichtet mit KIM, KINEY und BOLLACK über eine Reihe von Kranken, die durch Schußverletzung einen nicht mehr reparierten Abriß der Arteria femoralis superficialis erlitten hatten, welcher jahrzehntelang derart gut umgangen werden konnte, daß niemand etwas von ihm bemerkte. Mit Aufkommen einer Hypertonie — der Sumpf kollateraler Arteriolen trocknet, bildlich gesprochen, durch die Sklerose der Hypertonie ein — war eine Kollateraldurchblutung nicht mehr möglich und es kam zum Gangrän. Erst die Sektion der abgesetzten Extremität deckte die geschilderten Verhältnisse auf.

Es gibt schließlich ein besonders geformtes Beingeschwür, das man mit MARTORELL, der es 1945 beschrieben hat, Hypertoniegeschwür nennt in der Annahme, daß ein lange bestehender Widerstandshochdruck mit hohen diastolischen Werten die hauptsächliche Ursache darstellt. Die Lokalisation ist charakteristisch: Symmetrisches Auftreten an beiden Unterschenkeln, an der Grenze zwischen mittlerem und unterem Drittel, vorn außen. Die Geschwüre, die den Eindruck des Infarktes erwecken, sind seicht und sehr schmerzhaft, mit geringer Heilungsneigung. Die großen Beinarterien sind voll durchgängig und zeigen die für Arteriosklerose kennzeichnende kräftige Pulsamplitude im Oscillogramm. Die Fußpulse sind palpabel. Histologisch findet sich eine dichte Hyalinose in den Arteriolenwänden. Schrifttum: MARTORELL, HINES und FARBER, DE AZÚA, ZUBIRI und UCAR, SCHMITZ, STREMPEL, WRIGHT.

Hochgradige Erregung der Vasomotoren kann auch dem Extremitätengangrän nach Verabfolgung von Arzneimitteln Vorschub leisten. Suprareninnekrosen werden nach überdosierten Zusätzen zur Lokalanaesthesie beobachtet (KIRCHBACH, KOCH) und auch bei versehentlich intracutaner Injektion von Adrenalin bei Asthmakranken (URBACH). Zur Lokalanaesthesie ist zu bemerken, daß auch nach den Anaesthesiemitteln selbst hin und wieder Nekrosen auftreten können. Sie sind dann oft durch ein fehlerhaftes Vorgehen bei der Behebung einer lokalen durch das Medikament bedingten Ischämie verursacht. Novocain allein kann bereits bei Unverträglichkeit Ischämie hervorrufen. Wird dann lokal zu stark erwärmt, so kommt es zur Nekrose. Im anaesthetischen Bezirk ist nämlich nach SCHWAN die Wärmetoleranz herabgesetzt. Dieser Umstand mag allerdings nicht nur mit der Anaesthesie zusammenhängen, sondern bei der Nekrose nach Novocain und lokaler Erwärmung wird durch eine abrupte und zu starke Erwärmung jenseits, d.h. peripher eines durch Novocain einmal gesetzten Vasospasmus, ein Erstickungsstoffwechsel in Gang gesetzt. Ähnlich liegen ja die Dinge auch beim Kältekrampf der Gefäße (KILLIAN), der eine zu schnelle Erwärmung von außen verbietet sowie bei obliterierenden Arterienerkrankungen der Extremitäten, bei denen im fortgeschrittenen Stadium ebenfalls mit lokaler Wärmeanwendung Zurückhaltung geübt werden muß (RATSCHOW, SCHMITZ)[1].

Bei Infusionen, denen blutdrucksteigernde Mittel zugesetzt sind, kann neben der Kanüle hinreichend viel Suprarenin oder Arterenol ins Gewebe abfließen, daß es zur Ischämie und eventuell zur Nekrose kommt. An den Beinen ist dies häufiger als an den Armen, was teilweise mit der venösen Stauung an den Beinen, teilweise auch mit einer höheren Erregbarkeit der Vasomotoren an den Beinen begründet wird. Bei Adrenalinzusätzen wurden Nekrosen von FALEK und LANGE, CORONA, beobachtet. Mit der Zunahme der Arterenolinfusionen rechnet man auch mit entsprechend häufigen Nekrosen, die gelegentlich Amputation eines Beines nötig machen können (URICCHIO, CALENDA und CUTTS). Die drohende Nekrose erkennt man an einem langsam sich ausbreitenden weißen Fleck um die Kanüle infolge Ischämie durch Vasoconstrictorenerregung. Es ist dann noch Zeit, um das betroffene Gewebe mit Regitin in Zuckerlösung unter Hyaluronidasezusatz zu infiltrieren, damit jede Erregbarkeit der Vasomotoren vorübergehend auszuschalten und die Nekrose zu vermeiden, ohne die Infusion abbrechen zu müssen (CLOSE und FRACKELTON).

Beim Ergotamingangrän, das, wie MCGRATH zum Ausdruck bringt, heute vom hygienischen zum Problem ärztlichen Handelns geworden ist, spielt die Erregbarkeit der Strombahn eine Rolle. Personen mit labilem Gefäßsystem soll man Ergotaminpräparate nur mit Zurückhaltung injizieren, und MOESCHLIN hält eine beginnende Arteriosklerose für den Grund, daß ein älterer Kranker bereits nach einer Ampulle Gynergen Extremitätenbrand bekam. Auch Personen mit Leberschäden gelten als gefährdet. Das Ergotamingangrän spielt allenfalls bei septischen Zuständen in der Geburtshilfe und in der Basedowchirurgie eine Rolle, sofern noch mit Gynergeninjektionen vorbereitet wird. Nur bei der Injektion ist im übrigen die Gefahr des Brandes nach Untersuchungen von ADLERSBERG und PARGES gegeben, weil bei Injektion die toxische Dosis ganz dicht bei der therapeutischen liegt. Schrifttum zum Ergotamingangrän: ANTOINE, CARRERAS, ELLERBROEK, GUGGISBERG, MÜLLER, OGINZ, PLATT, SAENGER, SPECK.

b) Hypotonie und Hautnekrose

Hypotonie ist oftmals hervorstechendes Allgemeinsymptom bei Trophoangioneurosen und wohl auch mit deren Ursache verflochten (GERTLER). Eine Reihe von weiteren Hautnekrosen, deren Ursache nicht als vollständig geklärt angesehen werden kann, bei denen aber Herzschwäche und periphere Gefäßparalyse zusammenkommen, ist des weiteren hier aufzuführen. Extremitätengangrän gibt es bei Myokardinfarkt (SCHULZ und KNOBLOCH, SWAN und HENDERSON). Hierhergehörig dürften nach dem heutigen Stand des Wissens weiterhin Hautnekrosen bei Vergiftungen mancher Art sein, unter denen Kohlenoxyd und Barbiturate genannt werden. Von Vergiftungen mancher Art wird gesprochen, weil es sich nach Auffassung von SCHLEYER um eine ätiologisch uncharakteristische toxische Durchblutungsstörung handelt, die u. a. auch nach Vergiftung mit Essigsäure auftreten kann. Gemeinsam ist den Nekrosen bei Kohlenoxydvergiftung (MEYER, HILLER, PONSOLT) und bei Schlafmittelvergiftung (TASCHEN)

---

[1] *Anmerkung:* Darstellung der Hautschäden durch Lokalanaesthetica nach dem neuesten Stand bei G. RIEDEL in: Lokalanaesthesie und Lokalanaesthetica, herausgegeben von H. KILLIAN, S. 722ff. Stuttgart: Georg Thieme 1959.

die Gefäßparalyse bei Fehlen von Thrombose und Angiitis. Das klinische Bild der Kohlenoxydnekrose [Schrifttum bei BERNSTEIN, ENZER und SPILBERG, FISCHL, FRÖHLICH, LEWIN, OPPENHEIM, SCHOENHOF, SEIFERT, WIENER) sowie der Barbituratnekrose (Schrifttum bei ALBAHARY, CORTE und BOLGERT, KOVANIK, LAEDERICH und BERNARD-PICHON, MEYLER, SAINTOU, SCHLEYER, TASCHEN, VILLARET, BITH und DESOILLE, WEYER (dort weiteres Schrifttum)] haben klinisch eine einheitliche Symptomatik. Meist sind sie asymmetrisch lokalisiert im Gegensatz zur Überempfindlichkeitsarteriolitis, um welche es sich bei den seltenen Fällen von Aminopyringangrän (BUCHANAN, STUHLERT) nach den histologischen Untersuchungen von STUHLERT wohl handeln dürfte, und bevorzugen Druckstellen. Die Bezeichnung ,,trophische Geschwüre'' wird damit wohl zu Recht gebraucht, zumal Neuritis sowohl bei Kohlenoxyd- wie bei Barbitalvergiftung vorkommt. Es ist bekannt, daß nur die mittelschweren Fälle akuter Kohlenmonoxydvergiftung Gangrän bekommen. Bei den leichten Fällen kommt es nicht zur Hautveränderung, die schwer Vergifteten sterben. WEYER erwähnt nun auch für die Barbitalvergiftung, daß die Fälle mit Hautgangrän heute häufiger werden, weil mehr Kranke infolge besserer Behandlungsmöglichkeiten überleben. Hier deutet sich ein für das Kapitel ,,Nekrosen, Gangrän, Geschwüre'' in der Dermatologie beachtenswerter Grundsatz an, den die moderne Therapie zu prägen scheint: Der Organismus überlebt heute infolge der modernen Therapie, sei es bei Sepsis mit Antibioticis oder Corticoiden, sei es bei Barbitalvergiftung mit modernen Analepticis einen Zustand, der früher noch in kürzester Zeit tödlich war. Bei diesem Überleben des Organismus findet das Hautorgan Zeit, Nekrosen und Gangrän auszubilden und es ist zu erwarten, daß wir somit in nächster Zeit noch Wesenszüge von Krankheiten kennenlernen werden, die uns verborgen bleiben mußten, solange wir nur perakute Krankheitsbilder mit tödlichem Verlauf in kürzester Zeit kannten und die jetzt auftauchen, wenn der Verlauf solcher Krankheiten gemildert und gestreckt wird.

2. Venöses Gangrän

Begriffsbestimmung: Hautgangrän an einer oder an mehreren Extremitäten bei vollständigem Verschluß der hauptsächlichen Venen. Die Arterien können mitreagieren, jedoch nur mit Spasmus. Komplette venöse Stase und damit, wie HAIMOVICI zum Ausdruck bringt, klinisches Beispiel für die Rickersche Theorie von der Nekrose als Konsequenz einer Stase.

Dem venösen Gangrän, über das eingehend HAIMOVICI, DREWES u. SCHULTE berichten, geht stets Phlegmasia dolens coerulea und dieser oft noch Phlegmasia alba dolens voraus. Kennzeichnend ist ein embolieartiger Schmerz, der das Leiden geradezu als Pseudoembolie im Schrifttum erscheinen läßt (NICOLE, AUDIER, LAEWEN, CADENAT). Venöses Gangrän tritt, wenn man rein arteriell bedingtes Extremitätengangrän, arteriell-venös sowie rein venös bedingtes unterscheidet, als allein venöses oder als venös-arterielles Gangrän auf. HAIMOVICI ist der Ansicht, daß das rein venös bedingte Gangrän, bei dem während der gesamten Krankheitsdauer die Fußpulse tastbar bleiben, seichter und im Verlauf etwas gutartiger ist als die durch hochgradige und lange andauernde Arteriospasmen gekennzeichnete, kombiniert venös-arteriospastische Variante. Erörterungen, inwieweit venöses Gangrän im Verlauf des postthrombotischen Syndroms nach Thrombose nur einer großen Vene auftreten kann, gehören nicht hierher. Auf das Kapitel varicöser Symptomenkomplex, KLÜKEN, ist zu verweisen. Im Experiment läßt sich jedenfalls nachweisen, wie das LERICHE und JUNG, FONTAINE und DE SOUZA-PEREIRA zeigen, daß es nur nach Blockierung sämtlicher abführender Beinvenen zum Gangrän kommt. Ist eine ausgedehnte reflektorische Arterienbeteiligung vorhanden, mag das Gangrän auch schon bei Thrombosierung einiger Venen möglich sein. Weiteres Schrifttum zum venösen Gangrän: BERGENDAHL, GUTERMUTH, NAEGELI und GUMRICH.

3. Hautnekrosen bei Zuckerkranken

Von besonderer Wichtigkeit ist für den Dermatologen der Brand bei Diabetes mellitus. Der Extremitätenbrand ist Zeichen des fortgeschrittenen Stadiums der diabetischen Angiopathie. Die Hautnekrosen bei jüngeren Menschen mit Zuckerkrankheit werden dagegen als Gangrän auf mikrobielle Aggressionen eines bereits geschädigten Terrains aufgefaßt (LABBÉ). Über das Wesen der diabetischen Angiopathie, einer früh einsetzenden Arteriosklerose, unterrichten die Darstellungen von BERTRAM, BÜRGER, FALTA und HÖGLER, A. W. FISCHER, GRAFE und KÜHNAU, ROOT.

Auf eine Reihe von Besonderheiten der diabetischen Angiopathie, die nicht selten vom Dermatologen an Hand eines Gliedmaßenbrandes oder an Hand einer ungewöhnlichen Hautreaktion — Näheres s. GOTTRON — erstmals erfaßt wird, ist aufmerksam zu machen: Im Gegensatz zur Altersarteriosklerose erstreckt sich die diabetische Angiosklerose auch auf die Venen (ANDERSON). Daß beim varicösen Beingeschwür in etwa 10% der Fälle eine Störung im Kohlenhydratstoffwechsel gefunden wird (BURCKHARDT und BIGLIARDI, FERRUCCI), sei erwähnt. Indes thrombotische Arterienverschlüsse im Rahmen der diabetischen Angiopathie kaum eine Rolle spielen (MELLINGHOFF, GRUNBERG, DAVIES und BLAIR), können Embolien auftreten. Bei den Emboli handelt es sich nach Angaben von ROOT meist um aus der Aorta abgeschwemmte atheromatöse Beete. Mit einer großen Bereitschaft zur Ausbildung von Kollateralkreisläufen wird die oftmals gute Heilungstendenz von Nekrosen bei diabetischer Angiopathie erklärt. Die Angiopathie des Zuckerkranken betrifft nicht alle Gefäße ohne Unterschied, sondern erstreckt sich, wie das auch von anderen Gefäßkrankheiten, z. B. von der Endangiitis obliterans her bekannt ist, an den Extremitäten auf die mittleren Arterien. Auch am Myokard und am Gehirn sind die mittleren Arterien betroffen, am Auge dagegen die Capillaren, an den Nieren die Arteriolen sowie die Glomeruluscapillaren.

Beim Extremitätenbrand stellen DIESSELBECK und UHLENBRUCK drei Begriffspaare einander gegenüber: 1. Trockener und feuchter Brand, 2. heißer und kalter Brand, 3. weißer und schwarzer Brand. Der diabetische Brand ist in der Regel heiß, d. h. gut vascularisiert und heftig entzündet, blutvoll in der Nachbarschaft der Nekrose — es ist kein kompletter Verschluß einer großen Arterie gegeben — und neigt zum Feuchtwerden. Eine günstige Prognose stellen DIEBOLD und FALKENSAMMER, wenn sich an den Fußsohlen einzelne oberflächliche Ulcerationen finden, die allerdings nicht mit einem beginnenden Mal perforant bei Pseudotabes diabeticorum (HOFF, POETZEL und STROTZKE, LINDEMAYR) verwechselt werden dürfen. Noch günstig ist die Voraussage bei der interdigital beginnenden Nekrose, schlecht jedoch bei Nekrose der Zehenspitze mit keilartigem Fortschreiten nach proximal. Hygiene ist oberstes Gebot zur Vorbeugung des diabetischen Brandes, der meist durch Verletzungen bei der Fußpflege ausgelöst wird (PRAKKEN). ROOT stellt deshalb eine genaue Anweisung zum Vorgehen bei der Fußpflege der Zuckerkranken auf. Eine diätetische Prophylaxe der diabetischen Angiopathie, Einschränkung der Fettzufuhr, wird von BÜRGER, FALTA und HÖGLER nicht für nötig gehalten. Diätetisches und medikamentöses Vorgehen beim Diabetes unterliegt jedoch verschiedenen Auffassungen. So ist man heute auch wieder dazu übergegangen, trotz diabetischer Angiopathie Insulin zu verabreichen, weil nicht das Insulin, sondern die Hypoglykämie als der schädigende Faktor für die Gefäße erkannt ist (BÜRGER). Neuerdings wird bei diabetischem Brand sogar zur intraarteriellen Insulinbehandlung geraten. GUIMARAES DE MACEDO gibt täglich Alt-Insulin in die Beinarterie, von 10 E ansteigend bis 50 E.

Neben dem Extremitätenbrand und dem trophischen Ulcus, dem Mal perforant des Diabetikers, gibt es die gangräneszierende Reaktion des meist noch jüngeren Diabetikers auf an sich, beim Normalen, als banal anzusprechende Erkrankungen, meist auf bakterielle Erkrankungen der Haut hin. LABBÉ spricht geradezu vom bakteriellen, infektiösen Gangrän als dritter Form des Gangräns beim Zuckerkranken. Über derartige Gangränen, die Haut und Schleimhäute betreffen können, Schrifttum bei GOUGEROT, DEGOS und HAMBURGER, MILLETT, SCHUERMANN, ÜBELHÖR und vor allem WIEDMANN.

C. Biologische Nekrosen

I. Nekrosen an Haut und Schleimhäuten bei Agranulocytose

Unter Agranulocytose ist das Fehlen granulierter Leukocyten im peripheren Blut zu verstehen, isoliert, oder, als partielles Symptom eines gänzlichen Knochenmarksversagens, in Gesellschaft mit Anämie und Plättchenmangel. Zu den Folgen der Agranulocytose gehört regelmäßig Schleimhautnekrose, es können aber auch Hautnekrosen beobachtet werden. Agranulocytose kann, wie BOCK darlegt, aus verschiedenen Ursachen entstehen. Die anaphylaktische Form beansprucht für den Dermatologen das größte Interesse, weil ein bis dahin völlig gesunder Mensch mit entsprechenden Haut- oder Schleimhautveränderungen an diesen Veränderungen als Schwerkranker ausgemacht werden kann. Hinsichtlich der Agranulocytose selbst wird auf BOCK, BROGSITTER und v. KRESS, HARTWICH, HEILMEYER und BEGEMANN, MARIN, ROHR verwiesen. Bemerkenswert ist, daß man heute von dem Gedanken der anaphylaktischen Knochenmarksschädigung abgeht, nachdem MOESCHLIN und WAGNER zeigen konnten, daß bei der anaphylaktischen Agranulocytose ein gesteigerter Verbrauch von Leukocyten in der Peripherie statthat, der wahrscheinlich durch Leukocytenagglutinine vornehmlich in den Lungen ins Werk gesetzt wird. Damit stehen die Beobachtungen von ROHR gut im Einklang, wonach bei Agranulocytose die Leukocyten des Knochenmarks stufenweise verschwinden — wie sie eben bei vermehrtem Verbrauch in der Peripherie abgerufen werden: in leichten Fällen schwinden nur die reifen Leukocytenformen, in schweren dagegen auch die unausgereiften Vorstufen.

Schon mit der Salvarsananwendung wurde das Thema Agranulocytose für den Dermatologen aktuell (Schrifttum bei LUNDT). Das Thema bleibt aktuell, auch wenn heute weniger Salvarsan verbraucht wird als früher. Sowohl Antibiotica wie Tuberculostatica (ADAR) können mehr oder weniger häufig Agranulocytosen bedingen. Schrifttum hierzu bei RENTCHNICK, KALLÓS und KALLÓS-DEFFNER, HEIZMANN und HOMMEL, GAEDE und PALM. Selbst bei Impfmalaria kann es zur Agranulocytose kommen (VILANOVA, PINOL und CASTELLS), von den Sedativa und Antineuralgica bzw. Analgetica, an deren Gebrauch die Kranken sich schon fast nicht mehr erinnern, weil er zur Gewohnheit geworden ist, gar nicht zu reden. Eine Tabelle über Agranulocytose bei entsprechenden Präparaten veröffentlicht H. E. BOCK.

Nekrosen treten bei Agranulocytose vorzugsweise dort auf, wo stärkere mechanische oder bakterielle Einwirkungen die Regel sind: An der Schleimhaut der großen Körperöffnungen sowie an der Haut in deren Nachbarschaft, am Darm — vorgetäuschte Appendicitis durch agranulocytotische Nekrose der Ileo-Cöcalgegend — sowie in den Lungen (REYE). Nach nekrotisierender Conjunctivitis wird Lidgangrän beobachtet (HUEBER) und der Einstich zur Blutentnahme aus der Fingerbeere kann Nekrose der Fingerkuppe nach sich ziehen. Überall an der Haut können sich jedoch Nekrosen manifestieren, z.B. an der Brusthaut (SCHULTZ und JACOBOWITZ). An der Schleimhaut herrscht die schnell fortschreitende Nekrose. Nimmt sie jedoch nomaartige Bilder an, dann ist eher mit Panmyelophthisen zu rechnen, die ja auch die hämorrhagische Diathese bedingen, welche an sich nicht zur Agranulocytose gehört. Solche hämorrhagischen

Nekrosen bis zum nomaartigen Bild, evtl. auch mit Spirillose, auf welche LANDS-
BERG und SCHUERMANN aufmerksam machen, verweisen unter Umständen auch
auf myeloische Leukämie bzw. Paramyeloblastenleukämie (GLASS).

In Nekrose sind auch die Hautveränderungen bei Agranulocytose gegeben.
Obgleich die Tonsillenerkrankung, vom membranartigen Belag bis zum Gangrän,
etwa 84% der Fälle ausmacht (MARIN) und sehr häufig eine pseudomembranöse
Gingivitis zu beobachten ist (SCHULTZ, DAHMEN, BOCK, SCHUERMANN), gibt es
nach Mitteilungen von REYE auch Hautnekrosen bei Agranulocytose, ohne daß
eine Schleimhautbeteiligung nachgewiesen werden kann. Die Nekrosen bleiben
meist oberflächlich, auch an der Nasenschleimhaut und im Bereich des Ohres ist
es selten, daß Knorpel oder Knochen angegriffen werden (HEINDL, ROHR).
Haut- und Schleimhautveränderungen werden des weiteren von BÉLIARD und
LABOURG, DALOUS und FABRE, ELKE-
LES, KLÜVER, LANDSBERG, LÉON,
SCHULTZ und JACOBOWITZ beschrieben.

Die Nekrosen bilden sich aus lokal
disseminierten Bläschen, die sich im
Grunde bald infiltrieren und der Nekrose anheimfallen. Erythema exsudativum multiformeartige Exantheme,
erysipelartige Rötungen, Lymphangiti-
den, anthraxartige Bilder kommen vor
(Abb. 5).

DALOUS und FABRE glauben, daß
es auch nodöse Exantheme ohne Neigung zur Nekrose geben kann, die
spontan resorbiert werden.

Die Diagnose Agranulocytose wird
aus dem Blutbild gestellt. Hohes Fieber,
schwerer Allgemeinzustand, nekrotisierende Angina geben Anlaß, das
Blutbild zu untersuchen[1]. Histologisch

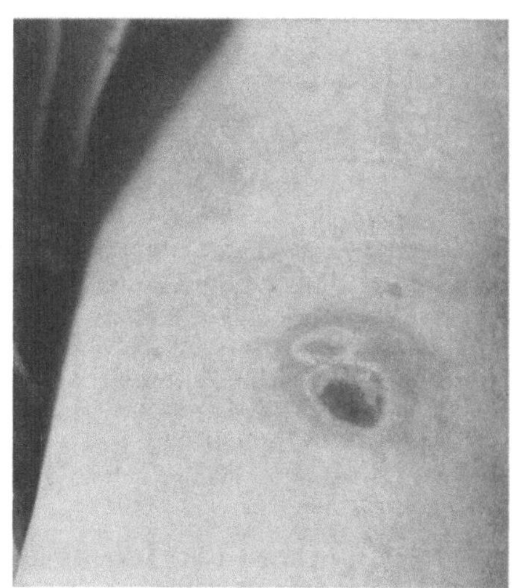

Abb. 5. Hautnekrose bei Agranulocytose

findet sich nach DALOUS und FABRE ein diffuses Infiltrat im Stratum papillare
und subpapillare, ausgehend von Perifollikular- und Perivascularbereichen mit
reichlich Plasmazellen und großkernigen, im Kern chromatinreichen, histiocytären
Elementen. Eosinophile und polymorphkernige Leukocyten fehlen, ebenso jegliches Anzeichen für Gefäßneubildung.

Die Differentialdiagnose hat, solange kein Blutbild vorliegt, vieles zu be-
herzigen. Der häufigste Irrtum ist die Diphtherie, aber auch manche vermeint-
liche Noma mag eine Agranulocytose gewesen sein. An der hämorrhagischen
Note sind myeloische Leukämien und Panmyelopathie zu unterscheiden. Mit
bösartigen Tumoren, Geschwüren im Rahmen von Infektionskrankheiten, vor
allem Lues und Tuberkulose, mit Angina Plaut-Vincent, Scharlachangina sind
die hauptsächlichen Möglichkeiten des differentialdiagnostischen Irrtums erwähnt.

II. Bakterielle Nekrosen

1. Hautnekrosen bei Infektionskrankheiten

Wie MUCHA 1928 betont, ist es schwierig, für die Nekrosen der Haut, die im
Rahmen von Infektionskrankheiten auftreten, einheitliche Gesichtspunkte für

---

[1] *Anmerkung:* Eine Angina unter Behandlung mit Salvarsan zwingt zur Unterbrechung
dieser Behandlung, bis die Agranulocytose ausgeschlossen ist. (GOTTRON, H. A.: Fragen der
Luesbehandlung. Med. Welt 1944 I, 115, 150.

die Pathogenese herauszuarbeiten. Das hier Zusammengefaßte wird schon dem Terminus Infektionskrankheit, wie er heute durch Höring seine Auslegung erfährt, nicht vollauf gerecht: Nicht jede mikrobielle Infektion ist eine Infektionskrankheit.

a) Zerfallende Gummen verschiedener mikrobieller Ätiologie

Entsprechend der Definition des Gumma handelt es sich um primär subcutane Granulome mit Zerfallsneigung. Es gibt auch cutane Gummen, auf jeden Fall aber wird die Haut bei der Nekrose des Gumma mitbeteiligt. Die Darstellung von Mucha im Hauptwerk 1928 bedarf in bezug auf die zerfallenden, infektiösen Granulome kaum einer Ergänzung. In der gemäßigten Zone sind es Syphilis und Tuberkulose, gelegentlich Lepra, möglicherweise auch chronischer Malleus, Sporotrichosen bzw. die ihnen im Erscheinungsbild ganz ähnlichen Acladiosen, Hemisporosen, Akromoniosen (Coudert; Kalkoff und Janke). Unter den tropischen Krankheiten stehen die Leishmaniosen und die Pilzerkrankungen im Vordergrund, unter den Mykosen die Blastomykose und Coccidiooidiomykose, jedoch werden auch bei Nocardiosen ausgedehnte Hautgangränen beobachtet (Guy und Helmbold). Bei den Leishmaniosen sind die Zerstörungen durch die südamerikanische Leishmanie in der Regel höhergradig als die durch Orientbeule bedingten, weil die südamerikanische Leishmaniose in vielen Fällen gleichzeitig an der Haut und an der darunterliegenden Schleimhaut ansetzt und außerdem eine um ein Mehrfaches längere Krankheitsdauer aufweist als die Orientbeule. Tropische wie einheimische Granulome können bei Sitz im mittleren Gesicht in Lupus ausgehen. Eine Zusammenstellung der in Frage kommenden Krankheiten gibt Schmitz. Lupus wird dabei im Sinne der Schule von Salerno gebraucht, die mit diesem Namen, wie Gottron in seiner Monographie zur Hauttuberkulose hervorhebt, keinerlei ätiologische Vorstellungen verbunden hatte.

b) Hautnekrosen bei Infektionskrankheiten ohne cutane Gummen

Für Ätiologie und Pathogenese solcher Hautnekrosen steht ein weites Feld offen. Einige große Züge lassen sich aber erkennen, die wahrscheinlich mehr durch Gemeinsames in der Konstitution der Kranken und auch in der Prägung, die die Konstitution durch eine bestimmte Erkrankung erfährt, gefunden werden als in besonderen Reaktionen, die unmittelbar durch einzelne Krankheitserreger bedingt werden.

Bei der primären Hautdiphtherie (Schrifttum außer Mucha bei Le Coulant und Sourreil, Leipold, s. auch Meyer-Rohn sowie Röckl in Bd. IV dieses Ergänzungswerkes), wirkt ein primär pathogener Erreger ein. Bei der Wunddiphtherie dagegen liegen die bakteriologischen Verhältnisse bereits schwieriger. Man rechnet mit Symbiosen zwischen Corynebacterium und Kokken (Niemand-Anderssen), und solche Symbionten sollen auch das Pseudodiphtheriebacterium, wie Hornemann ausführt, vom Saprophyten zum Erreger machen können.

Ganz und gar nicht geklärt sind die bakteriologischen Probleme bei den gangränösen Varicellen. Da Varicellae gangraenosae ein Synonym für Ecthyma gangraenosum darstellt und dieses Krankheitsbild als durch Pyocyaneus bedingt angesehen wird (Hitchmann und Kreibich, Korting und Adam), könnte man annehmen, Varicellae gangraenosae seien eine Variante der Pyocyaneuserkrankung. Das Synonym und der dadurch gegebene Bezug zu Pseudomonas aeruginosa hat aber nie daran gehindert, auf der konstitutionellen Seite nach den Bedingungen zu suchen, welche Varicellen gangränös werden lassen. Wie die konfluierenden Pocken gelegentlich flächenhaft zum Gangrän werden, hat man dies, entsprechend der größeren Häufigkeit der Varicellen, auch bei diesen öfter gesehen. Kennzeichen der Varicellae gangraenosae ist, wie TEZNER betont, fortschreitende Nekrose. Kleine Nekrosen an sich sind den Varicellen in jedem Falle eigen. Varicellae gangraenosae können in zahlreichen, kleinen, wie gestanzten Geschwüren auftreten, können mehrere, isolierte, größere Bezirke aus konfluierten Einzelherden bilden und selbst ein einziges, größeres Hautgangrän wird als Varicellae gangraenosae noch anerkannt (Schrifttum s. TEZNER). Neben der Mangelernährung war es vor allem die Tuberkulose, die man immer wieder als Ursache des Gangränöswerdens von Varicellen angab, ebenfalls wieder, im Verein mit Unterernährung, ein Symptom sozialen Tiefstandes. GOTTRON setzt sich mit der Frage auseinander, inwieweit eine Lues Anlaß zum Gangrän bei hinzutretenden Varicellen sein kann.

Es ist vermieden worden, diesen Abschnitt allergische Hautnekrosen zu nennen, obgleich sicherlich „Allergie" bei einer Reihe der noch abzuhandelnden Nekrosen eine Rolle spielen dürfte. In seiner klinisch gebräuchlichen Auslegung benutzt, würde der Terminus allergisch jedoch für die Pathogenese zuviel Unbestimmtes in einen scheinbar fest umrissenen Begriff kleiden. Soweit eine Auseinandersetzung mit dem Begriff der Allergie hier notwendig erscheint, wird auf die Darstellung der allergisch-hyperergischen Entzündung durch LETTERER im Handbuch der Allgemeinen Pathologie verwiesen.

Die dem Dermatologen augenfälligsten Beispiele für allergisch-hyperergische Entzündung sind die Impfnekrosen, die bei Intracutanimpfungen aller möglichen Art einmal vorkommen können und heute besonders bei der BCG-Impfung im Mittelpunkt des Interesses stehen, weil sich mit den Nekrosen die Frage verbindet, ob sie für den Impfling schädlich seien. KALKOFF meint, daß die größeren Nekrosen — kleine sind ja die Regel und treten bei jedem zweiten BCG-Impfling auf — durch besondere Disposition bedingt sind. BRAUN hält große Nekrosen für die Folge technischer Fehler bei der Impfung und für vermeidbar. Die Auswirkung auf den Impfling wird bei großen Nekrosen sogar als vorteilhaft angesehen, entsprechend der ausgedehnteren Reaktion und dadurch bedingter Erhöhung des Impfschutzes (CATEL, SCHREUS und DÖRNER). Beschreibung der BCG-Reaktionen siehe GOTTRON.

Im Vordergrund des Interesses steht derzeit Hautgangrän bei Sepsis, weil es häufiger wird. Der Verlauf der perakuten Sepsis wird nämlich gestreckt, seit man die Erreger besser bekämpfen und das Terrain durch Glucocorticoide in der Reaktion dämpfen kann. Wo früher der Tod vor Ausbildung von Hautnekrosen eintrat, wird diese kritische Zeit heute öfter durchlebt. RECHENBERG sowie WEINER schreiben es diesem Zeitfaktor zu, daß man bei Meningokokkensepsis vom Typ Waterhouse-Friedrichsen (VISCHER, GSELL) oder bei Purpura fulminans überhaupt, die ja nicht immer durch Meningokokken bedingt ist (s. auch GRUNKE), Extremitätengangrän oder Nekrose in den Hautblutungen sieht.

Über die Ursachen der Hautnekrose bei Sepsis werden verschiedene Theorien geäußert: Thromboembolie mit infektiösem Material, toxische oder auch allergische Endothelschäden, anoxämische Intimaschädigungen an peripheren Gefäßen, toxisch bedingte Vasoconstriction mit sekundärer Intimaschädigung, intravasale Agglutinationsphänomene. In letzter Zeit festigen sich die folgenden Gesichtspunkte: Es ist nicht wahrscheinlich, daß die septischen Hautnekrosen, wie man das z.B. für die Hautblutungen bei Lentasepsis annahm — Näheres s. GERMER — durch Mikroembolien ausgelöst werden. Es sind vielmehr, wie GOTTRON und NIKOLOWSKI zeigen, deutliche Anzeichen dafür vorhanden, daß der Gefäßschaden in der Peripherie multipel-autochthon im mesenchymalen Anteil der Gefäßwand ansetzt und erst sekundär auf die Intima übergreift. Es kommt auf dem Höhepunkt des Geschehens zu Bildern in der Haut, die mikroskopisch denen der Löhleinschen Herdnephritis weitgehend ähnlich sind (Abb. 6, 7). Diese Erkenntnis leistet über den Beitrag zur Erfassung der Pathogenese der Haut-

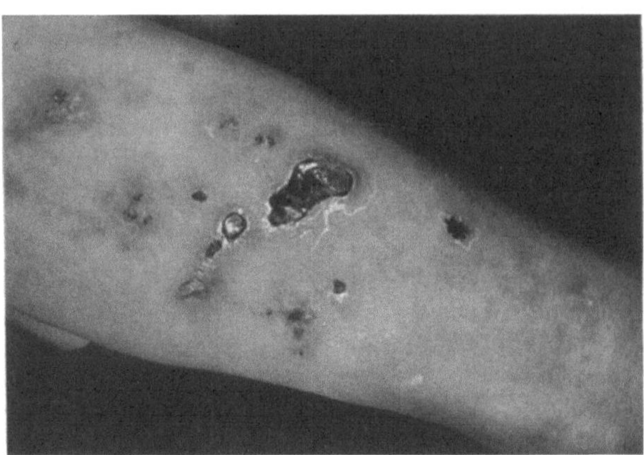

Abb. 6. Endokarditis lenta mit hämorrhagischen Hautnekrosen. nach GOTTRON-NIKOLOWSKI, Arch. exper. klin. Dermat. **207**, 156 (1958)

blutung bei Sepsis hinaus auch wichtige Beiträge für die Erfassung des Wesens septischer Metastasen an inneren Organen und auch zur Pathogenese der Endokarditis selbst, weil sie ganz eindeutig den Beginn der Schädigung am mesodermalen Anteil des Gefäßes aufzeigt. Ein weiterer Gesichtspunkt, der in den letzten Jahren vor allem bei der Purpura fulminans, jedoch auch bei Pyocyaneussepsis sowie bei gangränösen Pyodermien verfolgt wird, ist das Sanarelli-Shwartzman-Phänomen (PROPPE, STORCK, WEINER, SCHRECK), ein mit abnormer Gefäßdurchlässigkeit einhergehendes Phänomen, das von LETTERER zur Gruppe der Parallergien gerechnet wird.

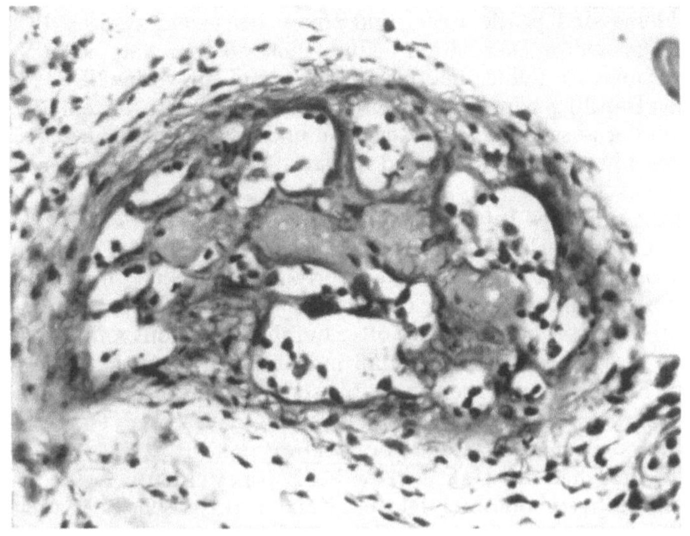

Abb. 7. Region der Abb. 6 histologisch. „Löhleinsche Herdnephritis der Haut." Netzförmige endovasale hyaline Thromben mit zahlreichen, endothelisierten Rekanalisationen. Kresylecht-Violett, 325fach. Aus GOTTRON-NIKOLOWSKI, Arch. exp. klin. Dermat. **207**, 156 (1958)

Daß Hautnekrose bzw. Hautgangrän im Verlauf ein und derselben Infektionskrankheit auf verschiedene Weise entstehen können, ist an klinischen Beispielen besser als an ausgedehnten Erörterungen nachzuweisen. Die Infektionskrankheiten, bei denen Hautgangrän mehr oder weniger regelmäßig beobachtet wird, nennt MUCHA im Hauptwerk 1928. Als erstes Beispiel für die mannigfachen Möglichkeiten einer nekrotisierenden Haut- und Schleimhautbeteiligung ist der Scharlach zu erwähnen:

Zunächst sind bei Scharlach die verschiedenen Schleimhautnekrosen zu nennen, die unmittelbare Beziehung zur Scarlatina aufweisen: Diphtheroid, Angina necroticans bzw. Stomatitis ulcero-necroticans, Tonsillitis gangraenosa, Angina Ludovici. Alsdann gibt es Hautgangrän im späteren Verlauf der Erkrankung. Dieses Gangrän tritt in der Regel symmetrisch auf, am Kopf, an den Armen, an den Beinen, meistens zur gleichen Zeit, da auch die Nephritis einsetzt. GLANZMANN nimmt an, daß es sich um fulminansartige Hautblutungen handelt, die eine Beziehung zur hämorrhagischen Scharlachnephritis dadurch erkennen lassen, daß man an den Hautgefäßen histologisch Gefäßveränderungen sehen kann, die denen bei der hämorrhagischen Scharlachnephritis entsprechen. Bei diesen Scharlachnekrosen, über die HOFMEIER, FEDDERS VARGAS berichten, sind überraschend häufig auch Venenthrombosen und Gangränen ganzer Extremitäten beobachtet worden. Bei solchem Extremitätengangrän ist aber zu berücksichtigen, daß auch beim Scharlach, genau wie bei Fleckfieber, Typhus abdominalis, Malaria, Ruhr, Grippepneumonien, Tuberkulose (Schrifttum bei BERGHAUS) sowie auch bei Toxoplasmose (SCHRADER und WESTPHAL) Gefäßverschlüsse in Extremitäten- und Beckenarterien auftreten, die denen bei Endangiitis obliterans gleichen. Syphilitische Endangiitis obliterans der Extremitäten wird dagegen heute kaum mehr beobachtet (BERGHAUS). Eine weitere von den bisher genannten unterschiedene Art des Hautgangräns bei Scharlach ist von BUNN beschrieben: Thrombose der Vena cava inferior mit ausgedehntem Hautgangrän.

Ein weiteres Beispiel stellt der Typhus abdominalis dar. Die der Endangiitis obliterans ähnelnden Gefäßverschlüsse sind bereits genannt worden. Schon in der Initialphase können pockenartige Exantheme auftreten (GOTTSCHALK), während ausgedehntes Hautgangrän den späteren Stadien im allgemeinen vorbehalten bleibt. Einmal können hier wiederum nekrotisierende Exantheme mit positivem Eberthellabefund auftreten, es wird Extremitätengangrän beobachtet sowie Nekrose am äußeren Genitale bei beiden Geschlechtern. PROPPE wirft auch hier die Frage auf, ob diese untereinander derart verschiedenen Manifestationen eines Hautgangräns nicht mit dem Sanarelli-Shwartzman-Phänomen interpretiert werden könnten. Die Skala möglicher Abszedierungen, ulceröser und gangränöser Haut- und Schleimhautveränderungen bei Typhus abdominalis ist jedoch noch weiter gespannt. Das Ulcus vulvae acutum hat nach BERLIN bei Typhus abdominalis eine besondere Tendenz zum Gangränöswerden, so daß man bei fieberhaftem Ulcus vulvae acutum mit Gangränbildung stets nach Typhus abdominalis fahnden soll. In der Beurteilung dieses Ulcus vulvae acutum bei Typhus abdominalis gibt es noch strittige Fragen. SÉDALLIAN, MONNET und MOINECOURT halten es für eine Manifestation der rätselhaften ulcerativen Diathese des Typhus, während BRAUN sehr bestimmt formuliert, daß es ein durch Eberthella typhosa bedingtes Ulcus vulvae typhosum sowie ein zufällig auftretendes Ulcus vulvae acutum bei Typhus gibt. Das Ulcus vulvae typhosum hat nach BRAUN gewisse Unterscheidungsmerkmale gegen das gewöhnliche Ulcus vulvae acutum bei Typhus. Es tritt erst in der 4. Krankheitswoche, später also als das banale Ulcus vulvae acutum bei Typhus, auf, und ist an dem das Geschwür umgebenden Infiltrat daran kenntlich, daß sich nicht ganz an der äußeren Begrenzung dieses Infiltrates, also intermediär, ringsherum ein wie mit roter Tinte scharf gezogener, strichförmiger Saum findet. Auch von ZANARELLI ist im Ulcus vulvae acutum bei Typhus Eberthella nachgewiesen worden, was von BRAUN als unbedingte Voraussetzung für die spezifische Bedingtheit dieses Geschwüres angesehen wird. Ulcus vulvae acutum, von dem HAMMERSCHMITT und KORTING annehmen zu dürfen glauben, daß es durch ein Virus bedingt sei, wird auch bei einigen anderen akuten Darminfektionen beobachtet, bei Paratyphus B (SÉDALLIAN, MONNET und MOINECOURT) sowie bei Dysenterie (GEIPEL).

Was hier, unter den Nekrosen bei infektiösen Erkrankungen, als biologische Nekrosen zusammengefaßt ist, hält dieser Definition im Sinne der Allgemeinen Pathologie (s. E. MÜLLER) sicherlich nicht stand. Unter diesen Nekrosen bei Infektionskrankheiten finden sich zwar biologische Nekrosen, aber auch Nekrosen aus mangelhafter Gewebsversorgung, was bei den durch komplizierende Gefäßerkrankung bedingten Hautnekrosen im Verlauf von Infektionskrankheiten der Fall sein dürfte. Die Nekrosen für den Gebrauch des Klinikers als biologisch zusammenzufassen, erschien dennoch zweckmäßig.

2. Chronische gangränöse Pyodermien

Gangränöse Pyodermien werden in akute und chronische unterteilt. Bei dieser Einteilung nach der Verlaufsweise rechnet MELENEY zu den akuten Formen vor

allem den Gasbrand, das gangränöse Erysipel und das oberflächliche Strepto-
kokkengangrän. Unter den chronischen gangränösen Pyodermien schälen sich
heute drei Namen heraus, die offenbar eigenständige Krankheitsbilder bezeichnen.
Sie stehen hinter der fast unübersehbaren Zahl von Namen, unter denen gangränöse Hauteiterungen beschrieben werden und die bis 1928 bei MUCHA im Hauptwerk dieses Handbuches gewürdigt sind: Pyoderma gangraenosum, Ecthyma
gangraenosum, postoperatives (posttraumatisches) progressives Hautgangrän.

Die Zahl der zu erörternden Krankheitsnamen verringert sich weiter, wenn die
sog. phagedaenischen Krankheitszustände weggelassen werden. Im deutschen und
im französischen Schrifttum wird „phagedaenisch" verschieden ausgelegt. In
Deutschland wird es synonym mit „gangränös" gebraucht. In Frankreich spricht
man dagegen nur dann von „phagedänisch", wenn ein in seiner mikrobiellen
Ursache bekannter Krankheitsherd ein Gangrän bildet, z.B. eine Hauttuberkulose, ein Ulcus molle oder eine Syphilis. Gangrän und Phagedaena sind für den
Franzosen keine Synonyme und die Trennung von Gangraena und Phagedaena
in diesem Sinne, wie es die Franzosen handhaben, ist geeignet, das durch die so
vielen parallelen Krankheitsnamen unübersichtliche Feld der chronisch gangränösen Pyodermien übersichtlicher zu gestalten. Die Erörterung phagedänischer
Zustände entfällt deshalb in diesem Kapitel, weil sie bei dem jeweiligen Grundleiden, in dem dafür zuständigen Kapitel, dargestellt werden. Dessen ungeachtet
ist es sehr wahrscheinlich, daß die Probleme, die sich bei der Entwicklung von
Phagedaena oder Gangraena ergeben, mögen sie in der Mikrobiologie gesucht
werden oder in der Konstitution des Individuums, für Phagedaena und für Gangraena die gleichen sind.

Die gangränösen Pyodermien nach ihrer Verlaufsweise in akute und chronische
einzuteilen, heißt gleichzeitig auch eine Auswahl hinsichtlich der noch nicht durch-
schauten Ätiologie und Pathogenese treffen. Es zeigt sich nämlich, daß die akuten
gangränösen Pyodermien durch Antibiotica zur Abheilung zu bringen sind, während das bei den chronischen nicht der Fall ist. Ob dieser Umstand in Besonderheiten der Erreger begründet ist oder mit der Abwehrlage des betroffenen Individuums zusammenhängt, das ist die noch immer strittige Frage. Der Gasbrand
spricht auf Penicillin an (MARCHIONINI, SCHMID). Beim gangränösen Erysipel
sind Antibiotica mit breitem Spektrum notwendig, während für das gewöhnliche
Erysipel Penicillin ausreicht (ASSMANN und MOORMANN, GOCKELL, LUDWIG,
MONCORPS). Die chronischen gangränösen Pyodermien lassen sich im allgemeinen
nur durch chirurgische Maßnahmen beseitigen (TOURAINE und DUPERRAT,
ULBRICHT, WENTHOLT), selbst Germanin und Wismutpräparate erweisen sich
hierbei den Antibioticis bisher als überlegen (GÖTZ).

a) Pyoderma gangraenosum

Als Bedingung auf seiten des Erkrankten werden angeführt einmal Colitis
ulcerosa, was nach PERRY und BRUNSTING in etwa 60% der Fälle zu beobachten
ist, zum anderen ein Mangel an Gamma-Globulinen. An beiden Kriterien wird
Kritik geübt. Die Verminderung der Gamma-Globuline kann nach Auffassung
von MARCUSSEN, SULZBERGER auch eine Folge der ausgedehnten Gangränbildung
an der Haut sein, wird aber auf jeden Fall sehr oft beobachtet (BLOOM, BLUEFARB
et. al. MARCUSSEN, STRITZLER). Wenn die Darmerkrankung nur in 60% der Fälle
zu beobachten ist, kann auch sie nicht unausweichliche Vorbedingung für Pyoderma gangraenosum sein, zumindest nicht für das, was alles als Pyoderma gangraenosum bezeichnet wird. Eine eitrige Erkrankung an inneren Organen, vorzugsweise im Bauchraum, jedoch auch in der Brusthöhle, scheint aber bei

denjenigen Krankheitszuständen, die im Schrifttum als Pyoderma gangraenosum
angesprochen werden, vorzuliegen. Zumindest macht sich in letzter Zeit die Neigung bemerkbar, nur diejenigen Krankheitszustände als Pyoderma gangraenosum
anzuerkennen, die eine solche Erkrankung innerer Organe aufweisen. Daß neben
der Darmerkrankung auch ein Pleuraempyem mit Pyoderma gangraenosum
vergesellschaftet sein kann, kommt schon in der ersten Beschreibung des Pyoderma gangraenosum durch BRUNSTING, GOECKERMANN und O'LEARY zum Ausdruck. Ein sehr anspruchsloser Name, gangränöse Pyodermie, ist im Laufe der
Zeit somit zu einem Krankheitsbild mit ganz speziellen Aspekten erhoben worden.

Pyoderma gangraenosum beginnt, wie alle chronisch-gangränösen Pyodermien,
in einem oder in mehreren kleinen Einzelherden, die anthraxartig aussehen können,
einen hochakut entzündlichen Hof aufweisen, schmerzhaft sind und infiltrierte
Randbezirke aufweisen. Mit dem schnellen Wachstum und der Konfluenz zunächst
lokal disseminierter Einzelherde kommt es zu bogigen, geometrischen Figuren.
GREENBAUM sieht sich deshalb veranlaßt, darauf hinzuweisen, daß BROCQ 1916
bereits ein Phagedaena geometricum beschrieben hat. Das unter Umständen
große Flächen bedeckende Pyoderma gangraenosum beeinträchtigt auch bei
flächenhafter Ausdehnung den Allgemeinzustand auffallend wenig. Die Ränder
werden fetzig und unterminiert, es sind bereits fast alle gelegentlich auf der Haut
und bei Pyodermien beobachteten Keime gezüchtet worden, ohne daß einzelne
Erreger oder auch Gruppen von Keimsymbiosen allgemeine Anerkennung als
Ursache hätten finden können. Es wird auf die Bakteriologie der chronisch-
gangränösen Pyodermien noch einzugehen sein.

Die Ansichten über die Pathogenese des Pyoderma gangraenosum gehen von
dem Zusammenhang zwischen Darm- und Hauterkrankung als Tatsache aus;
in der Tat werden oft von den Gangränherden an der Haut die gleichen Keime
gezüchtet, die auch die Kultur der Darmbakterien ergibt. Am meisten verbreitet
ist heute die Meinung, daß es sich bei Pyoderma gangraenosum um Nekrosen infolge einer Hautallergie gegen krankmachende Darmkeime handelt. D. WALTHER,
die eine Übersicht über die Anschauungen von der Pathogenese des Pyoderma
gangraenosum gibt und im Zusammenhang mit der Allergie unter anderem
ULBRICHT, CRAWFORD, MICHELSON nennt, rechnet für eine eigene Beobachtung
mit einer allergisch-hyperergischen Entzündung der Hautgefäße, ausgelöst durch
im Darm wie in den Herden an der Haut festgestellte Enterokokken. Daß von
verschiedener Seite, von BORELLI, von PERRY und BRUNSTING an eine Jod-
empfindlichkeit der Haut gedacht wird, sei besonders deshalb bemerkt, weil die
ganz gegensätzlichen Ansichten über die Pathogenese des Pyoderma gangraenosum Hinweise darauf geben, wie wenig klar diese Pathogenese entweder ist
oder wie heterogen das Krankengut hinsichtlich der Ätiologie sein muß, welches
unter dem Namen Pyoderma gangraenosum zu einer Einheit zusammengefaßt
wird. Weiteres Schrifttum zum Pyoderma gangraenosum: BRUNSTING und
UNDERWOOD, RUSSEL, WRIGHT und GRECO, PERCIVAL.

b) Ecthyma gangraenosum

Vorkommen vor allen Dingen bei Säuglingen, jedoch auch bei hinfälligen
Greisen. Es gibt ein primäres und ein sekundäres Ecthyma gangraenosum. Das
sekundäre siedelt sich vorzugsweise auf vorbestehenden Varicellen an, was der
Grund dafür sein dürfte, daß Varicellae gangraenosae neben Ecthyma terebrans,
Ecthyma cachecticorum, Gangraena multiplex cachecticorum, Pemphigus
gangraenescens, Rupia escharotica als Synonym für Ecthyma gangraenosum gebraucht wird. Ecthyma gangraenosum kann gelegentlich bei kräftigen, jüngeren

Erwachsenen auftreten. KORTING und ADAM gebrauchen Ecthyma gangraenosum in diesem Falle mit dem Zusatz „Adultorum".

Ecthyma gangraenosum tritt in kleinen, höchstens 2 cm messenden, runden Einzelherden auf, die dichter oder weniger dicht ausgesät sein können und beim primären Ecthyma gangraenosum den Beckengürtel, den Schulterbereich und den Hinterkopf, d.h. die Druck- und Macerationsstellen des Säuglings oder des Bettlägerigen bevorzugen. Sekundäres Ecthyma gangraenosum findet sich naturgemäß dort, wo die Erstkrankheit ihren Sitz hatte. Anfänglich treten runde bis ovale, braunrote bis violettrote Erytheme auf, innerhalb derer in kürzester Frist hämorrhagische Bläschen sich zeigen, die Nekrosen überdecken. Das Vollbild der Erkrankung ist später in blauroten bzw. braunroten, im Mittel bis 2 cm messenden Scheiben mit zentraler, runder, wie mit dem Locheisen gestanzter Ulceration gegeben. Eine Abbildung findet sich im Hauptwerk bei MUCHA. Die Neigung des Ecthyma gangraenosum zur Konfluenz der Einzelherde ist gering (ULLRICH). Auf dieses morphologische Verhalten gründet sich der Name Ecthyma gangraenosum, der heute allerdings nicht mehr von allen Seiten eine morphologische Auslegung erfährt.

Im Sinne der Morphologie wird er von ULLRICH, SUGISAVA, KAWASA, SCHRECK gebraucht. Die Autoren legen auf den Erreger, sie nennen Streptokokken, Staphylokokken, Bact. Coli und Pseudomonas aeruginosa, keinen besonderen Wert im Sinne einer nur einem dieser Erreger zukommenden Eigenschaft, zum gangränösen Ecthyma Anlaß zu geben. Einen ätiologischen Sinn hat der Name Ecthyma gangraenosum dagegen von HITCHMANN und KREIBICH bekommen durch die Forderung, bei gangränösen Pyodermien auch unterschiedlicher Morphe den Namen Ecthyma gangraenosum denjenigen vorzubehalten, die durch Pyocyaneus bedingt sind. Hierauf gründet sich die neuerdings von KORTING und ADAM vorgebrachte, von LEIPOLD unterstützte Forderung, nur dann von Ecthyma gangraenosum zu sprechen, wenn Pseudomonas aeruginosa als Erreger nachgewiesen ist. Bei den bekannten Schwierigkeiten, die sich dem Nachweis einer bestimmten Keimart als Erreger chronischer Hautgangränen entgegenstellen, wird unter diesen Bedingungen das Ecthyma gangraenosum seltener zu diagnostizieren sein. Allerdings läßt sich die Erregernatur bakteriologisch wahrscheinlich machen (Näheres s. bei KORTING und ADAM) und man kann Pseudomonas aeruginosa, wenn sie als Erreger fungiert, histologisch auch tief im Gewebe und sogar in den Gefäßwänden feststellen (FRAENKEL; GANS und STEIGLEDER).

Was gegebenenfalls an morphologisch gleichartigen, jedoch durch verschiedene Erreger und nicht durch Pyocyaneus hervorgerufenen, disseminierten, gangränösen Ecthymata bei dieser Betrachtungsweise nicht mehr Ecthyma gangraenosum genannt wird, wird zum Teil ersetzt durch nicht unbedingt ecthymaartige Formen von Hautgangrän, die durch Pseudomonas aeruginosa verursacht sein und dann Ecthyma gangraenosum genannt werden können. Solche größerflächige Hautgangräne, die nach MARTELLI sowohl bei lokaler Pyocyaneusinvasion wie bei Pyocyaneussepsis vorkommen können, sind beschrieben von BOHNSTEDT, GOTTRON, KNAPP, LEONE. Eine Einigung über die Frage, ob man Ecthyma gangraenosum als eine ätiologische oder als eine morphologische Einheit auffassen soll, würde die Zahl der Synonyme, die die Zahl der tatsächlich ursächlich voneinander verschiedenen, chronisch-gangränösen Pyodermien verschleiert, wahrscheinlich begrenzen.

c) Postoperatives progressives Hautgangrän

Gemeinsam mit Pyoderma gangraenosum besteht eine Beziehung zur mikrobiellen Erkrankung im Bauchraum, gemeinsam sind die deutlichen Züge eines Syndroms, das offenbar der Präparation durch Erreger bedarf. Wie TOURAINE und DUPERRAT in der eingehenden Darstellung des postoperativen progressiven Hautgangräns auseinandersetzen, wird das Gangrän meist bei Kranken beobachtet, die sich einer septischen Operation im Bauchraum unterziehen mußten. Die Appendektomie steht an der Spitze. Es liegen aber auch Mitteilungen über postoperatives progressives Hautgangrän nach septischen Operationen in der Brusthöhle, selbst nach Spaltung von Hautabscessen vor und das Gangrän ist auch schon nach infizierten Traumen beobachtet worden. Auf das Schrifttum bei TOURAINE und DUPERRAT sowie bei MELCZER wird verwiesen.

Der Brand entwickelt sich zunächst in einem kleinen Herd an einem Faden, an der Nahtfläche selbst, auch an einem Drain. Der Beginn fällt meist in die Zeit zwischen dem 6. und dem 10. Tag nach der Operation. Wird zweizeitig operiert, ist es auffallend, daß das Gangrän sich fast stets erst nach der zweiten Sitzung entwickelt. Das Gangrän dehnt sich dann konzentrisch aus, wächst an den Rändern pro Tag etwa 1 mm, also ganz langsam, jedoch stetig (TOURAINE und DUPERRAT). Unterminierte Ränder, sehr druckschmerzhafte Randzone, hochrot entzündlicher Hof sind regelmäßig vorhanden, als besonders charakteristisch gilt der Druckschmerz der Randanteile. Antibiotica helfen nicht, man kommt nicht ohne Glüheisen oder scharfe Radikaloperation aus. Corticoide werden nur als Palliativa benutzt. Auch das postoperative progressive Hautgangrän gehört zu denjenigen Nekrosen, für die PROPPE das Sanarelli-Shwartzman-Phänomen erörtert. Die Ursache liegt noch im Dunklen. Schrifttum zum postoperativen progressiven Hautgangrän: BREWER und MELENEY, CULLEN, KAPPIS, KÜPPERS, MAYEDA, MELENEY, MESTER, MELCZER, TOURAINE und DUPERRAT, WACHS.

d) Bakteriologie der chronischen gangränösen Pyodermien

Wenn man davon absieht, daß das Ecthyma gangraenosum von verschiedener Seite, wie auf S. 20 erwähnt, als durch Pseudomonas aeruginosa verursacht aufgefaßt wird, kann für die chronischen gangränösen Pyodermien kein einzelner Erreger mit allgemeingültiger Bestimmtheit herangezogen werden. Es wäre müßig, hier alle Erreger aufzählen zu wollen, die bei den chronischen gangränösen Pyodermien schon festgestellt und ursächlich verantwortlich gemacht worden sind. Es möge der Hinweis auf die großen Übersichten von TOURAINE und DUPERRAT sowie MELCZER (1, 2, 3) genügen, um zu beleuchten, daß fast jeder geläufige Keim, Staphylococcus, Streptococcus, Coli, Proteus, Pyocyaneus schon gefunden worden ist. Man neigt heute wohl auch bei den gangränösen Pyodermien dazu, sie ähnlich wie die subacute Sepsis aufzufassen. Aus dem Namen „Subakutes Pyocyaneusgangrän", den GOTTRON für einen einschlägigen Fall gewählt hatte, mag das bereits deutlich werden. Wie bei dem Prototyp der subakuten Sepsis, der Endocarditis lenta, bei der man der Abwehrlage des Kranken die hauptsächliche Schuld gibt und für die verschiedenen Erreger ein verhältnismäßig weites Feld offen läßt (GERMER), ist es wohl auch bei den chronisch-gangränösen Pyodermien, die vielleicht mit dem Zusatz subakut besser auf die heutigen Ansichten vom Ablauf mikrobieller Erkrankungen abgestimmt wären als mit dem Zusatz chronisch.

Neben banalen Keimen hat man immer wieder ungewöhnliche Mikroben als Erreger der gangränösen Pyodermien herauszustellen versucht und später dann das Schwergewicht auf Erregerkombinationen gelegt, von denen die Spirillose ja allgemein bekannt ist. Schon beim Studium des phagedänischen Schankers haben die Bemühungen eingesetzt, besondere bakteriologische Befunde sicherzustellen. MELCZER gibt hierzu eine eingehende Übersicht.

Unter den besonderen Erregern, die man als Ursache von „Gangränismen" gefunden zu haben glaubte, sind zu nennen: Der Kokkobacillus Milian. Ferner die Ruhramöben. Hautgangrän durch Ruhramöben bei gleichzeitiger Darmerkrankung oder bei Leberabsceß kommt vor. Schrifttum bei ENGMAN und HEITHAUS, COLE und HEIDMAN, CRAWFORD, TOURAINE und DUPERRAT. CASTELLANI hat vor kurzem einen neuen Erreger bekanntgegeben, der eine speziell geschwürsmachende Eigenschaft hat und hinter bestimmten Unterschenkelgeschwüren, die CASTELLANI Ulcus cruris varicosoides nennt, stehen soll.

In immer neuen Varianten hat man sich mit der Frage der Keimsymbiose als Ursache gangränöser Pyodermien beschäftigt. Maßgeblich beeinflußt wurden die Theorien von der Kokkensymbiose bei dem sog. synergistischen Gangrän Meleney, das vor allem im amerikanischen Schrifttum eine große Rolle spielt, sowie von der Spirillose, der Symbiose von Spirillen mit Bakterien, die nach GINS korrekt als Spirillose und nicht als fuso-spirilläre

Symbiose bezeichnet wird, weil unter den Symbionten Bakterien verschiedener Art auftreten können. Bei dem synergetischen Gangrän Meleney ist ein besonderer Streptococcus im Spiel, ein kleiner Coccus, Streptococcus mikroaerophilus. Kombinationen von verschiedenen Kokken, sowohl Streptokokken mit Staphylokokken, mit Enterokokken, aber auch Kombinationen von Kokken und Bakterien, Streptokokken mit Proteus, Friedländer, Pyocyaneus, Staphylokokken mit Bact. Coli, mit Pseudodiphtheriebakterien werden als Symbiontenpaare bei Hautgangränen genannt. Meist wird dabei nicht berücksichtigt, daß die Kokkenkombination, die beim synergetischen Gangrän Meleney all diesen Bakterienkombinationen Pate gestanden hat, an das Vorkommen eines ganz bestimmten Streptococcus gebunden war. Die Spirillose dagegen, die Symbiose von Spirillen mit verschiedenen Bakterien, hat eine weite Verbreitung, so daß sie im Hauptwerk Würdigung in einem besonderen Kapitel erfuhr. Vor wenigen Jahren ist die Frage der Erregersymbiosen, auf die auch bei der Hautdiphtherie schon eingegangen worden ist, um eine weitere Möglichkeit der Erregerkombination bereichert worden. MELCZER hat die Theorie aufgestellt und auch experimentell begründet, daß „Gangränismus" und „Phagedänismus" die Konseqenz eines synergistischen Zusammenspiels von Bakterien und einem filtrierbaren Virus sind und er hält diese Erregerkombination für die Ursache des Gangränöswerdens von Penisgeschwür sowie Ulcus molle und ebenso für die Ursache des progressiven postoperativen bzw. posttraumatischen Hautgangräns.

e) Das choleriforme Dickdarmsyndrom

Der Name ist von JANBON, BERTRAND, SALVAING und LABANGE für die nekrotisierende Colitis geprägt worden, die als ein schwerwiegender Folgezustand mancher Behandlung mit Breitspektrumantibioticis bekannt geworden ist. Die ulceröse Stomatitis, wie sie für Aureomycin kennzeichnend ist, nach Penicillin, Terramycin, Chloramphenicol jedoch auch hin und wieder auftritt (RENTCHNICK), ist eine relativ harmlose Komplikation der Antibioticabehandlung und hat für den Dermatologen die Quecksilberstomatitis abgelöst. Das choleriforme Syndrom des Darmes ist dagegen sehr ernst und wird hier mit erwähnt, weil, genau wie bei den chronisch-gangränösen Pyodermien, die bakteriologischen Probleme noch großenteils offenstehen. Vielfach (vgl. KÜMMERLE) wird mit einer nekrotisierenden Entzündung durch therapieresistent gewordene Staphylokokken gerechnet. Das Syndrom ist aber, wie RIECKERT hervorhebt, weder für eine bestimmte chemische Substanz, noch für ein Bacterium charakteristisch. Vielmehr ähneln die Veränderungen denen, die man bei bacillärer Ruhr im Frühstadium, bei Paratyphus, bei Staphylokokken-, Proteus-, Pyocyaneusinfektion, bei Vergiftungen durch Quecksilber, Arsen, Wismut und manchmal auch ohne jeden äußeren Anlaß nach Operationen bei marantischen Kranken findet. Solche Arten von Darmbrand, über deren Pathologie sich ferner unter anderem JECKELN äußert, hat man lange vor Einführung der Antibiotica gekannt, wie Beobachtungen z. B. von R. JAFFÉ deutlich machen. HEIM und ZUSCHNEID, die eine ausführliche Darstellung des Problems geben, erheben mahnend die Stimme, daß man den Blick auf die eigentliche Ursache des choleriformen Syndroms nicht durch eine zu einseitige Fixation auf die Antibiotica trüben sollte.

D. Chemisch und physikalisch bedingte Nekrosen
I. Nekrosen durch Chemikalien

Chemische Nekrosen streng von physikalischen zu trennen, entspricht einer alten Gepflogenheit, ist aber nicht exakt durchführbar. Als physikalische Nekrosen kann man die thermischen, die aktinischen Nekrosen aussondern sowie die Nekrosen durch elektrischen Strom, man sollte sich dabei aber bewußt bleiben, daß auch bei den chemischen Nekrosen physikalische Vorgänge vielfach eine Rolle spielen. Sind doch, um Beispiele zu nennen, die Vogelaugen und Nasenseptumdefekte durch NaCl ebenso wie die Verätzungen an der Schulter der Träger von Salzsäcken (KLEINE-NATROP, SOMOGYI) in erster Linie Folge des Wasserentzuges durch hoch konzentrierte Salzlösungen bzw. reines Kochsalz und beruht doch auch die Ätzwirkung der Alkalien zum Teil auf dem Wasserentzug, den sie in ihrer konzentrierten

Form bedingen. Ginge nicht eine Wunde, d. h. eine physikalische Schädigung der Haut voraus, dann käme es auch nicht zu den mannigfachen Verätzungen durch Metallverbindungen in der metallurgischen Industrie.

Spricht man daher nicht von chemischen Nekrosen, wie das vielfach üblich ist, sondern von Nekrosen durch Chemikalien, dann ist der Begriff weiter gefaßt und läßt dem Mitwirken physikalischer Einflüsse Spielraum. Fast durchweg sind heute die durch Chemikalien bedingten Nekrosen Folgen gewerblicher Unfälle und gewerblicher Erkrankungen. Als solche sind sie Gegenstand gewerbehygienischer Publikationen. Von MUCHA sind in Bd. VI/2 des Hauptwerkes die Chemikalien, die gelegentlich oder obligat Hautnekrose bewirken, nahezu lückenlos aufgeführt. Die Darstellung im Ergänzungswerk kann sich darauf beschränken, die neu hinzugekommenen Verbindungen aufzuführen und das Augenmerk auf diejenigen Nekrosen zu lenken, die heute an Aktualität gewonnen haben, weil die hinter ihnen stehenden Chemikalien eine breitere Verwendung finden. Als Schrifttum zu den gewerblichen Nekrosen durch Chemikalien ist zu nennen: CARRIÉ, GOUGEROT und CARTEAUD, KOELSCH, RODENACKER, ULLMANN, OPPENHEIM und RILLE, ZELGER und HOCHLEITNER. Hinzuweisen ist ferner auf die Bearbeitung der Gewerbedermatosen und toxischen Hautschädigungen durch BURCKHARDT in Bd. II dieses Ergänzungswerkes.

Eine Reihe von Chemikalien hat die Eigenschaft, die Ätzwirkung im Gewebe ohne die Möglichkeit, die Ausdehnung von außen zu übersehen, vorwärtszutreiben. Vom Phenol ist bekannt, daß es noch an den Gefäßen Zerstörungen anrichtet. Ähnliches ist heute für das weitverbreitete Reinigungsmittel Trichloräthylen „Tri" zu bemerken, das sich allmählich durch die Gewebsschichten hindurchlöst, um, wie CARRIÉ und KALTHOFF bemerken, zur Endarteriitis und Nekrose Anlaß zu geben. Schrankenlos, jedoch auf dem Lymphwege, breitet sich die Kopierstiftverätzung durch Methylviolett aus, es hilft nur die Umschneidung oder Umspritzung mit 80% Alkohol. Schrifttum: ERDHEIM, GLASS, MÉGNIN und ABITBOUL, PERES. Der Tintenstift ist weitgehend vom Pastenschreiber mit stumpfer Kugelspitze abgelöst, an dem man sich nicht verletzt. Wochenlang dauert die Ätzwirkung der mittleren Flußsäurekonzentrationen, die sich nach STAUF ähnlich wie Lost verhalten. Die Ätzung kommt erst in der 5. Woche zum Stillstand (SCHUERMANN). Obgleich nach dem Krieg die Flußsäureproduktion sehr gesteigert worden ist, sind nach Angaben von STAUF Flußsäureunfälle in den Herstellungsbetrieben infolge guter gewerbehygienischer Organisation selten. Nicht ganz selten sind sie dagegen in Gewerbezweigen, die mit Flußsäure arbeiten; Liste bei KOELSCH; BRANDT und BEHRBOHM. Der klinisch bewährten Umspritzung verätzter Bezirke mit Calciumgluconat wird heute verschiedentlich eine Infiltration mit Novocain und Hyaluronidase zur Auflockerung des Bindegewebes und zur Abschwemmung bzw. Verdünnung der eingedrungenen Säure vorausgeschickt: KOELSCH; Schweizerisches Merkblatt Flußsäure für den telephonischen Notfalldienst. In der Spätbehandlung der Fluorwasserstoffverätzung scheinen sich mehr und mehr Corticoide durchzusetzen (BRANDT und BEHRBOHM, KLEINE-NATROP, MATNER). Neuere tierexperimentelle Untersuchung zur Frage der Therapie bei KLAVIS, SCHROEDER und SCHULZ.

Mit einer Fortdauer der Ätzwirkung ist auch bei Kalk und Zement, ferner bei Laugen zu rechnen. Beim Zement hat die oberflächliche Neutralisierung der Wunde mit Säuren keine bessere Wirkung als ausgiebiges Abwaschen mit Wasser (MEHERIN und SCHOMAKER), was für viele Alkalischäden gilt. Beim Zementgeschwür ist dreierlei zu unterscheiden: 1. Das Vogelauge. Vogelauge ist ein streng morphologischer Begriff. KUSMIN weist darauf hin, daß man als Vogelauge nur die Blase der Haut mit einem schwarzen Ätzschorf an der Kuppe bezeichnen kann, nicht aber das kreisrunde Ulcus, das nach Entfernung der Blase zu sehen ist. Damit würde das Chromatgeschwür, das vielfach als der Prototyp des Vogelauges gilt (DE GRACIANSKY und BOULLE), nicht unbedingt als typisches Beispiel anzusehen sein.

Im allgemeinen verbindet sich aber mit dem Begriff „Vogelauge" die Vorstellung von einem kleinen, runden, sehr schmerzhaften Geschwür. 2. Nekrosen der Zungenspitze (BRAGIN), 3. flächenhafte Geschwüre, vor allem dort, wo Feuchtigkeit und kleine mechanische Verletzungen zusammenkommen, an den Unterschenkeln und in der Gürtellinie (JADASSOHN und PAILLARD). Gleiche Geschwüre wie durch Zement entstehen nach Umgang mit Kalkstickstoff, Kalksalpeter, Carbid. Schrifttum bei HALTER, HASLINGER, HOFFMANN, KOELSCH, OPPENHEIM, OPPENHEIM und LACKENBACHER, RIEDEL.

Die Morphologie des Vogelauges schreibt eine gewisse Pathogenese vor und diese ist bei den gewerblichen Nekrosen sehr verbreitet: Die Hornschicht muß an Dichtigkeit einbüßen. Dazu kann eine Gelegenheitswunde Anlaß geben, Kratzeffekte einer Dermatitis stellen eine häufige Eintrittspforte für die Chromatverätzung dar (DEWIRTZ), Schweiß lockert die Hornschicht auf und Staub setzt Scheuereffekte in dieser lockeren Schicht. Der Staub kann von dem später ätzenden Stoff selbst stammen, z.B. von Kalk, od r seine Wirkung kann durch Abriebstücke zustandekommen und schließlich können auch Werkstoffsplitter die Haut verletzen, Glassplitter von Leuchtröhren (Berylliose), Metallsplitter, unter denen vor allem die Splitter von Duraluminium charakteristische, fistelnde Schäden setzen (ANTON, BUFE). Als häufigste Ätzmittel nennen ZELGER und HOCHLEITNER Schwefelsäure, Salpetersäure, Salzsäure, Flußsäure, Pikrinsäure, Osmiumsäure, Phosphorsäure, Borsäure, Chromate. Unter den organischen Säuren, neben Phenol und Trichloressigsäure, die gelegentlich einmal zur Nekrose Anlaß gebenden höheren Fettsäuren, die Ameisensäure, Essigsäure, Oxalsäure, Weinsäure und Citronensäure. Dazu kommen Laugen und Alkalien, zu denen auch Wasserglas gehört. Damit ist die Liste der möglicherweise ätzenden Verbindungen nicht vollständig und sie wird es auch nicht bei Hinzunahme der reichhaltigen Aufstellung von MUCHA. Alle Chemikalien, die einmal Ätzwunden setzen können, aufzuzählen, ist gar nicht möglich. Es wird, und das gilt auch für jegliche Art der Intoxikation, auf die alljährlichen Literaturberichte im Archiv für Toxikologie verwiesen. Der auch im Handbuch beschränkte Raum ist besser mit einem kurzen Eingehen auf einige aktuelle Metallschädigungen zu nutzen:

Ein Hautschaden der modernen Zeit sind die Berylliumschäden. Sie treffen vor allen Dingen Arbeiter in der Leuchtstoffröhrenindustrie. Eingedrungenes Beryllium führt zu Granulomen, die der Nekrose anheimfallen. FLECK stellt sie in der Differentialdiagnose neben Silikosen, kleinknotige Boecksche Sarkoide, Prothesenrandknoten, Quarzgranulome, Granulome auf Splitter anderer Metalle hin, Granulome auf Talkum und Glaswolle, auf eingedrungene Seeigelstacheln (TÉMIME). Außer diesen meist geschwürig zerfallenden Granulomen, gibt es die Berylliumdermatitis als Folge einer in wenigen Tagen zustande kommenden Sensibilisierung gegen Be (CURTIS). Am stärksten sensibilisiert die Fluorverbindung des Be, verhältnismäßig harmlos sind Sulfat, Nitrat, Chlorid. In Bezirken dieser Dermatitis können sich bald schwer heilende Geschwüre bilden. Schließlich, und das ist in der gesamten Metallurgie bekannt, mag es sich um Chrom, Mangan (PENALVER), Arsen, Blei, Quecksilber handeln, heilen Wunden schlecht, die mit Spuren solcher Metalle beschlagen werden. In der Behandlung der Berylliumgranulome bewähren sich Corticoidsalben. Schrifttum zur Berylliose der Haut: CURTIS, FLECK, LECLERCQ, MIDANA, MÜLLER, POLEMANN, POLEMANN und JOHN, SNEDDON.

Als Beispiel für die Hautschädigungen durch Metalle mag das Chrom gelten. Es hat sich in den letzten Jahren durch seine Verbreitung auch in allgemein zugänglichen Substanzen wie Zement, Waschmittel, Eau de javel eine solche Beachtung erworben. daß am Beispiel des Chromschadens am besten die Versuche der Prophylaxe gewerblicher Metallschädigungen zu demonstrieren sind.

Schweißneigung, Unsauberkeit fördern die Häufigkeit geschwüriger Chromschäden, die an den Fingern, an den Unterschenkeln, aber auch an den Händen und Unterarmen sowie in der Gürtellinie ihren Sitz haben (DEWIRTZ). Eine häufige Lokalisation ist für das Chromgeschwür die Nasenscheidewand. Diejenigen Metalle und Metallverbindungen, die zu ähnlichen Hautschäden wie das Chromat führen, werden von DE GRACIANSKY und BOULLE, KLEINE-NATROP, HOLZMANN genannt.

Kleine Gelegenheitswunden sowie alles, was das Eindringen des Chromates in die Haut erleichtert, leistet dem Chromgeschwür Vorschub. Es hat deshalb seinen Lieblingssitz an den Fingern oder an den Schweiß-Scheuerstellen des Körpers. Die Versuche zur Prophylaxe und Therapie gehen von dem Umstand aus (SPIER und NATZEL), daß nur die sechswertigen Chromverbindungen die Haut angreifen. Da die Dermatitis mit ihren Kratzspuren die Vorbedingung auch für das Eindringen des Chroms in die Haut schaffen kann, ist Vorbeugung vor der Dermatitis gleichzeitig wichtige Maßnahme gegen das Auftreten von Chromatgeschwüren. Man hat nun früher versucht, worüber HILT, RAJKA, VINCZE und CZANYI eingehend Auskunft geben, das Chromat chemisch zu neutralisieren, was bis zu einem gewissen Grade auf der Haut gelingt, z. B. mit einer 5%igen Natriumhyposulfitlösung (BLAIR). Die größten Aussichten bietet dagegen die Verwendung von Schutzsalben, welche Reduktionsmittel enthalten und das gefährliche sechswertige Chromation zum Chromiion reduzieren (CARRIÉ und NEUHAUS, HILT, RAJKA, VINCZE und CZANYI). Weniger erfolgreich sind bisher die Versuche verlaufen, das Chromat durch Behandlung der Haut mit Komplexbildnern in nicht mehr aggressive Komplexe einzubeziehen, was bis zu einem gewissen Grade mit EDTA, mit äthyldiaminotetraessigsauren Salzen gelingt (MALOOF). Für praktische Zwecke geht diese Komplexbildung bisher noch zu langsam. Das modernste Verfahren besteht demnach heute in der Reduktion des Chromates. Soferne labile Reduktionsmittel wie Vitamin C verwendet werden, benutzen RAJKA, VINCZE und CZANYI das EDTA zur Stabilisierung des Reduktionsmittels.

In der Kinderpflege sind, um das Kapitel zum Abschluß zu bringen, in letzter Zeit in Amerika ganz eigenartige Strangulationen von Zehen beobachtet worden, die zustande kommen, wenn in Wolldecken feste Seidenfäden mit verarbeitet werden, in denen sich die Kinder im Schlaf mit einer Zehe, mit der sie eine Fadenschlinge lockern, die Zehe abschnüren (LEOPOLD). Hautnekrosen in der Kinderpflege brauchen also nicht nur durch Chemikalien bedingt zu sein, wenn das auch öfters der Fall ist. Zu den vermeidbaren gehören hier die Hautnekrosen durch zu stark konzentrierte Essigsaure Tonerde (ESAU) sowie durch Borsäurekristalle und in erster Linie durch nicht vollkommen gelöstes Kaliumpermanganat. Kali-Per-Kristalle werden heute zur Verätzung von Tätowierungen benutzt, auch konzentrierte Lösungen können schon zur Verätzung führen und werden zum Zweck von Artefakten gebraucht (ESTERES). Die Säuglingshaut ist, wie EPSTEIN nachgewiesen hat, gegen die Ätzwirkung des Kali-per besonders empfindlich.

Eine immer größere Rolle kommt der Schädlingsbekämpfung zu. Gelegentlich sind hier zwar kleine Hautnekrosen nach Anspritzen mit dem Phosphorsäureester E 605 beobachtet worden (SCHNEIDER), den hauptsächlichen Anteil derartiger Hautnekrosen stellen aber die Arsenschädigungen (RIMBAUD, ETIENNE und LISBONNE, TEMPONI, IRVINE und TURNACLIFF). Aufgebrachtes Arsen hindert jegliche Wundheilung, deshalb wird Arsen für Artefakte gebraucht, indem Gelegenheitswunden verunreinigt werden (DE ARGUMOSA). Man erkennt sie daran, daß die Wunden nicht infiziert werden. Als seltenes Mißgeschick sind Zungengeschwüre nach zahnärztlicher Arseneinlage (JACHNIN) sowie Hautnekrosen bei Säuglingen nach Gebrauch eines zufällig mit Arsen verunreinigten Kinderpuders (PAILHERET) anzusehen.

II. Physikalische Nekrosen

1. Schädigungen durch elektrischen Strom

Starkstrom und Blitzschlag können zu ausgedehnten Verbrennungen, zu Verkohlungen unter Einbeziehung des Knochensystems, zum Schwund ganzer Gliedmaßen führen. An der Hitzeschädigung dürften hier kaum Zweifel bestehen;

die Diskussion um die biologischen Wirkungen des elektrischen Stromes nimmt die sog. Strommarken zum Ausgangspunkt.

Die elektrische Verletzung ist Ausdruck der besonderen biologischen Wirkungen des elektrischen Stromes und unabhängig von der Hitzeschädigung, die der Starkstrom durch die Joulesche Wärme setzt (JELLINEK). Die biologischen Phänomene der elektrischen Verletzung, die an der gelblichgrauen bis grauen, mäßig erhabenen und zentral meistens gedellten Strommarke untersucht werden, führen JELLINEK zu einer „Spurenkunde der Elektrizität" (1955), weil sich an ihnen der Weg des elektrischen Stroms rekonstruieren läßt. Eine sehr ins Detail gehende Darstellung der Starkstromschädigungen findet sich bei ZELGER und HOCHLEITNER.

Man spricht im allgemeinen von Starkstromschäden und ist sich dabei nicht genügend bewußt, daß die Frage, ob eine Person einen elektrischen Schaden erleidet oder nicht, nicht allein von der absoluten Stromstärke abhängig ist. BALDRIDGE zählt allein sechs Faktoren auf, die von der elektrischen Seite her das Ausmaß der Stromschädigung bestimmen: Stärke, Spannung, Widerstand, Einwirkungsdauer, Weg des Stromes und Stromart. Dazu kommt die seelische Verfassung des Betroffenen, die psychische Schutzfunktion (JELLINEK) sowie die körperliche Verfassung. Elektrohygienische Warnzeichen sind nach IHDE Vagotonie, Dermographismus, Schweißneigung sowie erhöhte Blutsenkungsgeschwindigkeit.

Daß schließlich auch schwächste Ströme durch Elektrolyse zur Nekrose an der Mundschleimhaut, vorzugsweise zum Zungengeschwür führen können (GANOWSKY, HOLLANDER, LAIN), wird von MUCHA 1928 noch nicht erwähnt. Zur Elektrolyse kann es in der Mundschleimhaut kommen, wenn mit verschiedenen Metallen gefüllte Zähne eine elektrogalvanische Spannungsreihe bilden, zwischen deren Gliedern ein kontinuierlicher Strom fließt, oder wenn ältere Zahnprothesen, die im Innern mit Metallen verarbeitet sind, porös werden und dann ebenfalls zu Gliedern einer Spannungsreihe werden.

Nekrosen durch mechanische Traumen, Nekrosen durch Röntgenstrahlen, Nekrosen bei Verbrennung sind von MUCHA im Hauptwerk 1928 gestreift worden; außer dem Hinweis auf die ausführliche Darstellung im Kapitel thermische Schädigungen und Strahlenschäden und Strahlenschutz in diesem Ergänzungswerk kann ein Eingehen auf diese Art von Nekrosen hier unterbleiben.

2. Kälteschäden

Seit dem Erscheinen des Hauptwerkes hat wieder ein großer Krieg stattgefunden und damit sind auf dem Gebiet der Kälteschäden neue Erfahrungen gesammelt worden. Von dem zahlreichen Schrifttum, das im Kapitel thermische Schädigungen in Bd. II dieses Ergänzungswerkes durch KUSKE eingehend gewürdigt wird, seien die Monographien von STAEMMLER sowie von STARLINGER und FRISCH genannt.

Hier gilt es lediglich die Auseinandersetzung mit der Nekrose auf Grund des Kälteschadens, für die sicherlich, wie auch schon für das Zustandekommen des Kälteschadens selbst (SCHNEIDER) eine Reihe von konstitutionellen Faktoren mit Voraussetzung ist. Ein Beispiel für die Nekroseneigung beim Kälteschaden an einem Ort besonderer konstitutioneller Bedingungen gibt das postpoliomyelitische Geschwür (MARTORELL, ALONSO und SALLERAS) ab. Es handelt sich um eine Frostbeule, die am gelähmten Bein auftritt und dort infolge der beeinträchtigten Durchblutung regelmäßig der Nekrose anheimfällt.

Sieht man von der Nekrose ab, die im Bereich einer örtlichen Erfrierung sofort entstehen kann, wenn es durch extreme Kälteeinwirkung zur Eisbildung im Gewebe kam (STAEMMLER), so ist als eine besonders wichtige neuere Erkenntnis zu vermerken, daß die schweren, der Kälteeinwirkung bald nachfolgenden Schäden wahrscheinlich Folge einer Stoffwechselstörung sind, die erst bei einer nicht sachgemäßen Wiedererwärmung in Gang gesetzt wird (KILLIAN). KILLIAN spricht geradezu vom Kälteschaden als einem Wiedererwärmungsschaden. Er begründet, daß es erst bei einer zu abrupten Wiedererwärmung von außen zum Erstickungsstoffwechsel im Gewebe kommt, dann nämlich, wenn die Harmonie zwischen Einschränkung des Nahrungsverbrauches im Gewebe durch die Unterkühlung von außen und Verknappung der Nahrungszufuhr durch den Kältekrampf der Gefäße (M. SCHNEIDER, Lit.; BRECHT und PULFRICH) durch zu schnelle Erwärmung von außen gestört wird. Nunmehr entsteht in der Peripherie ein Nahrungsbedürfnis, das nicht befriedigt werden kann und nun kommt es infolgedessen zur Schädigung des Gewebes.

Besonders herausgehoben sollten auch die Kälte-Spätschäden werden. Bei ihnen besteht nämlich die Gefahr, daß eine Möglichkeit, nämlich die Möglichkeit von Umbauvorgängen in der Gefäßwand im Anschluß an die durch länger dauernden Kältekrampf bedingte Ernährungsstörung in der Gefäßwand selbst (STAEMMLER, SIEGMUND, JUDMAIR, KAHLAU) später als selbstverständliche Wahrscheinlichkeit angesehen wird. Es ist nachgewiesen, daß nach einer Erfrierung auch weiter ab von dem ursprünglich der Kälteeinwirkung ausgesetzten Bezirk, noch Gefäßwandveränderungen gefunden werden. Diese Wandveränderungen haben Ähnlichkeit mit denen bei Endangiitis obliterans (STAEMMLER). Sie ähneln zwar im Aussehen der Endangiitis obliterans, gleichen aber nicht im Wesen der Bürger-Winiwarterschen Krankheit (STAEMMLER).

Die Frage der Endangiitis obliterans nach Erfrierung spielt heute eine bedeutende Rolle im Versorgungsgutachten. Im allgemeinen wird abgelehnt, daß eine Buerger-Winiwartersche Krankheit durch Erfrierung verursacht sein kann. Auf das reichhaltige Schrifttum, unter anderem auf BLOCK, GOTTRON, KLÜKEN, KRAUTWALD, PÄSSLER und BERGHAUS, RATSCHOW, KÖSTER, SCHNEIDER und WAGNER wird verwiesen.

E. Das Granuloma gangraenescens der Nase

Das Granuloma gangraenescens verdankt seinen Namen dem Pathologen KRAUS, der ihn 1929 für ein „eigenartiges Granulom der Nasen-, Rachen- und Mundhöhle" vorgeschlagen hat, in dem histologisch die Elemente der granulierenden Entzündung überwogen, so daß der Name Granulom die Gegebenheiten am besten zu treffen schien. Bekannt waren solche destruierenden Granulome im mittleren Gesicht wohl schon länger. Vorstellungen entsprechender Krankheitsfälle werden von LEVAN bis auf McBRIDE in die neunziger Jahre zurückverfolgt. Unter den Synonymen „Malignant granuloma of the nose", „Granulomatous ulcer of the nose" und „Granuloma gangraenescens nasi" behauptet sich der letztere Name, auch wenn die Auffassung, daß stets ein Granuloma vorliege, als unterhöhlt gelten darf. Die Zahl der Veröffentlichungen zum Granuloma gangraenescens hat die Hundert überschritten. Die Arbeiten sind anfänglich fast ausnahmslos von laryngologischer Seite her gekommen; erst in der letzten Zeit haben sich auch Dermatologen mehr und mehr des Granuloma gangraenescens angenommen. Eine Darstellung der schwebenden Fragen findet sich in den Arbeiten von FLECK, GERTLER, SCHIMPF und PFEIFFER, LEVAN, NOSKO, STEWART, VILANOVA und PINOL.

a) Klinik

STEWART unterscheidet beim Granuloma gangraenescens drei Stadien. Im ersten, im Stadium der Vorläufer, findet sich eine unbestimmbare Belästigung im Nasen-Rachenraum mit einem chronischen, serös-sanguinolenten Schnupfen. Dauer dieses Zustandes Monate bis Jahre. Im zweiten Stadium wird dann das Granulom manifest. Die Nase ist aufgetrieben, verhärtet sich, in den Nasen-löchern sieht man gelatinöse Krusten hervorquellen, unter denen die Schleimhaut ulceriert ist. Der Hinweis von GERTLER, SCHIMPF und PFEIFFER auf die Ver-wechselbarkeit dieses vorübergehenden Zustandes mit Sklerom erscheint ver-ständlich. Früh schon verbreiten die Nekrosen einen fötiden Geruch, auch ein

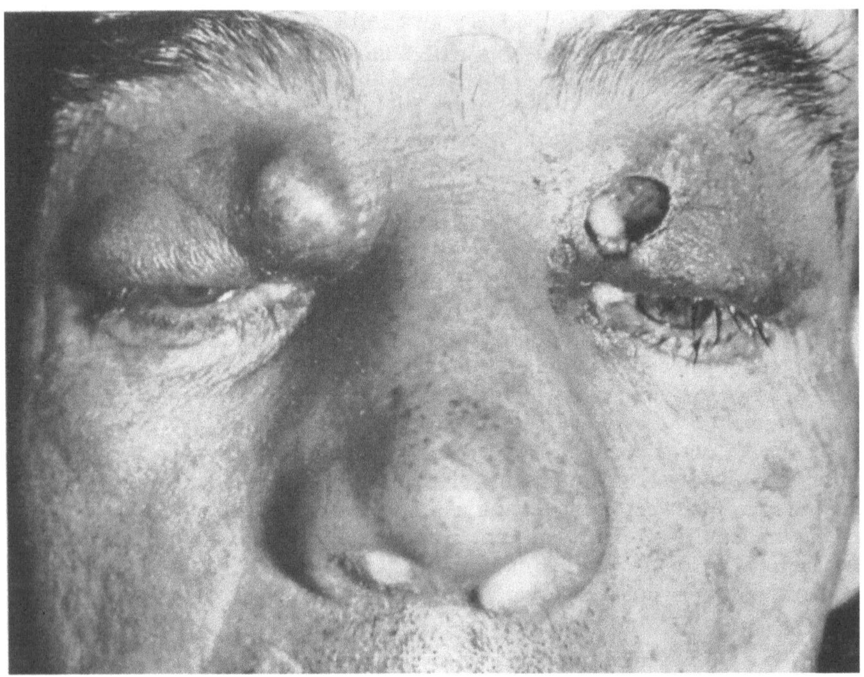

Abb. 8. Granuloma gangraenescens. Frühzeitige Aufblähung der Siebbeinhöhlen. Sammlung GERTLER

sehr süßlicher Foetor (HEINERMANN) kommt vor. Das gangräneszierende Granu-lom schreitet auf den präformierten Kanälen in die Nebenhöhlen fort und kann frühzeitig (Abb. 8) die Siebbeinhöhlen vorwölben, bricht aber ebenso schnell durch die Scheidewände und breitet sich so zu beiden Seiten der Nase, im Rachen und in der Mundhöhle aus. Die Veränderung kann dabei noch ganz schmerzlos sein (Voss).

Bleibt auch die Schleimhaut der Nase der häufigste Ausgangspunkt, so kann Granuloma gangraenescens von allen anderen Bereichen des Nasen-Rachenraumes ebenfalls seinen Ausgang nehmen und auch in Larynx bzw. Trachea auftreten, wie die Beobachtung von Voss zeigt. Selten, von NOSKO sowie von GERTLER, SCHIMPF und PFEIFFER (Abb. 9) mitgeteilt, kommt Granuloma gangraenescens primär an der Haut vor und kann auch auf die Haut beschränkt bleiben (Fall NOSKO, der ferner wegen seiner Ähnlichkeit mit eosinophilem Granulom hervor-gehoben zu werden verdient).

Das dritte Stadium der Erkrankung ist von nur kurzer Dauer. Es wird von der Destruktion im ganzen mittleren Gesicht beherrscht. Unter septischen

Temperaturen kommt es nach einigen Monaten bis 2 Jahren nach Beginn des zweiten Stadiums (Stewart) zum Tode im Zustand der Kachexie. Todesfälle infolge Arrosionsblutung, Meningitis, Hirnabsceß, Schluckpneumonie, wie bei Ulcus terebrans im mittleren Gesicht, sind häufig. Schrifttum bei Nosko.

Blutbild: Dem Blutbild wird bei Granuloma gangraenescens allgemein keine besondere Bedeutung beigemessen. Stewart erwähnt, daß Leukopenien sowie mäßige Leukocytosen vorkommen und daß Agranulocytosen nicht zum Bilde des Granuloma gangraenescens

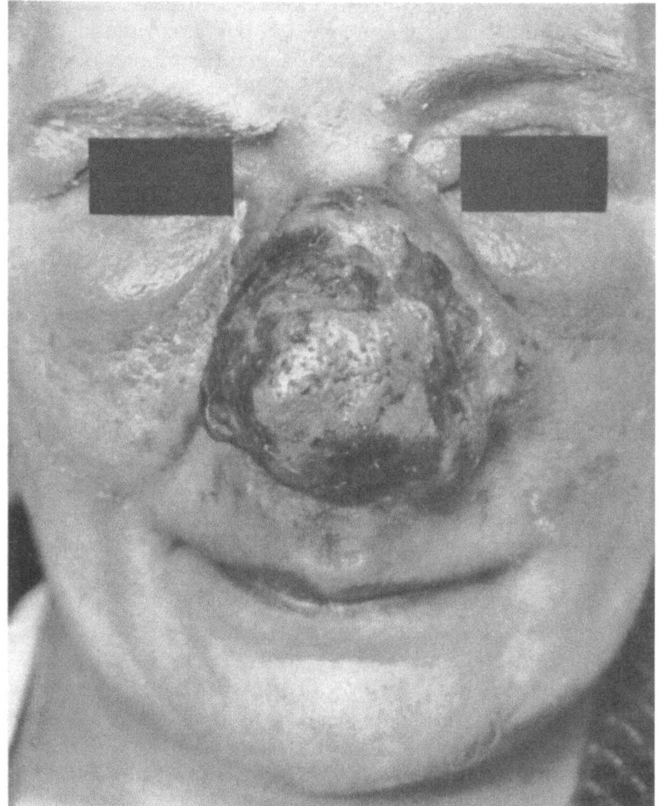

Abb. 9. Granuloma gangraenescens, von der Haut ausgehend. Sammlung Gertler

gehören. Die Regel ist eine Linksverschiebung im weißen Blutbild. Auf eine erhöhte Monocytenzahl im strömenden Blut weist Vogel hin und sieht darin ein Merkmal für die seines Erachtens bei Granuloma gangraenescens vorliegende Retikulose.

Lymphknoten: Auf keinen Fall gehört eine Beteiligung der regionären oder anderer Lymphknoten zu den charakteristischen Zeichen des Granuloma gangraenescens. Daß bei Neoplasmen, die unter dem Bilde des Granuloma gangraenescens verlaufen, eine Lymphknotenbeteiligung gefunden werden kann, bedarf nicht der Erwähnung. Das Retothelsarkom des Nasen-Rachenraumes neigt allerdings fast nicht zur Metastasierung (Vogel). Bei als Granuloma gangraenescens im Sinne der chronisch-gangräneszierenden Entzündung aufzufassenden Fällen kann gelegentlich Schwellung regionärer Lymphknoten beobachtet werden (Dahm und Meyer zum Gottesberge, Gertler, Schimpf und Pfeiffer), nach Auffassung von Gertler, Schimpf und Pfeiffer ist diese Lymphknotenschwellung gutartig, da histologisch nur die Zeichen einer reaktiven Retikulose mit Neigung zur Vernarbung vorliegen.

b) Histologie

Histologische Befunde sind durchweg in den neueren Arbeiten zum Granuloma gangraenescens angeführt. Fleck stellt in einer Tabelle histologische

Befunde aus dem Schrifttum zusammen. Sehr selten ergibt die Histologie das Vorliegen bekannter, definierter Krankheitsbilder wie Lymphosarkom (SCHÜTZ), Sarkom (KNAPP). Unter dem Bilde des gangräneszierenden Granuloms im mittleren Gesicht kann ferner die Periarteriitis nodosa auftauchen. Das nach WEGENER genannte Wegenersche Granulom ist klinisch vom Granuloma gangraenescens nicht zu unterscheiden, es findet sich aber Periarteriitis nodosa histologisch nicht nur in den Krankheitsherden im mittleren Gesicht, sondern auch in den Nieren und in den Lungen. Weitere Fälle JOHNSSON, RINGERTZ sowie bei VILANOVA und PINOL, GEIST und MULLEN. Somit ist wohl das gangräneszierende Granulom im mittleren Gesicht ein Symptom verschiedener Krankheiten und unter diesen findet sich, als die am häufigsten beobachtete Art, das eigenständige, in seinem Wesen noch rätselhafte Granuloma gangraenescens. Seine Histologie wird von einem Granulationsgewebe beherrscht, das fast immer als uncharakteristisch bezeichnet wird. Vielfach wird ein Reichtum an Plasmazellen angegeben. Nach VOGEL ist dies ohne weiteres erklärbar mit der Neigung der Retikulosen im Nasen-Rachenraum, sich in Richtung plasmacellulärer Elemente auszudifferenzieren und VOGEL benutzt auch den Plasmazellreichtum als Baustein für seine noch zu erörternde Theorie des Granuloma gangraenescens als Retikulose. Als weitere Spielarten seien genannt das Vorkommen von Sternbergschen Riesenzellen, was im Verein mit der Nekrose Anlaß zum Vergleich des Granuloma gangraenescens mit Lymphogranulomatose (HEINERMANN, HESSE, EIGLER) und auch mit Mycosis fungoides (SCHMALIX, EIGLER) geben mag. Mögen solche, besonders hervorragende Merkmale im einen oder anderen Falle gegeben sein, so gilt doch für den überwiegenden Teil der histologischen Befunde das Granuloma gangraenescens — mag auch vielfach der Vorbehalt zu machen sein, daß bei der Probeexcision in dem massiven Granulom nur uncharakteristische Stellen erfaßt worden sein können —, daß das Uncharakteristische charakteristisch ist.

c) Nosologie und Ätiologie

Die Beurteilung der Nosologie des Granuloma gangraenescens bedarf der Klärung einer Vorfrage, welche lautet: Kann gangräneszierendes Granulom der Nasen-Mund-Rachenregion Symptom verschiedener Krankheiten sein? Aus den Erörterungen zur Histologie des Granuloma gangraenescens geht hervor, daß die Frage bejaht werden muß. Öfter einmal tritt eine Periarteriitis nodosa mit zerstörender Granulation im mittleren Gesicht auf und es können auch noch weitere Krankheitszustände, meist bösartige Geschwülste, das scheinbar charakteristische makroskopische Bild darbieten. Allerdings sind unter den bösartigen Geschwülsten z. B. die Lymphosarkome, unter den Systemerkrankungen des reticulo-histiocytären Systems Mycosis fungoides oder Lymphogranulomatose nur Beweisstücke bedingten Wertes für eine mehrschichtige Ätiologie des Granuloma gangraenescens, weil sie einmal irrtümlich bei tatsächlich gegebenem Retothelsarkom diagnostiziert worden sein können und somit das Retothelsarkom selbst doch die Ursache in erster Linie für Granuloma gangraenescens sein könnte.

Zumindest Wegenersche Granulome und mit Bestimmtheit diagnostizierte bösartige Geschwülste mit Ausnahme der Retothelsarkome können für die Beurteilung der Nosologie des Granuloma gangraenescens außer acht gelassen werden. Der heute gegebene Stand der Auffassungen spitzt sich in folgenden zwei Fragen zu:

1. Ist Granuloma gangraenescens ein infektiöses, chronisch entzündliches Granulom eigener Art?

2. Ist Granuloma gangraenescens eine Retikulose, die in Retothelsarkom ausgehen kann?

Die Ähnlichkeit mit Nosocomialgangrän und mit Noma sowie das Wissen, daß sowohl Spirillosen wie auch Kokkensymbiosen vom Typ des synergistischen Gangräns Meleney unter ausgeprägter Gangränbildung verlaufen, steht neben den histologischen Befunden hinter der Auffassung vom Granuloma gangraenescens als einem entzündlichen Granulom. FLECK, der die Frage einer Virusursache anschneidet, gibt eine Übersicht über die Keime, die bei Granuloma gangraenescens gefunden und auch ursächlich in Erwägung gezogen worden sind. Eine Parallele zu den bakteriologischen Befunden bei den chronisch gangränösen Pyodermien, die im übrigen bei Granuloma gangraenescens differentialdiagnostisch erwogen werden müssen, ist unverkennbar. Hinzuzufügen ist, daß Granuloma gangraenescens, in bakteriologischer Sicht, nicht nur als besondere Reaktion auf banale Keime aufgefaßt worden ist, sondern daß auch eine Tuberkulose schon angenommen wurde, ohne daß diese Auffassung weitergehende Zustimmung finden konnte.

Die Theorie der Retikulose bei Granuloma gangraenescens begründet VOGEL: Das lymphadenoide Gewebe im Nasen-Rachenraum ist überaus stark ausgeprägt, eine straffe Submucosa und eine elastische Grenzschicht bedingen Ausbreitung aller möglichen Krankheitszustände, auch z. B. der Tuberkulose, nach der Oberfläche hin, was zunächst einmal, ohne jeden Bezug auf eine vermutete Ursache des Granuloma gangraenescens, allein aus den Besonderheiten der Schleimhaut am Standort, die Neigung zur Nekrose und Gangränbildung erklärt.

Chronisch-entzündliche Affektionen dieser Schleimhaut führen zu vermehrter Inanspruchnahme des subepithelialen reticulären Gewebes mit Proliferation. Diese Proliferation kann sich zurückbilden. Bei weiterem Reiz kann sie aber zu einem Prozeß sui generis werden, als homologe, ausgereifte und zunächst gutartige Geschwulst auch heilbar sein oder allmählich zum Tode führen. Meist allerdings wird sie bösartigen Charakter annehmen, wobei der in der Nasen-Rachenregion häufigen bakteriellen Infektion eine Rolle zukommt. Das entstandene Retothelsarkom wächst flächenhaft mit ausgedehnten Nekrosen, jedoch mit nur geringer Metastasierungsneigung. Je nachdem, in welcher Richtung die Entdifferenzierung erfolgt, ob als mehr reticuläre, mehr plasmacelluläre Wucherung oder als Wucherung beider Systeme, wird das bunte histologische Bild des Granuloma gangraenescens geformt[1].

d) Diagnose

Histologisch sind diagnostische Schwierigkeiten darin gegeben, daß in dem ausgedehnt nekrotischen Bezirk die charakteristische Stelle verfehlt wird, vor allem, wenn man sich nur auf eine Probeexcision stützen kann. Die Diagnose Granuloma gangraenescens ist nach VILANOVA und PINOL abhängig von folgenden sechs Punkten: 1. Beginn in der Rhino-Pharyngealregion, 2. lokal zerstörendes Wachstum ohne Metastasen, 3. keine ursächlichen Hinweise, 4. Granulom, das histologisch ein Neoplasma ausschließen läßt, 5. Therapieresistenz, 6. tödlicher Ausgang.

Nach den im letzten Absatz wiedergegebenen Ausführungen von VOGEL wird man zumindest den vierten Punkt nicht in seiner schroffen Form aufrecht erhalten können. Da ferner doch eine ganze Reihe von Heilungen durch Röntgen berichtet worden sind und nach den Ausführungen von GERTLER, SCHIMPF und PFEIFFER zur Technik der Röntgentherapie bei Granuloma gangraenescens auch die Möglichkeit besteht, daß die Erfolgsquote der Röntgentherapie bei Granuloma gangraenescens noch etwas verbessert werden kann, wird man von der Auffassung der bedingungslosen Therapieresistenz wohl ablassen sollen. Einen wesentlichen Anteil des diagnostischen Bemühens bei auf Granuloma gangraenescens verdächtiger Veränderung werden allerdings differentialdiagnostische Erwägungen zum Ausschluß des Granuloma gangraenescens darstellen müssen.

---

[1] *Anmerkung:* Die Klinik neigt nach wie vor zu der Annahme, daß das Granuloma gangraenescens zu den Granulationsgeschwülsten gehört. Granulationsgeschwülste können nämlich, wie GOTTRON darlegt, weitestgehend aus reticulären Hyperplasien bestehen.

e) Differentialdiagnose

Carcinome, Sarkome, Lymphosarkome, primitive Meristome, Lymphogranu-
lomatose, Leukämie, Mycosis fungoides. Blastomykosen, Coccidioidomykose,
Sporotrichose, Rhinosporidiose. Syphilis, Tuberkulose, Lepra, Tularämie,
Framboesie einschließlich Gangosa, Leishmaniosen, Veldgeschwüre und manche
Art der Myiasis, chronischer Malleus, Sklerom, Granuloma venereum. Artefakte,
trophoneurotische Geschwüre nach Encephalitis und bei Affektionen am Trige-
minus bzw. nach partiell zerstörenden Eingriffen am Ganglion semilunare, seniles
Gangrän und Artefakte. Myeloische Leukämie, Myelome, Agranulocytosen und
Panmyelopathien. Osteomyelitis, Meleneys synergistisches Granulom, Noma
und Nosocomialgangrän.

f) Prognose und Therapie

Die Prognose ist schlecht. Selbst wenn anerkannt wird, daß selten einmal
durch Röntgentherapie oder Radikaloperation eine Heilung zu erreichen ist, so
besitzen wir keine Handhabe, um solche, therapeutisch beeinflußbaren Fälle
prognostisch auszumachen. Nosologisch gibt VOGEL ein prognostisches Kriterium
durch Äußerung der Ansicht, daß Heilung dann möglich sein kann, wenn eine
noch typische Proliferation des Retothels vorliegt. Eine Übersetzung in den
praktischen Gebrauch der Klinik ist nicht möglich, weil intra vitam keine sichere
Kontrolle dahingehend besteht, ob die Probeexcision den Kern der Krankheit
getroffen hat.

Unter den therapeutischen Vorschlägen kommt eigentlich nur dem der
Röntgentherapie Bedeutung zu, vor allem unter Beachtung der von GERTLER,
SCHIMPF und PFEIFFER geforderten Tumordosen. Daß im Schrifttum die Ansichten über den Wert der Röntgentherapie einander widersprechen, kann bei
dem sehr unterschiedlichen technischen Vorgehen und dem ätiologisch sicher nicht
einheitlichen sowie in verschiedenen Entwicklungsstufen möglicherweise unterschiedlich strahlensensiblen Gegenstand der therapeutischen Bemühungen nicht
verwunderlich erscheinen. Weiteres zur Röntgentherapie bei Granuloma gangraenescens mit Schrifttum siehe DAHM und MEYER ZUM GOTTESBERGE, NOSKO.

Eine sehr eingehende Darstellung der Bakteriologie sowie der vielfach von
bakteriologischer Sicht aus beeinflußten Therapie des Granuloma gangraenescens
gibt FLECK. Wenn auch eine Behandlung mit Antibiotica oder Sulfonamiden
das Granuloma gangraenescens nicht heilt (SNEDDON und COLQUHOUN, RAS-
MUSSEN, PFISTER, WILLIAMS), so trägt sie doch zur bakteriologischen Reinhaltung
der Granulationen bei. Corticoide erbringen nicht mehr als palliative Erfolge;
die ganze therapeutische Machtlosigkeit dem Granuloma gangraenescens gegenüber kommt, wie meist in solchen Fällen, in der Empfehlung von Antibiotica,
Corticoiden, Bluttransfusionen und Röntgen gleichzeitig (LEVAN) zum Ausdruck.
Behandlungsversuche mit tuberkulostatischen Mitteln, mit Germanin, Detoxin,
Antimonpräparaten, mit Rutin, Vitamin C und B, mit Arsen und Quecksilber
sind zu erwähnen ebenso wie äußerliche Ätzungen mit Jodoformmilchsäure oder
Pyrogallol. Übersicht über diese, sämtlich in der Therapie versuchten aber nicht
bewährten Verfahren, bei FLECK.

Literatur

A. Einleitung

ERNST, P.: Tod und Nekrose. In Handbuch der allgemeinen Pathologie von KREHL-
MARCHAND, Bd. II/2. Leipzig: Hirzel 1921. — MUCHA, V.: Nekrosen, Gangrän, Geschwüre.
In JADASSOHNs Handbuch der Haut- und Geschlechtskrankheiten, Bd. VI/2. Berlin: Springer
1928. — MÜLLER, E.: Zelltod. In Handbuch der allgemeinen Pathologie, herausgeg. von
BÜCHNER, LETTERER u. ROULET, Bd. II/1. Berlin-Göttingen-Heidelberg: Springer 1957.

B. Nekrosen auf Grund mangelhafter Gewebsversorgung

ADLERSBERG, D., u. O. PARGES: Schicksal mit Ergotamin behandelter Basedowkranker. Med. klin. 1930 II, 1442. — ALBAHARY, C.: Maladies médicamenteuses. Paris: Masson & Co. 1953. — ALLEN, E. V., N. W. BARKER and E. A. HINES jr.: Periphereal vascular diseases. Philadelphia: W. B. Saunders Company 1955. — ANDERSON, G.: Metabolic aspects of vascular degeneration in diabetes mellitus. N.Y. St. J. Med. 49, 2055 (1949). — ANTOINE, T.: Sekalefrage und puerperale Gangrän. Arch. Gynäk. 39, 492 (1930). — ARZT, L.: Syringomyelie. Zbl. Haut- u. Geschl.-Kr. 81, 397 (1952). — AUDIER, M.: Thromboses veineuses aiguës simulant l'embolie artérielle. Paris Méd. 1, 384 (1936). — AZÚA-DOCHAO, L. DE, A. ZUBIRI-VIDAL y S. UCÁR-SANCHES: Ulceras hipertensivas de las piernas. Act. dermosifiliogr. (Madr.) 42, 238 (1950).

BENNECK, J.: Sitzungsbericht. Zbl. Haut- u. Geschl.-Kr. 60, 379 (1938). — BERGENDAHL, S.: Gangrene of the foot in consequence of venous thrombosis. Acta chir. scand. 68, 529 (1951). — BERNSTEIN, F.: Hautnekrosen nach Kohlenoxydvergiftung. Sitzungsber. Zbl. Haut- u. Geschl.-Kr. 34, 626 (1933). — BERON, B. W.: Zur Kasuistik der trophischen Erkrankungen der Haut. Derm. Z. 4, 614 (1897). — BERTRAM, F.: Diabetes mellitus in THANNHAUSERs Lehrbuch der Stoffwechselkrankheiten, 2. Aufl., herausgeg. von N. ZÖLLNER. Stuttgart: Georg Thieme 1957. — BLAICH, W.: Periphere Durchblutungsstörungen unter dem Bilde der Akroasphyxia chronica necroticans. Hautarzt 3, 262 (1952). — BLOCK, W.: Die Durchblutungsstörungen der Gliedmaßen. Berlin: de Gruyter 1951. — BODECHTEL, G., u. A. SCHRADER: Die Poliomyelitis anterior in Mohr-Staehelin. In Handbuch der inneren Medizin, 4. Aufl., Bd. V/3. Berlin-Göttingen-Heidelberg: Springer 1954. — BOGAERT, L. VAN: Sur les arthropathies mutilantes symmétriques des extrémités inférieures et leur rapports avec la syringomyélie. Presse méd. 1940 II, 1026. — BRUNS, O.: Sitzungsbericht. Arch. Psychiat. Nervenkr. 66, 211 (1922). — BUCHANAN, J. A.: Multiple symmetric gangrene. Arch. Derm. Syph. (Chicago) 41, 678 (1940). — BÜRGER, M.: Angiopathia diabetica. Stuttgart: Georg Thieme 1954. — BURCKHARDT, W., u. P. BIGLIARDI: Diabetes und Ulcus cruris. Dermatologica (Basel) 110, 349 (1955).

CADENAT, F.: Phlébite à phénomènes pseudoembôliques. Mém. Acad. Chir. 64, 436 (1938). — CARRERAS, F.: Un caso de ergotismo. Rev. méd. Barcelona 1, 205 (1924). — CLOSE, A. ST., and W. H. FRACKELTON: Cutaneous necrosis due to norepinephrine. Wis. med. J. 51, 127 (1958). — CORONA, F.: Sulli necrosi adrenaliniche. Policlinico, Sez. prat. 1932, 1157. — CORTE, F., et M. BOLGERT: Ulcérations dues aux barbituriques. Bull. Soc. méd. Hôp. Paris 49, 779 (1933). — CUMMER, C. L., and CH. G. LA ROCCO: Ulcers of the legs in sickle cell anemia. Arch. Derm. Syph. (Chicago) 42, 1015 (1940). — CURTIUS, F.: Die organischen und funktionellen Erbkrankheiten des Nervensystems. Stuttgart: Ferdinand Enke 1935. — CURTIUS, F., H. SCHLOTTER u. E. SCHOLZ: Tabes dorsalis. Arbeit und Gesundheit, Heft 33. Leipzig: Georg Thieme 1938.

DARIER, J.: Ulcères trophiques de la bouche. Ann. Derm. Syph. (Paris) 8, 97 (1937). — DEKANT, K.: Unterschenkelgeschwüre bei Krankheiten des erythropoetischen Systems. Med. Diss. Würzburg 1952. — DENNY-BROWN, C.: Hereditary sensory radicular neuropathy. J. of Neurosurg. 14, 237 (1951). — DIEBOLD, H., u. L. FALKENSAMMER: Über den Brand der unteren Extremitäten bei Diabetikern. Dtsch. Arch. klin. Med. 181, 125 (1938). — DIESSELBECK, L., u. P. UHLENBRUCK: Der Brand der Extremitäten. Ergebn. inn. Med. Kinderheilk. 47, 606 (1934). — DÖRING, G.: Trophikstudien. Dtsch. Z. Neurol. 158, 449 (1948). — DREWES, J., u. F. J. SCHULTE: Die Phlegmasia coerulea dolens. Dtsch. med. Wschr. 1958 II, 1997.

ELLERBROEK, N.: Puerperale Gangrän und Mutterkorngangrän. Zbl. Gynäk. 53, 1384 (1929). — ENDERLE, C.: Beitrag zur Kenntnis der „familiären dysplastischen Syndrome" und des „Status dysraphicus". Z. ges. Neurol. Psychiat. 146, 747 (1933). — ENZER, N., and S. SPILBERG: Gangrene of lower extremity following carbon monoxide asphyxia. Amer. J. clin. Path. 16, 111 (1946). — EPPINGER, H.: Über schwer heilbare Fußgeschwüre beim hämolytischen Ikterus. Klin. Wschr. 1930 I, 10.

FALEK, J., u. E. LANGE: Ausgedehnte Hautnekrose nach Dauertropfinfusionen. Kinderärztl. Prax. 6, 389 (1935). — FALTA, W., u. M. HÖGLER: Die Zuckerkrankheit, 4. Aufl., Halle: Marhold 1953. — FERRUCCI, M.: Le prove di doppio carico glicidico in soggetti affetti da ulcera della gamba. Arch. ital. Derm. 25, 282 (1953). — FEYRTER, F.: Über die Pathologie der vegetativen nervösen Peripherie. Wien: Wilhelm Maudrich 1951. — FISCHER, A. W.: Diabetes und Chirurgie. Stuttgart: Ferdinand Enke 1937. — FISCHL: Sitzungsbericht. Zbl. Haut- u. Geschl.-Kr. 1, 109 (1921). — FOERSTER, O.: Die Symptomatologie der Schußverletzungen peripherer Nerven. In Handbuch der Neurologie von LEWANDOWSKY, II. Erg.-Bd. Berlin: Springer 1929. — FONTAINE, R., M. KIM, R. KINEY et C. BOLLACK: A propos de 4 cas de traumatisme de l'artère fémorale superficielle. Minerva cardioangiol. (Torino) 2, Nr 3 (1956). — FONTAINE, R., et A. DE SOUZA-PEREIRA: Oblitérations et réactions veineuses.

Rèv. Chir. (Paris) 75, 161 (1937). — Fournier, A.: Ulcéres de jambe métatypiques. Bull. Soc. franç. Derm. Syph. 3, 293 (1892). — Freymann, G.: Beitrag zur Kenntnis weiterer allgemein-pathologischer Beziehungen beim hämolytischen Ikterus. Klin. Wschr. 1922 I, 2229. — Fröhlich, W.: Hautveränderungen bei Kohlenoxydvergiftung. Derm. Wschr. 109, 1297 (1939). — Fuchs, A.: Myelodysplasie. Wien. med. Wschr. 1909 II, 2142.

Gänsslen, M.: Die hämolytische Konstitution. In Neue Deutsche Klinik, Bd. 14, 4. Erg.-Bd. 1937. — Gagel, O.: Syringomyelie. In Bumke-Försters Handbuch der Neurologie, Bd. XVI. Berlin: Springer 1936. — Gertler, W.: Trophoangioneurosen der Haut. Dtsch. Gesundh.-Wes. 1950 I, 228, 304. — Giordano, A. F.: Ulceras neurotroficas. Arch. argent. Derm. 6, 121 (1956). — Göbell, R., u. W. Runge: Eine familiäre Trophoneurose der unteren Extremitäten. Arch. Psychiat. Nervenkr. 57, 297 (1917). — Götz, H.: Beziehungen zwischen Granulomatosis disciformis und Necrobiosis lipoidica. Hautarzt 7, 156 (1956). — Gottron, H. A.: Purpura Majocchii. Arch. Dermat. Syph. (Berl.) 159, 355 (1930). — Kreislaufstörungen und Hämorrhagien der Haut. In Arzt-Zieler, Die Haut- und Geschlechtskrankheiten, Bd. II. Berlin u. Wien: Urban & Schwarzenberg 1936. — Zur Kenntnis der Dermatitis lipoides atrophicans. Med. Klin. 1938 I, 145, 190. — Ulcera cruris bei hämolytischem Ikterus. Sitzungsbericht. Zbl. Haut- u. Geschl.-Kr. 62, 257 (1939). — Gottron, H. A., u. R. Schmitz: Hautveränderungen in Abhängigkeit von Durchblutungsstörungen. Darmstadt: Dr. Dietrich Steinkopff 1953. — Gougerot, H., R. Degos et J. Hamburger: Nécrose bénigne de la langue chez un diabétique. Bull. Soc. franç. Derm. Syph. 42, 1595 (1935). — Grafe, E., u. J. Kühnau: Diabetes mellitus. In Mohr-Staehelins Handbuch der inneren Medizin, 4. Aufl., Bd. VII/2. Berlin-Göttingen-Heidelberg: Springer 1955. — Greenbaum, S. G., and B. J. Alpers: Postencephalitic trophic ulcer. Arch. Derm. Syph. (Chicago) 30, 837 (1926). — Grosse-Brockhoff, F.: Krankheiten aus äußeren physikalischen Ursachen. In Mohr-Staehelins Handbuch der inneren Medizin, 4. Aufl., Bd. VI/2. Berlin-Göttingen-Heidelberg: Springer 1954. — Grotjahn jr., A.: Untersuchungen bei Anklopfern in der Schuhindustrie. Arch. Gewerbepath. Gewerbehyg. 1, 687 (1931). — Grunberg, A., H. L. Davies and J. L. Blair: Diabetic gangrene. Brit. med. J. 1951 II, 1254. — Guggisberg, H.: Beitrag zur Sekalefrage. Arch. Gynäk. 53, 578 (1930). — Guillain, G., et A. Thévenard: Mal perforant plantaire familial, Syringomyélie lombo-sacrée probable chez deux frères. Ann. Méd. 25, 267 (1929). — Guimaraes de Macedo, A.: Insulinthérapie ségmentaire intraartérielle dans la gangrène diabétique. Presse méd. 66, 717 (1958). — Gumpesberger, G.: Sitzungsbericht. Zbl. Haut- u. Geschl.-Kr. 88, 364 (1954). — Gutermuth, W.: Über venenthrombotische Gangrän. Dtsch. med. Wschr. 1942, 486.

Hagen, J.: Erkrankungen durch Preßluft-Werkzeugarbeit. Heft 22. Arbeitsmedizin, Abhandlungen über Berufskrankheiten. Leipzig: Johann Ambrosius Barth 1947. — Haimovici, H.: Gangrene of the extremities of venous origin. Circulation 1, 225 (1950). — Haxthausen, H.: Ulcus cruris arterioscleroticum. Nord. Med. 1940, 1663. — Heilmeyer, L., u. H. Begemann: Blutkrankheiten. In: Handbuch der inneren Medizin von Mohr-Staehelin, 4. Aufl., Bd. II. Berlin-Göttingen-Heidelberg: Springer 1951. — Hiller, F.: Die Zirkulationsstörungen des Gehirns und Rückenmarks. In Handbuch der Neurologie, herausgeg. von Bumke u. Foerster, Bd. XI. Berlin: Springer 1936. — Hines jr., E. A., and E. M. Farber: Ulcer of the leg due to arteriosclerosis and ischemiea, occuring in the presence of hypertensive disease. Proc. Mayo Clin. 21, 337 (1946). — Hirschmann, J.: Über das Zustandekommen trophischer Gewebsveränderungen nach Verletzung peripherer Nerven. Halle: Marhold 1951. — Hoff, H., O. Poetzl u. H. Strotzke: Neurologische und psychiatrische Komplikationen der Zuckerkrankheit. In R. Boller, Diabetes mellitus. Wien u. Innsbruck: Urban & Schwarzenberg 1950. — Hoffmann, E.: Große trophische Ulcerationen im Gefolge von Encephalitis lethargica. Dtsch. med. Wschr. 1926 I, 238.

Jacob, W., A. Schrader u. H. Wild: Klinische Beobachtungen zur Frage der sogenannten neurov-asculären Dystrophie. Dtsch. Z. Nervenheilk. 172, 309 (1954). — Jäger, E.: Zur pathologischen Anatomie der Thrombangiitis obliterans. Virchows Arch. path. Anat. 284, 526, 584 (1932). — Jaeger, H.: Un type nouveau d'ulcère neurotrophique. Dermatologica (Basel) 101, 201 (1950).

Kahlau, G.: Chronische obliterierende Arterienerkrankungen. Verh. 1. Internat. Kongr. für Angiologie, Straßburg 1952. Sonderdruck: Pidancet Lyon 1952. — Keil, F.: Sitzungsbericht. Zbl. Haut- u. Geschl.-Kr. 76, 409 (1951). — Kienböck, R.: Über Fußerkrankungen bei versteckter Rückenmarksmißbildung. Fortschr. Röntgenstr. 42, 507 (1930). — Killian, H.: Kälteschäden, Wiedererwärmungsschäden. Zbl. Chir. 77, 105 (1952). — Kirchbach, O.: Zehengangrän nach Lokalanaesthesie. Zbl. Chir. 1932, 1057. — Knoth, W., u. H. Füller: Pathogenese der Necrobiosis lipoidica. Arch. Derm. Syph. (Berl.) 199, 109 (1955). — Koch, E.: Zur Frage der Lokalanaesthesie. Zbl. Chir. 1932, 1230. — Köhlmeyer, W.: Multiple Hautnekrosen bei Endangitis obliterans. Arch. Derm. Syph. (Berl.) 181, 783 (1941). — Koelsch, H.: Gewerbliche Angioneurosen. Med. Welt 1928 II, 1885. — Kovanik, K. H.:

Durch Luminal hervorgerufene Ulceration. Čsl. Derm. 10, 185 (1929). — KRIEG, E.: Leberfunktionsstörungen bei Ulcus cruris. Med. Klin. 1955 II, 1900.

LABBÉ, M.: Les gangrènes diabétiques. Presse méd. 1931 I, 849. — LAEDERICH, L., et J. BERNARD-PICHON: Dermite bullo-ulcereuse et polynévrite par intoxication barbiturique. Bull. Soc. méd. Hôp. Paris 49, 1413 (1933). — LAEWEN, A.: Arteriospasmus bei akuter massiver Thrombose der Vena femoralis. Zbl. Chir. 61, 1681 (1934). — LAMMERSMANN, P.: Über einen Fall von großen trophischen Ulcerationen im Gefolge von Encephalitis lethargica. Derm. Z. 47, 58 (1926). — LANGE, F.: Hypertonie und Sklerose der Strombahn und ihre Beziehungen zu einem kreislaufregulierenden Organsystem. Dresden u. Leipzig: Theodor Steinkopff 1941. — LASCH, F.: Über Beingeschwüre bei perniciöser Anämie. Dtsch. med. Wschr. 1939 I, 377. —LERICHE, R.: De la douleur comme objet de connaissance. Progr. méd. (Napoli) 75, 115 (1947). — LERICHE, R., et A. JUNG: Recherches expérimentales sur les oedemes chirurgicales des membres d'origine phlébitique. J. Chir. (Paris) 37, 481 (1931). — LEVY, A., u. K. LUDLOFF: Die neuropathischen Gelenkerkrankungen und ihre Diagnose durch das Röntgenbild. Beitr. klin. Chir. 63, 399 (1909). — LEWIN, L.: Die Kohlenoxydvergiftung. Berlin: Springer 1920. — LINDEMAYR, W.: Ulcera trophica bei Pseudotabes diabetica. Zbl. Haut- u. Geschl.-Kr. 76, 398 (1951). — LÜTHY, F.: Periphere Nerven. In MOHR-STAEHELINS Handbuch der inneren Medizin, 4. Aufl., Bd. V/1. Berlin-Göttingen-Heidelberg: Springer 1953.

MARTORELL, F.: Ulceras de las piernas de origen neurovascular. Barcelona 1950. — Las ulceras supramealeolares por arteriolitis de las grandes hipertensas. Actas del I. Policlinico, Barcelona 1945. — MARTORELL, F., T. ALONSO and V. SALLERAS: Treatment of post-poliomyelitic ulcerations. Angiology 4, 118 (1953). — McGRATH, E. J.: Experimental peripheral gangrene. J. Amer. med. Ass. 105, 854 (1935). — McKENCHNIE, R. E., and E. V. ALLEN: Sudden occlusion of the arteries. Surg. Gynec. Obstet. 63, 231 (1936). — MELLINGHOFF, K.: Zur konservativen Behandlung der diabetischen Gangrän. Med. Klinik 1955 I, 779. — MEYER, A.: Kohlenoxydvergiftung. Z. ges. Neurol. Psychiat. 100, 201 (1926). — MEYLER, L.: Schädliche Nebenwirkungen von Arzneimitteln. Wien: Springer 1956. — MILLETT, J.: Diabetic gangrene of the face. J. A.M.A. 112, I, 1143 (1939). — MOESCHLIN, S.: Klinik und Therapie der Vergiftungen. Stuttgart: Georg Thieme 1952. — MUCHA, V.: Nekrosen, Gangrän, Geschwüre. In JADASSOHNS Handbuch der Haut- und Geschlechtskrankheiten, Bd. VI/2. Berlin: Springer: 1928. — MÜLLER, E.: Der Zelltod. In Handbuch der allgemeinen Pathologie, herausgeg. von BÜCHNER, LETTERER u. ROULET, Bd. II/1. Berlin-Göttingen-Heidelberg: Springer 1957. — MÜLLER, K.: Zur Frage der Behandlung des M. Basedow mit Ergotamin. Münch. med. Wschr. 1933 II, 1784.

NAEGELI, H. TH., u. H. GUMRICH: Thrombosespätfolgen und Begutachtung. In Die thromboembolischen Erkrankungen und ihre Behandlung, herausgegeben von NAEGELI, MATIS, GROSS, RUNGE, SACHS. Stuttgart: Schattauer 1959. — NAEGELI, TH., u. P. MATIS: Thrombose und Embolie im Bereich der Extremitäten. Die thrombo-embolischen Krankheiten und ihre Behandlung, herausgeg. von NAEGELI, MATIS, GROSS, RUNGE u. SACHS, 2. Aufl. Stuttgart: Schattauer 1959. — NANTA, A.: Les ulcères de jambe des splénomégaliques. Gaz. méd. Fr. 54, 629 (1947). — NEWCOMER, V., u. E. T. WRIGHT: Sitzungsbericht. Arch. Derm. Syph. (Chicago) 70, 832 (1957). — NICOLE, R.: Arteriospasmus bei akuter Venenthrombose. Schweiz. med. Wschr. 1935 I, 676.

OGINZ, P.: Ergotismus gangraenosus. Amer. J. Obstet. Gynec. 19, 657 (1930). — OPPENHEIM, M.: Umschriebene Hautgangrän und Purpura nach Leuchtgasvergiftung. Zbl. Haut- u. Geschl.-Kr. 42, 161 (1932).

PÄSSLER, H. W., u. H. BERGHAUS: Begutachtung peripherer Durchblutungsstörungen. Stuttgart: Georg Thieme 1958. — PETZAL, E.: Trophisches postencephalitisches Ulcus. Z. Laryng. Rhinol. 18, 49 (1929). — PIRES, N., S. FERREIRA u. O. DINIZ: Die perforierende Geschwürsbildung an der Fußsohle. Ref. Zbl. Haut- u. Geschl.-Kr. 83, 73 (1953). — PIULACHS, P., et F. VIDAL-BARRAQUER: Ulceras de las estremidades de origin arterial. Folia clin. int. (Barcelona) 3, Nr 3 (1953). — PLATT, R.: Über die Behandlung des Basedow mit Ergotamin. Klin. Wschr. 1930 I, 258. — PONSOLT, A.: Gefäßparalyse bei der akuten Kohlenoxydvergiftung. Virchows Arch. path. Anat. 307, 654 (1941). — POTOTSCHNIG, F.: Über trophische Beingeschwüre bei perniciöser Anämie. Med. Klin. 1951 I, 243. — PRAKKEN, J. R.: Hautanomalien bei Diabetes mellitus. Ned. T. Geneesk. 1954, 1512.

RATSCHOW, M.: Die peripheren Durchblutungsstörungen, 5. Aufl. Darmstadt: Dr. Dietrich Steinkopff 1953. — RICKER, G.: Pathologie als Naturwissenschaft. Berlin: Springer 1924. — RICKETTS, H. T.: The probleme of degenerative vascular disease in diabetes. Amer. med. J. 19, 933 (1955). — RILEY, H. A.: Intracranial pressure in health and disease. J. nerv. ment. Dis. 72, 324 (1930). — ROOT, H. F.: Gangrene and diabetes surgery. In JOSLIN, ROOT, WHITE, MARBLE and BAELEY, The treatment of diabetes mellitus, 8. edit. Philadelphia: Lea and Febiger 1946. — ROSENBERG, S. J., u. J. SOLOVAY: Trophisches Geschwür nach Encephalitis lethargica. Arch. Derm. Syph. (Chicago) 39, 825 (1939). — ROSSIER, P. H.:

Verh. 1. Europäisches Gespräch über Angiologie, Darmstadt 1955. — Ruiter, M.: Some further observations on allergic cutaneous arteriolitis. Brit. J. Derm. **66**, 174 (1954).

Saenger, H.: Über Puerperalgangrän. Zbl. Gynäk. **53**, 586 (1929). — Saintou, P.: Légères ulcérations sacrées d'une intoxication par un composé barbiturique pris à dose minime. Bull. Soc. méd. Hôp. Paris **49**, 729 (1933). — Santler, R.: Syringomyélie. Sitzungsbericht. Zbl. Haut- u. Geschl.-Kr. **81**, 120 (1952). — Schleyer, F.: Erythemflecken bei Vergiftungen. Arch. Toxikol. **14**, 261 (1952/53). — Schlittler, E.: Über trophische postencephalitische Geschwüre. Schweiz. med. Wschr. **1929**, 1121. — Schmitz, R.: Zur Behandlung peripherer arterieller Durchblutungsstörungen. Medizinische **1953**I, 877. — Zur Klinik der Hypertoniegeschwüre. Derm. Wschr. **131**, 271 (1955). — Über einige seltene Formen trophoneurotischer Geschwüre. Arch. klin. exp. Derm. **205**, 497 (1958). — Schoch, E. P.: Ulcers of the leg in Feltys syndrome. Arch. Derm. Syph. (Chicago) **66**, 384 (1952). — Schoenhof, S.: Hautgangrän nach Kohlenoxydvergiftung. Derm. Wschr. **83**, 1267 (1926). — Schüpbach, A.: Über den chronischen hereditären hämolytischen Ikterus. Ergebn. inn. Med. Kinderheilk. **25**, 821 (1924). — Schuermann, H.: Ulcus cruris non varicosum. Hautarzt **3**, 323 (1952). — Schuermann, H., u. E. Binder: Rezidivierende Unterschenkelgeschwüre bei Thalassaemia minima. Ärztl. Wschr. **1955**, 486. — Schulz, F. H., u. H. Knobloch: Periphere Gangrän nach Myokardinfarkt. Z. ärztl. Fortbild. **47**, 503 (1953). — Schwan, H.: Experimentelle Gangrän durch Wärmestauung. Münch. med. Wschr. **1938**II, 1546. — Seelig, S., u. K. Jaffé: Unterschenkelgeschwüre bei hämolytischem Ikterus. Klin. Wschr. **1930**I, 840. — Seifert, E. A.: Skin lesions following carbon monoxide poisoning. J. med. Soc. N.J. **40**, 418 (1943). — Speck, W.: Mutterkornbrand in der Basedowchirurgie. Med. Klin. **1933**I, 1521. — Staemmler, M.: Die Kreislauforgane. In Lehrbuch der speziellen pathologischen Anatomie, begründet von E. Kaufmann, herausgeg. von M. Staemmler, Bd. I/1. Berlin: W. de Gruyter & Co. 1954. — Strempel, R.: Unterschenkelgeschwüre und die Deutung ihrer Genese. Hautarzt **6**, 55 (1955). — Stühmer, A.: Spätfolgen nach operativen Eingriffen am Trigeminus. Hautarzt **3**, 54 (1952). — Stuhlert, H.: Beitrag zur oralen Behandlung von Hautkrankheiten mit Cortison. Derm. Wschr. **135**, 289 (1957). — Swan, W. G., and C. C. B. Henderson: Peripheres Gangrän nach Myokardinfarkt. Brit. Heart J. **13**, 68 (1951).

Tappeiner, S.: Trophisch bedingter Nasenflügeldefekt. Derm. Wschr. **125**, 229 (1951). — Taschen, B.: Hautveränderung bei akuter Schlafmittelvergiftung. Dtsch. Gesundh.-Wes. **1950**II, 1142. — Taylor, E. S.: Chronic ulcer of the leg associated with congenital hemolytic jaundice. J. Amer. med. Ass. **112**, 1574 (1939). — Thévenard, A.: L'acropathie ulcéromutilante familiale. Acta neurol. belg. **53**, 1 (1953). — Thyresson, J. N.: Neurotrophic ulcer of Ala Nasi. Acta Dermato-Vener. (Kopenhagen) **33**, 161 (1953).

Übelhör, R.: Harnwege und männliche Geschlechtsorgane. In Boller, Diabetes mellitus. Wien u. Innsbruck: Urban & Schwarzenberg 1950. — Urbach, E.: Multiple Hautnekrosen durch Adrenalin. Med. Klin. **1936**I, 769. — Uricchio, J. F., D. G. Calenda u. F. B. Cutts: Hautgeschwüre nach intravenöser Arterenolinfusion. J. Amer. med. Ass. **152**, 607 (1953).

Vaubel, E.: Die Sichelzellanämie. Erg. inn. Med. **52**, 504 (1937). — Vilanova, X., J. Pinol u. F. de Dulanto: Beitrag zur Kenntnis der Hautsymptome des Icterus haemolyticus. Act. dermo-sifilogr. **40**, 608 (1949). — Villaret, M., H. Bith et H. Desoille: Ulcérations cutanées dues aux barbituriques. Paris méd. **1932**II, 340. — Vohwinkel, K. H.: Beitrag zur Kenntnis der trophoneurotischen Hautgangrän. Arch. Derm. Syph. (Berl.) **152**, 75 (1926).

Wadulla, H.: Familiäre neuro-vasculäre Dystrophie. Dtsch. Z. Nervenheilk. **160**, 413 (1949). — Weber, G.: Über multiple Hautgangrän. Derm. Wschr. **132**, 913 (1955). — Wexberg, E.: Traumatische Erkrankungen der peripheren Nerven. In Bumke-Foersters Handbuch der Neurologie, Bd. IX. Berlin: Springer 1935. — Weyer, H. G.: Hautnekrosen nach Schlafmittelvergiftung. Derm. Wschr. (im Druck). — Wiedmann, A.: Haut- und Geschlechtskrankheiten. In Boller, Diabetes mellitus. Wien u. Innsbruck: Urban & Schwarzenberg 1950. — Die arterielle Genese des Ulcus cruris varicosum. Hautarzt **5**, 85 (1954). — Wiener, K.: Skin manifestations of internal disorders. St. Louis: C. V. Mosby Comp. 1947. — Winkler, A.: Ulcera cruris bei hämolytischem Ikterus. Klin. Med. **7**, 83 (1952). — Wood, Th. B.: Spontaneous amputation of the nose due to diabetic gangrene. Ann. Otol. (St. Louis) **46**, 1112 (1937). — Wright, J. S.: Vascular diseases in clinical practice, Ed. 2. Chicago: The Year Book Publishers 1952.

C. Biologische Nekrosen

Adar, H.: Agranulozytose nach Isonikotinsäurehydracid. Ann. paediat. (Basel) **181**, 374 (1953). — Assmann, H., u. H. Moormann: Erfahrungen mit Penicillin. Dtsch. med. Wschr. **1948**, 461.

Béliard, M., et L. Lebourg: Syndrome agranulocytaire à début buccal. Rév. Stomat. (Paris) **35**, 621 (1933). — Berghaus, H.: Klinische Beobachtungen zur Pathogenese chronisch obliterierender Gefäßerkrankungen. Bruns' Beitr. klin. Chir. **193**, 271 (1956). — Berlin,

Ch.: Ulcus vulvae acutum associated with typhoid fever. Arch. Derm. Syph. (Chicago) **39**, 89 (1939). — Bloom, D.: Pyoderma gangrenosum with hypogammaglobulinemia. Arch. Derm. Syph. (Chicago) **75**, 917 (1957). — Bluefarb, S. M., H. H. Rodin and L. Hoit: Pyoderma gangrenosum. Arch. of Derm. Syph. (Chicago) **71**, 750 (1955). — Bock, H. E.: Agranulozytose. Vortrag aus der praktischen Medizin. Stuttgart: Ferdinand Enke 1946. — Bohnstedt, R. M.: Sitzungsbericht. Zbl. Haut- u. Geschl.-Kr. **87**, 294 (1953/54). — Borelli, C.: Rara osservazione di gangrena cutanea. G. ital. Mal. vener. **65**, 326 (1924). — Braun, H.: Über das Ulcus vulvae typhosum. Z. Haut- u. Geschl.-Kr. **9**, 251 (1950). — Dermatologische Beobachtungen zur BCG-Impfung. Dtsch. Gesundh.-Wes. 1955 I, 6. — Brewer, G. E., and F. L. Meleney: Progressive gangrenous infection of the skin and subcutaneous tissues, following operation for acute perforative appendicitis. Ann. Surg. **84**, 438 (1926). — Brocq, L.: Nouvelle contribution à l'étude du phagédénisme géométrique. Ann. Derm. Syph. (Paris), V. Sér. **6**, 1 (1916/17). — Brogsitter, A. M., u. H. v. Kress: Über die Agranulocytosekrankheit. Virchows Arch. path. Anat. **276**, 768 (1930). — Brunsting, L. A., W. H. Goeckermann and P. A. O'Leary: Pyoderma (Ekthyma) gangrenosum. Clinical and experimental observations in five cases occurring in adults. Arch. Derm. Syph. (Chicago) **22**, 655 (1930). — Brunsting, L. A., and L. J. Underwood: Pyoderma vegetans in association with chronic ulcerative colitis. Arch. Derm. Syph. (Chicago) **60**, 161 (1949). — Bunn, W. H.: Case of thrombosis of inferior vena cava and extensive skin necrosis following scarlet fever. Ohio St. med. J. **29**, 485 (1933).

Castellani, A.: Observations sur quelques ulcérations de la jambe cosmopolites et tropicales. Minerva Dermat. (Turin) **29**, 132 (1954). — Catel, W.: Lehrbuch der Tuberkulose des Kindes und der Jugendlichen, 2. Aufl. Stuttgart: Georg Thieme 1954. — Cole, W. H., and M. L. Heidman: Amebic ulcer of the abdominal wall following appendectomy with drainage. J. Amer. med. Ass. **92**, 537 (1929). — Coudert, J.: Guide pratique de mycologie. Paris: Masson & Cie. 1955. — Coulant, P. le, et Sourreil: A propos de quelque formes de la diphthérie cutanée primitive. Ann. Derm. Syph. (Paris) **78**, 300 (1951). — Crawford, S.: Amebiasis cutis. Arch. Derm. Syph. (Chicago) **21**, 697 (1930); **28**, 263 (1933). — Cullen, T. S.: A progressively enlarging ulcer of the abdominal wall. Surg. Gynec. Obstet. **38**, 579 (1924).

Dahmen, O.: Sitzungsbericht. Zbl. Haut- u. Geschl.-Kr. **48**, 354 (1934). — Dalous, R., et J. Fabre: Les lésions cutanées de l'agranulocytose. Arch. Mal. Coeur **27**, 645 (1934).

Elkeles, A.: Beitrag zum Krankheitsbild der Agranulozytose. Med. Klin. 1924 II, 1628. — Engman, M. F., and A. S. Heithaus: Amebiasis cutis. J. cutan. Dis. **37**, 715 (1919).

Fedders, G.: Ein Fall von symmetrischer Hautnekrose bei Scharlach. Jb. Kinderheilk. **129**, 270 (1930). — Fraenkel, E.: Untersuchungen über die Menschenpathogenität des Bac. pyocyaneus. Z. Hyg. Infekt.-Kr. **84**, 369 (1917).

Gaede, U., u. K. Palm: Panmyelophthise unter Streptomycinbehandlung. Tuberk.-Arzt **5**, 26 (1951). — Gans, O., u. G. K. Steigleder: Histologie der Hautkrankheiten, Bd. I, S. 443. Berlin-Göttingen-Heidelberg: Springer 1955. — Geipel, H.: Erkrankungen der Genitalien bei Ruhr. Zbl. Gynäk. **1920**, 180. — Germer, W. D.: Endocarditis lenta. Ergebn. inn. Med. Kinderheilk., N.F. **2**, 296 (1951). — Gins, H.: Die Spirillose der menschlichen Mundhöhle. In Gundel, Die ansteckenden Krankheiten. Stuttgart: Georg Thieme 1950. — Glanzmann, E.: Scharlach. In Mohr-Staehelins Handbuch der inneren Medizin, 4. Aufl., Bd. I/1. Berlin-Göttingen-Heidelberg: Springer 1952. — Glass, W.: Ausgedehnter noma-ähnlicher Zerfall der rechten Wange bei akuter Myeloblastenleukämie. Arch. Derm. Syph. (Berl.) **182**, 17 (1942). — Gockell, W.: Ein Fall von schwerem gangränosem Erysipel. Derm. Wschr. **37**, 369 (1958). — Götz, H.: Germanin und Bismogenol zur Behandlung der Pyodermia vegetans et exulcerans. Hautarzt **3**, 418 (1952). — Gottron, H. A.: Ausgedehnte Hautgangrän. Zbl. Haut- u. Geschl.-Kr. **59**, 551 (1938). — Hauttuberkulose. In Deist-Krauss, Die Tuberkulose, 2. Aufl. Stuttgart: Ferdinand Enke 1959. — Gottron, H. A., u. W. Nikolowski: Extrarenale Löhlein-Herdnephritis der Haut. Arch. klin. exp. Derm. **207**, 156 (1958). — Gottschalk, Ch.: Variolaartiges Initialexanthem bei Typhus abdominalis. Münch. med. Wschr. 1925 I, 17. — Greenbaum, S. H.: Phagedaena geometrica. Arch. Dermat. Syph. (Chicago) **43**, 775 (1941). — Grunke, W.: Klinik der einheimischen Infektionskrankheiten. Leipzig: Thieme 1956. — Gsell, O.: Meningokokkeninfektionen. In Mohr-Staehelins Handbuch der inneren Medizin, 4. Aufl., Bd. I/1. Berlin-Göttingen-Heidelberg: Springer 1952. — Guy, W. H., and T. R. Helmbold: Nocardiosis cutis gangrenosa. Arch. Derm. Syph. (Chicago) **27**, 224 (1933).

Hammerschmitt, E., u. G. Korting: Ein Beitrag zur Pathogenese des Ulcus vulvae acutum. Dermatologica (Basel) **99**, 362 (1949). — Hartwich, A.: Das Krankheitsbild der Agranulocytose. Ergebn. inn. Med. Kinderheilk. **41**, 202 (1931). — Heilmeyer, L., u. H. Begemann: Blutkrankheiten. In Handbuch der inneren Medizin von Mohr-Staehelin, 4. Aufl., Bd. II. Berlin-Göttingen-Heidelberg: Springer 1951. — Heim, W., u. K. Zuschneid: Ätiologie und Prophylaxe der antibiotischen Schäden in der Chirurgie. Antibiot. et Chemother. (Basel) **3**, 18 (1956). — Heindl, A.: Agranulozytose. Mschr. Ohrenheilk.

74, 630 (1940). — HEIZMANN, R., u. D. HOMMEL: Zur Frage schädigender Einflüsse des Streptomycin auf das hämatopoetische System. Med. Klin. 1952I, 310. — HITCHMANN, F., u. K. KREIBICH: Ein weiterer Beitrag zur Ätiologie des Ecthyma gangraenosum. Arch. Derm. Syph. (Berl.) 50, 81 (1899). — HÖRING, F. O.: Klinische Infektionslehre. Berlin: Springer 1938. — HOFMEIER, K.: Hautnekrosen bei Scharlach. Z. Kinderheilk. 36, 151 (1923). — HORNEMANN, M.: Zur Klinik der nosoparasitären Hautdiphtherie. Derm. Wschr. 128, 685 (1955). — HUEBER, W.: Beitrag zur Frage der Agranulozytose. Frankfurt. Z. Path. 40, 312 (1930).

JAFFÉ, R.: Über nekrotisierende und ulceröse Entzündungen im Dünndarm. Med. Klin. 1918I, 904. — JANBON, M., L. BERTRAND, J. SALVAING et R. LABANGE: Le syndrome chomériforme de la terramycine. Montpellier méd. 95, 300 (1952). — JECKELN, E.: Das pathologisch-anatomische Bild des Darmbrandes. Dtsch. med. Wschr. 1947, 105.

KALKOFF, K. W.: Lupus vulgaris oder lupusähnliche Reaktion nach BCG. Hautarzt 1, 366 (1950). — KALKOFF, K. W., u. D. JANKE: Mykosen der Haut. In GOTTRON-SCHÖNFELD, Dermatologie und Venerologie, Bd. II/2. Stuttgart: Georg Thieme 1958. — KALLÓS, P., u. L. KALLÓS-DEFFNER: Allergie und Antibiotica. Antibiot. et Chemother. 3, 415 (1956). — KAPPIS, M.: Eine eigenartige, von Operationswunden ausgehende, fortschreitende Hautnekrose. Bruns' Beitr. klin. Chir. 155, 179 (1932). — KAWASA, Y.: Fall von Ecthyma gangraenosum. Jap. J. Derm. 31, 23 (1931). — KLÜVER, W.: Auftreten des agranulozytotischen Symptomenkomplexes im Verlauf einer antiluischen Behandlung. Derm. Wschr. 101, 1118 (1935). — KNAPP: Sitzungsbericht. Derm. Wschr. 125, 540 (1952). — KORTING, G. W., u. W. ADAM: Ecthyma gangraenosum adultorum. Arch. klin. exp. Derm. 199, 481 (1955). — KÜMMERLE, H. P.: Zum Problem der Pathogenese, Klinik und Therapie Colo- und Anorektaler Komplikationen bei Verwendung von Antibiotica, insbesondere von Aureomycin Med. Mschr. 1954, 728. — KÜPPERS, H.: Ein Fall von postoperativer progressiver Hautnekrose. Zbl. Chir. 1935, 387.

LANDSBERG, M.: Hautveränderungen bei Agranulozytose. Med. Klin. 1930II, 1292. — Agranulozytose mit Nekrose der äußeren Haut. Klin. Wschr. 1930I, 891. — LEIPOLD, W.: Akute bazilläre Erkrankungen und Zoonosen. In GOTTRON u. SCHÖNFELD, Dermatologie und Venerologie, Bd. II/2. Stuttgart: Georg Thieme 1958. — LÉON, A.: Über gangraenescierende Prozesse mit Defekt des Granulocytensystems. Dtsch. Arch. klin. Med. 143, 118 (1923). — LEONE, R.: Contributo alla conoscenza della malattia piocianica. Minerva derm. (Torino) 29, 297 (1954). — Sulla colibacillosi cutanea. Minerva derm. (Torino) 30, 249 (1955). — LETTERER, E.: Die allergisch-hyperergische Entzündung. In Handbuch der allgemeinen Pathologie, herausgeg. von BÜCHNER, LETTERER u. ROULET, Bd. VII/1. Berlin-Göttingen-Heidelberg: Springer 1956. — LUDWIG, E.: Über die Wirksamkeit der Kombination Penicillin, Streptomycin bei Hautkrankheiten. Dtsch. med. Wschr. 1952II, 1256. — LUNDT, V.: Zur Klinik und Pathogenese der durch Neo-Salvarsan ausgelösten Agranulozytose. Arch. Derm. Syph. (Berl.) 186, 319 (1948).

MARCHIONINI, A.: Zur Penicillinbehandlung gangraenöser Erkrankungen der Haut. Zbl. Haut- u. Geschl.-Kr. 73, 155 (1949). — MARCUSSEN, P. V.: Hypogammaglobulinemia in pyoderma gangrenosum. J. invest. Derm. 24, 275 (1955). — MARIN, A.: La granulopénie maligne. Un. méd. Can. 69, 125, 240, 359, 469 (1940). — MARTELLI, C.: La malattia piocianica. Rinasc. med. 19, 211 (1942). — MAYEDA, T.: Eine seltsame Hautgeschwürsbildung nach Appendektomie. Dtsch. Z. Chir. 199, 350 (1926). — MELCZER, N.: Zur Ätiologie des Ulcus gangraenosum penis. Dermatologica (Basel) 90, 183 (1944). — Zur Ätiologie der posttraumatischen infektiösen Hautgangrän. Dermatologica (Basel) 90, 172 (1944). — Über die Ursache des Ulcus molle phagedaenicum. Dermatologica (Basel) 90, 157 (1944). — MELENEY, F. L.: Hemolytic streptococcus gangrene. J. Amer. med. Ass. 92, 2009 (1929). — MESTER, E.: Fortlaufende postoperative Hautnekrose. Zbl. Haut- u. Geschl.-Kr. 61, 266 (1939). — MEYLER, L.: Schädliche Nebenwirkungen von Arzneimitteln. Wien: Springer 1956. — MICHELSON: Diskussionsbemerkung Minnesota Derm. Assoc. 22. 6. 1929: Arch. Derm. Syph. (Chicago) 21, 335 (1930). — MOESCHLIN, S.: Klinik und Therapie der Vergiftungen. Stuttgart: Georg Thieme 1952. — MOESCHLIN, S., u. K. WAGNER: Leukocytenagglutinine als Ursache von Agranulozytosen. Schweiz. med. Wschr. 1952, 1105. — MONCORPS, C.: Zur Penicillinbehandlung lebensbedrohlicher Hautkrankheiten. Derm. Wschr. 121, 778 (1949). — MUCHA, V.: Nekrosen, Gangrän, Geschwüre. In JADASSOHNs Handbuch der Haut- und Geschlechtskrankheiten, Bd. VI/2. Berlin: Springer 1928. — MÜLLER, E.: Der Zelltod. In Handbuch der allgemeinen Pathologie, herausgeg. von BÜCHNER, LETTERER u. ROULET. Berlin-Göttingen-Heidelberg: Springer 1955.

NIEMAND-ANDERSSEN, I.: Über Diphtheriebacillenbefunde auf der Haut und deren Nachweis. Arch. Derm. Syph. (Berl.) 190, 209 (1950).

PERCIVAL, G. H.: Pyoderma gangrenosum. Brit. J. Derm. 69, 130 (1957). — PERRY, H. O., and L. A. BRUNSTING: Pyoderma gangraenosum. Arch. Derm. Syph. (Chicago) 75,

380 (1957). — Popov, N., u. B. Goz: Zur Frage der Ätiologie der Haut- und Schleimhauterkrankungen bei Abdominaltyphus. Ref. Zbl. Haut- u. Geschl.-Kr. **64**, 534 (1940). — Proppe, A.: Pemphigus acutus febrilis gravis. Arch. Derm. Syph. (Berl.) **187**, 364 (1949).

Rechenberg, H. K. v.: Zur perakuten Meningokokkensepsis. Dtsch. med. Wschr. **1954 II**, 1208. — Rentchnick, P.: Les accidents provoqués par les antibiotiques. Antibiot. et Chemother. (Basel) **1**, 96 (1954). — Reye, E.: Über Haut- und Schleimhautveränderungen bei Agranulozytose. Derm. Wschr. **89**, 1895 (1929). — Rieckert, P.: Die Entstehung frischer nekrotisierender Kolitiden während einer antibiotischen Behandlung. Dtsch. med. Wschr. **1955 I**, 855. — Rohr, K.: Das mesnchliche Knochenmark, 2. Aufl. Stutgart: Georg Thieme 1951. — Russel, B.: Phagedenic and gangrenous ulceration of the skin complicating ulcerative colitis. Brit. J. Derm. **62**, 114 (1950).

Schmid, H.: Ein Beitrag zur Therapie der Noma. Schweiz. Mschr. Zahnheilk. **60**, 447 (1950). — Schmitz, R.: Lupus der mittleren Gesichtsanteile. Medizinische **1958 II**, 1905. — Schrader, E. A., u. A. Westphal: Zur Ätiologie der Endangitis und Arteriosclerosis obliterans. Klin. Wschr. **1951 I**, 19. — Schreck, E.: Ekthyma gangraenosum und Auge. Klin. Mbl. Augenheilk. **116**, 35 (1950). — Schreus, H. Th., u. W. Dörner: Hauterscheinungen nach BCG-Impfung. Medizinische **1953 II**, 986. — Schuermann, H.: Krankheiten der Mundschleimhaut und der Lippen, 2. Aufl. Berlin u. München: Urban & Schwarzenberg 1958. — Schultz, W.: Gangrämeszierende Prozesse und Defekt des Granulozytensystems. Berl. Ver. inn. Med. Kinderheilk. 3. Juli 1922. Ref. Dtsch. med. Wschr. **1922 II**, 1495. — Die akuten Gaumenerkrankungen. Berlin: Springer 1925. — Schultz, W., u. L. Jacobowitz: Die Agranulozytose. Med. Klin. **1925 II**, 1642. — Sédallian, P., P. Monnet et J. Moinecourt: Ulceration vulvaire au cours d'une typhoide à para B. Lyon méd. **1946 II**, 7. — Seifert, E.: Zur Krankheitsauffassung der Noma und gleichartiger Formen des Gewebsbrandes. Zbl. Chir. **1938**, 1858. — Storck, H.: Über hämorrhagische Phänomene in der Dermatologie. Dermatologica (Basel) **102**, 197 (1951). — Stritzler, C.: Narbige Atresie des linken Nasenloches. Arch. Derm. Syph. (Chicago) **76**, 366 (1956). — Sugisawa, M.: Ein Fall von Ecthyma gangraenosum im Verlauf von Masern. Jap. J. Derm. **30**, 44 (1930). — Sulzberger, M. B.: Diskussionsbemerkung. Arch. Derm. Syph. (Chicago) **76**, 367 (1956).

Tezner, O.: Varicellen. Ergebn. inn. Med. Kinderheilk. **41**, 363 (1931). — Touraine, A. et R. Duperrat: La gangrène post-opérative de la peau. Ann. Derm. Syph. (Paris), VII. Sér. **10**, 257 (1939).

Ulbricht, H.: Pyoderma gangraenosum bei einer polypös ulzerösen Colitis. Hautarzt **1**, 370 (1950). — Ullrich, O.: Ecthyma gangraenosum in Pfaundler-Schlossmann. In Handbuch der Kinderheilkunde, 4. Aufl., Bd. X, S. 444. Berlin: Vogel 1935.

Vargas, M.: Ulcera dissecantia. Ecos esp. Derm. **9**, 171 (1932). — Vilanova, X., J. Pinol u. A. Castells: Agranulozytose im Verlauf einer Impfmalaria. Act. dermo-sifiliogr. **46**, 270 (1951). — Vischer, W.: Symmetrische Gangrän nach Infektionskrankheiten. Helv. med. Acta **18**, 422 (1951).

Wachs, E.: Zur Kenntnis der fortschreitenden Hautnekrosen. Bruns' Beitr. klin. Chir. **165**, 564 (1927). — Walther, D.: Über die Entstehungsursache des Pyoderma gangraenosum. Z. Haut- u. Geschl.-Kr. **17**, 355 (1954). — Weiner, H. A.: Gangrene of extremities. Arch. intern. Med. **86**, 877 (1950). — Wentholt, H. M. M.: Pyodermia chronica ulcerosa. Hautarzt **6**, 410 (1955). — Wright, E. T., and D. J. Greco: Pyoderma gangrenosum. Arch. Derm. Syph. (Chicago) **74**, 543 (1956).

Zanarelli, P.: Ulceracioni specifiche dei genitali esterni die malata die febbre tifoide. Policlinico (ital.) **44**, 1687 (1937).

D. Chemisch und physikalisch bedingte Nekrosen

Anton, W.: Duralvergiftung und Wundinfektion bei Arbeitern in den Flugzeugwerken. Münch. med. Wschr. **1941 II**, 886. — Argumosa, J. A. de: Intoxicacion arsenical profesional. Rev. clin. esp. **44**, 155 (1952).

Baldridge, R. R.: Electric burns. New Engl. J. Med. **250**, 46 (1954). — Blair, J.: Chrome ulcers. J. Amer. med. Ass. **90**, 1927 (1928). — Block, W.: Die Durchblutungsstörungen der Gliedmaßen. Berlin: W. de Gruyter & Co. 1951. — Bragin, M. S.: Hautaffektionen bei Arbeitern in der Kalkindustrie. Ref. Zbl. Haut- u. Geschl.-Kr. **54**, 21 (1937). — Brandt, B., u. P. Behrbohm: Zur Behandlung der Flußsäureverätzung. Berufsdermatosen **8**, 46 (1960). — Brecht, K., u. K. Pulfrich: Über die Vasomotorik normaler und kältegeschädigter Haut. Pflügers Arch. ges. Physiol. **250**, 109 (1948). — Bufe, W.: Über die Haut- und Schleimhautschäden bei der Bearbeitung von Duralblechen. Med. Klin. **1942 I**, 633.

Carrié, C.: Praktischer Leitfaden der beruflichen Hautkrankheiten. Stuttgart: Georg Thieme 1951. — Carrié, C., u. E. Kalthoff: Örtliche Schädigungen durch den beruflichen Umgang mit Trichloräthylen. Derm. Wschr. **129**, 361 (1954). — Carrié, C., u. H. Neuhaus:

Zur Behandlung der allergischen Chromatekzeme. Hautarzt **3**, 416 (1952). — CURTIS, G. H.: Cutaneous hypersensivity due to beryllium. Arch. Derm. Syph. (Chicago) **64**, 470 (1951).

DEWIRTZ, A. B.: Über Kaliumchromatgeschwüre. Derm. Wschr. **1929** II, 1801.

EPSTEIN, B.: Punktförmige Verschorfung der Haut bei Bädern mit Zusatz von Kalium hypermanganicum. Mschr. Kinderheilk. **37**, 41 (1927). — ERDHEIM, S.: Verletzungen mit Tintenstiften. Langenbecks Arch. klin. Chir. **106**, 18 (1914). — Pathologie und Therapie der Tintenstiftverletzungen. Langenbecks Arch. klin. Chir. **113**, 218 (1920). — ESAU: Nekrosen an der Hand infolge Anwendung von Umschlägen mit essigsaurer Tonerde. Med. Klin. **1912** II, 1156. — ESTERES, J.: Selbstbeschädigung der Haut. Amat. Lisboa **1**, 155 (1942).

FLECK, E.: Zur Differentialdiagnose und Behandlung des Berylliumgranuloms der Haut. Derm. Wschr. **129**, 649 (1954). — FREDENHAGEN, K., u. H. FREDENHAGEN: Die wirksame Behandlung von Flußsäureverletzungen. Derm. Wschr. **1940** II, 703.

GANOWSKY, T. Z.: Über Schädigungen der Mundschleimhaut durch Elektrolyse. Derm. Wschr. **98**, 306 (1934). — GLASS, E.: Fünfzigjährige Erfahrungen über Tintensiftnekrose. Schweiz. med. Wschr. **1939** II, 1247. — GOTTRON, H. A.: Hautkrankheiten als Schädigungsfolge. Berufsdermatosen **5**, 1 (1957). — GOUGEROT, H., u. A. CARTEAUD: Dermatoses professionelles. Paris: Maloine 1952. — GRACIANSKY, P. DE, u. S. BOULLE: Atlas der Dermatologie, Lieferung 9, Chromschäden. Deutsche Bearbeitung von E. SCHEICHER-GOTTRON. Stuttgart: Gustav Fischer 1956.

HALTER, K.: Hautschädigungen durch Kalkstickstoff. Med. Welt **1936** II, 1444. — HASLINGER, K.: Sitzungsbericht. Wien. klin. Wschr. **1921**, 601. — HILT, G.: La dermite du chrome hexavalent. Dermatologica (Basel) **109**, 143 (1954). — HOFFMANN, E.: Über Hautschädigungen durch Kalkstickstoffdünger. Derm. Z. **28**, 38 (1919). — HOLLANDER, L.: Galvanic burns of the oral mucosa. J. Amer. med. Ass. **99**, 383 (1932). — HOLZMANN, H.: Vogelaugenartige Hautveränderungen bei Arbeitern in der zinnverarbeitenden Industrie. Berufsdermatosen (im Druck).

IRVINE, H. G., and D. D. TURNACLIFF: Study of a group of handlers of arsenic trioxyde. Arch. Derm. Syph. (Chicago) **33**, 306 (1936).

JACHNIN, G.: Zur Diagnostik der Zungengeschwüre. Sovet. vestn. ven. i Derm. **1**, 42 (1932). — JADASSOHN, W., et P. PAILLARD: Deux cas c'ulcérations aux pieds dues au ciment. Dermatologica (Basel) **104**, 327 (1952). — JELLINEK, ST.: Elektrische Verletzungen. Leipzig: Johann Ambrosius Barth 1932. — Atlas zur Spurenkunde der Elektrizität. Wien: Springer 1955. — Biologische Effekte von Blitz- und Stromschlag. Triangel (Sandoz) **3**, 104 (1957). — JUDMAIR, F.: Alte Frostschäden und ihre Gefäßveränderungen. Schweiz. med. Wschr. **1950**, 1180.

KAHLAU, G.: Chronisch obliterierende Arterienerkrankungen. Verh. Europ. Ges. Angiologie Straßburg 1952. — KILLIAN, H.: Kälteschäden — Wiedererwärmungsschäden. Zbl. Chir. **77**, 105 (1952). — KLAVIS, G., K. H. SCHROEDER u. L. CL. SCHULZ: Zur Behandlung der experimentellen Flußsäureverätzung. Berufsdermatosen **9**, 122 (1961). — KLEINE-NATROP, H. E.: Vogelaugen als berufliche Hauterkrankung in der Heringsfischerei. Berufsdermatosen **2**, 66 (1953). — Spätbehandlung von Flußsäureverätzungen. Berufsdermatosen **8**, 243 (1960). KLÜKEN, N.: Berufliche Zusammenhangsfragen bei peripheren Durchblutungsstörungen. Berufsdermatosen **2**, 243 (1954). — KOELSCH, F.: Kalkstickstoff. In ULLMANN, OPPENHEIM u. RILLE, Die Schädigungen der Haut, Bd. II. Leipzig: Voss 1926. — Handbuch der Berufskrankheiten. Jena: Gustav Fischer 1959. — KÖSTER, A.: Periphere Durchblutungsstörungen, ihre Erkennung, klinische Beurteilung und Problematik. Medizinische **1958** I, 937. — KRAUTWALD, A.: Durchblutungsstörungen als Unfallfolge unter besonderer Berücksichtigung der Erfrierung. Dtsch. Gesundh.-Wes. **1956** I, 149. — KUSMIN, S.: Die gewerbliche Dermatose Vogelauge in der Verzinkung. Ref. Zbl. Haut- u. Geschl.-Kr. **51**, 497 (1935).

LAIN, E. S.: Chemical and electrolytic lesions of the mouth. Arch. Derm. Syph. (Chicago) **25**, 21 (1932). — LECLERCQ, R.: Les granulomes cutanées dues auf béryllium. Ann. Derm. Syph. (Chicago) **78**, 589 (1951). — LEOPOLD, J. S.: Injury of the toes in infants due to silkwoolen blankets. Arch. Pediatr. **155**, 125 (1938).

MALOOF, C. C.: Use of dethanil calcium in treatment of chrome ulcers of the skin. Arch. industr. Health **11**, 123 (1955). — MARTORELL, F., T. ALONSO and V. SALLERAS: Treatment of post-poliomyelitic ulcerations. Angiology **4**, 118 (1953). — MATNER, TH.: Flußsäureverätzung. Derm. Wschr. **136**, 1060 (1957). — MÉGNIN et ABITBOUL: Nécrose chimique par crayon d'aniline. Mém. Acad. Chir. **62**, 1339 (1936). — MEHERIN, J. M., and T. P. SCHOMAKER: The cement burn. J. Amer. med. Ass. **112**, 1322 (1939). — MIDANA, A.: Le manifestazioni cutane della berillosi. Minerva derm. (Torino) **27**, 41 (1952). — MUCHA, V.: Nekrosen, Gangrän, Geschwüre in JADASSOHNs Handbuch der Haut- und Geschlechtskrankheiten, Bd. VI/2. Berlin: Springer 1928. — MÜLLER, P.: Beitrag zur experimentellen Berylliose. Schweiz. Z. allg. Path. **15**, 354 (1952).

OPPENHEIM, M.: Umschriebene Hautgangrän und Purpura nach Leuchtgasvergiftung. Zbl. Haut- u. Geschl.-Kr. **42**, 161 (1932). — OPPENHEIM, M., u. R. LACKENBACHER: Beitrag zur Kenntnis der Hautveränderungen durch Kalksalpeter als künstliches Düngemittel. Arch. Gewerbepath. Gewerbehyg. **4**, 772 (1933).

PÄSSLER, H. W., u. H. BERGHAUS: Begutachtung peripherer Durchblutungsstörungen. Stuttgart: Georg Thieme 1958. — PAILHERET, P.: Ulcérations aigues causées par une poudre de toilette pour bébé, contenant accidentellement de l'arsénic. Bull. Soc. franç. de Derm. Syph. **59**, 438 (1952). — PENALVER, R.: Manganese poisoning. Industr. Med. Surg. **24**, 1 (1955). — PEREZ, B.: Veränderungen nach Wunden durch Tintenstift. Inst. clin. quir. Univ. Buenos Aires **7**, 435 (1931). — POLEMANN, G.: Zur Wirkung des Cortisons auf das experimentelle Quarzgranulom der Maus. Arch. Derm. Syph. (Berl.) **193**, 257 (1951). — POLEMANN, G., u. G. JOHN: Das Beryllium und seine Toxikologie. Berufsdermatosen **2**, 179 (1954).

RAJKA, G., E. VINCZE u. G. CSANYI: Über Versuche zur Inaktivierung ekzematogener Stoffe in der Industrie. Dermatologica (Basel) **110**, 415 (1955). — RATSCHOW, M.: Die peripheren Durchblutungsstörungen, 5. Aufl. Darmstadt: Dr. Dietrich Steinkopff 1953. — RIEDEL, G.: Neue Gesichtspunkte für die Beurteilung der beruflichen Bedingtheit von Hautkrankheiten bei der Landbevölkerung. Berufsdermatosen **2**, 143 (1954). — RIMBAUD, P., ETIENNE und LISBONNE: Escarre géante de dos compliquée de polynévrite par contact avec un insecticide à base d'arsénic. Bull. Soc. franç. Derm. (Paris) **62**, 60 (1955). — RODENACKER, G.: Die chemischen Gewerbekrankheiten und ihre Behandlung. Leipzig: Johann Ambrosius Barth 1951.

SCHNEIDER, M.: Der periphere Kreislauf. In: Physiologie, Bd. 57/1, Schriftenreihe Naturforschung und Medizin in Deutschland, herausgeg. von H. REIN. Wiesbaden: Dietrich 1948. — SCHNEIDER, W., u. H. WAGNER: Die Begutachtung von Kälteschäden und Erfrierungen unter besonderer Berücksichtigung der Spätschäden. Berufsdermatosen **3**, 37 (1955). — SCHUERMANN, H.: Über Flußsäureeinwirkung auf die Haut. Derm. Wschr. **1937** I, 661. — SIEGMUND, H.: Zur Pathogenese und Pathologie von örtlichen Kälteschädigungen. Münch. med. Wschr. **1942**, 827. — SNEDDON, B.: Berylliosis. Proc. roy. Soc. Med. **48**, 175 (1954). — SOMOGYI, S.: Hautnekrose bei Salz tragenden Arbeitern. Börgyögy. vener. Szle **7**, 237 (1929). — SPIER, H. W., u. R. NATZEL: Zur Pathogenese des Zementekzems. Arch. Derm. Syph. (Berl.) **193**, 537 (1952). — STAEMMLER, M.: Die Erfrierung. Leipzig: Georg Thieme 1954. — Die Kreislauforgane. In Lehrbuch der speziellen pathologischen Anatomie, begründet von E. KAUFMANN, herausgeg. von M. STAEMMLER, Bd. I/1. Berlin: W. de Gruyter & Co. 1954. — STARLINGER, F., u. O. V. FRISCH: Die Erfrierung als örtlicher Kälteschaden. Dresden u. Leipzig: Theodor Steinkopff 1944. — STAUF, F.: Erfahrungen über technische Schutzmaßnahmen bei Arbeitern mit Fluor und seinen Verbindungen. Verh. dtsch. Ges. Arbeitsschutz **1**, 106 (1953).

TÉMIME, P.: Les lésions cutanées causées par les piquants d'oursins. Presse méd. **1953**, 1509. — TEMPONI, M.: Dermatosi professionale da arsenico. Dermosifilografo **10**, 441 (1935).

ULLMANN, K., M. OPPENHEIM u. J. H. RILLE: Die Schädigungen der Haut durch Beruf und gewerbliche Arbeit. Leipzig: Voss 1922—1926.

ZELGER, J., u. H. HOCHLEITNER: Thermische und elektrische Schädigungen der Haut. In Dermatologie und Venerologie von GOTTRON/SCHÖNFELD, Bd. III/1. Stuttgart: Georg Thieme 1959. — Verätzungen einschließlich der Hautschädigungen durch Kampfstoffe. In Dermatologie und Venerologie von GOTTRON/SCHÖNFELD, Bd. III/1. Stuttgart: Georg Thieme 1959.

E. Das Granuloma gangraenescens der Nase

DAHM, M., u. A. MEYER ZUM GOTTESBERGE: Über neue Erfahrungen bei der Strahlenbehandlung des Granuloma gangraenescens. Strahlentherapie **81**, 63 (1950).

EIGLER, G.: Über die Beziehungen des malignen Granuloms zu echten Geschwülsten. Arch. Ohrenheilk. **159**, 411 (1951).

FLECK, F.: Beobachtungen an Hand eines weiteren Falles von Granuloma gangraenescens der Nase, besonders in bakteriologischer und histologischer Hinsicht. Derm. Wschr. **137**, Nr 12 (1958).

GEIST, R. M., and W. H. MULLEN jr.: Roentgenological aspects of lethal granulomatous ulceration of the midline facial tissues. Amer. J. Roentgenol. **70**, 566 (1953). — GERTLER, W., A. SCHIMPF u. W. PFEIFFER: Zum Granuloma gangraenescens der Nase. Derm. Wschr. **134**, 92 (1956).

HEINERMANN, E.: Das Granuloma gangraenescens und seine Behandlung mit Vitamin C und Röntgenstrahlen. Münch. med. Wschr. **1938** II, 2033. — HESSE, B.: Ein Fall von Granuloma gangraenescens. Arch. Ohr.-, Nas.- u. Kehlk.-Heilk. **150**, 175 (1941).

ISBELL, D.: Chronic granulomatous ulcer of the nose. Ann. Otol. (St. Louis) **52**, 501 (1943).

JOHNSSON, S.: A case of Wegeners granuloma. Acta path. et microbiol. Skandinav. **25**, 573 (1948). — JOISTEN, E.: Zwei ätiologisch unklare Fälle von gangraenescierender Entzündung der Nase und des Oberkiefers. Zschr. Hals-Nasen-Ohrenheilk. **41**, 105 (1937).

KNAPP, E.: Beitrag zur Behandlung des Granuloma gangraenescens. HNO (Berl.) **1**, 320 (1947—1949). — KRAUS, E. J.: Über ein eigenartiges Granulom der Nasen-, Rachen- und Mundhöhle. Zbl. allg. Path. path. Anat. **46**, Erg.-H., 13, 73 (1929).

LEVAN, N. E.: Malignant granuloma of the face. Arch. Derm. Syph. (Chicago) **68**, 187 (1953).

McBRIDE, P.: Case of rapid destruction of the nose and face. J. Laryng. **12**, 64 (1897). — MELENEY, F. L.: Hemolytic streptococcus gangrene. J. Amer. med. Ass. **92**, 2009 (1929).

NOSKO, L.: Granuloma gangraenescens der Haut. Z. Haut- u. Geschl.-Kr. **17**, 1 (1954).

PFISTER, R. L.: Granulomatous ulcer of the face. Laryngoscope (St. Louis) **61**, 937 (1951).

RASMUSSEN, H.: Osteomyelitis necroticans faciei. Acta oto-laryng. (Stockh.) **33**, 254 (1945). — RINGERTZ, N.: Peculiar form of periarteriitis nodosa. Nord. Med. **36**, 2252 (1947).

SCHMALIX, J.: Beitrag zur Frage des Granuloma gangraenescens. Arch. Ohr.-, Nas.- u. Kehlk.-Heilk. **150**, 368 (1941). — SCHÜTZ, W.: Verschiedene Formen von Gangrän der Nase und der Nasennebenhöhlen. Z. Hals-, Nas.- u. Ohrenheilk. **44**, 244 (1938). — SNEDDON, J. B., u. J. COLQUHOUN: Granulomatous ulcer of the nose. Brit. med. J. **1933** II, 194. — STEWART, J. P.: Progressive lethal granulomatous ulceration of the nose. J. Laryng. **48**, 657 (1933).

VILANOVA, X., u. J. PIÑOL: Granuloma gangraenescens. Dermatologica (Basel) **109**, 14 (1954). — VOGEL, G.: Zur nosologischen Stellung des Granuloma gangraenescens. Z. Krebsforsch. **58**, 698 (1951/52). — VOSS, O.: Progressives malignes Granulom der Luftwege. Z. Laryng. Rhinol. **25**, 122 (1954).

WEGENER, F.: Über eine eigenartige rhinogene Granulomatose. Beitr. path. Anat. **102**, 36 (1939). — WILLIAMS, H. L.: Lethal granulomatous ulceration. Ann. Otol. (St. Louis) **58**, 1013 (1949).

Ablagerungskrankheiten körpereigener Stoffwechselprodukte

Von

Walter F. Lever-Boston

Mit 103 Abbildungen (davon 2 farbige)

A. Ablagerung von Eiweißprodukten

I. Ablagerung von Amyloid

Seit der Veröffentlichung des Handbuchbeitrages von KÖNIGSTEIN über die Amyloidose der Haut im Jahre 1932 sind keine grundlegenden neuen Tatsachen hinzugekommen; wohl aber ist das Krankheitsbild der primären Amyloidose oder Paramyloidose dadurch, daß viele neue Fälle gründlich bearbeitet worden sind, besser in seinen Einzelheiten bekannt geworden. Auch sind die Beziehungen zwischen Paramyloidose und Plasmocytom, die schon KÖNIGSTEIN kurz erwähnt, eingehend diskutiert worden. Ferner hat sich ergeben, daß die sekundäre oder „echte" Amyloidose die Haut nicht befällt. Diesbezügliche Fälle, wie sie von SCHILDER und von MICHELSON und LYNCH (1934) beschrieben wurden, gehören wohl der Paramyloidose an (GOTTRON 1950). Daher wird hier nur die Paramyloidose besprochen werden.

Die Paramyloidose kann in die folgenden Formen eingeteilt werden:
1. Systematisierte Paramyloidose.
2. Systematisierte Paramyloidose mit Plasmacytom.
3. Familiäre systematisierte Paramyloidose.
4. Lokalisierte Paramyloidose.
5. Lichen amyloidosus.

Bevor diese einzelnen Formen besprochen werden, scheint es angebracht, die Herkunft, Zusammensetzung und Färbereaktionen des Amyloids und Paramyloids zu besprechen.

Herkunft, Zusammensetzung und Färbungsreaktionen des Amyloids und Paramyloids

Amyloid sowohl wie Paramyloid stellen Protein-Polysaccharidverbindungen dar. Es ist wahrscheinlich, daß die im Amyloid und Paramyloid vorhandenen Proteine „körperfremde" Proteine sind, sog. Paraproteine (APITZ). Als solche können sie nicht fermentativ gespalten werden und werden daher im Gewebe ausgefällt (RANDERATH).

Herkunft. Die Herkunft des Amyloids und des Paramyloids ist noch größtenteils unbekannt.

Bei der echten Amyloidose bildet sich das Amyloid sekundär zu einer chronischen, entzündlichen Krankheit (wie Tuberkulose, Syphilis, Bronchiektasen, chronische Arthritis, ulcerative Colitis, Osteomyelitis), wahrscheinlich als ein Präcipitat auf Grund einer Antigen-Antikörperreaktion (LETTERER 1934). Diese Auffassung beruht auf der schon von KÖNIGSTEIN besprochenen Tatsache, daß man bei Versuchstieren mittels Injektionen von antigenen Substanzen, wie z. B. Albumin, Gelatin, Pepton, Casein, Bakterien usw. eine sekundäre Amyloidose erzeugen kann (GRAYZEL u. Mitarb.; DICK und LEITER). Obwohl bei der sekundären Amyloidose oft eine Hyperglobulinämie besteht (REIMANN und EKLUND), ist es unwahrscheinlich, daß sie allein für die Amyloidbildung verantwortlich ist, denn Hyperglobulinämie kommt zu oft auch ohne Amyloidentwicklung vor. FABER nimmt an, da Amyloid einen recht hohen Gehalt von Glucosamin besitzt und bei Infektionen, besonders in der Anwesenheit von Eiter, der Gehalt des Serums an Glucosamin erhöht ist, daß Präcipitierung des Glucosamins als ein Mucoprotein eine Rolle bei der Amyloidbildung spielt. Diese Ansicht findet dadurch Unterstützung, daß TOLONE und PANSINI bei Kaninchen durch tägliche Injektionen von Glucosamin sekundäre Amyloidose erzeugen konnten. Die Bildung eines körperfremden „Paraproteins", wie sie RANDERATH sowohl für die echte Amyloidose als auch für die Paramyloidose annimmt, ist zur Zeit die beste Theorie.

Das Paramyloid ist vom Amyloid verschieden, denn gewöhnlich ist es in anderen Organen abgelagert als das Amyloid (s. Pathologie, S. 51) und unterscheidet sich von ihm auch in seinem färberischen Verhalten (s. u.). Wegen der nicht gerade seltenen Vergesellschaftung der Paramyloidose mit Plasmocytom (s. unter Systematisierte Paramyloidose mit Plasmocytom, S. 54), haben APITZ und RANDERATH die Theorie aufgestellt, daß der Eiweißbestandteil des Paramyloids ein körperfremdes Paraprotein ist, das in den Plasmazellen eines Plasmocytoms erzeugt wird. Es steht fest, daß sich beim Plasmocytom, wahrscheinlich in den Geschwulstzellen, pathologische Eiweißkörper bilden, die als eine Vermehrung der Alpha-, Beta- oder Gamma-Globuline im Blutserum oder als Bence-Jonesscher Eiweißkörper im Urin vorkommen können. RANDERATH nimmt an, daß in jedem Fall von Plasmocytom körperfremde Paraproteine im Blutserum vorhanden sind, selbst wenn sie mit den heutigen Untersuchungsmethoden einschließlich Elektrophorese und Ultrazentrifuge nicht nachgewiesen werden können. Diese Paraproteinämie kann entweder zu einer Transsudation von Paraproteinen ins Gewebe (Paramyloidose) oder zu einer Transsudation in den Harn (Bence-Jonessche Paraproteinurie) führen. Ob das eine oder das andere, oder keines von beiden stattfindet, hängt von der Natur der Paraproteine ab, von denen nach APITZ mehrere Arten beim Plasmocytom gebildet werden können. Daß die Paraproteine beim Plasmocytom von den atypischen Plasmazellen herstammen, ist sehr wahrscheinlich. Eine wichtige Funktion der normalen Plasmazelle ist es ja, Globuline und besonders Antikörper zu bilden (FAGRAEUS). Nach APITZ stellt die Paraproteinbildung eine Entgleisung dieser normalen eiweißbildenden Funktionen der Plasmazelle dar. Als Beweis der Paraproteinbildung in den Plasmazellen des Plasmacytoms führte APITZ seine Beobachtung an, daß sich in diesen gelegentlich Vacuolen, hyaline Tropfen, Hyalinkörper (Russellsche Körper) und Kristalle befinden. Seitdem sind mehrfach im Cytoplasma von Plasmocytomzellen Einschlüsse gefunden worden, die sich wie Amyloid anfärbten (DAHLIN und DOCKERTY; BAYRD und BENNETT; HEILMEYER und BEGEMANN). Da Plasmazellen keine phagocytierende Zellen sind, vertreten diese Autoren den Standpunkt, daß es sich hierbei eher um eine Paramyloidbildung innerhalb der Plasmocytomzellen als um eine Resorption handelt.

Eine wichtige Frage ist nun, wie häufig der Paramyloidose ein Plasmocytom zugrunde liegt. APITZ wie auch RANDERATH glaubten, daß bei der Paramyloidose immer ein Plasmocytom gefunden würde, wenn gründlich genug danach gesucht würde. Dies hat sich aber nicht bestätigt (s. unter Systematisierte Paramyloidose mit Plasmacytom, S. 54). Daß in solchen Fällen das Paramyloid von normalen Plasmazellen gebildet wird, wie MAGNUS-LEVY annimmt, entbehrt noch jeden

Beweises. Zusammenfassend kann gesagt werden, daß in manchen Fällen eine Beziehung zwischen Paramyloidose und Plasmocytom besteht und daß in diesen Fällen die abnormen Plasmazellen bei der Bildung des Paramyloids wahrscheinlich eine Rolle spielen. Es ist aber nicht erwiesen, daß ausschließlich Plasmazellen Paramyloid bilden können.

Zusammensetzung. Die meisten chemischen Analysen, die seit KÖNIGSTEINS Beitrag veröffentlicht worden sind, betreffen das Amyloid und nicht das Paramyloid, da Amyloid leichter aus Organen, wie Leber und Milz zu gewinnen ist, deren Gewebe es manchmal fast vollständig ersetzt. Die Untersuchungsergebnisse sind dabei recht unterschiedlich. Das beruht darauf, daß das Amyloid wie auch das Paramyloid keine einheitlichen Produkte sind und nicht nur deren Eiweißkörper sondern auch deren Polysaccharidgruppen von Fall zu Fall verschieden sein können (LETTERER 1950). So kommt es auch, daß manche Autoren im echten Amyloid Chondroitinschwefelsäure gefunden haben (HASS; BÜRÜMCEKCI) und andere nicht (EPPINGER; FABER). Infolgedessen ist EHRSTRÖMs Hypothese, daß die Chondroitinschwefelsäure bei der Amyloidbildung wegen ihrer eiweißfällenden Eigenschaft eine wichtige Rolle spielt, nur begrenzt gültig. (EHRSTRÖM gründete diese Hypothese auf die Beobachtung, daß eine Mischung von Serum und Chondroitinschwefelsäure nach längerem Stehen einige der Färbungseigenschaften des Amyloids annimmt.) FABER fand bei der sekundären Amyloidose nicht nur, wie schon erwähnt, einen erhöhten Gehalt des Serums an Glucosamin, sondern auch bedeutend mehr Glucosamin in Amyloidlebern als in normaler Leber. Während in normalen Lebern nur $^1/_3$% der Trockensubstanz aus Glucosamin bestand, enthielten die Amyloidlebern 1%. GILES und CALKINS berechneten den Kohlenhydratgehalt des Amyloids einer Amyloidleber als ungefähr 4% der Trockensubstanz. Glucosamin und Galaktosamin wurden chromatographisch in einem Verhältnis von 4:1 festgestellt. Dieses Verhältnis besagt, daß Chondroitinschwefelsäure, die ja Galaktosamin enthält, kein bedeutender Bestandteil sein kann. Der Gesamtgehalt des Amyloids an Hexosamin war 1,5%, so daß dieses einen wichtigen Bestandteil darstellte. Aus der Tatsache, daß sowohl Aminozucker als auch Neutralzucker und Uronsäure im Amyloid vorhanden waren, schlossen GILES und CALKINS, daß Amyloid eine Mischung von Proteinen, Glucoproteinen und Polysacchariden war; denn es ist kein Kohlenhydratkomplex bekannt, der alle drei Arten von Kohlenhydraten, d.h. Aminozucker, Neutralzucker und Uronsäure, enthält.

Färbereaktionen. Die Methoden zur Färbung des Amyloids und Paramyloids sind bereits von KÖNIGSTEIN eingehend beschrieben worden. Auch hat er schon auf die „Launenhaftigkeit" im Ausfall der Färbereaktionen beim Paramyloid im Gegensatz zum Amyloid hingewiesen. Diese Launenhaftigkeit kommt darin zum Ausdruck, daß die Färbereaktionen nicht nur bei verschiedenen Fällen, sondern auch im selben Organ und sogar im gleichen Schnitt abweichen können. Die wichtigsten Färbereaktionen, die schon KÖNIGSTEIN erwähnt, sind: Braunfärbung mit Jod (Lugolsche Lösung), Blaufärbung mit Jod-Schwefelsäure, Gelbfärbung mit der van Gieson-Methode und Rotfärbung mit Kongorot. Bei Färbung mit Methylviolett oder Kresylviolett nehmen Amyloid und gewöhnlich auch Paramyloid wegen ihrer Metachromasie einen rotvioletten Farbton an. MIESCHER weist darauf hin, daß bei Versagen der histochemischen Reaktionen die van Gieson-Färbung von besonderer diagnostischer Bedeutung ist. Neu hinzugekommen seit KÖNIGSTEINs Veröffentlichung ist die Perjodsäure-Leukofuchsin-Reaktion, die das Amyloid und oft auch das Paramyloid rot färbt (PALITZ und PECK; GOLTZ). Die positive Reaktion bei Färbung mit Perjodsäure-Leukofuchsin ist durch das

Vorhandensein von Polysacchariden, die metachromatische Färbung mit Methylviolett oder Kresylviolett durch das Vorhandensein von sauren Mucopolysacchariden hervorgerufen. Der unterschiedliche Ausfall der verschiedenen Färbereaktionen bei der Paramyloidose beruht auf Unterschieden in der chemischen Zusammensetzung (LETTERER 1950). Möglicherweise spielen die Menge der vorhandenen Polysaccharide oder Unterschiede in der Verbindung zwischen den Eiweiß- und Polysaccharidmolekülen eine Rolle (GOLTZ).

Die intravenöse Kongorotprobe wurde schon von KÖNIGSTEIN als ein wertvolles diagnostisches Hilfsmittel bei der sekundären Amyloidose besprochen. Bei der systematisierten Paramyloidose war sie zur Zeit von KÖNIGSTEINs Beitrag nur einmal zur Anwendung gekommen. GOTTRON (1932), der diese Diagnose („systematisierte Haut - Muskel - Amyloidose") erstmalig schon beim lebenden Patienten stellte, fand, daß nach einer Stunde 60% des injizierten Farbstoffes aus dem Serum verschwunden waren. Seitdem hat sich gezeigt, daß die intravenöse Kongorotprobe bei der systematisierten Paramyloidose oft negativ ist, weil das Paramyloid eine geringere Affinität zum Kongorot besitzt als das Amyloid. RUKAVINA et al. fanden im Jahre 1956, daß unter den bis dahin veröffentlichten 154 Fällen von systematisierter Paramyloidose die intravenöse Kongorotprobe bei 36 Patienten ausgeführt worden war. Bei 13 Patienten (36% der Fälle) war die Probe positiv, da binnen einer Stunde vollständige oder fast vollständige Absorption des Farbstoffes

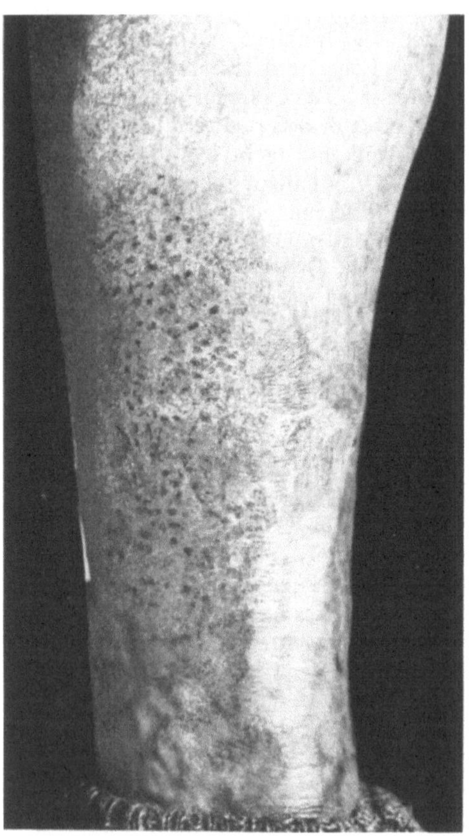

Abb. 1. *Lichen amyloidosus nach subcutaner Injektion einer 0,1%igen Kongorotlösung.* Man sieht eine selektive Färbung der Amyloidknötchen. [MARCHIONINI, A., u. F. JOHN: Arch. Derm. Syph. (Berl.) **173**, 545 (1935/36), Abb. 9]

aus dem Blut stattfand. Bei sechs Patienten (17%) war die Diagnose wahrscheinlich, da die Farbstoffabnahme zwischen 60 und 90% betrug. Bei 17 Patienten (47%) war die Probe negativ. Es ist mehrererseits darauf hingewiesen worden (GOTTRON 1950), daß man beim Vorliegen von Amyloidablagerungen an freiliegenden Hautstellen mit der intravenösen Kongoprobe zurückhaltend sein soll; denn die Rotfärbung der amyloidbefallenen Haut kann viele Monate bestehen bleiben und kosmetisch sehr störend wirken.

Die lokale Injektion von Kongorot in die Haut für diagnostische Zwecke ist neu seit KÖNIGSTEINs Bericht. Diese Methode wurde zuerst von NOMLAND und PLUMMER im Jahre 1934 bei einem Fall von Lichen amyloidosus angewandt. Dabei injizierten sie 1 cm³ einer 1,5%-igen Kongorot-Lösung subcutan in die Nähe von Amyloidpapeln. Am nächsten Tag bestand eine selektive Rotfärbung der Knötchen, die für mehrere Monate anhielt. Bei einem zweiten Fall, über den

NOMLAND berichtet, verursachte die subcutane Injektion von Kongorot keine Färbung. Doch wurde eine Rotfärbung der Knötchen erzielt, als 0,1 cm³ einer 1,5%-igen-Kongorot-Lösung intracutan statt subcutan injiziert wurde. Zuerst bestand eine diffuse Färbung, die aber nach 3 Tagen abblaßte und eine leichte Rötung der Knötchen hinterließ, die erst nach einem Monat verschwand. MARCHIONINI und JOHN führten im Jahre 1936 die lokale Kongorot-Probe aus, indem sie einige Kubikzentimeter einer 0,1%igen Kongorotlösung subcutan injizierten. Sie betonten, daß zum positiven Ausfall der Probe erstens selektive Färbung der Knötchen bestehen müsse und zweitens, müsse die Färbung länger als 4 Tage deutlich sichtbar bleiben (Abb. 1). Seither sind verschiedene Konzentrationen für die subcutane wie auch für die intracutane Kongorot-Probe angewandt worden, am häufigsten wohl eine 1%-ige-Lösung.

1. Systematisierte Paramyloidose

Bei der systematisierten Paramyloidose (systematisierte Haut-Muskel-Amyloidose GOTTRON, primäre Amyloidose) ist vor allem das mesenchymale Gewebe befallen. Im Gegensatz zur echten Amyloidose (sekundären Amyloidose), bleibt das Parenchym der inneren Organe oft verschont. Die Ablagerungen des Paramyloids finden sich vor allem in der gestreiften und glatten Muskulatur, im Herzen, im Digestionstractus und in der Haut. Für die klinische Diagnose sind die cutanen Manifestationen von besonderer Wichtigkeit. Da zur Zeit von KÖNIGSTEINs Bericht nur sehr wenige Fälle von systematisierter Paramyloidose bekannt waren, in der letzten Übersicht (RUKAVINA u. Mitarb.[1]) aber 154 Fälle verzeichnet sind, scheint eine Besprechung der klinischen und pathologischen Manifestationen angebracht.

a) Klinisches Krankheitsbild

Die Krankheit kann zu jeder Zeit im erwachsenen Alter auftreten, ist aber häufiger im vorgerückten Alter. In der von RUKAVINA u. Mitarb. gegebenen Übersicht waren mehr als zwei Drittel der Patienten beim Beginn der Krankheit über 50 Jahre alt. Die Krankheit ist nicht rückbildungsfähig. Sie schreitet gewöhnlich langsam fort und führt zum Tode. Die Dauer der Krankheit bis zum Tode schwankt zwischen $1^1/_2$ Monaten und 15 Jahren. Die Durchschnittsdauer ist 26 Monate (RUKAVINA u. Mitarb.).

Die Krankheit beginnt gewöhnlich recht uncharakteristisch und wird daher oft zuerst verkannt. Die wichtigsten Allgemeinsymptome sind Schwäche, leichte Ermüdbarkeit und Appetitlosigkeit, die zu allmählichem Gewichtsverlust führt.

Hauterscheinungen. Die Haut ist bei ungefähr 25% der Patienten befallen (DAHLIN; THINGSTAD). Die Art der Paramyloid-Infiltration der Haut kann in vier klinische Formen eingeteilt werden: Hautblutungen, Papeln und Knötchen, subcutane Knoten und Infiltrate, und diffuse sklerodermieartige Verhärtung ausgedehnter Hautbezirke. Gleichzeitiges Auftreten mehrerer dieser Formen ist die Regel.

Die Hautblutungen bestehen gewöhnlich aus Petechien, die nur einige Millimeter groß sind; gelegentlich sind aber die Blutungen viel größer (ENGEL). Sie können in normal aussehender Haut oder innerhalb von Papeln und Knötchen auftreten. Am häufigsten trifft man die Hautblutungen an den Augenlidern an, die oft wie „blutunterlaufen" aussehen (Abb. 2), aber auch um die Nase, um den Mund, am Halse, in den Achselhöhlen und in der ano-genitalen Region.

---

[1] Die 1956 erschienene Übersicht von RUKAVINA u. Mitarb. berücksichtigt nur Fälle ohne Plasmocytom.

Papeln und Knötchen stehen oft dichtgedrängt beieinander. Sie haben ein glattes, durchsichtiges, wachsartiges Aussehen. Ihre Prädilektionsstellen sind

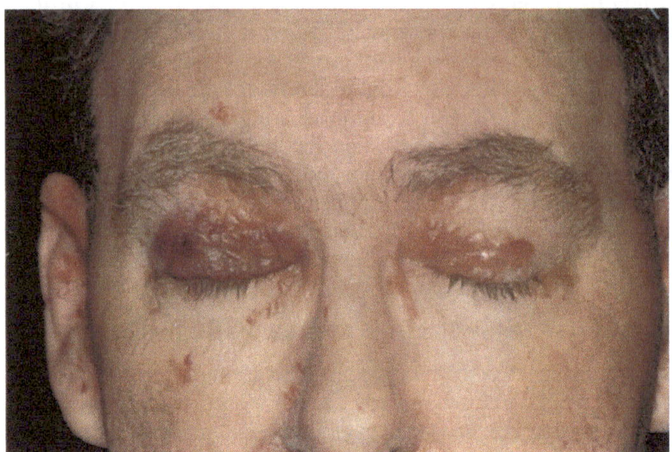

Abb. 2. *Systematisierte Paramyloidose.* Das Gesicht, besonders die Augenlider, zeigen Hautblutungen sowie wachsartige Papeln und Knötchen

dieselben wie die der Hautblutungen. Außerdem finden sie sich häufig an den Handflächen und Fingern (NÖDL). Wegen des Vorhandenseins frischer oder

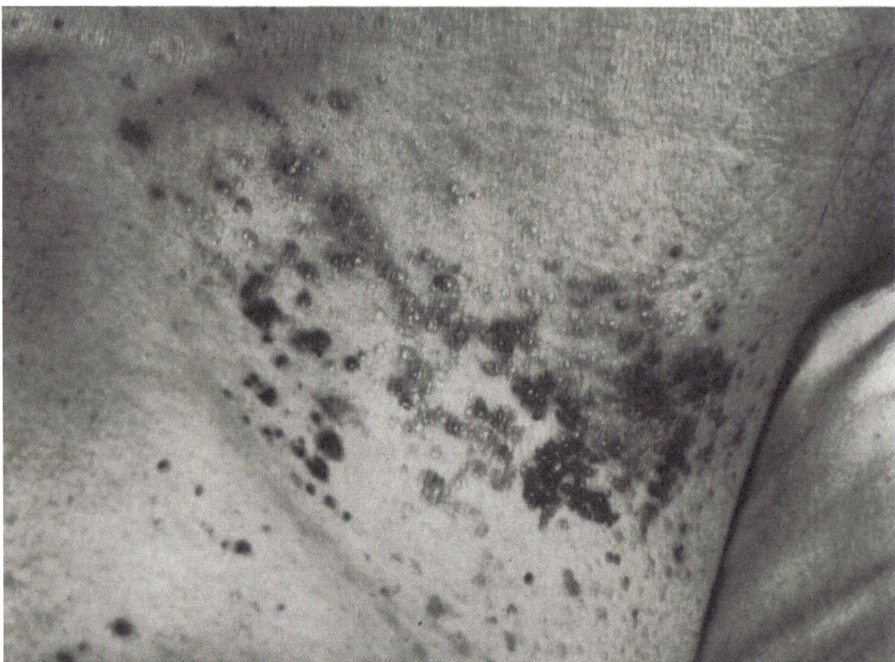

Abb. 3. *Systematisierte Paramyloidose.* An der Seite des Halses befinden sich zahlreiche glatte, durchsichtige, wachsartige Papeln, von denen einige wegen eingetretener Blutung dunkel sind. [GOLTZ, R. W.: Medicine **31**, 381 (1952), Abb. 1]

alter Blutungen haben die Papeln und Knötchen oft recht verschiedene Farb-tönungen neben der ihnen eigenen, wachsigen Farbe, nämlich alle Gradierungen zwischen dunkelpurpur, rot, braun und gelb. Ihrer Durchsichtigkeit wegen sehen die Knötchen oft wie Bläschen aus; und wenn eine Blutung in sie hinein auftritt, können sie das Aussehen eines mit Blut gefüllten Bläschens haben (Abb. 3). Wirkliche Bläschen und Blasen werden aber nur sehr selten angetroffen (GERSTEL).

Subcutane Knoten und platten- oder strangförmige Infiltrate können in verschiedenen Körperregionen vorkommen (Abb. 4). Sie haben oft eine recht harte Konsistenz (GOTTRON 1932; BINKLEY).

Diffuse sklerodermieartige Verhärtung der Haut und des Unterhautfettgewebes kommt vor allem am Gesicht und Hals vor, kann sich aber auch auf weitere Hautgebiete ausdehnen (GERSTEL; GOTTRON 1932; MIESCHER). Solche Patienten haben verdickte Lippen und einen starren, fast blöden Gesichtsausdruck (Abb. 5). Eine ähnliche diffuse Verhärtung kann gelegentlich die anogenitale Region ergreifen (MICHELSON und LYNCH 1935; MIESCHER).

Munderscheinungen. Dieselben Erscheinungen wie an der Haut können im Mund auftreten. So sind Petechien, Papeln, die hämorrhagisch sein können, und diffuse Verhärtung der Mundschleimhaut, des Pharynx und Larynx nicht zu selten. Vergrößerung der Zunge ist eines der häufigsten Kennzeichen der systematisierten Paramyloidose (EISEN). Nach RUKAVINA u. Mitarb. bestand Makro-

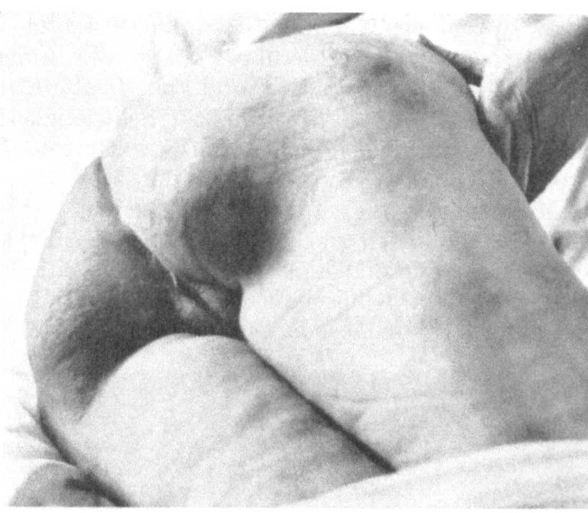

Abb. 4. *Systematisierte Paramyloidose.* Subcutane Knoten und plattenartige Infiltrate im Gesäß. [GOTTRON, H.: Arch. Derm. Syph. (Berl.) **166**, 584 (1932), Abb. 2]

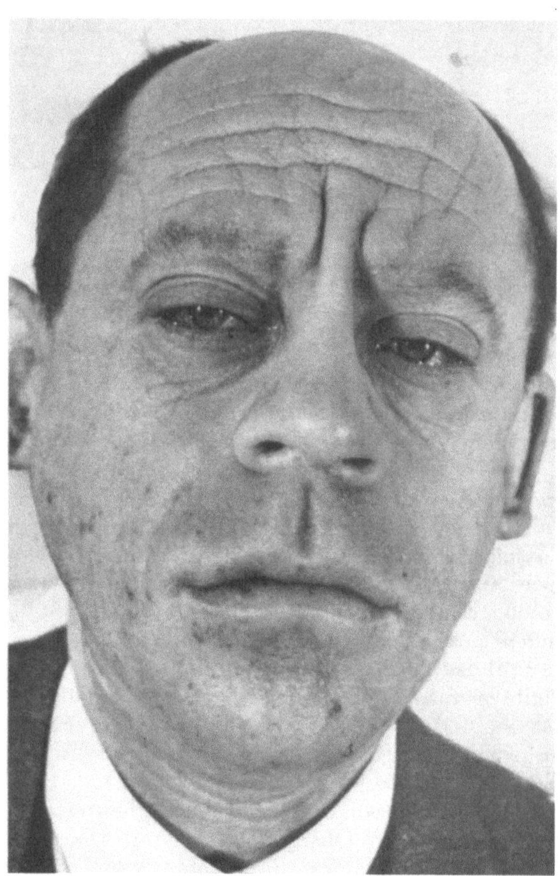

Abb. 5. *Systematisierte Paramyloidose.* Diffuse sklerodermieartige Infiltration des Gesichtes. [MIESCHER, G.: Dermatologica (Basel) **91**, 177 (1945), Abb. 1]

glossie in 21% der von ihnen zusammengestellten 154 Fälle. Die Zunge ist dabei diffus vergrößert und verhärtet (Abb. 6). Außerdem finden sich oft an der Oberfläche der Zunge Papeln und knötchenförmige Infiltrate. Befall der Zunge, des Pharynx und Larynx führt zu Schwierigkeiten im Sprechen, Kauen und Schlucken. In einigen Fällen wurde sogar eine Tracheotomie nötig (Pearson, Rice und Dickens; Rigdon und Noblin).

Muskeln, Gelenke, Knochen und Nerven. Ablagerungen von Paramyloid in den Muskeln finden sich häufig. Sie rufen oft Muskelschmerzen und Muskelschwäche hervor und können zu Atrophie einzelner oder selbst vieler Muskelgruppen führen. Klinische Erscheinungen infolge Ablagerungen in den Knochen und Gelenken kommen dagegen nur selten vor. Bei Befall der Gelenke können mäßige Gelenkschmerzen, unregelmäßige Vergrößerung der Gelenke und auch Gelenkerguß bestehen. Manchmal findet sich auch Verdickung von Sehnen und Bändern (Koletsky und Stecher; Iverson und Morrison). Eine Spontanfraktur ist bisher nur einmal berichtet worden (Koletsky und Stecher).

Gelegentliche Ablagerungen in Nervensträngen führen zu Abschwächung der Reflexe und zu Sensibilitätsstörungen verschiedenster Art. So finden sich Berichte von Hyperästhesie an den unteren Extremitäten

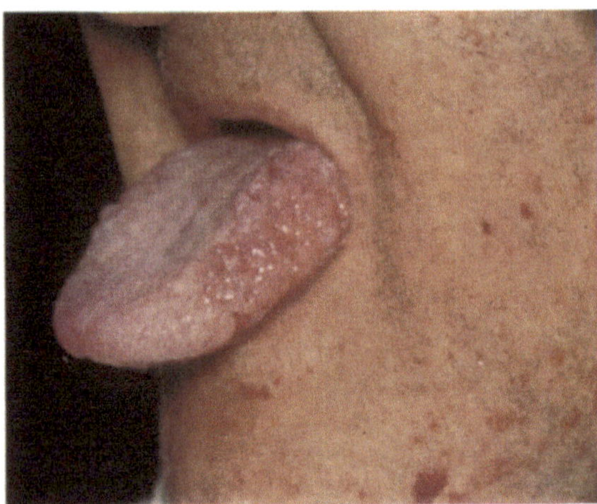

Abb. 6. *Systematisierte Paramyloidose.* Die Zunge ist diffus vergrößert und zeigt, besonders an der Seite, Papeln und knötchenförmige Infiltrate

(Kernohan und Woltman) oder am Körper und an den Armen (Findley und Adams), von Hypästhesie an den Beinen (Strich und Wade) oder an allen Extremitäten (Fisher und Preuss; Goldman und Gerstel), sowie von Fehlen der Schmerz- und Temperaturempfindung an den Beinen (Findley und Adams).

Innere Organe. Klinische Erscheinungen von seiten der inneren Organe sind sehr mannigfaltig und können daher hier nur kurz erwähnt werden.

Sehr oft findet man Herz- und Atmungsbeschwerden auf Grund von Paramyloidablagerungen im Herzen. Cyanose, Atemnot, Brustschmerzen besonders nach Anstrengung, sowie Pleuraleffusionen, Ascites und Anasarka können auftreten. Elektrokardiographische Abweichungen, die allerdings unspezifisch sind, finden sich häufig (Kerwin; Soisalo und Ritama; Lindsay; Wessler und Freedberg). Herzgeräusche kommen nur selten vor. Herzinsuffizienz, die auf Digitalis nur wenig anspricht, stellt die häufigste Todesursache dar, nach Rukavina u. Mitarb. in 36% der Fälle. Die Ablagerungen in den Lungen sind selten ausgedehnt genug, um durch sich allein Symptome wie Dyspnoe hervorzurufen (Eisen).

Befall des Magen-Darmkanals führt häufig wegen Darniederliegens der Magen-Darmperistaltik zu Obstipation, die mit Diarrhoe abwechseln kann. Dabei bestehen oft krampfartige Bauchschmerzen (Golden). Es kommen nicht selten Darmblutungen vor, die so schwer sein können, daß sie den Tod herbeiführen (Gerstel; Michelson und Lynch 1934; Golden). Röntgenuntersuchung des

Magens kann wegen der diffusen Infiltration der Magenwand eine beträchtliche Starre der Wandmuskulatur und fast fehlende Peristaltik ergeben (GOTTRON).

Klinische Anzeichen von Störungen der Leber- und Nierenfunktion sind verhältnismäßig selten. Zwar besteht des öfteren eine Vergrößerung der Leber, aber Gelbsucht (DAHLIN; THINGSTAD) oder Cirrhose (BANNICK u. Mitarb.) wurde nur wenige Male beobachtet. Das Bestehen einer Nephrose wurde gelegentlich festgestellt (GERBER; DILLON und EVANS; THINGSTAD).

Laboratoriumsuntersuchungen. Eine Anämie besteht oft. Bestimmung des Gesamtproteins und des Albumins und Globulins mittels Ammoniumsulfat-Präcipitierung ergab gewöhnlich normale Werte (EISEN). Gelegentlich bestand Hypoalbuminämie und geringe Hyperglobulinämie (RUKAVINA u. Mitarb.). Elektrophoretische Analysen liegen bisher nur im Falle THINGSTAD vor: Der erhobene Befund einer Erniedrigung des Albumins und Erhöhung der Alpha- und Beta-Globuline läßt sich allerdings dadurch erklären, daß dieser Patient als Teilbild seiner systematisierten Paramyloidose eine Nephrose hatte.

b) Pathologie

Das Paramyloid der primären Amyloidose oder Paramyloidose lagert sich vorwiegend in mesenchymalem Gewebe ab, nämlich in den Wänden der Blutgefäße, in der Muskulatur und im Bindegewebe. Das Amyloid bei der echten oder sekundären Amyloidose dagegen lagert sich hauptsächlich in den parenchymatösen Organen ab, nämlich in der Leber, den Nieren, der Milz und den Nebennieren. Solch scharfe Trennung in den Ablagerungsorten besteht allerdings nicht immer, so daß gelegentlich auch bei der Paramyloidose beträchtliche Ablagerungen in den Nieren, der Leber und der Milz gefunden werden (EISEN; HIGGINS und HIGGINS; THINGSTAD; REIMANN, SAHYOUN und CHAGLASSIAN).

Die histologische Untersuchung ergibt, daß die Blutgefäße bei der systematisierten Paramyloidose weitgehend befallen sind, besonders die kleinen Arterien und Venen, deren Media und Adventitia oft vollständig durch Paramyloid ersetzt sind. Die Intima wird dabei nur selten befallen (IVERSON und MORRISON). Bei den Capillaren beobachtet man dem Endothel angelagertes Paramyloid. Außerhalb der Gefäße findet man Paramyloid besonders zwischen einzelnen Kollagenbündeln, Muskelbündeln und Fettzellen, sowie gelegentlich zwischen den Zellen der parenchymatösen Organe. Es kann aber auch innerhalb von Kollagenbündeln und Muskelbündeln angetroffen werden (IVERSON und MORRISON; REIMANN u. Mitarb.). Das abgelagerte Paramyloid erscheint, genau wie Amyloid, homogen und enthält, auf Grund von Schrumpfung während des Fixierungsprozesses, oft Spalten. Es färbt sich mit Hämatoxylin-Eosin schwach rot, schwächer als Kollagen und Muskel. Das homogene Aussehen, die schwach rote Färbung und seine Lokalisierung ermöglichen es gewöhnlich, das Paramyloid auch ohne besondere Färbungsmethoden als solches zu erkennen. (Für Färbungsreaktionen s. S. 45.) Gelegentlich findet sich in den Paramyloidmassen feintropfiges Lipoid (GOTTRON 1932; KOLETSKY und STECHER).

Haut. Das histologische Aussehen der Haut bei der Paramyloidose hat KÖNIGSTEIN bereits eingehend geschildert. Man findet die Ablagerungen in allen Schichten des Coriums wie auch im subcutanen Fett. Mit besonderer Vorliebe liegt es nahe der Epidermis, von der es allerdings meistens durch einen schmalen Bindegewebsstreifen getrennt ist (Abb. 7). Außerdem finden sich oft Ablagerungen in der Membrana propria der Schweißdrüsen sowie innerhalb der Blutgefäßwände und um diese herum. Dieser Befall der Blutgefäße ist wohl für das häufige Vorhandensein von extravasierten Erythrocyten verantwortlich. Meistens findet sich kein entzündliches Infiltrat. Nur gelegentlich trifft man herd-förmige Ansammlungen von Lymphocyten, Plasmazellen und Fremdkörper-riesenzellen (PEARSON, RICE und DICKENS).

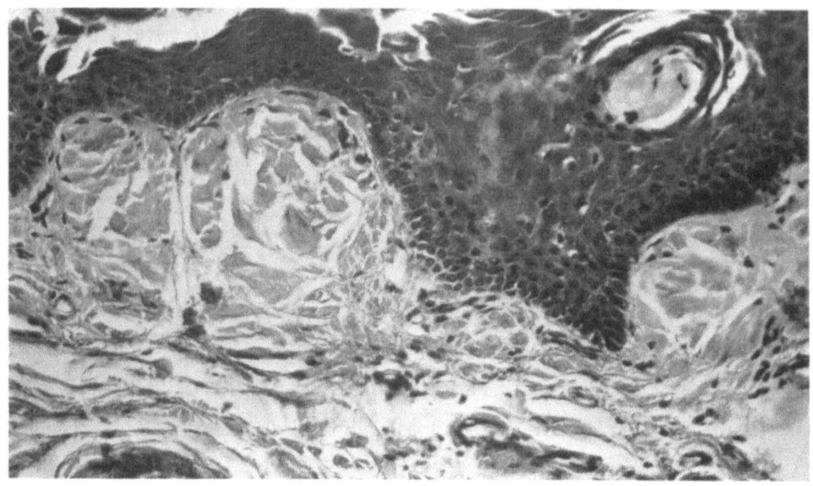

Abb. 7. *Systematisierte Paramyloidose.* Haut. Homogene Ablagerungen von Paramyloid, die auf Grund von Schrumpfung Spalten enthalten, befinden sich nahe der Epidermis. (Vergr. 200mal)

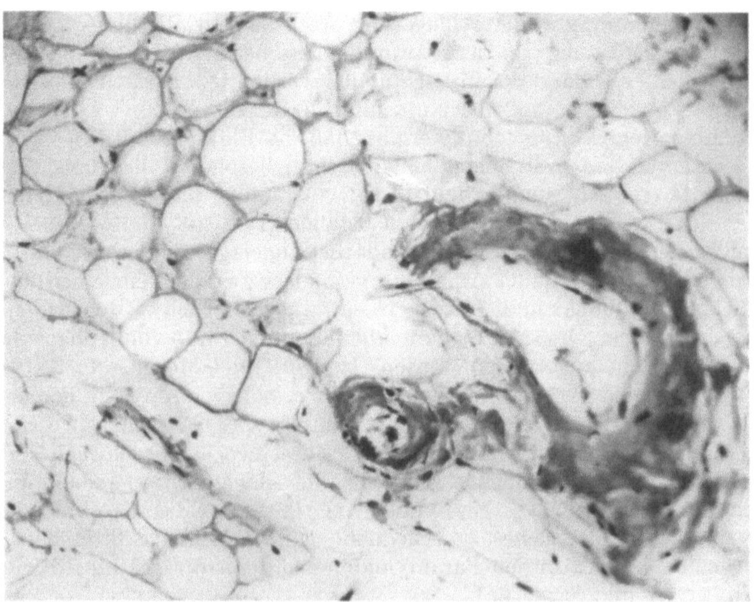

Abb. 8. *Systematisierte Paramyloidose.* Subcutanes Fett. Paramyloid ist in den Wänden zweier Gefäße abgelagert und umgibt als Paramyloidringe einzelne Fettzellen. (Vergr. 400mal)

Im subcutanen Fett befinden sich außer größeren Massen von Paramyloid und Einlagerungen in die Blutgefäße sog. Paramyloidringe, die aus Ablagerungen von Paramyloid um einzelne Fettzellen herum bestehen (Abb. 8). Es sieht so aus, als ob diese Substanz die Fettzellen zusammenkitte (IVERSON und MORRISON).

Muskeln, Knochen, Gelenke und Nerven. Befall der Skeletmuskulatur wurde bei 18% der Fälle bei der Sektion gefunden (RUKAVINA u. Mitarb.). Dort wie auch in der Zunge finden sich dann amorphe, oft knotenförmige Ablagerungen, die Atrophie der Muskelfibern herbeiführen. Auch die Blutgefäße im interstitiellen Stroma können befallen sein. Bei 18% der 61 Fälle, bei denen das Knochenmark untersucht wurde, fanden sich dort Paramyloidablagerungen (GERBER; PROPP u. Mitarb.). Eine Anreicherung von Plasmazellen im Knochenmark wurde mehrmals festgestellt (OBIDITSCH-MAYER; MIESCHER; WELLS; GOLTZ; POCOCK und DICKENS; REIMANN u. Mitarb.; PROPP u. Mitarb.). (Siehe unter Systematisierte Paramyloidose mit Plasmocytom, S. 55.) Innerhalb der großen Gelenke, wie auch in den Gelenkkapseln, Sehnen und Bändern können gelegentlich ausgedehnte Ablagerungen von Paramyloid vorkommen (KOLETSKY und STECHER).

Die Anwesenheit von Paramyloid im Epineurium und in den Gefäßen peripherer Nerven wurde schon von KÖNIGSTEIN bemerkt. Befall visceraler wie auch autonomer Nerven ist seither vielfach festgestellt worden (FISHER und PREUSS), nach RUKAVINA u. Mitarb. bei 15% der autoptisch untersuchten Fälle. Auch Ganglia können in ihrem interstitiellen Gewebe Ablagerungen aufweisen (LARSEN; DE NAVASQUEZ und TREBLE). Dagegen ist das Gehirn und Rückenmark auffallenderweise frei von Ablagerungen. Nur GÖTZE und KRÜCKE fanden Befall der Hirngefäße, aber die Gehirnsubstanz selbst war verschont geblieben.

Innere Organe. Paramyloidablagerungen können an den Herzklappen (KOLETSKY und STECHER; LINDSAY), im Perikard und Endokard, vor allem aber im Myokard vorkommen. Das Myokard war bei 65% der Fälle befallen (RUKAVINA u. Mitarb.). Das Herz kann stark vergrößert sein (LINDSAY). Die Ablagerungen können diffus oder knotig sein (LINDSAY; JONES und FRAZIER). Außerdem sind oft die kleineren Blutgefäße am Myokard und gelegentlich auch die Coronargefäße (KERNOHAN und WOLTMAN; SOISALO und RITAMO) durch Amyloid verengt.

Befall der Lungen ergab die Sektion bei 31% der Fälle (RUKAVINA et al.). Die Alveolarwände, die Pleura und vor allem die alveolaren Blutgefäße können Ablagerungen von Paramyloid zeigen (LARSEN; STRAUSS; REIMANN u. Mitarb.; PEARSON u. Mitarb.).

Bei 31% der Fälle zeigte die Sektion mäßigen bis schweren Befall des Magen-Darmkanals. Bei histologischer Untersuchung können Ablagerungen in der Muscularis, im Bindegewebe, in der Serosa, in den Blutgefäßen und in den Drüsen gefunden werden. Dies verursacht oft ausgedehnte Verdickung der Darmwand, die zu partiellem Darmverschluß führen kann (WARREN). Auch multiple Erosionen und Ulcerationen (FERRIS; WOOLF), Blutungsstellen (GOLDEN) und Hämatome (DE NAVASQUEZ und TREBLE) sind beschrieben worden.

Befall des Leberparenchyms wurde bei 33%, und der Milz sogar bei 41% der Fälle gefunden (RUKAVINA u. Mitarb.). Dies ist auffallend, denn zuerst wurde angenommen (LUBARSCH; KÖNIGSTEIN), daß bei der Paramyloidose, im Gegensatz zur sekundären Amyloidose, die parenchymatösen Organe weitgehend verschont blieben. Bei starker Ablagerung von Paramyloid ist die Leber vergrößert, diffus induriert und gelblich-braun. Mikroskopisch finden sich Ablagerungen zwischen dem Sinusendothel und den Leberzellen mit Atrophie der letzteren, so daß sich nur Überbleibsel von Leberzellen und Gallengängen an den befallenen Stellen befinden. Außerdem sind die Wände der Blutgefäße oft befallen (EISEN; DAHLIN; REIMANN u. Mitarb.). Die Milz ist in Fällen von Paramyloidablagerungen vergrößert, hart und glatt. Histologisch findet man, neben Befall der Gefäßwände, Obliterierung der Malpighischen Körperchen, der Pulpa und Sinus durch das Infiltrat (DAHLIN). In zwei Fällen trat eine Ruptur der Milz ein (KING und OPPENHEIMER; WILEY, TEETER und SCHNABEL).

Die Nieren zeigten in 30% der Fälle mehr als nur leichte Ablagerung von Paramyloid (RUKAVINA u. Mitarb.). Hierbei wurden, außer Ablagerungen in den Wänden der interstitiellen Gefäße, auch Ablagerungen in den Glomeruli vorgefunden. Die frühesten Ablagerungen finden sich hier an der Innenseite der capillären Grundmembran, und bei deren Zunahme kann es zu einer Blockierung der Glomerulus-Capillare und sogar zu einem Ersatz des Glomerulus durch Paramyloid kommen (DAHLIN; EISEN). Sekundär entwickelt sich dann tubuläre Atrophie (LINDSAY und KNORP).

Es ist für die Paramyloidose charakteristisch, daß trotz ausgedehnter Ablagerungen die Funktion sekretorischer Organe verhältnismäßig wenig gestört ist, weil gewöhnlich noch genügend der Funktion dienendes Gewebe übrigbleibt. So kommen endokrine Störungen nur selten vor, obwohl endokrine Drüsen oft befallen sind, wie z.B. die Schilddrüse (EISEN), die Nebenschilddrüsen (HAYMAN, MacMAHON und PATTERSON), die Nebennieren (REIMANN u. Mitarb.; EISEN; DAHLIN), die Hypophyse (HAYMAN, MacMAHON und PATTERSON) und die Bauchspeicheldrüse (GERBER). Nur in wenigen Fällen verursachten die Ablagerungen in diesen Drüsen klinische Erscheinungen, wie Addisonsche Krankheit (O'DONNELL), Akromegalie (Mass. Gen. Hosp.) und Diabetes (POCOCK und DICKENS).

Nicht nur das subcutane Fett, sondern auch das innere Fettgewebe des Epikards, der Nieren, der Nebennieren und der Bauchspeicheldrüse können Paramyloidablagerungen zeigen (IVERSON und MORRISON; DAHLIN).

2. Systematisierte Paramyloidose mit Plasmocytom

Auf das gleichzeitige Vorkommen von systematisierter Paramyloidose und Plasmocytom ist bereits bei der Besprechung der Herkunft des Paramyloids hingewiesen worden (s. S. 44). Die Theorie von APITZ und RANDERATH, daß das Paramyloid als ein Paraprotein mit den im Blut und im Urin vorhandenen Paraproteinen des Plasmocytoms verwandt ist, hat große Wahrscheinlichkeit. Diese Theorie würde das gelegentliche Vorhandensein von Paramyloidablagerungen beim Plasmocytom erklären. Ihre Annahme aber, daß jeder Paramyloidose ein Plasmocytom zugrunde liegt, hat sich nicht bestätigt.

Die Häufigkeit von Paramyloidablagerungen beim Plasmocytom wurde 1936 von ATKINSON auf 6% veranschlagt, da er solche Ablagerungen bei 40 von 643 Fällen von Plasmocytom in der Literatur erwähnt fand. DAHLIN und DOCKERTY berichteten 1950, daß sie 50 Fälle von Paramyloidablagerungen bei Plasmocytom in der Literatur finden konnten. Bei 39 unter diesen 50 Patienten waren die Paramyloidablagerungen von beschränkter Ausdehnung und bei 11 Patienten weit verbreitet.

Unter den 39 Patienten mit beschränkter Ausdehnung der Paramyloidablagerungen waren einige, bei denen die Ablagerungen nur in den Plasmocytomen vorhanden waren; bei anderen wurden vereinzelte Ablagerungen in verschiedenen Organen gefunden entweder mit oder ohne Ablagerungen in den Plasmocytomen. Die Ablagerungen innerhalb der Plasmocytome waren gelegentlich unbedeutend, während in andern Fällen recht große Mengen vorhanden waren, so daß die Plasmocytomzellen fast vollkommen durch das Paramyloid verdrängt waren. Das Vorkommen von Paramyloid innerhalb von Plasmocytomzellen ist dabei mehrfach beobachtet worden (DAHLIN und DOCKERTY; BAYRD und BENNETT; HEILMEYER und BEGEMANN). Die außerhalb von Plasmocytomen gelegenen Ablagerungen fanden sich vor allem in der gestreiften Muskulatur, in den Gelenken (TARR und FERRIS) und im Darm (RANDALL), oft als große geschwulstartige Schwellungen.

Bei den 11 Patienten mit weitverbreiteten Paramyloidablagerungen bei Plasmocytom, die DAHLIN und DOCKERTY in der bis 1950 veröffentlichten Literatur fanden, boten die Paramyloidablagerungen das Bild einer weitverbreiteten, systematisierten Paramyloidose. (Dabei muß berücksichtigt werden, daß eine strikte Trennung zwischen Plasmocytomfällen mit „vereinzelten Paramyloidablagerungen in verschiedenen Organen" und solchen mit „systematisierter Paramyloidose" nicht durchführbar war.) Von den 11 Fällen mit systematisierter Paramyloidose hatten vier Ablagerungen in der Haut. Eine eigene Durchsicht der Literatur ergab weitere sieben Fälle mit Hautablagerungen, also bis jetzt insgesamt 11 Fälle, bei denen eine mit Hauterscheinungen verbundene systematisierte Paramyloidose und ein Plasmocytom gleichzeitig bestanden (MICHELSON und LYNCH 1934; BRUNSTING und MACDONALD, vier Fälle; HEILMEYER und BEGEMANN; JOULIA u. Mitarb.; GROENEWEGEN; BECKER; DEGOS; BLUEFARB u. Mitarb.). Unter diesen elf Patienten hatten sieben Bence-Jonessche Proteinurie und ein Patient hatte ein abnormales elektrophoretisches Diagramm, indem die Menge des Beta-Globulins, statt der normalen Menge von 13%, 49% betrug (BECKER).

Daß die Annahme von APITZ und RANDERATH eines obligaten ursprünglichen Zusammenhangs zwischen Plasmocytom und systematisierter Paramyloidose nicht angängig ist, geht daraus hervor, daß nach DAHLIN und DOCKERTY bis 1950 nur bei elf Fällen von systematisierter Paramyloidose das Vorliegen eines Plasmocytoms berichtet worden ist, also bei weniger als 10% der bis dahin in der Literatur veröffentlichten Fälle von systematisierter Paramyloidose. Es ist höchst unwahrscheinlich, daß bei 90% der Fälle, wie APITZ noch 1940 annahm, das Plasmocytom übersehen wurde, besonders wenn, wie in der Mehrzahl der Fälle, eine Sektion durchgeführt wurde. Nun bestand in mehreren Fällen von systematisierter Paramyloidose zwar kein Plasmocytom, aber eine Vermehrung der Plasmazellen („Plasmocytose") des Knochenmarks (OBIDITSCH-MAYER; MIESCHER; WELLS; GOLTZ, zwei Fälle; POCOCK und DICKENS; NÖDL; REIMANN u. Mitarb. 1954; PROPP u. Mitarb., zwei Fälle). REIMANN u. Mitarb. weisen darauf hin, daß bei mehreren Krankheiten, wie bei chronischer Tuberkulose, Syphilis und malignen Tumoren, von 10—25% der Zellen im Knochenmark reife Plasmazellen sein können; sie lassen aber die Frage offen, ob Plasmocytose des Knochenmarks eine Paramyloidose hervorrufen könnte oder ob in solchen Fällen die Plasmocytose eine Folge der Paramyloidose ist.

Es ist bemerkenswert, daß, wie EISEN hervorhebt, Hyperglobulinämie bei 55% der Fälle von Plasmocytom vorkommt, aber nur sehr selten beobachtet wird, wenn zusätzlich eine Paramyloidose besteht. Bei manchen Patienten mit Plasmocytom kommt es, wenn sich Paramyloidablagerungen entwickeln, zu einem allmählichen Abfall des Serumglobulins (CHESTER; TARR und FERRIS; FREEMAN und KRAUSE).

BRUNSTING und MACDONALD betonen zu Recht, daß bei jedem Fall von Paramyloidose nach einem Plasmocytom gefahndet werden soll und empfehlen für diesen Zweck: Urinanalyse für Bence-Jonessches Protein, Analyse der Serumproteine (Albumin, Globulin, Elektrophorese), Röntgenaufnahmen der Knochen und Sternalpunktion. Eine elektrophoretische Analyse kann besonders aufschlußreich sein, da beim Plasmocytom, selbst bei Vorliegen eines normalen oder nur leicht erhöhten Serum-Gesamtglobulinwertes, einer der Serumglobulinanteile, wie z.B. das Beta- oder Gamma-Globulin, eine erhebliche Vermehrung zeigen kann (HEILMEYER und BEGEMANN; WELLS; BECKER).

3. Familiäre Paramyloidose

Gelegentlich tritt eine familiäre Form von systematisierter Paramyloidose auf, die allerdings nur kurz erwähnt werden braucht, da hierbei Paramyloid-ablagerungen in der Haut nicht vorkommen. RUKAVINA, BLOCK und CURTIS haben kürzlich die vier bereits in der Literatur berichteten familiären Fälle referiert und zusätzlich eine damit befallene Familie beschrieben. Ihre Untersuchungen ergaben Anzeichen der Krankheit bei 29 unter 64 Familienmitgliedern, so daß es sich also um eine dominant vererbte Krankheit handelt.

Das Krankheitsbild besteht aus mehr oder weniger ausgeprägten Anzeichen von peripherer Neuropathie, Herzinsuffizienz, Vergrößerung und Dysfunktion der Leber, Vergrößerung der Milz, Magen-Darmsymptomen und Augenerscheinungen. Anzeichen von Plasmocytom sind niemals festgestellt worden.

Von Interesse ist der Befund von RUKAVINA, BLOCK und CURTIS, daß diese Patienten im elektrophoretischen Diagramm einen atypischen Gipfel zwischen dem Alpha-2-Globulin und dem Beta-Globulin aufweisen und außerdem mittels der Ultrazentrifuge erhöhte Beta-Lipoproteinwerte aufweisen. Bei der systematisierten Paramyloidose sind solche Abnormalitäten bisher nicht beschrieben worden.

4. Lokalisierte Paramyloidose

Bei der lokalisierten Form der Paramyloidose sind Paramyloidablagerungen auf eine einzelne Stelle beschränkt, z. B. die Augenbindehaut, die Zunge, die Mandeln, die Nasenschleimhaut, den Larynx, die Stimmbänder, die Luftröhre, die Knochen, den Magen oder die Blase (KRAMER und SOM; ELLES). In solchen Fällen ist es oft unmöglich, das Vorliegen von Paramyloidablagerungen in anderen Organen auszuschließen. Es ist daher wahrscheinlich, daß es sich bei manchen dieser Fälle um Abortivformen einer systematisierten Paramyloidose handelt. Nicht allzu selten findet sich bei der Sektion alter Leute eine aufs Myokard beschränkte Ablagerung von Paramyloid (WESSLER und FREEDBERG; JOSSELSON, PRUITT und EDWARDS). Auch hier kann nicht immer entschieden werden, ob es sich nicht vielleicht um ein Frühstadium oder eine milde Form der systematisierten Paramyloidose handelt (GOLTZ).

Lokalisierte knotige Amyloidablagerungen, die auf die Haut beschränkt waren, sind einige Male beschrieben worden, besonders am Gesicht. So beschrieben HOLTZMAN und SKEER in ihrem Fall eine knotige Schwellung am rechten Nasenflügel, BIZZOZERO und MIDANA zahlreiche große Knoten im Gesicht und in der Sternalgegend, und SIEGEL zwei bräunlich-gelbe knotige Infiltrate im Gesicht. Alle drei Patienten waren ältere Frauen und es war die Ansicht aller drei Autoren, daß degenerative Hautveränderungen die Amyloidablagerungen herbeigeführt hätten.

5. Lichen amyloidosus

Die lokalisierte Paramyloidose der Haut, Lichen amyloidosus benannt, stellt anscheinend ein selbständiges Krankheitsbild dar, da hierbei Schleimhautablagerungen und klinische Anzeichen eines Befalles innerer Organe nicht vorkommen. Auch wurden bei dem einen Fall, bei dem eine Sektion durchgeführt wurde, keine Ablagerungen in anderen Organen gefunden (GREENBAUM und BAUER).

Der Lichen amyloidosus wurde schon von KÖNIGSTEIN eingehend beschrieben. Er wies darauf hin, daß man dabei derbe, transparente, halbkugelige oder flache Papeln oder Knötchen findet, bei denen die Stärke der Hyperkeratose schwankt (Abb. 9). Er betonte die oft stark ausgeprägte Ähnlichkeit mit Lichen planus,

Lichen Vidal oder Prurigo. Die Beine stellen zwar die Prädilektionsstelle dar, doch kann der Ausschlag weit verbreitet sein. Obwohl fast immer intensives Jucken besteht, kann dieses gelegentlich fehlen (STORCK). Histologisch sind die Amyloidablagerungen im wesentlichen auf die oberste Cutislage, besonders die Papillen, beschränkt, und nur einzelne Schollen finden sich an Schweißdrüsen, Haarpapillen und im Muskel des Haares.

Als seltene Sonderformen des Lichen amyloidosus erwähnte KÖNIGSTEIN schon Fälle mit tumorartigen Bildungen und solche mit netzartig verknüpften Flecken.

Tumorartige Bildungen bei Lichen amyloidosus sind seither von GOTTRON (1950) unter der Bezeichnung *Amyloidosis cutis nodularis atrophicans diabetica* beschrieben worden. Bei einer Patientin, die einen Diabetes hatte, bestanden an den Oberschenkeln großknotige, halbkugelig sich vorwölbende, derbe Gebilde von bräunlichroter Farbe. Daneben fanden sich an Orten von zuvor knotigen Infiltraten atrophische Bezirke unter dem Bilde einer Anetodermie. An den Unterschenkeln bestand ein gewöhnlicher kleinknotiger Lichen amyloidosus. Histologisch fanden sich in den großknotigen Krankheitsherden umschriebene, die ganze Cutis durchsetzende Amyloidablagerungen mit Beteiligung der Gefäßwände, der Mm. arrectores pilorum und der Basalmembran der Schweißdrüsen, sowie der Grenzflächen der Fettzellen in beschränktem Umfang. Die Amyloidmassen enthielten in diffuser Verteilung kleinste Einlagerungen von Fettsubstanzen. GABRIEL und LINDEMAYR beschrieben einen ähnlichen Fall, bei dem kein Diabetes bestand. In dieselbe Kategorie gehört ferner ein von GOTTRON und KORTING beschriebener Fall von Morbus Osler, bei dem knotige, die Cutis und Subcutis durchsetzende Amyloidablagerungen an beiden Unterschenkeln bestanden.

Die maculöse Form, bei der es zu diffuser Atrophie kommt, wurde im Jahre 1935 von MARCHIONINI und JOHN eingehend unter der Bezeichnung *poikilodermieartige*

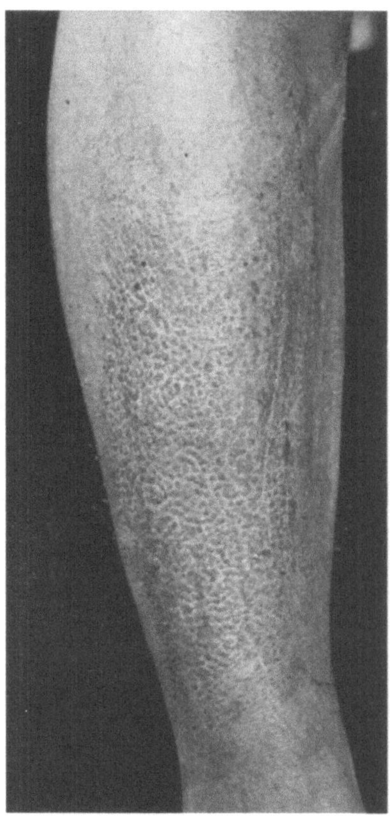

Abb. 9. *Lichen amyloidosus.* Zahlreiche, dicht beieinanderstehende flache Papeln, die denen des Lichen planus ähneln, sind über dem Schienbein angeordnet. [DOSTROVSKY, A., u. F. SAGHER: Arch. Derm. Syph. (Chicago) **44**, 891 (1941), Abb. 3a]

Hautamyloidose beschrieben. Bei dem von diesen Autoren beschriebenen Fall fanden sich poikilodermieartige Krankheitsherde an den Oberschenkeln und Unterarmen (Abb. 10). An den Unterschenkeln bestand ein typischer Lichen amyloidosus, wodurch der Zusammenhang dieser beiden Formen von Hautamyloidose klar zutage trat. MARCHIONINI und JOHN nahmen an, daß die durch Amyloidablagerungen bedingte Gefäßschädigung für die Hautatrophie verantwortlich war. In einem zusätzlichen Bericht wies MARCHIONINI auf Blasenbildungen an beiden Füßen hin. Diese Blasen bildeten sich inmitten lichenoiden, amyloidhaltigen Gewebes ohne entzündliche Reaktion und heilten ohne Narbenbildung ab. Weitere Fälle von poikilodermieartiger Hautamyloidose sind seither von GOTTRON (1950); BLOOM; PALITZ und PECK, sowie von PORTER und MUSSO beschrieben worden.   Auch in GOTTRONs Fall traten auf dem Fußrücken innerhalb der poikilodermieartigen Herde Blasen auf.   Wie groß die Ähnlichkeit mit der Poikilodermia atrophicans vascularis sein kann, geht aus BLOOMs Bericht hervor; denn in seinem Fall wurde diese Diagnose gestellt, bis die histologische Untersuchung das Vorliegen von Amyloid erwies.

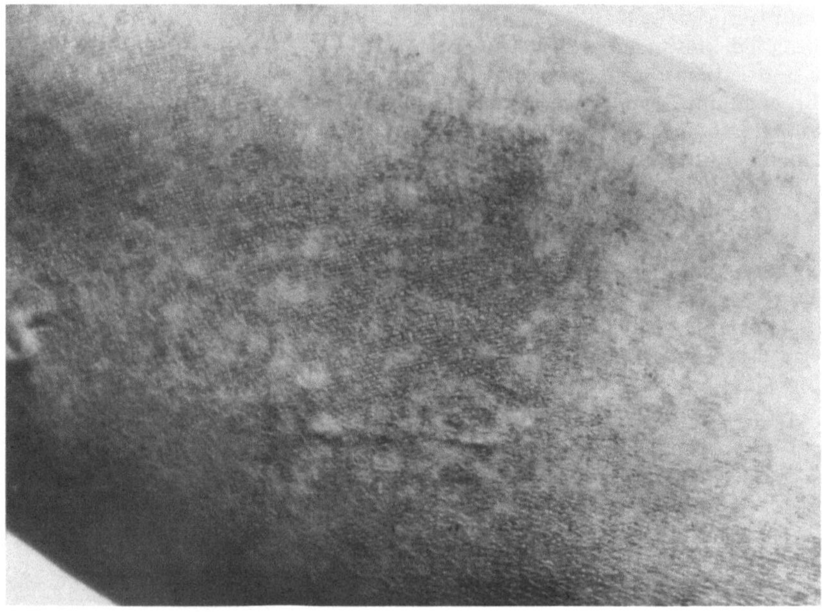

Abb. 10. *Lichen amyloidosus mit poikilodermieartigen Krankheitsherden.* Die Innenfläche des Unterarmes zeigt konfluierende entzündlich-atrophische Flecken mit Pigmentierung, Telangiektasien und Petechien. [MARCHIONINI, A., u. F. JOHN: Arch. Derm. Syph. (Berl.) **173**, 545 (1935/36), Abb. 3]

Der Wert der lokalen Injektion von Kongorotlösung bei der Diagnose von Lichen amyloidosus, neu seit KÖNIGSTEINs Bericht, ist bereits auf S. 46 besprochen worden.

Behandlung. Es besteht keine wirksame Behandlungsmethode für die verschiedenen Formen der Paramyloidose.

II. Ablagerung von Hyalin

Hyalinosis cutis et mucosae

(Lipoid-Proteinose, URBACH-WIETHE)

Diese seltene, aber sehr charakteristische Krankheit ist in ihren wichtigsten klinischen und histologischen Zügen schon von E. URBACH in seinem Handbuchbeitrag dargestellt worden.   Neu erkannt seit URBACHs Beschreibung ist die gelegentliche Beteiligung der Speiseröhre und des Magens und das Vorhandensein von intrakraniellen Schäden (Verkalkungsherde der Dura mater, epileptische Anfälle).   Unter den Laboratoriumsuntersuchungen, die neu hinzugekommen sind, verdienen vor allem die mehrfach ausgeführten chemischen Analysen der Hautlipoide Erwähnung.

Herkunft, Färbereaktionen und chemische Analyse der Ablagerungsprodukte

Die Vorstellungen über die Pathogenese der Hyalinosis cutis et mucosae haben im Laufe der Zeit eine Änderung erfahren, die auch in der Namensgebung zum Ausdruck kommt. Ursprünglich hatte WIETHE das Krankheitsbild als eine Hyalinose bezeichnet. Später legte URBACH das Schwergewicht auf die vorhandenen Fettablagerungen und führte aus diesem Grunde die Bezeichnung Lipoidosis cutis et mucosae ein, die er später in Lipoidproteinose abänderte, um den Anteil der Eiweißkomponente in den Ablagerungen zum Ausdruck zu bringen. Letzthin ist man unter dem Einfluß von GOTTRON (1940) zu der früheren Krankheitsbezeichnung Hyalinosis zurückgekehrt (LUNDT; HOLTZ und SCHULZE; BRAUN und WEYHBRECHT; WEYHBRECHT und KORTING; HÄNIG und KREMER). Die Gründe dafür sind, daß schon mengenmäßig die Fettablagerungen manchmal recht unbedeutend sind (BRAUN und WEYHBRECHT). Sodann würde es schwer verständlich sein, wie die Fettablagerungen die Hyalinose herbeiführen könnten (HOLTZ und SCHULZE); während Eiweißablagerungen, wie Kolloid und besonders Amyloid und Paramyloid, reichlich sudanophile Substanzen enthalten können (GOTTRON 1932).

Herkunft. Eine Reihe von Autoren (SZODORAY; MONTGOMERY; ROTHMAN; UNGAR und KATZENELLENBOGEN; MIEDZINSKI und KOZAKIEWICZ) glauben, daß es sich bei der Hyalinosis cutis et mucosae um einen lokalbedingten Prozeß handelt, bei dem es infolge einer Degeneration der kollagenen und elastischen Fasern zu einer Hyalinisierung des Bindegewebes komme. Die Mehrzahl der deutschen Autoren (GOTTRON 1940; BRAUN und WEYHBRECHT; HÄNIG und KREMER; HOLTZ und SCHULZE; WEYHBRECHT und KORTING) vertritt jedoch den Standpunkt, daß es sich bei dem abgelagerten Hyalin um ein aus dem Blutstrom transsudiertes Paraprotein handelt, das perivasculär liegen bleibt, da es fermentativ nicht abgebaut werden kann. Die Verhältnisse entsprächen also denen bei der Paramyloidose. In der Tat bestehen ja sowohl histologische wie auch klinische Ähnlichkeiten zwischen der Paramyloidose und der Hyalinosis cutis et mucosae. Histologisch finden sich bei beiden Krankheiten die Ablagerungen mit Vorliebe um die Blutgefäße und Schweißdrüsen herum, und klinisch bestehen bei beiden Krankheiten Haut- und Schleimhautablagerungen, die auch bei der Hyalinosis cutis et mucosae gelegentlich im Oesophagus und Magen auftreten. Allerdings ist das Bestehen einer Paraproteinämie weder bei der Paramyloidose noch bei der Hyalinosis cutis et mucosae bewiesen, denn die elektrophoretischen Untersuchungen erlauben diesen Schluß nicht (s. u.).

Färbereaktionen. Das abgelagerte Hyalin ist schwach eosinophil. Wie Amyloid und Paramyloid erscheint es mit van Gieson-Färbung gelb. Im Gegensatz zu Amyloid oder Paramyloid besteht aber gewöhnlich keine Metachromasie auf Färbung mit Methylviolett, und Kongorot verursacht keine Rotfärbung. (Nur in den von WILE und SNOW und von UNGAR und KATZENELLENBOGEN beschriebenen Fällen waren diese Reaktionen schwach positiv.) Die Perjodsäure-Leukofuchsin-Reaktion ist positiv. Dieses besagt nach WEYHBRECHT und KORTING, daß das Hyalin Glucoproteide enthält. Jedoch haben UNGAR und KATZENELLENBOGEN darauf hingewiesen, daß die Menge von Proteinen sehr gering sein muß, da die Ninhydrin-Schiff-Reaktion negativ ist.

Die Färbereaktionen der abgelagerten Fettsubstanzen sind schon von URBACH eingehend beschrieben worden. Jedoch lassen sich die Folgerungen, die URBACH aus seinen histochemischen Ergebnissen zog, heute nicht mehr aufrechterhalten, da die verschiedenen histochemischen Färbungen nicht so spezifisch für bestimmte Lipoide sind, wie damals angenommen wurde.

URBACH nachm auf Grund der positiven Ciaccio-Färbung an, daß die Ablagerungen frei von Neutralfetten wären, und folgerte auf Grund der positiven Färbung nach SMITH-DIETRICH, daß die Ablagerungen aus Phosphatiden bestünden. Es hat sich jedoch herausgestellt, daß mit der Ciaccio-Färbung sämtliche Fettstoffe mit Ausnahme der gesättigten Triglyceride dargestellt werden und daß die Smith-Dietrichsche Methode auch Cholesterinestergemische tiefschwarz färbt (HOLTZ und SCHULZE). Zudem stellten HOLTZ und SCHULZE sowie BRAUN und WEYHBRECHT und WEYHBRECHT und KORTING fest, daß die Reaktion nach LIEBERMANN-SCHULTZ, die das Vorhandensein von Cholesterin oder seinen Estern beweist, deutlich positiv ist, während die Digitoninreaktion nach WINDAUS, die freies Cholesterin nachweist, negativ ist, so daß das Vorhandensein von Cholesterinestern sehr wahrscheinlich ist. Mittels histochemischer Methoden läßt sich die Anwesenheit von Phosphatiden in den Einlagerungen jedenfalls nicht beweisen, allerdings auch nicht ausschließen. Zumindest handelt es sich nicht um reines Phosphatid, da sich Cholesterinester nachweisen lassen. Die Tatsache, daß bei polariskopischer Untersuchung die Lipoide nicht doppelbrechend sind, erklärt sich wohl daraus, daß die Menge von Cholesterinestern zu gering ist, um Doppelbrechung hervorzurufen (HOLTZ und SCHULZE).

Daß die Fettablagerungen keine einheitliche Zusammensetzung in allen Fällen haben, geht daraus hervor, daß SULZBERGER in seinem Fall mittels der positiven Hoerr-Romeisschen Färbung freies Cholesterol nachweisen konnte. Ferner schlossen WEYHBRECHT und KORTING aus der Tatsache, daß in ihrem Falle die Sudanfärbung nach Anwendung der Ciaccioschen Methode viel schwächer war als vorher, daß reichliche Mengen gesättigter Triglyceride in den Hautablagerungen vorhanden waren. Auch kann sich mit dem Altern der Krankheitsherde die Menge und die chemische Zusammensetzung der Lipoide ändern, wie UNGAR und KATZENELLENBOGEN nachwiesen, die eine der ursprünglich von URBACH untersuchten Patientinnen 28 Jahre später nachuntersuchten. Sie fanden nur spärliche Mengen von sudanophilem Material und dieses bestand ausschließlich aus Neutralfett.

Chemische Analyse. Die chemische Analyse der Fettsubstanzen in excidierten Hautstücken ergab bei den meisten Untersuchungen eine Vermehrung der Phospholipoide. Jedoch sind die Untersuchungsergebnisse nicht einheitlich. Dies erklärt sich aus den Schwierigkeiten solcher Analysen: Wie PRICE u. Mitarb. nachweisen konnten, zeigen selbst normale Hautstücke große Unterschiede in ihrem Fettgehalt, so daß Vergleiche zwischen gesunder und kranker Haut nicht ohne weiteres möglich sind. Sodann hängt der Fettgehalt von der Art des Hautstückes ab: Verruköse Haut enthält in den hornigen Einbuchtungen große Mengen von Fettstoffen. Es sollte daher in Zukunft die Epidermis entfernt werden, bevor Fettanalysen ausgeführt werden.

Unter den vorliegenden Untersuchungen fand RAMOS E SILVA in einem Hautstück von seinem Patienten eine fünffache Vermehrung der Phospholipoide über die in einem normalen Hautstück vorhandene Menge. HOLTZ und SCHULZE fanden bei ihrer Patientin den Phospholipoidwert etwa das Doppelte der Kontrollwerte. Bei dem Patienten von MONTGOMERY und HAVENS war der Gesamtfettgehalt der Haut normal, aber der prozentuale Anteil der Phospholipoide am Gesamtfett betrug 79%, statt der normalen 10—30%. WILE und SNOW fanden in der Haut ihres Patienten den Gesamtfettgehalt und dementsprechend auch den Gehalt an Phospholipoiden vermehrt. Diese Autoren betonen ausdrücklich, daß in ihrem Fall, im Gegensatz zu dem Fall von MONTGOMERY und HAVENS, der prozentuale Anteil der Phospholipoide im Gesamtfett nicht erhöht war. PRICE u. Mitarb. fanden als einzige Untersucher in ihrem Fall keine Vermehrung des Gesamtfettes, des Cholesterins oder der Phospholipoide.

Klinisches Krankheitsbild

Während im Jahre 1932, als URBACHs Handbuchbeitrag erschien, nur 14 Fälle von Hyalinosis cutis et mucosae bekannt waren, beträgt die Zahl der veröffentlichten Fälle jetzt über 50. Seit der letzten, im Jahre 1950 von HOLTZ und SCHULZE vorgenommenen Zusammenstellung, die sich auf 43 Fälle belief, sind je ein Fall

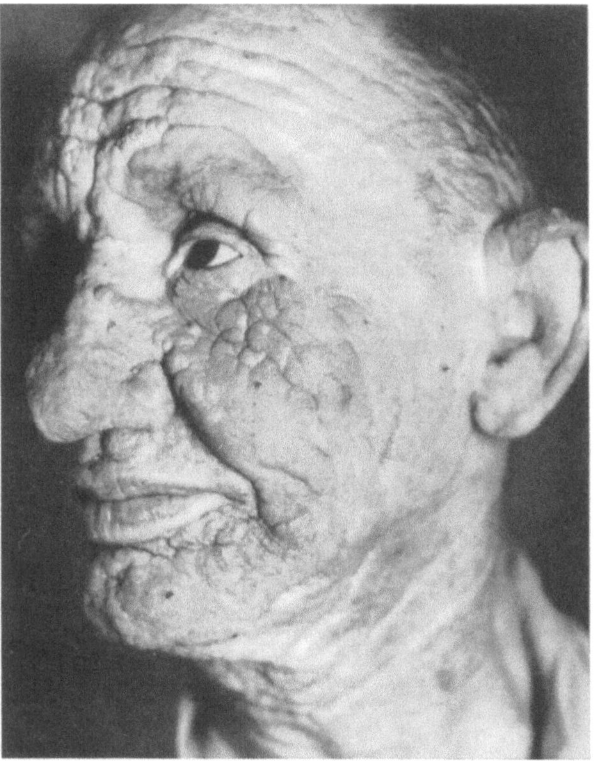

Abb. 11. *Hyalinosis cutis et mucosae.* Es besteht eine unregelmäßige Infiltrierung der Gesichtshaut, die die Hautfalten stark hervortreten läßt. (Sammlung K. H. HOLTZ, Univ.-Hautklinik Freiburg)

von BRAUN und WEYHBRECHT, IZAKI, THEISSING und SCHMIDT, F. URBACH und GRAY, GERTH und FLEGEL, LAYMON und HILL, und MIEDZINSKI und KOZAKIEWICZ, sowie zwei Fälle von HÄNIG und KREMER veröffentlicht worden.

Es steht nunmehr fest, daß die Hyalinosis cutis et mucosae eine recessiv vererbbare Dermatose darstellt. Dafür sprechen das gehäufte Auftreten des Leidens unter Geschwistern (WISE und REIN; PRICE u. Mitarb.; HOLTZ und SCHULZE; HÄNIG und KREMER) und die Bevorziehung von Kindern aus Verwandtenehen (RAMOS E SILVA; PRICE u. Mitarb.; HOLTZ und SCHULZE; IZAKI).

Dem klinischen Bilde, wie es von URBACH beschrieben worden ist, kann einiges hinzugefügt werden. URBACH unterschied bereits zwischen knötchenförmigen und hyperkeratotischen Hautveränderungen, wobei die ersteren hauptsächlich am Gesicht und die letzteren an den Ellbogen, Händen und Knien auftreten. Er wies darauf hin, daß das Gesicht oft flächenhafte Infiltrierung zeigt, wodurch die Gesichtsfalten stark hervortreten (Abb. 11). Oft finden sich an den

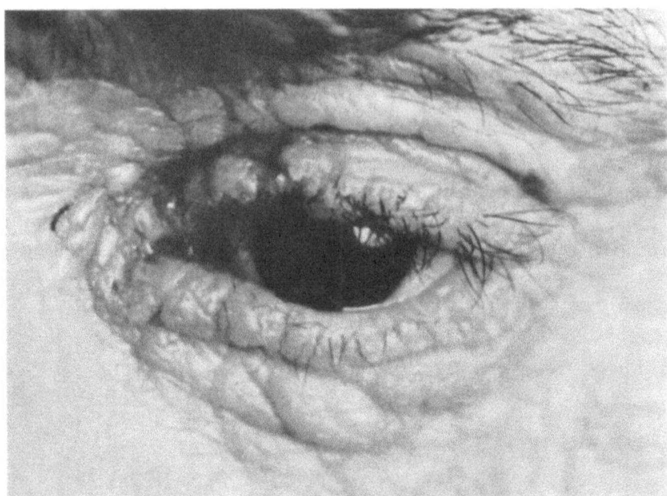

Abb. 12. *Hyalinosis cutis et mucosae.* An den Lidrändern finden sich aneinander gereihte, perlmutterartig glänzende Knötchen. [GERTH, H., u. H. FLEGEL: Derm. Wschr. **133**, 10 (1956), Abb. 2]

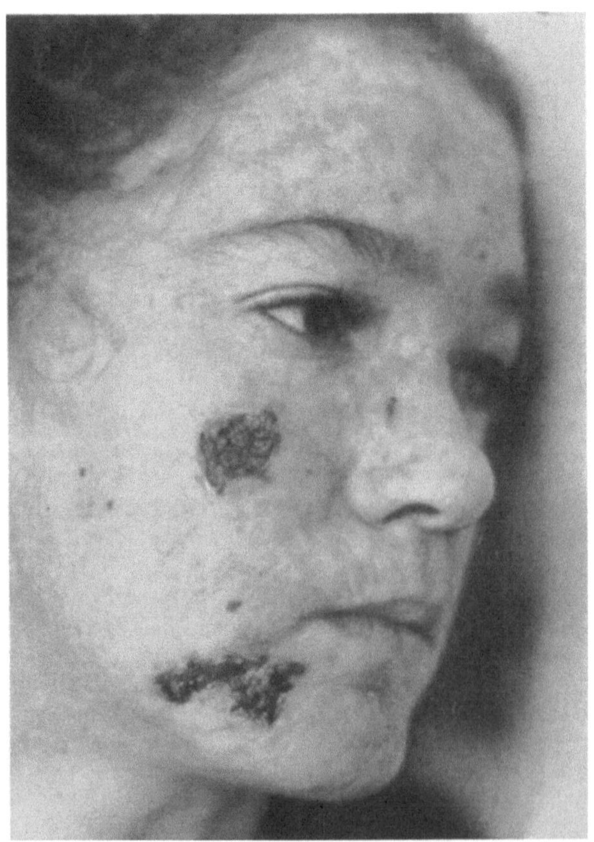

Abb. 13. *Hyalinosis cutis et mucosae.* Spontan aufgetretene, oberflächliche, krustenbedeckte Geschwüre am Gesicht. [RAMOS E SILVA, J.: Arch. Derm. Syph. (Chicago) **47**, 301 (1943), Abb. 5b]

Lidrändern perlschnurartig aneinandergereihte Knötchen (Abb. 12). URBACH wies zwar auf das Vorhandensein von pockenähnlichen Narben hin, führte diese aber auf einen im Säuglingsalter aufgetretenen Ausschlag zurück. Seitdem ist es aber klar geworden, daß auch noch im Kindes- und Erwachsenenalter kleine, krustenbedeckte Geschwüre auftreten können, aus denen sich diese Narben entwickeln (Abb. 13) (RAMOS E SILVA; PRICE u. Mitarb.; BRAUN und WEYHBRECHT; GERTH und FLEGEL). Selbst Blasen sind beschrieben worden. Diese bilden sich hauptsächlich nach Traumen (BAZEX; LUNDT; HOLTZ und SCHULZE; GERTH und FLEGEL). Auch hat sich ergeben, daß die Hautveränderungen viel ausgedehnter sein können als URBACH beschrieb, denn sie können auch an den Armen und Händen, in den Axillen, am Halse und am Rücken vorkommen, besonders als

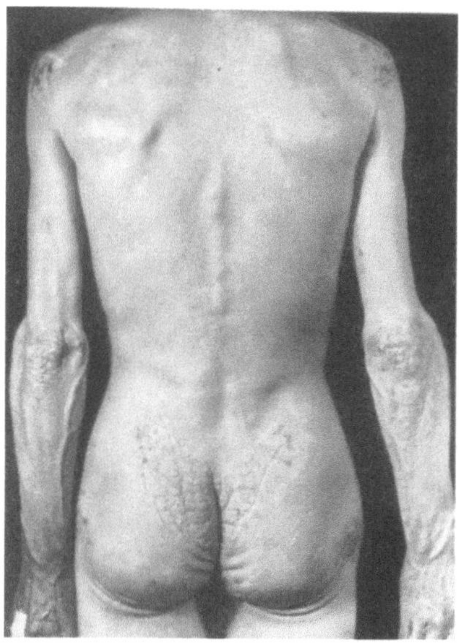

Abb. 14. *Hyalinosis cutis et mucosae.* Hyperkeratotische Herde an den Ellenbogen und am Gesäß. [HOLTZ K. H., u. W. SCHULZE: Arch. Derm. Syph. (Berl.) **192**, 206 (1950, Abb. 9)]

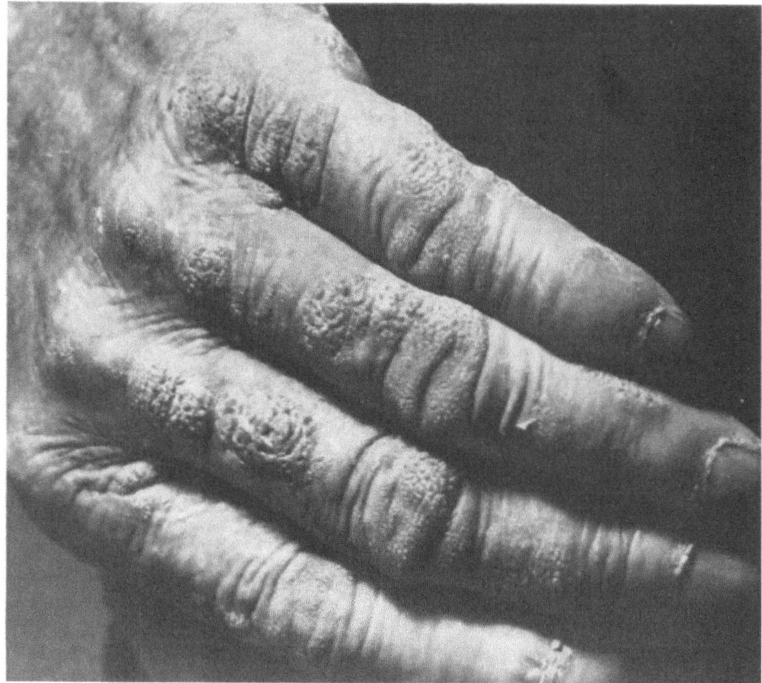

Abb. 15. *Hyalinosis cutis et mucosae.* Hyperkeratotische warzenartige Veränderungen an den Fingern. (Sammlung K. H. HOLTZ, Univ.-Hautklinik Freiburg)

hyperkeratotische Plaques (Abb. 14 und 15) (WISE und REIN; HOLTZ und SCHULZE; BRAUN und WEYHBRECHT).

Das regelmäßige Vorkommen von Schleimhautveränderungen ist schon von URBACH erwähnt worden. Diese finden sich in der Mundhöhle (Abb. 16), wo

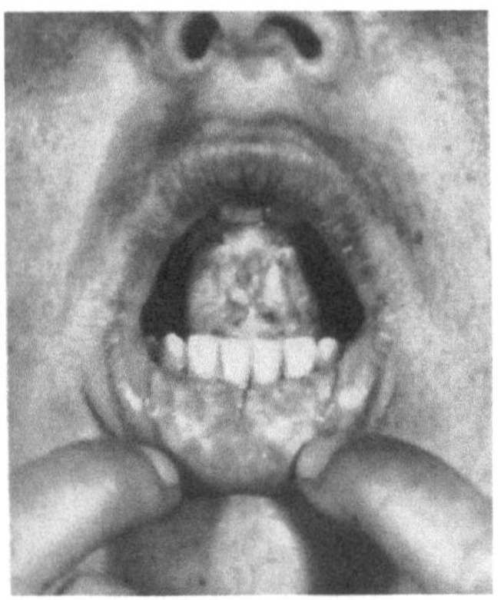

sie zu Vergrößerung und Verhärtung der Zunge führen, im Rachen und im Kehlkopf. URBACH betonte auch bereits, daß als ein sehr charakteristisches Symptom Heiserkeit seit frühester Kindheit besteht. Unter den von URBACH noch nicht erwähnten Erscheinungen finden sich wiederholte Stauungen der Parotis auf Grund von Versperrung des Parotisganges durch die Hyalininfiltrate (SULZBERGER; PRICE u. Mitarb.; LUNDT; HOLTZ und SCHULZE). Ferner sind bei mehreren Patienten Veränderungen in der Speiseröhre und im Magen festgestellt worden (FRANK; SCHWAB und BRAUN; HÄNIG und KREMER); FRANK beobachtete bei dem auch von LUNDT beschriebenen Patienten röntgenologisch mangelhafte Peristaltik des Magens. Die endoskopische Untersuchung ergab im Oesophagus eine blasse, verdickte, an einzelnen Stellen glasig gequollene Schleimhaut mit Einengung des

Abb. 16. *Hyalinosis cutis et mucosae*. Derbe gelbweiße Einlagerungen an der Innenseite der Unterlippe und Vernarbungen an der Zungenunterfläche. [HOLTZ, K. H., u. W. SCHULZE: Arch. Derm. Syph. (Berl.) **192**, 206 (1950), Abb. 11]

Lumens. Der Magen zeigte ein grobes Faltenbild ohne Zeichen einer Entzündung. Die Elastizität der Magenwand war vermindert. SCHWAB und BRAUN fanden bei dem auch von BRAUN und WEYHBRECHT beschriebenen Patienten bei

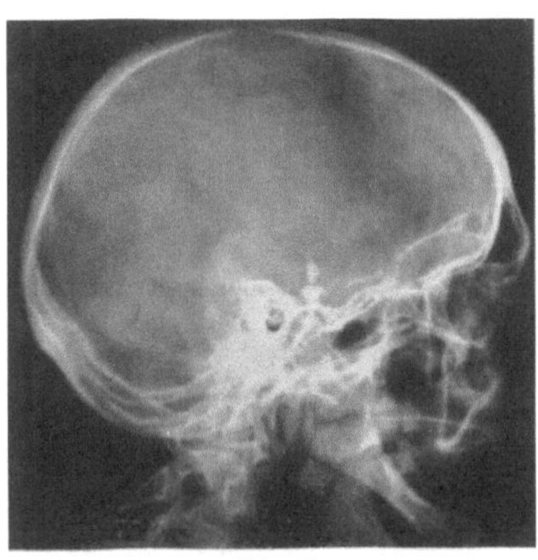

Abb. 17

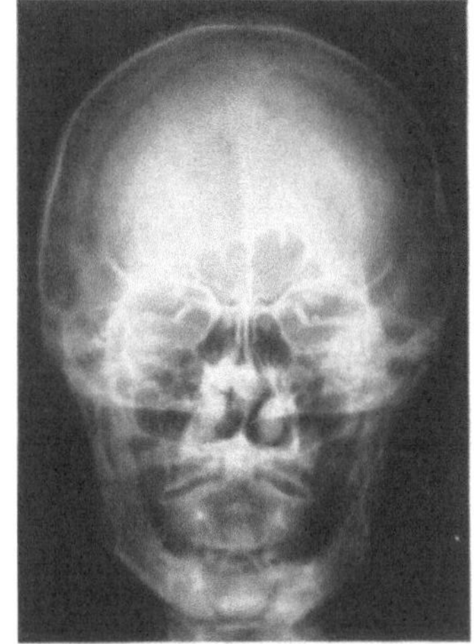

Abb. 18

Abb. 17 u. 18. *Hyalinosis cutis et mucosae*. Verkalkungen im Schädelinnern. Auf der seitlichen Aufnahme liegen die beiden halbmondförmigen Verschattungen in Deckung hintereinander oberhalb der Lehne des Hypophysensattels. Auf der *a-p*-Aufnahme projizieren sie sich auf beiden Seiten symmetrisch von oben medial nach unten lateral verlaufend in die Orbitalhöhle. [HOLTZ, K. H., u. W. SCHULZE: Arch. Derm. Syph. (Berl.) **192**, 206 (1950), Abb. 12 und 13]

der Röntgenbreipassage mangelnde Kontraktilität des Oesophagus. Die Oesophagoskopie zeigte, daß sich die Schleimhautveränderungen des Oropharynx in das obere Drittel des Oesophagus fortsetzten und im mittleren und unteren Drittel an Intensität verloren. Die Schleimhaut des Oesophagus war teils atrophisch und teils glasig-geschwollen mit auffallender Reliefarmut. HÄNIG und KREMER beobachteten bei der röntgenologischen Untersuchung des Magens eine im Verlauf konstante, gegenüber dem übrigen normalen Schleimhautrelief deutlich

verbreiterte und starre Schleimhautfalte. In dem von HANSEN beschriebenen
Fall fanden sich bei der Rectoskopie etwa 12 cm oberhalb des Anus mehrere
gelbliche Plaques, ,,ganz wie im Mund und Pharynx".

Als klinische Anzeichen von intrakraniellen Schäden traten bei einigen Patienten epileptische Anfälle auf (CRAWFORD; HOLTZ und SCHULZE; IZAKI et al.; GERTH
und FLEGEL). Auch wurden mehrmals bei der röntgenologischen Untersuchung
symmetrisch angeordnete Verkalkungsherde der Dura mater festgestellt. In

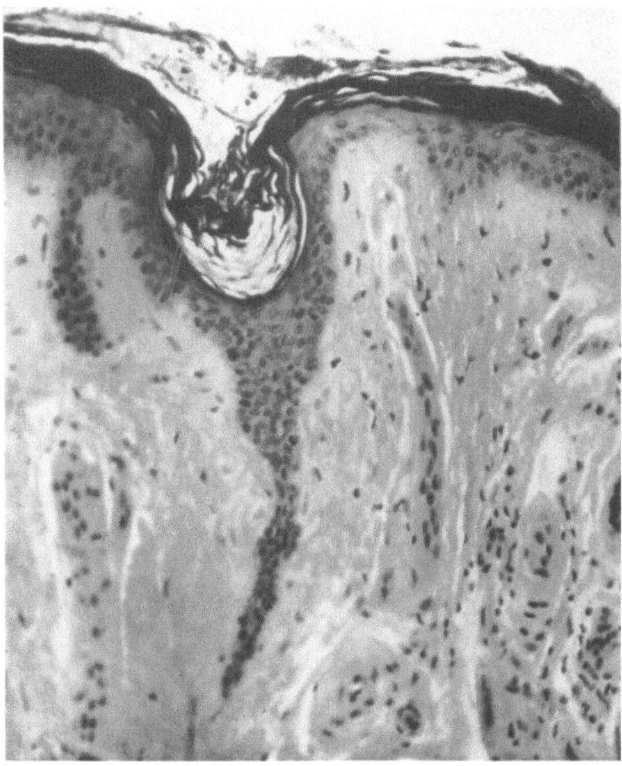

Abb. 19. *Hyalinosis cutis et mucosae.* Hämatoxylin-Eosin-Färbung. Dicke Bündel von Hyalin verlaufen senkrecht
zur Epidermis. Die Blutgefäße sind von einem dicken Mantel dieses hyalinen Materials umgeben. (Vergr. 200mal)

mehreren Fällen waren diese Verkalkungsherde in der Nähe des Hypophysen-
sattels in der basalen Dura mater gelegen (Abb. 17 und 18) (RAMOS E SILVA;
HOLTZ und SCHULZE; IZAKI et al.; GERTH und FLEGEL). In einem Fall fanden sich
Verkalkungsherde in der Falx cerebri (LAYMON und HILL) und in einem anderen im
Tentorium (CRAWFORD). Bei dem letzteren Patienten war das Elektrencephalo-
gramm auf einen Gehirntumor verdächtig. Daß die meisten Patienten mit
Hyalinosis cutis et mucosae geistig und körperlich unterentwickelt sind, ist in
diesem Zusammenhang von Interesse.

Erwähnt seien noch die Augenhintergrundveränderungen, die GERTH und
FLEGEL bei ihrem Patienten fanden. Es bestanden, besonders im Bereich der
Macula, zahlreiche grau-weißliche, unscharf begrenzte Herdchen. Sie lagen vor-
wiegend in der Lamina elastica interna.

Histologie

Das histologische Bild ist von URBACH eingehend beschrieben worden. Das
obere Corium enthält dicke Bündel einer homogenen, hyalinen Substanz. Diese

Bündel verlaufen oft senkrecht zur Oberfläche der Epidermis (Abb. 19). Die Blutgefäße sind von einem dicken Mantel dieses hyalinen Materials umkleidet. Für die Stellung der Diagnose sind Lipoidfärbungen von Wichtigkeit, denn bei Färbung mit Sudan oder Scharlachrot findet man gewöhnlich, diffus durch das hyaline Material verstreut, zahllose kleinste Fetttröpfchen, welche sich nicht wie Neutralfett leuchtend rot, sondern dunkelorangegelb färben. Sie liegen am dichtesten

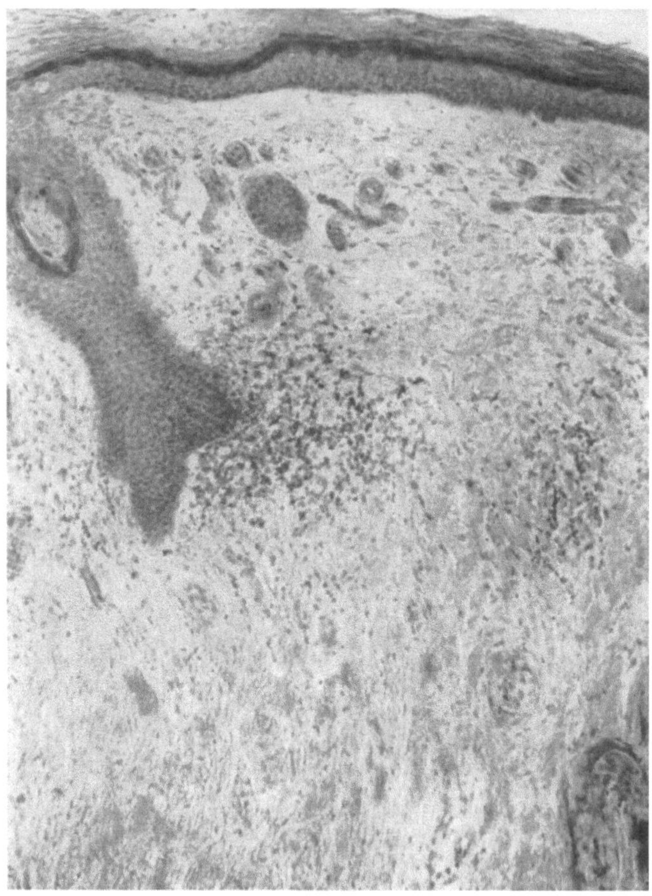

Abb. 20. *Hyalinosis cutis et mucosae.* Scharlachrot-Färbung für Fettsubstanzen. Zahllose kleine Fetttröpfchen sind diffus durch das Hyalin verstreut. Sie liegen besonders dicht um die Blutgefäße herum. (Vergr. 100mal)

um die Capillaren im oberen Corium (Abb. 20). Gelegentlich sind Fettsubstanzen in nur geringer Menge vorhanden und auf die pericapillaren Gebiete beschränkt (BRAUN und WEYHBRECHT). Nicht von URBACH erwähnt ist die Tatsache, daß auch die Gefäße des tiefen Corium und besonders die ekkrinen Schweißdrüsen von einer dicken Hülle von Hyalin ummauert sein können (Abb. 21) (HOFFMANN; HOLTZ und SCHULZE; WEYHBRECHT und KORTING). Dabei kommt es oft zu einer starken Atrophie der Schweißdrüsenknäuel.

GOTTRON (1940) sowie WEYHBRECHT und KORTING erklären den örtlichen Krankheitsablauf der Hyalinosis cutis et mucosae so, daß auf Grund einer abartigen Durchströmung im Endstrombahngebiet der Haut ein Austritt von Eiweißstoffen in das perivasale Gewebe stattfinde. Dort komme es zu konzentrisch um die Gefäße sich ausdehnender adsorptiver Hyalinisierung des kollagenen Bindegewebes mit Untergang der elastischen Fasern. Gleichzeitig träten durch Auffaserung der kollagenen Bündel (Dekollagenisierung) in zunehmendem Maße versilberbare Faserelemente in Erscheinung. Schließlich komme es zu einer flächenhaften Hyalinisierung und zu einer sekundären, zunächst geringen und im Laufe der Zeit zunehmenden Einlagerung von Fettstoffen. Andererseits glauben UNGAR und KATZENELLENBOGEN, die den Krankheitsprozeß als eine lokale Stoffwechselstörung des Bindegewebes betrachten, der wesentliche Prozeß liege in einer Degeneration und Zerstörung der elastischen Fasern, in dem Auftreten

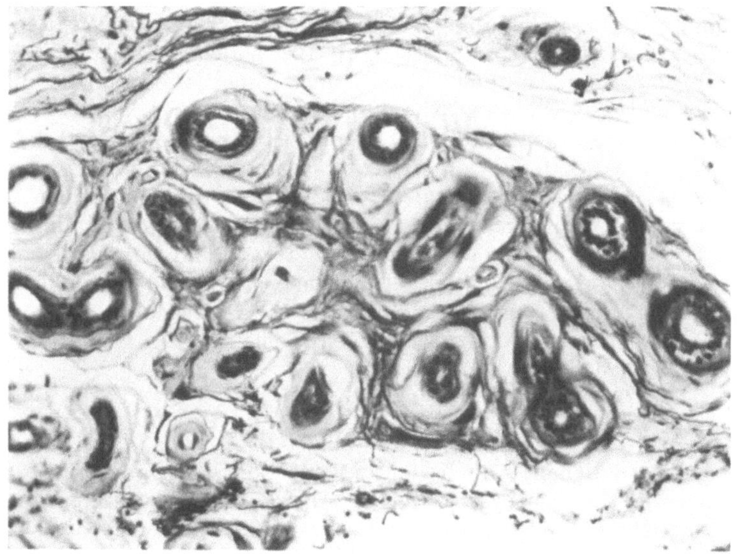

Abb. 21. *Hyalinosis cutis et mucosae.* Elacinfärbung nach UNNA. Die Schweißdrüsen sind von einer dicken Hülle von Hyalin umgeben. Das Drüsenepithel ist atrophisch. (Vergr. 185mal.) [WEYHBRECHT, H., u. G. W. KORTING: Arch. Derm. Syph. (Berl.) **197**, 459 (1954), Abb. 5b]

von versilberbaren Fasern im gesamten Corium und in einer Hyalinisierung des oberen Coriums. Die Hyalinisierung ist ihrer Ansicht nach durch das Freisetzen von Kohlenhydraten während des Degenerationsprozesses verursacht.

Laboratoriumsbefunde

Laboratoriumsuntersuchungen haben keine grundlegenden Veränderungen ergeben. URBACH nahm (allerdings auf Grund weniger und nicht genauer Untersuchungen) an, daß bei der Hyalinosis cutis et mucosae eine Hyperlipoidämie und eine diabetische Stoffwechselstörung bestünden. Was die Erhöhung der Serumlipoide betrifft, fanden HANSEN sowie LAYMON und HILL bei je einem Patienten bei nur einmaliger Bestimmung eine mäßige Erhöhung der Serum-Phospholipoide. Außerdem beobachteten einige Untersucher Schwankungen der Serum-Phospholipoide mit zeitweiliger Erhöhung (TRIPP; LUNDT und FRITZE u. Mitarb.; GERTH und FLEGEL). Die Mehrzahl der Untersucher hat aber normale Lipoidwerte festgestellt. Auch eine diabetische Neigung ist seit URBACH nur einmal festgestellt worden (IZAKI u. Mitarb.).

Leberfunktionsprüfungen haben gewöhnlich normale Verhältnisse ergeben. WILE und SNOW sowie PRICE u. Mitarb. fanden allerdings eine Leberstörung mittels des Bromsulfalein-Tests. Auch wohl auf Grund einer Leberstörung fand

LUNDT im Harn eine stark vermehrte Ausscheidung von Koproporphyrin III. Bei einer späteren Untersuchung durch WEYHBRECHT und KORTING wurden allerdings bei diesem Patienten keine abnorme Mengen von Porphyrin mehr im Harn gefunden.

Bei der elektrophoretischen Untersuchung der Serumproteine haben mehrere Untersucher normale Werte festgestellt (LAYMON und HILL; MIEDZINSKI und KOZAKIEWICZ). Häufig jedoch wurde eine leichte Erhöhung der Globuline auf Kosten des Albumins festgestellt. Meist betraf die Erhöhung die Alpha- und Gamma-Globuline (WEYHBRECHT und KORTING; BRAUN und WEYHBRECHT; THEISSING und SCHMIDT; HÄNIG und KREMER). Gelegentlich bestand zusätzlich eine Erhöhung der Beta-Globuline (HOLTZ und SCHULZE; IZAKI et al.; GERTH und FLEGEL; KATZENELLENBOGEN und UNGAR). Bei manchen Patienten wurde die Globulinerhöhung allerdings nur zeitweise angetroffen (WEYHBRECHT und KOR-TING; BRAUN und WEYHBRECHT; KATZENELLENBOGEN und UNGAR). Es ist wohl kaum angängig, diese leichte Dysproteinämie als einen Beweisgrund dafür anzusehen, daß es sich bei der Hyalinosis cutis et mucosae um eine Paraproteinose handelt, wie es BRAUN und WEYHBRECHT tun wollen. Gegen eine solche Annahme spricht, daß gleiche Veränderungen bei einer großen Anzahl von Krankheiten vorkommen, die mit Entzündung oder Gewebszerstörung und ohne Paraproteinämie einhergehen (LEVER et al.). Eine Zerstörung von Kollagen und elastischem Gewebe findet ja bei der Ablagerung des Hyalins statt. Es ist daher wahrscheinlich, daß die elektrophoretischen Änderungen eher eine Folge als eine Ursache der Krankheit darstellen (LAYMON und HILL).

Behandlung

Eine wirksame Behandlung besteht nicht. Cortison, das von GERTH und FLEGEL angewandt wurde, war erfolglos. Allerdings sind gelegentlich symptomatische Maßnahmen angebracht, wie Entfernung stark vergrößerter Tonsillen oder Durchführung eines Luftröhrenschnitts beim Vorliegen von Atemnot auf Grund starker Kehlkopfveränderungen. Von Interesse ist dabei, daß ein Luftröhrenschnitt bei acht unter den 14 von URBACH berichteten Fällen ausgeführt werden mußte, seitdem aber bei keinem der nachfolgenden 38 Patienten nötig war.

III. Ablagerungen von Mucin

Die sog. Mucinosen sind im Jadassohnschen Handbuch nur unvollkommen besprochen. Die Hauterscheinungen des hypothyreotischen, diffusen Myxödems sind zwar schon von STRANDBERG im Kapitel „Haut und innere Sekretion" eingehend dargelegt worden. Das mit der Hyperthyreose verbundene Myxoedema circumscriptum ist dagegen nicht erwähnt, was daraus zu erklären ist, daß dieses Krankheitsbild, obwohl zwischen 1895 und 1899 einige Male beschrieben, erst von RICHTER im Jahre 1927 eingehend besprochen wurde. Der Lichen myxoedematosus wird von STRANDBERG „anhangsweise" erwähnt und irrtümlich als Variante des hypothyreotischen Myxödems betrachtet, bei der hanfkorn- bis kirschgroße Knötchen entweder mit den üblichen diffusen Myxödemveränderungen oder an normaler Haut aufträten. Die Zahl der Fälle war damals eben noch sehr klein. Das Scleroedema adultorum, das wegen des Nachweises einer schleimartigen, sich metachromatisch färbenden Substanz am besten unter die Mucinosen eingegliedert wird, ist im Handbuch bereits eingehend von EHRMANN und BRÜNAUER im Zusammenhang mit der Sklerodermie beschrieben worden und bedarf nur einiger Ergänzungen.

Beträchtliche Fortschritte sind im Verständnis der innersekretorischen Vorgänge gemacht worden, die zu einer Schleimablagerung sowohl bei der Hypothyreose als auch bei der Hyperthyreose führen. Trotzdem bleiben noch viele Fragen ungelöst.

Eine Einteilung der Mucinosen, ähnlich der Einteilung, die SCHUERMANN, MONTGOMERY und UNDERWOOD, sowie BRAUN-FALCO (1956) benutzen, umfaßt die folgenden vier Krankheitsbilder:

1. *Myxoedema diffusum* (hypothyreotisch).
2. *Myxoedema circumscriptum praetibiale* (mit Hyperthyreose verbunden).
3. *Normothyreotische Myxodermie.*
   a) Lichen myxoedematosus.
   b) Skleromyxödem.
4. *Scleroedema adultorum* (normothyreotisch).

Im Gegensatz zum Paramyloid und Hyalin stellt Mucin einen normalen Bestandteil der Haut dar und ist in den obigen Krankheiten nur im Übermaß vorhanden. Aus diesem Grunde sind diese Krankheiten, mit Ausnahme des Skleromyxödems, auch rückbildungsfähig.

Herkunft und Zusammensetzung des Mucins

Mucin, oder Mucoprotein, stellt einen Komplex von Proteinen mit sauren Mucopolysacchariden dar, von denen die Hyaluronsäure und Chondroitinschwefelsäure die wichtigsten sind.

Herkunft. Die Herkunft der Mucopolysaccharide, die einen wichtigen Bestandteil der intrafibrillären Grundsubstanz darstellen, ist noch nicht völlig geklärt. Die Mehrzahl der Untersucher nimmt an, daß die Mucopolysaccharide, genau wie Kollagen, von den Fibroblasten sezerniert werden. Andererseits nimmt ASBOE-HANSEN (1950 II) an, daß das Mucopolysaccharid Hyaluronsäure ein Sekretionsprodukt der Mastzellen ist.

Zugunsten der Herkunft der Mucopolysaccharide von den Fibroblasten spricht die Tatsache, daß innerhalb mucinöser Ablagerungen regelmäßig sternartig verzweigte Bindegewebszellen auftreten, die wahrscheinlich unreife Fibroblasten darstellen und in ihrem Cytoplasma reichlich metachromatisches Material enthalten (KEINING und BRAUN-FALCO). Schon KREIBICH (1920, 1926) hat diese Fibroblasten als Schleimbildner angesehen.

Als weitere Beweisgründe, daß Fibroblasten Mucopolysaccharide bilden, mögen gelten: In experimentellen Quarzgranulomen ist die Fibroblastenproliferation mit einer Anreicherung metachromatischer Substanzen verbunden und das Cytoplasma der Fibroblasten enthält Mucopolysaccharide (GERSH und CATCHPOLE). Sodann wiesen BOLLET, BOAS und BUNIM nach, daß in Fibroblastenkulturen von Kaninchen eine Synthese von Hexosamin (einem Baustein der Mucopolysaccharide) durch die Fibroblasten stattfand; denn sie fanden ein Ansteigen des Hexosamingehaltes im Kulturmedium. Ferner wiesen DURAN-REYNALS u. Mitarb. eine Beziehung zwischen Fibroblasten-Aktivität und Anreicherung von Schleimsubstanzen in der Sexualhaut der Affen nach.

ASBOE-HANSEN (1950 II) gründet seine Ansicht, daß Mastzellen außer Heparin und Histamin auch Hyaluronsäure herstellen können, vor allem darauf, daß beim circumscripten Myxödem an den Stellen, an denen sich Metachromasie befindet, proportional zu dem Grade der Metachromasie, die Mastzellen vermehrt und vergrößert sind und zahlreiche große Granula enthalten, die sich mit Toluidin stark metachromatisch färben. Die meisten Autoren haben jedoch keine Vermehrung der Mastzellen weder beim Myxoedema circumscriptum (WODNIANSKY) noch beim Skleromyxödem (MONTGOMERY und UNDERWOOD), Lichen myxoedematosus (TAPPEINER) oder Sklerödem (BRAUN-FALCO) feststellen können.

Chemische Zusammensetzung des Mucins. Die wichtigsten der in den Muco-proteinen enthaltenen Mucopolysaccharide sind die Hyaluronsäure und die Chondroitinschwefelsäure. Beide sind hochpolymer und enthalten ein Hexosamin und Glucuronsäure. Die Hyaluronsäure besteht aus äquimolaren Anteilen von N-Acetyl-Glucosamin und d-Glucuronsäure, und die Chondroitinschwefelsäure aus äquimolekularen Anteilen von N-Acetyl-d-Galaktosamin, d-Glucuronsäure und Schwefelsäure (WATSON und PEARCE 1947 I, 1947 II, 1949; BRAUN-FALCO 1954 I). Auf Grund des Wasserbindungsvermögens der Hyaluronsäure enthält Mucin viel Wasser in gebundener Form. Da aber keine Vermehrung an freiem Wasser vorhanden ist, besteht bei den Mucinosen gewöhnlich kein eindrückbares Ödem.

Chemische Analysen der Mucopolysaccharide in normaler Haut und in Haut-stücken von zwei Patienten mit prätibialem Myxoedema circumscriptum wurden von WATSON und PEARCE (1949) nach der Methode von MEYER und CHAFFEE ausgeführt. Sie fanden bei elf normalen Personen im Durchschnitt 24,5 mg von Hyaluronsäure und 26,2 mg von Chondroitinsäure per 100 g frischer Haut. Beim Myxoedema circumscriptum waren sowohl die Hyaluronsäure als auch die Chondroitinschwefelsäure stark vermehrt, besonders die erstere. Für die Hyaluron-säure betrug die Konzentration 63,6 bzw. 270 mg per 100 g, und für die Chon-droitinschwefelsäure 48,7 bzw. 160 mg. Der Wassergehalt der Haut war auch bedeutend größer. Er betrug im Durchschnitt für die normale Haut 61% und für die pathologische Haut 74,8%. Die von der pathologischen Haut isolierten Mucopolysaccharide unterschieden sich nicht von den aus normaler Haut ge-wonnenen bezüglich des Gehaltes an Hexosaminen und der Menge von reduzieren-den Substanzen, die durch die Einwirkung von Hyaluronidase freigesetzt wurden. WATSON und PEARCE folgerten daraus, daß die Mucopolysaccharide in der patho-logischen Haut qualitativ dieselben waren wie in der normalen Haut und nur in vermehrter Menge vorhanden waren. Andererseits fanden KEINING und BRAUN-FALCO bei histochemischen Untersuchungen ein von Fall zu Fall unterschiedliches Ansprechen des Mucins auf die PAS-Reaktion und auf Bebrütung mit Hyaluroni-dase (s. Histochemische Reaktionen, S. 72) und schlossen daraus, daß das Mucin bei den Mucinosen keine einheitliche Zusammensetzung habe.

Regulierung der Mucinmenge in der Haut. Die Menge von Mucin im Corium unterliegt sowohl zentralen hormonalen Einflüssen wie auch lokalen enzymatischen Einflüssen.

Hormonale Regulierung. Daß hormonale Einflüsse von großer Bedeutung sind, geht einwandfrei daraus hervor, daß abnorme Mengen von Mucin sowohl bei der Hypothyreose wie auch im Verlauf der Hyperthyreose in der Haut vorkom-men. Bei der Hyperthyreose spielt ein eng mit dem thyreotropen Hormon des Hypophysenvorderlappens verbundener Hormonfaktor eine Rolle, der sog. histiotrope oder myxödematisierende Faktor (WODNIANSKY). Beim diffusen Myxödem ist das Ausfallen des Schilddrüsenhormons von Bedeutung.

Im ungereinigten thyreotropen Hormon des Hypophysenvorderlappens finden sich anscheinend vier Hormonfaktoren: ein thyreotroper Faktor, ein exoph-thalmotroper Faktor, ein fettmobilisierender Faktor und ein (hypothetischer) histiotroper Faktor. Diese vier Faktoren stehen zwar in enger Beziehung zu-einander, können aber mehr oder weniger unabhängig voneinander einwirken.

Der *thyreotrope Faktor* des thyreotropen Hormons stimuliert die Sekretion der Schilddrüse. Das auf diese Weise hervorgerufene Schilddrüsenhormon inhibiert die Produktion des thyreotropen Faktors im Hypophysenvorderlappen.

Daraus ergibt sich ein Gleichgewicht zwischen der Funktion der Schilddrüse und der Hypophyse (RAWSON, STERNE und AUB). Bei der „klassischen" Hyperthyreose (MEANS) findet man gewöhnlich keinen thyreotropen Faktor im Serum, da die überaktive Schilddrüse die Produktion inhibiert. Nur wenn die Schilddrüse entweder spontan atrophiert oder durch Operation, Thyreostatica oder Radiojodtherapie größtenteils ausgeschaltet wird, finden sich oft erhebliche Mengen von thyreotropem Faktor im Serum (MEANS; DOBYNS). Es ist zu diesem Zeitpunkt, daß gewöhnlich ein progressiver, maligner Exophthalmus und auch das Myxoedema circumscriptum auftreten. Gleichzeitig kann der thyreotrope Faktor durch Stimulierung des übriggebliebenen Schilddrüsenanteils eine sekundäre, hypophysäre Form von Hyperthyreose verursachen, welche von MEANS die hyperophthalmopathische Form von Hyperthyreose genannt worden ist.

Ursprünglich wurde angenommen, daß die überschüssigen Mengen von thyreotropem Faktor den Exophthalmus verursachten (CURTIS, CAWLEY und JOHNWICK; ASBOE-HANSEN, IVERSEN und WICHMANN). Man ist aber jetzt zur Ansicht gekommen, daß ein eng mit dem thyreotropen Faktor verbundener, aber doch selbständiger *exophthalmotroper Faktor* dafür verantwortlich ist. Denn JEFFERIES wies an Meerschweinchen nach, daß Jodierung von ungereinigtem thyreotropem Hormon zwar den schilddrüsenstimulierenden Effekt, nicht aber den exophthalmotropen Effekt dieses Hormons aufhob. Ferner erzielten SMELSER und OZANICS an Meerschweinchen mit gereinigtem thyreotropem Hormon (d. h. thyreotropem Faktor) zwar eine gute Stimulierung der Schilddrüse, aber keinen exophthalmotropen Effekt. Gegen einen direkten Zusammenhang zwischen thyreotropem Faktor und Exophthalmus sprechen auch die Beobachtungen, daß nicht alle Patienten mit progressivem Exophthalmus in ihrem Serum einen hohen Titer von thyreotropem Faktor aufweisen (D'ANGELO u. Mitarb.; PURVES und GRIESBACH) und daß häufig hohe Titer von thyreotropem Faktor beim hypothyreotischen Myxödem (HERTZ und OASTLER; PURVES und GRIESBACH) und bei der Akromegalie (D'ANGELO u. Mitarb.) gefunden werden, obwohl bei ihnen ein Exophthalmus nicht vorkommt. Vor kurzem haben nun DOBYNS und STEELMAN im thyreotropen Hormon die Trennung des exophthalmotropen Faktors von dem thyreotropen Faktor auf Grund ihrer verschiedenen Löslichkeit in Trichloressigsäure vollzogen. Ferner haben DOBYNS und WILSON das Vorhandensein eines spezifisch exophthalmotropen Faktors im Serum von sechs Patienten mit progressivem Exophthalmus nachgewiesen.

Der *fettmobilisierende Faktor*, ist dadurch gekennzeichnet, daß Injektionen von hohen Dosen von thyreotropem Hormon bei Meerschweinchen binnen 24 Std eine weitverbreitete Mobilisierung von Fett und dessen Ansammlung in Leber, Muskeln und Nieren hervorrufen. Der fettmobilisierende Faktor ist von geringer praktischer Bedeutung, da er zwar experimentell aber nicht klinisch klar zutage tritt (IVERSON und ASBOE-HANSEN; ASBOE-HANSEN, IVERSEN und WICHMANN).

Der *histiotrope Faktor*, der eine Ansammlung von Mucin in der prätibialen Haut herbeiführt, ist bisher noch nicht isoliert worden und daher hypothetisch. Er ist mit dem exophthalmotropen Faktor eng verbunden aber nicht identisch, denn Exophthalmus und das prätibiale Myxoedema circumscriptum können ja unabhängig voneinander auftreten. Es ist aber bemerkenswert, daß die histochemischen und histologischen Veränderungen, die im Bindegewebe der Augenhöhle und in der prätibialen Gegend auftreten, einander sehr ähnlich sind (LUDWIG, BOAS und SOFFER).

Beim diffusen hypothyreotischen Myxödem sind die Hormonverhältnisse von denen, die beim prätibialen Myxoedema circumscriptum vorliegen, verschieden, denn das diffuse Myxödem spricht ja, im Gegensatz zum circumscripten

Myxödem, auf Behandlung mit Schilddrüsenextrakt prompt an. So liegt es nahe, die Ursache der Schleimablagerung in dem Ausfall des Schilddrüsenhormons zu suchen. Jedenfalls kann die Schleimablagerung beim Myxoedema diffusum nicht durch einen von der Hypophyse produzierten Hormonfaktor bedingt sein, denn das diffuse Myxödem kann ja auch als sekundäres Myxödem infolge Ausfallens der Hypophysenfunktion auftreten. Anscheinend reguliert das Schilddrüsenhormon den Abbau (die Depolymerisierung) von Mucoproteinen. Wiener u. Mitarb. fanden, daß die Ausscheidung von Hexosamin im Urin von Patienten mit diffusem Myxödem stark herabgesetzt ist und nach Verabreichung von Schilddrüsenhormon ansteigt. Sie nehmen daher an, daß beim diffusen Myxödem der Abbau von Schleimsubstanzen zu löslichen und ausscheidbaren Molekülen herabgesetzt ist, während die Bildung von Schleimsubstanzen anscheinend unbeeinflußt ist.

Enzymatische Regulierung. Betreffs lokaler enzymatischer Einflüsse auf die Menge von Mucin in der Haut ist bekannt, daß das Enzym Hyaluronidase die Hyaluronsäure depolymerisiert und sie in N-Acetyl-Glucosamin und Glucuronsäure spaltet, wodurch eine bedeutende Herabsetzung der Viscosität eintritt. Hyaluronidase ist in der normalen Haut anscheinend nur in kleinen Mengen vorhanden. Bei allergischen Reaktionen wird jedoch Hyaluronidase in der Haut in nachweisbaren Mengen freigesetzt (Asboe-Hansen 1950 I). Man nimmt an, daß in der Haut ein Gleichgewicht zwischen der Hyaluronsäure und dem Enzym Hyaluronidase besteht (Trotter und Eden). Wahrscheinlich rufen die bei der Hypothyreose und Hyperthyreose bestehenden Hormonstörungen die myxödematösen Hautveränderungen dadurch hervor, daß sie in den befallenen Hautstellen dieses Gleichgewicht ändern. Bei dem Myxoedema circumscriptum verursacht der histiotrope Hormonfaktor entweder eine erhöhte Produktion von Mucin durch Fibroblasten bzw. Mastzellen oder eine verringerte Freisetzung von Hyaluronidase und somit einen verringerten Abbau von Mucin (Watson und Pearce 1949; Asboe-Hansen 1950 II). Wahrscheinlich gehen diese beiden Prozesse Hand in Hand. Andererseits hat beim diffusen Myxödem der Mangel an Schilddrüsenhormon insofern einen Einfluß auf die Haut, als dieses Hormon normalerweise die Freisetzung von Hyaluronidase im Bindegewebe stimuliert und somit einen Abbau von Mucin hervorruft (Asboe-Hansen 1950 II, III). Beim Lichen myxoedematosus und Skleromyxödem, bei denen keine nachweisbaren Hormonstörungen vorliegen, besteht möglicherweise eine lokale Behinderung der Hyaluronidase-Freisetzung.

Histochemische Reaktionen. Drei histochemische Reaktionen geben über die Mucine oder Mucoproteine wichtige Auskunft: erstens die Prüfung der Metachromasie (Braun-Falco 1954 I); zweitens Färbungen mittels Alcian-Blau und der Perjodsäure-Leukofuchsin-Reaktion von Hotchkiss und McManus (Cawley u. Mitarb.) und drittens, die histioenzymatische Einwirkung von Hyaluronidase (Braun-Falco 1954 I).

Metachromasie im Gewebe ist hauptsächlich auf die Anwesenheit von sauren Mucopolysacchariden zurückzuführen. Eine ausgesprochene metachromatische Reaktion findet sich aus diesem Grunde in den Mastzellkörnern (wegen ihres Gehaltes an Heparin), im Knorpel (wegen ihres Gehaltes an Chondroitinschwefelsäure), und in der Whartonschen Sulze der Nabelschnur (wegen ihres Gehaltes an Hyaluronsäure). In normaler Haut sind saure Mucopolysaccharide in zu geringer Menge vorhanden, um Metachromasie hervorzurufen. Wenn diese aber, wie bei den Mucinosen, vermehrt vorhanden sind, wird Metachromasie deutlich erkennbar. Wegen seiner Metachromasie färbt sich Mucin mit Toluidinblau oder Thionin rotviolett statt blau.

Die Alcian-Blaufärbung, die saure Mucopolysaccharide darstellt, färbt Mucin blau (CAWLEY u. Mitarb.). Die *Perjodsäure-Leukofuchsin-Reaktion* (PAS-Reaktion), die auf der Oxydation von benachbarten Hydroxylgruppen in 1,2-Glykolen zu Aldehyden beruht, färbt nur neutrale Mucopolysaccharide (BRAUN-FALCO 1954 I). Diese sind zwar im Mucin, das von Schleimzellen produziert wird, vorhanden, aber kaum im Mucin des Bindegewebes, so daß diese Reaktion bei den Mucinosen gewöhnlich negativ ausfällt (WINER und WRIGHT).

Die histioenzymatische Einwirkung von Hyaluronidase verursacht in histologischen Schnitten Beseitigung, manchmal aber nur Abschwächung der Metachromasie. Die Tatsache, daß die Metachromasie nicht immer vollständig verschwindet, beruht darauf, daß eine im Mucin in unterschiedlichen Mengen vorhandene Chondroitinschwefelsäure, das Chondroitinsulfat B, nicht von der Hyaluronidase angegriffen wird (KEINING und BRAUN-FALCO).

1. Myxoedema diffusum

Das diffuse, hypothyreotische Myxödem kann wie folgend eingeteilt werden (LABHART).

A. Primäres Myxödem.

  1. Von Geburt an:

    a) Agenesie oder Hypogenesie der Schilddrüse, sporadisch.

    b) Kretinismus, endemisch, infolge der Schädigung der mütterlichen Schilddrüse durch Jodmangel.

    c) Genetisch bestimmte Störungen der Hormonsynthese, familiär.

  2. Später im Leben:

    a) Idiopathische Schilddrüsenatrophie.

    b) Sekundäre Schilddrüsenatrophie nach toxischen Schädigungen, Entzündungen oder Degeneration infolge abnormer Beanspruchung, sog. „ausgebrannter" Basedow.

    c) Schilddrüsenentzündungen.

    d) Verdrängung des Schilddrüsengewebes durch Tumormassen.

    e) Thyreoprive Hypothyreose (Resektion, Röntgenbestrahlung, radioaktives Jod, thyreostatische Substanzen).

B. Sekundäres Myxödem infolge Versagens des Hypophysenvorderlappens.

Klinisches Bild. Die wohlbekannten Hauterscheinungen des Myxödems sind von STRANDBERG bereits beschrieben worden. Es hat sich seitdem herausgestellt, daß die beim diffusen Myxödem häufig bestehende gelbliche Hautfarbe durch Hypercarotinämie hervorgerufen ist (s. unter Carotinosis, S. 236).

Eine Schilderung der Veränderungen in den inneren Organen beim Myxödem würde zu weit führen und ist in Büchern der inneren Medizin zu finden. Nur sei darauf hingewiesen, daß sich beim sekundären, hypophysären Myxödem oft neben den Anzeichen der Schilddrüseninsuffizienz auch Anzeichen einer Insuffizienz der Nebennieren und Geschlechtsdrüsen finden.

Bei milder Hypothyreose können Hautveränderungen fehlen. Statt dessen können sich die Beschwerden des Patienten auf solch unbestimmte Symptome wie leichte Ermüdbarkeit, Gemütsschwankungen, Kopfschmerzen usw. beschränken. Parästhesien der Extremitäten sind nach den Beobachtungen von BLOOMER und KYLE sehr häufig und waren bei 92% ihrer Patienten vorhanden.

Histologisches Bild. Die histologische Untersuchung zeigt bei Anwendung von routinemäßigen Färbungen, wie Hämatoxylin und Eosin, außer in schweren Fällen oft normale Verhältnisse. In schweren Fällen findet man jedoch Schwellung der Kollagenbündel mit Aufsplitterung der Bündel in Einzelfasern sowie basophile Fäden und Körner, welche Mucin darstellen (REUTER; CAROL). Die Mucinfäden und -körnchen sind durch Bebrütung der Schnitte mit Hyaluronidase größtenteils digestierbar.

Bei Anwendung von histochemischen Färbungen kann man jedoch fast stets Mucin nachweisen. GABRILOVE und LUDWIG fanden bei Färbung mit Toluidinblau Ablagerungen von metachromatischem Material vor allem in der Nähe der Blutgefäße und Haarfollikel.

Laboratoriumsbefunde. Beim Myxödem findet man einen erniedrigten Grundumsatz (20—40% unter normal), einen niedrigen Wert für eiweißgebundenes Jod (weniger als 2 μg per 100 cm³, während der Normalwert zwischen 3,0 und 8,5 μg liegt), und weniger als 10% Jodaufnahme in der Schilddrüsengegend 24 Std nach der Verabreichung einer Testdosis von radioaktivem Jod. (Die normale Jodaufnahme beträgt zwischen 10 und 40%). Der Serum-Cholesterinspiegel ist beim primären Myxödem, außer im Kindesalter, mäßig erhöht; beim sekundären, hypophysär bedingten Myxödem ist dagegen der Serum-Cholesterinspiegel in der Regel normal (ESCAMILLA 1953). Während MANCINI, GARBERI und DE LA BALZE beim Myxödem eine Vermehrung der Serum-Mucoproteine feststellten, fanden MUSTACCHI, PETERMANN und RALL erniedrigte Werte.

Die Menge von thyreotropem Hormon im Serum (gemessen an dem Effekt des Testserums auf die Drüsenzellen in der Schilddrüse der Kaulquappe) hängt unter anderem davon ab, ob das Myxödem primär oder sekundär ist. Beim primären Myxödem ist das Hormon gewöhnlich in vermehrten Mengen vorhanden, da die Hypophyse auf die schlecht oder gar nicht funktionierende Schilddrüse kompensatorisch in erhöhtem Maß einzuwirken sucht (HERTZ und OASTLER; PURVES und GRIESBACH). Allerdings sind die erhaltenen Resultate nicht einheitlich, denn ANDERSEN, ASBOE-HANSEN, QUAADE und WICHMANN fanden erhöhte Mengen von thyreotropem Hormon nur in schweren Fällen, bei denen die Haut-Probeexcision Mucin in der Haut ergab, und D'ANGELO u. Mitarb. fanden nur bei zwei unter zehn Patienten hohe Titer. Anscheinend hat auch die Dauer des Myxödems einen Einfluß, denn BAHNER und WEYGAND fanden keine Vermehrung bei Patienten mit primärem Myxödem von langer Dauer, wohl aber bei einem Patienten, bei dem ein zerstörender Schilddrüsenprozeß von relativ kurzer Dauer vorlag. Während aber die Resultate beim primären Myxödem nicht einheitlich sind, findet man beim sekundären Myxödem regelmäßig kein thyreotropes Hormon im Serum (DE ROBERTIS), denn beim sekundären Myxödem besteht ja primär eine Unterfunktion der Hypophyse, dem Bildungsort des thyreotropen Hormons.

Während direkte Laboratoriumsbefunde keine zuverlässige Unterscheidung zwischen primärem und sekundärem Myxödem ermöglichen, ist ein Unterscheiden auf Grund des Ansprechens auf das thyreotrope Hormon oft möglich. Nach einer intramuskulären Injektion von 4 USP-Einheiten von thyreotropem Hormon findet man gewöhnlich einen Anstieg des eiweißgebundenen Jods im Serum und eine gesteigerte Speicherung von intravenös injiziertem radioaktivem Jod in der Schilddrüse bei sekundärem, aber nicht bei primärem Myxödem (BISHOPRIC, GARRETT und NICHOLSON).

Behandlung. Patienten mit primärem Myxödem sprechen, mit Ausnahme von solchen mit endemischem Kretinismus, auf Verabreichung von Schilddrüsenextrakt gut an. Das sekundäre hypophysär bedingte Myxödem wird im allgemeinen auf gleiche Weise behandelt wie das primäre Myxödem. Wenn allerdings Panhypopituitarismus besteht, soll Schilddrüsenhormon nie ohne Nebennierenrindenhormone verabreicht werden, da sonst eine akute Nebenniereninsuffizienz entstehen kann (LABHART).

Es ist ratsam, mit kleinen Dosen von Schilddrüsenextrakt anzufangen, da eine plötzliche Änderung im Grundumsatz psychische sowie Herz- und Kreislaufstörungen hervorrufen kann. Die Dosis soll allmählich zur Optimaldosis gehoben werden. Diese besteht bei Säuglingen bis zu einem Jahr aus etwa 15 mg Schilddrüsenextrakt oral pro Tag; bei Kindern zwischen ein und 3 Jahren aus etwa 30 mg; bei Kindern zwischen 3 und 5 Jahren aus 45—60 mg; und bei Patienten älter als 5 Jahren aus 120—180 mg.

2. Myxoedema circumscriptum praetibiale

Diese Krankheit, die im Jadassohnschen Handbuch nicht erwähnt wird, hat in den letzten Jahrzehnten mit fortschreitender therapeutischer Methodik an Häufigkeit bedeutend zugenommen, denn das Myxoedema circumscriptum tritt nur selten spontan bei der Hyperthyreose auf, sondern fast immer im Anschluß an einen Eingriff an der Schilddrüse. Dies ist die Erklärung dafür, daß das Myxoedema circumscriptum erst im Jahre 1927 von RICHTER als ein wohlumschriebenes Krankheitsbild herausgestellt wurde.

Der erste eindeutige Fall wurde von HEKTOEN im Jahre 1895 beschrieben bei einem Patienten, der an den Folgen einer Hyperthyreose gestorben war. Beim Einschneiden während der Sektion fand er das Hautgewebe über den Schienbeinen mit homogenem, gallertigem, schleimigem Material infiltriert. Zwei weitere klinische Beschreibungen von Fällen lieferten WATSON-WILLIAMS im Jahre 1896 und MORROW im Jahre 1899. In

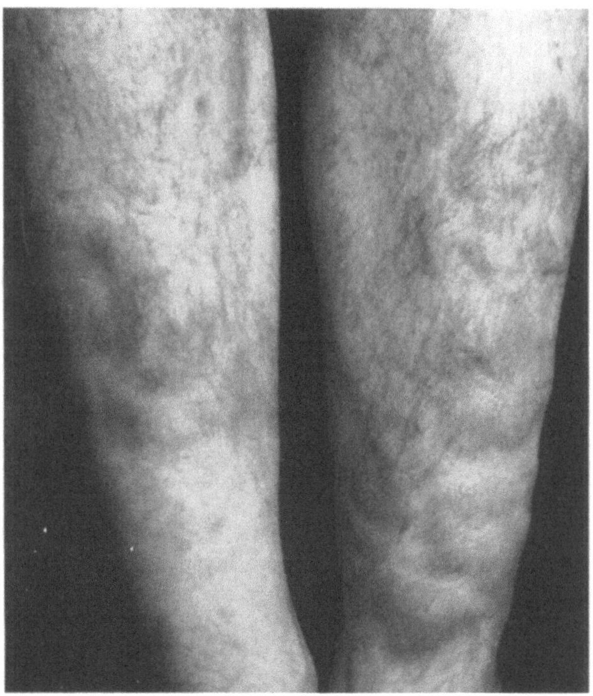

Abb. 22. *Myxoedema circumscriptum praetibiale.* Über den Schienbeinen befinden sich unregelmäßige, die Haut leicht überragende Infiltrate. [AMERSBACH, J. C., u. B. KANEE: Arch. Derm. Syph. (Chicago) **49**, 415 (1944), Abb. 2]

allen drei Fällen hatte sich das Myxoedema circumscriptum spontan bei bestehender Hyperthyreose entwickelt. (Der gelegentlich zitierte Fall von v. JAKSCH, der im Jahre 1891 veröffentlicht wurde, ist wegen der Kürze der Berichterstattung schwer zu beurteilen. Bei diesem Fall bestand, zusammen mit einer Hyperthyreose, eine Verdickung der unteren Extremitäten, die der Autor als Myxödem auffaßte.)

Kein weiterer Fall wurde bis 1927 veröffentlicht, als RICHTER seinen Fall als „einzig dastehende Beobachtung" beschrieb. Das „lokale Myxödem" war hierbei nach halbseitiger Strumektomie aufgetreten. In schneller Reihenfolge kamen dann Veröffentlichungen von KEINING, O'LEARY, PILLSBURY und STOKES, CAROL, ARZT u. a.

Klinisches Bild. Die Hautveränderungen finden sich vorwiegend symmetrisch an den Streckseiten beider Unterschenkel, können aber bis auf die Fußrücken hinunterreichen. Es handelt sich um ziemlich scharf begrenzte, derb-elastische, nicht eindellbare, die Haut mäßig überragende, plattenartige Infiltrate von wachsartiger, bräunlicher oder lividroter Farbe (Abb. 22). Innerhalb der Infiltrate finden sich gelegentlich knotenartige Verdickungen (WODNIANSKY). Die Follikel sind erweitert und oft orangenschalenartig eingezogen. Vielfach findet sich vergröberter Haarwuchs innerhalb der Hautveränderungen. Gelegentlich kann das Myxoedema circumscriptum die unteren Beine so ausgedehnt ergreifen, daß diese elephantiastisch verdickt sind (MARCHIONINI und JAHN).

Die Dermatose betrifft in der Mehrzahl Frauen im 3. oder 4. Jahrzehnt. Sie besteht immer in Zusammenhang mit einer Hyperthyreose. Meistens entwickelt sie sich mehrere Monate nach einer chirurgischen, aktinischen oder medikamentösen Behandlung der Hyperthyreose und zu einer Zeit, zu der die Hyperthyreose infolge der Behandlung größtenteils in Remission ist (SCHUERMANN; WILE; SCHWARTZ und MADDEN; GOTTRON und KORTING). Manchmal jedoch entwickelt sich das Myxoedema circumscriptum gleichzeitig mit einer Reaktivierung der Hyperthyreose (MARCHIONINI und JAHN; AMERSBACH und KANEE; LANDES; EBERHARTINGER). Gelegentlich hat das Myxoedema circumscriptum seinen Anfang vor jeglichen antithyreotischen Behandlungsmaßnahmen, verschlimmert sich dann aber beträchtlich nach Durchführung der Behandlung (TROTTER und EDEN; VILANOVA und CANADELL). Selten nur findet sich ein ausgesprochenes Myxoedema circumscriptum bei unbehandelter Hyperthyreose (O'LEARY; COHEN; TROTTER und EDEN; WATSON). Sein Auftreten kann dann mit einer Spontanbesserung der Hyperthyreose zusammenfallen (RICHTER 1931).

Die Gründe für die Lokalisierung an den Schienbeinen sind nicht bekannt. Es ist jedoch vielfach darauf hingewiesen worden, daß ein Ödem der Beine, das ja bei Hyperthyreose häufig ist, der Entwicklung des Myxoedema tuberosum vorausging und prädisponierend wirkte (O'LEARY; PILLSBURY und STOKES; INGRAM; ARZT; MARCHIONINI und JAHN).

Fast immer besteht beim Myxoedema circumscriptum ein Exophthalmus. Gewöhnlich ist dieser Exophthalmus schwer und progressiv. Mäßiger Exophthalmus ist bei der Hyperthyreose zwar sehr häufig, aber schwerer, sog. progressiver oder maligner Exophthalmus tritt, wie das Myxoedema circumscriptum, fast immer erst nach Behandlung der Hyperthyreose ein. Der progressive Exophthalmus ist allerdings viel häufiger als das Myxoedema circumscriptum, so daß die Mehrzahl der Fälle von progressivem Exophthalmus kein Myxoedema circumscriptum zeigen.

Der Verlauf des Myxoedema circumscriptum ist äußerst chronisch. Obwohl es für sehr viele Jahre unverändert bestehen kann, findet doch oft allmählich spontane Rückbildung statt (O'LEARY).

Histologisches Bild. Im Gegensatz zum Myxoedema diffusum, bei dem bei Anwendung von routinemäßigen Färbungen, wie Hämatoxylin und Eosin, nur wenig und manchmal kein Mucin histologisch nachgewiesen werden kann, finden sich beim Myxoedema circumscriptum recht große Mengen im Corium, besonders in dessen tieferen Schichten (Abb. 23). Dort findet man Mucin nicht nur als Körnchen und Fäden, sondern auch als recht ausgedehnte, amorphe Ablagerungen, die die Kollagenfasern weit voneinander trennen. Sekundär finden Aufsplitterung und schleimige Degeneration der Kollagenfasern statt, die auf diese Weise zerstört werden. Andererseits ist die Zahl der Fibroblasten vermehrt und neu gebildetes Kollagen ist vorhanden. Manche Fibroblasten sind sternförmig und in Mucin eingelagert. Gelegentlich findet man eine Vermehrung der Mastzellen (ASBOE-HANSEN, 1950 II). (Für eine Besprechung histochemischer Färbemethoden s. S. 72.)

GOTTRON und KORTING haben das Vorhandensein von Sperrarterien an der Cutis-Subcutisgrenze bei einem Fall von Myxoedema circumscriptum beschrieben. Als Sperrarterien bezeichnen diese Autoren mittelgroße Gefäße, die zwischen der

Elastica interna und dem Endothel mauerartig angeordnete, relativ große, rundliche Zellen mit hellem Protoplasma haben. Sie halten diese Sperrarterien für die Lokalisierung des Myxoedema circumscriptum wesentlich verantwortlich, indem sie annehmen, daß die durch die Sperrarterien hervorgerufene Kreislaufverlangsamung in der Endstrombahn eine lokale Hypoxie hervorruft, die die Ablagerung von im Blut kreisenden Mucopolysaccharidkomplexen begünstigt.

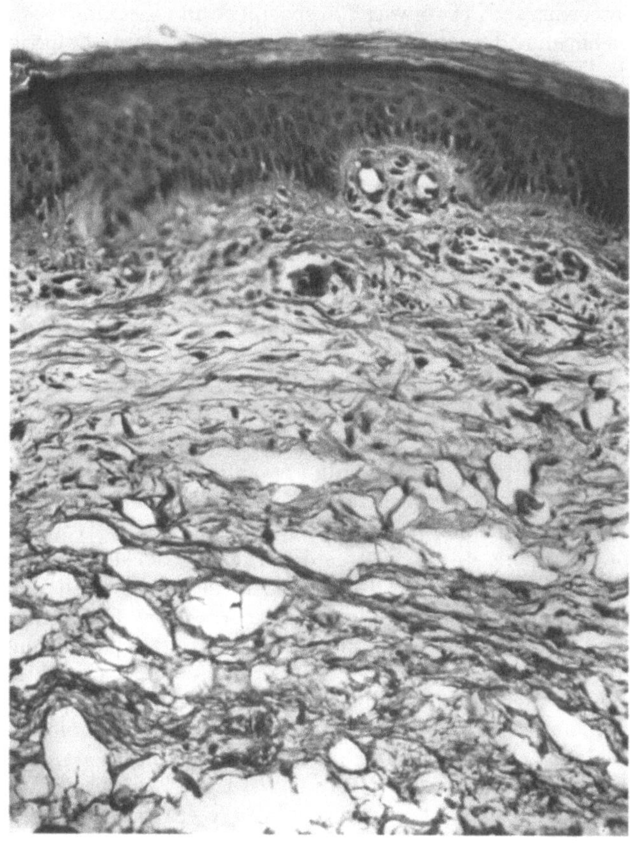

Abb. 23. *Myxoedema circumscriptum praetibiale*. Es sind beträchtliche Mengen von Mucin vorhanden, besonders im unteren Corium, die sowohl die Kollagenbündel als auch die einzelnen Kollagenfasern voneinander trennen. (Die leeren Zwischenräume rühren von dem Schrumpfen des Mucins her; Vergr. 200mal)

Laboratoriumsbefunde. Es ist wahrscheinlich, daß das Myxoedema circumscriptum nicht primär durch die Hyperthyreose hervorgerufen wird, sondern hypophysärer Genese ist. Es kommt gewöhnlich zustande, wenn die überaktive Schilddrüse spontan erlahmt oder künstlich ausgeschaltet wird und Hypophysenvorderlappenhormone, deren Überproduktion normalerweise durch die Schilddrüse inhibiert wird, wie der thyreotrope Faktor, der exophthalmotrope Faktor und der (hypothetische) histiotrope Faktor im Übermaß vorhanden sind. (Siehe auch unter „Regulierung der Mucinmenge in der Haut", S. 70.) Assays des thyreotropen Faktors im Serum bei Myxoedema circumscriptum liegen anscheinend nicht vor, wohl aber beim progressiven Exophthalmus. Bei letzterem wurden zwar häufig, aber keineswegs immer erhöhte Werte festgestellt. DE ROBERTS fand eine Vermehrung des thyreotropen Faktors im Serum bei vier von vier Patienten mit progressivem Exophthalmus, D'ANGELO u. Mitarb. bei zwei von acht Patienten, ASBOE-HANSEN, IVERSEN und WICHMANN bei neun von zehn Patienten und PURVES und GRIESBACH bei 28 von 37 Patienten. Daraus geht hervor, daß ein ursächlicher Zusammenhang zwischen progressivem Exopthalmus und thyreotropem Faktor nicht besteht. DOBYNS und WILSON haben im Serum von sechs Patienten mit progressivem Exophthalmus das Vorhandensein eines exophthalmotropen Faktors nachgewiesen (s. S. 71).

Der Grundumsatz, der Serumwert für eiweißgebundenes Jod, sowie die radioaktive Jodspeicherung der Schilddrüse hängen von dem Funktionsgrad der Schilddrüse ab. Diese Werte sind vor der Behandlung der Hyperthyreose erhöht. Nach der Behandlung, zu der Zeit, zu der sich das Myxoedema circumscriptum gewöhnlich bildet, können sie erhöht sein (RICHTER 1931; MARCHIONINI und JAHN; LANDES; EBERHARTINGER), normal (SCHUERMANN; WILE; CURTIS, CAWLEY und JOHNWICK; GOTTRON und KORTING) oder subnormal (WODNIANSKY).

Analyse der Serumproteine mittels Elektrophorese durch WODNIANSKY ergab in einem Fall eine Erhöhung des Gamma-Globulins auf 21,5%. Außerdem fand er eine Erhöhung der sauren, bei einem p_H von 4,1 isolierbaren Mucoproteine des Serums und zwar auf 187 mg-% (Normalwert um 70 mg-%). Man kann wohl annehmen, daß die Erhöhung der Serum-Mucoproteine sekundär und unspezifisch ist, denn elektrophoretische oder chemische Untersuchungen ergeben oft erhöhte Werte für die Mucoproteine bei recht verschiedenen pathologischen Zuständen, wie Krebs, Pneumonie und chronischem Gelenkrheumatismus (MUSTACCHI, PETERMANN und RALL) sowie bei entzündlichen Hauterkrankungen (LEVER).

Behandlung. Eine interne Behandlung ausschließlich für Myxoedema circumscriptum ist gewöhnlich nicht gerechtfertigt. In Fällen mit gleichzeitig bestehendem progressivem Exophthalmus kann man versuchen, die Hyperaktivität des Hypophysenvorderlappens durch Röntgenbestrahlung der Hypophyse zu unterdrücken (GEDDA und LINDGREN; EBERHARTINGER). Doch ist dies oft ohne Erfolg (FORSEY und ANHALT). Bei akutem, progressivem Exophthalmus ist die Anwendung von ACTH oder Corticosteroiden indiziert, die die entzündlichen Begleiterscheinungen unterdrücken. Bei progressivem Exophthalmus mit Bedrohung des Augenlichtes ist oft operative Behandlung nötig.

In einigen Fällen haben lokale Einspritzungen von Hyaluronidase eine Besserung des Myxoedema circumscriptum herbeigeführt (BLOOM u. Mitarb.; PALITZ und BRUNNER; GRAIS); aber oft tritt kein eindeutiger Erfolg auf (WADDINGTON; BRAUN-FALCO 1954 II). Lokale Injektionen von Hydrocortison allein oder zusammen mit Hyaluronidase erscheinen wirkungsvoller. FORSEY und ANHALT erzielten in einem Fall einen guten Erfolg mit lokalen Injektionen von 25 mg Hydrocortison zwei- bis dreimal die Woche über 6 Monate hin. In einem zweiten Fall waren Injektionen von Hydrocortison allein wirkungslos. Jedoch ergaben kombinierte Injektionen von 25 mg Hydrocortison und von 500 E Hyaluronidase einmal die Woche ein gutes Resultat nach 6 Monaten in dem einen Bein, das so behandelt worden war, nicht aber in dem anderen Bein, so daß die Autoren annahmen, daß das Hydrocortison lokal wirkte. Ebenfalls sah SAVITT mit vier bis acht wöchentlich verabreichten, lokalen Injektionen von 25 oder 50 mg Hydrocortison bei vier Fällen 25—75% Besserung.

3. Normothyreotische Myxodermie
(Lichen myxoedematosus, Skleromyxödem)

Es gibt zwei Formen der normothyreotischen Myxodermie, zwischen denen allerdings Übergänge vorkommen: den Lichen myxoedematosus, gekennzeichnet durch mehr oder weniger ausgedehnte knötchenförmige Eruptionen, und das Skleromyxödem, bei dem man großflächenhafte Verdickungen der Haut und außerdem eine Aussaat von Knötchen finden.

a) Lichen myxoedematosus

Der erste Fall von Lichen myxoedematosus wurde wohl im Jahre 1910 durch v. LEWTSCHENKOW beschrieben, als „seltener Fall von myxomatöser Hautdegeneration". Es bestanden am Gesicht, an den Armen und am Oberkörper zahlreiche, dicht beieinander liegende Knötchen, so daß die Haut derb und grobhöckerig war. Die histologische Untersuchung ergab eine Ablagerung von Schleimgewebe im Corium. Die Krankheit hatte akut mit Fieber begonnen. Nach $1^1/_2$ Monaten trat beträchtliche Besserung ein. Weiterhin beschrieb DÖSSEKKER 1916 einen Fall, bei dem sich neben Knötchen auch große Knoten fanden und an einzelnen Stellen auch diffuse Hautverdickung bestand. Der nächste Fall wurde 1917 von KREIBICH berichtet, der die Schleimnatur der Hautveränderungen allerdings erst später bei einer Nachuntersuchung der Schnitte im Jahre 1927 erkannte. Ferner berichtete TRÝB im Jahre 1923 einen Fall, bei dem sich die Knötchen binnen 8 Monaten ohne Behandlung zurückbildeten. Weitere Fälle stammen von PER und ROSIANSKY, die, wie schon DÖSSEKKER, große Knotenbildungen („bis Pflaumengröße und darüber") fanden, und von BERNHARDT, NEUMANN, FREUDENTHAL, v. FISCHER, LANGER und PÜRSCHEL, DALTON und SEIDELL, MONTGOMERY und UNDERWOOD, HAMMINGA und KEUNING, TAPPEINER u. a.

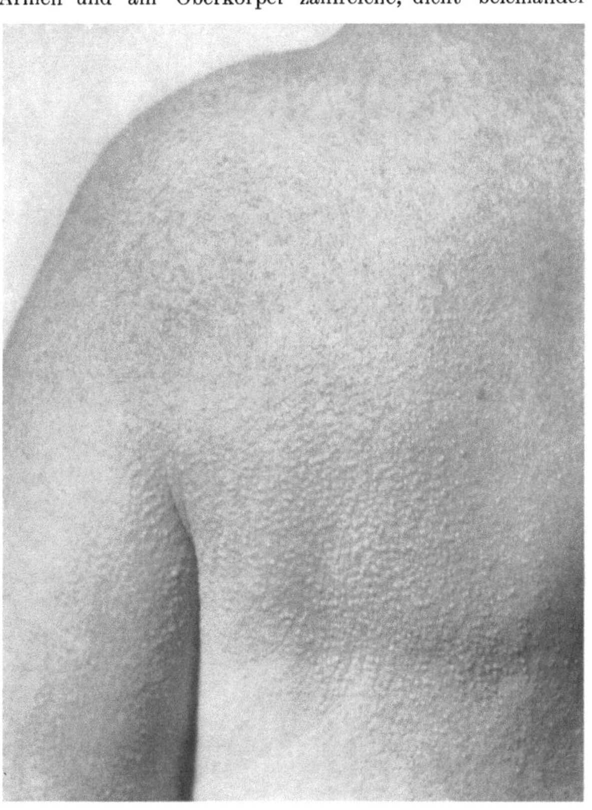

Abb. 24. *Lichen myxoedematosus.* Zahlreiche, dicht beieinander stehende, aber nicht konfluierende Knötchen befinden sich an der Schulter. [MONTGOMERY, H., u. L. J. UNDERWOOD: J. invest. Derm. **20**, 213 (1953), Abb. 1 b]

Klinisches Bild. Beim Lichen myxoedematosus treten allmählich oder auch plötzlich zahlreiche, dicht beieinander stehende, aber nicht ineinander überfließende Knötchen auf (Abb. 24). Sie haben eine harte Konsistenz und eine blaßrosa oder wächserne Farbtönung. Jucken besteht nur in seltenen Fällen (v. FISCHER). Lineare, kettenförmige oder netzförmige Anordnung der Knötchen wird häufig beobachtet (HAMMINGA und KEUNING). Die Eruption ist gewöhnlich weit ausgebreitet, doch sind vielfach die Arme und das Gesicht am meisten befallen. Obwohl in einigen Fällen die Eruption nach einigen Monaten spontan abheilt, bleibt sie doch in der Mehrzahl der Fälle jahrelang bestehen.

In einigen Fällen wurden nicht nur Knötchen, sondern auch große Knoten beobachtet (DÖSSEKKER; PER und ROSSIANSKY). Außerdem können Übergänge zum Skleromyxödem bestehen, wie in den Fällen von DÖSSEKKER und v. FISCHER, bei denen sich auch Stellen mit diffuser Hautverdickung fanden.

Histologisches Bild. Wie beim Myxoedema circumscriptum findet man Ablagerungen von Mucin, gewöhnlich in reichlichen Mengen. Jedoch ist die Ansammlung nicht so ausgedehnt wie beim Myxoedema circumscriptum: Das Mucin findet sich nur im oberen Corium, und entsprechend den einzelnen Knötchen, auf relativ kleine Bezirke beschränkt (Abb. 25). Daneben findet man oft zahlreiche Fibroblasten und eine Vermehrung des Kollagens.

Bemerkenswert ist, daß v. FISCHER in seinem klinisch recht typischen Fall zwar reichlich Ödemflüssigkeit fand, aber kein Mucin nachweisen konnte.

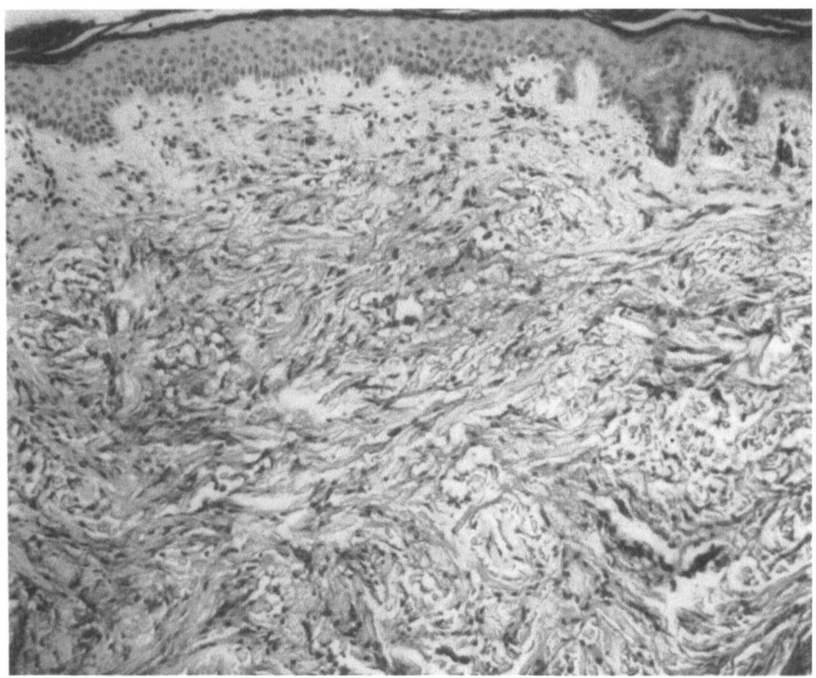

Abb. 25. *Lichen myxoedematosus.* Histologischer Aufbau eines Knötchens. Es findet sich Ablagerung von Mucin. Daneben besteht eine Vermehrung der Fibroblasten. (Vergr. 100 mal)

Inwiefern ein Fall, der von McCUISTION und SCHOCH als Lichen myxoedematosus berichtet wurde, hier eingegliedert werden kann, ist schwer zu entscheiden. Bei diesem Patienten zeigte die Haut weit verbreitete, scharf begrenzte Herde von 1—4 cm Durchmesser, die klinisch einem chronischen diskoiden Lupus erythematodes ähnlich sahen. Bei der Sektion fanden sich außer einer Glomerulitis Ablagerungen von Mucin hauptsächlich in der Haut, aber auch innerhalb der Wände und in der Umgebung der Blutgefäße des Herzens, der Niere, des Pankreas und der Nebennieren.

Laboratoriumsbefunde. Diese sind in Zusammenhang mit den beim Skleromyxödem erhobenen Befunde besprochen (s. S. 84)

Differentialdiagnose. Große klinische Ähnlichkeit besteht zwischen dem Lichen myxoedematosus und den zwei Fällen von Lichen ruber moniliformis, die KAPOSI im Jahre 1886 und WISE und REIN im Jahre 1936 beschrieben haben. Jedoch fand sich in diesen beiden Fällen bei der histologischen Untersuchung kein Mucin. Da außerdem ein entzündliches Infiltrat bestand, wiesen MONTGOMERY und UNDERWOOD die von MUMFORD und BARBER aufgestellte Hypothese zurück, daß der Lichen ruber moniliformis mit dem Lichen myxoedematosus identisch sei.

Behandlung. Lokale Injektionen von Hyaluronidase haben in mehreren Fällen ein Verschwinden der so behandelten Knötchen hervorgerufen (Dalton und Seidell; Langer und Pürschel). Da aber meist die Zahl der Knötchen sehr groß ist, hat diese Behandlung keine praktische Bedeutung.

b) Skleromyxödem (Arndt-Gottron)

Die Beschreibung des ersten Falles von Skleromyxödem stammt von Dubreuilh im Jahre 1906 unter der Bezeichnung: Miliäre Fibrome, nachfolgende Sklerodermie. Es bestand eine fast generalisierte Aussaat von kleinen Knötchen, die an den Extremitäten, Schulter und Hals zusammengeflossen waren, aber an anderen Stellen gesondert standen. Auf Grund ihres Zusammenfließens bestand diffuse Verhärtung der Haut wie bei der Sklerodermie. Die Finger hatten den Anblick von Sklerodaktylie. Das Gesicht war starr und der Mund konnte nur mit Schwierigkeit geöffnet werden. Es bestanden keine Schleimhautveränderungen. Histologisch wurde eine Vermehrung von fibrösem Gewebe und ein Rundzelleninfiltrat, aber kein Schleim festgestellt. 2 Jahre später beschrieb Reitmann einen ähnlichen Fall als „eigenartige, der Sklerodermie nahestehende Affektion". In diesem Fall zeigte auch die Mundschleimhaut fibrotische Verdickungen. Die histologische Untersuchung ergab Einlagerung von Mucin. Gleichfalls beschrieben Butler und Laymon im Jahre 1937 einen Fall unter der Diagnose Sklerodermie mit Knötchen. Sie erwähnten bei ihren histologischen Untersuchungen keine Mucinablagerungen. Bei einer Nachuntersuchung des histologischen Materials fanden Montgomery und Underwood mengenhaft Mucin.

Die Bezeichnung Skleromyxödem hat, Gottron (1954) zufolge, Arndt erstmalig für einen in den zwanziger Jahren in der Berliner Klinik beobachteten Fall in Vorschlag gebracht. H. Freund vertrat diese Diagnose für einen von Galewsky auf dem Kopenhagener Kongreß im Jahre 1930 demonstrierten Fall. Gottron (1954) beschrieb ausführlich das klinische Bild des Skleromyxödems. Weitere Fälle sind von Gougerot und Carteaud, Montgomery und Underwood (Fall 1 und 2), Miller und Mopper, Konrad und Winkler sowie Keining und Braun-Falco mitgeteilt worden.

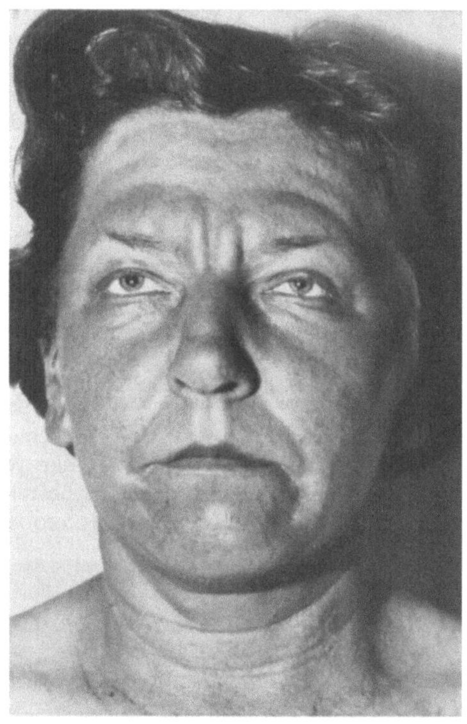

Abb. 26. *Skleromyxödem.* Dickhäutigkeit des Gesichtes. [Gottron, H. A.: Arch. Derm. Syph. (Berl.) **199**, 71 (1954), Abb. 6]

Klinisches Bild. Beim Skleromyxödem findet man neben einer generalisierten Knötchenaussaat, welche diese Krankheit mit dem Lichen myxoedematosus gemeinsam hat, eine ausgedehnte, flächenhafte Hautverdickung (Abb. 26). Die verdickte Haut ist auf der Unterlage gewöhnlich gut verschieblich. Sie erscheint, besonders in der Nähe der Gelenke zu weit, so daß es dort zu groben Faltenbildungen kommt (Abb. 27). Die Verdickung, Erweiterung und leichte Verschieblichkeit der Haut unterscheidet das Skleromyxödem von der Sklerodermie, bei der die Haut stärker verhärtet, zu eng und auf der Unterlage kaum verschieblich ist. Die dickhäutigen Hautanteile erscheinen beim Skleromyxödem oft bräunlich pigmentiert. Die Knötchen finden sich sowohl innerhalb als auch außerhalb der dickhäutigen Bezirke (Abb. 28). Sie sind vielfach, wie beim Lichen myxoedematosus, kettenförmig aneinandergereiht.

Die flächenhafte Dickhäutigkeit findet sich vornehmlich im Gesicht und im Bereich der Extremitäten, aber oft auch im oberen Anteil des Rückens und am Gesäß. Das Gesicht weist Vergröberung der natürlichen Falten auf und die Lippen sind verdickt. Es besteht oft mimische Starre und das Öffnen des Mundes ist eingeschränkt. Auch die Haut- und Fingerrücken sind oft dickhäutig, wobei die Finger eine wurstförmige Gestaltung haben können (GOTTRON). Bei längerem Bestand allerdings kann schließlich die Haut im Gesicht und über den Fingern eng und straff anliegend werden, wie bei der Sklerodermie (DUBREUILH; MONTGOMERY und UNDERWOOD; KONRAD und WINKLER). In KONRAD und WINKLERs Fall war außerdem nach längerem Bestand durch Rückbildung der Schleimablagerungen eine Schrumpfung der Haut der Extremitäten mit Kontrakturstellung der Ellbogen eingetreten.

Der Verlauf der Krankheit ist äußerst chronisch. Ein tödlicher Ausgang ist bisher nicht beschrieben worden, aber nur wenige der Fälle standen lang genug unter Beobachtung. Anscheinend heilt die Krankheit nicht mit einer restitutio ad integrum ab. Entweder bleibt die Dickhäutigkeit jahrelang bestehen oder eine allmähliche Schrumpfung setzt ein. Einer der zwei von MONTGOMERY und UNDERWOOD beschriebenen

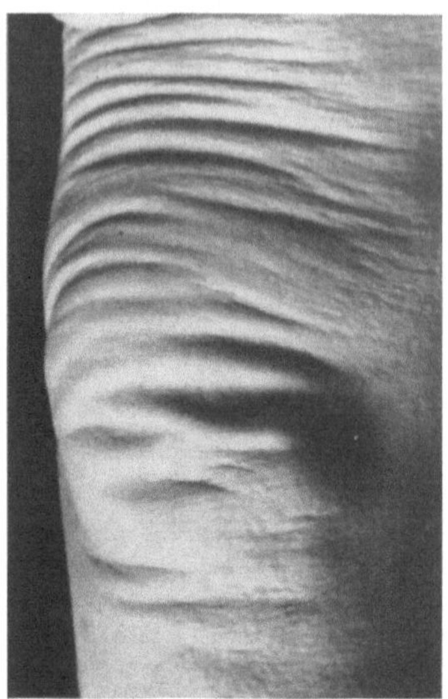

Abb. 27. *Skleromyxödem.* Dickhäutigkeit mit grober Faltenbildung. [GOTTRON, H. A.: Arch. Derm. Syph. (Berl.) **199**, 71 (1954), Abb. 1]

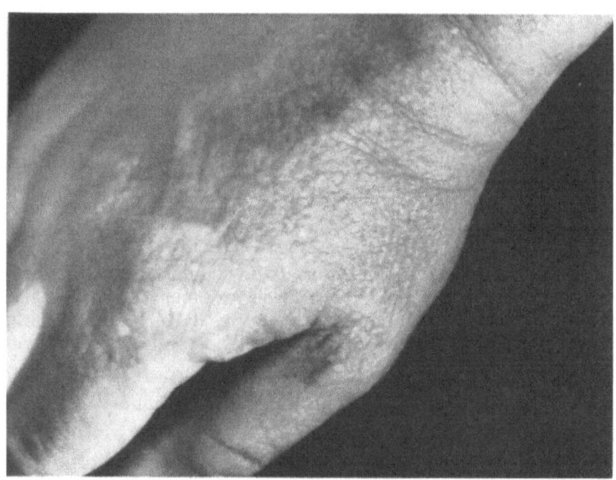

Abb. 28. *Skleromyxödem.* Es bestehen sowohl flächenhafte Verdickung als auch Knötchenbildung. [GOTTRON, H. A.: Arch. Derm. Syph. (Berl.) **199**, 71 (1954), Abb. 5]

Patienten starb, unabhängig vom Skleromyxödem, infolge hohen Blutdrucks und Herzschwäche. Die Sektion ergab keine Schleimablagerungen außerhalb der Haut.

Histologisches Bild. In der flächenhaft verdickten Haut findet man Mucinablagerungen in Form eines Horizontalbandes im oberen Corium (Abb. 29),

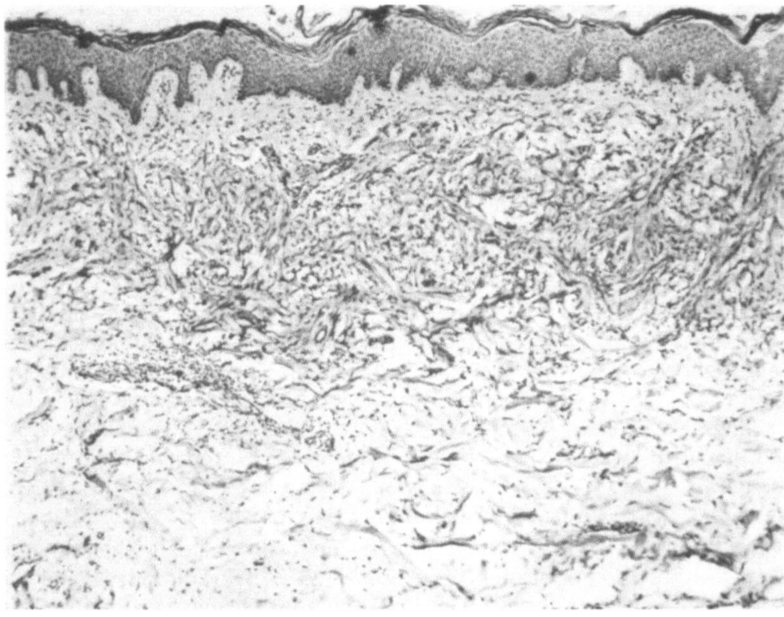

Abb. 29. *Skleromyxödem.* Aus flächenhaft verdickter Haut. Horizontale, bandförmige Ablagerung von Mucin im oberen Cutisdrittel, in der Umgebung des oberen Gefäßplexus. Papillarkörper frei. (Kresylechtviolett; Vergr. 50mal.) [GOTTRON, H. A.: Arch. Derm. Syph. (Berl.) **199**, 71 (1954), Abb. 9]

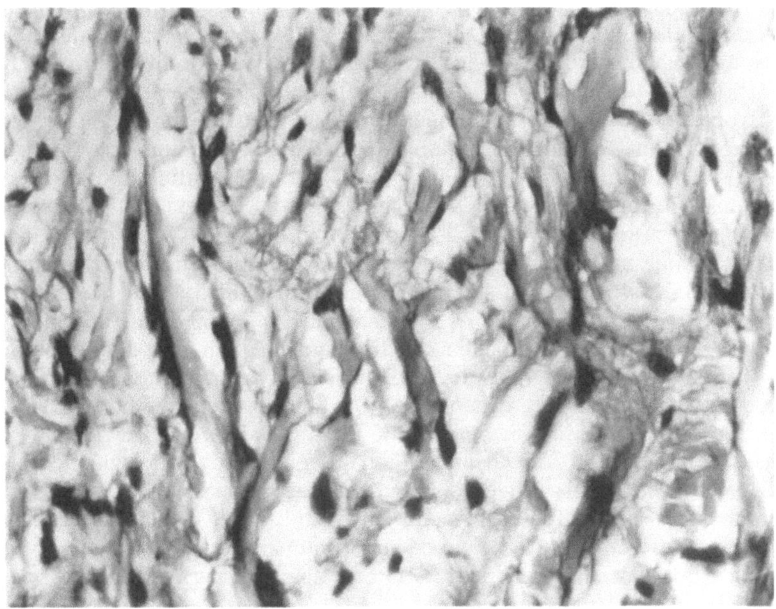

Abb. 30. *Skleromyxödem.* Dasselbe Präparat wie Abb. 29; Vergr. 380mal. Einzelne, weit auseinandergedrängte kollagene Faserbündel sind erkennbar. Dazwischen liegt eine amorphe bis gespinstartige, metachromasiegebende Substanz. Bindegewebszellen vermehrt, zum Teil sternförmig in Verbindung mit feinfibrillären Ausläufern. [GOTTRON, H. A.: Arch. Derm. Syph. (Berl.) **199**, 71 (1954), Abb. 10]

während in den kleinknotigen Veränderungen die Ablagerungen als ziemlich gut umschriebene Herde oft in vertikaler Anordnung vorhanden sind (GOTTRON). Zusätzlich findet sich eine mehr oder weniger ausgeprägte Fibrose mit Vermehrung der Bindegewebskerne (Abb. 30). Die Vermehrung der Bindegewebskerne kann so ausgesprochen sein, daß, wie in Butler und Laymons Fall, Ähnlichkeit mit einem Fibrosarkom besteht. In manchen Fällen findet sich ein mäßiges Zellinfiltrat von Lymphocyten, Mastzellen, Neutrophilen und Plasmazellen (Butler und Laymon). Von Keining und Braun-Falco wurde auch eine Atrophie der Haare, Talgdrüsen und Schweißdrüsen beobachtet.

Gefäßveränderungen fehlen gewöhnlich (Konrad und Winkler). Jedoch beobachteten Gottron sowie Keining und Braun-Falco an den Arterien eine Verdickung der Intima. Die letzteren Autoren fanden außerdem eine intensiv rote Anfärbung der Gefäßwände dieser Arterien mit der PAS-Darstellung.

Differentialdiagnose. Eine Verwechslung des Skleromyxödems mit der progressiven Sklerodermie erfolgte nur, solange das Krankheitsbild des Skleromyxödems nicht bekannt war. Wie Gottron betont, ist die Haut beim Skleromyxödem mehr verdickt als verhärtet und, jedenfalls im Frühstadium, eher zu weit als zu eng. Auch ist sie gegen die Unterlage, im Gegensatz zur Sklerodermie, gut verschieblich. Ferner erleichtern das Vorhandensein von unzähligen Knötchen und der histologische Nachweis von Schleim die Unterscheidung der beiden Krankheiten.

Behandlung. Eine wirksame Behandlung gibt es nicht.

Laboratoriumsbefunde bei Lichen myxoedematosus und bei Skleromyxödem. Wie schon festgestellt, ergibt sich bei diesen beiden Erkrankungen kein Anhalt für eine Schilddrüsenerkrankung. Die Erhöhung des Grundumsatzes, die Montgomery und Underwood bei einem Fall von Skleromyxödem und Tappeiner bei einem Fall von Lichen myxoedematosus feststellten, kann in Hinsicht des Fehlens anderer Laboratoriumsanzeichen von Schilddrüsenerkrankung in Montgomerys Fall als eine Folge des Erythems und des damit verbundenen Wärmeverlustes angesehen werden und in Tappeiners Fall, bei dem auch eine Lebercirrhose bestand, als „Symptom einer chronisch konsumierenden Krankheit".

Elektrophoretische Untersuchungen ergaben ein normales Diagramm in Gottrons Fall, eine leichte Erhöhung des Gamma-Globulins in Dalton und Seidells Fall, und eine starke Erhöhung des Gamma-Globulins in den Fällen von Langer und Pürschel (28% der Gesamtproteine), v. Fischer (30%), Tappeiner (38%) und Keining und Braun-Falco (38%). Sowohl v. Fischer als auch Tappeiner, und Keining und Braun-Falco nehmen an, daß die Erhöhung des Gamma-Globulins durch einen Leberschaden verursacht sei und daß möglicherweise ein Leberschaden dem Lichen myxoedematosus bzw. dem Skleromyxödem zugrunde liege. Andererseits erscheint es durchaus möglich, daß die Erhöhung des Gamma-Globulins durch das chronische Hautleiden verursacht ist.

Tappeiner fand ferner in seinem Fall von Lichen myxoedematosus eine Vermehrung der Mucoproteine im Serum auf 121 mg-%, gegenüber einem Normalwert bis zu 70 mg-%. Da in seinem Fall außer dieser Vermehrung der Mucoproteine auch eine durch Mucinablagerungen hervorgerufene Verengerung der Arterien im tieferen Gefäßplexus der Haut bestand, nahm er gemäß der Gottronschen Anschauung an (s. unter Myxoedema circumscriptum), daß Gefäßveränderungen die Voraussetzung für die Entstehung der Hautveränderungen seien.

4. Scleroedema adultorum

Das Krankheitsbild des Sklerödems ist von Ehrmann und Brünauer bezüglich der Hauterscheinungen recht erschöpfend dargestellt worden, so daß nur wenig hinzuzufügen ist. Von anderen Organen erwähnen diese Autoren allerdings nur die Skeletmuskulatur und die Zunge. Es ist jedoch seitdem bekannt geworden, daß das Sklerödem auch Erscheinungen an inneren Organen hervorrufen kann. Selbst ein Todesfall ist beschrieben worden (LEINWAND). Auch ist die Ödemsubstanz histochemisch eingehender untersucht worden. In der Behandlung sind keine wesentliche Fortschritte zu verzeichnen.

Klinisches Bild. Wie schon EHRMANN und BRÜNAUER feststellten, fanden auch nachfolgende Beobachter, daß dem Sklerödem gewöhnlich eine Infektionskrankheit vorausgeht. BRAUN-FALCO (1952) stellte in einer 88 Fälle einschließenden Übersicht fest, daß nur bei elf Fällen keine vorhergehende Krankheit bestand. Grippeartige Infektion (22 Fälle), Erkältung (sechs Fälle), Tonsillitis (zwölf Fälle) und Scharlach (acht Fälle) waren die häufigsten Vorkrankheiten. Schon EHRMANN und BRÜNAUER bemerkten, daß die Krankheit nicht immer binnen einiger Monate abklingt. So stellte EPSTEIN (1938) fest, daß bei seinen zwei Patienten 5 bis 6 Jahre vergingen, bevor sie eine normale Tätigkeit ausüben konnten. Ein Patient von O'LEARY, WAISMAN und HARRISON zeigte nach $2^1/_2$ Jahren keine Besserung und bei einem Patienten von VALLEE war nach 4 Jahren nur geringe Besserung vorhanden. LEINWANDs Patientin zeigte allmähliche Verschlimmerung und starb an der Krankheit nach 6 Jahren. Auch die Neigung zu Rezidiven, die schon EHRMANN und BRÜNAUER bei zwei Fällen berichtet hatten, ist weiterhin beobachtet worden. Die Zeit zwischen den Rezidiven kann recht lang sein und betrug bei den zwei Fällen von EPSTEIN (1932) 16 bzw. 27 Jahre, bei einem Fall von O'LEARY u. Mitarb. 20 Jahre, und bei KEINING und DORNERs Fall 40 Jahre. Die letztere Patientin hatte nach diesem langen Intervall kurz nacheinander vier Rezidive (BRAUN-FALCO 1952).

Obwohl, wie schon EHRMANN und BRÜNAUER betonen, die Haut gewöhnlich eher verhärtet als geschwollen ist, kann auf Grund von ausgedehnter Mitbeteiligung des subcutanen Fettes eine erhebliche ödemartige Schwellung vorliegen, die auf Druck keine Dellenbildung zeigt. Dabei können die Patienten stark an Gewicht zunehmen. Die Gewichtszunahme betrug bei einem der Patienten von VALLEE 15 Pfund. Die gelegentliche Beteiligung der Augenlider war schon EHRMANN und BRÜNAUER bekannt; aber auch die Bindehaut kann geschwollen sein, wobei die Schwellung der bulbären Bindehaut scharf an der Hornhaut abgegrenzt ist (VALLEE; BREININ).

Befall innerer Organe. Beteiligung der Skeletmuskulatur und der Zunge sind schon von EHRMANN und BRÜNAUER erwähnt worden. Beteiligung der Skeletmuskulatur kann Muskelschwäche (KIRCHER), sowie Dyspnoe auf Grund von Bewegungseinschränkung der Muskulatur (O'LEARY u. Mitarb.) und Schmerzhaftigkeit (LEINWAND) verursachen. Schwellung der Zunge führt zu Schwierigkeiten im Kauen (FRANK). Symmetrische Vergrößerung der Parotis wurde von MADISON beobachtet. Gelegentlich bestehende Schluckbeschwerden und Heiserkeit lassen auf Mitbeteiligung des Pharynx und Larynx schließen (O'LEARY u. Mitarb.; VALLEE).

Flüssigkeitsergüsse in die Pleura und das Pericardium wurden erstmalig von VALLEE im Jahre 1946 beschrieben und veranlaßten ihn, das Sklerödem als eine Allgemeinerkrankung zu bezeichnen. Sie sind seitdem auch von BREININ und LEINWAND beobachtet worden. Sie verschwinden von selbst, wenn die Krankheit sich bessert (VALLEE).

In einem Fall, von LEINWAND beschrieben, führte das Sklerödem nach 6jährigem Bestehen unter allmählicher Verschlimmerung des Zustandes zum Tode. Bei der Sektion fanden sich Effusionen in den Pleural-, Perikardial- und Peritonealräumen, sowie Ödem und eine eigenartige gummiartige Konsistenz vieler innerer Organe, besonders des Herzens, der Leber und der Milz. Die Tatsache, daß Mucinablagerungen in diesen Organen nicht nachgewiesen werden konnten, führte LEINWAND auf die Methode der Fixierung zurück.

Histopathologie. Die Einreihung des Sklerödems unter die Mucinosen beruht auf der Tatsache, daß die Ödemsubstanz schleimartiger Natur ist. Dies wurde, wie schon EHRMANN und BRÜNAUER berichten, zuerst von H. FREUND festgestellt. Er fand, daß sich die Ödemsubstanz, die sich in den lückenartigen Räumen zwischen den kollagenen Bündeln befindet, zwar mit Kresylviolett metachromatisch färbte, aber keine Färbung mit Mucicarmin ergab. Diese Metachromasie wurde allerdings seither nur von wenigen Beobachtern bestätigt, unter anderem von GOTTRON (1940), VALLEE und von BRAUN-FALCO (1952). Der Grund, daß gewöhnlich keine Metachromasie der Ödemflüssigkeit festgestellt wurde (SWEITZER und LAYMON; SCHNITZER), liegt darin, daß es sich bei der metachromatisch färbenden Substanz hauptsächlich um Hyaluronsäure handelt, die wasserlöslich ist und unter Verwendung der üblichen wäßrigen Fixationsmittel, wie z. B. Formalin, aus dem Gewebe unter Hinterlassung von Lückenbildung herausgelöst wird. BRAUN-FALCO (1952) färbte daher unfixierte Gefrierschnitte mit einer $^1/_2$%igen Toluidinblaulösung über 15 min. Dabei ergab sich eine deutliche Metachromasie im Sinne einer diffusen Rot-Violettfärbung der Bindegewebsanteile. Nach Bebrütung unfixierter Schnittpräparate über 18 Std mit Hyaluronidase bestand bei der Färbung mit Toluidinblaulösung keine metachromatische Färbung mehr. BRAUN-FALCO schloß daraus, daß es sich beim Sklerödem um eine physikochemische Modifikation der interstitiellen Grundsubstanz handelt, die mit einer Vermehrung der Hyaluronsäure einhergeht. Die dadurch erhöhte Viscosität der interstitiellen Grundsubstanz ruft die Verhärtung hervor, während das erhöhte Wasserbindungsvermögen das Ödem verursacht.

Laboratoriumsbefunde. Nur wenige abnormale Laboratoriumsbefunde liegen vor. KIRCHER fand eine Bluteosinophilie, die bis zu 11% betrug. LEINWAND fand eine Erhöhung der Serum-Globuline. In seinem Fall, der tödlich verlief, betrug das Serum-Albumin 3,5 g und das Serum-Globulin 4,4 g pro 100 cm³ Serum. O'LEARY u. Mitarb. stellten bei einem Patienten mit Muskelbefall eine wesentlich erhöhte Kreatin-Ausscheidung im Urin fest, die bis zu 400 mg in 24 Std betrug.

Behandlung. Meistens sind Behandlungserfolge fruchtlos geblieben. Das Versagen von Schilddrüsenhormontherapie ist vielfach betont worden (O'LEARY u. Mitarb.; SWEITZER und LAYMON; VALLEE). Das häufige Auftreten des Sklerödems nach akuten Infektionskrankheiten bewog KEINING und DORNER bei einem Falle Penicillin zu verwenden. Bei täglicher Applikation von 200000—300000 IE Depot-Penicillin über 4 Wochen hin trat allmähliche Abheilung ein. Allerdings beobachtete BLAICH in zwei Fällen keine Besserung durch Penicillin. So ist wohl kaum regelmäßige Besserung durch Penicillin zu erwarten. Bisher ist noch kein Bericht in der Literatur über Behandlung des Sklerödems mit ACTH oder den Corticosteroiden erschienen, obwohl MADISON sowie PILLSBURY, SHELLEY und KLIGMAN annehmen, daß es erfolgreich sein könnte.

B. Ablagerung von Lipoiden

Auf dem Gebiet der Lipoidosen hat sich seit deren Beschreibung durch E. URBACH im Jadassohnschen Handbuch im Jahre 1932 sehr viel geändert und manche damals bestehenden Widersprüche haben sich geklärt. Vor allem ist es jetzt seit den im Jahre 1938 erschienenen Arbeiten von THANNHAUSER und MAGENDANTZ und von MONTGOMERY und OSTERBERG klar, daß die systemischen Lipoidosen in zwei große Gruppen fallen, solche mit erhöhtem Serumlipoidspiegel und solche mit normalem Serumlipoidspiegel. Sodann gibt es noch eine dritte Gruppe, ebenfalls mit normalem Serumlipoidspiegel, nämlich die lokalen Lipoidosen, bei denen die Lipoidablagerungen auf die Haut beschränkt sind.

I. Systemische Lipoidosen mit erhöhten Serumlipoidwerten

Unter den systemischen Lipoiden mit erhöhten Serumlipoidwerten kommen zwei Arten vor (ein Unterschied, der zu Urbachs Zeiten noch nicht bekannt war): solche mit Hypercholesterinämie und solche mit Hyperlipämie. Bei Hypercholesterinämie sind nur das Cholesterin und die Phospholipoide erhöht, während bei Hyperlipämie auch das Neutralfett erhöht ist. Bei Hypercholesterinämie ist das Blutserum klar, während es bei Hyperlipämie wegen des Vorhandenseins vieler Chylomikra trübe ist. Sowohl die Hypercholesterinämie als auch die Hyperlipämie können primär oder sekundär auffteten, so daß die folgende Einteilung möglich ist:

1. Primäre Hypercholesterinämie (primäre hypercholesterinämische Xanthomatose).

2. Sekundäre Hypercholesterinämie (bei biliärer Cirrhose und Myxödem).

3. Idiopathische Hyperlipämie (primäre hyperlipämische Xanthomatose).

4. Sekundäre Hyperlipämie (bei Diabetes mellitus, Glykogenspeicherkrankheit, Nephrose und Niemann-Pickscher Krankheit).

Zustand und Transport der Lipoide im Serum

Die einzige Methode zur Bestimmung der Serumlipoide, die es zu Urbachs Zeiten gab, war die chemische Analyse. Obwohl diese Methode für den klinischen Bedarf immer noch die wichtigste ist, trägt sie nur wenig zum Verstehen des Transportes der Lipoide im Serum bei; denn bei der chemischen Analyse werden die Lipoid-Proteinkomplexe, als die die Lipoide im Blutserum vorhanden sind, aufgespalten.

Chemische Analyse. Mit Hilfe von chemischen Analysen kann man die Werte für Gesamtcholesterin, Cholesterinester, lipoidgebundenen Phosphor und die Gesamtfettsäuren bestimmen. Aus dem lipoidgebundenen Phosphor berechnet man die Phospholipoide dadurch, daß man den erhaltenen Wert mit 25 multipliziert. Das Neutralfett errechnet man nach Peters und Man, indem man von den Gesamtfettsäuren die im Cholesterinester und den Phospholipoiden enthaltenen Fettsäuren abzieht. Die folgenden sind die Normalwerte im Serum (nach mindestens 12 Std ohne Nahrungseinnahme):

Gesamt-Cholesterin: 160—290 mg/100 cm^3 mit der Methode von Bloor; 140—270 mg/100 cm^3 mit der Methode von Schoenheimer und Sperry.

Cholesterin-Ester: 120—200 mg/100 cm^3 (Bloor); 100—170 mg (Schoenheimer und Sperry). Normalerweise sind 55—70% des Cholesterins in esterifiziertem Zustand vorhanden.

Phospholipoide: 160—310 mg/100 cm^3.

Gesamtfettsäuren: 190—450 mg/100 cm^3.

Neutralfett: 0—300 mg/100 cm^3.

Die Bestimmung des Grades der Trübung ist von Bedeutung nicht nur für eine schnelle Unterscheidung der Hyperlipämie von der Hypercholesterinämie sondern auch als Maßstab für die Stärke der Hyperlipämie. Die Methode von Geyer, Mann und Stare ergibt Normalwerte von 1—5 E.

Chemische Fraktionierung der Lipoproteine. Cohn und seine Mitarbeiter haben eine Methode der Trennung („Fraktionierung") der Serumproteine entwickelt, mit deren Hilfe es möglich ist, die beiden Gruppen von Lipoproteinen, die fast alle Serumlipoide enthalten, die Alpha-Lipoproteine und Beta-Lipoproteine voneinander zu trennen. Diese Methode, die von Lever, Gurd u. Mitarb. in eine Mikroanalyse ausgearbeitet worden ist, die nur 5 cm^3 Plasma erfordert, erlaubt die quantitative Analyse des Cholesterins, der Phospholipoide und des Neutralfettes in den Alpha-Lipoproteinen und Beta-Lipoproteinen. Im Durchschnitt findet man bei normalen Personen in den Alpha-Lipoproteinen (enthalten in Fraktion IV + V) 27% des Cholesterins und 47% der Phospholipoide, während in den Beta-Lipoproteinen (enthalten in Fraktion I + II + III) 73% des Cholesterins, 53% der Phospholipoide und alles Neutralfett vorhanden sind.

Elektrophoretische Analyse. Die elektrophoretische Analyse beruht auf dem Prinzip, daß verschiedene Proteingruppen in einem elektrischen Feld mit verschiedener Geschwindigkeit wandern. Es ist aber keineswegs so, daß Proteine, die mit derselben Geschwindigkeit wandern, eine chemische Einheit darstellen. Auf Grund dieser Tatsache ist die freie oder Tiselius-Elektrophorese von beschränktem Werte, da sich die Alpha- und Beta-Lipoproteine zusammen mit anderen Proteinen in dem Alpha-1-Gipfel, bzw. in dem Beta-1-Gipfel befinden. Normalwerte für den Alpha-1-Gipfel des Tiselius-Diagramms sind 4—8% des Gesamtproteins (Durchschnitt 5%) und für den Beta-1-Gipfel 10—15% (Durchschnitt 13%).

Die Papierelektrophorese erlaubt spezielle Färbung des Papierstreifens, nachdem die elektrophoretische Wanderung der Proteine beendet ist. Man kann mit Amidoschwarz für den Nachweis der Proteine und mit Sudanschwarz für den Nachweis der Lipoide anfärben (Swahn; Herbst, Lever und Hurley, Teil VI). Das Lipoiddiagramm eines Nüchternserums zeigt zwei Streifen, einen nur schwach gefärbten Streifen in der Alpha-1-Position und einen tief gefärbten Streifen in der Beta-Position. Bei colorimetrischer Messung ergibt sich, daß 70—80% der Lipoide sich im Beta-Lipoidstreifen befinden.

Ultrazentrifugale Analyse. Die Beta-Lipoproteine, die große Unterschiede in ihrem spezifischen Gewicht zeigen, können mit Hilfe der ultrazentrifugalen Flotierung in verschiedene Klassen eingeteilt werden. Alle Lipoide im Serum sind mit Proteinen verbunden und werden auf diese Weise in Lösung oder Suspension gehalten. Jedoch bestehen große Unterschiede in dem Mengenverhältnis, in dem Lipoide und Proteine miteinander verbunden sind. An dem einen Ende der Skala befinden sich die Chylomikra. Diese sind recht große Aggregate mit einem Durchmesser von mehr als einem halben Mikron. Sie bestehen hauptsächlich aus Neutralfett und enthalten nur sehr wenig Cholesterin, Phospholipoide und Protein. Dann kommen die triglyceridenthaltenden Beta-Lipoproteine („Lipomikra"), die weniger als ein halbes Mikron messen. Sie enthalten außer Neutralfett beträchtliche Mengen von Cholesterin und Phospholipoiden und mäßige Mengen von Protein. An dem anderen Ende der Skala finden sich die nichttriglyceridenthaltenden Beta-Lipoproteine, die Cholesterin, Phospholipoide und beträchtliche Mengen von Protein enthalten.

In der Ultrazentrifuge wandern (bei einer Geschwindigkeit von 52000 U/min [140000 g] in einer Pufferlösung mit einem spezifischen Gewicht von 1,063) die Chylomikra, die triglyceridenthaltenden Beta-Lipoproteine und die nichttriglyceridenthaltenden Beta-Lipoproteine mit verschiedenen Geschwindigkeiten zur Oberfläche. Wenn photographische Aufnahmen zu bestimmten Zeiten während der Zentrifugierung gemacht werden, kann man von den auf diese Weise erhaltenen Diagrammen die einzelnen Lipoidklassen recht genau bestimmen. Die Schnelligkeit des Wanderns oder Flotierens wird in Svedberg-Einheiten des Flotierens oder S_f-Einheiten ausgedrückt. Die nichttriglyceridenthaltenden Lipoproteine wandern oder flotieren wegen ihres recht großen spezifischen Gewichtes am langsamsten zur Oberfläche und machen die S_f-Klassen 1—17 aus. Die triglyceridhaltigen Lipoproteine wandern schneller und machen die S_f-Klassen 18—400 aus, und die Chylomikra, die am schnellsten zur Oberfläche wandern, machen die

S_f-Klassen 400—40000 aus. Gemessen werden gewöhnlich die folgenden S_f-Klassen: 1—10, 12—20, 30—70 und 100—400. Bei nüchternen Normalpersonen sind die Lipoproteine hauptsächlich in der S_f 1—10-Klasse vorhanden. Gofman, Rubin, McGinley und Jones fanden als Normalwerte für die Lipoproteine in der S_f 1—10-Klasse 276 bis 364 mg/100 cm³ Serum; in der S_f 12—20-Klasse 41 bis 90 mg/100 cm³; in der S_f 20—100-Klasse 69 bis 109 mg/100 cm³; und in der S_f 100—400-Klasse 37 bis 83 mg/100 cm³.

Fettklärungsmechanismus. Nach einer fetthaltigen Mahlzeit ist das Blutserum wegen des Vorhandenseins zahlreicher Chylomikra trübe, und es findet sich bei ultrazentrifugaler Analyse eine Vermehrung der S_f-Klassen über 60 (Jones u. Mitarb.). Im Laufe einiger Stunden klärt sich das Serum wieder. Dabei spielen zwei Faktoren eine Rolle. Erstens findet eine stufenweise Umwandlung der hohen zu den nächst niederen Sf-Klassen statt (Gitlin und Cornwell) und zweitens passieren intakte Chylomikra die Capillarwände und treten in das Gewebe ein, besonders in die Leber, die Skelet- und Herzmuskulatur und das Fettgewebe (Bragdon und Gordon).

Die Umwandlung der hohen zu den niederen S_f-Klassen kommt durch die Einwirkung des Klärungsfaktors zustande, eines Enzyms, das eine Spaltung der in den Chylomikra enthaltenen Triglyceride in freie Fettsäuren und Glycerin hervorruft, eine sog. Lipolyse. Hauptsächlich Serum-Albumin aber auch die Alpha- und Beta-Lipoproteine dienen als Acceptoren für die Fettsäuren, die durch die Einwirkung des Klärungsfaktors freigesetzt werden (Gordon u. Mitarb.). Der Klärungsfaktor kommt im Blutserum in großen Mengen nach einer Injektion von Heparin vor. Aber ohne Heparininjektion ist er im menschlichen Serum, selbst während der postalimentären Hyperlipämie, nur schwer nachweisbar. Robinson u. Mitarb. haben jedoch kleine Mengen in postalimentär hyperlipämischem menschlichem Blut gefunden. Korn hat das Vorhandensein einer Lipoprotein-Lipase, die nach Zufügung von Serum die Eigenschaften des Klärungsfaktors hat, in mehreren Organen, besonders im Herzen und im Fettgewebe, nachgewiesen. Es ist daher möglich, daß die Injektion von Heparin ein Übertreten von Klärungsfaktor aus dem Gewebe in das Blut hervorruft. Es steht noch nicht völlig fest, obwohl es wahrscheinlich ist, daß Heparin der Faktor ist, der unter physiologischen Bedingungen den Anstoß zur Ausscheidung von Klärungsfaktor in das Blut gibt. Die kleinen Mengen von Klärungsfaktor, die selbst nach einer fetthaltigen Mahlzeit im Serum nachweisbar sind, machen es wahrscheinlich, daß die durch den Klärungsfaktor hervorgerufene Lipolyse nur zu einem Teil für das Verschwinden der Triglyceride aus dem Blutstrom veantwortlich ist.

Das Übertreten von intakten Chylomikra vom Blutstrom in das Gewebe erscheint dadurch wahrscheinlich, daß nach einer fetthaltigen Mahlzeit Chylomikra in den Lymphbahnen der Leber nachweisbar sind. Außerdem konnte mittels Perfusion der freigelegten Leber nachgewiesen werden, daß die Leber aus Chylomikra Triglyceridfettsäuren sowohl aufnehmen als auch oxydieren kann (Morris und French).

Wie jedes Enzymsystem hat auch das Klärungsfaktor-Enzym einen Inhibitor. Hollett und Meng haben kleine Mengen eines Inhibitors der Klärungsreaktion in normalem menschlichen Blutserum nachgewiesen. Klein, Lever und Fekete haben einen Klärungsfaktor-Inhibitor in menschlichen Geweben gefunden, besonders in Milz, Niere und Leber, und Fekete u. Mitarb. haben einen solchen in Leukocyten und Blutplättchen nachgewiesen.

Für die Untersuchung der *Wirkung des Klärungsfaktors auf die Serumlipoproteine* können optische, chemische, elektrophoretische und ultrazentrifugale Bestimmungen durchgeführt werden. Man verwendet für diese Untersuchungen das Serum einer alimentär hyperlipämischen Person, der, um den Klärungsfaktor zu stimulieren, kurz vor der Blutentnahme 50—100 mg Heparin intravenös injiziert worden waren. Bei optischen Bestimmungen im Spektrophotometer kann man dann eine allmählich zunehmende Aufhellung des milchigen Serums feststellen und messen (GROSSMAN). Chemisch kann man einen allmählichen Anstieg in der Menge von freien Fettsäuren und von Glycerin feststellen, eine Folge der Spaltung von Triglyceriden (Lipolyse). Messungen mittels Papierelektrophorese ergeben im Vergleich mit Serum, das vor der Heparininjektion entnommen war, eine Wanderungsbeschleunigung der Alpha- und Beta-Lipoproteine, die dadurch zum Ausdruck kommt, daß die Beta-Lipoproteine mit der Geschwindigkeit von Alpha-1-Globulin wandern und die Alpha-Lipoproteine schneller wandern als Albumin als „Prä-Albumin-Komponente" (HERBST und HURLEY). Ultrazentrifugale Analysen ergeben nach einer Injektion von Heparin eine Verschiebung der Beta-Lipoproteine von den höheren zu den niederen S_f-Klassen (LEVER, HERBST und LYONS, Teil V).

1. Primäre Hypercholesterinämie
(Primäre hypercholesterinämische Xanthomatose)

Die primäre Hypercholesterinämie ist eine dominant ererbte Krankheit, die das ganze Leben hindurch asymptomatisch bleiben kann, oft jedoch klinische Erscheinungen an der Haut, den Sehnen und Coronargefäßen hervorruft.

Klinisches Bild. Unter den Hauterscheinungen sind Xanthelasmata der Augenlider am häufigsten (Abb. 31). Sie erscheinen nur selten vor dem zwanzigsten Lebensjahr und gewöhnlich nicht vor dem vierzigsten Lebensjahr. Es bedarf aber der Betonung, daß das alleinige Vorkommen von Xanthelasmata an den Augenlidern zu einer Diagnose von primärer hypercholesterinämischer Xanthomatose nicht berechtigt, da Xanthelasmata der Augenlider auch ohne das Bestehen einer Hypercholesterinämie vorkommen können (s. S. 153).

Im Vergleich zu Xanthelasmata sind tuberöse Xanthome bei der primären Hypercholesterinämie verhältnismäßig selten. Auch sind tuberöse Xanthome bei der primären Hypercholesterinämie seltener als bei der idiopathischen Hyperlipämie (Tabelle 1).

Tabelle 1. *Häufigkeit der klinischen Erscheinungen bei primärer Hypercholesterinämie und idiopathischer Hyperlipämie*

	Primäre Hypercholesterinämie	Idiopathische Hyperlipämie
Tuberöse Xanthome . .	+	+ +
Eruptive Xanthome . .	—	+ + +
Xanthelasmata	+ + +	(+)
Sehnenxanthome . . .	+ +	+
Oberbauchkrämpfe . .	—	+
Glykosurie	—	+
Coronarkrankheit . . .	+ + +	+ +
Familienanamnese . . .	+ + +	+

— Nicht vorhanden; (+) selten vorhanden; + gelegentlich vorhanden; + + häufig vorhanden; + + + sehr häufig vorhanden.

Sie können eine Größe von mehreren Zentimeter im Durchmesser erreichen und zeigen wenig Neigung zur Rückbildung. Man findet sie am häufigsten an den Ellbogen und Knien, sowie an den Händen und Füßen (Abb. 32), aber auch sonstwo an den Extremitäten und am Gesäß. Die Schleimhäute werden nicht befallen.

Sehnenxanthome sind häufig und kommen hauptsächlich an den Achillessehnen und Patellarsehnen, aber auch an den Strecksehnen der Hände und an den Tricepssehnen nahe dem Olecranon vor. Da sie oft recht klein sind, werden sie leicht übersehen.

Das häufige Vorkommen der Coronarsklerose begründet die ernste Prognose der primären Hypercholesterinämie. Sie stellt, wie GOTTRON (1935) es ausgedrückt hat, einen subletalen Faktor dar. In einer Serie von 390 Patienten mit primärer Hypercholesterinämie fand ADLERSBERG (1955) bei 43% Anzeichen von Coronarerkrankung. Die Coronarerkrankung kann schon in jugendlichem Alter eintreten. Sie führt oft im mittleren Alter und manchmal schon in jugendlichem

Alter zum Tode. RIGDON und WILLEFORD fanden in der Literatur Berichte über 24 Fälle von plötzlichem Herztod bei Jugendlichen, die beim Beginn der Herzsymptome 16 Jahre alt oder jünger waren. Bei 18 dieser Patienten waren Xan-

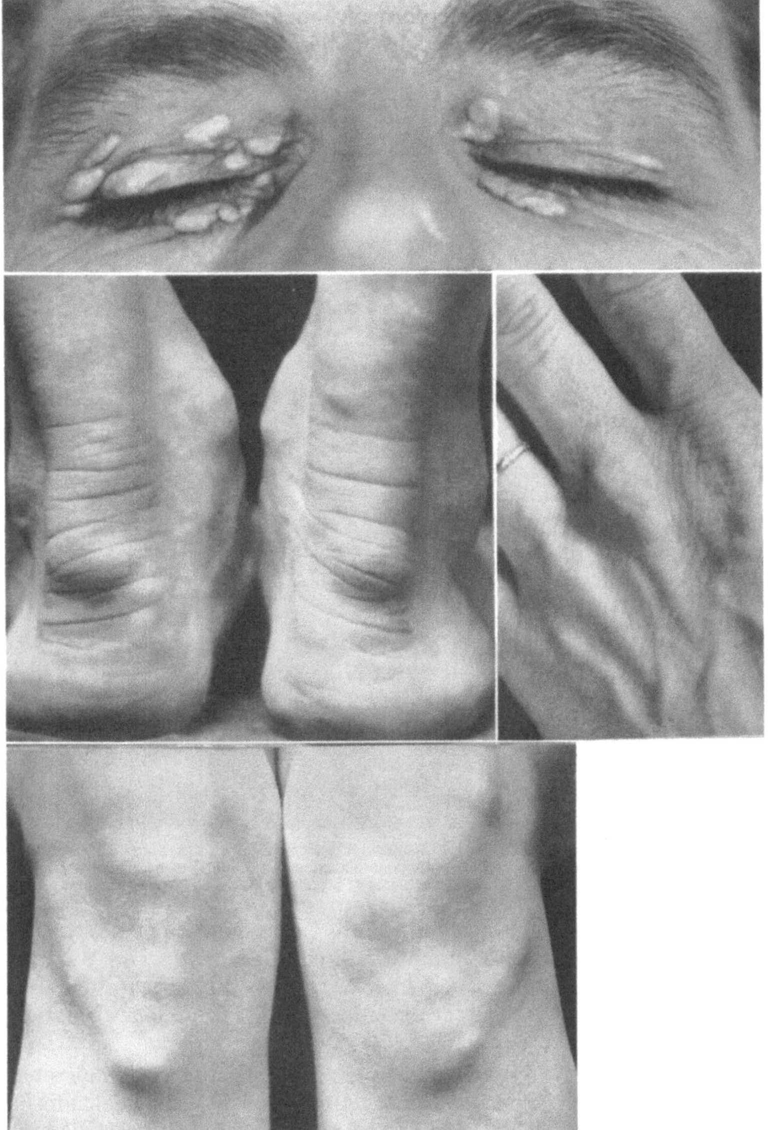

Abb. 31. *Primäre Hypercholesterinämie.* Bei diesem Patienten bestehen Xanthelasmata der Augenlider, Xanthome der Achillessehnen, ein Sehnenxanthom über dem Knöchel des linken Mittelfingers und Xanthome der Patellarsehnen

thome vorhanden und bei allen, die dahingehend untersucht worden waren, bestand ein hoher Serum-Cholesterinspiegel.

Vererbung. Auf Grund von Untersuchungen mehrerer Sippschaften stellten WILKINSON, HAND und FLIEGELMAN die Theorie auf, daß die primäre Hypercholesterinämie eine unvollständig dominant vererbte Krankheit sei, bei der im homozygot abnormen Zustand Xanthome bestünden, während im heterozygoten Zustand lediglich eine Hypercholesterinämie vorliege. PIPER und ORRILD sowie HARRIS-JONES u. Mitarb. haben jedoch diese Theorie widerlegt. Ihre Untersuchungen ergaben, daß die Hypercholesterinämie eine dominant vererbte Krankheit ist, bei der das Auftreten von Xanthomen von dem Alter des Patienten und von der Höhe des Cholesterinspiegels abhängt. PIPER und ORRILD stellten bei der Untersuchung von 50 Patienten aus zwölf Familien fest, daß Xanthomata meistens erst im vierten oder fünften Lebensjahrzehnt auftraten, so daß Hypercholesterinämie ohne Xanthomata die Regel darstellte bei Kindern und jungen

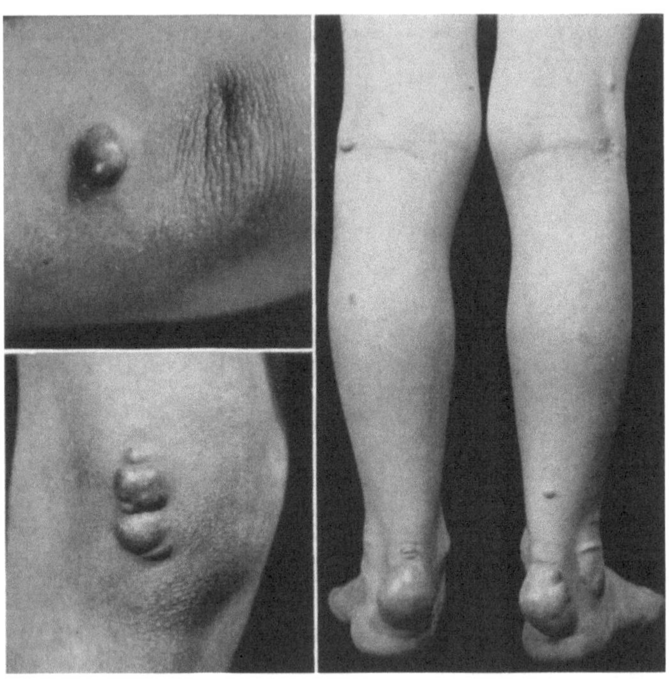

Abb. 32. *Primäre Hypercholesterinämie.* Dieses Kind hat zahlreiche tuberöse Xanthome. Abgebildet sind: ein Xanthom am Ellbogen, Xanthome am rechten Knie und Xanthome an den Fersen, Waden und Kniekehlen. (Im Alter von 14 Jahren plötzlicher Tod durch Herzschlag.) (Sammlung Dr. A. C. CROCKER, Harvard University)

Erwachsenen, und Hypercholesterinämie mit Xanthomata bei älteren Erwachsenen. Ferner konnten HARRIS-JONES u. Mitarb. die Theorie von WILKINSON u. Mitarb. dadurch widerlegen, daß sie sowohl bei der Mutter als auch bei einem Sohn eines Patienten mit Hypercholesterinämie und Xanthomen normale Serumcholesterinwerte fanden.

Pathologie. Die pathologische Anatomie und Histologie sind schon von E. URBACH eingehend beschrieben worden. Es sind seitdem viele Sektionsberichte veröffentlicht worden betreffs Patienten, die an der die Hypercholesterinämie begleitenden Coronarkrankheit verstorben waren. Darunter befinden sich auch eine Reihe Berichte an jugendlichen Patienten (BLOOM, KAUFMAN und STEVENS; COOK u. Mitarb.; RIGDON und WILLEFORD; PÜRSCHEL und RUST). Es fanden sich ausgedehnte atheromatöse Veränderungen an den Coronararterien, den Aorten- und Mitralklappen, der Aorta, den Lungenschlagadern und Nierenarterien. Auffallend ist das Fehlen von Lipoidablagerungen in anderen Organen. Nur PÜRSCHEL und RUST berichteten geringe Schaumzellbildung in den Lymphknoten und eine Lipoidspeicherung in den Kupfferschen Sternzellen der Leber.

Chemische Analyse der Serumlipoide. Die Mengen des Cholesterins und der Phospholipoide im Serum sind erhöht, meistens nur mäßig. So fanden LEVER, SMITH und HURLEY (Teil I) unter 10 Patienten mit Haut- oder Sehnenxanthomen die Werte für Cholesterin bei 9 Patienten zwischen 330 und 530 mg/100 cm³ (Bloor-Methode), und nur bei einem Patienten höher. Der Grad der Erhöhung ist für jeden einzelnen Patienten recht konstant, da, im Gegensatz zur idiopathischen Hyperlipämie, spontanes oder diätbedingtes Fluktuieren unwesentlich ist. Die Werte für das Neutralfett sind normal und daher ist das Serum klar.

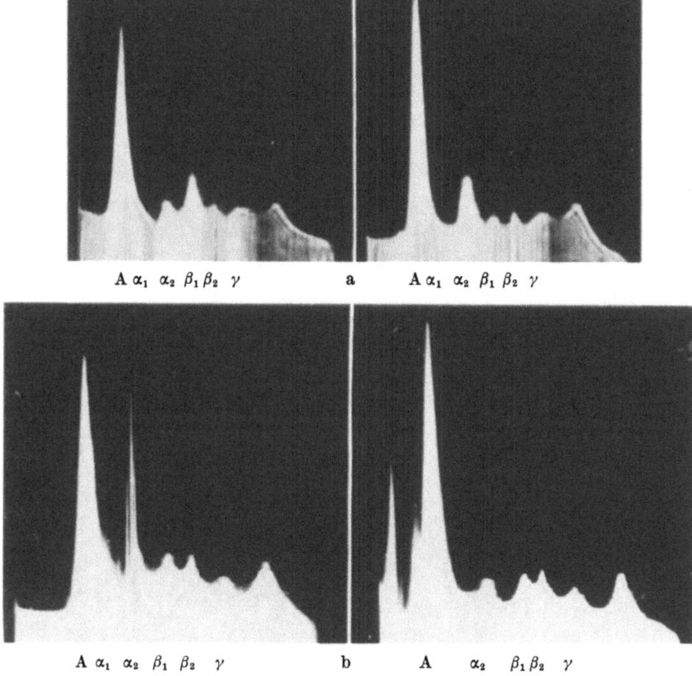

Abb. 33a u. b. *Elektrophoretische Diagramme bei primärer Hypercholesterinämie* (oben) *und idiopathischer Hyperlipämie* (unten) *vor und nach einer Injektion von Heparin (freie Elektrophorese im Tiselius-Apparat.)* Bei der primären Hypercholesterinämie findet sich eine Erhöhung des Beta-1-Gipfels. Nach der Injektion von Heparin ist diese Erhöhung wegen der Wanderungsbeschleunigung der Beta-Lipoproteine auf den Alpha-2-Gipfel übergegangen. Bei der idiopathischen Hyperlipämie findet sich eine Erhöhung des Alpha-2-Gipfels. Nach der Injektion von Heparin findet sich eine „Prä-Albumin-Komponente", die die Alpha-Lipoproteine darstellt.
(Vgl. mit Abb. 37)

Elektrophoretische Analyse. Freie Elektrophorese in einem Tiselius-Apparat ergibt eine mäßige und nur selten eine beträchtliche Erhöhung der Beta-1-Globuline im elektrophoretischen Diagramm (Abb. 33) (LEVER, SMITH und HURLEY, Teil II). Papierelektrophorese zeigt auf Streifen mit Lipoidfärbung normale Mengen für die Alpha-Lipoproteine, während die Menge der Beta-Lipoproteine vermehrt ist (HERBST, LEVER und HURLEY, Teil VI).

Ultrazentrifugale Analyse. Bei ultrazentrifugaler Analyse der Beta-Lipoproteine findet man gewöhnlich, parallel zu der Erhöhung des Serumcholesterins, eine mäßige bis beträchtliche Erhöhung der Beta-Lipoproteine in der S_f 1—10-Klasse. Manchmal findet sich außerdem eine Erhöhung der Beta-Lipoproteine in der S_f 12—20-Klasse (Abb. 34). LEVER, HERBST und LYONS (Teil V) fanden unter sieben Patienten bei zwei eine leichte Erhöhung und bei einem Patienten eine mäßige Erhöhung der Beta-Lipoproteine in der S_f 12—20-Klasse. WHEELER und SPRAGUE stellten unter 22 Patienten nur bei drei Patienten

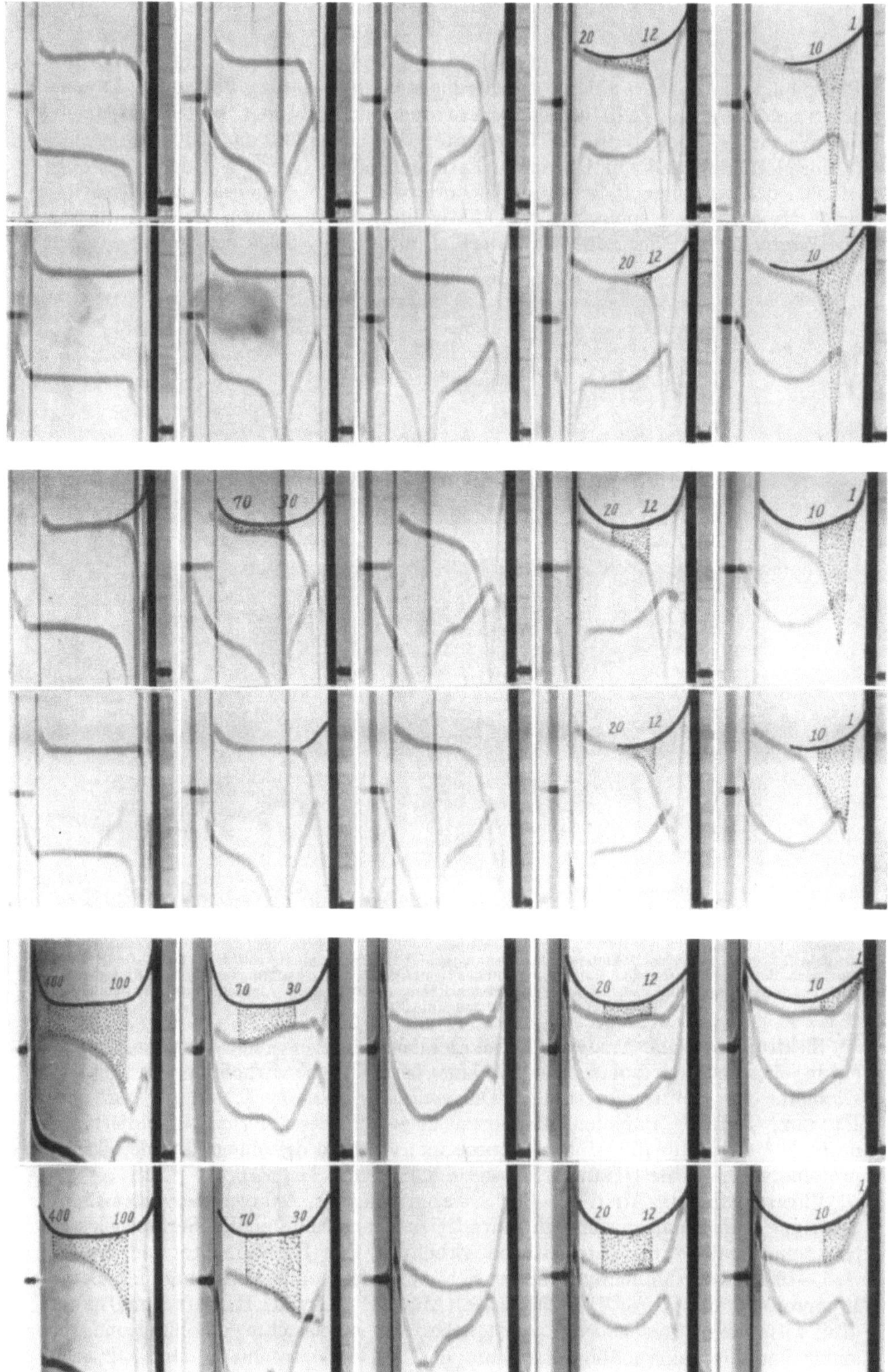

Abb. 34

eine Erhöhung fest. Dagegen betrachten GOFMAN, RUBIN, McGINLEY und JONES (s. auch McGINLEY, JONES und GOFMAN) eine leichte Erhöhung der Lipoproteine in der S_f 12—20-Klasse als ein regelmäßiges Vorkommen. In den höheren S_f-Klassen, 30—70 und 100—400, finden sich normale Mengen von Beta-Lipoproteinen.

Wirkung einer Heparininjektion. Eine intravenöse Injektion von 100 mg wasserlöslichem Heparin hat bei der primären Hypercholesterinämie nur einen leichten und kurzdauernden Effekt auf die Serumlipoproteine. Die *quantitative Analyse* der Serumlipoide ergibt nach der Injektion bei der primären Hypercholesterinämie eine geringe Verminderung der Werte für Cholesterin, Phospholipoide und Neutralfett. (In Sera mit normalen Lipoidwerten erfolgt keine Verminderung des Cholesterins oder der Phospholipoide und nur gelegentlich eine geringe Verminderung des Neutralfettes.) Bei der *elektrophoretischen Untersuchung* findet man nach der Injektion mittels Tiselius-Elektrophorese wie auch mittels Fettfärbung nach Papierelektrophorese bei der primären Hypercholesterinämie eine Erhöhung der Wanderungsgeschwindigkeit der Beta-Lipoproteine, nicht aber der Alpha-Lipoproteine. Die BetaLipoproteine wandern nach der Heparininjektion statt mit einer Geschwindigkeit von Beta-1-Globulin mit der von Alpha-2-Globulin (Abb. 33) (LEVER, SMITH und HURLEY, Teil III; HERBST, LEVER und HURLEY, Teil VI). (Bei normalen Serumlipoidwerten findet keine Wanderungsbeschleunigung der Beta-Lipoproteine statt.) *Ultrazentrifugale Analysen* ergeben nach einer Heparininjektion sowohl bei der primären Hypercholesterinämie als auch bei normalen Serumlipoidwerten eine leichte Verschiebung der Beta-Lipoproteine von den höheren zu den niederen S_f-Klassen. Die Lipoproteine in der S_f-30—70-Klasse verschwinden, die Menge in der S_f 12—20-Klasse nimmt ab, während die Menge in der S_f 1—10-Klasse zunimmt (Abb. 34) (LEVER, HERBST und LYONS, Teil V).

Ursache der primären Hypercholesterinämie. Untersuchungen, die unter der idiopathischen Hyperlipämie beschrieben werden, haben keinen Anhalt dafür ergeben, daß bei der primären Hypercholesterinämie eine Störung in der Ausscheidung der Lipoide aus dem Blutstrom besteht, wie sie bei der idiopathischen Hyperlipämie vorliegt. Trotzdem scheinen gewisse Störungen des Fettabbaus im Blutserum zu bestehen. So stellten KLEIN und LEVER (1959) fest, daß das Serum von Patienten mit primärer Hypercholesterinämie *in vitro* die Aktivität der Pankreas-Lipase hemmte.

Die Möglichkeit besteht, daß die Ursache der primären Hypercholesterinämie in einer endogenen Überproduktion von Cholesterin und Phospholipoiden besteht. Jedoch ist dieses nicht bewiesen. LEONHARDI stellte zwar fest, daß nach oraler Verabreichung von Essigsäure, die in der Carboxylgruppe mit C^{14} markiert war, die Aktivität des Serumcholesterins, besonders des freien Cholesterins, bei einer Patientin mit primärer Hypercholesterinämie bedeutend höher lag als bei einer normalen Versuchsperson. Dies ist aber wahrscheinlich eine Folge des erhöhten Cholesterinspiegels im Serum bei primärer Hypercholesterinämie und keine Indikation einer gesteigerten Cholesterinsynthese. (Siehe auch die Versuche von THANNHAUSER und STANLEY sowie von SCHRADE u. Mitarb. bei der idiopathischen Hyperlipämie, S. 108.)

Abb. 34. *Ultrazentrifugale Diagramme der Beta-Lipoproteine vor und nach einer Injektion von Heparin bei einer normalen Kontrollperson* (oben), *einem Patienten mit primärer Hypercholesterinämie* (Mitte) *und einem Patienten mit idiopathischer Hyperlipämie* (unten). Bei der normalen Kontrollperson findet sich der größte Teil der Beta-Lipoproteine in der S_f 1—10-Klasse und nur wenig in der S_f 12—20-Klasse. Bei dem Patienten mit primärer Hypercholesterinämie ist die Menge der Beta-Lipoproteine in den S_f 1—10- und S_f 12—20-Klassen mäßig vermehrt. Bei dem Patienten mit idiopathischer Hyperlipämie findet sich eine starke Vermehrung der Beta-Lipoproteine in den hohen S_f-Klassen (S_f 100—400 und S_f 30—70), eine mäßige Vermehrung in der S_f 12—20-Klasse und eine erhebliche Verminderung in der S_f 1—10-Klasse. In allen drei Diagrammen bewirkt eine Injektion von Heparin eine Verschiebung der Beta-Lipoproteine von den höheren zu den niedrigeren S_f-Klassen

Behandlung. Der Zweck der Behandlung liegt in der Hoffnung, durch eine Erniedrigung des Cholesterinspiegels die Entwicklung der Atherosklerose, besonders in den Coronargefäßen, zu verhüten. AHRENS u. Mitarb. (1957) weisen allerdings darauf hin, daß es bisher nicht bewiesen ist, daß die Hypercholesterinämie die direkte Ursache der Atherosklerose ist. Beide sind genetisch bestimmt, und es kann sich lediglich um ein gehäuftes gemeinsames Auftreten handeln. Trotzdem erscheint es ratsam, wenn möglich, den Cholesterinspiegel im Serum zu erniedrigen. Leider besteht bis jetzt keine verläßliche Methode, eine bedeutende und anhaltende Erniedrigung herbeizuführen.

Es ist bei der primären hypercholesterinämischen Xanthomatose nicht möglich, eine wesentliche Erniedrigung des Serumcholesterins durch eine fettarme, cholesterinarme Diät herbeizuführen, im Gegensatz zur idiopathischen Hyperlipämie, bei der eine solche Diät oft sehr erfolgreich ist. Der wahrscheinliche Grund für den Mißerfolg einer solchen Diät liegt darin, daß eine Herabsetzung des Cholesterins in der Nahrung zu einer vermehrten Synthese von endogenem Cholesterin, besonders in der Leber, führt. Ein solcher Zusammenhang zwischen Cholesterinzufuhr in der Nahrung und Synthese von Cholesterin in der Leber ist von TOMKINS u. Mitarb. bei Ratten, und von GOULD u. Mitarb. bei Hunden festgestellt worden. Gleichfalls ist die Verabreichung von Heparin im Gegensatz zur idiopathischen Hyperlipämie bei der primären Hypercholesterinämie nutzlos, wahrscheinlich weil keine Störung des Klärungsfaktormechanismus vorliegt.

Letzthin sind eine Reihe von Berichten erschienen, zuerst von KINSELL u. Mitarb. (1952, 1955), und dann von BEVERIDGE u. Mitarb., BRONTE-STEWART u. Mitarb., sowie von AHRENS u. Mitarb. (1955, 1957), die zu beweisen scheinen, daß eine entscheidende Erniedrigung des Serumcholesterins durch eine erhöhte Einnahme von *ungesättigten Fettsäuren* möglich ist. AHRENS u. Mitarb. (1957) fanden in sehr genau kontrollierten Untersuchungen, daß eine direkte Beziehung bestand zwischen dem Grad der Sättigung der Fettsäuren in der Nahrung und der Höhe des Cholesterinspiegels. Sie fanden, daß Verabreichung von Erdnußöl, Baumwollöl, Maisöl oder Sonnenblumenöl in der Nahrung die Cholesterinwerte senkte. Sie empfehlen beim Bestehen einer Hypercholesterinämie eine Diät, die weniger als 25 g tierische Fette enthält und als Zulage mindestens dreimal am Tage 30 cm³ Maisöl oder Sonnenblumenöl.

Wohl die erste systematische Prüfung dieser Diätform bei Patienten mit primärer Hypercholesterinämie wurde von MALMROS und WIGAND im Jahre 1955 durchgeführt. Sie verabreichten große Mengen von Maisöl. Alle acht Patienten zeigten ein rasches Absinken des Serum-Cholesterins. Auf der Tagung der „American Society for the Study of Arteriosclerosis" im November 1957 wurde der Effekt dieser Behandlungsweise bei Hypercholesterinämie in mehreren Vorträgen besprochen. STEINER u. Mitarb. gaben 65—120 g Sonnenblumenöl pro Tag *anstelle* von tierischen Fetten. Binnen 10—15 Tagen fanden sie eine Abnahme des Cholesterins, die im Durchschnitt 20% betrug. Diese Erniedrigung hielt an, solange diese Diät fortgesetzt wurde. BOZIAN u. Mitarb. gaben Sonnenblumenöl *ohne* Änderung der Kost. Sie fanden eine Erniedrigung des Cholesterins, die aber nicht immer bestehen blieb trotz Fortsetzens der Behandlung. Aber selbst wenn die Erniedrigung nicht anhielt, sahen sie eine fortgesetzte Verkleinerung der Xanthome. KINSELL u. Mitarb. (1957) verabreichten gereinigte ungesättigte Fettsäurepräparate, wie Ethyl-Linoleat, Trilinolein und Tetranoinsäure zu Patienten mit primärer Hypercholesterinämie und beobachteten ein bedeutendes Abfallen der Cholinesterinwerte.

Die Wirkungsweise der ungesättigten Fettsäuren ist nicht bekannt. KINSELL u. Mitarb. halten es für möglich, daß ein relativer oder absoluter Mangel von unge-

sättigten Fettsäuren die Ursache der Hypercholesterinämie und Hyperphospho-
lipoidämie ist. Nach KINSELL muß Lecithin, das wichtigste der Serum-Phospholipoide, ein Molekül ungesättigter Fettsäure für seine normale Funktion enthalten. Dieses wird gewöhnlicherweise von den Cholesterinestern geliefert.
Wenn nicht genügend ungesättigte Fettsäuren vorhanden sind, sammeln sich
Cholesterin und Phospholipoide im Blut und Gewebe an. Diese Theorie ist allerdings keineswegs bewiesen und weitere klinische Untersuchungen sind nötig,
um den Wert der Behandlung mit ungesättigten Fettsäuren sicherzustellen.

Andere Behandlungsmethoden der Hypercholesterinämie, die letzthin als
erfolgreich berichtet wurden, stellen die Behandlung mit Sitosterol und mit
Oestrogen dar. Die Behandlung mit *Sitosterol* beruht auf der Annahme, daß
Sitosterol die Absorption des Cholesterins vom Darm in den Blutstrom behindert
(BEST u. Mitarb.). Es wird angenommen, da Sitosterol chemisch dem Cholesterin
sehr ähnlich ist, daß es mit dem Cholesterin um die Fettsäuren zur Verbindung zu
Estern konkurriert. Sitosterolester werden fast nicht absorbiert. Ebenfalls kann
Cholesterin in unesterifiziertem Zustand nicht absorbiert werden. So kommt es
angeblich zu einer Ausscheidung im Stuhl nicht nur des Cholesterins und der
Fettsäuren, die als Nahrung eingenommen werden, sondern auch des Cholesterins,
das mit der Galle in den Darm ausgeschieden wird. Gute Erfolge wurden z. B.
von BEST u. Mitarb. berichtet, die bei zwölf Patienten mit Hypercholesterinämie
bei Einnahme von 20—50 g Sitosterol pro Tag eine Durchschnittsabnahme des
Serumcholesterins um 16% sahen. Dagegen sahen WILKINSON u. Mitarb. (1955)
keinen Effekt; und RILEY und STEINER beobachteten nach einer anfänglichen
Abnahme einen Wiederanstieg des Cholesterins trotz fortgesetzter Behandlung.
Bemerkenswert ist die Beobachtung von FARQUHAR und SOKOLOW, daß die
kombinierte Verabreichung von Sitosterol und Sonnenblumenöl eine größere
Abnahme des Cholesterins, der Phospholipoide und Beta-Lipoproteine herbei-
führte als die getrennte Verabreichung dieser beiden Substanzen.

Die Behandlung mit *oestrogenen Substanzen* wurde von RUSS, EDER und BARR
eingeführt, weil sie feststellten, daß bei Personen mit normalen Serumlipoidwerten die Verabreichung von Oestrogen eine Abnahme der Beta-Lipoproteine
und Zunahme der Alpha-Lipoproteine herbeiführte. Diese Autoren fanden dann
auch bei sechs Patienten mit primärer hypercholesterinämischer Xanthomatose
bei peroraler Verabreichung von 1 mg Äthinyloestradiol pro Tag (äquivalent zu
15 mg Stilboestrol) eine Abnahme der Beta-Lipoproteine und Zunahme der Alpha-
Lipoproteine verbunden mit einer mäßigen Abnahme des Serum-Cholesterins.
Eine Änderung in der Größe der Xanthome fand jedoch nicht statt. Recht gute
Resultate berichtete ADLERSBERG (1957), der fünf Patienten mit primärer hypercholesterinämischer Xanthomatose 0,1—0,2 mg Ethinyl-Estradiol täglich per os
gab. Er fand nach 6 Wochen einen maximalen Effekt, eine Abnahme des Cholesterins, die im Durchschnitt 35% betrug. Wegen der Nebenerscheinungen
empfiehlt der Autor, daß die Behandlung für je 3 Wochen durchgeführt werde,
gefolgt von einer Woche ohne Behandlung.

Weitere Medikamente, die den Cholesterinspiegel im Serum erniedrigen, deren
Wert bei der primären Hypercholesterinämie aber noch nicht feststeht, sind ver-
schiedene Thyroxin-Analoge, die Nicotinsäure und Triparanol (MER-29[1]). Mehrere
Thyroxin-Analoge, unter ihnen Tetrajodothyro-Ameisensäure (T_4F), Trijodothyro-
Proprionsäure und Natrium-Dextrothyroxin, senken den Cholesterinspiegel ohne
nennenswerte Erhöhung der Schilddrüsenfunktion; es kann aber bei zu hoher
Dosierung bei Patienten mit Coronarerkrankung zu Anfällen von Angina pectoris

---

[1] Das Präparat wurde im April 1962 wegen verschiedener Nebenwirkungen (Haarausfall,
Ichthyosis, Libidominderung, Kataraktbildung usw.) von der Herstellerfirma aus dem Handel
gezogen.

kommen. Bei der Tetrajodothyro-Ameisensäure ist die gewöhnliche Dosierung 200 mg pro Tag (CORDAY u. Mitarb.). Die Nicotinsäure unterdrückt die Cholesterinsynthese in der Leber anscheinend schon in einem frühen Stadium, vielleicht durch einen Mangel an Coenzym A (SCHADE und SALTMAN). Bei einer Dosierung von 3 g pro Tag hat die Nicotinsäure bei manchen, aber nicht bei allen Patienten mit primärer Hypercholesterinämie einen das Serum-Cholesterin erniedrigenden Effekt (PARSONS u. Mitarb.). Triparanol[1] (MER-29) setzt die Cholesterinsynthese in der Leber stark herab, indem es die letzte Reaktion bei der Cholesterinsynthese, nämlich die Reduktion von Desmosterin zu Cholesterin, blockiert. Da sich bei der Verabreichung von Triparanol[1] Desmosterin im Serum ansammelt und da dessen Wirkung noch unbekannt ist, kann der therapeutische Wert von Triparanol[1] noch nicht bestimmt werden (RUSKIN). Die Dosierung beträgt 500—1000 mg pro Tag. Es ist für den Dermatologen von besonderem Interesse, daß sowohl Nicotinsäure (RUITER und MEYLER) als auch Triparanol[1] (ACHOR u. Mitarb.) eine reversible Hyperkeratose der Haut hervorbringen können, die der Ichthyose sehr ähnlich sieht. Triparanol[1] kann außerdem eine diffuse Alopezie des Kopfes verursachen. ACHOR u. Mitarb. glauben, daß die Ursache der Hyperkeratose und der Alopezie darin liegt, daß Triparanol[1] die Cholesterinsynthese in der Epidermis herabsetzt und somit die normale Verhornung verhindert.

Eine lokale Behandlung der tuberösen Xanthome ist, wenn sie druckempfindlich sind, oft wünschenswert. In vielen Fällen ist chirurgische Entfernung wohl die einfachste Methode. CORNBLEET injizierte 1 cm³ Heparin-Natrium in und um Xanthome ein- bis zweimal pro Woche und beobachtete nach 12—15 Injektionen ein Abflachen oder Verschwinden der Xanthome. HAENSCH (1958) konnte allerdings mit dieser Methode keinen Erfolg erzielen. SAVITT beobachtete in einem Fall ein Verschwinden der Xanthome nach drei Injektionen von je 1 cm³ einer 5%-Hydrocortison-Acetat-Suspension.

2. Sekundäre Hypercholesterinämie

Eine sekundäre Hypercholesterinämie kann bei biliärer Cirrhose und bei Myxödem vorkommen.

a) Biliäre Cirrhose

Eine biliäre Cirrhose kann entweder intrahepatisch entstehen infolge Verlegung der feinsten Gallengänge oder extrahepatisch infolge Verlegung des Hauptgallenganges.

Die intrahepatische biliäre Cirrhose entsteht in der großen Mehrzahl der Fälle idiopathisch und befällt fast ausschließlich Frauen im mittleren Alter, obwohl gelegentlich Männer befallen sein können (KALKOFF; SPELLBERG und GATTAS). Nach einer Dauer von vielen Jahren endet die Krankheit tödlich (s. u.). In seltenen Fällen entsteht die intrahepatische biliäre Cirrhose kongenital infolge partieller Atresie der interlobulären Gallengänge (AHRENS u. Mitarb. 1950; MACMAHON und THANNHAUSER 1951; CROCKER) oder als allergische Reaktion auf Medikamente, besonders Salvarsan (CHANUTIN und LUDEWIG; STOLZER u. Mitarb.; PFEIFFER und WINTZ). In beiden Zuständen sind die Symptome seitens der Leber dieselben wie bei der idiopathischen intrahepatischen biliären Cirrhose. Bei der kongenitalen intrahepatischen biliären Cirrhose tritt der Tod nach einigen Jahren ein. Xanthome sind regelmäßig vorhanden. Die medikamentöse intrahepatische biliäre Cirrhose unterscheidet sich von der idiopathischen und kongenitalen Form durch ihren plötzlichen Beginn nach Verabreichung des Medikamentes und die häufige Genesung (STOLZER u. Mitarb.; PFEIFFER und WINTZ).

---

[1] Siehe Fußnote S. 97.

In schweren Fällen kann allerdings der Ausgang tödlich sein (CHANUTIN und LUDEWIG). Xanthome kommen, abhängig von der Schwere und Dauer des Falles, nur gelegentlich vor.

Die *extrahepatische* biliäre Cirrhose kann nach Verlegung des extrahepatischen Gallenganges durch einen Stein oder ein Carcinom oder nach operativer Verletzung des Gallenganges auftreten. Allerdings sind die Serumlipoidwerte selten hoch genug, um Xanthome hervorzubringen, denn entweder ist die Krankheit nur von kurzer Dauer oder mit zu starkem Leberschaden verbunden (AHRENS u. Mitarb. 1950).

Klinisches Bild. Bei der idiopathischen intrahepatischen biliären Cirrhose ist Jucken ein prädominierendes Frühsymptom. Es bestehen Ikterus und Pigmentierung der Haut (HICKS und MULLINS). Wegen des starken Juckens finden sich oft zahlreiche Excoriationen. THANNHAUSER sowie AHRENS u. Mitarb. (1950) beschreiben außerdem papulopustulöse Effloreszenzen; aber es ist wohl möglich, daß es sich hierbei lediglich um Sekundärinfektionen in Kratzwunden handelt (HICKS und MULLINS).

Xanthomata finden sich nicht in jedem Fall. In Fällen mit Xanthomata bilden sich diese erst viele Monate oder Jahre nach Eintreten des Ikterus. Sie treten oft zuerst an den Augenlidern als Xanthelasmata auf und können auf diese Lokalisierung beschränkt bleiben. Tuberöse Xanthome kommen, wie bei der primären hypercholesterinämischen Xanthomatose, hauptsächlich an den Ellbogen und Knien vor, aber auch über den Fingerknöcheln, an den Hand- und Fußgelenken, über den Achillessehnen und anderswo (Abb. 35). Flache, d. h. wenig infiltrierte Xanthome, finden sich häufig an den Handflächen, besonders in den Beugefalten der Finger. Die Schleimhäute sind sehr selten befallen. AHRENS u. Mitarb. (1950) berichten über einen Patienten mit einigen Xanthomen an der Wangenschleimhaut. Im Gegensatz zur primären hypercholesterinämischen Xanthomatose kommen Sehnenxanthome nicht vor. AHRENS und KUNKEL fanden ein direktes Verhältnis zwischen der Höhe der Serumlipoide und dem Erscheinen von Xanthomen: Wenn die Menge der Gesamtlipoide (Phospholipoide + Cholesterin + Neutralfett) unter 1300 mg/100 cm³ war, fanden sich keine Xanthome. Zwischen 1300 und 1800 mg fanden sich gewöhnlich nur Xanthelasmata, während bei Werten über 1800 mg weitverbreitete Xanthome vorhanden waren.

Außer den soeben beschriebenen Hauterscheinungen zeigen die Patienten einen dunklen Urin und hellen Stuhl. Doch ist, da der Gallezufluß zum Darm nicht vollständig unterbrochen ist, Urobilinogen im Stuhl nachweisbar. Die Leber und Milz sind stark vergrößert. Im Gegensatz zu Patienten mit Hepatitis oder Gallenkrankheit bestehen kein Fieber, Bauchschmerz, Übelkeit oder Fettintoleranz. Der Allgemeinzustand kann für viele Jahre gut sein, da das Leberparenchym bis zum Endstadium verhältnismäßig gut erhalten bleibt und die biliäre Obstruktion nicht vollständig ist. Im Endstadium entwickelt sich das Bild einer portalen Cirrhose, und der Tod tritt entweder durch Versagen der Leber oder durch Blutung von Oesophagusvaricen ein. In diesem Stadium kommt es oft auf Grund einer Verminderung der Lipoidwerte zu einem Verschwinden der Xanthome.

Pathologie. Bei der intrahepatischen biliären Cirrhose beruht die Gallenretention auf einer Verlegung der kleinsten intrahepatischen Gallengänge. Im Beginn besteht eine proliferative und exsudative Entzündung der Periportalfelder, besonders an den terminalen intralobulären Gallengängen. Während die größeren intralobulären Gallengänge keine Veränderung aufweisen, sind die kleinen nur schwer zu finden; stellenweise fehlen sie ganz. Im übrigen ist im Frühstadium die Organstruktur noch gut erhalten (MACMAHON und THANNHAUSER

7*

1949; Ahrens u. Mitarb. 1950; Hartmann). Allmählich jedoch dringen die granulomatösen periportalen Veränderungen tiefer in die Lobuli vor. Die Leberzellen werden so allmählich zerstört. Es findet keine Regeneration von Leberzellen oder Gallengängen statt. Im Spätstadium bestehen schwere cirrhotische Veränderungen, die makroskopisch und histologisch einer gewöhnlichen portalen Cirrhose gleichen.

Bei der intrahepatischen biliären Cirrhose sind in seltenen Fällen Schaumzellen innerhalb des Granulationsgewebes um die terminalen intralobulären Gallengänge beschrieben worden (Bevans und Batchelor; Hartmann). Bei der extrahepatischen Cirrhose können gelegentlich xanthomartige Ansammlungen von Schaumzellen in den großen Gallengängen vorhanden sein (Weidman und Boston; Shay und Harris). Sie bilden sich infolge des hohen Choleseringehaltes der gestauten Galle.

Trotz der lang anhaltenden starken Hypercholesterinämie findet sich bei der Sektion oft keine ausgesprochene Atherosklerose. Ahrens u. Mitarb. (1950) fanden sogar den geringsten Grad von Atheromatose gerade bei den Patienten, die die ausgesprochenste Xanthomatose hatten, so daß sie ein umgekehrtes Verhältnis zwischen der Ablagerung von Fettsubstanzen in der Haut und in der Intima von Arterien annahmen.

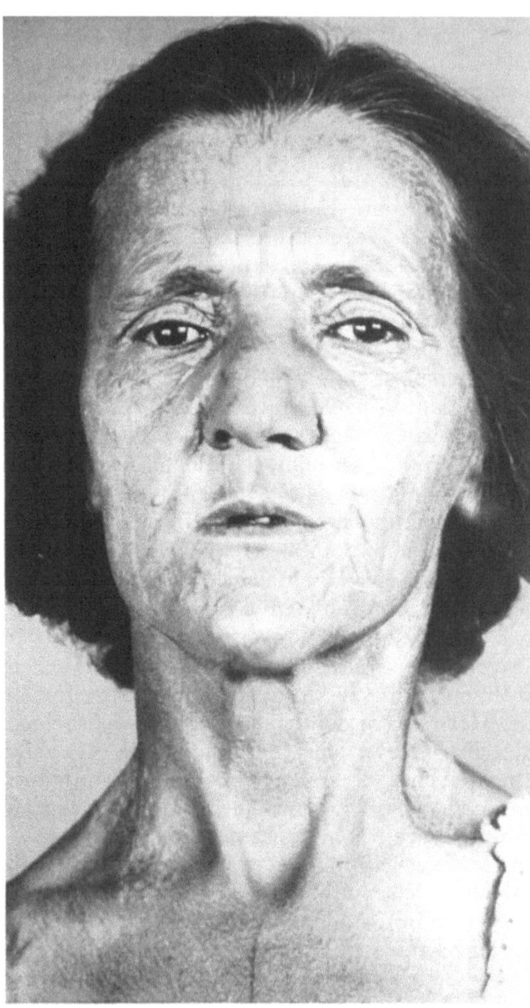

Abb. 35a

Abb. 35a u. b. *Sekundäre Hypercholesterinämie bei biliärer Cirrhose.* Bei dieser Patientin mit ausgesprochener Gelbsucht bestehen Xanthelasmata der Augenlider und zahlreiche tuberöse Xanthome, unter anderem am Gesicht, am Hals und an den Handflächen und Knien. (Thannhauser, S. J.: Lipidoses, 3. Aufl., Abb. 36, 37 u. 39. Grune & Stratton 1958)

Chemische Analyse der Serumlipoide. Das Blutserum ist wegen seines hohen Gehaltes an Bilirubin tiefgrün und unterscheidet sich so von dem Serum der Patienten mit primärer Hypercholesterinämie. Die Werte für das Cholesterin und die Phospholipoide sind stark erhöht, wobei die Erhöhung der Phospholipoide ausgesprochener ist als die des Cholesterins. Das Neutralfett ist entweder gar nicht oder nur leicht erhöht, so daß das Serum im nüchternen Zustand stets klar ist. Der Cholesterinesteranteil des Gesamtcholesterins ist gewöhnlich normal

(THANNHAUSER). Wenn allerdings das Gesamtcholesterin sehr hoch ist, dann ist das freie Cholesterin proportional mehr erhöht als das esterifizierte (AHRENS und KUNKEL). Im Endstadium der portalen Lebercirrhose kommt es zu einer

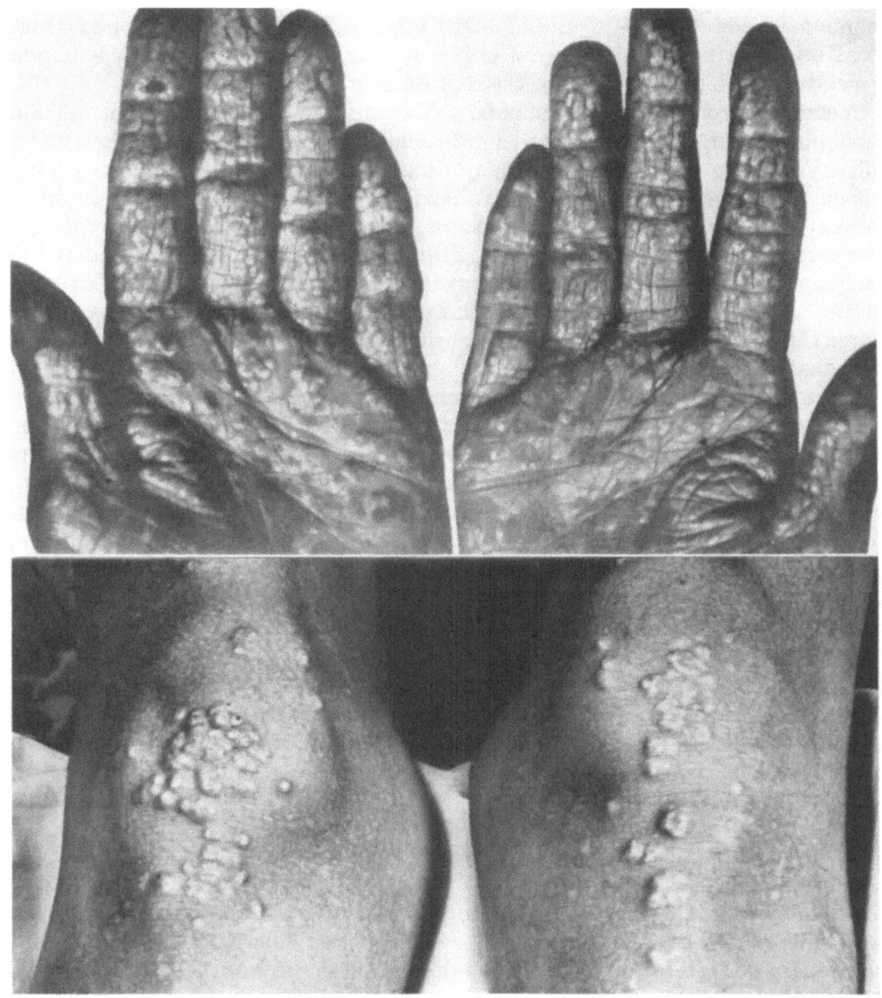

Abb. 35b

Verminderung der Lipoidwerte und, da die Leber die Fähigkeit verliert, Cholesterin zu esterifizieren, zu einem besonders starken Abfallen der Werte für Cholesterinester (sog. Estersturz).

Elektrophoretische Analyse. Wie gewöhnlich bei Erkrankungen der Leber ist das Albumin erniedrigt und das Gamma-Globulin erhöht. Papierelektrophorese zeigt normale Mengen von Alpha-Lipoproteinen und eine bedeutende Vermehrung der Beta-Lipoproteine. Freie Elektrophorese mittels eines Tiselius-Apparates zeigt eine Vermehrung des Beta-1-Globulins. In Fällen mit starker Erhöhung der Serumlipoide findet sich außerdem eine Erhöhung des Beta-2-Globulins (KUNKEL und AHRENS; LEVER und MACLEAN). Beide Erhöhungen sind nach Schüttelung des Serums mit Äther nicht mehr vorhanden, was beweist, daß sie durch lipoidhaltige Proteine hervorgerufen sind (LEVER und MACLEAN). Bei Erhöhung des

Beta-2-Globulins besteht ein ungewöhnliches, für die biliäre Cirrhose spezifisches elektrophoretisches Diagramm, da sonst lipoidhaltige Proteine im Beta-2-Globulin-Gebiet nicht vorkommen.

Ultrazentrifugale Analyse. Flotierung der Beta-Lipoproteine zeigte eine starke Erhöhung in den S_f 1—10- und 12—20-Klassen (McGINLEY, JONES und GOFMAN; RUSS, RAYMUNT und BARR). Gelegentlich findet man auch eine bedeutende Vermehrung in der S_f 20—100-Klasse (GOFMAN u. Mitarb.).

Ursachen der Hypercholesterinämie. Es ist nicht völlig entschieden, ob die Erhöhung des Cholesterins und der Phospholipoide nur auf einer Retention infolge Verlegung der intrahepatischen Gallengänge beruht oder ob auch eine vermehrte endogene Synthese von Lipoiden vorliegt. THANNHAUSER, sowie AHRENS u. Mitarb. (1950) und PFEIFFER und WINTZ nehmen eine endogene Mehrproduktion von Lipoiden in der Leber an. Gegen die Annahme, daß die Erhöhung der Serum-Lipoidwerte nur auf Retention beruht, spricht die Tatsache, daß die Serum-Lipoidwerte im Durchschnitt höher sind bei der intrahepatischen biliären Cirrhose, bei der der Verschluß gewöhnlich nicht vollständig ist, als beim extrahepatischen Totalverschluß.

Behandlung. Extrahepatischer Verschluß kann mittels Operation behoben werden, während es für die intrahepatische biliäre Cirrhose keine wirksame Behandlung gibt. Für das oft sehr quälende Jucken fanden HICKS und MULLINS Methyl-Testosteron von Wert. Allerdings sind recht hohe Dosen nötig, 25—30 mg pro Tag sublingual, und solche hohen Dosen können einen toxischen Effekt auf die Leber ausüben. HASHIM und VAN ITALLIE suchten auf Grund der Annahme, daß das Jucken durch die Ablagerung von Gallensäuren in der Haut verursacht ist, die Ausscheidung der Gallensäuren durch den Stuhl zu erhöhen. Einerseits gaben sie eine Diät, die einen hohen Gehalt an ungesättigten Fettsäuren hatte; andererseits verabreichten sie einen basischen Kunstharz-Anionen-Austauscher (MK 135), der die Gallensäuren im Darm in einem unlöslichen Komplex an sich band und auf diese Weise deren Reabsorption verhinderte. Beide Behandlungsweisen erbrachten bei vier Patienten mit biliärer Cirrhose binnen 1—2 Wochen ein beträchtliches Nachlassen des Juckreizes. Die Besserung hielt an, solange die Behandlung fortgesetzt wurde.

b) Myxödem

Das Myxödem verursacht ein Ansteigen des Cholesterins und der Phospholipoide, aber nicht des Neutralfettes (CURTIS und BLAYLOCK). Jedoch ist der Anstieg dieser Lipoide kaum jemals hoch genug, um zu der Entwicklung von Xanthomen zu führen. So finden sich auch nur vier Fälle von Xanthomen mit Myxödem in der Literatur. Bei drei von diesen waren die Xanthome nicht einmal durch das Myxödem hervorgerufen, denn die Patienten hatten ein milchiges Serum, und hatten somit eine Hyperlipämie mit Erhöhung des Neutralfettes, die wohl der Grund für die Xanthome war (CHRISTIE, LYALL und ANDERSON; SWEITZER und WINER; CRAIG, LISSER und SOLEY).

So verbleibt als einziger Fall derjenige, den CURTIS und BLAYLOCK beschrieben haben. Bei diesem Patienten fand sich ein Myxödem mit einem Grundumsatz von —32%. Es bestand eine Vermehrung des Serum-Cholesterins und der Phospholipoide ohne Vermehrung des Neutralfettes. Untersuchung vieler Verwandten bewies, daß kein familiäres Vorkommen der Hypercholesterinämie bestand. Dieser Patient hatte zahlreiche gruppierte, gelblich-orangefarbene Papeln von 1—3 mm im Durchmesser an den Ellbogen, Knien, Schultern und dem Gesäß. Unter Behandlung mit Schilddrüsenextrakt stieg der Grundumsatz von —32% auf —18%, das Serum-Cholesterin fiel von 560 auf 320 mg-% ab und die Xanthome verschwanden bis auf einige Papeln an den Ellbogen.

3. Idiopathische Hyperlipämie

(Primäre hyperlipämische Xanthomatose)

Die idiopathische Hyperlipämie war als solche nicht bekannt, als E. URBACHs Beitrag über die Lipoidstoffwechselerkrankungen erschien. Lediglich der Fall

von BÜRGER und GRÜTZ ist unter der Bezeichnung hepato-splenomegale Haut- und Schleimhautlipoidose als „singulärer Fall" berichtet. Zwar waren schon vorher zwei Fälle von idiopathischer Hyperlipämie berichtet worden, nämlich von WIJN-HAUSEN im Jahre 1921 und von JOEL im Jahre 1924; sie waren aber in ihrer Eigenart nicht erkannt worden. In den dreißiger und vierziger Jahren wurden vereinzelte Fälle mitgeteilt. Im Jahre 1954 sammelten LEVER, SMITH und HURLEY (Teil I) 41 Fälle aus der Literatur und berichteten sieben Fälle. In demselben Jahr berichteten MALMROS, SWAHN und TRUEDSSON über zehn Fälle und im nächsten Jahr AD-LERSBERG (1955) über 89 Fälle. Seitdem ist die idiopathische Hyperlipämie als eine keineswegs seltene Krankheit bekannt.

Klinisches Bild. Wie bei der primären Hypercholesterinämie können Hauterscheinungen fehlen, sind aber oft vorhanden. Zwei Arten von Hautxanthomen finden sich häufig: tuberöse Xanthome und eruptive, papulöse Xanthome (Abb. 36). Tuberöse Xanthome finden sich bei der idiopathischen Hyperlipämie häufiger als

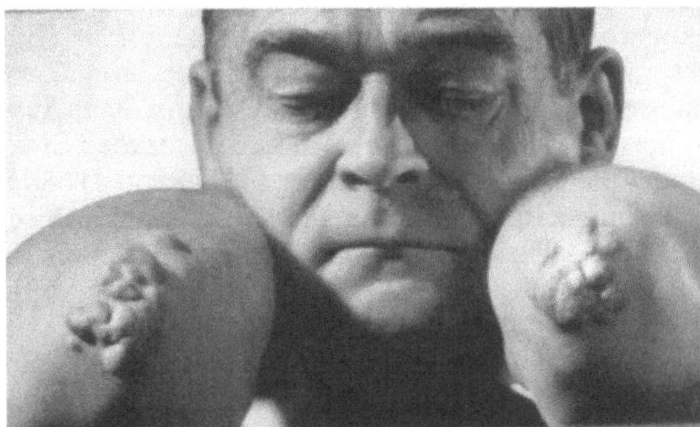

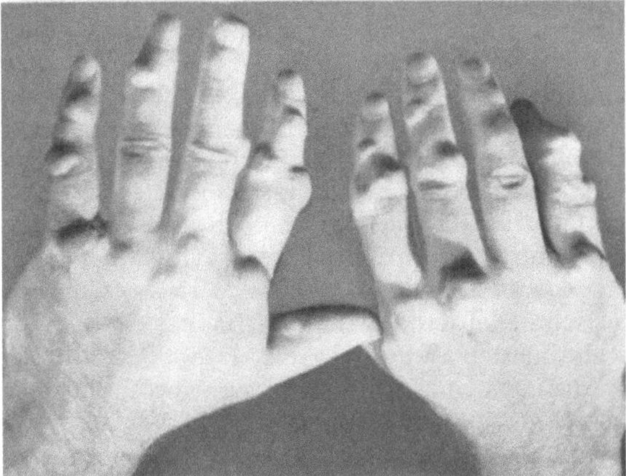

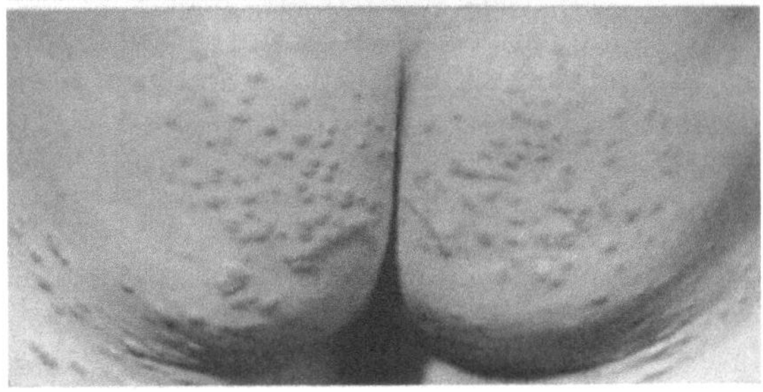

Abb. 36. *Idiopathische Hyperlipämie.* Bei diesem Patienten bestehen tuberöse Xanthome an den Ellbogen und Händen und papulöse, eruptive Xanthome am Gesäß

bei der primären Hypercholesterinämie (Tabelle 1, S. 90). Die Ellbogen und Knie sind am meisten befallen. Gelegentlich finden sich sehr zahlreiche tuberöse Xanthome an den Händen und Füßen. Wenn an den Handflächen lokalisiert, sind sie oft recht druckschmerzhaft. Im Gegensatz zu den tuberösen Xanthomen, die sich im Lauf von Monaten und Jahren nur wenig verändern, kommen und gehen die eruptiven, papulösen Xanthome mit dem Fluktuieren der Serumlipoidwerte. Sie sind für die Hyperlipämie charakteristisch, denn sie kommen bei der Hypercholesterinämie nicht vor. Sie können diffus über die Haut verteilt sein, finden sich aber am häufigsten am Gesäß, an den Hinterflächen der Oberschenkel und am Rücken. Gelegentlich finden sie sich in reihenförmiger, „perlschnurartiger" Anordnung. Sie können, wenn sie neu erscheinen, von einem entzündlichen Hof umgeben sein. Gelegentlich finden sich eruptive Xanthome an der Mundschleimhaut (BÜRGER und GRÜTZ; THANNHAUSER; SCHIRREN) oder an der Iris (FRANK und LEVITT). Im Gegensatz zur Hypercholesterinämie sind Xanthelasmata an den Augenlidern selten. Sie sind aber einige Male beschrieben worden (MALMROS, SWAHN und TRUEDSSON; ADLERSBERG 1955; MATRAS; SCHIRREN; HAENSCH 1958; SCHETTLER u. Mitarb.).

Sehnenxanthome kommen bei der idiopathischen Hyperlipämie gelegentlich vor, aber seltener als bei der primären Hypercholesterinämie. Wenn vorhanden, sind sie verhältnismäßig klein. Am häufigsten findet man sie auf dem Handrücken an den Strecksehnen der Finger.

Anfälle von starken Oberbauchschmerzen finden sich bei einigen Patienten. Sie können ein diagnostisches Problem darstellen bei Patienten, von denen es nicht bekannt ist, daß sie eine idiopathische Hyperlipämie haben und können den Arzt veranlassen, eine Operation durchzuführen, die jedoch nicht indiziert ist. Daß eine Pankreatitis die Ursache dieser Schmerzen sein kann, ist mehrere Male nachgewiesen worden entweder durch eine Operation (WIJNHAUSEN; MARCUS; COLLETT und KENNEDY; POULSEN; KLATSKIN und GORDON) oder durch die Erhöhung der Amylase im Serum oder Urin (BRUNNER; MARCUS; COLLETT und KENNEDY; POULSEN; KLATSKIN und GORDON). Es ist wahrscheinlich, daß eine Pankreatitis die gewöhnliche Ursache der Oberbauchkrämpfe ist, obwohl dies außer durch Operation schwer nachweisbar ist, da der Amylasespiegel und die Amylaseausscheidung bei Pankreatitis oft nur für eine kurze Zeit beim Beginn der Krankheit erhöht sind. KLATSKIN und GORDON nehmen an, daß Emboli von agglutinierten Serumfettpartikeln die Pankreatitis hervorrufen. In einigen Fällen, wie bei dem von HOLT u. Mitarb. beschriebenen, in dem mit jedem Anfall von Oberbauchschmerz ein Anschwellen der Leber stattfand, mag der Schmerz durch Spannung der Leberkapsel hervorgerufen sein.

Es ist noch nicht vollends entschieden, ob die Pankreatitis immer eine Folge der Hyperlipämie ist oder ob in einigen Fällen die Pankreatitis die primäre Krankheit darstellt und die Hyperlipämie hervorruft. Unter anderem erkennt THANNHAUSER chronische Pankreatitis mit sekundärer Hyperlipämie als eine Krankheitseinheit an, die von der idiopathischen Hyperlipämie zu unterscheiden ist. Er glaubt also, daß eine chronische Pankreatitis eine Hyperlipämie hervorrufen kann. KLATSKIN und GORDON deuten allerdings auf die folgenden Tatsachen hin, die dafür sprechen, daß die Pankreatitis die Folge und nicht die Ursache der Hyperlipämie ist. Erstens bestand bei mehreren im Schrifttum berichteten Patienten eine Hyperlipämie schon vor dem Einsetzen der Oberbauchschmerzen (BERNSTEIN u. Mitarb.; HOPGOOD; BLOOMFIELD und SHENSON). Zweitens, hatten mehrere Patienten Xanthome, bevor sie Anfälle von Oberbauchschmerzen hatten (WIJNHAUSEN; BLOOMFIELD und SHENSON; COLLETT und KENNEDY; KLATSKIN und GORDON). Drittens, hatte ein Patient (POULSEN, Fall 2) immer noch Hyperlipämie 8 Jahre nach dem letzten Schmerzanfall; und viertens, hatten drei Patienten mit Pankreatitis und Hyperlipämie (HOLT u. Mitarb.; LEVY; KLATSKIN und GORDON) Familienmitglieder, die eine asymptomatische Hyperlipämie hatten.

Eine Vergrößerung der Leber und Milz findet sich recht häufig. Bei vielen Patienten verursachte eine fettarme Diät eine Größenabnahme der Leber und

Milz (BÜRGER und GRÜTZ; ABEGG; HOLT u. Mitarb.; LEVY; BRUTON und KANTER; MOVITT u. Mitarb.; SCHIRREN).

Glykosurie und Erhöhung des Blutzuckers finden sich gelegentlich. Da diese leicht sind und mittels einer fettarmen Diät beseitigt werden können, glaubt THANNHAUSER, daß der Diabetes eine die Hyperlipämie begleitende Störung des Kohlenhydratstoffwechsel darstellt. Manche Autoren, wie SCHIRREN; CORAZZA und MYERSON, sowie CROFFORD u. Mitarb. teilen diese Meinung, während MELLING-HOFF annimmt, daß es sich um eine Kombination von zwei verschiedenen, genetisch verwandten Krankheiten, Hyperlipämie und Diabetes handelt. Wichtig ist, Fälle mit leichter Hyperglykämie und Glykosurie nicht als Fälle von Hyperlipämie sekundär zu Diabetes zu betrachten, wie es gelegentlich geschehen ist (s. unter diabetischer Hyperlipämie).

Bis zum Jahre 1954 waren Fälle von Herz- und Gefäßerkrankungen bei idiopathischer Hyperlipämie nicht berichtet worden. Seitdem ist jedoch dieses Vorkommen oftmals bemerkt worden. LEVER, SMITH und HURLEY (Teil I) stellten bei vier ihrer sieben Patienten eine Coronarerkrankung fest, die bei zweien schon im Anfang des vierten Jahrzehnts aufgetreten war. MALMROS u. Mitarb. (1954) beobachteten sodann Herzbeschwerden bei sechs ihrer zehn Patienten, mit einem Todesfall durch einen Myokardinfarkt; und ADLERSBERG (1955) fand bei 34% seiner 89 Patienten eine Coronarerkrankung. Todesfälle sind außer von MALMROS u. Mitarb. (1954) auch je einmal von MARTT und CONNOR und von BOGGS u. Mitarb. mitgeteilt worden. Die Sektion ergab in beiden Fällen eine schwere Coronarsklerose. BOGGS Fall betraf ein nur 11 Jahre altes Mädchen, bei dem außerdem weitverbreitete Atherosklerose in anderen Arterien bestand. Weiterhin sind Fälle von Coronarkrankheiten von SCHRADE u. Mitarb., von PFLEGER und TIRSCHEK und von SCHIRREN mitgeteilt worden. Außer Coronarerkrankungen können auch periphere Durchblutungsstörungen (SCHRADE u. Mitarb.; SCHETTLER u. Mitarb.) sowie Blutdruckerhöhung (SCHETTLER u. Mitarb.; HAENSCH 1958) vorkommen. Trotz dieser Berichte erscheint es, daß bei der idiopathischen Hyperlipämie Coronarerkrankung seltener ist als bei der primären Hypercholesterinämie und wenn sie vorhanden ist, nicht so häufig tödlich verläuft, so daß die Prognose quoad vitam bei der idiopathischen Hyperlipämie günstiger ist als bei der primären Hypercholesterinämie.

Von Interesse ist, daß ADLERSBERG (1955) bei vier Patienten „petits mals" feststellte, von denen er annahm, daß sie durch Fettemboli in Gehirngefäßen hervorgerufen seien.

Vererbung. Ein familiäres Vorkommen ist gelegentlich beobachtet. Obwohl die Krankheit einige Male auch bei Vorfahren gefunden wurde, findet man sie häufiger unter Geschwistern. Dieses hat BOGGS u. Mitarb. dazu geführt, für die idiopathische Hyperlipämie eine recessive Vererbung anzunehmen. ADLERSBERG (1955) fand zwei Familien, in denen sowohl idiopathische Hyperlipämie wie auch primäre Hypercholesterinämie bei verschiedenen Familienmitgliedern vorkam. Er sieht daher die beiden Krankheiten als genetisch verwandt an.

Pathologie. Im Gegensatz zur primären Hypercholesterinämie, bei der eine Speicherung von Lipoidsubstanzen in inneren Organen anscheinend nicht vorkommt, finden sich solche Ablagerungen bei der idiopathischen Hyperlipämie recht häufig, besonders im Knochenmark und in der Leber. Zahlreiche Schaumzellen im Sternalpunktat wurden von POULSEN, wie auch von MOVITT u. Mitarb., von BRUTON und KANTER und von SCHIRREN nachgewiesen. Leberpunktion ergab starke Fettspeicherung innerhalb der Leberzellen in den Fällen von MOVITT u. Mitarb., KOSZALKA und LEVIN, BRUTON und KANTER und SCHIRREN. Da BRUTON und KANTER nach einer Woche fettarmer Diät mittels Leberpunktion eine beträchtliche Abnahme der Fettmenge in der Leber feststellten, haben sie die Vermutung ausgesprochen, daß die bei der idiopathischen Hyperlipämie so häufige Vergrößerung der Leber und Milz durch Speicherung von Fett hervorgerufen ist. Die häufig beobachtete Größenabnahme dieser Organe nach einer fettarmen Diät (s. S. 111) spricht ebenfalls für diese Annahme.

Daß Fettablagerungen genauso wie in der Haut auch in den inneren Organen nicht in allen Fällen oder wenigstens nicht zu allen Zeiten vorhanden sind, beweisen die negativen Befunde, die MARTT und CONNOR wie auch BOGGS u. Mitarb. bei der Sektion erhoben. Auch CHAPMAN und KINNEY fanden bei ihrem Patienten, der an einer interkurrenten Krankheit verstorben war, bei der Sektion nur vereinzelte Schaumzellen in der Milz, dem Knochenmark und den Lymphknoten. In der Leber fand sich keine Fettspeicherung.

Der von BREHMER und LÜBBERS beschriebene Fall ist schwer zu beurteilen, da außer der Hyperlipämie eine Thrombopenie bestand, die den Tod durch Blutung verursachte, und außerdem die Sektion eine diffuse Plasmazellwucherung im Knochenmark ergab. In diesem Falle bestand eine generalisierte Lipoidablagerung in den inneren Organen, wie auch im Knochenmark und in den Gefäßen.

Chemische Analyse der Serumlipoide. Es findet sich eine erhebliche Erhöhung des Neutralfettes im Serum. Die Werte für das Neutralfett können mehrere tausend Milligramm pro 100 cm³ betragen. Zudem besteht in den meisten Fällen eine mäßige bis erhebliche Erhöhung der Werte für Cholesterin und die Phospholipoide. HAVEL und GORDON glauben, daß es vielleicht zwei Arten von idiopathischer Hyperlipämie gibt: eine, bei der fast nur das Neutralfett im Serum erhöht ist (Chylomikronämie) und eine andere, bei der auch das Cholesterin und die Phospholipoide im Serum erhöht sind. In der ersteren Art von Hyperlipämie kommen Xanthome anscheinend selten oder gar nicht vor. In Fällen, bei denen eine Erhöhung des Cholesterins und der Phospholipoide im Serum bestehen, liegen die Werte für das Cholesterin und die Phospholipoide oft höher als bei der primären Hypercholesterinämie, so daß Cholesterinwerte über 800 und selbst 1000 mg/100 cm³ Serum nicht selten sind. Die Erhöhung des Cholesterins, der Phospholipoide und des Neutralfettes verlaufen dann oft parallel. Das Serum hat, außer wenn die Hyperlipämie in Remission ist, ein milchiges Aussehen. Ein ziemlich gutes Übereinstimmen besteht zwischen dem Grade der Trübung und der Menge des Neutralfettes, so daß Betrachtung des Blutserums oder optische Messung der Trübungsintensität schon recht gute Auskunft gibt über den Grad der Hyperlipämie.

Beträchtliches Fluktuieren der Lipoidwerte findet sich oft schon spontan, besonders aber unter dem Einfluß der Diät, so daß eine fettarme Diät oft eine sehr einschneidende Wirkung auf die Höhe der Lipoidwerte hat (s. unter Behandlung).

Elektrophoretische Analyse. Freie Elektrophorese mit einem Tiselius-Apparat ist nicht durchführbar, wenn das Serum sehr trübe ist. Wenn das Diagramm auswertbar ist, findet man entweder eine beträchtliche Erhöhung des Alpha-2-Globulins (Abb. 33) oder eine Erhöhung sowohl des Alpha-2- als auch des Beta-1-Globulins (LEVER, SMITH und HURLEY, Teil II). Fraktionierung der Serumproteine mittels der Cohnschen Methode (Mikromethode LEVER, GURD u. Mitarb.) zeigt, daß die Mengen des Cholesterins und der Phospholipoide in der Alpha-Lipoprotein-Fraktion normal sind, aber stark erhöht in der Beta-Lipoprotein-Fraktion, so daß man folgern kann, daß die bei der Hyperlipämie im Tiselius-Diagramm sichtbare Erhöhung des Alpha-2-Globulins durch ein Lipoprotein hervorgerufen ist, das die Löslichkeitseigenschaften des Beta-Lipoproteins hat.

Papierelektrophorese zeigt auf Papierstreifen mit Lipoidfärbung normale Mengen von Alpha-Lipoprotein, aber erhöhte Mengen von Beta-Lipoprotein (Abb. 37). Außerdem erstreckt sich von der Anfangslinie zu dem Beta-Lipoprotein-Band hin ein sich tieffärbender Streifen, der durch die Chylomikra hervorgerufen ist (HERBST, LEVER und HURLEY, Teil VI; HAENSCH 1957).

Ultrazentrifugale Analyse. Während bei der primären Hypercholesterinämie eine Erhöhung der Beta-Lipoproteine in den niedrigen S_f-Klassen besteht (hauptsächlich in der S_f-1—10-Klasse und gelegentlich auch in der S_f 12—20-Klasse), findet sich bei der idiopathischen Hyperlipämie eine starke Erhöhung in den hohen S_f-Klassen, S_f 100—400 und S_f 30—70 (Abb. 34). Diese Erhöhung in den hohen S_f-Klassen erklärt sich daraus, daß bei der idiopathischen Hyperlipämie die triglycerid-haltigen, rascher flotierenden Lipoproteine stark vermehrt sind.

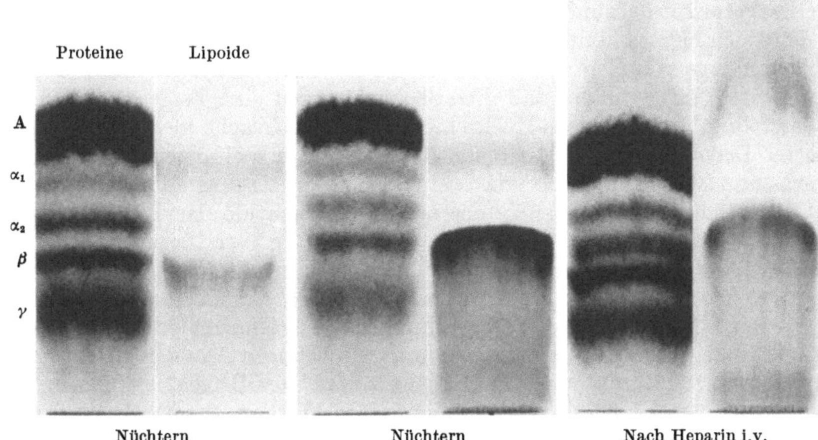

Abb. 37. *Papierelektrophoretische Diagramme für Proteine und Lipoide angefärbt bei einer normalen Kontrollperson* (links) *und bei einem Patienten mit idiopathischer Hyperlipämie nüchtern* (Mitte) *und nach einer Injektion von Heparin* (rechts). Bei dem Patienten finden sich erhöhte Mengen von Beta-Lipoproteinen und ein von der Anfangslinie zu dem Beta-Lipoprotein-Band sich erstreckender Streifen, der die Chylomikra darstellt. Nach der Injektion besteht eine Wanderungsbeschleunigung sowohl der Beta- als auch der Alpha-Lipoproteine. Die Alpha-Lipoproteine wandern schneller als das Albumin, als sog. „Prä-Albumin-Komponente"

Die Menge der Lipoproteine in der S_f 12—20-Klasse ist gewöhnlich etwas vermehrt, während die Menge der Lipoproteine in der S_f 1—10-Klasse erheblich vermindert ist (LEVER, HERBST und LYONS, Teil V).

Wirkung einer Heparininjektion. Im Gegensatz zur primären Hypercholesterinämie, bei der eine Injektion von 100 mg Heparin nur einen leichten Effekt auf die Serumlipoidwerte hat (s. S. 95), findet man bei der idiopathischen Hyperlipämie eine bedeutende Abnahme der Serumlipoide (LEVER, SMITH und HURLEY, Teil III). Gewöhnlich ist die Abnahme des Cholesterins, der Phospholipoide und des Neutralfettes schon 15 min nach der Heparininjektion vorhanden; aber manchmal tritt sie verzögert auf und ist erst nach 30—60 min feststellbar. Mittels Fettfärbung nach Papierelektrophorese findet man nicht nur eine Wanderungsbeschleunigung der Beta-Lipoproteine, wie bei der primären Hypercholesterinämie, sondern, wie bei der alimentären Hyperlipämie, auch eine Wanderungsbeschleunigung der Alpha-Lipoproteine, die dann schneller wandern als das Albumin, als sog. Prä-Albumin Komponente (Abb. 37) (HERBST, LEVER und HURLEY, Teil VI; HAENSCH 1957). Ultrazentrifugale Analyse der Beta-Lipoproteine ergibt nach der Injektion von Heparin eine oft beträchtliche Verschiebung der Lipoproteine von den höheren zu den niedrigeren S_f-Klassen: von der

S_f 100—400-Klasse zu den S_f-Klassen 30—70, 12—20 und 1—10 (Abb. 34). Heparin beschleunigt also den physiologischen Prozeß des Umwandelns der höheren zu niederen S_f-Klassen (LEVER, HERBST und LYONS, Teil V).

Ursache der idiopathischen Hyperlipämie. Bei der idiopathischen Hyperlipämie besteht eine Verlangsamung der Lipoidausscheidung aus dem Blute, die anscheinend dadurch hervorgerufen ist, daß ein Inhibitor der Fettklärungsreaktion im Serum vorhanden ist.

Untersuchungen mittels radioaktiven Materials wurden im Jahre 1949 von THANNHAUSER und STANLEY mitgeteilt. Sie gaben zwei Patienten mit idiopathischer Hyperlipämie per os kleine Mengen von Olivenöl, das durch radioaktives Jod markiert war, und stellten fest, daß im Vergleich zu Gesunden die Radioaktivität im Serum wesentlich höher anstieg und auch länger anhielt. Obwohl diese Beobachtung eine verzögerte Fettausscheidung andeuten könnte, wiesen die Verfasser darauf hin, daß dieser Schluß nicht gerechtfertigt war, denn es handelte sich hier wohl nur um eine Verteilung des radioaktiven Materials auf die größere Menge von Neutralfett, die im Blutserum hyperlipämischer Patienten vorhanden ist. Sie glaubten, daß ihre Beobachtungen eine Folge der Hyperlipämie darstellten und keinen Rückschluß auf die Ursache der Hyperlipämie erlaubten. Derselbe Einwand gilt auch für die Untersuchungen, die SCHRADE u. Mitarb. und MARTT und CONNOR ausführten. SCHRADE u. Mitarb. injizierten radioaktiven Phosphor intravenös, der in die Phosphatide des Blutserums eingebaut wurde. Sie fanden im Vergleich zu Gesunden eine verlangsamte Abwanderung des radioaktiven Phosphors aus dem Blute. MARTT und CONNOR fanden nach einer intravenösen Injektion von Vitamin A höhere Blutwerte für Vitamin A bei Patienten mit idiopathischer Hyperlipämie als bei normalen Vergleichspersonen sowie eine verlangsamte Ausscheidung des Vitamin A aus dem Blutstrom.

Im Falle von BÜRGER und GRÜTZ und in zwei von BÜRGER, SCHRADE und LANDERS untersuchten Fällen wurden alimentäre Fettbelastungen durchgeführt. Sie beobachteten eine langanhaltende alimentäre Hyperlipämie. die sie mit einer mangelhaften Entfernung des Fettes aus dem Blut erklärten. Einmal allerdings sahen BÜRGER und GRÜTZ in ihrem Fall nach der Belastung statt eines Anstieges der Blutlipoide eine erhebliche Abnahme. (Für die Erklärung dieses Phänomens, s. u.)

LEVER und WADDELL bewiesen das Bestehen einer verzögerten Lipoidausscheidung aus dem Blutstrom bei Patienten mit idiopathischer Hyperlipämie auf die folgende Weise: Sie gaben neun Patienten mit idiopathischer Hyperlipämie sowie vier Patienten mit primärer Hypercholesterinämie und 14 Vergleichspersonen eine intravenöse Infusion von 500 cm³ einer 10%igen Baumwollölemulsion. Bei 13 der 14 Vergleichspersonen und bei allen vier Patienten mit primärer Hypercholesterinämie kehrten die infolge der Infusion erhöhten Werte für Neutralfett innerhalb von 6 Std fast wieder auf den Anfangswert zurück (Abb. 38). Dagegen zeigte unter den neun Patienten mit idiopathischer Hyperlipämie nur ein Patient, bei dem die idiopathische Hyperlipämie in voller Remission war, eine normale Fettausscheidungskurve. Bei den anderen acht Patienten fand während der ersten 6—8 Std nach der Fettinfusion keine Abnahme der Neutralfettwerte statt. Bei den fünf Patienten mit der ausgesprochensten Hyperlipämie stiegen die Werte für Neutralfett in den ersten Stunden nach der Beendigung der Infusion sogar über die beim Ende der Infusion bestehenden Werte hinaus.

Trotz dieser anfänglichen Verzögerung in der Fettausscheidung war der Neutralfettspiegel 20 Std nach der Infusion auf den Ausgangswert oder darunter gesunken. Ferner war der Cholesterinspiegel in allen Fällen von idiopathischer Hyperlipämie und primärer Hypercholesterinämie im Durchschnitt um 100 mg niedriger als vor der Infusion. Tägliche Infusionen für eine Woche rief bei drei Patienten mit idiopathischer Hyperlipämie sehr bedeutende Abnahme aller Lipoidwerte hervor, so daß die vorher milchigen Sera klar wurden. Das Paradox, daß Fettinfusionen eine starke Erniedrigung der Lipoidwerte herbeiführten, konnte mittels

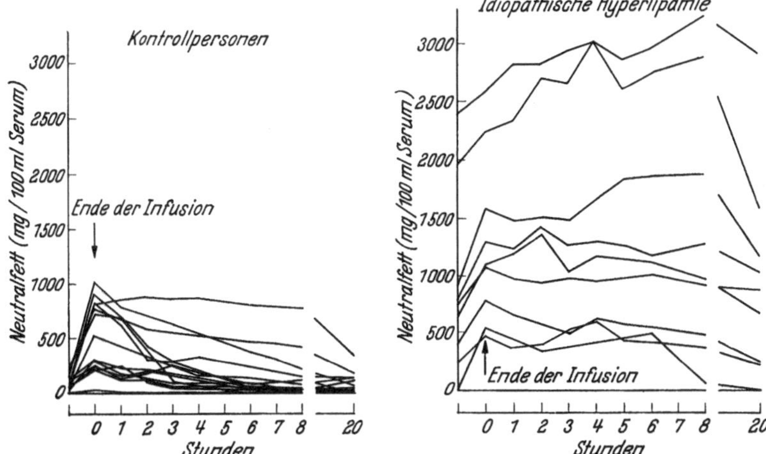

Abb. 38. *Werte für Neutralfett im Serum nach einer intravenösen Infusion von 500 cm³ einer 10%igen Baumwollölemulsion bei 14 normalen Versuchspersonen und neun Patienten mit idiopathischer Hyperlipämie.* Die Abnahme der Neutralfettwerte im Anschluß an die Fettinfusion ist bei den Patienten mit idiopathischer Hyperlipämie stark verzögert

Tierversuchen geklärt werden. Es stellte sich heraus, daß die Infusionen eine starke Fettklärungsreaktion im Serum hervorriefen, dadurch daß sie die Ausschüttung von Heparin oder einer heparinartigen Substanz in den Blutstrom stimulierten (LEVER und BASKYS). Diese Beobachtung erklärt wohl auch die von BÜRGER und GRÜTZ gemachte Beobachtung, daß in ihrem Falle alimentäre Fettbelastung einen Abfall der Lipoidwerte hervorrief.

Da die Ausscheidung der Lipoide aus dem Blutstrom eine Funktion des Klärungsfaktors ist, wurde von LEVER und KLEIN (1957, I) der Effekt von hyperlipämischem Serum auf die Fettklärungsreaktion in vitro untersucht. Für diesen Zweck wurde ein den Klärungsfaktor enthaltendes Serum (d. h. Serum von normalen Versuchspersonen, denen 100 mg Heparin injiziert worden war) entweder mit normalem Serum, mit alimentär hyperlipämischem Serum oder mit dem Serum von Patienten mit Hypercholesterinämie oder Hyperlipämie gemischt und dann eine Cocosnußölemulsion hinzugesetzt. Die Stärke der Klärungsreaktion wurde mittels der Grossmanschen Methode spektrophotometrisch bestimmt. Es ergab sich, daß das Hinzufügen von normalem Serum, alimentär

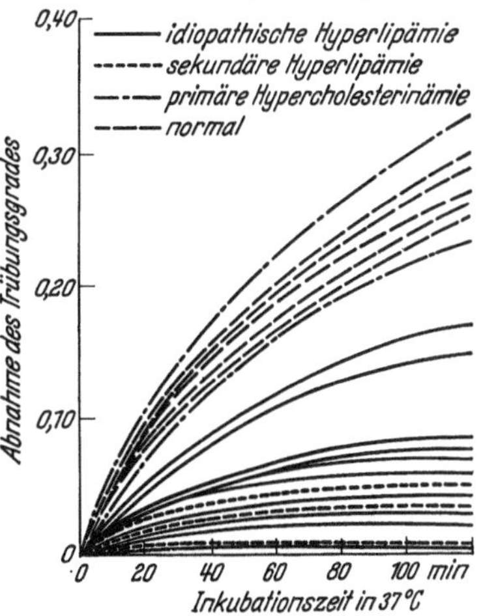

Abb. 39. *Ablauf der Klärungsreaktion in Mischungen von Klärungsfaktor enthaltendem Serum mit entweder normalem Serum oder Serum von Patienten mit idiopathischer Hyperlipämie, sekundärer Hyperlipämie oder primärer Hypercholesterinämie.* Das Serum von Patienten mit Hyperlipämie hemmt die Klärungsreaktion

hyperlipämischen Serum oder hypercholesterinämischen Serum die Klärungsreaktion des den Klärungsfaktor enthaltenden Serums nicht wesentlich behinderte, d. h. die Cocosnußölemulsion klärte sich allmählich auf. Bei Hinzufügen von Serum von Patienten mit idiopathischer oder sekundärer Hyperlipämie dagegen war die Klärungsreaktion gehemmt (Abb. 39). LEVER und KLEIN (1957, I) folgerten daraus, daß im Serum von Patienten mit idiopathischer oder sekundärer Hyperlipämie ein Inhibitor der Fettklärungsreaktion vorhanden ist, der eine wesentliche Ursache der Hyperlipämie darstellt.

Der im Serum von Patienten mit idiopathischer Hyperlipämie vorhandene Inhibitor der Fettklärungsreaktion wurde nach hochtourigem Zentrifugieren des Serums in der oberen Fettschicht des Serums vorgefunden. Nach einer Injektion von Heparin befand er sich jedoch in der unteren klaren Schicht des Serums, während der Klärungsfaktor in der oberen Fettschicht vorhanden war (Lever und Klein, 1957 II).

Dieser „pathologische" Inhibitor im Serum von Patienten mit idiopathischer Hyperlipämie ist zusätzlich vorhanden zu einem auch in normalem Serum nachweisbaren Inhibitor der Fettklärungsreaktion. Allerdings weist der „normale" Inhibitor im Vergleich zu dem „pathologischen" Inhibitor viel geringere Aktivität auf. Die beiden Inhibitoren unterscheiden sich unter anderem dadurch, daß der „normale" Inhibitor nach Dialyse, Erhitzen oder Ätherextraktion verstärkt in Erscheinung tritt, während die Aktivität des „pathologischen" Inhibitors durch diese Einwirkungen verringert wird. Im Serum von Patienten mit idiopathischer Hyperlipämie befindet sich ferner, im Gegensatz zu normalem Serum, ein Inhibitor der Pankreaslipase, der wahrscheinlich mit dem „pathologischen" Inhibitor des Klärungsfaktors nicht identisch ist (Lever und Klein 1959).

Für eine Inhibition der Fettklärungsreaktion im Serum von Patienten mit idiopathischer Hyperlipämie spricht ferner die Beobachtung, daß nach einer intravenösen Injektion von Heparin das Klärungsfaktor-Enzym im Serum von Patienten mit idiopathischer Hyperlipämie später auftrat und schwächer war war als im Serum normaler Versuchspersonen (Klein, Lever und Fekete). Havel und Gordon konnten sogar bei drei Brüdern mit Chylomikronämie feststellen, daß die Injektion von Heparin kein Klärungsfaktor-Enzym im Serum freisetzte. Sie schlossen aus ihren Untersuchungen, daß die Erhöhung des Neutralfettes im Serum bei dieser Form von Hyperlipämie nicht durch einen Inhibitor hervorgerufen sei, sondern durch einen angeborenen Mangel von Klärungsfaktor-Enzym.

Behandlung. In der Bewertung der Therapie muß man im Auge behalten, daß bei der idiopathischen Hyperlipämie beträchtliche Spontanschwankungen der Lipoidwerte vorkommen können (Movitt u. Mitarb.). Gelegentlich kehren die Serumlipoidwerte sogar spontan auf normale Werte zurück (Klatskin und Gordon). Bei einem Abfallen der Lipoidwerte, gleichgültig ob es spontan geschieht oder mittels Diätbehandlung herbeigeführt ist, erreicht das Neutralfett manchmal normale Werte, während das Cholesterin und die Phospholipoide noch erhöht sind, so daß dann die chemischen Verhältnisse wie bei der Hypercholesterinämie sind (Adlersberg 1955; Lever und Waddell, Teil VII; Schettler u. Mitarb.). Dies erklärt sich daraus, daß in solchen Fällen, wie Untersuchungen mittels der Ultrazentrifuge gezeigt haben, die Hauptmenge der Beta-Lipoproteine nicht mehr aus Beta-Lipoproteinen der höchsten S_f-Klassen (S_f über 400) besteht, die hauptsächlich Neutralfett enthalten, sondern aus Beta-Lipoproteinen der mittleren S_f-Klassen (S_f-12—400), die große Mengen von Cholesterin und Phospholipoiden enthalten.

Verbunden mit einem spontanen oder therapeutisch herbeigeführten Absinken der Lipoidwerte findet sich oft eine Abnahme in der Leber- und Milzvergrößerung (s. S. 104) sowie eine Abnahme oder Verschwinden der papulösen, eruptiven Xanthome (Abb. 40). Die tuberösen und Sehnenxanthome nehmen dagegen nur selten an Größe ab. In einigen Fällen ist sogar, verbunden mit einem raschen Spontanabfall der Lipoidwerte, ein Anschwellen der tuberösen und Sehnenxanthome beobachtet worden (Lever und Waddell, Teil VII). Eine Besserung der anginösen Anfälle gleichzeitig mit Abnahme der Lipoidwerte wurde von Malmros, Swahn und Truedsson, und Verschwinden häufiger Oberbauchkrämpfe wurde von Klatskin und Gordon sowie von Pfleger und Tirschek berichtet.

Behandlung mittels *fettarmer Diät* ist, besonders in leichten Fällen, in denen die Lipoidwerte nur mäßig erhöht sind, oft sehr erfolgreich. In schweren Fällen dagegen ist selbst eine sehr strikte Diät von wenig Nutzen. Wahrscheinlich ist in solchen Fällen die Fettklärungsreaktion im Blutserum so stark gehemmt, daß selbst die Lipoide, die von den Fettdepots des Körpers in die Blutbahn eintreten, nicht hinreichend „geklärt" werden können. In solchen Fällen kann Heparin, das die Fettklärungsreaktion stimuliert, von Nutzen sein.

Über die Behandlung der idiopathischen Hyperlipämie mit *Heparin* berichteten zuerst LEVER, HERBST und HURLEY (Teil IV) an Hand von fünf Patienten. Um die Heparinbehandlung objektiv zu bewerten, gaben sie während der Behandlung eine normale Kost. Bei allen fünf Patienten verursachten tägliche Injektionen eine eindrucksvolle Verminderung der Lipoidwerte. Von den drei durchgeführten Behandlungsformen, nämlich 200 mg wasserlösliches Heparin täglich

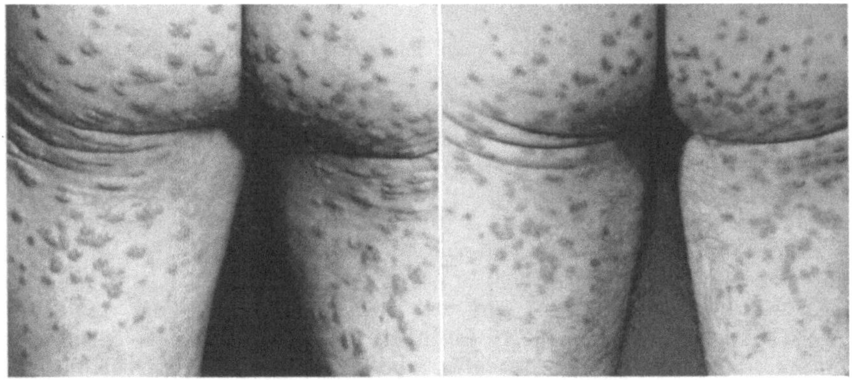

Abb. 40. *Idiopathische Hyperlipämie.* Eruptive Xanthome am Gesäß vor und nach Behandlung mit einer fettarmen Diät

intramuskulär, 200 mg Depot-Heparin täglich intramuskulär und 200 mg wasserlösliches Heparin in 600 cm³ 5% Glucoselösung als Dauertropfinfusion für 16 Std täglich, war die letztere am wirksamsten. Bei den drei leichteren Fällen konnte eine Abnahme der Serumlipoide bis fast zu Normalwerten erreicht werden, aber bei den zwei schwereren Fällen, bei denen das Neutralfett im Serum vor der Behandlung über 3000 mg/100 cm³ betrug, konnte ein Abfallen zu Normalwerten, selbst mit einer Behandlung, die sich über mehrere Monate erstreckte, nicht erreicht werden. Sobald die Injektionen anstatt täglich jeden zweiten Tag gegeben wurden, stiegen die Lipoidwerte wieder an.

Bessere Resultate als mit der Heparinbehandlung allein sind von einer Kombination mit Diätbehandlung zu erwarten. LEVER (1955) empfiehlt, daß Fälle, die auf Diätbehandlung allein nicht ansprechen, zusätzlich für 1—3 Wochen stationär mit intravenösen Dauertropfinfusionen von Heparin behandelt werden. Ambulant kann dann die Behandlung mit intramuskulären Injektionen von Depot-Heparin täglich oder jeden zweiten Tag fortgesetzt werden. Da Heparin die Blutungszeit verlängert, sollen solche Patienten als Vorsichtsmaßnahme immer eine Ampulle Protamin-Sulfat mit sich tragen zur intravenösen Injektion im Falle einer Blutung. Protamin neutralisiert den anticoagulierenden Effekt von Heparin unmittelbar.

Über die Behandlung mit Heparin haben auch HOLLISTER und KANTER, PFLEGER und TIRSCHEK, MATRAS sowie HAENSCH (1958) berichtet. HOLLISTER und KANTER gaben in einem Fall 100 mg Heparin intravenös dreimal pro Woche und fanden nach zehn Injektionen, daß das vorher trübe Serum vollständig klar war und die Lipoidwerte fast auf normal gesunken waren. PFLEGER und TIRSCHEK fanden eine über 9 Tage verabreichte Dauertropfinfusion von 200 mg Heparin täglich sehr erfolgreich. Wenn dann aber 300 mg Depot-Heparin nur jeden dritten Tag injiziert wurde, stiegen die Lipoidwerte wieder an. Die eruptiven Xanthome schwanden, die tuberösen aber nicht. Kolikartige Anfälle, die vorher bestanden hatten, traten nicht mehr auf. MATRAS beobachtete ebenfalls bei zwei Patienten bei Behandlung mit täglichen Infusionen von Heparin ein „eklatantes" Absinken der Lipoidwerte mit Abheilen der papulösen Xanthome binnen 2 Wochen. HAENSCH (1958) behandelte zwei Patienten ausschließlich mit Depot-Heparin. Er gab 200 mg zuerst täglich für 4 Wochen und dann in zweitägigen Abständen. Er beobachtete einen Rückgang der Lipoidwerte auf fast normale Werte und nahezu vollständige Rückbildung auch der tuberösen Xanthome. Mittels drei Injektionen wöchentlich konnte er den Blutlipoidspiegel im Normalbereich halten.

Über Behandlung mit *ungesättigten Fettsäuren* (s. auch unter Behandlung der primären Hypercholesterinämie) haben SCHETTLER u. Mitarb. berichtet. Sie betrachteten ihre Resultate bei drei Patienten als günstig. Sie gaben zwei Patienten 30 g Leinöl bei fettarmer Diät und fanden eine bedeutende Senkung der Lipoidwerte binnen weniger Wochen. Bei einem weiteren Patienten, der für 4 Wochen täglich 100 g Sonnenblumenöl ohne jede weitere Fettzulage erhielt, waren am Ende dieser Periode alle Serumlipoidwerte praktisch normalisiert.

Ob Behandlung mit *oestrogenen Substanzen* bei der idiopathischen Hyperlipämie von Wert ist, ist noch nicht entschieden. Zwar haben RUSS, EDER und BARR sowie ADLERSBERG (1957) mittels peroraler Verabreichung von 0,1 bis 1,0 mg Äthinyloestradiol pro Tag ein Absinken der Lipoidwerte und Verschwinden der papulösen Xanthomata beobachtet; aber ADLERSBERG (1957) glaubt, daß gleiche Resultate wohl auch durch eine fettarme Diät zu erzielen wären. Trotzdem mag diese Behandlung wohl zusätzlich zur Diät von einigem Nutzen sein. (Für Einzelheiten s. unter Behandlung der primären Hypercholesterinämie.)

Berichte über Behandlung mit Sitosterol, das die Absorption von Cholesterin und Fettsäuren vom Darm behindert, sind zu spärlich, um ein Urteil zu erlauben, sind aber nicht ermutigend (BEST u. Mitarb.).

Über die Lokalbehandlung tuberöser Xanthome s. unter primärer Hypercholesterinämie, S. 98.

4. Sekundäre Hyperlipämie

Eine sekundäre Hyperlipämie, die gelegentlich zu einer Entwicklung von Xanthomen führt, kann bei Diabetes mellitus, Nephrose, Glykogenspeicherkrankheit und, wie kürzlich berichtet worden ist, auch bei der Niemann-Pickschen Krankheit (s. S. 141) auftreten. Bei diesen Krankheiten können, falls die Hyperlipämie ausgesprochen und lang anhaltend ist, papulöse eruptive Xanthome auftreten. Dagegen kommen tuberöse Xanthome, Xanthelasmata der Augenlider, Sehnenxanthome und Oberbauchkrämpfe nicht vor.

Chemisch findet man bei sekundärer Hyperlipämie wie bei der idiopathischen Hyperlipämie eine Erhöhung des Cholesterins, der Phospholipoide und des Neutralfettes. Fraktionierung der Serumproteine mittels der Cohnschen Methode (Mikromethode LEVER, GURD u. Mitarb.) wie auch Papierelektrophorese mittels Lipoidfärbung zeigen, daß die Menge der Alpha-Lipoproteine normal oder sogar erniedrigt ist, während die Beta-Lipoproteine stark vermehrt sind (LEVER 1953; HERBST, LEVER und HURLEY, Teil VI). Ultrazentrifugale Analyse der Beta-

Lipoproteine ergibt, wie bei der idiopathischen Hyperlipämie, eine starke Erhöhung der hohen S_f Klassen, S_f-15—400 (GITLIN und CORNWELL).

Obwohl die Ursache der Hyperlipämie bei diesen vier Krankheiten eine verschiedene ist, besteht doch bei allen vier Krankheiten dieselbe Störung im Blutserum wie bei der idiopathischen Hyperlipämie, nämlich eine Hemmung der Fettklärungsreaktion im Blutserum, wie LEVER und KLEIN (1957, II) mittels der Grossmanschen Methode spektrophotometrisch nachweisen konnten (s. S. 109). In demselben Sinne spricht die Beobachtung von GITLIN und CORNWELL, die mittels Markierung der Proteinanteile der Alpha- und Beta-Lipoproteine mit radioaktivem Jod nachweisen konnte, daß bei der nephrotischen Hyperlipämie die Umwandlung der Beta-Lipoproteine in den höheren S_f-Klassen (S_f 15—400) zu solchen in den niederen S_f-Klassen beträchtlich verlangsamt war.

a) Diabetische Hyperlipämie

Seit der Einführung des Insulins ist das Krankheitsbild des sog. Xanthoma diabeticorum sehr selten geworden, da eine ausgesprochene diabetische Hyperlipämie nur bei lang andauerndem, schwerem Diabetes vorkommt.

Die eruptiven papulösen Xanthomata können vereinzelt oder sehr zahlreich vorhanden sein (MAJOR; GOTTRON; COMBES und BEHRMAN; THANNHAUSER; CROCKER). Sie ähneln in jeder Beziehung den eruptiven Xanthomata bei der idiopathischen Hyperlipämie. Es ist daher sehr wichtig, daß man zwischen idiopathischer Hyperlipämie mit leichter Glykosurie und Hyperglykämie auf der einen Seite und Hyperlipämie sekundär zu schwerem Diabetes auf der anderen streng unterscheidet. Im ersteren Fall führt eine fettarme Diät, aber nicht Insulin eine Verminderung der Hyperlipämie mit Verschwinden der eruptiven Xanthomata herbei. Bei der Hyperlipämie sekundär zu schwerem Diabetes hat dagegen eine fettarme Diät nur sehr wenig Einfluß auf die Hyperlipämie, während Insulin den Diabetes und hiermit die Hyperlipämie und die Xanthomata beseitigt (THANNHAUSER). Dieser Unterschied ist nicht immer streng durchgeführt worden und manche Fälle in der Literatur, die als Xanthoma diabeticorum berichtet worden sind, wie z. B. der Fall von WISE und GARB, stellen in Wirklichkeit Fälle von idiopathischer Hyperlipämie mit leichter Hyperglykämie und Glykosurie dar.

Die Ursache der Hyperlipämie bei schwerem Diabetes liegt wohl in einer Störung des Kohlenhydratabbaus in der Leber. Obwohl Glucose in der Leber in großen Mengen vorhanden ist, befindet sie sich beim Diabetes nicht in der phosphorylierten Form, in der sie für den weiteren enzymatischen Abbau vorhanden sein muß. Dieser Kohlenhydratabbau ist für den Fettstoffwechsel notwendig und, wenn er nicht genügend vonstatten geht, kommt es zu einer Ansammlung von Fett in der Leber und auch im Blutserum (THANNHAUSER).

b) Hyperlipämie bei Glykogenspeicherkrankheit

Obwohl schon weit über hundert Fälle von Glykogenspeicherkrankheit in der Literatur mitgeteilt worden sind und obwohl ausgesprochene und langbestehende Hyperlipämie dabei häufig ist, finden sich seit VON GIERKES Bericht im Jahre 1929 doch nur drei Fälle mit Xanthomata in der Literatur (BEUMER; CROCKER; ZAKON u. Mitarb.).

Bei der Glykogenspeicherkrankheit, die gewöhnlich in frühester Kindheit zutage tritt und nach einigen Jahren zum Tode führt, findet man eine stark vergrößerte Leber ohne Vergrößerung der Milz, sowie Hypoglykämie mit hypoglykämischen Anfällen und Ketonurie. Das Gesicht des Patienten erscheint fett und gedunsen. Histologische Untersuchung ergibt große Mengen von Glykogen und Fett in vielen Organen, besonders in Leber, Niere und Herz, nicht aber in der Haut. Die Leberparenchymzellen sind vergrößert und wegen ihres schwachfärbenden Cytoplasmas sehen sie wie Pflanzenzellen aus.

Die Hauterscheinungen in dem von BEUMER beschriebenen Falle bestanden aus kleinen papulösen Xanthomen an den Augenlidern und Zehen. Ein großes „tuberöses" Xanthom befand sich an einem Ellbogen. In CROCKERS Fall waren nur einige orangefarbene Papeln an den Ellbogen und eine Papel am linken Oberschenkel vorhanden, während in dem von ZAKON u. Mitarb. berichteten Fall die ganze Haut mit papulösen Xanthomen übersät war.

Die Ursache der Hyperlipämie ist ähnlich der beim Diabetes, obwohl bei der Glykogenspeicherkrankheit Hypoglykämie und beim Diabetes Hyperglykämie besteht. Wie beim Diabetes findet sich in der Leber eine unzureichende Menge von Glucose in phosphorylierter Form, da die Glucose auf Grund einer erhöhten Glykogensynthese größtenteils zu Glykogen umgewandelt wird. Somit ist nicht genug phosphorylierte Glucose für enzymatischen Abbau vorhanden. Da dieser Abbau für den Fettstoffwechsel notwendig ist, sammelt sich Fett in der Leber und im Blutstrom an (THANNHAUSER).

c) Hyperlipämie bei Nephrose

Eine Hyperlipämie kommt sowohl bei der sog. Lipoidnephrose als auch bei dem viel häufigeren Krankheitsbild, dem nephrotischen Stadium der chronischen Glomerulonephritis, vor.

Die Patienten sind bleich und schwach und zeigen starkes Ödem. Der Urin enthält große Mengen von Eiweiß. Infolgedessen findet sich starke Hypoproteinämie.

Bisher sind nur vier Fälle von papulösen Xanthomen bei Nephrose beschrieben worden, zwei von CROCKER, einer von TAYLOR und CURTIS und einer von EDELSTEIN, BEERMAN und GREENE. Bei allen vier Patienten waren nur wenige Xanthome vorhanden. Im ersten Falle von CROCKER fanden sie sich am Bauche, Oberschenkel und Ellbogen und im zweiten Fall an den Knien und Unterschenkel. Im Falle von TAYLOR und CURTIS waren die Xanthome auf die Ellbogen beschränkt, während im Falle von EDELSTEIN u. Mitarb. die Xanthome sich über beiden Schlüsselbeinen sowie an der linken Schulter und am linken Arm befanden.

Die Ursache der Hyperlipämie bei Nephrose ist nicht bekannt. Es wird von manchen angenommen (HEYMANN und CLARK), daß die Hyperlipämie ihren Ursprung in der Niere hat und daß die Niere selbst den Lipoidspiegel im Serum regulieren kann. Es ist unwahrscheinlich, daß die Hypoproteinämie für die Hyperlipämie verantwortlich ist. Gegen diese Ansicht spricht die Beobachtung, daß die Hemmung des Klärungsmechanismus im Serum von Patienten mit nephrotischer Hyperlipämie durch Infusionen von Albumin nicht beseitigt wird (KLEIN und LEVER).

II. Systemische Lipoidosen mit normalen Serumlipoidwerten

Unter die systemischen Lipoidosen mit normalen Serumlipoidwerten kann man die folgenden Krankheiten einordnen:

1. Histiocytose oder Reticuloendotheliose (Hand-Schüller-Christiansche Krankheit).

a) Akute Form: Letterer-Siwesche Krankheit.
b) Chronische Form: Hand-Schüller-Christiansche Krankheit.
c) Abortivform: Eosinophiles Granulom.
2. Angiokeratoma corporis diffusum.
3. Gauchersche Krankheit.
4. Niemann-Picksche Krankheit.

Bei der Histiocytose und dem Angiokeratoma corporis diffusum sind Hauterscheinungen von großer Bedeutung. Bei der Gaucherschen Krankheit dagegen fehlen spezifische Erscheinungen an der Haut stets. Pigmentierungen stellen die einzige Hautveränderung dar. Auch bei der Niemann-Pickschen Krankheit bestehen gewöhnlich nur Hautpigmentierungen. Letzthin ist jedoch das Auftreten von Xanthomen beschrieben worden.

1. Histiocytose
(Reticuloendotheliose; Hand-Schüller-Christiansche Krankheit)

Die Letterer-Siwesche Krankheit, die Hand-Schüller-Christiansche Krankheit und das eosinophile Granulom stellen Varianten derselben Krankheit dar. Sie unterscheiden sich lediglich durch die Schwere des Krankheitsbildes, die Lokalisierung des Krankheitsprozesses und das Stadium der Entwicklung, in dem sich die Krankheitsherde befinden. Strenggenommen, stellen diese drei Krankheiten keine echten Lipoidosen dar, denn die Lipoidinfiltration ist eine sekundäre Erscheinung, die fehlen kann. Vielmehr steht eine Proliferation von Histiocyten (oder Reticuloendothelzellen) im Vordergrund. Jedoch rechtfertigt das gelegentliche Vorkommen von Xanthomen auf der Haut bei der Histiocytose eine Besprechung dieser Krankheit im Rahmen der Lipoidosen.

Übergangsfälle zwischen den drei Krankheitsbildern sind häufig. Im großen und ganzen ist die Histiocytose, wenn sie im ersten Lebensjahr auftritt, weithin durch den Körper disseminiert und endet rasch tödlich (Letterer-Siwesche Krankheit). Lipoidinfiltration fehlt. Im frühen Kindesalter ist die Krankheit chronisch (Hand-Schüller-Christiansche Krankheit) und Lipoidspeicherung ist dann in der Regel vorhanden. Bei älteren Kindern und Erwachsenen tritt die Krankheit gewöhnlich in einer lokalisierten oder abortiven Form auf (Eosinophiles Granulom). Lipoidinfiltration wird dabei nur selten angetroffen.

Geschichtliche Entwicklung des Krankheitsbegriffes Hand-Schüller-Christiansche Krankheit. Der erste Fall dieser Krankheit wurde im Jahre 1864 von SMITH beschrieben. Auf Grund der von HAND, KAY, SCHÜLLER, und CHRISTIAN beschriebenen Fälle kam es zur Aufstellung der Trias Diabetes insipidus, Exophthalmus und Defekte der Schädelknochen durch CHRISTIAN im Jahre 1920. Es wurde jedoch bald klar, daß die Trias nicht vollständig sein muß (EPSTEIN) und daß auch andere Organe befallen sein können (HENSCHEN). ROWLAND stellte im Jahre 1928 auf Grund des Vorhandenseins von Schaumzellen in vielen Organen die Theorie auf, daß die Hand-Schüller-Christiansche Krankheit eine Lipoidspeicherkrankheit, d.h. eine Xanthomatose, sei.

Gegen diese Auffassung, die zu jener Zeit von vielen Autoren geteilt wurde, unter anderem von SOSMAN und von URBACH in seinem Handbuchartikel vom Jahre 1932, nahmen zuerst GOTTRON (1931) und sodann CEELEN (1933), GERSTEL (1934) und LETTERER (1934) Stellung. Diese Autoren sahen eine reticulo-endotheliale Wucherung als das primäre Geschehen an und die Lipoideinlagerung als einen erst später stattfindenden, sekundären Vorgang. Diese Ansicht gewann allgemeine Anerkennung, als die engen Beziehungen der Hand-Schüller-Christianschen Krankheit zur Letterer-Siweschen Krankheit erkannt wurden (s. u.).

Die bei der Hand-Schüller-Christianschen Krankheit vorkommenden Xanthomata disseminata wurden zuerst nicht als ein Teilbild dieser Krankheit erkannt, sondern wurden als disseminierte Xanthomatose ohne Hypercholesterinämie beschrieben, z.B. von SIEMENS; HERRMANN und NATHAN, und POLANO. Jedoch wurde schon in recht vielen Fällen das gleichzeitige Bestehen von Xanthomata disseminata und Diabetes insipidus festgestellt, zuerst von AUSSET im Jahre 1899, aber dann auch von PUSEY und JOHNSTONE; TATE; MONTGOMERY und OSTERBERG u. a. Aber erst THANNHAUSER und MAGENDANTZ erkannten im Jahre 1938 den Zusammenhang von Xanthomata disseminata mit der Hand-Schüller-Christianschen Krankheit.

Letterer-Siwesche Krankheit. Im Jahre 1924 beschrieb LETTERER einen Fall von „aleukämischer Retikulose" bei einem 6 Monate alten Kinde. Während der nächsten 9 Jahre wurden mehrere solche Fälle berichtet, die SIWE im Jahre 1933 mit einem eigenen Fall in ein wohl umrissenes Krankheitsbild vereinigte, das er Reticuloendotheliose nannte. Er hob die folgenden Hauptmerkmale hervor: Vergrößerung der Milz und Leber, Lymphknotenschwellung, Purpura, Anämie, Fieber und rascher tödlicher Verlauf. Im Jahre 1936 fügten ABT und DENENHOLZ einen Fall hinzu und bezeichneten die Krankheit als Letterer-Siwesche Krankheit. Die ersten Autoren, die den engen Zusammenhang zwischen der Letterer-Siweschen und der Hand-Schüller-Christianschen Krankheit erkannten, waren FLORI und PARENTI im Jahre 1937. In ihrem Falle hatte eine Probeexcision eine Proliferation von reticuloendothelialen Zellen ergeben, während 1 Jahr später bei der Sektion Schaumzellen enthaltende Granulome gefunden wurden, so daß sie annahmen, daß sich die Reticuloendotheliose in eine Hand-Schüller-Christiansche Krankheit entwickelt hatte. Im Jahre 1940 betonte GLANZMANN die engen Beziehungen zwischen der Letterer-Siwescher und Hand-Schüller-Christianschen Krankheit auf Grund eines Falles von Letterer-Siweschen Krankheit, bei dem aber auch Schädeldachherde und Exophthalmus vorhanden waren und in dem einige Herde Lipoideinlagerungen zeigten. In demselben Jahre kam WALLGREN auf Grund zweier eigener Fälle und einer Analyse der Literatur zu der Ansicht, daß die Letterer-Siwesche und Hand-Schüller-Christiansche Krankheit grundsätzlich die gleiche Krankheit darstellen. Bei beiden Krankheiten bestehe eine granulomartige Proliferation von Zellen des reticuloendothelialen Systems. Er fand, daß Schaumzellen nur in solchen Fällen vorhanden waren, bei denen die Krankheit für mindestens 3 Monate bestanden hatte und folgerte, daß das Fehlen von Schaumzellen bei der Letterer-Siweschen Krankheit darauf beruhe, daß wegen des rasch erfolgenden Todes nicht genügend Zeit für eine Ansammlung von Lipoiden vorliege. WALLGRENS Ansicht über die Zusammengehörigkeit dieser beiden Krankheiten wurde binnen kurzer Zeit vielerseits bestätigt, unter anderem von FARBER (1941), GOTTRON und MALLORY.

Eosinophiles Granulom. Der erste Fall wurde im Jahre 1929 von FINZI als ein Myelom mit Eosinophilen mitgeteilt. Im Jahre 1940 wurde diese Krankheit als ein neues Krankheitsbild beschrieben, und zwar gleichzeitig von OTANI und EHRLICH unter dem Namen „solitäres Knochengranulom" und von LICHTENSTEIN und JAFFE unter dem Namen „eosinophiles Knochengranulom". Schon im nächsten Jahr konnte FARBER nachweisen, daß auch Fälle mit multiplen Knochenherden vorkämen und daß nicht eosinophile Zellen sondern phagocytierende Histiocyten die grundlegende Zelle war. Er schloß daraus, daß das eosinophile Granulom eine auf die Knochen lokalisierte Form der Hand-Schüller-Christianschen Krankheit war. Dieser Meinung pflichteten GROSS und JACOX sowie MALLORY bereits im nächsten Jahre bei, und im Jahre 1944 auch JAFFE und LICHTENSTEIN. In demselben Jahr wiesen ENGELBRETH u. Mitarb. an Hand von fünf eigenen Fällen Übergangsstufen zwischen eosinophilem Granulom und Hand-Schüller-Christianscher Krankheit nach. Auch histologisch konnten sie Übergänge von einer zur anderen Krankheit feststellen und kamen zu dem Schluß, daß bei beiden Krankheiten die histologische Entwicklung der Krankheitsherde in vier Stadien vor sich gehe: zuerst das hyperplastisch-proliferative Stadium, dem dann das Granulomstadium, das Xanthomstadium und schließlich das fibröse oder Heilstadium folge. Das gelegentliche Vorkommen von Hauterscheinungen im Verein mit den Knochenherden des eosinophilen Granuloms wurde zuerst von CURTIS und CAWLEY im Jahre 1947 beschrieben.

Die Einheit der drei Krankheitsbilder ist zur Zeit fast universell anerkannt, da in den letzten Jahren viele Fälle veröffentlicht worden sind, die entweder zwischen den drei definierten Krankheitsbildern lagen oder von einem in das andere Krankheitsbild überwechselten. Für den Dermatologen ist es besonders leicht, die Zusammengehörigkeit dieser drei Krankheitsbilder zu akzeptieren, da die Hauterscheinungen klinisch wie histologisch vielfach Kombinationen und Übergänge aufweisen. Es sei dennoch erwähnt, daß SIWE (1949) die Letterer-Siwesche Krankheit doch noch als ein selbständiges Krankheitsbild betrachtet, für das Histiocyten typisch seien, während fibroblastisches Granulationsgewebe mit Fettspeicherung nur bei der Hand-Schüller-Christianschen Krankheit vorkomme. Auch ist letzthin wieder von MERMANN und DARGEON die Frage angeschnitten worden, ob nicht, wie LETTERER im Jahre 1924 ursprünglich annahm, die Letterer-Siwesche Krankheit, im Gegensatz zur Hand-Schüller-Christianschen Krankheit, anstatt einer granulomatösen Krankheit einen neoplastischen Vorgang darstelle, der einem „generalisierten Reticulumzellensarkom oder einer monocytischen Leukämie" nahestehe.

Klinisches Bild
a) Letterer-Siwesche Krankheit

Klinischer Verlauf. Die Krankheit findet sich fast ausschließlich bei Säuglingen und weniger als 2 Jahre alten Kleinkindern. Gelegentlich sind die ersten Erscheinungen der Krankheit, besonders ein Exanthem, sogar schon bei der Geburt vorhanden (LANE und SMITH; SWEITZER und LAYMON; SCHAFER; BURGSTEDT). Die Krankheit ist gewöhnlich nicht familiär. Jedoch haben BASS, SAPIN und HODES drei Geschwister beobachtet, und BATSON u. Mitarb. zwei Geschwister, die hintereinander im frühesten Säuglingsalter an der Letterer-Siweschen Krankheit starben. Ferner beobachteten BIERMAN u. Mitarb. sowie LAUSECKER das gleichzeitige Vorkommen der Letterer-Siweschen Krankheit bei Zwillingen, die im Falle BIERMAN als eineiig identifiziert werden konnten.

Die Krankheit kann recht plötzlich mit Fieber und Schwäche beginnen. Die ersten klinischen Anzeichen sind gewöhnlich ein Hautausschlag oder Otorrhöe. Der Tod tritt in den meisten Fällen unter raschem Verfall des Allgemeinzustandes binnen einiger Wochen oder Monate ein. Manchmal jedoch führt die Krankheit erst nach 1—2 Jahren zum Tode (FOOT und OLCOTT). Während zuerst angenommen wurde, daß die Krankheit immer tödlich verliefe, sind letzthin vollständige Genesung von BATSON u. Mitarb. und von BIERMAN u. Mitarb. in je zwei Fällen und von RUCH in einem Fall mitgeteilt worden. BATSON u. Mitarb. betonen, daß sich die zwei von ihnen beobachteten überlebenden Patienten beim Beginn der Krankheit in keiner Weise von den Patienten unterschieden, bei denen die Krankheit einen rasch tödlichen Verlauf nahm. Ein allmähliches Übergehen in eine mehr chronisch aber doch tödlich verlaufende Hand-Schüller-Christiansche Krankheit ist verschiedentlich beobachtet worden, z. B. von FLORI und PARENTI, und von FREUND und RIPPS.

Hauterscheinungen. Ein Ausschlag besteht in fast allen Fällen und ist oft das erste Anzeichen der Krankheit und daher von großer diagnostischer Bedeutung.

Als häufigste Hauterscheinungen findet man, oft miteinander vereint, die drei folgenden Arten:

1. purpurische Papeln,
2. flächenhafte Erytheme (der seborrhoischen Dermatitis ähnlich),
3. schuppen- und krustenbedeckte Papeln (dem Morbus Darier ähnlich).

Die purpurischen Papeln, die gewöhnlich mit nicht erhabenen Punktblutungen vermischt sind, finden sich vornehmlich am Rumpf (Abb. 41) (LANE und SMITH; SWEITZER und LAYMON; BATSON u. Mitarb.). In manchen Fällen sind außerdem Bläschen und Pusteln vorhanden, die eine Infektion durch Candida albicans vortäuschen können (RUCH), und gelegentlich auch größere Blasen (LANE und SMITH).

Die flächenhaften Erythemherde (Abb. 42) sind feucht und schuppend und mit Papeln sowie gelegentlich auch mit Bläschen und Pusteln durchsetzt. Sie finden sich vor allem an der Kopfhaut, dem Gesicht, den Ohren, einschließlich des äußeren Gehörganges, und am Rumpf. Hier sind hauptsächlich die mittleren Teile von Brust und Rücken befallen, während die seitlichen Rumpfanteile im allgemeinen verschont sind. Auch im Bereich der Inguinalgegend breitet sich das Exanthem aus (GOTTRON). Große Ähnlichkeit besteht mit der seborrhoischen Dermatitis (SWEITZER und LAYMON), so daß diese Diagnose oft im Anfang gestellt wird und die wahre Bedeutung des Erythems verkannt wird. Jedoch helfen bei der Differenzierung das Vorhandensein von Papeln und oft auch von Bläschen und Pusteln innerhalb der Erythemherde sowie die Befunde bei einer Probeexcision.

Schuppen- und krustenbedeckte Papeln, von bräunlich-roter Farbe und dicht beieinander stehend, können am Rumpf vorhanden sein, besonders am Rücken

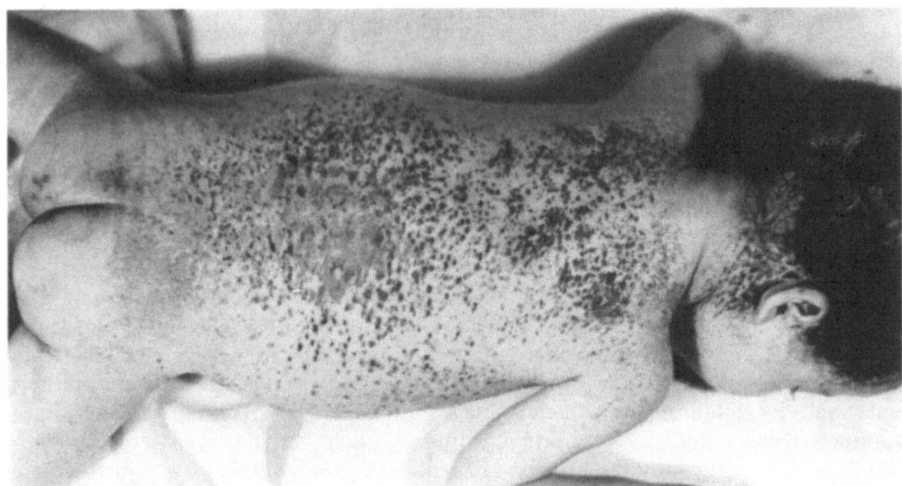

Abb. 41. *Letterer-Siwesche Krankheit.* Purpurische Makeln und Papeln am Rumpf. [Batson, R. u. Mitarb.: Amer. J. Dis. Child. **90**, 323 (1955), Abb. 6]

und an der Brust. Sie sehen den Efflorescenzen des Morbus Darier sehr ähnlich (Gottron).

Als seltenere Hauterscheinungen können ulcerierte Infiltrate besonders in den Axillen und Leistenbeugen vorhanden sein (Ruch). Befall und Einschmelzung von Lymphknoten kann sekundär zu Hautgeschwüren führen (Bass, Sapin

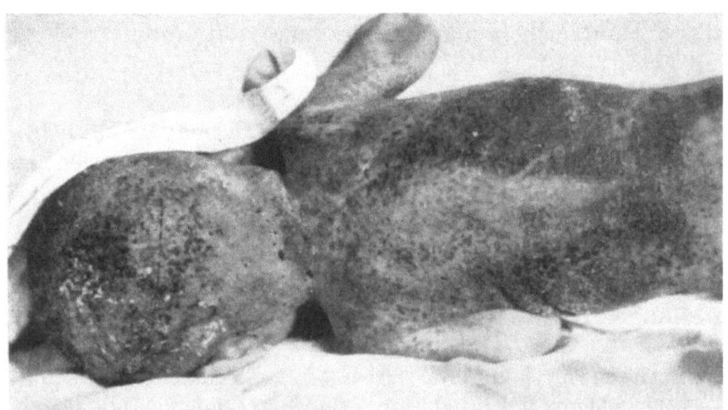

Abb. 42. *Letterer-Siwesche Krankheit.* Ausgedehntes flächenhaftes Erythem mit Schuppen und Krusten, der seborrhoischen Dermatitis ähnlich. [Gottron, H. A.: Arch. Derm. Syph. (Berl.) **182**, 691 (1942), Abb. 10]

und Hodes). Auftreten von Xanthomata in Form von rötlichen oder gelblichen Knötchen ist von Crocker wie auch von Ruch beobachtet worden.

Schleimhauterscheinungen. Sehr häufig bestehen eine Stomatitis und eine Gingivitis, die mit Ulcerationen verbunden sein können.

Befall innerer Organe. Schon Siwe bemerkte im Jahre 1933, daß Vergrößerung der Leber und Milz sowie Lymphknotenschwellungen häufig vorkamen. Diese sind asymptomatisch. Dagegen verursacht der häufige Befall der Lungen

Husten und Atemnot. Röntgenologische Untersuchung ergibt dann in den Lungen ein diffuses knötchenförmiges Infiltrat (BATSON u. Mitarb.). Nicht selten tritt der Tod unter den Anzeichen einer Bronchopneumonie ein (LANE und SMITH).

Ein Befall der Knochen bei der Letterer-Siweschen Krankheit wurde ebenfalls schon von SIWE festgestellt. Die bei weitem häufigste Lokalisierung ist die pars mastoidea des Schläfenbeins (BATSON u. Mitarb.). Von dort bricht das Granulationsgewebe oft in das Mittelohr und in den äußeren Gehörgang ein, so daß das klinische Bild einer Mittelohrentzündung entsteht. Ungefähr die Hälfte aller Patienten mit Letterer-Siwescher Krankheit haben eine Otorrhöe (BATSON u. Mitarb.). Das häufige Vorhandensein von Granulationsgewebe im äußeren Gehörgang hilft bei der Diagnose. Auch zeigen Röntgenbilder ein Ausmaß von Knochenzerstörung, das weit größer ist als bei gewöhnlicher Otitis media (SCHUKNECHT und PERLMAN). Von anderen Schädelknochen sind, im Gegensatz zur Hand-Schüller-Christianschen Krankheit, die Gegend der Sella turcica und die Orbitalknochen nur selten befallen, während Schädeldachdefekte mehrere Male unter anderem von ABT und DENENHOLZ, GLANZMANN, WALLGREN und von SCHAFER beschrieben worden sind. Auch an den langen Röhrenknochen, dem Becken und der Wirbelsäule finden sich gelegentlich osteolytische Herde, besonders bei Patienten, die über ein Jahr alt sind (BATSON u. Mitarb.).

Laboratoriumsbefunde. Eine allmählich zunehmende, im Endstadium sehr ausgesprochene hypochrome Anämie findet sich regelmäßig. Eine Verminderung der weißen Blutzellen und der Blutplättchen kann im Endstadium vorliegen. Außerdem besteht meistens eine Hypalbuminämie, aber keine Hypoglobulinämie.

b) Hand-Schüller-Christiansche Krankheit

Klinischer Verlauf. Gewöhnlich nimmt die Hand-Schüller-Christiansche Krankheit in den ersten Lebensjahren ihren Anfang, kann gelegentlich aber erst im Erwachsenenalter beginnen. So berichteten CURRENS und POPP über den Beginn der Krankheit mit 25 Jahren, DENNIS und ROSAHN mit 26 Jahren und MEYER mit 37 Jahren. In allen drei Fällen war der Verlauf tödlich. Familiäre Fälle sind nicht bekannt.

Die Krankheit hat gewöhnlich einen allmählichen Beginn mit Symptomen wie intermittierendes Fieber, Lymphknotenschwellung oder Schmerzen in den befallenen Knochen. Gelegentlich sind Hauterscheinungen das erste Zeichen der Krankheit (GERSTEL; MERRITT und PAIGE). In einigen Fällen richtet eine Spontanfraktur plötzlich das Augenmerk auf das Bestehen der Krankheit. Die Symptome und der Verlauf der Krankheit sind sehr unterschiedlich und es ist daher schwer, im Einzelfall eine Prognose zu stellen. Es ist ebenfalls schwer, die Mortalität der Hand-Schüller-Christianschen Krankheit statistisch festzustellen, da ihre Abgrenzung von der Letterer-Siweschen Krankheit auf der einen Seite und vom eosinophilen Granulom auf der anderen schwierig und oft unmöglich ist; denn es gibt Fälle, die sich klinisch und histologisch zwischen den beiden Krankheiten befinden (SCHULTZ, WERMBTER und PUHL; ERBER; SWEITZER, WINER und CUMMING; GLANZMANN; WALLGREN) sowie Fälle, die von einem Krankheitsbild zum anderen übergleiten (FLORI und PARENTI; FREUND und RIPPS). Es ist wahrscheinlich, daß die Mortalität ungefähr 30% beträgt (GROSS und JACOX; CURTIS und CAWLEY), wenn man die recht häufigen günstig verlaufenden Übergangsfälle zum eosinophilen Granulom mit einrechnet, und 70% (LAYMON und SEVENANTS; SCHAFER), wenn man nur weitgehend systematisierte Fälle als Hand-Schüller-Christiansche Krankheit ansieht und solche mit nur

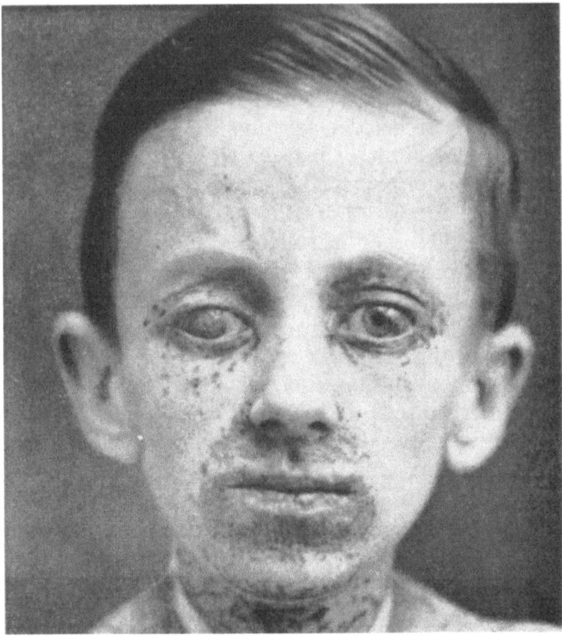

Abb. 43. *Hand-Schüller-Christiansche Krankheit.* Dicht beieinanderstehende krustenbedeckte Papeln.
[GOTTRON, H. A.: Arch. Derm. Syph. (Berl.) **182**, 691 (1942), Abb. 1]

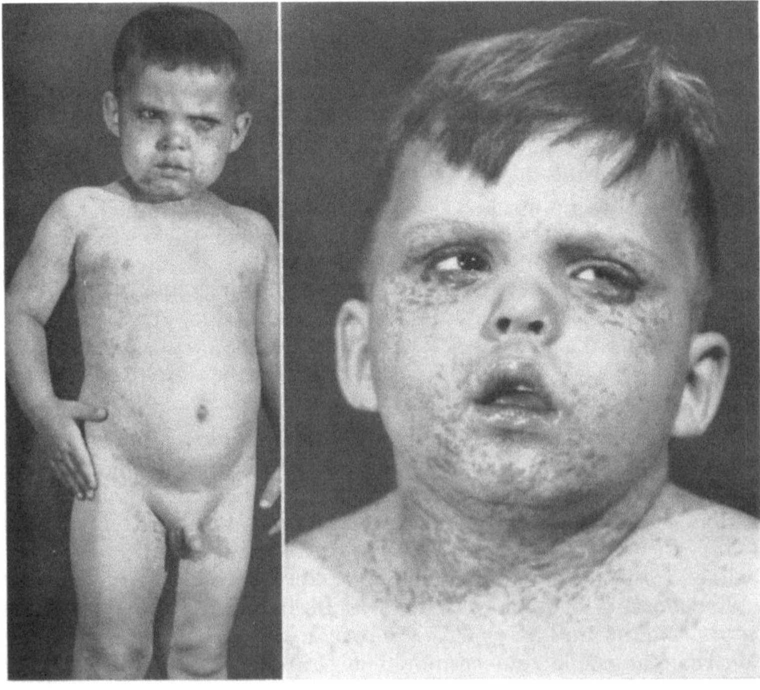

Abb. 44. *Hand-Schüller-Christiansche Krankheit.* Ausgedehnte Xanthomata disseminata. (Sammlung Dr. A. C. CROCKER, Harvard University)

einigen zerstreuten Herden zum eosinophilen Granulom rechnet, wie es z. B.
McKay u. Mitarb. und Kierland u. Mitarb. getan haben. Die Hand-Schüller-
Christiansche Krankheit kann sich über viele Jahre hinziehen, bevor sie abheilt
oder zum Tode führt. So starb z. B. die von Meyer beschriebene Patientin nach
15jähriger Krankheitsdauer.

Hauterscheinungen. Bei ungefähr einem Drittel der Fälle ist die Haut beteiligt (Curtis und Cawley). In manchen Fällen sind die Hauterscheinungen
dieselben wie bei der Letterer-Siweschen Krankheit. Purpura, hämorrhagische
Papeln und Pusteln finden sich besonders in den mehr akut verlaufenden Fällen
(Lane und Smith). In mehr chronisch verlaufenden Fällen finden sich gelegentlich seborrhoe-artige Erytheme oder dicht beieinander stehende schuppende

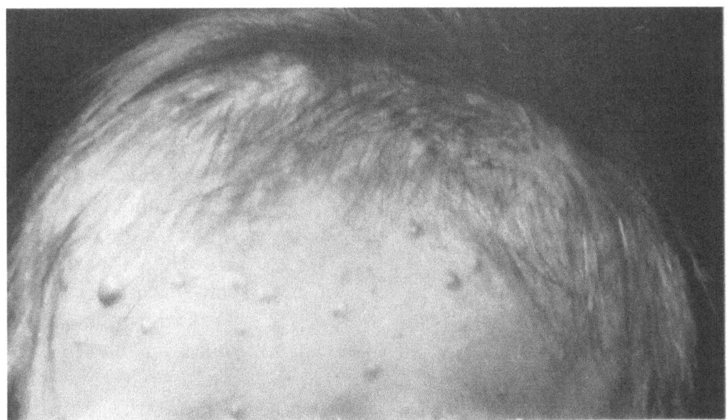

Abb. 45. *Hand-Schüller-Christiansche Krankheit.* Verstreute glatte, orangefarbene Knötchen an der Stirn eines
15 Monate alten Kindes. Ausgedehnte innere Herde, tödlicher Verlauf. Die Knötchen sind denen des Naevoxanthoendothelioms sehr ähnlich. [Crocker, A. C.: Pediatrics 8, 573 (1951), Abb. 6]

und krustenbedeckte Papeln, die dem Morbus Darier ähnlich sehen (Abb. 43)
(Laymon und Sevenants). Ferner können ulcerierte granulomatöse Infiltrate
in den Axillen oder in der ano-genitalen Gegend vorkommen.

Besonders charakteristisch für die Hauterscheinungen bei der Hand-Schüller-
Christianschen Krankheit sind Xanthomata disseminata (Abb. 44). Diese
bestehen aus zahlreichen teils runden, teils ovalen, glatten, orangefarbenen
Knötchen, die oft dicht gruppiert liegen, besonders am Gesicht (Abb. 45), wo
sie die Augenlider bevorzugt befallen, am Hals, in den Axillen (Abb. 46) und an
den Seiten des Rumpfes. Ausgedehnte Xanthomata disseminata können zwar
bei einer vollentwickelten Hand-Schüller-Christianschen Krankheit auftreten
(Gigon; Gottron; Crocker). Häufig jedoch findet man sie in „oligosympto-
matischen" Fällen, z. B. bei solchen, die als einziges zusätzliches klinisches Symptom Diabetes insipidus aufweisen (Montgomery und Osterberg; Thannhauser; Jausion u. Mitarb.; Braun-Falco und Braun-Falco); und gelegentlich
bestehen sie als die einzige klinische Erscheinung (Siemens; Herrmann und
Nathan).

Als eine weitere Hauterscheinung finden sich gelegentlich Schwellungen unter
der Kopfhaut, die mit osteolytischen Schädelherden in Zusammenhang stehen
und die die Haut erodieren können (Herzau und Pinkus; Stepantschitz
und Schreiner).

Schleimhauterscheinungen. An der Mundschleimhaut können außer einer
mit Ulcerationen einhergehenden Stomatitis, die schon bei der Letterer-Siweschen
Krankheit erwähnt wurde, knötchenförmige Infiltrate vorkommen, die zum

Zerfall neigen (GOTTRON). Gelegentlich finden sich in der Mundhöhle xanthomatöse gelbliche Knötchen, die den Xanthomata disseminata der Haut entsprechen (BRAUN-FALCO und BRAUN-FALCO). Durch das Vorkommen von osteolytischen Herden in den Alveolarfortsätzen kann es zu Zahnverlusten kommen. Auch die Tonsillen (BRAUN-FALCO und BRAUN-FALCO), der Pharynx und Larynx (GOTTRON; MONTGOMERY und OSTERBERG) sowie die Conjunctiven (GOTTRON) können befallen sein.

Befall innerer Organe. Veränderungen am Knochengerüst finden sich regelmäßig bei typischen Fällen der Hand-Schüller-Christianschen Krankheit. Obwohl jeder beliebige Knochen befallen und der Befall der Knochen sehr ausgedehnt sein kann (GERSTEL), sind Veränderungen an den Schädelknochen am häufigsten und rufen zusammen mit Veränderungen an der Dura mater und der Hypophyse die bekannte Trias hervor: Multiple Defekte im Schädeldach, Diabetes insipidus und Exophthalmus. Die osteolytischen Herde im Schädeldach rufen im Röntgenbild wegen ihrer unregelmäßigen Begrenzung den sog. Landkartenschädel hervor (Abb. 47). Der Diabetes insipidus kommt zustande entweder durch den Druck von Knochen- oder Duraherden auf die Hypophyse oder den Hypothalamus (MERRITT und PAIGE) oder

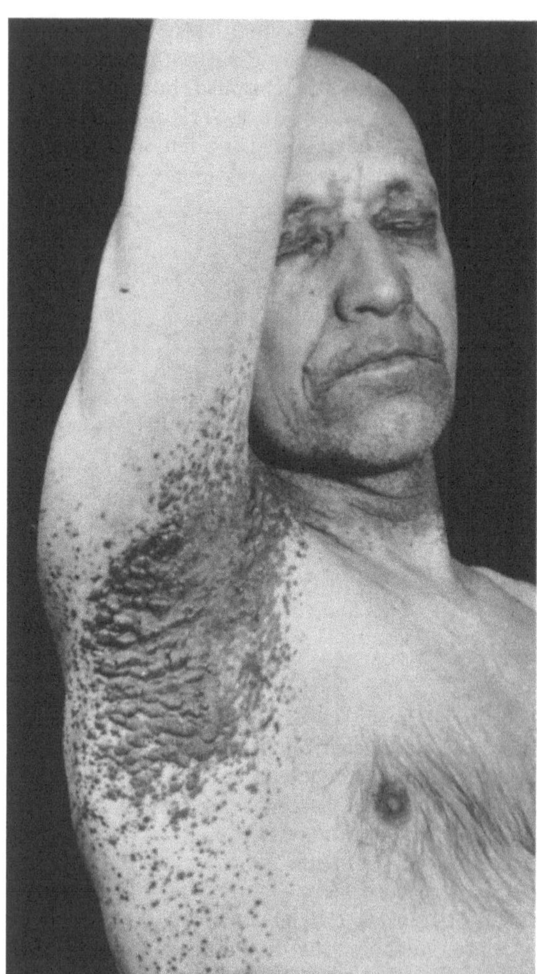

Abb. 46. *Hand·Schüller-Christiansche Krankheit.* Neben den Xanthomata disseminata war Diabetes insipidus das einzige andere Krankheitszeichen bei diesem Patienten. [MONTGOMERY, H.: Med. Clin. N. Amer. **24**, 1249 (1940), Abb. 156]

durch eine direkte Infiltration des Hypophysenstiels (Infundibulum), des Tuber cinereum oder des Hypothalamus (DENNIS und ROSAHN; THANNHAUSER). Der Exophthalmus, der einseitig oder doppelseitig sein kann, kommt durch Dislokation des Bulbus infolge Raumbeengung in der Orbita zustande. Die Granulationsmassen, die den Bulbus vortreiben, nehmen ihren Ausgang gewöhnlich von den Knochen des Orbitaldaches (HERZAU und PINKUS). Unter anderen häufigen Lokalisierungen kann man die Pars mastoidea des Schläfenbeins erwähnen (s. unter Letterer-Siwesche Krankheit), das Becken, den Femur, den Humerus und die Rippen. Zur gleichen Zeit, zu der einzelne Herde spontan heilen, können sich andere neu bilden. Während die Schädeldachherde in der Regel schmerzlos sind, verursachen größere Herde in den langen Röhrenknochen gewöhnlich Schmerz und Druckempfindlichkeit, wahrscheinlich weil sie eine periostale Reaktion hervorrufen, die bei den Schädelknochen fehlt (GERSTEL; HODGSON, KENNEDY und CAMP). Spontanfrakturen kommen gelegentlich vor (GERSTEL).

Befall der Lungen und der Pleura ist recht häufig. Es bestehen dann Dyspnoe, Husten und Schmerzen beim Atmen. Es kann zu Emphysembildung und Spontan-

pneumothorax kommen (Abbildung 48) (BLAHD u. Mitarb.; DENNIS und ROSAHN; LICHTENSTEIN). Schließlich können fibröse Veränderungen in den Lungen durch Hypertrophie des rechten Herzens zur Todesursache werden (CHESTER; JAFFE und LICHTENSTEIN 1944). Die Röntgenuntersuchung ergibt im Frühstadium, wie bei der Letterer-Siweschen Krankheit, ein diffuses knötchenförmiges Infiltrat (CURRENS und POPP; HODGSON u. Mitarb.). Später kann die Röntgenuntersuchung ein wabenartiges Bild ergeben wegen der Bildung von cystischen Hohlräumen in den Lungen, eine Folge der Fibrose (OSWALD und PARKINSON).

Befall der Leber, Milz, Nieren und Lymphknoten kommen vor, rufen aber keine Ausfallerscheinungen von seiten der Leber und Nieren hervor. Befall der Hypophyse und anderer Gehirnteile kann physische und geistige Unterentwicklung hervorrufen, und gelegentlich auch

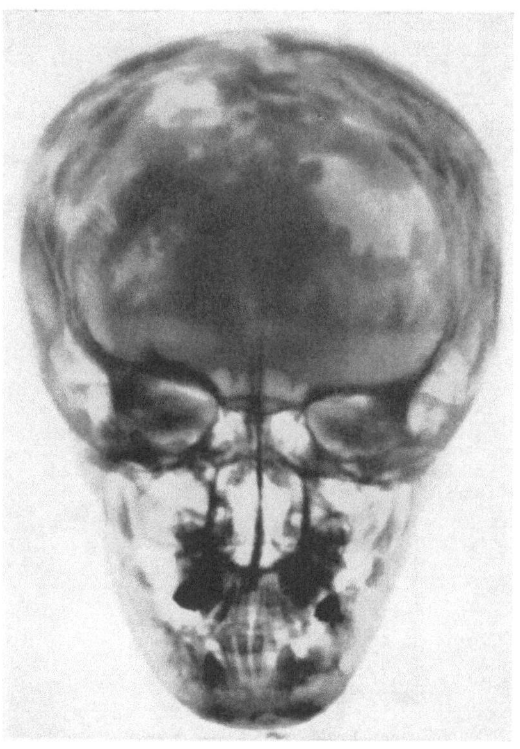

Abb. 47. *Hand-Schüller-Christiansche Krankheit.* Zahlreiche circumscripte Knochendefekte („Landkartenschädel"). [GOTTRON, H. A.: Arch. Derm. Syph. (Berl.) **182**, 691 (1942), Abb. 6]

Akromegalie oder Dystrophia adiposogenitalis (GOTTRON). THANNHAUSER hat in zwei Fällen epileptische Anfälle beobachtet.

c) Eosinophiles Granulom

Klinischer Verlauf. Das eosinophile Granulom im engeren Sinne befällt als monosymptomatische Form der Hand-Schüller-Christianschen Krankheit die Knochen entweder mit nur einem oder mit mehreren Herden. Der Krankheitsbegriff ist aber in den letzten Jahren erweitert worden, so daß er jetzt identisch ist mit dem Begriff einer symptomarmen Hand-Schüller-Christianschen Krankheit, bei der die Krankheitsherde histologisch wenig oder gar keine Lipoidablagerungen zeigen. So sind Fälle mit Haut und Schleimhauterscheinungen, mit Lungenherden, Vergrößerung der Milz oder Lymphdrüsen und selbst mit Diabetes insipidus unter der Diagnose eosinophiles Granulom beschrieben worden.

In allen solchen Fällen ist der Verlauf chronisch und wegen der milden Symptome
gutartig. Besonders die Knochen- und Lungenherde neigen zur Selbstheilung.
Gelegentlich sind aber Fälle beschrieben worden, bei denen die Krankheit als
eosinophiles Granulom begann, dann aber fortschritt und zu einer Hand-Schüller-
Christianschen Krankheit führte (ENGELBRETH-HOLM u. Mitarb.) oder, wie in
den von LICHTENSTEIN und von MACKELVIE und PARK berichteten Fällen, sogar
in eine tödliche Letterer-Siwesche Erkrankung überging.

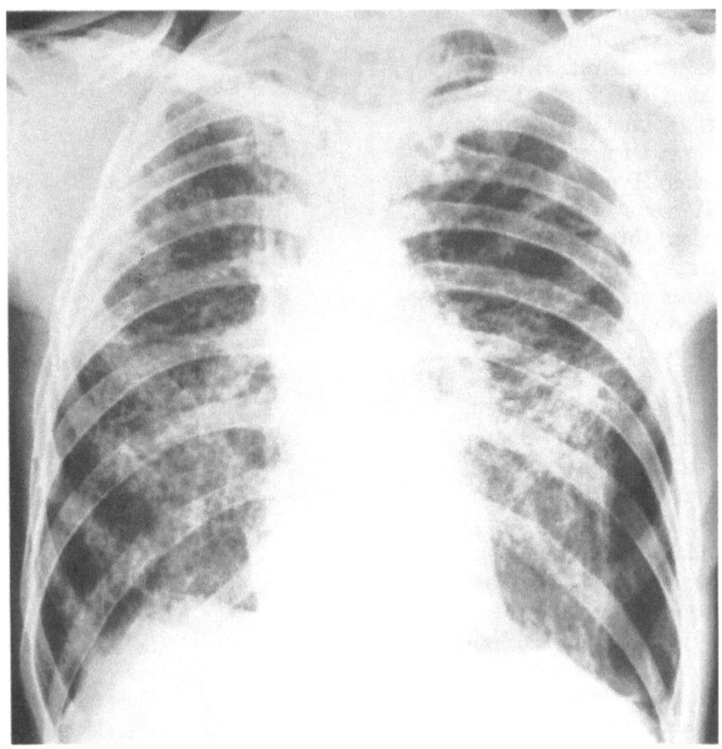

Abb. 48. *Hand-Schüller-Christiansche Krankheit.* Es besteht recht dichte Infiltration beider Lungen und auf der
linken Seite ein Spontanpneumothorax, unterhalb einer Pleuraadhäsion. [LICHTENSTEIN, L.: Arch. Path. (Chicago)
56, 84 (1953), Abb. 1]

Hauterscheinungen. Die Hauterscheinungen sind denen der Hand-Schüller-
Christianschen Krankheit ähnlich. Allerdings kommen, dem gutartigen Verlauf
entsprechend, Purpura, purpurische Papeln und Pusteln nicht vor. Ferner werden
im Gegensatz zur Hand-Schüller-Christianschen Krankheit Xanthomata disseminata, die ja bedeutende Lipoidablagerungen besitzen, nicht beobachtet.
Die Hauterscheinungen bestehen häufig aus mit Papeln durchsetzten Erythem-
herden der Kopfhaut und des Stammes, die der seborrhoischen Dermatitis ähnlich sehen (CURTIS und CAWLEY; LEVER und LEEPER; KIERLAND u. Mitarb.);
oder aus dicht beieinanderstehenden hyperkeratotischen Papeln, die dem Morbus
Darier ähnlich sehen (LEVER und LEEPER); vor allem aber aus granulomatösen
Herden, die oft Geschwürsbildung zeigen. Solche granulomatöse Herde finden
sich am häufigsten an der Vulva (Abb. 49). Dort bestehen sie aus scharf begrenzten
Infiltraten mit erodierter oder ulcerierter Oberfläche (CURTIS und CAWLEY;
McKAY u. Mitarb.; KIERLAND u. Mitarb.) Beträchtliche narbige Zerstörung kann
stattfinden. Ähnliche Infiltrate können auch in der Leisten-, Damm- und Anal-

gegend (KIERLAND u. Mitarb.) sowie in den Axillen (Abb. 50) (CURTIS und CAWLEY) vorkommen. Ferner sind erhabene granulomatöse Herde an der Kopfhaut (PINKUS u. Mitarb.; LEVER und LEEPER; STOUGHTON und STONE) (Abb. 51) und scrophulodermartige Geschwürsbildungen der Haut (McCREARY) beschrieben worden. Von Interesse ist der von KIERLAND u. Mitarb. beschriebene Fall (Fall 5), bei dem über eine zweijährige Beobachtungszeit hin die Krankheit nur aus Hauterscheinungen bestand: nämlich seborrhoeartige Dermatitis der Kopfhaut und der Ohren und granulomatöse, ulcerierende Herde an der Vulva und dem Damm.

Andere Organe. Die an der Mundschleimhaut und an den inneren Organen vorkommenden Veränderungen entsprechen denen, die bei der Hand-Schüller-Christianschen Krankheit beschrieben worden sind, obwohl sie gewöhnlich milder sind. An der Mundschleimhaut können granulomatöse Infiltrate (KIERLAND u. Mitarb.) sowie Ulcerationen mit Zahnverlust (McCULLOUGH) auftreten (Abb. 52). Osteolytische Knochenherde, besonders der langen Knochen, stellen das häufig-

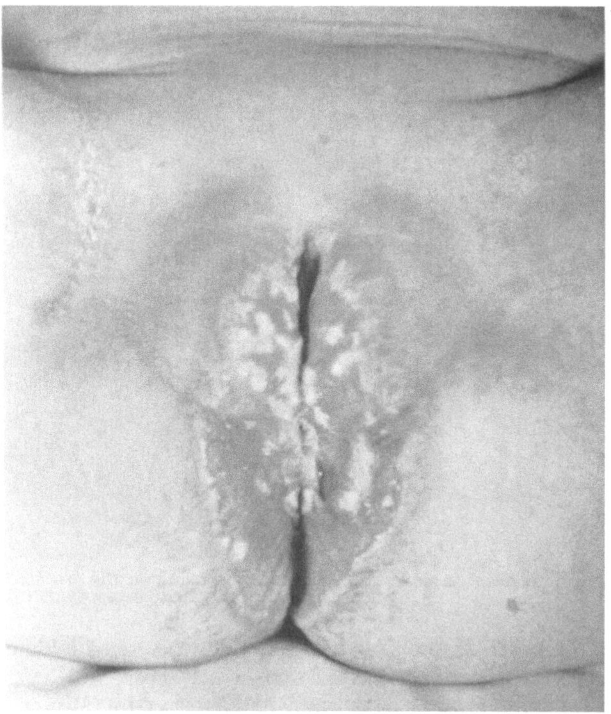

Abb. 49. *Eosinophiles Granulom.* Ein scharf begrenztes Infiltrat mit erodierter Oberfläche an der Vulva eines 16 Monate alten Mädchens. [CURTIS, A. C., u. E. P. CAWLEY: Arch. Derm. Syph. (Chicago) **55**, 810 (1947), Abb. 2]

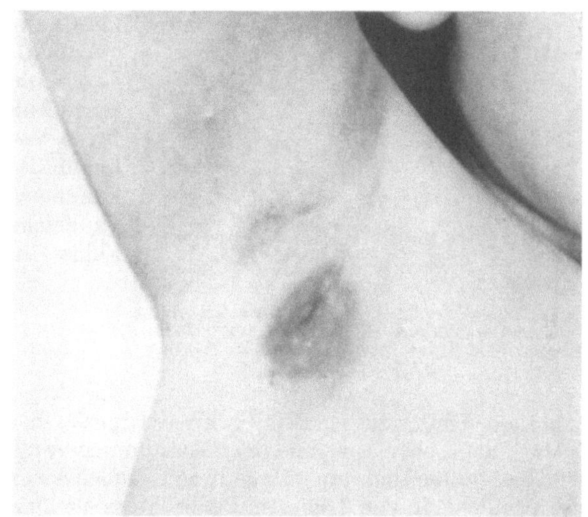

Abb. 50. *Eosinophiles Granulom.* Erodiertes Infiltrat in der Axilla desselben Patienten wie Abb. 49. [CURTIS A. C., u. E. P. CAWLEY: Arch. Derm. Syph. (Chicago) **55**, 810 (1947), Abb. 1]

ste Krankheitszeichen dar. Gewöhnlich sind sie schmerzhaft. Sie können einzeln oder multipel sein. Oft jedoch ergibt in Fällen mit einem einzelnen klinisch in

Erscheinung tretenden Herd röntgenologische Untersuchung weitere asymptomatische Herde oder es bilden sich später weitere Herde (ENGELBRETH-HOLM

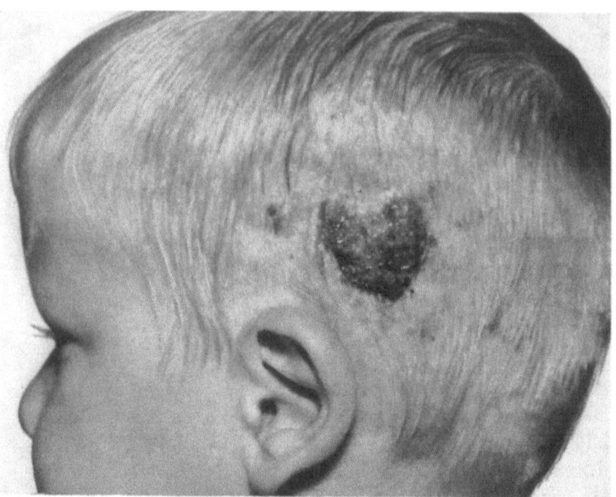

Abb. 51. *Eosinophiles Granulom.* Erhabener granulomatöser Herd an der Kopfhaut. [LEVER, W. F., u. R. W. LEEPER: Arch. Derm. Syph. (Chicago) **62**, 85 (1950), Abb. 1]

u. Mitarb.; JAFFE und LICHTENSTEIN). Schädeldefekte (PINKUS u. Mitarb.), Diabetes insipidus (KIERLAND u. Mitarb.; McKAY u. Mitarb.) und Mastoidbeteiligung (LEVER und LEEPER; KIERLAND u. Mitarb.) sind beschrieben worden, aber nicht Exophthalmus. Ferner können Lungeninfiltrate (WEINSTEIN u. Mitarb.; LEWIS; KIERLAND u. Mitarb.) oder Vergrößerung der Milz (McCREARY) und Lymphknoten (CURTIS und CAWLEY; LEVER und LEEPER) vorkommen. Analog dem Kierlandschen Fall, bei dem nur die Haut befallen war, kann das eosinophile Granulom lediglich in den Lungen vorkommen. In solchen Fällen ist eine Unterscheidung von Lungentuberkulose äußerst schwer (MAZZITELLO).

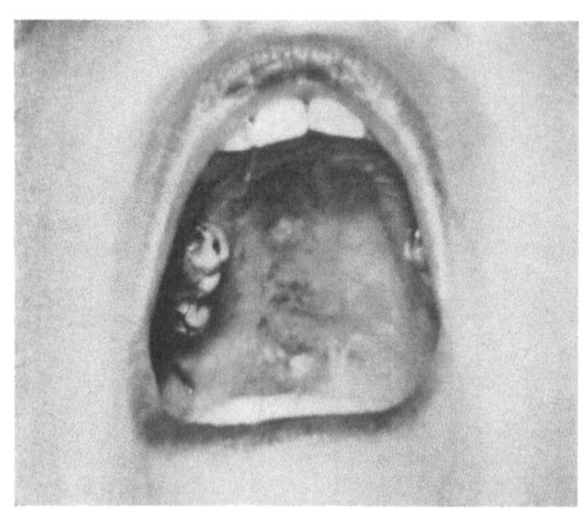

Abb. 52. *Eosinophiles Granulom.* Granulomatöses, teilweise ulceriertes Infiltrat am Gaumen. [KIERLAND, R. B. u. Mitarb.: Arch. Derm. Syph. (Chicago) **75**, 45 (1957), Abb. 2 c]

Histopathologie

Die enge Zusammengehörigkeit der drei Krankheitsformen ist zwar schon aus dem bevorzugten Befall gewisser Organe, wie der Knochen, Haut, Lymphknoten, Milz, Leber usw., und dem Vorkommen von Übergangsfällen erkenntlich, tritt aber am deutlichsten zutage in der großen histologischen Ähnlichkeit. Daß diese Ähnlichkeit von früheren Beobachtern nicht erkannt wurde, liegt daran, daß der Krankheitsprozeß in histologischen Stadien abläuft, und daß bei jeder dieser drei Krankheiten ein anderes Stadium überwiegt. ENGELBRETH-HOLM u. Mitarb. unterscheiden vier histologische Stadien: das hyperplastisch-proliferative Stadium, das Granulomstadium, das Xanthomstadium und das fibröse oder Heilstadium. Diese Stadien sind jedoch nicht scharf voneinander abgrenzbar und gehen ineinander über. Welches Stadium man antrifft, hängt nicht allein von dem Alter des Krankheitsherdes ab, sondern auch von der Schwere des Krankheitsbildes und dem befallenen Organ. So können in verschiedenen Organen unterschiedliche Stadien angetroffen werden. In den Knochen z.B. besteht das eosinophile granulomatöse Stadium länger als in anderen Organen, während in der Dura sich das xanthomatöse Stadium und in den Lungen das fibröse Stadium früh entwickeln (THANNHAUSER). Auch brauchen nicht alle vier Stadien aufeinanderfolgen. Heilung kann selbst im ersten Stadium eintreten und das Granulationsstadium kann, ohne das Xanthomstadium zu passieren, direkt in das fibröse Stadium übergehen.

Im allgemeinen ist das hyperplastisch-proliferative Stadium mit seinem fast rein histiocytären Infiltrat für die Letterer-Siwesche Krankheit typisch, das Granulomstadium für das eosinophile Granulom und das Xanthomstadium für die Hand-Schüller-Christiansche Krankheit. Es sind aber viele Fälle von sonst typischer Hand-Schüller-Christianscher Krankheit beschrieben worden, bei denen Lipoidablagerungen nur in einigen Organen, besonders in der Dura, gefunden wurden und die anderen befallenen Organe, einschließlich der Haut, das hyperplastisch-proliferative oder das granulomatöse Stadium zeigten (MEYER). Selbst vollständiges Fehlen von Lipoidablagerungen ist bei der Hand-Schüller-Christianschen Krankheit beschrieben worden (GROSS und JACOX; DENNIS und ROSAHN). Andererseits können bei der Letterer-Siweschen Krankheit lipoidhaltige Zellen in einigen Krankheitsherden vorkommen (STEELE).

Im *hyperplastisch-proliferativen Stadium* findet man in den befallenen Organen entweder diffuse oder noduläre Infiltrate von Histiocyten, die in verhältnismäßig gutartigen Fällen reif sind, aber in rasch tödlich verlaufenden Fällen, besonders in den inneren Organen und in den Lymphknoten recht groß und pleomorph aussehen und viele Mitosen zeigen, so daß eine Unterscheidung von einem Reticulumzellenlymphom schwierig sein kann (BATSON u. Mitarb.). In solchen Fällen können diese Zellen die Struktur der befallenen Organe, besonders der Lymphknoten, zerstören. Nekrose und Blutungen kommen dabei oft vor.

Im *Granulomstadium* finden sich neben den Histiocyten gewöhnlich zahlreiche Eosinophile und meistens auch einige Plasmazellen, Lymphocyten und Neutrophile. Am ausgesprochensten zeigt sich das Granulomstadium in den Knochenherden. In diesen zeigen die Histiocyten oft sehr ausgesprochene Phagocytose und können Zellbestandteile, Hämosiderin oder fein verteiltes Lipoid enthalten, das gewöhnlich nicht doppeltbrechend ist. Gelegentlich finden sich auch einige Schaumzellen, in denen das Lipoid zum Teil doppeltbrechend ist. Auch Riesenzellen vom Fremdkörpertyp kommen vor (FARBER 1941).

Im *Xanthomstadium* finden sich zahlreiche Schaumzellen innerhalb eines granulomatösen Infiltrats. (Nähere Beschreibung siehe unter Histopathologie der Haut.) Während FARBER (1944) die Bildung von Schaumzellen einfach als eine Folge des lokalen Entzündungsprozesses ansieht, glauben THANNHAUSER wie auch SIWE (1949) an das Vorliegen einer intracellulären Fermentstörung in den Histiocyten, die die Digestierung des phagocytierten Lipoids behindert; denn in keinem anderen Granulom beherrschen Schaumzellen das histologische Bild so stark wie im Xanthomstadium der Histiocytose.

Im *fibrösen oder Heilstadium* sind zahlreiche Fibroblasten vorhanden, die Kollagen niederlegen. In diesem Stadium kann man auch oft extracelluläre Lipoidablagerungen finden, besonders in der Dura mater.

Histopathologie der Haut. Eine stadienartige Entwicklung kann in der Haut nicht verfolgt werden. Welches „Stadium" vorliegt, hängt von der Art der

Hauterscheinung ab. Da gelegentlich mehr als eine Art von Hauterscheinung besteht, kann man dann bei demselben Patienten mehrere „Stadien" vorfinden.

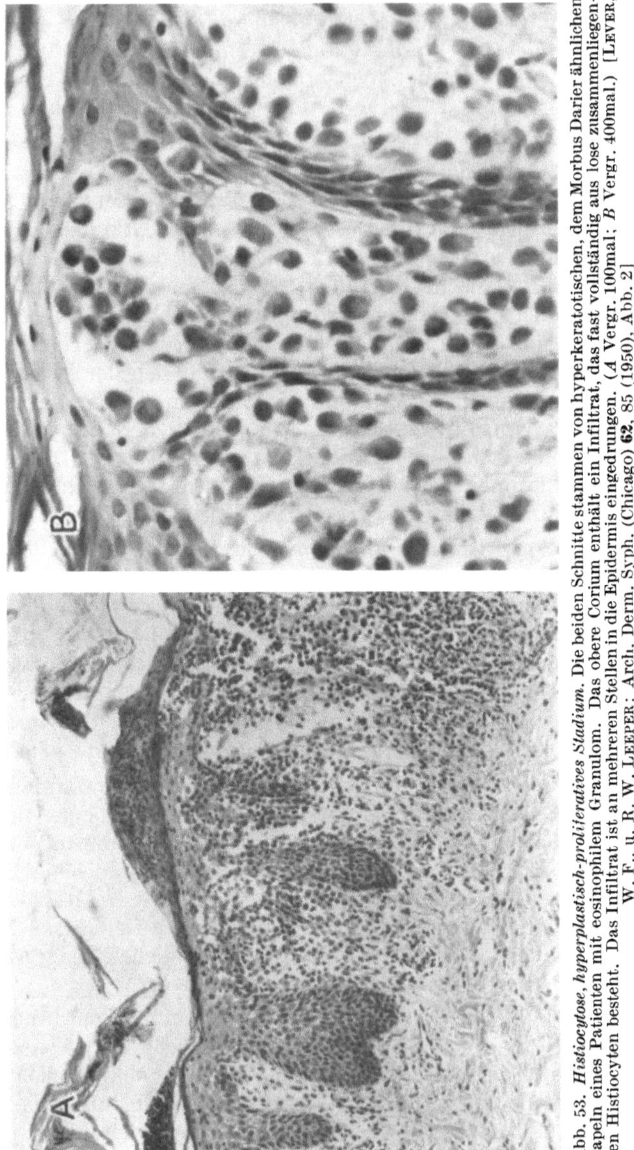

Abb. 53. *Histiocytose, hyperplastisch-proliferatives Stadium.* Die beiden Schnitte stammen von hyperkeratotischen, dem Morbus Darier ähnlichen Papeln eines Patienten mit eosinophilem Granulom. Das obere Corium enthält ein Infiltrat, das fast vollständig aus lose zusammenliegenden Histiocyten besteht. Das Infiltrat ist an mehreren Stellen in die Epidermis eingedrungen. (*A* Vergr. 100mal; *B* Vergr. 400mal.) [LEVER, W. F., u. R. W. LEEPER: Arch. Derm. Syph. (Chicago) **62**, 85 (1950), Abb. 2]

Das hyperplastisch-proliferative Stadium findet man in den Petechien, den hämorrhagischen und nichthämorrhagischen Papeln, den Vesico-Pusteln und den seborrhoe-artigen Erythemen, unabhängig davon, ob sie bei der Letterer-Siweschen Krankheit, der Hand-Schüller-Christianschen Krankheit oder dem eosinophilen Granulom vorkommen. Das obere Corium enthält in kleineren Efflorescenzen umschriebene und in größeren Hautherden oft bandförmige Ansammlungen von Histiocyten (Abb. 53). Diese können mit einigen Lymphocyten, Leukocyten und Eosinophilen vermischt sein. Die Histiocyten haben reichliches, leicht eosinophiles Cytoplasma und große blasse, unregelmäßig geformte Kerne. Einige Mitosen können vorhanden sein. An manchen Orten haben die Histiocyten eine scharfe Zellgrenze und sind voneinander durch Ödem getrennt; anderenorts fließt das Cytoplasma der Histiocyten ineinander über. Die Histiocyten dringen oft in die Epidermis ein und können diese zerstören. Die Capillaren sind erweitert und häufig finden sich ausgetretene Erythrocyten zwischen den Histiocyten (GOTTRON; LAYMON und SEVENANTS; LEVER und LEEPER; KIERLAND u. Mitarb.).

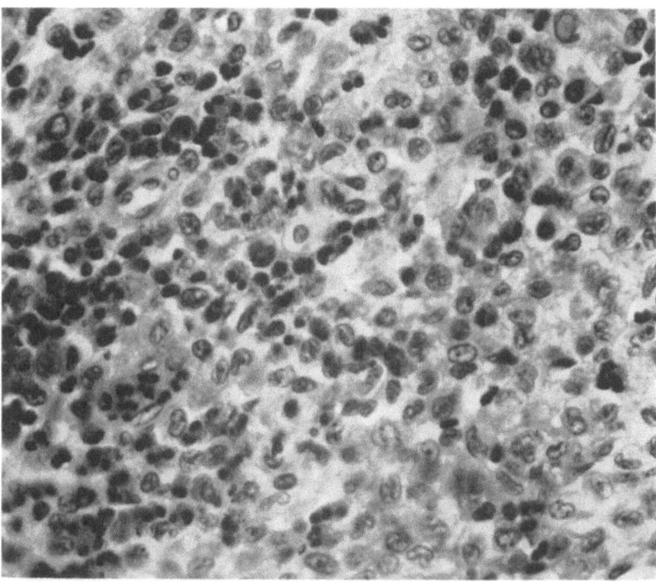

Abb. 54. *Histiocytose, granulomatöses Stadium.* Der Schnitt stammt von einem granulomatösen Herd eines Patienten mit eosinophilem Granulom. Das Infiltrat besteht aus großen Histiocyten und Ansammlungen von Eosinophilen. (Vergr. 400mal.) [LEVER, W. F., u. R. W. LEEPER: Arch. Derm. Syph. (Chicago) **62**, 85 (1950), Abb. 2]

Das Granulomstadium besteht in den granulomatösen Herden, die besonders in der Genitalregion, in den Axillen und an der Kopfhaut bei der Hand-Schüller-Christianschen Krankheit und dem eosinophilen Granulom vorkommen. Hier finden sich ausgedehnte, tief in das Corium eindringende Ansammlungen von Histiocyten, die oft durch Ödem voneinander getrennt sind. Eosinophile sind in unterschiedlicher Anzahl vorhanden (Abb. 54). Sie liegen gewöhnlich in Aggregaten zusammen, statt diffus verstreut zu sein. Unregelmäßig geformte Riesenzellen vom Fremdkörpertyp finden sich gelegentlich (Abb. 55). Außerdem können einige Neutrophile, Lymphocyten und Plasmazellen vorhanden sein. Die Capillaren sind erweitert und häufig finden sich Extravasate von Erythrocyten. Schaumzellen fehlen. Gelegentlich jedoch besitzen die Histiocyten ein vacuolisiertes Cytoplasma und weisen bei Fettfärbung kleine Mengen von phagocytierten Lipoiden auf (KIERLAND u. Mitarb.).

Das Xanthomstadium findet man in den glatten, orangefarbenen Knötchen der Xanthomata disseminata, die bei der Hand-Schüller-Christianschen Krankheit vorkommen. Das Corium enthält außer zahlreichen Schaumzellen Histiocyten und oft auch einige Eosinophile und Lymphocyten (Abb. 56). Riesenzellen sind häufig vorhanden (GOTTRON). Sie sind hauptsächlich vom Fremdkörpertyp und nur selten vom Toutontyp (lipoidhaltige Riesenzellen). Dazu tritt in älteren

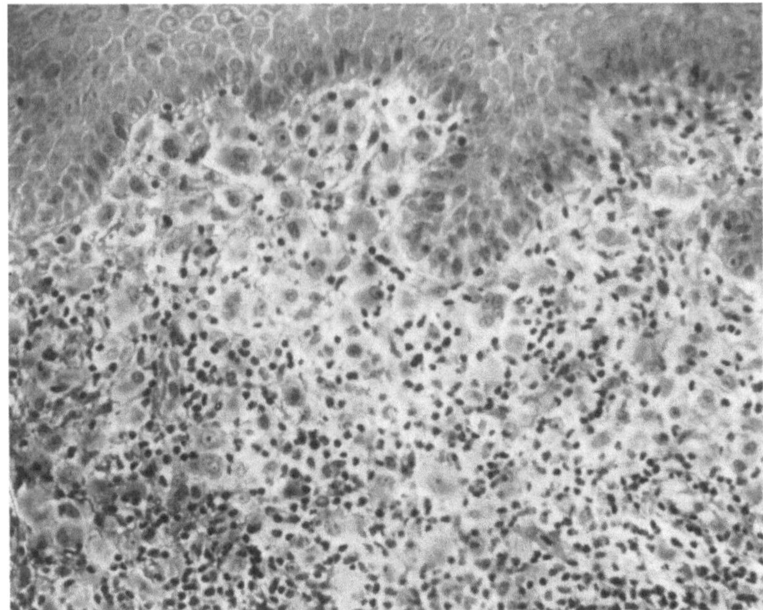

Abb. 55. *Histiocytose, granulomatöses Stadium.* Das Corium enthält recht große Histiocyten sowie mehrere Riesenzellen und ein entzündliches Infiltrat. (Vergr. 200mal)

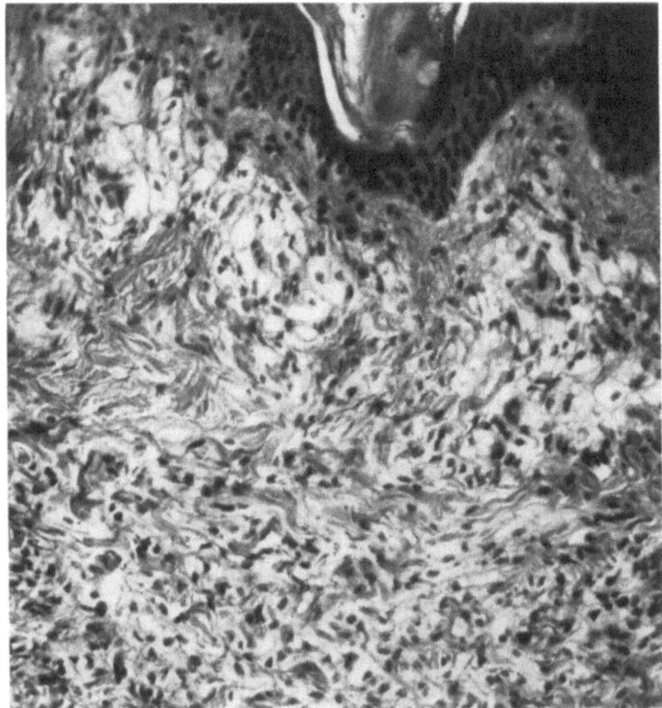

Abb. 56. *Histiocytose, Xanthomstadium.* Gruppen von Schaumzellen befinden sich im oberen Corium, während tiefer im Corium Histiocyten liegen. (Vergr. 200mal)

Herden Gefäßneubildung und Fibrose. So ist das histiologische Bild gewöhnlich vielgestaltiger als bei den tuberösen Xanthomen der Hypercholesterinämie und Hyperlipämie und stellt mehr ein Xanthogranulom als ein reines Xanthom dar. Histochemische Untersuchungen ergeben das Vorhandensein von Cholesterin, Phospholipoiden und freien Fettsäuren, aber Fehlen von Neutralfetten (BRAUN-FALCO und BRAUN-FALCO).

Differentialdiagnose

Eine eingehende Besprechung der Differentialdiagnose würde zu weit führen. Die Ähnlichkeit, die die Hauterscheinungen der Histiocytose mit der seborrhoischen Dermatitis und mit dem Morbus Darier haben können, ist bereits betont worden.

Eine Unterscheidung der Xanthomata disseminata von Xanthomata tuberosa ist auch leicht, nicht nur auf Grund der histologischen Untersuchung und der unterschiedlichen Blutlipoidwerte, sondern auch wegen der verschiedenen Lokalisierung der Herde. Die Xanthomata tuberosa, die bei Hypercholesterinämie und Hyperlipämie vorkommen, finden sich vor allem an den Ellbogen und Knien, den Händen und Füßen. Obwohl Xanthomata disseminata häufig an den Augenlidern auftreten, unterscheiden sie sich von den Xanthelasmata dadurch, daß sie knötchenförmig sind und nicht flächenhaft.

Von großer praktischer Bedeutung ist die Differenzierung vom sog. Naevoxanthoendotheliom, das Hautknötchen besitzt, die klinisch und histologisch von Xanthomata disseminata ununterscheidbar sind, bei dem aber die Prognose stets gut ist. (Siehe unter der Beschreibung des Naevoxanthoendothelioms, S. 154.)

Behandlung

Die wichtigsten Mittel zur Behandlung der Histiocytose sind die Alkylierungsmittel, die Folsäureantagonisten, die Corticosteroide und die Röntgenbestrahlung.

Letterer-Siwesche Krankheit. Es ist ratsam, entweder eines der Alkylierungsmittel oder eines der Folsäureantagonisten zu geben, und zusätzlich eines der Corticosteroide. In akut verlaufenden Fällen sind wohl die Corticosteroide das wichtigste Mittel, und in mehr chronisch verlaufenden Fällen die Alkylierungsmittel oder Folsäureantagonisten.

Durch die Behandlung mit Corticosteroiden kann fast immer eine Besserung hervorgerufen werden, aber meistens ist diese nur vorübergehend, so daß ein tödlicher Ausgang nicht verhindert wurde (BASS u. Mitarb.; KEIZER und ROCHAT; LIPTON; LEVIN; RUCH). Aber wie schon LANGER und LEONHARDI bemerkten, war meistens in diesen Fällen die Dosierung nicht hinreichend oder die Behandlung wurde nicht lange genug mit genügender Dosierung durchgeführt. LANGER und LEONHARDI berichten über einen schweren Fall von Letterer-Siwescher Krankheit bei einem $1^1/_2$ Jahre alten Säugling, bei dem Gaben von 60—100 mg Cortison pro Tag die Krankheit über 2 Jahre hin wirksam in Schach hielten. Jeder Versuch, die Dosis zu verringern, wurde mit einem Rezidiv beantwortet. Sie berichten, daß während der folgenden $1^1/_2$ Jahre dieses Kind ohne Behandlung fast erscheinungsfrei geblieben sei. Auch PROUTY berichtet über ein Baby, bei dem unter Verabreichung von Prednison die Krankheit ausheilte. Es scheint, daß die besten Resultate erzielt werden, wenn ausreichend hohe Dosen frühzeitig verabreicht werden. Die Wirkung der Corticosteroide liegt wohl in dem unterdrückenden Effekt auf das reticuloendotheliale System (HELLER).

Die Alkylierungsmittel werden wohl zur Zeit den Folsäureantagonisten vorgezogen. Zu den Alkylierungsmitteln gehören Stickstoff-Senfgas (N-Lost),

Triäthylenmelamin (Lederle) und Chlorambucil („Leukeran", Burroughs-Well-come). Die Dosierung für Chlorambucil beträgt 0,2—0,3 mg/kg Körpergewicht täglich für 3—4 Wochen, und danach 0,1—0,2 mg/kg täglich für mehrere Monate, mit wöchentlicher Blutuntersuchung, besonders der Zahl der weißen Blutkörper-chen (LEVER 1960). Unter den Folsäureantagonisten ist Amethopterin (Lederle) am meisten in Gebrauch. Die Dosierung beträgt 2,5—7,5 mg (abhängig von Alter und Gewicht des Patienten) pro Tag für jeweils 2 Wochen, gefolgt von 2 Wochen ohne Behandlung (BASS u. Mitarb.; MERMANN und DARGEON). Die Entwicklung einer Stomatitis verhindert manchmal die Anwendung für längere Zeit. Letzthin ist auch ein weiterer Folsäureantagonist Methotrexate (Lederle) angewendet worden; aber es steht noch nicht fest, daß es wirksamer als Amethopterin ist.

Als allgemein unterstützende Therapie sind Antibiotica, Bluttransfusionen und Vitamine indiziert. Irgendeine spezifische Wirkung der Antibiotica besteht nicht (MERMANN und DARGEON).

Hand-Schüller-Christiansche Krankheit. Die Behandlungserfolge sind be-deutend besser bei der Hand-Schüller-Christianschen Krankheit als bei der Letterer-Siweschen Krankheit, sowohl mit den Corticosteroiden (BASS u. Mitarb.) als auch mit den Alkylierungsmitteln oder Folsäureantagonisten (MERMANN und DARGEON). Jedoch sind auch Mißerfolge berichtet worden (BLAHD u. Mitarb.). Wie bei der Letterer-Siweschen Krankheit ist es ratsam, die Anwendung von ent-weder einem Alkylierungsmittel oder einem Folsäureantagonisten mit einem Corticosteroid zu kombinieren (BASS u. Mitarb.).

Röntgenbestrahlung ist besonders indiziert für lokalisierte Herde, wie Hypo-physentumor mit Exophthalmus, Schädeldachdefekte und Wirbelbrüche. Bei der Bestrahlung der langen Röhrenknochen von Kindern ist wegen der möglicherweise dadurch hervorgerufenen Wachstumsbehinderung der Knochen Vorsicht geboten. Wenn immer möglich, soll statt Röntgenbestrahlung eine Curettage der Knochen-herde ausgeführt werden. Die Dosierung für die Knochenherde liegt zwischen 200 (CHILDS und KENNEDY) und 300 r (CHAMBERLAIN). Für die Lungeninfiltrate ist Röntgenbestrahlung von wenig Wert. Für den Diabetes insipidus wird Röntgen-behandlung der Hypophysengegend jedoch mit einigem Erfolg angewendet (CHILDS und KENNEDY), obwohl der Diabetes insipidus auch durch Injektionen oder Insufflierung von Pitressin gut kontrolliert werden kann. Was die Haut betrifft, bessern sich umschriebene, granulomatöse Herde oft bedeutend unter Röntgenbehandlung (s. u.), während die diffusen Eruptionen sich darauf nur wenig bessern (LAYMON und SEVENANTS).

Eosinophiles Granulom. Obwohl die Herde in den Röhrenknochen auf Rönt-genbestrahlung gut ansprechen, ist wegen der möglichen Wachstumsbehinderung Curettage vorzuziehen; und da gewöhnlich nur wenige Herde vorliegen, ist dieses auch leicht möglich. Rückfälle nach Curettage sind äußerst selten (MERMANN und DARGEON). Für die in der Pars mastoidea gelegenen Granulome ist Röntgen-behandlung operativen Eingriffen vorzuziehen, denn operative Entfernung aller Granulommassen ist meistens nicht möglich, weshalb postoperative Rezidive häufig sind (LEVER und LEEPER).

Die umschriebenen granulomatösen Herde der Haut sprechen gewöhnlich gut an auf Röntgenbestrahlung mit einer Dosierung von 200—300 r bei Einzel-bestrahlung (LEVER und LEEPER) oder 400—600 r bei fraktionierter Bestrahlung (CURTIS und CAWLEY; McCREARY). Herde in der Anogenitalgegend, besonders in der Vulvagegend, werden, wenn möglich, besser mittels Excision behandelt (McKAY u. Mitarb.) wegen der möglichen Schädigung der Keimdrüsen durch Bestrahlung.

ACTH und die Corticosteroide sind zwar beim eosinophilen Granulom wirksam (FLOSI u. Mitarb.), aber bei Verringerung der Dosis oder Absetzen der Behandlung können Rückfälle eintreten (LEVIN). Da das eosinophile Granulom eine chronisch verlaufende und dabei ungefährliche Krankheit ist, erscheint die Anwendung dieser Medikamente nicht ratsam.

2. Angiokeratoma corporis diffusum

Das Angiokeratoma corporis diffusum wurde in dem von WERTHEIM verfaßten Handbuchbeitrag kurz als eine auf die Haut beschränkte Veränderung beschrieben. Seitdem ist aber besonders durch die Untersuchungen von RUITER, POMPEN und WIJERS und von SCRIBA erwiesen worden, daß das Angiokeratoma corporis diffusum eine viele innere Organe ergreifende Phosphatidspeicherkrankheit ist, die eine recht ernste Prognose mit sich führt.

Geschichtlicher Überblick

Zwischen 1898, als FABRY und ANDERSON unabhängig voneinander die beiden ersten Fälle beschrieben, und 1939 wurden in insgesamt 14 Mitteilungen 17 Fälle beschrieben ((FESSAS u. Mitarb.). Zwar wurde in mehreren Fällen das Vorhandensein von inneren Störungen mitgeteilt, wie krampfartige Schmerzen in den Händen und Füßen (SIBLEY; STEINER und VORNER; STÜMPKE), Herzvergrößerung (WEICKSEL), verstärkter zweiter Aortenton (SIBLEY), Proteinurie (FABRY; ANDERSON; STEINER und VORNER) und Vorhandensein von Fettzellen im Urinsediment (SIBLEY). Diesen Erscheinungen wurde jedoch keine tiefere Bedeutung beigemessen, bis RUITER und POMPEN im Jahre 1939 bei drei Brüdern Herz-, Gefäß- und Nierenstörungen feststellten, von denen sie annahmen, daß sie mit den Hauterscheinungen in Zusammenhang standen. Es bestanden Parästhesien und vasomotorische Störungen an den Extremitäten, erhöhter Blutdruck, Vergrößerung des Herzens, Ödeme der Unterschenkel und Füße sowie pathologische Urinbefunde. Im Jahre 1947 berichteten diese Autoren zusammen mit dem Pathologen WIJERS (POMPEN, RUITER und WIJERS; RUITER, POMPEN und WIJERS) über Sektionsbefunde bei zwei Patienten mit Angiokeratoma corporis diffusum, die beide an Urämie gestorben waren. (Ein Patient war der älteste der drei Brüder, der andere ein vorher nicht berichteter Fall.) Bei beiden Patienten fand sich eine starke Verdickung der Media, besonders der mittelgroßen Gefäße, bedingt durch eine Schwellung und Vacuolisierung der Muskelfasern und durch Ablagerung einer Substanz zwischen den Muskelfasern. Auch die Muskelfasern des Herzens waren stark vacuolisiert. Drei Jahre später, im Jahre 1950, erhob SCRIBA ähnliche Befunde bei der Sektion eines von HORNBOSTEL, SPIER, KOCH und SCRIBA klinisch beschriebenen Falles. Dieser Patient war an einem Myokardinfarkt gestorben. SCRIBA konnte nachweisen, daß die in der Media der Blutgefäße und im Herzmuskel abgelagerte Substanz ein Lipoid war. Lipoidablagerungen fanden sich u. a. auch in den Ganglienzellen des Gehirns und des peripheren Nervensystems, in den Lymphknoten und in der Milz. Eine chemische Analyse des Herzmuskels ergab eine zehnfache Vermehrung von Diaminophosphatiden. Seitdem sind Lipoidablagerungen auch in der Haut, zuerst von HORNBOSTEL und SCRIBA, und in der Niere zuerst von RUITER (1957) festgestellt worden.

Die Gesamtzahl der seit 1939 berichteten Fälle beträgt 23, darunter sechs Todesfälle: vier infolge Urämie (POMPEN, RUITER und WIJERS, zwei Fälle; FALCK 1955; WALLACE), einer infolge Myokardinfarkt (SCRIBA) und einer infolge Darmblutungen (RUITER 1957).

Klinisches Bild

Klinischer Verlauf. Das Angiokeratoma corporis diffusum ist bisher ausschließlich bei Personen männlichen Geschlechts beobachtet worden[1]. In vielen Fällen bestand sie bei Brüdern (STÜMPKE; SIBLEY; WEICKSEL; POMPEN, RUITER und WIJERS; BROWN und MILNE), ohne bei den Vorfahren vorgekommen zu sein, so daß eine rezessive Vererbung angenommen wird. Die ersten Anzeichen der

---

[1] WALLACE berichtet über eine Frau, die die Mutter bzw. Tante seiner zwei Patienten war und an Urämie gestorben war. Bei der Sektion fanden sich Lipoidablagerungen in den Glomeruli und distalen Tubuli der Niere, ähnlich wie in der Nierenprobeexcision ihres Sohnes, der Angiokeratoma corporis diffusum hatte. WALLACE hält es daher für möglich, daß die Krankheit auch bei Frauen vorkomme, aber ohne die Hauterscheinungen.

Krankheit sind fast immer die „angiomatösen" Hauterscheinungen, die gewöhnlich in einem Alter zwischen 5 und 10 Jahren zuerst auftreten, sich bis zur Pubertät über größere Hautbezirke ausbreiten und sich danach nur wenig vermehren. Nur LAPIÈRE berichtet über einen Fall, bei dem die Hauterscheinungen später auftraten als andere Symptome. In diesem Fall traten die „Angiomata" erst mit 20 Jahren auf und vermehrten sich stark bis zur letzten Untersuchung im Alter von 42 Jahren. Verhältnismäßig früh, gelegentlich schon in der Kindheit (BROWN und MILNE; PRICE), können krampfhafte Schmerzen und Parästhesien an den Händen und Füßen auftreten, verbunden mit Empfindlichkeit gegen Temperaturwechsel. Auch Ödeme der Beine machen sich oft bereits in der Pubertät bemerkbar. Im 3. oder 4. Lebensjahrzehnt entwickeln sich dann recht unbestimmte Beschwerden wie Schwäche, Kopfschmerzen und Schwindel. Dyspnoe und Anzeichen von Niereninsuffizienz können auftreten. In den sechs berichteten Todesfällen trat der Tod im Alter zwischen 39 und 47 Jahren ein, darunter in vier Fällen durch Urämie, und je einmal durch Myokardinfarkt und Darmblutung. Die Mortalität der Krankheit ist also hoch, da diese sechs Todesfälle unter den 23 seit 1939 berichteten Fällen auftraten. Bei den vor 1939 veröffentlichten 17 Fällen fehlen Angaben über den späteren Verlauf der Krankheit. Ob es Abortivfälle gibt, bei denen nur die Hauterscheinungen vorhanden sind, ist schwer zu sagen in Hinsicht darauf, daß die inneren Manifestationen oft erst Jahrzehnte nach den Hauterscheinungen auftreten und alle Patienten, bei denen innere Erscheinungen fehlten, zur Zeit der Veröffentlichung noch in jugendlichem Alter waren: FUHS' Patient war 26 Jahre alt, MADDENs Patient 33 Jahre, VOLAVESEKs Patient 26 Jahre und BECHETs Patient 30 Jahre.

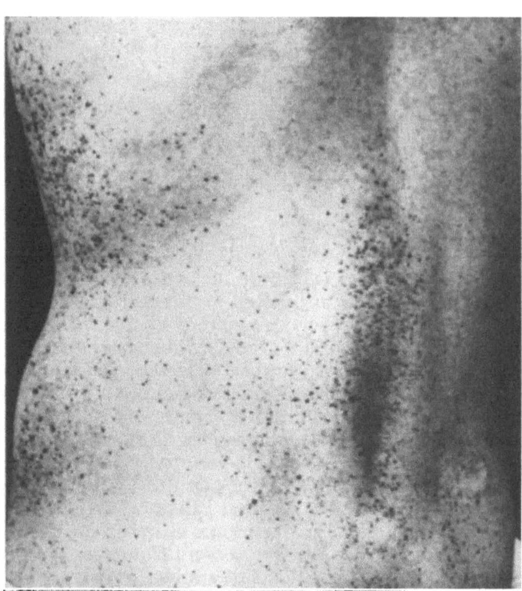

Abb. 57. *Angiokeratoma corporis diffusum*. Zahlreiche kleine Angiomata am Stamm. [RUITER, M. u. Mitarb.: Dermatologica (Basel) **94**, 1 (1947), Abb. 1

Hauterscheinungen. Bei Angiokeratoma corporis diffusum bestehen unzählige kleine Flecken und Papeln von purpurroter oder dunkelblauer bis zu schwarzer Farbe, die sich in mehr oder weniger dicht zusammengedrängter Aussaat auf größere Körperpartien erstrecken (Abb. 57). Die Efflorescenzen haben eine zentripetale Verteilung. Sie befinden sich in größter Anzahl am unteren Teil des Rumpfs, in kleinerer Anzahl am oberen Rumpf und an den Extremitäten, und nur selten am Gesicht, den Händen und Füßen. Die vorwiegend befallenen Hautgebiete sind die Lumbosacralgegend, die Umgebung des Nabels, die Genitalien, die Inguinalfalten, die Nates (Abb. 58) und die oberen Partien der Oberschenkel (RUITER 1958). Im Gegensatz zum Angiokeratoma Mibelli zeigen die Papeln nur wenig oder keine Hyperkeratose. Gewöhnlich kann das Blut aus den Papeln durch Druck nicht völlig verdrängt werden. Spontanblutungen finden nicht statt und selbst nach Einstechen findet nur wenig Bluten statt, da die

Blutzirkulation durch die erweiterten Gefäße sehr langsam vor sich geht (BROWN
und MILNE).

Als Anzeichen von vasomotorischen und vegetativen Störungen der Haut und
des subcutanen Gewebes finden sich oft Parästhesien, besonders an den Händen,
aber auch an den Füßen. Der Patient hat Schwierigkeiten, sich Temperatur-
veränderungen anzupassen und die Einwirkung von Kälte wie Hitze kann heftige
Schmerzen an den Händen hervorrufen (SIGUIER u. Mitarb.; DE GROOT). In
anderen Fällen bringt nur Hitze Schmerzen der Hände hervor, die auf Kühlung
hin nachlassen (RUITER und POMPEN; PRICE). Ödeme der Füße und Unterschenkel

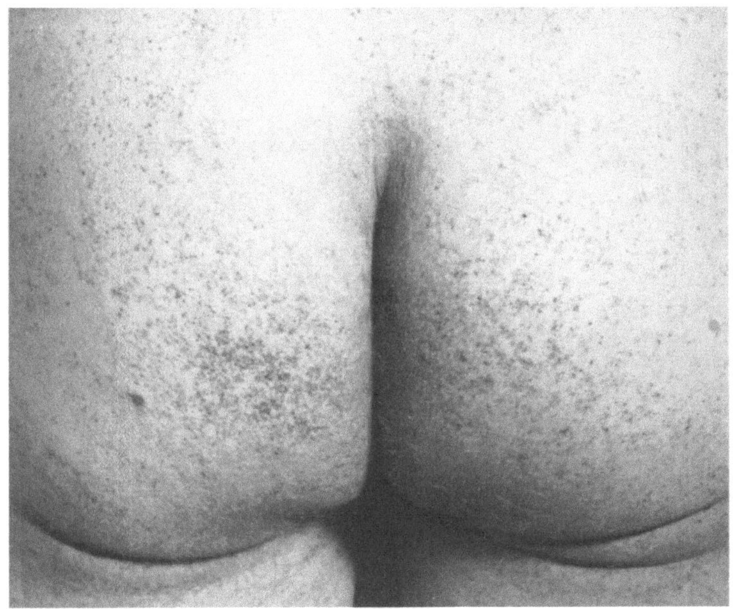

Abb. 58. *Angiokeratoma corporis diffusum.* Angiomata an den Nates. [FESSAS, P. u. Mitarb.: Arch. intern. Med. **95**, 469 (1955), Abb. 3]

bestanden bei den meisten Fällen. Diese Ödeme sind oft kaum eindrückbar
und sind stärker im Sommer als im Winter (FESSAS u. Mitarb.). Auch besteht
recht häufig vermindertes Schwitzen (RUITER und POMPEN; FESSAS u. Mitarb.;
PRICE; DE GROOT; WALLACE).

Schleimhauterscheinungen. Die Mundschleimhaut zeigt oft vereinzelte
bläuliche Papeln (FABRY; BROWN und MILNE; FESSAS u. Mitarb.; YU). An der
Augenbindehaut können die Venen an einzelnen Stellen ampullenartig und manchmal im ganzen Verlauf rosenkranzartig erweitert sein (HORNBOSTEL, SPIER,
KOCH und SCRIBA; FESSAS u. Mitarb.; DE GROOT; LAPIÈRE). Auch die Netzhaut-
venen sind gelegentlich geschlängelt und zeigen ampullenartige Auftreibungen
(HORNBOSTEL, SPIER, KOCH und SCRIBA; HORNBOSTEL und SCRIBA; YU).
Asymptomatische, nur mit der Spaltlampe gut sichtbare Corneatrübungen konnten WEICKSEL bei zwei Brüdern und RUITER, POMPEN und WIJERS bei zwei der
drei von ihnen beobachteten Brüder feststellen.

Befall innerer Organe. Die Erscheinungen von seiten der inneren Organe
sind recht unbestimmt, so daß die Diagnose bisher stets erst auf Grund der Hauterscheinungen gestellt worden ist. Unter kardio-vasculären Störungen finden
sich Erhöhung des Blutdruckes (POMPEN, RUITER und WIJERS; YU; WALLACE),

Dyspnoe (DE GROOT) und stenokardische Beschwerden (HORNBOSTEL und SCRIBA). Linksvergrößerung des Herzens fanden WEICKSEL sowie RUITER u. Mitarb. in jedem ihrer vier Fälle, HORNBOSTEL u. Mitarb. in ihren zwei Fällen und FESSAS u. Mitarb. in einem Fall. Dabei sind auch elektrokardiographische Veränderungen beschrieben worden, wie z.B. „schwerer Myokardschaden mit coronaren T-Veränderungen" (HORNBOSTEL und SCRIBA) und „intraventriculärer Leitungsdefekt" (PITTELKOW, KIERLAND und MONTGOMERY 1955). In dem ersten durch HORNBOSTEL u. Mitarb. (1950) beschriebenen Fall trat der Tod durch Myokardinfarkt

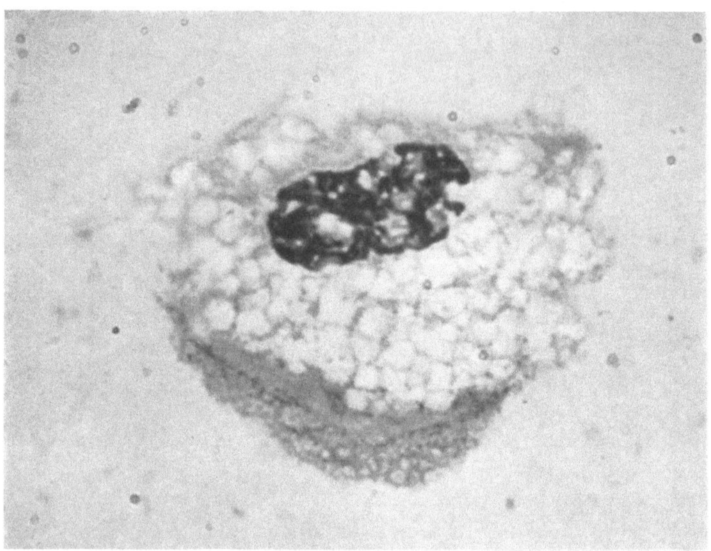

Abb. 59. *Angiokeratoma corporis diffusum*. Vacuolisierte, lipoidhaltige Zelle im Urinsediment. (Vergr. 500mal. [FESSAS, P., u. Mitarb.: Arch. intern. Med. **95**, 469 (1955), Abb. 5]

ein. Bei einem von DUPERRAT beobachteten Kranken trat im Alter von 27 Jahren als Folge von Gefäßstörungen eine Hemiplegie auf. Mittels der Oscillographie wies FALCK bei einem Patienten intra vitam einen hochgradigen Spannungsverlust des gesamten Gefäßsystems nach.

Befall der Nieren ist gewöhnlich nur aus pathologischen Urinbefunden erkenntlich. Diese sind allerdings in fast allen Fällen vorhanden (s. u.). Nach vielen Jahren kann dann Urämie eintreten und den Tod herbeiführen. Urämie war die Todesursache bei vier Patienten (POMPEN, RUITER und WIJERS, zwei Patienten; FALCK; WALLACE).

Seltenere Erscheinungen von seiten der inneren Organe sind Emphysem (HORNBOSTEL, beide Fälle; FESSAS u. Mitarb.), Vergrößerung der Milz (BROWN und MILNE; WOHNLICH), Gastroenteritis, die bei einem Patienten, nämlich RUITERs viertem Fall (1957), zum Tode führte, sowie cerebrale Erscheinungen wie Vertigo, Erbrechen und Sensibilitätsstörungen, wohl auf vasculärer Grundlage (BROWN und MILNE). Eine Nekrose der Epiphyse des Caput femoris, von den Autoren auf eine Gefäßschädigung zurückgeführt, beschrieben PITTELKOW u. Mitarb. (1955).

Laboratoriumsbefunde. Pathologische Befunde im Urin sind fast regelmäßig vorhanden, am häufigsten Proteinurie; aber sehr häufig findet man im Sediment auch Erythrocyten sowie hyaline und granuläre Cylinder (FESSAS u. Mitarb.). In mehreren Fällen enthielt das Sediment vacuolisierte, lipoidhaltige Zellen

(Abb. 59) (SIBLEY; FESSAS u. Mitarb.; PITTELKOW u. Mitarb. 1955; YU). Diese Zellen ähneln Makrophagen (FESSAS u. Mitarb., PITTELKOW u. Mitarb.). Das in ihnen enthaltene Lipoid ist doppeltbrechend (FESSAS u. Mitarb.). RUITER (1958) vermutet, daß die Zellen abgestoßene Epithelzellen der Henleschen Schleifen sind, die sich bei seinen pathologisch-anatomischen Untersuchungen als äußerst reich an fettartigen Substanzen erwiesen. FESSAS u. Mitarb. fanden außer den lipoidhaltigen Zellen auch freie Fettkügelchen im Urinsediment.

Untersuchungen des Blutes erbringen gewöhnlich normale Verhältnisse. Eine Thrombopenie wurde allerdings von SIBLEY und auch von WOHNLICH festgestellt. Die Menge der Serumlipoide und Serumlipoproteine ist normal (FESSAS u. Mitarb.; LAPIÈRE).

Pathologie

Da die durch Lipoideinlagerungen hervorgerufene Vacuolisierung der glatten Muskeln in den inneren Organen viel ausgesprochener ist und auch dort zuerst festgestellt wurde, seien zuerst die Sektionsbefunde beschrieben und dann die histologischen Befunde in der Haut.

Makroskopische Sektionsbefunde. Bei zwei der sechs zur Sektion gekommenen Fälle bestanden makroskopisch sichtbare Gefäßektasien, die denen an der Haut entsprachen. So beobachtete SCRIBA Ektasien an der Schleimhaut zahlreicher Organe, z.B. Luftröhre, Speiseröhre, Magen, Blinddarm und Nierenbecken sowie am Perichondrium der Rippen, und RUITER (1957) fand bei

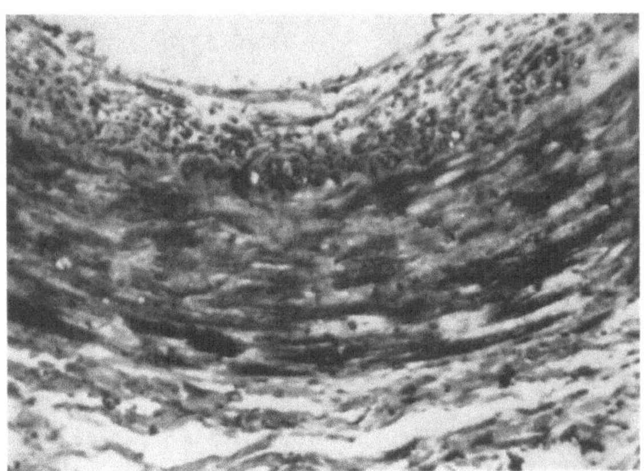

Abb. 60. *Angiokeratoma corporis diffusum.* Die Media einer Nierenarterie ist stark verbreitert infolge Vacuolisierung der Muskelzellen, hervorgerufen durch die Einlagerung einer Lipoidsubstanz. [RUITER, M. u. Mitarb.: Dermatologica (Basel) **94**, 1 (1947), Abb. 4]

der Sektion des zweiten der drei von ihm beobachteten Brüder, der an einer Darmblutung gestorben war, blau-rote Papeln den ganzen Darmtrakt entlang. Eine starke Vergrößerung des Herzens wurde von POMPEN, RUITER und WIJERS festgestellt.

Histologische Sektionsbefunde. Der wichtigste, regelmäßig erhobene Befund ist eine starke Verdickung der Media der Blutgefäße in fast allen Organen, hervorgerufen durch die Ablagerung einer hellen, hyalinartigen Substanz sowohl zwischen als auch innerhalb der Muskelfasern (Abb. 60). Die Ablagerung dieser Substanz innerhalb der Muskelfasern ruft starke Vacuolisierung des Cytoplasmas hervor. Diese Vacuolisierung ist gewöhnlich am ausgesprochensten in den mittleren und größeren Nierengefäßen, findet sich aber auch in den Blutgefäßen der Lungen, der Leber, der Milz, des Herzens, der Nebennieren usw. Trotz der starken Wandverdickung ist das Lumen der Gefäße nicht verengt. Eine ähnliche Schwellung wie in den Gefäßmuskeln findet sich auch in der Herzmuskulatur. Die Vacuolisierung in der Nähe der Kerne ist oft so ausgeprägt, daß in Querschnitten die Herzmuskelfasern ein ringartiges Aussehen haben (POMPEN, RUITER und WIJERS; SCRIBA; FALCK). Die abgelagerte Substanz besteht größtenteils aus Lipoiden, die sich besonders gut mit Sudanschwarz färben und bei Untersuchung mit polarisiertem Licht in Gefrierschnitten doppeltbrechend sind (Abb. 61) (SCRIBA; FALCK; RUITER 1957).

Lipoidablagerungen wurden aber außer in den Gefäßen und im Herzen auch einige Male im Nierenparenchym gefunden. RUITER (1957) stellte Lipoidablagerungen in den Epithelzellen der Bowmanschen Kapsel und der Henleschen Schleifen fest. WALLACE fand bei einem lebenden Patienten mittels einer Nierenprobeexcision Lipoide in den Epithelzellen der Glomeruli, der Bowmanschen Kapsel

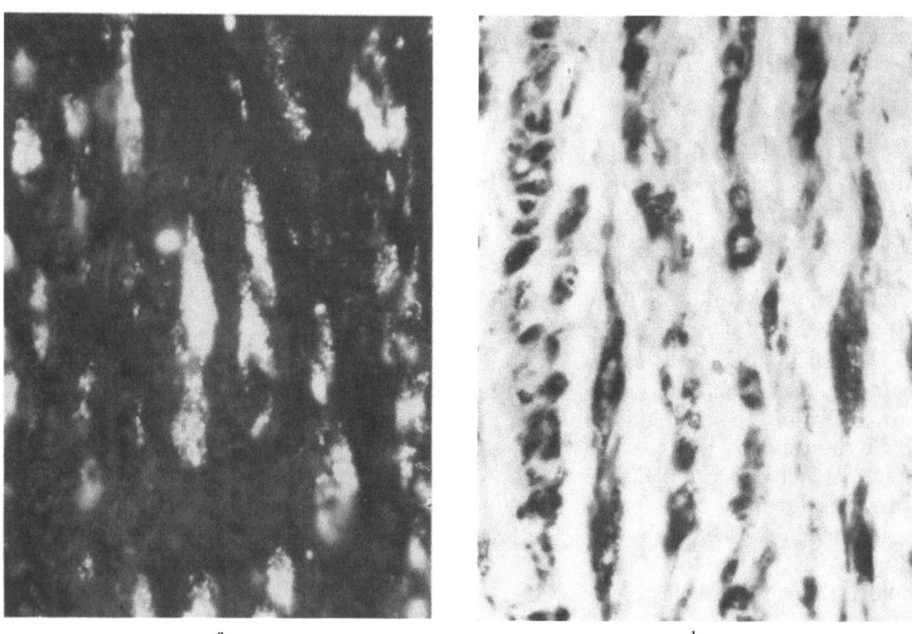

ab

Abb. 61a u. b. *Angiokeratoma corporis diffusum.* Histologischer Schnitt der Aorta. a Polariskopische Untersuchung ergibt doppeltbrechende Lipoidsubstanzen innerhalb der Muskelbündel. b Sudanschwarz-Färbung zeigt Lipoide als Ansammlungen von schwarzen Körnchen in den Muskelbündeln. [RUITER, M.: Dermatologica (Basel) **109**, 273 (1954), Abb. 1]

und der distalen Tubuli und betrachtete dies als die Früherkrankung der Niere bei Angiokeratoma corporis diffusum. Bei der Sektion seines anderen Patienten mit Angiokeratoma corporis diffusum, der an Glomerulonephritis und Urämie verstorben war, bestanden Lipoidablagerungen in nur wenigen Glomeruli, da die meisten Glomeruli entweder obliteriert oder strukturlos waren. Es ist somit wahrscheinlich, daß Lipoidablagerungen die Glomerulonephritis und Urämie der Patienten mit Angiokeratoma corporis diffusum hervorrufen.

Ferner fanden sich Lipoidablagerungen in einigen Fällen innerhalb von Reticulumzellen der Lymphknoten und Milz (SCRIBA; FESSAS u. Mitarb.), im Knochenmark (FESSAS u. Mitarb.), in den Kupffer-Zellen der Leber, in den Nebennieren sowie in Ganglienzellen des Gehirns und des peripheren autonomen Nervensystems (SCRIBA). In einem Fall fand RUITER (1957) im Darm Lipoidablagerungen nicht nur in den Gefäßen, sondern auch in der dem Darm eigenen Muskulatur und in Ganglienzellen.

Das Lipoid ist vorwiegend ein Phosphatid. Chemische Analyse von Herzmuskel in SCRIBAs Fall ergab eine zehnfache Vermehrung der Diaminophosphatide. Diese unterschieden sich von Sphingomyelin in ihrer Löslichkeit.

In RUITERs viertem Fall (RUITER 1957, 1958) wurde in der Niere ein abnormes Lipoid nachgewiesen. Dieses war dem in SCRIBAs Fall gefundenem Lipoid ähnlich und erwies sich als ein sonst unbekanntes cholin- und inosithaltiges Phosphatid.

Vermehrte Mengen von Glykogen wurden von SCRIBA in der Leber, in der gestreiften Muskulatur, im Herzmuskel und in der glatten Muskulatur der Gefäße festgestellt. Er glaubte jedoch, daß diese Ablagerung wohl sekundär zu der Lipoidstoffwechselstörung war.

Histologie der Haut. Das Corium enthält stark erweiterte, mit einer einzelnen Endothelschicht bekleidete Capillaren, die sich vor allem unmittelbar unter der Epidermis befinden und gelegentlich von der Epidermis vollständig umgeben

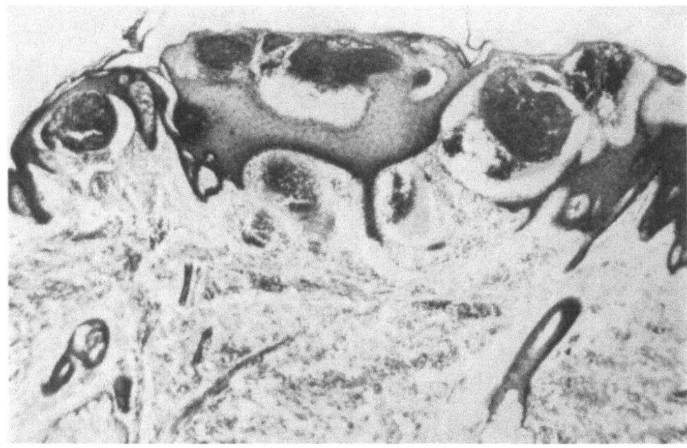

Abb. 62. *Angiokeratoma corporis diffusum.* Innerhalb und direkt unterhalb der Epidermis befinden sich stark erweiterte, mit Blut gefüllte Capillaren. [RUITER, M. u. Mitarb.: Dermatologica (Basel) **94**, 1 (1947), Abb. 2]

sind (Abb. 62). Im Gegensatz zu WERTHEIM, der das Bestehen einer Angiomatose annahm, ist man jetzt allgemein der Ansicht, daß es sich um eine Erweiterung präexistenter Blutgefäße handelt (RUITER 1958). Diese Ansicht findet darin eine Stütze, daß ampullenartige Erweiterungen kleiner Gefäße an den Conjunctiven und der Netzhaut vorkommen ohne Anzeichen von Gefäßneubildung. In seltenen Fällen findet sich in der Haut auch eine mäßige Erweiterung der tiefer gelegenen Venen (RUITER 1954).

Gelegentlich kann man schon in routinemäßig angefertigten und mit Hämatoxylin-Eosin gefärbten Schnitten Veränderungen erkennen, die für das Angiokeratoma corporis diffusum zwar spezifisch, aber nicht sehr auffallend sind: Die glatten Muskelzellen der Media der kleinsten Arterien des Coriums und der kleinen Arterien der subcutanen Schicht zeigen Schwellung und wabigvacuoläre Aufhellung des Zelleibes auf, so daß der Kern im optisch leeren Raum zu schweben scheint (HORNBOSTEL und SCRIBA; RUITER 1954). Diese Veränderungen sind viel besser sichtbar bei der Untersuchung formalinfixierter ungefärbter Gefrierschnitte in polarisiertem Licht. Man sieht dann, daß diese glatten Muskelzellen mit doppeltbrechenden Lipoiden angefüllt sind (HORNBOSTEL und SCRIBA; FALCK und WEICKSEL). Auch die Endothelzellen aller Gefäßarten, selbst der Capillaren, können doppeltbrechende Lipoideinlagerungen zeigen (Abb. 63) (RUITER 1954, 1957).

Für die Darstellung der Lipoide mittels Fettfärbungen ist besondere Fixierung der Lipoide ratsam. Dafür haben PITTELKOW u. Mitarb. (1957) eine Lösung von

10% Formalin und 1% Calciumchlorid vorgeschlagen, und Ruiter (1954) Postchromierung für eine Woche in 3%igem Kaliumbichromat im Anschluß an Formalinfixierung. Die Färbung kann mittels Scharlachrot oder Sudanschwarz durchgeführt werden, wobei das Sudanschwarz, das Phosphatide besonders gut färbt, vorzuziehen ist. Auf diese Weise haben Ruiter (1954, 1957), Pittelkow u. Mitarb. (1957) und de Groot ausgedehnte Lipoidablagerungen in der Haut feststellen können: in den glatten Muskeln der Blutgefäße aller Größenarten

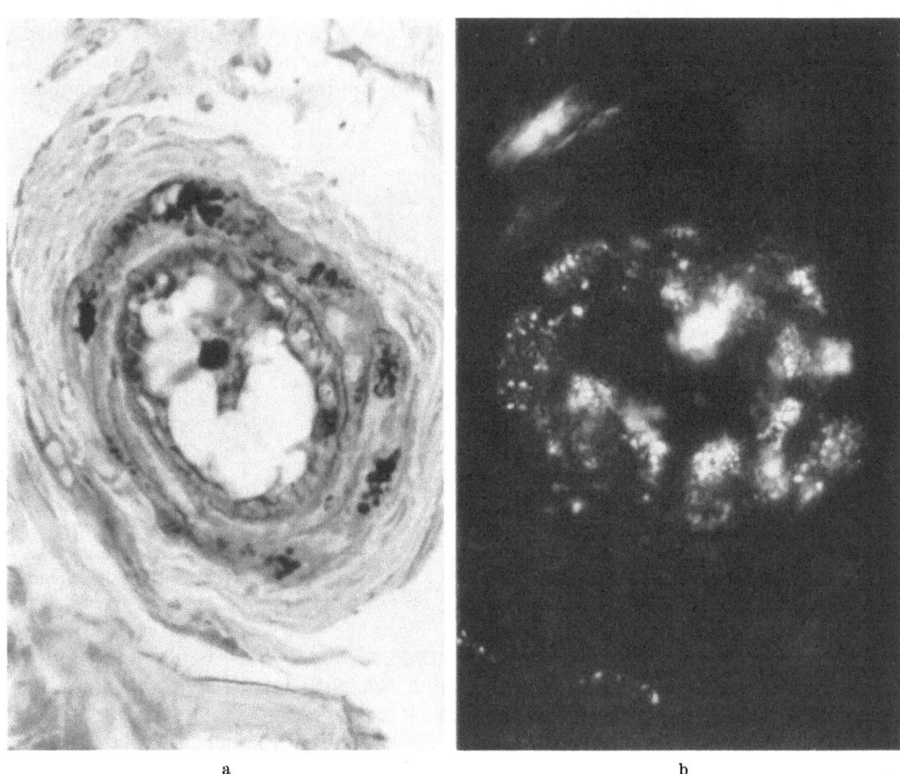

a   b

Abb. 63a u. b. *Angiokeratoma corporis diffusum.* Im Corium verlaufende Arteriole. a Sudanschwarz-Färbung zeigt Aggregate schwarz gefärbter Lipoidkörnchen in den glatten Muskelfasern der Gefäßwand. b Ungefärbter Gefrierschnitt im polarisierten Licht zeigt doppeltbrechende Substanzen in der Gefäßwand und in den Endothelzellen. [Ruiter, M.: Hautarzt **9**, 15 (1958), Abb. 2 u. 3]

(Abb. 63), in den Mm. arrectores pilorum und innerhalb von Endothelzellen. de Groot beobachtete selbst in klinisch unveränderter Haut Lipoidablagerungen in der Muscularis und den Endothelzellen der Blutgefäße. Ruiter (1954) nahm an, da sich die Lipoidablagerungen mit der Färbemethode von Liebermann und Burchardt schwach anfärbten, daß auch kleine Mengen von Cholesterin vorhanden waren. Ferner ergab die Bestsche Färbung das Vorhandensein von Glykogen in einigen Endothelzellen. Ruiter (1958) hält es für wahrscheinlich, daß die Lipoidablagerungen eine Schädigung der Gefäßwände verursachen, die in den kleinen subpapillaren Gefäßen eine excessive Erweiterung zur Folge hat.

Es soll jedoch darauf hingewiesen werden, daß in einigen Fällen Lipoidablagerungen in der Haut spärlich sind und selbst fehlen können. So konnte Wallace Lipoidablagerungen nur in den tieferen Arteriolen der Haut feststellen und Lapière fand keine Lipoidablagerungen.

Differentialdiagnose

Eine klinische Unterscheidung des Angiokeratoma corporis diffusum von Angiokeratoma Mibelli und Angiokeratoma scroti bietet keine Schwierigkeiten. Beim Angiokeratoma Mibelli bestehen an den Extremitäten, besonders auf den Fingerücken, den Zehen und Knien dunkelrote vasculäre Papeln mit deutlich hyperkeratotischer Oberfläche. Das Angiokeratoma scroti ist auf das Scrotum beschränkt und die vasculären Papeln erscheinen erst in fortgeschrittenem Alter.

Therapie

Eine Behandlung für das Angiokeratoma corporis diffusum gibt es nicht.

3. Gauchersche Krankheit

Die Gauchersche Krankheit stellt eine Störung des Zellstoffwechsels in den lymphoid-hämatopoetischen Organen dar, bei der es zur Bildung und Ablagerung von Kerasin, einem Cerebrosid, in den Histiocyten der Milz, der Leber, des Knochenmarks und der Lymphknoten kommt.

Die Gauchersche Krankheit ist häufig familiär, mag in jedem Alter beginnen und verläuft chronisch. Leber und Milz sind stark vergrößert und Knochenzerstörungen finden sich häufig. In der Bindehaut der Augen findet man häufig neben der Cornea keilförmige, bräunlich-gelbe, leicht infiltrierte Flecken, die großen diagnostischen Wert besitzen (EAST und SAVIN). Die Serumlipoidwerte sind stets normal.

Die einzige Hautveränderung stellen durch Melaninvermehrung hervorgerufene bräunliche Verfärbungen dar, die in ungefähr der Hälfte der Fälle vorkommen (REICH, SEIFE und KESSLER). Sie finden sich vor allem am Gesicht, an den Händen und Beinen. Diese Pigmentierung ist oft diffus. Am Gesicht kann sie jedoch aus umschriebenen Flecken bestehen, die einem Chloasma ähnlich sehen (KVEIM). An den Beinen ist sie oft streifenförmig (THANNHAUSER).

4. Niemann-Picksche Krankheit

Bei der Niemann-Pickschen Krankheit kommt es zur Bildung und Ablagerung von Sphingomyelin, einem Phospholipoid, in den Histiocyten vieler innerer Organe, gewöhnlich aber nicht in der Haut.

Die Krankheit ist wahrscheinlich recessiv ererbt, kommt hauptsächlich bei Säuglingen vor und führt in den meisten Fällen früh zum Tode. Die auffallendsten klinischen Zeichen sind Vergrößerung der Leber und Milz sowie körperliche und geistige Schwäche. Die Serum-Lipoidwerte sind gewöhnlich normal. In einigen Fällen bestand jedoch zeitweilig eine sekundäre Hyperlipämie (THANNHAUSER; CROCKER und FARBER).

Die häufigste Hauterscheinung ist eine diffuse, gelblich-braune, durch Melaninvermehrung hervorgerufene Pigmentierung der Haut, die gewöhnlich an der exponierten Haut am ausgesprochensten ist (SCHAFERSTEIN; VIDEBAEK). In mehreren Fällen bestand außerdem in der Sacralgegend eine schieferblaue, dem Mongolenfleck ähnliche Verfärbung der Haut (SCHAFERSTEIN; MERKSAMER und KRAMER). In einem Fall fand THANNHAUSER außer der Hautpigmentierung auch zwei schwarzblaue Flecken an der Mundschleimhaut.

Das Vorkommen von Xanthomen wurde vor kurzem zum ersten Male berichtet. CROCKER und FARBER beobachteten gelbliche Papeln, die eruptiven Xanthomen ähnlich sahen, bei zwei ihrer 18 Patienten. Bei dem einen ihrer Patienten erschienen zahlreiche Xanthome am Gesicht, an den Armen und Handrücken

(Abb. 64) zu einer Zeit, zu der eine Hyperlipämie bestand, und verschwanden, als die Lipoidwerte sanken. Sie erschienen später wieder, als kurz vor dem Tode die Hyperlipämie im Abfallen begriffen war. Bei dem zweiten Patienten bestanden papulöse Xanthome zu einer Zeit, zu der die Cholesterinwerte im Serum normal waren. Eine Bestimmung der Neutralfettwerte war allerdings nicht ausgeführt worden. Ein weiterer Patient zeigte, im Anschluß an eine Halslymphdrüsenentzündung, eine ausgedehnte granulierende Hautinfiltration unterhalb des

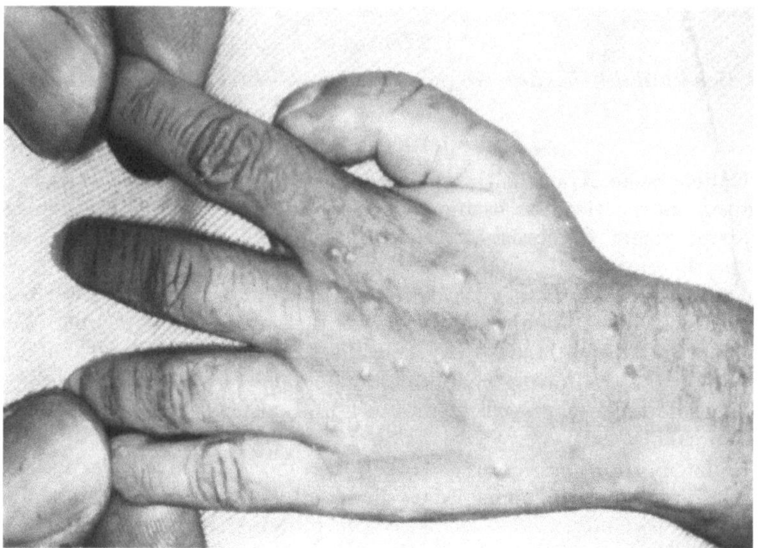

Abb. 64. *Niemann-Picksche Krankheit.* Gelbliche Papeln, die eruptiven Xanthomen ähneln, am Handrücken
[CROCKER, A. C., u. S. FARBER: Medicine (Baltimore) **37**, 1 (1958), Abb. 36]

linken Ohres. Eine histologische Untersuchung ergab eine Mischung von Niemann-Pick-Zellen und entzündlichen Zellen. Die Hautinfiltration bildete sich unter Röntgenbestrahlung zurück.

III. Rein cutane Lipoidosen mit normalen Serumlipoidwerten

Die folgenden Lipoidosen befallen ausschließlich die Haut:
1. Nekrobiosis lipoidica.
2. Extracelluläre Cholesterinose.
3. Xanthelasma palpebrarum.
4. Naevoxanthoendotheliom.

Bei den ersten zwei Erkrankungen stellt die Lipoidinfiltration einen sekundären Vorgang dar. Beim Xanthelasma palpebrarum handelt es sich wohl um eine Forme fruste der primären hypercholesterinämischen Xanthomatose, und beim Naevoxanthoendotheliom um eine Forme fruste der Histiocytose (Hand-Schüller-Christiansche Krankheit).

1. Nekrobiosis lipoidica

Zur Zeit als URBACH die Nekrobiosis lipoidica diabeticorum im Handbuch behandelte, waren nur zwei Fälle dieser Krankheit bekannt, nämlich OPPENHEIMs und URBACHs. OPPENHEIM hatte seinen Fall erstmalig im Jahre 1929 vorgestellt und ihn dann 3 Jahre später in Einzelheiten unter dem Namen Dermatitis atrophicans lipoides diabetica veröffentlicht. URBACHs Fall wurde erstmalig in seinem Handbuchbeitrag im Jahre 1932 veröffentlicht. URBACH prägte den Namen Nekrobiosis lipoidica diabeticorum, der in der Literatur der Oppenheimschen Bezeichnung gegenüber Vorzug fand. Es stellte sich bald heraus, daß die Nekrobiosis lipoidica diabeticorum eine keineswegs seltene Erkrankung ist, denn bereits im Jahre 1939 konnte BOLDT 54 Fälle aus der Literatur sammeln, denen er 16 Fälle eigener Beobachtung zufügte. Da ein Diabetes mellitus oft fehlt, wird jetzt allgemein die gekürzte Bezeichnung Nekrobiosis lipoidica verwendet.

Klinisches Bild. Das typische klinische Aussehen ist bereits von URBACH geschildert worden. OPPENHEIM (1932) unterschied drei Stadien: Als erstes Stadium beschrieb er eine bräunlich-rote Papel, die sich allmählich peripher ausdehnt und oft von einem violetten Saum umgeben ist. Im zweiten Stadium besteht ein Sklerodermie-ähnliches, plattenartiges Infiltrat mit gelblichem Zentrum und Teleangiektasien. Schließlich bildet sich ein atrophisches Zentrum, umgeben von einem schuppenden, roten oder violetten, indurierten, gewöhnlich nicht erhabenen Rand. Durch periphere Ausbreitung und Zusammenfließen benachbarter Herde kommt oft eine polycyclische Begrenzung zustande. Abweichungen von diesem typischen Bild kommen vor (GOTTRON): So kann oberflächliche Knötchenbildung Ähnlichkeit mit dem Granuloma anulare, und tiefe Knotenbildung Ähnlichkeit mit dem Erythema induratum oder der Sarkoidose hervorrufen. Besonders wenn der gelbliche Farbton und Atrophie fehlen, besteht große Ähnlichkeit mit der Sarkoidose. OPPENHEIM beschrieb bereits multiple oberflächliche Ulcera mit Krustenbildung (Abb. 65). Aber auch große, nichtheilende Geschwüre können vorkommen (MICHELSON und LAYMON 1934; CAWLEY und DINGMAN; SMITH).

Die Unterschenkel sind fast immer befallen und stellen in der Mehrzahl der Fälle die einzige Befallstelle dar. Manchmal besteht dort nur ein Herd. Gewöhnlich finden sich mehrere Herde in bilateraler Verteilung, selten aber mehr als zehn Herde (BOLDT). In 5—10% der Fälle bestehen Herde auch andererorts (SMITH), besonders an den Oberschenkeln, Händen und Armen und gelegentlich auch am Stamm (OPPENHEIM; HITCH). Fälle ohne Befall der unteren Extremitäten sind zwar beschrieben worden (BOLDT; KAALUND-JORGENSEN; RUSSELL und HABER), haben aber gewöhnlich ein atypisches Aussehen. In solchen Fällen ist eine Abgrenzung von Granuloma anulare oft unmöglich und es ist wahrscheinlich, daß sie die letztere Krankheit darstellen.

Die Mehrzahl der Patienten, ungefähr 80%, sind weiblichen Geschlechts (HILDEBRAND u. Mitarb.; KAALUND-JORGENSEN; KNOTH und FÜLLER). Der Zeitpunkt des Auftretens variiert beträchtlich und liegt gewöhnlich zwischen 20 und 60 Jahren. Nach KNOTH und FÜLLER tritt im Durchschnitt die Krankheit etwas früher auf bei den Nichtdiabetikern (höchste Frequenz zwischen 20 und 40 Jahren) als bei den Diabetikern (höchste Frequenz zwischen 50 und 60 Jahren. Aber auch bei Kindern kommt die Krankheit vor. So berichteten MICHELSON und LAYMON (1934) über ein siebenjähriges Kind und BERNSTEIN über ein zehnjähriges Kind mit Nekrobiosis lipoidica. In beiden Fällen bestand Diabetes. Von einigen Autoren ist Trauma als ein auslösendes Moment angegeben worden (MICHELSON und LAYMON 1934; HILDEBRAND u. Mitarb.). Auf jeden Fall kann Trauma Ulceration in den Krankheitsherden der Nekrobiosis lipoidica hervorrufen (CAWLEY und DINGMAN). Dies ist ein Grund, mit der Wahl einer Stelle für die Probeexcision vorsichtig zu sein. Der Verlauf der Nekrobiosis lipoidica ist äußerst chronisch. Kleine Herde können zwar manchmal ohne Narbenbildung

abheilen, wie schon OPPENHEIM feststellte. Gewöhnlich aber zeigen die Herde
jahrzehntelang Aktivität und heilen mit Atrophie.

Beziehung zu Diabetes. Sowohl URBACHs wie auch OPPENHEIMs Fall hatte
Diabetes. Der erste Fall von Nekrobiosis lipoidica ohne Diabetes wurde erst im
Jahre 1935 von GOLDSMITH mitgeteilt. 1937 folgte dann die Mitteilung solcher

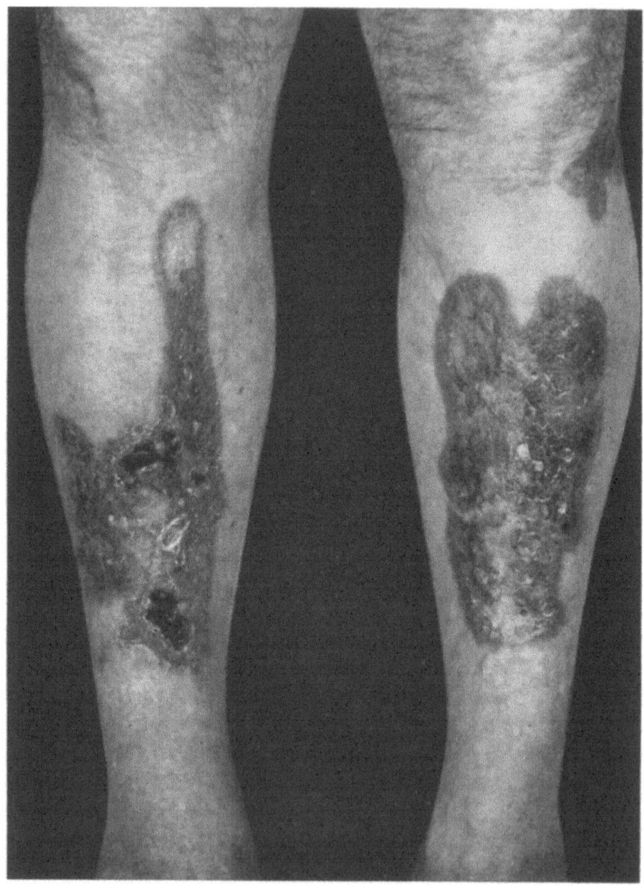

Abb. 65. *Nekrobiosis lipoidica.* Der über dem rechten Schienbein gelegene Herd enthält zwei Ulcera. [KAALUND-
JORGENSEN, O.: Acta derm.-venereol. (Stockh.) **28**, 214 (1948), Abb. 12]

Fälle von GREENWOOD und ROCKWOOD, WILE, und BRUCE-JONES. Im Jahre
1939 teilte BOLDT gleich sieben Fälle ohne Diabetes mit. Die Zahl der ohne
Diabetes einhergehenden Fälle hat seitdem beträchtlich zugenommen, so daß
der Prozentsatz sich zugunsten der nichtdiabetischen Fälle verschoben hat.
Während HILDEBRAND u. Mitarb. im Jahre 1940 unter 86 berichteten Fällen
nur 13% ohne Diabetes fanden, stellten ELLIS und KIRBY-SMITH im Jahre
1942 den Anteil auf 27%, und KAALUND-JORGENSEN im Jahre 1948 auf 33%.
SMITH, der im eigenen Material unter 19 Fällen nur drei mit Diabetes fand,
schätzte 1956 den Anteil der nichtdiabetischen Fälle auf 50—75%. Gelegentlich
entwickelt sich ein Diabetes erst nach dem Auftreten der Nekrobiosis lipoidica
(BERNSTEIN; GROSS und MACHACEK; BOLDT), aber die einstmals von HILDE-
BRAND u. Mitarb. vertretene Ansicht, daß sich in wohl allen Fällen von Nekrobiosis lipoidica letzthin ein Diabetes einstellen würde, ist nicht haltbar, denn es

sind Fälle bekannt, bei denen die Hauterscheinungen für 12—20 Jahre ohne
Diabetes bestanden haben (GOLDSMITH 1935; ELLIS 1949; PASCHER und CLY-
MAN; SMITH).

Histopathologie. Die wesentlichen histologischen Befunde hat bereits URBACH
dargestellt. Er beschrieb das Vorhandensein von ausgedehnten, unscharf begrenzten Herden nekrobiotischer Bindegewebsveränderungen in den mittleren
und tiefen Schichten der Cutis (Abb. 66). Er wies auf die Zellansammlungen hin,

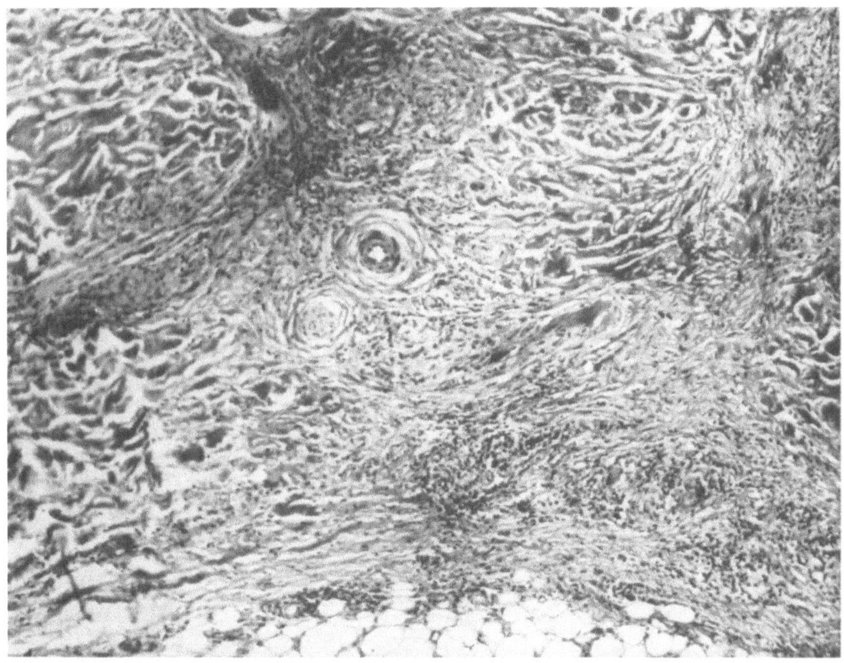

Abb. 66. *Nekrobiosis lipoidica.* Ein großer Teil des Kollagens erscheint degeneriert. Ein entzündliches Infiltra
ist über die Degenerationsherde verstreut. Ein Blutgefäß in der Mitte zeigt Wucherung der Intima und Fibrose
(Vergr. 100mal)

die außer Lymphocyten und Fremdkörperriesenzellen auch zahlreiche Fibroblasten als Zeichen beginnender Regeneration enthielten. Fernerhin stellte er
Verdickung der Gefäßwände mit stellenweiser Intimawucherung fest. Spätere
Beobachter haben die Wichtigkeit der Fremdkörperriesenzellen (Abb. 67) für
die histologische Diagnose betont (HITCH; MICHELSON und LAYMON 1937). Sie
können zwar gelegentlich fehlen (OPPENHEIM), sind aber in älteren Herden oft
zahlreich vorhanden (BOLDT). Wenn außerdem Histiocyten und Fibroblasten
vorhanden sind, kann das Infiltrat ein granulomartiges Aussehen besitzen
(BELOTE und WELTON; BRUCE-JONES; LAYMON und FISHER), aber ohne den
charakteristischen Aufbau tuberkulöser Granulome. Gelegentlich besteht ausgesprochene Fibrose. Alle Autoren betonen die oft stark ausgeprägten Gefäßwandveränderungen, die schon URBACH erwähnte. Auch finden sich oft Erythro-
cytendiapedese und Hämosiderinablagerungen (GOTTRON; BOLDT; LAYMON und
FISHER; ROEDERER u. Mitarb.).

Extracelluläre Lipoidablagerungen, die URBACH erstmalig beschrieb, finden
sich in den meisten Fällen. Sie sind oft unregelmäßig verteilt und nicht immer in
allen Nekrobioseherden vorhanden. Gelegentlich finden sich auch lipoidbeladene
Histiocyten (ZEISLER und CARO; MICHELSON und LAYMON 1937; BOLDT) und

in seltenen Fällen auch einige echte Schaumzellen (URBACH; KLABER; NICHOLAS). In Fällen ohne Diabetes finden sich gewöhnlich weniger Lipoidablagerungen als in solchen mit Diabetes (BOLDT). Gelegentlich können Lipoidablagerungen sogar fehlen (BRUCE-JONES; LEIFER; SACHS; LEVER). URBACH sowie GROSS und MACHACEK fanden in den nekrobiotischen Stellen zahlreiche Kalkkörnchen.

Die Lipoidablagerungen färben sich mit Sudan III braunrot und nicht orangerot wie das subcutane Fett. Es ist möglich, daß sie vor allem aus Neutralfett und

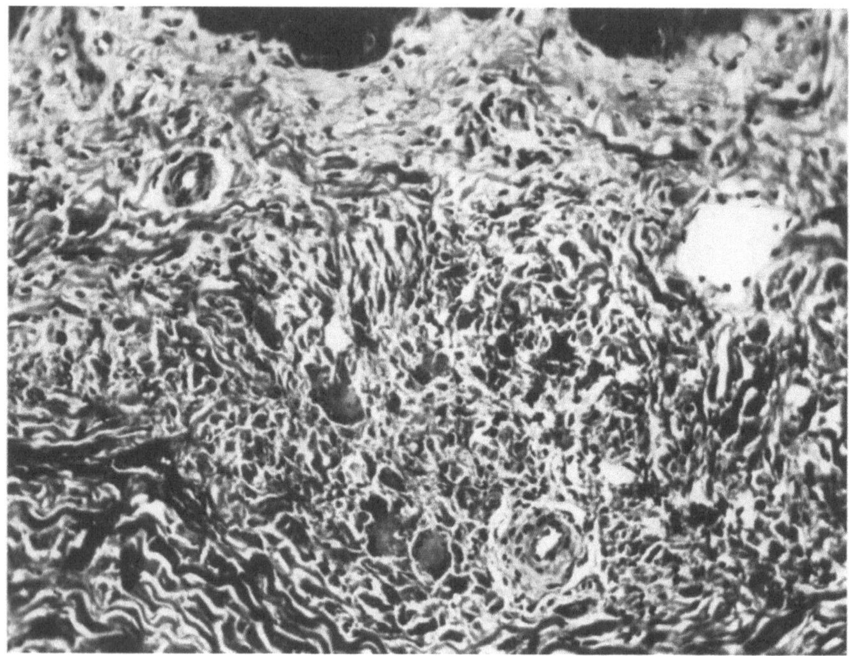

Abb. 67. *Nekrobiosis lipoidica.* Mehrere Fremdkörperriesenzellen befinden sich innerhalb eines Herdes von kollagener Degeneration. Zwei fibrotische Blutgefäße sind vorhanden. (Vergr. 200mal)

Phospholipoiden bestehen, denn das negative Ergebnis, das URBACH sowie BALBI mit der Digitoninreaktion erhielten, spricht gegen die Anwesenheit größerer Mengen von freiem Cholesterin. Ferner findet sich bei der Untersuchung im polarisierten Licht gewöhnlich keine Doppelbrechung, so daß angenommen werden kann, daß auch Cholesterinester nicht in größeren Mengen vorhanden sind. Allerdings fanden GROSS und MACHACEK extracellulär und KLABER und NICHOLAS innerhalb von Schaumzellen doppelbrechende Lipoide.

Chemische Gewebsanalyse. Nur fünf Untersuchungen mit teilweise widersprechenden Resultaten liegen vor. Bei zwei Fällen bestand keine Erhöhung der Gesamtlipoide (BELOTE und WELTON; HILDEBRAND u. Mitarb., Fall 2), während bei drei Fällen eine Erhöhung gefunden wurde (ZEISLER und CARO; USHER und RABINOWITCH; HILDEBRAND u. Mitarb., Fall 1). Bei zwei dieser Fälle bestand eine Erhöhung der Phospholipoide (ZEISLER und CARO; HILDEBRAND u. Mitarb.) und bei allen drei eine Erhöhung des Gesamtcholesterins. USHER und RABINOWITCH fanden, daß die Erhöhung fast ausschließlich das freie Cholesterin betraf, während HILDEBRAND u. Mitarb. die Erhöhung im esterifizierten Cholesterin fanden.

Blutchemie. Bei Fällen mit Diabetes besteht im Serum gelegentlich, wie schon bei URBACHs Fall, eine Erhöhung des Cholesterins und Neutralfettes, die auf den

Diabetes zurückzuführen ist. Bei Fällen ohne Diabetes liegen dagegen die Lipoidwerte im Bereich des Normalen (BOLDT).

Pathogenese. URBACH betrachtete die Nekrobiosis lipoidica als eine ,,obligate diabetische Stoffwechseldermatose". Er sah toxische, durch den Diabetes hervorgerufene Gefäßveränderungen als die Ursache der Nekrobiose an und betrachtete die Lipoidablagerungen in den nekrobiotischen Herden als Folge der diabetischen Hyperlipoidämie. MICHELSON und LAYMON (1934) legten den Schwerpunkt ganz auf die in den Krankheitsherden bestehenden Gefäßveränderungen. Sie sahen die Nekrobiosis lipoidica als eine abortive Form der diabetischen Gangrän an. Die Lipoidablagerungen betrachteten sie als eine unspezifische Lipoidimbibition des nekrobiotischen Gewebes, eine Ansicht, die seither allgemein geteilt worden ist. GOTTRON maß dagegen dem Diabetes keine führende Rolle mehr zu, sondern betrachtete ihn lediglich als einen häufig bestehenden auslösenden Faktor. Er betrachtete als grundlegenden Faktor eine erhöhte nervale Erregbarkeit der terminalen Strombahn, die zu lokalen Kreislaufsänderungen und in deren Folge zu Gefäßwandschädigungen und Ernährungsstörungen in dem betroffenen Gebiet führte. In ähnlicher Weise sprechen KNOTH und FÜLLER von einer neuro-zirkulatorischen Dystonie, die zuerst zu Angiospasmen und später zu endangitischen Gefäßveränderungen führe. BONSE konnte das Bestehen von Gefäßwandschädigungen mittels Weichstrahl-Röntgenaufnahmen nachweisen, da er auf Röntgenaufnahmen streifige Verdickungen sah, die wandverdickten Gefäßen entsprachen.

Viele weitere Beobachter sehen, auf Grund ihrer histologischen Befunde, Gefäßwandschädigungen als die Ursache der Nekrobiosis lipoidica an (HILDEBRAND u. Mitarb.; KAALUND-JORGENSEN; ROEDERER u. Mitarb.; GÖTZ). Jedoch hat HARE darauf hingewiesen, daß möglicherweise die Gefäßveränderungen eine Folge der bestehenden Entzündung sein könnten. ELLIS (1949) betrachtet die Nekrobiose als das primäre Geschehen und die Gefäßveränderungen als sekundär. MIESCHER sowie WOOD und BEERMAN sehen ebenfalls die Nekrobiose als den grundlegenden Faktor an. Sie deuten darauf hin, daß Nekrobiose das primäre Geschehen auch beim Granuloma anulare und den Noduli rheumatici ist und daß somit diese drei Affektionen eine einheitliche Pathogenese haben.

Differentialdiagnose. Die Abgrenzung der Nekrobiosis lipoidica vom Granuloma anulare und von der Granulomatosis disciformis bereitet oft Schwierigkeiten.

Obwohl in typischen Fällen eine klinische Unterscheidung leicht ist, kann die Nekrobiosis lipoidica dem Granuloma anulare besonders dann ähnlich sehen, wenn bei ihr ein peripherer derber Wall besteht. Jedoch zeigt dieser Wall bei der Nekrobiosis lipoidica gewöhnlich diffuse Induration, während beim Granuloma anulare der Wall aus dicht beieinanderstehenden Knötchen besteht. Besonders am Stamm gelegene Herde der Nekrobiosis lipoidica können dem Granuloma anulare so ähnlich sehen, daß eine klinische Differenzierung unmöglich ist. Da auch die histologische Unterscheidung oft Schwierigkeiten bereitet, ist es wohl möglich, daß z.B. je zwei von BOLDT und von KAALUND-JORGENSEN als Nekrobiosis lipoidica angesehene Fälle, die übrigens die Unterschenkel freiließen, Granuloma anulare darstellten. Denn es war zu dieser Zeit nicht allgemein bekannt, daß auch beim Granuloma anulare in den nekrobiotischen Herden Lipoidablagerungen vorkommen können (ELLIS und KIRBY-SMITH; LAYMON und FISHER; WINER; NOMLAND). ELLIS (1941, 1942) ist der Ansicht, daß die Nekrobiosis lipoidica und das Granuloma anulare Varianten derselben Krankheit darstellen. Auch RUSSELL und HABER haben einen Fall mitgeteilt, der klinisch sowohl wie histologisch ein Überschneiden der beiden Krankheiten zeigte. Aber die meisten Autoren setzen sich für eine Trennung dieser beiden Krankheiten ein (PRUNTY und MONTGOMERY; LAYMON und FISHER; HARE 1955). LAYMON und FISHER glauben, daß, obwohl alle klinischen, histologischen und histochemischen Merkmale der Nekrobiosis lipoidica gelegentlich auch beim Granuloma anulare vorkommen, eine histologische Unterscheidung der beiden Krankheiten gewöhnlich möglich ist, und daß sie trotz aller Ähnlichkeit nicht identisch sind. Sie weisen darauf hin, daß im histologischen Bilde die nekrobiotischen Herde der Nekrobiosis lipoidica gewöhnlich tiefer liegen als die des Granuloma anulare, nicht so scharf begrenzt sind und keine palisadenartige Anordnung des Infiltrats um sich herum zeigen. Ferner sind bei der Nekrobiosis lipoidica Riesenzellen viel häufiger vorhanden, und es finden sich Gefäßwandverdickungen und gelegentlich

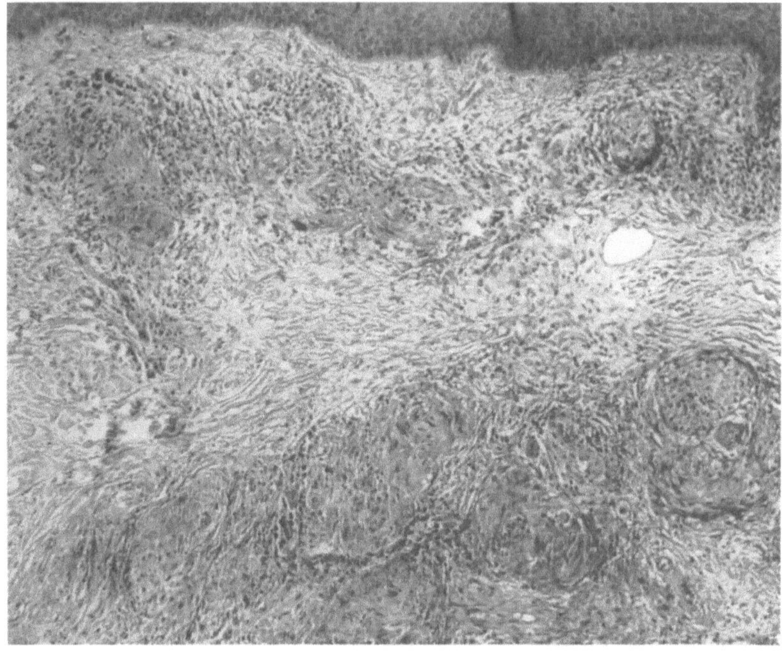

Abb. 68. *Nekrobiosis lipoidica (Granulomatosis disciformis)*. In der Cutis befinden sich zahlreiche Granulomherde die aus Histiocyten, Epitheloidzellen und Riesenzellen zusammengesetzt sind. Es besteht Fibrose aber keine Nekrobiose des Bindegewebes. (Verg. 100mal)

Hämosiderinablagerungen, die beim Granuloma anulare gewöhnlich fehlen. Andererseits findet man bei der histologischen Untersuchung beim Granuloma anulare häufig Mucin, nicht aber bei der Nekrobiosis lipoidica (Prunty und Montgomery).

Die nosologische Stellung der Granulomatosis disciformis ist zur Zeit noch nicht geklärt. Diese Krankheitserscheinung, 1935 erstmalig von Gottron unter dem Namen Granulomatosis (tuberculoides) pseudosclerodermiformis symmetrica chronica berichtet und 1948 eingehend von Miescher und Leder beschrieben, hat nach Miescher klinisch Ähnlichkeit mit der Nekrobiosis lipoidica, unterscheidet sich aber von dieser histologisch durch das Fehlen von Nekrobiose und von Lipoidablagerung und durch die ausgesprochene, die ganze Cutis durchsetzende Granulomatose (Abb. 68). Goldsmith (1953) betrachtete die Granulomatosis disciformis als ein erstes Stadium der Nekrobiosis lipoidica, dem die Nekrobiose folge. Götz kam in einem kritischen Vergleich der beiden Krankheiten zu dem Schluß, daß sie nicht verschiedene Stadien derselben Krankheit darstellen, sondern verwandte Krankheiten sind. Er wies darauf hin, daß beide überwiegend das weibliche Geschlecht befallen, hauptsächlich im jungen Erwachsenenalter vorkommen, die Unterschenkel als Prädilektionsstellen haben und histologisch Gefäßveränderungen aufweisen. Er bemerkte, daß bisher noch kein Fall von Granulomatosis disciformis veröffentlicht worden ist, bei dem ein Diabetes bestand. HEITE und SCHARWENKA wiesen an Hand einer häufigkeitsanalytischen Studie nach, daß hinsichtlich Geschlechtsverhältnis, Altersverteilung und Lokalisationshäufigkeit die Granulomatosis disciformis und die Nekrobiosis lipoidica ohne Diabetes sich weniger voneinander unterscheiden als die beiden Nekrobiosisformen untereinander. Sie betrachteten dies als einen Hinweis für die nahe Verwandtschaft zwischen nichtdiabetischer Nekrobiosis lipoidica und Granulomatosis disciformis. Es erscheint nach alledem, daß die Nekrobiosis lipoidica und die Granulomatosis disciformis dieselbe Krankheit darstellen, die beim Diabetiker mehr Nekrobiose zeigt und beim Nichtdiabetiker mehr Granulombildung (ROLLINS und WINKELMANN). Für die Einheit beider Affektionen spricht auch, daß es Übergangsfälle gibt, bei denen sowohl Granulomatose als auch Nekrobiose bestehen (GERTLER).

Behandlung. In Fällen, bei denen ein Diabetes besteht, ergibt die Behandlung des Diabetes mit Insulin wenig oder keine Besserung der Nekrobiosis lipoidica (HILDEBRAND u. Mitarb.; KAALUND-JORGENSEN). O'LEARY erblickte sogar einen Zusammenhang zwischen der Einführung der Insulinbehandlung des Diabetes und dem erst seit 1929 beobachteten Auftreten der Nekrobiosis lipoidica.

Behandlung mit *Corticosteroiden* hat ergeben, daß die perorale Verabreichung von Cortison, selbst in hohen Dosen und über mehrere Wochen hin, wirkungslos ist (PASCHER und CLYMAN). Auch die externe Behandlung mit Hydrocortisonsalbe ist wenig erfolgversprechend. Andererseits scheinen lokale Injektionen von Hydrocortisonsuspension in die Krankheitsherde recht oft Besserung herbeizuführen. SAVITT beobachtete bei einer Patientin 90%ige Besserung in den zwei bestehenden Herden, nachdem er sechsmal 0,5 cm³ einer 2,5%igen Hydrocortisonsuspension in Abständen von 2 Wochen injiziert hatte. Ebenfalls sah HARE (1957) in einem Fall Besserung. MARTEN und DULAKE behandelten vier Patienten mit insgesamt 18 Krankheitsherden. Von diesen zeigten 17 Herde bedeutende Besserung oder Abheilung und ein Herd mäßige Besserung. Allerdings trat bei einem Patienten ein Rückfall ein in allen fünf Herden, 5—10 Monate nach Absetzen der Behandlung. Die Autoren fanden eine 2,5%ige Hydrocortisonsuspension von gleicher Wirksamkeit wie eine 5%ige. Sie injizierten je 0,5—2,0 cm³ in die Krankheitsherde in wöchentlichen Abständen. Für ein gutes Resultat waren gewöhnlich vier bis fünf, gelegentlich aber bis zu zwölf Injektionen erforderlich. MARTEN und DULAKE weisen darauf hin, daß zwar bei drei Patienten nach den Injektionen Ulcerationen auftraten, diese jedoch mit normalem Narbengewebe heilten. Ferner beobachteten sie zweimal das Auftreten einer Bindegewebsentzündung, die die Anwendung von Antibiotica erforderlich machte.

In Fällen mit ausgedehnten Ulcerationen stellt Excision mit anschließender Transplantierung eines Thiersch-Lappens eine erfolgreiche Behandlung dar (CAWLEY und DINGMAN; SMITH).

2. Extracelluläre Cholesterinose

In seinem Handbuchbeitrag beschrieb URBACH einen einzigen Fall von extracellulärer Cholesterinose, den zuerst KERL im Jahre 1931 vorgestellt hatte und den URBACH u. Mitarb. im folgenden Jahre eingehend beschrieben. Es ist dies eine sehr seltene Krankheit geblieben, denn seither sind nur vier weitere Fälle beschrieben worden (LAYMON; FROST und ANDERSON; SOBEL und POLLOCK; HERZBERG). Während URBACH und die Autoren der drei folgenden Fälle annahmen, daß die extracelluläre Cholesterinose auf einer Störung des Cholesterinstoffwechsels beruhe, hat HERZBERG vor kurzem in recht überzeugender Weise dargelegt, daß die extracelluläre Cholesterinose eine Variante des Erythema elevatum diutinum ist und die Lipoidinfiltration in den Krankheitsherden ein sekundärer Vorgang ist.

Klinisches Bild. Die Hauterscheinungen stimmen in den fünf berichteten Fällen weitgehend überein, und zeigen wie HERZBERG betont hat, große Ähnlichkeit mit denen des Erythema elevatum diutinum. Sie wurden schon von URBACH eingehend beschrieben. Die Primäreffloreszenzen bestehen aus derben Knötchen, die in Schüben auftreten. Durch allmähliche Vergrößerung der Knötchen und deren Konfluieren bilden sich erhabene, unregelmäßig begrenzte, knotige Infiltrate (Abb. 69). Die Knötchen und Infiltrate sind in der Regel von einer braunroten Farbe, haben aber gelegentlich ein gelbliches Zentrum. Frisch entstandene Knötchen sind manchmal auf Grund von Hämorrhagien bläulich-rot. Gelegentlich zeigen die Knötchen zentrale Blasenbildung. Diese Blasen sind dann oft hämorrhagisch und von Nekrose gefolgt (Abb. 70). Kleine Geschwüre wurden in mehreren Fällen beobachtet, aber nur in einem Fall bildeten sich ausgedehnte Ulcerationen an den Beinen aus (SOBEL und POLLOCK). Kleinere Knoten heilen mit Pigmentierung, größere Knoten oft mit Narbenbildung. Bei den von URBACH und von HERZBERG beschriebenen Fällen bildeten sich außer den Knoten auch fleckförmige, vesiculo-papulöse Effloreszenzen, die einem Erythema exsudativum multiforme ähnlich sahen und sich gewöhnlich rasch zurückbildeten.

Die Hauterscheinungen kommen bevorzugt an den Extremitäten vor, besonders an den Streckseiten der Ellbogen und Knie und an den Hand- und Fingerrücken. Auch war das Gesäß bei allen fünf Patienten befallen. Sonst war der Stamm frei mit Ausnahme von URBACHs Patientin, bei der Hauterscheinungen auch auf der Brust bestanden. Das Gesicht und der Hals zeigten in den meisten Fällen einige Krankheitsherde: in URBACHs Fall waren die Stirn, Augenlider, Nase, Wangen und Ohren befallen, in FROST und ANDERSONs Fall die Stirn, in HERZBERGs Fall die Ohren und in SOBELs Fall der Hals. Bei zwei Fällen fanden sich auch Schleimhauterscheinungen: URBACH fand an der Nasenschleimhaut und dem Gaumen kleine gelbliche Knötchen, und HERZBERG beschrieb an der Wangenschleimhaut und am Gaumen Papeln und Erosionen.

Veränderungen an den inneren Organen bestanden bei zwei Patienten. URBACH fand eine Vergrößerung der Leber und Milz mit pathologischem Ausfall von Leberfunktionsproben. Bei dem von SOBEL und POLLOCK beschriebenen Fall bestand ein chronischer Husten, und die Röntgenaufnahmen zeigten diffuse und nodulöse Verdichtungen in beiden Lungen. Das Sputum enthielt doppeltbrechendes Cholesterin.

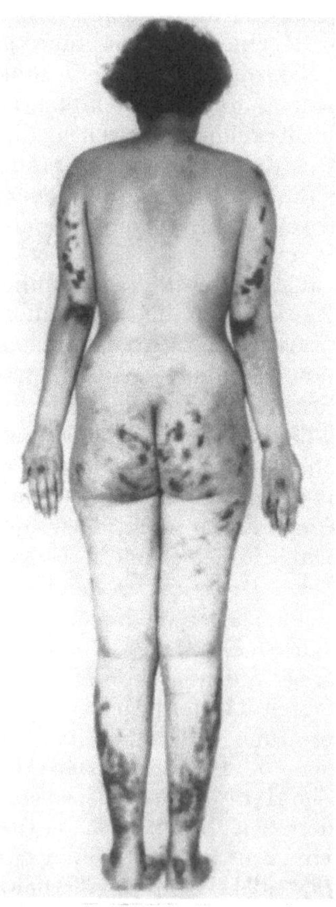

Abb. 69. *Extracelluläre Cholesterinose.* Symmetrisch lokalisierte, knotige, braunrote Effloreszenzen an den Oberarmen, über dem Gesäß und an den Waden. [HERZBERG, J. J.: Arch. klin. exp. Derm. **205**, 477 (1958), Abb. 2]

Verlauf. Unter den Patienten waren vier weiblich und einer männlich. Der Krankheitsbeginn variierte stark und lag im Alter von 5, 21, 22, 34 bzw. 66 Jahren. Zur Zeit der Veröffentlichung hatte die Krankheit bei zwei Fällen für ungefähr 1 Jahr bestanden, bei einem Fall für 2 Jahre und bei zwei Fällen für 11 Jahre. Der Verlauf der Krankheit kann demnach äußerst chronisch sein. Der Allgemeinzustand ist verhältnismäßig gut. In SOBEL und POLLOCKs Fall bestand jedoch zeitweise Fieber. Gewöhnlich sind die Knötchen und Infiltrate schmerzlos, wenn sie nicht ulceriert sind. Nur HERZBERGs Patientin klagte über abendliche Schmerzen in den Knoten. Außerdem bestanden Gelenkschmerzen bei den Patienten von FROST und ANDERSON und von HERZBERG.

Histopathologie. Das histologische Bild wurde schon von URBACH in seinen wesentlichen Zügen beschrieben. Es besteht ein dichtes celluläres Infiltrat, das in frisch entstandenen Herden zahlreiche polymorphkernige Leukocyten enthält und außerdem Lymphocyten, Histiocyten und gelegentlich Eosinophile (Abb. 71). Auffallend sind die allerorts vorhandenen, bereits von URBACH beschriebenen Kerntrümmer, die vorwiegend von zerfallenen Leukocyten herstammen (HERZBERG). In älteren Herden finden sich vor

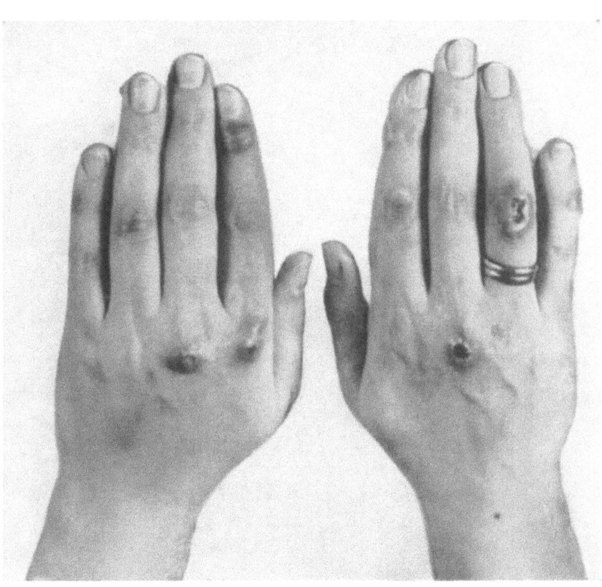

Abb. 70. *Extracelluläre Cholesterinose.* Einzelstehende, zum Teil oberflächlich ulcerierte, blaurötliche, derbe Knoten über den Metacarpophalangeal- und Fingergelenken. [HERZBERG, J. J.: Arch. klin. exp. Derm. **205**, 477 (1958), Abb. 3]

allem Histiocyten, von denen einige als Makrophagen Kern- und Zelltrümmer phagocytieren, sowie Lymphocyten und Fibroblasten. Die Capillaren zeigen schwere Schädigung ihres Endothels: Die Endothelzellen sind gequollen und durch ihre Proliferation können sie Obliteration des Lumens herbeiführen. Das perivasculäre Bindegewebe ist degeneriert und gelegentlich findet sich fibrinoide Gefäßwandnekrose (HERZBERG). Schaumzellen fehlen gewöhnlich; nur HERZBERG fand einige.

Bei Sudanfärbung beobachtete URBACH in frisch entstandenen Knötchen bräunlich-rote Substanzen, staubförmig um die Gefäße angeordnet, nicht doppeltbrechend. In älteren und größeren Knoten waren teilweise doppeltbrechende Lipoide diffus durch die Grundsubstanz verteilt. Selbst in klinisch normal aussehender Haut fand er in den Gefäßwänden Lipoideinlagerungen. Ähnliche Befunde wurden in den anderen vier Fällen gemacht. LAYMON und HERZBERG, die Schnitte polariskopisch untersuchten, stellten ebenfalls doppeltbrechende Substanzen fest.

Chemische Gewebsanalyse. URBACH fand den Cholesteringehalt in Hautknoten fast um das Fünffache erhöht und in klinisch unveränderter Haut verdoppelt. Die Erhöhung betraf vor allem das freie Cholesterin, da das Verhältnis von freiem zu verestertem Cholesterin 3:1 war, im Gegensatz zu Xanthomen, bei denen das Verhältnis zwischen 1:3 und 1:5 lag. SOBEL und POLLOCK erhielten in einem Hautknoten normale Werte für verestertes Cholesterin, aber eine dreifache Vermehrung des freien Cholesterins. Sie berichteten die folgenden Werte per 100 mg frischen Gewebes: In der Haut einer normalen Person 0,42 mg freies Cholesterin und 0,25 mg Cholesterinester; in einem Hautknoten ihres Patienten 1,28 mg freies Cholesterin und 0,23 mg Cholesterinester.

Blutchemie. Cholesterinbestimmungen im Serum ergaben normale Werte (LAYMON; HERZBERG) oder subnormale Werte (URBACH; FROST und ANDERSON;

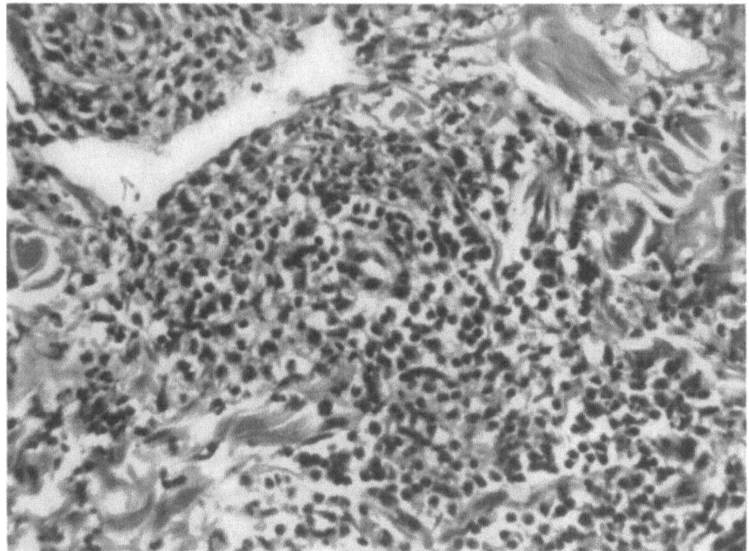

Abb. 71. *Extracelluläre Cholesterinose.* Es besteht ein dichtzelliges Infiltrat, welches aus polymorphkernigen Leukocyten, Lymphocyten und Histiocyten besteht und zahlreiche Kerntrümmer (besonders in unmittelbarer Gefäßnähe) enthält. [HERZBERG, J. J.: Arch. klin. exp. Derm. **205**, 477 (1958), Abb. 6]

SOBEL und POLLOCK). Bei einer elektrophoretischen Analyse der Serumproteine fand HERZBERG eine Verdoppelung des Wertes für Gamma-Globulin.

Pathogenese. URBACH betrachtete eine Störung des Cholesterinstoffwechsels als die Ursache der extracellulären Cholesterinose. Als Beweis dafür führte er an, daß er schon in ganz frischen Efflorescenzen eine Ablagerung von freiem Cholesterin in und um die Gefäßwände beobachten konnte. LAYMON akzeptierte diese Auffassung. SOBEL und POLLOCK nahmen auf Grund der mehrmals gefundenen niedrigen Serum-Cholesterinwerte an, daß aus unbekannten Gründen das Blut nicht die Fähigkeit besitze, normale Mengen von Cholesterin in Lösung zu halten. Daher werde das Cholesterin in das Gewebe ausgeschieden. Da das Gewebe das Cholesterin nicht in normaler Weise abbauen kann, bilden sich keine Schaumzellen, sondern es entsteht eine schwere entzündliche Reaktion, wie zu einem Fremdkörpermaterial.

Gegen die Auffassung, daß die extracelluläre Cholesterinose eine primäre Lipoidose sei, trat zuerst WEIDMAN auf, der die Möglichkeit erwog, daß es sich dabei um ein Erythema elevatum diutinum mit mehr oder weniger zufälliger Einlagerung von Lipoiden handele. Diese Auffassung hat HERZBERG recht überzeugend begründet. Er legte dar, daß sowohl klinisch als auch histologisch, abgesehen von der Lipoidinfiltration, die extracelluläre Cholesterinose dem Erythema elevatum diutinum äußerst ähnlich sei. Dabei wies er auf zwei eigene Fälle von Erythema elevatum hin und auf die eingehende Studie des Erythema elevatum diutinum durch HABER. Klinisch hätten die Krankheitsherde bei beiden Krankheiten nicht nur das gleiche Aussehen, sondern auch die gleiche Lokalisation und den gleichen Verlauf. Histologisch liege beiden Krankheiten eine allergische Vasculitis zugrunde, wie aus den schweren Schäden am Capillarsystem und dem Zerfall von Leukocyten, der sog. Leukocytoklasie, geschlossen werden könne. Die Lipoidinfiltration sah HERZBERG als einen sekundären, durch Hypoxämie im geschädigten Gewebe hervorgerufenen Vorgang an. Zugunsten seiner Auffassung von der Einheit beider Krankheiten führte HERZBERG auch einen von DEGOS u. Mitarb. als Erythema elevatum diutinum beschriebenen Fall an, bei dem die Krankheitsherde ausgedehnte, nicht doppeltbrechende Lipoidinfiltrationen enthielten, die von DEGOS u. Mitarb. als eine Sekundärerscheinung betrachtet wurden.

Behandlung. Mehrere Male wurde Besserung der Hautknoten nach fraktionierter Röntgenbestrahlung beobachtet (URBACH; FROST und ANDERSON; SOBEL und POLLOCK). Temporäre Besserung durch ACTH und Cortison wurde von HERZBERG beobachtet.

3. Xanthelasma palpebrarum

Das Xanthelasma palpebrarum, das sich durch leicht erhabene, scharf begrenzte, weiche, gelblich-braune Infiltrate an den Augenlidern auszeichnet, ist das häufigste äußere Anzeichen der primären Hypercholesterinämie (primäre hypercholesterinämische Xanthomatose) (ADLERSBERG, PARETS und BOAS). Andererseits findet es sich nicht selten bei Patienten, die keine Hypercholesterinämie aufweisen und in deren Familie ebenfalls keine Hypercholesterinämie besteht. Es ist wahrscheinlich, daß in solchen Fällen das Xanthelasma eine „forme fruste" der primären hypercholesterinämischen Xanthomatose darstellt.

Vorkommen. Das Xanthelasma palpebrarum bildet sich gewöhnlich erst nach dem 40. Lebensjahr aus. Es kommt bei Frauen zweimal so häufig vor wie bei Männern (EPSTEIN u. Mitarb.). In Reihenuntersuchungen an 568 älteren, in Instituten lebenden Patienten, von denen 345 nichtjüdisch und 223 jüdisch waren, fand ROBINSON, daß Xanthelasmata bei 17,4% der Juden vorhanden waren, aber nur bei 4% der Nichtjuden. In einer Familienanalyse von 35 Patienten, die außer Xanthelasmata keine Anzeichen von Xanthomata hatten, stellten EPSTEIN u. Mitarb. bei 43% ein familiäres Vorkommen von Xanthelasmata fest, aber nie ein Vorkommen von Xanthomata. Außerdem bestand bei 30% der Patienten eine Familiengeschichte von Coronarerkrankung.

Serumlipoide. Hypercholesterinämie besteht auf Grund von Literaturangaben bei 30—60% der Patienten mit Xanthelasma ohne Xanthomatose. POLANO (1940) wies mit Recht darauf hin, daß Untersucher, die ihre Fälle aus einer inneren Klinik auswählten, wohl häufiger Hypercholesterinämie bei Xanthelasma anträfen als er selbst, der seine Fälle in einer sonst gesunden Bevölkerungsgruppe antraf. POLANO (1936, 1940) fand eine Erhöhung der Serum-Cholesterinwerte bei 30% unter 27 Patienten, CURTIS und BERGER bei 58% unter 26 Patienten, FOWLKES und FORBES bei 52% unter 25 Patienten, EPSTEIN u. Mitarb. bei 47% unter 35 Patienten und MONTGOMERY bei ungefähr 40% unter 182 Patienten.

Untersuchungen der Beta-Lipoproteine mittels der Ultrazentrifuge durch EPSTEIN u. Mitarb. bei 35 Patienten mit Xanthelasma ergab ungefähr dieselbe Verteilung von hohen und niedrigen Werten in der Sf 10—20-Klasse wie bei einer ähnlichen Gruppe der allgemeinen Bevölkerung. Die Xanthelasma-Patienten mit hohen Serum-Cholesterinwerten zeigten, wie auf Grund der Hypercholesterinämie zu erwarten war, erhöhte Werte in der *Sf* 1—10-Klasse.

Herz- und Gefäßerkrankungen. MONTGOMERY fand bei ungefähr 25% seiner
182 Patienten mit Xanthelasma ohne Xanthomatose Herz- und Gefäßschäden.
Erwartungsgemäß stieg das Vorkommen mit dem Alter der Patienten. EPSTEIN
u. Mitarb. beobachteten unter ihren 35 Patienten klinische Anzeichen von
Coronarkrankheit bei 20%, abnorme Elektrokardiogrammbefunde bei 34% und
erhöhten Blutdruck bei 29%. POLANO (1940) wies auf die Häufigkeit von Blutdruckerhöhungen unter seinen Patienten mit Xanthelasma hin, nämlich 60%
unter 15 Patienten.

Pathogenese. POLANO (1936, 1940) schreibt das Entstehen des Xanthelasma
palpebrarum in erster Linie einem lokalen Faktor zu und spricht von lokaler
Cholesterinophilie. Dabei werde aber das Zustandekommen in einigen Fällen durch
das Bestehen einer Hypercholesterinämie gefördert. Wegen der häufigen Blutdruckerhöhung glaubt POLANO, daß der lokale Faktor, der das Xanthelasma hervorruft, ein Symptom einer mehr allgemeinen Störung sei. EPSTEIN u. Mitarb.
neigen der Ansicht zu, daß Patienten mit einfachem Xanthelasma eine milde
Form („forme fruste") von primärer hypercholesterinämischer Xanthomatose
haben.

Obwohl das einfache Xanthelasma meistens gutartig verläuft, soll man bei
Personen mit Xanthelasma eine Familienanamnese aufnehmen und besonders
fragen, ob Verwandte des Patienten Haut- oder Sehnenxanthome oder Herzbeschwerden gehabt haben; dann soll man den Patienten auf Xanthome untersuchen und ferner den Cholesterinspiegel im Serum bestimmen. Wenn diese
Untersuchungen normal ausfallen, kann man dem Patienten versichern, daß
die Xanthelasmata in seinem Falle harmlos sind (LEVER).

4. Naevoxanthoendotheliom

Obwohl das Naevoxanthoendotheliom im Kindesalter die häufigste Xanthomart darstellt (CROCKER; HELWIG und HACKNEY), wird es von URBACH in seinem
Handbuchbeitrag nicht gesondert erwähnt. Vielmehr reiht er die wenigen damals
beschriebenen Fälle (MCDONAGH; ARZT) unter die Xanthomatose ein. Heute ist
das Naevoxanthoendotheliom eine wohlumschriebene Hauterkrankung. Seine
nosologische Stellung ist allerdings noch umstritten. Die meisten Autoren betrachten es als eine Erkrankung sui generis (NOMLAND, HELWIG und HACKNEY;
NÖDL). Einige setzen es jedoch in Beziehung zur Hand-Schüller-Christianschen
Krankheit (THANNHAUSER; CROCKER; NILSBY; MAUMENEE; NEWELL; LEVER)
und andere zum Histiocytom (LE COULANT u. Mitarb.; GREITHER und TRITSCH;
HASSENPFLUG).

Geschichte. Der erste Fall wurde von KÖBNER im Jahre 1888 unter dem Namen „Xanthoma multiplex entwickelt aus Naevi vasculoso-pigmentosi" beschrieben. Im Jahre 1912
berichtete MCDONAGH über fünf eigene sowie vier der Literatur entnommene Fälle unter dem
Namen Naevoxanthoendothelioma. Er nahm an, daß es sich um Endotheliome handelte,
in denen bei ihrer Rückbildung eine fettige Degeneration stattgefunden hatte. ARZT führte
im Jahre 1918 die Bezeichnung juveniles Xanthom ein und grenzte dieses von der Xanthomatose ab, eine Unterscheidung, die von vielen Seiten, u. a. von URBACH, nicht eingehalten
wurde. Erst die 1936 erschienene Arbeit von SENEAR und CARO stellte das Naevoxanthoendotheliom wieder als eine Krankheitseinheit auf. Seitdem ist die Krankheit mehrere Male
eingehend beschrieben worden, u. a. von LAMB und LAIN, LAYMON und SCHOCH, und von
NOMLAND. NOMLAND fand im Jahre 1954 insgesamt Berichte von 42 Fällen in der amerikanischen Literatur. Kürzlich haben HELWIG und HACKNEY über 140 Fälle berichtet, von denen
Schnitte im Armed Forces Institute of Pathology vorhanden waren. Die Krankheit ist also
keineswegs selten. Da es klar wurde, daß es sich nicht um ein Endotheliom handelte, wurden
andere Bezeichnungen vorgeschlagen, wie Xanthelasma naeviforme von POLANO und juveniles

Xanthogranulom von HELWIG und HACKNEY. Es erscheint aber ratsam, den Namen Naevoxanthoendotheliom beizubehalten, da er diese Krankheit klar von anderen Arten von Xanthomen abgrenzt.

Klinisches Bild. Das Naevoxanthoendotheliom ist eine gutartige, nicht erbliche Erkrankung, die sich ausschließlich bei Säuglingen und Kleinkindern entwickelt. Es bestehen Knötchen, die gewöhnlich weniger als 1 cm, gelegentlich aber 2—4 cm groß sind, wie in den Fällen von LAMB und LAIN, HELWIG und HACKNEY, und NÖDL. Oft findet man nur einen einzelnen Krankheitsherd (CROCKER; HELWIG und HACKNEY). In anderen Fällen bestehen aber mehrere und manchmal weit über 100 Knötchen (MCDONAGH; WISE; HELWIG und HACKNEY).

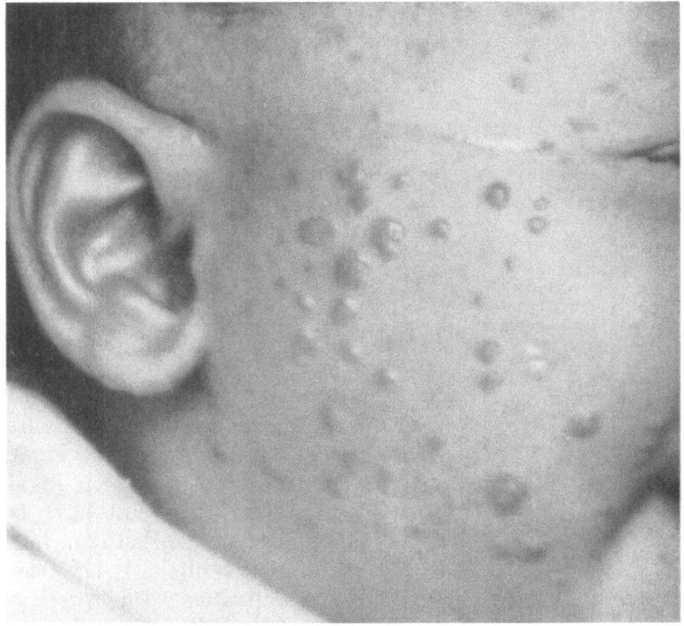

Abb. 72. *Naevoxanthoendotheliom.* Zahlreiche weiche, abgeflachte, gelbliche Knötchen an der Wange eines Säuglings. [NOMLAND, R.: J. invest. Derm. **22**, 207 (1954), Abb. 1]

Unter den von HELWIG und HACKNEY berichteten Fällen waren 106 mit einem einzelnen Krankheitsherd und 31 mit mehreren. Kleinere Knötchen sind oft halbkugelig, größere plateauartig (Abb. 72). Sie haben zuerst eine rötliche Farbe, später sind sie orangefarben oder gelblich. Die Knötchen haben eine weiche Konsistenz und ulcerieren nicht. Sie stehen gelegentlich in Gruppen, ohne aber zu konfluieren (Abb. 73). Sie haben keine besondere Prädilektionsstellen. Recht häufig jedoch findet man sie am Gesicht, einschließlich der Augenlider (MCDONAGH; SENEAR und CARO: LAYMON und SCHOCH; SOEHRING). Auch die Kopfhaut ist oft befallen.

Bei fast einem Drittel der Patienten sind die Hauterscheinungen schon bei der Geburt vorhanden (HELWIG und HACKNEY) und bei einem weiteren Drittel treten sie während der ersten 6 Monate nach der Geburt auf (NOMLAND). Nur selten beginnen sie nach dem 2. Lebensjahr. Der älteste Patient war beim Beginn der Krankheit 9 Jahre alt (HELWIG und HACKNEY). Die Knötchen vergrößern und vermehren sich über mehrere Monate und selbst Jahre hin. Während ältere Knötchen heilen, können neue auftreten. Meistens sind im Alter von 3—5 Jahren alle Erscheinungen abgeklungen. Nur sehr selten finden sich Knötchen bis in das erwachsene Alter hinein; aber bei BLOQUIAUXs Patient waren im Alter von 17 Jahren und bei KÖBNERs Patient im Alter von 27 Jahren noch Hauterscheinungen vorhanden. Kleinere Herde heilen spurlos ab. Größere können Atrophie hinterlassen (NOMLAND).

Befall außerhalb der Haut. Die Schleimhäute sind nur äußerst selten befallen. Jedoch beobachteten CROCKER ein Knötchen am harten Gaumen und HELWIG und HACKNEY je einmal ein Knötchen an der Zunge, der Wangenschleimhaut, dem Labium majus und der Glans penis.

Bei sechs Patienten war außer der Haut die Iris eines Auges befallen (BLANK u. Mitarb.; MAUMENEE; NEWELL, Fall 1; HELWIG und HACKNEY, zwei Fälle; LEVER) und bei einem Patienten war die Iris ausschließlich befallen (NEWELL Fall 2). In diesen sieben Fällen zeigte die Iris entweder umschriebene (BLANK u. Mitarb.) oder diffuse (NEWELL) Infiltrierung. In einem Fall (NEWELL, Fall 1) bestand neben dem Befall der Iris auch eine circumscripte Lipoidinfiltration der bulbären Bindehaut. Sekundäres Glaukom (BLANK u. Mitarb.; NEWELL; LEVER) und Blutung in die vordere Augenkammer (MAUMENEE; NEWELL) können vorkommen. In zwei Fällen wurde wegen Sarkom- bzw. Melanomverdacht das Auge enucleiert (BLANK u. Mitarb.; NEWELL). Das histologische Bild des Naevoxanthoendothelioms in der Iris ist dasselbe wie in der Haut (s. u.).

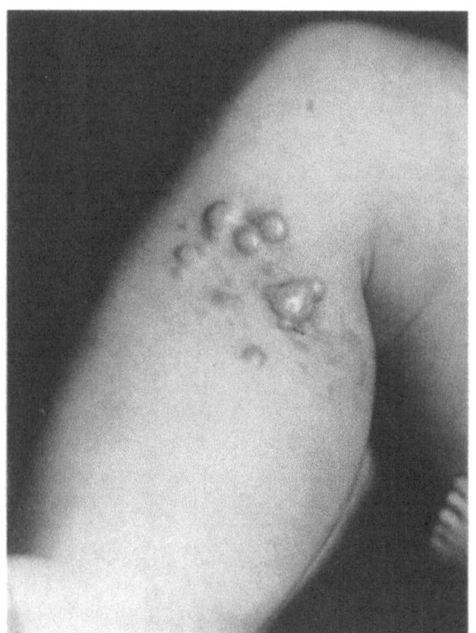

Abb. 73. *Naevoxanthoendotheliom.* Die Knötchen sind in einer Gruppe angeordnet, ohne zu konfluieren. [MONTGOMERY, H., u. A. E. OSTERBERG: Arch. Derm. Syph. (Chicago) **37**, 371 (1938), Abb. 1a]

Interne Herde wurden in vier Fällen festgestellt. LAMB und LAIN berichteten über ein Mädchen, bei dem im Alter von 3 Monaten zahlreiche Knötchen an der Haut auftraten. Im Alter von einem Jahr entwickelten sich Fieber, Dyspnoe und eine Vergrößerung der Leber. Röntgenologische Untersuchung der Lungen ergab zahlreiche umschriebene Infiltrate. Nach einigen Monaten trat Besserung ein. Im Alter von 5 Jahren war das Kind in gutem Allgemeinzustand, zeigte aber immer noch zahlreiche Hautknötchen. HELWIG und HACKNEY berichteten über einen Säugling, bei dem über 100 Hautknötchen bestanden und der im Alter von 5 Monaten an Diarrhöe, Dehydrierung und Gewichtsverlust starb. Bei der Sektion fanden sich einige „Xanthogranulome" in den Hoden und Lungen. Auch NÖDL beobachtete bei einem Fall Hodenschwellung und ein diffuses Lungeninfiltrat. Außerdem traten mehrere durch die Bauchdecke palpierbare Knoten auf, die dem großen Netz anzugehören schienen. Bei einem von LEVER mitgeteilten Fall von Naevoxanthoendotheliom bestand erhebliche Vergrößerung der Leber. (Über die Beziehung dieser vier Fälle zur Hand-Schüller-Christianschen Krankheit siehe unter Pathogenese.)

Histologie. Eine deutliche Ähnlichkeit besteht zwischen den histologischen Befunden beim Naevoxanthoendotheliom und bei der Hand-Schüller-Christianschen Krankheit. Man kann beim Naevoxanthoendotheliom, analog der Hand-Schüller-Christianschen Krankheit, verschiedene Stadien erkennen: ein proliferatives, ein xanthogranulomatöses und ein fibröses Stadium (THANNHAUSER; LAMB und LAIN). Im ersten Stadium findet man eine Proliferation von Histiocyten und Capillaren (Abb. 74). In diesem Stadium kann Lipoideinlagerung fehlen, wie z. B. in den Fällen von JACOBI und GRUND und NÖDL. Lipidisierung tritt meistens recht früh ein und man findet dann außer lipoidhaltigen Histiocyten gewöhnlich, jedoch nicht immer, auch Schaumzellen. Daneben können zwei Arten von Riesenzellen vorkommen: sog. Touton-Riesenzellen mit zirkulär angeordneten Kernen und schaumigem Cytoplasma und Fremdkörperriesenzellen

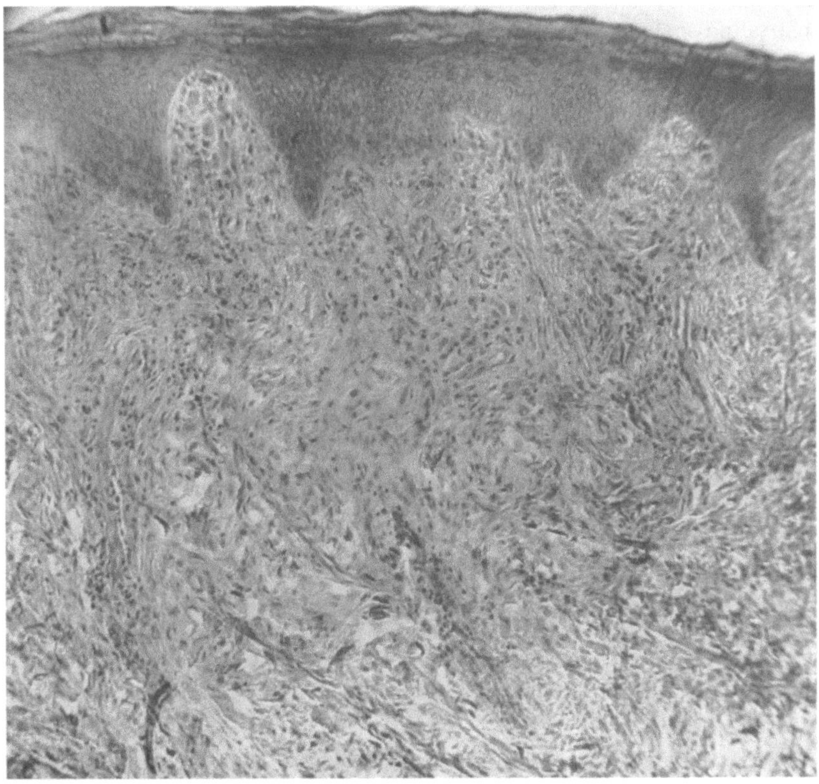

Abb. 74. *Naevoxanthoendotheliom.* Frühes Stadium. Es besteht eine Proliferation von Histiocyten und Capillaren. Einige Schaumzellen sind in dem Infiltrat vorhanden. (Vergr. 40mal.) [NOMLAND, R.: J. invest. Derm. **22**, 207 (1954), Abb. 4]

mit unregelmäßig angeordneten Kernen (Abb. 75). Die letzteren wurden früher als Endothelriesenzellen betrachtet (McDONAGH; MONTGOMERY und OSTERBERG). Ein ausgesprochenes entzündliches Infiltrat fehlt gewöhnlich. Einige Lymphocyten sind jedoch oft vorhanden und gelegentlich auch Eosinophile (POLANO; SOEHRING; HELWIG und HACKNEY; NÖDL). Ältere, sich rückbildende Knötchen zeigen zunehmende Fibrose.

Blutchemie. Die Werte für Serum-Cholesterin und Phospholipoide sind stets normal. CROCKER wie auch HELWIG und HACKNEY weisen darauf hin, daß gelegentlich eine Erhöhung der Serum-Carotinoidwerte besteht.

Pathogenese. Die ursprüngliche Auffassung, daß das Naevoxanthoendotheliom ein Endotheliom sei (McDONAGH; WISE), wird heute nicht mehr vertreten. Die meisten Autoren sehen das Naevoxanthoendotheliom als eine besondere Form von juvenilem Xanthom an, das wegen seiner gutartigen Prognose streng von der Hand-Schüller-Christianschen Krankheit zu trennen sei (POLANO; LAYMON und SCHOCH). HELWIG und HACKNEY betonen diese Trennung ebenfalls und da sie glauben, daß es sich um ein Granulom handele, haben sie die Bezeichnung juveniles Xanthogranulom vorgeschlagen.

Die Ansicht, daß das Naevoxanthoendotheliom eine Form von Histiocytom sei (LE COULANT u. Mitarb.; GREITHER und TRITSCH; HASSENPFLUG), hat vielleicht histologisch eine gewisse Stützung, da ja auch beim Histiocytom Histiocyten, Schaumzellen, Fibroblasten und gelegentlich Fremdkörperriesenzellen auftreten. Klinisch ist jedoch das Verhalten ein anderes, da Histiocytome sich wohl nur sehr selten spontan zurückbilden.

In den letzten Jahren hat die Ansicht, daß das Naevoxanthoendotheliom eine forme fruste der Hand-Schüller-Christianschen Krankheit sei, viel Zustimmung

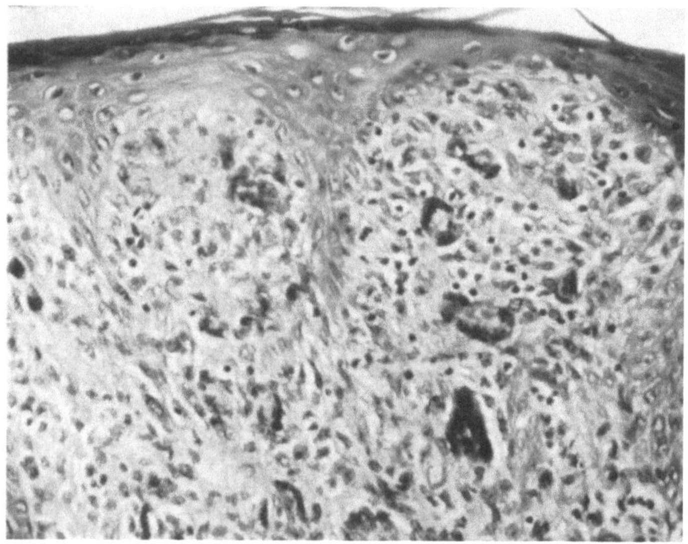

Abb. 75. *Naevoxanthoendotheliom.* Spätes Stadium. Das Infiltrat besteht aus Histiocyten, Schaumzellen und Fremdkörperriesenzellen. [MONTGOMERY, H., u. A. E. OSTERBERG: Arch. Derm. Syph. (Chicago) **37**, 371 (1938), Abb. 1b]

gefunden. LAMB und LAIN (1937) waren die ersten, die auf Grund ihres Falles mit Lungen- und Leberveränderungen diese Möglichkeit erwogen. THANNHAUSER, der auf die große histologische Ähnlichkeit der beiden Krankheiten hinwies, bezeichnete das Naevoxanthoendotheliom als die monosymptomatische Variante der Hand-Schüller-Christianschen Krankheit, die nur die Haut befalle und daher eine gute Prognose habe. Er schlug vor, daß Fälle mit Befall innerer Organe, wie der Fall von LAMB und LAIN, als Hand-Schüller-Christiansche Krankheit bezeichnet werden. CROCKER vermutete ebenfalls eine ähnliche Ätiologie für beide Krankheiten. Er hielt aber eine Trennung ratsam wegen der unterschiedlichen Prognose. NILSBY sah das Naevoxanthoendotheliom als die rein cutane Form der Hand-Schüller-Christianschen Krankheit an und wies darauf hin, daß, wie z. B. in dem von THELANDER beschriebenen Falle, die Hand-Schüller-Christiansche Krankheit als ein Naevoxanthoendotheliom beginnen kann. THELANDERs Patient hatte im Alter von 3 Monaten xanthomatöse Knötchen am Kopf. Diese vermehrten sich. Im Alter von 6 Monaten trat Vergrößerung der Leber und Milz auf. Anämie, Fieber und Leukopenie folgten und im Alter von 14 Monaten starb das Kind. Die Sektion ergab eine weitverbreitete Hand-Schüller-Christiansche Krankheit. MAUMENEE betrachtete das Naevoxanthoendotheliom ähnlich wie das eosinophile Granulom als eine mono- oder oligosymptomatische Form der Hand-Schüller-Christianschen Krankheit, eine Ansicht, der auch NEWELL und LEVER zustimmen.

Differentialdiagnose. Um das Bestehen einer Hand-Schüller-Christianschen Erkrankung auszuschließen, ist es ratsam, besonders in Fällen mit zahlreichen Knötchen, eine gründliche klinische Untersuchung vorzunehmen und Röntgenaufnahmen der Lungen, des Schädels wie auch anderer Knochen vorzunehmen und solche Untersuchung möglicherweise später zu wiederholen.

Klinisch besteht gelegentlich Ähnlichkeit mit der Urticaria pigmentosa (McDONACH; WISE; POLANO), doch führt eine histologische Untersuchung rasch zur Klärung.

Behandlung. Eine wirksame Behandlung außer Excision besteht nicht. Die Knötchen sprechen auf Röntgenbehandlung nicht an.

C. Ablagerung von Urat

Gicht

Im Jadassohnschen Handbuch findet sich keine Besprechung des klinischen oder des histologischen Bildes der Gicht. In seiner Abhandlung über „Stoffwechsel und Haut" bespricht LUTZ kurz die chemische Zusammensetzung der Uratablagerungen und die Pathogenese der Gicht, wobei er es offenläßt, wieweit dabei dem erhöhten Harnsäuregehalt des Blutes, einer besonderen Gewebsaffinität und einer Nierenfunktionsstörung eine Bedeutung zukommt. Eine Beziehung zwischen Gicht und Ekzem, damals noch von mehreren Autoren erwogen, lehnt LUTZ ab.

Da Hauterscheinungen bei der Gicht von Bedeutung sind, scheint eine Besprechung angebracht, obwohl die Gicht nicht direkt in den Behandlungsbereich des Dermatologen fällt. So ist es auch zu erklären, daß in den letzten 30 Jahren nur eine einzige Arbeit über die Gicht in der dermatologischen Literatur erschienen ist, von GOTTRON und KORTING verfaßt.

Klinisches Bild

Klinischer Verlauf. Der Verlauf der Gicht kann in drei Stadien eingeteilt werden: die asymptomatische Gichtanlage, die Gichtanfälle, die durch asymptomatische interkritische Phasen voneinander getrennt sind, und die chronische Arthritis (ZÖLLNER). Das Durchschnittsalter beim Beginn der Krankheit ist ungefähr 40 Jahre. Doch kann die Gicht gelegentlich schon in jugendlichen Jahren beginnen (McCRACKEN u. Mitarb.). Die ersten Gichtanfälle sind gewöhnlich auf ein Gelenk beschränkt, am häufigsten auf das metatarso-phalangeale Gelenk einer großen Zehe. Spätere Anfälle können mehrere Gelenke befallen. Zwischen den Anfällen, in den interkritischen Phasen, ist der Patient asymptomatisch. Im Laufe der Jahre kommt es durch zunehmende Harnsäureablagerungen in vielen Gelenken zu einer deformierenden Arthritis und außerhalb der Gelenke zur Ausbildung von Tophi. Im Stadium der chronischen Arthritis werden akute Anfälle seltener und hören schließlich ganz auf.

Hauterscheinungen. Hauttophi bilden sich nur selten vor oder während der ersten Anfälle aus. In einem von KAISER beschriebenen Fall waren allerdings an den Fingern über 40 Gichtknötchen vorhanden, ohne daß der Patient je Anfälle von Gelenkschmerzen gehabt hatte. Gewöhnlich erscheinen sie erst im chronischen Stadium, 10—30 Jahre nach Beginn der Krankheit, wenn schon beträchtliche

Gelenkdeformierungen bestehen. Im Endstadium sind Tophi fast immer vorhanden (HENCH). Da die in der Literatur beschriebenen Serien von Gichtkranken frühe und späte Fälle einschließen, wird in solchen Serien das Vorkommen von Tophi auf 40—50% angegeben. McCRACKEN u. Mitarb. fanden bei 702 der Literatur entnommenen Fällen, daß 46% der Patienten cutane oder subcutane Tophi hatten. Über 80% der Patienten mit Tophi hatten, gewöhnlich in Verbindung mit anderen Lokalisierungen, Tophi an den Ohren. McCRACKEN u. Mitarb. forderten daher mit Recht, daß bei jedem Fall von Polyarthritis die Ohren inspiziert werden sollten. Tophi an den Ohren gehen vom Ohrknorpel aus. Sie finden sich meistens am oberen Helix oder oberen Anthelix (Abb. 76). Ihre Größe überschreitet nur selten 3—5 mm. Sie sind schmerzlos und zeigen in der Regel keine Geschwürsbildung.

Außerhalb der Ohren finden sich Tophi vor allem in der Nähe der kleinen Gelenke der Hände und Füße, gelegentlich aber auch an den Ellbogen, Knien, Armen und Beinen. Diese Tophi können sich intracutan oder im subcutanen Gewebe bilden, häufig jedoch nehmen sie ihren Ursprung von subcutan gelegenen Sehnen oder Schleimbeuteln. *Intracutane Tophi* (Abb. 77) sind gewöhnlich nur wenige Millimeter groß und finden sich vor allem an der Beugefläche und an den Seiten der Finger (KAISER; BAUER und KLEMPERER; GOTTRON). Sie sind hart, von gelblicher Farbe und können ulcerieren. *Subcutane Tophi* (Abb. 78) finden sich am häufigsten an den Händen und Füßen, wo sie die Haut durchbrechen können. Gelegentlich kommen sie auch an den Armen vor (BUNIM und McEWEN; LICHTENSTEIN u.

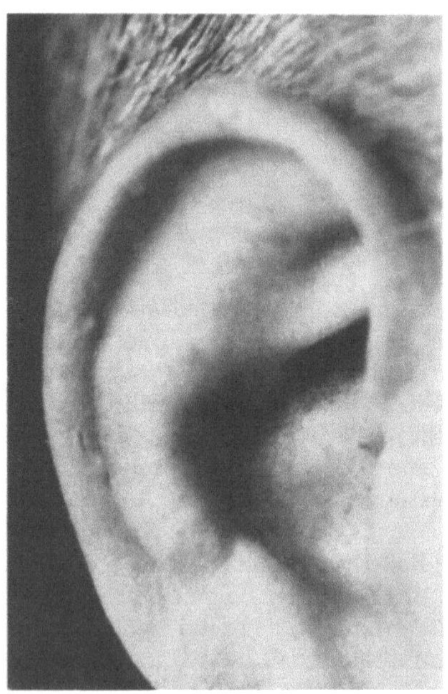

Abb. 76. *Gicht*. Tophi am Helix des Ohres.
(Sammlung J. H. TALBOTT, University of Buffalo)

Mitarb.). Dort können sie mehrere Zentimeter groß werden und besitzen dann eine weiche Konsistenz. Von den *Sehnen ausgehende Tophi* (Abb. 79) trifft man vor allem an den Dorsalflächen der Hände und Füße. Verhältnismäßig häufig sind *Tophi der Schleimbeutel*, besonders der Bursa olecrani (Abb. 80) und Bursa praepatellaris, die dann cystische, mehrere Zentimeter große Schwellungen bilden können (McCRACKEN u. Mitarb.; GOTTRON und KORTING; KOSKOFF u. Mitarb.). Einige Male sind ferner *Ulcera* ohne vorhergehende Tophusbildung beschrieben worden, besonders an den Hacken (CHRISTOPHER und MONROE) und über den Tibiae (BUNIM und McEWEN), die in ihrer Absonderung mikroskopisch nachweisbare Uratkristalle enthielten.

Gelenkerscheinungen. Uratablagerungen finden sich am häufigsten in den Gelenken der Hände und Füße und nur gelegentlich in den Ellbogen-, Knie-, Schulter-, Hüft- und Wirbelgelenken. Die Uratablagerungen, vom Gelenkknorpel ausgehend, dringen in den Gelenkraum wie auch in die Knochensubstanz ein und zerstören so Gelenke und Knochen. Sodann werden die periartikulären Gewebe wie die Synovialmembran, Bänder und Sehnen befallen, so daß schließlich schwere Gelenkzerstörungen zustande kommen, die zu Subluxationen und Ankylosen führen können.

Andere Krankheitserscheinungen. In seltenen Fällen finden sich Tophi in den Tarsalpatten der Augenlider, in der Sklera, der Hornhaut, dem Augenhintergrund (GOTTRON und KORTING), an den Herzklappen (BUNIM und McEWEN;

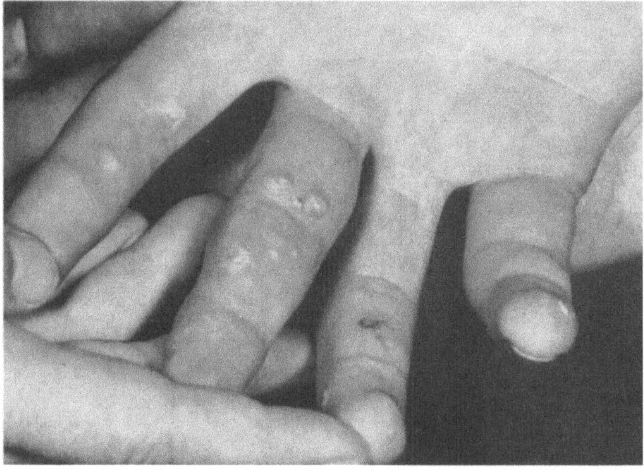

Abb. 77. *Gicht.* Intracutane Tophi. [GOTTRON, H. A., u. G. W. KORTING: Arch. klin. exp. Derm. **204**, 483 (1957), Abb. 2]

TRAUT u. Mitarb.) und im Rückenmarkskanal (KOSKOFF u. Mitarb.). Von großer klinischer Bedeutung sind Nierenveränderungen, die oft durch Urämie oder

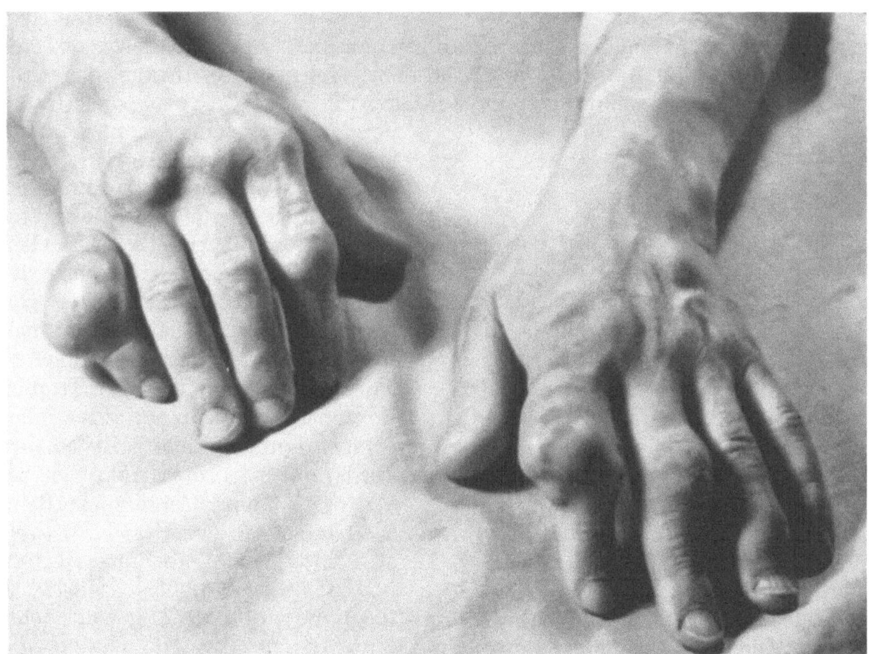

Abb. 78. *Gicht.* Subcutane Tophi. (Sammlung J. H. TALBOTT, University of Buffalo)

Hypertonie den Tod herbeiführen. Uratablagerungen in den Nierentubuli können nämlich zu Pyelonephritis führen (BROWN und MALLORY) sowie zu arteriosklerotischer Schrumpfung (LICHTENSTEIN u. Mitarb.). Gelegentlich bilden sich Uratsteine im Nierenbecken.

Vererbung. Ein familiäres Vorkommen kann bei ungefähr 15% der Patienten festgestellt werden (Brøchner-Mortensen 11%; McCracken u. Mitarb. 18%). Erhöhte Serum-Harnsäurewerte kommen bei ungefähr 25% der Verwandten von Gichtpatienten vor (Talbott). Die Stoffwechselstörung wird anscheinend als einzelner, dominanter Faktor mit unvollständiger Penetrierung vererbt (Stecher u. Mitarb.). Das vererbte Merkmal ist nicht geschlechtsgebunden, so daß Hyperurikämie auch bei den weiblichen Mitgliedern von Gichtfamilien häufig auftritt. Jedoch ist der Anteil des weiblichen Geschlechts unter den klinisch in Erscheinung tretenden Fällen von Gicht nur 5% (Gutman 1953).

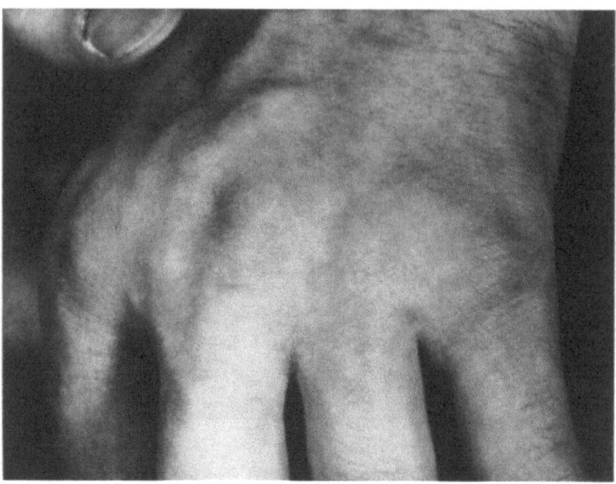

Abb. 79. *Gicht.* Von Sehnen ausgehende Tophi, die zum Teil hintereinander perlschnurartig aufgereiht sind. [Gottron, H. A., u. G. W. Korting: Arch. klin. exp. Derm. **204**, 483 (1957), Abb. 4]

*Laboratoriums-
untersuchungen*

Nachweis von Urat. Da Tophi den Heberdenschen Knoten, den juxtaarticulären Knoten von Syphilis sowie Fibromen ähnlich sehen können, soll eine Diagnose von Tophus möglichst nur nach dem Nachweis von Uraten oder nach histologischer Untersuchung gestellt werden. Für den Nachweis von Uraten genügt es oft, einen Tophus anzustechen und einen Abstrich herzustellen, in dem man dann mikroskopisch die nadel- oder wetzsteinförmigen Uratkristalle feststellen kann. Recht einfach ist auch der Nachweis von Uraten mittels der Murexid-Probe. Hierfür mischt man das Untersuchungsmaterial in einer Porzellanschale mit einigen Tropfen konzentrierter Salpetersäure. Man erhitzt dann, bis alle Salpetersäure verdampft ist. Nach Abkühlen befeuchtet man mit Ammoniak. Beim Vorhandensein von Urat entwickelt sich eine tief violette Farbe (Bauer und Klemperer).

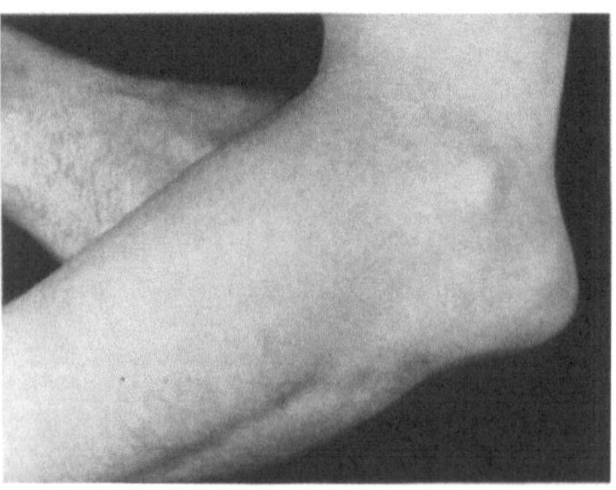

Abb. 80. *Gicht.* Tophus der Bursa olecrani. [Gottron, H. A., u. G. W. Korting: Arch. klin. exp. Derm. **204**, 483 (1957). Abb. 4]

Histologische Untersuchung. Für die histologische Untersuchung von Gichttophi ist Alkoholfixierung der Formalinfixierung vorzuziehen, da letztere die charakteristischen Uratkristalle zerstört und lediglich eine amorphe Masse hinterläßt (de Galantha; Sherman). Aber selbst bei Formalinfixierung ist das histologische Bild äußerst charakteristisch, da sich um die unregelmäßig geformten Uratablagerungen eine Zone von Fremdkörperriesenzellen befindet, vermischt mit Histiocyten und Lymphocyten (Abb. 81). Es wird jetzt allgemein

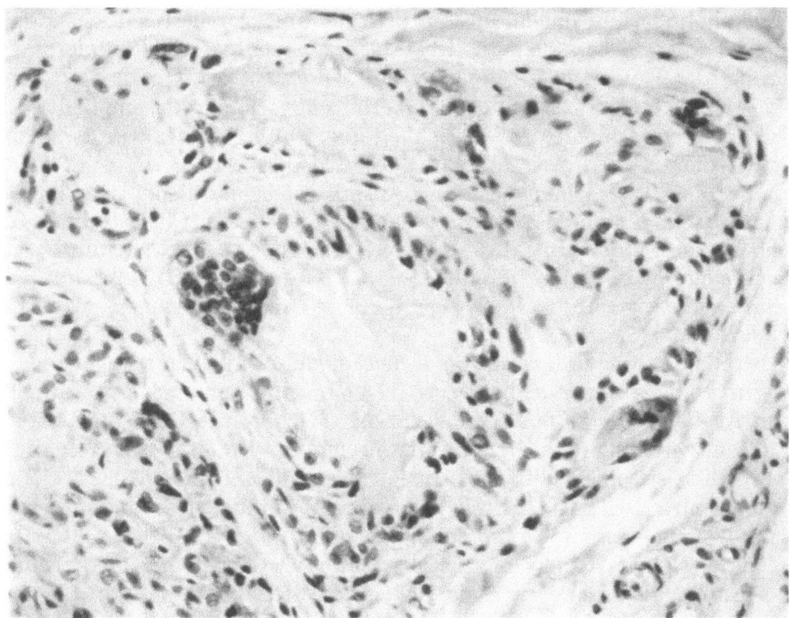

Abb. 81. *Gicht.* Die Uratablagerungen sind von einem Inlfiltrat umgeben, das neben Lymphocyten und Histiocyten zahlreiche Fremdkörperriesenzellen enthält. (Vergr. 265mal.) [GOTTRON, H. A. u. G. W. KORTING: Arch. klin. exp. Derm. **204**, 483 (1957), Abb. 7]

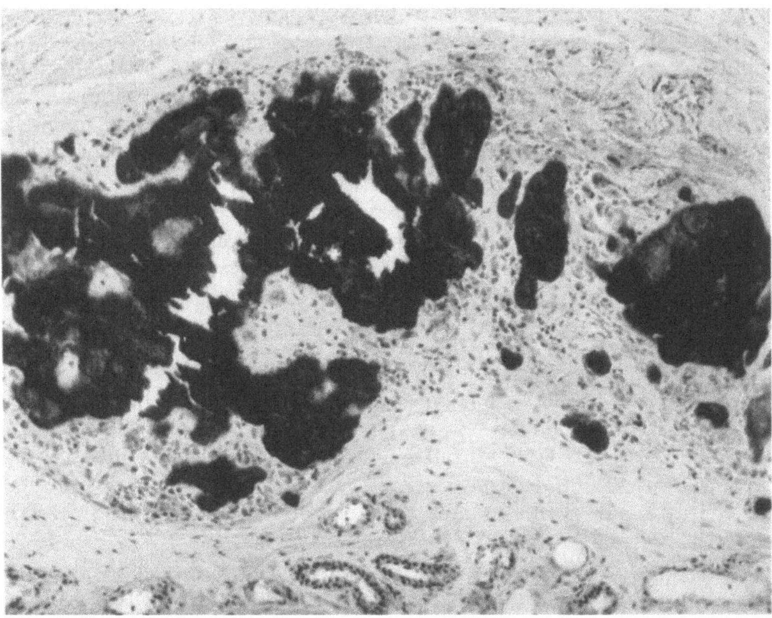

Abb. 82. *Gicht.* Die Uratablagerungen zeigen eine olivgrüne Farbe bei Alkoholfixierung und Anstellung des Romeisschen Mononatrium-Uratnachweises. (Vergr. 116mal.) [GOTTRON, H. A., u. G. W. KORTING: Arch. klin. exp. Derm. **204**, 483 (1957), Abb. 9]

angenommen, daß die Ablagerung der Harnsäurekristalle in unverändertes Gewebe erfolgt und die Gewebsumwandlung sekundären Charakters ist (GOTTRON und KORTING).

11*

Bei Alkoholfixierung zeigen die Uratkristalle im polarisierten Licht Doppeltbrechung. Ferner färben sich die Uratablagerungen bei Alkoholfixierung und Ausführung des Romeisschen Mononatrium-Uratnachweises gesättigt olivgrün (Abb. 82) (GOTTRON und KORTING). Silberimprägnation ergibt ein dichtes Netz, das an Gitterfasern erinnert, in Wirklichkeit aber durch die Struktur der Kristalle bedingt ist, die argentaffin sind (GRÜN; DE GALANTHA).

Sudanfärbung kann einen positiven Ausfall geben, da Tophi oft Cholesterin enthalten (GOTTRON und KORTING). Auch chemisch kann Cholesterin in Tophi oft nachgewiesen werden (BUNIM u. Mitarb.). Die Kossa-Reaktion zum Nachweis von Kalkniederschlägen ist gewöhnlich negativ (GOTTRON und KORTING). Jedoch können Calciumablagerungen innerhalb der Uratablagerungen vorkommen (LICHTENSTEIN u. Mitarb.).

GOTTRON und KORTING konnten ferner in den Uratablagerungen das Vorhandensein von sauren Mucopolysacchariden nachweisen und zwar durch den positiven Ausfall der kombinierten Alcianblau-Perjodsäure-Fuchsinreaktion und durch die Feststellung von Metachromasie bei Anwendung von Toluidinblau. Ferner erhielten sie einen positiven Ausfall der Feulgenreaktion.

Serumchemie. Bei der Gicht besteht eine Erhöhung des Harnsäurespiegels im Serum wie auch in der Gewebsflüssigkeit (BENEDICT u. Mitarb. 1949) und in der Gelenkflüssigkeit (ROPES u. Mitarb. 1940). Die Erhöhung im Serum über den Höchstnormalspiegel von 6 mg/100 cm^3 besteht allerdings zu Beginn der Krankheit manchmal nur vorübergehend und kann selbst während der ersten Gichtanfälle fehlen (HENCH). Normale Serum-Harnsäurespiegel haben keinen diagnostischen Wert bei Patienten, die Aspirin oder Benemid eingenommen haben, da diese Medikamente den Harnsäurespiegel erniedrigen.

Bei elektrophoretischer Untersuchung des Serums fanden ROPES u. Mitarb. (1954) eine leichte Vermehrung der Alpha-Globuline und eine mäßige Vermehrung der Gamma-Globuline mit entsprechender Verminderung der Albumin-Konzentration. Dieses waren dieselben Veränderungen, die diese Autoren auch bei der chronischen Polyarthritis gefunden hatten. GOTTRON und KORTING stellten eine leichte Vermehrung der Alpha-2-Globuline fest und vermuteten, daß diese Vermehrung durch ein gesteigertes Vorkommen von Glykoproteinen hervorgerufen sei. Solche Vermehrung der Alpha-Globuline, besonders der Alpha-Glykoproteine, findet man häufig bei Erkrankungen, die mit entzündlichen Erscheinungen einhergehen; sie ist daher unspezifisch (LEVER, SCHULTZ und HURLEY).

Pathogenese

Die Ursache der Gicht ist eine positive Harnsäurebilanz im Körper. Es ist zwar noch nicht entschieden, ob diese positive Bilanz durch eine vermehrte Synthese von Harnsäure oder durch eine verminderte Ausscheidung der Harnsäure in der Niere zustande kommt, aber auf Grund von Untersuchungen mit radioaktiven Isotopen erscheint eine vermehrte Synthese die wahrscheinlichere Erklärung (TALBOTT).

Eine vermehrte Harnsäuresynthese wurde bei mehreren, nicht aber bei allen Patienten mit Gicht festgestellt. Bei diesen Versuchen wurden Isotope (N^{15}-Glycin, Glycin-1-C^{14}) oral verabreicht und dann die Isotopenmenge bestimmt, die in die Harnsäure eingebaut im Urin ausgeschieden wurde. BENEDICT u. Mitarb. fanden mittels N^{15}-Glycin eine vermehrte Synthese bei zwei Patienten, die eine vermehrte Harnsäurenausscheidung im Urin zeigten, aber eine normale Synthese bei zwei anderen, die normale Mengen von Harnsäure im Urin ausschieden. MULLER und BAUER sowie BISHOP u. Mitarb. untersuchten insgesamt drei

Patienten mit normaler Harnsäureausscheidung im Urin und fanden, daß zwei normale Mengen und einer abnorm hohe Mengen von N^{15} in die Urinharnsäure einbauten. WYNGAARDEN untersuchte die Harnsäure-Synthese mittels kleiner Dosen von Glycin-1-C^{14} bei sieben Gichtpatienten, von denen zwei eine vermehrte und fünf eine normale Harnsäureausscheidung im Urin zeigten. Alle sieben Patienten zeigten einen abnorm hohen Einbau von C^{14} in die im Urin ausgeschiedene Harnsäure. WYNGAARDEN gab der Meinung Ausdruck, daß die Anwendung von kleinen Dosen von Glycin-1-C^{14} eine zuverlässigere Methode darstelle als die Anwendung großer Mengen von N^{15}-Glycin, die von den vorhergehenden Untersuchern verwendet worden waren. Kurz darauf fanden jedoch SEEGMILLER u. Mitarb. wie auch GUTMAN u. Mitarb. selbst bei Anwendung von Glycin-1-C^{14} bei einigen Gicht-Patienten mit normalen Harnsäuremengen im Urin keinen erhöhten Einbau von C^{14}. Auf Grund dieser Ergebnisse hat WYNGAARDEN die Vermutung ausgesprochen, daß die Synthese von Harnsäure aus Glycin ein unregelmäßiger Vorgang sei. Somit könne doch eine vermehrte Synthese von Harnsäure bei allen Patienten mit Gicht vorliegen. Er gibt aber zu, daß bei manchen Gicht-Patienten auch eine Störung in der Ausscheidung der Harnsäure durch die Niere besteht.

Eine verminderte Harnsäureausscheidung auf Grund einer vermehrten tubulären Rückresorption in der Niere wird von HOFFMAN sowie von THANN-HAUSER und von ZÖLLNER als die wesentliche Ursache der Gicht angesehen. Selbst beim normalen Menschen kann die tubuläre Rückresorption der Harnsäure 90% der im Glomerulus ausgeschiedenen Menge betragen. Nun haben zwar COOMBS u. Mitarb. nachweisen können, daß die Harnsäureclearance beim Gichtkranken meist normal ist; aber HOFFMAN weist darauf hin, daß, wenn beim Vorliegen einer Hyperurikämie eine „normale" Ausscheidung bestehe, dieses einer subnormalen Ausscheidung bei normalem Harnsäurespiegel gleichzusetzen sei. Ferner glaubt THANNHAUSER, daß die Clearancetechnik nicht eine zuverlässige Methode darstelle, da schon normalerweise die Rückresorption der Harnsäure so hoch ist, daß Unterschiede zwischen normalen und abnormalen Rückresorptionswerten durch die Clearancemethode nicht erkannt werden können.

Die Ursache der akuten Gichtanfälle ist unbekannt. Es besteht kein direkter Zusammenhang zwischen den Anfällen und der Höhe des Harnsäurespiegels. Das Fehlen eines solchen Zusammenhangs geht auch daraus hervor, daß Colchicin, das bei Gichtanfällen sehr wirksam ist, keinen nachweisbaren Effekt auf den Harnsäurestoffwechsel hat. Es ist wohlbekannt, daß Anfälle oft einem Trauma oder einer psychischen Belastung folgen. HOFFMAN hat vorgeschlagen, daß eine temporäre Nebennierenrindeninsuffizienz im Anschluß an „Stress" der auslösende Faktor sein könne, zumal ACTH selbst in kleinen Dosen bei Gichtanfällen wirksam ist; aber LEVIN u. Mitarb. haben bei ihren Bestimmungen der 11-Oxysteroide im Urin keinen Anhalt für das Bestehen einer Nebennierenrindeninsuffizienz finden können. GUTMAN (1950) hat in Erwägung gezogen, daß die akuten Anfälle durch einen im Purinstoffwechsel entstehenden Vorläufer der Harnsäure hervorgerufen werden.

Behandlung

Eine eingehende Besprechung der Behandlung erscheint hier kaum angebracht, da diese in den Händen des Internisten liegen sollte. In kurzer Zusammenfassung sei festgestellt, daß Benemid das bevorzugte Mittel für die Dauerbehandlung der Gicht ist. Durch Verhinderung der tubulären Rückresorption der Harnsäure in der Niere ändert Benemid die positive Harnsäurebilanz in eine negative um und senkt den Serum-Harnsäurespiegel. Die Dosierung beträgt zunächst 1,5—3 g per os täglich, bis der Harnsäurespiegel normal ist. Als Erhaltungsdosis sind meist 0,5—1 g ausreichend (ZÖLLNER). Außerdem ist es ratsam, die Nahrungszufuhr von Purinen einzuschränken (GUTMAN und YÜ).

Für die Behandlung des akuten Gichtanfalles ist Colchicin das souveräne Mittel. Je früher Colchicin gegeben wird, desto besser sind die Aussichten, den Anfall rasch zu beenden. Man gibt 0,5 bis 1,0 mg stündlich, bis entweder die Schmerzen abklingen oder Beschwerden von seiten des Magen-Darm-Traktes auftreten (ZÖLLNER). Anfälle, die nicht in kurzer Zeit auf Colchicin ansprechen, kann man zusätzlich mit Corticosteroiden behandeln in einer Dosierung, die 100—400 mg (gewöhnlich 200 mg) Cortison entspricht, am ersten Tage und 100—200 mg während der nächsten 2 Tage (GUTMAN, 1953). Dann soll man die Dosis allmählich verringern, denn plötzliches Absetzen kann einen neuen Anfall hervorrufen. Bei Patienten, die zu häufigen Anfällen neigen, sollten über lange Zeitspannen hin kleine Dosen von Colchicin (0,5—2 mg jeden Abend) prophylaktisch verabreicht werden (GUTMAN 1953).

D. Ochronose

Die Alkaptonurie mit dem aus ihr erwachsenden Krankheitsbild der endogenen Ochronose sowie die exogene Carbolochronose sind im Jadassohnschen Handbuch durch KAUFMANN eingehend besprochen worden. Seitdem sind auf diesem Gebiet keine wesentlichen Fortschritte zu verzeichnen. Es sind jedoch eine ganze Reihe von Einzelheiten hinzugekommen. Vor allem wurde die fermentative Oxydierung der Homogentisinsäure, die bei der Alkaptonurie gestört ist, eingehender untersucht (RAVDIN und CRANDALL) und die Entwicklung der ochronotischen Ablagerungen in der Haut histologisch beschrieben (FRIDERICH und NIKOLOWSKI).

1. Alkaptonurie

Entstehung. Es war schon zu KAUFMANNS Zeit bekannt, daß die Alkaptonurie eine Störung im Abbau der beiden Aminosäuren Tyrosin und Phenylalanin darstellt, indem das Intermediärprodukt dieses Abbaues, die Homogentisinsäure (Hydrochinonessigsäure, 2,5-Dioxyphenyl-1-Essigsäure), vom Alkaptonuriker nicht weiter zu ihren Endprodukten oxydiert werden kann und daher im Urin ausgeschieden wird. Es wurde auch vermutet, daß diese Störung auf dem Fehlen eines Fermentes beruhte. RAVDIN und CRANDALL konnten 1951 ein die Homogentisinsäure oxydierendes Ferment aus Rattenleber gewinnen und nachweisen,

$$\text{Homogentisinsäure} \longrightarrow HOOC \cdot CH=CH-\overset{O}{\overset{\|}{C}}-CH_2-\overset{O}{\overset{\|}{C}}-CH_2 \cdot COOH$$

$$+ HOH \downarrow$$

$$HOOC \cdot CH=CH \cdot COOH \qquad CH_3-\overset{O}{\overset{\|}{C}}-CH_2 \cdot COOH$$

| Homogentisinsäure | Fumarsäure | Acetessigsäure |

daß dieses Ferment den Benzolring der Homogentisinsäure zwischen den Kohlenstoffatomen 1 und 2 spaltet, so daß 4-Fumarylacetessigsäure entsteht, welche dann weiterhin durch ein hydrolisierendes Ferment in Fumarsäure und Acetessigsäure gespalten wird (s. chemische Formeln). Das Fehlen dieses oxydierenden Fermentes ist die Ursache der Alkaptonurie. Während KAUFMANN der Ansicht war, daß die Behinderung im Abbau der Homogentisinsäure von Fall zu Fall graduell verschieden sei, wird jetzt allgemein angenommen, daß der Defekt, wenn er besteht, total ist (FISHBERG). Der Beweis, daß der Defekt total ist, liegt in den Ergebnissen, die STEELE u. Mitarb. sowie LANYAR mittels oraler Verabreichung und GALDSTON u. Mitarb. mittels intravenöser Verabreichung von 1-Phenylalanin bei Patienten mit Alkaptonurie erhielten: In jedem Falle wurde alles verabreichte 1-Phenylalanin zu Homogentisinsäure umgewandelt im Urin ausgeschieden.

Nachweis der Alkaptonurie. Daß alkaptonischer Urin bei längerem Stehen oder nach Zusatz von Natronlauge schwarz wird, ist schon seit langem bekannt. Es ist dies die Folge einer Autooxydierung und Polymerisierung der Homogentisinsäure, wodurch diese ein unlösliches, melaninähnliches Pigment bildet.

KAUFMANN zählt eine Reihe von Urinproben zum Nachweis der Alkaptonurie auf. Wegen der reduzierenden Eigenschaften der Homogentisinsäure gibt der Urin, wie beim Diabetes, positive Reaktionen bei der Trommerschen und Fehlingschen Probe. Jedoch ist, im Gegensatz zu Diabetes, die Nylandersche Probe mit Bismutum subnitricum negativ und der Urin besitzt weder optische Aktivität noch Gärfähigkeit.

Als verhältnismäßig spezifisch für den Nachweis von Homogentisinsäure im Urin waren zu KAUFMANNs Zeit zwei Proben bekannt: der Eisenchloridtest, der flüchtige Blau- bis Grünfärbung ergibt, und der Silbernitrattest, bei dem eine ammoniakalische Silbernitratlösung in der Kälte reduziert wird und metallisches, schwarzes Silber gebildet wird. BLACK u. Mitarb. haben jedoch darauf hingewiesen, daß der Eisenchloridtest auch positiv sein kann, wenn der Urin Salicylsäure oder Antipyrin enthält.

Als recht spezifische Proben sind die folgenden anzusehen, die zu KAUFMANNs Zeit noch nicht bekannt waren: die Fluorescenzprobe, die Photopapiermethode und die Papierchromatographie. COODLEY und GRECO wiesen nach, daß bei Betrachtung im Lichte einer Woodschen Lampe frischer alkaptonischer Urin dunkelgrün fluoresciert und alkalinisierter alkaptonischer Urin hellgrün. FISHBERG bemerkte, daß das Aufbringen eines Tropfens alkalinisierten alkaptonischen Urins bei Tageslicht auf photographisches Abzugspapier dort einen tiefschwarzen Fleck hervorbringt. Er fand diese Probe bei keiner anderen Krankheit positiv und stellte ferner fest, daß Homogentisinsäure, von einem alkaptonischen Urin isoliert, eine positive Probe ergab. (MARTIN u. Mitarb. stellten sogar Abzüge von photographischen Aufnahmen her, indem sie alkaptonischen Urin als Entwickler für das exponierte photographische Abzugspapier benutzten!) FLECK verwendete Papierchromatographie, um das Vorhandensein von Homogentisinsäure im Urin nachzuweisen.

Menge der Homogentisinsäure im Urin. Die Menge von Homogentisinsäure, die ein mit Alkaptonurie behafteter Mensch ausscheidet, hängt von der in der Nahrung befindlichen Menge von Phenylalanin und Tyrosin und in weiterem Sinne von der Menge von Eiweiß ab. So fanden GALDSTON u. Mitarb. bei zwei Patienten die folgenden Mengen von Homogentisinsäure im Urin pro Tag: bei 30 g Eiweiß 1,0—2,4 g, bei 60 g Eiweiß 2,5—4,0 g, bei 90 g Eiweiß 3,3—7,5 g und bei 130 g Eiweiß 5,1—9,4 g Homogentisinsäure.

Vererbung. Während KAUFMANN die Vererbung bei der Alkaptonurie als stets recessiv beschrieb, hat sich doch herausgestellt, daß sie gelegentlich auch dominant vererbt werden kann. HOGBEN u. Mitarb. fanden bei einer Analyse von 45 Familien mit Alkaptonurie, daß bei 40 Familien die Vererbung recessiv war, dominant bei vier und unbestimmt bei einer. Unter den vier Familien mit dominanter Vererbung mag die ursprünglich von PIETER berichtete Familie hervorgehoben werden, in der die Krankheit in vier aufeinanderfolgenden Generationen auftrat. Seit HOBGENs Übersicht haben sowohl POMERANZ u. Mitarb. wie auch SMITH eine dominante Vererbung der Alkaptonurie bei je einer Familie festgestellt.

2. Endogene Ochronose

Klinisches Bild

Bei ungefähr der Hälfte der in der Literatur berichteten Patienten mit Alkaptonurie wurde eine Ochronose festgestellt (EISENBERG). Es bedarf längerer Zeit, bis die Ochronose zustande kommt. Während die Alkaptonurie schon von Geburt an besteht, tritt die Ochronose nur selten schon im 3. Lebensjahrzehnt in Erscheinung, gewöhnlich erst im 4. bis 6. Lebensjahrzehnt und manchmal noch später, wie bei einer von GALDSTON u. Mitarb. beschriebenen Patientin, bei der die Anzeichen einer Ochronose erst in ihren Achtzigerjahren auftraten. Es entwickeln wohl alle Patienten mit Alkaptonurie am Ende eine Ochronose, wenn sie nur lange genug leben. Aber nicht jeder Alkaptonuriker erlebt seine Ochronose (BÜRGER und SCHULZE).

Hauterscheinungen. Von den klinisch wichtigsten Manifestationen der Ochronose: Osteoarthrose, Ohrknorpelverfärbung, Pigmentflecke der Sklera und Hautpigmentierung ist die letztere Erscheinung am seltensten. KAUFMANN stellte fest, daß

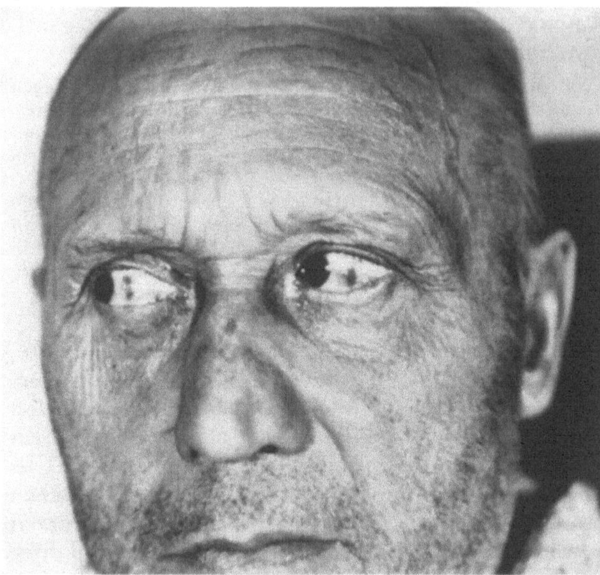

Abb. 83. *Endogene Ochronose.* Braune Pigmentflecke an den Skleren beiderseits der Cornea. [GALDSTON, M., J. M. STEELE u. K. DOBRINER: Amer. J. Med. **13**, 432 (1952), Abb. 2]

bei der endogenen Ochronose Verfärbungen der Haut eine große Seltenheit darstellten. Er erwähnt nur fünf Fälle mit Hautpigmentierungen. Seitdem sind jedoch eine ganze Reihe solcher Fälle mitgeteilt worden. In mehreren Fällen bestand eine fleckige, bräunliche Pigmentierung am Gesicht, am Hals und an der Brust (POMERANZ u. Mitarb.; COODLEY und GRECO; LAYMON). Aber auch die Fußrücken (BLACK), die Hände (COODLEY und GRECO), die Streckseiten der Ellbogen und Knie (BLACK), die Extremitäten (COODLEY und GRECO) und selbst der ganze Körper (GALDSTON u. Mitarb.) zeigen gelegentlich unregelmäßige Pigmentierung. Die Achselhöhlen können ebenfalls dunkel pigmentiert sein (HERTZBERG). Gelegentlich weisen die Achselhöhlen, wie auch die Genitocruralfalten, eine bläulich-grüne Verfärbung auf (GALDSTON u. Mitarb.; BÜRGER und SCHULZE; FLECK), die wohl durch das in der apokrinen Schweißdrüsensekretion enthaltene ochronotische Pigment hervorgerufen ist. Auf Grund von Pigmentablagerungen in den Sehnen können die Dorsalflächen der Hände (LAYMON) oder die Streckseiten der Finger, besonders über den kleinen Gelenken (POMERANZ u. Mitarb.), eine lineare bläuliche Verfärbung aufweisen.

Einen einzigartigen Fall haben FRIDERICH und NIKOLOWSKI mitgeteilt. Bei ihrer Patientin fand sich als einziger Befall der Haut eine bläuliche Verfärbung innerhalb dreier Naevi am Gesicht, durch die Ablagerung von ochronotischem Pigment hervorgerufen.

Mundschleimhautpigmentierungen sind von COODLEY und GRECO sowie von FLECK mitgeteilt worden. Einige pigmentierte Flecken bestanden im ersteren Falle am oberen Zahnfleisch und im letzteren Falle in der Gegend der Ausführungsgänge beider Ducti parotici.

Nagelpigmentierung berichtete schon KAUFMANN in zwei Fällen. Sie ist seitdem auch von FRIDERICH und NIKOLOWSKI an zwei Fingernägeln in der Nähe der Lunula gesehen worden.

Pigmentationen an Augen und am Knorpel der Ohren und Nase. Fleckige Pigmentierung der Skleren, von KAUFMANN schon eingehend beschrieben, ist eines der frühesten Zeichen der Ochronose und fehlt daher nur selten (Abb. 83). In einer Übersicht aller zwischen 1910 und 1942 berichteten Fälle von Ochronose fand SMITH nur einen Fall ohne Pigmentflecken an den Skleren.

Gelegentlich finden sich Ablagerungen in den Konjunktiven, wo sie bei Untersuchung mit Spaltlampe, subepithelial liegen (SMITH). FRIDERICH und NIKOLOWSKI fanden im Bereich der Conjunctiva das Pigment um die kleinen Gefäße angeordnet. Auch in der Cornea können sich in oberflächlicher Lage nahe dem temporalen oder nasalen Limbus braune Pigmentflecken befinden, die jedoch wegen ihrer peripheren Lagen die Sehfähigkeit nicht beeinträchtigen (SMITH).

Die bläuliche Verfärbung der Ohren wegen der Ablagerungen von Pigment im Ohrknorpel ist wohl das bekannteste Zeichen der Ochronose und als solches schon von KAUFMANN gewürdigt. Selbst wenn die Verfärbung kaum sichtbar ist, zeigt Transilluminierung mit einem Taschenlicht, daß der Knorpel an den befallenen Stellen an Durchsichtigkeit eingebüßt hat (GALDSTON u. Mitarb.). Außerdem ist der Ohrknorpel oft unelastisch und unregelmäßig, knötchenartig verdickt (LAYMON). Bei Röntgenaufnahmen kann der Ohrknorpel fleckige oder auch saumförmige Kalkablagerungen aufweisen (POMERANZ u. Mitarb.; LAYMON; BÜRGER und SCHULZE). Wie schon KAUFMANN feststellte, ist eine Verfärbung des Nasenknorpels viel seltener als des Ohrenknorpels.

Osteoarthropathie. Durch Einlagerung des von der Homogentisinsäure gebildeten Pigments kommt es zu Veränderungen des Knorpels und angrenzenden

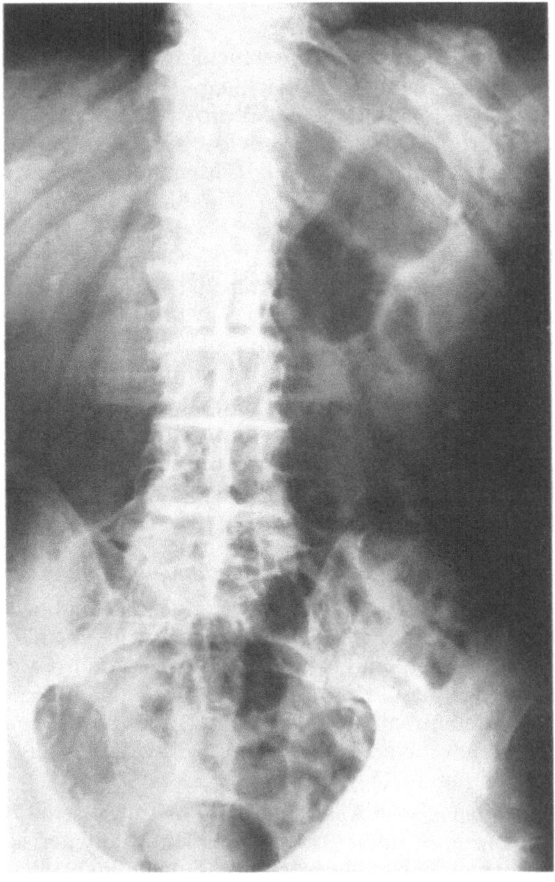

Abb. 84. *Endogene Ochronose.* Die Zwischenwirbelscheiben sind abgeflacht und verkalkt. [GALDSTON, M., J. M. STEELE u. K. DOBRINER: Amer. J. Med. **13**, 432 (1952), Abb. 3]

Knochens vor allem in den großen Gelenken und den Gelenken der Wirbelsäule (KAUFMANN). HENCH hat treffend festgestellt, daß klinisch die ochronotische Osteoarthropathie sich wie eine chronische Polyarthritis verhält, röntgenologisch aber mehr einer hypertrophischen Osteoarthrose ähnlich sieht. Die Osteoarthropathie, besonders der Wirbelsäule, bringt eine oft recht charakteristische Haltung und Gehweise zustande: starke Kopfhaltung nach vorn, Dorsalkyphose, verstärkte oder verwischte Lumbalkrümmung, langsamer Gang, Inversions- und Abduktionsstellung der Füße (FLECK).

Röntgenologische Untersuchung ergibt als eine der regelmäßigsten und typischsten Befunde Abflachung und Verkalkung der Intervertebralscheiben (Abb. 84) (POMERANZ u. Mitarb.; HERTZBERG; BLACK u. Mitarb.; GALDSTON u. Mitarb.). Dies kann Ankylose zwischen den Wirbeln zur Folge haben. In den großen Gelenken ergibt die Röntgenuntersuchung Zerstörung des Gelenkknorpels und Bildung von Exostosen. Unabhängig von den Gelenkschäden kann eine recht ausgesprochene Osteoporose bestehen, die der senilen Skeletentkalkung ähnelt. BÜRGER und SCHULZE sehen den Grund der Knochen-Demineralisierung in einer durch die Homogentisinsäure-Überschwemmung herbeigeführten chronischen Acidose. Nicht nur die Intervertebralscheiben, sondern auch andere Knorpel, wie Rippenknorpel und Symphysenknorpel, zeigen bei der Röntgenuntersuchung oft Verkalkung (POMERANZ u. Mitarb.).

Verlauf der Krankheit. Die Ochronose scheint die Lebensspanne nicht wesentlich herabzusetzen. Viele Patienten mit dieser Krankheit erreichen ein vorgerücktes Lebensalter. Immerhin scheinen Arteriosklerose, Myokardinfarkte und Urämie häufiger und früher als bei der Durchschnittsbevölkerung vorzukommen (COODLEY und GRECO).

Laboratoriumsuntersuchungen

Serumchemie. Es bestehen keine regelmäßig vorhandenen Veränderungen in den Serumproteinen. Zwar fand FLECK mittels Elektrophorese eine Erhöhung des Gamma-Globulins, aber FRIDERICH und NIKOLOWSKI fanden normale Werte. GALDSTON u. Mitarb. erhielten mittels der Aussalzungsmethode normale Mengen von Albumin und Globulinen. Eine Bestimmung der Homogentisinsäure im Blutserum ihres Patienten durch FRIDERICH und NIKOLOWSKI ergab einen Wert von 1,1 mg-%.

Pathologische Anatomie. Das ochronotische Pigment, welches aus der Homogentisinsäure durch Oxydierung und Polymerisierung entsteht, lagert sich mit Vorliebe in jenen Geweben ab, die eine mangelhafte Capillarversorgung besitzen. Diese Gewebe, von BÜRGER und SCHULZE als bradytrophe Gewebe bezeichnet, stellen gute Schlackenfänger dar. Dementsprechend findet sich eine bevorzugte Ablagerung des Pigmentes in Knorpel, Sehnen und Bändern, in den Intervertebralscheiben und in der Sklera. Außer Ablagerungen im Knorpel der großen Gelenke und der Wirbelsäule sowie im Ohr- und Nasenknorpel findet sich bei der Obduktion, wie schon KAUFMANN berichtete, oft tiefe Pigmentierung der Rippenknorpel und der knorpeligen Anteile von Larynx, Trachea, Bronchien und Zungenbein. In manchen Fällen bestehen ausgedehnte Pigmentablagerungen in der Intima der Aorta und größeren Gefäße und im Endokardium (SKINSNES). Gelegentlich bilden sich tiefschwarze Steine in den Harnwegen und der Prostata (YOUNG).

HERTZBERG hat die Entwicklung der Ochronose in den großen Gelenken untersucht. Er fand, daß sich das ochronotische Pigment in alterndem Knorpel ablegt. Der Knorpel verliert durch diese Ablagerung seine Elastizität und wird spröde, so daß sich Sprünge bilden und kleine Bruchstücke in die Gelenkspalte gelangen, die sich in die Synovialhaut einlagern und eine Synovitis verursachen. Allmählich verschwindet ein großer Teil des Gelenkknorpels und es kann so zur Ankylose kommen.

Histopathologie. Zur Zeit von KAUFMANNs Bericht lagen keine histologischen Untersuchungen der Haut bei endogener Ochronose vor. Auch heute liegen nur zwei Berichte vor, von FRIDERICH und NIKOLOWSKI und von LAYMON. Die ersteren Autoren fanden innerhalb von drei gewöhnlichen, pigmentfreien Naevi pigmentosi recht ausgiebige Einlagerungen von ochronotischem Pigment in Form von homogenen, bei Hämatoxylin und Eosin-Färbung gelbbraun

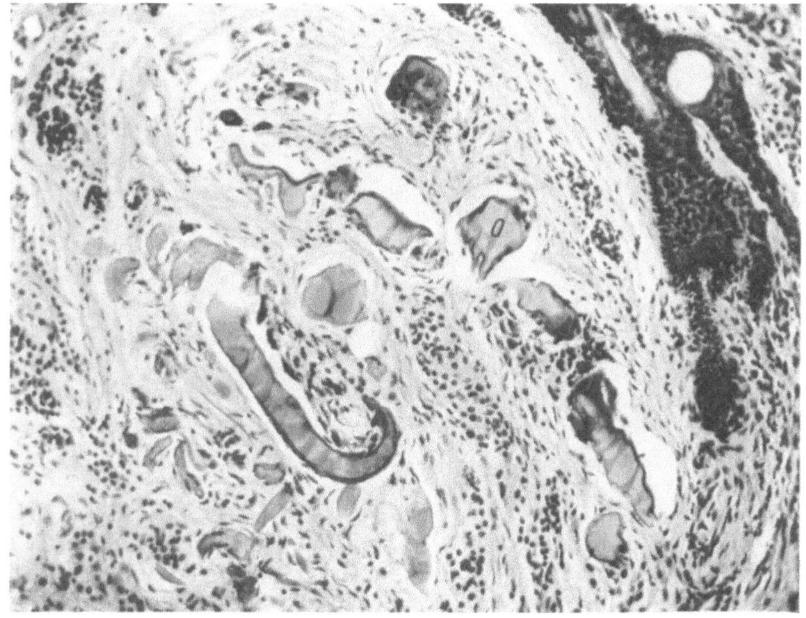

Abb. 85. *Endogene Ochronose.* Ochronotisches Pigment in schollenartiger Anordnung in einem Naevus. (Vergr. 160mal.) [FRIDERICH, H., u. W. NIKOLOWSKI: Arch. Derm. Syph. (Berl.) **192**, 273 (1951), Abb. 7]

erscheinenden Schollen, die entweder einzeln lagen oder sich dachziegelartig überlagerten (Abb. 85). Bei van Gieson-Färbung zeigten diese Schollen eine chromgelbe Farbe und bei Färbung mit Kresylechtviolett eine blauschwarze Farbe. Gelegentlich enthielten die Schollen feinste Kollagenfasern. Die Kollagenbündel in der Umgebung der Schollenansammlungen erschienen frakturiert und nahmen färberisch statt des zarten Rotes einen schwankend bräunlichen Farbton an. FRIDERICH und NIKOLOWSKI nahmen an, daß die Homogentisinsäure an und in die kollagenen Fasern eingelagert werde und die ochronotischen Schollen aus kollagenen Fasern entstünden; denn sie konnten einen Entwicklungsgang verfolgen, der mit Frakturierung und Homogenisierung der Kollagenfasern begann und weiterhin zu färberischen Änderungen in den Kollagenfasern und schließlich zu deren Verfall zu Schollen führte (Abb. 86). In einem der drei Naevi hatte das ochronotische Pigment eine fokale granulomatöse Reaktion mit metaplastischer Knochenbildung hervorgerufen. LAYMON fand in seinem Fall das ochronotische Pigment im Corium entweder diffus angeordnet oder in runde bis ovale, homogene Massen geballt. An einer Stelle fand sich eine gewundene Masse von Pigment, die einer Larve von Trichinella spiralis ähnlich sah. Im Gegensatz zu Melanin färbte sich das ochronotische Pigment nicht mit Silbernitrat und nahm bei Färbung mit Polychrom-Methylenblau eine tiefschwarze Farbe an.

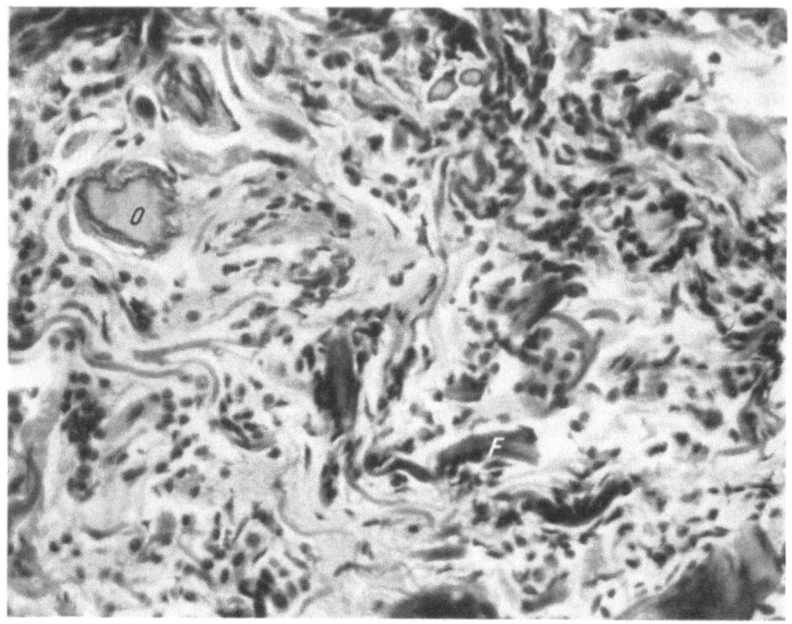

Abb. 86. *Endogene Ochronose*. Schollen von ochronotischem Pigment (0) liegen zwischen kollagenen Fasern, die sich in verschiedenen Stadien der Umwandlung zu ochronotischem Pigment befinden. [Friderich, H., u. W. Nikolowski: Arch. Derm. Syph. (Berl.) **192**, 273 (1951), Abb. 8]

Differentialdiagnose

Neben der schon bei Besprechung der Alkaptonurie erwähnten Unterscheidung zwischen diabetischem und alkaptonurischem Urin ist es von Wichtigkeit, daß die Sklera-Pigmentierung nicht als malignes Melanom gedeutet wird, mit der tragischen Folge der Enucleation eines Auges, wie es Skinsnes berichtet hat.

Behandlung

Eine wirksame Behandlung gibt es nicht. Die von einigen Autoren beschriebenen Besserungen durch Leberextrakt oder Corticosteroide haben keine Bestätigung gefunden.

3. Exogene Carbolochronose

Die exogene Carbolochronose, hervorgerufen durch jahrelange Behandlung von Unterschenkelgeschwüren mit Carbolsäureumschlägen, wurde von Kaufmann eingehend beschrieben an Hand der 17 bis zu jener Zeit (1933) veröffentlichten Fälle. Seitdem ist nur eine einzige Veröffentlichung darüber erschienen. Brogren, der Autor dieser Veröffentlichung, erklärt die Seltenheit der Carbolochronose damit, daß Carbolsäure heute kaum mehr für lange Zeiten zur Anwendung kommt. Bei Brogrens Patientin war eine 8%-Lösung von Carbolsäure in Sesamöl für die Behandlung eines großen Beingeschwürs über 19 Jahre hin angewandt worden, bevor die Pigmentierung am Gesicht, an den Handflächen, den Skleren und den Ohrknorpeln auftrat.

Die Carbolochronose kommt dadurch zustande, daß ein Teil der Carbolsäure zu Hydrochinon oxydiert wird, welches dann im Gewebe in ein dunkles Pigment umgewandelt wird.

E. Ablagerung von Kalk

In seiner ausführlichen Darlegung der Kalkablagerungen unterschied Naegeli, wie es auch heute noch angängig ist, drei Formen: 1. metastatische Kalkablagerungen, 2. Calcinosis cutis („Kalkgicht") und 3. dystrophische Kalkablagerungen. In der Pathogenese der metastatischen Kalkablagerungen sind wichtige Fortschritte gemacht worden, besonders bezüglich der Rolle der Nebenschilddrüse. Ferner ist das Vorkommen von metastatischen Kalkablagerungen bei Überdosierung mit Vitamin D und bei übermäßiger Einnahme von Milch und Alkali beschrieben worden. Daher werden die Vorgänge bei metastatischen Kalkablagerungen eingehender beschrieben werden, obwohl dabei die Haut nur selten einbezogen ist. Betreffs der Calcinosis cutis hat sich seit Naegelis Besprechung ergeben, daß sie selten und vielleicht nie eine selbständige Krankheit darstellt und daß sie außer durch die Sklerodermie häufig durch die Dermatomyositis hervorgerufen wird. Unter den dystrophischen Kalkablagerungen verdient das Vorkommen subcutaner Kalkablagerungen beim varicösen Symptomenkomplex Betonung (Calcinosis subcutanea postphlebitica).

I. Metastatische Kalkablagerungen

Metastatische Kalkablagerungen entstehen auf Grund einer Hypercalcämie oder Hyperphosphatämie. Die Übersättigung des Serums mit Calcium oder Phosphor führt zu einer Ablagerung von Calciumphosphat vor allem in inneren Organen wie Lungen, Nieren und Magen, gelegentlich aber auch in der Haut und im subcutanen Gewebe.

Naegeli sah Abbau von Knochensubstanz auf Grund von „Caries", Geschwulstbildung, Traumen oder Leukämien als die Ursache aller metastatischen Kalkablagerungen an. Er wies bereits auf die Wichtigkeit eines gleichzeitig bestehenden Nierenleidens hin, das eine Insuffizienz der Kalkausscheidung mit sich bringt. Er betonte, daß eine erhöhte Gewebsalkalescenz die Vorbedingungen für die Ausfällung von Kalksalzen schafft und deswegen diejenigen Organe oder Organteile zur Verkalkung prädisponiert sind, die Säure ausscheiden. Als solche zählte er auf: den Magen (für Salzsäure), die Nieren (für Phosphorsäure), die Lungen sowie die Arterien des großen und die Venen des kleinen Kreislaufs (für Kohlensäure) und die Herzmuskulatur, die bei ihrer Tätigkeit Phosphorsäure erzeugt.

Zu Naegelis Zeit waren die Kenntnisse über die Bedeutung der Nebenschilddrüse für den Kalkhaushalt noch sehr lückenhaft. Es war jedoch bekannt, daß Hyperfunktion der Nebenschilddrüsen zu einer Calciumvermehrung im Serum führt und es war gerade erwiesen worden, daß durch Einspritzungen von Nebenschilddrüsenextrakt bei Hunden Kalkablagerungen erzeugt werden können, die Kalkmetastasen entsprachen. Ferner erwähnt Naegeli im Fluß befindliche Versuche mit Vitaminpräparaten (Vitaglandol), die bei Ratten Kalkablagerung herbeiführten.

Naegeli berichtete nur einen einzigen Fall von Kalkmetastasen in der Haut, von Jadassohn im Jahre 1910 mitgeteilt, der durch eine schwere Osteomyelitis hervorgerufen war (s. S. 177).

Metastatische Kalkablagerungen können bei den folgenden Krankheitsbildern vorkommen:

1. Fälle mit Überfunktion der Nebenschilddrüsen.
   a) Primäre Überfunktion: Adenom oder Hyperplasie.
   b) Sekundäre Überfunktion: infolge Niereninsuffizienz mit Phosphorretention.
2. Fälle mit normaler Funktion der Nebenschilddrüsen.
   a) Ausgedehnte Knochenzerstörung.
   b) Vitamin D-Intoxikation.
   c) Milch- und Alkali-Syndrom.
   d) Sarkoidose.
   e) Ohne erkennbaren Grund.

NAEGELI hatte hervorgehoben, daß metastatische Kalkablagerungen sich auf die inneren Organe beschränkten. Er sah daher den von JADASSOHN beschriebenen Fall von Kalkmetastasen in der Haut als eine Ausnahme an. Seitdem sind jedoch eine Reihe weiterer Fälle *metastatischer Kalkablagerungen in der Haut* und im subcutanen Gewebe mitgeteilt worden, die im einzelnen beschrieben werden sollen. Auch sind *periartikuläre Kalkablagerungen* beobachtet worden. Diese kommen besonders bei Vitamin D-Intoxikation und bei dem Milch- und Alkali-Syndrom vor, gelegentlich aber auch bei sekundärer Nebenschilddrüsenüberfunktion infolge Nephritis. Sie befinden sich vor allem in der Nähe der großen und kleinen Gelenke der Extremitäten innerhalb der Synovialmembranen, Schleimbeuteln und Sehnenscheiden, wie sich mittels Röntgenuntersuchung feststellen läßt (CHRISTENSEN u. Mitarb.). Ferner finden sich, gelegentlich bei allen Formen der Hypercalcämie, am häufigsten aber bei der Vitamin D-Intoxikation und dem Milch-Alkali-Syndrom, *Kalkablagerungen in der Conjunctiva und Cornea*, die wegen ihrer Kleinheit oft nur mittels der Spaltlampe gesehen werden können. Die Herde in der Conjunctiva erscheinen als kleine, glasartige Partikel innerhalb der Lidspalte. In der Cornea bestehen die Kalkablagerungen aus grauen, körnigen Trübungen, die konzentrisch mit dem Limbus verlaufen, entweder auf der Nasen- oder der Schläfenseite oder auf beiden Seiten. Diese Ablagerungen ähneln einer Bandkeratitis (WALSH und HOWARD; FLEISCHNER und SHALEK; BURNETT u. Mitarb.).

1. Fälle mit Überfunktion der Nebenschilddrüsen

a) Primäre Nebenschilddrüsenüberfunktion

Eine primäre Überfunktion der Nebenschilddrüsen ist am häufigsten durch ein Adenom hervorgerufen, das meistens nur eine der vier Drüsen befällt. Gelegentlich aber ist eine primäre Hyperplasie aller Drüsen die Ursache der Überfunktion. Ein Adenom besteht entweder ausschließlich aus Hauptzellen oder aus einer Kombination von Hauptzellen mit entweder oxyphilen oder wasserhellen Zellen. Bei der primären Hyperplasie dagegen prädominieren die wasserhellen Zellen (CASTLEMAN und MALLORY).

Klinisches Bild. Klinische Symptome können hervorgerufen werden: 1. durch die Hypercalcämie, 2. durch die Nierenkrankheit und 3. durch die Knochenerkrankung. Die *Hypercalcämie* verursacht Appetitlosigkeit, Übelkeit, Erbrechen, Schwäche und Schläfrigkeit. Die *Nierenkrankheit*, durch Kalkablagerungen im Lumen und in der Epithelbekleidung der Tubuli hervorgerufen, besteht aus Niereninsuffizienz und häufig auch Nierensteinbildung. Die Nephrocalcinosis ergibt ein recht typisches Röntgenbild, nämlich fein gefleckte Calcium-Ablagerungen, oft in rosettenartiger Anordnung (HANES). Die *Knochenerkrankung*, durch Decalcifizierung hervorgerufen und als Ostitis cystica fibrosa Recklinghausen bekannt, entwickelt sich nicht in allen Fällen, besonders dann nicht, wenn der Patient eine calciumreiche Nahrung, vor allem Milch, zu sich genommen hat (ALBRIGHT und REIFENSTEIN). Die klinischen Erscheinungen der Knochenerkrankung bestehen aus Deformitäten, Frakturen und gelegentlich auch Anschwellung, besonders am Unterkiefer. Röntgenologische Untersuchung ergibt neben diffuser Osteoporose umschriebene, cystische Aufhellungen.

Laboratoriumsbefunde. Es bestehen Hypercalcämie, Hypophosphatämie, eine vermehrte Calciumausscheidung im Urin (positiver Sulkowitch-Test) und, bei Bestehen einer Ostitis fibrosa cystica, auch eine Vermehrung der alkalischen Phosphatase im Serum. ALBRIGHT und REIFENSTEIN weisen darauf hin, daß die Verbindung von Hypercalcämie mit Hypophosphatämie äußerst typisch für primäre Nebenschilddrüsenüberfunktion ist. Allerdings kann die Niere, wenn sie stark insuffizient wird, die Fähigkeit verlieren, genügend Phosphor aus dem Serum zu entfernen, so daß sich dann zugleich mit einer Erhöhung des Rest-N eine Hyperphosphatämie entwickelt. Gewöhnlich kommt es erst dann zur Entwicklung von Kalkmetastasen (WERMER u. Mitarb.).

Kalkmetastasen. In einer Übersicht über 21 Patienten mit metastatischen Kalkablagerungen infolge primärer Nebenschilddrüsenüberfunktion stellte MULLIGAN Kalkablagerungen wie folgt fest: Bei 19 Patienten in den Nieren, bei zwölf in den Lungen, bei zehn in den Arterien, bei neun im Herzen und bei sechs im Magen. Gelegentlich wurden Ablagerungen auch in Leber, Milz, Dura, Schilddrüse, Schleimbeutel und Pankreas gefunden. Bei zwei Patienten bestanden Calciumablagerungen in der Haut (PENECKE; LAUBMANN).

PENECKE beschrieb den Sektionsbefund bei einem 38jährigen Mann, der einen 16 g schweren Nebenschilddrüsentumor hatte. Es bestanden sowohl Ostitis fibrosa cystica als auch Nephrocalcinosis. Hochgradige Kalkmetastasen fanden sich im Herzen, den Arterien, der Schilddrüse, den Nieren und der Milz. Ferner fanden sich Kalkkonkremente in der Zungenspitze und in der Haut. Eine nähere Beschreibung der Hauterscheinungen sowie chemische Analysen wurden nicht gegeben. Bei LAUBMANNs Patienten wurde zu dessen Lebzeiten eine allgemeine Ostitis fibrosa festgestellt sowie Kalkablagerungen in der Haut, Pulslosigkeit der Arterien der Beine und „ein stark erhöhter Calciumgehalt des Blutes". Bei der Sektion ergab sich eine Hyperplasie der Nebenschilddrüsen und Kalkmetastasen im Herzen, den Blutgefäßen, den Lungen, der Milz und der Haut. Die Kalkablagerungen der Haut befanden sich im Corium und hatten eine spongiosaartige Anordnung. Fremdkörperriesenzellen fanden sich nicht.

b) Sekundäre Nebenschilddrüsenüberfunktion

Bei Patienten mit schwerer Niereninsuffizienz findet sich fast immer im Blutserum neben einer Retention von Rest-N auch eine Retention von Phosphor. Es kann dann infolge der Hyperphosphatämie zu einer Hyperplasie der Nebenschilddrüsen kommen und in seltenen Fällen auch zu einer Ostitis cystica fibrosa. Bei Kindern können außerdem Epiphysenveränderungen vorkommen, deren Vorhandensein Anlaß gegeben hat zu dem Namen „Nierenrachitis". Die Reihenfolge der Erscheinungen ist nach ALBRIGHT und REIFENSTEIN die folgende: 1. Niereninsuffizienz, 2. Phosphorretention im Serum, 3. niedriges Serum-Calcium in Kompensierung für den hohen Serum-Phosphorspiegel, und 4. Hyperplasie der Nebenschilddrüsen, um den niedrigen Serum-Calciumspiegel zu heben. Die histologische Untersuchung ergibt bei der sekundären Nebenschilddrüsenhyperplasie eine Zunahme der Hauptzellen, verbunden mit einer Abnahme des interstitiellen Fettgewebes (CASTLEMAN und MALLORY). ALBRIGHT und REIFENSTEIN glauben, daß die Knochenerkrankung nicht eine Folge der Nebenschilddrüsenhyperplasie ist, sondern durch die Acidose hervorgerufen ist; denn bei Acidose ist nicht genug Ammoniak vorhanden, um die Säuren zu Salzen gebunden in der Niere auszuscheiden, so daß Calcium für diesen Zweck herangezogen wird. So kommt es zum Calciumentzug aus den Knochen. Die Erhöhung des Serum-Phosphors in Zusammenhang mit der Mobilisierung von Calcium von den Knochen gibt den Anlaß zur Bildung von Calcium-(Phosphat-)Metastasen.

Laboratoriumsbefunde. Im Serum bestehen Acidose und Erhöhungen des Rest-N, des Phosphors und der alkalischen Phosphatase. Der Calciumspiegel ist im Gegensatz zur primären Nebenschilddrüsenüberfunktion gewöhnlich normal oder sogar etwas erniedrigt und nur selten, wenn die Nebenschilddrüsenhyperplasie sehr ausgesprochen ist, erhöht.

Kalkmetastasen. Kalkablagerungen finden sich außer in den üblichen Organen oft besonders ausgesprochen in den mittelgroßen Arterien als Media-Arteriosklerose vom Mönckeberg-Typ (ALBRIGHT und REIFENSTEIN). Gelegentlich bestehen auch periartikuläre Kalkablagerungen (CASTLEMAN und MALLORY; CHRISTENSEN u. Mitarb.). MULLIGAN fand in einer Übersicht über 23 Patienten mit Kalkmetastasen infolge Niereninsuffizienz, daß bei 15 Patienten Kalkablagerungen in den Arterien vorhanden waren, bei zwölf in den Lungen, bei elf im Herzen, bei zehn in den Nieren, bei vier im periartikulären Gewebe, bei drei im Magen, bei einem in der Haut (PLATT und OWEN) und bei einem im subcutanen Gewebe (MAGNUS und SCOTT). Eine Durchsicht der Literatur, besonders seit dem Erscheinen von MULLIGANs Arbeit im Jahre 1947, ergab vier weitere Fälle von cutanen Kalkablagerungen und mindestens 13 weitere Fälle von subcutanen Kalkablagerungen.

Der erste Fall von Kalkablagerung in der Haut war von PLATT und OWEN 1934 beschrieben worden. Bei diesem Patienten, der bei seinem Tode 18 Jahre alt war, bestand eine chronische Nephritis seit früher Kindheit. Es bestanden in den Axillen und Leistenbeugen pigmentierte, derbe, etwas erhabene Hautinfiltrate. Der Serum-Calciumspiegel war erniedrigt (6,7 mg-%) und der Phosphorspiegel stark erhöht (15,1 mg-%). Die Sektion ergab eine chronische Nephritis, Knochenveränderungen vom Typ der „Nierenrachitis", und Calciumablagerungen in den Lungen, in den mittelgroßen und kleinen Arterien sowie in der Haut, wo sie im oberen Corium direkt unter der Epidermis gelegen waren. In den drei folgenden Fällen sind die Hauterscheinungen in nur wenigen Worten beschrieben worden. Bei allen drei Patienten fanden sich harte Knötchen, 1—3 mm im Durchmesser, in dichter symmetrischer Anordnung. In SOFFER und COHNs Fall waren die Knötchen in den Axillen und an den proximalen Teilen der Oberschenkel vorhanden. In WIGLEY und HUNTERs Fall waren sie außerdem in den Ellbogenbeugen und Kniekehlen vorhanden. Bei der von MORGAN und MACLAGAN beschriebenen Patientin befanden sich jedoch die Knötchen an den Wangen und an den Unterarmen. Außerdem hatte diese Patientin ausgedehnte subcutane Kalkablagerungen. Der fünfte Fall ist von PUTKONEN und WANGEL eingehend beschrieben worden. Dieser Patient hatte Scharlach im Alter von 20 Jahren, gefolgt von Nephritis und starb an Urämie 3 Jahre später. Bei der Sektion waren alle vier Nebenschilddrüsen vergrößert. Die Nieren zeigten außer einer Nephrosklerose kongenitale Dysplasie. Die mittelgroßen Arterien vieler innerer Organe sowie die subcutanen Gefäße waren calcifiziert. Zahlreiche dicht beieinander stehende, harte Knötchen, 1—3 mm Durchmesser, befanden sich in den Axillen, an den Oberschenkeln und in den Ellbogen- und Kniebeugen. Die Knötchen hatten teilweise eine lineäre und netzförmige Anordnung und waren entweder hautfarben oder leicht gerötet. Die histologische Untersuchung ergab im Corium unregelmäßig begrenzte Ablagerungen von Kalk, die teilweise von Fremdkörpergranulationsgewebe umgeben waren. Die Autoren betonten, daß die Calciumsalze in der Grundsubstanz des Bindegewebes und nicht in dessen Fasern abgelagert waren.

Die erste, allerdings nur kurze Beschreibung von subcutanen Kalkablagerungen bei sekundärer Nebenschilddrüsenüberfunktion stammt von HUBBARD und WENTWORTH aus dem Jahre 1921. Auch bei den seitdem beschriebenen 13 Fällen waren die Kalkablagerungen teilweise als recht große Knoten vorhanden. Sie befanden sich vor allem in der Nähe der großen Gelenke und der Fingergelenke. Die Knoten verursachten meistens keine subjektiven Beschwerden. Sie waren gewöhnlich hart; aber bei längerem Bestehen waren sie manchmal weich und fluktuierten (BASS und PAKTER; SMYTH und GOLDMAN; POLLACK und SIEGAL; MAGNUS und SCOTT; CASTLEMAN und MALLORY (1937); HERBERT u. Mitarb.; CURTIS und FELLER; KAUFMAN und DOW; BURKHOLDER und BRAUND; JACKSON u. Mitarb.; DRESKIN und FOX; MORGAN und MACLAGAN).

2. Fälle mit normaler Funktion der Nebenschilddrüsen
a) Ausgedehnte Knochenzerstörung

Bei ausgedehnter Zerstörung von Knochen durch Carcinommetastasen (besonders bei Carcinom der Brust, der Prostata und beim Hypernephrom) sowie durch Plasmocytom, Leukämie oder Osteomyelitis können Calciumphosphat und Calciumcarbonat in größeren Mengen in den Blutstrom gelangen als die Niere ausscheiden kann.

Klinisches Bild. Infolge der erhöhten Calciumausscheidung im Urin kommt es gelegentlich zur Bildung von Nierensteinen. Niereninsuffizienz, durch Kalkablagerungen in den Tubuli hervorgerufen, führt dann zu Retention des Calcium im Blutstrom und begünstigt so die Entwicklung von Kalkmetastasen.

Laboratoriumsbefunde. Es bestehen Hypercalcämie und Hypercalcurie. Der Serum-Phosphorspiegel ist gewöhnlich normal, gelegentlich aber erhöht (ALBRIGHT und REIFENSTEIN). Der Serumgehalt an alkalischer Phosphatase ist dann erhöht, wenn gleichzeitig mit der Knochenzerstörung Knochenneubildung durch Osteoblasten stattfindet. Dies kommt bei Carcinommetastasen, besonders bei Carcinom der Prostata, vor.

Kalkmetastasen. Unter 35 Fällen von metastatischen Kalkablagerungen infolge Knochenzerstörung, die MULLIGAN aus der Literatur sammelte, bestanden Kalkmetastasen in den Lungen bei 30 Patienten, in den Nieren bei 21, im Herzen bei 13, in den Arterien bei zwölf, im Magen bei zehn, im periartikulären Gewebe bei einem und in der Haut bei zwei Patienten (JADASSOHN; WELLS und HOLLEY). Zwei weitere Fälle sind zwar als Kalkmetastasen der Haut beschrieben worden (KERL; WEIDMAN und SHAFFER), mit Leukämie bzw. mit Osteomyelitis verbunden. Sie sind aber recht atypisch und wurden deshalb von MULLIGAN gar nicht erwähnt, während sie von NAEGELI als Beispiele von Calcinosis cutis angeführt wurden.

Der von JADASSOHN beschriebene Fall ist bereits von NAEGELI eingehend wiedergegeben worden. Es handelte sich um einen 12jährigen Jungen mit schwerer Osteomyelitis, bei dem Kalkablagerungen im Herzen, den Lungen, den Nieren und der Haut bestanden. Die Hauterscheinungen bestanden aus Knötchen, Plaques und leicht erhabenen Streifen besonders im Bereich von Striae distensae, innerhalb derer der Prozeß mit Kalkimbibition elastischer Fasern begann. Der von WELLS und HOLLEY beschriebene Fall betraf einen 59jährigen Mann mit weitverbreiteter Ostitis deformans (Pagetscher Erkrankung) und Calciumablagerungen im Herzen, den Lungen, dem Magen, den Nieren und der Haut. Die Hauterscheinungen bestanden aus unregelmäßigen, etwas knotigen Infiltraten in den vorderen und hinteren Axillarfalten sowie an den Seiten des Brustkorbes. Bei Palpierung konnte ein ziemlich weiches Material festgestellt werden, das auf Druck seine Form änderte. Die histologische Untersuchung ergab Kalkablagerungen im subcutanen Fett, umgeben von einer fibroblastischen Reaktion mit vielen Fremdkörperriesenzellen. Der Calciumspiegel des Serums lag zwischen 10 und 11,8 mg-% und der Phosphorspiegel zwischen 3,7 und 4,5 mg-%.

b) Vitamin D-Intoxikation

In den vierziger Jahren wurde in den Vereinigten Staaten gelegentlich die Behandlung der chronischen Polyarthritis mit hohen Dosen von Vitamin D durchgeführt. In manchen Fällen führte diese Behandlung, wenn zu lange fortgesetzt, zu Kalkmetastasen. Nicht selten betrafen diese auch die Haut und das Unterhautfettgewebe.

Die Reihenfolge der Erscheinungen ist: 1. vermehrte Absorption von Calcium und Phosphor von Darm und Knochen, 2. Hypercalcämie und Hyperphosphatämie trotz vermehrter Ausscheidung von Calcium und Phosphor im Urin, 3. Beeinträchtigung der Nierenfunktion durch die Hypercalcurie, da diese zu Calciumablagerungen in den Nierentubuli führt, und 4. Kalkmetastasen wegen der Supersaturierung des Blutes mit Calciumphosphat. Die Bildung von Kalkmetastasen ist durch den Nierenschaden begünstigt, da durch diesen die Calcium- und Phosphorausscheidung beeinträchtigt wird.

Klinisches Bild. Es können die klinischen Anzeichen einer Hypercalcämie vorhanden sein, z. B. Appetitlosigkeit, Schwäche und Schläfrigkeit. Die Beeinträchtigung der Nierenfunktion kann zu Urämie und dadurch zum Tode führen. Außerdem kann die Hypercalcämie und Hyperphosphaturie die Bildung von Nierensteinen verursachen (CHRISTENSEN u. Mitarb.). Die Mobilisierung von Calcium von den Knochen führt zu Osteoporose (CHRISTENSEN u. Mitarb.). In mehreren Fällen (Case Record des Massachusetts General Hospital; CHRISTENSEN u. Mitarb.) bestand starkes Jucken der ganzen Haut. Dieses wurde als eine Folgeerscheinung der Hypercalcämie angesehen. Es ist jedoch wahrscheinlich, daß es durch die Niereninsuffizienz verursacht war.

Laboratoriumsbefunde. Es bestehen Hypercalcämie sowie Hyperphosphatämie. Dies steht im Gegensatz zu den Befunden bei primärer Hyperfunktion der Nebenschilddrüsen, wobei neben der Hypercalcämie gewöhnlich Hypophosphatämie besteht. Bis das Stadium der Urämie eintritt, bestehen Hypercalcurie (positiver Sulkowitch-Test) und Hyperphosphaturie. Der Gehalt des Serums an alkalischer Phosphatase ist gewöhnlich normal.

Kalkmetastasen. Metastatische Kalkablagerungen können in den üblichen Organen vorkommen wie Lungen, Magen und Herz. Am häufigsten aber kommen

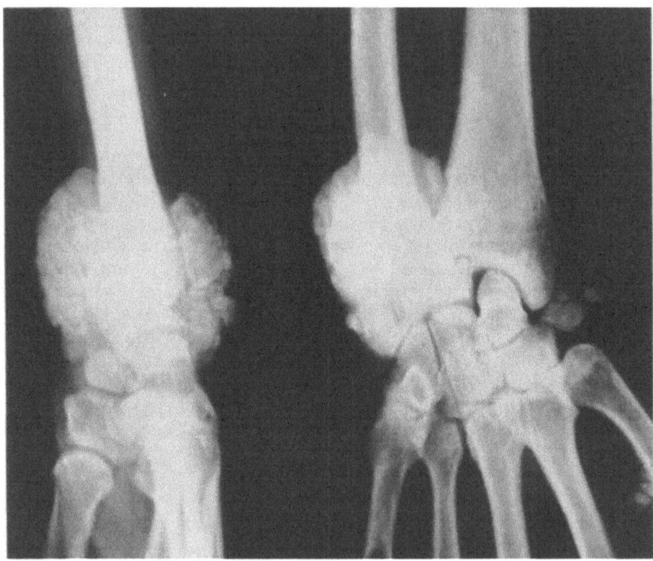

Abb. 87. *Metastatische Kalkablagerung bei Milch- und Alkali-Syndrom.* Röntgenaufnahme des rechten Handgelenkes zeigt dichte Kalkablagerung um Ulnarkopf. [WERMER, P., M. KUSCHNER u. E. A. RILEY: Amer. J. Med. **14**, 108 (1953), Abb. 1c]

sie in den Nieren, den Arterien und dem periartikulären Gewebe vor (BEVANS und TAYLOR). Recht häufig finden sich Ablagerungen auch im subcutanen Gewebe. Periartikuläre Calciumablagerungen (s. S. 174) sind recht typisch für Vitamin D-Intoxikation und das Milch-Alkali-Syndrom (Abb. 87) (CHRISTENSEN u. Mitarb.; WERMER u. Mitarb.), obwohl sie gelegentlich, wie bereits erwähnt, auch bei sekundärer Überfunktion der Nebenschilddrüsen infolge Nephritis und selten auch bei anderen Formen der Hypercalcämie vorkommen. Ferner finden sich nicht selten bei der Vitamin D-Intoxikation Calciumablagerungen in der Conjunctiva und in der Cornea (s. S. 174).

Die bei Vitamin D vorkommenden cutanen Kalkmetastasen bestehen aus subcutanen, fluktuierenden, etwas druckempfindlichen Schwellungen, über denen die Haut meistens unverändert ist. Gelegentlich findet Spontandurchbruchstatt, mit Entleerung eines weißen, dickflüssigen, oft körnigen Materials. Die Hauterscheinungen unterscheiden sich von denen, die bei Hypercalcämie infolge Nebenschilddrüsenüberfunktion oder Knochenzerstörung beschrieben worden sind, dadurch, daß anscheinend intracutane Ablagerungen nicht vorkommen und die subcutanen Ablagerungen große Neigung zu Verflüssigung zeigen.

Bei dem von DANOWSKI u. Mitarb. beschriebenen Patienten bestanden fluktuierende Schwellungen an den Händen und an den Hand- und Fußgelenken. In dem von BEVANS und TAYLOR berichteten Fall bestand eine absondernde Fistel an der rechten Ferse und mehrere druckempfindliche cystische Schwellungen an der rechten Hand, dem linken Fuß und dem linken Knie. Der Patient starb an Urämie. Bei dem Patienten, der als Case Record des Massachusetts General Hospital mitgeteilt wurde, bestanden zahlreiche fluktuierende Massen an den Händen, Schultern und dem Kreuzbein, in 1—7 cm Größe. CHRISTENSEN u. Mitarb. beschrieben fünf Patienten mit Vitamin D-Intoxikation, von denen drei subcutane Schwellungen zeigten. Bei einem dieser Patienten konnte aus einer einzigen Schwellung, am linken

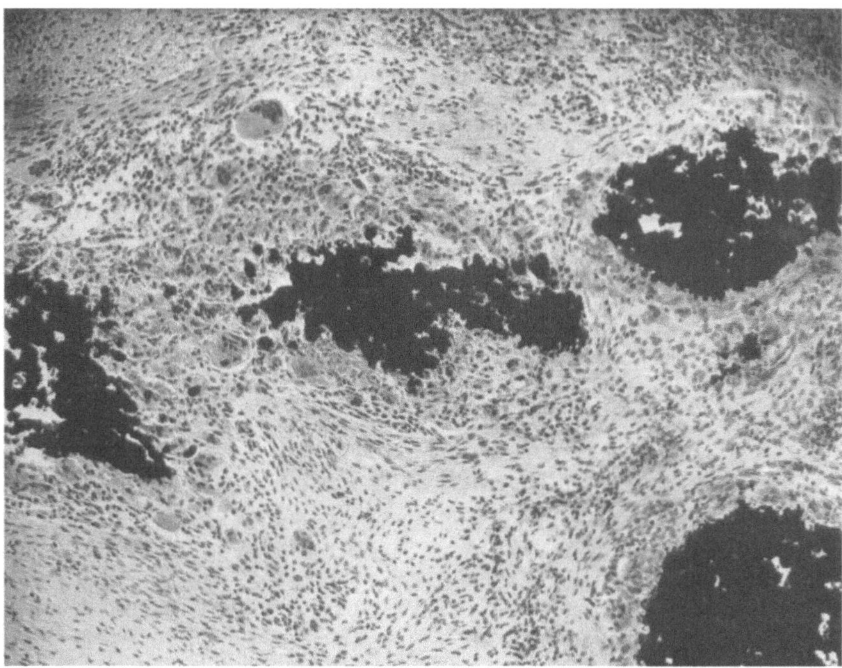

Abb. 88. *Metastatische Kalkablagerung bei Vitamin D-Intoxikation.* Unregelmäßige Kalkablagerungen, die von einer Fremdkörperriesenzellreaktion umgeben sind, befinden sich im subcutanen Fett. (Kossa-Färbung; Vergr. 100mal)

Handgelenk, 40 cm³ dicken, rahmigen Materials aspiriert werden. Bei dem Patienten von WILSON u. Mitarb. bestand außer zwei fluktuierenden Schwellungen ein druckempfindlicher, derber, frei beweglicher Knoten im Gefäß, der nach Excision 10 × 6 × 3 cm maß. Eine chemische Analyse dieses Knotens ergab 18,4% Calcium und 7,1% Phosphor, also in ungefähr demselben Verhältnis wie in normalem Knochen.

Verlauf. Das Entstehen von Kalkmetastasen hängt in erster Linie von der Menge und der Dauer der Verabreichung des Vitamin D ab, dann aber auch von der Funktionstüchtigkeit der Nieren, und damit verbunden, von dem Alter des Patienten. Meistens bildeten sich Kalkmetastasen erst, nachdem Dosen von 150000—200000 E oder mehr für mehrere Jahre eingenommen worden waren. Gelegentlich aber traten Kalkmetastasen schon bei kleineren Dosen oder nach kürzerer Zeit auf, wie z. B. in einem Fall von CHRISTENSEN u. Mitarb. (100000 E in 2 Jahren) oder in dem als Case Record des Massachusetts General Hospital mitgeteilten Falle (300000 E in 2¹/₂ Monaten). Bei der von BEVANS und TAYLOR beschriebenen 63jährigen Patientin führte die Verabreichung von 150000 bis 200000 E über 18 Monate hin zu zahlreichen subcutanen Kalkablagerungen und dann zum Tode durch Urämie.

Bei starker Schädigung der Nierenfunktion durch die Kalkablagerungen in den Tubuli ist ein tödlicher Ausgang infolge Urämie nicht selten (BAUER und FREYBERG; MULLIGAN). Ist die Nierenfunktion nicht zu stark geschädigt, kann es nach Absetzen des Vitamin D zu einer Besserung der Nierenfunktion kommen. Oft verbleibt jedoch eine verringerte Konzentrationsfähigkeit und eine Erhöhung des Rest-N (DANOWSKI u. Mitarb.). Auch die subcutanen Kalkablagerungen bilden sich allmählich zurück (DANOWSKI u. Mitarb.; CHRISTENSEN u. Mitarb.). Die Hypercalcämie kann jedoch über 1 Jahr hinaus nach Absetzen des Vitamin D bestehen bleiben. In dem von DANOWSKI u. Mitarb. beschriebenen Fall z. B. betrug der Serum-Calciumspiegel 6 Monate nach Absetzen des Vitamin D 15,4 mg-% und 18 Monate nach Absetzen immer noch 11,7 mg-%. Er war aber $2^1/_2$ Jahre nach Absetzen des Vitamin D normal (9,2 mg-%). HENNEMAN und BAKER stellten bei einem Patienten fest, daß für 3 Monate nach Absetzen des Vitamin D eine vermehrte Aufnahme von Calcium vom Darm her stattfand, wahrscheinlich infolge Speicherung des Vitamin D in der Leber. Nach 3 Monaten war die Hypercalcämie durch Resorption von Calcium von den Calciumablagerungen im Gewebe verursacht.

Histologie. Die subkutanen Schwellungen zeigen Calciumablagerungen, ausgedehnte Nekrose und Fibrose. In der Nähe der Calciumablagerungen besteht gewöhnlich eine entzündliche Reaktion mit vielen Fremdkörperriesenzellen (Abbildung 88) (CHRISTENSEN).

Behandlung. Die Behandlung besteht aus einer Diät mit niedrigem Calciumgehalt und der Einnahme großer Flüssigkeitsmengen.

c) Milch- und Alkali-Syndrom

Bei Patienten mit Magen- oder Duodenalgeschwüren kann es bei langer und übermäßiger Einnahme von Milch und Natriumbicarbonat zu Hypercalcämie, Niereninsuffizienz und Kalkmetastasen kommen, wobei die Niereninsuffizienz zum Tode führen kann, wie zuerst von BURNETT u. Mitarb. festgestellt wurde. Anscheinend führt die Einnahme von Milch ohne Alkali nicht zu diesem Krankheitsbild. Die Rolle des Alkali beim Zustandekommen des Krankheitsbildes ist nicht klar (WERMER u. Mitarb.).

Klinisches Bild. Die klinischen Zeichen bestehen vor allem aus einer Niereninsuffizienz. Die Erhöhung des Serum-Calciums ist nicht so ausgesprochen, um Symptome hervorzurufen. Häufig besteht Jucken (BURNETT u. Mitarb.; WERMER u. Mitarb.), das wohl wie bei der Vitamin D-Intoxikation durch die Urämie verursacht ist. Im Gegensatz zur Vitamin D-Intoxikation besteht keine Osteoporose.

Laboratoriumsbefunde. Man findet Hypercalcämie, aber im Gegensatz zur primären Nebenschilddrüsenüberfunktion keine Hypophosphatämie. Der Serum-Phosphorspiegel kann sogar erhöht sein, wohl infolge des hohen Phosphorgehaltes der Milch. Der Gehalt des Serums an alkalischer Phosphatase ist normal. Auf Grund der Calciumansammlung in den Tubuli besteht eine Niereninsuffizienz, gekennzeichnet unter anderem durch eine Erhöhung des Rest-N im Serum. Die Niereninsuffizienz stellt den Grund dafür dar, daß trotz der hohen Calciumeinnahme in der Milch keine Hypercalcurie besteht.

Kalkmetastasen. Metastatische Kalkablagerungen finden sich vor allem im periartikulärem Gewebe, wie bei der Vitamin D-Intoxikation, ferner in der Conjunctiva als glasartige Einlagerungen und in der Cornea als Bandkeratitis (s. S. 174). Bei der Sektion finden sich Kalkablagerungen in den Nieren und gelegentlich auch in den Arterien, den Lungen und der Dura (BURNETT u. Mitarb.; WERMER u. Mitarb.).

Hauterscheinungen sind bei zwei Patienten beobachtet worden. Sie ähneln denen, die bei Vitamin D-Intoxikation vorkommen, insofern als bei beiden Patienten subcutane Schwellungen bestanden. Außerdem waren jedoch bei einem Patienten intracutane Calciumablagerungen vorhanden.

Bei einem der sechs Patienten von BURNETT u. Mitarb. fanden sich mehrere frei beweg-liche, derbe subcutane Knoten, ungefähr 2 cm im Durchmesser, an den Streckseiten der Unterarme. Die histologische Untersuchung ergab Calcium in fibröses Gewebe eingelagert. Bei dem von WERMER u. Mitarb. beschriebenen Patienten bestanden außer subcutanen, teil-weise fluktuierenden Schwellungen an beiden Schultern und der rechten Hand auch mehrere kleine intracutane Infiltrate am oberen Rücken. Eine der subcutanen Massen wurde histo-logisch untersucht und zeigte Calciumablagerungen sowie große Nekroseherde, Fremd-körperriesenzellen und Fibrose.

Verlauf. Bei vier der sechs Patienten, die BURNETT u. Mitarb. mitteilten, und bei dem Patienten von WERMER u. Mitarb. trat trotz Behandlung mit calcium-armer Diät auf Grund von Niereninsuffizienz der Tod ein. WERMER u. Mitarb. beobachteten allerdings, daß bei Einsetzen einer calciumarmen Diät die Ablage-rungen von Calcium im subcutanen Gewebe und in den Augen abnahmen.

d) Sarkoidose

Hypercalcämie und Hypercalcurie kommen bei Sarkoidose gelegentlich vor (LONGCOPE und FREIMAN). Allerdings ist die Hypercalcämie nur selten so aus-gesprochen, daß Kalkmetastasen entstehen. Die Ursache der Hypercalcämie liegt, wie bei Vitamin D-Verabreichung, in einer verstärkten Calciumabsorption vom Darm (HENNEMAN u. Mitarb. 1956).

Kalkmetastasen. Einige Fälle zeigen Kalkablagerungen in der Conjunctiva und Cornea (SCHÜPBACH und WERNLY; WALSH und HOWARD) und periartikuläre Kalkablagerungen (VAN CREVELD; SCHÜPBACH und WERNLY; KLATSKIN und GORDON). In einem ungewöhnlichen, von SCHÜPBACH und WERNLY mitgeteilten Fall bestanden mittels Röntgenaufnahmen feststellbare Kalkablagerungen in Lungen, Magenschleimhaut, Nieren, sämtlichen Arterien, Lymphdrüsen, Milz und periartikulärem Gewebe sowie direkt sichtbare Ablagerungen in Conjunctiva, Cornea und Trommelfell. Es mag sich hier zum Teil um dystrophische Ver-kalkungen im Bereich von Sarkoidoseherden gehandelt haben; jedoch waren auf alle Fälle die Verkalkungen in den Arterien, im Magen und in der Cornea meta-statisch.

Kalkablagerungen im subcutanen Gewebe bestanden nur in dem von KLATSKIN und GORDON berichteten Fall.

Bei einem 68jährigen Mann mit Sarkoidose beobachteten KLATSKIN und GORDON je einen kleinen subcutanen Knoten am linken Daumen und rechten Zeigefinger. Beide Knoten zeigten bei einer Röntgenaufnahme Kalkablagerung. Außerdem bestanden einige kleine Herde von Kalkablagerung im Gewebe um die linke Schulter. Der Patient hatte Hypercalcämie (11,5—15 mg-%), Hypercalcurie, Osteoporose und Niereninsuffizienz. Eine operative Ex-ploration ergab normale Nebenschilddrüsen.

e) Metastatische Kalkablagerungen ohne ersichtlichen Grund

Der Vollständigkeit halber soll erwähnt werden, daß gelegentlich ausgedehnte metastatische Kalkablagerungen ohne ersichtlichen Grund vorkommen. Unter zwölf solchen Fällen, von MULLIGAN aus der Literatur zusammengetragen, hatten zwei Fälle Kalkablagerungen auch in der Haut.

Der von MARSDEN berichtete Fall betraf einen 6 Tage alten Säugling mit kleinen Ge-schwüren und Hämorrhagien der Haut sowie zahlreichen harten subcutanen Knoten. Außer in den subcutanen Knoten ergab die Sektion Kalkablagerungen in Lungen, Leber, Neben-nieren und Nieren. Die Nebenschilddrüsen und Knochen waren normal. Eine Blutkultur ergab hämolytische Streptokokken. Chemische Untersuchungen des Blutserums waren nicht durchgeführt worden.

GRAYZEL und LEDERER berichteten über eine 25jährige Frau, bei der im Anschluß an eine normale Schwangerschaft Schwäche, Husten, Fieber, ein Pleuraexsudat und Kalkmetastasen in der Haut auftraten. Zahlreiche gelbe, derbe Knötchen, die teilweise zu Infiltraten zusammengeflossen waren, fanden sich an der Brust, den Axillen, in der Leistengegend und an den unteren Extremitäten. Der Serum-Calciumspiegel war stark erhöht (15,6 mg-%), der Serum-Phosphorus normal (3,5 mg-%) und die alkalische Phosphatase leicht erhöht (8,2 E). Die Sektion ergab Calciumablagerungen in vielen inneren Organen. Die Nebenschilddrüsen waren normal. Bei der mikroskopischen Untersuchung der Haut wurde Calcium in der Mittelschicht des Coriums gefunden, vor allem in den elastischen Fasern.

II. Calcinosis cutis

Bei der Calcinosis cutis oder Kalkgicht kommt es zu Kalkablagerungen im peripheren Körpergewebe, d.h. in der Haut, im Unterhautfettgewebe und in ausgesprocheneren Fällen auch im interstitiellen Bindegewebe der Muskeln und in Sehnenscheiden. Innere Organe sind nie befallen. Die Werte für Serum-Calcium und Phosphor sind normal.

NAEGELI betrachtete die Calcinosis cutis als eine selbständige Krankheit. Er betonte aber das auffallende Zusammentreffen der Calcinosis cutis mit anderen Krankheiten, besonders der Sklerodermie und in vereinzelten Fällen mit Poikilodermie und Akrodermatitis atrophicans. Die gerade 1 Jahr zuvor (im Jahre 1931) von STEINITZ vorgeschlagene Einteilung der Calcinosis cutis in eine Calcinosis circumscripta und Calcinosis universalis wird von NAEGELI zwar erwähnt, aber von ihm in seiner klinischen Beschreibung nicht befolgt.

NAEGELI glaubte, besonders da der Serumspiegel für Calcium und Phosphor stets normal ist, an eine örtliche Komponente bei der Entstehung dieser Krankheit. Jedoch betonte er, daß „keine Rede davon sein kann, die örtliche Disposition bei der Kalkgicht derjenigen bei der dystrophischen Verkalkung gleichzustellen", da degenerative Vorgänge im kalkführenden Gewebe nicht regelmäßig vorhanden seien.

Das Hinzutreten einer Calcinosis cutis zu einer Sklerodermie (seit 1911 als Syndrom von THIBIERGE und WEISSENBACH bekannt) wird von NAEGELI eingehend besprochen. Obwohl dieses Vorkommnis beim Typus der progressiven Sklerodaktylie am häufigsten ist, betont er, daß bei jeder generalisierten Sklerodermie Kalkablagerungen eintreten können, daß solche aber bei der Morphaea nicht beschrieben worden sind. Er weist darauf hin, daß selbst bei Patienten mit Sklerodermie, bei denen klinisch keinerlei Anzeichen von Calcinosis cutis vorhanden sind, die röntgenologische oder histologische Untersuchung Kalkablagerungen ergeben kann.

Klinisches Bild. Die Einteilung der Calcinosis in zwei Formen, Calcinosis circumscripta und Calcinosis universalis, von STEINITZ im Jahre 1931 vorgeschlagen, ist von didaktischem Wert, obwohl keine klare Trennungslinie zwischen den beiden Formen besteht. Insbesondere ergibt eine röntgenologische Untersuchung bei der umschriebenen Form oft eine viel weitere Ausdehnung der Kalkablagerungen als das klinische Bild erwarten ließ. Auch wird heutzutage die Be-Betonung auf die Grundkrankheit gelegt, die die Kalkablagerungen hervorgerufen hat.

Die Calcinosis circumscripta ist nach STEINITZ im allgemeinen eine harmlose Krankheit. Die Kalkablagerungen kommen fast nur in der Haut und im subcutanen Gewebe vor, wo sie harte Knoten bilden, die durch die Haut durchbrechen können. Sie beschränken sich auf wenige Gebiete. Fast ausschließlich finden sie sich an den Extremitäten, besonders in der Umgebung der Gelenke. Von den Extremitäten sind in erster Reihe die oberen befallen, an diesen wiederum die Hände, besonders die Finger. Die Calcinosis circumscripta betrifft meistens Erwachsene, vor allem Frauen. Viele Patienten geben an, schon seit langem an kalten Händen gelitten zu haben. STEINITZ betonte schon das häufige Vorkommen von Sklerodermie und Raynaud-artigen Symptomen bei dieser Form.

Die Calcinosis universalis ist meistens eine viel ernstere Krankheit als die Calcinosis circumscripta. Sie tritt oft schon in der Kindheit auf und gelegentlich in den ersten Lebensmonaten (ROTHSTEIN und WELT; SCHIFF und KERN).

Calciumablagerungen sind weit verbreitet, kommen aber im Gegensatz zur Calcinosis circumscripta nur selten an den Fingern vor. Auch findet sich Kalk oft im interstitiellen Bindegewebe der Muskeln sowie an den Sehnenansätzen in der Nähe der großen Gelenke. Die Calciumablagerungen sind gewöhnlich größer als bei der Calcinosis circumscripta. Sie finden sich auch häufiger als bei dieser nicht als feste Knoten (Abb. 89), sondern als fluktuierende, besonders periartikuläre Geschwülste, die aufbrechen können und eine weiße, dickflüssige Masse entleeren und zu Fisteln und Ulcerationen führen (Abb. 90). Es bestehen oft

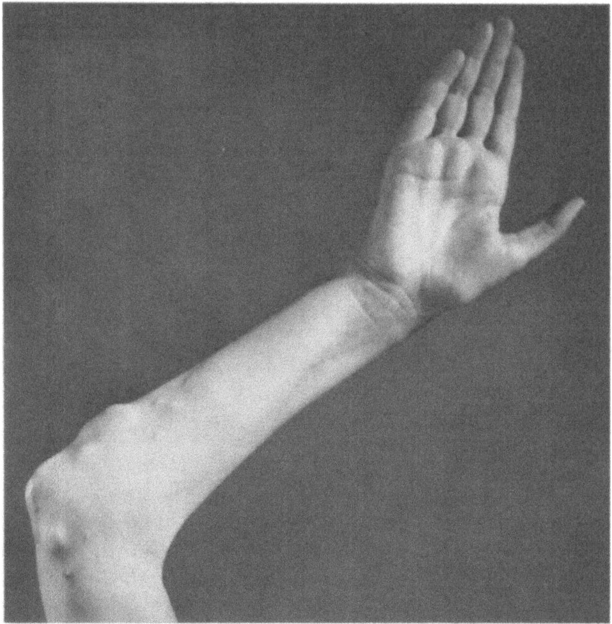

Abb. 89. *Calcinosis cutis bei Dermatomyositis.* Cutane und subcutane Knoten mit Kalkablagerungen. [SPAHR, A., u. H. BRENN: Helv. paediat. Acta **12**, 48 (1957), Abb. 6]

Muskelatrophie, Gewichtsverlust und schlechter Allgemeinzustand, so daß nicht selten der Tod eintritt (ROTHSTEIN und WELT; HECHT, 4. Fall; SCHIFF und KERN; SPAHR und BRENN, 3. Fall). Gelegentlich ist allerdings der Verlauf der Krankheit milde und auffallend symptomarm (OBERMAYER und MUIR; EPSTEIN, 2. Fall; PETERS u. Mitarb.).

Der Calcinosis cutis vorangehende Krankheiten. Obwohl THIBIERGE und WEISSENBACH bereits 1911 die häufige Verbindung der Calcinosis mit der Sklerodermie feststellten und RUDOLPH im Jahre 1934 erstmalig die Verbindung mit der Dermatomyositis erkannte, wurde erst von WHEELER u. Mitarb. im Jahre 1952 die These aufgestellt, daß die Calcinosis cutis immer einer Grundkrankheit folge, die für die Kalkablagerung verantwortlich ist. Es handele sich dabei stets um eine „Kollagenkrankheit", in der weitaus überwiegenden Mehrzahl um Sklerodermie oder Dermatomyositis. Sie fanden, daß gewöhnlich bei der Sklerodermie nur wenige Kalkablagerungen vorhanden waren, der Calcinosis circumscripta entsprechend, und bei der Dermatomyositis ausgedehnte Ablagerungen, der Calcinosis universalis entsprechend. Sie schlugen daher vor, bei der Calcinosis cutis, statt zwischen einer Calcinosis circumscripta und einer Calcinosis universalis, zwischen einer Sklerodermie-Gruppe und einer Dermatomyositis-Gruppe von Calcinosis zu unterscheiden. Sie fanden, daß die wenigen Fälle von Calcinosis cutis, die sich in der Folge von RAYNAUDS Syndrom (HOUSTON und JOHNSON) oder Akrodermatitis atrophicans chronica (NITKIN) entwickelten, in die Sklerodermie-Gruppe eingeordnet werden konnten. WHEELER u. Mitarb. gaben zu, daß bei einigen der veröffentlichten Fälle aus der Beschreibung keine Primärkrankheit ersichtlich war. Sie glaubten jedoch, daß bei gründlicherer Befragung oder Untersuchung eine der Kalkablagerung vorangehende Erkrankung gefunden worden wäre. WISKEMANN stellte fest, daß zur circumscripten Calcinosis cutis die Sklerodermie, der Morbus Raynaud und die Akrocyanose disponieren und zur universellen Form

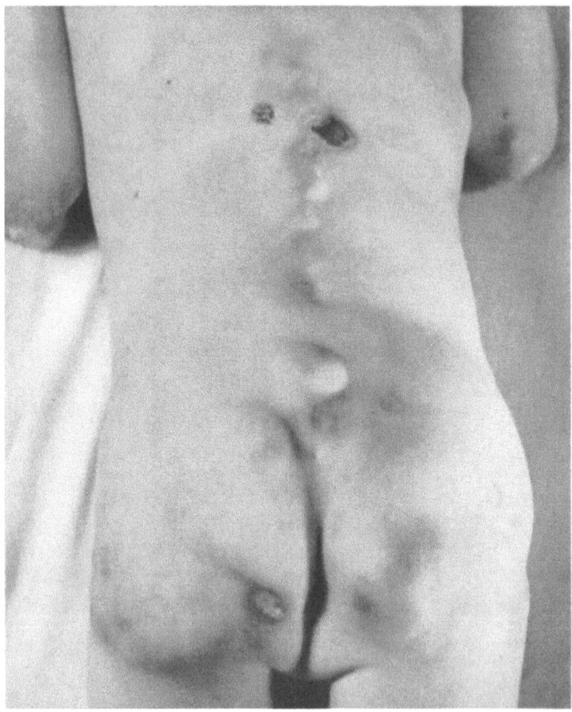

ebenfalls die Sklerodermie sowie die Poikilodermatomyositis. Er betrachtete die Calcinosis cutis, ähnlich der Poikilodermie, als eine sekundäre Erscheinung, die sich auf dem Boden atrophisch veränderten bzw. stoffwechselgestörten Gewebes entwickele, selbst in solchen Fällen, in denen eine primäre Erkrankung nicht faßbar ist. Auch SPAHR und BRENN sehen die Calcinosis nicht als eine selbständige Krankheit an und betonen, daß bei Kindern und jungen Erwachsenen die Dermatomyositis die häufigste Ursache der Calcinosis cutis darstellt.

Es muß jedoch darauf hingewiesen werden, daß selbst bei guter Beobachtung eine Primärerkrankung nicht immer festgestellt wurde.

Abb. 90. *Calcinosis cutis bei Dermatomyositis.* Subcutane Knoten und Geschwüre. [SPAHR, A., u. H. BRENN: Helv. paediat. Acta **12**, 48 (1957), Abb. 5]

So beschrieben FORESTER und SWANSON Calciumablagerungen im Gesäß und an den Schenkeln eines sonst gesunden Säuglings. OBERMAYER und MUIR beobachteten bei einer 22jährigen Frau eine seit 6 Jahren bestehende, recht ausgesprochene Calcinosis universalis ohne subjektive Symptome. Auch in dem tödlich endenden, ausgedehnten Fall von Calcinosis universalis bei einem Säugling, von SCHIFF und KERN beschrieben, bildeten sich Kalkablagerungen ohne eine erkennbare Vorerkrankung.

So ist es wohl möglich, daß in einigen Fällen die Calcinosis cutis als eine selbständige Kollagenkrankheit auftritt.

Calcinosis cutis und Dermatomyositis. NAEGELI erwähnt die Dermatomyositis, im Gegensatz zur Sklerodermie, nicht als eine Vorkrankheit der Calcinosis. Erst 2 Jahre später, im Jahre 1934, erkannte RUDOLPH diesen Zusammenhang. Er berichtete einen eigenen Fall und wies auf mehrere in der Literatur berichtete ähnliche Fälle hin, die wohl auch eine Dermatomyositis als Vorkrankheit gehabt hatten, da zuerst eine fieberhafte Krankheit bestand, die von Muskelschwäche und nach längerer Zeit von Calciumablagerungen gefolgt war (CRAIG und LYALL; WILENS und DERBY; SKOSSOGORENKO; MORSE; KENNEDY). Seitdem ist das Vorkommen von Calcinosis cutis in der Folge einer Dermatomyositis häufig mitgeteilt worden: HECHT beobachtete das Bestehen einer Calcinosis bei vier von fünf Patienten mit Dermatomyositis, O'LEARY und WAISMAN bei fünf unter 40, SHEARD bei vier unter 25, WEDGWOOD u. Mitarb. bei sieben unter 26 und SPAHR und BRENN bei drei unter sieben Patienten. Während bei manchen dieser Fälle die Calcinosis das klinische Bild beherrschte, bildete sie bei anderen nur einen Nebenbefund. Eine Calcinosis scheint sich besonders bei chronisch verlaufenden, zu Poikiloderma neigenden Fällen von Dermatomyositis zu entwickeln (MARCUS und WOOLRIDGE; SILVA u. Mitarb.; WISKEMANN).

Den Verlauf der Erkrankung kann man nach SPAHR und BRENN folgendermaßen schematisieren: In der ersten Phase ist die Dermatomyositis aktiv und zeigt einen schubweisen Verlauf. 1—3 Jahre nach dem Auftreten der ersten Symptome entstehen als zweite Phase diffuse Verkalkungen, die oft zuerst zufällig bei einer Röntgenkontrolle entdeckt werden (Abb. 91). Während mehrerer Jahre nehmen die Verkalkungen (Abb. 92) zu. Die durch die Dermatomyositis hervorgerufenen Gelenkankylosen und die Muskelretraktion erreichen ihr Maximum. Der Patient ist stark behindert. Die Kalkmassen sind überall zu palpieren und werden zum Teil durch die Haut ausgestoßen. Die entzündliche Komponente der Krankheit ist jetzt aber verschwunden; es bestehen keine erhöhte Temperatur mehr und auch keine Schmerzen. Als dritte Phase, die mehrere Jahre beanspruchen kann, erfolgt die Rückbildung der Kalkablagerungen (Abb. 93) und die klinische Besserung. Ein vollständiges Verschwinden der Verkalkungen kommt allerdings nur selten vor. Auch bleiben die Muskeln mehr oder weniger atrophisch.

Die Prognose der Dermatomyositis mit Calcinosis ist nicht schlechter als die der Dermatomyositis im allgemeinen (SPAHR und BRENN) und vielleicht sogar besser, da Kalkablagerungen seltener bei den akuten, oft tödlich verlaufenden Fällen und häufiger bei den milderen, chronisch verlaufenden Fällen auftreten. Trotzdem sind mehrere Todesfälle berichtet worden (ROTHSTEIN und WELT; HECHT, 4. Fall; SPAHR und BRENN, 3. Fall).

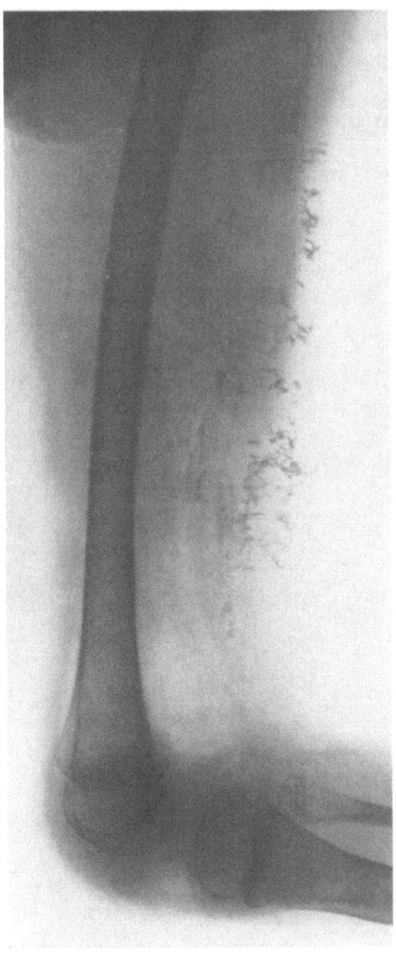

Abb. 91. *Calcinosis cutis bei Dermatomyositis.* Oberschenkel, seitlich. Unregelmäßige Verkalkungen in der Subcutis sowie streifige Kalkablagerungen in den Muskelinterstitien. [SPAHR, A., u. H. BRENN: Helv. paediat. Acta 12, 48 (1957), Abb. 3]

Stoffwechseluntersuchungen bei Calcinosis. In den dreißiger Jahren, als noch diskutiert wurde, ob die Calcinosis cutis Ausdruck einer lokalen Gewebsschädigung oder einer allgemeinen Calciumstoffwechselstörung sei, wurden verschiedentlich Calciumstoffwechselbilanz-Untersuchungen durchgeführt. Diese ergaben unterschiedliche Resultate, indem einige Male normale Verhältnisse gefunden wurden (FRIEDLÄNDER; SALVESEN und BÖE), während in manchen Fällen eine

Calciumretention festgestellt wurde (BAUER u. Mitarb.; BROOKS) und in anderen Fällen eine vermehrte Ausscheidung (FORESTER und SWANSON; SHELDON). Es ist wohl jetzt die allgemeine Ansicht (WHEELER u. Mitarb.; PETERS u. Mitarb.), daß irgendwelche Bilanzstörungen sekundärer Natur sind. Es ist ja zu erwarten, daß eine Calciumretention während solcher Perioden stattfindet, in denen sich die Calciumablagerungen bilden. Wenn diese sich zurückbilden, kann es zu einer negativen Calciumbilanz kommen.

Histologie. Die zu NAEGELIs Zeit noch diskutierte Frage, ob sich das Calcium in normalem oder geschädigtem Gewebe ablagere, ist wohl jetzt allgemein zugunsten der letzteren Ansicht entschieden worden. Viel Bedeutung wurde lange Zeit der von BAUER u. Mitarb. gemachten Beobachtung geschenkt, daß in ihrem Falle die ersten Veränderungen aus Ablagerungen von feinen Kalkkörnern an der Peripherie normaler Fettzellen im subcutanen Gewebe bestehe. Dazu sei bemerkt, daß die von WILENS und DERBY veröffentlichte klinische Beschreibung dieses Falles eindeutig ergibt, daß hier der Calcinosis eine Dermatomyositis voranging. In einer ausführlichen histologischen Untersuchung, im Jahre 1932 veröffentlicht, kamen WEISSENBACH, BASCH und BASCH zu dem Ergebnis, daß degenerative und sklerotische Gewebsveränderungen den Kalkablagerungen stets vorausgingen. Auch PONHOLD fand bei einer mit Dermatomyositis verbundenen Calcinosis in der Haut, weit von den Kalkeinlagerungen entfernt, Aufquellen einzelner kollagener Bindegewebsfasern und, als erstes Zeichen der Verkalkung, Kalkanlagerung an fragmentierte elastische Fasern. Auch waren degenerative Veränderungen an den Gefäßen vorhanden.

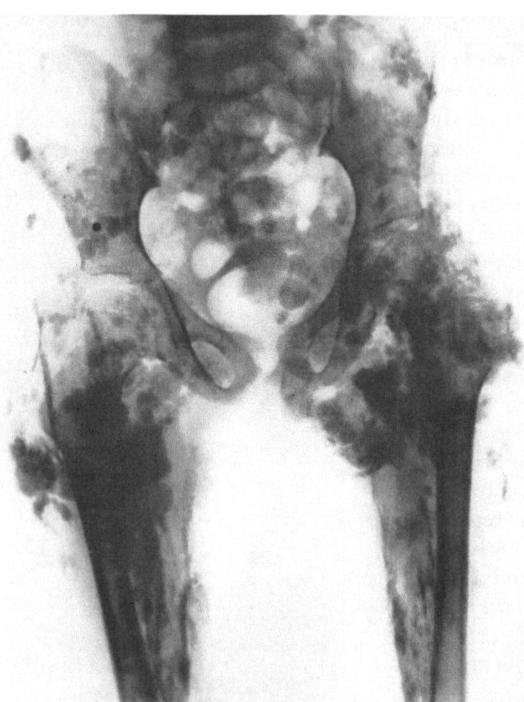

Abb. 92. *Calcinosis cutis bei Dermatomyositis.* Maximum der Kalkablagerung im Alter von 8 Jahren. [SPAHR, A., u. H. BRENN: Helv. paediat. Acta **12**, 48 (1957), Abb. 8a]

Sektionsbefunde durch ROTHSTEIN und WELT in einem mit Dermatomyositis einhergehenden Fall von Calcinosis universalis ergaben keine Calciumablagerungen in den Muskelfasern, sondern nur im dazwischenliegenden Bindegewebe und auch nicht in den Sehnen, sondern nur in den Sehnenscheiden.

Vorgang der Kalkablagerung, GOMORI, der den Zusammenhang zwischen Calciumablagerung und Phosphatase-Aktivität untersuchte, fand, daß in erst kürzlich nekrotisch gewordenem Gewebe, z. B. in tuberkulösen Lymphknoten, eine Verkalkung, genau so wie im Knochen, immer mit alkalischer Phosphatase-Aktivität verbunden ist; denn er beobachtete bei histochemischen Untersuchungen stets eine intensive Darstellung von alkalischer Phosphatase. Im Gegensatz dazu fand er, daß Verkalkung in sklerotischem, hyalinen Bindegewebe ohne alkalische Phosphatase-Aktivität vor sich ging. GOMORI glaubte, daß sich in sklerotischem Bindegewebe ein Protein befindet, das eine höhere Dissoziationskonstante für Calcium besitzt als die Plasmaproteine, so daß sich dort eine höhere lokale Konzentration von Calcium-Ionen befindet als im Blutserum bei gleichem Gehalt an Gesamtcalcium. Dadurch ist das Produkt $[Ca^{++}] \times [PO_4^{\equiv}]$ über den Lösungspunkt hinaus erhöht und es kommt zu Ablagerungen von Calciumphosphat. Viele Autoren vertreten allerdings auch heute noch die schon von NAEGELI erwähnte Theorie, nach welcher der Grund für Kalkablagerungen in geschädigtem Gewebe darin liegt, daß in diesem wegen Darniederliegen vitaler Tätigkeit ein niedrigerer Kohlensäuregehalt besteht als in normalem Gewebe und so weniger Calcium- und Phosphat-Ionen in Lösung gehalten werden können (WHEELER u. Mitarb.).

Chemische Untersuchungen der Calciumablagerungen lagen schon zu NAEGELIs Zeiten reichlich vor. Auch spätere Untersuchungen (BAUER u. Mitarb.; ROTHSTEIN und WELT) haben ergeben, daß das Verhältnis von Calcium zu Phosphor und von Calciumphosphat zu Calciumcarbonat dem im normalen Knochen entspricht. Ferner haben kristallographische Untersuchungen mittels Röntgendiffraktion ergeben, daß die Kalkablagerungen Apatitbildung zeigen, genau so wie normaler Knochen (ZELLWEGER; CORNBLEET u. Mitarb.).

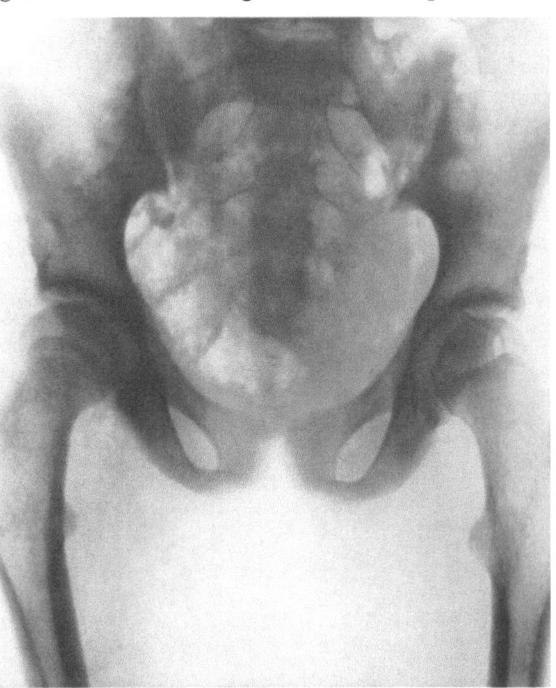

Abb. 93. *Calcinosis cutis bei Dermatomyositis.* Derselbe Patient wie in Abb. 92. Kontrolle im Alter von 12 Jahren. Verkalkungen weitgehend verschwunden. [SPAHR, A., u. H. BRENN: Helv. paediat. Acta **12**, 48 (1957), Abb. 8 b]

Behandlung. Tritt die Calcinosis cutis in Zusammenhang mit einer Dermatomyositis auf, so haben Corticosteroide eine gewisse Wirksamkeit gegen die Dermatomyositis. Auf die Kalkablagerungen haben sie gewöhnlich keinen Einfluß, wie SILVA u. Mitarb., WISKEMANN sowie SPAHR und BRENN feststellten. Allerdings beobachteten DEBRÉ u. Mitarb. bei der Behandlung eines Falles von Dermatomyositis und Calcinosis cutis mit ACTH nicht nur eine günstige Beeinflussung der Dermatomyositis, sondern auch ein Verschwinden aller Kalkablagerungen. BRIGGS und ILLINGWORTH beobachteten ebenfalls bei einem Fall von Dermatomyositis und Calcinosis cutis von kurzer Dauer ein Verschwinden der Verkalkungen im Verlauf der Behandlung mit ACTH. Bei einem zweiten Fall dagegen, bei dem die Verkalkungen schon seit 9 Jahren zugegen waren, wurde keine Besserung erreicht.

In Fällen mit inaktiver Dermatomyositis und Calcinosis universalis, bei denen oft starke Muskelatrophie besteht, ist physikalische Therapie von großer Bedeutung (SPAHR und BRENN).

III. Dystrophische Kalkablagerungen

Die dystrophischen Verkalkungen bilden, wie schon NAEGELI feststellte, weitaus die umfangreichste der drei Formen der pathologischen Verkalkungen. Sie umfassen ein durchaus heterogenes Material.

NAEGELI besprach in seiner Abhandlung besonders die Kalkablagerung in Tumoren. Er stellte fest, daß Verkalkungen vornehmlich in benignen Geschwülsten vorkommen, z. B. in Atheromen, Angiomen und Lipomen, am häufigsten aber im sog. verkalkten Epitheliom von Malherbe, welches er ausführlich beschrieb. Sodann erwähnte NAEGELI Phlebolithen, die er als verkalkte organisierte Thromben ansah, und Kalkablagerungen im Granulationsgewebe chronischer Hautkrankheiten wie Tuberkulose und in Narben.

Schon NAEGELI stellte fest, daß „nicht jeder Vertreter der dystrophischen Verkalkung Gegenstand einer eingehenden Darstellung bilden kann". Es seien daher nur einige Formen der Verkalkung erwähnt, die von besonderem Interesse sind und von NAEGLI nicht erwähnt wurden.

1. Calcinosis subcutanea postphlebitica

Obwohl schon vorher vereinzelte Fälle dieses Krankheitsbildes veröffentlicht worden waren (RACHOLD; WENDLBERGER; GOUGEROT und TABERNAT), wurde es doch erst von LINDNER 1952 und 1953 eingehend beschrieben. LINDNER stellte fest, daß subcutane Kalkablagerungen bei dem varicösen Symptomenkomplex gar nicht selten sind. Bisher sind alle Fälle bei Frauen beschrieben worden.

LINDNER fand bei 20 Frauen neben den bekannten Zeichen der postphlebitischen Stauung wie Varicen, Ulcerationen, Dermatitis und Pigmentation, Kalkablagerungen vorwiegend an der Medianseite des Unterschenkels, bei stärkerem Befall aber auch an anderen Stellen, immer jedoch im engeren Quellgebiet der Vena saphena magna oder parva. In mehreren Fällen konnten die Kalkablagerungen palpatorisch nachgewiesen werden, in anderen aber nur mittels

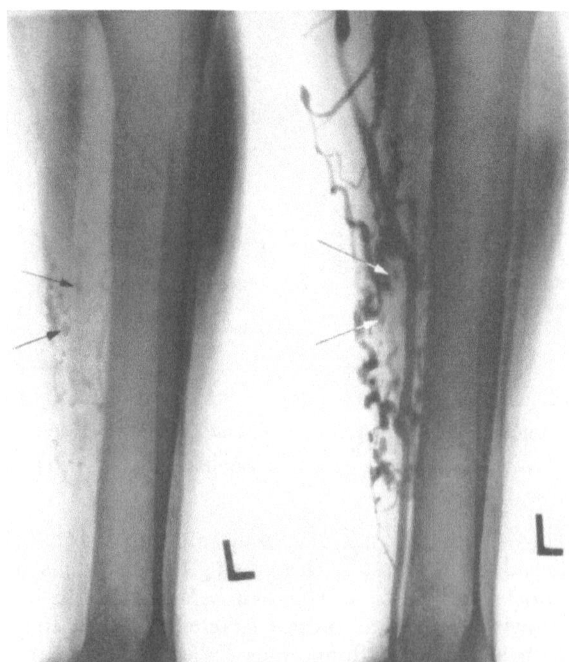

Abb. 94. *Calcinosis subcutanea postphlebitica*. Links Leeraufnahme, rechts Phlebogramm. Das Phlebogramm löscht die meisten Kalkschatten aus, die demnach Phlebolithen darstellen. Einzelne Schatten (mit Pfeilen bezeichnet) bleiben jedoch bestehen und stellen daher extravasale Kalkablagerungen dar. [LINDNER, B.: Arch. Derm. Syph. (Berl.) **196**, 403 (1953), Abb. 6]

Röntgenuntersuchung (Abb. 94). Wenn die Konkremente im Bereich von Ulcerationen lagen, hatten die Ulcerationen meist ein fistulöses Aussehen mit unterminierten Rändern und die Konkremente konnten mit einer Sonde in der Tiefe wegen ihrer Härte festgestellt werden. Während gewöhnlich nur ein Ulcer oder höchstens einige Ulcera vorhanden sind, fanden sich im Falle GOUGEROT und TABERNAT zahlreiche kleine Ulcera, alle mit Konkrementen am Grund. In WENDLBERGERs Fall traten aus einem recht großen Ulcus cruris gelegentlich spontan harte Körner von Kalk heraus. Bei dem von RACHOLD beschriebenen Patienten ergab die histologische Untersuchung nicht nur Kalkablagerung, sondern auch metaplastische Knochenbildung.

Röntgenbilder zeigen disseminierte kalkdichte Schatten. Jedoch kann man allein auf Grund der Schattenanordnung nicht entscheiden, ob es sich um Phlebolithen, Verkalkungen der Venenwände oder subcutane Kalkablagerungen handelt. Für diesen Zweck sind phlebographische Untersuchungen nötig. LINDNER fand in den meisten Fällen auf diese Weise sowohl venengebundene als auch extravasal gelegene Kalkablagerungen.

In der Behandlung von Ulcerationen, die durch Kalkkonkremente hervorgerufen oder unterhalten sind, kann wohl nur die operative Entfernung der Konkremente Heilung herbeiführen. LINDNER schlägt daher vor, daß bei postphlebitischen Ulcerationen routinemäßig Röntgenuntersuchungen für das Vorhandensein von Kalkkonkrementen durchgeführt werden, damit solche nicht übersehen werden.

2. Solitäre nodulöse Calcinosis

WINER veröffentlichte 1952 drei Fälle und STEIGLEDER und ELSCHNER 1957 zwei Fälle, die in dieses Gebiet fallen. Wegen des unzureichenden Materials steht noch nicht fest, ob es sich hier um eine neue Krankheitseinheit handelt.

Bei den drei von WINER veröffentlichten Fällen handelte es sich um Kinder im Alter von 10—28 Monaten, bei denen die solitären Herde, 3—4 mm im Durchmesser, seit Geburt vorhanden waren. Sie befanden sich einmal am Nagelwall des rechten Mittelfingers, einmal an der Fußsohle und einmal am Knie. Klinisch wurde an ein Xanthom, an eine Verruca oder eine Cyste gedacht. Histologisch fanden sich Kalkablagerungen. WINER vermutet, daß es sich bei diesen Fällen um Schweißdrüsenhamartome handele mit Verkalkung des cystischen Inhaltes und Absorbierung der Epithelbekleidung.

STEIGLEDER und ELSCHNER beschrieben zwei Fälle bei Erwachsenen. Bei dem einen Patienten fand sich ein ovaler, gelblichweißer, 7 mm großer Herd an der rechten Wange. Bei dem anderen Patienten bestand eine weißliche Einlagerung an der Radialseite des Fingernagels des linken Mittelfingers. Diese hatte sich im Anschluß an eine Verletzung gebildet und letzthin manchmal eine körnige, bröckelige Masse entleert. Das histologische Bild war dasselbe wie bei den von WINER beschriebenen Fällen.

3. Kalkablagerung bei Pseudoxanthoma elasticum

Kalkablagerungen an den degenerierten elastischen Fasern des Pseudoxanthoma elasticum, erstmalig im Jahre 1901 durch VON TANNENHAIN erwähnt, ist seitdem in mehreren Fällen mittels histologischer Färbungsmethoden, besonders mittels der Kossaschen Färbung, nachgewiesen worden (FINNERUD und NOMLAND).

Die Menge des in den Krankheitsherden vorhandenen Calciums wurde durch FINNERUD und NOMLAND sowie durch LOBITZ und OSTERBERG in je zwei Fällen bestimmt. Ihre Untersuchungen ergaben, daß die Krankheitsherde drei- bis fünfmal so viel Calcium enthielten wie die normale Haut der Patienten oder die Haut normaler Kontrollpersonen. Ferner zeigten LOBITZ und OSTERBERG mittels Mikroincineration von histologischen Schnitten und deren Betrachtung im Dunkelfeld mit einem Cardioid-Condensor, daß die starke Ansammlung von Asche im mittleren Corium aus Calcium (oder Magnesium) bestand.

GRÖNBLAD wies mittels Röntgenaufnahmen bei drei Fällen von Pseudoxanthoma elasticum Calciumablagerungen in den befallenen Hautgebieten nach. Die Calciumablagerungen erschienen im Röntgenbild entweder in feinverteilt diffuser, in streifenförmiger oder in wurmartig gewundener Anordnung.

4. Kalkablagerung beim Ehlers-Danlos-Syndrom

In manchen Fällen von Ehlers-Danlos-Syndrom finden sich neben den geläufigen Zeichen (Überdehnbarkeit der Haut, Überstreckbarkeit der Gelenke und Narbenbildung) an den Extremitäten zahlreiche derbe, frei bewegliche, subcutane Knoten, die gewöhnlich weniger als 1 cm groß sind. Histologische Untersuchung durch TOBIAS und durch WEBER und AITKEN hatten ergeben, daß diese aus Fettzellen bestanden, die von einer fibrösen Kapsel umschlossen waren. HOLT jedoch, der die Gelegenheit hatte, an einem wegen Osteochondrosarkom amputierten Bein viele dieser Knoten zu untersuchen, stellte fest, daß in seinem Falle die Mehrzahl dieser Knoten anstatt normaler Fettzellen nekrotische, teilweise verkalkte Fettzellen sowie einige Fremdkörperriesenzellen enthielten. Mittels Röntgenaufnahmen konnte er bei zwei Patienten in allen vier Extremitäten eine beträchtliche Zahl von subcutanen verkalkten Knoten darstellen.

F. Porphyrien

Die Gruppe der Porphyrien umfaßt eine Reihe von Erkrankungen, bei denen auf Grund eines angeborenen Stoffwechselfehlers eine übermäßige Ausscheidung von Porphyrinen, hauptsächlich von Uroporphyrin oder dessen Vorläufer Porphobilinogen, stattfindet. Man muß die Porphyrie strikt von der symptomatischen Koproporphyrinurie unterscheiden, bei der es sekundär zu einer anderen Krankheit zu einer vermehrten Ausscheidung von Koproporphyrin im Urin kommt.

Geschichtlicher Überblick

Chemie der Porphyrine. Der Ausdruck Porphyrin wurde von HOPPE-SEYLER geprägt als Bezeichnung für eine eisenfreie Substanz, die auftritt, wenn Blut mit konzentrierter Schwefelsäure versetzt wird. Er nannte diese Substanz Hämatoporphyrin. Sie wurde im Jahre 1888 von NENCKI und SIEBER kristallisiert. Obwohl schon vorher einige Fälle mit großen Mengen von Porphyrin im Urin bekannt geworden waren (ANDERSON; LINSER; EHRMANN), wurde das Krankheitsbild der Porphyrie doch zuerst eingehend 1911 von GÜNTHER studiert und zwar an dem berühmten Patienten Petry. GÜNTHER nannte die Krankheit Hämatoporphyrie, obwohl er erkannte, daß spektroskopische Unterschiede bestanden zwischen dem „natürlichen Hämatoporphyrin", das er bei dem Patienten Petry fand, und dem Hämatoporphyrin von HOPPE-SEYLER und NENCKI. HANS FISCHER isolierte im Jahre 1915 von dem Urin und Stuhl des Patienten Petry je ein Porphyrin. Er zeigte eindeutig, daß diese zwei Porphyrine von Hämatoporphyrin verschieden waren und daß das Hämatoporphyrin lediglich ein Kunstprodukt sei, das nicht natürlich vorkommt. Das Porphyrin, das er ausschließlich im Urin fand, nannte er Uroporphyrin, das andere, das zwar hauptsächlich im Stuhl, in kleinen Mengen aber auch im Urin vorhanden war, nannte er Koproporphyrin. Während Koproporphyrin allgemein im Urin gefunden wurde, ist Uroporphyrin erst viele Jahre später im Stuhl eines Patienten mit Porphyrie von SCHWARTZ und WATSON (1941) nachgewiesen worden. FISCHER (1924) konnte ferner zeigen, daß die Anordnung der Seitenketten in dem Uro- und Koproporphyrin, das der Patient Petry ausschied, eine andere war als im Protoprophyrin, das im Hämoglobin-Molekül zugegen ist. Während die Anordnung der Seitenketten im Falle Petry symmetrisch war (Typ I Isomer), war deren Anordnung im Protoporphyrin asymmetrisch Typ III Isomer). FISCHER konnte nachweisen, daß ein Umwechseln von einem Isomer zu dem anderen nicht vorkam und sprach daher von einem „Dualismus der Porphyrine".

Später stellte sich heraus, daß die bei der Porphyrie ausgeschiedenen Porphyrine nicht immer vom Typ I waren. VAN DEN BERGH u. Mitarb. waren die ersten, die im Jahre 1928 in Fällen, die heute als Porphyria cutanea tarda angesehen werden, Koproporphyrin III feststellten. Sodann isolierten WALDENSTRÖM u. Mitarb. (1935, 1937) eine Substanz vom Urin von Patienten mit intermittierend-akuter Porphyrie, die sie als Uroporphyrin III ansahen. Es hat sich jedoch seitdem auf Grund von papierchromatographischen Untersuchungen ergeben, daß dieses sog. Waldenström-Uroporphyrin, das ein Komplex von Zink mit Porphyrin darstellt, hauptsächlich aus Uroporphyrin I (mit 8 Carboxylgruppen) besteht, daneben aber auch kleinere Mengen eines Typ III-Porphyrins enthält, das nur sieben Carboxylgruppen enthält und somit kein Uroporphyrin ist (GRINSTEIN, SCHWARTZ und WATSON; NICHOLAS). Das Vorkommen von Uroporphyrin III beim Menschen ist nicht bewiesen (NICHOLAS).

Papierchromatographische und papierelektrophoretische Untersuchungen (s. Analytische Methoden) haben ferner ergeben, daß bei den verschiedenen Formen der Porphyrie außer Uroporphyrin (mit acht Carboxylgruppen) Koproporphyrin (mit vier Carboxylgruppen), Protoporphyrin (mit zwei Carboxylgruppen), Porphobilinogen (mit einer Carboxylgruppe) und Heptacarboxylporphyrin im Waldenström-Porphyrin (mit sieben Carboxylgruppen), auch Porphyrine mit sechs, fünf und drei Carboxylgruppen in kleinen Mengen vorkommen können (NICHOLAS und RIMINGTON 1951).

Einteilung der Porphyrie. GÜNTHERs Einteilung der Porphyrie in drei Formen, die er im Jahre 1922 vornahm, hat auch heute noch eine gewisse Gültigkeit. Er unterschied eine akute, eine kongenitale und eine chronische Form. Die akute Form entspricht der heutigen intermittierend-akuten Porphyrie, die kongenitale Form der heutigen Porphyria erythropoetica und die chronische Form der heutigen Porphyria cutanea tarda. Eine strenge Unterscheidung zwischen der „kongenitalen" und „chronischen" Porphyrie wurde allerdings nicht immer eingehalten; und von manchen Autoren, wie z. B. TURNER und OBERMAYER (1938), wurde eine solche Abtrennung sogar als „willkürlich und unnötig" verworfen. Erst die Untersuchungen von SCHMID, SCHWARTZ und WATSON (1953, 1954) ergaben, daß bei der kongenitalen Form die abnorme Porphyrinbildung in sich entwickelnden Erythrocyten im Knochenmark vor sich geht, während bei den anderen Formen die abnorme Bildung von Porphyrin und Porphobilinogen in der Leber stattfindet. Diese Beobachtung gab Anlaß zu einer scharfen Trennung zwischen der Porphyria erythropoetica, der früheren kongenitalen Porphyrie, und der Porphyria hepatica, der sowohl die intermittierend-akute Porphyrie als auch die chronische Porphyrie zugeteilt wurden. Die chronische Porphyrie wurde von WALDENSTRÖM (1937) zu Porphyria cutanea tarda umbenannt.

Eine vierte Form von Porphyrie wurde erstmalig im Jahre 1924 von THIELE beschrieben. Sie wird heute meistens als kombinierte Porphyrie bezeichnet. Diese Form vereint Lichtsensibilität mit abdominellen oder neurologischen Symptomen. Die Mehrzahl der Autoren stimmt zwar mit WATSON (1954) überein, daß es sich hierbei um eine gemischte oder Kombinationsform der hepatischen Porphyrie handelt, die Symptome der intermittierend-akuten Porphyrie und der Porphyria cutanea tarda vereint. Andererseits sehen RIMINGTON wie auch WALDENSTRÖM (1957) darin eine selbständige Form der hepatischen Porphyrie und haben ihr, wegen der starken Ausscheidung von Protoporphyrin und Koproporphyrin, die während der Remissionen im Stuhl stattfindet, den Namen Protokoproporphyrie gegeben.

Beschreibung der Porphyrie im Jadassohnschen Handbuch. Zwar ist die Porphyrie als solche im Handbuch der Haut- und Geschlechtskrankheiten nicht beschrieben worden, doch haben BERING und BARNEWITZ die Hauterscheinungen der Hydroa vacciniformia eingehend beschrieben und dabei auf die Rolle des Porphyrine hingewiesen. Obwohl diese Autoren feststellten, daß nur bei 17,5% der in der Literatur beschriebenen Fälle von Hydroa vacciniformia eine „Hämatoporphyrinurie" bestand, glaubten sie doch, daß dem Porphyrin eine ausschlaggebende Rolle für die Genese der Hydroa vacciniformia zukäme, und zwar wegen der experimentell begründeten photosensibilisierenden Eigenschaft des Porphyrins. Dabei beziehen sich BERING und BARNEWITZ auf die Tierversuche von HAUSMANN und den Eigenversuch von MEYER-BETZ, bei denen die Injektion von Hämatoporphyrin starke Lichtsensibilisierung hervorrief. Sie geben fernerhin der Meinung Ausdruck, daß, da in den meisten Fällen die Untersuchung für Porphyrine mit ungenügenden Mitteln durchgeführt worden war, deren Nichtauffinden nicht beweiskräftig sei.

BERING und BARNEWITZ wiesen darauf hin, daß BAZIN im Jahre 1862 die Hydroa vacciniformia zum ersten Male beschrieben habe, daß ANDERSON 1898 erstmalig „Hämatoporphyrin" im Harn dabei nachgewiesen habe und daß EHRMANN (1909) als erster das „Hämatoporphyrin" als Ursache für die Überempfindlichkeit der Haut gegen ultraviolette Strahlen bei der Hydroa vacciniformia ansah.

Heutige Auffassung bezüglich Hydroa vacciniformia. Die Annahme von BERING und BARNEWITZ, daß mit besseren Untersuchungsmethoden schließlich bei allen Fällen von Hydroa vacciniformia Porphyrine nachgewiesen würden, hat sich nicht bestätigt. Vielmehr stellt die Hydroa vacciniformia keine Krankheitseinheit dar (GOTTRON und ELLINGER 1931; WULF; MICHELSON). Ein sehr kleiner Prozentsatz der Fälle stellt Porphyria erythropoetica dar, ein größerer Porphyria cutanea tarda, während der größte Teil der Fälle als polymorphe Lichtdermatosen nicht mit einer Störung des Porphyrinstoffwechsels verbunden ist. Es erscheint daher angebracht, die Bezeichnung Hydroa vacciniformia (oder aestivalis) nur als einen deskriptiven Ausdruck, nicht aber als Diagnose zu verwenden.

Chemie der Porphyrine

Porphyrine sind cyclische Tetrapyrrole, bei denen vier Pyrrolringe durch vier Methinbrücken ($=CH—$) verbunden sind. Sie unterscheiden sich durch die Art der Seitenketten, die den Pyrrolringen anhängen. Die Anordnung der Seitenketten im Verhältnis zueinander bringt verschiedene isomere Konfigurationen hervor. Koproporphyrin und Uroporphyrin haben nur je zwei Arten von Seitenketten: Koproporphyrin enthält vier Methyl- und vier Propionsäurereste und hat somit vier Carboxylgruppen, während Uroporphyrin vier Essigsäure- und vier Proprionsäurereste enthält und somit acht Carboxylgruppen hat. Bei Koproporphyrin und Uroporphyrin sind theoretisch je vier Isomere möglich, Typ I—IV, aber nur Typ I und III kommen in der Natur vor. Die Anordnung der Seitenketten ist beim Typ I symmetrisch, beim Typ III dagegen unsymmetrisch (s. chemische Formeln). Protoporphyrin, das sich mit einem Atom Eisen zu Hämin verbindet

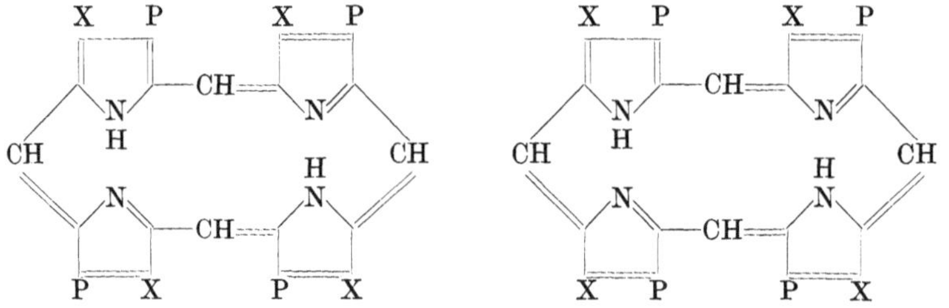

Typ I   Typ III

P (in Uroporphyrin und Koproporphyrin)   Propionsäurerest $CH_2 \cdot CH_2 \cdot COOH$
X (in Koproporphyrin)   Methylrest CH_3
X (in Uroporphyrin)   Essigsäurerest $CH_2 \cdot COOH$

Chemische Formeln von Kopro- und Uroporphyrin

und dann in Verbindung mit Eiweiß Hämoglobin bildet, hat, im Gegensatz zu Kopro- und Uroporphyrin, drei Arten von Seitenketten, nämlich zwei Vinyl-, zwei Methyl- und vier Proprionsäurereste und kann theoretisch 15 Isomere bilden. Das im Hämoglobin enthaltene Protoporphyrin 9 ist vom Typ III, der einzige Typ, der natürlich vorkommt.

Biosynthese der Porphyrine. Das Monopyrrol Porphobilinogen ist die Muttersubstanz aller Porphyrine im Körper. Seine Bildung ist eingehend mit Hilfe von radioaktiven Isotopen untersucht worden. GRAY und NEUBERGER wiesen 1949 nach, daß Glykokoll den gesamten Stickstoff für die Porphyrine liefert. SHEMIN, RUSSELL und ABRAMSKY fanden, daß in einer Reihenfolge von Reaktionen, dem sog. Succinat-Glykokoll-Cyclus, sich Bernsteinsäure an dem α-Kohlenstoffatom von Glykokoll kondensiert, um α-Amino-β-keto-Adipinsäure zu bilden. Durch Decarboxylierung bildet sich daraus δ-Aminolävulinsäure.

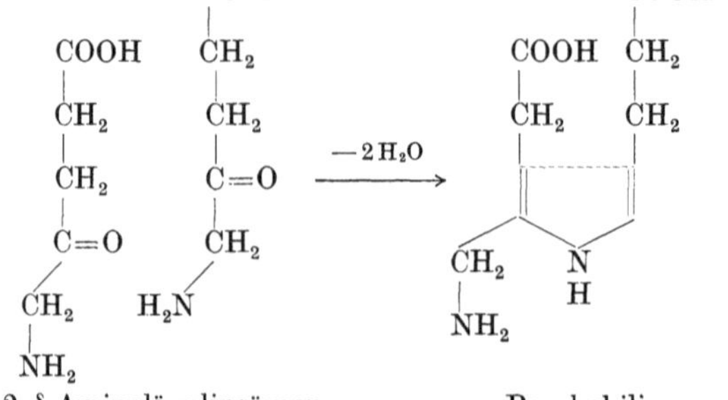

2 δ-Aminolävulinsäuren   ⟶   Porphobilinogen

Bildung von Porphobilinogen

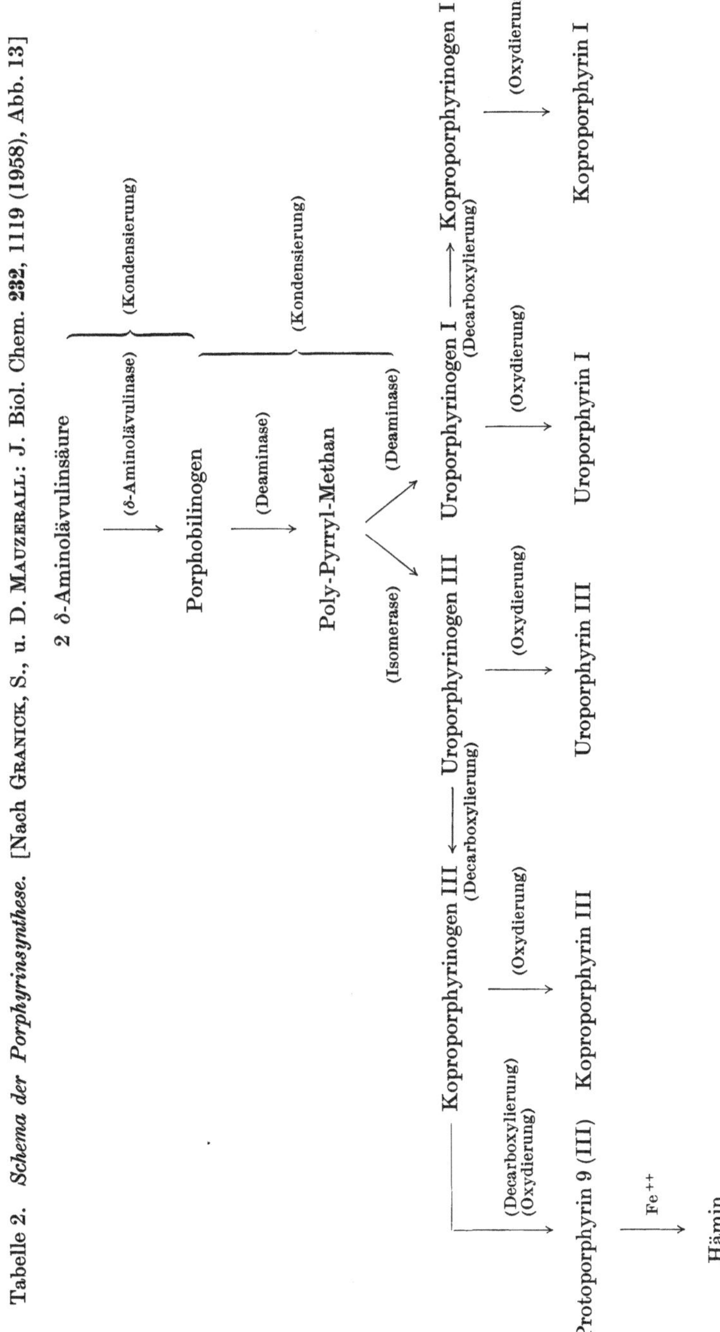

Zwei Moleküle von δ-Aminolävulinsäure bilden mittels Kondensierung Porphobilinogen. GIBSON u. Mitarb. haben ein Enzym (δ-Aminolävulinase) von der
Leber isoliert, das je zwei δ-Aminolävulinsäure-Moleküle unter Entzug von zwei

Molekülen Wasser zu Porphobilinogen umwandelt. Granick und van den Schrieck waren in der Lage, mit Hilfe einer Lebersuspension aus δ-Aminolävulinsäure fluorescierende Porphyrine herzustellen und haben so die wichtige Rolle der Leber in der Synthese des Porphobilinogens bewiesen.

Bezüglich der Bildung der Porphyrine aus Porphobilinogen herrschte für einige Zeit die Anschauung vor, daß im normalen Organismus Uroporphyrin das zuerst synthetisierte Porphyrin sei, von dem sich durch Decarboxylierung der vier Essigsäuregruppen Koproporphyrin bilde und weiterhin durch Decarboxylierung und Oxydierung der zwei Propionsäuregruppen Protoporphyrin (Shemin, London und Rittenberg). Das Vorhandensein von großen Mengen von Uro- und Koproporphyrin bei der Porphyrie wurde als eine fermentative Störung der Decarboxylierung erklärt. Jedoch haben Untersuchungen mit radioaktiven Isotopen keinen Anhalt dafür gegeben, daß Uroporphyrin und Koproporphyrin Vorläufer von Protoporphyrin sind (Aldrich u. Mitarb. 1955). Zum Beispiel konnte bei Experimenten mit Rattenleberbrei nicht nachgewiesen werden, daß markiertes Uroporphyrin oder Koproporphyrin in Protoporphyrin eingebaut wurde (Schwartz).

Untersuchungen von Granick, Granick und Mauzerall, Mauzerall und Granick, sowie von Bogorad haben nun ergeben, daß Porphyrinogene die Zwischenstufen in der Biosynthese der Porphyrine darstellen. Die Porphyrinogene sind farblose, reduzierte Porphyrine, die sechs zusätzliche Wasserstoffatome enthalten. Verschiedene Fermente wandeln δ-Aminolävulinsäure zu Porphobilinogen und Porphobilinogen zu Uroporphyrinogen I bzw. zu Uroporphyrinogen III um, und danach diese zu Koproporphyrinogen I bzw. zu Koproporphyrinogen III. Die Porphyrinogene werden dann zu den verschiedenen Porphyrinen oxydiert (s. Tabelle 2). Die Umwandlung von Porphobilinogen zu Uroporphyrinogen I und III, die eine Kondensierung von vier Molekülen Porphobilinogen darstellt, wird durch das Ferment Porphobilinogen-Deaminase eingeleitet, bis ein Di- oder Tripyrrol entsteht. Weitere Einwirkung der Deaminase führt zur Bildung von Uroporphyrinogen I, Einwirkung eines zweiten Fermentes Porphobilinogen-Isomerase zur Bildung von Uroporphyrinogen III. Durch Decarboxylierung entstehen aus Uroporphyrinogen I Koproporphyrinogen I, und aus Uroporphyrinogen III Koproporphyrinogen III. Durch Oxydierung werden dann diese Porphyrinogene zu den respektiven Porphyrinen umgewandelt. Außerdem wird aus Koproporphyrinogen III durch Decarboxylierung und Oxydierung Protoporphyrin III gebildet.

Normalerweise werden recht große Mengen von Protoporphyrin im Körper hervorgebracht, da dieses mit einem Atom Eisen zu Hämin verbunden im Hämoglobin, im Myoglobin und in gewissen Zellfermenten (Cytochrome, Cytochromoxydase, Peroxydase, Katalase) vorkommt. So ist Protoporphyrin physiologisch von außerordentlicher Wichtigkeit. Die physiologische Rolle von Koproporphyrin und Uroporphyrin ist dagegen nicht klar, und es ist möglich, daß sie lediglich Nebenprodukte der Protoporphyrinsynthese darstellen (Stich).

Normale Porphyrinausscheidung

Kleine Mengen von Porphyrinen werden regelmäßig in Urin und Stuhl ausgeschieden.

Urin. Die Menge von Koproporphyrin, die innerhalb 24 Std von normalen Erwachsenen ausgeschieden wird, beträgt nach den Untersuchungen, die Watson, Hawkinson, Schwartz und Sutherland an 53 Erwachsenen durchführten, zwischen 17 und 99 μg, im Durchschnitt 55 μg. Etwas größere Mengen stellte

Zeligman (1946) fest, dessen Werte bei 15 Erwachsenen zwischen 51 und 193 μg lagen, mit einem Durchschnitt von 124 μg. Verschiedene Methoden der Analyse sind wohl für die Unterschiede verantwortlich. Die meisten Untersucher fanden, daß der größte Teil des Koproporphyrins, 60—80%, vom Typ I war (Watson, Hawkinson, Schwartz und Sutherland; Watson und Larson; Rimington). Allerdings haben andere Untersucher ein Überwiegen von Koproporphyrin III festgestellt (Aldrich u. Mitarb. 1955; Comfort u. Mitarb.).

Während früher angenommen wurde, daß Uroporphyrin normalerweise nicht im Urin vorkomme, haben Untersuchungen mittels Papierchromatographie ergeben, daß kleine Mengen vorhanden sind (Nicholas und Rimington 1951). Es ist sogar gelungen, aus dem Harn gesunder Menschen kleine Mengen von Uroporphyrin in kristalliner Form zu erhalten (Schmid, Schwartz und Watson 1953).

Außer Kopro- und Uroporphyrin finden sich im normalen Urin auch kleine Mengen von Porphobilinogen (bis zu 1,0 mg per Liter) und δ-Aminolävulinsäure (bis zu 2,5 mg per Liter) (Peters u. Mitarb.), sowie minimale Mengen von penta-, hexa- und heptacarboxylierten Porphyrinen (Comfort u. Mitarb.).

Stuhl. Der Stuhl enthält normalerweise Koproporphyrin sowie Protoporphyrin, dessen Menge sehr von dem Gehalt der Nahrung an Fleisch abhängt. Der Porphyringehalt des Stuhles stammt, abgesehen von der Nahrung, von der Galle. Die tägliche Ausscheidung von Koproporphyrin in der Gallenflüssigkeit beträgt 200—300 μg. Es besteht hauptsächlich aus Koproporphyrin I (Rimington).

Analytische Methoden

Für das Feststellen einer Porphyrie und für die Unterscheidung zwischen Uroporphyrin, Koproporphyrin und Porphobilinogen im Harn stehen verhältnismäßig einfache Methoden zur Verfügung, die in jedem klinischen Laboratorium ausgeführt werden können. Diese werden hier kurz dargelegt werden. Für die Identifizierung der Isomere und für quantitative Bestimmungen stehen komplizierte Methoden zur Verfügung, die nur kurz erwähnt werden.

1. Nachweis der Porphyrine im Woodschen Licht. Urin, der vermehrte Mengen von Uroporphyrin oder große Mengen Koproporphyrins enthält, fluoresciert mit einer rosaroten Farbe, wenn er im Dunkeln in die Nähe der Woodschen Lampe gehalten wird. Die Fluorescenz ist am ausgesprochensten in frischem Urin (Zeligman 1950). Bei der symptomatischen Koproporphyrinurie fällt die Untersuchung negativ aus, da hier die Konzentration von Koproporphyrin viel zu gering ist, um Fluorescenz hervorzurufen.

2. Unterscheidung zwischen Uroporphyrin und Koproporphyrin. Urin wird mit Essigsäure angesäuert und mit Äther extrahiert. Da Koproporphyrin im Gegensatz zu Uroporphyrin ätherlöslich ist, geht es in die Ätherphase. Wenn die Wasserphase dann noch fluoresciert, handelt es sich um Uroporphyrin (Brunsting und Mason).

3. Nachweis des Porphobilinogen (Watson-Schwartz-Test). Bei der intermittierend-akuten Porphyrie und bei der kombinierten Porphyrie ist die Untersuchung für Porphobilinogen wichtig. Für den von Watson und Schwartz angegebenen Test werden je 1 cm³ Urin und Ehrlichs Reagens in einem Reagenzglas gemischt. Dieser Mischung setzt man 2 cm³ einer gesättigten wäßrigen Lösung von Natriumacetat hinzu. Häufig entsteht Rotfärbung. Wenn die rötliche Mischung dann mit einigen Kubikzentimetern Chloroform geschüttelt wird und die Rotfärbung in das Chloroform übergeht, handelt es sich um Urobilinogen. Wenn jedoch die Rotfärbung in der wäßrigen Schicht bleibt, handelt es sich um Porphobilinogen.

4. Nachweis des Porphobilinogen mittels Kochens. Der Urin wird mit Essigsäure auf einen pH von 4—5 gebracht und dann in einem kochenden Wasserbad für 15 min erhitzt. Hierdurch wird das Porphobilinogen größtenteils zu Uroporphyrin I umgewandelt, so daß bei Bestrahlung mit der Woodschen Lampe Fluorescenz stattfindet (Schmid, Schwartz und Watson 1954). Das auf diese Weise gebildete Uroporphyrin kann auch spektroskopisch, chromatographisch usw. nachgewiesen werden (s. u.).

Von den komplizierteren analytischen Methoden seien einige kurz erwähnt. Vor deren Durchführung werden die Koproporphyrine und die Uroporphyrine getrennt vom Urin und Stuhl extrahiert. Für die Gewinnung der Koproporphyrine, die ätherlöslich sind, werden dem Urin erst Eisessig und dann Äther zugesetzt. Die Koproporphyrine werden dann aus dem Äther mittels Salzsäure extrahiert. Für die Gewinnung der Uroporphyrine, die ätherunlöslich sind und daher noch in dem ausgeätherten Harn vorhanden sind, wird dieser mit Bleiacetat

Tabelle 3. *Klinische und Laboratoriumsbefunde der Porphyrie*

	Erythropoetische Porphyrie	Hepatische Porphyrie		
		intermittierend-akute Porphyrie	Porphyria cutanea tarda	kombinierte Porphyrie
Häufigkeit .	$< 1\%$	60—70%	30—40%	5%
Häufigster Beginn . .	frühe Kindheit	20.—40. Lebensjahr	40.—60. Lebensjahr	20.—40. Lebensjahr
Geschlecht. .	gleich	60—70% ♀	80% ♂	gleich
Vererbung . .	? recessiv	dominant	keine	gelegentlich dominant
Hauterscheinungen . .	schwer mutilierende Blasenbildung	keine Hauterscheinungen	leicht vernarbende Blasenbildung	leicht vernarbende Blasenbildung; gelegentlich starkes Erythem und Ödem
Andere Symptome . .	Erythrodontie, Milzvergrößerung, hämolytische Anämie	Koliken, Nervenlähmungen, psychische Störungen	Leberfunktionsstörung, nur selten Lebercirrhose	Koliken (häufig), gelegentlich mit Gelbsucht, Nervenlähmungen (selten), psychische Störungen (selten)
Verlauf . . .	körperliche Unterentwicklung; Tod oft im mittleren Alter durch hämolytische Anämie	Mortalität 50 bis 60%; Tod während Anfällen, besonders durch Atemlähmung	fast stets gute Prognose; selten Tod durch Lebercirrhose	Mortalität geringer als bei intermittierend-akuter Porphyrie
Pathogenese .	fehlerhafte Synthese von Hämoglobin in einem Teil der Normoblasten im Knochenmark	Störung der Porphyrinsynthese in Leber mit Bildung großer Mengen von Porphobilinogen und gewöhnlich nur kleiner Mengen von Porphyrinen	Störung der Porphyrinsynthese in Leber mit Bildung großer Mengen von Porphyrinen	vermehrte Bildung von Proto- und Koproporphyrin in Leber; Ausscheidung von Porphyrinen im Stuhl während Remissionen, im Urin während aktiver Phase
Urinfarbe . .	ständig rot	gelegentlich normale Farbe mit Dunkeln erst beim Stehen	fast immer rot	rot in aktiver Phase
Urin	Uroporphyrin I	Porphobilinogen, Waldenström-Porphyrin, Koproporphyrin I und III	Waldenström-Porphyrin, Koproporphyrin I und III	gewöhnlich nur in aktiver Phase: Waldenström-Porphyrin, Koproporphyrin I und III, gelegentlich Porphobilinogen
Stuhl	Koproporphyrin I	Uroporphyrin I, Koproporphyrin I und III	Uroporphyrin I, Koproporphyrin I und III	hauptsächlich während Remissionen: Protoporphyrin, Koproporphyrin I und III

Tabelle 3. (Fortsetzung)

	Erythropoetische Porphyrie	Hepatische Prophyrie		
		intermittierend-akute Porphyrie	Prophyria cutanea tarda	kombinierte Porphyrie
Serum . . .	Uroporphyrin I	gelegentlich Uroporphyrin I	selten Uroporphyrin I	während aktiver Phase oft Protoporphyrin, Uroporphyrin und Koproporphyrin
Knochenmark-porphyrine	fluorescierende Normoblasten	normal	normal	normal
Leberporphyrine	kleine Mengen von Porphyrinen	große Mengen, hauptsächlich Porphobilinogen	große Mengen von Porphyrinen	große Mengen von Porphyrinen, bei schweren Anfällen auch Porphobilinogen
Behandlung .	Splenektomie bei hämolytischer Anämie	Chlorpromazin, BAL oder Versenat	BAL	BAL oder Versenat

versetzt. Die Uroporphyrine werden an das Bleiacetat adsorbiert und von diesem mittels Salzsäure extrahiert (LEONHARDI und BAIER).

Fluorimetrische Messungen. Messungen der Intensität der Fluorescenz in einem Photofluorimeter und Vergleich mit der Intensität der Fluorescenz einer bekannten Konzentration von Porphyrin (meistens Hämatoporphyrin) stellt die am meisten gebrauchte Methode für die quantitative Bestimmung der Porphyrine dar (DILLAHA und HICKLIN).

Spektroskopische Messungen. Die Porphyrine haben charakteristische Absorptionsspektra. Obwohl eine Unterscheidung der Isomere auf diese Weise nicht möglich ist, kann doch festgestellt werden, ob das Uroporphyrin frei vorhanden ist (wie bei der erythropoetischen Porphyrie) oder als Zink-Komplex (wie gewöhnlich bei der hepatischen Porphyrie). Durch graduelle Verdünnung, bis die Absorptionsstreifen verschwinden, ist eine einfache, wenn auch nur annähernd quantitative Bestimmung möglich (LAGEDER; ZELIGMAN 1946).

Esterschmelzpunktbestimmungen. Diese Methode wird für die Bestimmung der Isomere angewandt (NICHOLAS und RIMINGTON 1953).

Adsorptionschromatographie. Für die Gewinnung größerer Mengen von Porphyrinen, wie sie für chemische Untersuchungen nötig sind, eignet sich die Adsorptionschromatographie in Chromatographiesäulen. Hierbei fand NICHOLAS, daß Magnesiumoxyd wohl das beste Adsorptionsmaterial ist. Die einzelnen Porphyrine erscheinen beim Herauswaschen zu verschiedenen Zeiten, zuerst das Uroporphyrin.

Papierchromatographie. Nach Extraktion der Porphyrine mittels Adsorptionschromatographie können diese mittels Papierchromatographie untersucht werden. Die Wanderungsgeschwindigkeit (R_f-Werte) der freien Porphyrine ist umgekehrt proportional zu der Anzahl der Carboxylgruppen (NICHOLAS und RIMINGTON 1951; DANNENBERG und REINWEIN).

Papierelektrophorese. Statt Papierchromatographie kann die Papierelektrophorese angewandt werden, die, wie MINDEN festgestellt hat, zu einer schnelleren und besseren Auftrennung der Porphyrine führt. Die Wanderungsgeschwindigkeit verhält sich dabei umgekehrt wie im Chromatogramm, d.h. die Fraktion mit der größten Zahl von Carboxylgruppen läuft am schnellsten.

Quantitative und spektroskopische Untersuchungen sowie Esterschmelzpunktbestimmungen können an den mittels Papierchromatographie oder Papierelektrophorese getrennten Porphyrinen durchgeführt werden.

Eine Methode zur Bestimmung der Mengen von δ-Aminolävulinsäure im Urin ist von GRANICK und VAN DEN SCHRIECK beschrieben worden.

I. Porphyria erythropoetica

Die erythropoetische Porphyrie ist eine äußerst seltene Erkrankung, die während der ersten Lebensjahre in Erscheinung tritt und durch die folgende Trias gekennzeichnet ist: roter Urin, Blasenbildung an den dem Licht ausgesetzten Hautteilen und hämolytische Anämie. Häufig finden sich auch Erythrodontie und Hypertrichose. Abdominelle, nervale und psychische Symptome fehlen (s. Tabelle 3).

Bis vor ungefähr 10 Jahren wurde die Diagnose von kongenitaler Porphyrie (wie die erythropoetische Porphyrie einst genannt wurde) häufig auch bei Fällen gemacht, die in Wirklichkeit Fälle von Porphyria cutanea tarda waren. SCHMID, SCHWARTZ und SUNDBERG fanden bei einer Durchsicht der Literatur, daß bis einschließlich 1954 nur 35 gesicherte Fälle von erythropoetischer Porphyrie veröffentlicht worden waren (s. Tabelle 4). Außerdem fanden sie neun mögliche Fälle, bei denen aber die Daten ungenügend waren, so daß die Möglichkeit bestand, daß sie Fälle von Porphyria cutanea tarda waren, da diese in seltenen Fällen schon in jugendlichem Alter ihren Anfang nehmen kann.

Vererbung. Von den 35 Fällen in der Übersicht von SCHMID, SCHWARTZ und SUNDBERG waren 20 weiblichen und 15 männlichen Geschlechts. Es besteht also bei der erythropoetischen Porphyrie kein Überwiegen des männlichen Geschlechts, wie es früher von der Hydroa vacciniformia angenommen worden war (BERING und BARNEWITZ). In mehreren Fällen waren Geschwister erkrankt (ANDERSON; SATO und TAKAHASHI; HERNANDO; MAY u. Mitarb.). Da die Krankheit bisher noch nicht in aufeinanderfolgenden Generationen beobachtet wurde, ist die Vererbung wahrscheinlich recessiv.

Klinisches Bild. Die rote Farbe des Urins, durch das Vorhandensein von Uroporphyrin I bedingt, kann schon bei der Geburt vorhanden sein und zu einer Rotfärbung der Windeln führen (ASHBY; PEACHEY u. Mitarb.; MAY u. Mitarb.). Die rote Farbe kann aber auch erst nach einigen Jahren in Erscheinung treten, z.B. im Fall von ALDRICH u. Mitarb. (1951) im Alter von 2 Jahren und im Fall von A. M. H. GRAY (1926) im Alter von 5 Jahren. Oft findet sich ein Nachdunkeln des Harns beim Stehen (SCHMID, SCHWARTZ und WATSON 1954). Der Urin fluoresciert rosarot bei Bestrahlung mit der Woodschen Lampe.

Die Hauterscheinungen treten erst einige Monate oder Jahre nach der Geburt auf, selbst in solchen Fällen, bei denen der Urin von Geburt an rot gefärbt war. Blasen bilden sich ausschließlich oder fast ausschließlich während des Frühjahrs und Sommers an den dem Lichte ausgesetzten Hautteilen (Abb. 95a u. b). Die Blasen, die sich oft rasch in Pusteln umwandeln, heilen mit Atrophie und oft auch mit Bildung von Milia ab. Im Laufe der Jahre kommt es zu zunehmender Mutilation (Abb. 96a). Die Ohren und Nase werden verstümmelt, es bildet sich eine mehr oder weniger ausgedehnte narbige Alopecie aus und an den Augen kann es zu Ektropion und Hornhautulceration kommen. GRAY und NEUBERGER (1950) berichten, daß der ursprünglich von MACKEY und GARROD berichtete Fall ein Auge verlor. In dem von SCHMIDT-LA BAUME berichteten Fall hatte die starke Atrophie zu einem totenkopfähnlichen Aussehen geführt. Die Atrophie der Haut über den Fingern führt zu Flexionskontrakturen und Ulcerationen, die weiterhin Knochenatrophie und -resorption und einen Verlust der distalen Fingerphalangen verursachen können (Abb. 96b). Bei einigen Fällen bestand rote Fluorescenz der Erosionen im Woodschen Licht (ALDRICH u. Mitarb. 1951; SIEMENS).

Erythrodontie ist häufig, aber nicht immer vorhanden. Unter den 35 von SCHMID, SCHWARTZ und SUNDBERG aus der Literatur gesammelten Fällen wurde Erythrodontie 20mal ausdrücklich erwähnt, während in den anderen Fällen das Aussehen der Zähne nicht beschrieben wurde. SCHMID, SCHWARTZ und WATSON (1954) fanden unter ihren eigenen zwei Fällen einmal Erythrodontie und einmal

Tabelle 4. *35 gesicherte Fälle von erythropoetischer Porphyrie*

Autor	Jahr	Geschlecht	Volkszugehörigkeit	Alter zu Beginn der Symptome	Anämie	Milzvergrößerung	Erythrodontie	Bemerkungen
ANDERSON	1898	♂	englisch	4	?	?	?	zwei Brüder; Schwester starb mit ähnlichen Symptomen
ANDERSON	1898	♂	englisch	3	?	?	?	
GÜNTHER	1911	♂	deutsch	Geburt	hämolytisch	+	+	Fall Petry; später von BORST beschrieben
RADAELI	1911	♀	italien.	14 ?	„hypochromisch"	?	?	Zeitpunkt des Beginns unklar
CAPELLI	1914	♂	italien.	3	+	+	?	—
MACKEY	1922	♂	englisch	Geburt	hämolytisch	+	+	Splenektomie; Tod 1952, Urämie
MACKEY	1922	♂	englisch	2	hämolytisch	+	+	—
GRAY	1924	♀	englisch	5	hämolytisch	+	+	—
SATO	1926	♂	japan.	Geburt	„hypochromisch"	+	+	Mehrere Geschwister starben mit ähnlichen Symptomen
ASHBY	1926	♀	englisch	Geburt	hämolytisch	+	+	Tod 1949; Coma hepaticum post partum
SCHMIDT-LA B.	1926	♀	deutsch	2	hämolytisch	+	?	—
KITAGAWA	1927	♀	japan.	Geburt	hämolytisch	+	?	Schwester des folgenden Falles
MATSUOKA	1928	♂	japan.	16 ?	hämolytisch	+	?	Brüder des vorhergehenden Falles. Beginn unklar
MATSUOKA	1928	♀	japan.	3	hämolytisch	+	+	—
MARCOZZI	1929	♂	italien.	Geburt	+	+	+	—
MEINERI	1931	♂	italien.	5 ?	hämolytisch	+	+	1948 von OTTOLENGHI-LODIGIANI berichtet
TAUSSIG	1933	♂	weiß	1	+	+	?	
DE MARVAL	1934	♀	argent.	5	hämolytisch	+	?	Splenektomie mit Besserung der hämolytischen Anämie
HERNANDO	1938	♀	spanisch	1	?	?	?	zwei Schwestern
HERNANDO	1938	♀	spanisch	1	?	?	?	
HERNANDO	1938	♀	spanisch	frühzeitig	?	?	?	drei Geschwister
HERNANDO	1938	♀	spanisch	desgl.	?	?	?	
HERNANDO	1938	♂	spanisch	desgl.	?	?	?	
PEACHEY	1938	♀	weiß	Geburt	hämolytisch	+	+	1950 von LONDON, WEST berichtet
DOBRINER	1938	♀	weiß	3	+	+	+	
DUNSKY	1947	♀	weiß	Geburt	vermehrte Hämolyse	+	+	Splenektomie; keine Besserung der hämolytiAnämie
MAY	1948	♂	franzöS.	1	+	?	+	Geschwister; drei von neun Geschwistern erkrankt
MAY	1948	♀	franzöS.	1	+	?	+	
MAY	1948	♂	franzöS.	1	?	?	+	
CALETTI	1948	♂	italien.	3—4	normochromisch	?	?	11 gesunde Geschwister
FINDLEY	1950	♀	Bantu	1	hämolytisch	+	+	Eltern Cousins
ALDRICH	1951	♀	norweg.	2	hämolytisch	+	+	Splenektomie mit Remission der Photosensibilität
MENAGH	1951	♀	weiß	1	hämolytisch	+	+	Splenektomie mit partieller Remission der Photosensibilität
POZZAN	1953	♀	italien.	Geburt	hämolytisch	+	+	
SCHMID	1954	♀	englisch	3	hämolytisch	+	+	Splenektomie mit partieller Remission der Photosensibilität

Diese Tafel entstammt der Arbeit von SCHMID, SCHWARTZ und SUNDBERG.

nicht. Die Erythrodontie findet sich sowohl in den Milchzähnen als auch in den Dauerzähnen und beruht auf der Ablagerung von Uroporphyrin im Zahnschmelz, aber nicht im Dentin (MACKEY und GARROD). Die Zähne fluorescieren stark beim Vorliegen von Erythrodontie. Als klinischer Nachweis, daß Porphyrin auch in den Knochen abgelagert ist, kann die Transilluminierung der Finger mittels einer

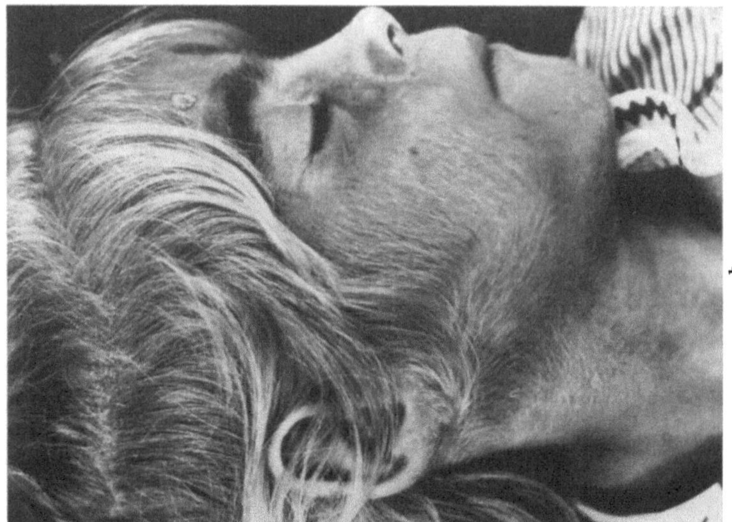

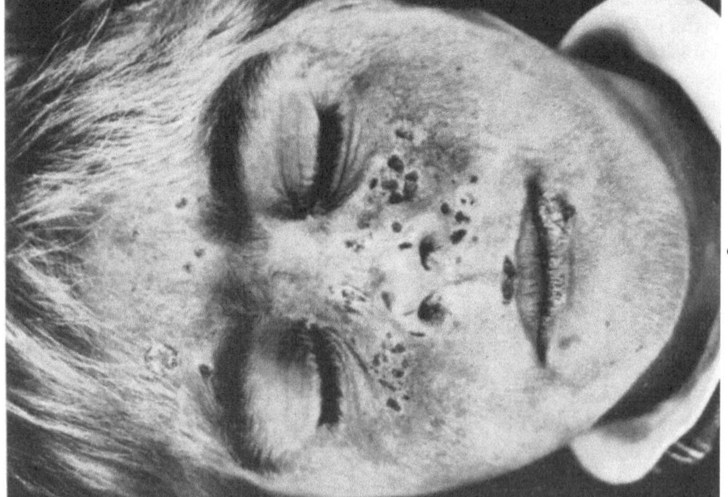

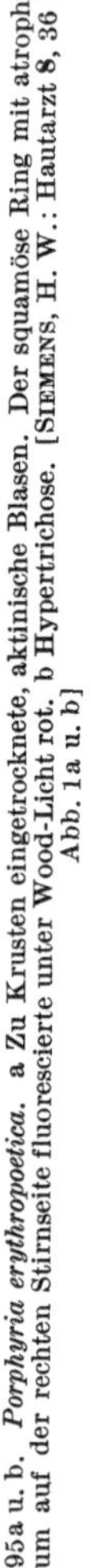

Abb. 95a u. b. *Porphyria erythropoetica.* a Zu Krusten eingetrocknete, aktinische Blasen. Der squamöse Ring mit atrophischem Zentrum auf der rechten Stirnseite fluorescierte unter Wood-Licht rot. b Hypertrichose. [SIEMENS, H. W.: Hautarzt **8**, 36 (1957), Abb. 1a u. b]

starken Lichtquelle dienen. Hierbei fanden ASHBY wie auch A. M. H. GRAY und MACKEY und GARROD bei ihren Patienten, daß die Fingerknochen bedeutend dunkler erschienen als die Knochen normaler Kontrollpersonen. Allerdings konnten FINDLEY und BARNES diese Beobachtung bei ihrem Fall nicht bestätigen.

Hypertrichose ist häufig (Abb. 95b). Sie ist gekennzeichnet nicht nur durch einen reichlichen Wuchs von Lanugohaaren, sondern auch durch buschige Augenbrauen (A. M. H. GRAY; CORNBLEET) und eine tief herunterreichende frontale Haargrenze (A. M. H. GRAY).

Ein wichtiges klinisches Zeichen ist die Größe der Milz als Anzeichen der hämolytischen Anämie. Diese Vergrößerung bildet sich gewöhnlich erst im späten Kindesalter oder jungen Erwachsenenalter aus. Die Leber ist fast immer

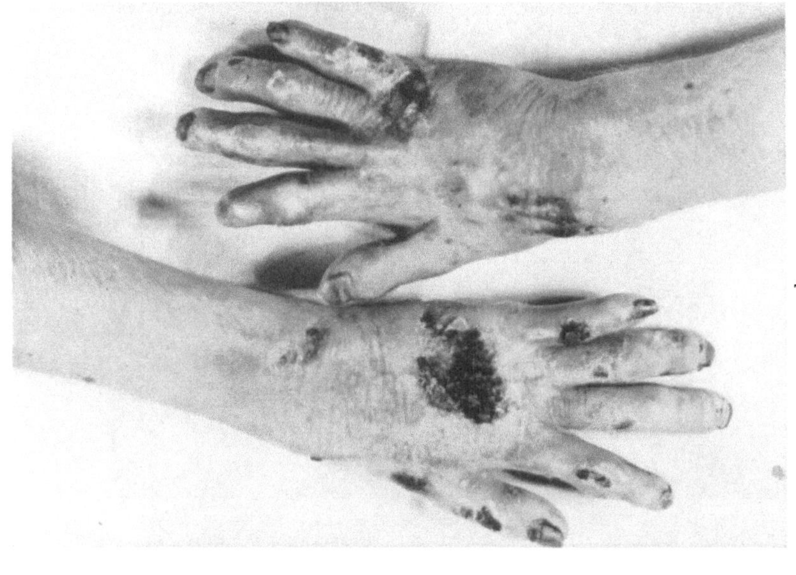

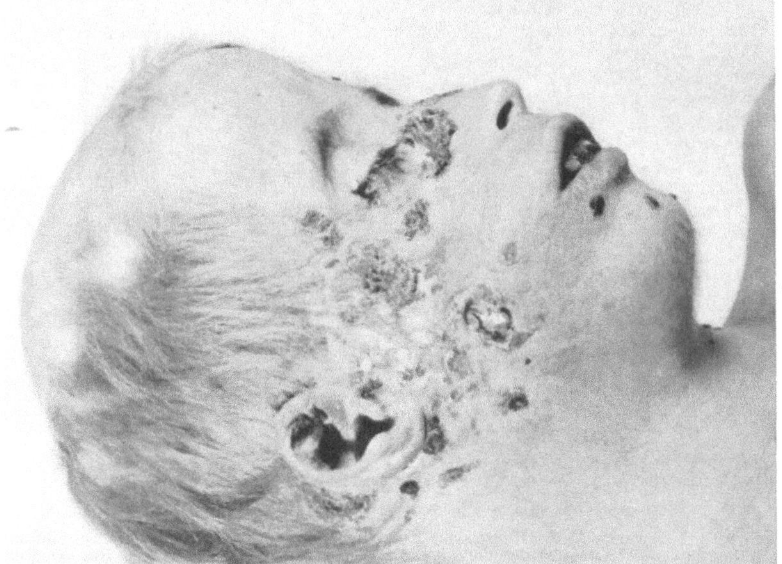

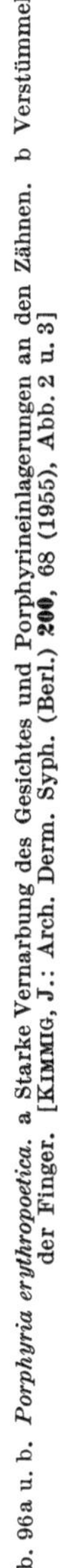

Abb. 96a u. b. *Porphyria erythropoetica.* a Starke Vernarbung des Gesichtes und Porphyrineinlagerungen an den Zähnen. b Verstümmelung der Finger. [KIMMIG, J.: Arch. Derm. Syph. (Berl.) **200**, 68 (1955), Abb. 2 u. 3]

von normaler Größe; nur MACKEY und GARROD fanden sie vergrößert. Auch ergeben Leberfunktionsprüfungen normale Resultate (im Gegensatz zur Porphyria cutanea tarda, bei der oft Leberstörungen bestehen).

Verlauf. Die Patienten haben normale Intelligenz, doch ist ihre körperliche Entwicklung gewöhnlich beeinträchtigt (BOLGERT u. Mitarb. 1952; drei Geschwister früher von MAY u. Mitarb. beschrieben). Oft tritt der Tod schon im mittleren Erwachsenenalter ein, entweder auf Grund der schwerer werdenden hämolytischen Anämie (SATO und TAKAHASHI; A. M. H. GRAYS Patient nach

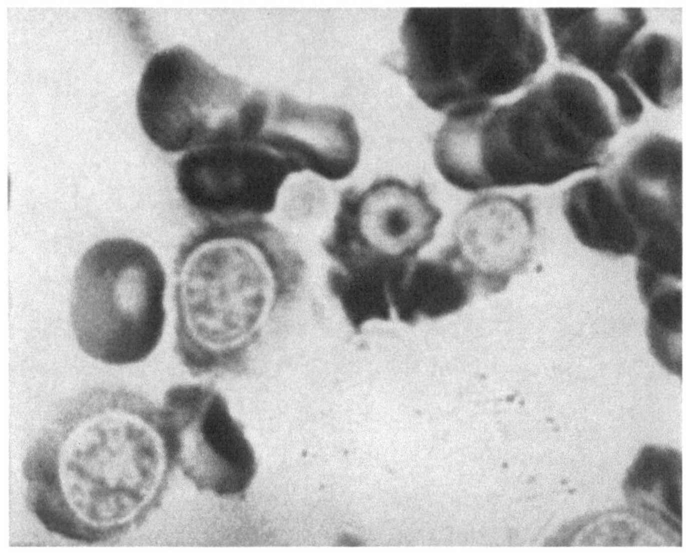

a

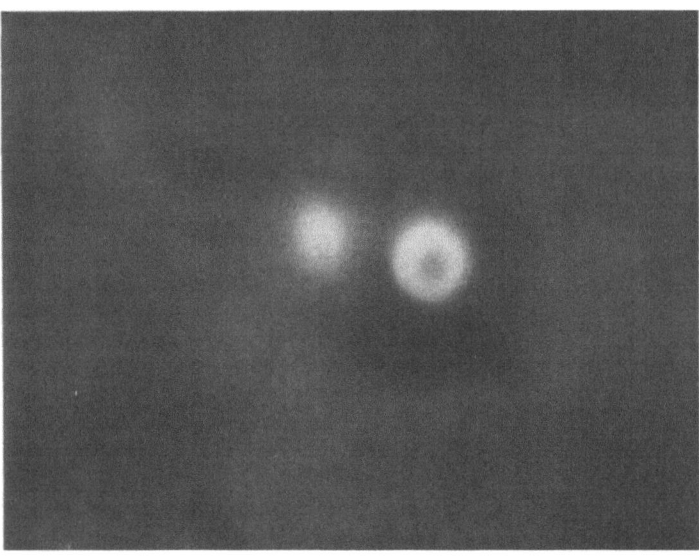

b

Abb. 97a u. b. *Porphyria erythropoetica.* a Ungefärbter Knochenmarksausstrich im Ultraviolettlicht-Mikroskop photographiert. Die meisten Normoblasten sind normal und zeigen einen granulierten Nucleus. Nur der Normoblast in der Mitte ist abnorm: er enthält ein dunkles Einschlußkörperchen. b Dieselbe Gruppe von ungefärbten Zellen im Fluorescenzmikroskop photographiert. Der abnorme Normoblast fluoresciert. Die Fluorescenz links von dem abnormen Normoblast stammt von einer unidentifizierten Zelle. (Vergr. 1200mal.) [SCHMID, R. u. Mitarb.: Blood **10**, 416 (1955), Abb. 6 u. 7]

FINDLEY und BARNES) oder auf Grund einer interkurrenten Infektion (BORST und KÖNIGSDÖRFFER, Fall Petry).

Pathogenese. Die von SCHMID, SCHWARTZ und WATSON (1953, 1954) weitgehend geklärte Pathogenese erleichtert das Verständnis der Laboratoriumsbefunde. Es handelt sich bei der erythropoetischen Porphyrie um einen konstitutionellen Fehler bei der Synthese von Hämoglobin. Ein Teil der im Knochenmark vorhandenen Normoblasten ist abnorm und stellt statt Porphyrin des Typs III, wie es im Protoporphyrin vorhanden ist, Porphyrin des Typs I in großen Mengen her. Diese abnormen Normoblasten, die STICH Porphyroblasten nennt, haben eine verkürzte Lebensdauer, so daß sie vorschnell im Knochenmark und in der Milz phagocytiert werden (GRAY, MUIR und NEUBERGER). Dies führt zur Freisetzung des in ihnen enthaltenen Uroporphyrins I im Blutserum und Urin. Der erhöhte Erythrocytenabbau führt wiederum zu einer erhöhten Neubildung von abnormen Normoblasten im hyperplastischen Knochenmark.

SCHMID, SCHWARTZ und SUNBERG bestätigten 1955 bei der Untersuchung des Knochenmarks von fünf Patienten mit erythropoetischer Porphyrie den schon von BORST und KÖNIGSDORFFER im Jahre 1929 am Patienten Petry gemachten Befund, daß die sich entwickelnden roten Blutkörperchen ungewöhnlich große Mengen von Porphyrin enthalten. Mittels Fluorescenzmikroskopie konnten sie

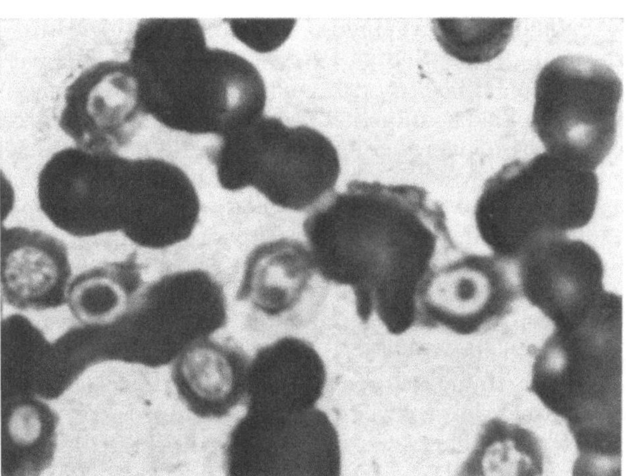

Abb. 98. *Porphyria erythropoetica.* Knochenmarkausstrich mit Benzidin gefärbt. Abnorme Normoblasten enthalten in ihrem Kern dunkel gefärbte Einschlußkörperchen. Die Kerne normaler, unreifer Normoblasten sind granular. Der Kern eines normalen, reifen Normoblasts (links unten) erscheint weiß. [SCHMID, R. u. Mitarb.: Blood 10, 416 (1955), Abb. 3]

nachweisen, daß ein Teil (30—70%) der Normoblasten im Knochenmark, besonders deren Kerne, fluorescieren (Abb. 97 a u. b). Die fluorescierenden, abnormen Normoblasten enthielten bei Färbung mit Benzidin im Kern gewöhnlich ein, gelegentlich aber mehrere Einschlußkörperchen (Abb. 98), welche auf Grund der Befunde bei Ultraviolett-Absorptionsspektroskopie Hämoglobin darstellten.

Laboratoriumsuntersuchungen. Der Urin enthält vor allem Uroporphyrin I, das frei und nicht, wie bei der hepatischen Porphyrie, als Zinkkomplex vorhanden ist. Daneben findet sich im Urin auch Koproporphyrin I, das aber gewöhnlich nicht mehr als 10% des Totalporphyringehaltes ausmacht (ALDRICH u. Mitarb. 1951). Außerdem sind kleine Mengen von Koproporphyrin III vorhanden. Mittels papierchromatographischer Untersuchungen sind auch penta-, hexa- und heptacarboxylierte Porphyrine im Harn nachgewiesen worden (RIMINGTON). Die starke Fluorescenz des Urins wurde bereits betont.

Im Stuhl findet sich vor allem Koproporphyrin I. Daneben sind aber auch kleine Mengen von Uroporphyrin I und Koproporphyrin III (ALDRICH u. Mitarb. 1951) sowie von mono-, di- und tricarboxylierten Porphyrinen nachgewiesen worden (STICH). Die Porphyrine werden durch die Galle in den Darm ausgeschieden. Wenn in großen Mengen vorhanden, können sie Fluorescenz des Stuhles verursachen (ALDRICH u. Mitarb. 1951).

Im peripheren Blut lassen sich mit Hilfe der Fluorescenzmikroskopie rot fluorescierende Erythrocyten in einem Prozentsatz von ungefähr 5% nachweisen (SCHMID, SCHWARTZ und SUNDBERG).

Das Blutserum enthält dieselben Porphyrine wie der Urin und zwar in gleichem Mengenverhältnis, also hauptsächlich Uroporphyrin I. In manchen Fällen bestand Fluorescenz des Serums (ALDRICH u. Mitarb. 1951), in anderen aber nicht (FINDLEY und BARNES), in Abhängigkeit wohl von den Porphyrinmengen, die im Serum vorhanden waren.

Als Anzeichen von hämolytischer Anämie findet man (neben einer verringerten Anzahl von Erythrocyten) im Blutabstrich eine erhöhte Zahl von Reticulocyten, einige Normoblasten und Schatten von kernhaltigen Erythrocyten (ASHBY), im Knochenmark normoblastische Hyperplasie, und im Stuhl eine erhöhte Ausscheidung von Urobilinogen (ALDRICH u. Mitarb. 1951).

Pathologische Anatomie. Die einzige in der Literatur verzeichnete Sektion wurde an dem Patienten Petry durchgeführt. Die chemischen Befunde sind von FISCHER u. Mitarb. (1925) und die morphologischen Befunde von BORST und KÖNIGSDÖRFFER mitgeteilt worden. Porphyrine waren in vielen Organen vorhanden, besonders aber im Knochenmark, der Milz und dem Skelet. Die Knochen hatten eine schokoladenbraune Farbe und enthielten ausschließlich Uroporphyrin. Das Uroporphyrin in den Knochen war an Calciumphosphat gebunden. In allen anderen Organen war außer Uroporphyrin auch Koproporphyrin vorhanden. SCHMID, SCHWARTZ und WATSON (1954) fanden bei zwei Patienten mittels Probeexcision die Milz sehr stark, die Leber dagegen nur sehr schwach fluorescierend. Dies sahen sie als Unterstützung ihrer Auffassung an, daß die Leber nicht primär am Krankheitsprozeß beteiligt war.

In der Haut konnten FISCHER u. Mitarb. (1925) mit chemischen Methoden kein Porphyrin nachweisen. Jedoch fanden BORST und KÖNIGSDÖRFFER mittels Fluorescenzmikroskopie im obersten Corium direkt unter der Epidermis feine Porphyringranula.

Histologische Untersuchung einer Blase durch BOLGERT u. Mitarb. (1952) ergab eine subepidermale Lagerung der Blase. Die Papillen des Coriums waren ödematös und ragten als Zotten in die Blasenhöhle hinein. Somit ähnelt das histologische Bild dem bei Porphyria cutanea tarda (s. S. 214).

Photobiologische Untersuchungen. Obwohl die klinische Geschichte klar ergibt, daß das Erscheinen der Blasen bei der Porphyria erythropoetica und Porphyria cutanea tarda mit Sonnenbestrahlung in Zusammenhang steht, ist ein experimentelles Hervorbringen von Blasen durch Aussetzen zu natürlichem Sonnenlicht oder künstlichen Lichtquellen wie Kohlenbogenlampen, Höhensonne oder Kromayer-Lampe gewöhnlich ohne jede ungewöhnliche Reaktion geblieben. Bei mehreren Fällen von Porphyria erythropoetica (BLUM u. PACE; PEACHEY u. Mitarb.) und Porphyria cutanea tarda (GOTTRON und ELLINGER 1933; SZODORAY und SÜMEGI; TAPPEINER und TIRSCHEK) bestand sogar ein verringertes Ansprechen auf Bestrahlung mit ultraviolettem Licht. (Im Gegensatz dazu verursacht Ultraviolettbestrahlung bei der kombinierten Porphyrie gelegentlich starkes Erythem und Ödem; s. S. 217). Von großem Interesse sind daher die Beobachtungen von GOTTRON und ELLINGER (1931, 1933), die bei zwei Patienten feststellten, daß, im Gegensatz zu einfacher Bestrahlung mit der Kromayer-Lampe, Kompression vereint mit der Kromayer-Bestrahlung sofortige Quaddelbildung und Erythem mit Bläschenbildung hervorrief. Sie wiesen damit auf die Wichtigkeit der mechanischen Irritation bei der Entstehung der Blasen hin. Es ist wahrscheinlich so, daß das Vorhandensein von Uroporphyrin in der Haut diese für eine gleichzeitige Einwirkung von Licht und Trauma empfindlicher macht (ZELIGMAN 1948). Auch bei den Mutilationen, die bei der Porphyria erythropoetica besonders an den Fingern vorkommen, spielt Trauma wohl eine wichtige Rolle.

Behandlung. Die operative Entfernung der gewöhnlich vergrößterten Milz ist indiziert in Fällen von Porphyria erythropoetica mit erhöhter Hämolyse, die vor allem aus einer erhöhten Zahl von Reticulocyten im Blut und einer erhöhten Urobilinogenausscheidung im Stuhl erkenntlich ist (WATSON 1954). Der Vorteil einer Splenektomie liegt wohl in der Ausschaltung der hypersplenischen Hämolyse, Dies hat eine verlangsamte Erythropoese mit einer Verminderung in der Bildung abnormer Normoblasten zur Folge (ALDRICH u. Mitarb. 1951).

Bisher wurde eine Splenektomie an fünf Patienten mit erythropoetischer Porphyrie ausgeführt (WATSON 1954). Erstmalig führten DE MARVAL und PONS die Operation aus. Die hämolytische Anämie besserte sich, aber es ist nicht ersichtlich von dem Bericht, ob auch die Lichtempfindlichkeit verringert war. In zwei Fällen der Watsonschen Klinik besserten sich nach der Operation sowohl die Lichtempfindlichkeit wie auch die hämolytische Anämie. Bei beiden Patienten nahm die Ausscheidung von Uroporphyrin nach der Operation stark ab. In dem ersten Fall betrug die tägliche Uroporphyrinausscheidung im Urin vor der Operation 35—130 mg und drei Monate nach der Operation 3,5 mg (ALDRICH u. Mitarb. 1951). In dem zweiten Fall betrugen die Werte vor der Operation 22—52 mg, ein Monat nach der Operation 1,2 mg und 3 Monate nach der Operation 7 mg (SCHMID, SCHWARTZ und WATSON 1954). In einem von MENAGH und REYNER und von ZUELZER und KAPLAN beobachteten Fall besserte sich die hämolytische Anämie nach der Splenektomie für 2 Jahre, kehrte dann aber, allerdings in abgeschwächter Form, zurück. In dem fünften Fall, von DUNSKY u. Mitarb. und auch von GRAY und NEUBERGER (1950) berichtet, wurde keine Besserung erzielt. WATSON (1954) spekulierte, daß der Mißerfolg in diesem Fall vielleicht darauf beruhte, daß der Patient, im Gegensatz zu den anderen vier Patienten, ein Erwachsener war.

Es ist selbstverständlich, daß Patienten mit Porphyria erythropoetica das Sonnenlicht meiden sollen und Lichtschutzsalben, die Paraaminobenzoesäure enthalten, benutzen sollen.

Anhang. Letzthin hat KOSENOW über zwei junge Mädchen mit rezidivierender Lichtüberempfindlichkeit berichtet, bei denen der Harn keine Rotfluorescenz zeigte, wohl aber ungefähr 10% der Erythrocyten im Blut bei Untersuchung im Fluorescenzmikroskop fluorescierten. Bei der ersten Patientin fand sich außerdem im Stuhl reichlich Protoporphyrin und im Serum ein bisher nicht beschriebener Porphyrin-Metallkomplex. Bei der zweiten Patientin gelang es, aus den Erythrocyten Protoporphyrin zu extrahieren und im Harn einen Koproporphyrin-Komplex nachzuweisen. STICH hat einen ähnlichen Fall bei einem 8jährigen Knaben beobachtet. In den Erythrocyten war Uroporphyrin nachweisbar. Sonst glich dieser Fall den von KOSENOW beschriebenen. Ferner haben LANGHOF u. Mitarb. über zwei Brüder mit Lichturticaria berichtet. Etwa 60% der Erythrocyten im Blut fluorescierten intensiv rot. Auch die Erythroblasten im Sternalpunktat zeigten Rotfluorescenz. Es bestanden eine Protoporphyrinämie im Serum und eine bedeutende Ausscheidung von Protoporphyrin im Stuhl, aber nicht im Urin.

Die hier vorliegenden Krankheitsbilder können zur Zeit noch nicht eingeordnet werden. STICH und LANGHOF u. Mitarb. schlagen vor, sie als Untergruppe der erythropoetischen Porphyrie aufzufassen und als „porphyrinämische Photodermatosen" zu bezeichnen.

Die praktische Bedeutung dieser Fälle liegt darin, daß bei Lichtempfindlichkeit auf Erythrocyten-Fluorescenz untersucht werden sollte, auch wenn die Ausscheidung von Porphyrinen im Urin nicht vermehrt ist.

II. Porphyria hepatica

Drei Formen der hepatischen Porphyrie bestehen: die intermittierend-akute Porphyrie, die Porphyria cutanea tarda und die kombinierte Porphyrie („Protokoproporphyrie"). Obwohl die intermittierend-akute Form mit Ausnahme von leichter Hyperpigmentierung keine Hauterscheinungen hat, sei sie trotzdem etwas eingehender beschrieben, wegen ihrer Beziehung zur kombinierten Porphyrie.

1. Intermittierend-akute Porphyrie

Die intermittierend-akute Porphyrie ist gekennzeichnet durch abdominelle, nervale und psychische Symptome, die in akuten Schüben einzeln oder in Gemeinschaft miteinander auftreten. Sie stellt die häufigste Porphyrieform dar und macht 60—70% aller Porphyrinfälle aus. WATSON (1954) z. B. beobachtete 97 Fälle unter seinen 160 Fällen von Porphyrie. In Schweden, wo die Krankheit verhältnismäßig häufig ist, sah WALDENSTRÖM (1937, 1957) insgesamt 324 Fälle.

Vererbung. Die Krankheit ist dominant vererbt, mit einem leichten Überwiegen des weiblichen Geschlechts. Während WALDENSTRÖM (1937, 1957) und andere der Meinung sind, daß die intermittierend-akute Porphyrie nur als solche vererbt wird, wird von anderen (WATSON 1954; DEAN und BARNES) angenommen, daß in Familien mit intermittierend-akuter Porphyrie auch Fälle mit cutanen Symptomen vorkommen können. So haben DEAN und BARNES in Südafrika bei 13 weißen Familien, die wahrscheinlich alle von einem Vorfahren abstammten, 236 Personen mit klinischen Anzeichen von Porphyrie angetroffen, von denen einige die intermittierend-akute Form und andere die kombinierte Form der Porphyrie hatten. Es ist jedoch möglich, daß es sich hier durchweg um Fälle von kombinierter Porphyrie handelte.

Die intermittierend-akute Porphyrie kann lange latent bleiben, sogar das ganze Leben hindurch, und ist während dieser Zeit nur durch das Vorhandensein von Porphyrin und Porphobilinogen im Urin erkennbar. Selbst die latente Porphyrie besteht nicht von Geburt an, sondern entwickelt sich erst im späteren Leben, denn WALDENSTRÖM (1937, 1957) fand in Familien mit dominanter Vererbung der intermittierend-akuten Porphyrie bei Kleinkindern niemals Porphyrine oder Porphobilinogen im Urin.

Klinisches Bild. Klinische Symptome erscheinen gewöhnlich zwischen dem 20. und 40. Lebensjahr, gelegentlich aber schon während der Pubertät. Obwohl Symptome wie Obstipation, Nervosität, Reizbarkeit mit Schlaflosigkeit den akuten Anzeichen für lange Zeit vorausgehen können, werden diese doch meistens verkannt. Oft werden die akuten Symptome durch gewisse Medikamente ausgelöst, besonders durch Barbitursäurepräparate, Sulfonamide und Sedormid. Letzthin sind auch zwei Fälle bekannt geworden, bei denen Chloroquin, für die Behandlung von chronischem Lupus erythematodes verabreicht, die intermittierend-akute Porphyrie auslöste (LINDEN et al.; DAVIS und VAN DER PLOEG).

Die *abdominellen Symptome* (WALDENSTRÖM 1937; MARKOVITZ) bestehen aus sehr starken, kolikartigen Schmerzanfällen, die oft aus Unkenntnis der Situation zu unnötigen Operationen Anlaß geben, besonders da sie oft mit einer Leukocytose verbunden sind (MARTIN und HECK). Manche Patienten haben zahlreiche Operationen hinter sich, bis die Urinuntersuchung die Sachlage klärt. So fand MARKOVITZ, daß 46% der in der Literatur beschriebenen Patienten eine unnötige Operation gehabt hatten. WATSON (1951) berichtet sogar von einer Frau, die zehmmal operiert worden war. Von Wichtigkeit bei der Diagnose ist, daß trotz der starken Schmerzen der Leib weich ist und keine Druckempfindlichkeit besteht. Starkes Erbrechen kann mit den kolikartigen Leibschmerzen einhergehen. Die Koliken können von einigen Stunden bis zu mehreren Tagen andauern. Sie sind durch Spasmen der Darmmuskulatur hervorgerufen. Röntgenologische Untersuchung des Magen-Darmtrakts ergibt spastische Kontraktionsstellen, denen segmentierte Auftreibungen vorgelagert sind (CALVY und DUNDON).

Die *nervalen Symptome* (WALDENSTRÖM 1937; SCHMIDT; MARKOVITZ) sind recht mannigfaltig. Muskelschwächungen und -lähmungen, die mit Schmerzen verbunden sein können, herrschen vor. Sensibilitätsstörungen sind unbedeutend oder fehlen ganz. Die Lähmungserscheinungen sind gewöhnlich asymmetrisch und treten wahllos auf und sind nur selten aufsteigend wie eine Landrysche Paralyse. In schweren Fällen kann Quadriplegie bestehen. Starke Muskelatrophie tritt gelegentlich ein. Lähmung von Gehirnnerven kann zu Stimmbandlähmungen, Augenmuskellähmungen oder Schluckbeschwerden führen. Nicht selten tritt der Tod durch Atemlähmung ein.

Die *psychischen Symptome* (WALDENSTRÖM 1937; SCHMIDT) können in den symptomarmen Intervallen aus Reizbarkeit, Ruhelosigkeit und Mattigkeit bestehen. Viele Patienten mit intermittierend-akuter Porphyrie werden als Hysteriker oder Psychopathen betrachtet, bis die korrekte Diagnose gestellt wird. Als akute Episoden können Halluzinationen, Delirium, Verwirrung und epileptiforme Anfälle auftreten.

Verlauf. Die intermittierend-akute Porphyrie hat eine hohe Sterblichkeit. WALDENSTRÖM (1937) stellte eine Mortalität von 52% fest und MARKOVITZ von 58%. Bei Patienten, die nur abdominelle Symptome hatten, fand MARKOVITZ jedoch eine viel niedrigere Sterblichkeit (16%) als bei solchen, die zusätzlich oder ausschließlich nervale Symptome hatten (86%). In der letzteren Gruppe war Atemlähmung die häufigste Todesursache.

Pathogenese. Bei der intermittierend-akuten Porphyrie besteht eine enzymatische Störung der Porphyrin-Biosynthese in der Leber mit primärem Auftreten von δ-Aminolävulinsäure und Porphobilinogen und sekundärem Auftreten von Porphyrinen, die im Urin zum größten Teil als Zinkkomplex („Waldenström-Porphyrin") ausgeschieden werden (s. Laboratoriumsuntersuchungen). SCHMID, SCHWARTZ und WATSON (1953, 1954) wiesen nach, daß bei der intermittierend-akuten Porphyrie die Porphyrine in der Leber größtenteils in ihrer farblosen, nichtfluorescierenden Vorstufe als Porphobilinogen vorhanden sind. Wenn sie während der Sektion entnommene Leber zerrieben, auf p_H 4—5 ansäuerten und dann in einem kochenden Wasserbad erhitzten, trat eine Umwandlung des Porphobilinogens zu Uroporphyrin ein, so daß der Leberbrei dann fluorescierte und einen viel höheren Uroporphyringehalt hatte als vorher. Das Knochenmark enthält bei der intermittierend-akuten Porphyrie keine abnormalen Mengen von Porphyrin.

Die Tatsache, daß die Porphyrine zu einem großen Teil als Zinkkomplexe im Urin vorhanden sind und auf diese Weise erhöhte Mengen von Zink im Urin ausgeschieden werden (PETERS u. Mitarb.) hat zu Spekulationen geführt, besonders in Hinsicht darauf, daß Chelatbildner wie BAL (Dithioglycerin) und Dinatrium-Calcium-Versenat, die die Zinkausscheidung noch weiter erhöhen, oft Besserung herbeiführen (s. Behandlung). PETERS u. Mitarb. glauben, daß bei der intermittierend-akuten Porphyrie eine Zinkvermehrung als genetischer Stoffwechselfehler vorliege und daß die erhöhte Menge von Zink im Körper die enzymatische Porphyrinbildung störe.

Die Ursache der klinischen Symptome ist nicht bekannt. Es ist nicht wahrscheinlich, daß die δ-Aminolävulinsäure oder das Porphobilinogen die Symptome hervorrufen, denn diese beiden Substanzen finden sich gelegentlich im Urin der Patienten in großen Mengen auch während symptomfreier Zeitabschnitte (GRANICK und VAN DEN SCHRIECK).

Laboratoriumsuntersuchungen. Im Urin sind gewöhnlich δ-Aminolävulinsäure (GRANICK und VAN DEN SCHRIECK), Porphobilinogen, Koproporphyrin und das „Waldenström-Porphyrin" vorhanden. Deren Menge variiert, indem während der Remissionen oft nur kleine Mengen, während der Anfälle aber große Mengen ausgeschieden werden (WATSON 1954). Bei manchen Patienten enthält der Urin während der Remissionen überhaupt keine abnormen Mengen von Porphobilinogen oder Porphyrinen, so daß dann die Diagnose leicht verfehlt wird (MARTIN und HECK). Bei anderen Patienten sind, selbst während der Anfälle, fast ausschließlich die Porphyrinvorstufen δ-Aminolävulinsäure und Porphobilinogen vorhanden, so daß der frische Urin eine normale Farbe besitzt. Erst beim Stehen dunkelt er dann, hauptsächlich auf Grund der Umwandlung von Porphobilinogen zu Uroporphyrin (C. H. GRAY). Wegen der Neigung zur Umwandlung zu Uroporphyrin ist Porphobilinogen am besten im frischen Urin nachweisbar (s. Analytische Methoden). Das „Waldenström-Porphyrin" ist ein Uroporphyrin-Zinkkomplex. Es wurde von WALDENSTRÖM 1934 und 1935 beschrieben und als Uroporphyrin III angesehen. Jedoch stellte sich bald heraus, daß das Waldenström-Porphyrin oft auch Uroporphyrin I enthielt (MERTENS), und in manchen Fällen ausschließlich aus Uroporphyrin I bestand, da Decarboxylierung Koproporphyrin I ergab (WATSON, SCHWARTZ und HAWKINSON; PRUNTY; C. H. GRAY). Nach GRINSTEIN, SCHWARTZ und WATSON sowie NICHOLAS besteht das Waldenström-Porphyrin vorwiegend aus Uroporphyrin I und enthält gewöhnlich 15—30% eines Porphyrins vom Typ III, das nur sieben Carboxylgruppen besitzt. Dieses Typ III-Heptacarboxylporphyrin hat Lösungseigenschaften, die denen des acht Carboxylgruppen enthaltenden Uroporphyrins sehr ähnlich sind (ALDRICH u. Mitarb. 1955). Es ist daher bei quantitativen Bestimmungen oft als Uroporphyrin III bezeichnet worden. Das Vorkommen von Uroporphyrin vom Typ III ist nach NICHOLAS nicht bewiesen. Andere Untersucher nehmen jedoch auf Grund ihrer Analysen an, daß Uroporphyrin vom Typ III bei der intermitterend-akuten Porphyrie im Urin vorkommt (SCHMID, SCHWARTZ und WATSON). Die unterschiedlichen Ergebnisse können teilweise daraus erklärt werden, daß sich die meisten Porphyrine oft erst beim Stehen des Urins oder während der Extrahierung aus ihren Vorstufen δ-Aminolävulinsäure und Porphobilinogen bilden und daher weitgehend Kunstprodukte darstellen (SCHMID).

Die Mengen von Koproporphyrin, die im Urin gefunden werden, sind ebenfalls recht unterschiedlich. Unter ihnen prädominiert in manchen Fällen Koproporphyrin III und in anderen Koproporphyrin I (C. H. GRAY). Außerdem haben chromatographische Untersuchungen ergeben, daß bei der intermittierend-akuten Porphyrie außer den schon erwähnten Porphyrinen mit vier, sieben und acht Carboxylgruppen auch solche mit zwei, drei, fünf und sechs Carboxylgruppen vorhanden sein können (NICHOLAS und RIMINGTON 1951).

Im Stuhl finden sich oft, aber nicht immer, kleine Mengen von Uroporphyrin und vermehrte Mengen von Koproporphyrin. Die Vermehrung betrifft hauptsächlich Koproporphyrin III (WATSON 1954). Porphobilinogen wird niemals im Stuhl ausgeschieden.

Das Blutserum enthält in solchen Fällen, die viel Uroporphyrin im Urin ausscheiden, oft beträchtliche Mengen von Uroporphyrin, so daß Fluorescenz vorhanden ist (SCHMID, SCHWARTZ und WATSON 1954). Gewöhnlich jedoch ist die Menge von Porphyrin im Serum nicht groß. Die Erythrocyten im peripheren Blut fluorescieren nicht.

Leberfunktionsprüfungen ergeben trotz der enzymatischen Störung in der Leber eine normale Funktion (KARK).

Pathologische Anatomie. Im Gegensatz zur erythropoetischen Porphyrie wird bei der Sektion gewöhnlich nur sehr wenig Porphyrin im Gewebe festgestellt, da Porphobilinogen das Hauptprodukt ist, das erst nachträglich im Urin zu Porphyrin transformiert wird (RIMINGTON). Oft ist genug Porphobilinogen in verschiedenen Organen vorhanden, so daß sie nach Kochen in verdünnter Salzsäure rot fluorescieren (Umwandlung des Porphobilinogen in Porphyrin!). Die größten Mengen von Porphobilinogen finden sich in der Leber, in der es gebildet wird. Histologische Untersuchung der Leber ergibt eine normale Struktur.

Die Veränderungen in den Nerven und im Gehirn bei Patienten, die an nervalen Symptomen starben, sind unspezifisch. Sie bestehen aus herdförmigen Stellen von Degeneration in den Myelinscheiden der peripheren Nerven sowie

Chromatolyse der vorderen Hornzellen des Rückenmarks. Ferner finden sich in unterschiedlichen Graden degenerative Veränderungen in Nerven und im Gehirn (MARKOVITZ). Es ist möglich, daß die Veränderungen im Gehirn durch Gefäßspasmen hervorgerufen sind (WALDENSTRÖM 1937; RIMINGTON).

Behandlung. Es ist außerordentlich wichtig, daß Patienten mit intermittierend akuter Porphyrie zur Behandlung ihrer Beschwerden keine Barbitursäurepräparate erhalten, da diese oft schwere Anfälle auslösen. Opiate (WALDENSTRÖM 1957) und Demerol (SCHMID, SCHWARTZ und WATSON 1954) sind dagegen gestattet. Im Fall von Oligurie oder Erbrechen muß Flüssigkeit parenteral verabreicht werden, zusammen mit Elektrolyten im Fall von Erbrechen (WALDENSTRÖM 1957).

Unter den Medikamenten sind wohl mit Chlorpromazin (Megaphen) die besten Erfolge erzielt worden. Der erste Bericht darüber stammt von COULONJOU u. Mitarb. im Jahre 1953. MELBY u. Mitarb. sowie MONACO u. Mitarb. beobachteten bei insgesamt 14 Patienten rasches Verschwinden von Schmerz und Nervosität. Allerdings wurden bestehende Paralysen nicht gebessert. Auch fand keine Verminderung in der Ausscheidung von Porphobilinogen oder von Porphyrinen im Urin statt. Nach einer Anfangsdosis von 100 mg lag die tägliche Dosierung gewöhnlich zwischen 75 und 100 mg in geteilten Dosen peroral oder intramuskulär. In etwas niedrigerer Dosierung war es auch als Erhaltungstherapie von Wert. WALDENSTRÖM (1957) und STICH stellten ebenfalls fest, daß sie in mehreren Fällen gute Resultate ohne nachteilige Seitenreaktionen beobachtet hätten.

Günstige Behandlungserfolge mit Chelatbildnern, wie BAL (Dithioglycerin) und Dinatrium-Calcium-Versenat, wurden von PETERS u. Mitarb. bei 13 unter 20 Patienten mit intermittierend-akuter Porphyrie festgestellt. BAL wurde gewöhnlich in Dosen von 50—150 mg dreimal täglich injiziert, aber gelegentlich in höheren Dosen, bis zu 1200 mg täglich. Die Behandlung wurde 4—40 Tage lang gegeben. Dinatrium-Calcium-Versenat wurde zuerst für 2—5 Tage in einer Dosierung von 1—10 g als intravenöse Infusion gegeben (2,5—5 g per 1000 cm³ 5%iger Dextroselösung), und danach peroral als Tabletten von je 0,5 g. PETERS u. Mitarb. glauben, daß der Erfolg von BAL und Dinatrium-Versenat darauf beruht, daß sie die Zinkausscheidung im Urin erhöhen. Ihrer Meinung nach liegt der intermittierend-akuten Porphyrie eine Zinkvergiftung als genetischer Stoffwechselfehler zugrunde (s. Pathogenese).

WEHRMACHER sowie WATSON (1954) sahen in einigen Fällen rasches Abklingen von abdominellen Koliken mittels Tetraäthyl-Ammonium (Etamon), einem ganglionblockierenden Medikament. Wegen der wiederholt guten Erfolge bei einem Patienten ließ WATSON bei diesem Patienten eine Splanchnicus-Exstirpation ausführen, in deren Folge der Patient keine weiteren Anfälle hatte. WATSON (1954) schlägt die Operation vor für solche Patienten, die auf Etamon gut ansprechen.

Von großer Bedeutung ist die Untersuchung aller Blutsverwandten von Patienten mit intermittierend-akuter Porphyrie, da diese ja eine dominant vererbliche Krankheit ist. Bei dieser Untersuchung ist der von WATSON und SCHWARTZ angegebene Test für Porphobilinogen von großem Wert. Beim Auffinden einer Porphyrie sollen solche Personen eindringlichst gewarnt werden, Barbitursäurepräparate, Sulfonamide usw. einzunehmen.

Melanodermie-Porphyrie. Vor kurzem hat BRUGSCH eine neue Form von Porphyrie beschrieben, deren Einordnung in das Schema der Porphyrie-Erkrankungen Schwierigkeiten bereitet, die aber wohl der intermittierend-akuten Porphyrie am nächsten steht. BRUGSCH prägte die Bezeichnung Melanodermie-Porphyrie für diese Form, da in den vier von ihm beobachteten Fällen ausgesprochene Pigmentierung der Haut bestand. Eine Lichtsensibilisierung bestand nicht. Die Symptome der intermittierend-akuten Porphyrie fehlten oder waren sehr leicht. Porphobilinogen fand sich im Urin nur in kleinen Mengen, aber Uroporphyrin I und III waren reichlich vorhanden. Uroporphyrin konnte in allen Fällen aus der Leber isoliert werden. Die Leber zeigte eine beträchtliche Siderose. Auch bestanden in verschieden starker Ausprägung Fettinfiltration und Cirrhose der Leber. Alle vier Patienten waren Alkoholiker.

Brugsch nimmt an, daß vielleicht primär eine Störung der Hämosynthese vorliegt und daß die Porphyrie und die Störung des Eisenstoffwechsels Sekundärerscheinungen sind.

2. Porphyria cutanea tarda

Die Porphyria cutanea tarda, von Kark cutano-hepatische Porphyrie und von Sunderman und Sunderman photosensitive hepatische Porphyrie genannt, findet sich hauptsächlich bei Männern über 40 Jahre alt. Sie wird oft durch einen alkoholischen Leberschaden provoziert und ist gekennzeichnet durch Blasenbildung an den dem Licht ausgesetzten Hautstellen. Ferner bestehen häufig Pigmentierung der exponierten Haut und Hypertrichose. Abdominelle, nervale und psychische Symptome fehlen.

Vererbung. Die Porphyria cutanea tarda ist anscheinend nur sehr selten erblich. Einige Male ist jedoch in der Literatur ein Vorkommen bei Geschwistern beschrieben worden (Schreus und Carrié; Robert; Rimington). Es ist von Interesse, daß in den familiären Fällen die Krankheit schon früh im Leben begann, während gewöhnlich die Porphyria cutanea tarda erst später im Leben auftritt. Es ist möglich, daß es sich bei diesen Fällen um die kombinierte Form der Porphyrie handelte (die ja oft familiär auftritt), bei der die internen Symptome sich noch nicht entwickelt hatten.

Klinisches Bild. Die überwiegende Mehrzahl der Patienten ist männlichen Geschlechts. Unter den 91 Patienten, die von Szodoray und Sumegi, Tappeiner und Tirschek, Brunsting (1954), Watson (1954), und Bolgert und Canivet beschrieben wurden, waren 76 männlichen und 15 weiblichen Geschlechts. Nur wenige Patienten waren beim Beginn der Krankheit unter 40 Jahre. Doch war einer von Brunstings Patienten 28 Jahre alt, einer von Szodoray und Sumegis Patienten 26 Jahre alt und Watson (1954) beobachtete sogar einen Fall bei einem 5jährigen Knaben. Häufig findet sich eine Vorgeschichte von starkem Alkoholkonsum, von dem angenommen wird, daß er durch Schädigung der Leber die latente Porphyrie aktiviert. Aber nicht nur Alkohol, sondern auch andere Schädigung der Leber können die Krankheit auslösen, z.B. eine Virushepatitis (Tulloch und Warin) oder chronischer Arsenschaden (Kimmig).

Die Blasenbildung erfolgt ausschließlich an den exponierten Hautteilen, gewöhnlich nur im Frühjahr und Sommer. Bei manchen Patienten bilden sich jedoch einige Blasen auch im Herbst und Winter (Tappeiner und Tirschek; Bolgert und Canivet). Wie bei der Porphyria erythropoetica spielt Trauma eine wichtige Rolle bei der Entwicklung der Blasen und die Sonnenbestrahlung stellt lediglich den Faktor dar, der die Haut gegen Trauma überempfindlich macht. Gottron und Ellinger (1933) weisen ausdrücklich darauf hin, daß traumatische Blasenbildung nach Art der Epidermolysis bullosa, wenn sie erstmalig im Erwachsenenalter auftritt, den Verdacht auf Porphyrie lenken soll. In der Tat sind ja in der Vergangenheit recht viele Fälle von Porphyria cutanea tarda als erworbene Epidermolysis bullosa diagnostiziert worden (Turner und Obermayer). (Siehe auch unter Epidermolysis bullosa, Differentialdiagnose, in Bd. II.)

Die Blasen der Porphyria cutanea tarda sind wegen des Traumafaktors gewöhnlich zahlreicher an den Händen als am Gesicht, am Nacken und an den Armen. Gewöhnlich erscheinen sie auch zuerst an den Händen, besonders an den Fingern (Abb. 99) (Bolgert und Canivet). Sie zeigen eine bessere Heilungstendenz als die Blasen der Porphyria erythropoetica, so daß viel weniger ausgedehnte Narbenbildung erfolgt und keine Verstümmelungen eintreten. Es finden sich jedoch atrophische, oft ausgestanzte Narben sowie Milia (TAPPEINER und TIRSCHEK; BOLGERT und CANIVET). Auch sklerodermieartige Verhärtung einzelner Hautbezirke wird oft beobachtet, besonders an den Wangen und am Nacken (Abb. 100) (ZELIGMAN 1948; BRUNSTING 1954; BOLGERT u. Mitarb. 1956). Bei dem von GOTTRON und ELLINGER (1933) beobachteten Kranken befanden sich auf der Brust- und oberen Bauchhaut multiple miliare sowie streifen- und netzförmig angeordnete Keloide, die sich nach einem Sonnenbrand entwickelt hatten.

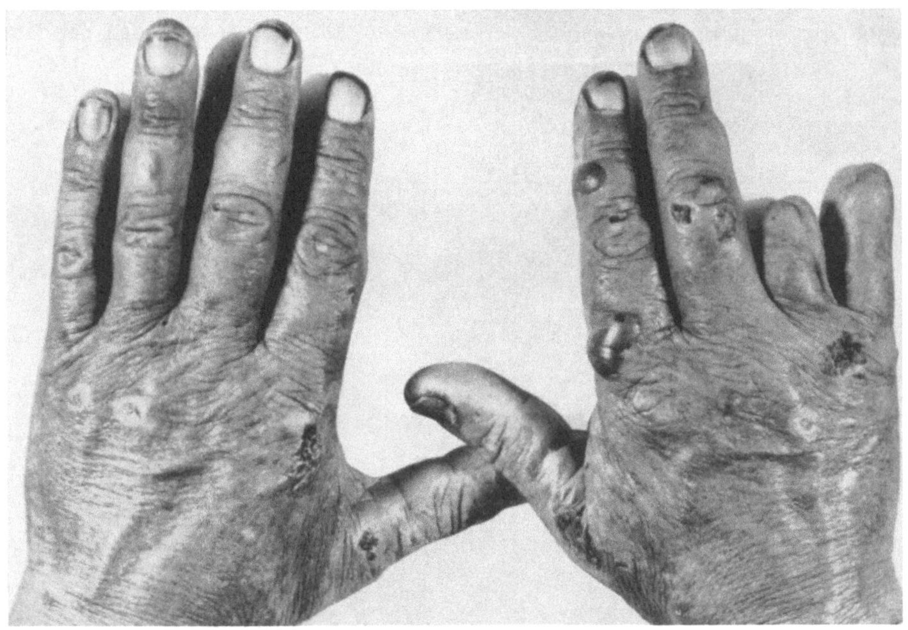

Abb. 99. *Porphyria hepatica: Porphyria cutanea tarda.* Die Handrücken zeigen Blasen, Erosionen und atrophische Herde. [PAUL, K. G., u. N. THYRESSON: Acta derm.-venereol. (Stockh.) **34**, 403 (1954), Abb. 1]

Auffallende Bräunung der exponierten Haut ist häufig. Auch kann das Kopfhaar beträchtlich dunkeln (TURNER und OBERMAYER; BRUNSTING 1954). Gelegentlich findet sich eine livid-cyanotische Verfärbung und ödematöse Schwellung des Gesichtes zusammen mit geröteten Conjunctiven, so daß der Patient das Aussehen eines schweren Trinkers hat, selbst wenn seine Alkoholeinnahme nie übermäßig gewesen ist (BRUNSTING u. Mitarb. 1951; TAPPEINER und TIRSCHEK). Auch Hypertrichose kann auftreten, besonders am Gesicht, worüber vor allem Frauen klagen. Männer geben an, daß das Barthaar stärker ist, so daß das Rasieren schwierig ist (BRUNSTING 1954).

Das Allgemeinbefinden der Patienten ist meistens nicht ernstlich gestört. Nach TAPPEINER und TIRSCHEK geben viele Patienten an, seit Beginn der Hauterscheinungen an Gewicht verloren zu haben. Die Mehrzahl der Patienten zeigt bei Leberfunktionsprüfungen einen Leberschaden. So fanden SZODORAY und SÜMEGI eine Störung der Leberfunktion bei allen ihren zwölf Patienten, TAPPEINER und TIRSCHEK bei zehn ihrer zwölf Patienten und BRUNSTING (1954) bei 25 seiner 34 Patienten. (Unter diesen 34 Patienten befanden sich sieben mit kombinierter Porphyrie.) Gewöhnlich ist der Leberschaden leicht und nicht mit einer Erhöhung des Serum-Bilirubins verbunden. Bei einigen Patienten besteht jedoch eine klinisch in Erscheinung tretende Lebercirrhose, mit oder ohne Gelbsucht oder Ascites (PAUL u. Mitarb. 1953; WATSON 1954; BRUNSTING 1954; KARK).

14*

Daß bei der Porphyria cutanea tarda, ähnlich wie bei der intermittierend-akuten Porphyrie, eine latente Form besteht, wurde von BERMAN und BIELICKÝ mittels Reihenuntersuchungen festgestellt. Sie stellten bei acht Patienten, die eine Hepatomegalie und zum Teil auch eine Splenomegalie hatten, aber keine Hautveränderungen zeigten, eine erhöhte Ausscheidung von Uroporphyrinen fest. Bei einem dieser Patienten, bei dem sie eine Ausscheidung von Uroporphyrin im Urin festgestellt hatten, traten 21 Monate später erstmalig Hauterscheinungen auf.

Verlauf. Da die Hauterscheinungen zwar störend, aber sonst harmlos sind, hängt die Prognose vom Zustand der Leber ab. Da der Leberschaden bei den

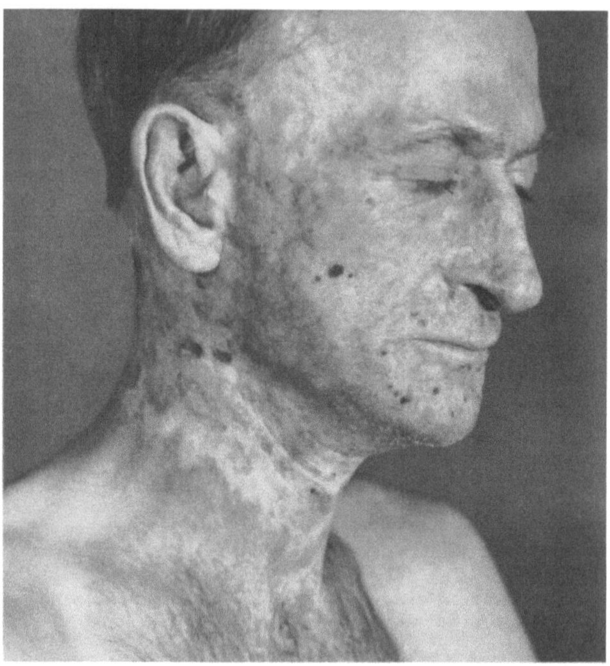

Abb. 100. *Porphyria hepatica: Porphyria cutanea tarda.* Atrophie und sklerodermieartige Verhärtung der Haut an Gesicht und Hals. Vereinzelte Erosionen. [BRUNSTING, L. A.: Arch. Derm. Syph. (Chicago) Syph. **70**, 551 (1954), Abb. 3]

meisten Patienten leicht ist, ist die Prognose fast stets günstig. Es muß jedoch die Möglichkeit in Erwägung gezogen werden, besonders bei jungen Patienten, daß die Hauterscheinungen lediglich das erste Symptom einer kombinierten Porphyrie sind, in welchem Falle die akuten Anfälle später auftreten (s. S. 217).

Pathogenese. Wie bei der intermittierend-akuten Porphyrie besteht eine genetisch bedingte enzymatische Störung der Porphyrin-Biosynthese in der Leber. Eine gesteigerte Bildung von Porphyrinen besteht wohl schon von Geburt an, braucht aber (ähnlich der Hämochromatose) viele Jahre, um klinisch manifest zu werden (IPPEN). Ein Leberschaden ist dabei oft der auslösende Faktor. Im Gegensatz zur intermittierend-akuten Porphyrie besteht in der Leber und im Urin keine Vermehrung der Porphyrinvorstufen (δ-Aminolävulinsäure, Porphobilinogen), sondern nur der Porphyrine selbst. Ein großer Teil der Porphyrine wird, wie bei der intermittierend-akuten Porphyrie, als Zinkkomplex („Waldenström-Porphyrin") im Urin ausgeschieden. Während bei der intermittierend-akuten Porphyrie das Lebergewebe erst dann fluoresciert, wenn das Porphobilinogen durch Ansäuerung und Erhitzen zu Uroporphyrin umgewandelt worden ist, findet man bei der Porphyria cutanea tarda primär recht intensive Fluorescenz der Leberzellen (SCHMID, SCHWARTZ und WATSON 1954). Nach Ansäuerung und Erhitzen erhöht sich der Gehalt der Leber an Uroporphyrin nicht, wie dies bei der intermittierend-akuten Porphyrie der Fall ist.

Laboratoriumsuntersuchungen. Im Urin findet sich keine Erhöhung der Porphyrinvorstufen δ-Aminolävulinsäure und Porphobilinogen, sondern nur der Porphyrine. Demzufolge ist, im Gegensatz zur intermittierend-akuten Porphyrie, der Schwartz-Watson-Test für Porphobilinogen negativ. Bei allen Patienten ist, jedenfalls zeitweise, die Menge von Porphyrinen im Urin hoch genug, um rötliche Verfärbung hervorzurufen. BOLGERT und CANIVET betonen, daß die Rotfärbung stark in ihrer Intensität variieren kann, selbst im Laufe eines Tages. Rotfluorescenz im Woodschen Licht findet sich stets im Urin, jedoch verschieden intensiv (TAPPEINER und TIRSCHEK). Die Porphyrine zeigen ungefähr dieselbe Verteilung wie bei der intermittierend-akuten Porphyrie (ALDRICH u. Mitarb. 1955). Sie sind hauptsächlich als das sog. Waldenström-Porphyrin vorhanden (ein Zinkkomplex von Uroporphyrin I und einem Porphyrin vom Typ III mit nur sieben Carboxylgruppen) und als Koproporphyrin I und III. Daneben kann man aber mittels Papierchromatographie auch ein Porphyrin mit fünf Carboxylgruppen nachweisen (DANNENBERG und REINWEIN). Von mehreren Untersuchern wird das Vorkommen von großen Mengen von Uroporphyrin III angegeben (TAPPEINER und TIRSCHEK; BOLGERT und CANIVET; LEONHARDI und BAIER). Da das Porphyrin Typ III mit sieben Carboxylgruppen und Uroporphyrin, das acht Carboxylgruppen besitzt, sehr ähnliche Lösungseigenschaften haben, ist es zur Zeit nicht möglich zu entscheiden, wieviel von diesem Typ III-Porphyrin wirklich Uroporphyrin ist. Nach NICHOLAS ist das Vorkommen eines Uroporphyrin III nicht bewiesen.

Im Stuhl finden sich, wie bei der intermittierend-akuten Porphyrie, gewöhnlich kleine Mengen von Uroporphyrin I und größere Mengen von Koproporphyrin, vor allem von Koproporphyrin III. Gelegentlich besteht auch eine Vermehrung des Protoporphyrins (BRUNSTING 1954). Uroporphyrin kann im Stuhl fehlen (BRUNSTING 1954).

Im Serum ist die Porphyrinämie nur selten so ausgesprochen, um Fluorescenz hervorzurufen. So fanden SZODORAY und SÜMEGI nur bei einem ihrer zwölf Patienten Fluorescenz des Serums und der Blasenflüssigkeit und TAPPEINER und TIRSCHEK bei keinem ihrer zwölf Patienten. LANGHOF und MILDSCHLAG beobachteten nur eine angedeutete Rotfluorescenz des Hautblaseninhaltes.

Ebenso wie bei der intermittierend-akuten Porphyrie fanden SCHMID, SCHWARTZ und WATSON (1953) auch bei der Porphyria cutanea tarda in den Erythrocyten und Knochenmarkspunktaten kein Uroporphyrin und normale Kopro- und Protoporphyrinwerte.

Pathologische Anatomie. Wie bereits festgestellt, fluoresciert die Leber in Fällen von Porphyria cutanea tarda. SCHMID, SCHWARTZ und WATSON (1954) fanden mittels fluorescenzmikroskopischer Untersuchung, daß die Fluorescenz vor allem in den polygonalen Leberzellen vorhanden war, weniger in den Kupfferschen Zellen und am wenigsten im portalen Bindegewebe. Bei der histologischen Untersuchung von Leberprobeexcidaten fanden SCHMID, SCHWARTZ und WATSON (1953) bei der Hälfte von zwölf Patienten pathologische Veränderungen im Lebergewebe im Sinne von Degeneration und Regeneration von Leberzellen.

Von Interesse ist der Bericht von PAUL, ENGSTRÖM und ENGFELDT betreffs Fluorescenz der Knochen bei einem Fall von Porphyria cutanea tarda. Zwar bestand keine Rotfärbung der Knochen bei Betrachtung in gewöhnlichem Licht, wie man es bei der Porphyria erythropoetica findet. Bei Betrachtung von Knochenschnitten in fluorescierendem Licht fand sich jedoch Fluorescenz in der Nähe der Haversschen Kanäle. Die Autoren isolierten Uroporphyrin von Knochen, das sie als einen Typus III-Isomer ansahen.

Histopathologische Untersuchungen der Haut haben ergeben, daß die Blasen im allgemeinen subepidermal entstehen. Die gelegentlich beobachtete intraepidermale Lage mag durch Regeneration der Epidermis am Blasenboden hervorgerufen sein. Von mehreren Untersuchern, zuerst von Robert und dann von Bolgert und Canivet, von Feldaker u. Mitarb. sowie von London, wurde festgestellt, daß die Papillen oft ödematös geschwollen sind und zottenartig von dem Blasenboden in die Blasenhöhlung hinaufragen (Abb. 101). Während Bolgert

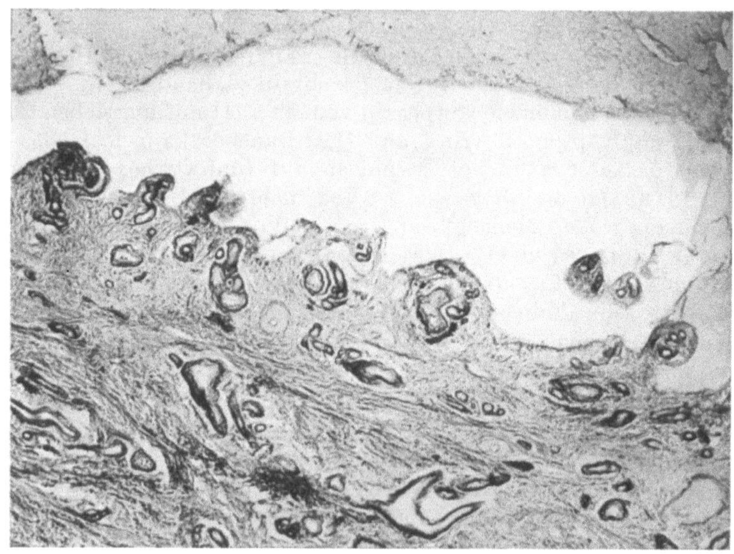

Abb. 101. *Porphyria hepatica: Porphyria cutanea tarda.* Subepidermale Blase. Die Papillen des Coriums ragen zottenartig in die Blasenhöhlung hinauf. (Vergr. 70mal.) [Brunsting, L. A.: Arch. Derm. Syph. (Chicago) **70**, 551 (1954), Abb. 5a]

und Canivet diese Zottenbildung als recht charakteristisch für die Porphyrie ansehen, glauben Feldaker u. Mitarb. nicht, daß dieses ein pathognomonisches Merkmal darstelle, obwohl sie die Zottenbildung in allen vier ihrer Fälle mit subepidermal gelegenen Bullae fanden. Es ist jedoch bemerkenswert, daß in dem Fall von London die Diagnose Porphyrie zuerst auf Grund dieses Befundes erwogen wurde.

Im oberen Corium sind oft recht schwere Degenerationserscheinungen erkennbar, die denen der senilen Degeneration entsprechen. Es findet sich basophile Degeneration des Kollagens mit Vermehrung von orceinpositivem Material („senile Elastose"). In diesen degenerierten Gebieten ist die PAS-Färbung oft positiv, auch nach Diastase-Einwirkung. Dieses spricht für eine Depolymerisierung des Kollagens mit Ablagerung von Polysacchariden. Gelegentlich sind auch Färbungen für Mucin in den degenerierten Gebieten positiv (Feldaker u. Mitarb.).

Photobiologische Untersuchungen. Bestrahlung der Haut mit Sonnenlicht oder künstlichen Lichtquellen ruft keine ungewöhnliche Reaktion hervor. Für eine Besprechung dieses Problems siehe Porphyria erythropoetica.

Behandlung. Zwecks Schonung der Leber soll der Patient Alkohol vermeiden. Dieses führt zwar oft eine Besserung der Leberfunktion herbei (BRUNSTING 1954), die Hautempfindlichkeit dagegen bessert sich gewöhnlich davon nicht (TAPPEINER und TIRSCHEK).

BAL, das auch bei der intermittierend-akuten Porphyrie Anwendung gefunden hat (s. dort), wurde von SCHRUMPF, von PAUL und THYRESSON sowie von LANGHOF und MILDSCHLAG bei je einem Fall von Porphyria cutanea tarda angewandt. Bei allen drei Fällen unterdrückte BAL die Blasenbildung. Bei zwei Patienten (SCHRUMPF; LANGHOF und MILDSCHLAG) trat auch eine Verringerung in der Porphyrinausscheidung im Urin ein. Die Dosierung betrug bei SCHRUMPF 1080 mg intramuskular täglich für 2 Tage, mit allmählicher Verringerung der Dosis über die nächsten 11 Tage. 18 Tage später wurde BAL nochmals für eine Woche verabreicht. PAUL und THYRESSON gaben 300 mg am ersten Tag, 200 mg am 2. und 3. Tag und 100 mg vom 4. zum 6. Tag. LANGHOF und MILDSCHLAG verabreichten 400 mg pro Tag für 6 Tage.

Wiederholte Aderlässe sind von IPPEN angewandt worden. Er empfiehlt eine Entnahme von 3—5 Liter Blut binnen 3—5 Monaten und weitere Aderlässe von $^1/_2$ Liter alle 4 Wochen. Er beobachtete dabei ein Absinken der Porphyrinkonzentration im Urin auf unter 20% der pathologischen Ausgangswerte und Verschwinden der klinischen Symptome. Er glaubt, daß Blutentzug eine weitgehende Benutzung der Porphyrinvorstufen für die Blutregeneration zur Folge hat und so weniger Porphyrine in der Leber gespeichert und im Urin ausgeschieden werden.

Anhang. Letzthin hat WALDENSTRÖM (1957) die Auffassung vertreten, daß die nichterbliche Porphyria cutanea tarda statt einer genetisch bedingten eine auf Grund eines alkoholischen Leberschadens erworbene Krankheit darstelle. Anlaß zu dieser Auffassung gaben drei Fälle, beobachtet von WALDENSTRÖM (1957), von HAMMINGA und von TIO u. Mitarb. (1957). In diesen drei Fällen entstand infolge eines Lebertumors eine typische Porphyria cutanea tarda, mit Blasenbildung und Ausscheidung von Uro- und Koproporphyrin im Urin. In dem von TIO u. Mitarb. (1957) beschriebenen Falle verschwand die Porphyrie nach der operativen Entfernung des Lebertumors. Der Tumor war ein Leberzelladenom, das bei Untersuchung mit dem Fluorescenzmikroskop große Mengen von Porphyrinen enthielt. WALDENSTRÖM (1957) faßt alle Fälle von Porphyria cutanea tarda mit diesen drei Fällen zusammen unter dem Namen Porphyria cutanea tarda symptomatica. Schon vor WALDENSTRÖM traten BERMAN und BIELICKÝ dafür ein, daß bei der Entstehung der Porphyria cutanea tarda äußeren Einflüssen, besonders solchen, die zu Leberschädigung führen, größere Bedeutung zukäme als erblichen Einflüssen.

3. Kombinierte Porphyrie (Protokoproporphyrie)

Die kombinierte Porphyrie oder Protokoproporphyrie zeigt nicht nur Blasenbildung an exponierten Hautteilen (wie die Porphyria cutanea tarda), sondern auch interne Symptome (wie die intermittierend-akute Porphyrie). Gelegentlich bestehen akute Photosensibilisierungserscheinungen mit starkem Erythem und Ödem, wie sie bei der Porphyria cutanea tarda nicht vorkommen. Die Krankheit ist gelegentlich familiär, kann schon im frühen Erwachsenenalter beginnen und kommt bei beiden Geschlechtern gleich häufig vor. Nicht selten tritt der Tod auf Grund der internen Symptome ein.

Vererbung. In den meisten Veröffentlichungen wird Erblichkeit der Krankheit nicht erwähnt. Jedoch beschrieben WELLS und RIMINGTON das Vorkommen der Krankheit bei zwei Geschwistern und WOODS u. Mitarb. bei Mutter und Sohn. Ferner fand BRUNSTING (1954) unter sieben Fällen dreimal ein familiäres Vorkommen: In je einem Falle waren die Mutter, ein Bruder bzw. eine Schwester ebenfalls befallen. Außerdem wurde diese Krankheit in ausgesprochen dominanter Form bei mehreren Familien angetroffen. So berichteten CALVY u. Mitarb. (1951) über das Vorkommen bei acht Familienmitgliedern, sowie TIO und LEIJNSE (1958) bei neun Familienmitgliedern. Außerdem berichteten DEAN und BARNES (1955) über 236 Mitglieder in 13 wohl miteinander verwandten Familien in Südafrika,

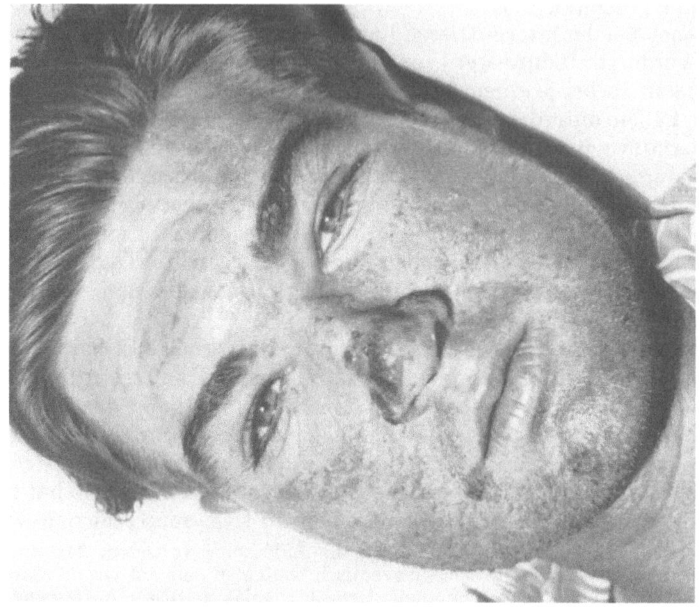

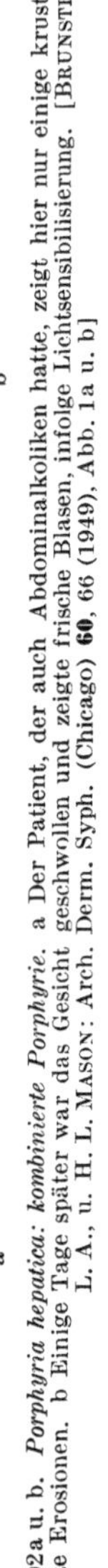

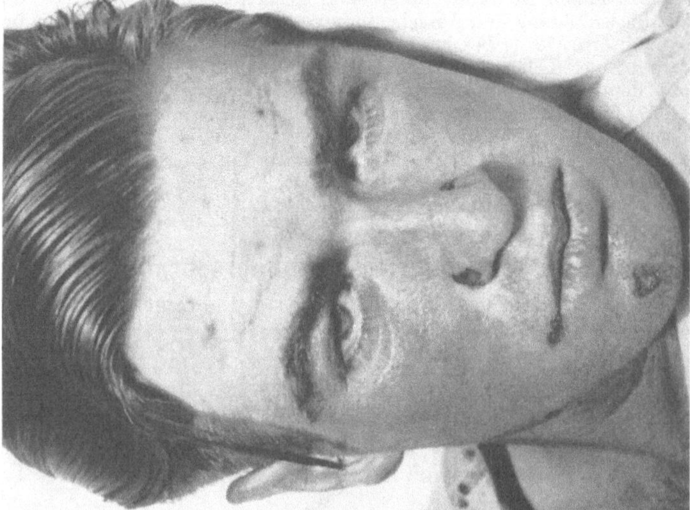

Abb. 102a u. b. *Porphyria hepatica: kombinierte Porphyrie.* a Der Patient, der auch Abdominalkoliken hatte, zeigt hier nur einige krusten-bedeckte Erosionen. b Einige Tage später war das Gesicht geschwollen und zeigte frische Blasen, infolge Lichtsensibilisierung. [BRUNSTING, L. A., u. H. L. MASON: Arch. Derm. Syph. (Chicago) **60**, 66 (1949), Abb. 1a u. b]

die anscheinend teilweise intermittierend-akute Porphyrie und teilweise kombinierte Porphyrie hatten, möglicherweise aber alle die kombinierte Form hatten.

Abgesehen von den drei Familien mit zahlreichen Krankheitsfällen, ist die kombinierte Porphyrie anscheinend recht selten. Im Jahre 1953 fanden DISCOMBE und TREIP nur 17 Fälle in der Literatur verzeichnet (abzüglich der familiären Fälle, die von CALVY und von DEAN und BARNES berichtet worden waren).

Klinisches Bild. Die Hauterscheinungen sind oft dieselben wie bei der Porphyria cutanea tarda. Jedoch ist die Blasenreaktion oft explosiv und tritt in Zusammenhang mit Sonnenbestrahlung auf. Außer Blasen kann aber in einigen Fällen Sonnenbestrahlung starkes Erythem und Ödem des Gesichts (Abb. 102 a u. b) und der Hände (Abb. 103) hervorrufen, die mit Fieber und gestörtem Allgemein-befinden einhergehen. Solch ein Fall wurde erstmalig von GOTTRON und ELLINGER (1931) mitgeteilt. Hier waren die periodischen Anschwellungen des Gesichts lange für Erysipel angesehen worden. Weitere solche Fälle sind von KUSKE, von BRUNSTING und MASON (1949), von CALVY u. Mitarb. (1951) sowie von WELLS und RIMINGTON mitgeteilt worden. KUSKE weist darauf hin, daß diese akuten Photosensibilisierungserscheinungen weitgehend mit dem Bilde der experimentellen Hämatoporphyrinsensibilisierung übereinstimmen, wie es von dem Eigenversuch von MEYER-BETZ her bekannt ist.

Die internen Symptome können zwar gelegentlich vor den Hauterscheinungen auftreten (KUSKE). Viel häufiger aber sind die Hautsymptome bereits seit langer Zeit, oft seit mehreren Jahren vorhanden, bevor die internen Symptome in Erscheinung treten (CALVERT und RIMINGTON; DISCOMBE und TREIP; MACGREGOR u. Mitarb.; WELLS und RIMINGTON; WOODS u. Mitarb.). Solange nur Hauterscheinungen vorliegen, kann eine Unterscheidung von der Porphyria cutanea tarda auf Grund der klinischen und selbst der Laboratoriumsbefunde schwierig sein.

Von den internen Symptomen sind Koliken das häufigste. Vom Stand-

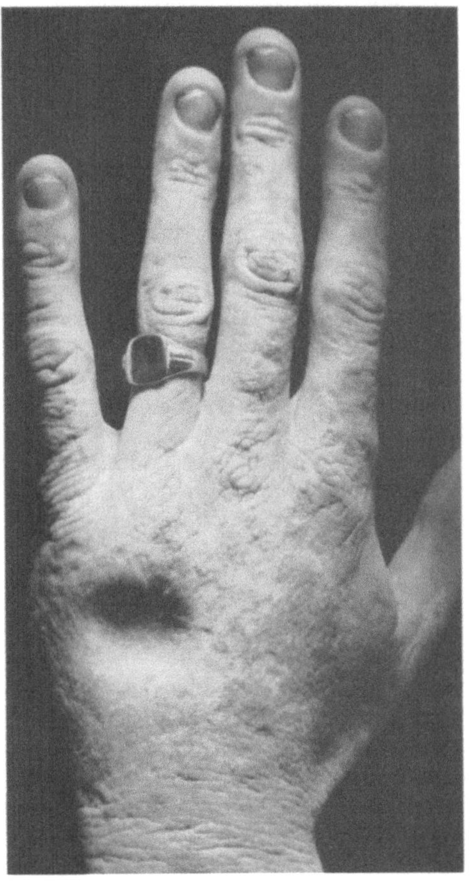

Abb. 103. *Porphyria hepatica: kombinierte Porphyrie.* Der Handrücken zeigt 2 Tage nach einer Sonnenbestrahlung Ödem mit Dellenbildung. [WELLS, G. C., u. C. RIMINGTON: Brit. J. Derm. **65**, 337 (1953), Abb. 2]

punkt der Pathogenese her ist es bedeutungsvoll, daß die Koliken nicht selten von Gelbsucht begleitet sind (NESBITT und WATKINS; GRAY, RIMINGTON und THOMSON; CALVY u. Mitarb. 1951; MACGREGOR u. Mitarb.; DISCOMBE und TREIP; PERRY und BRUNSTING). Aber auch nervale Symptome (THIELE; GARCIN und LAPRESLE; CALVERT und RIMINGTON; DISCOMBE und TREIP) und psychische Symptome (CALVY u. Mitarb. 1951; NESBITT und WATKINS; KUSKE; MACGREGOR u. Mitarb.) können auftreten, die denen, die bei der intermittierend-akuten Porphyrie auftreten, völlig gleichen (s. dort).

Verlauf. Die Prognose ist im allgemeinen besser bei der kombinierten, als bei der intermittierend-akuten Porphyrie, da die internen Symptome gewöhnlich leichter sind. Jedoch sind Todesfälle berichtet worden: z. B. durch bulbäre Atemlähmung (MACGREGOR u. Mitarb.), Lähmung der intercostalen

Muskulatur (DISCOMBE und TREIP) und Koma mit nachfolgender Broncho-pneumonie (MERKELBACH),

Pathogenese. Die Mehrzahl der Autoren, z. B. WATSON (1954), SCHMID u. Mitarb. (1954), BRUNSTING (1954) und WOODS u. Mitarb., betrachten die kombinierte Porphyrie als eine Mischung der zwei Formen von hepatischer Porphyrie, der intermittierend-akuten Porphyrie und der Porphyria cutanea tarda. Der Haupt-grund für diesen Standpunkt ist das Vorkommen von Familien mit Porphyrie, bei denen ein Mitglied die photosensitive Form hat und ein anderes abdominelle oder nervale Symptome, wie z. B. bei den von CALVY u. Mitarb. (1951) und DEAN und BARNES beschriebenen Familien. Ferner führen SCHMID, SCHWARTZ und WATSON (1954) einen Fall an, bei dem während einer Periode von Lichtempfind-lichkeit ziemlich große Mengen von Porphyrin in einer Leberbiopsie gefunden wurden, während später, als Koliken ohne Lichtempfindlichkeit bestanden, die Leber sehr wenig Porphyrin, wohl aber beträchtliche Mengen von Porphobilinogen enthielt. Es ist jedoch möglich, daß es sich bei den von CALVY u. Mitarb. (1951) und von DEAN und BARNES beschriebenen Familien und bei dem von SCHMID, SCHWARTZ und WATSON (1954) zitierten Fall um kombinierte Porphyrie handelte.

Letzthin haben RIMINGTON (1952) sowie WALDENSTRÖM (1957) recht über-zeugende Argumente dafür erbracht, daß die kombinierte Porphyrie eine bio-chemisch und genetisch selbständige Form der Porphyrie darstellt. WALDEN-STRÖM (1957) hat den Namen Protokoproporphyrie vorgeschlagen. Wie RIMING-TON zuerst feststellte, besteht bei dieser Erkrankung ein reziprokes Verhältnis zwischen der Ausscheidung der Porphyrine im Stuhl und im Urin. Während Remissionen besteht eine hohe Ausscheidung von Protoporphyrin und Kopro-porphyrin im Stuhl bei geringer oder fehlender Vermehrung der Porphyrinaus-scheidung im Urin. Während aktiver Phasen der Krankheit dagegen besteht eine starke Ausscheidung von Porphyrinen durch den Urin mit verringerter Aus-scheidung durch den Stuhl. RIMINGTON erblickt in einer stark vermehrten Bil-dung von Protoporphyrin und Koproporphyrin in der Leber den eigentlichen Grund der Krankheit. Solange die Leber die übermäßig gebildeten Porphyrine verarbeiten und durch die Galle in den Darm ausscheiden kann, zeigt der Patient keine Krankheitserscheinungen, und oft ermöglicht nur die chemische Unter-suchung des Stuhls für Porphyrine die Diagnose. Wenn dann ein bisher unbekann-ter Faktor eine temporäre Leberinsuffizienz verursacht, oder die Porphyrinbildung überhandnimmt, so daß die Leber die übermäßig vorhandenen Porphyrine nicht verarbeiten und in die Galle ausscheiden kann, steigt deren Menge im Blutserum an und Lichtempfindlichkeit kann eintreten. Die Ausscheidung der Porphyrine vom Blutserum findet durch den Urin statt, so daß dieser stark erhöhte Mengen von Uroporphyrin und Koproporphyrin enthält. Bei schwerer Störung der Leber tritt Gelbsucht mit Bilirubinämie ein. Bei solch schwerer Störung stellt die Leber gewöhnlich statt Porphyrinen hauptsächlich Porphobilinogen her, und es kommt zu abdominellen, nervalen oder psychischen Störungen.

Die Tatsache, daß beim Bestehen einer Porphyrie die Menge der Porphyrine im Urin normal sein kann, legt die Wichtigkeit der Stuhluntersuchung klar. WELLS und RIMINGTON ziehen sogar die Möglichkeit in Betracht, daß ein größerer Teil von Lichtempfindlichkeitsfällen, als allgemein angenommen wird, durch eine Störung des Pyrrolstoffwechsels hervorgerufen wird. Sie raten eine Unter-suchung des Stuhles für Porphyrine an in allen Fällen von ungeklärter Licht-empfindlichkeit und traumatischer Blasenbildung, bei denen die Urinuntersuchung negativ ausfällt. (Auf die Tatsache, daß bei negativem Urinbefund Prüfung der Erythrocyten für Fluorescenz möglicherweise wichtig sein kann, wurde bereits auf S. 205 hingewiesen.)

Laboratoriumsuntersuchungen. Im Urin mancher Patienten mit kombinierter Porphyrie sind beträchtliche Mengen von Porphyrinen zu allen Zeiten vorhanden. Gewöhnlich haben solche Patienten beträchtliche Hauterscheinungen (CALVERT und RIMINGTON). Bei anderen ist während der Remissionen die Menge der Porphyrine im Urin nur leicht erhöht oder normal, wie in den Fällen von VAN DEN BERGH und GROTEPASS, von WELLS und RIMINGTON und von TIO und LEIJNSE. Während der aktiven Phase findet man im Urin nicht nur bedeutende Mengen von Uroporphyrin (hauptsächlich als „Waldenström-Porphyrin"; s. S. 208), sondern auch Koproporphyrin I und III und kleinere Mengen von Protoporphyrin und von Porphyrinen mit fünf und drei Carboxylgruppen (MACGREGOR u. Mitarb.; RIMINGTON). Die Porphyrine sind also denen ähnlich, die man bei der Porphyria cutanea tarda im Urin antrifft (s. dort). Rotfärbung des Urins und Fluorescenz sind dann gewöhnlich vorhanden. Nicht selten findet man bei Patienten mit Koliken einen Teil der Porphyrine in ihren Vorstufen: als Porphobilinogen und δ-Aminolävulinsäure (MACGREGOR u. Mitarb.; CALVERT und RIMINGTON; DISCOMBE und TREIB; BRUNSTING 1954; WOODS u. Mitarb.). Die Verhältnisse sind dann dieselben wie bei der intermittierend-akuten Porphyrie.

Die Mengen von Porphyrin im Stuhl sind am größten während der Remissionen, so daß dann sogar der Stuhl Fluorescenz zeigen kann (VAN DEN BERGH und GROTEPASS; GRAY, RIMINGTON und THOMSON; BRUNSTING und MASON; MAC GREGOR u. Mitarb.). Dieses Phänomen findet sich anscheinend bei keiner der anderen Formen von hepatischer Porphyrie. Die Porphyrine bestehen zum weitaus größten Teil aus Protoporphyrin und Koproporphyrin. Uroporphyrin fehlt anscheinend; aber mittels Papierchromatographie kann man auch kleine Mengen von Porphyrinen mit drei Carboxylgruppen feststellen (RIMINGTON).

Im Serum finden sich, besonders während der aktiven Phase, neben Uroporphyrin und Koproporphyrin, oft auch große Mengen von Protoporphyrin, so daß das Serum nicht selten Fluorescenz zeigt (VAN DEN BERGH; NESBITT und WATKINS; MACGREGOR u. Mitarb.; DISCOMBE und TREIP; WELLS und RIMINGTON; PERRY und BRUNSTING). Fluorescenz des Serums findet sich demnach viel häufiger bei der kombinierten Porphyrie als bei der Porphyria cutanea tarda, und zwar auf Grund der beträchtlichen Mengen von Protoporphyrin (WELLS und RIMINGTON). In einigen Fällen bestand Fluorescenz des Serums selbst zu Zeiten, zu denen der Urin keine abnorme Mengen von Porphyrinen enthielt (VAN DEN BERGH und GROTEPASS; WELLS und RIMINGTON).

Mehrere Male wurde auch Fluorescenz der Blasenflüssigkeit festgestellt (GRAY, RIMINGTON und THOMSON; MACGREGOR u. Mitarb.; PERRY und BRUNSTING). Ferner kann Fluorescenz der Erosionen bestehen (TAYLOR u. Mitarb.; MACGREGOR u. Mitarb.; BRUNSTING und MASON). Im Fall, den MACGREGOR u. Mitarb. beschrieben, bestand sogar Fluorescenz der gesamten Haut wie auch der Schleimhäute.

Pathologische Anatomie. Bei der Sektion wurde in manchen Fällen keine Fluorescenz der inneren Organe festgestellt (MERKELBACH). Andererseits fanden MACGREGOR u. Mitarb. nicht nur Fluorescenz allen Bindegewebes sowie der Leber, Niere, Pankreas und Lungen, sondern auch bei Betrachtung in Tageslicht eine Rotfärbung des gesamten Bindegewebes, einschließlich des Periosts. Nach Entfernung des Periosts bestand weder Rotfärbung noch Fluorescenz der Knochen. Wie schon erwähnt, fanden SCHMID, SCHWARZ und WATSON (1954) bei einem Patienten mittels Leberbiopsie Fluorescenz des Lebergewebes, während Hauterscheinungen bestanden, aber keine Fluorescenz und viel Porphobilinogen ein Jahr später, als der Patient an Koliken litt.

Histologische Untersuchungen der Hautblasen hat dieselben Befunde ergeben wie bei der Porphyria cutanea tarda (Wells und Rimington).

Photobiologische Untersuchungen. Während bei allen anderen Formen der Porphyrie Bestrahlung der Haut keine übermäßige Reaktion hervorgebracht hat, ist eine solche bei mehreren Fällen von kombinierter Porphyrie einwandfrei festgestellt worden (Nesbitt und Watkins; Kuske; Discombe und Treip; Wells und Rimington). Daß ein positives Resultat nur einige Male erhalten wurde und negative Resultate in den meisten Fällen (Gottron und Ellinger 1931; MacGregor u. Mitarb.; Woods u. Mitarb.), rührt wohl daher, daß nur manche Patienten mit kombinierter Porphyrie diese Art von Lichtempfindlichkeit haben und diese dann nur für kurze Zeitspannen.

Nesbitt und Watkins beobachteten, daß bei ihrem Patienten Bestrahlung mit ultraviolettem Licht, besonders aber Bestrahlung mit dem roten Anteil des Lichtspektrums, eine urticarielle Reaktion mit Jucken hervorrief. Kuskes Patientin, die zeitweilig auf Sonnenbestrahlung hin mit hochgradiger ödematöser Schwellung des Gesichtes reagierte, zeigte Überempfindlichkeit für gefilterte, langwellige ultraviolette Strahlen. Die von Discombe und Treip untersuchte Patientin war überempfindlich gegen Lichtstrahlen mit Wellenlängen von 1850—3150 Å, hauptsächlich aber von 2967 Å. Bei dem Patienten von Wells und Rimington konnte zeitweilig am Handrücken starkes Erythem und Ödem hervorgerufen werden mittels direktem Sonnenlicht, wie auch mittels Sonnenlicht, das durch Fensterglas gefiltert war, und mittels einer Kohlenbogenlampe, deren Wellenlänge hauptsächlich zwischen 3500 und 4100 Å lag (d.h. im blauen, violetten und lichtnahen ultravioletten Bereich).

Behandlung. Woods u. Mitarb. fanden bei ihrem Patienten, daß die Anwendung von Dinatrium-Calcium-Versenat die Zahl der Blasen verringerte und das Allgemeinbefinden des Patienten besserte, obwohl die Ausscheidung von Porphyrinen und deren Vorstufen, Porphobilinogen und δ-Aminolävulinsäure, nicht abnahm. Die Dosierung war 3 g in 5%iger Dextroselösung als intravenöse Infusion täglich für 5 Tage und dann 1 g per os täglich. Peters u. Mitarb. wandten BAL in einem Fall mit Erfolg an. (Für die Behandlung mit den Chelatbildnern BAL und Dinatrium-Calcium-Versenat siehe auch unter intermittierend-akuter Porphyrie und Porphyria cutanea tarda.)

Symptomatische Koproporphyrinurie

Bei der symptomatischen Koproporphyrinurie, die keine Krankheitserscheinungen hervorruft, besteht eine vermehrte Ausscheidung von Koproporphyrin im Urin sekundär zu einer anderen Krankheit. Eine symptomatische Koproporphyrinurie findet man hauptsächlich 1. bei fieberhaften Erkrankungen, 2. Lebererkrankungen, 3. Anämien und 4. Vergiftungen mit Blei, Gold, Arsenik, Benzol oder Alkohol (Zeligman 1956). Rotfärbung des Urins und Fluorescenz kommen nicht vor, da Koproporphyrin nicht in genügend hohen Konzentrationen ausgeschieden wird.

Bei fieberhaften Erkrankungen, wie z.B. Pneumonie und akuter Polyarthritis, überwiegt manchmal der Typ I-Isomer und manchmal der Typ III-Isomer (Watson und Larson; Aldrich u. Mitarb. 1955; Martin und Heck).

Ausscheidung von Koproporphyrin I ist vermehrt unter anderem bei der Virushepatitis und beim Verschlußikterus (Watson, Hawkins, Capps und Rappaport), wahrscheinlich wegen des durch diese Krankheiten hervorgerufenen Leberschadens. Infolge des Leberschadens werden Koproporphyrine, unter denen Koproporphyrin I überwiegt, statt durch die Galle in den Stuhl zu gelangen, in den Blutstrom und somit in den Urin abgeleitet (Kark). Ferner findet sich eine vermehrte Koproporphyrin I-Ausscheidung bei Anämien, die mit erhöhter Erythropoese einhergehen, wie die perniziöse Anämie und hämolytische Anämie (Martin und Heck). Wahrscheinlich wird bei diesen Anämien, als ein Nebenprodukt der erhöhten Hämoglobinsynthese, mehr Koproporphyrin I im Knochenmark hergestellt (Aldrich u. Mitarb. 1955).

Ausscheidung von Koproporphyrin III ist vermehrt unter anderem bei alkoholischer Lebercirrhose, aplastischer Anämie, Poliomyelitis und Bleivergiftung (Martin und Heck). Die Erhöhung bei Poliomyelitis ist wahrscheinlich durch eine Schädigung von Nervensubstanz hervorgerufen (Watson und Larson). Bei Bleivergiftung besteht eine Hemmung des Eiseneinbaus in Porphyrin innerhalb der Erythroblasten, so daß erhöhte Mengen von Typ III-

Porphyrinen als Koproporphyrin III im Urin ausgeschieden werden (VANNOTTI). Dies ist eine frühe Erscheinung bei Bleivergiftung, so daß Reihenuntersuchungen des Urins für eine Koproporphyrinvermehrung in der Industrie für die Aufdeckung von Fällen chronischer Bleivergiftung angewandt worden sind (WATSON und LARSON).

Symptomatische Koproporphyrinurie bei Hauterkrankungen. Eine Erhöhung der Koproporphyrinausscheidung im Urin findet sich gewöhnlich bei ausgedehnten Hauterscheinungen (McFARLAND und STRAIN; BRUNSTING u. Mitarb. 1939; ZELIGMAN 1946). So fanden BRUNSTING u. Mitarb. (1939) eine erhöhte Ausscheidung bei Patienten mit ausgedehnten Ulcerationen der Haut, ausgedehnten Verbrennungen und universeller Erythrodermie. Auch bestanden hohe Werte bei je einem Fall von schwerem Erythema exsudativum multiforme und Pemphigus vulgaris, aber nicht bei einem Fall von Pemphigus foliaceus.

Bei akutem (disseminierten) Lupus erythematodes besteht häufig, aber nicht immer, eine erhöhte Ausscheidung. McFARLAND und STRAIN fanden eine Erhöhung in einem Fall und ZELIGMAN (1946) in allen vier der von ihm untersuchten Fälle. BRUNSTING u. Mitarb. (1939) fanden dagegen eine normale Ausscheidung in zwei Fällen.

G. Ablagerung von Hämosiderin (Hämochromatose)

Das klinische Bild der idiopathischen Hämochromatose ist bereits von KAUFMANN im Jadassohnschen Handbuch recht genau beschrieben worden. Jedoch war damals sehr wenig über den Eisenstoffwechsel bekannt, so daß KAUFMANN annahm, daß das bei dieser Krankheit im Körper abgelagerte Hämosiderin aus dem Fe-haltigen Farbstoffkern des Hämoglobins stammte. Erst durch Untersuchungen der letzten Jahre, besonders mittels radioaktiven Eisens, sind viele Fragen über den Eisenstoffwechsel und über seine Störung bei der idiopathischen Hämochromatose gelöst worden. Von besonderer Bedeutung sind ferner die ermutigenden Resultate, die bei der Behandlung der idiopathischen Hämochromatose mittels zahlreicher Aderlässe erzielt worden sind. Als ein neues Krankheitsbild ist in den letzten Jahren die sekundäre Hämochromatose beschrieben worden, die bei Patienten mit schweren, lang anhaltenden Anämien auftritt, besonders wenn diese zahlreiche Transfusionen erhalten haben.

Eisenstoffwechsel

Vorkommen von Eisen im Körper. Die Gesamtmenge von Eisen im Körper beträgt bei normalen Erwachsenen 3—5 g (GRANICK 1954). Es kommt in vier Formen vor: als Erythrocyteneisen (1500—3000 mg), Ablagerungseisen (1200 bis 1500 mg), Gewebseisenkomplex (100—300 mg) und Serumeisen (3—4 mg) (FINCH und FINCH).

Das *Erythrocyteneisen* ist in das Hämoglobinmolekül eingebaut. Das *Ablagerungseisen* ist über viele Gewebe verteilt, zu 25% aber in der Leber vorhanden. Es ist als Eisensalz in eine Eiweißmatrix eingebettet. Es kommt in einer löslichen Form vor, Ferritin, und in einer unlöslichen Form, Hämosiderin. Ferritin, das zu 23% seines Trockengewichtes aus Eisen besteht, ist mikroskopisch nicht sichtbar, während Hämosiderin, das bis zu 35% Eisen enthält, mikroskopisch sichtbar und färbbar ist (GRANICK 1954). Beide Formen von Ablagerungseisen sind für die Hämoglobinbildung verwendbar (HASKINS u. Mitarb.). *Gewebseisenkomplexe* sind Eisen-Pyrrol-Eiweißverbindungen, die als Myoglobin, Cytochrome und Katalase vorkommen (DRABKIN). Das *Serumeisen* oder Transporteisen ist an das eisenbindende oder metallbindende Globulin, auch Siderophilin genannt, gebunden. Dieses ist ein Beta-1-Globulin mit einem Molekulargewicht von 90000 (SURGENOR u. Mitarb.). Wenn voll gesättigt, trägt jedes Molekül Siderophilin zwei Atome Eisen. Im Normalzustand ist aber das Siderophilin nur zu 30% (20—50%) mit Eisen gesättigt. Der normale Eisenspiegel im Serum beträgt nach RATH und FINCH beim Mann 106 μg (87—147 μg) und bei der Frau 94 μg (72—130 μg) für 100 cm^3.

Eisenstoffwechsel. Untersuchungen mittels intravenöser Injektionen von Eisensalzen (McCANCE und WIDDOWSON) und von radioaktivem Eisen (COPP und GREENBERG) haben ergeben, daß der menschliche Körper, abgesehen von Blutungen, nur äußerst geringe Mengen von Eisen ausscheiden kann. Weniger als 1 mg pro Tag werden durch Ausscheidung in der Galle (HAHN u. Mitarb.) und im apokrinen Schweiß (SHELLEY und HURLEY) sowie durch Abschilferung von Darmzellen und Epidermiszellen (ADAMS u. Mitarb.) abgegeben. Die Menge von Eisen, die mit der Nahrung in den Darm gelangt, beträgt bei normaler Kost 10—15 mg pro Tag, wovon normalerweise weniger als 1 mg absorbiert wird (AUFDERHEIDE u. Mitarb.). Die Absorption findet im Magen, vor allem aber im Zwölffingerdarm und oberen Dünndarm statt.

Die Menge von Eisen, die vom Darm her absorbiert wird, ist nur wenig vermehrt durch ein erhöhtes Eisenangebot. Sie ist jedoch vermehrt bei Anämien jeder Ursache (DUBACH u. Mitarb.; ALTHAUSEN u. Mitarb.; WENDEROTH). Im Falle der Eisenmangelanämie wird das Eisen zur Hämoglobinbildung verwendet, bei Anämien anderer Genese wird es im reticulo-endothelialen System gespeichert. Auf diese Weise kommt es zu einer Hämosiderose bei der Perniciosa, bei aplastischen, hypoplastischen und hämolytischen Anämien und bei der Cooleyschen Anämie. Auch bei chronischer Hepatitis und Lebercirrhose besteht eine vermehrte Absorption von Eisen. Vor allem aber findet sich eine solche bei der idiopathischen Hämochromatose (s. u.).

Die Regulierung der Eisenabsorption erfolgt durch die Zellen der Darmmucosa mittels eines Mechanismus, der noch nicht ganz erforscht ist. HAHN u. Mitarb. stellten im Jahre 1943 erstmalig fest, daß, wenn 1—6 Std vor der oralen Verabreichung von radioaktivem Eisen gewöhnliches Eisen oral verabreicht wurde, weniger radioaktives Eisen als erwartet absorbiert wurde. Er sprach daher von einem „Mucosa-Block". Nach GRANICK (1946, 1949) enthält die Darmmucosa ein Protein, Apoferritin, welches sich mit Eisen zu Ferritin vereint. Eisen wird als zweiwertiges Eisen vom Darm absorbiert, befindet sich aber im Ferritin als dreiwertiges Eisen. Eisen wird von den Mucosazellen so lange aufgenommen, bis alles Apoferritin zu Ferritin umgewandelt ist. Sodann wird kein weiteres Eisen absorbiert, bis nicht einiges Eisen vom Ferritin an das Plasma abgegeben worden ist. Da das Eisen in dreiwertigem Zustand in Ferritin vorhanden ist, aber in zweiwertigem Zustand in das Blut eintritt, besteht wohl ein reduzierender Mechanismus innerhalb der Mucosazellen, der das Abwandern von Eisen vom Ferritin in das Blut reguliert und als „Mucosa-Block" funktioniert. GRANICK (1949) erklärt die größere Absorbierung von Eisen bei der Hämochromatose damit, daß in den Mucosazellen eine etwas erhöhte Reduzierungstendenz für Eisen besteht, wodurch etwas größere Mengen von Eisen vom Ferritin freigesetzt werden und in den Blutstrom eintreten.

1. Idiopathische Hämochromatose

Pathogenese

Fast alle Autoren, mit wenigen Ausnahmen (HEDINGER, s. u.), vertreten die Ansicht, daß die idiopathische Hämochromatose eine angeborene Stoffwechselstörung sei, die aus einer vermehrten Absorption von Eisen vom Darm her bestehe (GRANICK 1949; ALTHAUSEN u. Mitarb.; HEILMEYER; FINCH und FINCH). Von der Tatsache ausgehend, daß bei Patienten mit schwerer Hämochromatose, statt der normalen 3—5 g Eisen, 25—40 g Eisen im Körper gespeichert sind, errechnete GRANICK (1949), daß, um 25 g Eisen in 20 Jahren anzusammeln, es einer positiven Bilanz von lediglich 3,5 mg Eisen pro Tag bedarf. Das bedeute, bei einer täglichen durchschnittlichen Nahrungseinnahme von 12 mg Eisen (und einer täglichen Ausscheidung von 1 mg absorbierten Eisens), daß die Absorption von Eisen im Darm, statt 10% effektiv zu sein, wie sie normalerweise ist, 30% effektiv sein müsse.

Eine vermehrte Absorption von Eisen ist von mehreren Untersuchern mit Hilfe von radioaktivem Eisen (Fe^{59}) nachgewiesen worden. Orale Verabreichung von zweiwertigem radioaktivem Eisen und Bestimmung der Menge, die mit dem Stuhl ausgeschieden wurde, ergab in einem von DUBACH u. Mitarb. untersuchten Fall eine fünffach größere Absorption als bei Normalpersonen. ALPER fand ebenfalls bei einem Patienten mit Hämochromatose eine fünffach größere Absorption, nämlich 60% statt 12%. HEILMEYER stellte bei drei Patienten statt einer normalen Absorption von 10% eine Absorption von 30% fest. PETERSON und ETTINGER, die statt zweiwertigem Eisen das weniger absorbierte dreiwertige Eisen verwandten, beobachteten bei zwei Patienten statt einer normalen Absorption von 1—4% eine Absorption von 20—45%. Nur CHODOS und ROSS stellten in einer kurzen Mitteilung fest, daß sie bei Patienten mit Hämochromatose eine geringere Absorbierung von Eisen fanden als bei normalen Personen.

Es ist bisher ungeklärt, ob die Eisenablagerungen in der Leber und dem Pankreas allein dazu hinreichen, um eine Parenchymschädigung und so eine Cirrhose bzw. Fibrose in diesen Organen hervorzurufen. In Tierversuchen ist es nämlich nie gelungen, einen solchen Gewebsschaden durch Eisenzufuhr allein zu verursachen. FINCH und FINCH weisen allerdings darauf hin, daß die Tierversuche niemals über längere Zeiten als 1—2 Jahre durchgeführt wurden, während die idiopathische Hämochromatose Jahrzehnte für ihre Entwicklung bedarf. DAVIS und ARROWSMITH (1953) sowie HEILMEYER (1954, II) führen die klinischen Besserungen nach wiederholten Aderlässen als Beweis dafür an, daß das Eisen als solches bei Hämochromatose schädigend auf Leber und Pankreas wirkt. HEILMEYER (1954, II) nimmt an, daß die Eiweißmengen der Zellen nicht ausreichen, um das gesamte gestapelte Eisen in eiweißreicher Verbindung zu speichern. Dadurch, daß nicht genügend Schutzeiweiß für die Speicherung zur Verfügung steht, schädigt das Eisen das Parenchym.

HEDINGER teilt die Ansicht der Parenchymschädigung durch Eisen nicht und glaubt daher, im Gegensatz zu allen anderen Autoren der letzten Zeit, daß bei der idiopathischen Hämochromatose eine Lebercirrhose als primärer Schaden bestehe, die in einem bestimmten Entwicklungsstadium zu einer besonderen Beeinflussung des Eisenstoffwechsels mit abnorm großer Eisenaufnahme führe.

Vorkommen

Wie schon KAUFMANN feststellte, ist die Hämochromatose viel häufiger beim männlichen als beim weiblichen Geschlecht. Eine Übersicht von HOUSTON aus dem Jahre 1953 ergab in der gesamten Weltliteratur 479 Fälle bei Männern gegenüber nur 33 Fällen bei Frauen. Der Grund dafür besteht darin, daß Frauen durch Menstruation und Geburten eine eventuell bestehende übermäßige Eisenabsorbierung meistens kompensieren können. HOUSTON berechnete, daß die Frau während 30 Jahren auf Grund von Menstruation und Geburten im Durchschnitt 10—15 g Eisen verliert. So entsteht die Hämochromatose bei Frauen fast immer erst im Klimakterium, später also im großen und ganzen als bei Männern (s. Tabelle 5).

Tabelle 5. *Beginn der idiopathischen Hämochromatose nach Alter und Geschlecht.*
[HOUSTON: Lancet **264**, 766 (1953)]

Alter (Jahre)	11—20	21—25	26—30	31—35	36—40	41—45	46—50	51—55	56—60	61—65	66—70	71—75
♂	1	3	11	18	61	79	96	97	68	24	12	9
♀			1	1		1	6	8	7	5	1	3

HOUSTON stellte nur bei zwei unter den 33 Frauen einen Beginn der Hämochromatose vor dem Alter von 45 Jahren fest. Eine von diesen hatte eine Amenorrhoe für 13 Jahre, bevor sie im Alter von 34 Jahren an Hämochromatose starb.

Während KAUFMANN eine Erblichkeit der Hämochromatose als nicht erwiesen sah, steht eine solche heute einwandfrei fest. SHELDON stellte in seiner Monographie aus dem Jahre 1935 fünf verläßliche Fälle von familiärem Vorkommen zusammen. LÖHR und REINWEIN fanden zwischen 1935 und 1952 sieben weitere Mitteilungen von familiärem Vorkommen in der Literatur, darunter zweimal bei eineiigen Zwillingen (LAWRENCE; LÖHR und REINWEIN). Alle zwölf Mitteilungen betreffen Geschwister. Ein sicheres Vorkommen von Hämochromatose bei aufeinanderfolgenden Generationen ist nie beschrieben worden. Trotzdem haben sowohl DEBRÉ u. Mitarb. als auch FINCH und FINCH bei der Untersuchung von Abkömmlingen Hämochromatosekranker Störungen des Eisenstoffwechsels festgestellt.

DEBRÉ u. Mitarb. untersuchten 28 Abkömmlinge von 13 Hämochromatose-Patienten. Bei fünf dieser Abkömmlinge bestand entweder eine Erhöhung des Serumeisens oder eine erhöhte Sättigung des Serums mit Eisen (über 50%) und bei vier weiteren Abkömmlingen bestanden beide Störungen. FINCH und FINCH untersuchten 15 Abkömmlinge von sechs Hämochromatose-Patienten und stellten bei vier von ihnen eine Erhöhung des Serumeisens fest.

Klinisches Bild

Der Beginn des Leidens ist, der Chronizität entsprechend, oft sehr unbestimmt. Unter den Initialbeschwerden sind Diabetes sowie Allgemeinschwäche und Gewichtsverlust am häufigsten. Die Allgemeinschwäche und Gewichtsverlust können durch den Diabetes hervorgerufen sein, können aber auch ohne Diabetes auftreten (FINCH und FINCH). Andere Initialbeschwerden sind, in der Reihenfolge ihrer Häufigkeit, Zunahme der Hautpigmentierung, Abdominalschmerzen, Dyspnoe, Ödem der Beine, Ascites, Verlust der Libido, periphere Neuritis, Erbrechen und Diarrhoe (FINCH und FINCH). In einigen Fällen war Bluterbrechen auf Grund von Oesophagusvaricen das erste Anzeichen der Krankheit (ALTHAUSEN u. Mitarb.; STAUFFER u. Mitarb.).

Zu den drei klassischen Zeichen, die schon KAUFMANN erwähnt, Lebervergrößerung, Hautpigmentierung und Diabetes, fügt HEILMEYER zwei weitere: Herzbeteiligung und Hypogenitalismus. Außer der Lebervergrößerung ist aber keines dieser fünf Zeichen konstant. Aus diesem Grunde solle eine Hämochromatose bei jedem Patienten vermutet werden, der eine unerklärliche Lebervergrößerung hat (STAUFFER u. Mitarb.).

Hauterscheinungen. Eine Pigmentierung der Haut besteht häufig, aber nicht immer. Sie war ein Initialsymptom bei 26% der 311 von SHELDON in seiner Monographie zusammengefaßten Fälle, bei 32% der 80 eigenen Fälle von FINCH und FINCH und bei 40% der 30 eigenen Fälle von BUTT und WILDER. Bei voll entwickeltem Krankheitsbild fand SHELDON Pigmentierung der Haut bei 84% der von ihm zusammengefaßten Fälle, FINCH und FINCH bei 90% ihrer 80 Fälle, HEDINGER bei 87% seiner 34 Fälle und BUTT und WILDER bei 97% ihrer 30 Fälle.

Wie schon KAUFMANN, beschreiben die meisten Autoren zwei Schattierungen in der Pigmentierung: einen bräunlichen und einen bläulichen Ton. Nach SHELDON entwickelt sich die bläuliche Farbe später als die bräunliche. Er fand die bläuliche Farbe am ausgesprochensten am Gesicht. HELLIER fand sie vor allem am Gesicht, am Hals, an den Streckseiten der Extremitäten und an den Genitalien. ALTHAUSEN u. Mitarb. fanden die bläuliche Pigmentierung am reinsten an den Beugeflächen der Unterarme. Manche Autoren halten noch an der Ansicht fest, die schon KAUFMANN vertrat, daß der bläuliche Farbton durch Eisenablagerungen in der Haut hervorgerufen sei, im Gegensatz zum bräunlichen Ton, der auf Melaninablagerungen beruhe (SHELDON; HELLIER; JEGHERS; FINCH und FINCH). Letzthin haben jedoch die meisten Autoren die Meinung vertreten, daß beide Farbtöne durch Melaninablagerungen hervorgerufen seien (BORK; ALT-HAUSEN u. Mitarb.; HALL; HEDINGER; HEILMEYER). ALTHAUSEN u. Mitarb. sind der Ansicht, daß der bläuliche Farbton dadurch verursacht sei, daß Melanin durch eine infolge des Hypogenitalismus verdünnte Epidermis gesehen werde. HALL kam auf Grund von spektrophotometrischen Untersuchungen der lebenden Haut zu der Ansicht, daß der bläuliche Farbton durch eine verminderte Sauerstoff-saturierung des Blutes in der Haut hervorgerufen sei. Er glaubt, daß infolge des Hypogenitalismus die Blutzirkulation in der Haut vermindert sei.

Der Grund für die Vermehrung von Melanin in der Haut liegt, wie schon KAUFMANN fest-stellte, nicht in einer Unterfunktion der Nebennieren; denn trotz der häufig in der Nebennieren-rinde vorhandenen Hämosiderinablagerungen besteht eine Unterfunktion der Nebennieren nur in sehr seltenen Fällen (ROGERS; FINCH und FINCH). Es ist sehr wahrscheinlich, daß das in die Haut eingelagerte Eisen die Melaninbildung katalytisch begünstigt (HEDINGER; HEIL-MEYER). In diesem Sinne sprechen jedenfalls die von ROBERT und ZÜRCHER durchgeführten Versuche, in welchen sie nachwiesen, daß Lösungen von Silber, Kobalt, Mangan, Gold, drei-wertigem Eisen und Kupfer die Dopamelaninbildung in vitro wesentlich vermehren. Ferner riefen bei Kaninchen intracutane Injektionen der Lösungen von Eisen-, Kupfer-, Kobalt-, Nickel- und Arsensalzen lokale Pigmentierung hervor, wahrscheinlich auf Grund einer Erhö-hung bzw. Beschleunigung der lokalen Oxydationsvorgänge.

Als weitere Hautzeichen findet man oft eine feine, weiche und atrophische Haut, sowie eine spärliche Körperbehaarung. Bei Männern ist der Bartwuchs oft reduziert, und die Behaarung der Pubes zeigt eine horizontale, feminine Begren-zung (ALTHAUSEN u. Mitarb.; FINCH und FINCH). Sternförmige Angiome am Oberkörper kommen nach FINCH und FINCH bei 60% der Fälle vor. Es ist wahr-scheinlich, daß alle diese Hautzeichen auf einer Leberfunktionsstörung beruhen. Dieselben Anzeichen finden sich ja auch bei der Laennecschen Cirrhose, und sie sind wohl bei beiden Krankheiten hervorgerufen durch die Unfähigkeit der Leber, Oestrogen in normalen Mengen abzubauen (ALTHAUSEN u. Mitarb.). Auf der-selben Grundlage bestehen wohl auch der Verlust der Libido und die Hoden-atrophie, die bei ungefähr 20% der Patienten vorliegen (FINCH und FINCH; HEILMEYER). Allerdings wird von manchen Autoren in Erwägung gezogen, daß die Anzeichen der Feminisierung sowie die Körperhaarverminderung auch durch Eisenablagerung in den Hypophysenvorderlappen und die Hoden hervorgebracht sein könnten (BUTT und WILDER; EISENMENGER).

Schleimhauterscheinungen. Das Vorkommen von Pigmentierungen an der Mundschleimhaut und den Conjunctiven ist bereits von KAUFMANN erwähnt worden. Die Pigmentierungen sind gewöhnlich fleckförmig, selten diffus. Nach SHELDON finden sich Schleimhautpigmentierungen bei 16,7% der Fälle.

Verlauf

Die idiopathische Hämochromatose ist eine progressive, tödlich verlaufende Krankheit. Die Lebensdauer nach dem Auftreten der ersten Anzeichen beträgt nach FINCH und FINCH im Durchschnitt 4,4 Jahre. Jedoch bleiben manche Patienten 10—20 Jahre nach dem Beginn der Krankheit am Leben (BUTT und WILDER). Es besteht die Hoffnung, daß die erst kürzlich eingeführte Behandlung mit Aderlässen (s. u.), die Lebensdauer verlängern wird, besonders wenn diese durchgeführt wird, bevor ein irreparabler Schaden an Leber und Pankreas ein-getreten ist.

Die häufigste Todesursache ist allgemeine Kachexie mit Herzinsuffizienz (HEDINGER; FINCH und FINCH). Andere mögliche Todesursachen sind Leber-koma, Bluterbrechen auf Grund von Oesophagusvaricen und primäres Leber-carcinom. FINCH und FINCH weisen darauf hin, daß Erkrankung des Herzens auf

Grund von Hämochromatose bei jungen Patienten besonders häufig ist und bei diesen oft rasch zum Tode führt, während bei älteren Patienten die Herzerkrankung mehr chronisch verläuft. Bei älteren Patienten ist die Entwicklung eines primären Lebercarcinoms recht häufig. Zweifellos kommt ein primäres Lebercarcinom bei der idiopathischen Hämochromatose viel häufiger vor als bei der Laennecschen Cirrhose. Nach statistischen Untersuchungen von WARREN und DRAKE entwickelt es sich bei Hämochromatose in 18,9% der Fälle, bei der Laennecschen Cirrhose aber nur in 4,4% der Fälle.

Laboratoriumsuntersuchungen

Die einzige Methode für eine definitive Diagnose der idiopathischen Hämochromatose ist die histologische Untersuchung des Leberpunktates (STAUFFER u. Mitarb.; FINCH und FINCH). Da jedoch diese Prozedur nicht ganz ohne Gefahren ist, ist es ratsam, bei Fällen mit nur leichtem Verdacht erst einmal das Sternalknochenmark auf Hämosiderinspeicherung hin zu untersuchen und den Eisengehalt und die Eisenbindungsfähigkeit des Serums zu bestimmen. Andere Untersuchungsmöglichkeiten, wie der Nachweis von Eisen im Magenschleimhautepithel und in der Haut, sind von untergeordneter Bedeutung. Leberfunktionsprüfungen ergeben oft für lange Zeit hin normale Werte trotz Lebervergrößerung und Vorliegen von Fibrose (STAUFFER u. Mitarb.; FINCH und FINCH).

Leberpunktion. Um die Mortalität der Leberpunktion, die ungefähr 0,2% beträgt (STAUFFER u. Mitarb.), auf ein Minimum zu beschränken, ist es wichtig festzustellen, daß die Prothrombinzeit normal ist. Es ist sogar ratsam, zwei Tage vor Durchführung der Punktion Vitamin K prophylaktisch zu verabreichen (Case Record, Case 38512). Die histologische Untersuchung des Punktates zeigt beim Vorliegen einer idiopathischen Hämochromatose eine Lebercirrhose vom portalen Typ und Hämosiderinablagerungen, die sich vor allem in den Leberzellen, aber auch in den Kupfferschen Sternzellen und im periportalen Bindegewebe befinden (HEDINGER).

Sternalknochenmarkpunktion. Nach FINCH und FINCH stellt die Knochenmarkpunktion eine einfache, ungefährliche und dabei sehr verläßliche Methode dar für die Diagnose von Eisenablagerungskrankheiten. Das Hämosiderin liegt in grobkörnigen Ansammlungen in den reticulo-endothelialen Zellen und ist schon in ungefärbten Abstrichen erkenntlich. Am besten ist es aber, in Paraffin eineingebettete Knochenmarksaspirate histologisch zu verarbeiten (WENDEROTH). FINCH und FINCH fanden eine vermehrte Ablagerung von Hämosiderin bei allen 22 Fällen von idiopathischer Hämochromatose, die sie auf diese Weise untersuchten. STAUFFER u. Mitarb. fanden dagegen eine eindeutige Vermehrung nur bei zwei von fünf Fällen. Man muß auch bedenken, daß bei gewissen Anämien, besonders den hämolytischen und aplastischen Anämien, und nach wiederholten Transfusionen Eisenablagerungen im Knochenmark vorhanden sind, so daß klinische Data in Erwägung gezogen werden müssen.

Eisengehalt und Eisenbindung des Serums. Der Serumeisenspiegel des normalen Menschen liegt zwischen 70 und 150 μg per 100 cm³ Serum (s. S. 221). Der Eisenbindungsindex, d.h. der Grad der Sättigung des Serums, oder genauer, des im Serum enthaltenen metallbindenden Globulins Siderophilin, mit Eisen beträgt 20—50%, im Durchschnitt 30%. Bei der idiopathischen Hämochromatose besteht eine Hypersiderämie in einem sehr hohen Prozentsatz, nach FINCH und FINCH in 89% der in der Literatur verzeichneten Fälle. FINCH und FINCH, HEILMEYER, sowie HOUSTON und THOMPSON u. a. betonen, daß das Fehlen einer Hypersiderämie bei idiopathischer Hämochromatose fast nur bei Vorliegen einer

Infektion oder eines Lebercarcinoms vorkommt. In Verbindung mit der Hypersiderämie findet sich eine erhöhte Sättigung des Serums mit Eisen. Der Grad der Sättigung, der sog. Eisenbindungsindex, ist bei der Hämochromatose gewöhnlich 80—100% (FINCH und FINCH; HEILMEYER). Die Hypersiderämie bei der Hämochromatose ist übrigens nicht eine Folge des erhöhten Eisentransportes. Die Erhöhung des Eisentransportes ist zu gering, um eine meßbare Erhöhung des Serumeisenspiegels hervorzurufen. Vielmehr ist der hohe Eisengehalt des Serums eine Folge des Massenwirkungsgesetzes: Den vergrößerten Eisendepots entspricht eine höhere Abgabe von Eisenionen an die Körpersäfte; denn das deponierte Eisen liegt keineswegs fest, sondern wandert zwischen den Speicherorganen (WENDEROTH).

Das Vorliegen einer Hypersiderämie und einer erhöhten Eisensättigung des Serums sind von großer Bedeutung für die Diagnose der idiopathischen Hämochromatose. Zwar geben gewisse Anämien, wie die Perniciosa im Rückfall sowie aplastische und hypoplastische Anämien, auch hohe Serumeisenspiegel, aber der Eisenbindungsindex ist geringer als bei der Hämochromatose (RATH und FINCH). Die Transfusions-Hämosiderose hat zwar auch hohe Serumeisenwerte und fast völlige Eisensättigung; aber hier ermöglicht ja die Krankengeschichte die Unterscheidung.

Magenschleimhautuntersuchung. Vor kurzem haben ALTHAUSEN u. Mitarb. Biopsien der Magenschleimhaut mittels eines kleinen Saugnapfes durchgeführt, der im Innern ein bewegliches Messerchen trägt und an eine Gummisonde montiert wird. Sie fanden bei Hämochromatose in allen Fällen eine starke Beladung der Hauptzellen mit Eisen. FINCH und FINCH weisen allerdings mit Recht darauf hin, daß diese Methode nicht nur umständlich ist, sondern auch nicht ohne Gefahren ist, da hierbei unvermutete Oesophagusvaricen verletzt werden könnten.

Hautprobeexcision. Bevor Serumeisenbestimmungen, Sternalpunktion, und Leberpunktion allgemein angewandte Prozeduren waren, stellte die Hautprobeexcision das wichtigste diagnostische Hilfsmittel dar (MONTGOMERY und O'LEARY; KAUFMANN; HELLIER). Heutzutage stellt sie nur eine Ergänzung zu den anderen Untersuchungen dar (SOLTERMANN). Wichtig ist auch, daran zu denken, daß nicht jeder Fall von Hämochromatose mikroskopisch darstellbares Eisen in der Haut enthält. Zwar fanden MONTGOMERY und O'LEARY bei all ihren 16 Fällen, und BUTT und WILDER bei all ihren 30 Fällen Eisen in der Haut vor. Aber schon vor diesen Berichten hatte HELLIER festgestellt, daß bei fünf unter den 57 in der Literatur beschriebenen Fällen kein Eisen nachweisbar war. ALTHAUSEN u. Mitarb. fanden kein Eisen bei sieben ihrer 13 Patienten und STAUFFER u. Mitarb. bei sieben ihrer 27 Patienten. HEDINGER fand ausgeprägte Hämosiderinablagerungen in der Haut nur bei sechs seiner 20 Fälle, während bei neun Patienten diese Ablagerungen geringe Intensität hatten, in vier weiteren Fällen kaum erkennbar waren und bei einem Patienten vollkommen fehlten. In seinen fünf Fällen fand SOLTERMANN zweimal reichlich, zweimal spärlich und einmal kein Hämosiderin. JOHN berichtete über einen Fall von Hämochromatose, in dem die korrekte Diagnose fallen gelassen wurde, weil in dem Hautexzisat kein Eisen nachweisbar war.

Andererseits kann ein Vorhandensein von Eisen in der Haut nicht als Beweis für das Bestehen einer Hämochromatose angesehen werden. So berichten STAUFFER u. Mitarb. über zwei Fälle, in denen die Diagnose Hämochromatose irrtümlicherweise gestellt wurde, weil Eisenablagerungen in der Haut vorhanden waren. SOLTERMANN untersuchte normale Haut systematisch auf das Vorkommen von Eisen hin. Abgesehen von dem regelmäßigen Vorkommen von Eisen in den Epithelien der apokrinen Drüsen und einem gelegentlichen Vorkommen von Eisen in den Epithelien der ekkrinen Drüsen, fand er bei 13 von 33 Personen Eisengranula diffus in der Cutis und einmal selbst in der Basalschicht der Epidermis. Er benutzte allerdings nicht die übliche Methode des Eisennachweises nach Perls (Berliner Blau-Reaktion), sondern die viel empfindlichere Turnbull-Blau-Methode. Da jedoch die Turnbull-Blau-Methode alles vorhandene Eisen aufdeckt, schlägt er vor, daß diese Methode allgemein für den Eisennachweis in der Haut angewendet werde.

Die Wahl der Stelle für die Probeexcision ist von Bedeutung. Man soll möglichst nicht die Haut der Beine wählen, da dort oft Hämosiderinablagerungen auf Grund von Venenstauung vorkommen (Montgomery und O'Leary). Soltermann rät ausdrücklich davon ab, die Axillarhaut zur Probeexcision zu wählen, da gerade dort physiologischerweise immer Eisen gefunden wird. Es ist nach Hedinger nicht nötig, in besonders pigmentierten Abschnitten die Probeexcision vorzunehmen; denn bei der Hämochromatose wird Eisen, wenn es überhaupt vorhanden ist, überall gleichmäßig verteilt in der Haut gefunden.

Das Hämosiderin liegt bei der Hämochromatose, wenn vorhanden, in dem die großen Gefäße und vor allem die Schweißdrüsen umgebenden Bindegewebe. Gelegentlich ist es auch in der Nachbarschaft der Talgdrüsen zu finden (Hedinger). In der Basalschicht der Epidermis wurde Hämosiderin von Montgomery und O'Leary in sechs unter 16 Fällen und von Hedinger in acht unter 20 Fällen festgestellt.

Quantitative Bestimmungen der Mengen von Eisen in der Haut sind von Magnuson und Raulston mittels spektrographischer Analysen durchgeführt worden. Während der Eisengehalt der normalen Haut im Durchschnitt 1,05 mg pro 100 g beträgt, fanden sie bei drei Fällen von Hämochromatose 9,8, 9,8 bzw. 9,9 mg Eisen, also fast zehnmal mehr als in normaler Haut. Dies ist jedoch eine viel geringere Vermehrung als in der Leber und dem Pankreas, in denen die Menge von Eisen gewöhnlich 50—100mal größer als normal ist (Finch und Finch).

Hämofuscin, ein eisenfreies, braungelbes bis] gelbgrünes Pigment von ungewisser Zusammensetzung, das möglicherweise mit Lipofuscin, dem sog. braunen Abnutzungspigment, identisch ist, hat anscheinend keine praktische Bedeutung, obwohl es oft im Bindegewebe von Patienten mit Hämochromatose vorkommt, besonders in der Milz, dem Herzmuskel, sowie in der glatten Muskulatur der Blutgefäße und des Genital- und Darmtraktes (Schwartz und Blumenthal). In der Haut kommt es bei der Hämochromatose nicht regelmäßig vor, und viele Autoren erwähnen sein Vorkommen nicht einmal. Hedinger, der dem Hämofuscin besondere Beachtung schenkte, fand es in der Haut nur in knapp der Hälfte von 20 Patienten und dazu meist nur in geringen Mengen. Es lag, wie das Hämosiderin, mit Vorliebe in dem den größeren Blutgefäßen und Schweißdrüsen anliegenden Bindegewebe. Vereinzelt war es auch in den Wandungen der größeren Blutgefäße gelegen.

Behandlung

Die Wirksamkeit zahlreicher Aderlässe als ein Mittel für die Mobilisierung und Entfernung der exzessiven Eisenablagerungen bei der idiopathischen Hämochromatose wurde zuerst von Finch (1949, 1950) und von Davis und Arrowsmith (1950) dargelegt. Im Jahre 1953 besprachen dann Davis und Arrowsmith das Ergebnis dieser Behandlungsmethode an Hand von sechs eigenen Patienten und neun Patienten aus der Literatur. Von diesen 15 Patienten zeigten zwölf ein gutes Ansprechen auf die Behandlung. Bei einem Patienten waren jedoch Ascites und Ödem während dieser Behandlung aufgetreten. Finch und Finch stellten im Jahre 1955 fest, daß sie nur bei einem Patienten die Aderlässe wegen Entwicklung einer Anämie hatten aufgeben müssen. Es stellte sich dann heraus, daß dieser Patient ein primäres Lebercarcinom hatte, das die Anämie hervorrief. Recht große Mengen von Eisen können im Laufe von Monaten und Jahren durch Aderlässe entfernt werden, da jeder Liter Blut ungefähr 0,5 g Eisen enthält.

So entnahmen z. B. PETERSON und ETTINGER etwa 18 g Eisen in 37 Liter Blut innerhalb von 15 Monaten, FINCH und FINCH etwa 26 g Eisen in 52 Liter Blut innerhalb von $2^1/_2$ Jahren, und HOWARD u. Mitarb. etwa 48 g Eisen in 96 Liter Blut innerhalb von 4 Jahren. Da der Durchschnittsexceß von Eisen, der im Körper eines Patienten mit Hämochromatose abgelagert ist, 25 g beträgt, bedarf es also über 2 Jahre hin eines wöchentlichen Aderlasses von 500 cm³, um dieses Eisen zu entfernen. Wegen der großen Eisendepots können Patienten mit Hämochromatose, im Gegensatz zu Normalpersonen, häufige Aderlässe gut vertragen, und eine stärkere Anämie entwickelt sich nicht (FINCH und FINCH).

Daß in der Tat Ablagerungseisen von Patienten mit Hämochromatose in reichlichen Mengen für den Aufbau von Hämoglobin verwendet werden kann, konnten BEYERS und GITLOW mittels Bilanzstudien beweisen. Sie gaben einem Patienten eine eisenarme Diät, die nur 2,5 mg Eisen pro Tag enthielt, nahmen viele Aderlässe vor und stellten die zirkulierende Menge von Hämoglobin mittels Bestimmung des Plamavolumens fest. Sie fanden, daß der Patient innerhalb von 86 Tagen mindestens 703 g Hämoglobin gebildet hatte. Sie errechneten, daß das mit der Nahrung zugeführte Eisen 64 g Hämoglobin bilden konnte. Ferner errechneten sie, daß normalerweise in einer Person mit dem Gewichte dieses Patienten (60 kg) etwa 2700 mg Ablagerungseisen vorhanden seien und davon 20% für die Bildung von Hämoglobin verwendbar sei, so daß 161 g Hämoglobin von dem normalen Ablagerungseisen herstamme. Demnach seien 478 g Hämoglobin von Exzeß-Ablagerungseisen gebildet worden. Dies entsprach einer Verwendung von 16 g Exzeß-Ablagerungseisen für die Hämoglobinbildung.

Technik der Behandlung. Vor dem Beginn eines Programms therapeutischer Aderlasse, ist es ratsam, eine Leberpunktion durchzuführen, um sich über den Zustand der Leber und die dortigen Eisenablagerungen zu vergewissern (FINCH und FINCH). Vor jedem Aderlaß soll eine Hämatokrit- und Hämoglobinbestimmung durchgeführt werden, meistens auch eine Serumproteinbestimmung und gelegentlich eine Serumeisenbestimmung. Aderlässe von 500 cm³ werden zuerst täglich durchgeführt, bis der Hämatokrit auf 35% gefallen ist und der Hämoglobinspiegel zwischen 10,5 und 11,5 g/100 cm³ Blut liegt. Danach wird ein Aderlaß alle 4—8 Tage durchgeführt, um den Hämoglobinspiegel zwischen 10,5 und 11,5/100 cm³ Blut zu halten. Der Patient soll dabei eine eiweißreiche Diät mit Vitaminzulage erhalten. Oft ist es dann nicht nötig, Plasma zurückzuinfundieren. Wenn jedoch der Serumproteinspiegel niedrig ist, kann das Plasma des vorausgegangenen Aderlasses beim nächsten Aderlaß zurückinfundiert werden (FINCH und FINCH; DAVIS und ARROWSMITH 1953). Ein Anzeichen, daß die Eisenablagerungen ihrem Ende zugehen, ist ein Abfall des Serumeisenspiegels. Gewöhnlich findet dieses statt, bevor sich eine stärkere Anämie entwickelt. Da ohne weitere Behandlung das Serumeisen allmählich wieder ansteigen würde, ist es notwendig, Aderlässe weiterhin alle 3 Wochen bis alle 3 Monate durchzuführen.

Unter der Behandlung mit Aderlässen bessert sich das Allgemeinbefinden des Patienten. Die Leber nimmt oft an Größe ab (DAVIS und ARROWSMITH 1953; WARTHIN u. Mitarb.; HOWARD u. Mitarb.). Leberfunktionsprüfungen zeigen Besserung (WARTHIN u. Mitarb.) und die Haut kann sich aufhellen (DAVIS und ARROWSMITH 1953; WARTHIN u. Mitarb.; HOWARD). DAVIS und ARROWSMITH (1953) konnten mittels Leberpunktion regelmäßig eine Abnahme des Eisens in der Leber und in einem Falle sogar ein völliges Verschwinden des Eisens feststellen.

Von einigen Autoren ist eine eisenarme Ernährung (HEILMEYER) angeraten worden, und von anderen die zusätzliche Verabreichung von Phosphatsalzen, da diese die Absorption von Eisen im Darm hemmen (PETERSON und ETTINGER). FINCH und FINCH halten jedoch beide Maßnahmen für unnötig und die Eisenbeschränkung sogar für unratsam, da eine eisenarme Ernährung wenig Eiweiß enthält. Die tägliche Exzeßabsorbierung von Eisen betrage ohnehin nur 3—4 mg pro Tag, also 1,0—1,5 g pro Jahr. Sie bevorzugen es daher, eine kräftige Diät zu verordnen und dann einige weitere Aderlässe durchzuführen. Der Diabetes wird in der gewöhnlichen Weise behandelt. In manchen Fällen kann der Hypogenitalismus durch Testosteron gebessert werden (PIRART und FRANKEN).

2. Sekundäre Hämochromatose

Eine sekundäre Hämochromatose kann sich infolge einer schweren, chronischen Anämie entwickeln. Gewöhnlich tritt die Hämochromatose erst nach zahlreichen Transfusionen auf, gelegentlich aber auch unabhängig von solchen.

Pathogenese

Rolle der Anämie. Bei der sekundären Hämochromatose stellt die Anämie den grundlegenden Faktor dar (AUFDERHEIDE u. Mitarb.; MUIRHEAD u. Mitarb.). Jedoch für sich allein ruft eine schwere, chronische Anämie zwar häufig eine Hämosiderose hervor, aber nur selten eine Hämochromatose. Dazu sind gewöhnlich weitere Eisenmengen nötig. In den meisten Fällen wurden diese Eisenmengen als Bluttransfusionen zugeführt, bei einigen Patienten aber auch peroral (Case Record 38512; WALLERSTEIN und ROBBINS). Möglicherweise spielt außerdem ein das Leberparenchym schädigender Faktor eine Rolle, um aus einer Hämosiderose eine Hämochromatose entstehen zu lassen (s. u.).

Gegen die primäre Rolle der Bluttransfusionen sprechen erstens, daß bei zahlreichen Patienten mit sekundärer Hämochromatose mehr Eisen allein in der Leber vorgefunden wurde als mittels Transfusionen verabreicht worden war (MUIRHEAD u. Mitarb.; WYATT u. Mitarb.; ELLIS u. Mitarb.; STAUFFER u. Mitarb.), und zweitens, daß bei einigen Patienten nur wenige Transfusionen, z. B. zwei, fünf oder sieben Transfusionen gegeben worden waren (s. u.).

Die wichtige Rolle der Anämie bei der Entstehung der sekundären Hämochromatose besteht darin, daß Anämien jeder Ursache die Eisenabsorption vom Darm her erhöhen (DUBACH u. Mitarb.; HEILMEYER). Im Falle der Eisenmangelanämie wird das Eisen zur Hämoglobinbildung verwendet, während bei Anämien anderer Genese (hypoplastische Anämie, Perniciosa, Cooley-Anämie, hämolytische Anämie) das Eisen im Körper gespeichert wird, da keine Verwendung für das Eisen besteht.

Entwicklung von Hämosiderose zu Hämochromatose. Sowohl bei den eben erwähnten Formen von Anämien als auch nach Transfusionen wird Eisen im Körper abgelagert; denn, wie bereits dargelegt wurde (s. S. 222), hat der Körper nur sehr geringe Fähigkeiten, einmal in sich aufgenommenes Eisen auszuscheiden (weniger als 1 mg Eisen pro Tag). So kommt es zu einer Hämosiderose. Eine Hämosiderose ist klinisch asymptomatisch, abgesehen davon, daß gelegentlich Hautdunkelung vorkommt (STAUFFER u. Mitarb.). Die Diagnose einer Hämochromatose dagegen setzt das Bestehen einer Lebercirrhose voraus. Genauso wie bei der idiopathischen Hämochromatose ist bei der sekundären Hämochromatose die Entstehungsweise der Lebercirrhose nicht bekannt. Manche Autoren halten die Menge von Eisen im Körper allein nicht für ausschlaggebend. Sie glauben, daß eine sekundäre Hämochromatose sich erst dann entwickelt, nachdem ein Leberparenchymschaden eingetreten ist, entweder auf Grund von Anoxie der Leberzellen infolge der schweren Anämie (SCHWARTZ und BLUMENTHAL), oder auf Grund einer Transfusions-Virushepatitis (MUIRHEAD u. Mitarb.) oder auf Grund einer Transfusionsreaktion (SCHWARTZ und BLUMENTHAL). Andere Autoren nehmen an, daß sich die Hämosiderose und die Hämochromatose nur quantitativ voneinander unterscheiden und ineinander übergehen (WALLERSTEIN und ROBBINS). Für diese Ansicht sprechen pathologisch-anatomische Untersuchungen; denn Unterschiede in der Eisenverteilung bestehen nur im Beginn: Bei der idiopathischen Hämochromatose sind die Parenchymzellen von Leber und Pankreas von Anfang an die Hauptablagerungsstellen, während bei Hämosiderose zuerst die reticulo-endothelialen Zellen, einschließlich derer der Milz und die Kupfferschen Sternzellen, befallen sind. Beim Fortschreiten der Hämosiderose verschwindet aber dieser Unterschied zur Hämochromatose allmählich (DAVIS und ARROWSMITH 1953; WYATT u. Mitarb.).

Klinisches Bild

Das klinische Bild der sekundären Hämochromatose wird gewöhnlich von der schweren Anämie beherrscht. In den meisten Fällen ist der Patient nur auf Grund zahlreicher Transfusionen noch am Leben; aber trotzdem läßt sich der Tod gewöhnlich nicht verhindern.

Das Vorliegen einer Lebercirrhose ist das prinzipielle Merkmal der Krankheit und unterscheidet die sekundäre Hämochromatose von der Hämosiderose. Diabetes und Hautpigmentierung kommen seltener bei der sekundären als bei der idiopathischen Hämochromatose vor. In einer Übersicht über 13 Fälle von sekundärer Hämochromatose im Jahre 1948 fanden SCHWARTZ und BLUMENTHAL Diabetes bei nur zwei Patienten und Pigmentierung der Haut bei fünf. Fälle von Hautpigmentierung mit histologischem Nachweis von Eisenablagerungen sind z.B. von BOMFORD und RHOADS sowie von NORRIS und McEWEN berichtet worden.

Geschlecht und Alter. Im Gegensatz zur idiopathischen Hämochromatose besteht bei der sekundären Hämochromatose kein Unterschied in der Geschlechtsverteilung. Auch kommen recht viele Fälle schon früh im Leben vor, da sich manche Anämien schon in der Kindheit des Patienten entwickeln. So waren z.B. unter den fünf von SCHWARTZ und BLUMENTHAL beschriebenen Patienten drei Patienten zwischen 14 und 21 Jahren alt.

Art der Anämien. Jede Art von Anämien kann zu einer sekundären Hämochromatose führen, vorausgesetzt, daß sie eisenresistent, schwer genug und von genügend langer Dauer ist. Die meisten Fälle von sekundärer Hämochromatose sind bei hypoplastischer Anämie, auch refraktäre oder pseudo-aplastische Anämie genannt, beschrieben worden (BOMFORD und RHOADS; ZELTMACHER und BEVANS; SCHWARTZ und BLUMENTHAL; GOLDISH und AUFDERHEIDE). Aber auch die Cooley-Anämie oder Mittelmeeranämie (HOWELL und WYATT; CURRIN; ELLIS u. Mitarb.), die perniziöse Anämie (MUIRHEAD u. Mitarb.) und die hämolytische Anämie (MUIRHEAD u. Mitarb.) können eine Hämochromatose herbeiführen.

Zahl der Transfusionen. Da die Eisenzufuhr mittels Transfusionen nur ein sekundärer Faktor ist, schwankt die Zahl der Transfusionen bei den in der Literatur berichteten Fällen beträchtlich. Es ist bereits erwähnt worden, daß in manchen Fällen nur wenige Transfusionen gegeben worden waren, z.B. zwei Transfusionen (ELLIS u. Mitarb.), fünf Transfusionen (STAUFFER u. Mitarb.) und sieben Transfusionen (GOLDISH und AUFDERHEIDE). In anderen Fällen liegt allerdings die Zahl der Transfusionen weit über 100 (216 Transfusionen im Fall von HOWELL und WYATT; 160 bzw. 191 Transfusionen in zwei Fällen von AUFDERHEIDE u. Mitarb.). Es soll jedoch betont werden, daß selbst mit mehr als 200 Transfusionen eine Hämochromatose nicht regelmäßig auftritt.

So berichten z.B. STAUFFER u. Mitarb. über eine Patientin mit hypoplastischer Anämie, die über 10 Jahre hin mehr als 200 Transfusionen von je 500 cm³ erhalten hatte. Die Haut, zeigte diffuse bläulich-schwarze Pigmentierung und bei der histologischen Untersuchung der Haut ergaben sich Eisenablagerungen. Die Patientin hatte Diabetes und ihre Leber war vergrößert. Eine Leberpunktion ergab allerdings lediglich eine Hämosiderose und keine Hämochromatose; denn es bestand keine Cirrhose. Große Mengen von Eisen waren in der Leber vorhanden, welche sich besonders innerhalb von Histiocyten und in dem Bindegewebe der Portalräume befanden und nur zu einem kleinen Teil in den Leberzellen und Gallengängen.

In den zwei Fällen von Anämie, in denen orale Eisengaben zur Hämochromatose beitrugen, waren die Mengen von Eisen beträchtlich. Im Falle von WALLERSTEIN und ROBBINS hatte der Patient 1600 g Eisen über 12 Jahre hin eingenommen. Die Patientin des Case Record des Massachusetts General Hospital 38512 hatte während 50 Jahren fast ohne Unterbrechung Eisentabletten eingenommen.

Laboratoriumsuntersuchungen

Im Gegensatz zur idiopathischen Hämochromatose besteht bei der sekundären Hämochromatose eine Anämie. Beiden Formen von Hämochromatose gemeinsam sind jedoch hohe Serumeisenwerte und ein hoher Eisensättigungsindex des Serums.

Behandlung

Eine wirksame Behandlung besteht für die sekundäre Hämochromatose nicht. Eine Entfernung der Eisenablagerungen mittels Aderlässen ist wegen des Bestehens der Anämie nicht möglich. Vielmehr sind gewöhnlich zur Lebenserhaltung weitere Transfusionen erforderlich.

H. Carotinosis (Carotinämie, Aurantiasis cutis, Xanthosis)

Die chemische Zusammensetzung der Carotinoide, ihr Vorkommen im Pflanzenreich, die Rolle der Carotine als Vorstufe des Vitamins A und die charakteristische Hautverfärbung der Carotinosis sind bereits von KAUFMANN im Jadassohnschen Handbuch besprochen worden. Als einzige Krankheit, bei der die Carotinosis vermehrt vorkommt, erwähnt KAUFMANN den Diabetes. Dabei weist KAUFMANN kurz auf die Untersuchungen von RABINOWITCH (1930) hin, der bei 500 Diabetikern eine direkte Beziehung zwischen der Höhe des Serumcholesterin- und der Höhe des Serumcarotinspiegels feststellte und auf Grund dessen die Hypercholesterinämie als einen wichtigen Faktor für das Entstehen der Carotinosis beim Diabetes ansah.

Seit KAUFMANNs Abhandlung ist der Stoffwechsel des Carotins eingehend untersucht worden, und die Entstehungsweise der Carotinosis ist besser erkannt worden. Ferner hat sich ergeben, daß die Carotinosis nicht nur beim Diabetes häufig vorkommt, sondern auch beim Myxödem, bei der Nephrose und bei der hypercholesterinämischen Xanthomatose.

I. Carotinstoffwechsel

Chemie. Wie schon KAUFMANN feststellte, können die Carotinoide, die alle pflanzlichen Ursprungs sind, in die Carotine und die Xanthophylle eingeteilt werden. Die Carotine sind stark ungesättigte Kohlenwasserstoffe mit der Formel $C_{40}H_{56}$, und die Xanthophylle Hydroxylderivate solcher Kohlenwasserstoffe. Es gibt drei Carotine: Alpha-, Beta- und Gamma-Carotin. Diese können mittels Filtrierung durch eine Tswett-Säule von Calciumhydroxyd getrennt werden, da jedes der drei Carotine in einer verschiedenen Schicht absorbiert wird (ALMOND und LOGAN). Alle drei Carotine, aber nur ein Xanthophyll, Cryptoxanthin, sind Vorläufer des Vitamins A. Vitamin A bildet sich aus den Carotinen und dem Cryptoxanthin durch Spaltung einer Doppelbindung und durch Hydrolyse (Tabelle 6). Beta-Carotin kann zwei Moleküle Vitamin A bilden, da es zwei Beta-Ionon-Ringe besitzt. Dagegen können die beiden anderen Carotine und das Cryptoxanthin, die nur je einen Beta-Ionon-Ring besitzen, nur je ein Molekül Vitamin A bilden (PALMER). In allen carotinreichen Nahrungsmitteln, wie Mohrrüben, Apfelsinen und grünen Gemüsen, ist Beta-Carotin in viel größerer Menge vorhanden als die anderen Carotine. Lycopin, der Farbstoff in Tomaten und in vielen dunklen Beeren, obwohl ein Isomer des Beta-Carotins, bildet kein Vitamin A, da die beiden potentiellen Beta-Ionon-Ringe offen sind.

Xanthophylle kommen in denselben Nahrungsmitteln vor wie die Carotine, und außerdem reichlich in Butter und Eigelb, in denen Carotine nur in Spuren vorhanden sind. Mais verdankt übrigens seine gelbe Farbe dem Xanthophyll Zeoxanthin.

Absorption. Die Carotinoide sind lipoidlöslich. Sie werden daher vom Darm nur in der Anwesenheit von Nahrungsfett und Gallensalzen resorbiert. Im Blutserum sind die Carotinoide an die beiden im Serum vorhandenen Lipoproteine gebunden, und zwar zum größten Teil an das Beta-Lipoprotein, welches infolgedessen in isolierter Form eine gelbliche Farbe besitzt (EDSALL). Ein viel kleinerer Teil der Carotinoide ist an das Alpha-Lipoprotein gebunden.

Tabelle 6. *Strukturformeln für Beta-Carotin, Alpha-Carotin, Lycopin und Vitamin A.* [MORTON u. GOODWIN: Brit. Med. Bull. **12**, 37 (1956)]

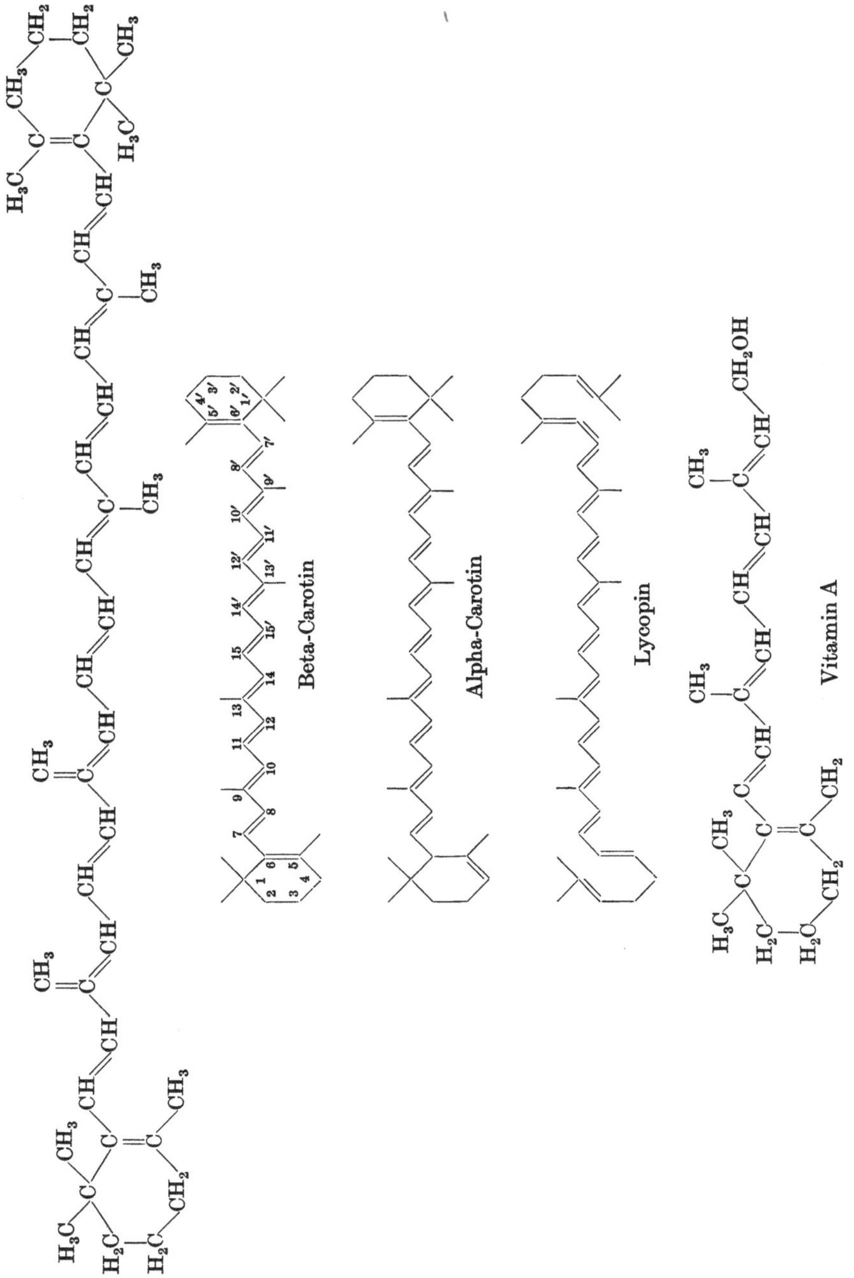

Beta-Carotin

Alpha-Carotin

Lycopin

Vitamin A

Normalwerte für Carotin im Serum und Faktoren, die den Carotinspiegel beeinflussen. Carotine sind stets zusammen mit Xanthophyllen im Blutserum vorhanden, gewöhnlich in einem Verhältnis von 1:2. Die Werte für Carotin im

Serum normaler Personen hängen hauptsächlich von dem Gehalt der Nahrung an Carotin ab. BRANDALEONE und RALLI fanden bei normalen Personen, die keine besondere Kost einnahmen, die Werte für Carotin zwischen 0,054 und 0,176 mg per 100 cm³ Serum (Methode von WHITE und GORDON). Der Durchschnittswert war 0,109 mg und die Standardabweichung 0,104. RALLI u. Mitarb. (1936) fanden, daß bei Werten über 0,500 mg per 100 cm³ Serum die Carotinosis gewöhnlich klinisch in Erscheinung trat.

JOSEPHS (1943) wies nach, daß nicht nur beim Diabetes, wie es RABINOWITCH (1930) gezeigt hatte, sondern ganz allgemein der Carotinspiegel im Serum außer von der Carotinneinahme auch vom Serumlipoidspiegel abhing. Er fand, daß das Absinken des Serumlipoidspiegels während der Pneumonie und dessen Anstieg nach der Pneumonie auch beim Carotinspiegel beobachtet werden konnte. Ferner beobachtete er, daß wenn Carotin oral verabreicht wurde, der Carotinspiegel um so höher anstieg, je höher der Serumlipoidspiegel war.

Nach JOSEPHS (1952) besteht kein aktiver Mechanismus, der den Carotinspiegel reguliert. Vielmehr ist die Höhe des Carotinspiegels das Ergebnis dreier Faktoren: Carotineinnahme, Resorption vom Darm und Löslichkeit des Carotins im Serum. Die Löslichkeit des Carotins im Serum ist dem Lipoidgehalt des Serums proportional. Die Ablagerungen von Carotin in den Fettdepots des Körpers sind für die Regulierung des Carotinspiegels kaum von Bedeutung, da das Carotin dort fest gebunden ist (JOSEPHS 1952).

Es ist nicht wahrscheinlich, daß, wie verschiedentlich vorgeschlagen wurde, die Leber und das Schilddrüsenhormon einen direkten Einfluß auf den Carotinstoffwechsel und so auf den Carotinspiegel im Serum ausüben. (Dieses Problem wird in Zusammenhang mit der Hypercarotinämie bei Diabetes und bei Myxödem erörtert werden.)

Nachweis von Carotin im Serum. Die gelbliche Farbe normalen Serums ist durch zwei Substanzen verursacht: Bilirubin und die Carotinoide. Normalerweise sind die Carotinoide für 10—50% der Farbintensität des Ikterus-Index verantwortlich, im Durchschnitt für 38% (BOECK und YATER). Beim Vorliegen einer Hypercarotinämie weist nicht nur die Haut, sondern auch das Serum eine verstärkt gelbliche Farbe auf, so daß der Ikterusindex erhöht ist. Es besteht jedoch eine einfache Probe, von GREENE und BLACKFORD beschrieben, mit deren Hilfe man die Hypercarotinämie von der Hyperbilirubinämie unterscheiden kann.

Man gießt in ein Reagensglas 2 cm³ von dem zu untersuchenden Serum und je 2 cm³ Äthylalkohol und Petroläther, schüttelt gründlich und läßt die Mischung stehen. Drei Schichten bilden sich, eine obere Schicht von Petroläther, eine mittlere Schicht von Alkohol und eine untere Schicht der gefällten Serumproteine. Da sich die Carotinoide ausschließlich im Petroläther lösen und das Bilirubin im Alkohol, bedeutet eine mehr als sehr leichte Gelbfärbung im Petroläther das Vorliegen einer Hypercarotinämie.

Ausscheidung und Umwandlung zu Vitamin A. Carotinoide werden nicht im Urin ausgeschieden (COHEN). Spektroskopische Untersuchungen durch EDWARDS und DUNTLEY ergaben ebenfalls keine Ausscheidung von Carotinoiden im Schweiß und eine nur sehr geringe Ausscheidung von Carotinoiden im Talg. Ein Teil der Carotinoide wird zu Vitamin A umgewandelt. Solche, die nicht umgewandelt werden oder nicht umgewandelt werden können, werden entweder abgelagert oder oxydiert. Jedenfalls kann die Einnahme von Carotin keine wesentliche Hypervitaminose A hervorrufen, da die Menge von Vitamin A, die der menschliche Körper aus Carotin herstellen kann, beschränkt ist (JOSEPHS 1944).

Für eine lange Zeit galt es als feststehend, daß die Umwandlung von Carotin in Vitamin A in der Leber vor sich gehe (WENDT; RALLI u. Mitarb. 1935; ESCAMILLA; ALMOND und LOGAN; JEGHERS). Eingehende Tierversuche haben jedoch ergeben, daß diese Umwandlung hauptsächlich, wenn auch nicht ausschließlich, in der Darmschleimhaut vor sich geht (ROSENBERG und SOBEL; MORTON und

GOODWIN; COHEN). Die Leber ist lediglich ein wichtiger Ablagerungsort für Vitamin A. Gegen die Annahme, daß die Leber der Ort der Umwandlung von Carotin in Vitamin A sei, sprechen nicht nur die tierexperimentellen Ergebnisse, sondern auch die Beobachtung, daß eine gestörte Leberfunktion, selbst eine akute Hepatitis, keine Änderungen in der Konzentration von Carotin und Vitamin A im Serum mit sich bringt (STEPP und WENDT; MANDELBAUM u. Mitarb.). Nur wenn sich keine Gallensalze im Darm befinden, wie beim Verschlußikterus, ist die Absorption von Carotinoiden wie auch von Vitamin A aus dem Darm behindert und deren Konzentration im Serum demzufolge vermindert.

Normales Vorkommen in der Haut. Carotinoide kommen normalerweise in der Hornschicht der Haut vor und stellen nach EDWARDS und DUNTLEY eines der fünf Pigmente dar, die, wie sie mittels spektrophotometrischer Messungen darlegen konnten, zur normalen Hautfarbe beitragen. Die anderen 4 Pigmente sind Melanin, Melanoid, reduziertes Hämoglobin und Oxyhämoglobin.

Es ist wahrscheinlich, daß die Carotinoide mittels der Intercellularflüssigkeit zur Hornschicht gelangen. Da das Stratum Malpighii wenig Lipoide enthält, lagern sich die Carotinoide dort nicht ab. Dagegen zeigen sie eine besondere Affinität zu der Hornschicht wegen deren Lipoidreichtum (EDWARDS und DUNTLEY).

II. Klinisches Bild

Eine Carotinosis setzt immer eine hinreichende Aufnahme von Carotinoiden mit der Nahrung voraus. Bei genügend hoher Einnahme entwickelt jeder Mensch eine Carotinosis. Ein erhöhter Gehalt an Beta-Lipoprotein erhöht jedoch die Bindungsfähigkeit des Blutserums für Carotinoide. Daher findet man, bei Einnahme gleicher Mengen von Carotinoiden, in Krankheitszuständen, die entweder mit Hypercholesterinämie oder Hyperlipämie einhergehen, einen höheren Carotinspiegel im Serum als bei normalen Personen; und eine klinisch sichtbare Carotinosis tritt bei geringerer Carotineinnahme auf als bei normalen Personen.

Haut- und Schleimhauterscheinungen. Am ausgesprochensten tritt bei der Carotinosis, wie schon KAUFMANN feststellte, die Gelbfärbung an den Handtellern, Fußsohlen und Nasolabialfalten auf. In ausgesprochenen Fällen kann die Gelbfärbung der Haut allgemein sein. Nur in sehr seltenen Fällen zeigt die Mundschleimhaut einen gelblichen Ton (AUCKLAND). In Gegensatz zum Ikterus sind die Skleren stets unverfärbt.

1. Carotinosis infolge exzessiver Einnahmen von Carotinoiden

Verhältnismäßig zahlreiche Fälle von Carotinosis traten bei sonst vollständig gesunden Personen während des zweiten Weltkrieges in England auf wegen der Nahrungsmittelknappheit, verbunden mit reichlichem Vorhandensein von Mohrrüben. ALMOND und LOGAN errechneten, daß mindestens 4 Pfund Mohrrüben pro Woche für 7 Monate gegessen werden mußten, ehe eine klinisch sichtbare Carotinosis eintrat. Beim Weglassen der Mohrrüben nahm die Intensität der Gelbfärbung nach 2 Wochen ab, und nach 8 Wochen erschien die Haut normal. In einem Fall fand AUCKLAND, daß das Verzehren von etwa einem Pfund Mohrrüben pro Tag binnen 4 Monaten eine Carotinosis hervorrief. Bei einem Säugling verursachte die Brustmilch der Mutter, die Carotinosis hatte, das Auftreten einer Carotinosis binnen zweier Monate (ALMOND und LOGAN).

Bei der alimentären Carotinosis besteht außer einer Hypercarotinämie auch eine mäßige Erhöhung des Vitamin A-Spiegels im Serum, hervorgerufen durch das erhöhte Angebot von Provitamin A (COHEN).

Übermäßige Einnahme von Tomaten, deren Farbstoff Lycopin ist, kann auf Grund einer Lycopinämie zu einer Hautverfärbung führen, die der der Carotinosis recht ähnlich ist. REICH u. Mitarb. berichten über eine Patientin, die ungefähr 2 Liter Tomatensaft täglich über mehrere Jahre hin eingenommen hatte. Die Hautverfärbung war etwas dunkler als bei der Carotinosis, nämlich mehr orangefarben als gelb, da ja Lycopin eine rot-orange Eigenfarbe besitzt. Das Serum wies einen sehr hohen Gehalt an Lycopin auf. Im Gegensatz zum Carotin, das nicht in der Leber gespeichert wird, zeigte die Leber dieser Patientin, wie gelegentlich einer Laparatomie festgestellt wurde, eine orange-gelbe Farbe und enthielt bei der histologischen Untersuchung in den Leberzellen zahlreiche gelbliche Granula, die in ultraviolettem Licht eine gelb-grüne Fluorescenz zeigten. Leberfunktionsprüfungen ergaben keinen Anhalt für eine Leberschädigung.

2. Carotinosis infolge erhöhter Serum-Lipoidwerte

Bei vier Krankheiten mit erhöhten Serum-Lipoidwerten ist eine Carotinosis selbst bei nicht übermäßiger Einnahme von Carotinoiden beschrieben worden: Diabetes, Myxödem, Nephrose und primäre hypercholesterinämische Xanthomatose.

a) Diabetes

Eine Carotinosis wird anscheinend nicht selten bei Patienten mit Diabetes vorgefunden, wenn besonders darauf geachtet wird; denn RABINOWITCH (1928) sah unter 1014 Diabetikern 59 Fälle von Carotinosis, und BOECK und YATER sahen unter 100 Diabetikern neun. Der Serumcarotinspiegel liegt bei Patienten mit Diabetes im Durchschnitt beträchtlich höher als bei normalen Personen. So fanden BRANDALEONE und RALLI 0,109 mg-% als Durchschnittswert für Serum-Carotin bei neun normalen Personen, während bei 19 Diabetikern der Durchschnittswert 0,262 mg-% war. STUECK u. Mitarb. fanden bei 13 Diabetikern noch höhere Durchschnittswerte als BRANDALEONE und RALLI, nämlich 0,392 mg-%; aber STUECK u. Mitarb. wiesen darauf hin, daß ihre Patienten viel Gemüse, einschließlich Mohrrüben, gegessen hatten. RABINOWITCH (1930) und JOSEPHS (1939) fanden bei Diabetikern eine direkte Beziehung zwischen der Höhe der Serumlipoidwerte und der Höhe der Serumcarotinwerte. Andererseits konnten RALLI u. Mitarb. (1935) sowie PARIENTE u. Mitarb. einen direkten Zusammenhang nicht feststellen, möglicherweise weil ihre Patienten eine recht unterschiedliche Nahrungsaufnahme von Carotin hatten.

Obwohl jetzt die Meinung vorherrscht, daß hohe Serumlipoidwerte verbunden mit einer gemüsereichen Diät das Vorkommen der Carotinosis beim Diabetes hinreichend erklären (JOSEPHS 1939, 1952; COHEN), haben doch mehrere Autoren den Standpunkt vertreten, daß die hohen Carotinspiegel im Serum beim Diabetes dadurch hervorgerufen seien, daß die Umwandlung von Carotin zu Vitamin A in der Leber behindert sei (RALLI u. Mitarb. 1935; PARIENTE u. Mitarb.). Gegen diese Theorie spricht nicht nur die seither festgestellte Tatsache, daß die Umwandlung von Carotin zu Vitamin A vor allem in der Darmschleimhaut vonstatten geht (ROSENBERG und SOBEL; MORTON und GOODWIN), sondern auch, daß beim Diabetes der Gehalt der Leber nicht nur an Carotin (RALLI u. Mitarb. 1935; PARIENTE u. Mitarb.), sondern auch an Vitamin A (MOORE; WOLFF) vermehrt ist. (Vermutlich ist der Grund dazu der vermehrte Fettgehalt der Leber beim Diabetes, denn im Gegensatz zum Lycopin findet eine aktive Speicherung von Carotin und Vitamin A in der Leber nicht statt.) Ferner sind die Werte für Vitamin A im Blutserum beim Diabetes gewöhnlich nicht erniedrigt (CLAUSEN und MCCOORD).

b) Myxödem

Die ersten Fälle von Carotinosis bei Myxödem wurden von STANNUS (1929) und von ESCAMILLA u. Mitarb. (1935) beobachtet. WENDT berichtete in demselben Jahr über niedrige Werte für Vitamin A im Serum von elf Kretins, die bei zwei dieser Patienten mit hohen Werten für Carotin verbunden waren. BOMFORD berichtete 1938 über zwei Fälle von Myxödem mit Carotinosis, in denen die erhöhten Carotinwerte des Serums nach Behandlung mit Schilddrüsenextrakt auf normale

Werte abfielen. Im Jahre 1942 berichtete dann ESCAMILLA über sieben Patienten mit Myxödem und Hypercarotinämie und erklärte die typische blasse Farbe von Patienten mit Myxödem mit dem Bestehen einer Carotinosis. Das Vorliegen einer Hypercarotinämie ist seitdem bei der Mehrzahl der Patienten mit Myxödem festgestellt worden (CLAUSEN und McCOORD; COHEN; JOSEPHS 1952). COHEN wies zwar auf die große Streuung der Carotinwerte bei Gesunden wie auch bei Patienten mit Myxödem hin, fand aber doch die Werte für Carotin im Durchschnitt mehr als verdoppelt bei Patienten mit Myxödem. Dagegen waren die Werte für Vitamin A im Serum normal. JOSEPHS (1952) beobachtete den Einfluß der Behandlung mit Schilddrüsenextrakt auf die erhöhten Carotin- und Gesamtlipoidwerte im Serum von Patienten mit Myxödem. Beim Einsetzen der Behandlung fanden sie ein langsameres Absinken des Carotins als des Gesamtlipoides. Wenn dann die Behandlung ausgesetzt wurde, stiegen die Lipoidwerte oft schneller an als die Carotinwerte. JOSEPHS (1952) glaubte, daß ein enger Zusammenhang zwischen dem Carotin- und Lipoidspiegel bestände, selbst wenn die Änderungen im Carotinspiegel stets etwas „hinter her hinkten".

Obwohl die erhöhten Cholesterinwerte im Serum von Patienten mit Myxödem einen hinreichenden Grund für die Hypercarotinämie darstellen, haben doch zahlreiche Autoren als Grund der Hypercarotinämie angenommen, daß in der Abwesenheit von genügend Mengen von Schilddrüsenhormon Carotin in der Leber nicht in Vitamin A umgewandelt werden könne und sich Carotin auf diese Weise im Blute anstaue (FASOLD und HEIDEMANN; WENDT; STEPP und WENDT; ESCAMILLA; MANDELBAUM u. Mitarb.). Jedoch haben tierexperimentelle Untersuchungen von ARNRICH dargelegt, daß bei Hunden die Absorption und Utilisierung von Carotin durch Hypothyreose nicht beeinträchtigt ist. Bei den normalen sowie bei den hypothyreotischen Hunden fand sich nach Verabreichung von Carotin eine Vermehrung von Vitamin A in der Leber; doch nur die hypothyreotischen Hunde zeigten eine Vermehrung des Cholesterins, des Carotins und des Vitamin A im Serum.

c) Nephrose

Bei chronischer Glomerulonephritis, mit oder ohne Ödem, besonders aber bei der Lipoidnephrose, die oft mit starker Hyperlipämie verbunden ist, können die Serumspiegel für Carotin und Vitamin A bedeutend erhöht sein (BOECK und YATER; CLAUSEN und McCOORD; JOSEPHS 1939; COHEN). Für ungeklärte Gründe tritt jedoch eine Gelbfärbung der Haut, eine Carotinosis, nur selten auf.

Bei zwei Fällen von chronischer Glomerulonephritis, die CLAUSEN und McCOORD beobachteten, waren bei der Sektion die Werte für Vitamin A in der Leber sehr niedrig, obwohl sie im Serum hoch waren. CLAUSEN und McCOORD glaubten, daß in diesen Fällen die Leber nicht die Fähigkeit besaß, Vitamin A abzulagern. Es ist aber möglich, daß die großen Lipoidmengen im Serum das Vitamin A so fest an sich gebunden hielten, daß es nicht in der Leber abgegeben wurde (JOSEPHS 1939).

d) Primäre hypercholesterinämische Xanthomatose

Hohe Werte für Carotin und Vitamin A im Serum von Patienten mit primärer hypercholesterinämischer Xanthomatose wurden erstmalig von MARCHIONINI und PATEL im Jahre 1937 berichtet. Diese Beobachtung ist seither von JOSEPHS (1939) und von COHEN bestätigt worden. THOMSON hat der Meinung Ausdruck gegeben, daß die gelbe Farbe der Xanthomknoten von Carotinoiden herrührt, die in den Schaumzellen der Xanthomknoten abgelagert sind. Quantitative Untersuchungen von Xanthomknoten für Carotin sind aber bisher anscheinend nie durchgeführt worden.

Untersuchungen über die Carotine im Serum von Patienten mit idiopathischer Hyperlipämie liegen nicht vor. In Hinsicht darauf, daß die Werte bei sekundärer Hyperlipämie (Diabetes, Nephrose) hoch sind, kann man auch für die idiopathische Hyperlipämie hohe Werte annehmen.

Literatur

A, I. Ablagerung von Amyloid (S. 43)

APITZ, K.: Die Paraproteinosen. (Über die Störung des Eiweißstoffwechsels bei Plasmocytom.) Virchows Arch. path. Anat. **306**, 631 (1940). — ATKINSON, F. R. B.: Multiple Myeloma. Med. Press **195**, 312, 332 (1937).

BANNICK, E. J., J. M. BERKMAN and D. C. BEAVER: Diffuse amyloidosis; three unusual cases. Arch. intern. Med. **51**, 978 (1933). — BAYRD, E. D., and W. A. BENNETT: Amyloidosis complicating myeloma. Med. Clin. N. Amer. **34**, 1151 (1950). — BECKER, W.: Paramyloidose im Gesichts- und Kehlkopfbereich. Z. Laryng. Rhinol. **33**, 71 (1954). — BINKLEY, G. W.: Primary systemic amyloidosis. Arch. Derm. Syph. (Chicago) **37**, 330 (1938). — BIZZOZERO, E., et A. MIDANA: Sur l'amyloidose cutanée. Ann. Derm. Syph. (Paris) **10**, 18 (1950). — BLOOM, D.: Amyloidosis cutis, extensive. Arch. Derm. Syph. (Chicago) **66**, 130 (1952). — BLUEFARB, S., A. WALLK and M. L. GECHT: Primary systematized amyloidosis associated with multiple myeloma. A.M.A. Arch. Derm. **75**, 889 (1957). — BRUNSTING, L. A., and I. D. MACDONALD: Primary systematized amyloidosis with macroglossia: a syndrome related to Bence-Jones proteinuria and myeloma. J. invest. Derm. 8, 145 (1947). — BÜRÜMCEKCI, K.: Mitteilung eines Falles von atypischer Amyloidose (Paramyloidose). Virchows Arch. path. Anat. **302**, 607 (1938).

CHESTER, W.: Multiples Myelom und Hypoproteinämie. Z. klin. Med. **124**, 466 (1933). — DAHLIN, D. C.: Primary amyloidosis, with report of six cases. Amer. J. Path. 25, 105 (1949). — DAHLIN, D. C., and M. B. DOCKERTY: Amyloid and myeloma. Amer. J. Path. **26**, 581 (1950). — DEGOS, R.: Amyloidose systématisée (Association à un myelome multiple des os). Ann. Derm. Syph. (Paris) **83**, 361 (1956). — DICK, G. F., and L. LEITER: Experimental amyloidosis and hyperglobulinemia. Trans. Ass. Amer. Physicians 52, 246 (1937). — DILLON, J. A., and L. R. EVANS: Primary amyloidosis. Report of three cases. Ann. intern. Med. 17, 722 (1942).

EHRSTRÖM, M. D.: Chondroitinschwefelsäuren, Heparin, Albuminurie, Amyloid und Serumproteine. Acta med. scand. **101**, 551 (1939). — EISEN, H. N.: Primary systemic amyloidosis. Amer. J. Med. 1, 144 (1946). — ELLES, N. B.: Amyloid disease of the conjunctiva. Amer. J. Ophthal. **28**, 486 (1945). — ENGEL, R.: Purpura bei Paramyloidose. Klin. Wschr. **24/25**, 368 (1947). — EPPINGER, H.: Zur Chemie der amyloiden Entartung. Biochem. Z. **127**, 107 (1922).

FABER, M.: The serum glucosamine with particular regard to its significance in connection with the origin of amyloid deposits. Acta med. scand. Suppl. **206**, 351 (1948). — FAGRAEUS, A.: Antibody production in relation to the development of plasma cells. Acta med. scand. Suppl. **204** (1948). — FERRIS, H. H.: Amyloidosis of lungs and heart. Amer. J. Path. **12**, 701 (1936). FINDLEY jr., J. W., and A. ADAMS: Primary systemic amyloidosis simulating constrictive pericarditis with steatorrhea and hyperesthesias. Arch. intern. Med. **81**, 342 (1948). — FISHER, H., and F. S. PREUSS: Primary systemic amyloidosis with involvement of the nervous system. Amer. J. clin. Path. **21**, 758 (1951). — FREEMAN, I., and L. A. M. KRAUSE: Multiple myeloma with localized amyloid deposits. Bull. School Med. Univ. Maryland **26**, 17 (1941).

GABRIEL, H., u. W. LINDEMAYR: Amyloidosis cutis nodularis atrophicans. Dermatologica (Basel) **115**, 508 (1957). — GERBER, J. E.: Amyloidosis of the bone marrow. Arch. Path. (Chicago) 17, 620 (1934). — GERSTEL, G.: Über atypische Lokalisation des Amyloids, insbesondere über die Makroglossia amyloides diffusa. Virchows Arch. path. Anat. **283**, 466 (1932). — GILES, R. B., and E. CALKINS: Studies of the composition of secondary amyloid. J. clin. Invest. **34**, 1476 (1955). — GÖTZE, W., u. W. KRÜCKE: Über Paramyloidose mit besonderer Beteiligung der peripheren Nerven und granulärer Atrophie des Gehirns. Arch. Psychiat. Nervenkr. 114, 183 (1941/42). — GOLDEN, A.: Primary systemic amyloidosis of the gastrointestinal tract. Arch. intern. Med. **75**, 423 (1945). — GOLDMAN, M. J., and G. GERSTEL: Primary systemic amyloidosis. Calif. Med. 71, 36 (1949). — GOLTZ, R. W.: Systematized amyloidosis. A review of the skin and mucous membrane lesions and a report of two cases. Medicine (Baltimore) **31**, 381 (1952). — GOTTRON, H. A.: Systematisierte Haut-Muskel-Amyloidose unter dem Bilde eines Skleroderma amyloidosum. Arch. Derm. Syph. (Berl.) **166**, 584 (1932). — Amyloidosis cutis nodularis atrophicans diabetica. Dtsch. med. Wschr. 75, 19 (1950). — GOTTRON, H. A., u. G. W. KORTING: Über Ablagerung körpereigener Stoffe (Amyloidosis, Calcinosis) bei Morbus Osler. Arch. klin. exp. Derm. **207**, 177 (1958). — GRAYZEL, H. G., M. JACOBI, H. B. WARSHALL, M. BOGIN and H. BOLKER: Amyloidosis: experimental studies. Arch. Path. (Chicago) 17, 50 (1934). — GREENBAUM, S. S., and J. T. BAUER:

Primary lichen amyloidosis. Report of necropsy. Arch. Derm. Syph. (Chicago) 55, 251 (1947). — GROENEWEGEN, J. TH.: Amyloidosis cutis papulosa und multiple Myelome. Dermatologica (Basel) 109, 228 (1954).

HASS, G.: Studies of amyloid. II. The isolation of a polysaccharide from amyloid-bearing tissue. Arch. Path. (Chicago) 34, 92 (1942). — HAYMAN jr., J. M., H. E. MacMAHON and J. F. PATTERSON: Primary amyloidosis. Bull. New Engl. med. Cent. 15, 115 (1953). — HEILMEYER, L., u. H. BEGEMANN: Hautkrankheiten bei Dysproteinämien. Hautarzt 1, 59 (1950). — HIGGINS, W. H., and W. H. HIGGINS jr.: Primary amyloidosis. Clinical and pathological study. Amer. J. med. Sci. 220, 610 (1950). — HOLTZMAN, I. N., and J. SKEER: Amyloid "tumor formation" of skin. Arch. Derm. Syph. (Chicago) 67, 187 (1953).

IVERSON, L., and A. B. MORRISON: Primary systemic amyloidosis. Arch. Path. (Chicago) 45, 1 (1948).

JONES, S. R., and D. B. FRAZIER: Primary cardiovascular amyloidosis. Clinical manifestations, pathology and histogenesis. Arch. Path. (Chicago) 50, 366 (1950). — JOSSELSON, A. J., R. D. PRUITT and J. E. EDWARDS: Amyloid localized to the heart. A.M.A. Arch. Path. 54, 359 (1952). — JOULIA, P., P. LeCOULANT, L. TEXIER et J. DAVID-CHAUSSÉ: Un cas d'amyloidose primaire systématisée avec macroglossie, myélomes multiples des os et protéinurie de Bence-Jones. Bull. Soc. franç. Derm. Syph. (Paris) 58, 245 (1951).

KERNOHAN, J. W., and H. W. WOLTMAN: Amyloid neuritis. Arch. Neurol. Psychiat. (Chicago) 47, 132 (1942). — KERWIN, A. J.: Idiopathic amyloid disease of the heart. J. Lab. clin. Med. 22, 255 (1936). — KING, F. H., and G. D. OPPENHEIMER: Rupture of amyloid spleen. Ann. intern. Med. 29, 374 (1948). — KÖNIGSTEIN, H.: Amyloid der Haut. In Handbuch der Haut- u. Geschlechtskrankheiten, herausgeg. von J. JADASSOHN, Bd. 4, Teil 3, S. 254. Berlin: Springer 1932. — KOLETSKY, S., and R. M. STECHER: Primary systemic amyloidosis. Involvement of cardiac valves, joints and bones, with pathologic fracture of the femur. Arch. Path. (Chicago) 27, 267 (1939). — KRAMER, R., and M. L. SOM: Local tumor-like diposits of amyloid in the larynx. Arch. Otolaryng. (Chicago) 21, 324 (1935).

LARSEN, R. M.: A pathologic study of primary myocardial amyloidosis. Amer. J. Path. 6, 147 (1930). — LETTERER, E.: Neue Untersuchungen über die Entstehung des Amyloids. Virchows Arch. path. Anat. 293, 34 (1934). — Die Amyloidose im Lichte neuer Forschungsmethoden. Dtsch. med. Wschr. 75, 15 (1950). — LINDSAY, E.: The heart in primary systemic amyloidosis. Amer. Heart J. 32, 419 (1946). — LINDSAY, S., and W. F. KNORP: Primary systemic amyloidosis. Arch. Path. (Chicago) 39, 315 (1945). — LUBARSCH, O.: Zur Kenntnis ungewöhnlicher Amyloidablagerungen. Virchows Arch. path. Anat. 271, 367 (1929).

MAGNUS-LEVY, A.: Amyloidosis in multiple myeloma. J. Mt. Sinai Hosp. 14, 8 (1952). — MARCHIONINI, A.: Nichterbliche Epidermolysis bullosa bei Hautamyloidose. Arch. Derm. Syph. (Berl.) 178, 65 (1938/39). — MARCHIONINI, A., u. F. JOHN: Über lichenoide und poikilodermieartige Hautamyloidose. Arch. Derm. Syph. (Berl.) 173, 545 (1935/36). — Mass. Gen. Hospital, Weekly clinicopathological exercises. New Engl. J. Med. 245, 736 (1951). — MICHELSON, H. E., and F. W. LYNCH: Systematized amyloidosis of the skin and muscles. Arch. Derm. Syph. (Berl.) 29, 805 (1934); 32, 363 (1935). — MIESCHER, G.: Beitrag zur Klinik der Paramyloidose (Pseudomyxoedema paramyloidosum). Dermatologica (Basel) 91, 177 (1945).

NAVASQUEZ, S. DE, and H. A. TREBLE: A case of primary generalized amyloid disease with involvement of the nerves. Brain 61, 116 (1938). — NÖDL, F.: Systematisierte Haut-Muskel-Amyloidose. Arch. Derm. Syph. (Berl.) 198, 319 (1954). — NOMLAND, R.: Localized (Lichen) amyloidosis of the skin. Arch. Derm. Syph. (Chicago) 33, 85 (1936). — NOMLAND, R., and F. V. PLUMMER: Amyloidosis (localized, lichen) of the skin. Arch. Derm. Syph. (Chicago) 29, 470 (1934).

OBIDITSCH-MAYER, I.: Über einen Fall von Paramyloidose und das Ergebnis der chemischen Analyse desselben. Frankfurt. Z. Path. 57, 492 (1943). — O'DONNELL, W. M.: Changing pathogenesis of Addison's disease with specific reference to amyloidosis. Arch. intern. Med. 86, 266 (1950).

PALITZ, L. L., and S. PECK: Amyloidosis cutis: a macular variant. Arch. Derm. Syph. (Chicago) 65, 451 (1952). — PEARSON, B., M. M. RICE and K. L. DICKENS: Primary systemic Amyloidosis. Arch. Path. (Chicago) 32, 1 (1941). — POCOCK, D. S., and J. DICKENS: Paramyloidosis with diabetes mellitus and gastrointestinal hemorrhage. New Engl. J. Med. 248, 359 (1953). — PORTER, A. D., and L. A. MUSSO: Localized amyloidosis. The Tenth Internat. Congr. of Dermat., Proceedings. London, 1953, p. 427. — PROPP, S., W. B. SCHARFMAN, R. T. BEEBE and A. W. WRIGHT: Atypical amyloidosis associated with nonthrombocytopenic purpura and plasmocytic hyperplasia of the bone marrow. Blood 9, 397 (1954).

RANDALL, O. S.: Multiple myeloma complicated by intestinal obstruction due to amyloid infiltration of the small intestine. Amer. J. Cancer 19, 838 (1933). — RANDERATH, E.: Über die Morphologie der Paraproteinosen. Verh. dtsch. Ges. Path. 32, 27 (1950). — REIMANN, H. A., P. F. SAHYOUN and H. T. CHAGLASSIAN: Primary amyloidosis. Arch. intern. Med. 93,

673 (1954). — REIMANN, H. R., and C. M. EKLUND: The etiology of amyloid disease with a note on experimental renal amyloidosis. Arch. Path. (Chicago) 21, 1 (1936). — RIGDON, R. H., and F. E. NOBLIN: Macroglossia accompanying primary systemic amyloidosis. Ann. Otol. (St. Louis) 50, 470 (1949). — RUKAVINA, J. G., W. D. BLOCK and A. C. CURTIS: Familial primary systemic amyloidosis: an experimental, genetic and clinical study. J. invest. Derm. 27, 111 (1956). — RUKAVINA, J. G., W. D. BLOCK, C. E. JACKSON, H. F. FALLS, J. H. CAREY and A. C. CURTIS: Primary systemic amyloidosis: A review and an experimental, genetic, and clinical study of 29 cases with particular emphasis on the familial form. Medicine (Baltimore) 35, 239 (1956).

SCHILDER, P.: Über die amyloide Entartung der Haut. Frankfurt. Z. Path. 3, 782 (1909). SIEGEL, J. M.: Localized cutaneous amyloidosis. Arch. Derm. Syph. (Chicago) 73, 564 (1956). SOISALO, P., and V. RITAMA: Atypical amyloidosis with special consideration of the heart. Acta med. scand. 116, 260 (1944). — STORCK, H.: Lichen amyloidosus. Dermatologica (Basel) 108, 409 (1954). — STRAUSS, A.: Über Paramyloidose. Virchows Arch. path. Anat. 291, 219 (1933). — STRICH, S. J., and G. WADE: Primary amyloidosis presenting with peripheral neuritis and intractable heart failure. Lancet 265, 70 (1953).

TARR, L., and H. W. FERRIS: Multiple myeloma associated with nodular deposits of amyloid in muscles and joints. Arch. intern. Med. 64, 820 (1939). — THINGSTAD, R.: Primary amyloidosis. Acta med. scand. 140, 1 (1951). — TOLONE, S., e H. PANSINI: Nuovo metodo di produzione dell' amiloidosi speriomutule. Boll. Soc. ital. Biol. sper. 25, 1008 (1949).

WARREN, S.: Generalized amyloidosis of the muscular system. Amer. J. Path. 6, 161 (1930). — WELLS, G. C.: Primary systematised amyloidosis with macroglossia. Brit. J. Derm. 64, 169 (1952). — WESSLER, S., and A. S. FREEDBERG: Cardiac amyloidosis: electrocardiographic and pathologic observations. Arch. intern. Med. 82, 63 (1948). — WILEY, A. T., R. R. TEETER and T. G. SCHNABEL: Rupture of spleen in primary amyloidosis; a case. Med. Clin. N. Amer. 35, 1841 (1951). — WOOLF, C. R.: Primary systemic amyloidosis with gross cardiac involvement. S. Afr. med. J. 24, 146 (1950).

A, II. Ablagerung von Hyalin (S. 58)

BAZEX, A.: Un cas de lipoido-protéinose (Maladie de Urbach-Wiethe). Bull. Soc. franç. Derm. Syph. 46, 136 (1939). — BRAUN, W., u. H. WEYHBRECHT: Beitrag zur Klinik und Pathogenese der Hyalinosis cutis et mucosae (Lipoid-Proteinose [Wiethe-Urbach]). Arch. Derm. Syph. (Berl.) 194, 538 (1952).

CRAWFORD, G. M.: Lipid proteinosis, generalized. Arch. Derm. Syph. (Chicago) 53, 178 (1946).

FRANK, A.: Gastroskopie seltener Magenerkrankungen. Dtsch. Arch. klin. Med. 194, 345 (1949). — FRITZE, E., F. v. ZEZSCHWITZ u. G. SCHULZE: Eiweiß-Lipoid-Stoffwechselstörungen bei Hyalinosis cutis et mucosae. Klin. Wschr. 28, 435 (1950).

GERTH, H., amd H. FLEGEL: Hyalinosis cutis et mucosae. Derm. Wschr. 133, 10 (1956). — GOTTRON, H.: Systematisierte Haut-Muskel-Amyloidose unter dem Bilde eines Skleroderma amyloidosum. Arch. Derm. Syph. (Berl.) 166, 584 (1932). — Hautveränderungen als Symptome von Stoffwechselkrankheiten. Schriftenreihe der Akademie für ärztliche Fortbildung, Dresden. Herausgeg. von GROTE, Bd. 2, S. 217. Dresden: Theodor Steinkopff 1940.

HÄNIG, E., u. H. KREMER: Bericht über zwei Fälle von familiärer Hyalinosis cutis et mucosae. Hautarzt 6, 491 (1955). — HANSEN, P.: Ein Fall von Lipoidproteinose. Arch. Derm. Syph. (Berl.) 175, 618 (1937). — HOFFMANN, E.: Lipoidosis bzw. Xanthodystrophia cutis et mucosae. Derm. Z. 62, 296 (1931). — HOLTZ, K. H., u. W. SCHULZE: Beitrag zur Klinik und Pathogenese der Hyalinosis cutis et mucosae (Lipoid-Proteinose Urbach-Wiethe). Arch. Derm. Syph. (Berl.) 192, 206 (1950).

IZAKI, M., T. HORIUCHI and H. HOZAKI: Lipoidosis cutis et mucosae (Lipoidproteinose Urbach-Wiethe): Report of a case. Keiô J. Med. 3, 163 (1954).

KATZENELLENBOGEN, I., and H. UNGAR: Lipoid proteinosis (Reinvestigation of a case previous lyreported by Urbach and Wiethe in 1929). Dermatologica (Basel) 115, 23, (1957).

LAYMON, C. W., and E. M. HILL: An appraisal of hyalinosis cutis et mucosae. Arch. Derm. Syph. (Chicago) 75, 55 (1957). — LEVER, W. F., E. L. SCHULTZ and N. A. HURLEY: Plasma proteins in various diseases of the skin. A.M.A. Arch. Derm. Syph. 63, 702 (1951). — LUNDT, V.: Beitrag zur Kenntnis der Hyalinosis cutis et mucosae. Arch. Derm. Syph. (Berl.) 188, 128 (1949).

MIEDZINSKI, F., u. J. KOZAKIEWICZ: Zur Kenntnis der Hyalinosis cutis et mucosae. Dermatologica (Basel) 114, 106 (1957). — MONTGOMERY, H.: Lipid proteinosis. Arch. Derm. Syph. (Chicago) 58, 625 (1948). — MONTGOMERY, H., and F. Z. HAVENS: Xanthomatosis. IV. Lipoid proteinosis (phosphatide lipoidosis). Arch. Otolaryng. (Chicago) 29, 650 (1939).

PRICE, H., W. V. LA ROSA and E. B. SETTLE: Lipoidosis cutis et mucosae. Report of a case. Arch. Derm. Syph. (Chicago) 55, 42 (1947).

Ramos e Silva, J.: Lipid proteinosis (Urbach-Wiethe). Arch. Derm. Syph. (Chicago) **47**, 301 (1943). — Rothman, S.: In der Diskussion zu Montgomery, H.: Lipid proteinosis. Arch. Derm. Syph. (Chicago) **58**, 625 (1948).

Schwab, W., u. W. Braun: Zur Klinik und Pathogenese der Hyalinosis cutis et mucosae. Arch. Ohr.-, Nas.- u. Kehlk.-Heilk. **162**, 141 (1952). — Sulzberger, M. B.: A case of lipoidosis cutis et mucosae: so-called "lipoid proteinosis", Urbach-Wiethe. Laryngoscope (St. Louis) **52**, 286 (1942). — Szodoray, L.: Über die Lipoidproteinose (lipoidosis cutis et mucosae) Urbach-Wiethe. Dermatologica (Basel) **83**, 375 (1941).

Theissing, G., u. W. Schmidt: Hyalinosis cutis et mucosae. Z. Laryng. **33**, 66 (1954). Tripp, R. N.: Lipoidosis cutis et mucosae. N.Y. St. J. Med. **36**, 619 (1936).

Ungar, H., and I. Katzenellenbogen: Hyalinosis of skin and mucous membranes (Urbach-Wiethe's lipoid proteinosis). Arch. Path. (Chicago) **63**, 65 (1957). — Urbach, E.: Lipoidproteinose (Lipoidosis cutis et mucosae). In Handbuch der Haut- und Geschlechtskrankheiten, herausgeg. von J. Jadassohn, Bd. 12, Teil 2, S. 335. Berlin: Springer 1932. — Urbach, F., and M. Gray: Lipoid proteinosis. Arch. Derm. Syph. (Chicago) **70**, 687 (1954).

Weyhbrecht, H., u. G. W. Korting: Zur Pathogenese der Hyalinosis cutis et mucosae. Arch. Derm. Syph. (Berl.) **197**, 459 (1954). — Wiethe, C.: Über lokale Hyalinablagerungen in den oberen Luftwegen. Acta oto-laryng. (Stockh.) **10**, 237 (1926). — Wile, U. J., and J. S. Snow: Lipoid proteinosis. Report of a case. Arch. Derm. Syph. (Chicago) **43**, 134 (1941). — Wise, F., and C. R. Rein: Lipoidosis cutis et mucosae (Lipoid-proteinosis of Urbach). Arch. Derm. Syph. (Chicago) **37**, 201 (1938).

A, III. Ablagerung von Mucin (S. 68)

Amersbach, J. C., and B. Kanee: Localized myxedema in association with hyperthyroidism. Arch. Derm. Syph. (Chicago) **49**, 415 (1944). — Anderson, H., G. Asboe-Hansen, F. Quaade and R. Wichmann: Skin biopsy and thyrotrophin assay in children with endocrine disorders, especially hypothyroidism. Acta endocr. (Kbh.) **18**, 557 (1955). — Arzt, L.: Zur Frage des lokalen Myxödems bei Basedow. Med. Klin. **30**, 49 (1934). — Asboe-Hansen, G.: Hyaluronidase action on the permeability of human skin. Acta derm.-venereol. (Stockh.) **30**, 27 (1950) (I). — The variability in the hyaluronic acid content of the dermal connective tissue under the influence of thyroid hormone. Acta derm.-venereol. (Stockh.) **30**, 221 (1950) (II). — The intercellular substance of the connective tissue in myxedema. J. Invest. Dermat. **15**, 25 (1950) (III). — Asboe-Hansen, G., K. Iversen and R. Wichmann: Malignant exophthalmos. Muscular changes and thyrotrophin content in serum. Acta endocr. (Kbh.) **11**, 376 (1952).

Bahner, F., u. A. Weygand: Das Verhalten des thyreotropen Hormons beim spontanen Myxödem. Dtsch. Arch. klin. Med. **193**, 288 (1947/48). — Bernhardt, R.: Myxoedema papulatum et tuberosum. Zur Frage des Lichen ruber monileformis Kaposi. Arch. Derm. Syph. (Berl.) **164**, 689 (1932). — Bishopric, G. A., N. H. Garrett and W. N. Nicholson: Clinical value of the TSH in the diagnosis of thyroid disease. Amer. J. Med. 18, 15 (1955). — Blaich, W.: In der Diskussion zu L. Halter: Skleroedema adultorum (Buschke). Derm. Wschr. **124**, 968 (1951). — Bloom, D., F. J. Herrmann and H. Sharlit: Local injections of a preparation of hyaluronidase in the treatment of mucinous infiltration of the skin. J. invest. Derm. **12**, 339 (1949). — Bloomer, H. A., and L. H. Kyle: Myxedema. A.M.A. Arch. intern. Med. **104**, 234 (1959). — Bollet, A. J., N. F. Boas and J. J. Bunim: Synthesis of hexosamine by connective tissue (in vitro). Science **120**, 348 (1954). — Braun-Falco, O.: Neueres zur Histopathologie des Scleroedema adultorum (Buschke). Derm. Wschr. **125**, 409 (1952). — Histochemische und morphologische Studien an normaler und pathologisch veränderter Haut. Arch. Derm. Syph. (Berl.) **198**, 111 (1954) (I). — In der Diskussion zu Landes, E.: 2 Fälle von Myxoedema circumscriptum tuberosum. Derm. Wschr. **130**, 1130 (1954) (II). — Zum Formenkreis der Myxodermien. Derm. Wschr. **133**, 540 (1956). — Breinin, G. M.: Scleredema adultorum (ocular manifestations). Arch. Ophthal. (Chicago) **50**, 155 (1953). — Butler, J., and C. W. Laymon: Nodular diffuse scleroderma. Arch. Derm. Syph. (Chicago) **35**, 919 (1937).

Carol, W. L. L.: Über atypisches Myxödem. Acta derm.-venereol. (Stockh.) **13**, 127 (1932). — Cawley, E. P., C. H. Lupton, C. E. Wheeler and J. F. A. McManus: Examination of normal and myxedematous skin. A.M.A. Arch. Derm. **76**, 537 (1957). — Cohen, E. L.: Myxoedema circumscriptum thyrotoxicum. Brit. J. Derm. **58**, 173 (1946). — Curtis, A. C., E. P. Cawley and E. B. Johnwick: Association of progressive (malignant) exophthalmos and localized myxedema. Arch. Derm. Syph. (Chicago) **60**, 318 (1949).

Dalton, J. E., and M. A. Seidell: Studies on lichen myxedematosus (papular mucinosis). Arch. Derm. Syph. (Chicago) **67**, 194 (1953). — D'Angelo, S. A., K. E. Paschkis, A. E. Gordon and A. Cantarow: Thyroid-thyrotropic hormone balance in the blood of normal and endocrinopathic individuals. J. clin. Endocr. 11, 1237 (1951). — De Robertis, E.:

Assay of thyrotropic hormone in human blood. J. clin. Endocr. 8, 956 (1948). — DOBYNS, B. M.: Present concepts of the pathologic physiology of exophthalmos. J. clin. Endocr. 10, 1202 (1950). — DOBYNS, B. M., and S. L. STEELMAN: The thyroid stimulating hormone of the anterior pituitary as distinct from the exophthalmos producing substance. Endocrinology 52, 705 (1953). — DOBYNS, B. M., and L. A. WILSON: An exopthalmos-producing substance in the serum of patients suffering from progressive exophthalmos. J. clin. Endocrin. 14, 1343 (1954). — DÖSSEKKER, W.: Über einen Fall von atypischem tuberösem Myxödem. Arch. Derm. Syph. (Berl.) 123, 76 (1916). — DUBREUILH, W.: Fibromes miliaires; sclérodermie consécutive. Ann. Derm. Syph. (Paris) 7, 569 (1906). — DURAN-REYNALS, F., H. BUNTING and G. VAN WAGENEN: Studies on the sex skin of Macaca mulatta. Ann. N.Y. Acad. Sci. 52, 1006 (1950).

EBERHARTINGER, C.: Ein Fall von Myxoedema circumscriptum symmetricum crurum. Wien. med. Wschr. 106, 449 (1956). — EHRMANN, S., u. ST. R. BRÜNAUER: Scleroedema adultorum (Buschke). In Handbuch der Haut- und Geschlechtskrankheiten, herausgeg. von J. JADASSOHN, Bd. VIII/2, S. 875. Berlin: Springer 1931. — EPSTEIN, N. N.: Scleredema adultorum (Buschke). J. Amer. Med. Ass. 99, 820 (1932). — In der Diskussion zu S. E. SWEITZER u. C. W. LAYMON: Scleredema adultorum (Buschke). Arch. Derm. Syph. (Chicago) 37, 420 (1938). — ESCAMILLA, R. F.: Why is there no elevation of the plasma cholesterol level in pituitary myxedema? J. clin. Endocr. 13, 746 (1953).

FISCHER, F. V.: Beitrag zur Klinik und Pathogenese des Myxoedema tuberosum. Dermatologica (Basel) 98, 270 (1949). — FORSEY, R. R., and A. W. ANHALT: Hydrocortisone in the treatment of localized Myxedema. A.M.A. Arch. Derm. 74, 352 (1956). — FRANK, L. J.: Scleredema adultorum (Buschke). Report of case involving the tongue. Arch. Derm. Syph. (Chicago) 36, 1052 (1937). — FREUDENTHAL, W.: Myxoedema circumscriptum. Proc. roy. Soc. Med. 40, 258 (1947). — FREUND, H.: Über Sclerödem (Buschke), unter besonderer Berücksichtigung der Histologie. Arch. Derm. Syph. (Berl.) 161, 92 (1930).

GABRILOVE, J. L., and A. W. LUDWIG: The histogenesis of myxedema. J. clin. Endocr. 17, 925 (1957). — GALEWSKY, E. E.: Sklerodermieartige Erkrankung bei Hyperthyreoidose. VIII. Congr. Internat. de Dermatologie et de Syphiligraphie, Copenhagen, 5—9 Août 1930. Copenhagen, Engelsen & Schroeder, 1931, p. 540, pp. 690—693, p. 1215. — GEDDA, P. O., and M. LINDGREN: The hyperophthalmopathic type of Graves' disease. Acta med. scand. 148, 385 (1954). — GERSH, I., and H. R. CATCHPOLE: The organization of ground substance and basement membrane and its significance in tissue injury, disease and growth. Amer. J. Anat. 85, 457 (1949). — GOTTRON, H. A.: Scleroedema adultorum (Buschke). Zbl. Haut- u. Geschl.-Kr. 65, 129 (1940). — Skleromyxödem. Arch. Derm. Syph. (Berl.) 199, 71 (1954). — GOTTRON, H. A., u. G. W. KORTING: Zur Pathogenese des Myxoedema circumscriptum tuberosum. Arch. Derm. Syph. (Berl.) 195, 625 (1953). — GOUGEROT, H., et A. CARTEAUD: Myxoedème lichénoide. Bull. Soc. franç. derm. syph. 40, 732 (1933). — GRAIS, M. L.: Local injections of a preparation of hyaluronidase in the treatment of localized (pretibial) myxedema. J. invest. Derm. 12, 345 (1949).

HAMMINGA, H., u. F. J. KEUNING: Lichen myxoedematosus (mucinosis papulosa cutis). Dermatologica (Basel) 109, 86 (1954). — HEKTOEN, L.: Hyperplastic persistent thymus in exophthalmic goitre. Int. Med. Magazine 4, 584 (1895). — HERTZ, S., and E. G. OASTLER: Assay of blood and urine for thyreotropic hormone in thyrotoxicosis and myxedema. Endocrinology 20, 520 (1936).

INGRAM, J. T.: Circumscribed myxoedema associated with hyperthyroidism. Brit. J. Derm. 45, 19 (1933). — IVERSEN, K., and G. ASBOE-HANSEN: Studies on the fat-mobilizing factor of the anterior pituitary gland. Acta endocr. (Kbh.) 11, 111 (1952).

JAKSCH, R. v.: Fall von Morbus Basedowii. Prag. med. Wschr. 17, 602 (1892). — JEFFERIES, W. M.: Studies of the relationship of the thyrotropic, exophthalmic and fat-mobilizing principles of pituitary extract. II. The effect of iodination of pituitary extract upon these three principles. J. clin. Endocr. 9, 927 (1949).

KAPOSI, M.: Lichen ruber moniliformis. Vjschr. Derm. 13, 571 (1886). — KEINING, E.: Das atypische Myxödem der Haut. Derm. Wschr. 88, 243 (1929). — KEINING, E., u. O. BRAUN-FALCO: Zur Klinik und Pathogenese des Skleromyxoedems. Acta derm.-venereol. (Stockh.) 36, 37 (1956). — KEINING, E., u. G. DORNER: Rascher Behandlungserfolg mit Penicillin bei Scleroedema adultorum. Hautarzt 1, 231 (1950). — KIRCHER, W.: Sklerödem (Buschke) bei einem Kleinkinde. Arch. Kinderheilk. 141, 148 (1951). — KONRAD, J., u. A. WINKLER: Skleromyxödem (Arndt-Gottron). Arch. klin. exp. Derm. 202, 254 (1956). — KREIBICH, C.: Lichen sclerosus. Arch. Derm. Syph. (Berl.) 124, 589 (1917/18). — Muzinöse Bindegewebsdegeneration in der Haut (Färbung im Paraffinschnitt). Derm. Wschr. 71, 539 (1920). — Mucin bei Hauterkrankung. Arch. Derm. Syph. (Berl.) 150, 243 (1926). — Mucin bei Hauterkrankung. II. Mitteilung. Arch. Derm. Syph. (Berl.) 153, 799 (1927).

LABHART, A.: Die Schilddrüse. In LABHART, A.: Klinik der Inneren Sekretion, S. 147. Berlin-Göttingen-Heidelberg: Springer 1957. — LANDES, E.: 2 Fälle von Myxoedema circumscriptum tuberosum. Derm. Wschr. **130**, 1138 (1954). — Langer, E., u. W. Pürschel: Myxomatosis cutis papulosa. Z. Haut- u. Geschl.-Kr. **13**, 235 (1952). — Leinwand, I.: Generalized scleredema; report with autopsy findings. Ann. intern. Med. **34**, 226 (1951). — Lever, W. F.: Bestimmung der Lipoproteine und Glykoproteine im Plasma von Patienten mit verschiedenen Hautkrankheiten. Hautarzt 4, 426 (1953). — Lewtschenkow, D. D. v.: Ein seltener Fall von myxomatöser Hautdegeneration. Mh. prakt. Derm. **50**, 239 (1910). — Ludwig, A. W., N. F. Boas and L. J. Soffer: Role of mucopolysaccharides in pathogenesis of experimental exophthalmos. Proc. Soc. exp. Biol. (N.Y.) **73**, 137 (1950).

Madison, L. L.: Scleredema. Amer. J. Med. 9, 707 (1950). — Mancini, R. E., J. C. Garberi and F. A. de la Balze: Serum mucoprotein and mucoproteins of connective tissue of the skin in generalized myxedema. J. clin. Endocr. **12**, 931 (1952). — Marchionini, A., u. D. Jahn: Elephantiastisches tuberöses Myxoedema circumscriptum bei Morbus Basedow. Arch. Derm. Syph. (Berl.) **176**, 694 (1938). — McCuistion, C. H., and E. P. Schoch jr.: Autopsy findings in lichen myxedematosus. A.M.A. Arch. Derm. **74**, 259 (1956). — Means, J. H.: Hyperophthalmopathic Graves' disease. Ann. intern. Med. **23**, 779 (1945). — Meyer, K., and E. Chaffee: The mucopolysaccharides of skin. J. biol. Chem. **138**, 491 (1941). — Miller, T. H., and C. Mopper: Lichen myxedematosus. A.M.A. Arch. Derm. Syph. **71**, 542 (1955). — Montgomery, H., and L. J. Underwood: Lichen myxedematosus (differentiation from cutaneous myxedemas or mucoid states). J. invest. Derm. **20**, 213 (1953). — Morrow, H.: Symmetrical areas of solid oedema occurring in Graves's disease. Brit. J. Derm. **11**, 286 (1899). — Mumford, P. B., and H. W. Barber: Lichen ruber moniliformis (Morbus moniliformis lichenoides: Wise and Rein; Myxoedema moniliforme: Freudenthal). Proc. roy. Soc. Med. **36**, 286 (1943). — Mustacchi, P., M. L. Petermann and J. E. Rall: Changes in human plasma mucoproteins in hyperthyroidism and myxedema. J. clin. Endocr. **14**, 729 (1954).

Neumann, H.: Die Schleimpapel-Krankheit (Lichen myxoedematosus). Derm. Wschr. **101**, 1263 (1935).

O'Leary, P. A.: Localized solid edema of the extremities in association with exophthalmic goiter. Arch. Derm. Syph. (Chicago) **21**, 57 (1930). — O'Leary, P. A., M. Waisman and M. W. Harrison: Scleredema adultorum. Amer. J. Med. Sci. **199**, 458 (1940).

Palitz, L. L., and M. J. Brunner: The mucinoses. A classification with histochemical studies on the nature of mucin. J. invest. Derm. **14**, 159 (1950). — Per, M. I., u. N. L. Rossiansky: Ein Beitrag zur Frage des atypischen tuberösen Myxödems (Jadassohn-Dössekker). Arch. Derm. Syph. (Berl.) **156**, 320 (1928). — Pillsbury, D. M., W. B. Shelley and A. M. Kligman: Dermatology, p. 905. Philadelphia: W. B. Saunders Company 1956. — Pillsbury, D. M., and J. H. Stokes: Circumscribed myxedema of the skin. Arch. Derm. Syph. (Chicago) **24**, 255 (1931). — Purves, H. D., and W. E. Griesbach: Thyrotropic hormone in thyrotoxicoses, malignant exophthalmos and myxoedema. Brit. J. exp. Path. **30**, 23 (1949).

Rawson, R. W., G. D. Sterne and J. C. Aub: Physiological reactions of the thyroid-stimulating hormone of the pituitary. Endocrinology **30**, 240 (1942). — Reitmann, K.: Über eine eigenartige, der Sklerodermie nahestehende Affektion. Arch. Derm. Syph. (Berl.) **92**, 417 (1908). — Reuter, M. J.: Histopathology of the skin in myxedema. Arch. Derm. Syph. (Chicago) **24**, 55 (1931). — Richter, W.: Über lokales Myxödem der Haut, mit Beziehung zum Basedow. Derm. Wschr. **84**, 7, 51 (1927). — Beitrag zu dem lokalen Myxödem bei Basedow. Arch. Derm. Syph. (Berl.) **164**, 100 (1931).

Savitt, L. E.: Injection of hydrocortisone into dermatologic lesions. A.M.A. Arch. Derm. **76**, 780 (1957). — Schnitzer, A.: Über zwei Fälle von Skleroedema adultorum. Dermatologica (Basel) **84**, 215 (1941). — Schuermann, H.: Über Hauterscheinungen mit Beziehung zu Myxödem und Basedowscher Krankheit. Arch. Derm. Syph. (Berl.) **176**, 544 (1938). — Schwartz, H. J., and R. F. Madden: Circumscribed myxedema. Arch. Derm. Syph. (Chicago) **43**, 375 (1941). — Smelser, G. K., and M. S. Ozanics: Studies on the nature of the exophthalmos-producing principle in pituitary extracts. Amer. J. Ophthal. **38**, 107 (1954). — Strandberg, J.: Haut und innere Sekretion. Die Schilddrüse. In J. Jadassohns Handbuch der Haut- und Geschlechtskrankheiten, Bd. III, S. 178. Berlin: Springer 1929. — Sweitzer, S. E., and C. W. Laymon: Scleredema adultorum (Buschke). Arch. Derm. Syph. (Chicago) **37**, 420 (1938).

Tappeiner, J.: Zur Pathogenese des Lichen myxoedematosus. (Mucinosis papulosa cutis.) Arch. klin. exp. Derm. **201**, 160 (1955). — Trotter, W. R., and K. C. Eden: Localized pretibial myxoedema in association with toxic goitre. Quart. J. Med. **11**, 229 (1942). — Trýb, A.: Über eine seltene Erkrankung der Haut mit Schleimanhäufungen. Arch. Derm. Syph. (Berl.) **143**, 428 (1923).

Vallee, B. L.: Scleredema: a systemic disease. New Engl. J. Med. **235**, 207 (1946). — Vilanova, X., and J. M. Canadell: Myxedema circumscriptum thyrotoxicum. J. clin. Endocr. **9**, 883 (1949).

WADDINGTON, E.: Prätibiales Myxödem. Derm. Wschr. **128**, 841 (1953). — WATSON, E. M.: Localized (pretibial) myxoedema associated with Graves' disease. Canad. med. Ass. J. **54**, 260 (1946). — WATSON, E. M., and R. H. PEARCE: The mucopolysaccharide content of the skin in localized (pretibial) myxedema. Amer. J. clin. Path. **17**, 507 (1947) (I). — The biochemistry of the skin: a review; with particular reference to the mucopolysaccharides. Brit. J. Derm. **59**, 327 (1947) (II). — The mucopolysaccharide content of the skin in localized (pretibial) myxedema. Amer. J. clin. Path. **19**, 442 (1949). — WATSON-WILLIAMS, P.: A case of Graves' disease. Clin. J. **7**, 92 (1895/96). — WIENER, R., A. IANNACCONE, J. EISENBERG, S. I. GRIBOFF, A. W. LUDWIG and L. J. SOFFER: Influence of hormone therapy on body fluids, electrolyte balance and mucopolysaccharides in myxedema. J. Clin. Endocr. **15**, 1131 (1955). — WILE, U. J.: Localized myxedema. Arch. Derm. Syph. (Chicago) **36**, 911 (1937). — WINER, L. H., u. E. T. WRIGHT: Muzin. Eine vergleichende Studie histopathologischer Farbreaktionen. Derm. Wschr. **140**, 1281 (1959). — WISE, F., and C. R. REIN: Lichen ruber moniliformis (morbus moniliformis lichenoides). Arch. Derm. Syph. (Chicago) **34**, 830 (1936). — WODNIANSKY, P.: Über die Ätiologie und Pathogenese des Myxoedema circumscriptum praetibiale symmetricum. Arch. klin. exp. Derm. **205**, 22 (1957).

B, I. Systemische Lipoidosen mit erhöhten Serumlipoidwerten (S. 87)

ABEGG, W.: Ein Fall von hochgradiger alimentärer „hepatogener" Fettretention im Blut bei einem 11jährigen Kinde. Jb. Kinderheilk. **149**, 94 (1937). — ACHOR, R. W., R. K. WINKELMANN and H. O. PERRY: Cutaneous side effects from use of triparanol (MER-29): Preliminary data on ichthyosis and loss of hair. Proc. Mayo Clin. **36**, 217 (1961). — ADLERSBERG, D.: Inborn errors of lipid metabolism. Arch. Path. (Chicago) **60**, 481 (1955). — Hormonal influences on the serum lipids. Amer. J. Med. **23**, 769 (1957). — AHRENS jr., E. H., J. HIRSCH, W. INSULL jr., T. T. ISALTAS, R. BLOMSTRAND and M. L. PETERSON: Dietary control of serum lipids in relation to atherosclerosis. J. Amer. med. Ass. **164**, 1905 (1957). — AHRENS, jr., E. H., and H. G. KUNKEL: The relationship between serum lipids and skin xanthomata in eighteen patients with primary biliary cirrhosis. J. clin. Invest. 28, 1565 (1949). — AHRENS jr., E. H., M. A. PAYNE, H. G. KUNKEL, W. J. EISENMENGER and S. M. BLONDHEIM: Primary biliary cirrhosis. Medicine (Baltimore) **29**, 299 (1950). — ARNDT, G.: Kongenitales familiäres Xanthom (flach, tuberös, geschwulstartig). Derm. Z. **39**, 89 (1923).

BERNSTEIN, S. S., H. H. WILLIAMS, F. C. HUMMEL, M. D. SHEPHERD and B. N. ERICKSON: Metabolic observations on a child with essential hyperlipemia. J. Pediat. **14**, 570 (1939). BEST, M. M., C. H. DUNCAN, E. J. VAN LOON and J. D. WATHEN: The effects of sitosterol on serum lipids. Amer. J. Med. **19**, 61 (1955). — BEUMER, H.: Cholesterinstoffwechsel bei Glykogenose. Münch. med. Wschr. **84**, 1007 (1937). — BEVANS, M., and W. H. BATCHELOR: Cholangitic cirrhosis with intrahepatic biliary tract obstruction and xanthomatosis. Amer. J. Med. **9**, 133 (1950). — BEVERIDGE, J. M. R., W. F. CONNELL, G. MAYER, J. B. FIRSTBROOK and M. DE WOLFE: Effects of certain vegetable and animal fats on plasma lipids of humans. Circulation **10**, 593 (1954). — BLOOM, D., S. R. KAUFMAN and R. A. STEVENS: Hereditary xanthomatosis. Arch. Derm. Syph. (Chicago) **45**, 1 (1942). — BLOOMFIELD, A. L., and B. SHENSON: The syndrome of idiopathic hyperlipemia with crises of violent abdominal pain. Stanford Med. Bull. **5**, 185 (1947). — BLOOR, W. R., K. F. PELKAN and D. M. ALLEN: Determination of fatty acids (and cholesterol) in small amounts of blood plasma. J. biol. Chem. **52**, 191 (1922). — BOGGS, J. D., D. Y. HSIA, R. F. MAIS and J. A. BIGLER: The genetic mechanism of idiopathic hyperlipemia. New Engl. J. Med. **257**, 1101 (1957). — BOZIAN, R. C., I. J. LAUFER, L. J. STUTMAN, K. HIRSCHHORN and C. F. WILKINSON jr.: Clinical studies with unsaturated fats in patients with hypercholesterolemia and hyperlipemia. Circulation **16**, 494 (1957). — BRAGDON, J. H., and R. S. GORDON jr.: Tissue distribution of C^{14} after the intravenous injection of labeled chylomicrons and unesterified fatty acids in the rat. J. clin. Invest. **37**, 574 (1958). — BREHMER, W., u. P. LÜBBERS: Über eine generalisierte Xanthomatose mit Knochenbefall und diffuser Plasmazellwucherung im Knochenmark bei essentieller Hyperlipämie. Virchows Arch. path. Anat. **318**, 394 (1950). — BRONTE-STEWART, B., A. ANTONIS, L. EALES and J. F. BROCK: Effects of feeding different fats on serum-cholesterol level. Lancet **1956 I**, 521. — BRUNNER, W.: Beitrag zur pankreatogenen Lipämie. Klin. Wschr. **14**, 1853 (1935). — BRUTON, O. C., and A. J. KANTER: Idiopathic familial hyperlipemia. Amer. J. Dis. Child. **82**, 153 (1951). — BÜRGER, M., u. O. GRÜTZ: Über hepatosplenomegale Lipoidose mit xanthomatösen Veränderungen in Haut und Schleimhaut. Arch. Derm. Syph. (Berl.) **166**, 542 (1932). — BÜRGER, M., W. SCHRADE u. H. LANDERS: Die diätetische Beeinflussung des Stoffwechsels bei hepatosplenomegaler Lipoidose. Z. klin. Med. **132**, 594 (1937).

CHANUTIN, A., and S. LUDEWIG: Blood lipid studies in a case of xanthomatosis associated with hepatic damage. J. Lab. clin. Med. **22**, 903 (1937). — CHAPMAN, F. D., and T. D. KINNEY: Hyperlipemia. "Idiopathic hyperlipemia". Amer. J. Dis. Child. **62**, 1014 (1941). — CHRISTIE, J. F., A. LYALL and T. E. ANDERSON: Case of xanthoma multiplex associated with hypothyroidism. Brit. J. Derm. **42**, 429 (1930). — COHN, E. J., F. R. N. GURD, D. M. SURGE-NOR, B. A. BARNES, R. K. BROWN, G. DEROUAUX, J. M. GILLESPIE, F. W. KAHNT, W. F. LEVER, C. H. LIU, D. MITTELMAN, R. F. MOUTON, K. SCHMID and E. UROMA: A system for the separation of the components of human blood: Quantitative procedures for the separation of the protein components of human plasma. J. Amer. chem. Soc. **72**, 465 (1950). — COLLETT, R. W., and R. L. J. KENNEDY: Chronic relapsing pancreatitis associated with hyperlipemia in an eight year old boy. Proc. Mayo Clin. **23**, 158 (1948). — COMBES, F. C., and H. T. BEHRMAN: Xanthoma eruptivum (xanthoma diabeticorum). Arch. Derm. Syph. (Chicago) **43**, 927 (1941). — COOK, C. D., H. L. SMITH, C. W. GIESEN and G. L. BERDEZ: Xanthoma tuberosum, aortic stenosis, coronary sclerosis and angina pectoris. Report of a case in a boy thirteen years of age. Amer. J. Dis. Child. **73**, 326 (1947). — CORAZZA, L. J., and R. M. MYERSON: Essential hyperlipemia. Report of four cases, with special reference to abdominal crises. Amer. J. Med. **22**, 258 (1957). — CORDAY, E., H. JAFFE and D. W. IRVING: Hypercholesteremic effect of tetraiodothyroformic acid on brittle coronary patients. Arch. intern. Med. **106**, 809 (1960). — CORNBLEET, T.: Local action of heparin on xanthomas. A.M.A. Arch. Derm. Syph. **71**, 172 (1955). — CRAIG, L. S., M. LISSER and M. H. SOLEY: Report of two cases of myxedema with extreme hypercholesteremia; one complicated by xanthoma tuberosum. J. clin. Endocr. **4**, 12 (1944). — CROCKER, A. C.: Skin xanthomas in childhood. Pediatrics **8**, 573 (1951). — CROFFORD, O. B., J. G. CONIGLIO, H. C. MENG and E. V. NEWMAN: Demonstration of the specific metabolic defect in primary essential hyper-lipemia with secondary diabetes. J. clin. Invest. **37**, 886 (1958). — CURTIS, A. C., and H. C. BLAYLOCK: Secondary eruptive xanthomatosis due to myxedema. Arch. Derm. Syph. (Chicago) **66**, 460 (1952).

EDELSTEIN, A. J., C. A. BEERMAN and R. C. GREENE: Secondary eruptive xanthoma and nevus unius lateris with lipoid nephrosis. A.M.A. Arch. Derm. **72**, 275 (1955).

FARQUHAR, J. W., and M. SOKOLOW: A comparison of the effects of β-Sitosterol and saff-flower oil, alone and in combination, on serum lipoids of humans: a long-term study. Circu-lation **16**, 494 (1957). — FEKETE, L. L., W. F. LEVER and E. KLEIN: Inhibition of lipemia clearing activity by human white blood cells and platelet components. J. Lab. clin. Med. **52**, 680 (1958). — FRANK, L., and L. M. LEVITT: Idiopathic hyperlipemia with secondary xantho-matosis. A.M.A. Arch. Derm. Syph. **64**, 434 (1951).

GEYER, R. P., G. V. MANN and F. J. STARE: The turbimetric determination of infused fat in blood after the intravenous administration of fat emulsions. J. Lab. clin. Med. **33**, 175 (1948). — GIERKE, E. v.: Hepato-nephromegalia glycogenica (Glykogenspeicherkrank-heit der Leber und der Nieren). Beitr. path. Anat. **82**, 497 (1929). — GITLIN, D., and D. CORN-WELL: Plasma lipoprotein metabolism in normal individuals and in children with the nephrotic syndrome. J. clin. Invest. **35**, 706 (1956). — GOFMAN, J. W., L. RUBIN, J. P. McGINLEY and H. B. JONES: Hyperlipoproteinemia. Amer. J. Med. **17**, 514 (1954). — GORDON, R. S., E. BOYLE, R. K. BROWN, A. CHERKES and C. B. ANFINSEN: Role of serum albumin in lipemia clearing reaction. Proc. Soc. exp. Biol. (N.Y.) **84**, 168 (1953). — GOTTRON, H. A.: Disse-minierte Xanthelasmen (Xanthome) bei Diabetes mellitus mit hochgradigster Hyperlipämie. Derm. Z. **66**, 176 (1933). — Hautkrankheiten unter dem Gesichtspunkt der Vererblichkeit. In: Wer ist erbgesund und wer ist erbkrank? Herausgeg. von W. KLEIN, S. 191. Jena: Gustav Fischer 1935. — Schüller-Christiansche Krankheit unter besonderer Berücksichtigung der Hautveränderungen. Arch. Derm. Syph. (Berl.) **182**, 691 (1942). — GOULD, R. G., C. B. TAYLOR, J. E. HAGERMAN, I. WARNER and D. J. CAMPBELL: Cholesterol metabolism. I. Effect of dietary cholesterol on the synthesis of cholesterol in dog tissue in vitro. J. biol. Chem. **201**, 519 (1953). — GROSSMAN, M. I.: The quantitative measurement of heparin-induced lipemia clearing activity of plasma. J. Lab. clin. Med. **43**, 445 (1954).

HAENSCH, R.: Der Heparin-Effekt auf das Lipoidelektrophorese-Diagramm bei idio-pathischer hyperlipidämischer Xanthomatose. Arch. klin. exp. Derm. **205**, 413 (1957). — Heparin-Therapie und Klinik der idiopathischen hyperlipidämischen Xanthomatose. Arch. klin. exp. Derm. **205**, 512 (1958). — HARRIS-JONES, J. N., E. G. JONES and P. G. WELLS: Xanthomatosis and essential hypercholesterolaemia. Lancet **272**, 855 (1957). — HARTMANN, G.: Die sogenannte xanthomatöse biliäre Cirrhose und die chronische pseudoxanthomatöse Pericholangitis. Frankfurt. Z. Path. **68**, 55 (1957). — HASHIM, S. A., and T. B. VAN ITALLIE: Use of bile acid sequestrant in treatment of pruritus associated with biliary cirrhosis. J. invest. Derm. **35**, 253 (1960). — HAVEL, R. J., and R. S. GORDON jr.: Idiopathic hyperlipemia: meta-bolic studies in an affected family. J. clin. Invest. **39**, 1777 (1960). — HERBST, F. S. M., and N. A. HURLEY: Effects of heparin on alimentary hyperlipemia. An electrophoretic study. J. clin. Invest. **33**, 907 (1954). — HERBST, F. S. M., W. F. LEVER and N. A. HURLEY: Idio-pathic hyperlipemia and primary hypercholesteremic xanthomatosis. VI. Studies of the serum proteins and lipoproteins by moving boundary electrophoresis and paper electrophoresis before and after administration of heparin. J. invest. Derm. **24**, 507 (1955). — HEYMANN, W., and E. C. CLARK: Pathogenesis of nephrotic hyperlipemia. Amer. J. Dis. Child. **70**, 74 (1945). —

HICKS, J. H., and J. F. MULLINS: Pruritus of liver disease (xanthomatous biliary cirrhosis). A. M. A. Arch. Derm. Syph. 71, 46 (1955). — HOLLETT, C., and H. C. MENG: Lipemia clearing factor inhibitor in normal plasma. Fed. Proc. 16, 60 (1957). — HOLLISTER, L. E., and S. L. KANTER: Essential hyperlipemia treated with heparin and with chlorpromazine. Gastro-enterologia (Basel) 29, 1069 (1955). — HOLT, L. E., F. X. AYLWARD and H. G. TIMBRES: Idiopathic familial lipemia. Bull. Johns Hopk. Hosp. 64, 279 (1939). — HOPGOOD, W. C.: Idiopathic hyperlipemia. New Engl. J. Med. 238, 429 (1948).

JOEL, E.: Zur Klinik der Lipämie. Z. klin. Med. 100, 46 (1924). — JONES, H. B., J. W. GOFMAN, F. T. LINDGREN, T. P. LYON, D. M. GRAHAM, B. STRISOWER and A. V. NICHOLS: Lipoproteins in atherosclerosis. Amer. J. Med. 11, 358 (1951).

KALKOFF, K. W.: Xanthoma planum et tuberosum partim striatim bei biliärer xantho-matöser Cirrhose. Hautarzt 2, 536 (1951). — KINSELL, L. W., and G. D. MICHAELS: Letter to the editor. Amer. J. clin. Nutr. 3, 247 (1955). — KINSELL, L. W., G. D. MICHAELS and J. P. DAILEY: Effects of ethyl linoleate, ethyl oleate, trilinolein, triolein and of a phosphatide mixture containing tetranoic acid, upon fatty acid composition of plasma lipids in normal and abnormal subjects. Circulation 16, 479 (1957). — KINSELL, L. W., J. PARTRIDGE, L. BO-LING, S. MARGEN and G. D. MICHAELS: Dietary modification of serum cholesterol and phos-pholipid levels. J. clin. Endocr. 12, 909 (1952). — KLATSKIN, G., and M. GORDON: Relation-ship between relapsing pancreatitis and essential hyperlipemia. Amer. J. Med. 12, 3 (1952). — KLEIN, E., and W. F. LEVER: Inhibition of lipemia clearing activity by serum of patients with hyperlipemia. Proc. Soc. exp. biol. (N.Y.) 95, 565 (1957). — KLEIN, E., W. F. LEVER, and L. FEKETE: Inhibition of lipemia clearing by tissue extracts. Proc. Soc. exp. Biol. (N.Y.) 98, 658 (1958). — Defective lipemia clearing response to heparin in idiopathic hyperlipemia. J. invest. Derm. 33, 91 (1959). — KORN, E. D.: Clearing factor, a heparin-activated lipoprotein lipase. I. Isolation and characterization of the enzyme from normal rat heart. J. biol. Chem. 215, 1 (1955). II. Substrate specificity and activation of coconut oil. J. biol. Chem. 215, 15 (1955). — KORN, E. D., and T. W. QUIGLEY jr.: Studies on lipoprotein lipase of rat heart and adipose tissue. Biochem. biophys. acta 18, 143 (1955). — KOSZALKA, M. F., and J. J. LEVIN: Idiopathic hyperlipemia. Ann. intern. Med. 33, 473 (1950). — KUNKEL, H. G., and E. H. AHRENS jr.: The relationship between serum lipids and the electrophoretic pattern, with particular reference to patients with primary biliary cirrhosis. J. clin. Invest. 28, 1575 (1949).

LEONHARDI, G.: Fettstoffwechseluntersuchungen bei Xanthomatosen. Arch. klin. exp. Derm. 206, 582 (1957). — LEVER, W. F.: Bestimmung der Lipoproteine und Glykoproteine im Plasma von Patienten mit verschiedenen Hautkrankheiten. Hautarzt 4, 426 (1953). — Primäre hypercholesterinämische Xanthomatose und idiopathische Hyperlipämie. Fortschr. prakt. Derm. 2, 186 (1955). — LEVER, W. F., u. B. BASKYS: Effects of intravenous admini-stration of fat emulsions and their emulsifying agents. I. Effects on clearing factor activity, electrophoretic pattern and clotting time of blood of dogs. J. invest. Derm. 28, 317 (1957). — LEVER, W. F., F. R. N. GURD, E. UROMA, R. K. BROWN, B. A. BARNES, K. SCHMID and E. L. SCHULTZ: Chemical, clinical and immunological studies on the products of human plasma fractionation. XL. Quantitative separation and determination of the protein compo-nents in small amounts of normal human plasma. J. clin. Invest. 30, 99 (1951). — LEVER, W. F., F. S. M. HERBST and N. A. HURLEY: Idiopathic hyperlipemia and primary hyper-cholesteremic xanthomatosis. IV. Effect of prolonged administration of heparin on the serum lipids in idiopathic hyperlipemia. A.M.A. Arch. Derm. 71, 150 (1955). — LEVER, W. F., F. S. M. HERBST and M. E. LYONS: Idiopathic hyperlipemia and primary hypercholesteremic xanthomatosis. V. Analysis of the serum lipoproteins by means of the ultracentrifuge before and after the administration of heparin. A.M.A. Arch. Derm. 71, 158 (1955). — LEVER, W. F., and E. KLEIN: Untersuchungen über die Pathogenese der idiopathischen Hyperlipämie. Dermatologica (Basel) 115, 579 (1957) (I). — The inhibition of lipemia-clearing by hyper-lipemic serum. J. invest. Derm. 29, 465 (1957) (II). — Hemmung des Klärungsfaktors und der Pankreaslipase durch das Serum von Patienten mit idiopathischer Hyperlipämie. Haut-arzt 10, 352 (1959).. — LEVER, W. F., and J. G. MacLEAN: Primary familial xanthomatosis and biliary xanthomatosis (biliary cirrhosis with xanthomatosis). J. invest. Derm. 15, 173 (1950). — LEVER, W. F., P. A. J. SMITH and N. A. HURLEY: Idiopathic hyperlipemia and primary hypercholesteremic xanthomatosis. I. Clinical data and analysis of the plasma lipids. J. invest. Derm. 22, 33 (1954). — II. Analysis of the plasma proteins and lipids by means of electrophoresis and fractionation of the plasma proteins; effect of high speed centrifugation and of extraction with ether on the plasma proteins and lipids. J. invest. Derm. 22, 53 (1954). — III. Effects of intravenously administered heparin on the plasma proteins and lipids. J. invest. Derm. 22, 71 (1954). — LEVER, W. F., and W. R. WADDELL: Idiopathic hyperlipemia and primary hypercholesteremic xanthomatosis. VII. Effects of intravenously administered fat on the serum lipids. J. invest. Derm. 25, 233 (1955). — LEVY, B. M.: Idio-pathic lipemia. J. Pediat. 29, 367 (1946).

MacMahon, H. E., and S. J. Thannhauser: Xanthomatous biliary cirrhosis (a clinical syndrome). Ann. intern. Med. 30, 41 (1949). — Biliary xanthomatosis (congenital acholangic biliary cirrhosis). Amer. J. Path. 27, 750 (1951). — Major, R. H.: Xanthoma diabeticorum. Bull. Johns Hopk. Hosp. 35, 27 (1925). — Malmros, H., B. Swahn and E. Truedsson: Essential hyperlipemia. Acta med. scand. 149, 91 (1954). — Malmros, H., and G. Wigand: Treatment of hypercholesteremia. Minn. Med. 38, 864 (1955). — Marcus, M.: The pancreas and intermediate fat metabolism. Folia clin. orient. (Tel-Aviv) 1, 127 (1937). — Martt, J. M., and W. E. Connor: Idiopathic hyperlipemia associated with coronary atherosclerosis. Arch. intern. Med. 97, 492 (1956). — Matras, A.: Hyperlipämische Xanthomatosen und ihre Behandlung mit Heparin. Arch. klin. exp. Derm. 203, 503 (1956). — McGinley, J., H. Jones and J. Gofman: Lipoproteins and xanthomatous diseases. J. invest. Derm. 19, 71 (1952). — Mellinghoff, K.: Primäre hyperlipoidämische Xanthomatose mit Diabetes. Z. klin. Med. 153, 185 (1955). — Montgomery, H., and A. E. Osterberg: Xanthomatosis: Correlation of clinical, histopathologic and chemical studies of cutaneous xanthoma. Arch. Derm. Syph. (Chicago) 37, 373 (1938). — Morris, B., and J. French: The uptake and metabolism of C^{14}-labeled chylomicron fat by the isolated perfused liver of the rat. Quart. J. exp. Physiol. 43, 180 (1958). — Movitt, E. R., B. Gerstl, F. Sherwood and C. C. Epstein: Essential hyperlipemia. Arch. intern. Med. 87, 79 (1951).

Parsons, W. B., R. W. P. Achor, K. G. Berge, B. F. McKenzie and N. W. Barker: Changes in concentration of blood lipids following prolonged administration of large doses of nicotinic acid to persons with hypercholesterolemia: Preliminary observations. Proc. Mayo Clin 31, 377 (1956). — Peters, J. P., and E. B. Man: The interrelations of serum lipids in normal persons. J. clin. Invest. 22, 707 (1943). — Pfeiffer, E. F., u. H. Wirtz: Hypercholesterämische Xanthomatose bei intrahepatischem Verschlußikterus nach Salvarsan. Arch. Derm. Syph. (Berl.) 193, 99 (1951). — Pfleger, L., u. H. Tirschek: Xanthomatose bei idiopathischer Hyperlipämie und Pankreatitis. Wien. klin. Wschr. 68, 435 (1956). — Piper, J., u. L. Orrild: Essential familial hypercholesterolemia and xanthomatosis. Amer. J. Med. 21, 34 (1956). — Poulsen, H. M.: Familial lipaemia. A new form of lipoidosis showing increase in neutral fats combined with attacks of acute pancreatitis. Acta med. scand. 138, 413 (1950). — Pürschel, W., u. S. Rust: Xanthomatöse Haut- und Organveränderungen bei Hypercholesterinämie. Z. Haut- u. Geschl.-Kr. 15, 89 (1953).

Rigdon, R. H., and G. Willeford: Sudden death during childhood with xanthoma tuberosum. J. Amer. med. Ass. 142, 1268 (1950). — Riley, F. P., and A. Steiner: Effect of sitosterol on the concentration of serum lipids in patients with coronary atherosclerosis. Circulation 16, 723 (1957). — Robinson, D. S., D. M. Harris, J. C. F. Poole and G. H. Jeffries: The effect of a fat meal on the concentration of free fatty acids in human plasma. Biochem. J. 60, 37 (1955). — Ruiter, M., and L. Meyler: Skin changes after therapeutic administration of nicotinic acid in large doses. Dermatologica (Basel) 120, 139 (1960). — Ruskin, A.: The hypocholesterolemic effect of triparanol (MER-29) in man. Arch. intern. Med. 106, 803 (1960). — Russ, E. M., H. A. Eder and D. P. Barr: Influence of gonadal hormones on protein-lipid relationships in human plasma. Amer. J. Med. 19, 4 (1955). — Russ, E. M., J. Raymunt and D. P. Barr: Lipoproteins in primary biliary cirrhosis. J. clin. Invest. 35, 133 (1956).

Savitt, L. E.: Injection of hydrocortisone into dermatologic lesions. A.M.A. Arch. Derm. 76, 780 (1957). — Schade, H., and P. Saltman: Influence of nicotinic acid on hepatic cholesterol synthesis in rabbits. Proc. Soc. Exp. Biol. (N.Y.) 102, 265 (1959). — Schettler, G., M. Eggstein u. H. Jobst: Die essentielle Hyperlipämie. Dtsch. med. Wschr. 83, 1 (1958). — Schirren, C.: Hyperlipidämische Xanthomatosen. Hautarzt 8, 119 (1957). — Schoenheimer, R., and W. M. Sperry: A micromethod for the determination of free and combined cholesterol. J. biol. Chem. 106, 745 (1934). — Schrade, W., G. Becker u. E. Böhle: Das Krankheitsbild der idiopathischen Hyperlipämie. Deutsch. Arch. f. klin. Med. 201, 344 (1954). — Shay, H., and C. Harris: Changing concepts of "xanthomatous biliary cirrhosis". Amer. J. med. Sci. 223, 286 (1952). — Spellberg, M. A., and F. A. Gattas: Xanthomatous biliary cirrhosis in the male. Gastroenterology 28, 55 (1957). — Steiner, A., A. Varson and D. Rudman: Effect of a formula diet containing various vegetable oils upon the serum lipids of human subjects. Circulation 16, 495 (1957). — Stolzer, B. L., G. Miller, W. A. White and M. Zuckerbrod: Postarsenical obstructive jaundice complicated by xanthomatosis and diabetes mellitus. Amer. J. Med. 9, 124 (1950). — Swahn, B.: A method for localization and determination of serum lipids after electrophoretical separation on filter paper. Scand. J. clin. Lab. Invest. 4, 98 (1952). — Sweitzer, S. E., and L. H. Winer: Xanthoma tuberosum and myxedema. Arch. Derm. Syph. (Chicago) 42, 419 (1940).

Taylor, W. B., and A. C. Curtis: Hyperlipemic xanthomatosis in a patient with subacute glomerulonephritis (nephrotic stage). Arch. Derm. Syph. (Chicago) 70, 518 (1954). — Thannhauser, S. J.: Lipidoses, 3. Aufl. New York: Grune & Strutton 1958. — Thannhauser, S. J., and H. Magendantz: The different clinical groups of xanthomatous diseases; a

248 WALTER F. LEVER: Ablagerungskrankheiten körpereigener Stoffwechselprodukte

clinical physiological study of 22 cases. Ann. intern. Med. 11, 1662 (1938). — THANNHAUSER, S. J., and M. M. STANLEY: Serum fat curve following oral administration of I^{131}-labelled neutral fat to normal subjects and those with idiopathic hyperlipemia. Trans. Ass. Amer. Physicians 62, 245 (1949). — TOMKINS, G. M., H. SHEPPARD and I. L. CHAIKOFF: Cholesterol synthesis by liver. III. Its regulation by ingested cholesterol. J. biol. Chem. 201, 137 (1953).

URBACH, E.: Lipoidstoffwechselerkrankungen der Haut. In Handbuch der Haut- und Geschlechtskrankheiten, herausgeg. von J. JADASSOHN, Bd. XII/2, S. 238. Berlin: Springer 1932.

WEIDMAN, F. D., and L. N. BOSTON: Generalized xanthoma tuberosum with xanthomatous changes in fresh scars of intercurrent zoster; adenocarinoma of ampulla of Vater at necropsy. Arch. intern. Med. 59, 793 (1937). — WHEELER, E. O., and H. B. SPRAGUE: The prevalence and significance of hypercholesterolemia among children and siblings of patients with hypercholesterolemic xanthomatosis. J. clin. Invest. 32, 611 (1953). — WIJNHAUSEN, O. J.: Über Xanthomatose in einem Falle von recidivierender Pankreatitis. Berl. klin. Wschr. 58, 1268 (1921). WILKINSON jr., C. F., E. BOYLE, R. S. JACKSON and M. R. BENJAMIN: The effect of varying the intake of dietary fat and the ingestion of sitosterol on the lipid fractions of human serum. Metabolism 4, 302 (1955). — WILKINSON, C. F., E. A. HAND and M. T. FLIEGELMAN: Essential familial hypercholesterolemia. Ann. intern. Med. 29, 671 (1948). — WISE, F., and J. GARB: Xanthoma diabeticorum with unusual form of eruption. Arch. Derm. Syph. (Chicago) 45, 723 (1942).

ZAKON, S. J., A. OYAMADA and I. H. ROSENTHAL: Eruptive xanthoma and hyperlipemia in glycogen storage disease (von Gierke's disease). A.M.A. Arch. Derm. Syph. 67, 146 (1935).

B, II, 1. Histiocytose (S. 115)

ABT, A. F., and E. J. DENENHOLZ: Letterer-Siwe's disease: Splenomegaly associated with widespread hyperplasia of non-lipid-storing macrophages; discussion of the so-called reticulo-endothelioses. Amer. J. Dis. Child. 51, 499 (1936). — AUSSET, E.: Un cas de diabète insipide chez un enfant de quatre ans. Eruption xanthélasmique généralisée concomitante. Bull. Soc. méd. Hôp. Paris 16, 150 (1899).

BASS, M. H., S. O. SAPIN and H. L. HODES: Use of cortisone and corticotropin (ACTH) in treatment of reticuloendotheliosis in children. A.M.A. J. Dis. Child. 85, 393 (1953). — BATSON, R., J. SHAPIRO, A. CHRISTIE and H. D. RILEY jr.: Acute nonlipid disseminated reticuloendotheliosis. Amer. J. Dis. Child. 90, 323 (1955). — BIERMAN, H. R., J. T. LANMAN, K. S. DOD, K. H. KELLY, E. R. MILLER and M. B. SHIMKIN: The ameliorative effect of antibiotics on nonlipid reticuloendotheliosis (Letterer-Siwe disease) in identical twins. J. Pediat. 40, 269 (1952). — BLAHD, W. H., M. S. LEVY and S. H. BASSETT: A case of Hand-Schüller-Christian syndrome treated with cortisone. Ann. intern. Med. 35, 927 (1951). — BRAUN-FALCO, O., u. F. BRAUN-FALCO: Zum Syndrom „Diabetes insipidus und disseminierte Xanthome". Z. Laryng. Rhinol. 36, 378 (1957). — BURGSTEDT: Frühkindliche Reticuloendotheliose. Hautarzt 5, 557 (1954).

CEELEN, W.: Über die Lipoidgranulomatose (Hand-Schüller-Christansche Krankheit). Dtsch. med. Wschr. 59, 680 (1933). — CHAMBERLAIN, W. E.: In der Diskussion zu D. S. CHILDS jr. u. L. J. KENNEDY. — CHESTER, W.: Über Lipoidgranulomatose. Virchows Arch. path. Anat. 279, 561 (1930). — CHILDS, D. S., and L. J. KENNEDY: Reticulo-endotheliosis of children: Treatment with Roentgen rays. Radiology 57, 653 (1951). — CHRISTIAN, H. A.: Defects in membranous bones, exophthalmos and diabetes insipidus. Med. Clin. N. Amer. 3, 849 (1920). — CROCKER, A. C.: Skin xanthomas in childhood. Pediatrics 8, 573 (1951). — CURRENS, J. H., and W. C. POPP: Xanthomatosis—Hand-Schüller-Christian type: Report of a case with pulmonary fibrosis. Amer. J. Med. Sci. 205, 780 (1943). — CURTIS, A. C., and E. P. CAWLEY: Eosinophilic granuloma of bone with cutaneous manifestations. Arch. Derm. Syph. (Chicago) 55, 810 (1947).

DENNIS, J. W., and P. D. ROSAHN: The primary reticulo-endothelial granulomas. Amer. J. Path. 27, 627 (1951).

ENGELBRETH-HOLM, J., G. TEILUM and E. CHRISTENSEN: Eosinophil granuloma of bone; Schüller-Christian's disease. Acta med. scand. 118, 292 (1944). — EPSTEIN, E.: Die generalisierten Affektionen des histiozytären Zellsystems (Histiozytomatosen). Med. Klin. 21, 1501, 1542 (1925). — ERBER, L. J.: Über sogenannte Retikulose mit Fettspeicherung. Virchows Arch. path. Anat. 282, 621 (1931).

FARBER, L.: The nature of "solitary or eosinophilic granuloma" of bone. Amer. J. Path. 17, 625 (1941). — The nature of some diseases ascribed to disorders of lipid metabolism. Amer. J. Dis. Child. 68, 350 (1944). — FINZI, O.: Mieloma con prevalenza della cellule eosinofile, circoscritto all'osso frontale in un giovane die 15 anni. Minerva med. (Torino) 9, 239 (1929). — FLORI, G. A., and G. C. PARENTI: Reticuloendoteliosi iperplastica infettiva ad evoluzione granulo-xantomatose (tipo Hand-Schüller-Christian). Riv. Clin. pediat. **35**, 193 (1937). — FLOSI, A. Z., L. M. ASSIS, W. BLOISE, A. S. COELHO NETTO, A. B. ULHOA CINTRA and R. P. DE BARROS: Treatment of eosinophilic granuloma by corticotropin: report of 4 cases with disappearance of the bone lesions. J. Clin. Endocrin. **17**, 994 (1957). — FOOT, N. C., and C. T. OLCOTT: Report of a case of nonlipid histiocytosis (reticuloendotheliosis) with autopsy. Amer. J. Path. **10**, 81 (1934). — FREUND, M., and M. L. RIPPS: Hand-Schüller-Christian disease; case in which lymphadenopathy was predominant feature. Amer. J. Dis. Child. **61**, 759 (1941).

GERSTEL, G.: Über die Hand-Schüller-Christiansche Krankheit auf Grund gänzlicher Durchuntersuchung des Knochengerüstes. Virchows Arch. path. Anat. **294**, 278 (1934). — GIGON, A.: Zur Kenntnis der Schüller-Christianschen Krankheit. Schweiz. med. Wschr. **62**, 4 (1932). — GLANZMANN, E.: Infektiöse Retikuloendotheliose (Abt-Letterer-Siwesche Krankheit) und ihre Beziehungen zum Morbus Schüller-Christian. Ann. paediat. (Basel) **155**, 1 (1940). — GOTTRON, H. A.: In der Aussprache zu H. E. ANDERS, Die Schüller-Christiansche Krankheit. Derm. Z. **62**, 287 (1931). — Schüller-Christiansche Krankheit unter besonderer Berücksichtigung der Hautveränderungen. Arch. Derm. Syph. (Berl.) **182**, 691 (1942). — GROSS, P., and H. W. JACOX: Eosinophilic granuloma of bone and certain other reticulo-endothelial hyperplasias of bone. Amer. J. med. Sci. **203**, 673 (1942).

HAND jr., A.: Polyuria and tuberculosis. Arch. Pediat. **10**, 673 (1893). — HELLER, J. H.: Effect of cortisone on the function, capacity and activity of the reticuloendothelial system. Fed. Proc. **12**, 65 (1953). — HENSCHEN, F.: Über Christians Syndrom und dessen Beziehungen zur allgemeinen Xanthomatose. Acta paediat. (Uppsala) **12**, Suppl. 6, 1 (1931). — HERRMANN, F., u. E. NATHAN: Zur Frage der Xanthomgenese. Arch. Derm. Syph. (Berl.) **152**, 575 (1926). — HERZAU, W., u. H. PINKUS: Beitrag zur Schüller-Christianschen Krankheit. Klin. Mbl. Augenheilk. **89**, 721 (1932). — HODGSON, J. R., R. L. J. KENNEDY and J. D. CAMP: Reticulo-endotheliosis. Radiology **57**, 642 (1951).

JAFFE, H. L., and L. LICHTENSTEIN: Eosinophilic granuloma of bone. Arch. Path. (Chicago) **37**, 99 (1944). — JAUSION, H., A. ROUSSEL et A. BELLALOUNA: Curieuse évolution d'une xanthomatose éruptive, avec diabète insipide. Bull. Soc. franç. Derm. Syph. **61**, 469 (1954).

KAY, T. W.: Acquired hydrocephalus with atrophic bone changes, exophthalmos and polyuria. Penn. med. J. **9**, 520 (1905). — KEIZER, D. P. R., and R. R. ROCHAT: Malignant reticuloendotheliosis (Letterer-Siwe disease). Amer. J. Dis. Child. **87**, 328 (1954). — KIERLAND, R. B., J. G. EPSTEIN and W. E. WEBER: Eosinophilic granuloma of skin and mucous membranes. A.M.A. Arch. Derm. **75**, 45 (1957).

LANE, C. W., and M. G. SMITH: Cutaneous manifestations of chronic (idiopathic) lipoidosis (Hand-Schüller-Christian disease). Arch. Derm. Syph. (Chicago) **39**, 617 (1939). — LANGER, I., u. G. LEONHARDI: Beitrag zur Therapie und Pathogenese der Abt-Letterer-Siwe-Erkrankung. Arch. klin. exp. Derm. **207**, 141 (1958). — LAUSECKER, H.: Abt-Letterer-Siwesche Krankheit bei Zwillingen. Wien. klin. Wschr. **68**, 433 (1956). — LAYMON, C. W., and J. J. SEVENANTS: Systemic reticuloendothelial granuloma. Arch. Derm. Syph. (Chicago) **57**, 873 (1948). — LETTERER, E.: Aleukämische Retikulose. Ein Beitrag zu den proliferativen Erkrankungen des Retikuloendothelialapparates. Frankfurt. Z. Path. **30**, 377 (1924). — Lipoidchemische Untersuchung einer xanthösen Lymphogranulomatose in ihrer Beziehung zur Handschen Krankheit. Klin. Wschr. **13**, 1046 (1934). — LEVER, W. F.: Xanthomas. In: Current Therapy, herausgeg. von H. F. CONN, S. 505. Philadelphia: W. B. Saunders Company 1960. — LEVER, W. F., and R. W. LEEPER: Eosinophilic granuloma of the skin. Report of cases representing the two different diseases described as eosinophilic granuloma of the skin. Arch. Derm. Syph. (Chicago) **62**, 85 (1950). — LEVIN, H.: The use of cortisone in the treatment of reticuloendotheliosis. J. Pediat. **46**, 531 (1955). — LEWIS, G. M.: Eosinophilic granuloma of pituitary gland, lungs, bones of the skull and skin. Arch. Derm. Syph. (Chicago) **60**, 1007 (1949). — LICHTENSTEIN, L.: Histiocytosis X. Arch. Path. (Chicago) **56**, 84 (1953). — LICHTENSTEIN, L., and H. L. JAFFE: Eosinophilic granuloma of bone, with report of a case. Amer. J. Path. **16**, 595 (1940). — LIPTON, E. L.: Hemolytic and pancytopenic syndrome associated with Letterer-Siwe disease. Pediatrics **14**, 533 (1954).

MACKELVIE, A. A., and W. W. PARK: Letterer-Siwe's disease. Arch. Dis. Child. **25**, 955 (1942). — MALLORY, T. B.: Pathology: Diseases of bone. New Engl. J. Med. **227**, 955 (1942). — MAZZITELLO, W. F.: Eosinophilic granuloma of the lung. New Engl. J. Med. **250**, 804 (1954). — McCREARY, J. H.: Eosinophilic granuloma, with simultaneous involvement of skin and bones. Arch. Derm. Syph. (Chicago) **58**, 372 (1948). — McCULLOUGH, N. B.: Eosinophilic granuloma with multiple osseous and soft tissue lesions in an adult. Arch. intern. Med. **88**, 243 (1951). — McKAY, D. G., R. B. STREET, K. BENIRSCHKE and C. J. DUNCAN: Eosinophilic granuloma of the vulva. Surg. Gynec. Obstet. **96**, 437 (1953). — MERMANN, A. C., and H. W. DARGEON: The management of certain nonlipid reticulo-endothelioses.

Cancer (Philad.) 8, 112 (1955). — MERRITT, K. K., and B. H. PAIGE: Xanthomatosis (Schüller-Christian syndrome). Amer. J. Dis. Child. 46, 1368 (1933). — MEYER, E.: Hand-Schüller-Christian disease or eosinophilic xanthomatous granuloma. Amer. J. Med. 15, 130 (1953). — MONTGOMERY, H., and A. E. OSTERBERG: Xanthomatosis. Arch. Derm. Syph. (Chicago) 37, 373 (1938).

OSWALD, N., and T. PARKINSON: Honeycomb lungs. Quart. J. Med. 18, 1 (1949). — OTANI, S., and J. C. EHRLICH: Solitary granuloma of bone simulating primary neoplasm. Amer. J. Path. 16, 479 (1940).

PINKUS, H., L. A. COPPS, S. CUSTER and S. EPSTEIN: Reticulogranuloma. Amer. J. Dis. Child. 77, 503 (1949). — POLANO, M. K.: Über die Pathogenese der Cholesterosen der Haut. Arch. Derm. Syph. (Berl.) 174, 213 (1936). — PROUTY, M.: Remission of Letterer-Siwe disease after prednisone therapy. J. Amer. med. Ass. 169, 1877 (1959). — PUSEY, W. A., and O. P. JOHNSTONE: A case of xanthoma diabeticorum and lipoma multiplex and a case of xanthoma approaching the diabetic type with diabetes insipidus. J. cutan. Dis. 26, 552 (1908).

ROWLAND, R. S.: Christian's syndrome and lipoid cell hyperplasias of the reticulo-endothelial system. Ann. intern. Med. 2, 1277 (1928/29). — RUCH, D. M.: Cutaneous manifestations of Letterer-Siwe's disease. A.M.A. Arch. Derm. 75, 88 (1957).

SCHAFER, E. L.: Nonlipid reticulo-endotheliosis: Letterer-Siwe's disease. Amer. J. Path. 25, 49 (1949). — SCHÜLLER, A.: Über eigenartige Schädeldefekte im Jugendalter. Fortschr. Röntgenstr. 23, 12 (1915/16). — SCHUKNECHT, H. F., and H. B. PERLMAN: Hand-Schüller-Christian disease and eosinophilic granuloma of the skull. Ann. Otol. (St. Louis) 57, 643 (1948). — SCHULTZ, A., F. WERMBTER u. H. PUHL: Eigentümliche granulomartige Systemerkrankung des hämatopoetischen Apparates (Hyperplasie des retikuloendothelialen Apparates). Virchows Arch. path. Anat. 252, 519 (1924). — SIEMENS, H. W.: Zur Kenntnis der Xanthome. Arch. Derm. Syph. (Berl.) 136, 159 (1921). — SIWE, S. A.: Die Reticulo-endotheliose — ein neues Krankheitsbild unter den Hepatosplenomegalien. Z. Kinderheilk. 55, 212 (1933). — The reticulo-endothelioses in children. Advanc. Pediat. 4, 117 (1949). — SMITH, T.: Skull-cap showing congenital deficiencies of bone. Trans. path. Soc. Lond. 16, 224 (1864/65). — SOSMAN, M. C.: Xanthomatosis (Schüller-Christian's disease; lipoid histiocytosis). J. Amer. med. Ass. 98, 110 (1932). — STEELE, H. D.: Letterer-Siwe's disease: report of a case. Arch. Pediat. 67, 205 (1950). — STEPANTSCHITZ, G., u. B. SCHREINER: Beitrag zur Klinik und Therapie der Hand-Schüller-Christianschen Erkrankung. Wien. med. Wschr. 65, 301 (1953). — STOUGHTON, R. B., and B. STONE: Lipoid storage disease (Eosinophilic granuloma? Hand-Schüller-Christian disease?) A.M.A. Arch. Derm. 72, 78 (1955). — SWEITZER, S. E., and C. W. LAYMON: Letterer-Siwe disease. Arch. Derm. Syph. (Chicago) 59, 549 (1949). — SWEITZER, S. E., L. H. WINER and H. A. CUMMING: Reticuloendotheliosis. Arch. Derm. Syph. (Chicago) 40, 192 (1939).

TATE, B. C.: Cutaneous xanthomata associated with intermittent diabetes insipidus; high blood-fat and normal cholesterol. Proc. roy. Soc. Med. 26, 1546 (1933). — THANN-HAUSER, S. J.: Lipidoses, 3. Aufl. New York: Grune & Stratton 1958. — THANNHAUSER, S. J., and H. MAGENDANTZ: The different clinical groups of xanthomatous diseases; a clinical physiological study of 22 cases. Ann. intern. Med. 11, 1662 (1938).

URBACH, E.: Lipoidstoffwechselerkrankungen der Haut. In: JADASSOHN, J.: Handbuch der Haut- und Geschlechtskrankheiten, Bd. 12, Teil 2, S. 238. Berlin: Springer 1932.

WALLGREN, A.: Systemic reticuloendothelial granuloma. Amer. J. Dis. Child. 60, 471 (1940). — WEINSTEIN, A., H. C. FRANCIS and B. F. SPROFKIN: Eosinophilic granuloma of bone. Report of a case with multiple lesions of bone and pulmonary infiltration. Arch. intern. Med. 79, 176 (1947).

B, II, 2. *Angiokeratoma corporis diffusum* (S. 133)

ANDERSON, W.: A case of "angiokeratoma". Brit. J. Derm. 10, 113 (1898).

BECHET, P.: Multiple disseminated angioma. Arch. Derm. Syph. (Chicago) 46, 165 (1942). — BROWN, A., and J. A. MILNE: Diffuse angiokeratoma: report of two cases with diffuse skin changes, one with neurological symptoms and splenomegaly. Glasg. med. J. 33, 361 (1952).

DUPERRAT, B.: L'angiokératome diffus de Fabry (angiokeratoma corporis diffusum). Presse méd. 67, 1814 (1959).

FABRY, J.: Ein Beitrag zur Kenntnis der Purpura haemorrhagica nodularis (Purpura papulosa haemorrhagica Hebrae). Arch. Derm. Syph. (Berl.) 43, 187 (1898). — FALCK, I.: Angiokeratoma corporis diffusum Fabry mit vaso-renalem Symptomenkomplex. Samml. selt. klin. Fälle 9, 20 (1955). — FALCK, I., u. A. WEICKSEL: Samml. selt. klin. Fälle 13, 20 (1957). — FESSAS, P., M. M. WINTROBE and G. E. CARTWRIGHT: Angiokeratoma corporis diffusum universale (Fabry). Arch. intern. Med. 95, 469 (1955). — FUHS, H.: Naevus angiokeratosus. Derm. Wschr. 89, 1815 (1929).

GROOT, W. P. DE: Thesaurismosis Ruiter-Pompen-Wyers-Kühnau. Dermatologica (Basel) 114, 46 (1957).

HORNBOSTEL, H., u. K. SCRIBA: Zur Diagnostik des Angiokeratoma Fabry mit kardio-vasorenalem Symptomenkomplex als Phosphatidspeicherungskrankheit durch Probeexcision der Haut. Klin. Wschr. **31**, 68 (1953). — HORNBOSTEL, H., W. SPIER u. H. KOCH: Angio-keratoma corporis diffusum universale (Fabry) mit kardio-vaso-renalem Symptomenkomplex als Allgemeinerkrankung. Ärztl. Wschr. **6**, 49 (1951). — HORNBOSTEL, H., W. SPIER, H. KOCH u. K. SCRIBA: Angiokeratoma corporis diffusum Fabry mit cardio-vaso-renalem Symptomenkomplex als Allgemeinerkrankung auf dem Boden einer Thesaurismose. Hautarzt **1**, 183 (1950).

LAPIÈRE, S.: Angiokeratoma corporis diffusum (Fabry). Dermatologica (Basel) **115**, 572 (1957).

MADDEN, J. F.: Generalized angiomatosis (telangiectasia). J. Amer. med. Ass. **102**, 442 (1934).

PITTELKOW, R. B., R. R. KIERLAND and H. MONTGOMERY: Angiokeratoma corporis diffusum. A.M.A. Arch. Derm. **72**, 556 (1955). — Polariscopic and histochemical studies in angiokeratoma corporis diffusum. A.M.A. Arch. Derm. **76**, 59 (1957). — POMPEN, A. W. M., M. RUITER and H. J. G. WIJERS: Angiokeratoma corporis diffusum (universale) Fabry, as a sign of an unknown internal disease; two autopsy reports. Acta med. scand. **128**, 234 (1947). — PRICE, J. H.: Angiokeratoma corporis diffusum. Brit. J. Derm. **67**, 105 (1955).

RUITER, M.: Angiokeratoma corporis diffusum. A.M.A. Arch. Derm. Syph. **68**, 21 (1953). — Histological investigation of the skin in angiokeratoma corporis diffusum in particular with regard to the associated disturbance of phosphatid metabolism. Dermatologica (Basel) **109**, 273 (1954). — Some further observations on angiokeratoma corporis diffusum. Brit. J. Derm. **69**, 137 (1957). — Das Angiokeratoma corporis diffusum-Syndrom und seine Haut-erscheinungen. Hautarzt **9**, 15 (1958). — RUITER, M., u. A. W. M. POMPEN: Angiokeratoma corporis diffusum (universale) mit kardiovasorenalem Symptomenkomplex bei 3 Brüdern. Arch. Derm. Syph. (Berl.) **179**, 165 (1939). — RUITER, M., A. W. M. POMPEN u. H. J. G. WIJERS: Über interne und pathologisch-anatomische Befunde bei Angiokeratoma corporis diffusum (Fabry). Dermatologica (Basel) **94**, 1 (1947).

SCRIBA, K.: Zur Pathogenese des Angiokeratoma corporis diffusum Fabry mit cardio-vasorenalem Symptomenkomplex. Verh. dtsch. Ges. Path. **34**, 221 (1950). — SIBLEY, W. K.: Case for diagnosis. Brit. J. Derm. **30**, 109 (1918). — SIGUIER, F., B. DUPERRAT, U. BÉTOURNÉ et A. HANAUT: Angiokératose de Fabry, expression cutanée d'une maladie générale, nouvelle-ment individualisée. Bull. Soc. méd. Hôp. Paris **72**, 291 (1956). — STEINER, L., u. H. VORNER: Angiomatosis miliaris, eine idiopathische Gefäßerkrankung. Dtsch. Arch. klin. Med. **96**, 105 (1909). — STÜMPKE, G.: Ein Fall von Angiokeratoma corporis diffusum. Arch. Derm. Syph. (Berl.) **121**, 291 (1916).

VOLAVESEK: Angiokeratoma corporis diffusum (Fabry). Derm. Wschr. **111**, 800 (1940).

WALLACE, H. J.: Angiokeratoma corporis diffusum. Brit. J. Derm. **70**, 354 (1958). — WEICKSEL, J.: Angiomatosis bzw. Angiokeratoma universalis (eine sehr seltene Haut- und Gefäßerkrankung). Dtsch. med. Wschr. **51**, 898 (1925). — WERTHEIM, L.: Hämangiome. In Handbuch der Haut- und Geschlechtskrankheiten, herausgeg. von J. JADASSOHN. Bd. XII/2, S. 423. Berlin: Springer 1932. — WOHNLICH, H.: Zur Symptomatologie multipler Angiome. Arch. Derm. Syph. (Berl.) **187**, 528 (1949).

YU, K. Y.: Angiokeratoma corporis diffusum universale (Fabry). Chin. med. J. **74**, 478 (1956).

B, II, 3. Gauchersche Krankheit (S. 141)

EAST, T., and L. H. SAVIN: A case of Gaucher's disease with biopsy of the typical pin-gueculae. Brit. J. Ophthal. **24**, 611 (1940).

KVEIM, A.: Drei Fälle von Morbus Gaucher. Acta derm.-venereol. (Stockh.) **17**, 500 (1936).

REICH, C., M. SEIFE and B. J. KESSLER: Gaucher's disease: a review, and discussion of twenty cases. Medicine (Baltimore) **30**, 1 (1951).

THANNHAUSER, S. J.: Lipidoses, 3. Aufl., S. 455. New York: Grune & Stratton 1958.

B, II, 4. Niemann-Picksche Krankheit (S. 141)

CROCKER, A. C., and S. FARBER: Niemann-Pick disease: a review of eighteen patients. Medicine (Baltimore) **37**, 1 (1958).

MERKSAMER, D., and B. KRAMER: Niemann-Pick's disease. J. Pediat. **14**, 51 (1939).

SCHAFERSTEIN, S. J.: Die Pick-Niemann'sche Krankheit. Acta paediat. (Uppsala) **10**, 523 (1930/31).

THANNHAUSER, S. J.: Lipidoses, 3. Aufl., S. 524. New York: Grune & Stratton 1958.

VIDEBAEK, A.: Niemann-Pick's disease. Acta paediat. (Uppsala) **37**, 95 (1949).

B, III 1. Nekrobiosis lipoidica (S. 142)

BALBI, E.: Ricerche intorno alla patogenesi della necrobiosis lipoidica diabeticorum Urbach-Oppenheim. G. ital. Derm. Sif. **74**, 14 (1933). — BELOTE, G. H., and D. G. WELTON: Necrobiosis without diabetes. Arch. Derm. Syph. (Chicago) **40**, 887 (1939). — BERNSTEIN, J. C.: Necrobiosis lipoidica diabeticorum (Urbach). Arch. Derm. Syph. (Chicago) **36**, 282 (1937). — BOLDT, A.: Zur Kenntnis der Necrobiosis lipoidica („diabeticorum"). Arch. Derm. Syph. (Berl.) **179**, 74 (1939). — BONSE, G.: Weichstrahl-Röntgenbefunde bei Necrobiosis lipoidica ("diabeticorum"). Arch. Derm. Syph. (Berl.) **192**, 509 (1951). — BRUCE-JONES, D. B. S.: A case clinically resembling morphea with a tuberculous background and indeterminate histology suggestive of necrobiosis lipoidica. Brit. J. Derm. **49**, 238 (1937).

CAWLEY, E. P., and R. O. DINGMAN: Necrobiosis lipoidica diabeticorum: Its surgical treatment. A.M.A. Arch. Derm. Syph. **63**, 764 (1951).

ELLIS, F. A.: Necrobiosis lipoidica. A form of granuloma annulare? Arch. Derm. Syph. (Chicago) **43**, 822 (1941). — In der Diskussion zu C. W. LAYMON u. I. FISHER: Arch. Derm. Syph. (Chicago) **59**, 150 (1949). — ELLIS, F. A., and H. KIRBY-SMITH: Necrobiosis lipoidica and granuloma annulare. Arch. Derm. Syph. (Chicago) **45**, 40 (1942).

FELDMAN, F. F.: In der Diskussion zu H. PRICE, Necrobiosis lipoidica diabeticorum. Arch. Derm. Syph. (Chicago) **67**, 638 (1953).

GERTLER, W.: Die nosologische Stellung der Granulomatosis (tuberculoides) pseudosklerodermiformis symmetrica chronica (Gottron) (Granulomatosis disciformis chronica et progressiva [Miescher]). Derm. Wschr. **141**, 241 (1960). — GÖTZ, H.: Zur Frage der Beziehungen zwischen der Granulomatosis disciformis chronica et progressiva (Miescher) und der Necrobiosis lipoidica diabeticorum. Hautarzt 7, 156 (1956). — GOLDSMITH, W. N.: Necrobiosis lipoidica. Proc. roy. Soc. Med. **28**, 363 (1935). — Granulomatosis disciformis chronica et progressiva (Miescher). Proc. of the Xth Internat. Congr. of Derm., Brit. med. Ass., London 1953. — GOTTRON, H. A.: Granulomatosis (tuberculoides) pseudosclerodermiformis symmetrica chronica. Arch. Derm. Syph. (Berl.) **172**, 142 (1935). — Zur Kenntnis und Pathogenese der Dermatitis atrophicans lipoides diabetica bzw. Nekrobiosis lipoidica diabetica. Med. Klin. **34**, 145, 190 (1938). — GREENWOOD, A. M., and E. N. ROCKWOOD: Necrobiosis lipoidica diabeticorum. Arch. Derm. Syph. (Chicago) **35**, 727 (1937). — GROSS, P., and G. F. MACHACEK: Necrobiosis lipoidica diabeticorum. Arch. Derm. Syph. (Chicago) **32**, 491 (1935).

HARE, P. J.: Necrobiosis lipoidica. Brit. J. Derm. **67**, 365 (1955). — Necrobiosis lipoidica diabeticorum improving under treatment with local hydrocortisone injections. Brit. J. Derm. **69**, 105 (1957). — HEITE, H.-J., u. H. X. SCHARWENKA: Erythema elevatum diutinum, Granuloma anulare, Necrobiosis lipoidica und Granulomatosis disciformis Gottron-Miescher. Eine vergleichende häufigkeitsanalytische Studie. Arch. klin. exp. Derm. **208**, 260 (1959). — HILDEBRAND, A. G., H. MONTGOMERY u. E. H. RYNEARSON: Necrobiosis lipoidica diabeticorum. Arch. intern. Med. **66**, 851 (1940). — HITCH, J. M.: Necrobiosis lipoidica diabeticorum (Urbach and Oppenheim). Arch. Derm. Syph. (Chicago) **36**, 536 (1937).

KAALUND-JORGENSEN, O.: Necrobiosis lipoidica (diabeticorum). Acta derm.-venereol. (Stockh.) **28**, 214 (1948). — KLABER, R.: Necrobiosis lipoidica diabeticorum: Report of a case. Brit. J. Derm. **46**, 226 (1934). — KNOTH, W., u. H. FÜLLER: Zur Patho- und Histogenese der Nekrobiosis lipoidica "diabeticorum". Arch. Derm. Syph. (Berl.) **199**, 109 (1955).

LAYMON, C. W., and I. FISHER: Necrobiosis lipoidica (diabeticorum?). A histologic study and comparison with granuloma annulare. Arch. Derm. Syph. (Chicago) **59**, 150 1949). — LEIFER, W.: Necrobiosis lipoidica diabeticorum in a nondiabetic person. Arch. Derm. Syph. (Chicago) **44**, 717 (1941). — LEVER, W. F.: In der Diskussion zu M. E. HELMAN, Necrobiosis lipoidica diabeticorum. Arch. Derm. Syph. (Chicago) **69**, 386 (1954).

MARTEN, R. H., u. M. DULAKE: Hydrocortisone in necrobiosis lipoidica diabeticorum. Brit. J. Derm. **69**, 395 (1957). — MICHELSON, H. E., and C. W. LAYMON: Necrobiosis lipoidica diabeticorum (Urbach). J. Amer. med. Ass. **103**, 163 (1934). — Necrobiosis lipoidica diabeticorum. Arch. Derm. Syph. (Chicago) **35**, 1130 (1937). — MIESCHER, G.: Nekrobiosis maculosa. Dermatologica (Basel) **98**, 199 (1949). — MIESCHER, G., u. M. LEDER: Granulomatosis disciformis chronica et progressiva. Dermatologica (Basel) **97**, 25 (1948).

NICHOLAS, L.: Necrobiosis lipoidica diabeticorum with xanthoma cells. Arch. Derm. Syph. (Chicago) **48**, 606 (1943). — NOMLAND, R.: In der Diskussion zu: OMENS, D., H. OMENS, u. D. MUSGRAVE: Granuloma annulare. Arch. Derm. Syph. (Chicago) **64**, 94 (1951).

O'LEARY, P. A.: In der Diskussion zu H. E. MICHELSON, Necrobiosis lipoidica diabeticorum. Arch. Derm. Syph. (Chicago) **30**, 898 (1934). — OPPENHEIM, M.: Eigentümliche disseminierte Degeneration des Bindegewebes der Haut bei einem Diabetiker. Zbl. Haut- u. Geschl.-Kr. **32**, 179 (1929). — Über eine bisher nicht beschriebene, mit eigentümlicher lipoider Degeneration der Elastica und des Bindegewebes einhergehende chronische Dermatose bei Diabetes mellitus. Arch. Derm. Syph. (Berl.) **166**, 576 (1932).

PASCHER, F., and S. C. CLYMAN: Necrobiosis lipoidica. A.M.A. Arch. Derm. Syph. **70**, 823 (1954). — PRICE, H.: Necrobiosis lipoidica diabeticorum. Arch. Derm. Syph. (Chicago) **67**, 638 (1953). — PRUNTY, F. C., and H. MONTGOMERY: Granuloma annulare. Arch. Derm. Syph. (Chicago) **46**, 394 (1942).

ROEDERER, J., F. WORINGER et R. BURGUN: Considérations sur un cas de nécrobiose lipoidique. Dermatologica (Basel) **99**, 131 (1949). — ROLLINS, T. G., and R. K. WINKELMANN: Necrobiosis lipoidica granulomatosa, A. M. A. Arch. Derm. **82**, 537 (1960). — RUSSELL, B., and H. HABER: An unusual case of necrobiosis. Brit. J. Derm. **66**, 326 (1954).

SACHS, P.: In der Diskussion zu C. R. REIN u. N. B. KANOF, Necrobiosis lipoidica. Arch. Derm. Syph. (Chicago) **61**, 130 (1950). — SAVITT, L. E.: Favorable response of necrobiosis lipoidica diabeticorum to hydrocortisone suspension. A.M.A. Arch. Derm. Syph. **71**, 506 (1955). SMITH jr., J. G.: Necrobiosis lipoidica. A.M.A. Arch. Derm. **74**, 280 (1956).

URBACH, E.: Nekrobiosis lipoidica diabeticorum. In Handbuch der Haut- und Geschlechtskrankheiten, herausgeg. von J. JADASSOHN, Bd. XII/2, S. 352. Berlin: Springer 1932. — USHER, B., and J. M. RABINOWITCH: Necrobiosis lipoidica diabeticorum. Arch. Derm. Syph. (Chicago) **35**, 180 (1937).

WILE, U. J.: Necrobiosis without diabetes. Arch. Derm. Syph. (Chicago) **36**, 912 (1937). — WINER, L. H.: In der Diskussion zu C. W. LAYMON u. I. FISHER: Arch. Derm. Syph. (Chicago) **59**, 150 (1949). — WOOD, M. G., and H. BEERMAN: Necrobiosis lipoidica, granuloma annulare, and rheumatoid nodule. J. invest. Derm. **34**, 139 (1960).

ZEISLER, E. P., and M. R. CARO: Necrobiosis lipoidica diabeticorum (Urbach). Arch. Derm. Syph. (Chicago) **29**, 167 (1934).

B, III, 2. *Extracelluläre Cholesterinose* (S. 149)

DEGOS, R., L. PÉRIN, E. LORTAT-JACOB et J. HEWITT: Erythema elevatum diutinum avec infiltrations lipoidiques au cours d'une affection bulleuse type Duhring. Bull. Soc. franç. Derm. Syph. **62**, 226 (1952).

FROST, R., and C. R. ANDERSON: Extracellular cholesterosis of Urbach. Arch. Derm. Syph. (Chicago) **39**, 1061 (1939).

HABER, H.: Erythema elevatum diutinum. Brit. J. Derm. **67**, 121 (1955). — HERZBERG, J. J.: Die extracelluläre Cholesterinose (Kerl-Urbach), eine Variante des Erythema elevatum diutinum. Arch. klin. exp. Derm. **205**, 477 (1958).

KERL, W.: Multiple Knotenbildungen, reichlich Lipoid enthaltend. Zbl. Haut- u. Geschl.-Kr. **37**, 36 (1931).

LAYMON, C. W.: Extracellular cholesterosis. Arch. Derm. Syph. (Chicago) **35**, 269 (1937).

SOBEL, N., and J. H. POLLOCK: Extracellular cholesterosis with pulmonary involvement. Arch. Derm. Syph. (Chicago) **58**, 206 (1948).

URBACH, E.: Extracelluläre Cholesterinose. In Handbuch der Haut- und Geschlechtskrankheiten, herausgeg. von J. JADASSOHN, Bd. XII/2, S. 320. Berlin: Springer 1932. — URBACH, E., E. EPSTEIN u. K. LORENZ: Extrazelluläre Cholesterinose. Arch. Derm. Syph. (Berl.) **166**, 243 (1932).

WEIDMAN, F. D.: In der Diskussion zu E. W. NETHERTON, Chronic discoid lupus erythematosus with superimposed xanthomatous infiltration. Arch. Derm. Syph. (Chicago) **51**, 100 (1945).

B, III, 3. *Xanthelasma palpebrarum* (S. 153)

ADLERSBERG, D., A. D. PARETS and E. P. BOAS: Genetics of atherosclerosis. J. Amer. med. Ass. **141**, 246 (1949).

CURTIS, A. C., and J. P. BERGER: Effect of feeding a lipotropic substance to patients with xanthelasma. Arch. Derm. Syph. (Chicago) **52**, 252 (1945).

EPSTEIN, N. N., R. H. ROSENMAN and J. W. GOFMAN: Serum lipoproteins and cholesterol metabolism in xanthelasma. A.M.A. Arch. Derm. Syph. **65**, 70 (1952).

FOWLKES, R. W., and J. C. FORBES: Cholesterol fractionation studies of the serum of xanthelasma patients. Arch. Derm. Syph. (Chicago) **62**, 681 (1950).

LEVER, W. F.: Hauterscheinungen bei Lipoidosen. Derm. Wschr. **132**, 1086 (1955).

MONTGOMERY, H.: In der Diskussion zu N. N. EPSTEIN, R. H. ROSENMAN u. J. W. GOFMAN: A.M.A. Arch. Derm. Syph. (Chicago) **65**, 70 (1952).

POLANO, M. K.: Über die Pathogenese der Cholesterosen der Haut. Arch. Derm. Syph. (Berl.) **174**, 213 (1936). — Die Xanthelasmatosen der Haut. Arch. Derm. Syph. (Berl.) **181**, 139 (1940).

ROBINSON, R. V. C.: Comparative incidence of xanthelasmata in Jews and Gentiles. A. M. A. Arch. Derm. Syph. (Chigaco). **70**, 662 (1954).

B, III, 4. Naevoxanthoendotheliom (S. 154)

ARZT, L.: Beiträge zur Xanthom-(Xanthomatosis-)Frage. Arch. Derm. Syph. (Berl.) **126**, 809 (1918).

BLANK, H., P. G. EGLICK and H. BEERMAN: Nevoxantho-endothelioma with ocular involvement. Pediatrics **4**, 349 (1949). — BLOQUIAUX, S.: Naevo-xantho-endothéliomes. Arch. belges Derm. **9**, 202 (1953).

CROCKER, A. C.: Skin xanthomas in childhood. Pediatrics **8**, 573 (1951).

GREITHER, A., u. H. TRITSCH: Die Geschwülste der Haut, S. 215. Stuttgart: Georg Thieme 1957.

HASSENPFLUG, K.: Naevoxanthoendotheliom oder jugendliches Histiozytom. Derm. Wschr. **136**, 1347 (1957). — HELWIG, E. B., and V. C. HACKNEY: Juvenile xanthogranuloma (nevoxantho-endothelioma). Amer. J. Path. **30**, 625 (1954).

JACOBI, R., and J. L. GRUND: Endothelioma cutis: Naevo-xantho-endothelioma. New Engl. J. Med. **202**, 1247 (1930).

KÖBNER, H.: Xanthoma multiplex entwickelt aus Naevi vasculoso-pigmentosi. Vjschr. Derm. **3**, 412 (1888).

LAMB, J. H., and E. S. LAIN: Nevo-xantho-endothelioma. Its relation to juvenile xanthoma. Sth. med. J. **30**, 585 (1937). — LAYMON, C. W., and E. P. SCHOCH: Nevoxantho-endothelioma. Minn. Med. **32**, 596 (1949). — LE COULANT, AUTHIÉ, CARLES et SUSTRA: Sur un cas de naevo-xantho-endothéliome. Bull. Soc. franç. Derm. syph. **61**, 182 (1954). — LEVER, W. F.: Histiocytosis. A.M.A. Arch. Derm. **79**, 608 (1959).

MAUMENEE, A. E.: Ocular lesions of nevoxantho-endothelioma (infantile xanthoma disseminatum). Trans. Amer. Acad. Ophthal. Otolaryng. **56**, 401 (1956). — McDONAGH, J. E. R.: A contribution to our knowledge of the naevo-xantho-endotheliomata. Brit. J. Derm. **24**, 85 (1912). — MONTGOMERY, H., and A. E. OSTERBERG: Xanthomatosis. Correlation of clinical, histopathologic and chemical studies of cutaneous xanthoma. Arch. Derm. Syph. (Chicago) **37**, 373 (1938).

NEWELL, F. W.: Nevoxanthoendothelioma with ocular involvement. A.M.A. Arch. Ophthal. (Chicago) **58**, 321 (1957) — NILSBY, I.: Juvenile xanthoma. Acta paediat. (Uppsala) **41**, 373 (1952). — NÖDL, F.: Systematisierte großknotige Naevoxanthoendotheliome. Arch. klin. exp. Derm. **208**, 601 (1959). — NOMLAND, R.: Nevoxantho-endothelioma. J. invest. Derm. **22**, 207 (1954).

POLANO, M. K.: Die Xanthelasmatosen der Haut. Arch. Derm. Syph. (Berlin)**181**, 139 (1940). SENEAR, F. E., and M. R. CARO: Nevoxantho-endothelioma or juvenile xanthoma. Arch. Derm. Syph. **34**, 195 (1936). — SOEHRING, K.: Über Xanthelasmatose im frühen Kindesalter. Mschr. Kinderheilk. **77**, 315 (1939).

THANNHAUSER, S. J.: Lipidoses, 3. Aufl., S. 362 u. 442. New York: Grune & Stratton 1958. — THELANDER, H. E.: Xanthomatosis. J. Pediat. **34**, 490 (1949).

URBACH, E.: Xanthelasma, Xantheloid und Xanthom. In Handbuch der Haut- und Geschlechtskrankheiten, herausgeg. von J. JADASSOHN, Bd. XII/2, S. 264. Berlin: Springer 1932.

WISE, F.: Multiple endothelioma of skin. Amer. J. Med. Sci. **157**, 236 (1919).

C. Gicht (S. 159)

BAUER, W., and F. KLEMPERER: Gout. In Diseases of Metabolism, herausgeg. von G. G. DUNCAN, 3. Aufl., S. 683. Philadelphia: W. B. Saunders 683. — BENEDICT, J. D., P. H. FORSHAM and D. STETTEN jr.: The metabolism of uric acid in the normal and gouty human studied with the aid of isotopic uric acid. J. biol. Chem. **181**, 183 (1949). — BENEDICT, J. D., T. F. YÜ, E. J. BIEN and D. STETTEN jr.: A further study of the utilization of dietary glycine nitrogen for uric acid synthesis in gout. J. clin. Invest. **32**, 775 (1953). — BISHOP, C., R. RAND and J. H. TALBOTT: Rate of conversion of isotopic glycine to uric acid in the normal and gouty human and how this is affected by vitamin E and folic acid. Metabolism **4**, 174 (1955). — BRØCHNER-MORTENSEN, K.: One hundred gouty patients. Acta med. scand. **106**, 81 (1941). — BROWN, J., and G. K. MALLORY: Renal changes in gout. New Engl. J. Med. **243**, 325 (1950). — BUNIM, J. J., and C. McEWEN: Tophus of the mitral valve in gout. Arch. Path. (Chicago) **29**, 700 (1940).

CHRISTOPHER, F., and S. E. MONROE: Tophi of the heels. J. Amer. med. Ass. **110**, 2149 (1938). — COOMBS, F. S., L. J. PECORA, E. THOROGOOD, W. V. CONSOLAZIO and J. H. TALBOTT: Renal function in patients with gout. J. clin. Invest. **19**, 525 (1940).

GALANTHA, E. DE: Technic for preservation and microscopic demonstration of nodules in gout. Amer. J. clin. Path. **5**, 165 (1935). — GOTTRON, H. A., u. G. W. KORTING: Chronische Hautgicht. Arch. klin. exp. Derm. **204**, 483 (1957). — GRÜN, E.: Zur Histologie der Gichtknoten. Arch. Derm. Syph. (Berl.) **152**, 3 (1926). — GUTMAN, A. B.: Uric acid metabolism and gout. Amer. J. Med. **9**, 799 (1950). — Primary and secondary gout. Ann. intern. Med. **39**,

1062 (1953). — Gutman, A. B., and T. F. Yü: Prevention and treatment of chronic gouty arthritis. J. Amer. med. Ass. **157**, 1096 (1955). — Gutman, A. B., T. F. Yu, H. Black, R. S. Yalow and S. A. Berson: Incorporation of glycine-1-C^{14}, glycine-2-C^{14} and glycine-N^{15} into uric acid in normal and gouty subjects. Amer. J. Med. **25**, 917 (1958).

Hench, P. S.: The diagnosis of gout and gouty arthritis. Proc. Mayo Clin. **11**, 476 (1936).— Hoffman, W. S.: Metabolism of uric acid and its relation to gout. J. Amer. med. Ass. **154**, 213 (1954).

Kaiser, L.: Primäre Hautgicht. Multiple kleinste bis hirsekorngroße Hauttophi der Volarseite der Finger. Arch. Derm. Syph. (Berl.) **151**, 386 (1926). — Koskoff, Y. D., L. E. Morris and L. G. Lubis: Paraplegia as a complication of gout. J. Amer. med. Ass. **152**, 37 (1953).

Lever, W. F., E. L. Schultz and N. A. Hurley: Plasma proteins in various diseases of the skin. A.M.A. Arch. Derm. Syph. **63**, 702 (1951). — Levin, M. H., J. B. Rivo and S. H. Bassett: Metabolic studies in gout with emphasis on the role of the pituitary-adrenal axis in acute goutry arthritis. Ann. Rheumat. Dis. **11**, 295 (1952). — Lichtenstein, L., H. W. Scott and M. H. Levin: Pathologic changes in gout. Amer. J. Path. **32**, 871 (1956). — Lutz, W.: Stoffwechsel und Haut. In Handbuch der Haut- und Geschlechtskrankheiten, herausgeg. von J. Jadassohn, Bd. 3, S. 255 und 302. Berlin: Springer 1929.

McCracken, J. P., P. S. Owen and J. H. Pratt: Gout: Still a forgotten disease. J. Amer. med. Ass. **131**, 367 (1946). — Muller, A. F., and W. Bauer: Uric acid production in normal and gouty subjects, determined by N^{15} labeled glycine. Proc. Soc. exp. Biol. (N.Y.) **82**, 47 (1953).

Romeis, B.: Mikroskopische Technik. Nr 2137. Leibnitz 1948. — Ropes, M. W., G. E. Perlmann, D. Kaufman and W. Bauer: The electrophoretic distribution of proteins in plasma in rheumatoid arthritis. J. clin. Invest. **33**, 311 (1954). — Ropes, M. W., E. Rossmeisl u. W. Bauer: The relationship between the erythrocyte sedimentation rate and the plasma proteins. J. clin. Invest. **18**, 791 (1939).

Seegmiller, J. E., L. Laster and L. V. Liddle: Failure to detect consistent over-incorporation of glycine 1-C^{14} into uric acid in primary gout. Metabolism **7**, 376 (1958). — Sherman, M. S.: Pathologic changes in gout. Arch. Path. (Chicago) **42**, 557 (1946). — Stecher, R. M., A. H. Hersh and W. M. Solomon: The heredity of gout and its relationship to familial hyperuricemia. Ann. intern. Med. **31**, 595 (1949)

Talbott, J. H.: Serum urate in the relatives of gouty patients. J. clin. Invest. **19**, 645 (1940). — Gout, p. 23. New York: Grune & Stratton 1957. — Thannhauser, L. J.: Über die Pathogenese der Gicht. Dtsch. med. Wschr. **81**, 492 (1956). — Traut, E. F., A. A. Knight, P. B. Szanto and E. W. Passerelli: Specific vascular changes in gout. J. Amer. med. Ass. **156**, 591 (1954).

Wyngaarden, J. B.: Overproduction of uric acid as the cause of hyperuricemia in gout. J. clin. Invest. **36**, 1508 (1957). — Gout. In: The metabolic base of inherited disease, herausgeg. von J. B. Stanbury, J. B. Wyngaarden und D. S. Fredrickson, S. 679. New York: McGraw-Hill 1960.

Zöllner, N.: Die Behandlung der Gicht. Dtsch. med. Wschr. **81**, 1997 (1956).

D. Ochronose (S. 166)

Black, R. L.: Use of cortisone in alkaptonuria. J. Amer. med. Ass. **155**, 968 (1954). — Black, R. L., J. F. Lowry and P. M. Duffy: Alcaptonuria and ochronosis. Report of five cases occurring in an American Family. A.M.A. Arch. intern. Med. **93**, 75 (1954). — Brogren, N.: Case of exogenic ochronosis from carbolic acid compresses. Acta derm.-venereol. (Stockh.) **32**, 258 (1952). — Bürger, M., u. W. Schulze: Osteoarthropathia und Osteoporosis alcaptonurica. Dtsch. Z. Verdau.- u. Stoffwechselkr. **13**, 49 (1953).

Coodley, E. L., and A. J. Greco: Clinical aspects of ochronisis. Amer. J. Med. **8**, 816 (1950).

Eisenberg, H.: Alkaptonuria, ochronosis, arthritis and ruptured intervertebral disk. Arch. intern. Med. **86**, 79 (1950).

Fishberg, E. H.: The instantaneous diagnosis of alkaptonuria on a single drop of urine J. Amer. med. Ass. **119**, 882 (1942). — Fleck, F.: Zur Symptomatik und Entstehung der endogenen Ochronose. Derm. Wschr. **134**, 1317 (1956). — Friderich, H., u. W. Nikolowski: Endogene Ochronose. Arch. Derm. Syph. (Berl.) **192**, 273 (1951).

Galdston, M., J. M. Steele and K. Dobriner: Alcaptonuria and ochronosis. With a report of three patients and metabolic studies in two. Amer. J. Med. **13**, 432 (1952).

Hench, P. S.: Rheumatism and arthritis: Review of American and English literature of recent years (9th rheumatism review). Ann. intern. Med. **28**, 309 (1948). — Hertzberg, J.: On osteoarthrosis alkaptonurica (ochronotica) with description of one case. Acta radiol. (Stockh.) **26**, 484 (1945). — Hogben, L., R. L. Worall and I. Zieve: The genetic basis of alkaptonuria. Proc. roy. Soc. Edinb. **52**, 264 (1931/32).

KAUFMANN, E.: Die pathologischen Pigmentierungen der Haut in innerer Medizin, Neurologie und Psychiatrie. In Handbuch der Haut- und Geschlechtskrankheiten, herausgeg. von J. JADASSOHN, Bd. IV, Teil 2, S. 1011. Berlin: Springer 1933. — KLEIN, O., u. K. BLOCH: Beseitigung der Alkaptonurie durch parenterale Zufuhr von Leberextrakten. Klin. Wschr. 15, 1684 (1939).

LANYAR, F.: Über den Abbau der d- und l-Form des Phenylalanins und der d,l- und l-Form des Tyrosins durch den Alkaptonuriker. Hoppe-Seylers Z. physiol. Chem. 275, 217 (1942). — LAYMON, C. W.: Ochronosis. Arch. Derm. Syph. (Chicago) 67, 553 (1953).

MARTIN, W. J., L. O. UNDERDAHL and D. R. MATHIESON: Alkaptonuria: report of three cases. Proc. Mayo Clin. 27, 193 (1952).

PIETER, H.: Une famille d'alcaptonuriques. Presse méd. 33, 1310 (1925). — POMERANZ, M. M., L. J. FRIEDMAN and I. S. TUNICK: Roentgen findings in alkaptonuric ochronosis. Radiology 37, 295 (1941).

RAVDIN, R. G., and D. I. CRANDALL: The enzymatic conversion of homogentisic acid to 4-fumarylacetoacetic acid. J. biol. Chem. 189, 137 (1951).

SKINSNES, O. K.: Generalized ochronosis. Arch. Path. (Chicago) 45, 552 (1948). — SMITH, J. W.: Ochronosis of the sclera and cornea complicating alkaptonuria. J. Amer. med. Ass. 120, 1282 (1942). — STEELE, J. M., K. DOBRINER and M. GALDSTON: Studies of homogentisic acid production in a case of alkaptonuria. J. clin. Invest. 19, 792 (1940).

YOUNG, H. H.: Calculi of the prostate associated with ochronosis and alkaptonuria. J. Urol. (Baltimore) 51, 48 (1944).

E, I. Metastatische Kalkablagerungen (S. 173)

ALBRIGHT, F., and E. C. REIFENSTEIN jr.: The parathyroid glands and metabolic bone disease. Baltimore: Williams & Wilkins 1948.

BASS, M. R., and J. PAKTER: Congenital polycystic kidneys with secondary bone changes (Renal hyperparathyroidism; renal rickets). J. Mt. Sinai Hosp. 4, 882 (1938). — BAUER, J. M., and R. H. FREYBERG: Vitamin D intoxication with metastatic calcification. J. Amer. med. Ass. 130, 1208 (1946). — BEVANS, M., and H. K. TAYLOR: Lesions following the use of Ertron in rheumatoid arthritis. Amer. J. Path. 23, 367 (1947). — BURKHOLDER, T. M., and R. R. BRAUND: Massive calcinosis with chronic renal insufficiency due to polycystic kidneys; a case report. J. Urol. (Baltimore) 57, 1001 (1947). — BURNETT, C. H., R. R. COMMONS, F. ALBRIGHT and J. E. HOWARD: Hypercalcemia without hypercalcuria or hypophosphatemia, calcinosis and renal insufficiency. A syndrome following prolonged intake of milk and alkali. New Engl. J. Med. 240, 787 (1949).

Case Records of Massachusetts General Hospital, Case 36371. New Engl. J. Med. 243, 418 (1950). — CASTLEMAN, B., and T. B. MALLORY: The pathology of the parathyroid gland in hyperparathyroidism. Amer. J. Path. 11, 1 (1935). — Parathyroid hyperplasia in chronic renal insufficiency. Amer. J. Path. 13, 553 (1937). — CHRISTENSEN, W. R., C. LIEBMAN and M. C. SOSMAN: Skeletal and periarticular manifestations of hypervitaminosis D. Amer. J. Roentgenol. 65, 27 (1951). — CREVELD, S. VAN: Disturbances of metabolism in Besnier-Boeck's disease. Ann. paediat. (Basel) 157, 1 (1941). — CURTIS, L. E., and A. E. FELLER: Hyperparathyroidism with calcinosis and secondary to renal disease; report of a probable case. Ann. intern. Med. 17, 1005 (1942).

DANOWSKI, F. S., A. W. WINKLER and J. P. PATERS: Tissue calcification and renal failure produced by massive dose vitamin D therapy of arthritis. Ann. intern. Med. 23, 22 (1945). — DRESKIN, E. A., and T. A. FOX: Adult renal osteitis fibrosa with metastatic calcification and hyperplasia of one parathyroid gland. Arch. intern. Med. 86, 533 (1950).

FLEISCHNER, F. G., and S. R. SHALEK: Conjunctival and corneal calcification in hypercalcemia. New Engl. J. Med. 241, 863 (1949).

GRAYZEL, D. M., and M. LEDERER: Metastatic calcification. Arch. intern. Med. 64, 136 (1939).

HANES, F. M.: Hyperparathyroidism due to parathyroid adenoma, with death from parathormone intoxication. Amer. J. med. Sci. 197, 85 (1939). — HENNEMAN, P. H., and W. H. BAKER: Two mechanisms of sustained hypercalcemia following hypervitaminosis D and the milk-alkali syndrome. J. clin. Invest. 36, 899 (1957). — HENNEMAN, P. H., E. F. DEMPSEY, E. L. CARROLL and F. ALBRIGHT: The cause of hypercalcuria in sarcoid and its treatment with cortisone and sodium phytate. J. clin. Invest. 35, 1229 (1956). — HERBERT, F. K., H. G. MILLER and G. O. RICHARDSON: Chronic renal disease, secondary parathyroid hyperplasia, decalcification of bone and metastatic calcification. J. Path. Bact. 53, 161 (1941). — HUBBARD, R. S., and J. A. WENTWORTH: A case of metastatic calcification associated with chronic nephritis and hyperplasia of the parathyroids. Proc. Soc. exp. Biol. (N.Y.) 18, 307 (1921).

Jadassohn, J.: Über „Kalkmetastasen" in der Haut. Arch. Derm. Syph. (Berl.) **100**, 317 (1910). — Jackson, A., G. C. Bates, M. Slavin and M. D. McFarland: Renal osteodystrophy associated with diabetes mellitus. Arch. intern. Med. **85**, 11 (1950).

Kaufman, M., and J. W. Dow: Hyperparathyroidism with calcinosis, probably secondary to renal disease. Lahey Clin. Bull. **5**, 21 (1946). — Kerl, W.: Beiträge zur Kenntnis der Verkalkungen der Haut. Arch. Derm. Syph. (Berl.) **126**, 172 (1918/19). — Klatskin, G., and M. Gordon: Renal complications of sarcoidosis and their relationship to hypercalcemia. Amer. J. Med. **15**, 484 (1953).

Laubmann: Hochgradige Kalkmetastasierung bei Epithelkörperchentumor. Verh. dtsch. path. Ges. **27**, 231 (1934). — Longcope, W. T., and D. G. Freiman: A study of sarcoidosis. Medicine (Baltimore) **31**, 1 (1952).

Magnus, H. A., and R. B. Scott: Chronic renal destruction and parathyroid hyperplasia. J. Path. Bact. **42**, 665 (1936). — Marsden, J. P.: Metastatic calcification; notes on twins born shortly after attack of smallpox in mother. Brit. J. Child. Dis. **27**, 193 (1930). — Morgan, A. D., and N. F. Maclagan: Renal disease in hyperparathyroidism. Amer. J. Path. **30**, 1141 (1954). — Mulligan, R. M.: Metastatic calcification associated with hypervitaminosis D and haliphagia. Amer. J. Path. **22**, 1293 (1946). — Metastatic calcification. Arch. Path. (Chicago) **43**, 177 (1947).

Naegeli, O.: Kalkablagerungen. In Handbuch der Haut- und Geschlechtskrankheiten, herausgeg. von J. Jadassohn, Bd. IV/3, S. 358. Berlin: Springer 1932.

Penecke: Über zwei Fälle von Ostitis fibrosa Recklinghausen mit Epithelkörperchentumoren. Zbl. allg. Path. path. Anat. **37**, 535 (1926). — Platt, R., and T. K. Owen: Renal dwarfism associated with calcification of arteries and skin. Lancet **1934 II**, 135. — Pollack, H., and S. Siegal: Parathyroid hyperplasia and calcinosis associated with renal disease. J. Mt Sinai Hosp. **2**, 270 (1936). — Putkonen, T., and G. A. Wangel: Renal hyperparathyroidism with metastatic calcification of the skin. Dermatologica (Basel) **118**, 127 (1959).

Schüpbach, A., u. M. Wernly: Hyperkalzämie und Organverkalkungen bei Boeckscher Krankheit. Acta med. scand. **115**, 401 (1943). — Smyth, F. S., and L. Goldman: Renal rickets with metastatic calcification and parathyroid dysfunction. Amer. J. Dis. Child. **48**, 596 (1934). — Soffer, L. J., and C. Cohn: Primary and secondary hyperparathyroidism. Arch. intern. Med. **71**, 630 (1943).

Walsh, F. B., and J. E. Howard: Conjunctival and corneal lesions in hypercalcemia. J. clin. Endocr. **7**, 644 (1947). — Weidman, F. D., and L. W. Shaffer: Calcification of the skin, including the epiderm in connection with extensive bone resorption. Arch. Derm. Syph. (Chicago) **14**, 513 (1926). — Wells, H. G., and S. W. Holley: Metastatic calcification in osteitis deformans (Paget's disease of the bone). Arch. Path. (Chicago) **34**, 435 (1942). — Wermer, P., M. Kuschner and E. A. Riley: Reversible metastatic calcification associated with excessive milk and alkali intake. Amer. J. Med. **14**, 108 (1953). — Wigley, J. E. M., and D. Hunter: Calcinosis in a case of chronic nephritis with secondary hyperparathyroidism. Proc. roy. Soc. Med. **38**, 141 (1945). — Wilson, C. W., W. L. Wingfield and E. C. Toone jr.: Vitamin D poisoning with metastatic calcification. Amer. J. Med. **14**, 116 (1953).

E, II. Calcinosis cutis (S. 182)

Bauer, W., A. Marble and G. A. Bennett: Further studies in a case of calcification of subcutaneous tissue ("calcinosis universalis") in a child. Amer. J. med. Sci. **182**, 237 (1931). — Briggs, J. N., and R. S. Illingworth: Calcinosis universalis treated with adrenocorticotrophic hormone and cortisone. Lancet **1952 II**, 800. — Brooks, W. D. W.: Calcinosis. Quart. J. Med. **27**, 293 (1934).

Cornbleet, T., C. I. Reed and B. P. Reed: X-ray diffraction studies in calcinosis. J. invest. Derm. **13**, 171 (1949). — Craig, J., and A. Lyall: Calcinosis universalis, suggested methods of treatment. Brit. J. Child. Dis. **28**, 29 (1931).

Debré, R., P. Mozziconacci, J. Rivron et M. Goulon: Dermatomyosite à évolution lente avec calcifications, action favorable de l'A.C.T.H. Arch. franç. pédiat. **10**, 619 (1953).

Epstein, E.: Idiopathic calcinosis cutis. Arch. Derm. Syph. (Chicago) **34**, 367 (1936).

Forester, W. G., and W. W. Swanson: Calcinosis in a new-born infant. Amer. J. Dis. Child. **42**, 1267 (193)1. — Friedländer, J.: Untersuchungen des Gesamtmineralwechsels bei Calcinosis universalis. Dtsch. Arch. klin. Med. **166**, 107 (1930).

Gomori, G.: Calcification and phosphatase. Amer. J. Path. **19**, 197 (1943).

Hecht, M. S.: Dermatomyositis in childhood. J. Pediat. **17**, 791 (1940). — Houston, C. J., and E. Johnson: A case of unusual calcium deposition due to Raynaud's disease. Canad. med. Ass. J. **39**, 60 (1938).

Kennedy, R. L. J.: Calcinosis and scleroderma; treatment of a case by use of the ketogenic diet. J. Pediat. **1**, 667 (1932).

MARCUS, M. D., and W. E. WOOLDRIDGE: Poikilodermatomyositis (Poikiloderma vasculare atrophicans). Arch. Derm. Syph. (Chicago) 62, 131 (1950). — MORSE, J. L.: Calcification of the skin in a child. Amer. J. Dis. Child. 22, 412 (1921).

NAEGELI, O.: Kalkablagerungen. In Handbuch der Haut- und Geschlechtskrankheiten, herausgeg. von J. JADASSOHN, Bd. IV/3, S. 396. Berlin: Springer 1932. — NITKIN, R. L.: Soft tissue calcification in acrodermatitis chronica atrophicans. N.Y. St. J. Med. 41, 1663 (1941).

OBERMAYER, M. E., and K. B. MUIR: Calcinosis. Arch. Derm. Syph. (Chicago) 32, 684 (1935). — O'LEARY, P. A., and M. WAISMAN: Dermatomyositis: a study of forty cases. Arch. Derm. Syph. (Chicago) 41, 1001 (1940).

PETERS, J. H., R. H. HORN and L. GREEMAN: Idiopathic calcinosis universalis cutis without disability. Ann. intern. Med. 32, 138 (1950). — PONHOLD, J.: Zur Histologie der Kalkgicht. Arch. Derm. Syph. (Berl.) 182, 412 (1941).

ROTHSTEIN, J. L., and S. WELT: Calcinosis universalis and calcinosis circumscripta in infancy and in childhood. Amer. J. Dis. Child. 52, 368 (1936). — RUDOLPH, C. C.: Calcinosis universalis and dermatomyositis. J. Pediat. 4, 342 (1934).

SALVESEN, H. A., and J. BÖE: On calcinosis. Acta med. scand. 92, 389 (1937). — SCHIFF, B. L., and A. B. KERN: Metabolic calcinosis in the newborn. A.M.A. Arch. Derm. Syph. 68, 672 (1953). — SHEARD jr., C.: Dermatomyositis. A.M.A. Arch. intern. Med. 88, 640 (1951). — SHELDON, J. H.: Calcinosis universalis. Proc. roy. Soc. Med. 27, 623 (1933/34). — SILVA, F., A. DE A. PONDÉ and F. LICHTENBERG: Poikilodermatomyositis with calcinosis cutis. Arch. Derm. Syph. (Chicago) 68, 588 (1953). — SKOSSOGORENKO, G. F.: Calcinosis interstitialis universalis. J. Bone & Jt. Surg. 14, 339 (1932). — SPAHR, A., u. H. BRENN: Die Calcinosis interstitialis bei Dermatomyositis. Helv. paediat. Acta 12, 48 (1957). — STEINITZ, H.: Calcinosis circumscripta („Kalkgicht") und Calcinosis universalis. Ergebn. inn. Med. Kinderheilk. 39, 216 (1931).

THIBIERGE, G., et A. J. WEISSENBACH: Concrétions calcaires sous-cutanées et sclérodermie. Ann. Derm. Syph. (Paris) 2, 129 (1911).

WEDGWOOD, R. J. P., C. P. COOK and J. COHEN: Dermatomyositis. Report of 26 cases in children with a discussion of endocrine therapy in 13. Pediatrics 12, 447 (1953). — WEISSENBACH, R. J., G. BASCH et M. BASCH: Essai critique sur la pathogénie des concrétions calcaires des sclérodermies (syndrome de Thibierge-Weissenbach) et des syndromes voisins. Ann. Méd. 31, 504 (1932). — WHEELER, C. E., A. C. CURTIS, E. P. CAWLEY, R. H. GREKIN and B. ZHEUTLIN: Soft tissue calcification, with special reference to its occurrence in the collagen diseases. Ann. intern. Med. 36, 1050 (1952). — WILENS, J., and J. DERBY: Calcification of subcutaneous tissue in a child (calcinosis universalis). Amer. J. Dis. Child. 31, 34 (1926). — WISKEMANN, A.: Calcinosis cutis universalis und Poikilodermie. Arch. Derm. Syph. (Berl.) 199, 507 (1955).

ZELLWEGER, H.: Calcinosis interstitialis universalis bei Angiotrophoneurose. Helv. paediat. Acta 3, 287 (1948).

E, III. Dystrophische Kalkablagerungen (S. 188)

FINNERUD, C. W., and R. NOMLAND: Pseudoxanthoma elasticum. Arch. Derm. Syph. (Chicago) 35, 653 (1937).

GOUGEROT, H., and TABERNAT: Dermo-hypodermite calcifiante: granulome calcaire cutané. Ann. Derm. Syph. (Paris) 9, 300 (1949). — GRÖNBLAD, E.: Calcinosis cutis in pseudoxanthoma elasticum. Acta derm.-venereol. (Stockh.) 28, 270 (1948).

HOLT, J. F.: The Ehlers-Danlos syndrome. Amer. J. Roentgenol. 55, 420 (1946).

LINDNER, B.: Die Phlebitis als Ursache subkutaner Verkalkungen. Derm. Wschr. 125, 221 (1952). — Über disseminierte Unterschenkel-Hautverkalkungen (Calcinosis subcutanea postphlebitica). Arch. Derm. Syph. (Berl.) 196, 403 (1953). — LOBITZ jr., W. C., and A. E. OSTERBERG: Pseudoxanthoma elasticum: microincineration. J. invest. Derm. 15, 297 (1950).

NAEGELI, O.: Kalkablagerungen. In Handbuch der Haut- und Geschlechtskrankheiten, herausgeg. von J. JADASSOHN, Bd. IV/3, S. 423. Berlin: Springer 1932.

RACHOLD, H.: Über Knochenneubildung in der Subkutis beider Unterschenkel. Derm. Wschr. 99, 1141 (1934).

STEIGLEDER, G. K., and H. ELSCHNER: Lokalisierte Calcinosis. Hautarzt 8, 127 (1957).

TANNENHAIN, E. G. v.: Zur Kenntnis des Pseudoxanthoma elasticum (Darier). Wien. klin. Wschr. 14, 1038 (1901). — TOBIAS, N.: Danlos syndrome associated with congenital lipomatosis. Arch. Derm. Syph. (Chicago) 30, 540 (1934).

WEBER, F. PARKES, and J. K. AITKEN: Nature of the subcutaneous spherules in some cases of the Ehlers-Danlos syndrome. Lancet 1938 I, 198. — WENDLBERGER, J.: Dystrophische

Verkalkungen bei einem Fall von Ulcus varicosum cruris. Derm. Wschr. 102, 50 (1936). — WINER, L. H.: Solitary congenital nodular calcification of the skin. A.M.A. Arch. Derm. Syph. (Chicago) 66, 204 (1952).

F. Porphyrien (S. 190)

ALDRICH, R. A., V. HAWKINSON, M. GRINSTEIN and C. J. WATSON: Photosensitive or congenital porphyria with hemolytic anemia. I. Clinical and fundamental studies before and after splenectomy. Blood 6, 685 (1951). — ALDRICH, R. A., R. F. LABBE and E. L. TALMAN: A review of porphyrin metabolism with special reference to childhood. Amer. J. med. Sci. 230, 675 (1955). — ANDERSON, T. MACCALL.: Hydroa aestivale in two brothers, complicated with the presence of haematoporphyrin in the urine. Brit. J. Derm. 10, 1 (1898). — ASHBY, H. T.: Haematoporphyria congenita (congenital porphyrinuria): its association with hydroa vacciniforme and pigmentation of the teeth. Quart. J. Med. 19, 375 (1926).

BAZIN, E.: Leçons théoriques et cliniques sur les affections génériques de la peau. Paris 1862. — BEERMAN, H., and T. PASTRAS: The porphyrias: a discussion of some current concepts. Amer. J. med. Sci. 235, 471 (1958). — BERGH, VAN DEN, A. A. HIJMANS u. W. GROTEPASS: Ein bemerkenswerter Fall von Porphyrie. Wien. klin. Wschr. 50, 837 (1937). — BERGH, VAN DEN, A. A. HIJMANS, REGNIERS u. MULLER: Ein Fall von kongenitaler Porphyrinurie mit Koproporphyrin in Harn und Stuhl. Arch. Verdau.-Kr. 42, 302 (1928). — BERING, F., u. J. BARNEWITZ: Aktinische Dermatosen. Hydroa vacciniforme. In Handbuch der Haut- und Geschlechtskrankheiten, herausgeg. von J. JADASSOHN, Bd. IV/1, S. 143. Berlin: Springer 1932. — BERMAN, J., u. T. BIELICKÝ: Einige äußere Faktoren in der Ätiologie der Porphyria cutanea tarda und des Diabetes mellitus mit besonderer Berücksichtigung der syphilitischen Infektion und ihrer Behandlung. Dermatologica (Basel) 113, 78 (1956). — BLUM H. F., and N. PACE: Studies of photosensitization by porphyrins. Brit. J. Derm. Syph. 49, 464 (1937). — BOGORAD, L.: The enzymatic synthesis of porphyrins from porphobilinogen. J. biol. Chem. 233, 516 (1958). — BOLGERT, M., and J. CANIVET: Cutaneous porphyria in the adult. Brit. J. Derm. 66, 312 (1954). — BOLGERT, M., J. CANIVET et J. LÉPINE: Lésions scléro-lichéniennes et scléro-vitiligineuses de la porphyrie cutanée de l'adulte. Ann. Derm. Syph. (Paris) 83, 142 (1956). — BOLGERT, M., J. CANIVET et M. LESOURD: Trois cas de porphyrie cutanée congénitale (maladie de Günther) dans la même fratrie. Bull. Soc. franç. Derm. Syph. 59, 233 (1952). — BORST, M., u. H. KÖNIGSDÖRFFER: Untersuchungen über Porphyrie mit besonderer Berücksichtigung der Porphyria congenita. Leipzig: S. Hirzel 1929. — BRUGSCH, J.: Melanodermie-Porphyrie (Porphyrie mit Melanodermie). Z. ges. inn. Med. 11, 5 (1956). — BRUNSTING, L. A.: Observations on porphyria cutanea tarda. A.M.A. Arch. Derm. Syph. 70, 551 (1954). — BRUNSTING, L. A., J. T. BRUGSCH and P. A. O'LEARY: Quantitative investigation of porphyrin metabolism in diseases of the skin. Arch. Derm. Syph. (Chicago) 39, 294 (1939). — BRUNSTING, L. A., and H. L. MASON: Porphyria with cutaneous manifestations. Arch. Derm. Syph. (Chicago) 60, 66 (1949). — BRUNSTING, L. A., H. L. MASON and R. A. ALDRICH: Adult form of chronic porphyria with cutaneous manifestations. J. Amer. med. Ass. 146, 1207 (1951).

CALETTI, G.: Luciti a tipo epidermolisi bullosa con porfiria. G. ital. Derm. Sif. 89, 187 (1948). — CALVERT, R. J., and C. RIMINGTON: Porphyria cutanea tarda in relapse: a case report. Brit. med. J. 1953 II, 1131. — CALVY, G. L., and C. C. DUNDON: Roentgen manifestations of acute intermittent porphyria. Radiology 58, 204 (1952). — CALVY, G. L., E. J. JARUSZEWSKI and H. H. CARROLL: Porphyria: clinical observations and a family vignette. Ann. intern. Med. 34, 767 (1951). — CAPELLI, J.: Caso singolare di hydroa vacciniforme con ematoporfirinuria ed ipertricosi. G. ital. Mal. vener. 55, 481 (1914). — COMFORT, A., H. MOORE and M. WEATHERALL: Normal human urinary porphyrins. Biochem. J. 58, 177 (1954). — CORNBLEET, T.: Cutaneous appearance of porphyria by ultraviolet light. A.M.A. Arch. Derm. 73, 34 (1956). — COULONJOU, R., J. POUDEROUT et E. DEROUET: Porphyrie aigue intermittente grave avec sequelles neurologiques: action favorable du 4560 RP. Rev. neurol. 88, 122 (1953).

DANNENBERG, H., u. H. REINWEIN: Zur Klinik der Porphyria cutanea tarda. Dtsch. Arch. klin. Med. 202, 214 (1955). — DAVIS, M. J., u. D. E. VAN DER PLOEG: Acute porphyria and coproporphyrinuria following chloroquine therapy. A.M.A. Arch. Derm. 75, 796 (1957). — DEAN, G., and H. D. BARNES: The inheritance of porphyria. Brit. med. J. 1955 II, 89. — DILLAHA, C. J., and W. HICKLIN: Experimental therapy of chronic porphyria with vitamin B_{12}. J. invest. Derm. 19, 489 (1952). — DISCOMBE, G., and C. S. TREIP: Cutaneous manifestations of porphyria. Brit. med. J. 1953 II, 1134. — DOBRINER, K., W. H. STRAIN, H. GUILD and S. A. LOCALIO: The excretion of porphyrins in congenital porphyria. J. clin. Invest. 17, 761 (1938). — DUNSKY, I., S. SMITH-FREEMAN and S. GIBSON: Porphyria and porphyrinuria. Amer. J. Dis. Child. 74, 305 (1947).

EHRMANN, S.: Weitere Untersuchungen über Lichtwirkung bei Hydroa aestivalis (Bazin) und Sommereruption (nach HUTCHINSON). Arch. Derm. Syph. (Berl.) 97, 75 (1909).

FELDAKER, M., H. MONTGOMERY and L. A. BRUNSTING: Histopathology of porphyria cutanea tarda. J. invest. Derm. **24**, 131 (1955). — FINDLEY, G. H., and H. D. BARNES: Congenital porphyria, hydroa aestivale and hypertrichosis in a South African Bantu. Lancet **1950**II, 846. — FISCHER, H.: Über das Urinporphyrin. Hoppe-Seylers Z. physiol. Chem. **95**, 34 (1915). — Über das Kotporphyrin. Hoppe-Seylers Z. physiol. Chem. **96**, 148 (1915). — Farbstoffe mit Pyrrolkernen. In: Handbuch der Biochemie des Menschen und der Tiere. Herausgeg. von C. OPPENHEIMER. 2. Aufl., Bd. I, S. 351. Jena: Gustav Fischer 1924. — FISCHER, H., H. HILMER, F. LINDNER u. B. PÜTZER: Zur Kenntnis der natürlichen Porphyrine. XVIII. Mitteilung. Chemische Befunde bei einem Fall von Porphyrinurie (Petry). Hoppe-Seylers Z. physiol. Chem. **150**, 44 (1925).

GARCIN, R., et J. LAPRESLE: Manifestations nerveuses des porphyries. Sem. Hôp. Paris **26**, 3404 (1950). — GIBSON, K. D., A. NEUBERGER and J. J. SCOTT: The enzymatic conversion of δ-aminolaevulinic acid to porphobilinogen. Biochem. J. **58**, xli (1954). — GOTTRON, H. A., u. F. ELLINGER: Beitrag zur Klinik der Porphyrie. Arch. Derm. Syph. (Berl.) **164**, 11 (1931). — Klinische und experimentelle Befunde bezüglich der Reaktion des Gefäßbinde-gewebesapparates der Haut bei der Porphyrie. Arch. Derm. Syph. (Berl.) **167**, 325 (1933). — GRANICK, S.: Porphyrin biosynthesis in erythrocytes. I. Formation of δ-aminolevulinic acid in erythrocytes. J. biol. Chem. **232**, 1101 (1958). — GRANICK, S., u. D. MAUZERALL: Porphyrin biosynthesis in erythrocytes. II. Enzymes converting δ-aminolevulinic acid to co-proporphyrinogen. J. biol. Chem. **232**, 1119 (1958). — GRANICK, S., u. H. G. V. VAN DEN SCHRIECK: Porphobilinogen and δ-amino levulinic acid in acute porphyria. Proc. Soc. exp. Biol. (N.Y.) **88**, 270 (1955). — GRAY, A. M. H.: Haematoporphyria congenita with hydroa vacciniforme and hirsuties. Quart. J. Med. **19**, 381 (1926). — GRAY, C. H.: Acute porphyria. Report of a case. Arch. intern. Med. **85**, 459 (1950). — GRAY, C. H., M. H. MUIR and A. NEUBERGER: Studies in congenital porphyria. Biochem. J. **47**, 542 (1950). — GRAY, C. H., and A. NEUBERGER: Investigations on porphyrin formation in congenital porphyria with the aif of ^{15}N. Biochem. J. **44**, xlv (1949). — Studies in congenital porphyria. I. Incorporation of ^{15}N into coproporphyrin, uroporphyrin and hippuric acid. Biochem. J. **47**, 81 (1950). — GRAY, C. H., C. RIMINGTON and S. THOMSON: A case of chronic porphyria associated with recurrent jaundice. Quart. J. Med. **17**, 123 (1948). — GRINSTEIN, M., S. SCHWARTZ and C. J. WATSON: Studies of the uroporphyrins. I. The purification of uroporphyrin I and the nature of Waldenström's uroporphyrin, as isolated from porphyria material. J. biol. Chem. **157**, 323 (1945). — GÜNTHER, H.: Die Hämatoporphyrie. Dtsch. Arch. klin. Med. **105**, 89 (1911). — Die Bedeutung der Hämatoporphyrine in Physiologie und Pathologie. Ergebn. allg. Path. path. Anat. **20**, 608 (1922).

HAMMINGA, H.: Porphyria with light sensitivity. Ned. T. Geneesk. **95**, 696 (1951). — HAUSMANN, W.: Die sensibilisierende Wirkung tierischer Farbstoffe und ihre physiologische Bedeutung. Wien. klin. Wschr. **22**, 1820 (1909). — HERNANDO, T.: La porphyrie: ses manifestations digestives, cutanées et oculaires. Biol. méd. (Paris) **36**, 293 (1938). — HOPPE-SEYLER, F.: Hämatoporphyrine. Med. chem. Untersuch. 4, 523 (1871).

IPPEN, H.: Zur Pathogenese der Porphyria cutanea tarda. Arch. klin. exp. Derm. **212**, 467 (1961).

KARK, R. M.: Clinical aspects of the major porphyrinopathies. Med. Clin. N. Amer. **39**, 11 (1955). — KIMMIG, J.: Lichtdermatosen und Lichtschutz. Arch. Derm. Syph. (Berl.) **200**, 68 (1955). — KITAGAWA, K.: Über Hämatoporphyria congenita „Hans Günther" und ihre experimentelle Untersuchung. Jap. J. Derm. Urol. **27**, 43 (1927). — KOSENOW, W.: Erythrocyten-Primärfluoreszenz bei Porphyrin-Dermatosen. Med. Klin. **49**, 1099 (1954). — Zur Diagnostik der Porphyrin-Dermatosen. Arch. Derm. Syph. (Berl.) **200**, 89 (1955). — KUSKE, H.: Zum Problem der Hautveränderungen bei Porphyrie. Dermatologica (Basel) **92**, 149 (1946).

LAGEDER, K.: Klinische Porphyrinuntersuchungen mit einer quantitativen spektroskopischen Methode. Arch. Verdau.-Kr. **56**, 237 (1934). — LANGHOF, H., u. G. MILDSCHLAG: Aktinisch-traumatisch-bullöse Porphyrindermatose kombiniert mit beginnender Hämochromatose. Arch. Derm. Syph. (Berl.) **199**, 21 (1954). — LANGHOF, H., H. MÜLLER u. L. RIETSCHEL: Untersuchungen zur familiären, protoporphyrinämischen Lichturticaria. Arch. klin. exp. Derm. **212**, 506 (1961). — LEONHARDI, G., u. M. BAIER: Die cutane Form der hepatischen Porphyrie und die Porphyrinausscheidung im Harn. Arch. klin. exp. Derm. **207**, 554 (1958). — LINDEN, I. H., C. G. STEFFEN, V. D. NEWCOMER u. M. CHAPMAN: Development of porphyria during chloroquine therapy for chronic discoid lupus erythematosus. Calif. Med. **81**, 235 (1954). — LINSER, P.: Über den Zusammenhang zwischen Hydroa aestivale und Hämatoporphyrie. Arch. Derm. Syph. (Berl.) **79**, 251 (1906). — LONDON, I. D.: Porphyria cutanea tarda. Report of a case successfully treated with chloroquine. A.M.A. Arch. Derm. **75**, 801 (1957). — LONDON, I. M., R. WEST, D. SHEMIN and D. RITTENBERG: Porphyrin formation and hemoglobin metabolism in congenital porphyria. J. biol. Chem. **184**, 365 (1950).

MACGREGOR, A. G., R. E. H. NICHOLAS and C. RIMINGTON: Porphyria cutanea tarda. A.M.A. Arch. intern. Med. **90**, 483 (1952). — MACKEY, L., and A. E. GARROD: A further contribution to the study of congenital porphyrinuria (Haematoporphyria congenita). Quart. J. Med. **19**, 357 (1926). — MARCOZZI, A.: Epidermolisi bullosa distrofica con ematoporfirinuria ed alterazione endocrino-simpatica (Eritrodontia). Arch. ital. Derm. **4**, 555 (1929). — MARKOVITZ, M.: Acute intermittent porphyria: a report of five cases and a review of the literature. Ann. intern. Med. **41**, 1170 (1954). — MARTIN, W. J., and F. J. HECK: The porphyrins and porphyria. A review of eighty-one cases. Amer. J. Med. **20**, 239 (1956). — MARVAL, L. DE, y R. PONS: Concomitancía entre una porfirinuria congénita en ictericia hemolítica. Esplanectomia. Arch. argent. Pediat. **5**, 220 (1934). — MATSUOKA, K.: Über Haematoporphyria congenita. Jap. J. Derm. **28**, 38 (1926). — MAUZERALL, D., u. S. GRANICK: Porphyrin biosynthesis in erythrocytes. III. Uroporphyrinogen and its decarboxylase. J. biol. Chem. **232**, 1141 (1958).— MAY, E., M. BLOCH-MICHEL, PONCET-GUARET et P. TOURNIER: Porphyrie familiale (maladie de Günther). Bull. Soc. méd. Hôp. Paris **64**, 340 (1948). — McFARLAND, A. R., and W. H. STRAIN: Significance of porphyrin content of urine in dermatoses associated with sensitivity to light. Arch. Derm. Syph. (Chicago) **38**, 727 (1938). — MEINERI, A.: Sindrome cutanea a tipo di epidermolisi bullosa, a di idroa vacciniforme con porfiria. Dermosifilografo **6**, 389 (1931). — MELBY, J. C., J. P. STREET and C. J. WATSON: Chlorpromazine in the treatment of porphyria. J. Amer. med. Ass. **162**, 174 (1956). — MENAGH, F., and C. E. REYNER: Hydroa aestivale: congenital porphyria. A.M.A. Arch. Derm. Syph. **63**, 518 (1951). — MERKELBACH, O.: Porphyrie I (cutane und abdominelle Form). Schweiz. med. Wschr. **24**, 1182 (1943). — MERTENS, E.: Über die bei akuter Porphyrie auftretenden Porphyrine. Hoppe-Seylers Z. physiol. Chem. **250**, 57 (1937). — MEYER-BETZ, F.: Untersuchungen über die biologische (photodynamische) Wirkung des Hämatoporphyrins und anderer Derivate des Blut- und Gallenfarbstoffes. Dtsch. Arch. klin. Med. **112**, 476 (1913). — MICHELSON, H. E.: Hydroa aestivale and porphyrin dermatoses. A.M.A. Arch. Derm. Syph. **71**, 628 (1955). — MINDEN, H.: Beitrag zur Diagnostik der Porphyria cutanea tarda. Z. ges. inn. Med. **11**, 232 (1956). — MONACO, R. N., R. D. LEEPER, J. J. ROBBINS and G. L. CALVY: Intermittent acute porphyria treated with chlorpromazine. New Engl. J. Med. **256**, 309 (1957).

NENCKI, M., u. N. SIEBER: Über das Hämatoporphyrin. Naunyn-Schmiedeberg's Arch. exp. Path. Pharmak. **24**, 430 (1888). — NESBITT, L., and C. H. WATKINS: Acute porphyria. Amer. J. med. Sci. **203**, 74 (1942). — NICHOLAS, R. E. H.: Chromatographic methods for the separation and identification of porphyrins. Biochem. J. **48**, 309 (1951). — NICHOLAS, R. E. H., and C. RIMINGTON: Paper chromatography of porphyrins: some hitherto unrecognized porphyrins and further notes on the method. Biochem. J. **48**, 306 (1951). — Studies on the Waldenström porphyrin of acute porphyria urines. Biochem. J. **55**, 109 (1953).

OTTOLENGHI-LODIGIANI, F., e G. SERCHI: Le porfirine ed il loro metabolismo nella porfiria congenita. G. ital. Dermat. Sif. **89**, 187 (1948).

PAUL, K. G., A. ENGSTRÖM and B. ENGFELDT: Localization of porphyrins in bone tissue in a case of porphyria cutanea tarda. J. clin. Path. **6**, 135 (1953). — PAUL, K. G., and N. THYRESSON: The effect of BAL on a case of "cutaneous porphyria". Acta derm.-venereol. (Stockh.) **34**, 403 (1954). — PEACHEY, C. H., K. DOBRINER and W. H. STRAIN: Hydroa estivale in congenital porphyria. N.Y. St. J. Med. **38**, 848 (1938). — PERRY, H. O., and L. A. BRUNSTING: Porphyria cutanea tarda simulating dermatitis factitia. A.M.A. Arch. Derm. **74**, 198 (1956). — PETERS, H. A., S. WOODS, P. L. EICHMAN and H. H. REESE: The treatment of acute porphyria with chelating agents: a report of 21 cases. Ann. intern. Med. **47**, 889 (1957). — POZZAN, M.: Porfiria congenita con iperemolisi. Acta paediat. matina **6**, 995 (1953). — PRUNTY, F. T. G.: Acute porphyria: Investigations on pathology of porphyrins and identification of excretion of uroporphyrin I. Arch. intern. Med. **77**, 623 (1946).

RADAELI, F.: Contributo alla conoscenza dell' hydroa vacciniforme di Bazin. G. ital. Mal. vener. **52**, 93 (1911). — RIMINGTON, C.: Haems and porphyrins in health and disease, II. Acta med. scand. **143**, 177 (1952). — ROBERT, P.: Epidermolysis bullosa dystrophica-artige Dermatose bei kongenitaler Porphyrinurie. Dermatologica (Basel) **97**, 106 (1948).

SATO, A., and H. TAKAHASHI: A new form of congenital hematoporphyria: oligochromemia porphyrinuria (megalosplenica, congenita). Amer. J. Dis. Child. **32**, 325 (1926). — SCHMID, R.: The porphyrias. In: The metabolic base of inherited disease, herausgeg. von J. B. STANBURY, J. B. WYNGAARDEN u. D. S. FREDRICKSON, S. 939. New York: McGraw-Hill 1960. — SCHMID, R., S. SCHWARTZ and R. D. SUNDBERG: Erythropoetic (congenital) porphyria: a rare abnormality of the normoblasts. Blood **10**, 416 (1955). — SCHMID, R., S. SCHWARTZ u. C. J. WATSON: Neuere Ergebnisse auf dem Gebiete der Porphyrien. Acta haemat. (Basel) **10**, 150 (1953). —Porphyrin content of bone marrow and liver in the various forms of porphyria. A.M.A. Arch. intern. Med. **93**, 167 (1954). — SCHMIDT, P. R.: Neurologische und psychische Störungen bei Porphyrinkrankheiten. Fortschr. Neurol. Psychiat. **20**, 422 (1952). — SCHMIDT-LABAUME, F.: Ein besonders exzessiver Fall von Hydroa vacciniforme. Arch. Derm. Syph. (Berl.) **153**, 368 (1927). — SCHREUS, H. TH., u. C. CARRIÉ: Beobachtungen bei einem Fall von kongenitaler Porphyrie. Derm. Z. **62**, 347 (1931). — SCHRUMPF, A.: Porphyria improved after treatment with BAL. Acta med. scand. **145**, 338 (1953). — SCHWARTZ, S.: Porphyrin and heme synthesis. Fed. Proc. **13**, 293 (1954). — SCHWARTZ, S., and C. J. WATSON: Isolation of uroporphyrin from the feces in idiopathic porphyria. Proc. Soc. exp. Biol. (N.Y.) **47**, 390 (1941). — SHEMIN, D., I. M. LONDON and D. RITTENBERG: The synthesis of protoporphyrin in vitro by red blood cells of the duck. J. biol. Chem. **183**, 757 (1950). — SHEMIN, D., C. S. RUSSELL and T. ABRAMSKY: The succinate-glycine cycle. J. biol. Chem. **215**, 613 (1955). — SIEMENS, H. W.: Porphyria congenita mit Hypertrichosis. Hautarzt **8**, 36 (1957). — STICH, W.: Kongenitale und hereditäre Porphyrien. Mod. Probl. Pädiat. **3**, 139 (1957). — SUNDERMAN jr., F. W., and F. W. SUNDERMAN: Practical considerations of diseases of porphyrin metabolism. Amer. J. clin. Path. **25**, 1231 (1955). — SZODORAY, L., u. L. SÜMEGI: Über die Nosologie der chronischen cutanen Porphyrie. Dermatologica (Basel) **90**, 224 (1944).

TAPPEINER, S., u. H. TIRSCHEK: Das Syndrom der aktinisch-traumatischen bullösen Porphyrindermatose. Arch. Derm. Syph. (Berl.) **196**, 65 (1953). — TAUSSIG, L. R.: Hypersensitivity of the skin to light. Calif. west. Med. **39**, 301 (1933). — TAYLOR, I. J., M. L. SOLOMON, G. S. WEILAND and F. H. J. FIGGE: Chronic porphyria. J. Amer. med. Ass. **131**, 26 (1946). — THIELE, R.: Ein Fall von genuiner Hämatoporphyrie mit Polyneuritis und Symptom Psychose. Mschr. Psychiat. Neurol. **55**, 337 (1924). — TIO, T. H., and B. LEIJNSE: Porphyria cutanea tarda. A.M.A. Arch. Derm. **77**, 568 (1958). — TIO, T. H., B. LEIJNSE, A. JARRETT and C. RIMINGTON: Acquired porphyria from liver tumor. Clin. Sci. **16**, 517 (1957). — TULLOCH, L. G., and R. P. WARIN: Porphyria cutanea tarda following jaundice. Brit. J. Derm. **69**, 82 (1957). — TURNER, W. J., and M. E. OBERMAYER: Studies on porphyria, II. A case of porphyria accompanied with epidermolysis bullosa, hypertrichosis and melanosis. Arch. Derm. Syph. (Chicago) **37**, 549 (1938).

VANNOTTI, A.: Porphyrinurie und Porphyrinkrankheiten. In Handbuch der Inneren Medizin, herausgeg. von G. v. BERGMAN, W. FREY u. H. SCHWIEGK, Bd. VII/2, S. 779. Berlin-Göttingen-Heidelberg: Springer 1955.

WALDENSTRÖM, J.: Studien über Porphyrie. Acta med. scand. Suppl. **82** (1937). — Some observations on acute porphyria and other diseases with a change in the excretions of porphyrins. Acta med. scand. **83**, 281 (1934). — The porphyrias as inborn errors of metabolism. Amer. J. Med. **22**, 758 (1957). — WALDENSTRÖM, J., H. FINK u. W. HOERBURGER: Über ein neues bei der akuten Porphyrie regelmäßig vorkommendes Uroporphyrin. Hoppe-Seylers Z. physiol. Chem. **233**, 1 (1935). — WATSON, C. J.: The manifestations of the different forms of porphyria in relation to chemical findings. Trans. Ass. Amer. Physicians **64**, 345 (1951). — Porphyria. Advances in Internal Medicine, edit. W. DOCK and I. SNAPPER, Bd. VI, p. 234. Chicago: Year Book Publ. 1954. — WATSON, C. J., V. HAWKINSON, R. B. CAPPS and E. M. RAPPAPORT: Studies of coproporphyrin. IV. The per diem excretion and isomer distribution in the urine in infectious hepatitis, infectious mononucleosis, and mechanical jaundice. J. clin. Invest. **28**, 621 (1949). — WATSON, C. J., V. HAWKINSON, S. SCHWARTZ and D. SUTHERLAND: Studies of coproporphyrin. I. The per diem excretion and isomer distribution of coproporphyrin in normal human urine. J. clin. Invest. **28**, 447 (1949). — WATSON, C. J., and E. A. LARSON: The urinary coproporphyrins in health and disease. Physiol. Rev. **27**, 478 (1947). — WATSON, C. J., and S. SCHWARTZ: A simple test for urinary porphobilinogen. Proc. Soc. exp. Biol. (N.Y.) **47**, 393 (1941). — WATSON, C. J., S. SCHWARTZ and V. HAWKINSON: Studies of the uroporphyrins: II. Further studies of the porphyrins of the urine, feces, bile and liver in cases of porphyria, with particular reference to a Waldenström type porphyrin behaving as an entity on the Tswett column. J. biol. Chem. **157**, 345 (1945). — WEHRMACHER, W. H.: New symptomatic treatment for acute intermittent porphyria. Arch. intern. Med. **89**, 111 (1952). — WELLS, G. C., and C. RIMINGTON: Studies on a case of porphyria cutanea tarda. Brit. J. Derm. **65**, 337 (1953). — WOODS, S. M., H. A. PETERS and S. A. M. JOHNSON: Cutaneous porphyria with porphobilinogenuria. A.M.A. Arch. Derm. **77**, 559 (1958). WULF, K.: Beitrag zur Ätiologie der Lichtdermatosen. Arch. Derm. Syph. (Berl.) **197**, 209 (1954).

ZELIGMAN, I.: Urinary excretion of porphyrin in dermatoses. Arch. Derm. Syph. (Chicago) **54**, 281 (1946). — Red fluorescence of urine in Wood's Light as aid in office diagnosis of porphyria. Arch. Derm. Syph. (Chicago) **61**, 853 (1950). — Porphyrins, porphyrinuria and porphyria. A.M.A. Arch. Derm. **74**, 33 (1956). — ZELIGMAN, I., and M. BAUM: Porphyric bullous dermatosis. Arch. Derm. Syph. (Chicago) **58**, 357 (1948). — ZUELZER, W. W., u. E. KAPLAN: Persönliche Mitteilung, zit. von WATSON 1954.

G. Ablagerung von Hämosiderin: Hämochromatose (S. 221)

ADAMS, W. S., A. LESLIE and M. H. LEVIN: The dermal loss of iron. Proc. Soc. exp. Biol. (N.Y.) **74**, 46 (1950). — ALPER, T., D. V. SAVAGE and T. H. BOTHWELL: Radioiron studies in a case of hemochromatosis. J. Lab. clin. Med. **37**, 665 (1951). — ALTHAUSEN, T. L., R. K. DOIG, S. WEIDEN, R. MOTTERAM, C. N. TURNER and A. MOORE: Hemochromatosis. A.M.A.

Arch. intern. Med. 88, 553 (1951). — AUFDERHEIDE, A. C., H. L. HORNS and R. J. GOLDISH: Secondary hemochromatosis. I. Transfusion (exogenous) hemochromatosis. Blood 8, 824 (1953).

BEYERS, M. R., and S. E. GITLOW: Metabolism of iron in hemochromatosis. Amer. J. clin. Path. 21, 349 (1951). — BOMFORD, R. R., and C. P. RHOADS: Refractory anaemia. I. Clinical and pathological aspects. Quart. J. Med. 10, 175 (1941). — BORK, K.: Zur Lehre von der allgemeinen Hämochromatose. Virchows Arch. path. Anat. 269, 178 (1928). — BUTT, H. R., u. R. M. WILDER: Hemochromatosis. Arch. Path. (Chicago) 26, 262 (1938).

Case records of the Massachusetts General Hospital, Case 38512. New Engl. J. Med. 247, 992 (1952). — CHODOS, R. G., and J. F. ROSS: Absorption of radioactive iron in normal, anemic and hemochromatotic subjects. Amer. J. Med. 14, 499 (1953). — COPP, D. H., and D. M. GREENBERG: A tracer study of iron metabolism with radioactive iron. I. Methods, absorption and excretion of iron. J. biol. Chem. 164, 377 (1946). — CURRIN, J. F.: Occurrence of secondary hemochromatosis in patient with thalassemia major. Arch. intern. Med. 93, 781 (1954).

DAVIS jr., W. D., and W. R. ARROWSMITH: The effect of repeated bleeding in hemochromatosis. J. Lab. clin. Med. 36, 814 (1950). — The treatment of hemochromatosis by massive venesection. Ann. intern. Med. 39, 722 (1953). — DEBRÉ, R., G. SCHAPIRA, J. C. DREYFUS et F. SCHAPIRA: Métabolisme du fer chez les descendents de malades atteints de cirrhose bronzée. Bull. Soc. méd. Hôp. Paris 68, 665 (1952). — DRABKIN, D. L.: Metabolism of hemin chromoproteins. Physiol. Rev. 31, 345 (1951). — DUBACH, R., S. T. E. CALLENDER and C. V. MOORE: Studies in iron transportation and metabolism. VI. Absorption of radioactive iron in patients with fever and with anemias of varied etiology. Blood 3, 526 (1948).

EISENMENGER, W. J.: Diskussion zu A. A. FISHER, Hemochromatosis. A.M.A. Arch. Derm. Syph. 66, 127 (1952). — ELLIS, J. T., I. SCHULMAN and C. H. SMITH: Generalized siderosis with fibrosis of liver and pancreas, in Cooley's (Mediterranean) anemia. Amer. J. Path. 30, 287 (1954).

FINCH, C. A.: Iron metabolismus in hemochromatosis. J. clin. Invest. 28, 780 (1949). — FINCH, C. A., M. HEGSTED, T. D. KINNEY, E. D. THOMAS, C. E. RATH, D. HASKINS, S. FINCH and R. G. FLUHARTY: Iron metabolism. Pathophysiology of iron storage. Blood 5, 983 (1950). — FINCH, S. C., and C. A. FINCH: Idiopathic hemochromatosis, an iron storage disease. Medicine (Baltimore) 34, 381 (1955).

GOLDISH, R. J., and A. C. AUFDERHEIDE: Secondary hemochromatosis. II. Report of a case not attributable to blood transfusions. Blood 8, 837 (1953). — GRANICK, S.: Ferritin. J. biol. Chem. 164, 737 (1946). — Iron metabolism and hemochromatosis. Bull. N.Y. Acad. Med. 25, 403 (1949). — Iron metabolism. Bull. N.Y. Acad. Med. 30, 81 (1954).

HAHN, P. F., W. F. BALE, J. F. ROSS, W. M. BALFOUR and G. H. WHIPPLE: Radioactive iron absorption by gastro-intestinal tract. J. exp. Med. 78, 169 (1943). — HALL, T.: In der Diskussion zu Case Record of the Massachusetts General Hospital, Case 38512. New Engl. J. Med. 247, 992 (1952). — HASKINS, D., A. R. STEVENS jr., S. FINCH and C. A. FINCH: Iron metabolism. Iron stores in man as measured by phlebotomy. J. clin. Invest. 31, 543 (1952). — HEDINGER, C.: Zur Pathologie der Hämochromatose. Hämochromatose als Syndrom. Helv. med. Acta 20, suppl. 32 (1953). — HEILMEYER, L.: Die Hämochromatose: Klinik, Eisenstoffwechsel und Pathogenese. Acta haemat. (Basel) 11, 137 (1954). — Neuere Ergebnisse der Eisenstoffwechselforschung bei der Hämochromatose. Dtsch. med. Wschr. 79, 280 (1954). — HELLIER, F. F.: The nature and causation of the skin pigmentation in haemochromatosis. Brit. J. Derm. 47, 1 (1935). — HOUSTON, J. C.: Phlebotomy for haemochromatosis. Effect of removing 52 pints of blood in sixteen months. Lancet 264, 766 (1953). — HOUSTON, J. C., and R. H. S. THOMPSON: The diagnostic value of serum iron studies in haemochromatosis: Observations on seven patients. Quart. J. Med. 21, 215 (1952). — HOWARD, R. B., W. M. BALFOUR and R. CULLEN: Extreme hyperferremia in two instances of hemochromatosis with notes on the treatment of one patient by means of repeated venesection. J. Lab. clin. Med. 43, 848 (1954). — HOWELL, J., and J. P. WYATT: Development of pigmentary cirrhosis in Cooley's anemia. Arch. Path. (Chicago) 55, 423 (1953).

JEGHERS, H.: Pigmentation of the skin. New Engl. J. Med. 231, 181 (1944). — JOHN, H. J.: Hemochromatosis without pigmentation of the skin. J. Amer. med. Ass. 112, 2272 (1939).

KAUFMANN, E.: Hämochromatose. In Handbuch der Haut- und Geschlechtskrankheiten, herausgeg. von J. JADASSOHN, Bd. IV/2, S. 1112. Berlin: Springer 1933.

LAWRENCE, R. D.: Haemochromatosis in three families and in a woman. Lancet 1949I, 736. — LÖHR, K., u. H. REINWEIN: Konkordantes Auftreten von Lebercirrhose und Diabetes mellitus (Hämochromatose) bei eineiigen Zwillingen. Dtsch. Arch. klin. Med. 200, 53 (1952).

MAGNUSON, H. J., and B. O. RAULSTON: The iron content of the skin in hemochromatosis. Ann. intern. Med. 16, 687 (1942). — McCANCE, R. A., and E. M. WIDDOWSON: The absorption and excretion of iron following oral and intravenous administration. J. Physiol. (Lond.)

94, 148 (1938). — MONTGOMERY, H., and P. A. O'LEARY: Pigmentation of the skin in Addison's disease, acanthosis nigricans and hemochromatosis. Arch. Derm. Syph. (Chicago) 21, 970 (1950). — MUIRHEAD, E. E., G. CRASS, F. JONES and J. M. HILL: Iron overload (hemosiderosis) aggravated by blood transfusions. Arch. intern. Med. 83, 477 (1949).

NORRIS, R. P., and F. J. McEWEN: Exogenous hemochromatosis following multiple blood transfusions. J. Amer. med. Ass. 143, 740 (1950).

PETERSON, R. E., and R. H. ETTINGER: Radioactive iron absorption in siderosis (hemochromatosis) of the liver. Amer. J. Med. 15, 518 (1953). — PIRART, J., et J. FRANKEN: Traitement de l'hémochromatose par la testosterone; étude biologique de 9 cas. Sem. Hôp. Paris 29, 2448 (1953).

RATH, C. E., and C. A. FINCH: Chemical, clinical and immunological studies on the products of human plasma fractionation. XXXVIII. Serum iron transport. Measurement of iron-binding capacity of serum in man. J. clin. Invest. 28, 79 (1949). — ROBERT, P., u. H. ZÜRCHER: Pigmentstudien. 1. Mitteilung. Über den Einfluß von Schwermetallverbindungen, Hämin, Vitaminen, Aminosäuren, mikrobiellen Toxinen, Hormonen und weiteren Stoffen auf die Dopamelaninbildung in vitro und die Pigmentbildung in vivo. Dermatologica (Basel) 100, 217 (1950). — ROGERS, W. F.: Familial hemochromatosis: with comments on adrenal function in hemochromatosis. Amer. J. med. Sci. 220, 530 (1950).

SCHWARTZ, S. O., and S. A. BLUMENTHAL: Exogenous hemochromatosis resulting from blood transfusions. Blood 3, 617 (1948). — SHELDON, J. H.: Haemochromatosis. London: Oxford University Press 1935. — SHELLEY, W. B., and H. J. HURLEY: The physiology of the human axillary apocrine sweat gland. J. invest. Derm. 20, 285 (1953). — SOLTERMANN, W.: Die Bedeutung des Eisennachweises in der Haut für die Diagnose einer Hämochromatose unter besonderer Berücksichtigung der Axillargegend und der apokrinen Schweißdrüsen. Dermatologica (Basel) 112, 335 (1956). — STAUFFER, M. H., H. R. BUTT and M. B. DOCKERTY: Hemochromatosis: clinical features and methods of diagnosis in 27 cases. Gastroenterology 27, 31 (1954). — SURGENOR, D. M., B. A. KOECHLIN and L. E. STRONG: Chemical, clinical and immunological studies on the products of human plasma fractionation. XXXVII. The metal-combining globulin of human plasma. J. clin. Invest. 28, 73 (1949).

WALLERSTEIN, R. O., and S. L. ROBBINS: Hemochromatosis after prolonged oral iron therapy in a patient with chronic hemolytic anemia. Amer. J. Med. 14, 256 (1953). — WARREN, S., and W. L. DRAKE: Primary carcinoma of the liver in hemochromatosis. Amer. J. Path. 27, 573 (1951). — WARTHIN, T. A., E. W. PETERSON and J. H. BARR jr.: The treatment of idiopathic hemochromatosis by repeated phlebotomy. Ann. intern. Med. 38, 1066 (1953). — WENDEROTH, H.: Kritische Betrachtungen über das Hämosideroseproblem. Dtsch. med. Wschr. 79, 572 (1954). — WYATT, J. P., H. R. MIGHTON and V. MORAGUES: Transfusional siderosis. Amer. J. Path. 26, 883 (1950).

ZELTMACHER, K., and M. BEVANS: Aplastic anemia and its association with hemochromatosis. Arch. intern. Med. 75, 395 (1945).

H. Carotinosis (Carotinämie, Aurantiasis cutis, Xanthosis) (S. 232)

ALMOND, S., and R. F. L. LOGAN: Carotinaemia. Brit. med. J. 1942 II, 239. — ARNRICH, L.: The effect of hypothyroidism on the metabolism of carotene in dogs. J. Nutr. 56, 35 (1955). — AUCKLAND, G.: A case of carotinaemia. Brit. med. J. 1952 II, 267.

BOECK, W. C., and W. M. YATER: Xanthemia and xanthosis (carotinemia): a clinical study. J. Lab. clin. Med. 14, 1129 (1929). — BOMFORD, R.: Anaemia in myxoedema: and the role of the thyroid gland in erythropoesis. Quart. J. Med. 7, 495 (1938). — BRANDALEONE, H., and E. P. RALLI: Fasting blood carotene level in normal and diabetic individuals. Proc. Soc. exp. Biol. (N.Y.) 32, 200 (1934).

CLAUSEN, S. W., and A. B. McCOORD: The carotinoids and vitamin A of the blood. J. Pediat. 13, 635 (1938). — COHEN of BIRKENHEAD, THE LORD: Observations on carotenemia. Ann. intern. Med. 48, 219 (1958).

EDSALL, J. T.: The plasma proteins and their fractionation. Advanc. Protein Chem. 3, 383 (1947). — EDWARDS, E. A., and S. Q. DUNTLEY: The pigments and color of living human skin. Amer. J. Anat. 65, 1 (1939). — ESCAMILLA, R. F.: Carotinemia in myxedema. Explanation of the typical slightly icteric tint. J. clin. Endocr. 2, 33 (1942). — ESCAMILLA, R. F., H. LISSER and H. C. SHEPARDSON: Internal myxedema; report of a case showing ascites, cardiac, intestinal and bladder atony, menorrhagia, secondary anemia and associated carotinemia. Ann. intern. Med. 9, 297 (1935).

FASOLD, H., u. E. R. HEIDEMANN: Über die Gelbfärbung der Milch thyreopriver Ziegen. Z. ges. exp. Med. 92, 53 (1934).

GREENE, C. H., and L. M. BLACKFORD: Carotinemia. Med. Clin. N. Amer. 10, 733 (1926).

JEGHERS, H.: Skin changes of nutritional origin. New Engl. J. Med. 228, 678 (1943). — JOSEPHS, H. W.: Studies in vitamin A. Relation of vitamin A and carotene to serum lipids.

Bull. Johns Hopk. Hosp. **65**, 112 (1939). — Studies on vitamin A. Vitamin A and total lipid of the serum in pneumonia. Amer. J. Dis. Child. **65**, 712 (1943). — Hypervitaminosis A and carotenemia. Amer. J. Dis. Child **67**, 33 (1944). — The carotenemia of hypothyroidism. J. Pediat. **41**, 784 (1952).

KAUFMANN, E.: Aurantiasis cutis (Baelz). In: Handbuch der Haut- und Geschlechtskrankheiten, herausgeg. von J. JADASSOHN, Bd. IV/2, S. 1090. Berlin: Springer 1933.

MANDELBAUM, T., S. CANDEL and S. MILLMAN: Hypothyroidism, hyperlipemia and carotinemia. J. clin. Endocr. **2**, 465 (1942). — MARCHIONINI, A., u. C. PATEL: Klinische und experimentelle Untersuchungen über den Vitamin A- und Carotingehalt des menschlichen Blutserums bei Hautkrankheiten. Arch. Derm. Syph. (Berl.) **175**, 419 (1937). — MOORE, T.: Vitamin A reserves of human liver in health and disease with special reference to scope of vitamin A as an anti-infective agent. Lancet **1932**, 669. — MORTON, R. A., and T. W. GOODWIN: Carotenoids and vitamin A. Brit. med. Bull. **12**, 37 (1956).

PALMER, L. S.: The chemistry of vitamin A and substances having a vitamin A effect. J. Amer. med. Ass. **110**, 1748 (1938). — PARIENTE, A. C., C. H. PRESENT and E. P. RALLI: A case of carotinemia and diabetes mellitus with necropsy report and analyses of liver for carotene, vitamin A, total fat and cholesterol. Amer. J. Med. Sci. **192**, 365 (1936).

RABINOWITCH, I. M.: Carotinaemia and diabetes. Canad. med. Ass. J. **18**, 527 (1928). — Carotinemia and diabetes. II. The relationship between the sugar, cholesterol and carotin contents of blood plasma. Arch. intern. Med. **45**, 586 (1930). — RALLI, E. P., H. BRANDALEONE and T. MANDELBAUM: Studies on the effect of the administration of carotene and vitamin A in patients with diabetes mellitus. J. Lab. clin. Med. **20**, 1266 (1935). — RALLI, E. P., A. C. PARIENTE, H. BRANDALEONE and S. DAVIDSON: Effect of carotene and vitamin A on patients with diabetes mellitus. J. Amer. med. Ass. **106**, 1975 (1936). — REICH, P., H. SHWACHMAN and J. M. CRAIG: Lycopenia, a variant of carotenemia. New Engl. J. Med. **262**, 263 (1960). — ROSENBERG, A., and A. E. SOBEL: In vitro conversion of carotene to vitamin A in the isolated small intestine of the rat. Arch. Biochem. **44**, 320 (1953).

STANNUS, H. S.: Hyperlipochromia (carotinaemia: xanthosis cutis). Internat. Clin., 39. ser. **1**, 146 (1929). — STEPP, W., u. H. WENDT: Einige Beobachtungen über das Verhältnis von Carotin zu Vitamin A im menschlichen Blutserum. Dtsch. Arch. klin. Med. **180**, 640 (1937). — STUECK, G. A., G. FLAUM and E. P. RALLI: The serum carotene in diabetic patients. J. Amer. med. Ass. **109**, 343 (1937).

THOMSON, J. G.: Über Lipochrome im menschlichen Körper. Z. ges. exp. Med. **92**, 692 (1934).

WENDT, H.: Über Veränderungen im Karotin-Vitamin-A-Haushalt beim Myxödem und bei Kretins. Münch. med. Wschr. **82**, 1679 (1935). — WHITE, F. D., and E. M. GORDON: Estimation of serum carotene. J. Lab. clin. Med. **17**, 53 (1931). — WOLFF, L. K.: On quantity of vitamin A present in human liver. Lancet **123**, 617 (1932).

Die generalisierten exfoliierenden Erythrodermien der Erwachsenen

Von

Richard Richter-Nördlingen

I. Einleitung

Wenn wir die seit der Bearbeitung der primären Erythrodermien durch JuLIUSBERG in diesem Handbuch erschienenen Mitteilungen über primäre generalisierte und exfoliierende Erythrodermien kritisch sichten und versuchen, aus den geschilderten klinischen Symptomen, dem Verlauf und den Versuchen einer ätiologischen Klärung zu beurteilen, wieweit auch heute noch diesen Krankheitsbildern mit Recht eine eigenständige Stellung innerhalb der verschiedenen universellen und exfoliierenden Dermatosen zuerkannt werden darf, so stoßen wir auf verschiedene Schwierigkeiten.

Schon immer waren die sog. primären Erythrodermien, seien sie nun unter dem Bilde des Erythema scarlatiniforme desquamativum recidivans, der Dermatitis exfoliativa generalisata subacuta bzw. chronica Wilson-Brocq oder der Pityriasis rubra Hebrae zur Beobachtung gelangt, seltene Erkrankungen. Es liegen also von diesen Krankheitsbildern nur relativ wenige neue ausführliche Bearbeitungen vor und viele Fälle wurden nur in dermatologischen Vereinigungen demonstriert und die darüber mitgeteilten Berichte sind oft mehr als kurz gehalten und ihre Verwendung zur kritischen Sichtung ist schwierig.

Dazu kommt, daß die neuere dermatologische Forschung uns mit Krankheitsbildern vertrauter gemacht hat, die früher weniger beachtet, möglicherweise manchmal unter der Diagnose der Wilson-Brocqschen Erythrodermie, seltener der Hebraschen Erkrankung untertauchten, wie die als Erythrodermie pigmentée bzw. Reticulose lipomélanique Pautrier-Woringer bezeichnete symptomatische Erkrankung, die Reticulo-Endotheliosis cutanea cum melanodermia Baccaredda und z.T. auch maligne Reticulo-Endotheliosen. Damit hat zwar eine erfreuliche Differenzierung der Klassifikation und der pathogenetischen Erkenntnisse eingesetzt, aber andererseits muß auch die Frage aufgeworfen werden, ob z.B. eine lange Zeit bestehende Wilson-Brocqsche Erythrodermie in eine dieser Formen übergehen kann und so doch ursächliche Beziehungen bestehen könnten. So fand WILSON bei 50 Fällen von Dermatitis exfoliativa generalisata zehn darunter, die eine ätiologische Erklärung vermissen ließen, doch mit lipomelanotischem Syndrom einhergingen. Nun scheint immer mehr die Auffassung zum Durchbruch zu kommen, daß die lipomelanotische Retikulose als eine unspezifische Reaktion außer bei Erythrodermien auch bei anderen ausgebreiteten Erkrankungen der Haut unterschiedlichster Genese aufzufassen ist (NÖDL, SCHNYDER, SPIER u. a.). Ferner sei auf die Ausführungen von KLÄRNER und KRÜCKEMEYER verwiesen. Wir werden im anderen Zusammenhang noch darauf zurückkommen müssen.

Gerade das Krankheitsbild der Erythrodermie vom Typ Wilson-Brocq kann gleichsam als klinische Maske verschiedene andere Grunderkrankungen überdecken und für kürzere oder längere Zeit die Diagnose beherrschen, bis es möglich ist, durch andere, z.B. eine histologische Untersuchung, die eigentliche Natur des Leidens aufzuklären. Wir nennen die Fälle von LÖBLICH und WAGNER, den Fall von MUSGER, eine chronische Reticulo-Histiocytose, um nur einige Beispiele zu nennen.

Schon JULIUSBERG wies in seinem Handbuchartikel auf die steigenden Schwierigkeiten der Klassifikation der primären exfoliierenden generalisierten Erythrodermien auf Grund der damals bekannten ätiologischen Fortschritte im Sinne ihres Auftretens auf tuberkulöser bzw. leukämischer Grundlage hin und fragte, ob eine klinische Trennung nach Erkenntnis übergeordneter ätiologischer Faktoren noch berechtigt sei. Diese Frage ist heute, nachdem noch weitere ätiologische Faktoren, wie z. B. der Morbus Brill-Symmers, die Reticulo-Histiocytosen und verwandte Erkrankungen als auslösend für das klinische Bild einer primären generalisierten exfoliierenden Erythrodermie bekannt geworden sind, noch mehr berechtigt. Dies gilt besonders für die Erythrodermie vom Typ Wilson-Brocq, z.T. auch für die Pityriasis rubra Hebrae. Trotz dieser Zweifel glauben wir, daß wir heute auf Grund unserer ätiologischen und pathogenetischen Erkenntnisse bei den Erythrodermien noch nicht berechtigt sind, das Krankheitsbild der Erythrodermien vom Typ Wilson-Brocq, noch mehr gilt dies für die Pityriasis rubra Hebrae, als idiopathisches Krankheitsbild abzuschreiben, ungeachtet der später noch zu ventilierenden Frage der pathogenetischen Auffassung dieser Formen als réaction cutanée. Wir glauben eher, daß eine bei Krankheitsbildern einer dieser beiden Erythrodermietypen manchmal zu beobachtende Abgleitung in eine maligne Systemerkrankung möglich ist. TOMMASI meint allerdings, daß in einem gewissen Sinne alle Erythrodermien als „sekundäre" aufgefaßt werden müßten, daß sie aber, wenn sie voll ausgebildet seien, unabhängig durch welche Ursache sie ausgelöst wurden, eine Krankheitseinheit für sich wären. Nur die bei Reticulo-Endotheliosen vorkommenden Erythrodermien sollten, auch wenn sie echte erythrodermatische und keine entzündlichen Komplikationen darstellten, aus dem Begriff Erythrodermie herausgenommen werden. Dieser Auffassung könnte auch für die sog. primären Erythrodermien zugestimmt werden, deren Ätiologie wir noch nicht kennen, und die Herausnahme der Erythrodermien bei Reticulo-Endotheliosen aus den Krankheitsbildern der Erythrodermie müßte für die Fälle gelten, bei denen eine Reticulo-Endotheliose primär vorlag.

Von den in der ersten Ausgabe dieses Handbuches behandelten generalisierten Erythrodermien scheint beim Erythema scarlatiniforme desquamativum recidivans seine Eigenständigkeit als Krankheitsbild am ehesten gesichert zu sein. SAVILLs epidemische exfoliative Dermatitis scheint nach den uns vorliegenden Unterlagen in den letzten 50 Jahren überhaupt nicht mehr beobachtet worden zu sein, so daß sie aus den folgenden Erörterungen ausscheidet.

In den folgenden Ausführungen schließen wir uns an die Darstellung von JULIUSBERG in diesem Handbuch insofern an, daß alle dort behandelten geschichtlichen Fragen, Symptomatologie und Klinik der einzelnen Erythrodermien nicht mehr zur Darstellung gelangen, um so dem Sinne der Herausgeber entsprechend, Überschneidungen und Wiederholungen zu vermeiden. Symptomatologie und Klinik werden nur so weit behandelt werden, soweit neue Beschreibungen dieser Krankheitsbilder vorliegen. Hingegen wird es notwendig sein, in einigen Abschnitten zusammenfassend über Probleme zu berichten, die sich aus den Forschungen der letzten 3 Jahrzehnte ergaben und auf gewisse Beziehungen zwischen den früher als primär und sekundär bezeichneten Erythrodermien hinzuweisen, die geeignet sind, uns auch für die pathogenetische Auffassung der sog. primären Erythrodermien neue Einblicke zu geben.

II. Erythema scarlatiniforme desquamativum recidivans
(Féréol-Besnier)

(Synonym: Dermatite exfoliative aigue bénigne)

Die seit dem Erscheinen der Abhandlung von Juliusberg berichtete Anzahl von sicheren Beobachtungen dieses Krankheitsbildes dürfte, soweit Mitteilungen darüber vorliegen, die Zahl 20 kaum erreichen. Vermutlich sind es 18 Fälle. Bis zum Erscheinen seiner Beobachtungen stellte Lausecker 50 bekannt gewordene Fälle dieser Erkrankung fest. Mit den vier Fällen dieses Autors und weiteren seither drei mitgeteilten Fällen dürften insgesamt 57 Fälle bekannt geworden sein. Auch diese neueren Berichte bestätigen die schon seinerzeit gemachte Beobachtung, daß kein Lebensalter ausgenommen ist. Freilich liegen Beobachtungen über das Auftreten in so frühem Alter von 3 Monaten, wie sie die ältere Literatur berichtet, nicht mehr vor, doch handelte es sich z. B. im Fall von Dósa um einen 9jährigen Knaben und im Falle Keizer um ein 11jähriges Mädchen. Die Beziehungen gerade dieser jugendlichen Fälle zum Scharlach sind sehr eng, im Falle Dósa ging dem Krankheitsbild auch $1^1/_2$ Jahre vorher ein Scharlach voraus, so daß auf diese Beziehungen an späterer Stelle noch eingegangen werden muß. Werden Erwachsene von dieser Krankheit befallen, so sind in der Regel diese engen Beziehungen zum Scharlach nicht mehr nachweisbar. Die nun vorliegenden Beobachtungen betreffen in der Mehrzahl Menschen zwischen dem 20. bis etwa zum 55. Lebensjahr, doch ist bekannt, daß auch das Greisenalter durchaus keine Gewähr für ein Verschontbleiben von der Erkrankung bietet, wie z. B. die neueren Fälle von Lausecker lehren, die unter anderem einen 72jährigen und einen 76jährigen Mann betrafen.

Man findet in der vorliegenden Literatur keinen Hinweis auf eine etwaige Bevorzugung eines Geschlechtes und wenn auch das Verhältnis der Anzahl erkrankter männlicher Personen zu erkrankten weiblichen Personen bei den in der neuen Literatur berichteten Fällen etwa 2:1 beträgt, so ist man doch unseres Erachtens nicht berechtigt, daraus eine Bevorzugung des männlichen Geschlechtes abzuleiten, da die Zahl der Beobachtungen viel zu klein ist.

Bezüglich der *Prodromalerscheinungen* wurden keine neuen Beobachtungen gemacht, die nicht schon bekannt gewesen wären. Doch wird vereinzelt die alte Beobachtung bestätigt, daß der Ausbruch des Leidens auch ohne vorhergehende Prodrome erfolgen kann. Dabei können sich in dieser Hinsicht die einzelnen Schübe bzw. die das Leiden so kennzeichnenden Wiedererkrankungen sehr unterschiedlich verhalten und bei dem gleichen Patienten einmal mit und einmal ohne Prodrome einsetzen, z. B. bei Fall 1 von Lausecker.

Der *Beginn der Hauterscheinungen*, mag er nun in Form roter Flecke, scharlachartiger Verfärbungen größerer Hautbezirke oder als die von Besnier beschriebene perifollikuläre Rötung einsetzen, ist meist an Brust, Gesicht, Achselhöhlen und an die großen Beugen gebunden, seltener beginnt das Leiden am Bauch oder an den unteren Extremitäten. Der schon früher beschriebene Beginn nach einem Trauma der Haut ist durch neuere Beobachtungen für einige Fälle wieder bestätigt worden. Bei Halters Fall ging ein Schädeltrauma voraus, Nanta, Parant und Dupré sahen bei einem 45jährigen Mann die erste Attacke im Anschluß nach einer Operation. Vorhergehende innere Erkrankungen wurden von Ochiai berichtet (Pleuritis), desgleichen von Miedziúsky und Pawlowski (Herdglomerulonephritis). Doch immer ist eine Tendenz zur schnellen Generalisierung innerhalb von 1—2 Tagen, seltener innerhalb von 4—6 Tagen, vorhanden.

Wir dürfen hier, eine Wiederholung vermeidend, auf die eingehende Darstellung der *Hauterscheinungen* verzichten, da auch die neueren Beobachtungen mit dem bekannten klinischen Bild übereinstimmen. Ebenso wird von neueren

Beobachtern immer wieder auf die mehr kleienartige Schuppung des Kopfes und des Gesichtes und die handschuhartige Abschuppung der Hände und Füße neben großlamellöser fetzenartiger Schuppung an Stamm und Extremitäten hingewiesen. Fuhs machte seinerzeit auf ein eigenartiges optisches Phänomen der Haut der Handteller und Fußsohlen aufmerksam, eine rötlichgelbe Verfärbung der dicken dort vorhandenen Haut, die durch die beginnende Lösung der dicken Epidermis bzw. Hornschicht von der stark geröteten Unterlage bedingt ist; eine Beobachtung, die auch von Kumer und Lausecker bestätigt wird.

Vorübergehende Bläschenbildung, eventuell geringes Nässen und vereinzelte oder miliare Pustulation im Höhenstadium des Schubes, vorwiegend in den großen Beugen lokalisiert, können vorkommen, wie unter anderem die Beobachtungen von Lausecker und Szirmai zeigen. Stärkere Ödeme scheinen seltener aufzutreten und dann wohl meist im Gesicht und an den Augenlidern, z. B. im Fall Beermann, im Fall 1 von Lausecker, doch werden manchmal auch andere Lokalisationen von Ödemen gesehen, so an der Unterlippe (Lausecker), an den Armen (Korting) und an den Unterschenkeln (Weber und Schwarz). Auf ein leichtes Ödem der gesamten befallenen Haut weist Lausecker hin. Beermann sah bei seinem Fall eine purpuraartige Rötung der Unterschenkel.

Auf *Haarausfall* und schwere *Nagelstörungen* wurde auch von neueren Beschreibern hingewiesen, so von Halter, Szirmai und Yajima. Der Haarausfall erfolgt jedoch selten komplett und schnell wie z. B. bei der Erythrodermie vom Typ Wilson-Brocq. Lausecker sah bei einer Patientin im ersten Anfall eine Loslösung der Nägel und bei der gleichen Kranken bei dem 4. Rückfall nur transversale Furchung. Doch scheinen Haarausfall und Nagelveränderungen keineswegs so obligatorisch zu sein, wie dies seinerzeit Brocq annahm, denn einige Autoren wiesen darauf hin, daß in ihren Fällen keine derartigen Veränderungen vorlagen (Dósa, Ochiai, Fall 2 von Lausecker).

Auch die Beteiligung der *Schleimhäute* am Krankheitsprozeß ist keineswegs obligat, wenn auch öfter nachweisbar. Dabei kommt es im Gegensatz zum Scharlach nicht zur Schwellung des Racheneinganges und zur Himbeerzunge. Beermann vermerkte bei seinem Fall Halsschmerzen und auch Weber und Schwarz gaben an, daß frühere Krankheitsschübe ihres Falles mit Halsentzündung begannen. Doch Ochiai sah nur eine Rötung des Rachens und der Zunge ohne Tonsillitis. Auch Nanta, Parant und Dupré führten an, daß bei ihrem Fall die Tonsillen nicht beteiligt waren, doch kam es zur Abschuppung der Zunge. Lausecker fand bei seinem Fall 1 die Mundschleimhaut an den Wangen und im Rachen fleckig gerötet, das Zahnfleisch geschwollen, aber bei einem späteren Rückfall dieser Kranken waren diese Symptome geringer ausgeprägt. Bei seinen Fällen 2 und 3 fehlte eine Beteiligung der Mundschleimhaut und der Tonsillen.

Die *Allgemeinerscheinungen* zeigen ebenfalls eine sehr wechselnd starke Ausprägung, ja sie können überhaupt fehlen. Dieser Gegensatz zwischen den klinisch so schweren Hauterscheinungen und dem Allgemeinbefinden wird auch von neueren Autoren immer wieder betont. Hohe Temperaturen und Schüttelfröste können als Prodromalsymptome das Krankheitsbild einleiten (Beermann); ist es einmal voll ausgeprägt, ist die Temperaturerhöhung nur selten hochgradig, z. B. im Fall Nanta, Parant und Dupré 40°, sonst werden meist geringere Temperaturen beobachtet oder Nachschübe können auch ohne Fieber auftreten, bzw. einmal mit und einmal ohne Fieber verlaufen wie in den Fällen 1 und 4 von Lausecker. Der Fall 2 dieses Autors verlief scheinbar immer ohne Fieber. Weber und Schwarz geben Temperaturen zwischen 37° und 38° an, Tataru u. Mitarb. Temperaturen bis 38,5°, Korting gar 41°. Völlig fieberfrei verlief auch der Fall von Dósa. Auch die übrigen subjektiven Symptome sind meist nur schwach ausgeprägt, wenn auch

Kopfschmerzen, Abgeschlagenheit, psychische Depressionen, leichtes Erbrechen u. a. berichtet wurden. Lediglich starkes Jucken und Brennen der Haut kann die Kranken sehr belästigen.

Auffallend ist auch das Fehlen der *Mitbeteiligung innerer Organe*, bei seltenen Ausnahmen, selbst wenn schon zahlreiche Rückfälle der Erkrankung vorlagen. So fand OCHIAI nach zehn Rezidiven keine Störungen der Leber oder Milz, und auch die Fälle von LAUSECKER verliefen ohne nachweisbare Störungen der inneren Organe; ebenso fehlten bei anderen Autoren Angaben über gleichzeitige Erkrankung innerer Organe. Eine Ausnahme davon macht nur die Niere, die scheinbar am ehesten in Mitleidenschaft gezogen werden kann. OCHIAI fand im Harn Albumen schwach positiv und MIEDZIÚSKY stellte bei seinem Fall eine Herdglomerulonephritis fest. Doch bestätigten die neuen Beobachtungen die der älteren Autoren, daß auch eine Nierenbeteiligung selten ist und meist nur vorübergehend auftritt.

Das Verhalten des *Blutbildes* wurde von einigen Autoren untersucht. Während das rote Blutbild keine Veränderungen aufweist, wurde im Höhepunkt der Erkrankung meist ein Ansteigen der Weißen (Leukocytose) festgestellt. BEERMANN gab 13200—29000 Weiße an, LAUSECKER im Falle 1 30000 Weiße und bei dem gleichen Fall beim vierten Spitalaufenthalt 18000, im Fall 2 beim dritten Schub 10500 und bei Fall 3 10000. Mit Abklingen der Hauterscheinungen geht auch die Leukocytose zurück. Im Differentialblutbild scheinen nur die Eosinophilen Auffälligkeiten zu zeigen, doch ist es keineswegs die Regel. BEERMANN fand eine Schwankung der Eosinophilen zwischen 2—9%, OCHIAI gab 11% Eosinophile an und im Fall von TATARU u. Mitarb. betrugen die Eosinophilen im Hochstadium des Leidens 10%, um im abklingenden Stadium bei weitgehender Abheilung des Hautzustandes 26% zu betragen bei einer gleichzeitigen Lymphocytose von 42%. 14 Tage später war das Blutbild wieder normalisiert. LAUSECKER fand bei Fall 1 beim ersten Spitalaufenthalt die Eosinophilen nie über 4% hinausgehend, beim zweiten Spitalaufenthalt schwankten sie während eines Nachschubes zwischen 4—11% und beim vierten Spitalaufenthalt betrugen sie gar nur 1%. Sein Fall 2 verlief ohne Eosinophilie und sein Fall 3 zeigt 8% Eosinophile. Im Fall 4 war scheinbar das Blutbild ohne Befund. Auch im Fall DÓSA zeigten die Eosinophilen normale Werte.

Die *BKS*, die im Hochstadium der Erkrankung erhöht ist (30/64, 18/45, 23/50 in Fällen LAUSECKER[), sinkt mit Abklingen der Hauterscheinungen mehr oder weniger schnell wieder ab.

Soweit *Blutkulturen* vorgenommen wurden, fielen sie steril aus (LAUSECKER, OCHIAI). Nur im Fall KORTING, der auch septische Temperaturen aufwies, ergab die Blutkultur Staphylococcus aureus. Dieser Befund stellt den Fall KORTINGs außerhalb des klassischen Bildes des Erythema scarlatiniforme desquamativum recidivans und weist ihn in die Gruppe der infektiösen Erythrodermien unter dem Bilde der scarlatiniformen Erythrodermie.

Die *Dauer* der Hautrötung während der einzelnen Anfälle der Erkrankung ist sehr verschieden. Ältere Autoren geben 1—4 Tage, öfter 4—6 Tage, aber auch Zeiten bis zu 4 Wochen und darüber hinaus an. OCHIAIs Fall war nach 3 Wochen abgeheilt, im Fall von WEBER und SCHWARZ klang die Rötung bis auf die der Beine nach einigen Tagen ab. Im Fall 1 von LAUSECKER verliefen die Anfälle in ihrer zeitlichen Dauer sehr verschieden. Man kann während eines einzelnen Anfalles öfters mehrere Schübe der Hautrötung erleben und dadurch verzögert sich das Abklingen der Rötung beträchtlich. So scheint die Rötung bei dem genannten Fall während des ersten Anfalles einige Wochen gedauert zu haben, im zweiten Anfall einen Monat, im dritten Anfall nur 10 Tage und im vierten Anfall, der nach 10 Tagen zur Abheilung neigte, kam es am 15. Tag des Spitalaufenthaltes neuerlich zu einem Schub, dessen Rötung 4 Tage bestand. Bei Fall 2 des gleichen Autors wird die Dauer des Spitalaufenthaltes während der einzelnen Anfälle mit 2—3 Wochen, 16 Tagen, 22 Tagen und 12 Tagen angegeben. Man darf daraus wohl auf die Zeit schließen, während der bei den einzelnen Anfällen eine Rötung und Abschuppung bestand. Im Fall 3 scheint der eigentliche Krankheitszustand der Haut 3—4 Wochen gedauert zu haben, während eine zusätzliche Thrombose einer varicösen Vene des linken Beines den Spitalaufenthalt verlängerte. Auch im Fall 4 von LAUSECKER verlief die Dauer der einzelnen Anfälle mit Rötung und

Abschuppung sehr verschieden lang, im ersten Anfall scheinbar 6 Monate, in den späteren Anfällen 14 Tage und 10 Tage.

Es wurde eben auf die *einzelnen Schübe* während eines Krankheitsanfalles verwiesen. Das bedeutet, daß sich vor völliger Abheilung der Hauterscheinungen eine neue Rötung mit neuerlicher Desquamation manifestiert. Ältere Autoren berichten bis zu sieben solchen Nachschüben während eines Anfalles und dadurch kann die Abheilung eines Anfalles um Monate verzögert werden. In den Fällen von LAUSECKER bestanden meist nur 1—2 Nachschübe, die sich etwa am 10.—15. Tag nach Krankheitsbeginn einstellten. Sie nehmen meistens einen milderen Verlauf als die Ersteruption. Von diesen Schüben hängt, wie schon betont, die Zeit bis zur Heilung eines Anfalles ab. Allerdings liegen in der neuen Literatur keine Angaben vor, wie die seinerzeit von WHITFIELD, bei dessen Kranken die Haut 10 Jahre nicht zur Ruhe kam. Diese verschiedene durch die Nachschübe bedingte Krankheitsdauer der einzelnen Anfälle führte die älteren Autoren auch dazu, eine akute von einer subakut protrahiert verlaufenden Form zu unterscheiden und Beziehungen zur Erythrodermie vom Typ Wilson-Brocq anzunehmen.

Diese Nachschübe der einzelnen Anfälle dürfen nicht mit den echten *Rezidiven*, also neuerlichen Anfällen nach mehr oder weniger langen Perioden von Gesundheit zwischen den einzelnen Anfällen gleichgesetzt werden. Gerade die Eigenschaft dieser Erkrankung, nach mehr oder weniger langer Zeit der scheinbar völligen Gesundheit wieder aufs neue aufzutreten mit all den Erscheinungen des ersten Anfalles, haben zu dem Epitheton recidivans in ihrer Bezeichnung geführt. Die Zahl der neuerlichen Wiedererkrankungen schwankt sehr und ist wohl auch von der Dauer der Beobachtungszeit der einzelnen Kranken bestimmt. Von neueren Autoren berichtete HALTER von fünf Wiedererkrankungen innerhalb von 2 Jahren in unregelmäßigen Abständen bei seinem Fall. Der Fall von NANTA u. Mitarb. erlebte die erste Erkrankung im Alter von 14 Jahren und dann nach 10 Jahren neuerlich einen Anfall, dem noch zehn weitere in 21 Jahren folgten. Beim Fall von TATARŮ u. Mitarb. trat ein neuer Anfall 6 Jahre nach der Ersterkrankung auf und OCHIAI berichtet von seinem Fall, daß es fast 20 Jahre lang regelmäßig im Herbst zu Wiedererkrankungen kam. Diese Bindung der Anfälle an eine bestimmte Zeitperiode, die auch schon früher beobachtet wurde, führte ältere Autoren zur Aufstellung eines Typus anuus. LAUSECKERs Fall 1 zeigte seine erste Erkrankung 1936 und machte bis 1949 vier Wiedererkrankungen durch. Bei seinem Fall 2 liegen zwischen der Ersterkrankung und den Wiedererkrankungen 5 bzw. 15 Jahre und sein Fall 4 erkrankte erstmalig 1917—1918, dann in den Jahren 1928, 1938 und 1954. So traten die ersten beiden Wiedererkrankungen nach je 10 Jahren, die letzte nach 16 Jahren auf. Der von WEBER und SCHWARZ berichtete Kranke litt 1916, 1930 und 1932 am gleichen Krankheitsbild. BEERMANN führte an, daß bei seinem Kranken nach der Abheilung nach kurzer Zeit ein plötzlicher Rückfall kam. Auch bei dem Fall von YAJIMA soll das Leiden mehrmals rezidiviert haben.

Die Berichte über das *einmalige Auftreten* der Erkrankung stützen sich wegen der fehlenden Anamnese bezüglich früherer Anfälle lediglich auf das klinische Bild. Dieses und die Art des Ablaufes der Erkrankung können durchaus die Diagnose rechtfertigen, nur muß bei jugendlichen Erkrankten besonders hinsichtlich des Scharlachs die Differentialdiagnose genau erwogen werden. Ferner sind medikamentöse Toxidermien auszuschließen. Man kann natürlich in vereinzelten Fällen annehmen, daß es nur zur einmaligen Eruption gekommen ist, aber gerade die bekannten möglichen langen zeitlichen Zwischenräume zwischen den Anfällen lassen daran denken, daß es sich bei Beschreibungen über einmaliges Auftreten um Erst-erkrankungen handelt. Zu diesen Beschreibungen gehören der Fall von MIEDZIŮSKY und PAWLOWSKI, vermutlich auch die Fälle von SZIRMAI und sicher der Fall 3 von LAUSECKER, Für den Fall KEIZER fehlen diesbezüglich nähere Unterlagen und der Fall von LOUSTE, RIVALLIER und GRIFFITHS erscheint in seiner Zuordnung zu diesem Krankheitsbild nicht ganz sicher.

Sehr selten scheint die von früheren Autoren erwähnte Form zu sein, die sich von der generalisierten Form dadurch unterscheidet, daß die Hauterscheinungen auf *einzelne Körperstellen beschränkt* bleiben. In der neueren Literatur liegt nur der Fall 4 von LAUSECKER als Beleg vor. Bei diesem Mann verlief die Ersteruption als generalisierte Erkrankung, der zweite Anfall 10 Jahre später erfaßte nur die Hände und Füße. Der dritte Anfall wieder 10 Jahre später war neuerlich generalisiert und schließlich die letzte 16 Jahre nach dem dritten Anfall erfolgte Wiedererkrankung lokalisierte sich abermals nur an Händen und Füßen. Die Handflächen zeigten membranartige Schuppung, die zwischen den Fingern auf die Handflächen übergriff und die Haut der Fußsohlen erschien rotgelb verfärbt und verdickt mit groblamellöser Schuppung im Zehenbereich.

In Übereinstimmung mit den Beobachtungen älterer Autoren scheint auch dieser Fall darauf hinzudeuten, daß sich die lokalisierte Form des Erythema scarlatiniforme desquamativum recidivans lediglich auf Hände und Füße beschränkt. Eine Diagnose in einem derartigen Fall ist natürlich nur bei Kenntnis früherer generalisierter Anfälle zu stellen.

Besonders kritisch muß die Beurteilung der *Erkrankung bei Kindern* sein, zeigen diese Fälle doch nahe Beziehungen zum Scharlach und zum echten Scharlachrezidiv und berühren die Problematik der Scharlachrezidive. LAUSECKER meint, daß bei Kindern bisher 15 Erkrankungsfälle beschrieben worden sind, die als Erythema scarlatiniforme recidivans angesprochen werden dürfen. In der neueren Literatur gehören die Fälle von DÓSA, KEIZER und wohl auch der Fall von HÜLLSTRUNG hierher.

Bei Kindern läßt sich in der Anamnese regelmäßig eine kürzere oder längere Zeit vorher durchgemachte Erkrankung an Scharlach erheben. Die Angaben der älteren und neueren Autoren darüber sind so präzis, daß daran wohl kein Zweifel erhoben werden darf. So gibt auch DÓSA an, daß bei seinem 9jährigen Knaben der Erkrankung an Erythema scarlatiniforme $1^1/_2$ Jahre vorher ein Scharlach vorausging. Er scheint daher nicht berechtigt an der Diagnose Scharlach bei der Ersterkrankung zu zweifeln. Auch konnte man bei Erkrankungen der Kinder an Erythema scarlatiniforme recidivans mehrfach Symptome beobachten, die bei Befall von Erwachsenen mit dieser Erkrankung nicht bekannt sind, wohl aber zur Symptomatologie des Scharlachs gehören. Ältere Autoren berichten von Anginen, Himbeerzunge, Lymphknotenschwellungen, die übrigens auch DÓSA angibt, hohem Fieber und ausgedehnten Schleimhauterscheinungen (HÜLLSTRUNG). Meist hält die Rötung nur wenige Tage an, selten etwa 2 Wochen und die Abschuppung ist nach höchstens 3 Wochen beendet. Doch auch bei Kindern ist der Verlauf in Rezidiven nach mehr oder weniger langen dazwischenliegenden Zeiten charakteristisch und besonders beachtenswert erscheint die Angabe älterer Autoren, daß die späteren Rezidive ohne begleitende Anginen und fieberfrei verlaufen.

Es soll hier nicht die *Differentialdiagnose* zum Scharlach, die ja JULIUSBERG ausführlich behandelt hat, nochmals in allen Einzelheiten erörtert werden. Es seien nur zur Frage des echten Scharlachrezidivs einige Bemerkungen gestattet. Das echte Scharlachrezidiv, also eine Neuerkrankung und Neuinfektion an Scharlach einige Zeit nach erfolgter vollkommener Ausheilung der Ersterkrankung, darf nicht mit dem zweiten Kranksein und der Superinfektion in der Rekonvaleszenz verwechselt werden. Zu letzteren gehören auch die „return-cases", die sog. Heimkehrfälle. Echte Scharlachrezidive sind ziemlich seltene Ereignisse und in ihrem großen Material von 20000 Scharlachfällen geben GABRIEL und ZISCHINSKY die Häufigkeit der Scharlachrezidive mit $1,1^0/_{00}$ an. DEHMON, der allerdings über ein wesentlich kleineres Material verfügte, gab sogar 5% an. Immer aber wird darauf hingewiesen, daß ein Rezidiv hinsichtlich Epidemiologie, Verlauf und Symptomatologie völlig der Ersterkrankung an Scharlach gleiche. Fast immer kommt es nur zu einem Rezidiv, äußerst selten wurde ein zweites oder drittes Rezidiv angegeben. Wenn nun Autoren von Kranken mit acht Rezidiven

(Jahn) oder gar mit 17 Rezidiven (Henrich) berichteten und dabei die rasche und in großen Fetzen erfolgende Ablösung der Epidermis hervorheben, so darf wohl daran gedacht werden, ob es sich bei diesen Fällen nicht um ein Erythema scarlatiniforme desquamativum recidivans gehandelt haben könnte. Natürlich läßt sich rückschließend diese Frage heute nicht mehr klären.

Der Verlauf des Erythema scarlatiniforme bei Kindern ist akut und leicht. Die genannten, der Symptomatologie des Scharlachs nahestehenden Erscheinungen knüpfen zwischen Scharlach bzw. echtem Scharlachrezidiv und dem Erythema scarlatiniforme Beziehungen, die ein gewisses Näherrücken dieser Krankheitsbilder bedingen (Lausecker).

Aber auch sonst besitzt das Erythema scarlatiniforme desquamativum recidivans eine durchaus günstige *Prognose*. Im allgemeinen ist die Dauer der einzelnen Anfälle ziemlich kurz und in der neueren Literatur ist bisher kein Todesfall an dieser Erkrankung bekannt geworden.

Die *Histopathologie* der Hauterscheinungen des Erythema scarlatiniforme recidivans konnte bisher auch durch neuere Untersuchungen nichts beitragen, was Aufschluß über die Ätiologie geben könnte. Die histologischen Veränderungen sind nicht spezifisch und geben keine befriedigenden Aufschlüsse über das Wesen der Krankheit. Die wenigen in der neueren Literatur mitgeteilten histopathologischen Befunde bestätigen im allgemeinen nur die Angaben in der älteren Literatur. In dem Fall von Yajima, den der Autor als Dermatitis exfoliativa subacuta Brocq anführt, der aber unseres Erachtens durch seine Symptomatologie und den rezidivierenden Verlauf dem Erythema scarlatiniforme desquamativum recidivans zuzuzählen ist, stellte der Autor Acanthose, Hyperkeratose, unregelmäßige Papillenzeichnung, Rundzelleninfiltrate in der subpapillären Schicht um Follikel und subepithelial erweiterte Capillaren, Infiltrate um Talg- und Schweißdrüsen und Pigmentvermehrung fest. Atrophische Vorgänge waren nicht nachweisbar. Lausecker fand bei seinem Fall 2 eine Abstoßung der Epidermis im Bereich der Körnerschicht, Papillarkörper und Cutis gering ödematös mit erweiterten Gefäßen und vorwiegend perivasculäre Rundzelleninfiltrate. Bei seinem Fall 3 lagen die Verhältnisse ähnlich, nur hebt er hier eine Quellung der Endothelzellen der Gefäße mit deutlich ins Lumen vorspringenden Kernen und eine hyaline Ablagerung in zahlreichen Gefäßwänden hervor. Damit bestätigt auch dieser Autor, daß sich der auslösende pathologische Prozeß vorwiegend in den oberen Schichten der Cutis abspielt und einen entzündlich-exsudativen Charakter zeigt.

In der Frage der *Ätiologie* und *Pathogenese* der Erkrankung sind wir auch heute noch auf die rein klinische Analyse angewiesen. Gerade bei den älteren Autoren findet man Angaben über Zusammenhänge mit Infektionserkrankungen wie Pleuritis, Puerpuralfieber, mit psychischen Erregungen und in der neueren Literatur mit Schädeltrauma (Halter), ferner wurde früher vor allem auf Zusammenhänge mit verabreichten Medikamenten geachtet, wobei Besnier und Brocq ihr Augenmerk besonders auf Quecksilberpräparate lenkten. Man vermutete bei diesen Erkrankungen und Intoxikationen eine ätiologische Rolle beim Zustandekommen des Erythema scarlatiniforme desquamativum recidivans. Allerdings hat schon Besnier diese genannten Ursachen als ledigliche Gelegenheitsursachen von rein sekundärer Bedeutung angesehen. Sie sind nur auslösende Faktoren bei besonders prädisponierten Personen. Damit erblickte Besnier das Wesen der Erkrankung darin, daß sie nur bei bestimmten Individuen, die Träger einer besonders gearteten Empfindlichkeit sind, in Form der scarlatiniformen Exantheme sich entwickeln könne.

Nun darf aber nicht übersehen werden, daß sich bei mehr als der Hälfte der Fälle solche Gelegenheitsursachen im Sinne von Besnier nicht feststellen

lassen und gerade in der neueren Literatur sind mit ganz vereinzelten Ausnahmen
darüber keine Angaben zu finden. LAUSECKER weist auf mehrere gemeinsame
Merkmale des Scharlachrezidivs, der medikamentösen scarlatiniformen Exantheme und des Erythema scarlatiniforme desquamativum recidivans hin und
hebt hervor, daß auch über ihre Ätiologie und Pathogenese teilweise übereinstimmende Ansichten herrschen. Nach der neueren Darstellung von GLANZ-
MANN wird Scharlach als eine allergische Erkrankung angesehen und diese pathogenetische Auffassung erklärt die meisten, wenn nicht alle Krankheitserscheinungen. Die Exotoxine der Streptokokken wirken als Allergene und die Art der
Manifestation der Erkrankung wird durch eine Krankheitsbereitschaft bedingt.
Unter diesen Aspekten kann auch der Kortingsche Fall einer scarlatiniformen
Erythrodermie bei tonsillärer Staphylokokkensepsis pathogenetisch verstanden
werden.

Bei den medikamentösen scarlatiniformen Exanthemen nimmt man an, daß
die Medikamente als Haptene, Impfstoffpräparate als Vollantigene wirken und
durch Bildung zellständiger Antikörper die Haut allergisieren. Bei neuerlicher
Antigenzufuhr kommt es nun zur Ausbildung der Hauterscheinungen im Sinne
einer scarlatiniformen Erythrodermie. Wie die Medikamente bzw. Impfstoffe
zugeführt werden, ob oral, parenteral oder cutan, ist sekundär, die Hauterscheinungen hängen neben einer individuellen Reaktionslage noch von Menge und
Zeitdauer der Verabreichung dieser Soffe ab. Die von französischen Autoren
angeführte Unterteilung in ein scarlatinoides und scarlatiniformes Exanthem
betrifft mehr die Schwere der Hauterscheinungen und die begleitenden Symptome
wie Fieber usw. Eine solche Sensibilisierung der Haut durch Allergisierung zeigt
der Fall von LOUSTE, RIVALLIER und GRIFFITHS, bei dem sich das Bild eines
Erythema scarlatiniforme desquamativum nach der vierten Injektion einer Auto-
vaccine aus Staphylokokken entwickelte. Doch lag auch hier nur ein einmaliger
Ausbruch vor.

Es muß also zugegeben werden, daß das klinische Erscheinungsbild und der
Ablauf der Erkrankung bei der medikamentösen scarlatiniformen Erythrodermie
und beim Erythema scarlatiniforme desquamativum recidivans kaum Unterschiede erkennen lassen und daß symptomatologisch auch zum Scharlachrezidiv,
besonders bei jugendlichen Kranken, enge Beziehungen bestehen. Doch gilt dies
und das muß besonders herausgestrichen werden, nur, wenn man den einzelnen
Anfall mit seinen eventuellen Nachschüben des Erythema scarlatiniforme desquamativum mit den medikamentösen scarlatiniformen Erythrodermien vergleicht, denn diesen fehlt in der Regel die so charakteristische Eigenschaft des
Rezidivierens nach oft langen dazwischen liegenden Gesundheitsperioden, die das
Erythema scarlatiniforme desquamativum recidivans auszeichnet. Die alte Frage,
ob eine scharfe Grenze zwischen den einmal im Leben auftretenden scarlatiniformen Exanthemen und dem rezidivierenden Erythema scarlatiniforme desquamativum zu ziehen ist, besteht noch immer. LAUSECKER meint, daß man nicht
berechtigt sei die medikamentös verursachten Fälle vom Erythema scarlatiniforme
desquamativum recidivans abzutrennen. Doch damit ist die obige Frage nicht
beantwortet, denn gerade das Problem der Rezidive bedarf der Lösung. Die
Ätiologie im Sinne einer Allergisierung, wobei man die Art des Allergens als sekundären Faktor vernachlässigen darf, mag bei beiden Erkrankungen die gleiche
sein. Entscheidend ist hier der verschiedene pathogenetische Vorgang. Man
kann die medikamentösen scarlatiniformen Exantheme höchstens im Sinne einer
Modellerkrankung zum Studium heranziehen. Denn ob eine Allergisierung einen
einmaligen Ausbruch einer Erkrankung verursacht oder ein Krankheitsbild, das
immer wieder nach oft jahrelangen Pausen rezidiviert, muß durch einen patho-

genetisch verschiedenen Ablauf bedingt sein. Es ist richtig, daß man bei Allergien das auslösende Allergen verhältnismäßig häufig nicht fassen kann. Nimmt man beim Erythema scarlatiniforme desquamativum recidivans eine Allergie an, was wohl den tatsächlichen Verhältnissen entsprechen dürfte, so bedeutet die Unkenntnis des auslösenden Allergens im Einzelfall nur, daß ein Teilfaktor der Ätiologie nicht geklärt ist, eine ätiologisch verantwortliche Allergie besagt nichts darüber, warum in dem einen Fall eine einmalige Erkrankung und im anderen Falle jahrzehntelang wiederkehrende Rezidive auftreten. In anderen Worten sind zellständige Antikörper vorhanden, die auf ein Allergen zu den Hauterscheinungen führen, so bedarf es der Klärung, warum einmal die zellständigen Antikörper durch Jahrzehnte überdauern und bei jeder Allergeneinwirkung zur Erythrodermie führen und zum anderen Male nicht. Auch Lausecker sagt, daß die Symptome beim Erythema scarlatiniforme desquamativum recidivans nicht durch die Allergie allein erklärt werden können, sondern daß dazu die Annahme einer besonderen Reaktionsart (d. i. besonderer pathogenetischer Ablauf) notwendig ist. Leider läßt sich auch heute noch nichts über diese besondere Reaktionsart aussagen, will man sich nicht in unfruchtbaren Spekulationen verlieren. Zur Frage der besonderen Reaktionsart gehört auch das Problem, warum manche Fälle so periodisch, andere wieder so unregelmäßig rezidivieren. Ganz allgemein läßt sich nur sagen, daß für die Entwicklung des Krankheitsbildes des Erythema scarlatiniforme desquamativum recidivans eine individuelle Bereitschaft vorhanden sein muß, vielleicht im Sinne des Individualfaktors von Gottron. Untersuchungen, ob vielleicht bei diesen Menschen eine besondere konstitutionelle Labilität der Gefäßperipherie vorhanden ist, liegen scheinbar noch nicht vor, desgleichen nicht über anormale Reaktionstypen der vegetativen nervösen Peripherie. Miedziúsky und Pawlowski fassen die Erkrankung als allergische oder allergisch-toxische Capillaritis auf, während Lausecker scheinbar mehr die Epidermis als Erfolgsorgan der Allergeneinwirkung ansieht.

Wie schon erwähnt, ist bei der überwiegenden Mehrzahl der Fälle von Erythema scarlatiniforme desquamativum recidivans über ein auslösendes Allergen nichts bekannt, besonders wenn wir die Fälle medikamentösen Ursprungs mit einmaliger Erkrankung aus oben angeführten Gründen nicht in das engere Krankheitsbild einbeziehen. Die bei manchen Fällen (Beermann, Weber und Schwarz) anamnestisch vor Ausbruch der Erkrankung erhobene Tonsillitis läßt in diesen Fällen an die Tonsillen als Allergenquellen denken. Leider liegen keine weiteren Untersuchungen darüber vor, ob auch andere fokale Herde als Allergenquellen in Betracht zu ziehen wären. Wenn Gans und Steigleder in ihrer Histologie der Hautkrankheiten sagen, daß das Erythema scarlatiniforme desquamativum meist als Arzneiexanthem auftritt, daß also Arzneien als Allergene wirken, so soll dem zugestimmt werden, wenn darunter scarlatiniforme Erythrodermien mit einmaligem Ablauf verstanden werden sollen, doch gerade die Fälle des echten Erythema scarlatiniforme desquamativum recidivans, wobei die Betonung auf dem Epitheton recidivans zu liegen hat, bieten gerade in der neueren Literatur durchaus keinerlei Anhaltspunkte für eine medikamentöse Auslösung der Rezidive. Es scheint uns, daß dieser Unterschied keineswegs verwischt werden sollte. Vielleicht könnten Titerbestimmungen der Antistreptolysine und Antistaphylolysine während der Anfälle und auch in den Zeiten völliger Gesundheit weitere Klärung zur Frage der Allergene bringen.

Zusammenfassend darf wohl gesagt werden, daß nach allen Erfahrungen und Beobachtungen an ähnlichen Erkrankungen ätiologisch eine Allergie beim Erythema scarlatiniforme desquamativum recidivans in Betracht zu ziehen ist (bakterielle Allergene? endogene Eiweißkörper als Allergene?). Pathogenetisch muß aber ein anderer Mechanismus als bei den durch Medikamente ausgelösten scarlatiniformen Erythrodermien vorliegen, da sich dies aus der Eigenart der vielen Rezidive nach oft jahrelanger Gesundheit schließen läßt. Dieser pathogenetisch andere Ablauf scheint durch Individualfaktoren bestimmt zu werden, die aber in ihren Einzelheiten noch der Aufklärung bedürfen.

Die *Diagnose* ist, besonders wenn verläßliche anamnestische Daten über frühere Anfälle vorliegen, nicht schwierig. Die *Differentialdiagnose* gegenüber Scharlach und den echten Scharlachrezidiven soll hier nicht noch einmal in ihren Einzelheiten dargestellt werden, da dies bereits in der Abhandlung von JULIUS-BERG geschehen ist. Das Verhalten des Blutbildes wurde bereits erörtert und auch auf die manchmal vorhandenen leichten Leuko- und Lymphocytosen mit einer nicht sehr hohen Eosinophilie hingewiesen. Die BKS ist vorübergehend auch stark erhöht, doch kann sie bei Lokalisation auf einzelne Körperstellen auch normal sein. Das Rumpel-Leedesche Phänomen wird von einzelnen Autoren als negativ angegeben (OCHIAI, LAUSECKER, WEBER und SCHWARZ), von LAUSECKER aber auch zweimal als angedeutet positiv.

MEMMESHEIMER hat vorgeschlagen, den Dick- und Schulz-Charlton-Test zur Differential-diagnose heranzuziehen. Bei Kindern dürften diese Teste kaum mit Sicherheit zu verwerten sein. Der Dick-Test, der gewisse Kriterien zur Beurteilung des Immunitätszustandes und der Empfänglichkeit für Scharlach bietet, soll nach FREUDENBERG und BARTH bei $^2/_3$ aller Scharlachkinder bis zu 6 Jahren nach der Erkrankung positiv bleiben. Beim Erwachsenen können aber diese Teste differentialdiagnostischen Wert besitzen. Sie wurden unter anderem auch von LAUSECKER herangezogen und bei zwei Fällen als negativ gefunden.

Differentialdiagnostisch am wichtigsten erscheint die Abtrennung des Erythema scarlatiniforme desquamativum recidivans von den medikamentösen scarlatiniformen Erythrodermien. Aber bei den letzteren läßt sich fast immer das auslösende Agens feststellen und die Allergie durch Läppchenproben nachweisen. Die Arzneimitteldermatosen und toxischen Hautschädigungen finden in diesem Werk ihre eigene Behandlung, so daß an dieser Stelle sich ein Eingehen auf Einzelheiten erübrigt. Meist ist auch hier der Beginn sehr brüsk und betroffen werden vor allem der Stamm und die Extremitäten, während Kopf, Gesicht, Hände und Füße öfter verschont bleiben. Bei schweren Fällen erkranken auch die Schleimhäute. Die Schuppung ist nicht immer membranartig großlamellös, und sie beginnt mit abblassendem Erythem, während beim Erythema scarlatiniforme desquamativum recidivans die Schuppung das Erythem begleitet. Allgemeinerscheinungen und Hauterscheinungen laufen beim medikamentösen scarlatiniformen Exanthem hinsichtlich ihrer Intensität parallel. Nagelveränderungen sind selten. Vor allem zeigen die medikamentösen scarlatiniformen Exantheme wohl Nachschübe im Verlauf des Anfalles, jedoch keine Rezidive. Letztere können nur durch die Wiederverabreichung des auslösenden Medikaments erzielt werden. Nachkrankheiten treten kaum auf.

Weiter sei differentialdiagnostisch noch die primäre Streptokokkenerythrodermie der Erwachsenen angeführt. DEGOS, der sich mit diesem Krankheitsbild besonders befaßte, hebt folgende Symptome hervor: Die Erythrodermie ist abhängig vom Infektionsherd, in dessen Nachbarschaft sie meist erysipelartig beginnt. Im Verlauf sieht man eine Intertrigo retroauricularis, Abscesse, erysipelartige Schübe, Temperaturschwankungen oft septischer Art, Drüsenschwellungen, starke Leukocytose. Als Komplikationen treten Streptokokkennephritis, Bronchopneumonie und Septicämie auf. Rückfälle treten auf, wenn der ursprüngliche Herd erhalten bleibt. DEGOS unterscheidet klinisch zwei Formen: 1. Eine trockene, erythrosquamöse Form, mehr an Dermatitis exfoliativa generalisata Wilson-Brocq erinnernd. 2. Eine ödematöse Form, die mehr Arsenerythrodermien gleicht. Die Histologie dieser Erkrankung ist uncharakteristisch. Die Nieren sind sekundär beteiligt. Bakteriologisch sind immer Streptokokken nachweisbar. Die Prognose ist oft ernst.

Diese Erkrankung gehört zu den Infektionserkrankungen. Bezüglich weiterer Berichte sei auf MILIAN und MASSOT, MILIAN und PÉRIN, MILIAN und DEGOS verwiesen.

Die sehr selten zu beobachtende Keratolysis exfoliativa congenita Brocq-E. Hoffmann zeigt ohne Prodromalerscheinungen eine periodische Ablösung des Epithels. In einzelnen Fällen wurde diese Ablösung wöchentlich, in anderen mehrmals jährlich gesehen und das abgelöste Epithel erscheint zigarettenpapierartig. E. HOFFMANN vergleicht diese Erkrankung mit der Mauserung der Vögel und WEIDMAN sieht in ihr ein phylogenetisches Phänomen, vergleichbar mit der Häutung der Reptilien.

Die Differentialdiagnose gegenüber der subakuten chronischen Form der Erythrodermie vom Typ Wilson-Brocq und gegenüber der Pityriasis rubra Hebrae dürfte keine Schwierigkeiten bereiten, wenn auch der einzelne Krankheitsanfall des Erythema scarlatiniforme desquamativum recidivans gewisse Ähnlichkeit mit dem subakuten Typ des erstgenannten Erythrodermie zeigen und eine Unsicherheit der Diagnosestellung bewirken kann. Wenn z. B. YAJIMA bei seinem schon zitierten Fall an die Dermatitis exfoliativa subacuta Wilson-Brocq denkt, aber gleichzeitig angibt, daß die Erkrankung schon einige Male rezidiviert sei, so dürfte diese Angabe allein schon diese Diagnose ausschließen und für ein Erythema scarlatiniforme desquamativum recidivans sprechen. Das Fehlen der typischen Rezidive und der lange Krankheitsverlauf bei den beiden anderen Typen der sog. primären Erythrodermien dürften neben ihrer weiteren Symptomatologie, auf die hier nicht näher eingegangen zu werden braucht, als wichtige differentialdiagnostische Faktoren ausschlaggebend sein.

Die Differentialdiagnose gegenüber den anderen früher als sekundär bezeichneten Erythrodermien ergibt sich aus deren Entwicklung und bei einigen Formen auch aus dem histologischen Befund.

Die *Therapie* wird fast durchwegs von den neueren Beschreibern nicht behandelt. Noch MEMMESHEIMER tritt in seiner Abhandlung über die generalisierten exfoliativen Erythrodermien in dem Werk von ARZT-ZIELER für eine rein symptomatische Therapie ein. Man wird eine symptomatische Behandlung in Form indifferenter Salben, Puder und Öle auch heute nicht vermissen wollen. Die heutige Auffassung einer allergischen Ätiologie legt aber den Gedanken nahe, daß eine Verabreichung von ACTH bzw. von Cortison oder seinen Derivaten unter gleichzeitigem Antibioticaschutz Nützliches leisten könnte. Ein Suchen nach einem Fokalherd als mögliche Quelle der Allergene dürfte bei jedem Fall angezeigt erscheinen und in den Fällen, bei denen Tonsillarerscheinungen im Prodromalstadium zu vermerken waren, könnte man eine Tonsillektomie in Erwägung ziehen. Dieser Eingriff dürfte aber wohl erst nach Abheilung der Hauterscheinungen unter Antibioticaschutz vorgenommen werden. Da bisher über eine Hormonbehandlung unter Antibioticaschutz und über eventuelle Erfolge einer Herdsanierung keine Erfahrungen vorliegen, kann man das eben Gesagte nur als eine Anregung verstehen.

III. Die Dermatitis exfoliativa generalisata subacuta (WILSON-BROCQ)

Überblicken wir die Berichte in der neueren Literatur über diese Erkrankung, so fällt auf, daß sich noch immer nicht eine einheitliche Bezeichnung des Leidens durchgesetzt hat. Wenn Bezeichnungen wie Erythrodermia exfoliativa Wilson-Brocq, Erythrodermia diffusa totalis Wilson-Brocq verwendet werden, so ist daraus immerhin die Überzeugung des Autors ersichtlich, den vorliegenden Fall zu der Dermatitis exfoliativa generalisata subacuta Wilson-Brocq zurechnen zu müssen. Aber schon Namen wie Erythrodermia desquamativa universalis, chronische exfoliative Erythrodermie verraten eine gewisse Unsicherheit des Autors bezüglich der endgültigen Festlegung der Diagnose, eine Unsicherheit, die oft in einer zu kurzen Beobachtungszeit begründet liegen mag. Wenn man aber Bezeichnungen wie Erythrodermie scarlatiniforme infectieuse subaigue mit dem Untertitel Dermatite exfoliative généralisée de Wilson-Brocq findet, so zeigt dies deutlich, daß trotz der grundlegenden Arbeit von BROCQ es heute wieder zu Zweifeln gekommen ist, inwieweit in Einzelfällen eine scharfe Trennung der Krankheitsbilder der seinerzeit als primäre Erythrodermien bezeichneten Typen berechtigt erscheinen mag. Diese Zweifel drücken sich auch in der Abtrennung zur Pityriasis rubra Hebrae aus. Andererseits werden aber manchmal auch Teilsymptome, die allen sog. primären als auch sekundären Erythrodermien eigen sein können, hervorgehoben, da sie durch neue Forschungsergebnisse besser bekannt geworden sind, wie z. B. die lipomelanotische Retikulose Pautrier-Woringer. Es erscheint daher notwendig zu untersuchen, ob auch durch die bekannt gewordene Symptomatologie der in neuerer Zeit beschriebenen Fälle die klassische Beschreibung BROCQs noch aufrechterhalten werden kann bzw. durch neu bekannt gewordene Forschungsergebnisse ergänzt werden kann.

Wir dürfen hier auf eine historische Darstellung der Entwicklung des Krankheitsbegriffes der Dermatitis exfoliativa generalisata subacuta Wilson-Brocq verzichten und auf die Darstellung von JULIUSBERG verweisen.

BROCQ hat bei seinen Fällen, auf die er seine Analyse des Krankheitsbildes gründete, ein *Lebensalter* der Kranken zwischen 20—50 Jahren gefunden. Auch bei den neueren Berichten über diese Erkrankung überwiegen die Kranken in diesen besten Lebensjahren. Doch eine beträchtliche Anzahl von Kranken befand sich auch in dem Alter zwischen 50 und 60 sowie 60 und 70 Jahren. Berichte, die ältere Kranke betreffen, sind selten, wie z. B. über den 70jährigen Kranken von FEIT, den 74jährigen Kranken von HERMANN und wohl als Ausnahme kann der Fall von MÜLLER gelten, der einen 83jährigen Mann betraf.

Ebenso dürfen Erkrankungen unter dem 20. Lebensjahr als Ausnahme gelten. DUMBOVICH sah ein 18jähriges Mädchen befallen, KEY und NELSON berichten über die Erkrankung bei einem 12jährigen Knaben und der Fall von ZAMENHOF betraf sogar einen $2^1/_2$jährigen Knaben. Von den Fällen von DUMBOVICH und ZAMENHOF liegen allerdings nur kurze Referate vor, aus deren Angaben über Dauer der Erkrankung, Hautsymptome, Nagelveränderungen usw. man höchstens sehr zurückhaltend die Möglichkeit erwägen darf, daß es sich um eine Wilson-Brocqsche Erythrodermie gehandelt haben könnte. Das gilt in gewissem Sinne auch für den Fall von KEY und NELSON, der allerdings als Dermatitis exfoliativa generalisata bezeichnet wird.

Die *Beteiligung der Geschlechter* an dem Krankheitsbild der Dermatitis exfoliativa generalisata subacuta hat bisher kaum Berücksichtigung gefunden, obwohl schon BROCQ angibt, daß unter seinen zwölf Kranken zehn Männer und nur zwei Frauen waren. Bei Berücksichtigung der Fälle der neueren Literatur, die nach vorsichtigem Erwägen diesem Krankheitsbild mit weitgehender Wahrscheinlichkeit zugeteilt werden dürfen, kommt man auf eine Verteilung der Erkrankung bei Männern und Frauen auf etwa ein Verhältnis von 4:1. Das bedeutet immerhin eine auffällige Bevorzugung des männlichen Geschlechtes, da die Zahl der seit der Juliusbergschen Abhandlung in der Literatur berichteten Fälle etwa zwischen 70—75 betragen dürfte.

Der *Beginn der Erkrankung* geht in der Regel ohne Prodromalerscheinungen einher. Sehr selten können Frösteln, Schweißausbrüche und geringe Übelkeit das Krankheitsbild einleiten. Es fällt bei der Durchsicht der Literatur auf, daß die Kranken manchmal mehr oder weniger kurze Zeit vor Ausbruch der Erythrodermie eine Infektionserkrankung durchmachen, Lungen- und Rippenfellentzündung, Pyodermien bei einem in der Vereinigung Rheinisch-Westfälischer Dermatologen demonstrierten Fall, Pyodermien und Infektion des oberen Respirationstraktes im Fall von Key und Nelson, Leber- und Magenbeschwerden und Grippe im Fall von Konrad, Polyarthritis und Pneumonie im Falle von Griebel. Übermäßiger Alkoholgenuß wurde bei den Fällen von Tolman und Cottini registriert. Es ist schwer zu entscheiden, ob man diesen Erkrankungen einen disponierenden Einfluß zuerkennen darf, diese Beobachtungen seien daher nur zur Kenntnis gebracht. Bei dem Fall von Leigheb begann bei einer 20jährigen Virgo die Erythrodermie nach Aufhören der Menses, und es bestand eine Atrophia adiposogenitalis.

Die *ersten Herde* werden oft als ekzemartig beschrieben oder es wird angegeben, daß „Ekzeme" schon einige Zeit bestanden (Abramović, Allison, Gottron, Hall-Smith, Leipold, Musger, Oohashi, Steffen, Traub, Wanderer). Der Sitz dieser ersten Herde, die primär in der Einzahl, aber auch in der Mehrzahl auftreten können, ist sehr verschieden, an den Fußsohlen im Fall von Abramović, in Gelenkbeugen, am rechten Unterarm und an der Brust (Fornbacher), an der Innenseite der Oberschenkel (Frühwald), an den Fingern (Gottron), an den Beinen (Musger), am Kopf (Oohashi), an Armbeugen, Kniebeugen und Kreuz (Tenlén), an Gesäß und Ellbogen (Tolman), in den Kniebeugen (Wanderer). Doch fällt die Bevorzugung der Beugeseiten auf. Auch kann eine die Haut reizende Behandlung zur plötzlichen Generalisation führen, wie z. B. im Fall von Hall-Smith. Die Generalisation kann innerhalb weniger Tage erfolgen (Cottini, Kalz) oder auch in einigen Wochen (Traub, Abramovic) und seltener 2—4 Monate benötigen (Gottron, Steffen).

Nach *eingetretener Generalisation* erscheint die Haut trocken, ohne Blasen oder Bläscheneruption. Die anfangs uniforme glatte Rötung wird bald von der beginnenden Schuppung, die bei Fällen mit rascherer Entwicklung ungefähr zwischen dem 6.—12. Tage beginnt, begleitet. Bei sehr langsamer Entwicklung der Generalisation kann die Schuppung auch vor ihrem voll entwickelten Ausmaß einsetzen. Die Schuppung bezeichnet nun den Höhepunkt der Entwicklung des Krankheitsbildes. Nässen gehört nicht zum eigentlichen Symptomenbild, ist aber oft sekundär durch Scheuern und Kratzen bei heftigem Juckreiz an den Beugeflächen vorhanden.

Wir dürfen uns es auch bei diesem Krankheitsbild versagen, auf die Einzelheiten der Symptomatologie der Hauterscheinungen im Hochstadium der Erkrankung näher einzugehen, und es darf auf die Darstellung durch Juliusberg hingewiesen werden.

Hier sei nur mit Nachdruck auf die Veränderungen an den *Haaren* und *Nägeln* hingewiesen, denen bereits Brocq eine ausschlaggebende Bedeutung für die Diagnosestellung zuwies. Manche Fälle, deren Bekanntmachen in Form kurzer Demonstrationsreferate eine Einordnung in dieses Krankheitsbild schwierig gestaltet, können mit großer Wahrscheinlichkeit der Dermatitis exfoliativa generalisata subacuta Wilson-Brocq zugerechnet werden, wenn Haar- und Nagelveränderungen vorliegen. Die differentialdiagnostisch oft schwer von der Wilson-Brocqschen Erythrodermie abzugrenzende Alterserythrodermie zeigt keine Nagel und Haarveränderungen, worauf Richter nachdrücklich hinwies. Der Haarausfall, ein sehr konstantes Symptom, beginnt am Kopf schon bald nach erfolgter Generalisierung und erreicht etwa im 2.—3. Monat des Bestehens des

Leidens seinen Höhepunkt. Von einigen Autoren wird auch auf den Ausfall der Achsel- und Schamhaare und der Brauen besonders hingewiesen, der manchmal noch auffälliger als der der Kopfhaare ist. Die Nagelveränderungen können von anfangs leichten Veränderungen wie Tüpfelungen, Verdickungen, Erweichungen, teilweisen Ablösungen, Depressionen, transversalen Furchen und longitudinalen Striae über Nagelverlust nach einigen Monaten bis zum frühen Nagelverlust schon in den ersten Wochen der Krankheit reichen. Auf Haar- und Nagelveränderungen wiesen in den neueren Beobachtungen vor allem BELINFANTE, BEST, CARRIÉ, COTTINI, FEIT, GOTTRON, GOUGEROT u. Mitarb., KALZ, LEIGHEB, LEIPOLD, LIER, LOUSTE u. Mitarb., MARKOVIĆ, MÜLLER, MUSGER, NICOLAU und MAISLER, OOHASHI, RICHTER, SÄUFERLIN, SÉZARY und CALLEROT, STEFFEN, TOLMAN, TRAUB, WANDERER, ZAMENHOF hin und auch der in der Rheinisch-Westfälischen Dermatologen-Gesellschaft demonstrierte Fall wies derartige Veränderungen auf.

Vereinzelte Fälle von Dermatitis exfoliativa generalisata subacuta Wilson-Brocq können *Anomalien der Hauterscheinungen* zeigen. So berichtete TENLÉN bei seinem Fall über Nässen an Handtellern und Fußsohlen. Umgekehrt kann es aber an diesen Stellen auch zur Ausbildung starker Hyperkeratosen kommen wie in den Fällen von GOTTRON und LEIPOLD. Der in der Rheinisch-Westfälischen Dermatologen-Gesellschaft demonstrierte Fall zeigte an Armen und Handrücken disseminierte erbsengroße Papeln und blasige Pyodermien. ROUX beobachtete bei zwei Fällen von Wilson-Brocqscher Erythrodermie ante exitum eine Epidermisablösung ohne Blasenbildung, die Epidermis konnte durch geringen Druck leicht abgeschoben werden. LOUSTE u. Mitarb. sahen bei ihrem Fall fünfzigcentimestückgroße livide weiche Herde am Stamm, während die übrige Haut gespannt und verdickt war. Auch Pigmentanomalien können sich entwickeln. Neben vorübergehenden Pigmentierungen (TAS) kann es zu starken dauernden Pigmentierungen fast universeller Ausbreitung kommen wie in den Fällen von TOLMAN und OOHASHI. Nicht selten ist auch ein Pigmentschwund, der auch schon im Höhestadium der Erkrankung einsetzen kann (Fall GOTTRON) oder, worauf MEMMESHEIMER hinweist, am Ende der Erkrankung plötzlich entstehen kann. Dieser Pigmentschwund kann vitiligoartig große Körperpartien überziehen. Die elfenbeinweiße Färbung dieser manchmal leicht vertieften Stellen steht in starkem Gegensatz zur starken Pigmentierung der Umgebung.

Auch die *Schleimhäute* können das Krankheitsgeschehen mit einbezogen werden, doch ist das nicht bei allen Fällen zu beobachten (RICHTER). Rötungen und Schwellungen der Conjunctiven, Rötungen, Hämorrhagien und Krustenbildung auf der Nasenschleimhaut, Schwellungen und Erosionen der Lippen, manchmal mit Geschwürsbildung einhergehend, wurden gesehen. GOTTRON beobachtete bei seinem Fall ein Schleimhauterythem der Mundschleimhaut mit fokaler Purpura, Lingua scrotalis und stark wechselnde Zungenödeme. TOLMAN sah Pigmentierungen der Mundschleimhaut, WANDERER fand bei seinem Fall die Zunge atrophisch, LOUSTE u. Mitarb. bemerkten eine Infiltration der Lippen und Mundschleimhaut neben Injektion der Conjunctiven, und Zunge und Wangenschleimhaut wiesen lichenartige Herde auf. Auch COTTINI stellte fest, daß die Lippen geschwollen waren und Rhagaden zeigten. Bei vielen Fällen mit der Wilson-Brocqschen Erythrodermie beobachtet man Erbrechen, Diarrhoen, Verstopfungen und Zeichen einer Achylie, worauf auch IWAMA hinwies. GATÉ u. Mitarb. stellten gastroskopisch eine gleichmäßig gerötete Magenschleimhaut mit ödematöser Schwellung im Antrum-Pylorusgebiet fest und sprechen von einer „Gastrite mamelonné". Dabei bestand eine Achlorhydrie. Da analoge Veränderungen auch an der Mundschleimhaut bestanden, demonstrieren diese Untersuchungen sehr gut die interessanten Zusammenhänge zwischen einer universellen Hauterkrankung und den Auswirkungen auf die sichtbaren Schleimhäute bis zu den tieferen Schleimhäuten des Gastrointestinaltraktes.

Die *subjektiven Beschwerden* der Kranken bestehen vor allem in dem oft sehr starken Juckreiz, der jedoch in seiner Intensität starken Schwankungen unterliegen kann. Verstärkung des Juckreizes bei neuen Schüben, relativ geringer

Juckreiz in mehr ruhigen Perioden der Hauterscheinungen wechseln bis zum zeitweiligen völligen Sistieren des Juckreizes miteinander ab. Ein weiteres und von vielen Kranken oft sehr unangenehm empfundenes subjektives Symptom ist der starke Wärmeverlust. Die Kranken frösteln leicht und sind gegen Luftzutritt sehr empfindlich. Wir werden zum Wärmehaushalt der Erythrodermien noch an anderer Stelle etwas zu sagen haben.

Die *Allgemeinerscheinungen* bei der Wilson-Brocqschen Erythrodermie hängen z.T. von den die Erkrankung begleitenden pathologischen Vorgängen an den inneren Organen ab, die in vielen Fällen weniger als zufällig hinzutretende Komplikationen als vielmehr in engem Zusammenhang mit den Hauterscheinungen gleichzeitig ablaufende Prozesse bzw. mit der Zeit durch die Hauterscheinungen ausgelöste Prozesse angesehen werden müssen. Als wohl häufigstes Allgemeinsymptom darf die Temperaturerhöhung angesehen werden. Im Beginn der Entwicklung des Leidens sind in der Regel Morgentemperaturen zwischen 38 und 39⁰ und Abendtemperaturen zwischen 39 und 40⁰ zu beobachten. Doch ist der Fieberverlauf ein sehr unregelmäßiger und nach längerem Bestand der Erkrankung können bei voll entwickeltem Krankheitsbild auch fieberfreie Perioden auftreten, die manchmal durch neuerliche Fieberschübe abgelöst werden, die dann eine wiederauftretende Verschlechterung anzeigen.

Kräfteverfall, Gewichtsverlust, Magenbeschwerden, Durchfälle oder Obstipationen hängen ursprünglich mit dem auch die tieferen Schleimhäute des Gastrointestinaltraktes erfassenden Krankheitsgeschehen zusammen. Es ist augenscheinlich, daß gleich dem Befallen der sichtbaren Schleimhäute auch das Ergriffenwerden der Magenschleimhaut im Sinne einer Gastritis oder der Darmschleimhaut als Enteritis als Teilsymptom und nicht als Komplikation aufgefaßt werden muß, auch wenn es hier individuelle Unterschiede gibt und nicht in jedem Fall dieses Teilsymptom auch klinisch hervortreten muß. Fälle mit Beteiligung des Magen-Darmtractus sind als klinisch schwerer verlaufende Fälle anzusehen. Man hat bei der Durchsicht der Literatur den Eindruck, daß auf Magen-Darmaffektionen meist nur dann geachtet wird, wenn sie auch klinisch in Erscheinung treten. IWAMA fand bei allen seinen neun Fällen von Wilson-Brocqscher Erythrodermie Magen-Darmstörungen in Form von Diarrhoe, Verstopfung und Achylie. MARCUS führt bei seinem Fall ebenfalls Achylie an und auch der in der Sitzung der Rheinisch-Westfälischen Dermatologen-Gesellschaft vorgestellte Fall wies eine Subacidität auf.

Im Zusammenhang mit Störungen des Magen-Darmtraktes und damit ursächlich mit dem Krankheitsbild dürfen auch die Befunde gewertet werden, die Störungen der Leberfunktion und der Bauchspeicheldrüse aufweisen. IWAMA fand in sieben von neun Fällen eine Pankreasfunktionsstörung, bei einem Fall einen Ikterus und bei einem weiteren Fall Übergang in Lebercirrhose bzw. akute gelbe Leberatrophie. Auch GOTTRON vermerkte bei seinem Fall eine um drei Querfinger verbreiterte Leber mit Ascites, ALLISON fand bei drei Fällen eine biliäre Lebercirrhose mit Fettinfiltration und chronischem Milztumor und LEIGHEB stellte eine vergrößerte Leber mit verminderter antitoxischer und harnstoffbildender Funktion fest. Daß auch bei klinisch negativem internen Befund trotzdem schwere Leberfunktionsstörungen vorliegen können, zeigen die Fälle, bei denen die Leberstörung erst bei der Sektion aufgedeckt wurde, so im Fall BUTTERWORTH eine fettige Degeneration der Leber und Stauungshyperämie und Hyperplasie der Milz, und im Fall von NICOLAU und MAISLER ebenfalls eine Fettleber und eine massive fettige Degeneration des Pankreas. Bei dem Fall 1 von OOHASHI dürfte allerdings das gefundene Hepar lobatum mit Ascites als Nebenbefund bei einer Viscerallues anzusehen sein, so daß in diesem Fall die primär bestehende Leberstörung die Entstehung der Hauterkrankung begünstigt haben kann.

Schon BROCQ wies auf Fälle von Wilson-Brocqscher Erythrodermie hin, die mit Nephritis verliefen und betont, daß eine Harnstoffverminderung öfter einer Verschlechterung des Allgemeinzustandes vorausging. Es scheint aber, daß auch eine Nierenbeteiligung zum Syndrom der Wilson-Brocqschen Erythrodermie gehört, also ein Teilsymptom dieser Erkrankung sein kann. In leichteren Fällen äußert sich die Nierenbeteiligung durch Auftreten von Albumen im Harn (LOUSTE u. Mitarb.) oder von Albumen und Zylindern (NICOLAU und MAISLER). ROUX und LEYNIAT beobachteten bei einem Fall eine plötzlich auftretende starke Verminderung der Harnausscheidung ohne Ödeme. Die Diurese setzte nach einiger Zeit von selbst wieder ein. In schweren Fällen kann es zur Nephritis kommen (Fälle von ALLISON, OOHASHI, BUTTERWORTH) bis zur völligen Niereninsuffizienz (IWAMA).

Im Zusammenhang mit den angeführten inneren Störungen wäre auch auf *Störungen der Bluteiweißkörper* hinzuweisen. AMORATI und seine Mitarbeiter stellten bei vier Fällen Wilson-Brocqscher Erythrodermie und Fällen sekundärer Erythrodermie eine Hypoproteinämie fest, die vor allem auf Albumine und z.T. auch auf Globuline zu beziehen war. α- und β-Globuline zeigten niedrige Werte, während das γ-Globulin eher etwas erhöht war. GOTTRON fand bei seinem Fall die Labilitätsreaktionen sämtlich pathologisch. Das Gesamteiweiß betrug 4,0 g-%, elektrophoretisch ergab sich eine absolute Vermehrung der α_2- und γ-Globuline. KEY und NELSON fanden aber bei ihrem Fall eine Hypo-γ-Globulinämie, vermochten aber mit einer Zufuhr von Immun-γ-Globulin keinen therapeutischen Erfolg zu erzielen. Leider liegen aber weitere Befunde über das Verhalten der Bluteiweißkörper bei dieser Erythrodermie kaum vor.

Auch das Verhalten des *inkretorischen Systems* fand nur ausnahmsweise das Interesse der Untersucher. Eine Ausnahme stellt nur der Fall von LEIGHEB mit pluriglandulärer Dysfunktion bedingt durch hypophysäre Hypofunktion vor. Hypothyreoidismus, Hypoparathyreoidismus, Hyposuprarenalismus und Hypofunktion der Ovarien wurden scheinbar nach energischer Behandlung mit Hypophysenvorderlappenextrakten behoben und mit der Regulation dieser pluriglandulären Dysfunktion erfolgte die Abheilung der Hauterscheinungen. GOTTRON stellte bei seinem Fall eine erniedrigte Ausscheidung von 17-Ketosteroiden fest (3—4 mg/die) und er deutet diesen Befund als einen Hinweis auf eine zentrale Genese des Leidens. Andere Untersucher führen nur einen erhöhten Grundumsatz an, z.B. OBERREIT +17%, WANDERER +67,7% bei Abbauwerten nach ABDERHALDEN für Thyreoidea von 43 und für Testis von 20, die einen Hinweis auf eine endokrine Dysfunktion geben könnten. Beim Fall von TOLMAN schwankte der Grundumsatz zwischen +20 bis —7%.

Es erscheint aber geboten, daß man in Zukunft dem Verhalten der Bluteiweißkörper und dem des inkretorischen Systems eine größere Aufmerksamkeit zuwenden sollte.

Das Verhalten des *Blutbildes* bietet in der Regel keinerlei Anhaltspunkte, die uns pathogenetische oder ätiologische Aufschlüsse geben könnten und sowohl das Blutbild (KALZ) als auch Blutbild und Sternalpunktat (MUSGER, COTTINI) können durchaus normal sein. Meist finden sich eine mäßige Anämie und eine mehr oder weniger starke Leukocytose, die bis zu 30000 Weißen gehen kann. Das Differentialbild zeigt öfters eine leichte Linksverschiebung, und eine Eosinophilie ist durchaus nicht die Regel, kann aber vorübergehend 30% und mehr erreichen (CARRIÉ, HALL-SMITH, RICHTER). Ebenso kann im Sternalpunktat eine Eosinophilie nachweisbar sein (HALL-SMITH). Doch ist, wie gesagt, eine Vermehrung der

Eosinophilen keineswegs bei allen Fällen zu finden und das Differentialbild braucht keine Abwegigkeiten zu zeigen (Gottron). Die genannten Abweichungen des cellulären Blutstatus gehen noch aus den Mitteilungen von Abramović, Carrié, Dumbovich, Griebel, Hall-Smith, Iwama, Konrad, Leipold, Marcus, Marković, Nicolau und Maisler, Richter, Sézary und Callerot, Steffen, Tas, Tenlén, Tolman, Traub, Zamenhof u. a. hervor.

Cottini geht noch auf besondere Einzelheiten des Differentialblutbildes ein: a) Binucleare lympho-monocytoide Elemente oder solche mit tief eingeschnittenem Kern, mit manchmal gleichmäßiger, manchmal brockiger oder grobfädiger Verteilung des Chromatins oder auch mit feinem dichtem oder weniger deutlichem Netz. Das Protoplasma ist spärlich basophil, wenig reichlich, regelmäßig und ohne bläuliche Granula. b) Elemente vom monocytoiden Typ von der Größe der Lymphocyten oder ein wenig größer, mit großem Kern, einfach, gelappt oder geteilt, die Kernstruktur trabekelartig, gewöhnlich ohne Nucleolus, manchmal mit einer Andeutung desselben, das Protoplasma dünn von endothelialem Typ. c) Elemente vom Monoblastentyp, manchmal auch an Türksche Zellen erinnernd.

Die BKS kann wesentlich erhöht sein (Griebel), auffälliger ist ein normales oder fast normales Verhalten trotz schwerer Hauterscheinungen und interner Befunde wie z. B. im Falle Gottrons oder im Fall, der in der Rheinisch-Westfälischen Dermatologen-Gesellschaft demonstriert wurde. Soweit der Blutchemismus untersucht wurde (NaCl, Blutzucker, Harnsäure usw.), wurden keine auffälligen Befunde bekannt. Über die Elektrolyte und Metaboliten wird aber in anderem Zusammenhang noch zu sprechen sein.

Zu den fast regelmäßig festzustellenden Veränderungen gehören *Lymphknotenschwellungen*. Meist sind diese mittelgroß, hart und indolent. Nur in Ausnahmefällen findet sich bei Berichten über Fälle, deren Symptomatologie sonst eindeutig auf die Wilson-Brocqsche Erythrodermie hinweist, die Angabe, daß keine Lymphknotenschwellung vorlag, wie z.B. im Fall von Louste u. Mitarb. Von den meisten Autoren findet die indolente Anschwellung vor allem der Lymphknoten der Femoral-Inguinalregion und der Achselhöhlen eine besondere Betonung, aber auch die anderen tastbaren Lymphknoten können ergriffen sein. Im Hinblick auf die mit erythrodermischen Hauterscheinungen verlaufenden Fälle von Morbus Brill-Symmers, von Reticulohistiocytosis cutanea hyperplastica benigna cum melanodermia Baccaredda, den systemartigen unter dem Bild einer Erythrodermie verlaufenden, oft infausten Retikulosen und ähnlichen Erkrankungen kommt der Untersuchung der Lymphknoten bei der Wilson-Brocqschen Erythrodermie eine große Bedeutung zu. Soweit histologische Untersuchungen der Lymphknoten vorliegen, werden von einigen Autoren entzündliche Hyperplasie (Fall der Rheinisch-Westfälischen Dermatologen-Gesellschaft), chronisch fibröse Lymphadenitis mit Sinuskatarrh (Marcus) oder überhaupt nur unspezifische Veränderungen (Carpentier und Lakaye, Oohashi) und sogar histologisch normale Befunde (Leipold) angegeben. Andere Autoren beschreiben eine Vergrößerung mit viel Pigment, erweitertem Sinus, Gefäßreichtum, die Lymphfollikel durch breite Wucherung reticulärer Zellen zurückgedrängt, atrophisch, mit Melanin und Lipoid in den reticulären Zellen (Nicolau und Maisler), schwere akute und chronische Entzündung, stellenweise Histiocytenproliferation mit atypischen Kernen, Melanin (Hall-Smith, O'Donovan u. Mitarb.). Es ist also das Bild der lipomelanotischen Retikulose Pautrier-Woringer, die man als durch gestörten Hautstoffwechsel bedingte Veränderung der Lymphknoten, möglicherweise durch unbekannte biochemische Vorgänge sekundärer Natur bei vielen generalisierten Hautprozessen verursacht ansieht. Es ist eine unspezifische Reaktion, die bei Erythrodermien verschiedenster Genese, bei generalisierten Ekzemen, Neurodermitis disseminata, Psoriasis vulgaris, Lichen ruber planus und anderen generalisierten Prozessen gefunden werden kann. Eigene Erfahrungen stimmen diesbezüglich mit denen von MIESCHER, SCHNYDER, SCHIRREN, NÖDL u. a. überein. SPIER weist darauf hin, daß die lipomelanotische Retikulose auch mit der Reticulohistiocytosis cutanea gleichgeschaltet sein kann. Die Ausbildung dieser eigenartigen unspezifischen Lymphknotenreaktion kann bei der Wilson-Brocqschen Erythrodermie ebenso als sekundäre Reaktion wie bei anderen generalisierten Dermatosen angesehen werden und ihr Auftreten mag z. T. von der Dauer der Hauterscheinungen abhängen. Im Falle von GRIEBEL wurde scheinbar anfangs eine eosinophile granulomatöse Reaktion der äußeren Lymphknoten gefunden, so daß SCHIRREN auf die Möglichkeit einer lipomelanotischen Retikulose Pautrier-Woringer zwar hinwies, was aber von PFISTER bestritten wurde. Später deckte die Sektion eine lipomelanotische Retikulose als unspezifische Reaktion der Lymphknoten der Milz und Leber bei diesem Fall auf. Wir werden an anderer Stelle noch auf diese Lymphknotenreaktion zurückkommen müssen.

Die vasculäre Reaktion der Haut wurde vor allem von COTTINI bei den verschiedensten Erythrodermien geprüft und hier seien seine Befunde bei seinem Fall von Wilson-Brocqscher Erythrodermie wiedergegeben. Auf minimale und maximale mechanische Reizung erschienen in allen erythrodermischen Zonen weiße Streifen, doch ließ sich die reaktive Hyperämie infolge des erythrodermischen Prozesses nicht abschätzen. Auf Adrenalin i.c. (0,1 cm^3 einer 1^0/^{00}igen Lösung) entwickelte sich am rechten Oberschenkel sehr schnell eine ischämische, etwa zwanziglirastückgroße Zone, die gegen die Peripherie hin abklang und pilomotorischen Reflex zeigte. Auf Histamin (0,1 cm^3 einer Lösung 1:10000 i.c.) entstand eine Reaktionszone gleicher Größe, die quaddelartige Anschwellung ließ langsam eine leichte Rötung in der Injektionszone erkennen, sie verschwand innerhalb von 10 min.

Die bisher geschilderten Allgemeinerscheinungen und die Mitbeteiligung der inneren Organe möchten wir als Symptome eines mehr oder weniger schweren Verlaufes der Erkrankung auffassen und sie von den eigentlichen Komplikationen, die mehr zufällig, ohne in direktem Zusammenhang mit dem Krankheitsbild stehend, hinzutreten können, unterscheiden. Als derartige Komplikationen wären vor allem sekundäre pyogene Infektionen der Haut und der oberflächlichen Lymphknoten, die von Furunkeln über Lymphknotenabscesse bis zur flächenhaften Phlegmone reichen können, anzuführen. Sehr schwerwiegend sind Komplikationen von seiten des Gefäßsystems, die besonders bei älteren Kranken oft einen letalen Ausgang bewirken können. So starb der Fall von SÄUFERLIN an Kreislaufinsuffizienz, NANTA, BASEX und DUPRÉ verloren zwei Fälle an cerebraler Arteriitis mit Hemiplegie bzw. Arteriitis der unteren Extremitäten mit Gangrän und daraus sich entwickelnder Herzschwäche. OBERREITS Fall kam durch Lungenembolie mit hypostatischer Pneumonie zum Exitus. Bestehen bereits vor Beginn der Wilson-Brocqschen Erythrodermie schwere Organerkrankungen, wie z. B. im Fall von OOHASHI tertiär-luische Organerkrankungen, so wird damit die Prognose wesentlich verschlechtert. Der allgemeine Kräfteverfall, der mit der Wilson-Brocqschen Erythrodermie einhergehen kann, vermag durch Herabsetzung der Immunitätslage auch alte tuberkulöse Herde wieder zu aktivieren, wie es vielleicht bei dem in der Rheinisch-Westfälischen Dermatologengesellschaft demonstrierten Kranken der Fall war. Man muß wohl bei Fällen von Wilson-Brocqscher Erythrodermie, in deren Verlauf eine Organtuberkulose auftritt, diese als aktiviert und nicht als vielleicht ätiologischen Faktor ansehen. JULIUSBERG nennt noch Komplikationen des Hörapparates und der Augen. Wir selbst sahen im Verlauf eines Falles zeitweise Depressionszustände, die mit leichten Erregungszuständen abwechselten. Unter anderem machen auch amerikanische Autoren auf die Korrelation prämorbide Persönlichkeit:Erythrodermie: Psychose aufmerksam.

Der *Verlauf der Erkrankung* dauert auch bei den klinisch leichteren Fällen einige Monate bis zu 1—2 Jahren und wir glauben, daß der Übergang zu der sog.

chronischen Form schleichend ist. Die Dauer des Verlaufes hängt von der Schwere des Krankheitsbildes ab, worunter vor allem die mehr oder weniger starke Mitbeteiligung der inneren Organe zu verstehen ist. Die Mitbeteiligung der inneren Organe und eventuell hinzutretende Komplikationen bedingen die Prognose, die gerade bei älteren Kranken sehr vorsichtig und zurückhaltend gestellt werden muß. Besonders ein plötzliches Versagen des Kreislaufes ist zu befürchten. Der Fall von NICOLAU und MAISLER, der eine schwere Mitbeteiligung vor allem der Leber und der Bauchspeicheldrüse zeigte, starb 7 Monate nach Krankheitsbeginn, der Fall HERMANNs 10 Monate, der Fall OBERREITs 1 Jahr und der Fall von SÄUFERLIN $1^1/_2$ Jahre nach Beginn der Erkrankung.

Bei leichter verlaufenden Fällen, bei denen eine Mitbeteiligung innerer Organe klinisch nicht nachweisbar ist, sah man besonders früher, da man meist nur auf symptomatische äußere Behandlung und eine mehr tastende innere Behandlung angewiesen war, ein Schwinden der Allgemeinerscheinungen und ein langsames Abblassen und Weicherwerden der Haut mit Rückgang der Schuppung nach einigen Monaten. Die Nägel wuchsen wieder und ebenso normalisierten sich mit der Zeit die Haare. Es hat den Anschein, daß heute bei diesen Fällen die Verabreichung von Cortison und seinen Derivaten den Ablauf verkürzen und damit auch die Prognose wesentlich verbessern kann. Darauf wird anläßlich der Besprechung der Therapie noch zurückzukommen sein.

Es scheint, daß in der neueren Literatur Berichte über echte Rezidive bei einmal ausgeheilten Fällen nicht vorliegen. Man darf aber Schwankungen im Verlauf der Erkrankung nicht als echte Rezidive auffassen.

Die *Pathohistologie* der Hauterscheinungen ist auch durch die Untersuchungen in neuerer Zeit kaum bereichert worden. Wir dürfen uns daher kurz fassen und darauf hinweisen, daß keinerlei für die Wilson-Brocqsche Erythrodermie spezifische Befunde zu erheben sind. GANS und STEIGLEDER sagen in der Neuauflage ihrer Histologie der Hautkrankheiten, daß die Schilderung der histologischen Veränderungen bei der Pityriasis rubra Hebrae als Beispiel für die Art der geweblichen Veränderungen dienen kann, die bei exfoliierenden Erythrodermien anzutreffen sind. Dies gilt besonders hinsichtlich der Gewebsveränderungen der Wilson-Brocqschen Erythrodermie, die sich im späteren Stadium nur dadurch von der Pityriasis rubra Hebrae unterscheiden, daß alle Anzeichen einer Atrophie fehlen.

Auch in neueren Beobachtungen weisen die Autoren auf die regelmäßig zu beobachtenden Veränderungen des Epithels hin, die als Acanthose mittelschweren Grades, bezirksweise Parakeratose, diskrete Spongiose mit Quellung und eventueller Vacuolisierung der Epithelzellen übereinstimmend gekennzeichnet wurden (z.B. von GOTTRON, KONRAD, OOHASHI u. a.). Auch auf das stellenweise fehlende Stratum granulosum wird hingewiesen (COTTINI). LOUSTE u. Mitarb. konnten im Epithel keine Langerhansschen Zellen mehr finden. Das Stratum papillare ist ödematös, zeigt ungleichmäßige lockere lymphohistiocytäre Infiltrate mit einigen Eosinophilen. Im Demonstrationsfall der Rheinländisch-Westfälischen Dermatologen-Gesellschaft fielen mächtige lymphocytäre Infiltrate um den papillären und subpapillären Gefäßplexus auf, was verschiedentlich auch von anderen Beobachtern hervorgehoben wurde. OOHASHI weist auf eine Dilatation dieser Gefäße hin und fand die Elastica in der oberen Cutis zerstört, in der mittleren und tiefen Cutis aber normal. Nach diesem Autor können die Schweißdrüsen teils normal, teils aber auch atrophisch sein. Auch die Befunde von COTTINI, der eine ausführliche Darstellung der geweblichen Veränderungen der Haut gibt, stimmen mit dem bisher Gesagten überein. Er hebt in den Infiltraten um den papillären und subpapillären Gefäßplexus noch das Vorkommen epitheloidartiger Zellen und endothelialer Elemente hervor. Infiltrate um die Gefäße der tieferen Cutisanteile zeigten den gleichen Aufbau und die Gefäße waren z. T. erweitert, z. T. thrombosiert. Das Bindegewebe erschien manchmal mukös degeneriert. Sowohl Schweiß- wie Talgdrüsen und auch die Follikel waren atrophisch.

Die histologischen Veränderungen der Lymphknoten wurden bereits erwähnt.

Schon ältere Autoren wiesen auf histologische Veränderungen des Zentralnervensystems und der sympathischen Ganglien hin und leiteten daraus ätiologische Schlüsse her. Mit modernen neurohistologischen Methoden konnte HERMANN die Ganglien des linken Grenzstranges des Sympathicus eines 74jährigen Mannes untersuchen, der 10 Monate nach Beginn der Wilson-Brocqschen Erythrodermie verstarb. Es kamen drei Thorakal- und sämtliche Lumbalganglien zur Untersuchung. 61—73% der Nervenzellen der Ganglien zeigten krankhafte Veränderungen. Der Autor stellte folgende Veränderungen fest: 1. Starke Zellschwellung als Vorläufer einer Kernpyknose und Zerfall des Fibrillengerüstes. 2. primärer Zerfall des Fibrillengerüstes und stärkste vacuolige Degeneration. 3. Bildung regellos geformter ringförmiger Gebilde und Endplättchen an den Nervenzellen. 4. Neuronartige Wucherungen am Neuroplasma und am zugehörigen Hüllplasmodium, die zuletzt zum Untergang der Zelle führen. 5. Verschiedene degenerative Kernveränderungen. 6. Veränderungen der Zellausläufer in Form von Kaliberschwankungen oder fibrillären Aufteilungen. 84% der Nervenzellen waren pigmentiert, was hinsichtlich der Verhältnisse normaler entsprechender Ganglienzellen bei Gesunden insofern auffällig ist, da hier nur 30—34% der Ganglienzellen Pigment zeigen. Der Verfasser denkt an eine mögliche pathologische Steigerung gewisser Stoffwechselvorgänge.

Diese Befunde zeigen jedoch, daß auch die Veränderungen an den Ganglienzellen des vegetativen Systems keineswegs für die Wilson-Brocqsche Erythrodermie spezifisch sind.

Wir müssen uns leider gestehen, daß wir auch heute noch über die *Ätiologie und Pathogenese* der Wilson-Brocqschen Erythrodermie keine allgemein gültigen Aussagen machen können und wir uns fragen müssen, ob wir überhaupt eine einheitliche Ätiologie der Wilson-Brocqschen Erkrankung voraussetzen dürfen. TOMMASI sieht im Krankheitsbild der Dermatitis exfoliativa generalisata eine Endphase verschiedener Dermatosen und er sucht daher einen gemeinsamen pathogenetischen Faktor, der bei so verschiedenen Krankheitsbildern zum gleichen pathologischen Zustand der Haut führt. TOMMASI stellt daher den Begriff der Insuffizienz und Dekompensation der Haut als Folgezustand langdauernder funktioneller Überanstrengung oder von Intoxikationen und mechanischen Einflüssen auf. Nun gibt es aber zweifellos Fälle von Wilson-Brocqscher Erythrodermie, deren Entwicklung keinerlei Anhaltspunkte gibt, daß eine langdauernde funktionelle Überanstrengung der Haut oder eine Intoxikation vorgelegen haben.

Die ätiologische Forschung der vergangenen Zeit hat uns zwar viel neue Erkenntnisse gebracht, die die ätiologische Aufklärung der sog. sekundären Erythrodermien vorangetrieben haben, doch gerade hinsichtlich der sog. primären Erythrodermien uns fast völlig im Stich gelassen haben. Aber bezüglich der pathogenetischen Vorgänge ist auch bei den sekundären Erythrodermien die gleiche Unklarheit vorhanden, wie bei den primären Erythrodermien, denn wenn wir auch eine Psoriasis, ein Ekzem, eine Metallintoxikation, um nur einige Beispiele zu nennen, ätiologisch für eine Erythrodermie verantwortlich machen können, so wissen wir nichts über die pathogenetischen Vorgänge, warum in einem Fall eines dieser Leiden in seiner normalen klinischen Morphe abläuft und im anderen Fall unter dem Bild einer Erythrodermie. Dies ist auch der Grund, warum die

Autoren die Einteilung dieser Leiden in primäre und sekundäre Erythrodermien hinsichtlich des klinischen Standpunktes für unbefriedigend halten. So kam vor allem COTTINI auf Grund seiner Erfahrungen dazu, die Einteilung in primäre und sekundäre Erythrodermien abzulehnen und in Anbetracht des klinischen, histologischen, hämatologischen und klinisch-funktionellen Charakters dieser Erkrankungen drei Gruppen zu unterscheiden, die von der bisher üblichen Einteilung völlig abweichen. Wir werden an anderer Stelle auf diesen Versuch COTTINIs eine völlig neue Sicht der Probleme der Erythrodermien zu geben, noch ausführlich eingehen müssen. Hier sei nur angeführt, daß COTTINI die Dermatitis exfoliativa generalisata subacuta Wilson-Brocq seiner ersten Gruppe zuordnet, nämlich den Erythrodermien, deren ursächliche Entstehung überwiegend und primär in der Modifikation des epidermalen Systems zu suchen ist.

Damit wurde ein pathogenetischer Faktor herausgehoben, nämlich die primäre Alteration und Modifikation des epidermalen Systems. Es scheint uns aber, daß gerade neuere Befunde wie Störungen des Hormonhaushaltes, speziell die der 17-Ketosteroide, vielleicht auch die Störungen der Labilitätsreaktionen, die der Serumeiweißkörper und schließlich auch zu beobachtende Erfolge mit der Therapie durch Cortison und seine Derivate und z. T. durch Vitamine auf eine Mitbeteiligung des diencephalen hypophysären Systems hindeuten, das einen weiteren pathogenetischen Faktor für Ursache und Ablauf einer Erythrodermie möglicherweise stellen kann. Dies würde nicht nur für den speziellen Fall einer Wilson-Brocqschen Erythrodermie zu gelten haben, sondern für alle Erythrodermien, die sich primär in einer Modifikation des epidermalen Systems oder primär in einer Läsion des Capillargefäßsystems manifestieren. Es erscheint jedenfalls aussichtsreich, dem Studium dieser Zusammenhänge bei allen Formen der Erythrodermien mehr Aufmerksamkeit als bisher zuzuwenden und dadurch vertiefte Einblicke in die Pathogenese zu gewinnen.

Die *Therapie* ist auch heute noch eine symptomatische, wenigstens müssen wir die mitgeteilten Erfolge nach internen Gaben von Vitaminen und Hormonen so lange als symptomatische Erfolge buchen, solange die Ätiologie und Pathogenese noch einer besseren Aufklärung bedürfen. Die externe Behandlung wird sich nach den Regeln der dermatologischen Praxis in Form einer indifferenten Behandlung schon dadurch als notwendig erweisen, daß sie den Kranken Erleichterung ihrer subjektiven Beschwerden bringen kann. Die früher sehr skeptisch beurteilte innere Behandlung hat aber doch wesentliche Fortschritte erzielen können, wenn man auch diese Behandlung, wie eben ausgeführt, ebenfalls vorläufig nur als eine symptomatische Behandlung ansprechen darf. Einige Autoren heben die erzielten Erfolge mit peroralen Vitamingaben hervor, so MÜLLER mit Vitamin A, GOUGEROT u. Mitarb. mit einer kombinierten Behandlung mit Vitamin A, Vitamin B-Komplex, Nicobion, Vitamin C und Vitamin D_2. GRIMMER sah eine Dermatitis exfoliativa generalisata als Symptom einer komplexen B-Avitaminose und erzielte mit einer entsprechenden Behandlung Erfolg. WANDERER erreichte mit einer Voganmedikation eine Kräftigung, Gewichtszunahme und Besserung des Hautzustandes. ROUX und LEYNIAT verabreichten Vitamin C in Kombination mit Cortison und Antibiotica. Schon LEIGHEB sah seinerzeit bei seinem Fall mit pluriglandulärer Dysfunktion durch Verabreichung eines Hypophysenvorderlappenpräparates eine schlagartige Besserung und schließlich Abheilung. Heute wird von den Autoren Cortison bzw. Prednison empfohlen und allgemein berichtet, daß unter dieser Behandlung eine schnelle Besserung des Hautzustandes eintritt. Doch alle Autoren weisen darauf hin, daß nach Erzielung des Abklingens der Hauterscheinungen die Weiterverordnung einer Erhaltungsdosis notwendig ist, die mit etwa 20 mg pro die angegeben wird (VAN AKEN,

GOTTRON, KEY und NELSON, KOPPEL u. a.). Diese Notwendigkeit der Weiter-
verabreichung einer Erhaltungsdosis weist auf den symptomatischen Charakter
dieser Therapie hin. BASEX u. Mitarb. fanden bei einem Fall Wilson-Brocqscher
Erythrodermie Cortison ohne jeden Einfluß auf den Krankheitsablauf. Sie
verabreichten deshalb zweimal P^{32}, insgesamt 9,5 cm³ als Injektionen und konnten
mit Hilfe des Geigerzählers die Fixierung des P^{32} in den am stärksten betroffenen
Hautgebieten nachweisen. Jucken, Ödem, Nässen und Infiltration der Haut
gingen zurück und schwanden schließlich völlig. Weitere Erfahrungen mit der
Verabreichung radioaktiver Isotopen scheinen bei diesem Typ der Erythrodermien
bisher nicht vorzuliegen.

Die Verabreichung von Cortison bzw. Prednison wird durch zusätzliche Behandlung mit Antibiotica zu unterstützen sein, schon um die Kranken gegen
Komplikationen durch hinzutretende Infektionen abzuschirmen. Einen Einfluß
auf das Krankheitsgeschehen selbst dürfte einem Antibioticum nicht zukommen.

Die chronische Form der Wilson-Brocqschen Erythrodermie

BROCQ hat seinerzeit von der subakut verlaufenden Dermatitis exfoliativa
generalisata eine chronisch verlaufende Form abgetrennt und versucht, ihre
Eigenständigkeit gegenüber der subakuten Form zu ergründen. Noch als JULIUS-
BERG in der ersten Ausgabe dieses Handbuches die primären Erythrodermien
bearbeitete, war die Diskussion über die Berechtigung der gesonderten Herausstellung dieser Form nicht verstummt und wurde unter anderem auch von
JADASSOHN bestritten. Die bis heute vorliegenden Beobachtungen lassen es
aber als unzweifelhaft erscheinen, daß die Dermatitis exfoliativa generalisata
auch einen chronischen Verlauf haben kann. Alles, was über Beginn, Verlauf,
klinisches Bild und mögliche Komplikationen bei der subakuten Form gesagt
worden ist, läßt sich auch für die chronische Form in völlig gleicher Art feststellen,
und nur der protrahierte Verlauf unterscheidet die chronische Form von der
subakuten. Man kann durchaus nicht den Eindruck gewinnen, daß grundsätzliche
klinische Unterschiede vorhanden wären und der protrahierte Verlauf erscheint
lediglich als ein klinisch langwierigerer und dadurch auch schwererer Ablauf der
Erkrankung, bei dem die Kranken den möglicherweise hinzutretenden Komplikationen und der Erschöpfung ihrer Widerstandskräfte in stärkerem Maße ausgesetzt sind. Mit dieser Auffassung ist durchaus in Einklang zu bringen, daß bei
der chronischen Form häufiger und in klinisch ernsterer Art eine Mitbeteiligung
innerer Organe zu finden ist. Wir vertraten die Überzeugung, daß die Mitbeteiligung innerer Organe, also die Alterationen der Schleimhaut des Magen-
Darmtraktes, Leber- und Nierenstörungen und andere Organbeteiligungen nicht
zufällig hinzutretende Komplikationen sind, sondern in der Natur und Eigenart
der Erkrankung ihren Ursprung haben. Kommt es schon frühzeitig im Verlaufe
zu dieser Mitbeteiligung, so ist die Aussicht der Entwicklung eines protrahierten
chronischen Verlaufes wesentlich ernster zu beurteilen und verschiedene Autoren,
z. B. OOHASHI, sehen in dieser frühzeitigen Mitbeteiligung, besonders der der
Leber und Nieren, einen der wesentlichen Gründe, daß sich die chronische Form
entwickelt. Der Übergang von dem subakuten zum chronischen Verlauf ist
schleichend.

Wenn wir als einzigen Maßstab für eine chronische Form der Dermatitis
exfoliativa generalisata den protrahierten Verlauf heranziehen, der eben der
einzige faßbare Unterschied ist, so muß man alle die Fälle zur chronischen Form
rechnen, deren Verlauf länger als $1—1^1/_2$ Jahre währte, wie z. B. in den Fällen
von BEST, CARPENTIER und LAKAYE, FEIT, GATÉ u. Mitarb., GOUGEROT u. Mitarb.,

HALL-SMITH, LIER, LOUSTE u. Mitarb., O'DONOVAN u. Mitarb., OOHASHI, RICH-
TER, ROBINSON, SÄUFERLIN und TAS. Es sind also Krankenbeobachtungen, die
bereits bei der Besprechung der Klinik der subakuten Form zumeist angeführt
wurden, und wir haben damit bewußt eine scharf zu ziehende Grenze zwischen der
subakuten und chronischen Form verwischen wollen. Es verdient aber vielleicht
darauf hinzuweisen, daß nur in seltenen Fällen bei den Kranken mit protrahiert
chronisch verlaufender Form der Erkrankung, die Erkrankung vor dem 40. Lebensjahr begann, daß also bei Beginn der Erkrankung die weit überwiegende
Mehrzahl der Kranken ihre Lebensmitte überschritten hatte.

Wir sind mit anderen Autoren, z. B. mit MEMMESHEIMER, der Ansicht, daß
es aus klinischen und didaktischen Gründen verfehlt ist, eine eigene selbständige
chronische Form der Dermatitis exfoliativa generalisata aufzustellen, doch das
bedeutet nicht, daß diese Erkrankung nicht auch einen chronischen Verlauf haben
kann. Nur ist die Möglichkeit eines chronischen Verlaufes einer sonst subakut
verlaufenden Erkrankung kein hinreichender Grund zur Aufstellung einer besonderen selbständigen Form derselben. Andererseits ist es abwegig, die chronisch
verlaufenden Fälle von dem Krankheitsbild der Dermatitis exfoliativa generalisata
nur des chronischen Verlaufes wegen abzutrennen, da sie sich in anderer Art
nicht von der subakuten Form unterscheiden und diese Fälle z. B. der Pityriasis
rubra Hebrae zuzuzählen. Es fehlt den chronisch verlaufenden Fällen von
Dermatitis exfoliativa generalisata ein grundlegendes Symptom der Erythrodermien, die in die Gruppe der Pityriasis rubra Hebrae zu rechnen sind, nämlich
die Atrophie der Haut. Im Falle von RICHTER, der mehr als 6 Jahre beobachtet
werden konnte und bei dem Rötung und Exfoliation der Haut in dieser Zeit fast
ununterbrochen in gleichem Ausmaß bestanden und sich vorübergehende Besserungen nur als zeitweises Wiederwachsen der Haare manifestierten, entwickelte
sich nie eine Atrophie der Haut. Das gilt auch für andere Beobachtungen, z. B.
im Fall von ROBINSON, der 5 Jahre beobachtet wurde, im Fall von LIER u. a.
Berechtigten Zweifel an der Diagnose einer Dermatitis exfoliativa generalisata
chronica Wilson-Brocq könnte der unter diesem Namen von FEIT publizierte
Fall erwecken, der 30 Jahre in einzelnen Schüben von $^{1}/_{2}$—1jähriger Dauer
ablief. Bei seiner Demonstration wiesen COMBES und POLLITZER auf eine Atrophie der Haut hin und sie diagnostizierten deshalb, wohl mit Berechtigung, eine
Erythrodermie vom Typus Hebras.

Die *Diagnose und Differentialdiagnose* der Dermatitis exfoliativa generalisata
in ihrem subakuten und chronischen Verlauf vom Standpunkt der rein morphologischen Analyse gegenüber den anderen Erythrodermien hier eingehend zu erörtern, erübrigt sich, da darüber alles Wesentliche schon von JULIUSBERG hervorgehoben wurde. Inwieweit eine Möglichkeit besteht, aus Laboratoriumsbefunden,
allgemeinen Untersuchungen und statistischen Untersuchungsmethoden das
Krankheitsbild der Dermatitis exfoliativa generalisata über das Morphologische
hinaus näher zu charakterisieren, würde noch zu untersuchen sein.

IV. Die Pityriasis rubra Hebrae

Die Pityriasis rubra Hebrae wird auch in modernen dermatologischen Lehrbüchern als der Prototyp der chronisch verlaufenden Erythrodermien gekennzeichnet. Wenn man nun die in den letzten Jahrzehnten publizierten Fälle kritisch
sichtet, so fällt die Unsicherheit auf, die darüber herrscht, was man nun eigentlich
unter dieser Diagnose verstehen soll. Schon von rein morphologischen Gesichtspunkten her findet man öfter Schilderungen von Krankheitsbildern unter diesem
Namen, die durchaus nicht der Beschreibung von HEBRA, besonders hinsichtlich

der kleienförmigen Schuppung und Atrophie, entsprechen. Viele wollen unter diesem Namen ein Syndrom verstanden wissen (z.B. DARIER), das ätiologisch die verschiedensten Ursachen haben kann. Seit JADASSOHN auf die Beziehungen zur Tuberkulose hinwies, wurde von vielen Autoren die Pityriasis rubra Hebrae mit der tuberkulösen Erythrodermie gleichgestellt, und das gilt hinsichtlich des blutbildenden Systems auch für Fälle, bei denen Erkrankungen der blutbildenden Organe mit einer Erythrodermie von Hebraschem Typ einhergingen. Wir finden diese Ansichten noch in der neueren Literatur vertreten. So denkt z. B. LIEBMANN bei einem Fall, auf den noch zurückzukommen sein wird, daran, daß die Pityriasis rubra Hebrae zum Krankheitsbild der Lymphogranulomatose gehören könnte.

HEBRA hat seinerzeit hervorgehoben, daß alle Fälle mit Pityriasis rubra eine infauste *Prognose* haben. Aber schon JADASSOHN und auch BROCQ stellten fest, daß es Fälle vom Typus der Pityriasis rubra Hebrae gibt, die gutartig verlaufen und BROCQ bezeichnete sie als subakute benigne Pityriasis rubra. Wir selbst erinnern uns an einen Fall, der jahrelang als schwere universelle Erythrodermie vom Typus Hebrae beobachtet wurde und in Heilung ausging. Die Diagnose wurde von K. KREIBICH gestellt, und die Patientin war nach ihrer Heilung noch durch lange Zeit an der ehemaligen deutschen Univ.-Hautklinik in Prag als Pflegerin tätig. Als Zeichen der durchgemachten Erkrankung bestand nur eine leichte Atrophie der Haut, vorwiegend an den unteren Extremitäten. Es ließen sich bei diesem Fall auch keine Beziehungen zur Tuberkulose oder zu einer Erkrankung des blutbildenden Systems nachweisen.

Immerhin geht auch aus der neueren Literatur hervor, daß es Fälle von Erythrodermien des Typus Hebrae gibt, die keinerlei Beziehungen zur Tuberkulose oder zu Erkrankungen des blutbildenden Systems haben, deren Verlauf teils maligne, teils benigne ist und deren Symptomatologie von der anderer Erythrodermien abweichend in den Grundzügen der Pityriasis rubra Hebrae entspricht. JULIUSBERG hat auf Grund der ihm zur Verfügung stehenden Fälle unter Ausschluß der zur Tuberkulose oder zu Krankheiten des blutbildenden Systems in Beziehung stehenden Fällen versucht, Symptomatologie und Klinik dieser „reinen" Fälle von Pityriasis rubra Hebrae gemäß dem damaligen Stand des Wissens herauszuarbeiten. Die folgenden Ausführungen sollen nun die seither bekannt gewordenen Fälle umfassen und es soll versucht werden zu zeigen, wieweit noch heute die Berechtigung besteht, von der Pityriasis rubra Hebrae als einer Krankheitseinheit zu sprechen, also von dem Typ, den man als idiopathische Pityriasis rubra Hebrae bezeichnen müßte.

Bevor wir auf Einzelheiten eingehen, seien die *Hauptsymptome* der Erkrankung kurz zusammengefaßt, wie sie vor mehr als 60 Jahren von JADASSOHN angegeben wurden: 1. Rötung, 2. Schuppung, 3. allmähliche Atrophie der Haut mit ihren Folgezuständen, 4. eine allmählich entstehende Ernährungsstörung und Marasmus, 5. subjektive Symptome. Wenn wir diesem Grundschema folgen, so sind wir uns bewußt, damit nur rein äußerliche klinische Symptome zu erfassen, die uns nichts über Ätiologie und Pathogenese sagen können. Doch ist ihre Beachtung für eine analytische kritische Bewertung der mitgeteilten Fälle notwendig.

Hinsichtlich des *Beginnes* der Erkrankung sind wir fast ausschließlich auf die anamnestischen Angaben der Kranken selbst angewiesen, was die Sicherheit unseres Wissens darüber keineswegs erhöht. Diese Angaben sind nun sehr verschieden, sowohl was die Lokalisation des Krankheitsbeginnes als auch die Zeit, die von dem ersten Erscheinen bis zur Generalisation verstreicht, anbelangt. Im Fall von EILLES begann die Erkrankung 1918 in Form von drei plattenartigen geröteten Herden an Stirn und Wangen, die nach einiger Zeit verschwanden und nach einem Jahr wiederkamen. Sie heilten auch einmal ab. 1927 traten mehrere rote kleienartig schuppende Herde, die nur gering juckten, an Stirn und Oberschenkeln auf. Diesmal kam es zu keiner Abheilung und allmählich breiteten sich diese Herde durch periphere Ausbreitung über Kopf, Gesicht und Beine weiter aus, ohne daß in noch nicht befallenen Hautstellen neue Herde hinzutraten, bis der Prozeß im Jahre 1933 generalisiert war. Im Falle von LIEBMANN begann die Erkrankung in Form von schuppenden Herden am Kopf, in KROMEYERs Fall als Erytheme in den Ellenbeugen, im Fall von MONAHAN an den Mundwinkeln und die Generalisation trat nach 4 Jahren ein. SCHUBERT berichtete von seinem Fall den Beginn an den Unterschenkeln mit juckenden Erythemen, JANSEN über Beginn schuppender und juckender Herde an Schultern und Kniekehlen und, NAKANISHI über Beginn mit münzengroßen erhabenen stark juckenden Herden an der Beugeseite der Extremitäten. Die Fälle von TANAKA begannen unter dem Bild eines Eczema universale und in einem Fall YASNIs trat zuerst ein miliares Exanthem am Damm auf. Wir sehen also an Hand dieser Beispiele, daß die Ersterscheinungen keine übereinstimmende Lokalisation aufweisen, wenn auch eine gewisse Bevorzugung des Gesichtes und Kopfes und der Beugeseiten auffällt. Weiter geht aus diesen Angaben hervor, daß die Ausbreitung bis zur völligen Generalisierung nur sehr zögernd in oft langen Zwischenräumen erfolgen kann, im Eillesschen Falle verstrichen 9 bzw. 15 Jahre, im Fall von MONAHAN 4 Jahre. Doch werden für den Zeitpunkt des ersten Auftretens bis zur erfolgten Generalisierung auch kürzere Zeiträume angegeben, so z. B. von JANSEN und YASNI 2 Jahre, von KROMEYER $1^1/_2$ Jahre, von SINDO 1 Jahr, von NAKANISHI 6 Monate und von BABES 5 Monate. Wir dürfen aber nicht übersehen, daß dies von den Kranken angegebene anamnestische Daten sind und durchaus die Möglichkeit besteht, daß die als Ersterscheinungen angegebenen Hautveränderungen nichts mit dem Krankheitsbild der Pityriasis rubra Hebrae zu tun hatten. Immerhin scheint aber auch aus diesen neueren Feststellungen in Übereinstimmung mit den Angaben älterer Autoren hervorzugehen, daß die Entwicklung des Krankheitsbildes bis zur völligen Generalisierung viel zögernder erfolgt als bei der Wilson-Brocqschen Erythrodermie.

Die älteren Autoren wiesen darauf hin, daß die Pityriasis rubra Hebrae relativ oft in jugendlichem Alter auftritt. Wohl einzigartig ist der Fall von LANGER, bei dem das Krankheitsbild seit dem 2. Lebensjahr bestand. EILLES' Fall war 29 Jahre alt, als die ersten Erscheinungen auftraten und der Fall von LIEBMANN war 27 Jahre alt, als die Erkrankung begann, ein Fall von YASNI zeigte das Alter von 28 Jahren. Doch betreffen die übrigen mitgeteilten Fälle meist Menschen, die bei Beginn der Erkrankung das 40. Lebensjahr überschritten hatten. Von sieben von NISIKAWA beobachteten Fällen waren fünf über 50 Jahre alt und auch die Fälle von BABES, JANSEN, MONAHAN und SINDO waren über 60 Jahre alt, als die Erkrankung begann. Es scheint also, daß nach den neueren Erfahrungen nicht von einer besonderen Bevorzugung eines Lebensalters gesprochen werden kann.

Die *Beteiligung der Geschlechter* an der Pityriasis rubra Hebrae scheint sehr unterschiedlich zu sein. EILLES erwähnt, daß von 76 diesbezüglichen Angaben 36 Fälle Männer betrafen. Wenn wir die in der neueren Literatur mitgeteilten Fälle, die als idiopathische Pityriasis rubra Hebrae ohne Anzeichen einer Tuberkulose bzw. einer Erkrankung des blutbildenden Systems mit einiger Sicherheit angesehen werden dürfen, zusammenzählen, so kommt auf 25 männliche Kranke eine weibliche Kranke. Das ist gewiß trotz der kleinen Zahl sicherer Fälle ein auffälliges Verhältnis. Doch dürfen wir daraus keine voreiligen Schlüsse ziehen, da die Zahl aller bekannt gewordenen Fälle trotzdem noch zu gering ist.

Klinik. Die Rötung der Haut ist bald eine mehr lebhafte, bald mehr von einem bläulich-rötlichen Farbton, wie z. B. im Fall von EILLES und macht bei anämisierendem Druck einem mehr gelblich-bräunlichen Farbton Platz. Es ist auffallend, daß nur von japanischen Autoren öfter ein braun-rötlicher Farbton der Haut hervorgehoben wird, so nennt TANAKA die Hauptfarbe dunkelrot, YASNI in zwei Fällen braunrot und schwärzlichrot und SINDO spricht von einer bräunlich-schwärzlichen Verfärbung der Haut. NAGATA stellte in einem Fall eine Pigmentierung fest, die er mit der bei der Addisonschen Krankheit vergleicht. Es mögen hier z. T. rassische Besonderheiten eine Rolle spielen, aber man muß auch an eine Affektion der Nebenniere denken. KOJIMA hat bei zwei Fällen einer exfoliativen Erythrodermie klinisch sehr erniedrigten Blutdruck und autoptisch eine Atrophie der Nebennierenrinde konstatieren können, dabei läßt er unentschieden, ob die Nebennierenveränderung Ursache oder Folge der exfoliativen Erythrodermie war.

Es wurde schon von den Autoren der älteren Wiener Schule erkannt, daß die Infiltration der Haut manchmal beträchtliche Maße annehmen kann. MONAHAN vermerkte Verdickung der Haut, auch NAGATA stellte in einem Fall starke Verdickung fest und EILLES führte eine Infiltration der tieferen Hautschichten und stellenweise ödematöse Beschaffenheit an. KROMEYER fand subcutane Infiltrate. In einem mehrfach von BEZECNY und KALZ demonstrierten und später von RICHTER publizierten Fall, der Jahre unter dem Bild einer Pityriasis rubra Hebrae verlief und auf den in anderem Zusammenhang noch zurückzukommen sein wird, war die Infiltration eine Zeitlang bedeutend und später stellte BEZECNY in der atrophischen Haut der Oberschenkel eigenartige bräunliche, unregelmäßig begrenzte, netzartige Erhabenheiten fest, die aber histologisch nur einer chronischen Entzündung mit Acanthose und Parakeratose im Sinne einer Lichenifikation entsprachen.

Die *Schuppung* wurde seinerzeit von HEBRA als zart kleienförmig beschrieben, was ja den Anlaß zur Bezeichnung Pityriasis bot. Nun ist seit langem bekannt und seinerzeit vor allem von JADASSOHN hervorgehoben worden, daß die Schuppung auch sehr reichlich und grob lamellös sein kann, also ganz der bei dpe Wilson-Brocqschen Erythrodermie entsprechen kann. Dieses seinerzeit so hoch bewertete Kardinalsymptom hat also wesentlich in seinem differentialdiagnostischen Wert verloren. Immerhin wird der kleienförmige Charakter der Schuppung auch heute noch von vielen Autoren hervorgehoben, z. B. von BABES, BEZECNY, BRILL, KALZ, LIEBMANN, KROMEYER, MONAHAN, NAKANISHI, SCHUBERT, SINDO und YASNI, die Intensität derselben aber manchmal als sehr stark angegeben (KROMEYER, TANAKA). In den sonst sehr typischen Fällen von EILLES und LANGER bestand neben sehr intensiver pityriasiformer Schuppung auch noch eine mittellamellöse bis großlamellöse Schuppung, und im Eillesschen Fall ließen sich z. T. große blätterteigartige Lamellen abziehen, ohne daß es aber auf der darunter liegenden Haut zum Nässen kam. Doch darf vermerkt werden, daß in der Regel die Schuppung bei der Pityriasis rubra Hebrae nicht die Ausmaße erreicht, die von dem Wilson-Brocqschen Typ der Erythrodermie bekannt sind.

Exsudative Erscheinungen wie Nässen und Krustenbildung können, wie schon JADASSOHN hervorhebt, in unbedeutendem Maße vorhanden sein, doch im allgemeinen fällt die Haut durch ihre Trockenheit auf. Die starken exsudativen Erscheinungen (Bläschen, flächenhaftes Nässen, Pusteln und Krusten), die der Fall von RICHTER in seiner späteren Entwicklung zeigte, bewogen ihn trotz des sonst für Pityriasis rubra Hebrae sehr charakteristischen Bildes doch von dieser Diagnose abzurücken.

Als schwerwiegendstes differentialdiagnostisches Argument gegenüber anderen Erythrodermien ist das Auftreten *atrophischer Erscheinungen* der Haut hervorzuheben. Nun tritt die Atrophie erst nach einiger Zeit des Bestehens der Erythrodermie ein und leitet den Höhepunkt der Entwicklung des Krankheitsbildes ein. Mit Ausbildung der Atrophie erscheint die Diagnose endgültig geklärt. Es ist nun schwierig zu entscheiden, ob die Diagnose Pityriasis rubra Hebrae vor Auftreten einer Atrophie mit Sicherheit gestellt werden darf. Die kleienförmige Schuppung, relativ gutes Allgemeinbefinden, protrahierte chronische Entwicklung des Krankheitsbildes, spätere Mitbeteiligung der Haare und Nägel am Krankheitsbild als bei der Wilson-Brocqschen Erythrodermie können für die Diagnose verwertet werden, doch sind diese Symptome keineswegs sehr integrierend und ein gewisses Maß der Unsicherheit wird der Diagnose vor Auftreten der Atrophie immer anhaften. Der Zeitpunkt des Eintretens der Atrophie scheint sehr individuell zu sein und die Meinungen gehen darüber auseinander. So scheinen die Fälle von YASNI nach 2 bzw. $1^1/_2$ Jahren Bestehens noch keine Atrophie gehabt zu haben, desgleichen der Fall von KROMEYER nach $1^1/_2$ Jahren und die Fälle von NAGATA und SAWADA nach 6 Monaten. Hingegen zeigten die Fälle von NAKANISHI nach 6 Monaten und von JANSEN nach 2 Jahren histologisch eine deutliche Atrophie, wobei JANSEN bemerkt, daß es sich um eine gutartige Form der Pityriasis rubra Hebrae gehandelt habe. Im Falle von BABES war die Atrophie der Haut auch klinisch an Schultern und Armen bereits nach 5monatlichem Bestand des Krankheitsbildes sichtbar und im Fall von SINDO nach einem Jahr. Eine ganze Anzahl von Fällen gelangte erst im atrophischen Stadium zur Demonstration bzw. Publikation, so daß an der Diagnose der Fälle kein Zweifel besteht (z. B. die Fälle von BRILL und LIEBMANN, EILLES, ISOGAWA, LANGER, MONAHAN und SCHUBERT). Je nach dem fortgeschrittenen Grad der Atrophie treten all die gefürchteten Folgezustände auf wie Ektropium der Lider mit Conjunctivitis und Hornhautalterationen, abgegriffenes Aussehen der Nase und Ohren, starre Mimik, Kontrakturen mit Bewegungseinschränkungen der kleinen und großen Gelenke, Einreißen der Haut, Decubitalgeschwüre, Infektionen der Haut, Marasmus u. a. m.

JULIUSBERG wies an Hand der älteren Literatur darauf hin, daß Haarausfall und Nagelveränderungen zwar hochgradig werden können, doch sich später und langsamer entwickeln als bei der Wilson-Brocqschen Erythrodermie. Das scheint auch aus den neueren Beobachtungen hervorzugehen. Lockerer Haarwuchs bzw. Haarausfall und Nagelveränderungen werden bei den Fällen von ABRAMOVIĆ, JANSEN, KROMEYER und SINDO vermerkt, die schon 1—2 Jahre bestanden. Im Fall von MONAHAN war es nach 10jährigem Bestand zur Bildung von Klauennägeln gekommen. Soweit aus dem Referat der Schubertschen Demonstration ersichtlich ist, begann der Haarausfall bei diesem Fall nach etwa $1^1/_2$—2jährigem Bestehen des Krankheitsbildes zuerst an den Schamhaaren, griff dann auf die Achselhaare über, um zuletzt auch das Kopfhaar zu erreichen. Dann kam es auch zum Ausfall der Barthaare und des lateralen Teiles der Brauen. Im Fall von EILLES, bei dem sich innerhalb von 10 Jahren die Erkrankung von einzelnen Herden aus ausbreitete, war nach 10 Jahren schon der ganze Kopf befallen. Zu dieser Zeit kam es zum Haarausfall des Kopfhaares, des Bartes, der Wimpern und der Brauen. Im atrophischen Stadium der Erkrankung, etwa 30 Jahre nachdem sich die ersten Herde gezeigt hatten, und 20 Jahre nach dem völligen Befall des Kopfes, war der Kranke bis auf einzelne Barthaare völlig haarlos. Die Nägel der Hände und Füße zeigten zu dieser Zeit z.T. eine Trübung der Nagelplatten und Entwicklung einer Onychogryposis, doch einzelne Nagelplatten der Finger waren noch durchsichtig. Der zuerst klinisch einer Pityriasis rubra Hebrae gleichende Fall von RICHTER wies 1929 bei sonst voll ausgeprägtem Krankheitsbild keine Beteiligung der Haare und Nägel auf, doch war 4 Jahre später der Haarausfall fast komplett und die Nägel zeigten Onychogryposis. Diese Beobachtungen scheinen den älteren Autoren recht zu geben, die in der verzögerten Mitbeteiligung der Haare und Nägel am Krankheitsbild ein differentialdiagnostisches Merkmal gegenüber der Wilson-Brocqschen Erythrodermie sahen, da mit erfolgter Generalisation der letzteren Erkrankung der Haarausfall bereits komplett ist und die Nägel auch schon weitgehend mitgegriffen sind.

Pigmentverschiebungen im Sinne des Auftretens leicht vertieft erscheinender elfenbeinweißer Flecke wurde auch bei der Pityriasis rubra Hebrae beobachtet (EILLES). Diese Erscheinung, die bei den verschiedensten Erythrodermien vorkommt, wurde besonders von den älteren Autoren erwähnt (s. JULIUSBERG).

Die Beteiligung der sichtbaren *Schleimhäute* findet nur sehr selten eine Erwähnung und es scheint, daß sie ungleich seltener vorkommt als bei der Wilson-Brocqschen Erythrodermie. EILLES bemerkt bei seinem Fall, daß die Lippenschleimhaut etwas gespannt war und feinste Rhagaden aufwies, doch an ständig benetzten Stellen ebenso wie die Mundschleimhaut keine Auffälligkeiten erkennen ließ. Lediglich an der linken Wangenschleimhaut fand sich ein opaler Glanz mit leichter Schwellung. Die Nasenschleimhaut erwies sich am Übergang leicht atrophisch. Die Beteiligung der Conjunctiven ist sekundär. Conjunctivitis und Blepharitis sowie eventuelle Alterationen der Cornea sind Folge eines stark entwickelten Ectropiums der Lider. NAGATA führte Pigmentationen der Mundschleimhaut an.

Die Frage der *Lymphknotenbeteiligung* erscheint besonders im Hinblick auf tuberkulöse Erythrodermien und Erythrodermien bei Erkrankungen des blutbildenden Systems von Bedeutung. Sie scheint keineswegs so regelmäßig zu beobachten zu sein, wie bei der Wilson-Brocqschen Erythrodermie und auch erst später aufzutreten. Ist sie vorhanden, so wird sie als indolent angegeben und die Intensität schwankt von gerade tastbarer Vergrößerung bis zu einer mächtigen Vergrößerung. Sie wird in den Fällen von BABES, JANSEN, KROMEYER, NAGATA, NISIKAWA, SCHUBERT, SINDO und YASNI angeführt und am häufigsten scheinen die inguinalen und axillaren Lymphknoten betroffen. Manchmal entwickelt sich die Lymphknotenschwellung erst sehr spät im Verlauf der Erkrankung und BRILL macht in dem später von LIEBMANN publizierten Fall darauf aufmerksam, daß die Hauterscheinungen der Lymphknotenschwellung um 15 Jahre vorausgingen. Es scheint in diesem Fall erst eine im weiteren Verlauf unabhängig von der Pityriasis rubra Hebrae hinzutretende Erkrankung, nämlich einer Lymphogranulomatose zur Lymphknotenschwellung gekommen zu sein. Im Fall von EILLES vermißte man trotz seines langen Bestandes jede Lymphknotenschwellung und dies scheint auch bei anderen lange bestehenden Fällen, z.B. in dem von LANGER, MONAHAN der Fall gewesen zu sein, wenigstens vermissen wir diesbezügliche Hinweise. Soweit histologische Befunde der Lymphknoten vorliegen, wurde eine chronisch unspezifische Entzündung gefunden, z.B. von NISIKAWA. UNO stellte bei der Pityriasis rubra Hebrae den typischen Befund einer lipomelanotischen Retikulose Pautrier-Woringer fest, die bei so vielen generalisierten Dermatosen zu finden ist. Erwähnenswert erscheint in diesem Fall das zeitweise Auftreten von Melanin und Melanogen im Urin im Höhepunkt der Erkrankung.

Wenden wir uns nun dem Verhalten des *Blutbildes* und der eventuellen Mitbeteiligung der *inneren Organe* zu. Das rote Blutbild kann bei schweren Fällen eine hypochrome Anämie zeigen (z. B. Fälle von EILLES, KROMEYER), doch sehr oft zeigt es keine Abwegigkeiten. Auch die Zahl der Weißen braucht nicht vermehrt zu sein oder zeigt eine mittlere bis mittelschwere Leukocytose (KROMEYER, LIEBMANN, MONAHAN). Im Differentialbild kann eine Linksverschiebung bestehen, doch ist dies keineswegs regelmäßig der Fall. Relativ häufig wird von einer Eosinophilie berichtet, aber auch sie stellt nicht einen regelmäßig zu erhebenden Befund dar. Besonders japanische Autoren weisen auf sie hin und fanden Werte bis zu 27% Eosinophilen (NAGATA, NISIKAWA, SAWADA, SINDO, YASNI), ebenso verzeichnen einige amerikanische Autoren eine Eosinophilie.

Daß aber auch klinisch schwere Fälle ohne jede Eosinophilie verlaufen können, zeigen z. B. die Fälle von EILLES, JANSEN und KROMEYER.

Im *Sternalpunktat* fand EILLES einen normalen Quotienten, eine leichte Linksverschiebung der roten und etwas deutlicher der weißen Reihe und mäßige Eosinophilie. Wir sehen aus diesen Befunden, daß keine bemerkenswerten Veränderungen des blutbildenden Systems uns etwa gestatten würden, hier einen übereinstimmenden pathogenetischen Faktor zu finden, mit

Ausnahme natürlich der Fälle von primärer Erkrankung des blutbildenden Systems, die als sog. sekundäre Erythrodermien unter dem Bild einer Pityriasis rubra Hebrae verlaufen.

Wir sahen bei der Wilson-Brocqschen Erythrodermie, daß die überwiegende Zahl der schwer verlaufenden Fälle eine *Mitbeteiligung der inneren Organe*, speziell des Verdauungstraktes, der Leber und Nieren zeigt. Soweit darüber bei der Pityriasis rubra Hebrae Mitteilungen vorliegen, scheint eine derartige Miterkrankung auch hier vorzukommen. Doch man erhält den Eindruck, daß diese Miterkrankung der inneren Organe, speziell die der Leber und Nieren, nicht so häufig und in nicht klinisch so schwerer und auffälliger Form erfolgt wie bei der Wilson-Brocqschen Erythrodermie, denn sonst würde diese in den Berichten stärker hervorgehoben und öfter genannt werden. Auch hier sind es wieder vorwiegend japanische Autoren, die auf eine gestörte Leberfunktion hinweisen (SAWADA, TANAKA), doch auch im Fall von EILLES war die Leber zwei Querfinger breit unter dem Rippenbogen mäßig derb, aber nicht druckempfindlich zu tasten. Die modifizierte Galaktoseprobe fiel stark positiv aus. NISIKAWA stellte in vier von sieben Fällen eine Albuminurie fest, während im Eillesschen Fall der Urin ohne Befund war.

Leider vermochten wir keine Angaben über eine systematische Prüfung der Funktion des innersekretorischen Systems bei Pityriasis rubra Hebrae zu finden. Verschiedentlich werden Angaben über den Grundumsatz gemacht und dieser teils erhöht (LIEBMANN, TANAKA), teils aber auch erniedrigt gefunden (LANGER). KOJIMA schließt aus Sektionsfällen von Dermatitis exfoliativa generalisata, bei denen er eine Atrophie der Nebennierenrinde fand, daß diese auch bei der Pityriasis rubra Hebrae vorliegen könne, denn er faßt die letztere als das Endstadium der ersteren auf. Er läßt es offen, ob es zu der Nebennierenrindenatrophie primär oder sekundär als Folge der Hauterkrankung gekommen ist, neigt aber der Meinung zu, daß die erythrodermische Haut ein Toxin bilden könne, das die Nebennierenrinde schädigt. Für eine Schädigung der Nebennierenrinde spricht auch der schon erwähnte Fall von NAGATA mit Morbus Addison-artigen Symptomen. Leider ist dieser Fall insofern unklar, da nicht zu ersehen ist, ob nicht doch eine tuberkulöse Erythrodermie mit Tuberkulose der Nebennierenrinde vorgelegen hat.

Kurz sei noch auf die *subjektiven Symptome* hingewiesen. Auffallend ist, daß oft lange das Allgemeinbefinden der Kranken gut ist trotz der schweren Hauterscheinungen. Doch mögen hier auch sehr individuelle Unterschiede vorliegen. Der Juckreiz braucht als subjektive Störung durchaus nicht im Vordergrund zu stehen, wie z.B. der Fall von EILLES lehrt, doch kann er auch sehr quälend sein und öfter, besonders in der Nacht, zu schweren Juckattacken führen. Manchmal fühlen sich die Kranken durch das ständige Frösteln und durch das Spannungsgefühl der atrophischen Haut mehr beeinträchtigt als durch den Juckreiz, auch können schmerzhafte Rhagaden der Haut in den Gelenken den Kranken sehr quälen. Mit Einsetzen der Lymphknotenschwellungen nimmt manchmal der Juckreiz zu, ohne daß die Lymphknotenschwellung spezifisch sein muß wie im Falle von BRILL.

Echte *Komplikationen* bestehen vor allem in den von den Rhagaden ausgehenden sekundären Infektionen der Haut. Im atrophischen Stadium sind bei lang bettlägerigen Kranken Dekubitalgeschwüre gefürchtet. Im Fall von EILLES bestand ein quälender, aber vorübergehender Singultus und es trat auch eine interkurrente Cystitis auf. SAWADA sah bei einem Kranken gleichzeitig eine Beriberi als schwere Mangelerkrankung. In dem Brillschen Fall trat eine Lymphogranulomatose hinzu, die wir entgegen der Ansicht von LIEBMANN als eine Folgekomplikation ansehen, die auch zu histologisch typischen Hautinfiltraten mit

Sternbergerschen Riesenzellen führte. Hohe Temperaturen gehören nicht zur typischen Symptomatologie der Pityriasis rubra Hebrae, die eher subfebrile oder normale Werte zeigt, ihr Auftreten kündigt öfter Komplikationen an.

Über die *Prognose* der Pityriasis rubra Hebrae wurde schon einiges gesagt, sie ist ernst, wenn auch nicht so hoffnungslos, wie die alten Autoren meinten. Auch wenn wir von den leichteren Fällen absehen, bei denen es noch nicht oder erst andeutungsweise zur Atrophie gekommen ist, bei denen die Diagnose Pityriasis rubra Hebrae umstritten werden könnte und die zur Abheilung kamen, gibt es sichere Fälle mit typisch ausgeprägtem, Jahre bestehendem Krankheitsbild, die doch noch zur Ausheilung kamen. Dies betonte schon seinerzeit JULIUSBERG. Wir kennen aus eigener Erfahrung den schon eingangs erwähnten noch von K. KREIBICH diagnostizierten Fall. Aber derartige Ausnahmen ändern nicht viel an der ernsten Prognose, und die meisten Fälle dürften unaufhaltsam zum Tode führen, der durch allgemeinen Marasmus angekündigt wird, soweit die Kranken nicht schon früher hinzutretenden Komplikationen erliegen.

Histologie. Die in der Haut anzutreffenden pathologischen Veränderungen bei allen Fällen sog. idiopathischer Pityriasis rubra Hebrae, d.h. der Fälle, bei denen alle Hilfsuntersuchungen wie Blutuntersuchungen, Sternalpunktion, interne Befunde, Tierimpfungen u.a.m. uns über die Ursache der Erythrodermie keinen Aufschluß zu geben vermögen, sind uncharakteristisch und unterscheiden sich im Wesen nicht von denen bei anderen primären Erythrodermien, wenn wir von den Veränderungen im atrophischen Stadium der Krankheit absehen. Wir haben schon GANS und STEIGLEDER bei den anderen Erythrodermien zitiert und können daher auf eine eingehende Besprechung verzichten. Soweit von den einzelnen Autoren neuere histologische Befunde mitgeteilt wurden (JANSEN, LIEBMANN, NISIKAWA u.a.), entsprechen diese den bekannten Veränderungen. Die Pityriasis rubra Hebrae hebt sich von den anderen primären Erythrodermien nur durch die atrophischen Veränderungen im Spätstadium ab wie Verdünnung des Epithels, besonders der Hornschicht, verschmälerte Stachelzellenschicht, fehlendes Stratum granulosum oder starke Rückbildung desselben mit schwächer oder auch stärker granulierten Zellen. Daneben findet man starke Vacuolenbildung und an den Status spongoides erinnerndes Aussehen der Stachelzellenschicht. Ödem und eingewanderte Leukocyten stören auch den Aufbau des Stratum basale, dessen Zellen flach, spindelförmig, schräg oder horizontal abgedrängt mit kleinen Kernen erscheinen können. Der Papillarkörper ist fast völlig geschwunden, die Epithelleisten auf unbedeutende, sehr schmale Reste reduziert, die unregelmäßig verteilt erscheinen.

Oft ist die Grenze zwischen Epithel und Corium verwischt, das Infiltrat erscheint gegen das Frühstadium schwächer, meist um die Gefäße gelagert und von geringer Ausdehnung. In ihm überwiegen nun junge Bindegewebszellen. Haarfollikel und Talgdrüsen sind zugrunde gegangen, die Muskelbündel der Arrectores pilorum jedoch erhalten. Das kollagene Gewebe der oberen Cutis ist atrophisch und besteht aus schlecht anfärbbaren lockeren und dünnen Fibrillen, nach der mittleren Cutis zu erscheint es dicker, homogener und verwaschen. MONAHAN sah hyalinartige Veränderungen. Elastische Fasern sind nur noch in den tieferen Cutisschichten als spärliche zarte Reste zu finden. Im untersten Cutisabschnitt erscheint der Bindegewebsaufbau nicht mehr gestört.

Die Gefäße und Papillarkörper in der oberen Cutis sind meist stark erweitert, klaffend und haben oft ein kavernöses Aussehen. Die Wandungen sind verdickt, das Endothel ist geschwollen. Man findet in ihnen und auch ihre Wände durchsetzend weiße Blutkörperchen und manchmal auch Thrombosen in den Gefäßen der mittleren und tiefen Cutis und sogar in denen der Subcutis.

Die histologische Differentialdiagnose ist im Frühstadium der Pityriasis rubra Hebrae gegenüber anderen Erythrodermien nicht ohne weiteres zu treffen. Alle sog. primären und sekundären Erythrodermien können übereinstimmende histologische Bilder bieten. Erst die einsetzende Atrophie ermöglicht mit einer gewissen Wahrscheinlichkeit eine Unterscheidung, da diese bei anderen Erythrodermien nicht auftritt und bei der Wilson-Brocqschen Erythrodermie, bei der in sehr seltenen Fällen eine Atrophie gefunden wurde, diese lange nicht den Grad erreicht wie bei der Hebraschen Erythrodermie. Doch sei auf eine Einzelbeobachtung älterer Autoren aufmerksam gemacht, die neben der diffusen perivaculären Infiltration auch eine umschriebene entzündliche fanden, die einen durchaus tuberkuloiden Aufbau zeigte. Wir müssen uns hüten, aus so einem Aufbau ätiologische Schlüsse zu ziehen, da derartige Gewebsreaktionen bei verschiedensten chronischen Entzündungsprozessen bekannt sind. Auch kann ein tuberkuloider Gewebsaufbau bei chronischen Entzündungsprozessen passager sein, und ein Beispiel dafür bietet der von RICHTER veröffentlichte Fall, der klinisch jahrelang unter dem Bild einer Pityriasis rubra Hebrae verlief.

Bei diesem Fall fand K. KREIBICH (1929) in der Haut ein dichtes Infiltrat von tuberkuloidem Aufbau mit Epitheloidzellen und Langhansschen Riesenzellen, jedoch waren keine Tuberkelbakterien nachweisbar. 2 Jahre später bot die histologische Untersuchung der Haut desselben Kranken ein ganz anderes Bild. Ein mächtiges diffus den Papillarkörper und die obere Cutis durchziehendes Infiltrat glich seiner polymorphen Zusammensetzung nach am ehesten einer Mycosis fungoides. Wieder 2 Jahre später bot die Haut dieses Kranken das Bild einer unspezifischen chronischen Entzündung. Der Fall zeigte auch in seiner klinischen Entwicklung nie Anzeichen eines bestehenden tuberkulösen Prozesses, eine Zeitlang deuteten verschiedene Symptome auf eine chronische leukämische Lymphadenose hin, die sich jedoch auch nicht bestätigte. Da eine Sektion unterblieb, muß der Fall als ungeklärt angesehen werden.

Was uns im Zusammenhang mit der Pityriasis rubra Hebrae in diesem Falle interessiert, ist der Wechsel des histologischen Bildes der Haut im Verlauf der Erkrankung. Wir müssen die Möglichkeit des Auftretens tuberkuloider Gewebsreaktionen bei der Pityriasis rubra Hebrae in Betracht ziehen, ohne daß es gestattet wäre, daraus ätiologische Schlüsse zu ziehen. Diese Fälle dürfen auch nicht ohne weiteres der tuberkulösen Erythrodermie unter dem Bilde der Pityriasis rubra Hebrae zugerechnet werden, es sei denn, daß der Nachweis von Tuberkelbakterien in der Haut gelingt, wie in den Fällen von MENEGHINI und SCHAMUILOV oder zumindest in anderen tuberkulös erkrankten Organen (MENEGHINI, NÉKAM jr.). Erst dann ist der Nachweis einer tuberkulösen Erythrodermie erbracht und derartige Fälle entsprechen der seinerzeit von BRUMSGAARD mitgeteilten Erythrodermia exfoliativa universalis tuberculosa. Derartige Fälle haben mit großer Wahrscheinlichkeit nichts mit der Pityriasis rubra Hebrae zu tun, deren Ätiologie unbekannt ist, trotz des morphologisch weitgehend übereinstimmenden Aspektes der Hauterscheinungen. Aber vielleicht deutet dies auf pathogenetische Momente hin, die allen Erythrodermien unabhängig ihrer ätiologischen Genese gemeinsam sind.

Ätiologie. Wenn alle Fälle ausgeschieden werden, bei denen eine viscerale oder eine Lymphknotentuberkulose bzw. ein positiver Tuberkelbakterienbefund aus der Haut vorliegen, ferner alle die Fälle mit nachweisbarer Erkrankung des blutbildenden Systems, so bleibt immer noch eine Anzahl von Fällen übrig, die faßbare ätiologische Faktoren vermissen läßt und die wir daher als Pityriasis rubra Hebrae ungeklärter Ätiologie bezeichnen müssen. Diese Fälle sind aus dem Komplex der Erkrankungen, die alle morphologisch der Pityriasis rubra Hebrae gleichen, herauszuheben und solange ihre Ätiologie nicht geklärt ist, gesondert zu betrachten. MONTGOMERY, der durch Zuhilfenahme aller Hilfsmittel der Klinik und Labors bei den meisten Erythrodermien eine ätiologische Klärung erreichen

konnte, scheint allerdings nicht der Meinung zu sein, daß an dem Begriff einer
idiopathischen Pityriasis rubra Hebrae weiter festzuhalten sei. Nun sind zwar
bei einigen Fällen typischer Pityriasis rubra Hebrae, die sonst keinerlei tuberkulöse
Organbefunde aufwiesen, positive Tuberkulinreaktionen angegeben worden (SA-
WADA, SINDO) oder es ist die Komplementbindungsreaktion auf Tuberkulose
positiv gefunden worden (EILLES, LIEBMANN), doch scheint uns, daß es bei der
Häufigkeit derartiger Befunde bei dem Durchschnitt der Bevölkerung nicht
angängig ist, daraus in Fällen von Pityriasis rubra Hebrae, die sonst jede tuber-
kulöse Organbeteiligung vermissen lassen, ätiologische Schlüsse zu ziehen. Davor
warnen muß auch ein Befund COTTINIs, der bei einer Erythrodermie auf dem
Boden einer Mycosis fungoides Tuberkelbakterien nachweisen konnte, die unseres
Erachtens ätiologisch nichts mit der Erkrankung zu tun hatten. Bei einigen
Fällen wird ein negativer Ausfall der Tuberkulinreaktion ausdrücklich vermerkt
(LANGER, YASNI). Auch eine serologisch gefundene positive Wa.R. (MONAHAN,
NAGATA, SAWADA) gibt keinerlei Hinweise für eine eventuelle ätiologische Rolle
der Syphilis. In Fällen, in denen Blutkulturen durchgeführt wurden (z.B. im
Fall JANSEN), fielen diese negativ aus. Es liegen also für diese Fälle von Pityriasis
rubra Hebrae leider keinerlei irgendwie faßbaren ätiologischen Untersuchungsergebnisse vor, die einer Kritik standhalten würden. So wird man, wenigstens
noch vorläufig, an dem klinischen Begriff einer Pityriasis rubra festhalten
müssen.

Auch die *Pathogenese* ist für die Pityriasis rubra Hebrae noch weitgehend in
Dunkel gehüllt. Wir kamen an anderer Stelle schon auf den Versuch COTTINIs
zu sprechen, die Erythrodermien nach dem klinischen, histologischen, hämatologischen und klinisch-funktionellen Charakter in drei Gruppen einzuteilen, eine
Einteilung, die im wesentlichen funktionspathologische Züge trägt. Demnach
könnte man die Pityriasis rubra Hebrae zu der zweiten Gruppe COTTINIs zählen,
denn vieles spricht dafür, daß sich die ursächlichen primären Läsionen am
Capillargefäßsystem abspielen. WHITFIELD fand, daß die Pityriasis rubra Hebrae
zu den chronisch inflammatorischen Prozessen gehört, die eine bemerkenswerte
Erregbarkeit der Wände der cutanen Gefäße aufweisen, also eine deutliche Dermo-
graphia alba zeigen. ŠAMBERGER hat hingegen immer die Ansicht vertreten, daß
Erythrodermien durch eine Lähmung der lymphatischen Capillaren zustande
kommen, wobei es zur generalisierten Hautentzündung und auch zur Lähmung
der Blutcapillaren kommt. Starke Erregbarkeit der Wände des Blutgefäßsystems
und Lähmung derselben sind in der Pathogenese einer Erkrankung an sich kein
Widerspruch, es kann durchaus vorstellbar sein, daß der starken Erregbarkeit bei
längerem Bestand eine Lähmung folgen kann. EMANUEL beobachtete einen Fall,
der 20 Jahre an einer exfoliierenden Erythrodermie mit Ausgang in Atrophie der
Haut litt, der also das klinische Bild der Pityriasis rubra Hebrae zeigte. Die
Sektion deckte eine Atrophie der Schilddrüse auf und nach ŠAMBERGER soll eine
Hypofunktion der Schilddrüse zur Lähmung der Lymphcapillaren führen. Nun
ist aber andererseits auch eine Steigerung des Grundumsatzes, also eine gesteigerte
Schilddrüsenfunktion, festgestellt worden. Wir haben die verschiedenen Befunde
des Grundumsatzes bei Pityriasis rubra Hebrae schon erwähnt. Es ist fraglich,
ob die Schilddrüse auf die Gefäßlabilität der Haut bei Pityriasis rubra Hebrae
einen Einfluß hat, obwohl der Einfluß der Schilddrüsenfunktion auf die Gefäße
und damit auf die Thermoregulation bekannt ist. Man denke nur an die warme
und feuchte Haut bei Hyperthyreoidismus und an die kalte und trockene Haut
bei Myxödem. Wir kommen an anderer Stelle noch auf diese Zusammenhänge
zurück. Die Noxe, die ätiologisch für den primären Angriff auf die Gefäße der
Haut bei Pityriasis rubra Hebrae verantwortlich ist, ist uns derzeit noch unbekannt.

Die *Therapie* der Pityriasis rubra Hebrae, bei Ausschluß aller der Fälle, bei denen eine Grunderkrankung (Tuberkulose, Leukose, Retikulose) festgestellt wurde, hat durch die moderne Behandlung mit ACTH und Cortison zweifellos eine sehr wertvolle Bereicherung erfahren und soll durch die Anwendung antibiotischer Mittel noch ergänzt werden. Die Antibiotica sollen aber gemäß der Oberflächenbesiedlung der Haut und nach Resistenzanalyse der gefundenen Keime gezielt verabreicht werden, um so sekundären Komplikationen vorzubeugen.

Cortison bzw. ACTH verabreicht man am besten in hoher, kurzer Anfangsdosierung (300—500 mg/die), baut diese langsam ab und bleibt dann bei einer Erhaltungsdosis von etwa 50 mg/die Cortison oder 15 mg/die Prednison oder Prednisolon. Diese muß eventuell durch Jahre gegeben werden. Man schaltet zweckmäßig kurze ACTH-Stöße dazwischen ein. Auf die bekannten durch Cortison auslösbaren Nebenerscheinungen ist natürlich zu achten und die Cortisontherapie demgemäß zu gestalten.

Öftere Vollbluttransfusionen, Leberschutz- und -stütztherapie und Polyvitaminpräparate (STODOLA) als Ergänzung der inneren Behandlung sind ebenso angezeigt wie eine sorgfältige Stützung des Herzens und des Kreislaufes. Bei Leberstörungen fand SAWADA eine Insulin-Traubenzuckerbehandlung sehr günstig, eine Therapie, die auch von anderer Seite empfohlen wurde. Der Allgemeinzustand, das Gewicht und der Appetit bessern sich darauf oft in befriedigender Weise. Hingewiesen muß auch auf den Nutzen einer eiweißreichen Ernährung werden (GOLDSMITH).

Ein derartig schwerer Hautzustand erfordert eine sorgfältige Pflege. Bei der mangelnden Wärmeregulation dieser Kranken ist auf genügenden Wärmeschutz zu achten. Extern leisten Hydrocortison-Prednison- und Prednisolonsalben, eventuell mit Zusatz von Breitbandantibiotica, gute Dienste. Die alte Bädertherapie mit Kleie-, Leinsamen- und Bolusbädern wird von den Kranken als angenehm gefunden, doch muß man sich vor jeder Reizung der Haut hüten. Differente Salben, z.B. mit Salicyl- oder Quecksilbersalzzusätzen, verbieten sich bei der gesteigerten Resorptionsfähigkeit der schwer geschädigten Haut von selbst.

Die manchmal empfohlene Röntgenganzbestrahlung der Haut (z.B. von KROMEYER) ist unseres Erachtens bei der Neigung der Haut zur Atrophie mit sehr großer Zurückhaltung zu beurteilen, obwohl SCHIRREN erst kürzlich die von ihm entwickelte Röntgenfernbestrahlung mit Weichstrahlgeräten auch für Erythrodermien jeder Art empfiehlt.

V. Die Beziehungen der sog. primären Erythrodermien zueinander und ihre gemeinsame Pathophysiologie

Wir haben in den vorhergehenden Abschnitten versucht, durch eine Analyse der Symptomatologie und der Verlaufsarten der uns aus der Literatur bekannt gewordenen Fälle der sog. primären Erythrodermien zu ergründen, inwieweit dabei Eigenschaften festzustellen sind, die sie sowohl voneinander als auch von den sog. sekundären Erythrodermien abzugrenzen gestatten. Von den letzteren sind noch die erythrodermatischen Dermatosen (DARIER) schärfer als bisher zu trennen. Diese Untersuchungen erschienen uns notwendig, da immer mehr die Ansicht vertreten wird, daß die unter den klassischen klinischen Bezeichnungen laufenden Erythrodermien, Erythema scarlatiniforme desquamativum recidivans Féréol-Besnier, Dermatitis exfoliativa generalisata subacuta bzw. chronica Wilson-Brocq und Pityriasis rubra Hebrae keine Erkrankungen sui generis sind. Die Verfeinerung der diagnostischen Methoden, besonders in den hämatologischen, bakteriologischen, serologisch-immunbiologischen und physiologisch-chemischen

Bereichen, hat zweifellos gestattet, eine gewisse Anzahl der als primäre Erythrodermien bezeichneten Krankheitsbilder als klinischen Ausdruck einiger bestimmter
Grunderkrankungen zu erkennen, so daß sie als symptomatische Krankheitsbilder
aufgefaßt werden müssen oder mit anderen Worten in die Gruppe der réactions
cutanées gehören. Das würde bedeuten, daß die genannten primären Erythrodermien lediglich Typen oder Verlaufsformen einer réaction cutanée bei einer
begrenzten Zahl von Grunderkrankungen seien.

Dieser Wandel der Auffassung kommt vor allem in den immer wieder unternommenen Versuchen, eine allgemein gültige Klassifizierung der Erythrodermien zu schaffen, zum Ausdruck.
Wir können es uns hier im Hinblick auf die Darstellung von Juliusberg versagen, einen
geschichtlichen Überblick über die Klassifizierungsversuche zu geben und uns den Versuchen
einer Klassifizierung der Erythrodermien zuwenden, die seither unternommen worden sind.
Schon in der 4. Auflage der Précis de Dermatologie 1928 hatte Darier die früher von ihm
vertretene dualistische Einteilung in primäre und sekundäre Erythrodermien aufgegeben und
sprach nur mehr von akuten, subakuten und chronischen Verlaufsformen der Erythrodermien
und von erythrodermatischen Dermatosen. In der 5. und bisher letzten Auflage dieses Werkes
1947 wurde die Dariersche Darstellung teilweise von Civatte und Tzanck überarbeitet und
nun wurde jede Klassifizierung fallen gelassen und Darier scheint den Begriff der Erythrodermie überhaupt abzulehnen.

1946 versuchte Lutz ein neues Schema der Erythrodermien aufzustellen. Sein Versuch
beruht auf einer Synthese zwischen der älteren dualistischen Auffassung und den modernen
Anschauungen einer funktionellen und pathophysiologisch ausgerichteten Pathogenese. Auch
er trennt die erythrodermatischen Dermatosen von den echten Erythrodermien und teilt jede
dieser Krankheitsgruppen in zwei Klassen ein. Bei den erythrodermatischen Dermatosen
unterscheidet er einmal solche, die im Verlauf von einer Erythrodermie überlagert werden
(Kategorie I) und solche, die sich mit einer Erythrodermie verbinden können (Kategorie II).
Bei beiden tritt das ursprüngliche Krankheitsbild nach Abklingen des erythrodermatischen
Schubes wieder auf. Von den eigentlichen Erythrodermien unterscheidet er die, die ein Vor-
stadium aufweisen, das dem Bild einer bekannten Dermatose entspricht (Kategorie III)
und zum anderen Mal Erythrodermien, die ohne ein Vorstadium d'emblée sich entwickeln
(Kategorie IV). Nun kann es zweifellos in der Praxis große Schwierigkeiten bereiten, besonders
Erythrodermien der Kategorie III dieses Schemas von den erythrodermatischen Dermatosen
abzugrenzen. So hat auch dieses Schema keine allgemeine Anerkennung gefunden und viele
Autoren verzichten daher heute lieber auf eine zu starre Klassifikation. Das Interesse an
einer solchen geht naturgemäß in dem Maße zurück, als es gelingt, durch Verbesserung der
Untersuchungsmethoden die Zahl der sog. idiopathischen Erythrodermien zu verringern.

Nun haben unsere vorstehenden Untersuchungen gezeigt, daß die drei Formen
der klassischen Erythrodermie einmal als d'emblée-Formen sich entwickeln und
zum anderen Mal in jeder dieser Form immer wieder Fälle beobachtet werden,
deren Symptomatologie einer dieser drei Formen entspricht und bei denen es
auch nach jahrelanger Beobachtung und unter Heranziehung aller modernen
Untersuchungsmethoden nicht möglich ist, sie ätiologisch in eine der bekannten
Dermatosen einzureihen, die zur erythrodermatischen Ausbreitung neigen oder
bei ihnen eine Grunderkrankung festzustellen, sei diese nun eine Infektion oder
aus der Gruppe der hyperplastischen, granulomatösen oder blastomatösen Veränderungen der blutbildenden Organe und des RES.

Degos anerkennt überhaupt nur noch zwei klinische Typen, nämlich érythrodermies érythémato-squameuses sèches und érythrodermies vésiculo-oedémateuses. Doch gibt er selbst zu, daß es zwischen diesen beiden Formen Übergänge
gäbe, womit er selbst den Wert dieser Unterscheidung einschränkt. Degos denkt
ähnlich wie Darier nur an eine Pathogenese der Erythrodermien, die der des
universellen Ekzems und der dysseborrhoischen Dermatitis gleich ist, was zweifellos bei vielen Fällen der Fall ist, so daß diese Autoren in jeder Erythrodermie ein
generalisiertes Ekzem erblicken. Doch scheint uns, daß diese Auffassung den
tatsächlichen Erfahrungen nicht gerecht wird, denn außer allergischen, infektions-
allergischen und konstitutionellen Momenten müssen auch andere Störungen für
die Pathogenese der Erythrodermien berücksichtigt werden. Dabei ist vor allem

an Veränderungen der inneren Sekretion, des Stoffwechsels und für manche Formen, worauf seinerzeit schon RICHTER hinwies, an Altersveränderungen der Organe zu denken.

Aus der Gruppe der Erythrodermien sind auszunehmen alle die Dermatosen, deren Neigung zur Generalisation bekannt ist und die als sog. erythrodermatische Dermatosen schon erwähnt wurden. Wir kennen diese in über dem Durchschnitt vorhandene Generalisationsneigung bei dem Pemphigus foliaceus, bei der Psoriasis vulgaris, der Pityriasis rubra pilaris, beim Lichen ruber planus, bei der Impetigo herpetiformis und im gewissen Sinne auch bei der Scabies norwegica. Vor allem aber sind das Ekzem und die dysseborrhoische Dermatitis zu nennen, auf deren klinische Ähnlichkeit mit den Erythrodermien, die sehr einem universellen Kontaktekzem gleichen können, schon hingewiesen wurde. Desgleichen dürfen alle die sich erythrodermatisch universell ausbreitenden Dermatosen nicht zu den Erythrodermien gezählt werden, deren Generalisation primär von einem spezifischen Hautinfiltrat begleitet wird, seien es nun eine Mycosis fungoides (HALLOPEAU und BESNIER), eine Leukaemia cutis universalis (ARNDT), der Morbus Brill-Symmers, der Morbus Boeck, der Morbus Paltauf-Sternberg, seien es primär blastomatöse Leukosen, Retikulosen oder Reticulosarkomatosen.

Nun haben wir vorhergehend erwähnt, daß man die Auffassung vertritt, alle Erythrodermien seien eine Réaction cutanée und als solche ein Syndrom, das eine Aufteilung in primäre und sekundäre Erythrodermien überflüssig erscheinen läßt. Auch COTTINI kommt in seiner Monographie auf Grund der analytischen Bearbeitung der von ihm beobachteten Fälle von Erythrodermien zu dem Schluß, daß eine Einteilung in primäre und sekundäre Erythrodermien nicht mehr aufrecht zu erhalten sei und schlägt eine funktionspathologische Einteilung in drei Gruppen vor. Seine 1. Gruppe umfaßt Erythrodermien, deren ursächliche Entstehung überwiegend und primär in der Modifikation des epidermalen Systems zu suchen ist. Seine 2. Gruppe umfaßt Erythrodermien, die durch eine vorwiegende und primäre Beteiligung des Capillargefäßsystems ausgezeichnet sind und seine 3. Gruppe Erythrodermien, die durch eine vorwiegende und primäre Beteiligung des reticulo-histiocytären Apparates entstehen und als Ausdruck einer systematisierten oder generalisierten Alteration dieses Systems angesehen werden müssen. Da COTTINI in die 1. Gruppe Krankheiten wie z. B. Erythrodermien bei Psoriasis, Ekzem, Erythrodermia ichthyosiformis congenita ebenso wie die Dermatitis exfoliativa generalisata subacuta Wilson-Brocq rechnet, in die 2. Gruppe Erythrodermien nach Arsen, Gold, nach toxisch-infektiösen Erkrankungen, streptogene und staphylogene Erythrodermien u.a.m., in die 3. Gruppe Erythrodermien als erythrodermatische Formen des malignen Lymphogranuloms, der Leukämie, der Mycosis fungoides usw., so ist nach seiner Auffassung mit Recht eine Trennung in primäre und sekundäre Erythrodermien fallen zu lassen, aber damit auch jeder Versuch einer ätiologischen Trennung der Krankheitsbilder. Die Erythrodermien sind dann nur eine Réaction cutanée auf die verschiedensten Grunderkrankungen und sie unterscheiden sich nur durch den Ort des Angriffes, sei dieser nun das Epithel, das Capillargefäßsystem oder das reticulo-histiocytäre System. Zweifellos bietet eine derartige Auffassung vor allem eine nicht zu unterschätzende Richtlinie für den einzuschlagenden Weg der Therapie. Es ist zu überlegen, ob dieser Vorteil einer Interpretation des Pathomechanismus für die Therapie das Aufgehen auch der erythrodermatischen Dermatosen und der Erythrodermien mit einem spezifischen Infiltrat in eine so umfassende Betrachtungsweise nicht rechtfertigen könnte.

Aber wir kommen auch bei voller Zustimmung zur Auffassung der Erythrodermien als Réactions cutanées nicht um die klinische Erfahrung herum, daß es Typen dieser Réactions cutanées gibt, die klinisch und symptomatologisch wohl umrissen sind und bei denen auch durch lang dauernde Beobachtung bei aller Anwendung unseres diagnostischen Rüstzeuges keine Grunderkrankung nachweisbar ist, die eine Auslösung einer Réaction cutanée verständlich machen könnte.

Es sind dies eben die Fälle, die man früher als primäre idiopathische Erythrodermien ansprach. Vielleicht ist es besser zu sagen, daß bei diesen Erkrankungen die auslösende Ursache *noch* nicht entdeckt ist, aber solange wir diese Ursache nicht kennen, erscheint es zumindest nicht ganz korrekt, ein Erythema scarlatiniforme recidivans z.B. mit einer unter der gleichen Morphe ablaufenden Dermatose durch Arzneimittelunverträglichkeit, eine Dermatitis exfoliativa generalisata subacuta mit einer Erythrodermie gleicher Morphe bei Morbus Brill-Symmers oder eine Pityriasis rubra Hebrae mit einer tuberkulösen oder leukämischen Erythrodermie ohne weiteres zu identifizieren. Man sollte solche Fälle wenigstens als eigene Typen einer Réaction cutanée mit unbekannter Ursache hervorheben und offen lassen, ob nicht die Haut als solche Krankheitsbilder entwickeln kann, die morphologisch mit bekannten Typen einer Réaction cutanée übereinstimmen.

Sind wir aber bereit, die Erythrodermien pathogenetisch als Réaction cutanée aufzufassen, so finden wir, es sei dies nochmals betont, daß die Réactions cutanées, deren eigentliche Ursache wir nicht erfassen, vielleicht noch nicht erfassen können, die Fälle einschließen, die als besondere klinische Typen sich entwickeln, die man früher als idiopathische Erythrodermien bezeichnete. Wie wir in den vorhergehenden Untersuchungen zeigten, sind diese drei verschiedenen Typen genügend klinisch different, daß ihre klinische Unterscheidung auch heute noch als berechtigt erscheint. Neben ihren allgemeinen Haupteigenschaften, lang dauernde universelle Rötung mit sehr frühzeitig einsetzender Desquamation und unspezifischen entzündlichen Prozessen in den oberen Anteilen der Cutis, unterscheiden sie sich untereinander einmal durch das akute infektionsartige Auftreten, den schnelleren Ablauf und die jahrzehntelang bestehende Rezidivneigung beim Erythema scarlatiniforme recidivans, zum anderen Mal durch den subakuten oder chronischen Verlauf, den Haar- und Nagelveränderungen und der Schuppungsform der Erythrodermie des Wilson-Brocqschen Typs und schließlich durch den chronischen Verlauf und den Ausgang in Atrophie bei der Hebraschen Erythrodermie. Diese drei Typen entsprechen auch den érythrodermies érythémato-squameuses sèches von DEGOS und sind von den von ihm noch genannten érythrodermies vésiculooe démateuses abzutrennen. Diese letzteren ödematös-vesiculösen Erythrodermien umfassen vorwiegend die Erythrodermien auf endogener Sensibilisierung und sekundärer Gefäßaffektion bzw. auf primär toxischer oder allergischer Capillarschädigung beruhenden Formen. Sie haben meist eine bekannte Ätiologie wie die verschiedensten Pharmaka bzw. im Milianschen Sinne biotrop wirkende Stoffe, die im Körper befindlichen Mikroorganismen mobilisieren und so auch zu den infektiösen Streptokokkenerythrodermien führen. Allerdings muß zugestanden werden, daß gerade die letzteren sowohl als vesiculo-ödematöse als auch als trockene exfoliierende Erythrodermien verlaufen können. Auf Intermediärformen wies ferner noch DEGOS hin.

Wenden wir uns nun wieder den Typen von Erythrodermien zu, die man früher als idiopathische bzw. primäre Erythrodermien bezeichnete, so sehen wir, daß nur die Wilson-Brocqsche und die Hebrasche Erythrodermie als subakut bzw. chronisch verlaufende Typen eine wesentliche und oft prognostisch ausschlaggebende Mitbeteiligung der inneren Organe zeigen. Im Vordergrund stehen dabei Magen-Darmstörungen, Nieren- und Leberstörungen, wobei die beiden letzteren funktionellen oder auch degenerativen Charakter zeigen können. Wir gaben schon früher der Meinung Ausdruck, daß diese Mitbeteiligung der inneren Organe nicht die Eigenschaft einer zufällig hinzutretenden Komplikation besitzt, sondern als zugehörig zum Krankheitsbild, und zwar im Sinne einer Folge oder einer gleichgerichteten Störung wie die Störung der gesamten Hautdecke anzusehen ist. Wir werden darin bestärkt einmal durch das Fehlen einer Progredienz dieser Erscheinungen beim Erythema scarlatiniforme desquamativum recidivans, dessen einzelne Schübe einen zeitlich zu kurzen Verlauf zeigen, um zu nachhaltigen Störungen der inneren Organe zu führen, zum anderen, daß sich eine schwere Mitbeteiligung der inneren Organe bei den subakuten und chronischen Erythrodermien in der Regel erst im Verlauf der Erkrankung einstellt und sich mit der Dauer des Leidens verschlechtert, wobei durchaus bei einmal manifest gewordenen Störungen ein Circulus vitiosus in den gegenseitigen Beziehungen zwischen Haut und inneren Organen entstehen kann, der, falls es nicht gelingt, ihn zu unterbrechen, den letalen Ausgang mitbedingen kann. Wir werden in dieser Auffassung noch bestärkt durch die Erfahrung, daß einmal bei auch sehr langwierig verlaufenden erythrodermatischen Dermatosen eine so regelmäßige Beteiligung der inneren Organe nicht zu beobachten ist und daß bei der Erythrodermie alter Menschen, die klinisch sehr der Wilson-Brocqschen Erythrodermie oder dem Anfangsstadium der Hebraschen Erythrodermie gleicht, ebenfalls eine derartig schwere Miterkrankung innerer Organsysteme fehlt. Wir werden auf die Erythrodermie alter Menschen noch an anderer Stelle zu sprechen kommen müssen.

Wenn wir nun soweit den Auffassungen neuerer französischer und italienischer Autoren zustimmen, in den genannten drei Typen der Erythrodermien Réactions cutanées mit freilich noch unbekannter Ursache zu erblicken, so möchten wir doch nicht, z.B. wie DEGOS, in ihnen nur ein generalisiertes Ekzem sehen. Gerade die eben angeführte Mitbeteiligung innerer Organe spricht gegen die doch zu sehr vereinfachende Auffassung dieser Erythrodermien als generalisierte Ekzeme. Die Alterserythrodermien, die sich oft aus Ekzemen entwickeln, und lang dauernde generalisierte Ekzeme lassen die *progrediente Mitbeteiligung* innerer Organe *vermissen*. Freilich können sich Ekzeme erythrodermatisch ausbreiten, wenn Störungen der inneren Organe, besonders der Leber und Nieren, vorliegen, doch dann sind diese Störungen *primär* vorhanden. Sehen wir von den ekzematösen Erythrodermien ab, die sich auf äußere Noxen als kontaktekzematische Reaktionen entwickeln, so hat seinerzeit schon RICHTER darauf hingewiesen, daß ekzematöse Erythrodermien einmal durch primär vorhanden gewesene schwere innere Störungen ausgelöst werden können, zum anderen Mal ekzematöse Alterserythrodermien ohne solche Störungen vorkommen, deren Ursachen in einer generellen Altersschädigung der Haut liegen, ohne daß nachweisbare Störungen innerer Organe entstehen. Bei den Typen der Wilson-Brocqschen und der Hebraschen Erythrodermie entwickeln sich aber die Störungen der inneren Organe in der Regel im *Verlauf* der Erythrodermien *progredient*.

Wir dürfen weiter nicht übersehen, daß manche neueren Forschungsergebnisse darauf hindeuten, daß besonders bei den Typen der Wilson-Brocqschen und der Hebraschen Erythrodermie noch Stoffwechselstörungen, Veränderungen des hormonellen Zusammenspiels (viele Erfahrungen weisen auf Hypophyse, Nebennieren und Sexualdrüsen hin) und eine generelle Altersatrophie der Organe als auslösend in Betracht kommen. Der Heranziehung der Klärung dieser ätiologischen Möglichkeiten würden wir uns verschließen, wenn wir bei diesen Typen lediglich an eine kontaktekzematische Reaktion denken würden und in ihnen nur generalisierte Ekzeme sehen wollen.

Wenn wir uns nun pathogenetische Vorstellungen machen, wie die uns ätiologisch noch unbekannten Noxen zu einer Réaction cutanée führen, die klinisch eine der drei Typen der früher als primär bezeichneten Erythrodermien entspricht bzw. diese Reaktion bewirken, so muß das periphere Gefäßsystem als Ausgangspunkt der Überlegungen genommen werden. Greift die Noxe primär die Epidermiszelle an (COTTINIs Gruppe 1), so ist eine zellständige Antigen-Antikörperreaktion denkbar, die anfangs keine strukturellen Veränderungen an den Stachelzellen als

sichtbares Zeichen hinterlassen muß. Sie kann aber nach HERZBERG zur Frei-
setzung biogener Amine führen, die am Capillarsystem angreifen. Aber auch das
Gefäßendnetz der Haut kann Sitz des primären Angriffs der Noxe sein (COTTINIs
Gruppe 2). Manches spricht dafür, daß dies bei dem Hebraschen Typ der Fall ist,
vielleicht als Kombination allergo-toxischer Art. Für das Arsen ist der letztere
Vorgang sehr wahrscheinlich, auch die medikamentös bedingten Erythrodermien,
besonders die durch Gold, können durch primär an der Gefäßperipherie ansetzende
Schädigungen entstehen und wohl ebenso auch die toxisch-infektiösen Erythrodermien. COTTINI wies den primären Funktionsausfall der Capillaren durch Prüfung der Reaktionen auf gefäßaktive Stoffe nach. In seiner 3. Gruppe faßt
COTTINI die Erythrodermien zusammen, bei denen die Noxe primär den reticulo-
histiocytären Apparat der Haut alteriert. Bei generalisierter Alteration entstehen
so die Erythrodermien mit unspezifischen Hautinfiltraten bei Leukämie, Mycosis
fungoides, malignem Lymphogranulom usw., während der erythrodermatische
Befall der Haut mit spezifischen Infiltraten in ihr bei diesen Leiden unseres
Erachtens nicht den echten Erythrodermien zugezählt werden darf.

Die Möglichkeit einer primären Beteiligung des reticulohistiocytären Apparates
der Haut, die nun zu Hauterscheinungen führt, die dem Typ der Wilson-Brocqschen oder der Hebraschen Erythrodermie entsprechen, denn klinisch ist bei
unspezifischer Infiltration der Haut deren klinisches Bild den genannten Typen
gleich und nur Blutbild, Histologie der Lymphknoten usw. gestatten dann die
Unterscheidung der primär reticulohistiocytären Erythrodermie von den echten
Fällen der beiden Typen, wirft noch ein anderes Problem auf.

Besonders bei den subakut und chronisch verlaufenden Typen, also dem
Wilson-Brocqschen und Hebraschen Typ, finden wir häufig eine Leukocytose im
Sinne einer leukämoiden Reaktion. Dabei bestehen oft eine Linksverschiebung,
Reizzustände im Sternalmark in der granulopoetischen und plasmacellulären
Reihe und Eosinophilie. Auch die unspezifischen Hautinfiltrate zeigen einen
leukämoiden Aufbau. MONTGOMERY fand nun bei etwa einem Drittel bis zur Hälfte
der Kranken oberhalb des 40. Lebensjahres mit Wilson-Brocqscher Erythrodermie
Leukosen und Retikulosen. LUTZ beobachtete bei einer Kranken, die eine primäre
idiopathische exfoliierende generalisierte Erythrodermie hatte, im Verlauf der
Jahre eine Wandlung des Blutbildes von anfangs unspezifischem Charakter bis
zum typischen Bild einer lymphatischen Leukämie. Auch das histologische Bild
der Haut war anfangs unspezifisch, um dann nach Jahren am Ende des Prozesses
als lymphoides Gewebe zu imponieren. Nun hat schon vor längerer Zeit ORMSBY
anläßlich einer Diskussion eines von HOPKINS demonstrierten Falles die Ansicht
vertreten, daß möglicherweise lange bestehende entzündliche generalisierte Hautveränderungen ihrerseits ein pathologisches Blutbild bewirken können, und er fand
für diese Ansicht die Zustimmung von O'LEARY. Man kann dieses Problem auch
so fassen: Wenn unbekannte Noxen primär am reticulohistiocytären Apparat der
Haut angreifen und so zu einer Erythrodermie führen, so kann umgekehrt eine
primär am Epithel bzw. am Capillarsystem der Haut angreifende und zur Eythro-
dermie führende Noxe im Laufe der Jahre durch den fortwährenden Bestand der
schweren Hautaffektion auch rückwirkend auf das blutbildende und reticulo-
histiocytäre System einen dauernden Reiz ausüben, der schließlich zur Entgleisung dieser Systeme führt. In der Tat finden sich viele Fälle einer Wilson-Brocqschen Erythrodermie oder einer Pityriasis rubra Hebrae, die durch Jahre ohne
Anzeichen einer malignen Entartung des blutbildenden und reticulohistiocytären
Systems verlaufen, um dann schließlich ziemlich plötzlich in einer blastomatösen
Leukose, einer malignen Lymphogranulomatose, einer blastomatösen Retikulose
oder einer verwandten Erkrankung zu endigen. In derartigen Fällen erscheint die

Annahme berechtigt, daß die durch eine unbekannte Noxe ausgelöste Réaction cutanée in Form einer Wilson-Brocqschen oder Hebraschen Erythrodermie durch den ihrerseits erfolgenden chronischen Reiz auf das blutbildende und reticulohistiocytäre System dieses zur Entgleisung führt, daß also die daraus entstehenden Leiden *Folgen* der lange bestehenden Hautaffektionen sind. Erinnert sei z.B. an den Fall von LIEBMANN, einer durch 17 Jahre bestehenden Pityriasis rubra Hebrae, bei dem es nach so langem Bestand zu einer Lymphogranulomatose kam. Man denke auch an die mögliche Umwandlung anfangs unspezifischer reticulumzelliger Granulationsgewebe in die spezifischen Hautmanifestationen eines Morbus Paltauf-Sternberg, auf die HERZBERG hinwies und die im gleichen Umfang wie die Umwandlung von leukämoiden in spezifische Hauterscheinungen bei lymphatischen Leukosen bekannt geworden ist. Diese Fälle stellen gleichsam das Spiegelbild zu den Fällen vor, bei denen eine *primär* bestehende blastomatöse Erkrankung des blutbildenden bzw. reticulohistiocytären Systems zu einer Réaction cutanée im Sinne einer Wilson-Brocqschen bzw. Hebraschen Erythrodermie führte. Daß nicht alle Fälle von Dermatitis generalisata Wilson-Brocq und Pityriasis rubra Hebrae so enden, spricht unseres Erachtens nur für die Möglichkeit, daß ein Teil von ihnen zu einer Entgleisung des blutbildenden und reticulohistiocytären Systems führen kann, sei es, daß es sich um Individuen handelt, die für die Ausbildung dieser Leiden disponiert sind, sei es, daß die damit einhergehenden Störungen der Nieren- und Leberfunktionen, des Kreislaufes sowie Herzdekompensation, Infektionen, andere Komplikationen oder Marasmus zum Ende führen, bevor der von der Haut aus wirkende chronische Reiz die Entgleisung bewirken kann oder auch therapeutische Eingriffe zur Abheilung des Hautleidens führen.

VI. Die Erythrodermien als Réaction cutanée im Hinblick auf die früher als sekundäre Erythrodermien bezeichneten Formen

Die Auffassung der Erythrodermien als Réactions cutanées hat zu einer vereinheitlichten pathogenetischen Beurteilung dieser Krankheitsbilder geführt, die in den Erythrodermien ein Syndrom erblickt, das einer Aufteilung in primäre und sekundäre Formen nicht bedarf. Diese pathogenetische Auffassung schafft aber nicht die klinische Erfahrung aus dem Wege, daß diese Réactions cutanées sich in klinisch unterschiedlicher Weise manifestieren können. Die Typen, die man früher als primäre oder idiopathische Erythrodermien bezeichnete, haben, wie wir aus den vorhergehenden Erörterungen ersehen haben, klinische Züge, die sie untereinander und auch von der Mehrzahl der Erythrodermien, die man früher als sekundäre bezeichnete, zu unterscheiden gestatten. Im Gegensatz zu den bisher erörterten Typen sind bei den Erythrodermien, die man früher als sekundäre bezeichnete, die ätiologisch auslösenden Momente für die Réaction cutanée wenigstens zum Teil bekannt und näher erforscht worden. Sie zeichnen sich auch zu einem großen Teil von den bisher besprochenen Typen ab, mit Ausnahme der Erythrodermien, bei denen der Ausbruch der Erythrodermie bei unspezifischem Hautinfiltrat durch *primär vorhandene* Veränderungen des blutbildenden Systems oder des RES ausgelöst wurde, die dann klinisch den bisher besprochenen Typen gleichen, wie z.B. im Fall von GRACIANSKY, BOULLE und HARDOUIN. Wie oben erwähnt, müssen sie von den Formen abgegrenzt werden, bei denen es wie z.B. bei dem Typ der Wilson-Brocqschen Erythrodermie *sekundär als Folge* der Hautaffektion zur malignen Entgleisung im blutbildenden oder reticulohistiocytären System gekommen ist.

Wie LAUSECKER zeigte, können auch scarlatiniforme Arzneimittelexantheme weitgehend das Erythema scarlatiniforme recidivans nachahmen, wenn auch in der Regel gewisse klinische Unterschiede bestehen. Schließlich ist noch an Erythrodermien zu denken, die in einer visceralen Tuberkulose (MENEGHINI), in einer Amöbendysenterie (WITHERSPOON) oder in einer Avitaminose nach Darmexstirpation (GRIMMER) ihre Ätiologie haben, die klinisch ebenfalls einer Dermatitis generalisata exfoliativa bzw. einer Pityriasis rubra Hebrae gleichen. Bei ihnen gelingt es also, die Ursache der Réaction cutanée aufzudecken.

Wir sind bereits anläßlich der Besprechung der Pityriasis rubra Hebrae auf die unter diesem klinischen Bild auftretenden tuberkulösen Erythrodermien eingegangen und können hier darauf verweisen.

1939 stellte RICHTER unter der Gruppe der sekundären Erythrodermien eine Sonderform heraus, die er als ekzematöse Alterserythrodermien bezeichnete. Erst in neuester Zeit hat HERZBERG dieses Problem wieder aufgegriffen und ihm unter dem Titel Alterserythrodermien unter dem Bild einer dysseborrhoischen Dermatitis eine eigene Besprechung gewidmet. HERZBERG stellt diese Erythrodermien der Pityriasis rubra Hebrae nahe und fand eine Schwankungsbreite des Alters seiner Patienten von 48—79 Jahre und ein Durchschnittsalter von 63 Jahren. Dieser Autor betont, daß der Erythrodermie mikrobielle Ekzeme oder dysseborrhoische Dermatitiden vorausgehen können, jedoch nicht müssen, während RICHTER bei seinen Fällen in der Regel eine mehr oder weniger lang bestehende lokalisierte ekzematöse Erkrankung fand. Während HERZBERG Fälle mit Herzkreislaufschäden, Stoffwechselstörungen und Leberschäden dazu rechnet und diese Störungen mit der Generalisation der Dermatose in Beziehung bringt, sah RICHTER wohl auch derartige Fälle, jedoch wollte er sie von der eigentlichen Alterserythrodermie abgetrennt wissen, bei der er keine derartigen die Generalisation verursachenden Momente feststellen konnte und in erster Linie die Altersveränderung der Haut selbst für die Generalisation verantwortlich machte. Das Alter dieser Fälle von Alterserythrodermien ohne nachweisbare internen schwereren Störungen fand RICHTER zwischen 63—79 Jahren, im Durchschnitt bei 73 Jahren. Berechnet man aber das Durchschnittsalter aller Fälle von Erythrodermien alter Menschen mit und ohne Störungen innerer Organe, die RICHTER nach Ekzemen beobachten konnte, so kommt man auf 61 Jahre, also zu einem ähnlichen Ergebnis wie HERZBERG.

Das klinische Bild dieser Alterserythrodermien wird von beiden Autoren bis auf die Nagelveränderungen übereinstimmend geschildert. Man findet universelle Rötung mit feinkleiiger oder an Seborrhoe erinnernde Schuppung besonders am Kopf und im Gesicht, am Stamm manchmal mittelgroße bis großlamellöse Schuppung, Infiltration der Haut, an den Extremitäten mehr blaurote Verfärbung und hier auch Nässen, Krustenbildung und Erosionen, desgleichen an intertriginösen Stellen und eine idolente Schwellung der oberflächlichen Lymphknoten. RICHTER sah seinerzeit bei seinen Fällen keine Nagelveränderungen, HERZBERG hebt aber eine tiefe Querfurchung, Trübung, Verdickung und zeitweises Abstoßen der Nägel hervor. Allerdings sahen auch wir bei späteren Fällen Nagelveränderungen, wenn auch leichterer Art mehr in der Form der Nagelekzeme. Auch eine subtotale Alopecie, vor allem der Lanugobehaarung, können wir bestätigen, ebenso die Regeneration der Nägel und Haare nach Rückbildung der Hauterscheinungen.

Subjektiv bestehen bei den Kranken ein mäßiger bis starker Juckreiz und Kältegefühl. Durch das Kratzen und Scheuern waren in der vorantibiotischen Zeit daher banale Sekundärinfektionen der Haut, Thrombophlebitiden und Phlegmonen häufig und die Temperatur wurde oft dadurch bestimmt. RICHTER fand das Allgemeinbefinden der Kranken dem Alter entsprechend nicht allzusehr gestört, während HERZBERG auch kachektische Zustände sah. Allerdings gelten die Angaben RICHTERs vorwiegend für Kranke ohne gleichzeitig schwere innere Störungen, bei denen die Prognose günstiger ist, falls nicht interkurrente Erkrankungen hinzutreten, die bei dem Alter der Kranken immer eine Gefahr sind. Beide Autoren sind sich darüber einig, daß auch bei jahrelangem Bestand des Leidens nie eine Atrophie oder Sklerosierung der Haut eintritt.

RICHTER macht die Altersveränderung der Haut für das Auftreten der Erythrodermie verantwortlich und HERZBERG läßt es offen, ob bestimmte Alterserkrankungen oder allgemein nur die Veränderungen des Organismus im Senium derartige Erythrodermien als eine Réaction cutanée auf gegebenem Terrain hervorrufen können. RICHTER fand unter seinen Kranken hauptsächlich Menschen mit asthenischem Konstitutionstyp.

Das histologische Bild der Haut zeigt nach HERZBERG eine unspezifische, oft produktive Entzündung der oberen Cutis mit lymphoiden und histiocytären Elementen. In den oberflächlichen Lymphknoten kann das Bild der lipomelanotischen Retikulose Pautrier-Woringer oder ein unspezifischer Sinuskatarrh beobachtet werden. Wir können diese Befunde bestätigen.

In diesem Zusammenhang sind die statistischen Untersuchungen von BEEK zu erwähnen. Dieser Autor spricht noch von primären idiopathischen und sekundären Erythrodermien, von denen er von den ersteren 166 und von den letzteren 134 Erythrodermien nach Ekzem, 126 Erythrodermien nach Psoriasis, 72 Erythrodermien bei Mycosis fungoides, 76 Erythrodermien bei lymphatischen Leukosen und 22 Erythrodermien bei Morbus Hodgkin auswertete. Bei den idiopathischen Erythrodermien fand er die Lymphknoten in 64%, bei den ekzematösen Erythrodermien in 34% und bei den psoriatischen Erythrodermien in 24% vergrößert. Auch eine Eosinophilie fand sich am ausgesprochensten und häufigsten bei den idiopathischen und am geringsten und seltensten bei den psoriatischen Erythrodermien. Ein ähnliches Verhalten zeigten Leber- und Nierenstörungen, Herzkrankheiten sowie Tuberkulose und Lues. Bei den ekzematösen Erythrodermien nahmen diese Befunde gleichsam eine Mittelstellung ein. Hinsichtlich der Altersverteilung zeigte es sich, daß bei den ekzematösen Alterserythrodermien das Auftreten unabhängig von der Altershäufigkeit des Ekzems an sich erfolgt und mit der Altersverteilung der primären idiopathischen Erythrodermien identisch ist, also der Morbiditätsgipfel zwischen dem 55. und 64. Lebensjahr liegt. Eine einem Ekzem nachfolgende Alterserythrodermie zeigt demnach nur ein zufälliges Zusammentreffen mit dem Ekzem. Demgegenüber besitzen Erythrodermien bei Mycosis fungoides eine mit diesem Leiden identische Altersverteilung und auch die psoriatische Erythrodermie als erythrodermatische Dermatose fällt in ihrem Auftreten mit dem Entstehungsalter der Psoriasis vulgaris zusammen, allerdings fällt ein zweiter Häufigkeitsgipfel in die Altersverteilung der idiopathischen Erythrodermie. Diese Untersuchungen sprechen für eine gewisse Selbständigkeit der ekzematösen bzw. dysseborrhoischen Alterserythrodermien und die von uns beobachteten der Erythrodermie vorausgehenden „Ekzeme" sind vielleicht als Anfangsstadium der Erythrodermie zu werten, um so mehr, da wir eine auslösende Ursache des „Ekzems" nie nachweisen konnten. Diese Erfahrung und die statistisch erhärteten Unterschiede in der Altersverteilung der Alterserythrodermie und des Ekzems an sich, weisen unseres Erachtens darauf hin, daß keineswegs die Erythrodermien nur als generalisierte Ekzeme aufzufassen sind, obgleich gerade die Alterserythrodermien klinisch dem Ekzem so stark gleichen.

Sehr nahestehend den Alterserythrodermien scheinen die Zustände der Haut zu sein, die zuerst von BACCAREDDA näher beleuchtet als Reticulo-Endotheliosis cutanea cum melanodermia gerade in den letzten Jahren in der Literatur eingehender behandelt wurden. Es ist hier nicht der Ort, auf die begrenzte Hyperplasie des RES des Hautorgans und den Beziehungen zu primär blastomatösen Prozessen des RES anderer Organsysteme näher einzugehen, da diese an anderer Stelle eine eigene Darstellung finden. Doch muß darauf hingewiesen werden, daß bei der Alterserythrodermie und auch bei anderen exfoliierenden Erythrodermien reticulumzellige Granulationen angetroffen werden können. Aus dem dermatologischen Schrifttum seien die mehrfachen Berichte von WOLFRAM, ferner von ACHARD, von NEUHOLD, die Demonstrationen TAPPEINERs genannt, deren Fälle von Reticulo-Endotheliosis cutanea cum melanodermia durchwegs ältere Menschen betreffen. Die von LÖBLICH und WAGNER unter dem Namen pigmentiertes Lymphogranulom mit pigmentierten Hauterscheinungen publizierten Fälle gehören auch hierher, ein Name, den wir für nicht glücklich und verwirrend halten. Auch bei diesem Leiden finden wir anfangs eine universell gerötete kleinlamellös schuppende, derb infiltrierte Haut, die aber bald eine bräunliche bis grauschwärzliche Verfärbung durch Melanineinlagerung erhält. Teilweise kann es auf der Haut auch zu vesiculös-ödematösen und exfoliierenden Stellen kommen. Die Lymphknoten sind derb, vergrößert, glatt und indolent. Heftige Juckattacken können auftreten. Schließlich kommt es zur Kachexie. Intern können damit häufig Leberstörungen, Anacidität, Hypo- und Dysproteinämien mit Anämie, plasmocelluläre Reticulumwucherungen im Knochenmark und positiver Melaninnachweis im Harn verbunden sein. WOLFRAM erhielt bei einem Fall aus der Blutkultur Staphylococcus aureus und Streptococcus haemolyticus.

Histologisch zeigt das Epithel die auch anderen Erythrodermien eigenen Veränderungen, während das Infiltrat der oberen Cutis durch reticulumzellige Elemente in diffuser oder mehr knötchenförmiger Anordnung bestehend, aus synplasmal verbundenen, meist monomorphen Reticulumzellen, Lymphoiden, Eosinophilen, Histiocyten, Plasma- und Mastzellen, Capillarsprossen, Makrophagen, Melanophagen und extracellulären Pigmentdepots gekennzeichnet wird.

SPIER macht allerdings geltend, daß der Chromatophorengehalt sehr wechselnd sein kann und „Melanodermie" daher nicht als essentielles Symptom angeführt werden soll. Fälle benigner cutaner und lymphonodulärer Retikulosen dürften vielfach als „primäre" Erythrodermien angesehen worden sein. Auch SPIER rechnet mit einem eventuellen Abgleiten in eine blastomatöse Retikulose. Der Fall von MUSGER dürfte dafür ein Beispiel sein. TAPPEINER betont, daß es neben Fällen systemartiger, unter dem Bilde der Erythrodermien einhergehender, meist infaust verlaufenden Retikulosen auch Fälle gibt, die als Folgezustände ausgedehnter Dermatitiden verschiedener Genese unter dem Bilde einer Erythrodermie auftreten. Histologisch zeigen diese in der Haut und in den vergrößerten Lymphknoten auch eine Reticulohistiocytosis. Man kann sie als sekundäre oder symptomatische Reticulohistiocytosen bezeichnen, die eine meist günstige Prognose haben.

NEUHOLD wies darauf hin, daß bei seinen zwei Fällen ebenso wie bei anderen beobachteten die Wucherung des reticulären Apparates auf die Haut und ihre Lymphknoten beschränkt geblieben ist. Er denkt dabei an die Beobachtung RÖSSLEs, der ein solches Beschränktbleiben tumoröser Wucherungen auf ein funktionell zusammengehöriges Gebiet des RES beschrieben hat und darin einen Beweis für eine funktionelle Differenzierung des RES erblickte. RÖSSLE sah auch bei primär blastomatösen Prozessen des RES, also bei Reticulosarkomatosen, das Befallensein nur bestimmter Abschnitte des RES und das dürfte wohl ein Hinweis darauf sein, daß die Prognose für den weiteren Verlauf einer Reticulohistiocytosis cutanea hyperplastica „benigna" nur mit Zurückhaltung zu stellen sein dürfte.

Wie wir schon erwähnten, unterscheidet DEGOS als zweiten Typ der Erythrodermien die érythrodermies vésiculo-oedémateuses, zu denen alle primär allergischen und sekundär kumulativ toxischen bzw. allergo-toxischen Erythrodermien nach Arsen, Gold und anderen Schwermetallen, Sulfonamiden, Antibiotica bzw. anderen Pharmaka gehören, die man früher unter die sekundären

Erythrodermien einreihte. Nach Cottini kann man Erythrodermien nach diesen Stoffen in seine Gruppe 2 einreihen, also bedingt durch eine vorwiegende und primäre Läsion des Capillargefäßsystems in dem eben genannten Sinne. Doch ist auch eine primäre endogen bedingte epidermale Schädigung bzw. Sensibilisierung mit sekundärer Gefäßalteration dabei vorstellbar. An welchem Angriffspunkt nun die Schädigung erfolgt, läßt sich durch das unterschiedliche klinische Bild erkennen. Neben mehr trockenen exfoliativen Erythrodermien, die auch der ekzematösen Alterserythrodermie gleichen können, kennt man solche, bei denen Bläschen, Nässen und Ödeme vorherrschen, auch können die Symptome beider Formen kombiniert sein. Nach unseren Erfahrungen sahen wir die erstgenannte Form besonders nach anorganischer Arsenzufuhr, z. B. in Form von Sol. Fowleri oder durch arsenhaltigen Staub von Arsenfarben sich entwickeln, während als Prototyp der zweiten und eventuell der kombinierten Form die Salvarsandermatitis gelten kann. Auch die Golddermatitis und Erythrodermien nach Quecksilberintoxikation sahen wir in dieser Form ablaufen.

Gerade während des letzten Krieges war durch das Ansteigen der Syphilis sowohl bei den Soldaten als auch bei der Zivilbevölkerung reichlichst Gelegenheit gegeben, Salvarsandermatitiden als unliebsame Zwischenfälle zu beobachten.

Entsprechend dem Durchschnittsalter der an Syphilis erkrankten Menschen gelangten Salvarsandermatitiden in weit überwiegendem Maße bei jungen Menschen zur Beobachtung. So wie überhaupt Salvarsanschäden bei Frauen häufiger gesehen wurden, Höfer und Heilmann fanden bei 2238 mit Neosalvarsan behandelten Kranken 16,8% Gesamtschäden, wovon 14,4% auf Frauen und 2,4% auf Männer fielen, so sind auch Salvarsanerythrodermien bei Frauen häufiger anzutreffen. Bei der statistischen Auswertung seines Materials kam Stiller zu dem Ergebnis, daß auf je 1249 Salvarsaninjektionen je eine Schadwirkung fiel, wobei etwa die Hälfte der Schadwirkungen Salvarsandermatitiden betraf.

Die Salvarsandermatitis wird von vielen Autoren als ein primär allergischer und sekundär kumulativ toxischer Prozeß angesehen (Degos, Höfer und Heilmann u. a.). Für diese Auffassung spricht unter anderem auch die Erfahrung, die wir an dem großen Material der seinerzeitigen deutschen Universitäts-Hautklinik in Prag und auch in Fachlazaretten während des letzten Krieges bestätigt sehen konnten, daß nämlich bei fast allen Kranken mit Salvarsandermatitiden anamnestisch paravenöse Salvarsangaben, und sei es auch nur in Form von kleinen Salvarsantröpfchen an der zum Aufziehen der Lösung benutzten Nadel, die vor der Injektion nicht gewechselt wurde, erheben konnten. Wiedmann hat seinerzeit die Meinung vertreten, daß sowohl bei oraler als auch parenteraler Zufuhr von Arsen zunächst die Leber geschädigt würde, und daß es in der Leber zu abartigen Eiweißkörpern käme, die nun die Haut sensibilisieren. Auch Leinbrock wies schon nach therapeutischen Salvarsandosen eine Dysproteinämie nach, die für eine primäre Störung der Leberfunktion durch Arsen spricht und nimmt noch eine zusätzliche Leberschädigung durch Abbauprodukte aus der Haut und durch Bakterientoxine an, wenn die Erythrodermie durch die primäre Leberschädigung schon ausgelöst ist. Wir konnten im Tierversuch ebenso wie bei der Untersuchung der Organe von an Salvarsandermatitis gestorbenen Kranken immer wieder die Leber als einen der Hauptspeicherungsorte für Arsen nachweisen. Wir fanden ferner mehrfach bei Kranken mit Salvarsandermatitiden, daß beim Auftreten neuer klinischer Schübe des Krankheitsbildes eine vermehrte Ausscheidung von Arsen im Harn mit diesen Schüben einhergeht, ebenso stiegen die Arsenwerte in den Hautschuppen nach derartigen Schüben an, waren also höher als in den Hautschuppen der gleichen Kranken, die von klinisch ruhigeren Perioden herrührten. Es scheint also zu schubweisen Abgaben von in der Leber deponierten Arsens zu kommen, die dann auch zur Verschlechterung des Hautbildes führten. Bei der großen Bedeutung des Leberstoffwechsels auch für allergisches Geschehen darf man dabei wohl an ursächliche Zusammenhänge denken OBERSTE-LEHN und PRIBILLA fanden bei ihren Untersuchungen von Organen eines Todesfalles nach Spirotrypan keine Relation zwischen der nachgewiesenen Arsenmenge in ihnen und der Höhe der Dosierung zu Krankheitsdauer, Schwere des Leidens und Alter der Patientin. Auch diese Befunde können für die Rolle einer primären Allergisierung mit sekundärer toxischer Wirkung ins Treffen geführt werden. Klinisch ist weiter die Tatsache anzuführen, daß oft noch Jahre nach Abheilung einer Salvarsandermatitis eine positive Intra- oder Epicutanreaktion auf das auslösende Salvarsanpräparat nachweisbar ist, was auch für eine primäre Überempfindlichkeitsreaktion spricht (WEISSENBERG u. a.).

FAZEKAS und DÓSA nehmen nun allerdings an, daß im Blut ausgefällte Salvarsanproteinkomplexe durch chemische und mechanische Reize die Leukocyten sowie die reticuloendothelialen und parenchymatösen Zellen schädigen. Das aus den geschädigten Zellen freiwerdende Histamin löst durch eine auf das Zentralnervensystem ausgeübte Wirkung einen Schock aus, der durch Ödem und Gehirndrucksteigerung schließlich die Atmungs- und Herzzentren lähmt und so den Tod herbeiführt. Diese primäre Wirkung der Salvarsanderivate ist zumindest für plötzliche Todesfälle nach ihrer Verabreichung sehr wahrscheinlich, wie ja auch die von den Autoren untersuchten sechs Personen zwischen $^3/_4$—5 Std nach der Verabreichung der Arsenobenzolderivate gestorben waren. Pathologisch-anatomisch fanden sich in verschiedenen Gebieten des Gehirns Ödeme, Hyperämie, Blutungen und Stasen, Gefäßwandödeme, Verfettung und Ablösung der Endothelzellen der Gefäße, Schädigungen des Hirnparenchyms, Ödeme der Lunge, Stauungshyperämie der Leber mit parenchymatöser und fettiger Entartung derselben, Hyperämie und parenchymatöse Entartung der Nieren und ein allgemeines Ödem der Gefäßwände sämtlicher Organe. Diese Veränderungen entsprechen Schädigungen, wie sie auch bei anderen Intoxikationen gefunden werden können, sie sind also allgemein toxische Schädigungen. Doch sind durchaus analoge Schädigungen auch bei Fällen von Erythrodermien nach Salvarsanderivaten und Schwermetallen zu finden, bei denen der Tod erst nach längerer Zeit nach Ausbruch der Erythrodermie eintrat.

Das *klinische Bild* vesiculo-ödematöser Erythrodermien prägt sich am charakteristischsten bei der Salvarsandermatitis aus, daneben auch bei den früher häufigeren Erythrodermien nach Gold, Quecksilber und Wismut. Natürlich kann es sich auch nach anderen Arsenpräparaten als den Arsenobenzolderivaten entwickeln wie z. B. in dem Fall von LEINBROCK und PETERS, obwohl nach unseren Erfahrungen Erythrodermien nach Arsenik, Arsenfarben usw. öfter dem Typ der trockenen schuppenden Erythrodermien entsprechen, worauf wir schon hinwiesen. Zum Unterschied von dem von MILIAN beschriebenen Erythème du neuvième jour, das am 9.—10. Tage nach der ersten Salvarsaninjektion auftritt, treten die ersten Zeichen einer Salvarsandermatitis mehr gegen das Ende der Kur oder nach Abschluß der Kur in Form eines Juckreizes an den Unterarmen und Beinen, seltener in Form von Lid- und Knöchelödemen auf. Nun kann es spontan, oder falls diese prämonitorischen Zeichen nicht beachtet wurden und Salvarsanderivate weiter gegeben wurden, unter verstärktem Juckreiz zu umschriebenen Erythemen kommen, die sich schnell flächenhaft vergrößern und dabei einen vesiculös-pustulösen Charakter annehmen, so daß das klinische Bild einem akuten Ekzem sehr ähnlich wird. Nicht umsonst spricht daher DEGOS von einem Eczéma arsénical. Die universelle Ausbreitung erfolgt gewöhnlich sehr schnell innerhalb von Stunden oder wenigen Tagen und beginnt in der Regel an den Armen, greift auf Nacken, die unteren Extremitäten und den Stamm über, wobei das starke Ödem des Gesichtes und der Augenlider als besonders charakteristisch erscheint. Der Höhepunkt der Erkrankung ist nun schnell erreicht, die ganze Haut ist blaßrosa bis hochrot, stark ödematös angeschwollen, so daß auf Fingerdruck besonders an den Extremitäten tiefe Dellen bleiben, während das Ödem des Gesichtes nicht so leicht eindrückbar ist. Zahllose Bläschen in der Haut sind oft besser beim Darüberstreichen zu fühlen als zu sehen, so daß die Hautoberfläche gekörnt erscheint. Nun entwickelt sich vorwiegend an den Beugeseiten ein flächenhaftes

Nässen, dem Verkrustung und sekundäre Impetiginisation folgen. Waren die Kranken im Beginn der Erkrankung fieberfrei, so fiebern sie nun meist hoch, wobei die Temperaturen eine Continua bzw. septischen Typ zeigen. Die Kranken werden durch starkes Frostgefühl und gleichzeitigen fast unerträglichen Juckreiz geplagt. Die Hände und Füße gleichen einem schweren dyshidrotischen Ekzem. An Spannungsstellen der Haut über Gelenken und an den Mundwinkeln kommt es zu tiefen schmerzhaften Rhagaden und an den Lidern trotz des Ödems zum Ectropium. Auch die Mundschleimhaut ist oft mitergriffen, gerötet, geschwollen, die Zunge erscheint rot und feucht.

Hat sich das Krankheitsbild zu dem beschriebenen Höhepunkt entwickelt, so setzt nun nach 8—14 Tagen die Schuppung ein. Diese kann an Füßen und Händen in großen oft handschuhartigen Fetzen erfolgen, während sie am Stamm mehr feinlamellös ist. Die Nägel zeigen Querfurchen, fallen später meist aus und auch ein allgemeiner schwerer Haarausfall ist die Regel. Ebenso kommt es im weiteren Verlauf häufig zu Ekzematisation und Lichenifikation großer Bezirke der Haut, eine Entwicklung, die die allergische Komponente des Krankheitsbildes betont. Daneben gibt es Fälle, bei denen es unter relativ schneller Zurückbildung des Ödems der Haut nach etwa 2—3 Wochen zu stärkster groblamellöser Schuppung der gesamten Hautdecke, also auch am Stamm, kommt, wobei die Hände und Füße auch handschuhförmig abschuppen. Bei diesen Fällen tritt mehr die toxische Komponente des Krankheitsbildes hervor. Bei beiden Formen sehen wir aber mehrfach die plötzliche Entwicklung neuer Schübe mit allen Zeichen des akuten Höhepunktes des Krankheitsgeschehens, bei denen, wie bereits erwähnt, plötzliche Vermehrung der Arsenausscheidung im Harn und des Arsengehaltes der solchen Schüben folgenden Schuppung nachweisbar waren.

Die beträchtliche Hydrophilie des Gewebes im Höhepunkt der Erkrankung bedingt, daß diese Kranken innerhalb weniger Tage durch Wasserretention stark an Gewicht zunehmen und daß die Harnmengen bei normaler Flüssigkeitszufuhr oft auf 300—500 cm^3 im Tage sinken. Damit geht auch ein starker Rückgang der Kochsalzausscheidung einher. Zu diesem Zeitpunkt ist eine Nierenschädigung noch nicht feststellbar, da hier noch der allergische Reaktionsmechanismus überwiegt. Allerdings treten relativ bald auch toxisch-parenchymatöse Organschäden auf, so daß nun im Harn pathologische Bestandteile auftreten, eine Leberschädigung nachweisbar wird und es auch zu toxischer Gastroenteritis, Polyneuritiden, toxischen Blutbefunden u. a. m. kommen kann. Bei 10% der Kranken erfolgt in dieser Phase etwa 3—4 Wochen nach Entstehung des Krankheitsbildes der Tod. Wir sahen aber auch vereinzelte Todesfälle in der 1. und 2. Woche des voll entwickelten Krankheitsbildes, wenn damit gleichzeitig eine Agranulocytose oder Panmyelophthise einherging. Überstehen die Kranken die akut allergisch-toxische Phase des Leidens, so sind sie aber immer noch durch septische Prozesse gefährdet, die sich aus Pyodermien und tiefen Dekubitalgeschwüren entwickeln können, ferner durch weitere Komplikationen wie Bronchopneumonien, Urämie, Versagen des Kreislaufapparates u. ä.

Zu den regelmäßigen Symptomen der Salvarsandermatitis gehören noch eine Anämie, die Werte unter 2 Millionen erreichen kann und eine Leukocytose mit starker Eosinophilie. Alarmierend ist es immer, wenn im akuten Stadium die Eosinophilen schwinden und die Weißen absinken, da nun die Gefahr einer Agranulocytose bzw. einer Panmyelopathie droht. Weiter findet man einen pathologischen Ausfall der Eiweißlabilitäts- und der Leberfunktionsproben, eine stark erhöhte Blutsenkung und eine oft erhebliche Hypoproteinämie mit Dysproteinämie.

Die Rückbildung der akuten Erscheinungen erfolgt oft nur sehr zögernd und im Verlauf von Wochen und Monaten, und wenn man auch die Abheilung einer eventuellen Furunkulose und der Ekzematisation und Lichenifikation berücksichtigt, können bis zu 2 Jahren verstreichen, ehe die Kranken alle Folgen der

Salvarsandermatitis überwunden haben. Prognostisch günstig im abklingenden akuten Stadium ist die Wiederkehr einer ausreichenden Diurese. Die Rötung der Haut geht mit nachlassender Schuppung öfter in eine dunkelbraune bis grauschwarze Pigmentierung über, doch auch depigmentierte Zonen können auftreten. Die Pigmentierungen halten öfter noch lange nach Abheilen aller übrigen Hauterscheinungen an.

Das Zustandekommen der Pigmentierung und der Depigmentationen im Verlauf erythrodermatischer Dermatitiden nach Gold, Arsen und Schwermetallen ist heute weitgehend geklärt. Bezüglich der näheren Einzelheiten sei auf die entsprechenden Abschnitte über Pigment und Pigmentanomalien in diesem Handbuch verwiesen und hier sei nur erwähnt, daß Schwermetalle und Arsen bei ihrer Ablagerung in der Haut die reaktiven SH-Gruppen komplex binden. Diese SH-Gruppen, die normalerweise die Hauttyrosinase inhibieren, werden somit ausgeschaltet, was einer Stimulation der Melaninbildung gleichkommt. Werden aber Schwermetalle im Überschuß in die Haut eingelagert, so können sie auch die als Coferment wirksame Kupfergruppe im Fermentkomplex verdrängen und so die Tyrosinase inaktivieren, ein Vorgang, dem dann eine Depigmentation entspricht (LERNER und FITZPATRICK u. Mitarb.). Auch HERZBERG gibt an, bei vesiculo-ödematosen Spirotrypanerythrodermien in den unteren Schichten des Rete Malpighii ein völliges Fehlen reaktiver SH-Gruppen gefunden zu haben, die sonst bei Erythrodermien anderer Genese, falls keine Melanodermie vorlag, regelmäßig bezüglich Verteilung und Darstellung nachweisbar waren.

Als weitere Restzustände von Salvarsanerythrodermien bzw. Erythrodermien nach Arseneinwirkung können an Handflächen und Fußsohlen Hyperkeratosen bestehen bleiben, die als Präcancerosen anzusehen sind, da sich aus ihnen noch nach Jahrzehnten Spinaliome entwickeln können.

Die heute selten gewordene Anwendung von Arsenobenzolderivaten und Goldsalzen bedingt, daß aus ihnen entstehende medikamentöse Erythrodermien selten beobachtet werden. Dafür aber kennt man weitgehend ähnlich verlaufende Erythrodermien nach Sulfonamiden, Penicillin und Streptomycin und anderen Pharmaka. Völlig abweichend von der Annahme einer allergo-toxischen Genese der medikamentösen Erythrodermien ist der Begriff des Biotropismus, den MILIAN geprägt hat und der vor allem von französischen Autoren vertreten wird. MILIAN will mit dem Begriff Biotropismus sagen, daß im Körper latent vorhandene Mikroorganismen durch bestimmte Reizwirkung wieder virulent werden. Im Fall der Salvarsanerythrodermie weist MILIAN auf die Übereinstimmung des klinischen Bildes mit der Streptokokkenerythrodermie hin. Nach ihm wird nicht der Makroorganismus durch Arsen sensibilisiert, sondern die latent vorhandenen Streptokokken werden sensibilisiert, d. h. virulent gemacht und führen so zur Erythrodermie. MILIAN führte die von ihm beobachtete schlagartige Heilwirkung von Sulfonamiden bei Salvarsanerythrodermien als Beweis für seine Auffassung an. MILIAN hat sich mit seinen Mitarbeitern sehr bemüht, die Streptokokkenerythrodermien des Erwachsenen klinisch herauszuarbeiten, und er schilderte sie als vesiculo-ödematöse Erythrodermien, die vollständig der Salvarsanerythrodermie gleichen. Auch DEGOS hat sich eingehend mit den Streptokokkenerythrodermien der Erwachsenen befaßt und unterscheidet bei ihnen klinisch zwei Gruppen. Die erste Gruppe umfaßt Streptokokkenerythrodermien von einem trockenen erythro-squamösen Typ, der weitgehend der Dermatitis exfoliativa generalisata subacuta Wilson-Brocq gleicht. Einen analogen Fall beobachtet z. B. VAN GELDYER. Die zweite Gruppe hingegen entspricht dem Typ der beschriebenen vesiculo-ödematösen Salvarsanerythrodermie. Beide Typen entwickeln sich in Abhängigkeit vom Infektionsherd, in dessen Nähe die Erythrodermie oft erysipelartig beginnt. Wir schilderten die Hauptsymptome bereits an anderer Stelle. TARRAS-WAHLBERG u. Mitarb. fanden auch bei Erythrodermien nach Ekzem und Psoriasis übereinstimmende Staphylokokken auf der Haut und in den Lymphknoten und denken daher an ihre pathogenetische Bedeutung.

Bei aller Anerkennung und Zustimmung zum Krankheitsbild der Streptokokkenerythrodermie der Erwachsenen, möchten wir jedoch nicht in jeder Erythrodermie nach Arsen, Arsenobenzolen, Schwermetallen und Pharmaka einen Biotropismus im Sinne MILIANs sehen. Wir verfügen doch über zu viele Beobachtungen und haben sie auch angeführt, die die allergische bzw. allergotoxische Genese dieser Erythrodermien sicherstellen. Es sei nur an die positiven Epi- und Intracutanteste, den Nachweis von Antikörpern nach PRAUSNITZ-KÜSTNER oder KÖNIGSTEIN-URBACH bei Salvarsanschäden erinnert. Im übrigen sei auf die Darstellung der Arzneimitteldermatosen und toxischen Hautschädigungen in diesem Handbuch verwiesen. Die kokkogen bedingten Erythrodermien lassen sich durch Anamnese, Keimbestimmung aus Rachen, Nasenhöhle, von der Haut und durch Blutkulturen von klinisch gleichen Erythrodermien abgrenzen.

VII. Allgemeine pathophysiologische, histopathologische und autoptische Befunde bei den Erythrodermien

Wir haben in den vorhergehenden Abschnitten sowohl bei der Besprechung der einzelnen klinischen Typen der Erythrodermien als auch bei den Erwägungen mehr zusammenfassender und allgemeiner Art schon verschiedentlich pathophysiologische Befunde hervorgehoben. Es scheint aber notwendig, darauf nochmals zusammenfassend zurückzukommen, da durch sie eine Reihe allen Erythrodermien eigener klinischer Erscheinungen ihr Verständnis findet.

Bei allen Erythrodermien wird dem Verhalten des *cellulären Blutbildes* besondere Aufmerksamkeit zuzuwenden sein. Ganz allgemein läßt sich sagen, daß das rote Blutbild meist eine makrocytäre Anämie und das weiße Blutbild eine Leukocytose im Sinne einer leukämoiden Reaktion, die Werte von 40000 und mehr erreichen kann, aufweisen werden. Dabei ist in der Regel eine Linksverschiebung vorhanden. Eine dabei bestehende Eosinophilie ist bei über der Hälfte aller Fälle von Erythrodermien nachweisbar und ihre Intensität ist nach den Untersuchungen von BEEK bei den früher als idiopathischen Erythrodermien bezeichneten Formen am häufigsten stark ausgesprochen vorhanden. Bei medikamentösen Erythrodermien, besonders bei denen nach Salvarsan und Schwermetallen, scheint der Eosinophilie eine gewisse prognostische Bedeutung insofern zuzukommen, da ein Schwinden der Eosinophilen, verbunden mit einem Rückgang der Weißen eine drohende Panmyelopathie anzeigen kann. QUIROGA u. Mitarb. wollen den Thorn-Test bei Erythrodermien negativ gefunden haben.

COTTINI weist auf folgende charakteristische hämatologische Unterschiede bei den Erythrodermien hin:

Erythrodermien überwiegend bedingt durch primäre Modifikation des epidermalen Systems	Erythrodermien bedingt durch vorwiegend primäre Läsion des Capillargefäßsystems	Erythrodermien bedingt durch eine vorwiegende und primäre Beteiligung des reticulo-histiocytären Apparates
a) Anämie ohne spezielle Charakteristik. Manchmal vorübergehende Leukocytose mit normalem Differentialbild.	a) Anämie ohne spezielle Besonderheiten. Selten Leukocytose (eventuell transitorisch), fast nie Monocytose.	a) Anämie ohne spezielle Besonderheiten. Häufig Leukocytose mit Monocytose und relativer Neutropenie.
b) Keine bemerkenswerte Anreicherung anormaler histiocytärer Elemente. Manchmal nur Riedersche Zellen anwesend.	b) Keine bemerkenswerte Anreicherung anormal zirkulierender Elemente. Höchstens einige Riedersche Zellen oder einige reticuloendotheliale Elemente.	b) Im peripheren Blut vor allem Anreicherung von histiocytären Elementen vom lymphocytären und monocytären Typ, von Riederschen Zellen und von Türkschen Zellen.

Im *Knochenmark* wird man Reizzustände der granulopoetischen und der plasmocellulären Reihe finden. Auf die Bedeutung einer oder wiederholter Sternalpunktionen bei Erythrodermien kann nicht nachdrücklich genug hingewiesen werden. Einmal wegen der Fälle, bei denen Leukosen und Retikulosen als primäre Krankheitsursachen eine Erythrodermie bedingen, z.B. im Fall von GRACIANSKY u. Mitarb., zum anderen Mal der Fälle wegen, bei denen eine lang bestehende Erythrodermie zur sekundären Entgleisung des blutbildenden und reticulohistiocytären Systems führen kann, eine Möglichkeit, die wir an anderer Stelle schon diskutiert haben.

In der neueren Zeit wurde dem Verhalten der *Blutproteine* bei den Erythrodermien besondere Aufmerksamkeit gewidmet. Eine Hypoproteinämie und eine Dysproteinämie wurden besonders für die medikamentös bedingten vesiculo-ödematösen Erythrodermien als sehr charakteristisch gefunden. Auch BEEK fand auf Grund seiner Eiweißbestimmungen, daß medikamentöse Erythrodermien regelmäßig eine Dysproteinämie zeigen, die sog. primären Erythrodermien hingegen nur, wenn auch Leberstörungen und Nierenerkrankungen vorlagen und eine Dysproteinämie besonders ante finem bei kachektischen Kranken ausgeprägt war. Weiter stellten ZOON und MALI eine Hypoproteinämie besonders bei Fällen mit stark schuppenden exsudativen Erythrodermien fest. Sie denken daran, daß die Verminderung von Cystin und Methionin dabei von Bedeutung sei. Die Hypoproteinämie kann Werte von 4 g-% und weniger erreichen und das Ausmaß derselben steht im Zusammenhang mit der gestörten Albuminsynthese der geschädigten Leber, wobei der percutane Eiweißverlust und eine ungenügende Eiweißzufuhr ihrerseits noch dazu beitragen. LEINBROCK und PETERS fanden bei ihrem Fall einer schweren exfoliierenden Erythrodermie durch chronische Arsenkalkvergiftung einen relativen Abfall der Albumine auf $^1/_3$ (etwa 20 rel.-%) und einen absoluten Abfall auf $^1/_4$ (etwa 1 g-%) der Norm mit einer inversen Erhöhung der γ-Globuline auf mindestens das Dreifache (relative Werte von 45—55%) der Norm. Diese Werte und die Hypoproteinämie um und unter 5 g-% deuten eindringlich auf die Schwere des Leber-Stoffwechselschadens hin. LEINBROCK bewies dabei den Zusammenhang der Zunahme der Ödeme und damit des Gewichtes mit dem Sinken der Gesamtproteinmengen des Serums unter die 5 g-%-Grenze. Diese Beobachtungen dürften wohl als pathognomisch für die mehr chronischen medikamentösen vesiculo-ödematösen Erythrodermien zu gelten haben (BAUER, BEEK, ROBERT, SCHNEIDER, WILSON). Bei akuter Salvarsandermatitis fand LEINBROCK eine Hypoproteinämie und eine Dysproteinämie, wobei das dysproteinämische Bild einen Anstieg der α-Globuline bei kaum erhöhten γ-Globulinwerten erkennen ließ. Auch BOLGERT u. Mitarb. konnten bei starkem Abfall des Albumins gleichzeitig eine Vermehrung der α- und β-Globuline mit Verminderung der γ-Globuline beobachten. Man darf nicht vergessen, daß eine Hypo- und Dysproteinämie auch zur Störung der Bildung von Abwehrstoffen führt, was die starke Anfälligkeit der Kranken mit Erythrodermie gegen banale Infektionen unterstreicht.

Abhängig von der Leberschädigung und der dadurch bewirkten Hypo- und Dysproteinämie ist der pathologische Ausfall der *Serumlabilitätsteste* bei den Erythrodermien. Verkürzung oder bei chronischen Fällen eine Verbreiterung des Weltmannschen Koagulationsbandes, Veränderungen der Weltmannschen Nephelogrammkurven, positiver Ausfall der Cadmiumsulfat-Reaktion, pathologische Takata-Reaktion, manchmal Erhöhung der Serumcholesterinwerte und eine mittelmäßig bis stark erhöhte BKS können gefunden werden.

Soweit darüber Untersuchungen vorliegen, sind die Werte der *Elektrolyte* im Blutserum bei trockenen Erythrodermieformen wenig gestört. Bei den vesiculo-ödematösen Typen der Erythrodermien findet man eine Herabsetzung der Natrium- und Chlorwerte (Ödemneigung). Bei den letzteren Formen ist auch der Wasserverlust durch die Haut sehr groß (MALI), andererseits bestehen aber eine starke Verminderung der Quaddelresorptionszeit und eine Erhöhung der Hautresorption (HURIEZ und DUSAUSOY), wobei letztere Eigenschaft besonders bei der externen Therapie zu berücksichtigen ist. Der Stickstoff- und Schwefelgehalt der Hautschuppen zeigt, daß bei trockenen Erythrodermien der Energieverlust geringer ist und in erträglichen Grenzen bleibt, während der Energie- und Eiweißverlust bei nässenden Erythrodermien sehr erhebliche Ausmaße annehmen kann (MALI). NORMAN und LÖVGREN fanden bei Untersuchungen der *Metaboliten* eine Erhöhung der Citronensäurewerte des Blutes bei Erythrodermien, während das Serumeisen normal war. Es spricht dies für eine Störung des Kohlenhydratstoffwechsels, der wahrscheinlich von der Funktion der Nebennieren abhängig ist. Auch CARRIÉ fand bei einem Fall einer Erythrodermie eine starke Erhöhung des Blutzuckers in Phasen der Verschlimmerung des Leidens. So hat sich in den letzten Jahren das Interesse den Zusammenhängen zwischen *Nebennierenfunktion und Erythrodermie* zugewandt. STEINER und GRAYSON fanden bei drei gestorbenen Kranken mit einer Dermatitis exfoliativa generalisata degenerative Veränderungen der Nebennierenrinde, desgleichen KOJIMA bei seinen zwei Fällen. STREITMANN ventiliert an Hand von zwei Fällen eingehend die Frage, wieweit eine Störung der Nebennierenfunktion in ursächlichem Zusammenhang mit einer Erythrodermie steht, und er kommt auf Grund seiner Untersuchungen zu der Meinung, daß bei seinen Fällen eine Insuffizienz der Nebennieren vorlag, wobei er aber scheinbar mehr an eine Insuffizienz als Folge der Erythrodermie denkt. Nun stellten PUTKONEN u. Mitarb. bei ihren Fällen von chronisch generalisierter exfoliierender Dermatitis eine Herabsetzung der 17-Ketosteroidausscheidung fest, dasselbe fand GOTTRON bei seinem Fall, und er denkt deswegen an eine zentrale Auslösung. Nur QUIROGA u. Mitarb. berichteten unseres Wissens über eine Erhöhung der 17-Ketosteroide im Harn gegenüber der Norm.

In engstem Zusammenhang stehen bei den Erythrodermien das Verhalten des *Grundumsatzes* und der *Wärmehaushalt*. Wir finden sehr häufig eine Erhöhung des Grundumsatzes um 40—60% und ZOON und MALI fanden bei elf untersuchten Fällen eine Steigerung desselben bis zu $+119\%$. Damit ist eine gesteigerte Wärmeproduktion verbunden, ein Vorgang, der bei der mangelnden peripheren Wärmeregulation der Kranken sehr notwendig ist. Die Wärmeabgabe der entzündlich veränderten Haut ist durch Leitung, Verdunstung und Strahlung so groß, daß sie durch die normalen Regulationsmechanismen nicht mehr ausgeglichen werden kann. Bei nässenden Erythrodermien führt die Durchfeuchtung der obersten Hautschichten zu noch besserer Wärmeleitfähigkeit. ZOON und MALI sowie MALI fanden die „mittlere Temperatur" der Gesamtoberfläche der Haut wesentlich höher als bei normaler Haut. Diese Differenzen sind äußerst signifikant. Die gleichzeitig vermehrte Verdunstung ist eine Begleiterscheinung des Hautzustandes, die dem Körper wesentliche Verdunstungswärme entzieht. Da so die Haut ihre Ausgleichsfunktion im Wärmehaushalt eingebüßt hat, wird jede Raumtemperaturschwankung von den Kranken sehr unangenehm empfunden, da sie sofort Änderungen der Körpertemperatur zur Folge hat. Der Haut fehlt ferner die Möglichkeit einer feineren Regelung der Schweißsekretion, da sie bereits maximal beansprucht ist, in der Regel sistiert die Schweißsekretion. So ist eine Vermeidung einer Unterkühlung nur durch vermehrte Wärmeproduktion möglich und die Erhöhung des Grundumsatzes erscheint daher als Folge bzw. Adaptation des Organismus auf die gestörte bzw. verlorengegangene Wärmeregulation der Haut. Wir sahen bei der Besprechung der Kasuistik der Erythrodermien, daß vereinzelt auch eine Herabsetzung des Grundumsatzes gefunden wurde und möchten darin eine vorübergehende bzw. dauernde Erschöpfung der Schilddrüsenfunktion sehen, die nach einer lange Zeit bestehenden Erythrodermie eintreten kann. Erinnert sei an die von EMANUEL gefundene Atrophie der Schilddrüse bei einem Mann, der nach einer 20 Jahre bestehenden exfoliierenden Dermatitis zum Exitus kam. Wenn ŠAMBERGER in einer Hypofunktion der Schilddrüse eine Ursache für die Lähmung der Lymphcapillaren sah, die er für die Genese einer Erythrodermie verantwortlich machte, so deutet unseres Erachtens die Überbeanspruchung der Schilddrüse zur Aufrechterhaltung eines gesteigerten Grundumsatzes bei Erythrodermien zwecks Erhaltung der Körpertemperatur eher bei Fällen mit gesenktem Grundumsatz bzw. mit Schilddrüsenatrophie, wie im Falle EMANUELs, auf eine Erschöpfung der Schilddrüse hin, so daß eine Hypofunktion der Schilddrüse eher eine Folge und nicht eine Ursache einer Erythrodermie sein kann. Grundumsatzsteigerung mit gleichzeitiger Erhöhung des Serumcholesterinspiegels wurden auch von TOMLISON und CAMERON als Anzeichen für einen sekundären Hypothyreoidismus angesehen. Dieser fordert eine vorsichtige Substitutionsbehandlung besonders bei Fällen mit herabgesetztem Grundumsatz, um so bei der schwer gestörten Wärmeregulation der Kranken durch Steigerung des Grundumsatzes eine Steigerung der Wärmeproduktion zu erzielen.

Die gestörte Temperaturregulationsfähigkeit der Haut hat letzten Endes in der Lähmung der Gefäßperipherie der Haut bei Erythrodermien ihre Ursache. COTTINI zeigte, daß die Applikation gefäßaktiver Stoffe schwere Störungen der Reaktion der Hautgefäße aufzeigt. Häufig reagieren die papillären Capillaren überhaupt nicht und die tieferen Gefäße reagieren nur verzögert und schwach. SUSKIND und GOLDMAN nannten dies eine inadäquate Gefäßreaktion auf Temperaturen und gefäßaktive Stoffe. Wenn unter therapeutischen Maßnahmen sich die Gefäßreaktionen wieder einzustellen beginnen und die Schweißsekretion wiederkehrt, so darf man dies als prognostisch günstige Zeichen werten.

Noch einmal seien auch die den Erythrodermien gemeinsamen *histologischen Befunde* zusammenfassend genannt. Wir erwähnten schon, daß GANS und STEIGLEDER die Histopathologie der Pityriasis rubra Hebrae als Beispiel für die Art der geweblichen Veränderungen, die bei exfoliierenden Erythrodermien anzutreffen sind, geschildert haben. In der Tat zeigen vor allem die Erythrodermien, die man früher als primär bezeichnete, ein in den wesentlichen Zügen übereinstimmendes histopathologisches Bild, das nur dann eine charakteristische Note aufweist, wenn z.B. im Spätstadium der Hebraschen Erythrodermie die Atrophie einsetzt, die anderen Erythrodermien fehlt. Wir brauchen auf nähere Einzelheiten nicht mehr einzugehen, da wir sie, soweit neuere Berichte vorliegen, bei der Besprechung der einzelnen Typen bereits anführten. Es ist ein unspezifisches entzündliches Bild mit Hyperorthokeratose, Parakeratose, Acanthose und Spongiose der Epidermis, Ödem und Infiltraten in den oberen Cutisschichten. Das Infiltrat setzt sich aus lymphoiden und histiocytären Elementen, Reticulumzellen, Makro- und Melanophagen, Mastzellen, Plasmazellen und Eosinophilen zusammen. Es ist möglich, daß das Infiltrat das Aussehen eines Granuloms annehmen kann, erinnert sei an die einige Zeit bestehende tuberkuloide Struktur des Infiltrates im Falle BEZECNY, ohne daß damit über die Ätiologie etwas ausgesagt werden kann. Auch bei Reticulohistiocytosis cutanea kann das Infiltrat granulomartig sein. Daneben sei an die seltenen Fälle einer Erythrodermia exfoliativa universalis tuberculosa im Sinne BRUMSGAARDs erinnert, bei denen ein echter tuberkulöser Aufbau mit nachweisbaren Tuberkelbacillen gefunden werden kann. Aus differentialdiagnostischen Gründen besonders gegenüber spezifisch leukotischen Absiedlungen in der Haut kann neben der üblichen histologischen

Standarduntersuchung auch eine Färbung der Präparate nach GIEMSA und die Untersuchung von Quetschabstrichen aus den Schnittflächen der excidierten Stücke empfohlen werden. Es sei daran erinnert, daß bei Leukosen und auch bei Retikulosen anfangs das histologische Substrat in der Cutis sehr uncharakteristisch sein kann und erst später eine spezifische Struktur annehmen kann. Es kann daher oft erhebliche Schwierigkeiten bereiten, von den Erythrodermien die spezifischen Infiltrate des Morbus Paltauf-Sternberg, universeller Leukosen und Retikulosen, der Mycosis fungoides und eventuell des Morbus Boeck abzugrenzen. Dies gilt besonders auch für die Fälle von Erythrodermien, bei denen die unspezifischen entzündlichen Reaktionen in der Cutis granulomatösen und reticulumzellartigen Charakter annehmen. Die histologische Abgrenzung der echten Erythrodermien wird auch gegen die erythrodermatischen Dermatosen nicht immer leicht sein, wenn sie auch bei der Psoriasis universalis, der Pityriasis rubra pilaris, dem Pemphigus foliaceus, um nur einige Beispiele zu nennen, möglich sein wird. Aber es kann Fälle geben, wo trotz der klinischen Beobachtung, genauer internistischer Untersuchung, der Anwendung aller Laboratoriumsmethoden, Blutbild und Sternalmarkuntersuchung erst die lang dauernde Kontrolle des klinischen Verlaufes erkennen lassen wird, ob dem Krankheitsbild einer Erythrodermie eine erythrodermatische Dermatose zugrunde lag, die z. B. nach dem Rückgang einer ekzematischen Überlagerung oder nach Rückbildung zu ihrem klinisch typischen Bild wieder zutage tritt oder eine echte Erythrodermie. Aber auch bei echten Erythrodermien vermag oft erst das Studium des Verlaufes die Einreihung in einen der Typen der Erythrodermien und die Aufklärung der Ätiologie zu ermöglichen, doch gibt es Fälle, bei denen die Ätiologie weder während des Lebens noch nach ihrem Tod durch die Sektion klar gestellt werden kann.

Wir erwähnten, daß universelle Leukosen und Retikulosen, der Morbus Paltauf-Sternberg, die Mycosis fungoides und der Morbus Boeck zu spezifischen Infiltraten in die Haut führen, die von den echten Erythrodermien histologisch unterschieden werden können. Diese Krankheitsbilder können aber neben dem spezifischen universellen Hautbefall auch zu einer unspezifischen symptomatischen Erythrodermie führen, die dann als echte Erythrodermie angesprochen werden muß. Für die Mycosis fungoides gilt dies, wenn wir die Berggreensche Einteilung zugrunde legen, nur von der von ihm als sekundär prämykotisch bezeichneten Form bzw. der allergischen intermediären Form. Der Typ Hallopeau-Besnier hingegen hat spezifisch mykotische Infiltrate in der Haut, ist also eine Mycosis fungoides universalis. Bei den Fällen von Morbus Brill-Symmers, die erythrodermatisch verlaufen (etwa in 10%), ist das histologische Bild der Haut unspezifisch, doch sind die Veränderungen der hautnahen Lymphknoten spezifisch, so daß man im Hinblick auf die Erythrodermien das Krankheitsbild als noch ungeklärt ansehen muß (ROST, GRÜTZ, DAUBASSE und GERAIN).

Gerade das letzte Beispiel weist auf die Notwendigkeit hin, bei jeder Erythrodermie auch eine histologische Untersuchung der hautnahen Lymphknoten durchzuführen. Vielfach zeigen die vergrößerten Lymphknoten bei Erythrodermien nur einen unspezifischen Sinuskatarrh, wie z. B. in den Fällen von BEZECNY, HÜLLSTRUNG, MICHELSON, WALTHER u. a., ziemlich häufig aber bieten sie das Bild der lipomelanotischen Retikulose Pautrier-Woringer, die ja bei allen Erythrodermietypen als unspezifischer Befund erhoben werden kann (GOEDHART, JADASSOHN und PAILLARD, KISS, NAGATA, SCHREUS, UNO, WILSON u. a.). Wir haben auf diesen Befund bei der Besprechung der einzelnen Typen der Erythrodermien und an anderen Stellen dieser Abhandlung schon mehrfach hingewiesen und auch im Zusammenhang mit der Reticuloendotheliosis cutanea cum melanodermia Baccaredda besprochen, so daß hier nicht mehr darauf eingegangen werden muß.

JARRETT und KELLETT schlagen für die Bezeichnung Reticulosis lipomelanotica den Namen Lymphadenitis dermopathica vor, da ja in diesen Fällen keine Systemerkrankung des RES vorliegt, eine Meinung, die auch WORINGER vertritt. Aber alle Autoren sind sich darüber einig, daß eine Verwechslung der Reticulosis lipomelanotica mit den manchmal im Anfangsstadium nicht leicht davon abzugrenzenden Änderungen der Lymphknoten beim Morbus Brill-Symmers und beim Morbus Paltauf-Sternberg verhängnisvoll sein kann (GOEDHART, KELLER und STÄMMLER, KIESSLING und TRITSCH, KLÄRNER und KRÜCKEMEYER, WILSON).

Über die Todesursache und die autoptischen Befunde bei den Erythrodermien wurde bei der Schilderung der einzelnen Typen schon das Wesentlichste, soweit darüber neuere Untersuchungen vorliegen, gesagt. Es entspricht dem meist höheren Alter der Kranken, daß z. B. WILSON unter 19 Todesfällen bei Erythrodermien der verschiedensten Typen zwölfmal eine Pneumonie und viermal ein Versagen des Herzens als unmittelbare Todesursache feststellte. Weiter fand er einmal ein Retothelsarkom, einmal eine Monocytenleukämie und einmal eine Mycosis fungoides als Todesursache. Oft können bei alten Menschen auch thromboembolische Zwischenfälle und Arteriosklerose den letalen Ausgang bewirken. Schließlich sei an die Fälle erinnert, bei denen nach jahrelangem Verlauf eine sekundäre Entgleisung des blutbildenden und reticulohistiocytären Systems die Todesursache wurde.

Literatur

ABRAMOVIĆ: Erythrodermia desquamativa generalisata unbekannter Ursache. Ref. Zbl. Haut- u. Geschl.-Kr. **60**, 195 (1938). — Pityriasis rubra Hebra. Ref. Zbl. Haut- u. Geschl.-Kr. **67**, 527 (1941). — ACHARD, J.: Erythrodermie chronique. Réticulose. Bull. Soc. franç. Derm. Syph. **62**, 358 (1955). — AKEN, P. VAN: Treatment of erythrodermia with ACTH and cortisone. Ned. T. Geneesk. **1945**, 3256. Ref. Zbl. Haut- u. Geschl.-Kr. **94**, 270 (1956). — ALLISON, J. R.: Chronic exfoliative dermatitis. Sth. med. J. (Bgham, Ala.) **24**, 860 (1931). Ref. Zbl. Haut- u. Geschl.-Kr. **39**, 799 (1932). — AMORATI, A., L. RASPONI e L. ROVERSI: Il quadro proteico e l'eucolloidità nelle eritrodermie e tossidermie. Margin. derm. (Firenze) **5**, 70 (1950).

BABES, A.: Ein Fall von beginnender Pityriasis rubra Hebra. Ref. Zbl. Haut- u. Geschl.-Kr. **56**, 436 (1937). — BACCAREDDA, A.: Reticolo-endoteliosi cutanea e melanodermia. Atti Soc. ital. Derm. Sif., 649 (1937). — BASEX, BRU, DUPRÉ et PARANT: Essai de traitement par le P 32 d'un mycosis fungoides et d'une érythrodermie type Wilson-Brocq. Bull. Soc. franç. Derm. Syph. **62**, 429 (1955). — BAUER: bei W. LUTZ, Réactions cutanées. III. Dermatologica (Basel) **111**, 44 (1955). — BEEK, C. H.: The secondary erythrodermia exfoliativa generalisata. Dermatologica (Basel) **97**, 298 (1948). — Erythrodermia and dysproteinaemia. Dermatologica (Basel) **99**, 372 (1949). — BEERMANN, H.: Exfoliative dermatitis. Arch. Derm. (Chicago) **28**, 757 (1933). — BELINFANTE, A. J. G.: Erythrodermia exfoliativa generalisata subacuta. Geneesk. T. Ned.-Ind. **1936**, 423. Ref. Zbl. Haut- u. Geschl.-Kr. **53**, 619 (1936). — BERG-GREEN, P.: Verlaufsweisen der Mycosis fungoides (unter besonderer Berücksichtigung der Atypien). Arch. Derm. Syph. (Berl.) **178**, 501 (1939). — BESNIER, E.: Zit. nach JULIUS-BERG. — BEST, W. H.: Dermatitis exfoliativa (Wilson). Arch. Derm. Syph. (Chicago) **25**, 764 (1932). — Dermatitis exfoliativa (Pityriasis rubra Hebra?). Arch. Derm. Syph. (Chicago) **25**, 763 (1932). — BETTMANN: Erythrodermia exfoliativa generalisata. Ref. Zbl. Haut- u. Geschl.-Kr. **41**, 540 (1932). — BEZECNY, R.: Érythrodermie. Ref. Zbl. Haut- u. Geschl.-Kr. **38**, 161 (1931). — Eigenartige Lichenifikation bei atrophisierender Erythrodermie. Ref. Zbl. Haut- u. Geschl.-Kr. **50**, 101 (1935). — BOLGERT, M., J. BLAMOUTIER et M. MORET: Étude de d'électrophorèse dans treize cas de psor asis. Ann. Derm. Syph. (Paris) **81**, 616 (1954). — BOLGERT, M., J. CRAMER et C. FAVERET: iErythrodermie chez un grand asthmatique. Bull. Soc. franç. Derm. Syph. **57**, 562 (1950). — BRILL, E.: Pityriasis rubra Hebrae mit Lympho-granulomatose. Arch. Derm. Syph. (Berl.) **168**, 349 (1933). — BROCQ, L.: Zit. nach JULIUS-BERG. — BRUMSGAARD: Beitrag zu den tuberkulösen Hautreaktionen: Erythrodermia exfoliativa universalis tuberculosa. Arch. Derm. Syph. (Berl.) **67**, 227 (1903). — BUTTER-WORTH, TH.: Exfoliative dermatitis. Report of a case with autopsy. Arch. Derm. Syph. (Chicago) **34**, 676 (1936).

CARPENTIER, E., et G. LAKAYE: Érythrodermie généralisée. Arch. belges Derm. **7**, 129 (1951). — CARRIÉ, C.: Sekundäre Erythrodermie nach spätexsudativem Ekzematoid (Rost). Ref. Zbl. Haut- u. Geschl.-Kr. **53**, 69 (1936). — Subakute Erythrodermie. Ref. Zbl.

Haut- u. Geschl.-Kr. **53**, 605 (1936). — Civatte, A., et A. Tzanck: Beitrag in Précis de Dermatologie. Paris: Masson & Cie. 1947. — Cole, H. N., and J. R. Driver: A case for diagnosis: Generalized exfoliating erythrodermia. Arch. Derm. Syph. (Chicago) **25**, 772 (1932). — Combes u. Pollitzer: Diskussionsbemerkung bei Feit. — Cottini, G. B.: Odierni aspetti del problema della eritrodermie. Prefaz di F. Flarer. Torino: Ediz. Minerva Med. S.Á. 1938, XVI. — Einige Betrachtungen zur Erythrodermie. Hautarzt **9**, 398 (1958).

Darier, J., A. Civatte et A. Tzanck: Précis de dermatologie, 5. Aufl. Paris: Masson & Cie. 1947. — Daubasse, E., et Gerain: Érythrodermie lymphadénique. Arch. belges Derm. **10**, 286 (1954). — Degos, R.: Les érythrodermies primitives streptococciques de l'adulte. Diss. Paris 1933. — Dermatologie. Paris: Éd. méd. Flammarion 1953. — Dehmon, G.: Klinischer Bericht über 150 Scharlachfälle der Jahre 1923—1926. Mschr. Kinderheilk. **38**, 344 (1928). — Dósa, A.: Erythema scarlatiniforme desquamativum recidivans. Ref. Zbl. Haut- u. Geschl.-Kr. **62**, 91 (1939). — Dumbovich, B.: Erythrodermia generalisata desquamativa. Ref. Zbl. Haut- u. Geschl.-Kr. **53**, 376 (1936).

Eilles, W.: Zur Symptomatologie, Pathogenese und Kasuistik der Pityriasis rubra Hebrae. Z. Haut- u. Geschl.-Kr. **8**, 19 (1950). — Emanuel, L.: Exfoliative Dermatitis mit Schilddrüsenatrophie. Čas. Lék. čes. **1938**, 537. — *Essener Dermat. Gesellschaft:* Dermatitis generalisata, Erythrodermie. Ref. Zbl. Haut- u. Geschl.-Kr. **74**, 205 (1950).

Fazekas, J. Gy., u. A. Dósa: Histologische Veränderungen bei Arsenbenzoltodesfällen und ihre Bewertung. Arch. Derm. Syph. (Berl.) **197**, 436 (1954). — Beiträge zum Mechanismus des Salvarsantodes. Arch. Derm. Syph. (Berl.) **198**, 89 (1954). — Feit, H.: Dermatitis exfoliativa (Wilson-Brocq). Arch. Derm. Syph. (Chicago) **27**, 683 (1933). — Fornbacher: Erythrodermia desquamativa generalisata. Ref. Zbl. Haut- u. Geschl.-Kr. **60**, 196 (1938). — Freudenberg u. Barth: Zit. nach Lausecker. — Frühwald, R.: Universelle Erythrodermie. Ref. Zbl. Haut- u. Geschl.-Kr. **56**, 82 (1937). — Fukushima, M.: Ein Fall von exfoliativer Erythrodermie. Jap. J. Derm. **30**, 568 (1930). Ref. Zbl. Haut- u. Geschl.-Kr. **36**, 78 (1931).

Gabriel, G., u. H. Zischinsky: Der „zweite Scharlach". Jb. Kinderheilk. **127**, 253 (1930). — Gans, O., u. G. K. Steigleder: Histologie der Hautkrankheiten, 2. Aufl. Berlin-Göttingen-Heidelberg: Springer 1955. — Gaté, J., H. Thiers, R. Chevallier et P.-J. Michel: État de la muqueuse gastrique dans une érythrodermie ancienne. Bull. Soc. franç. Derm. Syph. **43**, 807 (1936). — Gelder, R. I. van: Generalisierte exfoliative Erythrodermie. Ned. T. Geneesk. **1939**, 5106. Ref. Zbl. Haut- u. Geschl.-Kr. **65**, 30 (1940). — Glanzmann: Zit. nach Lausecker. — Goedhart, C.: Ein Fall von Réticulose-mélanique Pautrier-Woringer nach einer Dermatitis exfoliativa mit reichlicher Pigmentbildung in der Haut. Ned. T. Geneesk. **1938**, 4760. Ref. Zbl. Haut- u. Geschl.-Kr. **62**, 390 (1939). — Goldsmith, N. R.: Possible benefit from protein hydrolysates for exfoliative dermatitis. Arch. Derm. Syph. (Chicago) **55**, 397 (1947). — Gottron, H. A.: Erythrodermie Wilson-Brocq. Ref. Zbl. Haut- u. Geschl.-Kr. **97**, 313 (1957). — Gougerot, H., et Burnier: Érythrodermie desquamative à éclipses avec formule sanguine du type leucémique lymphogène. Arch. derm.-syph. (Paris) **8**, 95 (1936). — Gougerot, H., J. Lefevre et J. Nathan: Erythrodermie exfoliative rebelle, guérie par une association vitaminique. Bull. Soc. franç. Derm. Syph. **56**, 486 (1949). — Graciansky, P. de, St. Boulle et J. P. Hardouin: Erythrodermie du type Wilson-Brocq. Manifestation prédominant d'une leucose lymphoide efficacité transitoire d'un traitement par l'uréthane. Ann. Derm. Syph. (Paris) **79**, 429 (1952). — Griebel: Erythrodermia exfoliativa generalisata. Ref. Zbl. Haut- u. Geschl.-Kr. **92**, 394 (1955). — Grimmer, H.: Dermatitis generalisata exfoliativa als dermatologisches Symptom einer komplexen B-Avitaminose. Z. Haut- u. Geschl.-Kr. **11**, 135 (1951). — Grütz, O.: Universelle exfoliierende Erythrodermie. Ref. Zbl. Haut- u. Geschl.-Kr. **56**, 230 (1937). — Neue Beiträge zur Klinik und Histologie der Haut beim Morbus Brill-Symmers. Arch. Derm. Syph. (Berl.) **200**, 440 (1955).

Hall-Smith, S. P.: Exfoliative erythrodermia with lymphadenopathy. Proc. roy. Soc. Med. **43**, 563 (1956). — Halter, K.: Erythema scarlatiniforme desquamativum recidivans. Ref. Zbl. Haut- u. Geschl.-Kr. **68**, 269 (1942). — Hebra, F.: Zit. nach Juliusberg. — Henrich: Zit. in M. v. Pfaundler u. A. Schlossmanns Handbuch der Kinderheilkunde. Leipzig 1931. — Hermann, H.: Mikroskopische Beobachtungen an vegetativen Ganglien bei der Erythrodermie vom Typus Wilson-Brocq. Z. Haut- u. Geschl.-Kr. **13**, 33 (1952). — Herzberg, J. J., u. K. H. Ueberschär: Die Mycosis fungoides als neoplastische Erkrankung des erweiterten retikuloendothelialen Systems. Derm. Wschr. **123**, 316 (1951). — Höfer, W., u. W. Heilmann: Über Salvarsanschäden mit besonderer Berücksichtigung der Salvarsantodesfälle. Arch. Derm. Syph. (Berl.) **195**, 331 (1953). — Hoffmann, E.: Zit. nach Juliusberg. — Hopkins, R.: Dermatitis exfoliativa. Arch. Derm. Syph. (Chicago) **25**, 950 (1932). — Hüllstrung, H.: Primäre Erythrodermie oder prämykotisches Stadium. Ref. Zbl. Haut- u. Geschl.-Kr. **57**, 81 (1938). — Universelle Erythrodermie. Ref. Zbl. Haut- u. Geschl.-Kr. **60**, 97 (1938). — Huriez, Cl., et R. Dusausoy: Bull. Soc. franç. Derm. Syph. **57**, 71 (1947).

ISOGAWA, N.: Ein Fall von Pityriasis rubra Hebra. Mitt. med. Akad. Kioto **31**, 145 (1941). Ref. Zbl. Haut- u. Geschl.-Kr. **67**, 87 (1941). — IWAMA, M.: Über die Beziehungen zwischen Leberschädigung und Hauterkrankungen. II. Mitt. Neun Fälle von Erythrodermia exfoliativa generalisata. Jap. J. Derm. **47**, 14 (1940). Ref. Zbl. Haut- u. Geschl.-Kr. **66**, 459 (1940).

JADASSOHN, W., et R. PAILLARD: Érythrodermie pigmentée (maladie de Pautrier-Woringer). Dermatologica (Basel) **106**, 287 (1953). — JAHN: Zit. nach M. v. PFAUNDLER u. A. SCHLOSSMANNS Handbuch der Kinderheilkunde. Leipzig 1931. — JANSEN, E. M. J.: Pityriasis rubra Hebra (gutartige Form). Ned. T. Geneesk. **1934**, 4911. Ref. Zbl. Haut- u. Geschl.-Kr. **50**, 219 (1935). — JARRETT, A., and H. S. KELLETT: The association of generalized erythrodermia with superficial lymphadenopathy. (Lipomelanotic reticulosis). Brit. J. Derm. **63**, 343 (1951). — JULIUSBERG, P.: Die psoriasiformen, pityriasiformen, exfoliativen Erythrodermien. In Handbuch der Haut- und Geschlechtskrankheiten von JADASSOHN, Bd. VII/1, S. 288. Berlin: Springer 1928.

KALZ, F.: Erythrodermie Wilson-Brocq. Ref. Zbl. Haut- u. Geschl.-Kr. **47**, 114 (1934). — Pityriasis rubra Hebrae im atrophischen Stadium. Ref. Zbl. Haut- u. Geschl.-Kr. **47**, 114 (1934). — KEIZER, D. R. R.: Erythema scarlatiniforme desquamativum recidivans. Geneesk. T. Ned.-Ind. **1939**, 1586. Ref. Zbl. Haut- u. Geschl.-Kr. **64**, 280 (1940). — KELLER, PH., u. M. STÄMMLER: Erythrodermie und Brill-Symmerssche Krankheit. Hautarzt **3**, 101 (1952). — KEY, M. M., and C. T. NELSON: Exfoliative dermatitis associated with hypogammaglobulinemia. Arch. Derm. Syph. (Chicago) **74**, 333 (1956). — KIESSLING, W., u. H. TRITSCH: Lymphknotenveränderungen bei Hautkrankheiten verschiedener Herkunft unter besonderer Berücksichtigung der sog. „lipomelanotischen Retikulose" (Pautrier u. Woringer). Arch. Derm. Syph. (Berl.) **199**, 56 (1954). — KISS, I.: Lymphdrüsenmelanose. Magy. orv. Arch. **43**, 316 (1942). Ref. Zbl. Haut- u. Geschl.-Kr. **70**, 213 (1943). — KLÄRNER, CH., u. K. KRÜCKEMEYER: Beitrag zu den granulomatösen Veränderungen der Lymphknoten bei chronisch pruriginösen Dermatosen. Arch. Derm. Syph. (Berl.) **197**, 403 (1954). — KOJIMA, R.: Ein Beitrag zur Erythrodermia exfoliativa, besonders über ihre Beziehungen zurNebennierenrinde. Jap. J. med. Sci., Trans. XIII. Derm. **2**, 25 (1940). Ref. Zbl. Haut- u. Geschl.-Kr. **67**, 550 (1941). — KONRAD: Erythrodermie unbekannter Ätiologie und guter Erfolg mit Buckys Grenzstrahlen. Zbl. Haut- u. Geschl.-Kr. **39**, 274 (1932). — KOPPEL, D. M.: Treatment of exfoliative dermatitis with cortisone. U.S. armed Forces med. J. **4**, 607 (1953). — KORTING, L.: Scarlatiniforme Erythrodermie bei Urin-Diazopositiver, wahrscheinlich tonsillärer Staphylococcensepsis. Ref. Zbl. Haut- u. Geschl.-Kr. **94**, 376 (1956). — KREIBICH, K.: Zit. nach RICHTER. — KROMEYER, E.: Pityriasis rubra Hebra. Ref. Zbl. Haut- u. Geschl.-Kr. **37**, 584 (1931). — KUMER, L.: Erythema desquamativum scarlatiniforme recidivans. Klin. Med. **2**, 91 (1947).

LANGER, E.: Pityriasis rubra Hebrae. Ref. Zbl. Haut- u. Geschl.-Kr. **36**, 158 (1931). — LASHINSKY, I. M.: Generalized erythrodermia. Arch. Derm. Syph. (Chicago) **25**, 966 (1932). — LAUSECKER, H.: Erythema scarlatiniforme desquamativum recidivans. Arch. Derm. Syph. (Berl.) **198**, 529 (1954). — LEIGHEB, V.: Osservazioni sopra un caso di eritrodermia esfogliativa primitiva da disfunzione pluriglandulare. G. ital. Derm. Sif. **72**, 43 (1931). — LEINBROCK, A.: Die quantitative Elektrophorese in der Medizin. Berlin-Göttingen-Heidelberg: Springer 1952. — LEINBROCK, A., u. G. PETERS: Erythro-Melanodermia exfoliativa mit Leberschaden und Spätveränderungen am Zentralnervensystem durch Arsen-Intoxikation. Arch. Derm. Syph. (Berl.) **201**, 378 (1955). — LEIPOLD, W.: Universelle Erythrodermie. Ref. Zbl. Haut- u. Geschl.-Kr. **57**, 248 (1938). — LERNER, A. B., and T. B. FITZPATRICK: Biochemistry of melanin formation. Physiol. Rev. **30**, 91 (1950). — LERNER, A. B., T. B. FITZPATRICK, E. CALKINS and W. H. SUMMERSON: Mammalian tyrosinase: The relationship of copper to enzymatic activity. J. biol. Chem. **187**, 793 (1950). — LIEBMANN, G.: Beitrag zur Frage der Pityriasis rubra Hebra mit sekundärer Granulombildung. Derm. Wschr. **1937 II**, 1262, 1302. — LIER, K.: Ein kasuistischer Beitrag zur Frage der chronischen Form der Wilson-Brocqschen Erkrankung. Diss. Halle-Wittemberg 1935. — LÖBLICH, H. J., u. G. WAGNER: Das pigmentierte Lymphogranulom mit generalisierenden Hauterscheinungen. Ein Beitrag zur Brill-Symmersschen Erkrankung. Hautarzt **2**, 250 (1951). — LOUSTE, R. C., A. LÉVY-FRANCKEL, R. C. CAILLIAU et J. MÉZARD: Érythrodermie, chronique généralisée. Bull. Soc. franç. Derm. Syph. **40**, 560 (1933). — LOUSTE, R. C., RIVALLIER et B. GRIFFITHS: Un cas d'érythrodermie exfoliante généralisée consécutif à l'emploi d'un vaccin staphylococcique chez une malade atteinte de folliculite agminée staphylococcique. Bull. Soc. franç. Derm. Syph. **39**, 1241 (1932). — LUTZ, W.: Primäre exfoliierende generalisierte Erythrodermie. Ref. Zbl. Haut- u. Geschl.-Kr. **49**, 122 (1935). — Érythrodermie exfoliante généralisée, primaire, idiopathique, évoluant ultérieurement en érythrodermie leucémique (la peau comme lieu d'origine de la leucémie). Bull. Soc. franç. Derm. Syph. **44**, 7, 1230 (1937). — Dermatologica (Basel) **93**, 113 (1946).

MALI, J. W. H.: Der Wärmehaushalt bei Erythrodermien. Ned. T. Geneesk. **1951**, 1608. Ref. Zbl. Haut- u. Geschl.-Kr. 81, 83 (1942). — Prognose der Erythrodermien und generalisierten Dermatosen. Ned. T. Geneesk. **1951**, 1675. Ref. Zbl. Haut- u. Geschl.-Kr. 80, 378 (1952). — MARCUS, K.: Dermatitis exfoliativa. Ref. Zbl. Haut- u. Geschl.-Kr. 41, 685 (1932). — Pityriasis rubra Hebra. Ref. Zbl. Haut- u. Geschl.-Kr. 53, 231 (1936). — MARKOVIĆ: Dermatitis exfoliativa generalisata Wilson-Brocq. Ref. Zbl. Haut- u. Geschl.-Kr. 67, 521 (1941). — MARTENSTEIN, H.: Generalisierte exfoliative Erythrodermie (Pemphigus ?). Ref. Zbl. Haut- u. Geschl.-Kr. 55, 100 (1937). — MEMMESHEIMER, A. M.: Die generalisierten exfoliativen Erythrodermien. In ARZT-ZIELER, Haut- und Geschlechtskrankheiten, Bd. III/2, Berlin u. Wien: Urban & Schwarzenberg 1934. — MENEGHINI, C. L.: Le eritrodermie tubercolari. G. ital. Derm. Sif. 93, 453 (1952). — MICHELSON, H. E.: Chronic erythrodermia. Arch. Derm. Syph. (Chicago) 24, 1123 (1931). — MIEDZIUSKY, F., u. ST. PAWLOWSKI: Beitrag zur Kenntnis des Erythema scarlatiniforme recidivans. Dermatologica (Basel) 112, 36 (1956). — MIESCHER, G.: Zit. nach SCHNYDER und SCHIRREN. — MILDER, E.: Erythrodermie. Ref. Zbl. Haut- u. Geschl.-Kr. 51, 250 (1935). — MILIAN, G., et R. DEGOS: Érythrodermie vésiculo-oedémateuse primitive à streptococcique. Rev. franç. Derm. Venér. 8, 200 (1932). — MILIAN, G., et P. MASSOT: Érythrodermie vésiculeuse-oedémateuse streptococciequ. Rev. franç. Derm. Vénér. 8, 211 (1932). — MILIAN, G., et L. PÉRIN: Érythrodermie streptococcique. Rev. franç. Derm. Vénér. 8, 218 (1932). — MONAHAN, E. P.: Pityriasis rubra of Hebra. Arch. Derm. Syph. (Chicago) 28, 417 (1933). — MONTGOMERY, H.: Exfoliative dermatosis and malignant erythroderma. The value and limitations of histopathologic studies. Arch. Derm. Syph. (Chicago) 27, 253 (1933). — MÜLLER, W.: Die Behandlung der Hautkrankheiten mit Vitaminen unter besonderer Berücksichtigung eines Falles von Dermatitis exfoliativa generalisata (Wilson-Brocq). Münch. med. Wschr. **1936** II, 2116. — MUSGER, A.: Erythrodermia exfoliativa. Ref. Zbl. Haut- u. Geschl.-Kr. 55, 184 (1937). — Beitrag zur Kenntnis der Reticulo-Histiocytosen der Haut. Arch. Derm. Syph. (Berl.) 200, 520 (1955). — Wiener klin. Wschr. **1954**, Nr 39, 749.

NAGATA, M.: Fall von Pityriasis rubra Hebra mit Addisonscher Krankheit ähnlichen Symptomen. Jap. J. Derm. 33, 58 (1933). Ref. Zbl. Haut- u. Geschl.-Kr. 45, 376 (1933). — NAKANISHI, M.: Fall von Pityriasis rubra Hebra. Ref. Zbl. Haut- u. Geschl.-Kr. 53, 657 (1936). — NANTA, A., A. BASEX et A. DUPRÉ: Le danger vasculaire au cours des érythrodermies primitives idiopathiques après la cinquantaine. Bull. Soc. franç. Derm. Syph. 62, 241 (1955). — NANTA, A., M. PARANT et A. DUPRÉ: Grand érythème scarlatiniforme récidivant (12. récidive). Bull. Soc. franç. Derm. Syph. 60, 394 (1953). — NÉKAM jr., L.: Un cas de pityriasis rubra de Hebra, amélioré par un traitement à la vitamine D. Ann. Derm. Syph. (Paris) VIII. Sér. 9, 410 (1949). — NEUHOLD, R.: Zur Frage der exfoliativen Erythrodermie. Hautarzt 2, 265 (1951). — NICOLAU, S., et A. MAISLER: Érythrodermie exfoliative généralisée mélanodermique avec état sub-leucémique du sang et lymphocytose relative et, en plus, dégénérescence graisseuse massive du pancréas et adénome de la capsule surrénale gauche. Bull. Soc. franç. Derm. Syph. 45, 1333 (1938). — NISIKAWA, N.: Beiträge zur Klinik der Pityriasis rubra Hebra. Okayama-Igakkai-Zasski 51, 694 (1939). Ref. Zbl. Haut- u. Geschl.-Kr. 62, 504 (1939). — NÖDL, F.: Diskussionsbemerkung. Arch. Derm. Syph. (Berl.) 200, 525 (1955). — NORMAN, A., and O. LÖVGREN: Investigations of metabolites in acute eczema and erythrodermia. Acta derm.-venereol. (Stockh.) 31, 398 (1951).

OBERREIT, E.: Erythrodermia diffusa totalis Wilson-Brocq. Ref. Zbl. Haut- u. Geschl.-Kr. 51, 398 (1935). — OBERSTE-LEHN, H., u. O. PRIBILLA: Untersuchungen über den Arsengehalt der Haut uach Spirotrypan- und Salvarsankuren, mit einem Beitrag zum Problem der Arsenobenzolerythrodermien. Arch. Derm. Syph. (Berl.) 203, 330 (1956). — OCHIAI, K.: Ein Fall von Erythema scarlatiniforme desquamativum recidivans. Jap. J. Derm. 45, 47 (1939). — Ref. Zbl. Haut- u. Geschl.-Kr. 63, 66 (1940). — O'DONOVAN, W. J., G. B. DOWLING, S. P. HALL-SMITH and D. S. WILKINSON: Exfoliative erythrodermia with lymphadenopathy. Proc. 10th Internat. Congr. of Dermat. London 1952, p. 477. 1953. — O'LEARY: Diskussionsbemerkung bei ORMSBY. — OOHASHI, K.: Über die Dermatitis exfoliativa generalisata subacuta (Typ Wilson-Brocq). Hifu-to-Hitsunyo 1, 119 (1933). Ref.-Zbl. Haut- u. Geschl.-Kr. 45, 746 (1933). — Beitrag zur Ätiologie der Erythrodermie exfoliativa. Hihu-to-Hitunyo 3, H. 4, 29 (1935). Ref. Zbl. Haut- u. Geschl.-Kr. 52, 289 (1936). — Histopathologische Befunde bei Erythrodermia exfoliativa. Jap. J. Derm. 40, 27 (1936). Ref. Zbl. Haut- u. Geschl.-Kr. 55, 12 (1937). — ORMSBY: Pityriasis rubra (Hebrae). Arch. Derm. Syph. (Chic.) 13, 551 (1926).

PFISTER: Zit. bei SCHNYDER und SCHIRREN. — PUTKONEN, T., S. PESONEN, K. REHTIJÄRVI and R. KRISTOFFERSON: Fractionation of 17-Ketosteroids in patients with exfoliative dermatitis following long-term cortisone therapy. Acta derm.-venereol. (Stockh.) 36, 450 (1956).

QUIROGA, M. S., R. N. CORTI y J. CHIRIBOGA: Accesion de la adrenalina sobre los eosinofilos (prueba de thorn) y dosaje de 17-cetosteroides en los erithrodermias. Rev. argent. Dermosif. 36, 25 (1952). Ref. Zbl. Haut- u. Geschl.-Kr. 85, 271 (1953).

RICHTER, R.: Zur Klinik der generalisierten exfoliierenden Erythrodermien. (Mit besonderer Berücksichtigung der sekundären Erythrodermien.) Arch. Derm. Syph. (Berl.) 179, 611 (1939). — ROBERT, P.: Serumuntersuchungen, insbesondere mit der Elektrophorese, bei verschiedenen Hautkrankheiten. Dermatologica (Basel) 97, 89, Suppl. (1948). — ROBINSON, L. B.: A case for diagnosis (Dermatitis exfoliativa?). Arch. Derm. Syph. (Chicago) 24, 498 (1931). — RÖSSLE: Zit. nach NEUHOLD. — ROST, G. H.: Die Symmers'sche Erkrankung. Arch. Derm. Syph. (Berl.) 187, 331 (1948). — ROUX, J.: Le décollement épidermique provoqué, signe de gravité dans les érythrodermies subaignes. Bull. Soc. franç. Derm. Syph. 58, 269 (1951). — ROUX, J., et LEYNIAT: Action paradoxale de la cortisone sur la diurèse chez un malade présentant une érythrodermie. Bull. Soc. franç. Derm. Syph. 61, 187 (1954). SÄUFERLIN, H.: Dermatitis exfoliativa generalisata chronica Wilson-Brocq. Derm. Wschr. 1934 II, 1377. — ŠAMBERGER, F.: Nach RICHTER, persönliche Mitteilung. — SAVILL, TH.: Siehe JULIUSBERG. — SAWADA, H.: Insulin-Traubenzuckerbehandlung bei Pityriasis rubra Hebra mit Leberfunktionsstörung. Jap. J. Derm. 35, 89 (1934). Ref. Zbl. Haut- u. Geschl.-Kr. 49, 322 (1935). — Fall von Pityriasis rubra Hebra. Jap. J. Derm. 36, 31 (1934). Ref. Zbl. Haut- u. Geschl.-Kr. 49, 441 (1935). — SCHAMUILOW, B.: Rote Hebrasche Kleienflechte bei gleichzeitiger Allgemeintuberkulose. Sovet. Vestn. Venerol. 4, 31 (1935). Ref. Zbl. Haut- u. Geschl.-Kr. 51, 30 (1935). — SCHIRREN, C. G.: Röntgenweichstrahlen in Dermatologie und Venerologie, herausgeg. von H. A. GOTTRON u. W. SCHÖNFELD, Bd. II/1. Stuttgart: Georg Thieme 1958. — SCHNEIDER, R.: Elektrophoretische Untersuchungen bei der Psoriasis vulgaris, der psoriatischen Erythrodermie und der psoriatischen Arthropathie. Arch. Derm. Syph. (Berl.) 202, 110 (1956). — SCHNYDER, U. W.: Diskussionsbemerkung. Arch. Derm. Syph. (Berl.) 200, 525 (1955). — SCHNYDER, U. W., u. C. G. SCHIRREN: Über die lipomelanotische Retikulose und ihre Beziehungen zu anderen Lymphknotenerkrankungen. Dermatologica (Basel) 108, 319 (1954). — So-called lipomelanotic reticulosis of Pautrier-Woringer. Arch. Derm. Syph. (Chicago) 70, 155 (1954). — SCHREUS, H. TH.: Hormonbehandlung bei Erythrodermie. Ref. Zbl. Haut- u. Geschl.-Kr. 76, 419 (1951). — Primäre Erythrodermie. Ref. Zbl. Haut- u. Geschl.-Kr. 81, 408 (1952). — SCHUBERT, M.: Pityriasis rubra Hebra. Ref. Zbl. Haut- u. Geschl.-Kr. 56, 13 (1937). — SCHUERMANN, H.: Fleckförmig schuppende Erythrodermie. Ref. Zbl. Haut- u. Geschl.-Kr. 60, 295 (1938). — SCHUPPLI, R.: Erythrodermien, Atrophien, Sklerosen, Elephantiasis. Dermatologica (Basel) 96, 321 (1948); 100, 196 (1949); 102, 185 (1951). — SÉZARY, A., et G. CALLEROT: Érythrodermite scarlatiniforme infectieuse subaigue (dermatite exfoliative généralisée de Wilson-Brocq). Bull. Soc. franç. Derm. Syph. 47, 331 (1940). — SINDO, H.: Über einen Fall von Pityriasis rubra Hebrae. Jap. J. Derm. Haut- u. Geschl.-Kr. 40, 132 (1936). Ref. Zbl. Haut- u. Geschl.-Kr. 55, 538 (1937). — SPIER, W.: Diskussionsbemerkung. Arch. klin. u. exp. Derm. 206, 803 (1957). — STEFFEN: Dermatitis exfoliativa universalis. Ref. Zbl. Haut- u. Geschl.-Kr. 41, 35 (1932). — STEINER, K., and L. D. GRAYSON: Peripheral vascular failure as cause of death in generalized exfoliative dermatitis. Report of four cases. J. Amer. med. Ass. 151, 1479 (1953). — STILLER, K.: Salvarsanschäden und Todesfälle nach Salvarsan. Arch. Derm. Syph. (Berl.) 190, 423 (1950). — STODOLA, J.: Contribution to the therapy of erythrodermia desquamativa generalisata. Čsl. Derm. 26, 18 (1951). — STREITMANN, B.: Erythrodermie und Nebennierenfunktion. Z. Haut- u. Geschl.-Kr. 17, 265 (1954). — SUSKIND, R. R., and L. GOLDMAN: Arch. Derm. Syph. (Chicago) 68, 742 (1953). — SZIRMAI, F.: Beiträge zur Kenntnis der scharlachartigen Hautausschläge. Orv. Közl. (Sonderbeil. d. Orv. Hetil. 1941, Nr 37) 11, 386 (1941). Ref. Zbl. Haut- u. Geschl.-Kr. 69, 283 (1943). TANAKA, H.: Zwei Fälle von Pityriasis rubra Hebra. Jap. J. Derm. 36, 102 (1934). Ref. Zbl. Haut- u. Geschl.-Kr. 50, 481 (1935). — TAPPEINER, J.: Reticulohistiocytosis cutanea hyperplastica benigna cum melanoderma (Baccaredda). Arch. klin. exp. Derm. 206, 802, 804 (1957). — TARRAS-WAHLBERG, V. B., B. BLUMENTHAL and N. RINGERTZ: Bacteriological and histological studies of the lymphoglandular enlargement associated with generalized erythroderma. Acta derm.-venereol. (Stockh.) 31, 456 (1951). — TAS, J.: Erythrodermia exfoliativa Wilson-Brocq: Ned. T. Geneesk. 1939, 4479. Ref. Zbl. Haut- u. Geschl.-Kr. 64, 677 (1940). — TǍTARU, C., F. VERESS, A. LÁZÁR et L. MARINESCU: La dermatite scarlatiniforme récidivante (Féréol-Besnier) en relation avec un cas clinique. Derm.-Vener. (Bucureşti) 1, 361 (1956). Ref. Zbl. Haut- u. Geschl.-Kr. 98, 360 (1957). — TENLÉN: Dermatitis exfoliativa. Ref. Zbl. Haut- u. Geschl.-Kr. 36, 549 (1936). — TOLMAN, M. M.: Exfoliative dermatitis. Arch. Derm. Syph. (Chicago) 34, 286 (1936). — TOMLINSON, C. C., and O. J. CAMERON: An analysis of basal metabolic rate and blood cholesterol determinations. Arch. Derm. Syph. (Chicago) 59, 22 (1949). — TOMMASI, L.: Limiti di dipendenza e di autonomia nella patologia della pelle. G. ital. Derm. Sif. 72, 265 (1931). — Intendersi a proposito delle cosidette „eritrodermie" primitive. G. ital. Derm. Sif. 89, 555 (1949). — TRAUB, E.: A case for diagnosis (Dermatitis exfoliativa?). Arch. Derm. Syph. (Chicago) 24, 149 (1931). UNO, Y.: On melanuria and so called lipomelanotic reticulose on a case of pityriasis rubra Hebra. Jap. J. Derm. 65, 304 (1955). Ref. Zbl. Haut- u. Geschl.-Kr. 94, 217 (1956).

Vereinigung Rhein.-Westf. Dermatol. 68. Tagg: Dermatitis exfoliativa generalisata subacuta (Wilson-Brocq). (Demonstration.) Derm. Wschr. 1947, 536.

WALTHER: Erythrodermie. Ref. Zbl. Haut- u. Geschl.-Kr. 36, 540 (1931). — WANDERER: Erythrodermia desquamativa universalis. Voganmedikation. Ref. Zbl. Haut- u. Geschl.-Kr. 54, 482 (1937). — WATRIN, J., J. BEUREYM, R. LEDUC et C. MICHON: Masse sanguine et liquides interstitiells dans un cas d'érythrodermie exfoliante. Guérison par la cortisone. Bull. Soc. franç. Derm. Syph. 59, 397 (1942). — WEBER, F. P., and E. SCHWARZ: Erythroderma with oedema. Brit. J. Derm. 44, 187 (1932). — WEIDMANN: Zit. nach LAUSECKER. — WEISSENBERG, G.: Die praktische Bedeutung der intracutanen und epicutanen Hautprüfung bei Salvarsannebenwirkungen. Arch. Derm. Syph. (Berl.) 190, 222 (1950). — WHITFIELD, A.: On the white reaction (white line) in dermatology. Brit. J. Derm. 50, 71 (1938). — WHITFIELD, J. W.: Erythème scarlatiniforme récidivante. Brit. J. Derm. 11, 3 (1899). — WIEDMANN, A.: Über Störungen im Leberstoffwechsel bei Arsenobenzolschädigungen. Arch. Derm. Syph. (Berl.) 173, 173 (1936). — WILSON, H. T. H.: Exfoliative dermatitis. Its etiology and prognosis. Arch. Derm. Syph. (Chicago) 69, 577 (1954). — WITHERSPOON, L.: Arch. Derm. Syph. (Chicago) 53, 566 (1946). — WOLFRAM, ST.: Erythrodermie mit auffallendem histologischen Befund. Ref. Zbl. Haut- u. Geschl.-Kr. 57, 646 (1938). — Periphere cutane Reticulose mit Melanodermie unter dem Bilde einer schuppenden Erythrodermie. Klin. Med. (Wien) 3, 235 (1948). — Falldemonstrationen. Zbl. Haut- u. Geschl.-Kr. 67, 429 (1941); 76, 402 (1951); 73, 43 (1949). — WORINGER, F.: Zit. bei SCHNYDER u. SCHIRREN. — YAJIMA, K.: Drei Fälle von Erythrodermia exfoliativa. J. orient. Med. 26, Nr 3, 38 (1937). Ref. Zbl. Haut- u. Geschl.-Kr. 56, 183 (1937). — YASNI, S.: Ein Fall von Pityriasis rubra Hebra. Jap. J. Derm. 43, 81 (1938). Ref. Zbl. Haut- u. Geschl.-Kr. 60, 157 (1938).

ZAMENHOF: Erythrodermia desquamativa. Ref. Zbl. Haut- u. Geschl.-Kr. 54, 561 (1937). — ZOON, J. J., and J. W. H. MALI: The influence of erythroderma on the body. Arch. Derm. Syph. (Chicago) 75, 573 (1957).

Lichen ruber und Pityriasis rubra pilaris

Von

Günter Stüttgen-Düsseldorf

Mit 7 Abbildungen

A. Lichen ruber

Die Abgrenzung des Formenkreises des Lichen ruber planus ist in nosologischer Hinsicht weiterhin noch nicht endgültig abgeschlossen, und die Bearbeitung dieses Themas kann auch heute im Hinblick auf die letzte Handbuchbearbeitung von JULIUSBERG mit einer Diskussion über die Abgrenzung des Lichen ruber planus gegen andere Hauterkrankungen beginnen, die seit der Formung dieses Begriffes in seiner heute gültigen Form durch WILSON mit diesem interferieren.

Die stürmischen Diskussionen über die Eigenständigkeit des Lichen ruber Hebra, des Lichen ruber acuminatus (im Sinne von KAPOSI) und der Pityriasis rubra pilaris (DEVERGIE) in den denkwürdigen Dermatologen-Kongressen von Rom und Paris sind bis heute noch nicht völlig verebbt, und ein Überblick über die Lehrbücher der Dermatologie läßt erkennen, daß eine Tradition in der Begriffsbildung des Lichen ruber aufrecht erhalten wird, die insbesondere für die sog. atypischen Formen zu allgemeinen Verständnisschwierigkeiten führt. Dieser Übelstand hat weniger seine Ursache in der fehlenden Definition der jeweiligen dermatologischen Schule als vielmehr in der verschiedenartigen Auffassung und Nomenklatur der Krankheitsbegriffe. Vernachlässigt man die Schwierigkeiten der Abgrenzung in dem engeren Kreise des Lichen ruber planus, so erschwert die verschiedenartige Auslegung des Lichen ruber acuminatus zunächst die allgemeine Verständigung. Der Lichen ruber acuminatus dürfte im deutschen Schrifttum heute als follikulär gebundene wesensgleiche Abart des Lichen ruber planus angesehen werden, während der Lichen ruber acuminatus Kaposi heute noch als Äquivalent der Pityriasis rubra pilaris im französischen Schrifttum gilt. Der Lichen ruber acuminatus acutus sive Lichen ruber neuroticus (UNNA) wird als schweres Krankheitsbild weiterhin beschrieben und hält eine gewisse Verbindung zu dem Lichen ruber Hebra aufrecht, der sich von der Pityriasis rubra pilaris als benignem Krankheitsbild und vornehmlich epidermaler Erkrankung unterscheidet.

Es erscheint weiterhin diskussionsfähig, ob der Lichen atrophicus et sclerosus ein selbständiges Krankheitsbild ist, vielleicht dem Lichen ruber zugeteilt, oder schließlich in der White-spot-Disease aufgehen soll. Ich habe mich mit Herrn GÖTZ dahin geeinigt, daß der Schwerpunkt der Betrachtung des Lichen ruber sclerosus in dem Kapitel Sklerodermie liegt und hier lediglich die Abgrenzung gegen den Lichen ruber erfolgt.

Hinsichtlich des Lichen nitidus, der im letzten Handbuch im wesentlichen unter dem Kapitel der Hauttuberkulose zu finden war, kann heute mit gutem Recht seine Eigenständigkeit oder seine Bindung an den Lichen ruber erörtert werden.

Es steht einer Handbuchbearbeitung in der gewählten Form nicht an, eine einseitige Orientierung zu bevorzugen, sondern es hat wohl jede diskussionsfähige Frage ihren Platz, aber daneben auch ihre Wertung zu finden, so daß unter diesem Gesichtspunkt die Unterteilung des Stoffes vorgenommen wurde.

I. Statistik

Einer kasuistisch eingehenderen statistischen Bearbeitung (1958) zu diesem Handbuch lagen rund 400 Fälle an Lichen ruber zugrunde. Dabei bezogen sich 252 Fälle auf den Lichen ruber planus, während die Abarten wie Lichen verrucosus u. dgl. jeweils um 10—20 betrugen. Kombinationen der verschiedenen Typen des Lichen ruber wurden in diesem Zusammenhang in 35 Fällen beobachtet (Tabelle 1 und 2).

Tabelle 1. *Übersicht über 454 im Zentralblatt für Haut- und Geschlechtskrankheiten niedergelegte ausgewählte Fälle von Lichen ruber (1932—1956)*

Lichen ruber planus	252	Lichen ruber corneus	11
Lichen ruber planus acutus	4	Lichen ruber obtusus	9
Lichen ruber bullosus	25	Lichen ruber moniliformis	4
Lichen ruber pigmentosus	10	Lichen ruber atrophicus	17
Lichen ruber anularis	6	Lichen ruber acuminatus	15
Lichen ruber striatus linearis sive zosteriformis	18	Lichen ruber planopilaris	17
		Lichen ruber follicularis decalvans	17
Lichen ruber verrucosus	20	Sonstige Formen	5
Lichen ruber hypertrophicus	10		

Kombinationen einzelner Lichenformen 35mal; wie Lichen linearis und planus (COMBES), Lichen planus, acuminatus und spinulosus (FELDMAN); Lichen planus, follicularis und corneus (CASALA); Lichen corneus, verrucosus, spinulosus und planus pigmentosus (GOUGEROT).

Kombinierter Schleimhautbefall war in 69 Fällen besonders angegeben. In 14 Fällen wurde ein isolierter Befall der Schleimhaut beobachtet. (Darüber hinaus wurde zweimal ein Lichen ruber der Blase, viermal des Magens, zweimal des Rectums und einmal des Uterus beschrieben.)

Tabelle 2. *Aufschlüsselung des Patientengutes der Mayo-Klinik an Lichen ruber in den Jahren 1950—1954. (ALTMAN und PERRY 1961)*

Gesamtzahl der Erkrankungen an Lichen ruber 307 ($\female$ 175, $\male$ 132).
Alter der Erkrankten von 10—74 Jahren, 85% zwischen 30 und 70 Jahren.
Familiärer Lichen planus in vier Fällen; dabei wurde nur noch ein Familienmitglied betroffen.

Es kombinierten sich mit dem Lichen ruber:

fünfmal eine Alopecia areata,
viermal eine Psoriasis,
einmal ein Erythema exs. multif.,
einmal eine Vitiligo,
einmal ein seborrhoisches Ekzem,
einmal ein Lupus erythematodes,
einmal eine Hidradenitis.

Nachuntersucht wurden 1960 197 Patienten:

Alleiniger Schleimhautbefall	50 Fälle (ulcerativ 20)
Lichen ruber anularis	22 Fälle
Lichen ruber vesicularis	5 Fälle
Lichen ruber pemphigoides	2 Fälle
Lichen ruber hypertrophicus	8 Fälle
Lichen ruber linearis	1 Fall
Maligne Entartung	1 Fall
Hautlichen mit Ulcerationen	2 Fälle
Lichen ruber follicularis	4 Fälle
Lichen ruber mit Alopecia cicatricans	10 Fälle
Rezidive nach Abheilung	33 Fälle
Ohne Besonderheiten	59 Fälle

Ein isolierter Lichen der Schleimhaut ohne Hautbeteiligung wurde 64mal unter 651 Pat. beider Tabellen beobachtet. Darüber hinaus beziehen sich zehn Fälle auf eine Schleimhautbeteiligung außerhalb von Mund und Genitale.

Aus diesem Zahlenmaterial ist zu entnehmen, daß im Prinzip in den letzten 25 Jahren eine wesentliche prozentuale Veränderung gegenüber der letzten Handbuchbearbeitung nicht eingetreten ist. Auch scheint eine Zunahme des Lichen ruber im Verhältnis zu anderen dermatologischen Erkrankungen nicht feststellbar zu sein und schwankt um 0,8%. 1932 stellte FREUND unter 1124 Fällen von Lichen ruber in den Jahren 1914—1930 in der Charité fest, daß, auf die Gesamtzahl an Haut- und Geschlechtskrankheiten bezogen, 0,41% der männlichen und

0,34% der weiblichen Patienten an Lichen ruber litten. HARD und HOLMBERG sahen einen Befall von 0,78%. Hinsichtlich der geographischen Verteilung wird im allgemeinen angenommen, daß in tropischen Ländern der Lichen ruber seltener sei. CLARKE sah in Südafrika bei Negern aber immerhin einen 1%igen Anteil des Lichen ruber, während HAZEN bei amerikanischen Negern 0,29% feststellte. DESAI berichtete aus Bombay über 67 Lichen-Fälle in seiner Praxis, und CASALS sieht keine wesentlichen Unterschiede in der Morbidität des Lichen

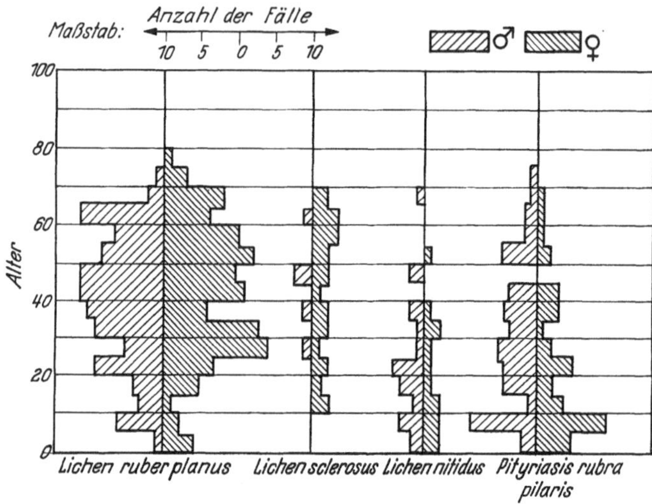

Abb. 1. Alters- (Beginn der Erkrankung) und Geschlechtsverteilung bei Lichen ruber, Lichen sclerosus, Lichen nitidus und Pityriasis rubra pilaris. (Entnommen aus den Angaben des Zbl. Haut- u. Geschl.-Kr. 1932—1957)

ruber zwischen Malaya und anderen Regionen. Die Alters- und Geschlechtsverteilung des Lichen ruber im Verhältnis zum Lichen sclerosus, Lichen nitidus und der Pityriasis rubra pilaris ist in der Abb. 1 dargestellt, bezieht sich auf die seit 1932 mitgeteilten Fälle. Weitere statistische Einzelheiten hinsichtlich der familiären Häufung usw. werden in den jeweiligen Kapiteln aufgeführt.

II. Klinik

1. Formenkreis des Lichen ruber im engeren Sinne

a) Hautveränderungen

Die Primärefflorescenz des *Lichen ruber planus* ist eine polygonal gegenüber der normalen Haut sich scharf abgrenzende, derbe, plane Papel mit gelblich bis livid rötlich-violetter Farbe von Stecknadelkopfgröße (Durchmesser ≈ 2 mm) und einer flachen Oberfläche, die einen wachsartigen Glanz besitzt und eine leichte Eindellung in Form einer nabelförmigen Einziehung aufweist. Diese Papeln neigen zur Konfluation, zur Plaquebildung und werden oft von einer zarten Netzstruktur (Wickhamsche Streifen) überzogen, die sich auf keratohyaline Strukturen des Strat. granulosum (GREITHER) beziehen. Nach lokalisatorischen Gesichtspunkten geordnet, erscheinen die Extremitäten, insbesondere die Innenfläche der Handgelenke und die Streckseiten der Unterarme besonders bevorzugt zu sein. Eine palmo-plantare Anordnung ist nicht selten

(KERN, KOLLER, NOBL, BEZECNY, CHARGIN, BIZZOZERO u. a.). Selten können auch die Augenlider und sogar die Conjunctiven befallen sein (MICHELSON, LAYMON, DOSTROVSKY und SAGHER). Die Schleimhäute sind nach SCHUER-MANN (Mundschleimhaut) in etwa 25—30% befallen. Das exanthematische Auftreten ist durch das generalisierte Aufschießen der Primäreffloreszenzen gekennzeichnet, während beim disseminierten Typ eine quantitativ geringere Aussaat von Knötchen besteht. Die Entwicklung zur Erythrodermie ist ziemlich selten (HÜLLSTRUNG, MATRAS, MITCHELL, STÜTTGEN) und kann in Einzelfällen durch einen isomorphen Reizeffekt, z. B. bei Behandlung mit hochprozentiger Schwefelsalbe bei der Fehldiagnose Scabies (GOTTRON), provoziert werden. Die Einzelherde können sich zu größeren Plaques vereinigen, in denen die Struktur des Knötchens uncharakteristischer wird, aber als solches besonders in den Randpartien noch erkennbar bleibt. Die Entwicklung einer Papel beträgt 8—15 Tage nach JARNINSKI und DEPAOLI. Die Bestandsdauer einer Lichen ruber planus-Papel ist sehr verschieden und schwankt zwischen Wochen bis Jahren ohne Berücksichtigung der Rezidive (SAMMAN). HARD u. HOLMBERG sehen ohne

Tabelle 3. *Lokalisation und Dauer des Lichen ruber bei Frühfällen* (Dauer nicht länger als 12 Monate z. Z. der Diagnose) *und chronischen Fällen* (Dauer länger als 12 Monate z. Z. der Diagnose) *an Hand von 164 Beobachtungen der Mayo-Klinik 1950—1954.* (ALTMAN und PERRY 1961)

Patienten-zahl	Lokalisation	Nicht abgeheilt		Abgeheilt	
		Zahl	Dauer der Erkrankung Durchschnitt	Zahl	Dauer der Erkrankung Durchschnitt
	A. Frühfälle				
26	Mundschleimhaut	13	8 Jahre und 2 Monate	13	1 Jahr und 2 Monate
32	Nur Haut	8	8 Jahre und 6 Monate	24	1 Jahr und 2 Monate
37	Haut und Schleimhaut	10	7 Jahre und 1 Monat	27	1 Jahr und 6 Monate
	B. Chronische Fälle				
23	Schleimhaut allein	18	11 Jahre und 3 Monate, alle oral	5	5 Jahre und 7 Monate 4 oral, 1 genital
20	Haut allein	7	14 Jahre (6 Patienten mit Lichen planus hypertroph.)	13	6 Jahre und 8 Monate (2 Patienten mit Lichen planus hypertroph.)
26	Haut und Schleimhaut	18	14 Jahre und 2 Monate	8	13 Jahre und 8 Monate
	Dauer des Lichen planus in Abhängigkeit von der Behandlung				
	A. Frühfälle				
46	Keine oder nur lokal	13	8 Jahre und 1 Monat	33	1 Jahr und 6 Monate
37	Wismut	13	7 Jahre und 9 Monate	24	1 Jahr und 4 Monate
5	Arsen	1	7 Jahre	4	1 Jahr und 2 Monate
7	Kombination mit Hg lokal	3	8 Jahre	4	1 Jahr und 6 Monate
	B. Chronische Fälle				
31	Keine oder nur lokal	21	12 Jahre und 7 Monate	10	6 Jahre und 8 Monate
19	Wismut	12	12 Jahre	7	7 Jahre und 6 Monate
5	Arsen	4	18 Jahre	1	7 Jahre
9	Kombination mit Hg lokal	5	19 Jahre	4	14 Jahre

Bemerkung: Besteht ein Lichen ruber schon über 12 Monate, so scheint auch für die nächsten Jahre seine Abheilungstendenz unabhängig von der Therapie geringer zu sein (Ref.).

Behandlung eine Abheilung nach Monaten bis Jahren. Durch eine Therapie wird die Dauer der Erkrankung unter Beachtung des Verlaufstyps nicht wesentich verändert (ALTMAN u. PERRY).

Auf eine Grattage hin erscheint eine angedeutete Purpura mit Schwellung der Papel, und bei weiterer mechanischer Reizung bildet sich eine subepidermale Blutblase, die sich aus der histologischen Struktur der Papel ableiten läßt, und die im Lichen ruber haemorrhagicus ihr klinisches Äquivalent besitzt (COVISA u. GAY-PRIETO). Auf der gleichen Basis, nämlich einer Verschiebung der Epidermis-Corium-Grenze, ist die Entstehung der bullösen bzw. vesiculösen Abarten des Lichen ruber zu verstehen, da die subepidermale Infiltratbildung mit einer Ödementstehung neben einer Gefäßerweiterung zu den Frühzeichen der Entstehung des Lichen ruber planus gehören. Die beschriebene Vulnerabilität der Lichenpapel liegt somit in ihrer Struktur begründet.

Der *Lichen ruber pemphigoides, bullosus* bzw. *vesiculosus* kann sich auch auf völlig intakt erscheinender Haut entwickeln und hat somit eine vorausgehende knötchenförmige Eruption nicht als Bedingung. Die bullösen Stadien — durch Basalzellendegeneration (LEVER) — sind episodische Abläufe während der Dauer des Lichen ruber und deuten nach GRÜNEBERG auf eine Verschlechterung des Krankheitsbildes hin, und können auch auf Schleimhäuten auftreten und zu schmerzhaften Erosionen führen. Hinsichtlich des Lichen ruber pemphigoides sei auf folgende Autoren verwiesen: ANDREWS, BERING, BERNSTEIN, BUSMAN und WOODBURNE, DEGOS et al., ESTEL, FÉHÉR, FORMAN, FUCHSBERGER, GROSS, HALTER, HAUSER, HERRMANN und WALTHER, LANE, LEONE, LUGER, MATUS-KOFF, MERCADAL, OLIVER, ORMEA, STRAUSS, WALKE, WOLFRAM, YOUNG, und in letzter Zeit MIGUENS, KUSKE sowie ROUX u. CHAPUT.

Mit der weiteren Entwicklung der Knötchen ist eine Neigung zur Pigmentierung verbunden. Diese tritt besonders bei älteren Herden in Erscheinung und ist so augenfällig, daß von einem *Lichen ruber pigmentosus* gesprochen werden kann (ISUV, KANEKO, MELCZER, ROBBA, TÉMINE, RUSCH, GOUGEROT, SHIMA). Der Begriff des Lichen ruber pigmentosus braucht nicht eine vorhergegangene Lichen ruber-Papelbildung mit einzuschließen, sondern kann sich z.T. kurzfristig an ein Erythem oder selbständig entwickeln, wobei der Juckreiz und die später sich eventuell hinzu entwickelnden Lichenformen an Haut und Schleimhaut die Diagnose Lichen ruber sichern. Bei atrophisierender Involution der Papel wird die Pigmentierung besonders häufig beobachtet und kann als Lichen ruber atrophicus et pigmentosus besonders gekennzeichnet sein (CHEVALIER und GOUGEROT). Das Melanin ist dabei zwischen den Papillen und Infiltratzellen angereichert (RUSCH). Schwierigkeiten bestehen bei der differentialdiagnostischen Abgrenzung gegen die Melanodermitis toxica E. HOFFMANN (DEGOS, GARNIER und DOBKEVITCH) und die Incontinentia pigmenti, wenn typische Papeln fehlen. Bei den hyperkeratotischen Typen des Lichen ruber tritt eine vermehrte Hornbildung in den Vordergrund, die besonders an den Unterschenkeln deutlich wird und die Entwicklung des *Lichen ruber verrucosus* z. T. von der Lokalisation des Lichen ruber abhängig erscheinen läßt; aber auch am Kopf findet sich öfters ein Lichen ruber verrucosus. Der Begriff des Lichen ruber verrucosus wird weit gefaßt, und es fragt sich, ob der Fülle der beschriebenen warzenartigen Veränderungen von Lichencharakter wirklich ein Lichen ruber zugrunde liegt. Differentialdiagnostisch ist es schwer, im Einzelfall zu unterscheiden, ob eine circumscripte Neurodermitis oder ein Lichen ruber verrucosus vorliegt. Der Begriff des einfachen Lichen ist allgemeiner Natur und umfaßt nach WILLAN die eruptiven Knötcheneffloreszenzen.

Aus einer Studie von HYMAN und ERGER (1951) ist zu ersehen, wie unterschiedlich die nosologische Wertung sich ähnelnder Formen verrukösen Typs ist. Zum typischen Lichen ruber darf der *Lichen ruber ocreaformis Lieberthal,* der *Lichen obtusus Unna,* der *Lichen ruber corneus und vegetans* gerechnet werden, während der Lichen corneus hypertrophicus (PAUTRIER), der Lichen obtusus Darier (der vielleicht nach GOTTRON als Lichen simplex obtusus bezeichnet werden darf), der Lichen obtusus corneus BROCQ andersartigen Hauterkrankungen zugeordnet werden müssen, zumal im histologischen und besonders im Grenzflächenbild nach OBERSTE-LEHN wesentliche Abweichungen vom Lichen ruber planus gesehen werden können. Die Diagnose des Lichen ruber verrucosus wird durch die Kombination mit anderen Formen des Lichen ruber erleichtert. Im Begriff des Morbus moniliformis lichenoides von WISE und REIN wird auch in der Nomenklatur die von den Autoren angenommene Eigenständigkeit des *Lichen moniliformis Kaposi* hervorgehoben, der in seiner Zugehörigkeit zum Lichen ruber umstritten ist (zwei Fälle von BEHCET, davon einer mit Befall der Augenbrauen, sowie zwei Fälle von WISE).

Berichte über Lichen ruber verrucosus siehe ANDERSON, BAER, BUREAU, DRESSLER, FUHS, GALEWSKI, KOGOJ, MANGANOTTI, RAMEL, ZOON. Lichen corneus siehe KOLLER, PUENTE, Lichen obtusus (GOTTRON, Lichen obtusus pemphigoides), SCHLEGEL, GATÉ, HEROLD, KLÜCKEN, TEMESVARY; dem Lichen obtusus ähnelnder *Lichen hypertrophicus* beschrieben CLARKE, COLE and DRIVER, CORMIA, DOMONKOS, KERN, MANGANOTTI, HABER u. SARKANY u. a.)

Der Lichen ruber besitzt eine Tendenz zur Atrophie, die sowohl das Einzelknötchen betrifft als auch in der zentralen Atrophie größerer Lichenplaques zutage tritt. Schwierigkeiten in der Diagnose und der Zuordnung der Erkrankung ergeben sich besonders dann, wenn sich zu einer Atrophie eine Sklerosierung hinzugesellt, die an eine White-spot-disease erinnert. Ich habe den Lichen sclerosus aus bereits im Anfang mitgeteilten Gründen gesondert betrachtet.

Die segmentförmige Anordnung des Lichen ruber bzw. seine Verlaufsrichtung in Nervenbahnen haben zu dem Begriffe des *Lichen ruber striatus* oder des *Lichen ruber zosteriformis* und *Lichen ruber linearis* geführt. Derartige Beinamen kennzeichnen lediglich die Anordnung des Lichen ruber und beziehen sich nicht auf das Aussehen der Einzeleffloreszenz (Lichen linearis sive striatus siehe BEST, CERNOHORSKI, COMBES, NÉKÁM, SEIDL, SPIEGEL, TULIPAN, WALTHER. Lichen zosteriformis siehe ARCHANGELSKIJ, DAVIS, FREUND, PHOTINOS, REYNAERS). Es gibt nach GOTTRON auch einen primären Lichen ruber anularis, der nicht Folgeerscheinung atrophischer Vorgänge ist, sondern in Bindung an Besonderheiten der Blutströmung (Kombination mit Cutis marmorata) in dieser Form primär entsteht. Als besondere Lichenform dürfte noch der *Lichen invisibilis* von GOUGEROT anzuführen sein, über den auch GATÉ berichtet. Im Vordergrund steht der generalisierte Juckreiz und das Fehlen papulöser Hautveränderungen. Erst mit nachfolgenden Lichen planus-Eruptionen wird ein sicherer Zusammenhalt mit dem Lichen ruber planus hergestellt. Mit der Aufführung des Lichen ruber invisibilis ist es wohl angebracht, auf die klinischen Kriterien des Lichen planus im Blickwinkel von GOUGEROT und CIVATTE einzugehen.

GOUGEROT hält die Aufteilung des Lichen ruber in nachfolgendes Schema für günstig:

I. Klassische Form.

II. Atypische Formen der Haut.

III. Inversibler Lichen der Haut mit oder ohne nachfolgende Knötchenbildung.

    a) Prurits lichéniens sans éruptions.

    b) Lichen pigmentogène.

IV. Atypischer Schleimhautlichen.
   a) Sclerosiforme.
   b) Formes pointillées papillaires
   c) Lichen plan carreté de la muqueuse.
   d) Formes xérostomiques du lichen plan buccal.
 V. Invisibler Schleimhautlichen.
VI. Lichen sclerosus.

Vielleicht ist es möglich, mit der Darstellung des vegetativen Nervensystems beim Lichen ruber nach ORMEA den Begriff des Lichen invisible zu stützen.

Unter seltene Lichenformen ist auch noch der Lichen ruber alter Leute zu zählen (GOTTRON), über den HÖFS berichtete, und dessen Sonderstellung darauf beruht, daß die alternde Haut bestimmte Charakteristika (Atrophie, Erytheme) in ihrer Reaktionsfähigkeit aufweist, die beim Lichen ruber z.B. zu differential-diagnostischen Schwierigkeiten gegenüber dem Lupus vulgaris führen. Über seltene Lichenformen, deren Charakterisierung im Namen gegeben ist, berichtete KISSMEYER, der einen *Lichen ruber planus pseudocomedonicus* beschrieb und NOBL mit der Darstellung des *Lichen ruber nodosus*.

Der *Lichen erythematosus sine papulis* CROCKER bleibt in seiner nosologischen Stellung weiterhin ungeklärt. Sowohl KLAUDER, LOUWS und ARNOLD konnten je einen Fall demonstrieren, bei dem neben Lichen ruber planus-Herden erythem-artige Veränderungen gesehen wurden, die histologisch einem Lichen ruber entsprachen. Auch eine Beobachtung von NÜCKEL schien den Kriterien des *Lichen ruber erythematosus* CROCKER gerecht zu werden, doch konnte OBERSTE-LEHN an Hand des Grenzflächenbildes keine dem Lichen ruber entsprechende Struktur nachweisen.

Der *Lichen ruber acuminatus* als follikulär gebundene dem Lichen planus wesensgleiche Erkrankung — entsprechend dem *Lichen planopilaris Pringle* — stellt im allgemeinen keine besondere Verlaufsform dar. Von PAUTRIER und ULLMO, wie auch von ROLLIER und PETIT wurden Fälle eines *Lichen ruber acuminatus neuroticus Unna* beschrieben, die anfänglich mit akuten Ery-themen und schwereren Allgemeinerscheinungen einhergingen, aber schließlich sich als ein peripilärer Lichen ruber entpuppten, der als besondere Verlaufsform angesprochen werden kann, doch vom Lichen ruber acuminatus Kaposi = Pity-riasis rubra pilaris, getrennt werden muß. Im Fall von ROLLIER und PETIT ist der schubartige, alle 3—6 Monate rezidivierende Charakter der Erkrankung hervorzuheben.

b) Lichen ruber der Schleimhäute, der Lippen, der Genitalien, der Blase, des Magens und Rectums

Ich hatte anfangs bereits darauf verwiesen, daß beim Lichen ruber sowohl ein kombinierter Befall der Schleimhäute und der Haut möglich ist, als auch ein alleiniger Befall der Schleimhaut das einzige Kennzeichen eines Lichen sein kann. SIMPSON sah bei 50 Fällen viermal die Lippen, achtmal den Gaumen, 42mal die Wangen, 21mal die Zunge, sechsmal die Zahnleiste und dreimal den Mund-boden befallen. SCHUERMANN hebt hervor, daß *der Mundschleimhautbefall* bei einem Viertel bis zu einem Drittel aller Lichen ruber planus-Fälle vorkommt und differentialdiagnostisch von der Leukoplakie und dem Erythematodes gut abgegrenzt werden kann. Die stippchen-, streifen-, netz- und girlandenähnliche Zeichnung des Mundschleimhaut-Lichen sind für ihn kennzeichnend. Die Wangen-schleimhaut ist nach HALTER nicht bevorzugt, und SCHUERMANN weist darauf hin, daß die Leukoplakie häufiger retroangulär sitzt. DECHAUME, PAYEN u. PRIOU unterscheiden an Hand von 50 Fällen von Lichen ruber (histologische Sicherung) einen diffusen Befall der Mundschleimhaut und eine mehr lokalisierte Form akuten Charakters. 45 Fälle von WARIN, CRABB u. DARLING wiesen 30mal Ulcerationen auf, und zwei boten ein Epitheliom an der Unterlippe. Eine atrophisierende Form eines Lichen ruber an Zunge und Lippe wurde von HALTER beschrieben. In Erweiterung des Kapitels von JULIUSBERG über auffällige Sonderformen des Lichen ruber der Schleimhaut möchte ich die von MONTGOMERY beschriebene weiße Haarzunge sowie den Hinweis von GOUGEROT auf vieleckige, Margueriten ähnelnde Zungenherde erwähnen. Verruköse Schleimhautherde bei Lichen ruber planus sahen VILANOVA, CARDENAL, PEDRAGOSA wie auch KNIERER. HALTER, JUSTER, MARSHALL und MILIAN beschreiben isolierte bullöse Schleimhautveränderungen, denen HERRMANN und WALTHER besondere Aufmerksamkeit schenken. Sie machen darauf aufmerksam, daß ein isolierter Sitz derartiger Efflorescenzen diagnostische Schwierigkeiten macht. Subjektiv bestehen Brennen und Schmerzen, die z. T., wie JADASSOHN und PAILLARD bei einem Fall eines 50jährigen Mannes hervorheben, im Verein mit dem klinischen Bild den Eindruck einer Stomatitis erosiva über 2 Jahre boten. Besondere Abgrenzung erfordert der Pemphigus. Neben der gelegentlich im Anschluß an einen Schleimhautbefall sich zeigenden oder auch vorausgegangenen Haut-Lichen ruber-Eruption soll nach HERRMANN und WALTHER die Therapie als Diagnose ex juvantibus zur Klärung beitragen, obwohl der Schleimhautlichen eine nur geringe Neigung zeigt, auf einen therapeutischen Versuch anzusprechen, wie SCHUERMANN mit Recht hervorhebt. Neben den blasigen Veränderungen an den Schleimhäuten imponieren auch atrophische Veränderungen an der Zunge, wobei filiforme Papillen abgeschliffen aussehen können. Histologisch zeigt sich beim Schleimhautlichen neben einem verhornenden Epithel eine subepidermale Infiltration mit deutlicher Spaltbildung, vacuolige Degeneration der Basalschicht und Hyperchromasie des Strat. spinos. (GRIMMER). Die Gefäßzeichnung besitzt nach HERRMANN angiomatösen Charakter, und beim Umbau der Submucosa ist ein Kollagenschwund und eine Elastinreduzierung bei starkem Ödem hervorzuheben. Im Bereiche der Wickhamschen Streifen zeigt sich eine lokal begrenzte Verbreiterung einer verhornenden Schicht zusammen mit einem starken Ödem des Epithels über einem dichten Infiltrat der Tunica propria. Die Trennung des Schleimhautlichen von toxischen Exanthemen lichenoiden Charakters erscheint oft nicht mehr möglich. Die Genitalschleimhaut war bei einer Kombination eines Lichen ruber planus mit einem Lichen atrophicus und einem gleichzeitigen Lichen corneus befallen. STREITMANN stellte neben eigenen Beobachtungen Fälle der Weltliteratur von *Lichen sclerosus mit Vulvaatrophie* zusammen und vermeidet dabei eine eigene Stellungnahme zur Frage der Zugehörigkeit des Lichen sclerosus. Aus seinen mitgeteilten Fällen ist ablesbar, daß es sich bei einem großen Teil um den sog. Lichen sclerosus consecutivus handelt, der als atrophischer Endzustand eines Lichen ruber gemäß unserer vorherigen Abhandlung anzusehen ist. Insofern kann ich an die Fälle von STREITMANN im Zusammenhang die Beobachtung an 43 Fällen von *Lichen planus der Vulva* anschließen, über die HUNT berichtete und die Beziehungen zur Kraurosis vulvae und zur Leukoplakie der Schleimhaut diskutiert. Während die Kraurosis vulvae Endzustand eines Lichen ruber atrophicus consecutivus sein könnte und in dieser Form eine ähnliche Auffassung erfährt wie die Balanitis obliterans in ihrer Beziehung zum Lichen sclerosus von FREEMAN und LAYMON, und auch die Leukoplakia vulvae von HUNT mit in diesen Formenkreis genommen wird, stellt die Leukoplakie der Schleimhaut wie die Leukoplakia buccalis eine prinzipiell andere Erkrankung dar und kann im Gegensatz zum Lichen ruber (s. auch SCHUERMANN) als Präcancerose bezeichnet werden. Vom histogenetischen Standpunkt ist es allerdings naheliegender, in der Kraurosis vulvae eine der Balanitis xerotica entsprechende — also dem Lichen sclerosus ähnelnde — Erkrankung zu sehen.

Besonderes Interesse ist den bereits im alten Handbuch schon beschriebenen *Lichen-Eruptionen des Intestinums und der Blase* zu widmen. BLAIR sah einen Befall der Wangen und des Pharynx. TOURAINE beschrieb gastroskopisch zu erkennende Lichenveränderungen im Magen an der kleinen Kurvatur. Ähnliche Veränderungen beschreibt CHEVALLIER. GOUGEROT beobachtete Lichenplaques am Collum uteri bei einer 32jährigen Frau, die an einer Lues erkrankt war. HEYMANN stellte bei einer 50jährigen Frau opaleszierende kleinfleckige Herde in der Harnblase dar, und GOMEZ konnte bei einem Lichen ruber atrophicus in Kombination mit einem Lichen verrucosus am Trigonum vesicale weißliche Lichenknötchen auffinden. PASTINSZKY und KLEEBERG, wie auch GOUGEROT, CARTEAUD und COTONI konnten an der *Rectumschleimhaut* dem übrigen Schleimhautlichen entsprechende Veränderungen nachweisen, während WARIN, HALL-SMITH und DAUNT bei einem 20jährigen Mann mit generalisiertem Lichen ruber neben einem Mundschleimhautbefall auch Herde am Nasenseptum, Trommelfell und Rectum sahen. Insgesamt muß festgestellt werden, daß Lichen planus-Eruptionen an Blase, Magen, Rectum oder Uterus nur dann zu erwarten sind, wenn bereits Veränderungen an der Mundschleimhaut oder an den äußeren Genitalien festgestellt wurden.

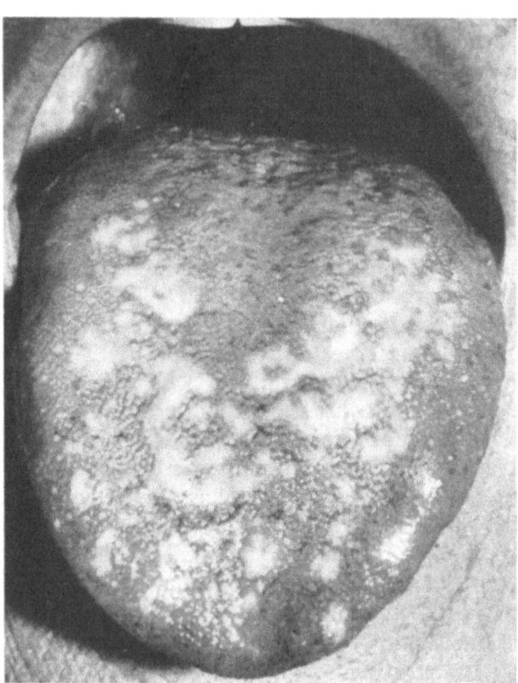
Abb. 2. Lichen ruber planus der Zungenschleimhaut

c) Nagelbefall bei Lichen ruber

Ebenso wie eine maligne Entartung des Lichen ruber in Zweifel gezogen wurde, wurden skeptische Stimmen laut im Hinblick auf die Spezifität der Entwicklung von *Nagelstörungen* bei *Lichen ruber planus*. Die Summe der Beobachtungen läßt aber deutlich werden, daß es sowohl durch Befall des Nagelfalzes zu Deformierungen, Grübchenbildungen, Längsfurchen, Brüchigkeit und Pigmentierungen kommen kann, als auch eine Atrophie der Nägel und sogar ihr Verlust beobachtet werden konnte. BEERMAN sah bei einem Lichen ruber, der mit einer Pityriasis rosea sich kombinierte, einen Nagelverlust, als das Exanthem verschwand, BETTLEY beschrieb Deformierungen der Zehennägel bei dem Lichen ruber eines 8jährigen Jungen. Über einen Nagellichen schrieb BOLDT. CORSI stellte einen Lichen ruber planus der Haut und der Schleimhaut vor mit gleichzeitigem Graham Little-Syndrom und Befall der Finger- und Fußnägel, den auch KUMER sah. Eine dunkelgraue Verfärbung mit Grübchen versehener Nägel an den

Händen beobachtete FEIT bei einem Lichen ruber planus, während JOHN eine Längsspaltung und Splitterung beschrieb. Hervorzuheben ist auch eine Onychomadesis (innerhalb mehrerer Monate zweimal), die GREENBAUM beschrieb, dem ein Fall (Lichen planus bullosus) von GARDNER, der neben einer Atrophie einen völligen Ausfall bemerkte, zur Seite zu stellen ist. OBERSTE-LEHN und KÜHL konnten bei einem Lichen ruber planus pemphigoides einen Nagelverlust der Großzehen beobachten. GADRAT sah bei einem 45jährigen Mann, der 6 Monate an einem Lichen ruber planus litt, auf Grund von Matrixveränderungen Längsfurchen und Einrisse, und im Fall von PARKHURST waren bei einem 47jährigen Mann praktisch alle Nägel befallen, ähnlich einem Fall von RIEHL, bei dem am Nagelfalz Lichenknötchen festzustellen waren; ähnliche Veränderungen sah COSTANTINI. VERO beschrieb glanzlose graue Nägel von spröder Konsistenz, die auf einen Lichen ruber bezogen werden konnten, während TIETZEN trophische Störungen der Fingernägel bei einem Lichen ruber planus mit Wangenschleimhautbefall auf eine postgrippöse Störung bezog. Man hat den Eindruck, daß die Nagelveränderungen sich nicht ohne Lokalisation von Licheneffloreszenzen in der Nähe des Nagelwalls entwickeln, und somit Ausdruck einer durch diesen Befall induzierten trophischen Störung lokaler Art sind. Andererseits ist der kurz-

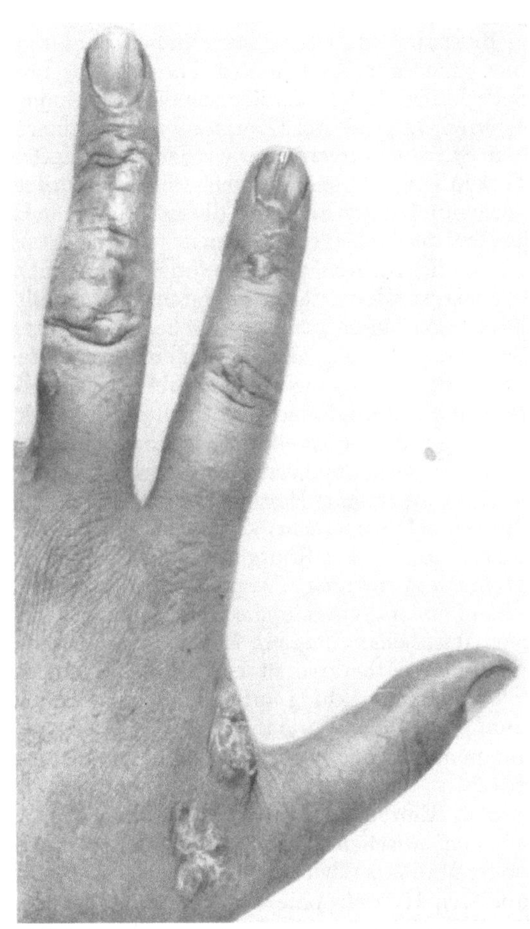

Abb. 3. L. r. planus partim verrucosus mit Nagelbeteiligung

fristige mehrfache Ausfall aller Fingernägel, wie ihn GREENBAUM beschrieb, mehr Ausdruck einer Allgemeinerkrankung. GRACIANSKY et al. sahen eine Onychorrhexis bei einem Lichen planus follicularis, RONCHESE Längsstreifen, Rillen und Ausfall bei Lichen planus und STERNBERG u. REISNER schließlich einen auf die Fingernägel beschränkten Lichen mit löffelartigen Verbildungen. Zusammenfassend stellt SAMMAN (1961) fest, daß unter Berücksichtigung von 200 Fällen von Lichen planus in 10% Nagelveränderungen aufgefunden wurden, die in etwa 4% stärkeres Ausmaß annahmen. Es gibt auch einen Lichen ruber der Nägel ohne entsprechende Veränderungen an Haut und Schleimhäuten (STERNBERG u. REISNER).

d) Maligne Entartung des Lichen ruber

Ein besonderes Interesse beansprucht die Frage nach der malignen Entartung des Lichen ruber. Dieses Ereignis ist selten. Vom statistischen Gesichtspunkt aus ist in den 15 Fällen, die seit 1932 publiziert wurden, nur zu sagen, daß einmal eine gleichzeitige Entwicklung von Hautmalignomen möglich ist und zum anderen auf dem Boden eines Lichen ruber ein Carcinom oder ein Basaliom entstehen kann.

Die zwei Epitheliombeobachtungen an der Unterlippe von WARIN et al. hatte ich bereits erwähnt. JANSEN u. GROOTHUIS sahen auf dem Boden eines Lichen ruber atrophicans et exulcerans eine Carcinomentwicklung.

BUREAU, JARRY u. BARRIÉRE beobachtete einen Lichen ruber verrucosus bei einer 52jährigen Frau, der 15 Jahre lang bestand. Die verrukösen Herde zeigten weder klinisch noch histologisch eine Carcinombildung, während in der Leistenregion ein vergrößerter Lymphknoten mit einer histologisch gesicherten carcinomatösen Struktur aufgefunden werden konnte. CARTEAUD und STIEGLER berichteten über ein Epitheliom auf einem Schleimhautlichen bei einem 51jährigen Pfeifenraucher und halten an Hand dieses Falles eine Revision der Auffassung für berechtigt, daß der Lichen ruber niemals maligne entarten könne. Auch LATTÈZ, VRASSE u. a. veröffentlichten vier Fälle von Schleimhautlichen der Wange, die sich mit einem Carcinom kombinierten. Im ersten Fall handelt es sich um einen 45jährigen Mann, der seit 25 Jahren an einem Lichen ruber litt und bei dem 13 Jahre nach einer Röntgenbestrahlung histologisch ein Carcinom gesichert wurde. Im zweiten Falle handelt es sich um einen Lichen ruber bei einer 60jährigen Frau, die seit 20 Jahren an einer Cancerophobie litt. Weiterhin werden ein 40jähriger Mann und eine 53jährige Frau vorgestellt, bei denen eine Kombination eines Wangenschleimhautlichen mit einem Stachelzellkrebs vorlag. Auch PERIN, DUCOURTIOUX und KRITTER berichten über eine Epitheliomentwicklung aus einem Mundschleimhautlichen. HAMPEL sah bei einem 62jährigen Mann, der vor 25 Jahren auf Grund eines Lichen ruber eine Röntgenstrahlen- und Arsentherapie erhalten hatte, eine Carcinomentwicklung. Desgleichen glaubt WILDON, daß in seinem Fall, bei dem sich auf einem hypertrophischen Lichen ruber auf dem Vorderarm 15 Jahre nach einer Arsenbehandlung ein Epitheliom entwickelt hatte, an einen Zusammenhang mit der Arsentherapie zu denken ist (SCHUERMANN), welcher auch bei der späten Epitheliomentwicklung auf einem Zungenlichen (CORDIVIOLA u. BOSCO) bestehen kann. Wir sehen also, daß die Zahl der nur auf einer Licheneruption beruhenden Tumorentwicklung um die Fälle vermindert werden muß, welche mit einer fakultativ tumorprovozierenden Therapie, wie Röntgen und Arsen, behandelt wurden. Einzelfälle bleiben sicherlich übrig, die einen kontinuierlichen Zusammenhang zwischen Lichen ruber und Carcinom bzw. Epitheliom aufweisen. So konnte MARSHALL bei einem 27jährigen Mann eine Carcinomentwicklung auf einer papillären Hypertrophie eines Lichen ruber-Herdes der Zungenspitze nachweisen. Die Entwicklung eines Epithelioms auf einem plaqueartigen Lichen ruber corneus wurde von PUENTE u. FIOL auf einem Lichen hypertrophicus von BECKER beschrieben. Im Verein mit den bereits von JULIUSBERG aufgeführten Fällen und der Erfahrung von SCHUERMANN ist somit nochmals hervorzuheben, daß der Lichen ruber nicht als sog. Präcancerose zu gelten hat, aber eine Malignomentwicklung aus einem Lichen ruber nicht unmöglich ist, wie es auch EVA GOTTRON bei einer 65jährigen Frau mit Lichen ruber atrophicans der Mundschleimhaut feststellen konnte (Kombination mit Prothesendruck) und dem die Entwicklung eines Carcinoms bei einem 78jährigen Mann auf einem lange Jahre bestehenden Lichen planus hypertrophicus (BRENNAN u. TEPLITZ) zur Seite gestellt werden kann.

e) Kombination des Lichen ruber mit begleitenden Hauterkrankungen

Schlüsselt man die anfangs erwähnten ausgewählten Fälle meiner Literaturübersicht auf, und zwar nach begleitenden Hauterkrankungen, so wurden insgesamt 17mal eine Kombination mit einer Alopecie auf dem Kopf gesehen, die großenteils als Pseudopelade imponierte, wobei besonders untersucht wurde, ob diese Kombination als Alopecie im Sinne des Lassueur-Graham Little-Syndroms zum Lichen ruber zu rechnen ist. Von GONZÁLES sowie KLOSTERMANN u. a. wurde eine Kombination mit einer Vitiligo, von BEERMAN, EMANUEL, FROM-JÖRGENSEN, LYNCH, MUENDE, SELLEI u. a. wurde eine vorhergehende *Pityriasis rosea* hervorgehoben. Ein gleichzeitiges Vorkommen eines Lichen ruber mit einer Pityriasis beschrieben CHARGIN, DIETZ, GOUGEROT, KIRST, NAEGELI, MILBRADT, WISE, GATÉ. Von COLE, FELDMAN, GOLD, GOUGEROT, LORTAT-JACOB, MICHEL und THRONE sowie PRUNIERAS u. J. ALT wurde ein gleichzeitiges Zusammentreffen mit einem *Erythematodes* gesehen, während DAVIS,

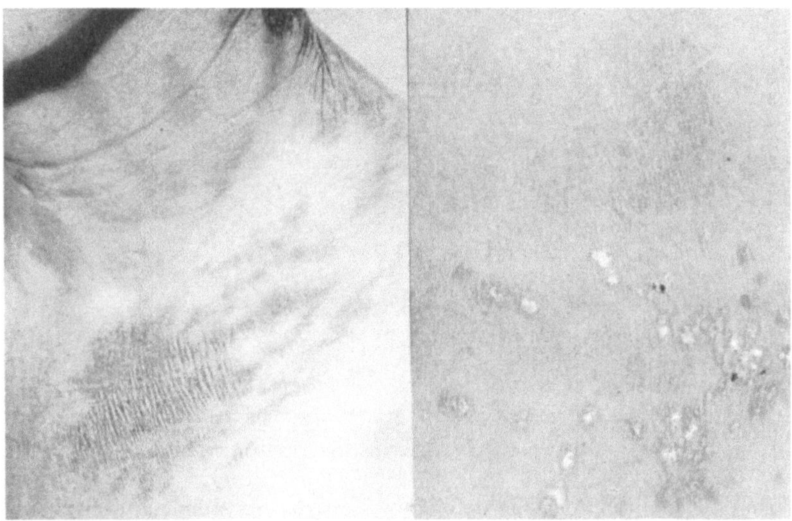

Abb. 4a. Lichen ruber planus am Hals und in der Sacralregion. Die Patientin bot einen positiven Kveim-Test. Histologisch das Bild einer Sarcoidosis und eines Lichen ruber (s. Abb. 4b). (Tagg Südwestdeutscher Dermatologen, Frankfurt, Mai 1962, Fall der Hautklinik Frankfurt [Dir. Prof. F. HERRMANN], vorgestellt von Prof. STEIGLEDER)

HERRMANN, KUMER, STRICK u. HYMAN und WANDERER einen gleichzeitigen bzw. vorausgehenden und BONJEAN einen nachfolgenden *Herpes zoster* beobachteten. Einen zeitlichen Zusammenhang mit einer Psoriasis sahen BLUE-FARB et al., KOPP u. REYMANN, CORICCIATI sowie ALTMAN u. PERRY und schließlich LASHINSKY. Des weiteren wurde eine Kombination mit einer Seborrhoe (ALVAREZ-SAINZ-DE AJA, SELLEI), einer Sebocystomatose (GROS), einer Acanthosis nigricans (HULUSI-BEHÇET) einer Dermatitis herpetiformis Duhring von JAJA und MASURE sowie BONDET beschrieben. Kombinationen mit einer Acne conglobata veröffentlichte KLÜCKEN, eine gleichzeitige Stomatitis ulceromembranacea (GOUGEROT, GIAVIER, und GATÉ), während KOLLER sowie SZODORAY eine gleichzeitige Dyshidrose, LEWITH ein Erythema exsudativum multiforme, TAKAHASHI ein Menstrualexanthem und schließlich GATÉ sowie MITCHELL eine exfoliative Toxikodermie beobachteten. Das Vorkommen ekzematöser Veränderungen mit Lichen ruber erscheint auch öfter, und zwar bei HAACK (mykotisch), FUSS (Analekzem), DOCTOR (Neurodermitis), PLATTHY wie auch LEIBKIND (Lichen Vidal), CORMIA (hypertrophische Neurodermitis) und schließlich MILIAN, NOBL und FUHS (Ekzem). Bei einem Morbus Boeck sahen BREHM und JADASSOHN einen Lichen ruber, HERRMANN u. STEIGLEDER stellten 1962 einen Lichen ruber der Halsregion vor, der histologisch zusätzlich das Bild einer

Sarcoidose bot, und bei einer Sklerodermie sah THELEN einen Lichen planus.
Dabei ist zu bedenken, ob es sich in allen Fällen um eine sicher von Lichen
ruber verschiedene Hauterkrankung, oder ob es sich nicht in dem einen oder
anderen Fall um eine Lichen ruber-Variation handelt, die ein Scheinbild der
aufgeführten Dermatose vortäuscht, wie bei dem Fall eines Lichen ruber unter dem
Bilde einer Livedo anularis von RINALDI anzunehmen ist. Die sichere Entwicklung eines Lichen ruber aus ekzematösen Herden bzw. auch nach eigenen Beobachtungen neben einem Ekzem, oder aus einer Psoriasis und schließlich im Gebiet

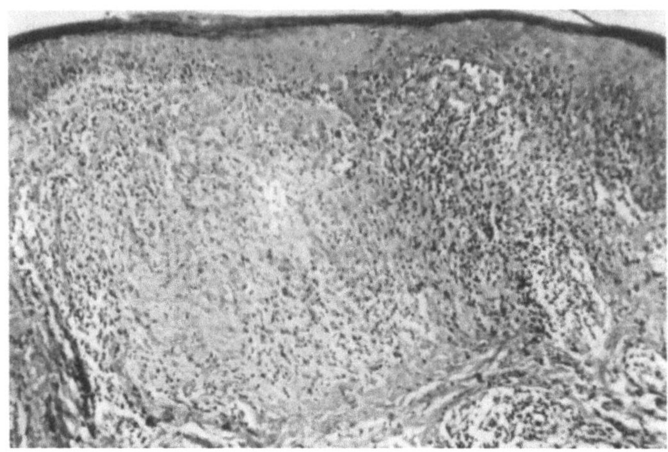

Abb. 4b. Histologie der Abb. 4a. Rechts das typische Bild des Lichen ruber planus mit Auflösung der Epider-
miscutis-Grenze, links ein beginnendes Epitheloidzellinfiltrat (Herd am Hals). Im Bereiche des Os Sacrum
(s. Abb. 4a) fast ausschließliches Epitheloidzellen-Infiltrat

von narbig abgeheilten Zosterherden ist zweifelsfrei. Es steht nur die Frage offen,
ob der Lichen ruber durch derartige Hauterkrankungen in Verbindung mit
konstitutionellen Faktoren provoziert wurde. Derartige Betrachtungen fallen
aber in das Kapitel der Pathogenese.

f) Lichen ruber und Allgemeinerkrankungen

Das Auftreten von Allgemeinerkrankungen beim Lichen ruber ist seltener als
die Kombination mit einer anderen Dermatose, und bis heute fehlt es noch an
einer plausiblen Erklärung für die zwölf Lichen ruber-Fälle, die von HEBRA mit
schweren marastischen Symptomen relativ kurzfristig beobachtet wurden und
die den Grundstein für die großen Schwierigkeiten der Deutung und Wertung des
Lichen ruber in dem vergangenen Jahrhundert und auch in den ersten Jahrzehnten dieses Jahrhunderts gelegt haben. Abgesehen von dem Lichen neuroticus
Unna läßt sich auch keine besondere Neigung zu einer wesentlichen Störung des
Allgemeinbefindens feststellen, obwohl in Einzelfällen z. B. Lymphknotenschwellung verbunden mit Fieber bei akuten generalisierten Licheneruptionen möglich
sein können (GOUGEROT, NEMETH). Generalisierte Drüsenschwellung vermerkt
KATHE, während von PARKHURST sowie UGAZIO inguinale Lymphknotenschwellungen beschrieben wurden, die FABRY veranlaßten, eine lipomelanotische Ver-
änderung der Inguinaldrüsen anzunehmen (OBERMAYER, FOX, STÜTTGEN). Die
Kombination eines Lichen mit einer Lues ist mehrfach beschrieben worden
(FUCHS, KNIERER, PÜRCKHAUER, ROBBA und GOUGEROT), und es muß dabei die
Frage angeschnitten werden, ob nicht die Therapie der Lues mit Arsenpräparaten
eine solche Licheneruption verursacht hat, die einmal als Arsendermatose, aber

auch als echter Beginn eines Lichen ruber aufgefaßt werden kann; wenn auch GOTTRON einwendet, daß nach seinen Beobachtungen ein Schleimhautlichen der Arsenprovokation vorausgehen kann.

FUCHS beobachtete den Beginn eines Lichen ruber im Anschluß an eine Grippe, und auch die Kombination mit einer Lungentuberkulose wurde mehrfach erwähnt (GARNIER, GATÉ, GOUGEROT, MILIAN, RAIMONDI und RAMEL). Wie bei der Lues kann auch bei der Tuberkulose, zumindest zu der Zeit, als eine Goldtherapie üblich war, der Effekt einer Lichenprovokation durch Schwermetallsalze diskutiert werden. Bei der relativen Häufigkeit des Lichen ruber ist es nicht verwunderlich, daß ein Zusammentreffen dieser Hauterkrankung mit allgemeinen Störungen vorkommt, die nicht dafür sprechen, daß der Lichen ruber durch diese Erkrankungen hervorgerufen wird, sondern vom statistischen Gesichtspunkt aus mehr dafür sprechen, daß der Lichen trotz dieser Erkrankungen aufgetreten ist. Die Beobachtung von LYNCH, daß bei 42 Patienten mit Lichen ruber planus 40% eine Hypertonie zeigten, wird zwar in gewissem Maße durch RAMEL gestützt, ohne daß aber weitere Hinweise dafür zu erbringen wären. Einen Nierenbefall beobachteten FREUND wie auch GOTTRON in Form einer Glomerulonephritis, wozu sich noch der Fall von GOUGEROT hinzugesellt, der zusätzlich eine Lebercirrhose beobachtete. Einzelbeobachtungen berichten über eine Kombination mit einer Dementia praecox (ARATA), einem Basedow (DELBOIS), einer Tonsillitis (FIOCCO), Diarrhoe und Myeloblastenleukämie (SCULLY), sowie einem Reticulosarkom mit einer Monocytose (VACHON, MOREL und GERMAIN), einer Polyarthritis (TÉMINE), einem Asthma mit tödlichem Ausgang, einem Sympathicoblastom (WEIL, TIMPER), einer Leishmaniose (BEIRNE, HARLOW) und schließlich über eine gleichzeitige Sinusitis (ROBERTS) bei zwei Fällen. Den Blutveränderungen wäre noch eine Eosinophilie des peripheren Blutes und des Markes hinzuzufügen (CAEIRO-CARRASCO, SUCHORUKARA). In Verbindung mit vereinzelten Eosinophilen wäre dies ein schwacher Anhalt dafür, daß dem Lichen ruber eine allergische Pathogenese unterstellt werden könnte, wie es in dem Lehrbuch von HANSEN von CARRIÉ und SCHREINER diskutiert wurde. Neben der Lungentuberkulose sind auch noch die Fälle eines Morbus Boeck zu erwähnen, die von BREHM und MARCUSSEN bei Lichen ruber beobachtet wurden, die keinen Anhalt dafür boten, daß es sich bei dem Lichen um einen atypischen Fall einer Boeckschen Erkrankung gehandelt hat. Bei der Häufigkeit des Diabetes mellitus und des Lichen ruber ist es nicht weiter verwunderlich, daß schließlich viermal eine Kombination mit einem Lichen ruber beschrieben wurde (CANIZARES, LASHINSKI, HERRMANN, ROSEN). Das Zusammentreffen einer Funktionsstörung ovarieller Natur in Form einer Amenorrhoe (TAKAHASHI, SZODARAY u. a.) ergänzt sich mit der Beobachtung eines gleichzeitigen Turner-Syndroms von CORNBLEET. Schließlich ist noch als Kuriosität die Beobachtung eines Turmschädels gleichzeitig mit einem Exophthalmus sowie einem gotischen Gaumen bei einem Lichen ruber von K. LINSER zu erwähnen.

Wir haben also keinen Grund anzunehmen, daß der Lichen ruber eine Erkrankung innerer Organe bahnt oder im Gefolge einer inneren Erkrankung auftritt. Beachtenswert ist aber wohl der Hinweis von LYNCH, daß 25% der Lichen ruber-Fälle einen Hochdruck aufweisen. ALTMAN u. PERRY fanden in 307 Fällen der Mayo-Clinic bei 50 Patienten einen Hochdruck (1961).

2. Formenkreis des Lichen ruber im weiteren Sinne
a) Lichen ruber follicularis und narbige Alopecie
Die Versuche, das *Lassueur-Graham Little-Syndrom* in Beziehung zu den atypischen Formen des Lichen ruber zu bringen, sind nicht neu und wurden von

Graham Little schon 1921 vorgenommen. Feldman identifizierte den Lichen spinulosus und die Folliculitis decalvans als Lichen planus, brachte aber für europäische Verhältnisse eine gewisse Verwirrung, als er mit dem Zusatz acuminatus einen übergeordneten Begriff für die Littlesche Erkrankung bringen wollte. Neuere Versuche, das Graham Little-Syndrom in Beziehung zum Lichen ruber zu bringen, wurden kürzlich sowohl von Spier und Keilig (Lichen ruber follicularis decalvans), als auch von Silver, Chargin und Sachs im angloamerikanischen Schrifttum, von Santoianni an Hand von 28 Fällen, Gay-Prieto (23 Fälle) und Pierini und Borda (18 Fälle) unternommen. Spier diskutierte darüber hinaus die Möglichkeit, die Pseudopelade als monosymptomatischen Spezialfall des zu heterotopen Schüben neigenden Lichen ruber follicularis aufzufassen und somit als Abortivform des Graham Little-Syndroms zu werten. Die histogenetische Bearbeitung läßt erkennen, daß das wesentliche Moment des Lichen ruber follicularis decalvans eine primär umschriebene, perifollikuläre lymphohistiocytäre Infiltration darstellt, die die äußere Wurzelscheide vacuolisch usuriert. Im Prinzip entsprechen sich die Veränderungen an den Lanugo- und an den Kopfhaarfollikeln. Lever sieht allerdings in der Folliculitis decalvans eine intrafollikuläre Pustelbildung mit perifollikulärer Infiltration, in der sich Plasmazellen anhäufen.

Erst die zweite Phase führt zu atrophischen Veränderungen. Es ergeben sich somit Verbindungen zum Lichen ruber atrophicus consecutivus, wie wir ihn an anderer Stelle dargestellt haben. Ähnlich äußerte sich früher Feldman. Das gleichzeitige Auftreten eines Lichen planopilaris bzw. eines Lichen ruber follicularis ist keine Bedingung, um die Basis zu haben, die zeitlich parallel laufende Pseudopelade dem Lichen ruber follicularis Graham-Little unterzuordnen. Aber W. M. Stewart zeigte an zwei Fällen, daß die Pseudopelade den übrigen Symptomen des Graham Little-Syndroms um 10 Jahre vorausgehen kann. Dem entsprechen auch Beobachtungen von Pierini, Auckland; Barnes, Murphy, Rauschkolb, Rosenberg, Pollock. In einem Fall ging der Lichen follicularis mit alopecischen Herden der Achsel- und der Schambehaarung den atrophischen Kopfherden voran.

Aus einer Übersicht von Degos, Duperrat und Leclerq, Degos u. Rabut geht nach Spier auch hervor, daß sich in einer Beobachtungszeit von über 10 Jahren die atrophisierenden Alopecien häufig mit follikulären Keratosen kombinieren, aber nicht zeitlich zusammenfallen müssen. Der analytische Versuch von Spier mit Determinationen des Lichen spinulosus (= Lichen ruber spinulosus nach Pautrier), des Lichen planus pilaris Pringle und weiteren follikulären Keratosen dürfte ein Beitrag dazu sein, das „tropische Gewirr" der verschiedenen Bezeichnungen und Deutungen für das Graham Little-Syndrom zu klären und eine Basis für die weitere Diskussion in dieser Hinsicht zu bilden. Die Kombination eines Lichen ruber planus mit einer Pseudopelade bzw. mit narbigen Atrophien der Kopfhaut und des behaarten Genitale wurde überdies von Bancroft, Barber, Bieber, Bucciero, Chevallier, Feldman, Forman, Marcussen, Pollock, Robba, Rusch, Sannicandro, Altman und Perry beschrieben. Silver, Chagrin und Sachs haben die Entwicklung des Graham Little-Syndroms ebenfalls analysiert und zeigen in ihrer Auffassung eine ähnliche Beurteilung wie Spier. Sie wenden sich allerdings gegen den Begriff der Atrophie beim Lichen planopilaris und der Folliculitis decalvans, insbesondere wenden sie sich gegen die Identifizierung mit dem Lichen sclerosus et atrophicus, den nach Miescher auch Montgomery und Hill als Krankheitseinheit und ohne Beziehung zum Lichen planus gekennzeichnet haben. Der Verlust der elastischen Fasern ist kein primär atrophischer Vorgang in pathologisch-anatomischer Deutung, so wie ihn FELDMAN wahrhaben wollte, sondern ist im allgemeinen die Folge einer cellulären Infiltration, obwohl MIESCHER gerade auf Grund des frühzeitig einsetzenden Elasticaschwunds beim Lichen sclerosus ein Argument für die Eigenständigkeit und Abgrenzung dieser Erkrankung vom Lichen ruber sieht. Die Endstadien des follikulären Lichen planus können sich in einer Alopecia cicatrisata zeigen, als sog. ausgebrannter Lichen planus follicularis. Auf Grund einer Literaturstudie an Hand von 101 Fällen und vier eigenen Beobachtungen kommen SILVER et al. zu dem Ergebnis, daß in 72% der Fälle ein Lichen planus pilaris vorlag und sich in 24% der Fälle eine Atrophie der Kopfhaut hinzugesellte. Eine Alopecie wurde in 42% der Fälle beobachtet. Die Diagnose des Lichen planopilaris ist damit nicht an die Symptomentrias, also die Kombination mit einer Alopecie gebunden, wie es PRINGLE auch nicht verstanden haben wollte. Im allgemeinen ist der Spinulosismus kein unbedingtes Zeichen eines Lichen planopilaris, doch wird bei einer Kombination mit einer Folliculitis decalvans immer wieder ventiliert werden müssen, ob es sich nicht um einen follikulären Lichen planus gehandelt hat. PIERINI und BORDA sind die südamerikanischen Verfechter der gleichen Vorstellungen gewesen wie SILVER u. Mitarb., und sie gehen ebensoweit wie SPIER, indem sie das Graham Little-Syndrom und die Pseudopelade BROCQ mehr als lokalisatorische Variation und Entwicklungsstadien im Verlaufe eines Lichen ruber ansehen. Bei der Ungeklärtheit der Pathogenese, insbesondere der Ätiologie des Formenkreises des Lichen ruber, ist allerdings vor allzu umfassender Raffung der Begriffe zu warnen, zumal ohne Zweifel Unterschiede in dem Schwerpunkt der Veränderungen bei der Pseudopelade Brocq (im Vordergrund stehende perivasculäre Infiltration) und beim Graham Little-Syndrom (betonte follikuläre Infiltration) bestehen, die neben der Variabilität des Einzelfalles die Möglichkeit prinzipieller Unterschiede offen lassen (s. PHOTINOS und auch WALTHER). KEINING und RATHJENS sind der Meinung, daß histochemisch die Darstellung des epidermalen Grenzstreifens in der Färbung nach McMANUS eine Abgrenzung der Pseudopelade gegen den Lichen ruber zuläßt. GOTTRON hält an einer Trennung der Pseudopelade vom Lichen ruber fest und sieht auch in der Folliculitis decalvans ein eigenständiges Krankheitsbild, das mit der Pseudopelade Berührungspunkte aufweist. Auch MIESCHER wies auf dem Düsseldorfer Kongreß 1958 darauf hin, daß es wohl nicht abzustreiten ist, daß es in dieser Hinsicht atrophische Prozesse gibt, die klinisch eine Beziehung zum Lichen ruber follicularis vermissen lassen. GANS kommt zu dem Schluß, daß es der Sache dienlich ist, die im ureigensten Wesen der Dinge gelegene Unmöglichkeit der Deutung und Einordnung auf Grund histopathologischer Studien offen zu bekennen. Isomorphie ist eben nicht Isogenie. Nach RONCHESE bestehen nur ungenügende Hinweise dafür, daß die Pseudopelade mit ihrem progressiven Charakter sich direkt oder indirekt mit inneren oder äußeren Erkrankungen kombiniert.

b) Lichen nitidus

Im alten Handbuch von JADASSOHN wird der Hauptteil des Lichen nitidus (PINKUS) unter dem Kapitel der Hauttuberkulose abgehandelt, obwohl JULIUSBERG bereits in seinem Kapitel die Beziehungen zum Lichen ruber andeutete. Die weitere Entwicklung hat es mit sich gebracht, daß sich die Beziehungen des Lichen nitidus zum Lichen ruber planus als enger herausstellten, obwohl die Stellung des Lichen nitidus auch heute noch nicht einheitlich beurteilt wird. Sicherlich ist aber die Auffassung des Lichen nitidus als Tuberkulose erschüttert, und auch SCHUERMANN sieht im Lichen nitidus mehr Parallelen zum Lichen ruber planus als zur Tuberkulose, obwohl nach wie vor auch in neuerer Zeit der Lichen nitidus z. T. als Tuberkulid bewertet wird (BURNIER, RASZKES, ARTOM, BOTTOLI). Die Bewertung des Lichen nitidus als Abart des Lichen ruber planus ist allerdings nicht neu und geht auf BARBER (1927) und CIVATTE (1927) zurück. Die morphologische Ähnlichkeit zum Lichen ruber planus hat auch PINKUS nicht bestritten, und TAPPEINER führt an, daß bei der Unkenntnis des von PINKUS (1907) geprägten Begriffes Lichen nitidus eine große Zahl dieser Krankheitsfälle wohl in das Reich des Lichen ruber planus eingeordnet worden wären. Auch MÖLLERS konnte ihrer Ansicht nach einen wesentlichen Unterschied zwischen Lichen ruber planus und Lichen nitidus nicht belegen, da sich klinisch als Lichen ruber planus imponierende Fälle histologisch als Lichen nitidus — also mit epitheloiden Granulomen und Riesenzellen — entpuppten, und es wurde zur Diskussion gestellt, ob nicht eine bestimmte Reaktionslage bei einem Lichen ruber planus histologisch dem Lichen nitidus entsprechende Eigenheiten provoziert oder morphologisch ein Lichen nitidus sich histologisch als Lichen ruber planus darstellen kann. CIVATTE konnte bereits 1912 im histologischen Schnitt eine typische Lichen planus-Papel neben einem typischen Lichen nitidus-Knötchen beobachten und sieht in einer histologischen Beurteilung des Lichen ruber planus und des Lichen nitidus nur gradmäßige Unterschiede, eine Einstellung, die im Prinzip von ELLIS und HILL geteilt wird. Schwierigkeiten ergeben aber bei dieser Deutung die Kombinationen eines Lichen ruber planus mit einem Lichen nitidus (LEWIS wie auch CARIAGE, PELLERAT u. PRUNIERAS). Eine Kombination mit einem Lichen ruber planus sahen u. a. RASZKES, LEWIS, GOUGEROT, BLUM und ELIASCHEFF, TRAUB, KLIEGEL. Einen Patienten mit Lichen planus, bei dem ein Jahr vorher ein Lichen nitidus bestand, stellten u. a. BARSKY und SCHORR vor. Interessant ist in diesem Zusammenhang die Beobachtung von APPEL, der bei einem 12jährigen Knaben morphologisch einen Lichen nitidus sah, der histologisch einem Lichen planus entsprach und später morphologisch mehr zu einem Lichen ruber planus neigte, während sich histologisch nun ein Lichen nitidus entwickelt hatte. Aus einer tabellarischen Übersicht über die klinischen und histologischen Kriterien sieht TAPPEINER keine hinreichenden Gründe, eine Eigenständigkeit des Lichen nitidus zu fordern bzw. eine Einordnung zu den von einer Tuberkelinfektion abhängigen Hauterkrankungen zu sehen. Der epitheloide Bau der Infiltrate mit Riesenzellen, die im übrigen nicht obligat sein müssen, wie es CARRIÉ beschrieb, ist auch sicher nicht tuberkulösen Hauterkrankungen eigen. Der wesentliche Unterschied zum Lichen ruber planus wurde bisher in dem histologischen Bild der einzelstehenden nicht konfluierenden stecknadelkopfgroßen weißlichen Papeln ohne Rötung und in der subjektiven Symptomenarmut gesehen. Während im Anfang beim Überwiegen des männlichen Geschlechts als hauptsächlichste Lokalisation der Penis angesehen wurde, mehren sich die Berichte über Ausbreitung auf fast alle Körperregionen (MIESCHER, ROSEN, SCHWANDER, BARBER, KROOK, BAZEX et al.); HALTER, PACE, BLOOM u. a. beobachteten eine exanthematische Form. Auf die Schleimhautbeteiligung weist SCHUERMANN nachdrücklich hin. Ein Fall von TAPPEINER zeigt einen typisch anulären Herd, und aus einer Arbeit von CARRIÉ u. a. geht hervor, daß der Lichen nitidus ein Köbner-Phänomen zeigen kann (s. auch BAZEX, CAPPOLINO, VILANOVA). Diese Beobachtung wird von GREKIN, OMENS, OMENS u. MUSGRAVE, WEBSTER, HETREED, FALK; WALLACE gestützt. Juckreiz beim Lichen nitidus ist bekannt, ganz abgesehen davon, daß er beim Lichen ruber planus fehlen kann. Ein familiäres Vorkommen wurde von HALTER bei Vater und Sohn beobachtet. Die Frage der Bewertung einer sog. Lichen ruber-Varietät, wie sie z. B. auch beim Lichen sclerosus et atrophicans auftritt, überfordert oft auf Grund fehlender ätiologischer und pathogenetischer Kenntnisse die Möglichkeiten einer Beantwortung in der heutigen Zeit. Wie die Einstellung zum Lichen nitidus auch sei — Anerkennung als selbständiges Krankheitsbild (CARRIÉ, JOST) oder Einordnung in den Formenkreis des Lichen ruber planus — die Bindung an eine tuberkulöse Infektion ist heute wohl nur noch schwer haltbar, wobei auch das Nichtansprechen auf moderne Chemotherapeutica der Tuberkulose eine gewisse Rolle mitspielt. Doch dürfte dieser letzte Gesichtspunkt durchaus angreifbar sein, da z. B. Neoteben, allerdings erst nach längerer Applikation, als Therapeuticum des Lichen ruber planus gilt. Die von GOUGEROT geübte Therapie mit Tuberkelvaccine ist bei Ansprechen ebenfalls nicht als sicherer Beleg für eine tuberkulöse Ätiologie zu werten, sondern darf auch in den Rahmen einer unspezifischen Therapie hineingestellt werden. Mit der Zunahme von Beobachtungen dieser seltenen Erkrankung — SCHUERMANN beobachtete unter 10000 dermatologischen Patienten in Berlin lediglich vier sichere Fälle von Lichen nitidus — ist eine Tendenz der Angleichung an den Lichen ruber planus zu erkennen (WIEN, PERLSTEIN; CAPPOLINO, JAEGER und CHAPUIS). Der Lichen nitidus bleibt dennoch als absolut typische Effloreszenz (LUTZ) bestehen und seine histologischen Kriterien lassen nach GANS und STEIGLEDER keine zweifelsfreie Zuordnung zum Lichen planus erkennen. Es muß beim klassischen Bild des Lichen nitidus im Hinblick auf die Einzeleffloreszenz, den histologischen Befund und auch die geringe allgemeine Irritation festgehalten werden, daß zwar vieles dafür spricht, daß der Lichen nitidus in dem Formenkreis des Lichen ruber planus untergebracht werden kann, doch erscheint es übereilt, auf Grund der fehlenden Ätiologie und Pathogenese des Lichen ruber planus sog. atypische Fälle, die zweifelsohne von diesen als Sonderfälle festgehalten werden müssen, ohne weiteres dem Lichen ruber zuzuordnen. Die Begrenztheit der morphologischen Äußerungen der Haut im Hinblick auf die große Zahl der auslösenden Momente läßt einen sicheren Einblick in das Wesen einer Erkrankung allein aus der Morphe oder Histologie heraus in solch schwierigen Grenzfällen nicht als zulässig erscheinen.

Gegenüber der ausführlichen Handbuchdarstellung von JULIUSBERG ist im Prinzip keine neue Lichenform aufgetreten, und auf Grund der erschöpfenden Darstellung dieses Autors erübrigt es sich wohl, im Rahmen eines Ergänzungsbandes auf die bekannten Variationen des Lichen ruber im einzelnen einzugehen.

c) Lichen sclerosus et atrophicus

Seit Jahrzehnten besteht in wechselhafter Folge die Tendenz, einerseits den Lichen atrophicus et sclerosus auf Grund gewisser Gemeinsamkeiten mit dem Lichen ruber planus zu identifizieren oder unter Bezugnahme auf im Vordergrund stehende Kriterien, die klinisch und histologisch an die circumscripte Sklerodermie erinnern, ihn anderseits aber als Variation der letztgenannten Erkrankung anzusehen. KWIATKOWSKI unterscheidet den Lichen sclerosus consecutivus HALLOPEAU als Folgezustand eines Lichen ruber planus von dem Lichen sclerosus primitivus als primär skleromatösem Krankheitsbild mit besonderen Eigentümlichkeiten und von der Sclerodermia circumscripta, die er als Synonym mit der White-spot-disease, Lichen albus und Sclerodermia lichenoides bezeichnet haben möchte, also einer Krankheitsgruppe, die MIESCHER um den Lichen morphoicus, der Morphea guttata, der Leucodermie atrophique ponctuée und den Lichen plan porcellainé erweitert wissen will. Nach MIESCHER schält sich nun der Lichen sclerosus in klinischer und histologischer Sicht als Krankheitsbild sui generis heraus. Die streng subepidermale „Sklerosierung", die ein schmales Band gegen die darunterliegende Infiltration bildet, und die für den späteren hellen opaleszierenden weißen Farbton verantwortlich ist (während im Beginn

die Herde einen rötlichen Schimmer besitzen können, Miller), sowie der frühzeitige Verlust der elastischen Fasern, der von Miller (1957) nochmals bei einem
bullösen Lichen sclerosus et atrophicus hervorgehoben wurde, kombiniert sich
mit Hornpfropfbildungen und läßt so eine Abgrenzung gegen den Lichen ruber
planus als auch gegen die Sklerodermie zu. Montgomery und Hill, die ebenfalls
eine frühzeitig fehlende Darstellung der elastischen Fasern sahen, beziehen diesen
Befund auf eine rein mechanische Ödemeinwirkung, die zu einer Verquellung der
Bindegewebsfasern führt, wobei es allerdings fraglich ist, ob vom histogenetischen
Standpunkt aus dieses Ödem für den Elasticaschwund verantwortlich sein kann.

Miescher ist in der Analyse der atrophisierenden und sklerosierenden sog.
Abarten des Lichen ruber planus konsequent und stellt jede sklerosierende Verlaufsform des Lichen ruber als Sonderfall heraus und umreißt mit dem Begriff
der Weißfleckenkrankheit die sklerosierenden und atrophisierenden Lichen
ruber-ähnlichen Hautveränderungen, die schließlich keine engere Beziehung
sowohl zum Lichen ruber planus als auch zur circumscripten Sklerodermie besitzen, und die lediglich auf Grund zeitweiliger Stadien mit der einen oder anderen
Gruppe Berührungspunkte aufweisen. Bizzozero unterstützt die Ansicht von
Miescher insoweit, als er den sekundären Lichen sclerosus und auch den primären
Lichen sclerosus neben der Sclerodermia guttata im Bilde der Weißfleckenkrankheit vereinigt. Einen isolierten Mundschleimhautbefall beschrieben Ravits
und Welsh und kurz zuvor Miller, denen noch ein Fall hinzuzufügen ist, auf
den Schuermann (1958) hinweist. Mit Pautrier hält Bizzozero die Existenz
des sekundären Lichen sclerosus als Folgezustand eines Lichen ruber planus für
bewiesen. Das gemeinsame Moment mit der Sklerodermie ist die Quellung der
kollagenen Fasern im Schädigungsbereich, die von Streitmann allerdings nicht
gefunden wurde. Der Berührungspunkt mit dem Lichen ruber planus ist einmal
das Ausbreitungsbild, die polygonale Gestalt und die plane Form der früh entwickelten Effloreszenzen, im Zusammenhang mit der subepidermalen Lokalisation
eines vornehmlich lymphocytären Entzündungsprozesses. Zoon sieht in einer
umfassenden Betrachtung die White-spot-disease vom histologischen Standpunkt
aus weder dem Lichen noch der Sklerodermie als zugehörig an und betont die Veränderungen der kollagenen Fasern. Es scheint mir wichtig, darauf hinzuweisen,
daß der Begriff „sklerosierend" einer besonderen Definition bedarf. Schon
Miescher hebt den scheinbar sklerotischen Eindruck des klinischen Bildes bei
der Weißfleckenkrankheit hervor, und aus dem amerikanischen Schrifttum
(Miller) ist herauszulesen, daß unter dem Begriff „sklerosierend" nicht eine
ödematöse Homogenisierung — wie beim Lichen sclerosus —, sondern eine echte
Vermehrung und Hypertrophie der kollagenen Fasern gefordert werden muß.
Auch hier unterscheiden sich Lichen sclerosus und Sklerodermie. Steigleder u.
Raab (1961) konnten keine Stütze für die These finden, daß der Lichen
sclerosus und atrophicus sowie die circumscripte Sklerodermie Varianten der
gleichen Erkrankung seien.

Mit der Fixierung, daß die Weißfleckenkrankheit in der Auslegung von
Miescher den von Hallopeau und Darier vorgeschlagenen Namen zu Recht
verdient, aber ein eigenständiges, klinisch und histologisch wohl charakterisiertes
Krankheitsbild darstellt, scheint somit gegenüber der früheren Darstellung von
Juliusberg, der in Anbetracht der Hoffnung einer sich mit der Zeit entwickelnden
Abklärung dieser Krankheitsgruppe auf eine endgültige Stellungnahme verzichtete,
ein Fortschritt erzielt worden zu sein. Kogoj unterstreicht die Wesensverschieden-
heit der einzelnen atrophisierenden Lichenformen und stellt den Lichen sclerosus
primitivus der Sekundärsklerosierung des Lichen ruber mit seiner Involutions-
tendenz — insbesondere der Lichen ruber anularis-Herde — entgegen. Dem

entsprechen auch die Ansichten von CIVATTE und GOETSCHEL, MORGAN, LAMBEAU und schließlich HAUSER (1958). Wir wollen hier festhalten, daß es wohl keinem Zweifel unterliegen kann, daß sich ein primärer Lichen ruber planus in vollem Einklang mit BIZZOZERO in atrophisch-sklerosierende Herde umwandeln kann, zumal auch OBERSTE-LEHN auf Grund der Studien des Grenzflächenbildes den Lichen ruber planus als Lichen atrophicans katexochen bezeichnet und mit dieser Darstellungsmethode eine sichere Trennung vom Lichen sclerosus vollziehen kann.

III. Pathogenese und Ätiologie

Vorauszuschicken ist, daß unsere Kenntnisse über die Ätiologie und Pathogenese des Lichen ruber auch in heutiger Sicht über den Rahmen des alten Handbuchbeitrags von JULIUSBERG nicht weiter hinausgekommen sind, und wir somit nach wie vor gezwungen sind, die Faktoren einer näheren Betrachtung zu unterziehen, die einem Ausbruch des Lichen ruber vorausgegangen sind. Es fehlen nicht Hinweise auf die verschiedenartigsten infektiösen Erreger, die entsprechend der heutigen Entwicklung selbstverständlich auch auf die Viren ausgedehnt wurden. Unsere Untersuchungen können keine Beweiskraft hinsichtlich der Provokation eines Lichen ruber im spezifisch ursächlichen Sinne haben, sondern lediglich zur Diskussion stellen, ob nicht vom statistischen Gesichtswinkel aus die bestimmte Häufung eines vorangegangenen Geschehens den Hinweis auf einen möglichen Zusammenhang mit dieser Erkrankung bietet. Das Moment der Hautkonstitution im Sinne von SAMBERGER, der im Lichen ruber eine angeborene hyperkeratotische Diathese sieht und das mit dem Ausdruck eines „lymphagogen Ekzems" unterstützt, wird durch das vielfältig ausgelöste Köbner-Phänomen unterbaut.

a) Lichen ruber durch chemische und mechanische Einwirkung

Wir hatten schon bei der Kombination der Lues mit einem Lichen ruber Gelegenheit gehabt, darauf hinzuweisen, daß die Arsentherapie einen Lichen ruber bzw. ein lichenoides vornehmlich braun pigmentiertes Exanthem hervorrufen kann, welches in seiner Weiterentwicklung die Möglichkeit in sich birgt, histologisch und klinisch ein echter Lichen ruber zu werden bzw. zu bleiben. Es scheint in der Tat so zu sein, daß Arsen nicht nur als ein bewährtes Therapeuticum des Lichen ruber gilt, sondern auch auf Grund seiner chemischen Eigenschaft als thioloprive Substanz in Gemeinschaft mit Schwermetallen wie Gold einen Hautreiz verursacht, der sich bei entsprechender Veranlagung oder in Kombination mit einem noch unbekannten Agens zur Entstehung eines Lichen ruber auswirkt. Arsen spaltet sich im übrigen aus organischer Bindung ab und findet sich in niedermolekularer Form in der Haut wieder. Mit Beobachtungen von BANCROFT, BEHÇET, BERING, BUSMAN, FESSLER, GATÉ, GOUGEROT, KNIERER, NYARY, MISKYIAN, OLIVER u. a. kann der provokatorische Einfluß von Arsen auf die Entstehung eines Lichen ruber weiter unterbaut werden. Bei der Goldtherapie der Tuberkulose gelten wohl im Prinzip die gleichen Gesichtspunkte wie bei der Arsentherapie der Lues im Hinblick auf die Entstehung des Lichen ruber. Es scheint wiederum nicht das behandlungsbedürftige Leiden eine Verbindung mit der Entstehung des Lichen ruber zu zeigen, sondern die Art und Weise der Therapie das Bindeglied zwischen Lichen ruber und Begleiterkrankung zu sein (GOLD, GOUGEROT, LEWITH). Farbfilmentwickler wie das 2-Amino-5-diäthyl-aminotoluen-Monohydrochlorid scheinen besonders geeignet zu sein, lichenoide

Exantheme und auch einen Lichen ruber planus bei entsprechendem beruflichem Kontakt zu provozieren. Die entsprechenden Hautveränderungen entwickeln sich 1 Monat bis 3 Jahre nach dem Kontakt (MANDEL), und GRACIANSKY diskutiert neben einer Allgemeinwirkung dieser Stoffe auch einen positiven Epicutan-Test in Form einer erythematösen-vesiculösen Form. STRINGA u. RAIMONDI beobachteten einen Lichen ruber nach 600 mg Butazolidin, RENKIN vier Fälle nach 60—150 g Streptomycin. Hinsichtlich der Atebrinprovokation, deren Beobachtungen sich seit 1945 häufen, siehe Lichen ruber tropicalis.

Mit in die Reihe *physikalisch-chemischer Provokationen des Lichen ruber* kann auch die von GATTO, KÄRCHER, ROBERTS und CARTEAUD angeführte Auffälligkeit starken Zigarettenkonsums bei der Entwicklung eines Schleimhautlichen angeführt werden, der an die Entstehung einer Leukoplakie erinnert, die ebenfalls mit der chemischen Reizwirkung von Tabak in Beziehung stehen kann; insbesondere die teerartigen Produkte dürften in dieser Hinsicht Erwähnung finden. Die rein traumatische Irritation der Haut, die in vielen Fällen dem Lichen ruber vorausgegangen war, deutet darauf hin, daß der isomorphe Reizeffekt von KÖBNER die Erklärung für einen solchen Zusammenhang bietet, und somit die Fähigkeit zu einer spezifischen Reizbeantwortung am Beginn des Krankheitsbildes stehen kann. Nicht allein narbige Veränderungen (POHLMEIER) oder Hautschnitte (JRNIŃSKI), sondern auch ekzematöse Hautreizungen (FUNK) oder Verätzungen mit Natronlauge (STANKA) können der Entstehung des Lichen ruber bzw. dem Deutlichwerden dieser Erkrankung vorausgehen. Wir selbst beobachteten bei einem 30jährigen Arzt, der keine Zeichen eines Lichen ruber vorher bot, 14 Tage nach dem Beginn seiner chirurgischen Tätigkeit mit Händedesinfektion und kräftigem Bürsten einen akuten Schub eines hellroten Lichen ruber-Exanthems auf den Handrücken, Handgelenken und Interdigitalräumen. Die Bereitschaft zum Köbner-Phänomen ist bei generalisierten Formen sowie akutem Verlauf des Lichen ruber stärker entwickelt als bei den lokalisierten Entwicklungen (DEPAOLI).

Verwiesen sei auch auf den Fall eines Tubenbläsers von HERRMANN, der einen Mundschleimhautlichen bot, und auch auf den lokalprovokatorischen Effekt von Schröpfköpfen (SPILLMANN). Weiteren Zusammenhang mit Traumen verschiedener Art belegen CAEIRO, LOMHOLT, SELLEI, WALTHER. Über Varicen scheinen sich ebenfalls gerne Lichen ruber-Knötchen zu bilden, die nach Verödung der Varicen abklingen (DENNIE und COOMBS).

b) Lichen ruber planus e radiatione, Lichen planus subtropicus et Lichen tropicalis

Während EPSTEIN und JESSNER darstellen konnten, daß experimentell durch UV-Strahlen im Gegensatz zum Thorium X und Röntgenstrahlen (TÉMINE) und einer indirekten Röntgenbestrahlung (GIRAUDEAU, KLIEGEL, ZINGSHEIM) niemals ein Lichen ruber hervorgerufen worden ist, scheint die Tatsache bemerkenswert, daß häufig ein Sonnenbrand dem Beginn eines Lichen ruber, der sich in manchen Fällen exanthematisch entwickelte, vorausging. Diese Fälle von BALBAN, CALNAN, DARLING u. CRABB, FELDMAN, HOLZAPFEL, VERO, CASALA; von ENGELEN, PAUTRIER, BRUNSTING betonen den Einfluß von Sonnenstrahlen auf den Lichen ruber. DOSTROVSKY und SAGHER beobachteten bei Eingeborenen und Europäern Lichen ruber, der sich in den Sonnenmonaten häufte und von den Autoren *Lichen planus subtropicus* benannt wurde. Hervorzuheben ist, daß die pigmentierten anularen Abarten vorherrschten. Insgesamt zählten DOSTROVSKY und SAGHER 131 Fälle mit Lichen ruber planus = 0,2% des dermatologischen Krankengutes. Davon waren 51 Fälle diesem sog. subtropischen Lichen ruber zuzuordnen, die

sich nicht nur durch eine bevorzugte anulare Form, sondern auch allgemein durch
eine erhöhte Variationsbreite auszeichneten. In der Lokalisation war die Stirn-
gegend mit 41 Fällen bevorzugt, die Augenlider waren neunmal befallen. Therapeutisch erschien die Grenzstrahlbehandlung mit 300—400 r günstig anzusprechen.
Differentialdiagnostisch bestehen Schwierigkeiten zwischen Lupus erythematodes
und Poikilodermie, wenn lediglich das Gesicht befallen ist. KATZENELLENBOGEN
unterscheidet an einer großen Fallzahl 1.einen pigmentierten, 2. einen dyschroma-
tischen und 3. einen dem Granuloma anulare ähnelnden Typ des Lichen planus
subtropicalis. In zehn von zwölf untersuchten Fällen fand KATZENELLENBOGEN
das Kimmigsche Lichtband, so daß die Bezeichnung *Lichen planus actinus* den
pathogenetischen Gegebenheiten gerecht wird. In erster Linie werden Kinder
und Jugendliche orientalischer Abstammung befallen. Eine Häufung dieser

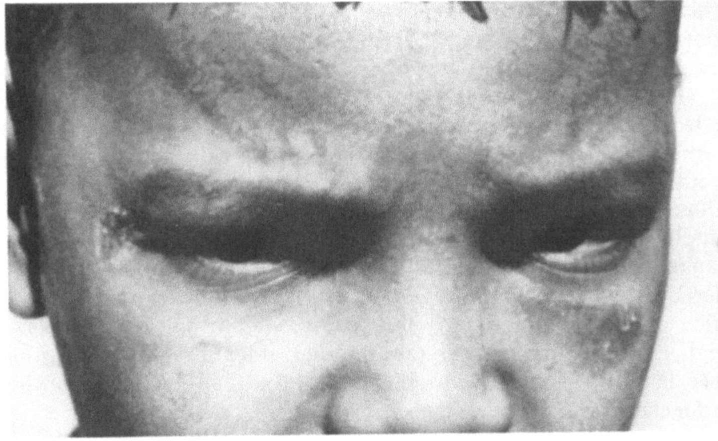

Abb. 5. Lichen ruber planus actinus (Lichen planus in sub- bzw. tropischen Ländern) bei einem 9jährigen Knaben
in Bombay

Lichenform wurde auch in Indien von DESAI gezeigt. Im *pigmentierten Lichen
planus invisibilis* von GOUGEROT ist der prinzipiell gleiche Typ des Lichen
ruber planus beschrieben. Mit Lichen ruber subtropicalis ist der Übergang zu
dem sog. *Lichen tropicalis* gegeben, der sich auf die Landstriche beschränkt, in
denen eine Malariaprophylaxe und -therapie notwendig ist. In Burma und im
Mittleren Osten (BIGHAM), Neuguinea (NISBETH, BAGBY), im Mittelmeergebiet
(ALDERSON und DOWLY, SCHMITT und ALPINN, LÖWENTHAL, NELSON) und in
Westafrika (WILSON) wurde ein Lichen ruber beobachtet, der durchschnittlich
2 Monate nach dem Beginn einer Behandlung mit Atebrin auftrat und nach Absetzen des Medikaments nach einigen Wochen wieder verschwand. Die gleichen
Beobachtungen machte WILLIAMS mit Mepacrin. Befallen waren Zunge und
die übrige Mundschleimhaut, Stamm und Extremitäten, sowie Nägel. Die weitere
Entwicklung dieser lichenoiden „Atebrin-Dermatitis" mündet in nicht seltenen
Fällen in einem, dem Lichen ruber planus atrophicans bzw. dem Lichen planopilaris Pringle ähnelndem Bild aus. Die mit einer Anhidrosis verbundene Erkrankung läßt sich auf funktionelle Störungen des im Keratin abgelagerten
Atebrins zurückführen, welches zu einer funktionellen Störung der Schweiß-
ausscheidung führt (SULZBERGER und HERRMANN), der anatomische Veränderungen folgen. In den Tropen, wie in Malaya, fand FASAL nicht mehr Lichen ruber
als in anderen Gebieten. CLARKE spricht bei Negern in Westafrika von 1% Gesamt-
dermatosen. Allerdings ist eine Verschlimmerung eines Lichen planus im tropischen
Gebiet bekannt geworden (AMBLER, DOWLING, HELLIER).

c) Lichen ruber und Psyche

Bevor wir uns der Betrachtung der infektiösen Genese des Lichen ruber zuwenden, sei noch das Augenmerk auf die seit jeher im Vordergrund stehende psychische Provokation des Lichen ruber gerichtet. Voranzustellen ist, daß während des letzten Krieges sowohl auf amerikanischer als auch europäischer Seite (Poehlmann) ein erhöhter Befall an Lichen ruber in der Gesamtbevölkerung nicht beobachtet wurde. Ich glaube aber, daß die körperlichen und seelischen Belastungen im Kriege auf einer echten Existenzbedrohung beruhen, die anders zu beurteilen ist, als seelische Konflikte in einer sog. friedlichen Zeit, bei der weniger die schwerwiegende Bedrohung der Existenz, als vielmehr alltägliche Irritationen die Ursache einer labilen Grundstimmung werden. Es sind zwar Lichen ruber-Eruptionen nach Luftangriffen (Gatto) beschrieben worden, doch die Mehrzahl der Fälle, die mit einer emotionellen Erregung in Beziehung gebracht werden, sind doch wohl mehr individuellen Konfliktsituationen im Bereiche des Berufsmilieus, einer Ehe usw. zuzuschreiben (Degos und Gougerot u. Le Sourd). Ob psychischen Begebenheiten eine ursächliche Bedeutung zukommt oder diese lediglich einen Begleitfaktor darstellen, kann zunächst nicht entschieden werden. Hervorzuheben ist, daß jede Hauterkrankung, die subjektive Störungen auslöst und in ihrem Wesen dem Patienten und oft auch dem Arzt noch verschlossen bleibt, eine psychische Belastung darstellt, die ihren Ausdruck in einer seelischen Fehlhaltung finden kann. Erinnert sei in dieser Hinsicht an die Dermatitis herpetiformis Duhring und an die chronische Urticaria. So sind auch Lichen ruber-Eruptionen bei Schwangerschaft (Halter) oder im Klimakterium bekannt, die nicht unbedingt auf eine echte endokrinologische Störung zu beziehen sind. Altman u. Perry konnten bei einer Fragebogen-Aktion von 197 Patienten bei 10% einen psychischen Stress und bei 60% eine nervöse Veranlagung aufdecken.

d) Der Lichen ruber als Infektionskrankheit

Bei einer in ihrer Ätiologie und Pathogenese ungeklärten Erkrankung erscheint der Schwerpunkt zum Ansatz der Erforschung ihres Wesens einer zeitbedingten Strömung zu unterliegen, die z. T. mit dem Fortschritt der Medizin im allgemeinen verbunden ist. Während in den früheren Jahren, als die bakterielle Genese und Klärung vieler Erkrankungen gelang, auch der Lichen ruber als eine bakteriell bedingte Erkrankung diskussionsfähig erschien, ist die heutige Verlagerung auf die Virusbedingtheit des Lichen ruber in Anbetracht der Fortschritte auf diesem Gebiet verständlich, zumal sich aus den histologischen Veränderungen hierfür gewisse Anhaltspunkte ergeben. Insbesondere läßt die homogene Infiltration der subepidermalen Schichten aus lymphoiden Zellen, Fibroblasten und Mastzellen (Gans) daran denken, daß eine Infektion in der Entwicklung des Lichen ruber eine Rolle spielt. Aplas greift die bereits von Juliusberg zitierte Ansicht auf, im Lichen ruber ein infektiöses Granulom zu sehen, welches sich aus der mesenchymalen Indifferenzzone der Gefäße der Haut entwickelt. Der reticuläre Charakter des Granuloms kommt in der Fähigkeit zur Bildung von Gitterfasern zur Darstellung, und gegen die Annahme einer Infektion ist aus dem histologischen Bild zunächst ebensowenig Überzeugendes zu sagen, als einer solchen Unterstellung sicher zuzustimmen. Für eine Virusinfektion glauben Aplas, Clarke, Ormea, Angela u. Apra, Témine sowie Schirren und schließlich Thyresson u. Moberger („colloid"-bodies in Epithelzellen als Ausdruck eines niedermolekularen Virus) einen Anhalt gefunden zu haben, wobei Témine einen sensibilisierenden Einfluß einer Röntgenbestrahlung annimmt. Ältere Untersuchungen von Postma sprechen für einen bakteriellen Befall; sowohl gramnegative als auch grampositive wie auch diphtheroide Erreger wurden zur Diskussion gestellt. Die wechselnden Befunde sind sicher nicht als Beweis für eine infektiöse Genese zu werten, wie auch Hellier hervorhebt. Hinzuweisen ist noch auf eine geglückte Implantation auf eine Kaninchencornea von Bezecny, sowie auf den Nachweis säurefester Bacillen von Pessano.

Der endemische Charakter der Erkrankung, für den Wernsdörfer einen auffälligen Befund liefern konnte, der sich mit einer lokalen Begrenzung auf einen Kreis wie auch auf Straßenzüge bezog, weist ebenso auf die Möglichkeit einer Infektion wie auf die Häufung familiären Auftretens hin, wobei die Blutsverwandten bei 60 Fällen von Saffron gegenüber 10 Fällen von Ehepaaren dominieren. Woringer sowie Young beschreiben einen Fall von Vater und Tochter, Argüelles-Casals sowie Schildkraut das gleichzeitige Befallensein von Mutter und Sohn, Fisher bei zwei Schwestern und Stüttgen schließlich bei Vater und Sohn zu gleicher Zeit. Derartige familiäre Häufungen sind allerdings hinsichtlich ihrer Beweiskraft für eine Infektion schwer zu bewerten und in diesem Ausmaß bei vielen Hauterkrankungen zu finden, wie bei der Vitiligo, der Psoriasis u. a. Damit stehen wir insgesamt hinsichtlich der Ätiologie und Pathogenese des Lichen ruber vor dem gleichen Problem wie Juliusberg.

e) Sonstige Einzelbefunde pathogenetischer Natur bei Lichen ruber

Transplantationen von Lichen planus-Herden, die Clarke geglückt waren, behielten für 2 Monate ihr Aussehen, um dann abzuheilen. Die eingepflanzten Lappen der normalen Haut veränderten sich nicht, während Ugazio im transplantierten Spaltlappen ein Aufschießen von Lichen ruber-Knötchen beobachtete. Führen wir noch einige Einzelbeobachtungen auf, so sah Jaja auf Jodkali, Best auf Diathermie der Spinalnerven, Abramowitz unter Vitamin A-Mangel, Schreus bei einem erniedrigten Kalkspiegel einen Lichen ruber auftreten und Abimélek führt ein Fokalgeschehen als wesentliches Moment für eine Lichen ruber-Bildung an. Auch zentrale Schädigungen physikalischer Natur, wie Commotio u. dgl., sind in Einzelfällen berücksichtigt (Fiocco), wobei erwähnenswert ist, daß ein Schlag auf die linke Kopfseite einen rechtsseitigen Lichen ruber auslöste (Freund).

IV. Histologie

a) Allgemeine Histologie

Die Entwicklung der histologischen Studien über den Lichen ruber hat im allgemeinen in den letzten zwei Jahrzehnten keine besonderen neuen Ergebnisse gebracht, wenn man von den Studien des vegetativen Nervensystems durch Ormea und besonders von der Betrachtung des epithelialen Grenzflächenbildes durch Oberste-Lehn absieht. Gans und Steigleder haben in der Histologie der Hautkrankheiten 1955 den Lichen ruber planus in der heutigen Sicht nochmals eingehend behandelt. Die Frage, ob der Lichen epidermal oder in der Cutis beginnt, ist vom histologischen Standpunkt aus wohl dahingehend zu beantworten, daß das Schwergewicht der frühen Veränderung in der Gefäßerweiterung und Rundzelleninfiltration gesehen wird, bei der auch Granulocyten und Eosinophile, allerdings in geringer Zahl, vermerkt werden können (Winer). Civatte weist auf einzelne Epitheloid- und Fremdkörperriesenzellen hin. Es scheint die Epidermis erst sekundär durch Einwanderung eines Ödems und von Infiltratzellen aufgelockert und auseinandergedrängt zu sein. Unter einer sich steigernden Entwicklung eines dichten, relativ monomorphen Infiltrats lymphocytären Typs beginnen die Strukturveränderungen der Epidermis mit einer Auflockerung der Epidermis-Cutis-Grenze. Histochemisch konnten KEINING und RATHJENS darstellen, daß der subepidermale Grenzstreifen in der Färbung nach McMANUS beim Lichen ruber durchbrochen wird. KONRAD u. RANINCOVA wiesen Glykogen in den unteren Schichten des Stratum spinosum nach; in den oberen Lagen war eine Vermehrung der sauren und neutralen Mucopolysaccharide deutlich. CIVATTE kennzeichnet im allgemeinen die Veränderung der Epidermis mit: Hyperkeratose, Hypergranulose und Hyperacanthose und beschreibt, wie auch LEVER, eine Auflösung der Basalschicht (Liquefaction). Daneben können Hyalinkörper beobachtet werden, die Degenerationsprodukte des Stratum Malpighii oder von Histiocyten sein können. Nach APLAS handelt es sich bei der Infiltratbildung weniger um eine Diapedese von Blutzellen als vielmehr um eine Proliferation eines Zellsystems im Sinne eines infektiösen Granuloms, wenn man geneigt ist, aus dem histologischen Bild eine ursächliche Genese auf Grund einer vergleichenden Betrachtungsweise zu erkennen und die Zellulation mehr bewertet als die Architektonik des Infiltrats. Die Bildung des Infiltrats aus den mesenchymalen Indifferenzzonen, also dem reticulo-endothelialen System, kommt mit der Versilberungsmethode nach GÖMÖRI gut zum Ausdruck. Histochemisch soll die Schillersche Probe (Färbung mit Lugolscher Lösung) die Differentialdiagnose gegen Leukoplakie erleichtern, da beim Lichen ruber der Mundschleimhaut eine scharf abgesetzte Gelbfärbung eintritt (JANCZUK).

Die kollagenen Fasern sind im Bereiche des Infiltrats bis auf Reste geschwunden, während die elastischen Fasern zunächst wenig verändert erscheinen. Die Rückbildungsvorgänge der Lichenpapel bestehen im wesentlichen nach PINCUS in einer Vernarbung der epithelialen Unterseite, einem Vorgang also, der bei der Betrachtung des Grenzflächenbildes nach OBERSTE-LEHN eine besondere Rolle spielt. Es bleibt ein mit erweiterten Capillaren und Lymphspalten durchzogenes homogen sklerosiertes Bindegewebe übrig, welches pigmentreich erscheint. Nach SCHUERMANN zeichnen sich die Schleimhautherde dadurch aus, daß Granulose und Keratinisation fehlen können, das Infiltrat tiefer in die Cutis hinabreicht und eine scharfe Absetzung vermissen läßt. Betrachten wir nun die einzelnen atypischen Formen des Lichen ruber, so ist beim Lichen ruber verrucosus auf die hypertrophische Hornschicht sowie auf die Massenzunahme der einzelnen Zellen und Erweiterung der Intercellularräume hinzuweisen. Dies ist im Prinzip auch von den anderen atypischen Formen, wie Lichen ruber papillomatosus mit seinen langausgezogenen hypertrophischen Papillen, vom Lichen obtusus als ausgeprägter Hyperplasie des Stratum spinosum mit verstärkter Infiltration auch in den tiefen Schichten der Cutis, und schließlich vom Lichen ruber pemphigoides mit seiner subepidermalen Blasenbildung zu sagen. Über den Lichen sclerosus und Lichen nitidus habe ich an anderer Stelle berichtet. Das Charakteristikum der klinischen Erscheinungsform findet auch im histologischen Bild seinen Niederschlag und betrifft die Akzentuierung eines Symptoms oder auch mehrerer, ohne daß im Prinzip an dem charakteristischen Bilde eine Veränderung stattfindet (s. GANS und STEIGLEDER).

b) Lichen ruber im Grenzflächenbild

Es bestehen selbstverständlich in manchen Fällen Schwierigkeiten, den klinischen Verdacht auf einen Lichen ruber durch einen dementsprechenden histologischen Befund zu untermauern, und dies war letztlich der Grund, daß OBERSTE-LEHN versuchte, mit Hilfe seines Grenzflächenbildes ein weiteres Charakteristikum des Lichen planus zu geben, das sowohl in nosologischer wie auch in praktisch diagnostischer Hinsicht eine Stütze sein sollte. OBERSTE-LEHN versuchte mit neuen

Methoden eine Abgrenzung des Lichen ruber planus zu erreichen und verwandte
dazu die Darstellung des epithelialen Grenzflächenbildes nach der Mazerationstechnik nach HORSTMANN und eigenen Modifikationen. Die Darstellung des
epithelialen Grenzflächenbildes als Möglichkeit der Demonstration der epidermalen
Struktur gegen die Cutis hin war schon das Ziel von HEBRA, BLASCHKO, PHILIPP
SON und auch ERICH HOFFMANN gewesen, doch konnte durch Kochen und Fäulnis
nur eine unzureichende Darstellung der Grenzflächenstruktur erreicht werden,
Erst HORSTMANN gelang es, dauerhafte Präparate durch Terpentinimprägnation

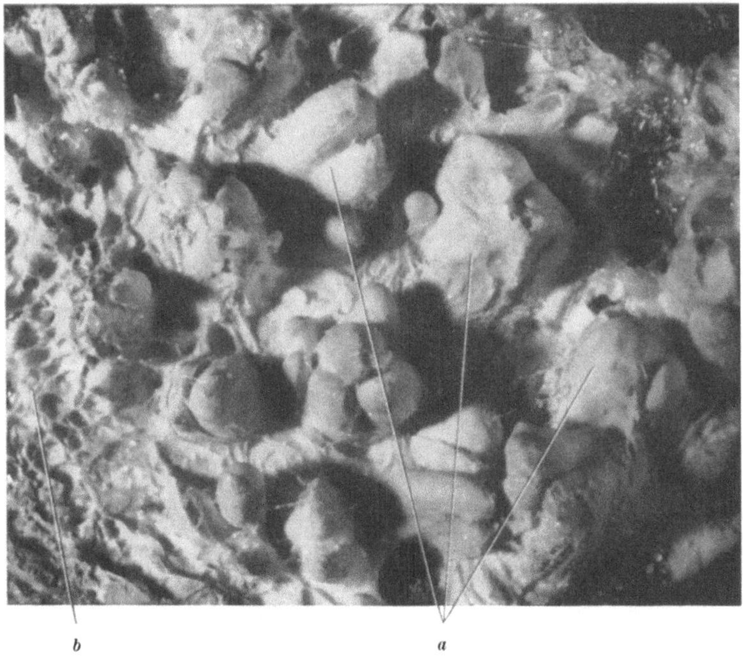

Abb. 6. Lichen ruber verrucosus bei einem 84jährigen auf rechtem Unterschenkel. Knorrige Auftreibungen der
Haarfollikel und Schweißdrüsen *a*. Das Epithel-Leistennetz ist weitgehend geschwunden. Links im Bild normales
Rete-Leistennetz *b* (OBERSTE-LEHN)

herzustellen, und OBERSTE-LEHN konnte anstelle der zur Mazeration verwandten
1%igen Essigsäure durch Testes-Hyaluronidase auch bei starken Verwerfungen
des Epithels eine gute Lösung erreichen, die durch den fermentativen Abbau der
Kittsubstanz zwischen Epidermis und Cutis erzielt wurde.

Bei der Bewertung des Grenzflächenbildes durch OBERSTE-LEHN ergaben sich
einige überraschende Befunde, die eigenartigerweise bei der üblichen histologischen
Technik bisher im wesentlichen unbeachtet blieben und zumindest nicht den
Charakter eines Leitmotivs bei der Bewertung und Abgrenzung des Lichen planus
gefunden hatten. OBERSTE-LEHN stellte fest, daß der typische Lichen planus im
Grenzflächenbild ein eigentümliches, mit keiner anderen Morphe zu verwechselndes Bild bietet. So zeigen die Haarfollikel in ihrer Mächtigkeit starke Unterschiede und können dick aufgetrieben sein. Das Relief der Epithelleisten zeigt
im Zentrum der Herde, die äußerlich als Papel imponieren, einen Verlust der
Leistenstruktur und Bildung von kreisförmigen bis ovalen Flächen, die sich im
Bereich von Schweißdrüsen gruppieren. Der Epithelumbau hat somit im Bereiche der Schweißdrüsen seine auffälligsten Veränderungen. Das Verstreichen

der Epithelleisten mit Atrophie ist bereits recht frühzeitig zu sehen, während sich später die als Atrophie erkennbaren Epitheleinsenkungen in größere kegelförmige Gebilde umwandeln. Im Endzustand des Krankheitsbildes zeigt sich eine völlige Auflösung des epidermalen Epithelleistensystems, und es stellt sich die Zerstörung einer Großzahl von Hautanhangsgebilden dar. Es handelt sich somit um eine irreversible Nivellierung der Epidermis-Cutisgrenze, also eine Narbenbildung.

Auch die Abarten des Lichen ruber planus, z. B. der Lichen ruber verrucosus, lassen im Prinzip die gleichen Veränderungen wie bei dem üblichen Lichen

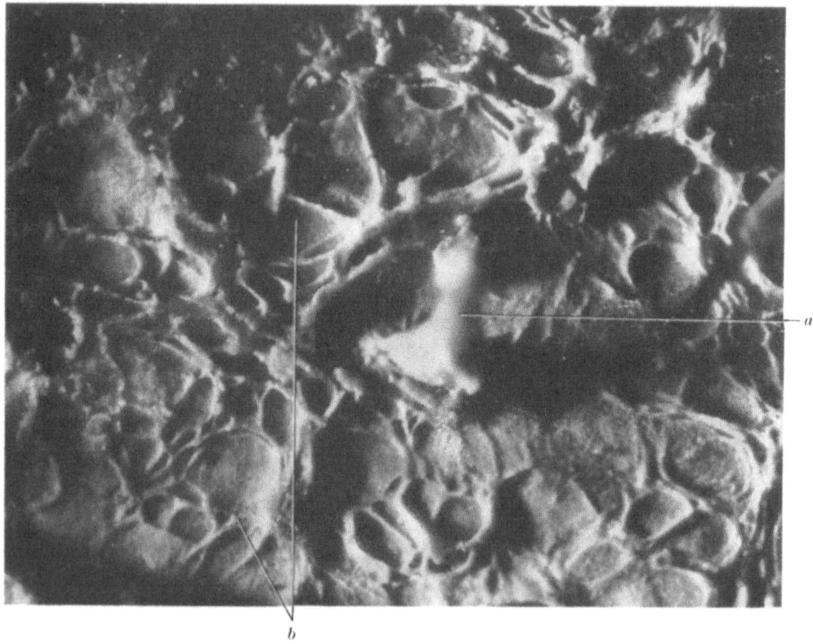

Abb. 7. Lichen ruber planus bei einem 64jährigen am rechten Unterschenkel. Im Zentrum stark aufgetriebener Haarfollikel *a*. Das Epithel-Leistensystem ist unregelmäßig gestaltet. Größere Flächen sind völlig relieflos und von groben Epithel-Leisten umgeben *b*. Die strukturlosen Gebiete entsprechen Lichen planus-Papeln (Oberste-Lehn)

planus finden und können so differentialdiagnostisch z. B. gegen die Neurodermitis abgegrenzt werden. Die nosologische Stellung umstrittener atypischer Lichen planus-Formen läßt sich mit der von Oberste-Lehn bezeichneten Technik zumindest gegenüber dem Lichen planus abgrenzen.

c) Lichen ruber und vegetatives Nervensystem

Als einen weiteren Fortschritt in der Erforschung des Wesens des Lichen ruber kann die Darstellung des vegetativen Nervensystems gelten, um die sich in den letzten Jahren besonders Ormea verdient machte. Den Studien von Ormea gingen die Beobachtungen von Pautrier und Diss aus dem Jahre 1927 voraus. Diese Autoren hatten an Hand von 14 Fällen mit den Darstellungsmethoden nervöser Elemente nach Mallory, Masson, Cajal und Bielschowsky gearbeitet und sahen in den untersten Lagen des sonst noch unveränderten Epithels eine Anzahl runder oder ovalärer Zellen mit hellem, leicht acidophilen Protoplasma und dichter Kernstruktur, die von ihnen als Merkel-Ranviersche Tastzellen

bezeichnet wurden. In den oberen Schichten der Cutis findet man zur gleichen
Zeit spindel- oder sternförmige Zellen mit einem stark gefärbten Kern, der einen
großen Nucleolus enthält. Die nervöse Natur dieser Elemente ist offenbar;
während in der jungen Lichenpapel die Merkel-Ranvierschen Tastzellen fast vollständig fehlen, zeigen sich diese Elemente, nämlich die beschriebenen stern-
förmigen Zellen der Cutis, in großer Zahl im Papillarkörper. ORMEA konnte nun
nach der Färbemethode nach BIELSCHOWSKI-GROSS diese Befunde wesentlich
erweitern; besonders in der obersten Schicht der Cutis, vornehmlich im Papillarkörper, wurden Elemente nachgewiesen, die als sog. interstitielle Zellen nach
CAJAL bezeichnet werden dürfen. Die Ähnlichkeit dieser Elemente mit den
von PAUTRIER und DISS beschriebenen Veränderungen ist augenfällig. Diese
interstitiellen Zellen sind nun keine spezifischen Elemente des Lichen ruber
planus, zeigen sich aber bei dieser Erkrankung in einer ungewöhnlich hohen
Zahl. ORMEA deutet diesen Vorgang als einen Reizzustand des von ihm so benannten reticulo-interstitiellen Systems der Haut. Bei weiter vorgeschrittenen Papel-
stadien sieht man nach ORMEA eine Wucherung markhaltiger und markloser
Nervenfasern, die sich zu nervösen Formationen entwickeln und eine gewisse
Ähnlichkeit mit sensiblen Endkörperchen haben. Auffällig ist eine außerordentlich starke Proliferation der Schwannschen Kerne. Die Deutung dieser Befunde
hinsichtlich einer bevorzugten Beteiligung des vegetativen oder sensiblen Systems
erscheint außerordentlich schwierig und möchte von ORMEA als eine Bevorzugung
der Alteration des vegetativen Systems bewertet werden. ORMEA konnte in einer
späteren Mitteilung darstellen, daß die von ihm nachgewiesenen Wucherungen
des vegetativen Systems der Haut nicht nur im Bereiche der auf der Haut sichtbaren Efflorescenzen, sondern auch an der normal erscheinenden Haut sichtbar
werden, und die Gesamtheit der Veränderungen als wuchernde Neurome des
vegetativen Terminalreticulums nach STÖHR imponieren.

V. Therapie

Bei Betrachtung der Therapie des Lichen ruber nimmt es nicht wunder, daß
über Jahrzehnte hinaus bis heute jede neue Wirkstoffgruppe des Arzneimittel-
schatzes verwandt und eigenartigerweise auch oft für „gut" befunden wurde. Dies
betrifft im wesentlichen allerdings nur die interne Therapie. Da je nach der
wissenschaftlichen Ausrichtung im Hinblick auf die Entstehung des Lichen ruber
die differentesten Meinungen bestehen, die wohl alle in sich einen Teil Wahrheit
tragen und durch therapeutische Versuche unterbaut wurden, kann man den
Versuch machen, die bisherige Therapie des Lichen ruber in größere Gruppen
zusammenzufassen, wie ich es in der Tabelle 4 getan habe. Die Rubrik VII
(Sonstiges) ist nicht vollständig, denn man kann behaupten, daß es wohl nur
wenige Medikamente gibt, die bei der Therapie des Lichen ruber noch nicht angewandt wurden. Betrachtet man die Therapie der einzelnen Kliniken, so ist
auffällig, daß traditionsgemäß an einem bestimmten Medikament festgehalten wird,
und daß sich die jeweiligen Erfolge dieser verschiedenen therapeutischen Gruppen
im großen und ganzen die Waage halten. Macht man den Versuch, aus den
Erfolgen der Therapie auf die Pathogenese des Lichen ruber zu schließen, so
kommt man in eine arge Bedrängnis und muß sich in einer sehr großzügigen
Weise Hilfsbrücken bauen, um zumindest einige Gesichtspunkte in dieser Hinsicht
verwerten zu können. Bei der Bewertung eines Therapieerfolges ist die Möglichkeit einer Spontanheilung zu berücksichtigen (HARD u. HOLMBERG).
Betrachten wir nun die erste Gruppe Arsen und Schwermetalle, so ist einmal
das verbindende Moment die Oxydationskatalyse von Thiolgruppen im chemischen

Tabelle 4. *Übersicht (1958) über die verschiedenen therapeutischen Versuche beim Lichen ruber planus*

Behandlungsart	Gesamtzahl	Wesentlich gebessert	Gebessert	Unbeeinflußt	Autoren Lit. s. D. HARNISCH
I. As und Schwermetalle:					
Arsen	75	46	13	16	BLAIR, HORVAT, JÄGER, POEHL-MANN, SCHUERMANN, SÉZARY, THOROCZKAY, UGAZIO, SPIER u. THIES, GERTLER
Wismut	30	12	12	6	GOUIN, POEHLMANN, SONCK
Gold	2	1	1		CALLIGARIS, HORVAT
Aurum-Oligoplex	200	200			BENEDEK
II. Schwefelhaltige Präparate:					
Natriumthiosulfat	31	9	23	2	BLECHMANN, CARRIÉ, SCHREUS
BAL (Sulfactin)	3		2	1	CARRIÉ, BLAIR, SCHREUS
III. Chemotherapeutica:					
Penicillin (+ Nicotinsäure)	133	85	36	12	BLAIR, FERREIRA-MARQUES, HARD u. HOLMBERG, LISSIA, LUGER, DESAI u. MARUQIS
Tetracycline	24	11	13	1	APRA, JOULIA et al., LISSIA, CROSTI, VASASS
Neoteben	24	11	12	1	THIES, WALTHER, SPIER u. THIES, BÖHM
IV. Vitamine:					
Vitamin B-Komplex . . .	9		9		SANNICANDRO, TZANCK et al.,
Paraaminobenzoesäure . .	1		1		CL. LUTZ
Vitamin D, D_3	47	28	14	5	BRAIN u. KINDLER, CALVO, DE CLERK, HUFSCHMITT, BÖHM, W. BRAUN
Vitamin K	10	7		3	PIRILÄ
Vitamin A	4	4			TINOZZI, HARVEY
V. Einwirkung über das vege-tative Nervensystem:					
indirekte Röntgenbestrah-lung	205	65	79	61	HALTER u. LUNDT, ROMANOWA, SONCK, THOROCZKAY, UGAZIO u. SPERA, SERRI
Bellergal	14	10	1	3	CARRIÉ, DÖLLKEN, KELLER
Novocain	2	1	1		BOMMER, IRAPL u. JIRASEK, HOLT-SCHMIDT
Chlorpromazin	15	15			TINOZZI
VI. Hormone:					
ACTH	20		16	4	KRISTJANSEN u. REYMANN, MEARA, MEARA
Cortison, Prednison und Hydrocortison	53	27	23	3	BEHÇET, BOMMER u. RAUHUT, BRAIN u. KINDLER, REIN, MUMFORD u. MORGAN, SULZ-BERGER u. BAER, PAUTRIER, SCHREUS, AARON (Vibra-punktur)
Sexualhormone	1	1			ALLMEDER
VII. Sonstiges:					
Focussanierung	2	2			ABIMELEK, GERHARDS
Milchinjektionen	14		10	4	FUNK u. WALTHER, WERNSDÖR-FER
Sauerstoff-Radon-Injektion	1	1			GIRADEAU
20%ige NaCl-Injektion . .	16	16			DISS

Tabelle 4. Fortsetzung

Behandlungsart	Gesamtzahl	Wesentlich gebessert	Gebessert	Unbeeinflußt	Autoren
Tuberkulin-Injektion . . .	8	7	1		BURNIER, JUSTER
Plenosol i.c.	63	34	22	7	FUCHS u. SONNECK
Thiouracil					DELBOIS
Saftfasten	3	3			GENT
Reserpin	2	2			JUSTER, BONNET
Phenylbutazon	10	9			MELAMED
Zusatz 1961					
Resochin	111	58		32	PIRILÄ u. HELANEN, NIETZKI, HARNACK
Schwitztherapie (Hotbox, Pilocarpin)	3	3			HERRMANN

Sinne und zum anderen die Toxicität dieser Stoffe, die durchaus die Ansicht von
HEITE als diskutabel erscheinen läßt, in einer solchen Therapie einen „stress" zu
sehen, der auf vielfältige Art und Weise — man denke an die Reaktionsketten
(SELYE) — in das biologische Geschehen eingreifen kann. SAMMAN beleuchtet
recht eindrucksvoll die Schwierigkeiten in der Bewertung des therapeutischen
Erfolgs von Arsen- und Quecksilberpräparaten. Der Lichen planus zeigt *ohne*
eine solche Behandlung im wesentlichen die gleiche Dauer (65 Fälle behandelt,
37 Fälle Kontrollen ohne Behandlung).

Mit den therapeutischen Erfolgen oder sogar mit der fehlenden Verschlimmerung auf schwefelhaltige Präparate, wie das reduktionsaktive Natriumthiosulfat
und Sulfactin, läßt sich die anfangs angedeutete Wirkung der Schwermetalle als
Oxydationskatalysatoren schwerlich bestätigen.

In der Gruppe 3 sind Chemotherapeutica angeführt, die in ihrer Wirkung
auf die Erreger wohl ebenso divergent erscheinen wie die bisher aufgefundenen
bakteriellen Studien beim Lichen ruber, die kein einheitliches Ergebnis zeigten.
Penicillin wirkt ebenso wie Isonicotinsäurehydrazid. Ein Vitaminmangel besteht
sicherlich nicht beim Lichen ruber, und diese Gruppe erscheint am wenigsten den
therapeutischen Erwartungen zu entsprechen. Die vegetativ wirksamen Medikamente, wozu auch noch die letzte Rubrik „Sonstiges" zugefügt werden kann,
zeichnen sich durch eine günstige Beeinflussung des Juckreizes aus und sind
theoretisch auf Grund der histologischen Befunde von ORMEA und der psychischen
Provokation des Lichen ruber gut zu unterbauen.

Unter den Hormonen schieben sich das Cortison und seine Derivate immer mehr
in den Vordergrund; es sind sehr gute Erfolge damit zu erzielen. Wir haben an
der Düsseldorfer Klinik allerdings Versager, sogar neue Schübe unter und Rezidive nach Prednison gesehen, und insbesondere die Schleimhauterscheinungen
zeigen, wie auch bei der übrigen Therapie, eine deutliche Resistenz.

Wenden wir uns nun der Betrachtung einzelner therapeutischer Versuche zu,
so steht im internationalen Schrifttum, besonders im französischen, Arsen an
der Spitze, das aber auf Grund seiner carcinogenen Wirkung in neuerer Zeit
angegriffen wird (SCHUERMANN). Die Tatsache, daß ein Lichen ruber durch
Arsen ausgelöst werden kann, sehen SPIER und THIES in einem therapeutischen
Köbner-Effekt, da auch hohe Dosen von Gold, Wismut, Vitamin B_2, Röntgenbestrahlung usw. einen solchen Effekt hervorzubringen vermögen. Den besten
therapeutischen Erfolg erzielte nach dem Schrifttum BENEDEK, der mit

oligodynamischen Metallgemischverreibungen nach homöopathischen Grundregeln (Aurum-Oligoplex, Madaus) in 25 Jahren bei 200 so behandelten Patienten einen 100%igen Erfolg ohne Versager und Nebenwirkungen erzielte.

(Im mitteleuropäischen Raum konnte die Herstellerfirma auf meine Anfrage einen durchschnittlichen Erfolg von 70% bei 25 Patienten angeben, es wurden auch einzelne Verschlimmerungen beobachtet.)

Natriumthiosulfat, das ursprünglich beim Arsenlichen auf Grund der vermuteten Arsenbindung durch Thiosulfate verwandt wurde, zeigte auch bei Lichen ruber seine Wirksamkeit (SCHREUS), und von 26 Patienten, die so behandelt wurden, konnten 8 geheilt und 17 gebessert werden. Natriumthiosulfat ist die Routinebehandlung an der Schreusschen Klinik und hat sich bei über 300 Fällen gut bewährt, wird aber von Cortisonderivaten in seiner Wirkung übertroffen. HOLLANDER beschreibt völligen Rückgang von Lichen ruber-Herden nach intracutaner Injektion von Kristall-Suspensionen eines Cortisonderivates.

Die Penicillinbehandlung des Lichen ruber ist ohne Zweifel eindrucksvoll. FERREIRA-MARQUES kombinierte es mit Nicotinsäureamid und erreichte bei seinen 16 veröffentlichten Fällen vollkommene Abheilung in einem Zeitraum von 15 Tagen. HARD und HOLMBERG berichten aus der Hellerströmschen Klinik von 79 mit Penicillin behandelten Patienten, von denen 59 geheilt, 15 gebessert und fünf nicht beeinflußt wurden. Die Autoren konnten Novocain als wesentlichen Heilfaktor ausschließen. Mit Neoteben konnten SPIER und THIES, sowie WALTHER gute Erfolge erzielen; es ist allerdings ein längerer Zeitraum dazu notwendig (THIES). Unter Vitaminen steht Vitamin B_6 (SANNICANDRO), Nicotinsäureamid, Vitamin B_2, Vitamin K (PIRILÄ) und besonders das Vitamin D_3 (BRAUN) im Vordergrund. Zu erwähnen ist auch der therapeutische Erfolg von DISS mit intravenöser Verabreichung von 10—20 cm³ einer 20%igen Kochsalzlösung. Die so behandelten 16 Fälle heilten in 3—4 Wochen bis auf Schleimhautveränderungen ab. GANS empfiehlt Bellergall, mit dem er sogar Erfolge bei Lichen ruber verrucosus gesehen hat. ACTH zeigt manchmal eine Verschlimmerung (KRISTJANSEN und REYMANN). Über die Decortinbehandlung in der Schreusschen Klinik berichtete HARNISCH. Die Dosierung betrug anfänglich durchschnittlich 30 mg, um dann auf 10 mg über 14 Tage zurückzugehen. Die Erfolge waren recht zufriedenstellend. Bei einer therapeutischen Umfrage empfiehlt BÖHM Vitamin B_2 und INH, CROSTI Aureomycin und GERTLER Arsen.

Im Rahmen der unspezifischen Reiztherapie kann sowohl die Milchinjektion von WERNSDÖRFER sowie FUNK und WALTHER, als auch das Plenosol verwandt werden. Mit dem letzten Präparat erzielten FUCHS und SONNECK in 45 Fällen von Lichen ruber planus 30 Heilungen, zehn Besserungen, fünf Versager. Bei 18 Fällen von Lichen ruber verrucosus wurden vier geheilt, zwölf gebessert und zwei nicht beeinflußt.

Über die chirurgische Therapie der Spaltlappen haben wir bereits an anderer Stelle berichtet. Das Ergebnis ist uneinheitlich (CLARKE und UGAZIO).

Röntgentherapeutisch steht die direkte und indirekte Bestrahlung nach PAUTRIER zur Verfügung, wobei die letztere über Spinal- und Grenzstrangganglien wirken soll und somit eine Segmenttherapie darstellt. Gute Erfolge wurden von STÜHMER, FELDMAN, HALTER und LUNDT, SPIER und THIES sowie FISCHER berichtet. Die direkte Röntgenbestrahlung empfiehlt DOSTROVSKY und SAGHER, BUCKY, KOPP u. REYMANN. MILLER sah bei einem Lichen sclerosus, der einer konservativen Therapie nicht zugänglich ist, einen kosmetisch befriedigenden Erfolg mit Hilfe des Fräsverfahrens.

Im ganzen gesehen ist die Übersicht über die Therapie des Lichen ruber planus nicht geeignet, Unklarheiten der Pathogenese aufzuhellen (s. auch MÖSLEIN 1961), sondern beleuchtet recht eindrucksvoll das Rätsel des Lichen ruber.

B. Pityriasis rubra pilaris

Die zusammenhängende Besprechung des Lichen ruber planus und der Pityriasis rubra pilaris hat historische Gründe, über die JULIUSBERG ausgiebig berichtete. Dieser historische Zusammenhang wird im französischen Schrifttum noch dadurch gewahrt, daß die Bezeichnung Lichen ruber acuminatus Kaposi synonym mit der Pityriasis rubra pilaris verwandt wird, während im deutschen Schrifttum im allgemeinen der Lichen ruber acuminatus als Abart des wesensgleichen Lichen ruber planus gedeutet wird.

Die Beweggründe, die Pityriasis rubra pilaris vom Formenkreis des Lichen ruber abzugrenzen, sind klinischer und histologischer Natur (von DÜHRING, NEISSER, JULIUSBERG, NAEGELI, COHEN, PAUTRIER).

I. Klinik

Die Pityriasis rubra pilaris ist eine seltene chronische Dermatose, die vornehmlich eine an Haarbälge gebundene Keratose mit charakteristischen Hornkegeln und erythrosquamösen Veränderungen darstellt.

Im Schrifttum sind seit 1889 346 Fälle beschrieben worden (SCHUERMANN), und nach der Bearbeitung von JULIUSBERG im Jahre 1932 standen uns 1958 um 100 Fälle zur Verfügung. In der Düsseldorfer Hautklinik wurden seit 1932 acht Fälle beobachtet.

Bei einer *statistischen Betrachtung* des Beginns der Erkrankung hinsichtlich des Lebensalters ist festzustellen, daß bei der Pityriasis rubra pilaris eine Häufung in jüngeren Jahren angedeutet ist, dem sich nach KIERLAND ein zweiter Gipfel um das 5.—6. Lebensjahrzehnt anschließt, während beim Lichen ruber planus in den 4.—6. Lebensdezennien ein stärkerer Befall zu vermerken ist. Die Dauer der Erkrankung ähnelt allerdings der des Lichen ruber, und bei den unserer Betrachtung zugrunde liegenden Fällen mit entsprechenden Angaben anden sich 50 männliche und 37 weibliche Patienten. Eine ähnliche Beobachtung machte auch NAEGELI.

Nach FORD zeigt sich wohl allgemein ein *familiäres Vorkommen*, so bei Mutter und Kind (FUNK, SCHILLING, LANGER und SKRZIPEK), bei Zwillingen (SADAN), Vater und Sohn (TWISTON), sowie mehrfache Häufung bei der Demonstration eines Stammbaums durch TOURAINE, bei dem unter 17 Nachkommen sechs an einer Pityriasis rubra pilaris litten. Die Erbanlage wird mehrfach betont, KNUDSEN beobachtete eine Pityriasis rubra pilaris bei eineiigen Zwillingen im Alter von 10 Monaten. Nach KIERLAND und KULWIN beginnt im Kindesalter die familiär gebundene Pityriasis rubra pilaris, während die sog. „acquirierte" Form im späteren Lebensalter beginnt. Bei zwei Geschwistern konnte SENEAR im Säuglingsalter den Beginn einer Pityriasis rubra pilaris beschreiben. Nach dem vorliegenden Schrifttum dürfte ein Überwiegen der weißen Rasse bestehen.

Die Erkrankung beginnt in Form kleiner schüppchentragender Knötchen, die von einem Lanugohaar durchbohrt werden oder auch an den Poren der Schweißdrüsen lokalisiert sind. Neben dieser follikulären Form können erythrosquamöse Herde allein oder in Verbindung mit follikulären Knötchen imponieren. Die Schuppung kann gipsmehlartigen bis groblamellösen Charakter besitzen. Die Eigenfarbe der Herde schwankt von rot über grau bis schmutziggelb.

Vornehmlich scheinen die Streckseiten der Extremitäten, namentlich die Fingerrücken, befallen zu sein. Bei 65 näher beschriebenen Fällen des Schrifttums seit 1932 fanden wir 22mal Befallensein des Gesichts, 9mal Befall des Kopfes, 33mal Herde an den Extremitäten, 24mal Herde am Stamm und 18mal eine

Entwicklung zu einer Erythrodermie. Eine Generalisierung ist von dem Auftreten der ersten Veränderungen an in 48 Std möglich (WISE) oder kann sich in einigen Wochen entwickeln (WEISSENBACH). WILLIAMS wog bei einem seit 4 Monaten generalisierten Fall täglich $^1/_2$ Pfund Schuppen.

Charakteristisch scheint auch ein palmoplantarer Befall zu sein, auf den 22mal hingewiesen wurde. Ein Köbner-Phänomen scheint auslösbar zu sein (BRODTHAGEN). Der Diagnose Pityriasis rubra pilaris können erythrodermische Veränderungen vorhergehen, die z. T. als primäre Erythrodermie vom Typ Wilson-Vidal-Brocq (MONTAGNANI u. PISANI) oder Pemphigus Senear-Usher (STIEGLER) imponierten. Atypisch ist eine Pityriasis rubra pilaris mit ungewöhnlicher Lokalisation von Knötchen mit ringartiger Anordnung an den unteren Thoraxpartien (HECHT), sowie begleitende Fingerknöchelpolster bei einer Beobachtung von TOFUKUJI u. NAGASHIMA. Eine Bindung an Schwangerschaft sah SZONDY.

Besondere Beachtung verdient die Familienanamnese eines 10jährigen Knaben, der seit 6 Monaten eine Pityriasis rubra pilaris aufweist, die offenbar durch Licht exacerbiert wird. Die 6jährige Schwester litt an einer Psoriasis, die unter anderem palmar und plantar Hyperkeratosen aufwies, die Mutter zeigte seit der Kindheit eine Psoriasis und der Vater schließlich einen Lupus erythematodes (LERNER u. BRAVERMANN). Zu erwähnen ist auch der Fall von SCHALL u. OBERMAYER, der 25 Jahre lang zunächst Hautveränderungen auf dem behaarten Kopf aufwies.

Nagelveränderungen sind ebenfalls nicht selten und wurden von ARETZ, GOTTRON, HALTER, KIMMIG, LEIPOLD, SILVER, SKRZIPEK und ULBRICHT besonders vermerkt. Diese Nagelveränderungen kombinieren sich mit den übrigen beschriebenen Hauterscheinungen und bestehen im wesentlichen aus einer Nagelverdickung, Längsriffelung und Trübung. NAEGELI weist auch auf den Beginn an der Nagelplatte hin. Ein Verlust der Nägel, wie er beim Lichen ruber mehrfach beschrieben wurde, ist dabei nicht festzustellen. POPOFF glaubt ein besonders schnelles Nagelwachstum beobachtet zu haben.

Wir haben schon darauf hingewiesen, daß die *Allgemeinerscheinungen* im wesentlichen während des Eruptionsstadiums bestehen. Auf Fieberschübe macht GAY-PRIETO nochmals besonders aufmerksam. AZUA-VIDAL sah Pruritus auftreten, während MATRAS eine kachektische Verlaufsform beschreibt, und nach SILVER Gelenkbeschwerden und nach NÉKAM Magenbeschwerden bestehen können. Hervorzuheben ist noch, daß die Schweißsekretion nach EICHHOFF und auch LEIPOLD an den erkrankten Stellen fehlen kann, eine Tatsache, die sich wohl aus den verlegten Schweißdrüsenausführungsgängen herleitet und somit nur eine funktionelle Parallele zu der Anhidrose beim Lichen ruber besteht (OBERSTE-LEHN).

Wenden wir uns nun den *parallel ablaufenden Allgemeinerkrankungen zu*, so ist aufzuzählen, daß ein grippaler Infekt (BURGER, EICHHOFF), familiär gebundene Tuberkulose (BORZA, TOURAINE), Amenorrhoe (WOLTER). Änderungen des Grundumsatzes um 14% (CHIARAMONTE), Poliomyelitis (GRAHAM LITTLE), neuromuskuläre Dysfunktionen (KIERLAND), Folgen einer Tetanusseruminjektion (HOLTZ), spezifische Toxinwirkungen (LEDO), allgemeine innersekretorische Störungen, die an Hand der Abderhaldenschen Abwehrfermentteste diagnostiziert wurden, Lepra mit fieberhafter Verschlimmerung nach Lepraantigen (ROUSSET), und Lungenentzündung (SKRZIPEK) bestanden haben. Daneben fehlt auch nicht eine alte Lues mit positivem Wassermann (SCHEER). Allgemein sind *vorausgehende* Infekte und Hautreizungen häufig (HOLTZ).

Wie beim Lichen ruber wird auch in Einzelfällen ein vorangegangener Sonnenbrand beschrieben, dem nach 3 Wochen eine Ersterkrankung mit der Lokalisation an den Handinnenflächen und Fußsohlen folgte (STRANDBERG). Verschlimmerungen auf UV-Expositionen sahen BARBER, MONTESANO und NEXMAND.

Schleimhautveränderungen kommen nach SCHUERMANN und nach einer kurzen Angabe von ULLMANN bei der Pityriasis rubra pilaris wohl äußerst selten vor und sind von JORDAN und MARSHALL gesehen worden. Die Besserung des Falles von MARSHALL auf Vitamin A unterstützt in etwa die Diagnose.

Die *Ätiologie und Pathogenese* ist weiterhin völlig unbekannt geblieben, und die fehlende Kenntnis über den Entstehungsmodus der Pityriasis rubra pilaris wird auch nicht durch therapeutische Erfolge aufgehellt, wenn man nicht die unten zu besprechenden Erfolge auf Vitamin A als Betonung der Verhornungsanomalie bewerten will. Somit ist ein entscheidender Schritt in der Erkenntnis über die Ursache der Pityriasis rubra pilaris seit der Zeit von JULIUSBERG noch nicht zu ersehen.

II. Histologie

Bei Betrachtung histologischer Charakteristika dürfte allgemein festzuhalten sein, daß die Infiltrationen im Bereiche der Hautgefäße in mäßigem Ausmaß beschrieben sind, aber sich doch quantitativ von den intensiven Infiltrationen beim Lichen ruber unterscheiden. Der Typ des Infiltrats entspricht nach LAKAYE allerdings dem einer Granulomatose, wobei LAKAYE auf das Auftreten multipler Talgdrüsencysten in seinem Fall noch hinweist. BORZA, EBERT, MAZZANTI, OPPENHEIM und FREUND weisen auch auf perivasculäre Infiltrationen lymphocytären Typs in mäßigem Ausmaß hin, doch ist festzuhalten, daß der Schwerpunkt der histologischen Veränderungen in der Epidermis, und zwar an den Follikelostien und Schweißdrüsenausführungsgängen in Form von Hornpfröpfen liegt. Am stärksten verändert ist nach GANS die Hornschicht, die gewöhnlich 2—3mal und an manchen Stellen 8—10mal so breit ist wie in der Norm. Die Stachelschicht erscheint im ganzen hypertrophisch. Die Hornschicht kann an den Stellen, an denen das Keratohyalin vermindert ist, parakeratotisch erscheinen (MAZZANTI, NÉKAM, FREUND). GANS beschreibt auch Atrophien von Talgdrüsen bei einem 7jährigen Jungen, wobei sich ähnlich einem Fall von FREUND eine Hypertrophie der Haarbalgmuskeln darstellt. Es fehlen allerdings auch nicht Hinweise auf hyperplastische Talgdrüsen von TOURAINE und SOLENTE.

III. Therapie

Auffällig gegenüber dem Lichen ruber ist die Wirkungslosigkeit des Arsens bei der Pityriasis rubra pilaris. Das wesentliche neue Ergebnis moderner therapeutischer Versuche ist der gute Erfolg von Vitamin A (GRACIANSKY, GATÉ, FREUND, BONCINELLI, COLOMB, WEBSTER u. FALK in Kombination mit ACTH). Von dem guten Erfolg des Vitamins A konnten wir uns auch in unseren Fällen überzeugen. Die Dosierung war relativ hoch und wurde über Monate in einer Höhe von 100000—300000 E pro Tag gegeben. Von einer lokalen Behandlung mit Vitamin A-haltigen Ölen oder Salben haben wir wenig Überzeugendes gesehen. Eine spezifische Therapie für die Pityriasis rubra pilaris ist allerdings das Vitamin A auch nicht und dürfte im wesentlichen der symptomatischen Regulation einer Dys- bzw. Hyperkeratose entsprechen. Auch im histologischen Bild zeigen sich unter Vitamin A nur quantitative Änderungen (WEBSTER u. FALK). Es wurden Versager dieser Therapie von BUREAU, TWISTON, BURGER und DEGOS beschrieben, und ein Anhalt dafür, daß im Serum der Erkrankten ein Vitamin A-Mangel besteht, läßt sich nach CORNBLEET und

LEITNER, sowie eigenen Untersuchungen nicht erbringen. Eine Xerophthalmie und Xerostomie werden bei der Pityriasis rubra pilaris zusätzlich nicht beschrieben.

Neben Vitamin A wird noch von WEBSTER und FALK sowie DEGOS auf ACTH hingewiesen, Vitamine wie Vitamin B und C und Nicotinsäure (150 mg pro Tag) werden von GROSS empfohlen. Auf die gute Wirkung von Höhensonne weisen GOTTRON und BUCHAL hin. POPCHRISTOFF hat von radioaktiven Bädern Gutes gesehen und LEDO von Diät. WISE beschreibt bei einer Pityriasis rubra pilaris, die vor 30 Jahren einen Primäraffekt zeigte und jetzt noch einen positiven Wassermann bot, einen günstigen Einfluß von Salvarsan und Wismut, und entgegen der allgemeinen Auffassung konnte auch FERÁNDEZ zwei Fälle mit Arsen wesentlich bessern. Gold wurde von GOUGEROT sowie NICOLAS empfohlen. SILVER behandelt mit Leberextrakt. Leberschäden sind von PORTER allerdings an vier gründlich untersuchten Fällen nicht beobachtet worden. PERSCHMANN berichtet über günstige Grenzstrahlenerfolge, denen noch der Erfolg nach indirekter Röntgenbestrahlung (v. BERDE) hinzuzufügen ist, und schließlich sah ARCURI bei einer erythrodermischen Verlaufsform mit einer Hypoproteinämie eine Abheilung unter Plasmainfusionen. Eine schnelle Abheilung auf Resochin sah SCHUPPENER bei einer erythrodermischen Form der Pityriasis rubra pilaris im Alter von 51 Jahren, bei der Vitamin A erfolglos war. Pilocarpin wird empfohlen (KIERLAND).

Abschließend kann also sowohl vom Lichen ruber planus als auch von der Pityriasis rubra pilaris seit der letzten Bearbeitung von JULIUSBERG festgestellt werden, daß sich aus der turbulenten Fülle der Beobachtungen, besonders aus dem Formenkreis des Lichen ruber planus, eine gewisse Abklärung der Begriffe entwickelt hat, daß aber im Prinzip über das Wesen der Erkrankung keine überraschend neuen Gesichtspunkte entwickelt wurden, und die Darstellungen der großen Meister der Dermatologie, wie HEBRA und KAPOSI, UNNA und NEISSER keineswegs nur ein historisches Interesse im Hinblick auf die dargestellten Erkrankungen haben.

Literatur

A. Lichen ruber

AARON, J. N.: Behandlung des hypertrophischen Lichen planus mit Prednisolonbutylazetat. A.M.A. Arch. Derm. 78, 592 (1958). — ABIMELEK, R. M.: A propos de l'étiologie et de la pathogénie du Lichen ruber planus. Bull. Soc. franç. Derm. Syph. 46, 384 (1939). — ABRAMOWITZ, E. W.: Lichen planus followed by Lichen pilaris (Vit. A defiency?). Arch. Derm. Syph. (Chicago) 42, 165 (1940). — ACKERMANN, A.: Lichen ruber. Dermatologica (Basel) 96, 312 (1945). — ALDERSON u. DOWLY: Zit. nach A. ACKERMANN. — ALLMEDER, K.: Der Lichen ruber planus — das Ausdrucksbild einer inkretorisch-hormonalen Dysharmonie. Wien. med. Wschr. 1941 II, 771. — ALTMAN, J., and H. O. PERRY: The variations and course of lichen planus. Arch. Derm. Syph. (Chicago) 84, 179—191 (1961). — ALVAREZ-SAINZ-DE AJA, E.: Ein Fall von metamerem Lichen mit psoriasiformem Beginn. Act. dermo-sifilogr. (Madr.) 47, 115 (1955). Ref. Zbl. Haut- u. Geschl.-Kr. 95, 249 (1956). — AMBLER, J. V.: Experience of a dermatologist in the Southern Pacific. Arch. Derm. Syph. (Chicago) 49, 224 (1944). — ANDERSON, T. E.: Lichen planus in an infant. Brit. J. Derm. 64, 68 (1952). — ANDREWS, G.: Lichen planus bullosus. Arch. Derm. Syph. (Chicago) 33, 185 (1936). — APLAS, V.: Untersuchungen zur Histo- und Pathogenese des Lichen ruber planus. Arch. klin. exp. Derm. 204, 297 (1957). — APRA, A.: Über einen in 4 Tagen gebesserten akuten Lichen planus mit Aureomycin. Minerva derm. (Torino) 28, 174 (1953). — ARATA, I.: Lichen ruber planus. Jap. J. Derm. 31, 122 (1931). Ref. Zbl. Haut- u. Geschl.-Kr. 40, 198 (1932). — ARCHANGELSKIJ, S.: Lichen ruber planus zosteriformis. Sovet. Vestn. Venerol. i Derm. 1, 54 (1932). Ref. Zbl. Haut- u. Geschl.-Kr. 44, 48 (1933). — ARGÜELLES-CASALS, D.: Familial Lichen planus. Arch. Derm. Syph. (Chicago) 63, 780 (1951). — ARNOLD, H. L.: Lichen planus erythematosus. A.M.A. Arch. Derm. 84, 741 (1961). — ARZT, L.: Lichen ruber acuminatus atypicus. Zbl. Haut- u. Geschl.-Kr. 59, 384 (1938). — AUCKLAND, G.: Lichen spinulosis mit narbiger Atrophie. Brit. J. Derm. 67, 27 (1955).

BAER, TH.: Lichen ruber verrucosus. Zbl. Haut- u. Geschl.-Kr. **40**, 170 (1932). — BAGBY, J. W.: A tropical lichen planus-like disease. Arch. Derm. Syph. (Chicago) **52**, 1 (1945). — BALBAN: Lichen ruber planus nach Sonnenbestrahlung. Zbl. Haut- u. Geschl.-Kr. **45**, 13 (1933). — BANCROFT, J. R.: Lichen planus and Lichen spinulosus following antisyphilitic treatment. Arch. Derm. Syph. (Chicago) **32**, 318 (1935). — BALINA, P. L., y M. J. QUIROGA: Lichen planus erosivus der Mundschleimhaut. Rev. argent. Dermat. sif. **19**, 477 (1935). — BARBER, H. W.: Lichen plano-pilaris. Lichen spinulosus with cicatricial alopecia. Proc. roy. Soc. Med. **25**, 211 (1931). — Lichen planus. Proc. roy. Soc. Med. **29**, 285 (1936). — BARNES, G., W. MURPHY and J. E. RAUSCHKOLB: Lichen planopilaris of Pringle. Arch. Derm. Syph. (Chicago) **66**, 296 (1952). — BAZEX, A., A. DUPRÉ et M. PARANT: Lichen plan et erythème atrophique du dos des mains. Bull. Soc. franç. Derm. Syph. **67**, 373 (1960). — BECHET, P. E.: Lichen planus (acuminatus). Arch. Derm. Syph. (Chicago) **26**, 737 (1932). — Lichen ruber moniliformis. Arch. Derm. Syph. (Chicago) **66**, 654 (1952); **68**, 614 (1953). — BECKER, B.: Hypertrophic lichen planus with epidermoid cancer. Arch. Derm. Syph. (Chicago) **77**, 332 (1958). — BEERMAN, H.: Lichen planus complicated by involvement of the nails. Arch. Derm. Syph. (Chicago) **32**, 139 (1935). — BEHÇET, H.: Acanthosis nigricans und Lichen ruber acuminatus. Türk. Dermatol. Ges. Istanbul 4. 11. 1934. Ref. Zbl. Haut- u. Geschl.-Kr. **51**, 613 (1935). — BEIRNE, CL., and E. L. HARLOW: Atopical lichen planus. Arch. Derm. Syph. (Chicago) **72**, 392 (1955). — BERDE, K.: Aktuelle Fragen über die Pathogenese des Lichen planus. Zbl. Haut- u. Geschl.- Kr. **44**, 511 (1933). — BERING, FR.: Lichen ruber bullosus. Zbl. Haut- u. Geschl.-Kr. **40**, 25 (1932). — BERNSTEIN, K.: Lichen ruber planus pemphigoides. Zbl. Haut- u. Geschl.-Kr. **40**, 170 (1932). — BEST, W. H.: Lichen ruber linearis. Arch. Derm. Syph. (Chicago) **24**, 913 (1931). — BETTLEY, F. R., and J. B. LYON: Lichen ruber of the toe nails. Proc. 10th Internat. Congr. of Dermat. London 1952. Brit. Med. Ass. 447 (1953). — BETTMANN, S.: Lichen ruber acuminatus. Zbl. Haut- u. Geschl.-Kr. **41**, 541 (1932). — BEZECNY, R.: Lichen ruber planus. Zbl. Haut- u. Geschl.-Kr. **40**, 23 (1932). — Über Übertragungsversuche von Lichen ruber planus durch corneale Implantation auf Kaninchen. Arch. Derm. Syph. (Berl.) **170**, 615 (1934). — BIEBER, M. PH.: Pseudopelade avec lichen spinulosus. Bull. Soc. franç. Derm. Syph. **61**, 394 (1954). — BIGHAM: Zit. nach A. ACKERMANN. — BIZZOZERO, E.: Lichen planus der Hohlhände. Boll. Sez. region. Soc. ital. Derm. **3**, 177 (1932). — BLAIR, D. SH.: Lichen planus pemphigoides. Report of a case and discussion of the literature. Arch. Derm. Syph. (Chicago) **58**, 138 (1948). — BLECHMANN, A.: Über die Behandlung des Lichen ruber planus mit Nathiosulfat. Diss. Düsseldorf 1940. — BLUEFARB, S., F. DUNLAP u. J. HASEGAWA: Lichen planus und psoriasis. A.M.A. Arch. Derm. **80**, 354 (1959). — BLUMENTAL, M.: Lichen planus. Zbl. Haut- u. Geschl.-Kr. **51**, 616 (1935). — BÖHM, C., A. CROSTI u. W. GERTLER: Therapeutische Umfrage: Führt die Berücksichtigung neuer therapeutischer Verfahren zu verbesserten Heilergebnissen bei Lichen ruber. Derm. Wschr. **1956**, 134. — BOLDT, A.: Lichen ruber mit spez. Nagelveränderungen. Zbl. Haut- u. Geschl.-Kr. **62**, 337 (1939). — BONDET, G.: Coexistance chez la même malade d'un lichen plan et d'une dermatite de Duhring-Brocq. Bull. Soc. franç. Derm. Syph. **63**, 236 (1956). — BONJEAN, M., et A. LECLERCQ: Zona thoracique au décours d'un lichen plan. Bull. Soc. franç. Derm. Syph. **67**, 360—361 (1960). — BORY, L.: Sur un cas de lichen plan de la face. Progr. méd. (Paris) **1931**II, 2100. — BORY, L., et R. BORY: La plaque initiale du lichen plan. Bull. Soc. franç. Derm. Syph. **58**, 50 (1951). — BOŠNJAKOVIČ: Lichen ruber planus circinatus cutis penis et mucosae oris, Lichen verrucosis cruris, Lichenificatio gigantea scroti. Zbl. Haut- u. Geschl.-Kr. **49**, 407 (1935). — Lichen ruber planus et Lichen verrucosus. Zbl. Haut- u. Geschl.-Kr. **51**, 325 (1935). — BRAUN, W.: Zit. nach OBERSTE-LEHN. — BREHM, G.: Lichen ruber der Mundschleimhaut. Zbl. Haut- u. Geschl.-Kr. **96**, 77 (1956). — BRENNAN, B. B., u. R. TEPLITZ: Hypertrophischer Lichen planus mit epidermoidem Carcinom. Fallbericht. Arch. Derm. Syph. (Chicago) **77**, 332 (1958). — BRÜNAUER, ST.: Lichen ruber planus dispersus, geheilt durch Radiumschwachtherapie. Zbl. Haut- u. Geschl.-Kr. **52**, 282 (1936). — BRUNSTING, L. A.: A practical skin test for the study of photosensitivity. Proc. Mayo Clin. **16**, 480 (1941). — BUCCIERO, V.: Lichen ruber planus mit kleinsten figurierten Elementen am Rumpf und gleichzeitiger Alopecie vom Typ der Pseudopelade Brocq. Dermosifilografo **12**, 73 (1937). — BUCKY, G., and F. G. COMBES: Grenz-ray therapy. New York: Springer 1954. — BUREAU, Y., JARRY et BARRIÈRE: Lichen verruqueux des membres inférieurs. Développement d'une adénopathie inguinale: épithélioma spinocellulaire. Bull. Soc. franç. Derm. Syph. **62**, 423 (1955). — BURNIER, R.: Guérison du lichen plan par les injections de tuberculine. Arch. derm.-syph. (Paris) **7**, 85 (1935). — BUSMAN, G. J.: Lichen planus. Arch. Derm. Syph. (Chicago) **26**, 771 (1932). — BUSMAN, G. J., and A. R. WOODBURNE: Lichen planus bullosus. Arch. Derm. Syph. (Chicago) **24**, 337 (1931).

CAEIRO-CARRASCO, M., C. LAPA u. L. BANDEIRA: Schwerer Lichen planus, Eosinophilie des Marks, des Blutes und der Haut. Gaz. med. port. **3**, 177 (1950). Ref. Zbl. Haut- u. Geschl.-Kr. **83**, 283 (1953). — CALLIGARIS, G.: Esperimenti di auroterapia del lichen planus. Boll. Sez. region. Soc. ital. Derm. **1**, 65 (1935). — CALNAN, C. D.: Acuter Lichen planus. Brit. J. Derm. **60**, 335 (1948). — CANIZARES, O., and P. MICHAELIDES: Lichen planus. Arch.

Derm. Syph. (Chicago) **73**, 83 (1956). — CARRIÉ, C.: Lichen ulcerosus der Schleimhaut. Zbl. Haut- u. Geschl.-Kr. **81**, 402 (1952). — Isolierter Lichen ruber der Schleimhaut. Zbl. Haut- u. Geschl.-Kr. **81**, 404 (1952). — Lichen ruber planus. Zbl. Haut- u. Geschl.-Kr. **81**, 406 (1952). — CARTEAUD, A., et J. P. STIEGLER: Epithélioma sur lichen plan jugal. Bull. Soc. franç. Derm. Syph. **57**, 320 (1950). — CASALA, A., u. J. ABULAFIA: Lichen ruber planus anularis atrophicans mit Lichen follicularis der behaarten Kopfhaut, Pseudopelade von Brocq und Lichen corneus hypertrophicus cruris. Arch. argent. Derm. **5**, 75 (1955). Ref. Zbl. Haut- u. Geschl.-Kr. **95**, 138 (1956). — CASALS, P. A.: Un caso de liquen plano de origen solar. Rev. med. trop. clin. y lab. **10**, 123 (1944). — CAUWENBERGE, VAN: Lichen planus der Zungen- und Mundschleimhaut ohne Hauterscheinungen. Arch. belges Derm. **9**, 213, (1953). — CAWLEY, E. P., and D. A. KERR: Lichen planus. Oral. Surg. **5**, 1069 (1952). — CERNOHORSKY, J.: Lichen ruber planus et verrucosus linearis. Zbl. Haut- u. Geschl.-Kr. **67**, 261 (1941). — CHARGIN, L.: Lichen planus with unusual features. Arch. Derm. Syph. (Chicago) **33**, 1096 (1936). — CHEVALLIER, P., G. GARNIER et M. COLIN: Lichen plan à localisations multiples et d'aspects cliniques variés. Bull. Soc. franç. Derm. Syph. **46**, 654 (1939). — CHEVALLIER, P., F. MOUTIER, M. COLIN et R. MOLINES: Lichen plan gastrique. Bull. Soc. franç. Derm. Syph. **41**, 1939 (1934). — CIVATTE, A., et S. DOBKEVITCH: Un cas de Lichen lividus. Bull. Soc. franç. Derm. Syph. **39**, 536 (1932). — CIVATTE, A., et G. E. GOETSCHEL: Lichen plan atrophique. Bull. Soc. franç. Derm. Syph. **58**, 388 (1951). — CLARKE, G. V. H.: Hypertrophic lichen planus in West African negroes. Arch. Derm. Syph. (Chicago) **64**, 314 (1951). — COLE, H. N., and J. R. DRIVER: Lichen planus hypertrophicus. Arch. Derm. Syph. (Chicago) **25**, 1152 (1932). — COLEMAN, W. G.: Lichen obtusus corneus. Arch. Derm. Syph. (Chicago) **23**, 1152 (1931). — COMBES, F. C.: Lichen planus linearis. Arch. Derm. Syph. (Chicago) **26**, 739 (1932). — CORDIVIOLA, L., et P. BOSCQ: Epithelioma sobre liquen antigno de la mucosa lingual. Rev. argent. Dermato sif. **35**, 269 (1951). — CORICCIATI, L.: Gleichzeitiges Auftreten von Lichen ruber planus und Psoriasis. Ann. Otolaryng. (Paris) **77**, 316 (1959). — CORMIA, F. E.: Hypertrophic lichen planus. Arch. Derm. Syph. (Chicago) **71**, 549 (1955). — CORNBLEET, TH., J. R. WEBSTER and D. P. MUSGRAVE: Turner's syndrome associated with lichen planus. Arch. Derm. Syph. (Chicago) **62**, 564 (1950). — CORSI, H.: Lichen planus associated with atrophy of nail matrix and hair follicle on scalp. Proc. roy. Soc. Med. **30**, 198 (1937). — Atrophy of hair-follicles and nail-matrix in lichen planus. Brit. J. Derm. **49**, 376 (1937). — COSTANTINI, G.: Les lésions unguéales dans le lichen plan. Cronache dell'I.D.I. (Rome) **13**, 86—92 (1958). — COULANT, P. LE, I. MALEVILLE et BILDSTEIN: Lichen plan en stries. Bull. Soc. franç. Derm. Syph. **67**, 972 (1960). — COVISA, J. S., u. J. GAY-PRIETO: Ein Fall von Lichen planus haemorrhagicus. Act. dermosifiliogr. (Madr.) **23**, 357 (1931). Ref. Zbl. Haut- u. Geschl.-Kr. **39**, 55 (1932). — CUILLERET, P.: Lichen planus et corneus. Bull. Soc. franç. Derm. Syph. **57**, 363 (1950). — CULVER, G. P.: A clinical study of Lichen planus. Arch. Derm. Syph. (Chicago) **1**, 43 (1920). — CUMMER, C.: Lichen planus. Arch. Derm. Syph. (Chicago) **40**, 457 (1939).

DAHMANN: Lichen ruber planus am Stamm und Extremitäten. Zbl. Haut- u. Geschl.-Kr. **52**, 410 (1936). — DARLING, A. I., u. H. S. M. CRABB: Lichen planus des Mundes und begleitende Ulceration. Oral Surg. **8**, 47 (1955). — DARIER, J., A. CIVATTE u. A. TZANCK: Dermatologie. Bern: H. Huber 1949. — DAVIS, M.: Lichen planus zosteriformis. Arch. Derm. Syph. (Chicago) **38**, 615 (1938). — DECHAUME, M., J. PAYEN et PRIOU: Le lichen plan isolé de la muqueuse buccale. Presse méd. **65**, 2133 (1957). — DEGOS, R., J. DELORT, A. CIVATTE et P. KAUFMANN: Lichen plan et eruption bulleuse, discussion du lichen plan bulleuse. Bull. Soc. franç. Derm. Syph. **63**, 326 (1956). — DEGOS, R., G. GARNIER et S. DOBKEVITCH: Pigmentations réticulées (type melanose de Riehl-poikilodermie, Lichen planus). Bull. Soc. franç. Derm. Syph. **50**, 62 (1943). — DEGOS, R., E. LORTAT-JACOB, G. GARNIER et M. DANA: Lichen verruqueux circiné et lichen érosif muqueux. Bull. Soc. franç. Derm. Syph. **67**, 20 (1961). — DEGOS, R., u. R. RABUT: Zit. nach SPIER u. KEILIG. — DELBOIS, E.: Étiologie du lichen plan. Bull. Soc. franç. Derm. Syph. **62**, 458 (1955). — DENNIE, CH. C., and F. P. COOMBS: Lichen planus hypertrophicus. Arch. Derm. Syph. (Chicago) **61**, 121 (1950). — DEPAOLI, M.: Untersuchungen über den isomorphen Reizeffekt bei Psoriasis und Lichen ruber planus. Minerva derm. (Torino) **28**, 197 (1953). — DESAI, S., et I. MARUQIS: Lichen plan. Étude clinique de 67 cas et résultats de la pénicillinothérapie. Indian J. Derm. Venereol. **22**, 31—48 (1956). — DIETZ: Isolierter Lichen ruber planus der Mundschleimhaut nach Arsenmedikation. Zbl. Haut- u. Geschl.-Kr. **95**, 176 (1956). — DISS, A.: Le traitement du lichen plan par des injectiones hypertoniques. Bull. Soc. franç. Derm. Syph. **45**, 9 (1938). — DOCTOR: Lichen ruber planus unter dem Bilde einer Neurodermitis. Zbl. Haut- u. Geschl.-Kr. **41**, 761 (1932). — DÖLLKEN, H.: Behandlung des Lichen ruber mit Bellergal. Derm. Wschr. **1938 II**, 1463. — DOMONKOS, A. N.: Lichen ruber hypertrophicus. Results of treatment. Arch. Derm. Syph. (Chicago) **74**, 563 (1956). — DOSTROVSKY, A., and F. SAGHER: Lichen planus in subtropical countries. Arch. Derm. Syph. (Chicago) **59**, 308 (1949). — DOWLING, G. B.: Two cases of Lichen planus. Brit. J. Derm. **56**, 245 (1944). — DRESSLER: Lichen ruber planus partim verrucosus. Zbl. Haut- u. Geschl.-Kr. **90**, 168 (1954/55). — DUPERRAT, R. B., u. R. LECLERCQ: Zit. nach SPIER u. KEILIG.

EICHHORN: Lichen ruber planus. Zbl. Haut- u. Geschl.-Kr. **56**, 81 (1937). — ELS-BERGEN, K.-H. v.: Über die Bestrahlung des Rückenmarks bei Hauterkrankungen mit besonderer Berücksichtigung des Lichen ruber planus. Diss. Bonn 1932. — EMANUEL, L.: Zum Problem des Lichen ruber. Česká Derm. **19**, 43 (1939). Ref. Zbl. Haut- u. Geschl.-Kr. **62**, 380 (1939). — ENGELEN, H. v.: Über den isomorphen Reizeffekt beim Lichen ruber. Inaug.-Diss. Hamburg 1936. — EPSTEIN, ST., u. M. JESSNER: Provokationsversuche bei Lichen ruber durch Strahlen. Arch. Derm. Syph. (Berl.) **173**, 311 (1935). — ESTEL: Lichen ruber pemphigoides. Zbl. Haut- u. Geschl.-Kr. **92**, 398 (1955). — ETTINGER, A.: Lichen ruber Wilsoni. Zbl. Haut- u. Geschl.-Kr. **49**, 112 (1935).

FABRY, H.: Lichen planus generalisatus mit lipomelanotischen Lymphknotenveränderungen. Zbl. Haut- u. Geschl.-Kr. **91**, 128 (1955). — FASAL, P.: Cutaneus diseases in the tropics. Arch. Derm. Syph. (Chicago) **51**, 163 (1945). — FEHÉR, E.: Lichen ruber planus acutus generalisatus bullosus. Zbl. Haut- u. Geschl.-Kr. **58**, 327 (1938). — FELDMAN, S.: Lupus erythematodes and Lichen planus. Arch. Derm. Syph. (Chicago) **26**, 198 (1932). — Lichen planus et acuminatus atrophicus. Folliculitis decalvans et Lichen spinulosis of Little. Arch. Derm. Syph. (Chicago) **34**, 378 (1936). — FERNANDES-CRIADO, M.: Lichen annularis. An. Hosp. S. José y Adela, Madr. **2**, 111 (1931). Ref. Zbl. Haut- u. Geschl.-Kr. **43**, 163 (1933). FERREIRA-MARQUES, J.: Contribution à l'étude du traitement du lichen plan par l'association nicotinamid-pénicilline. Acta derm.-venereol. (Stockh.) **29**, 109 (1949). — FESSLER: Salvarsandermatitis vom Typ eines Lichen ruber planus. Zbl. Haut- u. Geschl.-Kr. **45**, 14 (1933). — FIOCCO, S.: Über einen Fall von Lichen ruber acutus im Verlauf einer Tonsillitis. Boll. Sez. region. Soc. ital. Derm. **1**, 92 (1937). Ref. Zbl. Haut- u. Geschl.-Kr. **58**, 442 (1938). — FISCHER, E.: Therapeutische Erfahrungen mit der Rö-Bestrahlung der Intervertebralganglien und des Grenzstranges bei Lichen ruber. Dermatologica (Basel) **121**, 22—26 (1960). — FISCHER, W.: Isolierter Lichen ruber planus am Penis. Berl. Dermatol. Ges. 10. 1. 1933. Zbl. Haut- u. Geschl.-Kr. **44**, 372 (1933). — FORMAN, L.: Lichen planus. Proc. roy. Soc. Med. **24**, 684 (1931). — Lichen planus with unusual universal tongue lesions. Proc. roy. Soc. Med. **24**, 1649 (1931). — Pseudopelade with lichen planus. Proc. roy. Soc. Med. **26**, 333 (1933). — Lichen planus. Brit. J. Derm. **57**, 153 (1945). — Erosive Gingivitis-Lichen planus mouth mucosa and vulval skin. Proc. 10th Internat. Congr. of Dermat. London 1952. Brit. Med. Ass. 468 (1953). — FOX, H.: Lichen planus confind to the mouth. Arch. Derm. Syph. (Chicago) **24**, 1071 (1931). — FRANCHI, F.: Über das Verhalten der Papeln im lichenoiden Syphilid und im Lichen planus gegenüber der „grattage methodique". Dermosifilografo **10**, 26 (1935). — FRANKOVIĆ: Lichen ruber planus. Dermatol. Sektion Zagreb, 30. 3. 1933. Ref. Zbl. Haut- u. Geschl.-Kr. **49**, 408 (1935). — FREUND, H.: Universeller zosteriformer Lichen ruber planus. Berl. Dermatol. Ges. 9. 4. 31. Ref. Zbl. Haut- u. Geschl.-Kr. **39**, 503 (1932). — FREUND, H.: Lichen ruber zosteriformis. Münch. Dermatol. Ges. 26. 2. 1932. Ref. Zbl. Haut- u. Geschl.-Kr. **39**, 503 (1932). — FRIEDMAN, R.: Patchy alopecia of the scalp due to lichen planus. Arch. Derm. Syph. (Chicago) **34**, 929 (1936). — FROM-JÖRGENSEN: Lichen ruber. Dän. Dermat. Ges. Kopenhagen 7. 12. 1932. Ref. Zbl. Haut- u. Geschl.-Kr. **44**, 14 (1933). — FUCHS, FR., u. H. J. SONNECK: Beitrag zur Therapie des Lichen planus und Lichen ruber verrucosus mit Plenosol. Derm. Wschr. **126**, 1210 (1952). — FUCHSBERGER, K.: Morphologisches Bild des Lichen ruber planus als Prodromal-Stadium des Pemphigus vulgaris. Arch. Derm. Syph. (Berl.) **178**, 681 (1939). — FUHS, H.: Lichen ruber planus-Malariatherapie. Wiener Dermatol. Ges. 10. 3. 1932. Ref. Zbl. Haut- u. Geschl.-Kr. **41**, 680 (1932). — Atypischer Lichen ruber planus. Zbl. Haut- u. Geschl.-Kr. **41**, 680 (1932). — Lichen ruber hypertrophicus et verrucosus. Österr. Dermatol. Ges. 19. 4. 1934. Ref. Zbl. Haut- u. Geschl.-Kr. **49**, 289 (1935). — Lichen ruber acuminatus (Pityriasis rubra pilaris). Wiener Dermatol. Ges. 20. 3. 1941. Ref. Zbl. Haut- u. Geschl.-Kr. **67**, 428 (1941). — FULVIO, A.: Un caso di melanosi della faccia. Lichen invisible pigmentogeno. J. ital. Derm. **100**, 271 (1959). — FUNK, C. F.: Lichen ruber planus. Ver.igg Südwestdtsch. Dermatol. 9. 9. 1954. Ref. Zbl. Haut- u. Geschl.-Kr. **91**, 229 (1955). — Lichen ruber anularis der Glans penis. Zbl. Haut- u. Geschl.-Kr. **91**, 231 (1955). — FUNK, C. F., u. H. WALTHER: Lichen ruber planus. Ostbayr. Dermatol. Regensburg 25. 6. 1950. Ref. Zbl. Haut- u. Geschl.-Kr. **76**, 418 (1951). — FUSS, S.: Lichen ruber planus. Mannheimer u. Ludwigshafener Dermatol. 28. 1. 1937. Ref. Zbl. Haut- u. Geschl.-Kr. **56**, 162 (1937).

GADRAT, J.: Le lichen plan des ongles. Bull. Soc. franç. Derm. Syph. **41**, 777 (1934). — GANS, O., u. G. K. STEIGLEDER: Histologie der Hautkrankheiten Bd. I. Berlin-Göttingen-Heidelberg: Springer 1956. — GARDNER, R. K., H. H. JOHNSON and G. W. BINKLEY: Bullous lichen planus with onychatrophy. Arch. Derm. Syph. (Chicago) **71**, 636 (1955). — GARNIER, G.: Lichen plan du voile du palais étendu secondairement à l'amygdale. Bull. Soc. franç. Derm. Syph. **46**, 653 (1939). — GATÉ, J., et P. CUILLERET: Deux cas de lichen invisible. Bull. Soc. franç. Derm. Syph. **43**, 180 (1936). — GATÉ, J., H. THIERS, J. CHARPY u. P. CUILLERET: Bullöse Toxikodermie nach der 2. Acetylarsen-Injektion bei einer Kranken mit Lichen ruber planus. Bull. Soc. franç. Derm. Syph. **38**, 516 (1931). — GATTO, E.: Il lichen ruber planus e le sue manifestazioni orali. Clinica odontoiat. **4**, 36 (1949). — GAWALOWSKI, K.:

Lichen ruber verrucosus. Tschechoslowak. Wiss. Dermatol. vener. Ges. 9. 2. 1936. Ref. Zbl. Haut- u. Geschl.-Kr. **56**, 576 (1937). — Gay-Prieto, J.: Pseudopelade of Brocq. J. invest. Derm. **24**, 323 (1955). — Gent, W.: Lichen ruber planus. Frankf. Dermat.-Ver.igg 7. 12. 1938. Ref. Zbl. Haut- u. Geschl.-Kr. **61**, 630 (1939). — Gertler, W.: Oberflächliche Zungenatrophie als Folgezustand eines Lichen ruber. Schles. Dermatol. Ges. Breslau 22. 4. 1939. Ref. Zbl. Haut- u. Geschl.-Kr. **62**, 455 (1939). — Giavier, L., et J. Gaté: Lichen plan post chrysothérapeutique à forme atypique. Bull. Soc. franç. Derm. **40**, 1057 (1933). — Giraudeau, R.: Traitement du lichen plan par injection de radon dans les plexus sympathiques. Verh. 9. Internat. Kongr. Dermat. **2**, 532 (1936). — Giraudeau, R., et R. Amado: Phénomene de Kolmer et lichen plan. Bull. Soc. franç. Derm. Syph. **60**, 40 (1953). — Gold, St.: Discoid lupus erythematosus and hypertrophic lichen planus. Proc. 10th Internat. Congr. of Dermat., London 1952. Brit. Med. Ass. 503 (1953). — Gomez-Orbaneja, J.: Lichen atrophicus der Genitalschleimhaut, gleichzeitiger Lichen der Haut und der Blasenschleimhaut. Act. dermo-sifiliogr. (Madr.) **31**, 485 (1940). Ref. Zbl. Haut- u. Geschl.-Kr. **67**, 495 (1941). — González Medina: Ein Fall von Lichen planus mit seltener Entwicklung. Act. dermo-sifiliogr. (Madr.) **24**, 516 (1932). Ref. Zbl. Haut- u. Geschl.-Kr. **42**, 712 (1932). — Goodman, J., and M. B. Sulzberger: Conjugal lichen planus. Arch. Derm. Syph. (Chicago) **35**, 1139 (1937). — Gottron, Eva: Carcinom auf Lichen ruber der Schleimhaut. Derm. Wschr. **129**, 462 (1954). — Gottron, H. A.: Lupus vulgaris-artiger Lichen planus bei alten Leuten. Derm. Z. **56**, 417 (1929). — Lichen ruber obtusus pemphigoides. Berl. Dermatol. Ges. 12. 5. 1931. Ref. Zbl. Haut- u. Geschl.-Kr. **39**, 449 (1932). — Lichen obtusus corneus. Zbl. Haut- u. Geschl.-Kr. **39**, 502 (1932). — Lichen ruber alter Leute bei neuraler Muskelatrophie. Derm. Wschr. **141**, 277 (1960). — Gougerot, H.: Lichen pointillé papillaire. Arch. derm.-syph. (Paris) **4**, 128 (1932). — Gougerot, H., P. Blum et P. Durel: Lichen corné et verruqueux, lichen spinulosus, lichen plan et pigmenté post-auriques. Rev. franç. Derm. Vénér. **11**, 27 (1935). — Gougerot, H., P. Blum, J. Meyer et O. Eliascheff: Lichen plan atypique érythemateux et erythemato-squameux simultant une parakératose, et lichen plan muqueux typiques. Arch. derm.-syph. (Paris) **4**, 263 (1932). — Gougerot, H., et R. Burnier: Eruption simultanée de psoriasis et lichen plan cutaneomuqueux post-aurique. Bull. Soc. franç. Derm. Syph. **41**, 396 (1934). — Lichen plan du col utérin, accompagnant un lichen plan jugal et un lichen plan stomacal. Lichen plurimuqueux sans lichen cutané. Bull. Soc. franç. Derm. Syph. **44**, 637 (1937). — Lichen plan atypique, purpurique et pigmenté. Bull. Soc. franç. Derm. Syph. **44**, 1804 (1937). — Gougerot, H., R. Burnier et O. Eliascheff: Lichen plan circiné atrophique et pigmenté generalisé datant de 45 ans. Arch. derm.-syph. (Paris) **4**, 280 (1932). — Gougerot, H., A. Carteaud et P. Cotoni: Lichen plan muqueux érosif au ulcerovégetant buccal, anal et lichen plan cutané typique; autopsie. Bull. Soc. franç. Derm. Syph. **56**, 356 (1949). — Gougerot, H., et A. Civatte: Oscillations entre le lupus erythèmateux, le lichen plan et la poikilodermie: Discussion nosologique. Ann. Derm. Syph. (Paris) **3**, 233 (1943). — Critères cliniques et histologiques de lichen plan et muqueux. Ann. Derm. Syph. (Paris) **80**, 5 (1953). — Gougerot, H., et A. Dreyfus: Lichen plan cutané recidivant hivernal. Bull. Soc. franç. Derm. Syph. **41**, 1897 (1934). — Gougerot, H., et J. Hamburger: Association de lichen buccal de lupus érythemateux facial et de tuberculides polymorphes nodulaires, infiltrés et annulaires des mains. Bull. Soc. franç. Derm. Syph. **44**, 272 (1937). — Gougerot, H., et E. Lortat-Jacob: Lichen plan [carrelé] de la langue (en carreaux et en fleur de marguerite). Arch. derm.-syph. (Paris) **6**, 476 (1934). — Gougerot, H., J. Meyer, A. Carteaud et O. Eliascheff: Lichen obtusus, corneus verrucosus. Bull. Soc. franç. Derm. Syph. **38**, 846 (1931). — A propos du lichen obtusus corné verruqueux. Arch. derm.-syph. (Paris) **4**, 290 (1932). — Gougerot, H., et M. Le Sourd: L'immunité locale dans le lichen plan. Bull. Soc. franç. Derm. Syph. **53**, 515 (1946). — Gougerot, H., et W. Stewart: Lichen plan post-aurique: 1re poussée, pigmentée diffuse, 2re poussée, papuleuse dépigmentante et régression spontanée. Bull. Soc. franç. Derm. Syph. **42**, 279 (1935). — Gougerot, L., et H. Gougerot: Dermatologie. Paris: Librairie Maloine 1950. — Gouin, J., A. Bienvenue, A. Domain et Le Bigot: Lichen plan arseno-résistant guéri par un traitement bismuthique. Bull. Soc. franç. Derm. Syph. **42**, 4, 656 (1935). — Graciansky, P. de, S. Boulle u. J.-L. Cardot: Lichen planus der Schleimhäute bei einem Farbfilmentwickler. Bull. Soc. franç. Derm. Syph. **67**, 439—441 (1960). — Graciansky, P. de, St. Boulle, P. Quercy u. J. L. Cardot: Lichenoide Ausschläge und Lichen planus bei Farbfilmentwicklern. Bull. Soc. franç. Derm. Syph. **65**, 498 (1958). — Graciansky, P. de, S. Boulle, I. Zucman u. M. Boulle: Nagelveränderungen während eines Lichen planus follicularis. Ann. Derm. Syph. (Paris) **87**, 361 (1960). — Gräfinghoff, H.: Lichen ruber universalis. Frankf. Dermatol. Ver.igg 16. 2. 1937. Ref. Zbl. Haut- u. Geschl.-Kr. **56**, 294 (1937). — Graham Little, E.: Lichen planus of limbs and scalp. Proc. roy. Soc. Med. **24**, 1645 (1931). — Grangé, P.: Lichen plan conjugal. Rev. franç. Derm. Vénér. **8**, 221 (1932). — Greenbaum, S. S., u. J. L. Strousse: Onychomadesis infolge akutem Lichen planus. Arch. Derm. Syph. (Chicago) **28**, 133 (1933). — Greither, A.: Dermatologie der Mundhöhle und der Mundumgebung. Stuttgart: Thieme 1955. — Grimmer, H.: Lichen ruber der Mundschleimhaut. Z. Haut-

u. Geschl.-Kr. 30, Nr 2, V—VIII (1961). — GROS, CH., F. WORINGER et F. SPEEG: Association d'une sébocystomatose avec un Lichen plan. Bull. Soc. franç. Derm. Syph. 59, 102 (1952). — GROSS, P.: Lichen planus bullosus. Arch. Derm. Syph. (Chicago) 25, 575 (1932). — GRÜNEBERG, TH.: Das Lichen ruber-Pemphigoid. Derm. Wschr. 136, 1238 (1957). — GRÜTZ, O.: Lichen ruber anularis. Tagg Rhein.-Westf. Dermatol. Wuppertal-Elberfeld 27. 5. 1934. Ref. Zbl. Haut- u. Geschl.-Kr. 49, 298 (1935).

HAACK: Pigmentation nach Lichen ruber, Erythem des Kopfes, mykot. Ekzem. Dermatol. Ges. Hamburg-Altona, 23. 1. 1932. Ref. Zbl. Haut- u. Geschl.-Kr. 40, 723 (1932). — HABER, H., and J. SARKANY: Hypertrophic Lichen planus and lichen simplex. A study of 41 cases. Trans. St. John's Hosp. derm. Soc. (Lond.) 41, 61—65 (1958). — HALTER, K.: Lichen ruber pemphigoides. Schles. Dermatol. Ges. Breslau 11. 12. 1937. Ref. Zbl. Haut- u. Geschl.-Kr. 59, 4 (1938). — HALTER, K., u. V. LUNDT: Erfahrungen mit der indirekten Röntgenbestrahlung des Lichen ruber planus und der progressiven Sklerodermie. Strahlentherapie 67, 625 (1940). — HAMPEL: Spinalzellenepitheliom auf dem Boden eines mit Röntgenstrahlen und As behandelten Lichen ruber planus. Schles. Dermatol. Ges. 28. 2. 1940. Ref. Zbl. Haut- u. Geschl.-Kr. 65, 132 (1940). — HANSEN, K.: Allergie. Stuttgart: Thieme 1957. — HARD, S., and P. HOLMBERG: Penicillin-treatment of lichen ruber. Acta derm.-venereol. (Stockh.) 34, 72 (1954). — Zeit der Spontanheilung des Lichen ruber planus. Acta derm.-venereol. (Stockh.) 39, 324 (1959). — HARNACK, K.: Zur Resochin-Therapie des Lichen ruber planus. Münch. med. Wschr. 102, 2322 (1960). — HARNISCH, D.: Therapeutisch-analytische Untersuchungen über den Lichen ruber. Diss. Düsseldorf 1956. — HARVEY, J.: Lichen ruber planus of the buccal mucosa. Treatment with Vit. A. Arch. Derm. Syph. (Chicago) 77, 115 (1958). — HAUSER, F.: Atypischer Lichen ruber planus der Mundschleimhaut. Diss. Freiburg 1931. Zbl. Haut- u. Geschl.-Kr. 40, 199 (1932). — HAZEN, H. H.: Syphilis and skin diseases in the American negro. Arch. Derm. 31, 316 (1935). — HELLIER, F. F.: Familial lichen planus. Is it significant evidence of infectivity? Brit. J. Derm. 62, 446 (1950). — HEROLD: Lichen ruber obtusus verrucosus. Schles. Dermatol. Ges. Breslau 29. 5. 1937. Ref. Zbl. Haut- u. Geschl.-Kr. 58, 247 (1938). — HERRMANN, FR.: Lichen ruber der Mundschleimhaut. Südwestdtsch. Dermatol. Ges. Frankfurt 24. 11. 1931. Ref. Zbl. Haut- u. Geschl.-Kr. 40, 173 (1932). — Lichen ruber planus. Frankf. Dermatol. Ver.igg 2. 6. 1931. Ref. Zbl. Haut- u. Geschl.-Kr. 40, 294 (1932). — Lichen ruber planus et acuminatus. Frankf. Dermatol. Ver.igg. 14. 4. 1932. Ref. Zbl. Haut- u. Geschl.-Kr. 43, 12 (1933). — Sarcoidose unter dem klinischen Bild eines Lichen ruber planus. Südwestdtsch. Dermatol. Ges. Frankfurt 28./29. 4. 62. — HERRMANN, FR., u. M. WALTHER: Über den Lichen ruber bullosus der Mundschleimhaut. Arch. Derm. Syph. (Berl.) 168, 49 (1933). — HERZ: Lichen ruber planus. Dermatol. Ges. Hamburg-Altona 23. 1. 1932. Ref. Zbl. Haut- u. Geschl.-Kr. 40, 725 (1932). — HEVESI, E.: Lichen ruber planus. Ung. Dermatol. Ges. Budapest. 16. 1. 1943. Ref. Zbl. Haut- u. Geschl.-Kr. 70, 257 (1943). — HEYMANN, A.: Lichen ruber der Blase. Z. urol. Chir. 38, 94 (1933). — HOEDE, K.: Klinische Beobachtungen bei Lichen ruber planus. 67. Tagg Südwestdtsch. Dermatol. München 26. 5. 1940. Ref. Zbl. Haut- u. Geschl.-Kr. 66, 9 (1941). — HÖFS, W.: Zur Problematik des exogenen Lichen ruber und seiner gutachtlichen Stellung. Derm. Wschr. 131, 151 (1955). — Lichen ruber alter Leute (Gottron). Derm. Wschr. 134, 822 (1956). — HOLLANDER, A.: Behandlung von Dermatosen mit lokalen Corticosteroidinjektionen. Hautarzt 13, 134 (1962). — HOLTSCHMIDT: Früherer unter i.v. Novocain-Injektion abgeheilter Lichen planus. Dermatol. Tagg 23. 9. 1948 Hamburg. Ref. Arch. Derm. Syph. (Berl.) 189, 444 (1949). — HOLZAPFEL, H.: Lichen ruber planus nach Sonnenbestrahlung. Frankf. Dermatol. Ver.igg 22. 10. 1935. Ref. Zbl. Haut- u. Geschl.-Kr. 52, 488 (1936). — HOPF, G.: Lichen ruber planus disseminatus. Dermatol. Ges. Hamburg-Altona 19. 10. 1931. Ref. Zbl. Haut- u. Geschl.-Kr. 40, 27 (1932). — HUBER, H., and J. SARKANY: Hypertrophic Lichen planus and lichen simplex. A study of 41 cases. Trans. St. John's Hosp. derm. Soc. (Lond.) 41, 61—65 (1958). — HÜLLSTRUNG, H.: Lichen ruber planus in Erythrodermie übergehend. Tagg Düsseldorfer Dermatol. 15. 11. 1937. Ref. Zbl. Haut- u. Geschl.-Kr. 59, 246 (1938). — HUFSCHMITT, G.: Lichen plan et stovarsol. Bull. Soc. franç. Derm. Syph. 44, 2, 360 (1937). — HULUSI BEHÇET: Siehe H. BEHÇET. — HUNT, E.: Leukoplakia vulvae, Kraurosis vulvae and Lichen planus of the vulva. Brit. J. Derm. 48, 53 (1936). — HYMAN, A. B., and B. D. ERGER: Lichen corneus hypertrophicus (Lichen coreaformis, Lichen obtusus). Arch. Derm. Syph. (Chicago) 64, 588 (1951).

IŠUV, L. A.: Pigmentärer Lichen ruber planus. Vestn. Vener. Derm. 1950, 37. Ref. Zbl. Haut- u. Geschl.-Kr. 77, 52 (1951/52).

JACOB, F. M.: Some studies on lichen planus, based on the study of one hundred and seventy-nine cases. Arch. Derm. Syph. (Chicago) 2, 607 (1920). — JADASSOHN, W.: Lichen ruber familiaris. J. Génét. hum. 2, 153 (1953). — JADASSOHN, W., et R. PAILLARD: Besnier-Boeck rappelant cliniquement un lichen plan. Dermatologica (Basel) 111, 234 (1955). — JAJA, G.: Über ein eigenartiges anuläres centrifuges Bild eines Lichen von erythematöser papulöser und exsudativer Form. Publ. in onore Umberto Mantegazza 1933, S. 159. Ref. Zbl. Haut- u. Geschl.-Kr. 47, 42 (1934). — JANCZUK, Z.: Die Schillersche Probe in der Diagnose des Lichen ruber planus der Mundschleimhaut. Postepy Stomat. **4**, 71 (1958). — JANSEN, L. H., u. F. B. G. GROOTHUIS: Lichen ruber atrophicans, ulcerierend und maligne Degeneration. Ann. Derm. Syph. (Paris) **87**, 371 (1960). — JANSION, H.: Lichen planus buccal conséquence allergique d'une mycose tégumentaire ou buccale. Rev. Stomat. (Paris) **34**, 385 (1932). — JARNIŃSKI, T.: Lichen ruber planus provocatus. Dermatol. Ver.igg Lazarus-Krh. Warschau 8. 1. 1933. Ref. Zbl. Haut- u. Geschl.-Kr. **49**, 120 (1935). — JOHN: Längsspaltung und Aufsplitterung der Nägel bei Lichen ruber planus. Demonstr. Chemnitz. Hautklinik 13. 10. 1933. Ref. Zbl. Haut- u. Geschl.-Kr. **48**, 434 (1934). — JONQUIERES, E. J.: Peripilärer Lichen planus. Rev. Asoc. méd. argent. **50**, 503 (1937). Ref. Zbl. Haut- u. Geschl.-Kr. **59**, 482 (1938). — JOULIA, P., Le COULANT u. L. TEXIER: Essais de traitement du lichen plan par l'aureomycine. Bull. Soc. franç. Derm. Syph. **58**, 15 (1951). — JULIUSBERG, F.: Lichen ruber und Pityriasis rubra pilaris. Handbuch der Haut- und Geschlechtskrankheiten, Bd. VII/2. Berlin: Springer 1931. — JUNG, H. D.: Lichen ruber striatus familiaris. Derm. Wschr. **123**, 566 (1951). — JUSTER, E.: Behandlung des Lichen planus durch UV-Strahlen. Bull. Soc. franç. Derm. Syph. **38**, 799 (1931).

KÄRCHER, K.: Lichen ruber der Mundschleimhaut. Demonstr. Mannheimer u. Ludwigshafener Dermatol. 1. 6. 1934. Ref. Zbl. Haut- u. Geschl.-Kr. **49**, 4 (1935). — KALZ, F.: Theoretical considerations and clinical use of Grenz rays in dermatology. Arch. Syph. Derm. (Chicago) **43**, 447 (1941). — KANCZYNSKI: Lichen ruber generalisatus. Lemberger Dermatol. Ges. 27. 4. 1934. Ref. Zbl. Haut- u. Geschl.-Kr. **50**, 267 (1935). — KANEKO, E.: Lichen ruber planus pigmentosus. Jap. J. Derm. **31**, 80 (1931). — KARTAMISCHEW, A.: Behandlung des Lichen ruber mittels Hypnose. Derm. Wschr. **1933**, 788. — KATHE: Sekundärer Spinolosismus im Gefolge von Lichen ruber planus (generalisiert) mit allgemeiner Drüsenschwellung. Schles. Dermatol. Ges. Breslau 25. 4. 1942. Ref. Zbl. Haut- u. Geschl.-Kr. **69**, 59 (1943). — KATZENELLENBOGEN, I.: Lichen planus actinus (Lichen planus in subtropical countries). Dermatologica (Basel) **124**, 10 (1962). — KEINING, E., u. B. RATHJENS: Versuch einer Abgrenzung des Graham Little-Syndroms. Derm. Wschr. **132**, 1016 (1955). — KENIS, W. J., u. P. G. KAMINSKY: Ätiologie des Lichen ruber planus. Urol. cutan. Rev. **41**, 734 (1937). — KERN: Lichen ruber hypertrophicus capillitii. Wiener Dermatol. Ges. 11. 2. 1932. Ref. Zbl. Haut- u. Geschl.-Kr. **41**, 563 (1932). — KIRST: Lichen ruber planus und Psoriasis vulgaris. Dermatol. Schleswig-Holsteins 16. 7. 1949 Kiel. Ref. Zbl. Haut- u. Geschl.-Kr. **74**, 350 (1950). — KISSMEYER, A.: Une forme rare de lichen plan: Papules périfolliculaires (pseudocomedons). Rev. franç. Derm. Syph. **9**, 528 (1933). — KLAUDER, J. V.: Lichen planus erythematosus (Crocker). Arch. Derm. Syph. (Chicago) **31**, 250 (1935). — KLEEBERG, L. S.: Morbus Darier-ähnlicher Lichen ruber planus. Berl. Dermatol. Ges. 14. 2. 1933. Ref. Zbl. Haut- u. Geschl.-Kr. **45**, 548 (1933). — Notes on a case of lichen ruber of the rectum. Proc. roy. Soc. Med. **29**, 928 (1936). — KLEPPER, C.: Lichen ruber planus. Ver.igg Düsseldorfer Dermatol. 23. 11. 1932. Ref. Zbl. Haut- u. Geschl.-Kr., **43**, 506 (1933). — KLIEGEL: Lichen ruber, zum Teil unter dem Bilde des Lichen nitidus. Schles. Ges. Dermatol. Breslau 3. 5. 1941. Ref. Zbl. Haut- u. Geschl.-Kr. **67**, 478 (1941). — Lichen ruber verrucosus, generalisiert unter Bestrahlung des Sympathicus. Zbl. Haut- u. Geschl.- Kr. **68**, 272 (1942). — KLOSTERMANN, G. F.: Über das gleichzeitige Vorkommen von circumscripter Sklerodermie und ihrer atypischen Formen mit Vitiligo, Lichen ruber planus und sklerosierenden Bindegewebsveränderungen. Derm. Wschr. **123**, 1 (1951). — KLÜCKEN, N.: Lichen obtusus bei einer Acne conglobata. Derm. Wschr. **134**, 990 (1956). — KNAPP, H.: Lichen ruber planus. Frankf. Dermatol. Ver.igg 12. 7. 1939. Ref. Zbl. Haut- u. Geschl.-Kr. **63**, 259 (1940). — KNIERER, W.: Lichen ruber planus oder lichenoides Salvarsan-Exanthem. Ver.igg Rhein.-Westf. Dermatolog. 30. 11. 1935. Ref. Zbl. Haut- u. Geschl.-Kr. **53**, 528 (1936). — KOGOJ, F.: Lichen verrucosus. Dermato-Venerol. Sektion Zagreb. 18. 3. 1931. Ref. Zbl. Haut- u. Geschl.-Kr. **39**, 507 (1932). — KOLB, A.: Histologie des Lichen planus. Ung. Dermat. Ges. 10. 6. 1932. Ref. Zbl. Haut- u. Geschl.-Kr. **44**, 511 (1933). — KOLLER, L.: Lichen ruber planus. Ung. Dermatol. Ges. Budapest 10. 11. 1938. Ref. Zbl. Haut- u. Geschl.-Kr. **61**, 625 (1939). — KONRAD, B., u. A. RANINCOVA: PAS positive Stoffe bei Lichen ruber planus und Psoriasis vulgaris. Čs. Derm. **34**, 374 (1959). — KONRAD, J.: Lichen ruber planus der Mundschleimhaut und Arsenhyperkeratosen beider Handteller. Österr. Dermatol. Ges. Wien 13. 6. 1935. Ref. Zbl. Haut- u. Geschl.-Kr. **51**, 620 (1935). — KOPP, H., and F. E. REYMANN: Lichen planus treated with Grenz Rays. Acta derm.-venereol. (Stockh.) **36**, 476 (1956). — Traitement du lichen plan par les rayons limites de Bucky. Acta derm.-venereol. (Stockh.) **36**, 477—481 (1956). — Psoriasis und Lichen planus behandelt mit Grenzstrahlen und Teerbädern kombiniert mit Grenzstrahlen. Proc. 11. internat. Congr. dermat. Stockholm 1957, **2**, 406 (1960). — KRISTJANSEN, A., and F. REYMANN: ACTH therapy in lichen ruber planus. Acta derm.-venereol. (Stockh.) **33**, 205 (1953); **35**, 143 (1955). — KROOK, G.: Purpura in Lichen nitidus. Acta derm.-venereol. (Stockh.) **39**, 238. — KUMER, L.: Lichen ruber in Zosternarben. Wiener Dermatol. Ges. 11. 6. 1942. Ref. Zbl. Haut- u. Geschl.-Kr. **69**, 212 (1943). — KUSKE, H.: Lichen ruber bullosus s. pemphigoides. Dermatologica (Basel) **118**, 346 (1959).

LAMBERGEON, S.: Traitement du lichen plan par le penthiobarbital sodique. Bull. Soc. franç. Derm. Syph. **67**, 1037 (1960). — LANE, J. E.: Hypertrophic lichen planus with vesicle formation. Arch. Derm. Syph. (Chicago) **24**, 919 (1931). — LASHINSKY, A.: Lichen planus occuring in psoriasis. A.M.A. Arch. Derm. **84**, 508 (1961). — LASHINSKY, J. M.: Lichen planus showing xanthoma-like coloration (Diabetes mell.). Arch. Derm. Syph. (Chicago) **28**, 881 (1933). — LATTULS, VRASSE, CERNEA et VIGUEÈ: Lichen plan buccal et cancer. Soc. de Stomatol. de France 1. 7. 1952. Rev. Stomat. (Paris) **54**, 58 (1953). Ref. Zbl. Haut- u. Geschl.-Kr. **86**, 68 (1953). — LAUGIER, P.: Lichen plan atypique en larges médaillons simulant une parakératose. Bull. Soc. franç. Derm. Syph. **67**, 174 (1961). — LEHNER, E.: Urticaria perstans papulosa (Prurigo vulgaris), Lichen ruber planus. Ung. Dermatol. Ges. Budapest 13. 4. 1934. Ref. Zbl. Haut- u. Geschl.-Kr. **50**, 11 (1935). — LEIBKIND: Lichen ruber hypertrophicus oder Lichen chronicus Vidal. Ver.igg Dresdener Dermatol. 8. 3. 1933. Ref. Zbl. Haut- u. Geschl.-Kr. **44**, 721 (1933). — LEONE, R.: Über einen Fall von Lichen bullosus. G. ital. Derm. Sif. **72**, 803 (1937). — LEWIS, G. M., and A. W. YOUNG: Lichen planus following a multiform erythema type of eruption. Arch. Derm. Syph. (Chicago) **72**, 191 (1955). — LEWITH, R.: Lichen ruber planus als isomorpher Reizeffekt nach Goldbehandlung. Derm. Wschr. **1933**II, 1751. — LINSER, K.: Lichen ruber planus corporis et mucosae oris, Syringomata corporis. Dermatol. Ges. bei der Univ. Berlin 28. 11. 1953. Ref. Zbl. Haut- u. Geschl.-Kr. **89**, 367 (1954). — LISSIA, G.: Dell'etiologia infettiva del lichen ruber planus. G. ital. Derm. Sif. **95**, 489 (1954). — LÖWENTHAL: Zit. nach A. ACKERMANN. — LOMHOLT, S.: Lichen ruber. Dänische Dermatol. Ges. 2. 10. 1935. Ref. Zbl. Haut- u. Geschl.-Kr. **52**, 407 (1936). — LOUWS, W. G.: Lichen erythematosus. Nederl. T. Geneesk. **1937**, 735. — Ref. Zbl. Haut- u. Geschl.-Kr. **53**, 70 (1936). — LUGER, A.: Lichen ruber pemphigoides. Österr. Dermatol. Ges. 18. 10. 1951. Ref. Zbl. Haut- u. Geschl.-Kr. **80**, 119 (1952). — LYNCH, F. W.: An apparent association of lichen planus with vascular hypertension. J. invest. Derm. **13**, 43 (1949).

MAGNUSSON, B.: Lichen ruber und Sympathicoblastoma. Acta derm.-venereol. (Stockh.) **35**, 74 (1955). — MALONEY, E. R.: Lichen planus of the scalp. Arch. Derm. Syph. (Chicago) **25**, 970 (1932). — MANDEL, E. H.: Lichen planus-ähnliche Eruption durch einen Farbfilmentwickler. A.M.A. Arch. Derm. **81**, 516 (1960). — MANGANOTTI, G.: Über die Beziehungen des Lichen giganteus zu den abnormalen Lichenifikationen. G. ital. Derm. Lit. **74**, 1259 (1933). — MARCUSSEN, P. V.: Lichen ruber, alopecia cicatricialis, observation for Boecks sarkoid. Acta derm.-venereol. (Stockh.) **35**, 190 (1955). — MARSHALL, J.: Buccal lichen planus and carcinoma. S. Afr. med. J. **1951**, 561. Ref. Zbl. Haut- u. Geschl.-Kr. 81, 201 (1952). — MASSOT, H.: Lichen plan en bande chez un nourisson. Bull. Soc. franç. Derm. Syph. **38**, 1293 (1931). — MASURE et DEGUILHEN: Lichen plan et dermatite polymorphe de Duhring-Brocq associés. Bull. Soc. franç. Derm. Syph. **45**, 1743 (1938). — MASURE et LE MEHAUTE: Sur un cas de lichen atrophique ou invisible pigmentogène. Bull. Soc. franç. Derm. Syph. **43**, 695 (1936). — MATRAS, A.: Lichen ruber acuminatus. Zbl. Haut- u. Geschl.-Kr. **76**, 404 (1951). — MATUSKOFF, S. L.: Ein Fall von Lichen ruber pemphigoides. Derm. Wschr. **1931**II, 1340. — MEARA, R. H.: Trans. St. John's Hosp. derm. Soc. (Lond.) **34**, 17 (1955). Zit. nach F. B. MUMFORD u. J. K. MORYAN. — MELAMED, A.: La phénylbutazone dans le traitement du lichen plan. Arch. argent. Derm. **5**, 331—337 (1955). — MELCZER, N.: Lichen pigmentosus. Ung. Dermatol. Ges. Budapest 9. 12. 1938. Ref. Zbl. Haut- u. Geschl.-Kr. **62**, 91 (1939). — MERCADAL, P. J., u. F. DULANTO: Lichen planus ampullosus der Mundschleimhaut. Act. dermo-sifiliogr. (Madr.) **33**, 501 (1942). — Beitrag zum Studium des Lichen planus an der Magenschleimhaut. Act. dermo-sifiliogr. (Madr.) **34**, 44 (1942). — MICHELSON, H. E., and C. W. LAYMON: Lichen planus of the eyelids. Arch. Derm. Syph. (Chicago) **37**, 27 (1938). — MICHEL, J. P., et J. RACONDIOT: Coexistence de lupus erythematosus et de lichen plan. Bull. Soc. franç. Derm. Syph. **45**, 494 (1938). — MIGUENS, M. PEREIRO: Lichen plan pemphigoide. A. dermo-sifiliograficas **47**, 565—570 (1956). — MILBRADT, W.: Über das gleichzeitige Auftreten von Psoriasis vulg. und Lichen ruber planus. Derm. Wschr. **1935**I, 437. — MILIAN, G.: Dermatoses invisibles et lichen plan. Bull. Soc. franç. Derm. Syph. **41**, 633 (1934). — D'un signe de lichen plan révelé par le grattage méthodique dans l'érythrodermie lichenienne psoriasiforme. Rev. franç. Derm. Vénér. **13**, 306 (1937). — MILIAN, G., et L. PÉRIN: Lichen plan gastrique. Bull. Soc. franç. Derm. Syph. **43**, 644 (1936). — MILIAN, G., L. PÉRIN et L. LANGLOIS: Lichen plan buccal et érosif vulvaire simulant l'érythroplasie. Bull Soc. franç. Derm. Syph. **40**, 850 (1933). — MILLER, TH.: Lichen planus in a child. A case exhibiting palmar and plantar lesions with involution under bismuth therapy. Urol. cutan. Rev. **37**, 608 (1933). — MISKYIAN, H. G.: Annular lichen planus. Arch. Derm. Syph. (Chicago) **25**, 1154 (1932). — MITCHELL, J. H.: Lichen planus with alopecia areata in a child. Arch. Derm. Syph. (Chicago) **29**, 131 (1934). — MITCHELL, J. H., and R. NOMLAND: Lichen planus. Arch. Derm. Syph. (Chicago) **28**, 247 (1933). — MÖSLEIN, P.: Die neuere Therapie des Lichen ruber planus und verrucosus. Z. Haut- u. Geschl.-Kr. **30**, 33—41 (1961). — MONTGOMERY, D. W.: A remarkable lichen planus lesion of the tongue. Arch. Derm. Syph. (Chicago) **36**, 833 (1937). — Lichen planus of the lips. Arch. Derm. Syph. (Chicago) **38**, 401 (1938). — MORGAN, J.: The use of cortisone in Lichen ruber. Brit. J. Derm. **68**, 5 (1957). — MORSE, J. L.: Lichen planus of the mouth lichen planus atrophicus of the scalp. Arch. Derm. Syph. (Chicago) **33**, 916 (1936). — MOUTIER, F.: Lichen gastrique. Bull. Soc. franç. Derm. Syph. **48**, 311 (1941). — MÜLLER, FR.: Lichen ruber planus. Ung. Dermatol. Ges. 15. 11. 1936. Ref. Zbl. Haut- u. Geschl.-Kr. **56**, 10 (1937). — MUENDE, J.: Lichen planus simulating pityriasis rosea. Proc. roy. Soc. Med. **29**, 924 (1936). — MUMFORD, P. B., and J. K. MORGAN: The use of cortison in Lichen planus. Brit. J. Derm. **68**, 258 (1956). — MUSGER, A.: Lichen ruber hypertrophicus et linearis. Österr. Dermatol. Ges. Wien 14. 3. 1935. Ref. Zbl. Haut- u. Geschl.-Kr. **51**, 395 (1935).

NADEL: Lichen psoriasiformis. Lemberger Dermatol. Ges. 31. 10. 1935. Ref. Zbl. Haut- u. Geschl.-Kr. **53**, 67 (1936). — NAEGELI, O.: Lichen ruber und Psoriasis. Schweiz. med. Wschr. **1938**II, 841. — NÉKÁM jr., L.: Lichen ruber planus linearis. Ung. Dermatol. Ges. Budapest 9. 4. 1938. Ref. Zbl. Haut- u. Geschl.-Kr. **60**, 592 (1938). — NELSON, L. M.: Unusual dermatosis simulating lichen planus and lichen corneus hypertrophicus. Report of six cases. Arch. Derm. Syph. (Chicago) **55**, 12 (1947). — NÉMETH, P.: Lichen planus generalisatus. Ung. Ges. Dermatol. 11. 3. 1939. Ref. Zbl. Haut- u. Geschl.-Kr. **64**, 1 (1940). — NEUMANN, H.: Isolierter Lichen ruber der Mundschleimhaut mit trophischen Nagelstörungen. Frankf. Dermatol. Ver.igg 26. 5. 1936. Ref. Zbl. Haut- u. Geschl.-Kr. **54**, 213 (1937). — NICOLAS, J., J. ROUSSET et A. THOMASSET: Lichen plan cicatriciel congénital. Bull. Soc. franç. Derm. Syph. **44**, 474 (1937). — NICOLAS, J., G. MASSIA, F. LEBEUF u. M. AMIC: Gleichzeitiges Vorkommen des Lichen planus, Lichen atrophicus und Lichen corneus. Bull. Soc. franç. Derm. Syph. **38**, 1011 (1931). — NIETZKI, M.: Ein Beitrag zur Behandlung des Lichen ruber mit Chlorochin-Diphosphat. Derm. Wschr. **142**, 1223 (1960). — NISBET, TH. W.: A new cutaneous syndrome occuring in New Guinea. Arch. Derm. Syph. (Chicago) **52**, 221 (1945). — NOBL, G.: Lichen ruber-Aussaat mit sekundärer Ekzematisation. Wiener Dermatol. Ges. 15. 12. 1932. Ref. Zbl. Haut- u. Geschl.-Kr. **45**, 15 (1933). — Lichen chronicus nodosus der Labien. Österr. Dermatol. Ges. 17. 5. 1934. Zbl. Haut- u. Geschl.-Kr. **49**, 583 (1935). — NÜCKEL, M.: Lichen planus erythematosus sine papulis. Ver.igg Schleswig-Holstein. Dermatol. 23. 10. 1955. Ref. Zbl. Haut- u. Geschl.-Kr. **95**, 173 (1956). — NYÁRI, L.: Lichen ruber planus. Ung. Dermatol. Ges. Budapest 10. 1. 1942. Ref. Zbl. Haut- u. Geschl.-Kr. **68**, 614 (1942).

OBERSTE-LEHN, H.: Die morphologische Abgrenzung des Lichen planus. Arch. Derm. Syph. (Berl.) **198**, 449 (1954). — OBERSTE-LEHN, H., u. M. KÜHL: Lichen planus pemphigoides mit Ulcerationen und Anonychie. Z. Haut- u. Geschl.-Kr. **17**, 195 (1954). — OLIN, T. E.: Über Lipschützsche Zellen (Centrocyten) bei Lichen ruber planus. Finska Läk.-Sällsk. Handl. **75**, 788 (1933). Ref. Zbl. Haut- u. Geschl.-Kr. **47**, 44 (1934). — OLIVER, E. A., and R. NOMLAND: Lichen obtusus corneus. Arch. Derm. Syph. (Chicago) **28**, 727 (1933). — OLIVIER, L., et E. REBOUL: Etat cutané pigmenté et atrophique, séquelle de lichen plan. Bull. Soc. franç. Derm. **63**, 231 (1956). — ORMEA, F.: Über eine abortive Form von Lichen pemphigoides. Z. Haut- u. Geschl.-Kr. **10**, 323 (1950). — Lichen ruber planus-Studien. I. Mitt. Zur Histologie und Histogenese der Planus-Papel. Arch. Derm. Syph. (Berl.) **196**, 88 (1953). — Lichen ruber planus-Studien. II. Mitt. Die nervösen Veränderungen außerhalb der Papel. Arch. Derm. Syph. (Berl.) **198**, 435 (1954). — ORMEA, F., G. ANGELA et A. APRA: Recherches experimentales sur le présumé virus du lichen plan. Minerva derm. (Torino) **31**, 78—83 (1956).

PAGES, F., J. LAPEYRE et R. MISSON: Syndrome de Lassueur-Graham-Little. Ann. Derm. Syph. (Paris) **88**, 272—278 (1961). — PARKHURST, H. L.: Lichen planus involving the nails: Arch. Derm. Syph. (Chicago) **27**, 360 (1933). — PASTINSZKY, ST.: Lichen planus mucosae oris et recti. Ung. Dermatol. Ges. Budapest 13. 12. 1941. Ref. Zbl. Haut- u. Geschl.-Kr. **68**, 507 (1942). — PASZTAY, G.: Lichen ruber planus. Ung. Dermatol. Ges. Budapest 14. 10. 1932. Ref. Zbl. Haut- u. Geschl.-Kr. **44**, 14 (1933). — PAUTRIER, L. M.: Dermatite eczematiforme et lichen plan d'origine solaire. Bull. Soc. franç. Derm. Syph. **38**, 1393 (1931). — Sur quelques points particulières de la structure histologique de la papule de lichen plan. Bull. Soc. franç. Derm. Syph. **40**, 1550 (1933). — Lichen plan peripilaris. Bull. Soc. franç. Derm. Syph. **44**, 240 (1937). — Guérison d'un lichen plan par le Cortancyl. Bull. Soc. franç. Derm. Syph. **63**, 504 (1956). — PAUTRIER, L. M., et A. DISS: Sur la présence d'éléments nerveux et sur la prédominance des lésions nerveuses dans la papule du lichen plan. Bull. Soc. franç. Derm. Syph. **34**, 522 (1927). — PAUTRIER, L. M., u. A. ULLMO: Lichen ruber acuminatus neuroticus de Unna. Bull. Soc. franç. Derm. Syph. **40**, 1528 (1933). — PERIN, L., M. DUCOURTIOUX u. H. KRITTER: Epithélioma sur Lichen plan lingual. Bull Soc. franç. Derm. Syph. **58**, 414 (1951). — PESSANO, J., u. T. NEGRI: Gewinnung eines Paratuberkelbazillus durch Aussaat von Geweben von Lichen planus Wilson auf Nährböden von Petragnani. Rev. argent. Dermatosif. **17**, 222 (1933). — PETRÁČEK, E.: Ein Fall von Lichen ruber planus mit Prurigo-ähnlichen Effloreszenzen. Ein Beitrag zur Pathogenese des Lichen ruber. Česká Derm. **13**, 147 (1932). Ref. Zbl. Haut- u. Geschl.-Kr. **44**, 47 (1933). — PHOTINOS, P., G. SOUVATZIDES u. VOSSINIOTIS: Lichen planus atrophicus zosteriformis. Griech. Dermato-Venerol. Ges. Athen M. II, 1932. Ref. Zbl. Haut- u. Geschl.-Kr. **46**, 691 (1933). — PINKUS, H.: Zit. nach OBERSTE-LEHN. — PIRILÄ,

P.: Treatment of Lichen ruber planus and pityriasis lichenoides chronica with 2-methyl-1,4-naphthoquinone. Acta derm. venereol. 31, 52 (1951). — PIRILÄ, V., and S. HELANEN: Trial of chloroquine in the treatment of lichen planus. Acta derm. venereol. (Stockh.) 38, 194 (1958). — PLATTHY, T.: Lichen corneus. Ung. Dermatol. Ges. Budapest 19. 3. 1931. Ref. Zbl. Haut- u. Geschl.-Kr. 39, 740 (1932). — PLOTKINE, S.: Lichen planus purpurique. Vestn. Venerol. i Derm. 7, 41 (1939). Ref. Zbl. Haut- u. Geschl.-Kr. 64, 696 (1940). — POEHLMANN, A.: Lichen ruber striatus et verrucosus. Münch. Dermatol. Ges. 27. 5. 1932. Ref. Zbl. Haut- u. Geschl.-Kr. 44, 258 (1933). — Ätiologie des Lichen ruber planus. Tagg Ver.igg Südwestdtsch. Dermatol. 25. 5. 1939. Ref. Zbl. Haut- u. Geschl.-Kr. 66, 9 (1941). — POHLMEIER: Lichen planus. Ver.igg Düsseldorfer Dermatol. 18. 1. 1950. Ref. Zbl. Haut- u. Geschl.-Kr. 76, 419 (1951). — POLLOCK, J. H.: Lichen planus et acuminatus atrophicus (Feldman), Lichen planopilaris. Arch. Derm. Syph. (Chicago) 63, 387 (1951). — POSTMA, C.: Kulturversuche bei Lichen planus. Niederländ. Dermatol. Ver.igg Amsterdam 14. 4. 1935. Ref. Zbl. Haut- u. Geschl.-Kr. 52, 644 (1936). — Experiments in the culture of the organism of lichen planus by Jacob and Helmbold's method. Arch. Derm. Syph. (Chicago) 36, 836 (1937). — PRINGLE: Siehe SPIER u. KEILIG. — PRUNIERAS, M., u. J. ALT: Erythematodes und Lichen ruber, aufeinanderfolgend bei derselben Kranken. Bull. Soc. franç. Derm. Syph. 66, 364 (1959). — PUENTE, J., u. H. FIOL: Epitheliom auf einem Lichen corneus. Rev. argent. Dermatosif. 17, 228 (1933). — PÜRCKHAUER: Lichen ruber planus. Ver.igg Dresdener Dermatol. 8. 2. 1933. Ref. Zbl. Haut- u. Geschl.-Kr. 44, 721 (1933).

QUIROGA, M. L., u. F. NOUSSITOU: Peripilärer Lichen planus mit atrophischer Narbenalopecie. Rev. argent. Dermatosif. 20, 629 (1936). Ref. Zbl. Haut- u. Geschl.-Kr. 57, 511 (1938).

RAIMONDI, A.: Lichen atrophicus durch Goldbehandlung. Arch. Fisiol. 11, 392 (1935). Ref. Zbl. Haut- u. Geschl.-Kr. 53, 619 (1936). — RAMEL, E.: Lichen ruber planus verrucosus. Soc. Vandoise de Med. Lausanne 30. 4. 1931. Ref. Zbl. Haut- u. Geschl.-Kr. 40, 777 (1932). — Lichen plan circiné atrophique et erytheme nouent. Schweiz. med. Wschr. 1939 I, 132. — RAVAUT, P., SALLER et BONS: Disparation de lichen plan et d'urticaire rebelle sous l'action du chlorure d'ethyle. Bull. Soc. franç. Derm. Syph. 41, 1546 (1934). — RENKIN, A.: 4 Fälle von Lichen ruber planus im Verlauf einer Behandlung mit Streptomycin, PAS und INH. Arch. belges Derm. 14, 185 (1958). — RENTROP, P. A.: Lichen ruber planus. Tagg Rhein-Westf. Dermatol. 23. 4. 1939. Ref. Zbl. Haut- u. Geschl.-Kr. 63, 111 (1940). — REYNAERS, H.: Un cas de lichen plan zoniform. Arch. belges Derm. 6, 69 (1950). — RIEHL jr., G.: Nagelveränderungen bei Lichen ruber planus. Wiener Dermatol. Ges. 19. 10. 1933. Ref. Zbl. Haut- u. Geschl.-Kr. 47, 386 (1934). — RINALDI, V. G.: Lichen ruber unter dem Bilde einer Livedo reticularis generalisata. Ann. ital. Derm. Sif. 11, 194 (1956). — ROBBA, G.: Caso di lichen pigmento con alopecia da spinulosismo. Bull. Ass. med. Triest 25, 299 (1934). Ref. Zbl. Haut- u. Geschl.-Kr. 49, 510 (1935). — ROBERTS, S.: Lichen planus of the oral cavity without cutaneus manifestations. Ann. Otol. (St. Louis) 42, 385 (1933). — ROLLIER et PETIT: Lichen ruber acuminatus neuroticus de Unna. Ann. Derm. Syph. (Paris) 78, 168 (1951). — ROMANOVA, J.: Contribution à l'étude du lichen spinulosus. Arch. derm. syph. (Paris) 7, 72 (1935). — RONCHESE, F.: Pseudopelade. Arch. Derm. Syph. (Chicago) 82, 336 336 (1960). — ROSEN, I.: Generalized lichen planus. Arch. Derm. Syph. (Chicago) 29, 735 (1934). — ROSENBERG: Lichen ruber planus. Warschauer Dermatol. Ges. 10. 2. 1932. Ref. Zbl. Haut- u. Geschl.-Kr. 44, 381 (1933). — ROUX, J., et A. CHAPUT: A propos du lichen plan. Bull. Soc. franç. Derm. 64, 790 (1957). — RUSCH, P.: Lichen ruber planus capillitii et corporis. Wiener Dermatol. Ges. 16. 2. 1933. Ref. Zbl. Haut- u. Geschl.-Kr. 45, 298 (1933). — Lichen ruber pigmentosus. Wiener Dermatol. Ges. 16. 11. 1933. Ref. Zbl. Haut- u. Geschl.-Kr. 47, 546 (1934).

SAFFRON, M. H.: Familial lichen planus. Arch. Derm. Syph. (Chicago) 42, 653 (1940). — SAMMAN, P. D.: A note on the natural history of lichen planus. Brit. J. Derm. 68, 180 (1960). — The nails in lichen planus. Brit. J. Derm. 73, 288 (1961). — SANNICANDRO, G.: Zur Histopathologie des Lichen ruber planus am behaarten Kopf. Hautarzt 6, 401 (1955). — SANTOIANNI, G.: Keratotischer, atrophisierender Lichen follicularis. Neue kasuistische Betrachtung. Minerva derm. (Torino) 34, 482 (1959). — SCHILDKRAUT, J. M.: Lichen planus in a mother and daughter. Arch. Derm. Syph. (Chicago) 31, 428 (1935). — SCHIRREN, C.: Beitrag zur infektiösen Ätiologie des Lichen ruber planus. Z. Haut- u. Geschl.-Kr. 19, 6 (1955). — SCHLEGEL: Lichen ruber planus et obtusus (Arsenpolyneuritis). Nordwestdtsch. Dermatol. Ges. 2. 4. 1948. Zbl. Haut- u. Geschl.-Kr. 72, 262 (1949). — SCHMITT, C. L., O. ALPINN and G. CHAMBERS: Clinical investigation of a new cutaneous entity. Arch. Derm. Syph. (Chicago) 52, 226 (1945). — SCHUERMANN, H.: Krankheiten der Mundschleimhaut und der Lippen. München u. Berlin: Urban & Schwarzenberg 1958. — SCULLY, J. P.: Extensive lichen planus superimposed upon a background of myelogenous Leukemia. Arch. Derm. Syph. (Chicago) 71, 140 (1955). — SEIDL: Lichen ruber planus et verrucosus. Tagg Ver.igg Südwestdtsch. Dermatol. Freiburg 10. 6. 1939. Ref. Zbl. Haut- u. Geschl.-Kr. 63, 447 (1940). — SELLEI, J.: Über das Entstehen des Lichen ruber planus. Bőrgyőgy. vener. Szle 10, 4 (1932). Ref. Zbl. Haut- u. Geschl.-Kr. 42, 79 (1932). — SERRI, F.: Résultats du traitement de 160 cas de lichen plan et d'autres dermatoses par la radiothérapie indirects selon la méthode de Gouin. Minerva derm.

(Torino) **30**, Suppl. 12, Nr 4 (1955). — Sézary, A., et A. Horowitz: Le traitement du lichen plan par les comprimés de Storarsol. Bull. Soc. franç. Derm. Syph. **43**, 1761 (1936). — Shima, T.: Supplementative study on lichen pigmentosus. Jap. J. Derm. and Venerol. **66**, 346—353 (1956). — Siemens, H.: Lichen pilaris universalis. Ver.igg Nordwestdtsch. Dermatol. Hamburg 2. 11. 1940. Ref. Zbl. Haut- u. Geschl.-Kr. **67**, 116 (1941). — Silver, H., T. Chargin and P. M. Sachs: Follicular lichen planus. Arch. Derm. Syph. (Chicago) **67**, 346 (1953). — Simpson, H. E.: The age and sex incidence and anatomical distribution of oral leukoplakia and lichen planus. Brit. J. Derm. **69**, 178 (1957). — Sonck, C. E.: Über die Behandlung des Lichen ruber planus speziell mit Röntgenstrahlen und Wismut. Finska Läk.-Sällsk. Handl. **79**, 702 (1936). — Spiegel: Lichen ruber partim striatus. Kölner Dermatol. Ges. 28. 10. 1932. Ref. Zbl. Haut- u. Geschl.-Kr. **44**, 256 (1933). — Spier, H. W., u. W. Keilig: Lichen ruber follicularis decalvans (Graham Little-Syndrom) und seine Beziehungen zur Pseudopelade Brocq. Hautarzt 4, 457 (1953). — Spier, H. W., u. W. Thies: Fortschritte der Dermatologie, Bd. 2, S. 20. Berlin-Göttingen-Heidelberg: Springer 1955. — Spillmann, L., R. Weille et A. Spillmann: Lichen plan et ventouses. Bull. Soc. franç. Derm. Syph. **43**, 1393 (1936). — Spilzinger, J. M.: Drei klinische Varietäten des Lichen planus. Sem. méd. (B. Aires) **1939** II, 1372. Ref. Zbl. Haut- u. Geschl.-Kr. **65**, 679 (1940). — Stanka, H.: Lichen ruber planus nach Natronlaugenverätzung. Wien. med. Wschr. **1934** II, 1350. — Steigleder, G. K., et W. P. Raab: Lichen sclerosus et atrophicus. Arch. Derm. Syph. **84**, (Chicago) 219—226 (1961). — Stein: Lichen ruber planus volae utriusque. Österr. Dermatol. Ges. Wien 12. 12. 1935. Ref. Zbl. Haut- u. Geschl.-Kr. **53**, 294 (1936). — Sternberg, Th. H., u. R. M. Reisner: Auf die Fingernägel beschränkter Lichen. Arch. Derm. Syph. (Chicago) **83**, 333—335 (1961). — Stewart, W. M.: Syndrome de Graham-Little, pseudopelade et lichen plan. Ann. Derm. Syph. (Paris) **84**, 390 (1957). — Stockes, J. H.: A case of lichen ruber planus. Arch. Derm. Syph. (Chicago) **25**, 558 (1932). — A case of lichen ruber planus. Arch. Derm. Syph. (Chicago) **25**, 740 (1932). — Hypertrophic lichen plan or Prurigo nodularis. Arch. Derm. Syph. (Chicago) **27**, 152 (1933). — Strauss, M. Y.: Vesicular and bullous lichen planus. Acta derm.-venereol. (Stockh.) **14**, 447 (1933). — Streitmann, B.: Lichen sclerosus und Vulvaatrophie. Arch. Derm. Syph. (Berl.) **198**, 199 (1954). — Strick, St., and A. B. Hyman: Lichen planus in the site of a previous zoster eruption. A.M.A. Arch. Derm. **84**, 509 (1901). — Stringa, S., u. E. Raimondi: Liquen por butazolidina. Arch. argent. Derm. **7**, 199 (1957). — Stühmer, A.: Neue Entwicklungsmöglichkeiten für die Röntgenbehandlung der Hautkrankheiten. Derm. Wschr. **101**, 1445 (1935). — Stüttgen, G.: Familiärer Lichen ruber planus mit nachfolgender Erythrodermie und sec. diss. Milienbildung. Derm. Wschr. **128**, 1047 (1953). — Sulzberger, M., and Fr. Herrmann: The clinical significans of disturbances in the delivery of sweat. Springfield, Ill.: Ch. C. Thomas 1954. — Sulzberger, M. B., and R. L. Baer: The year book of dermatology and syphilology. Chicago, Ill.: The Year Book Publishers Incorporated 1953/54. — Sweitzer, S. E., u. L. H. Winter: Lichen planus localized amyloidosis. Arch. Derm. Syph. (Chicago) **35**, 973 (1937). — Szandicz, St.: Über Beziehungen zwischen Lichen ruber acuminatus und planus. Derm. Z. **76**, 12 (1937). — Szodoray, L.: Lichen ruber planus, Leukokeratosis linguae et buccae, Kraurosis vulvae. Ung. Dermatol. Ges. Budapest 11. 4. 1942. Ref. Zbl. Haut- u. Geschl.-Kr. **69**, 587 (1943).

Takahashi, K.: Fall von Lichen ruber acuminatus entstanden als Exanthema menstruale. Jap. J. Derm. **31**, 78 (1931). Ref. Zbl. Haut- u. Geschl.-Kr. **39**, 315 (1932). — Temesvary, Y.: Lichen obtusus. Ung. Dermatol. Ges. Budapest 7. 6. 1933. Ref. Zbl. Haut- u. Geschl.-Kr. **46**, 150 (1933). — Témine, P.: Lichen ruber planus pigmentogène postradiotherapique. Bull. Soc. franç. Derm. Syph. **58**, 633 (1951). — Thelen: Lichen ruber planus und Sklerodermie. Tagg Ver.igg Südwestdtsch. Dermatol. München 25. 5. 1940. Ref. Zbl. Haut- u. Geschl.-Kr. **66**, 5 (1941). — Thiers, H., G. Moulin, H. Peloux et C. Descour: Lichen atypique avec bulles transitoires. Bull. Soc. franç. Derm. Syph. **67**, 347 (1960). — Throne, B.: Lupus erythematodus of the face and lichen planus of the buccal mucous membrane. Arch. Derm. Syph. (Chicago) **27**, 1049 (1933). — Thyresson, N., and G. Moberger: Cytological studies in Lichen ruber planus. Acta derm.-venereol. (Stockh.) **37**, 191 (1957). — Tietzen, H. E.: Isolierter Lichen ruber der Wangenschleimhaut und Leukoplakie der Zunge bei einem 43jährigen Mann. Zbl. Haut- u. Geschl.-Kr. **58**, 325 (1938). — Timper, R.: Lichen ruber planus und Asthma bronchiale. Z. Haut- u. Geschl.-Kr. **5**, 85 (1948). — Tinozzi, C. C.: Chlorpromazin in der Behandlung des Lichen ruber planus. Dermatologia (Napoli) **7**, 137 (1956). — Tompkins, J. K.: Lichen planus a statistical study of 41 cases. Arch. Derm. Syph. (Chicago) **71**, 515 (1955). — Touraine, A.: Lichen planus der Mund- und Magenschleimhaut. Bull. Soc. franç. Derm. Syph. 48, 310 (1941). — Touraine, A., et P. Renault: Lichen plan circiné des paupierès. Bull. Soc. franç. Derm. Syph. **44**, 303 (1937). — Traub, E. F.: Lichen planus with lymphadenitis. Arch. Derm. Syph. (Chicago) **39**, 767 (1939). — Tulipan, L.: Lichen planus linearis. Arch. Derm. Syph. (Chicago) **27**, 689 (1933). — Tzanck, A., E. Sidi et G. Tardieu: Lichen plan. Traitement par la Vit. PP. Bull. Soc. franç. Dermat. Syph. **46**, 962 (1939).

Ugazio, D. A., u. J. M. Spera: Lichen ruber hypertrophicus und seine chirurgische Behandlung. Arch. argent. Derm. **2**, 139 (1950). — Ullmann, K.: Lichen ruber acuminatus mucosae. Wiener Dermatol. Ges. 25. 6. 1931. Ref. Zbl. Haut- u. Geschl.-Kr. **39**, 270 (1932).

VACHON, R., P. MOREL et D. GERMAIN: Lichen plan avec manifestations hématologiques anormales. Bull. Soc. franç. Syph. **59**, 298 (1952). — VASASS, E., A. ABRAHAM et G. INCZE: Contribution à l'étio-pathogénie et au traitement du lichen plan. Consfátuire Dermato-Venerol. Tará Bucarest 1958, 304—308. Börgyögy. vener. Szle **12**, 231 (1958). — VERO, F.: Lichen planus. Arch. Derm. Syph. (Chicago) **26**, 677 (1932).

WALKE: Lichen ruber pemphigoides. Arch. Derm. Syph. (Berl.) **200**, 580 (1955). — WALTHER, D.: Schwierigkeiten in der ursächlichen Klärung des „Etat pseudopeladique". Z. Haut- u. Geschl.-Kr. **30**, 207 (1961). — WALTHER, H.: Zur Anwendung von INH beim Lichen ruber planus. Medizinische **1955**, 360. — WANDERER: Lichen ruber planus-Propagation nach Arsenmedikation. Österr. Dermatol. Ges., Wien 13. 2. 1936. Ref. Zbl. Haut- u. Geschl.-Kr. **53**, 600 (1936). — Lichen ruber planus nach abgeheiltem Herpes zoster. Österr. Dermatol. Ges. 12. 3. 1936. Ref. Zbl. Haut- u. Geschl.-Kr. **54**, 68 (1937). — WARIN, R. P., H. S. M. CRABB and A. I. DARLING: Lichen planus of the mouth. Brit. med. J. **1958** I, No 5077, 983. — WARIN, R. P., P. HALL-SMITH u. F. N. O. DAUNT: Lichen planus of alimentary canal and tympanic membranes. Brit. J. Derm. **60**, 248 (1948). — WEIL, E.: Guérison immédiate à la suite de la splénectomie à un grand Lichen plan. Bull. Soc. franç. Derm. Syph. **41**, 877 (1934). — WERNSDÖRFER, R.: Beobachtungen über das endemische Auftreten von Lichen ruber planus — ein Beweis für seine Infektiosität. Med. Klin. **1955**, 1219. — WIGLEY, I. E., and C. D. CALNAN: Lichen ruber planus. Proc. 10th Internat. Congr. of Dermat. London 1952. Brit. Med. Ass. 433 (1953). — WILDON, H.: Lichen planus with Epitheliomata. Brit. J. Derm. **65**, 379 (1953). — WILE, U.: Lichen planopilaris. Arch. Derm. Syph. (Chicago) **33**, 384 (1936). — WILLIAMS, W.: The tropical lichen planus syndrom. Brit. med. J. **1947**, No 4535, 901. — WILSON: Zit. nach A. ACKERMANN. — WINER, L. H.: Lichen planus involvement of scalp. Arch. Derm. Syph. (Chicago) **61**, 503 (1950). — WISE, F.: Lichen planus diffusus. Arch. Derm. Syph. (Chicago) **25**, 758 (1932). — Lichen ruber moniliformis. Arch. Derm. Syph. (Chicago) **34**, 527 (1936). — WISE, F., u. CH. R. REIN: Lichen ruber moniliformis. Arch. Derm. Syph. (Chicago) **38**, 251 (1938). — WOLFE, M.: Hypertrophischer Lichen ruber planus. Arch. Derm. Syph. (Chicago) **23**, 1145 (1931). — WOLFRAM, ST.: Lichen ruber pemphigoides. Österr. Dermatol. Ges. 16. 5. 1935. Ref. Zbl. Haut- u. Geschl.-Kr. **52**, 279 (1936). — WORINGER, FR.: Lichen corné hypertrophique chez frère et sœur. Bull. Soc. franç. Derm. Syph. **58**, 592 (1951). — WRIGHT, C. S., and E. R. GROSS: Oral bismuth therapie for Lichen planus. Arch. Derm. Syph. (Chicago) **61**, 489 (1956).

YOUNG jr., A. W.: Bullous lichen planus. Arch. Derm. Syph. (Chicago) **73**, 179 (1956).

ZEGARELLI, E. V., A. H. KUTSCHER, H. F. SILVERS, F. E. BEUBE, I. B. STERN, CH. L. BERMAN u. R. E. HERLANDS: Triamcinolone acetonide in the treatment of acute and chronic lesions of the oral mucous membranes. Oral. Surg. **13**, 170—175 (1960). — ZINGSHEIM, M.: Paradoxe Wirkung der Röntgenbehandlung auf Lichen ruber und Psoriasis. Hautarzt 1, 135 (1950). — ZOON, J. J.: Lichen ruber verrucosus facialis. Derm. Wschr. **1936** I, 20.

A. 2. b.) Lichen nitidus

APPEL, B.: Lichen nitidus. Arch. Derm. Syph. (Chicago) **31**, 127 (1935). — ARRITHI, F. (Histologie: B. DUPERRAT): Lichen nitidus generalisé. Bull. Soc. franç. Derm. Syph. **67**, 112 (1961). — ARTOM, M.: Beitrag zum Studium des Lichen nitidus. Ein Fall von gleichzeitigem Lichen nitidus und papulo-nekrotischem Tuberkulid. G. ital. Derm. Sif. **74**, 1241 (1933).

BARBER, L. P.: Lichen nitidus generalized with nail changes. Arch. Derm. Syph. (Chicago) **72**, 487 (1955). — BARSKY, S., and H. SCHORR: Lichen nitidus confined to the face. Arch. Derm. Syph. (Chicago) **62**, 572 (1950). — BAZEX, A., A. DUPRÉ, M. PARANT et C. MAI VAN DAU: Lichen nitidus. Bull. Soc. franç. Derm. Syph. **66**, 521 (1959). — BLOOM, D.: Lichen nitidus. Arch. Derm. Syph. (Chicago) **27**, 885 (1933). — Beitrag zum Studium des Lichen nitidus von PINKUS, seine nosologische Einordnung und therapeutische Hinweise. BOTTOLI, A.: Dermatologia (Napoli) 8, 56—61 (1957). — BREZORSKY: Lichen nitidus Pinkus. Ung. Dermatol. Ges. 8. 4. 1932. Ref. Zbl. Haut- u. Geschl.-Kr. **42**, 294 (1932). — BURNIER, R.: Lichen nitidus et lichen planus. Arch. derm.-syph. (Paris) 10, 27 (1938).

CAPPOLINO, A.: Contribution à l'étude du lichen nitidus de Pinkus. Minerva derm. (Torino) **32**, 19—22 (1957). — CARIAGE, J., J. PELLERAT et M. PRUNIERAS: Un cas de lichen nitidus. Bull. Soc. franç. Derm. Syph. **63**, 229 (1950). — CARRIÉ, C.: Kasuistischer Beitrag zum Lichen nitidus. Derm. Wschr. 7, 199 (1942). — COPPOLINO, A.: Beitrag zum Studium des Lichen nitidus von Pinkus. Minerva derm. (Torino) **32**, 19 (1951).

ELLIS, F. A., and W. F. HILL: Is lichen nitidus a variety of lichen planus ? Arch. Derm. Syph. (Chicago) **38**, 569 (1938).

FERRER: Lichen nitidus. Bol. Soc. cubana Derm. Sif. 2, 254 (1931). — FINNERUD, CL. W.: Lichen nitidus. Arch. Derm. Syph. (Chicago) **25**, 164 (1932).

GEERTS, C. A.: Lichen nitidus. Arch. belges Derm. 10, 350 (1954). — GOUGEROT, H., P. BLUM et O. ELIASCHEFF: Lichen nitidus atypique ressemblant à des papulettes de lichenifications. Bull. Soc. franç. Derm. Syph. **43**, 345 (1936). — GRAEFLIN, G.: Lichen nitidus. Dermatologica (Basel) **96**, 333 (1948). — GREKIN, I. N.: Lichen nitidus (with Köhner-Phänomen). Arch. Derm. Syph. (Chicago) **61**, 705 (1950).

HALTER, K.: Beitrag zur Kenntnis des Lichen nitidus. Derm. Wschr. **127**, 481 (1953). — HOCKEY, J. A.: Lichen nitidus. Arch. Derm. Syph. (Chicago) **23**, 1195 (1931).

JAEGER, H., u. H. CHAPUIS: Lichen nitidus. Dermatologica (Basel) **111**, 237 (1955). — JAEGER, H., u. J. DELACRETAZ: Lichen nitidus. Dermatologica (Basel) **104**, 330 (1952). JOST, K.: Über den Lichen nitidus als selbständiges Krankheitsbild. Z. Haut- u. Geschl.-Kr. **23**, 184—188 (1957).

KANEKO, E.: Ein Fall von Lichen nitidus. Jap. J. Derm. **32**, 128 (1932). Ref. Zbl. Haut- u. Geschl.-Kr. **44**, 340 (1933). — KENNEY, F. P.: Lichen nitidus. Arch. Derm. Syph. (Chicago) **26**, 1154 (1932). — KROOK, G.: Purpura in Lichen nitidus. Acta derm.-venereol. (Stockh.) **39**, 238. — KWIATKOWSKI, ST. L.: Lichen nitidus? Zbl. Haut- u. Geschl.-Kr. **51**, 164 (1936).

LEWIS, G. M.: Lichen nitidus and lichen planus. Arch. Derm. Syph. (Chicago) **36**, 436 (1937). — LOWENFISH, F. P.: Lichen nitidus. Arch. Derm. Syph. (Chicago) **32**, 503 (1935).

MALONEY, E. R.: Lichen nitidus. Arch. Derm. Syph. (Chicago) **28**, 94 (1933). — MIESCHER, G.: Lichen nitidus disseminatus. Schweiz. Dermatol. Ges. 26. 9. 1931. Ref. Zbl. Haut- u. Geschl.-Kr. **44**, 522 (1933). — MINAMI, S., u. S. YOSIDA: Über einen Fall von Lichen nitidus. Zbl. Haut- u. Geschl.-Kr. **56**, 205 (1937). — MÖLLERS, E. M.: Kritische Betrachtungen zum Lichen nitidus. Arch. Derm. Syph. (Berl.) **199**, 496 (1955).

NILES, H. D.: Lichen nitidus. Arch. Derm. Syph. (Chicago) **37**, 1089 (1938). — NOBL, G.: Lichen nitidus des Nackens und des Schultergürtels. Wiener Dermatol. Ges. 15. 12. 1932. Ref. Zbl. Haut- u. Geschl.-Kr. **45**, 13 (1933).

OMENS, D. V., H. OMENS and D. MUSGRAVE: Lichen nitidus. Arch. Derm. Syph. (Chicago) **61**, 697 (1950).

PACE, E. R.: Lichen nitidus (with keratotic patches on the palm). Arch. Derm. Syph. (Chicago) **39**, 914 (1939).

RASZKES, B.: Sur le lichen nitidus. Acta derm.-venereol. (Stockh.) **14**, 375 (1933). — Lichen nitidus. Warschauer Dermatol. Ges. 18. 11. 1937. Ref. Zbl. Haut- u. Geschl.-Kr. **60**, 585 (1938). — ROSEN, J.: Lichen nitidus. Arch. Derm. Syph. (Chicago) **33**, 922 (1936).

SCHAMBERGER, J. L.: A case of lichen nitidus. Arch. Derm. Syph. (Chicago) **25**, 736 (1932). — SCHEER, M.: Lichen nitidus. Arch. Derm. Syph. (Chicago) **27**, 864 (1933). — SCHUERMANN, H.: Lichen nitidus. Berl. Dermatol. Ges. 28. 2. 1939. Ref. Zbl. Haut- u. Geschl.-Kr. **62**, 339 (1939). — SCHWANDER, R.: Kontrolle eines Lichen nitidus am Penis nach 11 Jahren. Dermatologica (Basel) **104**, 356 (1952). — SWEITZER, S. E.: Lichen nitidus. Arch. Derm. Syph. (Chicago) **28**, 266 (1933).

TAPPEINER, S.: Zur Stellung des Lichen nitidus im System der Hautkrankheiten. Dermatologica (Basel) **107**, 1 (1953). — TEMESVARY, G.: Granuloma nitidum (Lichen nitidus). Ung. Dermatol. Ges. Budapest 10. 3. 1933. Ref. Zbl. Haut- u. Geschl.-Kr. **46**, 147 (1933).

VILANOVA, X., C. CARDENAL u. J. M. CAPDEVILA: Lichen nitidus. Act. dermo-sifilogr. (Madr.) **48**, 221 (1957).

WALLACE, H. J.: Lichen nitidus. Proc. roy. Soc. Med. **42**, 343 (1949). — WEBSTER, J. R., F. HETREED and A. B. FALK: Lichen nitidus. Arch. Derm. Syph. (Chicago) **61**, 697 (1950). — WIEN, M. S., and M. O. PERLSTEIN: Lichen nitidus. Arch. Derm. Syph. (Chicago) **30**, 790 (1934); **31**, 136 (1935).

A, 2. c.) Lichen sclerosus

ARGENZIANO, G.: Über einen Fall von Lichen sclerosus. Reforma méd. **1941**, 306. Ref. Zbl. Haut- u. Geschl.-Kr. **67**, 554 (1941).

BARBER, H. W.: Lichen planus atrophicus. Proc. roy. Soc. Med. **24**, 1365 (1931). — BEZECNY, R.: Lichen sclerosus. Dtsch. Dermatol. Ges. Tschechoslowakei 10. 11. 1935. Ref. Zbl. Haut- u. Geschl.-Kr. **53**, 4 (1936). — BIZZOZERO, E.: Siehe LUTZ. — BRAIN, R. J., et J. KINDLER: Lichen sclerosus et atrophicus with cutaneous and ano-genital lesions. Proc. 10th Internat. Congr. of Dermat. London 1952. Brit. Med. Ass. 508 (1953).

CARRIÉ, C.: Lichen atrophicus. Tagg Rhein.-Westf. Dermatol. 19. 5. 1935. Ref. Zbl. Haut- u. Geschl.-Kr. **52**, 70 (1936). — COLE, and DRIVER: A case for diagnose. Atrophic lichen, Lymphoblastoma? Arch. Derm. Syph. (Chicago) **25**, 1153 (1932).

DUCKWORTH, G.: Lichen sclerosus et atrophicus. Brit. J. Derm. **56**, 242 (1944).

FREEMAN, C., and W. LAYMON: Balanitis xerotica obliterans. Arch. Derm. **44**, 547 (1941).— FREUND, H.: Lichen planus sclerosus-atrophicus. Berl. Dermatol. Ges. 13. 12. 1932. Ref. Zbl. Haut- u. Geschl.-Kr. **43**, 722 (1933). — FRÖHLICH, V.: Lichen atrophicus. Ung. Dermatol. Ges. Budapest 9. 12. 1932. Ref. Zbl. Haut- u. Geschl.-Kr. **44**, 263 (1933). — FUHS, H.: Lichen sclerosus atrophicans. Wiener Dermatol. Ges. 25. 2. 1940. Ref. Zbl. Haut- u. Geschl.-Kr. **65**, 4 (1940). — Lichen sclerosus atrophicans. Schles. Dermatol. Ges. Breslau 3. 5. 1941. Ref. Zbl. Haut- u. Geschl.-Kr. **67**, 480 (1941).

GOTTSCHALK, H., and Z. K. COOPER: Lichen sclerosus and atrophicus with bullous lesions and extensive involvement. Report of a case. Arch. Derm. Syph. (Chicago) 55, 433 (1947). — GRIGORIADES, P.: Lichen ruber atrophicans. Dermatol. Ver.igg Hamburg 25. 2. 1939. Ref. Zbl. Haut- u. Geschl.-Kr. 63, 341 (1940).

HALTER, K.: Isolierter Lichen ruber atrophicans der Mundschleimhaut. Schles. Dermatol. Ges. 28. 2. 1940. Ref. Zbl. Haut- u. Geschl.-Kr. 65, 131 (1940). — HAUSER, W.: Sur la position nosologique du lichen scléreux et atrophique. Arch. klin. exp. Derm. 208, 44—52 (1958). — HOFBAUER: Lichen sclerosus. Wiener Dermatol. Ges. 29. 1. 1942. Ref. Zbl. Haut- u. Geschl.-Kr. 68, 661 (1942).

JASIOBEDZKI, T.: Lichen sclerosus. Dermatol. Ver.igg Lazarus-Krh. Warschau 19. 3. 1932. Ref. Zbl. Haut- u. Geschl.-Kr. 49, 112 (1935).

KELLER, H.: Lichen ruber planus atrophicans. Frankf. Dermatol. Ver.igg 7. 12. 1949. Ref. Zbl. Haut- u. Geschl.-Kr. 75, 94 (1950/51). — KINDLER, TH.: Lichen sclerosus et atrophicus in young subjects. Brit. J. Derm. 65, 269 (1953). — KOGOJ, FR.: Lichen sclerosus im System. Arch. Derm. Syph. (Berl.) 173, 615 (1936). — KWIATKOWSKI, ST. L.: Lichen sclerosus. Arch. Derm. Syph. (Berl.) 171, 395 (1935).

LAMBEAU, P.: Lichen scléreux. Arch. belges Derm. 10, 81 (1954). — LAYMON, C. W.: Lichen sclerosus and related disorders. A.M.A. Arch. Derm. 64, 620 (1951). — LEEUWEN, TH. M. VAN: Lichen albus. Ned. T. Geneesk. 1933, 4834. Ref. Zbl. Haut- u. Geschl.-Kr. 47, 45 (1934). — LENARTOWICZ: Lichen planus sclerosus primitivus. Lemberger Dermatol. Ges. 9. 3. 1933. Ref. Zbl. Haut- u. Geschl.-Kr. 45, 557 (1933). — LUTZ, W.: Lichen sclerosus — White-spot-disease — Kartenblattähnliche und circumscripte Sklerodermie. Dermatologica (Basel) 92, 99 (1946).

MCCORMAE: Atrophic lichen planus with morphaea-like lesion. Proc. roy. Soc. Med. 24, 1648 (1931). — MCKENNA, R. M. B., and B. F. RUSSEL: Lichen sclerosus et atrophicus treated with Vit. E. Proc. roy. Soc. Med. 41, 106 (1948). — MIESCHER, G.: Lichen sclerosus. White spot disease, kartenblattähnliche Sklerodermie. Arch. Derm. Syph. (Berl.) 171, 419 (1935). — Über die Beziehungen der Weißfleckenkrankheit zur weißfleckigen Sklerodermie. Dermatologica (Basel) 97, 76 (1948). — MILLER, R. F.: Lichen sclerosus et atrophicus with oral involvement. Arch. Derm. Syph. (Chicago) 76, 43 (1957). — MONTGOMERY, H., and W. R. HILL: Lichen sclerosus et atrophicus. Arch. Derm. Syph. (Chicago) 42, 755 (1940). — MORGAN, J.: Lichen sclerosus et atrophicus mit Alopecie. Proc. 10th Internat. Congr. of Dermat. London, p. 523, 1953. Brit. Med. Ass.

RAVITS, H. G., and A. L. WELSH: Lichen sclerosus et atrophicus of the mouth. Arch. Derm. Syph. (Chicago) 76, 56 (1957). — RESL, V.: Lichen sclerosus et atrophicus. Česká Derm. 18, 216 (1938). Ref. Zbl. Haut- u. Geschl.-Kr. 61, 669 (1939). — RINALDI, V. G.: Sclerodermie isolato a piccolo elementi superficiale del cuovo capelluto. Sua posizione tra le Alopecie cicatritiati. Dermatologia (Napoli) 110, 448 (1955).

STEIGLEDER, G. K., u. W. RAAB: Lichen sclerosus et atrophicus. Arch. Derm. 84, 219 (1961). — STREITMANN, B.: Lichen sclerosus und Vulvaatrophie. Arch. Derm. Syph. (Berl.) 198, 199 (1954).

TRAPL, J.: Lichen sclerosus et atrophicus primitivus. Acta derm.-venereol. (Stockh.) 28, 619 (1948).

WALLACE, E. G., and R. NOMLAND: Lichen sclerosus et atrophicus of the vulva. Arch. Derm. Syph. (Chicago) 57, 240 (1948). — WILE, U. J.: Lichen planus sclerosus et atrophicus. Arch. Derm. Syph. (Chicago) 27, 1014 (1933). — WISE, E.: Lichen planus atrophicus. Arch. Derm. Syph. (Chicago) 27, 868 (1933).

ZOON, J. J.: White spot disease. Arch. belges Derm. 9, 335 (1954).

B. Pityriasis rubra pilaris

AKIYAMA, M.: Ein Fall von Pityriasis rubra pilaris. Jap. J. Derm. 33, 90 (1933). Ref. Zbl. Haut- u. Geschl.-Kr. 46, 179 (1933). — ALT, J., et PH. BIEBER: Pityriasis rubra pilaris. Bull. Soc. franç. Derm. Syph. 61, 73 (1954). — ARCURI, P. B., A. A. BONATTI y M. CONEJOS: Pityriasis rubra pilaris tradata con plasma. Rev. argent. Dermatosif. 33, 79 (1949). Ref. Zbl. Haut- u. Geschl.-Kr. 75, 429 (1950/51). — ARETZ: Pityriasis rubra pilaris. Ver.igg Rhein.-Westf. Dermatol. 24. 10. 1936. Ref. Zbl. Haut- u. Geschl.-Kr. 56, 232 (1937). — AZUA-DOCHAO, L. DE, u. A. ZUBIRI-VIDAL: Pityriasis rubra pilaris. Act. dermo-sifiliogr. (Madr.) 40, 436 (1949). Ref. Zbl. Haut- u. Geschl.-Kr. 73, 404 (1949).

BAAR: Pityriasis rubra pilaris (?). Ver.igg Rhein.-Westf. Dermatol. 29. 10. 1933. Ref. Zbl. Haut- u. Geschl.-Kr. 48, 594 (1934). — BARBER, H. W.: Pityriasis rubra pilaris. Proc. roy. Soc. Med. 26, 833 (1933). — BECHET, P. E.: Pityriasis rubra pilaris in a child aged three. Arch. Derm. Syph. (Chicago) 25, 970 (1932). — BECK, F.: Pityriasis rubra pilaris oder Lichen ruber acuminatus. Derm. Wschr. 1938 I, 181. — BEIMTEMA, K., u. E. M. J. JANSEN: Pityriasis rubra pilaris unter dem Bilde einer figurierten Erythrodermie. Derm. Z. 67, 222 (1933). — BERDE, K. v.: Durch Röntgenbestrahlung der Rückenmarksgegend bedeutend gebesserter Fall von Pityriasis rub. pilaris. Tagg der Ungar. Dermatol. Ges. 3. 10. 1941. Ref. Zbl. Haut- u. Geschl.-Kr. 69, 129 (1943). — BEUREY, J., R. ROUSSELOT et M. WEBER: Quatre

cas de pityriasis rubra pilaris. Bull. Soc. franç. Derm. Syph. 68, 649 (1961). — Bezecny, R.:
Pityriasis rubra pilaris Devergie. Dtsch. Dermatol. Ges. i. d. Tschechoslow. Republ. 25. 4. 1937.
Ref. Zbl. Haut- u. Geschl.-Kr. 57, 90 (1938). — Boldt, A.: Zur Kenntnis der Pityriasis rubra
pilaris. Derm. Wschr. 1941 I, 163. — Boncinelli, U.: Un caso di Pityriasis rubra pilaris. (Con
presentazione dell'ammalato.) Accad. med. 66, 54 (1951). Ref. Zbl. Haut- u. Geschl.-Kr. 79, 280
(1952). — Borza, G.: Pityriasis rubra pilaris. Ungar. Dermatol. Ges. 13. 12. 1935. Ref.
Zbl. Haut- u. Geschl.-Kr. 53, 230 (1936). — Pityriasis rubra pilaris (Devergie). Ung. Dermatol.
Ges. 14. 2. 1936. Ref. Zbl. Haut- u. Geschl.-Kr. 53, 668 (1936). — Brezovsky, E.: Pityriasis
rubra pilaris. Ung. Dermatol. Ges. 7. 4. 1933. Ref. Zbl. Haut- u. Geschl.-Kr. 46, 149 (1933). —
Brodthagen, H.: Pityriasis rubra pilaris (with Köbner's sign). Acta derm.-venereol.
(Stockh.) 35, 243 (1955). Ref. Zbl. Haut- u. Geschl.-Kr. 93, 329 (1955/56). — Buchal:
Erythrodermie als Rezidiv einer Pityriasis rubra pilaris. Schles. Dermatol. Ges. 22. 4. 1939.
Ref. Zbl. Haut- u. Geschl.-Kr. 62, 451 (1939). — Bureau, Y., Jarry et Barière:
Un cas de pityriasis rubra pilaire. Bull. Soc. franç. Derm. Syph. 63, 213 (1956). Ref. Zbl.
Haut- u. Geschl.-Kr. 96, 326 (1956). — Burger: Pityriasis rubra pilaris. Ver.igg Württem-
berg. Dermatol. 7. 12. 1956. Ref. Zbl. Haut- u. Geschl.-Kr. 96, 78 (1956).

Casulá, A. M., u. L. M. Cull: Pityriasis rubra pilaris. Arch. argent. Derm. 6, 337 (1956). —
Chiaramonte, C. Th.: Pityr. rubra pilaris. Arch. Derm. Syph. (Chicago) 39, 1079 (1939). —
Clairbois, M.: Pityriasis rubra pilaire. Arch. belges Derm. 11, 75 (1955). Ref. Zbl. Haut-
u. Geschl.-Kr. 94, 95 (1956). — Colomb, D.: Pityriasis rubra pilaire à début aigu
post angineux très amélioré par un traitement à la vitamine A synthetic. Bull. Soc. franç.
Derm. Syph. 66, 405 (1959). — Cornbleet, Th.: Liver Vit. A in Darier's and Devergie's
disease. J. invest. Derm. 23, 71 (1954). Ref. Zbl. Haut- u. Geschl.-Kr. 90, 306 (1954/55). —
Curth, H. O.: Pityriasis rubra pilaris (?) with psoriasis. Arch. Dermat. Syph. (Chicago)
35, 542 (1937). — Czarnota-Bojarska, M.: Pityriasis rubra pilaris Devergie. Dermatol.
Ver.igg am Lazaruskrkh. Warschau 15. 10. 1932. Ref. Zbl. Haut- u. Geschl.-Kr. 49, 117 (1935).

Degos, R., B. Lortat-Jacob, J. Delort et R. Sauvan: Pityriasis rubra pilaire blanchi
par l'ACTH. Bull. Soc. franç. Derm. Syph. 58, 472 (1951). Ref. Zbl. Haut- u. Geschl.-Kr.
83, 53 (1953). — Dermat. Ges.: Pityriasis rubra pilaris. Dermatol. Ges. Univ. Berlin 28. 11.
1953. Ref. Zbl. Haut- u. Geschl.-Kr. 89, 367 (1954). — Duperrat, B., et G. Goetschel:
Pityriasis rubra pilaire compliquant une dermite développée sur un ulcère de jambe. Bull.
Soc. franç. Derm. Syph. 61, 486 (1954). Ref. Zbl. Haut- u. Geschl.-Kr. 93, 50 (1955/56).

Ebert, H. M., and Z. Felsher: Pityriasis rubra pilaris. Arch. Derm. Syph. (Chicago)
69, 375 (1954). — Eichhoff: Drei Fälle von Pityriasis rubra pilaris bei Menstruations-
störungen und Fehlen jeglicher Schweißsekretion. Tagg der Ver.igg Südwestdtsch. Dermatol.
Freiburg 4. 5. 1935. Ref. Zbl. Haut- u. Geschl.-Kr. 52, 201 (1936). — Ettinger: Pityriasis rubra pilaris. Warschauer Dermatol. Ges. 12. 10. 1932. Ref. Zbl. Haut- u. Geschl.-Kr.
44, 384 (1933).

Ferández, A. A., et L. Iapolucci: Pityriasis rubra pilaris (Devergie u. Richauer).
Semana méd. 1935 I, 1663. Ref. Zbl. Haut- u. Geschl.-Kr. 52, 507 (1936). — Ford, E. B.:
The genetics of Pityriasis rubra pilaris. Brit. J. Derm. 59, 424 (1947). — Freund, F.:
Pityriasis rubra pilaris. Österr. Dermatol. Ges. 26. 6. 1952. Ref. Zbl. Haut- u. Geschl.-Kr.
81, 396 (1952). — Pityriasis rubra pilaris. Österr. Dermatol. Ges. 20. 11. 1952. Ref. Zbl.
Haut- u. Geschl.-Kr. 85, 237 (1953). — Pityriasis rubra pilaris. Österr. Dermatol. Ges. 29. 10.
1953. Ref. Zbl. Haut- u. Geschl.-Kr. 88, 353 (1954). — Fuhs, H.: Lichen ruber acuminatus
bzw. Pityriasis ruber pilaris. Wiener Dermatol. Ges. 19. 11. 1931. Ref. Zbl. Haut- u. Geschl.-
Kr. 41, 42 (1932). — Pityriasis rubra pilaris (Besnier) bzw. Lichen ruber acuminatus (Kaposi).
Österr. Dermatol. Ges. 17. 5. 1934. Ref. Zbl. Haut- u. Geschl.-Kr. 49, 587 (1935). — Funk,
C. F.: Pityriasis rubra pilaris (Devergie, Besnier-Richaud). Berl. Dermatol. Ges. 18. 7. 1939.
Ref. Zbl. Haut- u. Geschl.-Kr. 63, 532 (1940). — Pityriasis rubra pilaris. Ver.igg Südwest-
dtsch. Dermatol. 9. 10. 1954. Ref. Zbl. Haut- u. Geschl.-Kr. 91, 230 (1955).

Gans, O.: Pityriasis rubra pilaris Devergie. Frankf. Dermatol. Ver.igg 17. 11. 1932.
Ref. Zbl. Haut- u. Geschl.-Kr. 45, 429 (1933). — Gaté, J., J. Vayre et M. Tommasi: Pity-
riasis rubra pilaire chez une fillette. Bull. Soc. franç. Derm. Syph. 62, 67 (1955). Ref. Zbl.
Haut- u. Geschl.-Kr. 93, 43 (1955/56). — Gay-Prieto, I.: Beziehungen zwischen Psoriasis
und Pityriasis rubra pilaris. Act. dermo-sifiliogr. (Madr.) 26, 345 (1934). Ref. Zbl. Haut- u.
Geschl.-Kr. 49, 141 (1935). — Gilmour, A. J.: Pityriasis rubra pilaris. Arch. Derm. Syph.
(Chicago) 26, 947 (1932). Ref. Zbl. Haut- u. Geschl.-Kr. 44, 310 (1933). — Goldschlag:
Pityriasis rubra pilaris. Lemberger Dermatol. Ges. 3. 12. 1931. Ref. Zbl. Haut- u. Geschl.-
Kr. 41, 433 (1932). — Pityriasis rubra pilaris bei einem Kind. Lemberger Dermatol. Ges.
8. 6. 1933. Ref. Zbl. Haut- u. Geschl.-Kr. 47, 28 (1934). — Gottron, H. A.: Pityriasis rubra
pilaris. Berl. Dermatol. Ges. 11. 1. 1932. Ref. Zbl. Haut- u. Geschl.-Kr. 41, 27 (1932). —
Psoriasiforme Pityriasis rubra pilaris. Schles. Dermatol. Ges. Breslau 6. 11. 1937. Ref.
Zbl. Haut- u. Geschl.-Kr. 58, 408 (1938). — Gougerot, H., Burnier et Y. Labarre:
Pityriasis rubra pilaire guérrissant par l'or. Ann. Derm. Syph. (Paris) 2, 145 (1942). Ref.
Zbl. Haut- u. Geschl.-Kr. 69, 245 (1943). — Graciansky, P. de, et Ch. Grupper: Pityriasis

rubra pilaire guéri par la vitamine A (action pharmacodynamique). Bull. Soc. franç. Derm. Syph. **5**, 453 (1953). Ref. Zbl. Haut- u. Geschl.-Kr. **89**, 182 (1954). — GRAHAM-LITTLE, E.: Pityriasis rubra pilaris. Proc. roy. Soc. Med. **26**, 1559 (1933). Ref. Zbl. Haut- u. Geschl.-Kr. **47**, 316 (1934). — GROSS, P.: Pityriasis rubra pilaris and vitamin therapy. Arch. Derm. Syph. (Chicago) **44**, 270 (1941).

HALTER, KL.: Pityriasis rubra pilaris. Schles. Dermatol. Ges. Breslau 2. 7. 1938. Ref. Zbl. Haut- u. Geschl.-Kr. **60**, 377 (1938). — HECHT, H.: Pityriasis rubra pilaris mit ungewöhnlicher Lokalisation. Arch. Derm. Syph. (Chicago) **78**, 89 (1958). — HERMANN, H.: Neurohistologische Beobachtungen an der Haut bei der Pityriasis rubra pilaris. Z. Haut- u. Geschl.-Kr. **20**, 40 (1956). — HERZBERG, J. J.: Erythrodermie bei Pityriasis rubra pilaris. Psoriasiforme Variante. Derm. Wschr. **140**, 1253 (1959). — HESSE: Pityriasis rubra pilaris. Schles. Dermatol. Ges. Breslau 11. 12. 1937. Ref. Zbl. Haut- u. Geschl.-Kr. **59**, 9 (1938). — HIRSZBERG, S.: Pityriasis rubra pilaris. Warschauer Dermatol. Ges. 10. 2. 1932. Ref. Zbl. Haut- u. Geschl.-Kr. **44**, 382 (1933). — Pityriasis rubra pilaris. Dermatol. Ver.igg am Lazarus-Kr. Warschau 9. 4. 1932. Ref. Zbl. Haut- u. Geschl.-Kr. **49**, 113 (1935). — HJORTH, N.: Pityriasis rubra pilaris. Acta derm.-venereol. (Stockh.) **36**, 231 (1956). — HOLTZ, K. H.: Über eine akute „erworbene" Form der Pityriasis rubra pilaris. Hautarzt **3**, 114 (1952). — HRAD: Pityriasis rubra pilaris (Devergie). Wiener Dermatol. Ges. 16. 12. 1942. Ref. Zbl. Haut- u. Geschl.-Kr. **70**, 7 (1943). — HUBER, H.: Pityriasis rubra pilaris. Arch. Derm. Syph. (Chicago) **26**, 1115 (1932).

JORDAN, P.: Pityriasis rubra pilaris. Dermatol. Ver.igg Groß-Hamburg Hamburg 25. 2. 1939. Ref. Zbl. Haut- u. Geschl.-Kr. **63**, 340 (1940).

KAPUSAN, I., C. SLEAM, O. PAP, A. LAZAR u. A. STERN: Pityriasis rubra pilaris nach Behandlung mit Vitamin A (3 klinische Beobachtungen). Derm.-Vener. (Buc.) **5**, 523, 525 (1960). — KENEDY, D.: Pityriasis rubra pilaris. Ungar. Dermatol. Ges. Budapest 13. 3. 1931. Ref. Zbl. Haut- u. Geschl.-Kr. **39**, 136 (1932). — KENNEY jr., J. A.: Pityriasis rubra pilaris. Arch. Derm. Syph. (Chicago) **71**, 651 (1955). — KIERLAND, R. R., and M. H. KULWIN: Pityriasis rubra pilaris. A clinical study. Arch. Derm. Syph. (Chicago) **61**, 925 (1950). — KIMMIG, J.: Pityriasis rubra pilaris. Ref. Zbl. Haut- u. Geschl.-Kr. **74**, 39 (1950). — KNUDSEN, E. A.: Pityriasis rubra pilaris bei eineiigen Zwillingen. Brit. J. Derm. **70**, 27 (1958). — KRINER, J.: Un caso de pityriasis rubra pilaris (forma frustra). Arch. argent. Derm. **6**, 104 (1956).

LAKAYE, R.: Pityriasis rubra pilaire avec formes tumorales. Arch. belges Derm. **6**, 4 (1950). Ref. Zbl. Haut- u. Geschl.-Kr. **77**, 139 (1951/52). — LANGER, E.: Pityriasis rubra pilaris. Z. Haut- u. Geschl.-Kr. **6**, 267 (1949). — LAPOWSKI, B., and A. WALZER: Pityriasis rubra pilaris. Arch. Derm. Syph. (Chicago) **39**, 177 (1939). — LEDO-DUNIPE, E.: Pityriasis rubra pilaris (Papulo-follikuläre Erythrodermie). Act. dermo-sifiliogr. (Madr.) **40**, 809 (1949). Ref. Zbl. Haut- u. Geschl.-Kr. **75**, 184 (1950/51). — LEHNER, A.: Atypische Pityriasis rubra pilaris. Ung. Dermatol. Ges. 9. 11. 1932. Ref. Zbl. Haut- u. Geschl.-Kr. **44**, 261 (1933). — LEIPOLD: Pityriasis rubra pilaris. Ver.igg Südwestdtsch. Dermatol. Heidelberg 15. 11. 1936. Ref. Zbl. Haut- u. Geschl.-Kr. **57**, 248 (1938). — LEITNER, Z. A.: Vitamin A and Pityriasis rubra pilaris. With a comment about the genetics by E. B. FORD. Brit. J. Derm. **59**, 407 (1947). — LERNER, M., and I. M. BRAVERMANN: Psoriasis, Lupus erythematodes and Pityriasis rubra pilaris. A. M. A. Arch. Derm. **85**, 229 (1962). — LESZCZYNSKI: Lichen ruber acuminatus (Pityriasis rubra pilaris). Lemberger Dermatol. Ges. 8. 2. 1934. Ref. Zbl. Haut- u. Geschl.-Kr. **48**, 278 (1934).

MARSHALL, J.: Case of pityriasis rubra pilaris with lesions of buccal mucosa. Arch. Derm. Syph. (Chicago) **66**, 626 (1952). — MATRAS, A.: Pityriasis rubra pilaris? Österr. Dermat. Ges. 17. 10. 1935. Ref. Zbl. Haut- u. Geschl.-Kr. **53**, 157 (1936). — MAYNARD, M. T. R.: Pityriasis rubra pilaris. Arch. Derm. Syph. (Chicago) **26**, 751 (1932). — MAZZANTI, C.: Pityriasis rubra pilaris. Ital. derm. H. 3, 172 (1932). — Osservazioni su di un caso di Pityriasis rubra pil. Dermosifilografo 8, 517 (1933). Ref. Zbl. Haut- u. Geschl.-Kr. **47**, 404 (1934). — MAZZUCCO, G.: La Pityriasis rubra pilaris di Devergie. Atti Soc. ital. Derm. Sif. **1**, 1089 (1939). Ref. Zbl. Haut- u. Geschl.-Kr. **64**, 142 (1940). — MITCHELL-HEGGS, G. B., and M. FEIWEL: Pityriasis rubra pilaris. Proc. roy. Soc. Med. **40**, 479 (1947). — MONTAGNANI, A., u. E. PISANI: Pityriasis rubra pilaris im Gefolge einer exfoliativen Erythrodermie. Minerva derm. (Torino) **32**, 327 (1957). — MONTESANO, V.: Contributo alla etio-patogenesi della pitiriasis rubra pilaris di Devergie. Dermosifilografo **12**, 225 (1937). Ref. Zbl. Haut- u. Geschl.-Kr. **57**, 512 (1938).

NÉKAM jr., L.: Pityriasis rubra pilaris. Ung. Dermatol. Ges. Budapest 11. 11. 1938. Ref. Zbl. Haut- u. Geschl.-Kr. **61**, 626 (1939). — NEXMAND, P. A.: Pityriasis rubra pilaris. Acta derm.-venereol. **36**, 231 (1956). Ref. Zbl. Haut- u. Geschl.-Kr. **97**, 88 (1957). — NICOLAS, J., et F. LEHEUF: «Pityriasis rubra» pilaire généralisé guéri à la suite d'une érythrodermie aurique. Bull. Soc. franç. Derm. Syph. **43**, 45 (1936).

OLIVER, E. A., and F. J. KENDRICK: Pityriasis rubra pilaris. Arch. Derm. Syph. (Chicago) **37**, 923 (1938). — OPPENHEIM: Lichen ruber acuminatus (Pityriasis rubra pilaris) generalisiert. Österr. Dermatol. Ges. 16. 5. 1935. Ref. Zbl. Haut- u. Geschl.-Kr. **52**, 281 (1936). —

Ostrowski: Pityriasis rubra pilaris Devergie. Lemberger Dermatol. Ges. 24. 9. 1931. Ref. Zbl. Haut- u. Geschl.-Kr. **40**, 161 (1932).

Papée: Pityriasis rubra pilaris Devergie. Lemberger Dermatol. Ges. 17. 3. 1938. Ref. Zbl. Haut- u. Geschl.-Kr. **60**, 602 (1938). — Perschmann: Pityriasis rubra pilaris. Ver.igg Württemberg. Dermatol. 29. 11. 1952. Ref. Zbl. Haut- u. Geschl.-Kr. **86**, 97 (1953/54). Popchristoff, P.: Fall von Pityriasis rubra pilaris. Bulg. Dermatol. Ges. Sofia 13. 2. 1934. Ref. Zbl. Haut- u. Geschl.-Kr. **50**, 195 (1935). — Popoff, L.: Pityriasis rubra pilaris (?). Bulg. Dermatol. Ges. 19. 3. 1931. Ref. Zbl. Haut- u. Geschl.-Kr. **39**, 742 (1942). — Porter, A., and S. R. Brunauer: Liver function in Dariers disease and Pityriasis rubra pilaris. Brit. J. Derm. **61**, 247 (1949).

Rousset, Y., et Y. Couchert: Une forme atypique et très discrète de pityriasis rubra pilaire. Bull. Soc. franç. Derm. Syph. **63**, 234 (1956). — Ryll-Nardzewski, C.: Beitrag zur Ätiologie der Pityriasis rubra der Haarbälge (Devergie-Besnier). Przegl. Derm. Wener. **27**, 195 u. franz. Zus.fass. 203 (1932). Ref. Zbl. Haut- u. Geschl.-Kr. **43**, 528 (1933).

Sadan, T.: Pityriasis rubra pilaris in erythrodermischer Form. Türkische Dermatol. Ges. Ankara 3. 1. 1939. Ref. Zbl. Haut- u. Geschl.-Kr. **61**, 330 (1939). — Schall, S., u. M. E. Obermayer: Fall von Pityriasis rubra pilaris, wobei zunächst 25 Jahre lang lediglich Hauterscheinungen auf behaartem Kopf. Arch. Derm. Syph. (Chicago) **83**, 858—860 (1961). — Scheer, M.: Pityriasis rubra pilaris and tertiary syphilis. Arch. Derm. Syph. (Chicago) **28**, 121 (1933). — Schilling, W.: Über Pityriasis rubra pilaris. Derm. Z. **68**, 190 (1934). — Schreus, H. Th.: Pityriasis rubra pilaris. Ver.igg Düsseldorfer Dermatol. 30. 11. 1936. Ref. Zbl. Haut- u. Geschl.-Kr. **57**, 83 (1938). — Schubert, M.: Keratose unbekannter Ätiologie (Pityriasis rubra pilaris ?). Frankf. Dermatol. Ver.igg 11. 2. 1936. Ref. Zbl. Haut- u. Geschl.-Kr. **53**, 440 (1936). — Pityriasis rubra pilaris (forme fruste). Frankf. Dermatol. Ver.igg 26. 5. 1936. Ref. Zbl. Haut- u. Geschl.-Kr. **54**, 212 (1937). — Pityriasis rubra pilaris. Frankf. Dermatol. Ver.igg 16. 11. 1937. Ref. Zbl. Haut- u. Geschl.-Kr. **58**, 421 (1938). — Schuppener, Hy.: Pityriasis rubra pilaris (erythrodermische Form). Zbl. Haut- u. Geschl.-Kr. **104**, 345 (1959). — Senear, F. E., J. B. Haeberlin and H. U. Sandford: Pityriasis rubra pilaris in young siblings. Arch. Derm. Syph. (Chicago) **74**, 690 (1950). — Silver, H.: Pityriasis rubra pilaris treated with liver extract. Arch. Derm. Syph. (Chicago) **37**, 540 (1938). — Skrzipek: Pityriasis rubra pilaris. Berl. Dermatol. Ges. 10. 11. 1948. Ref. Zbl. Haut- u. Geschl.-Kr. **74**, 445 (1950). — Stiegler, J. P.: Pityriasis rubra pilaris. Bull. Soc. franç. Derm. Syph. **68**, 322 (1961). — Strandberg: Pityriasis rubra pilaris. Dermatol. Ges. Stockholm 10. 5. 1933. Ref. Zbl. Haut- u. Geschl.-Kr. **47**, 296 (1934). — *Südwestdeutsche Dermatol. Verslg:* Nicht familiäre Pityriasis rubra pilaris (Devergie-Besnier). Südwestdtsch. Dermatol. Verslg Würzburg 25. 10. 1952. Ref. Zbl. Haut- u. Geschl.-Kr. **86**, 93 (1953/54). — Szondy, G.: Pityriasis rubra pilaris. Börgyögy. vener. Szle **12**, 208 (1958).

Tenlén: Fall von Pityriasis rubra pilaris. Dermatol. Ges. Stockholm 13. 2. 1935. Ref. Zbl. Haut- u. Geschl.-Kr. **51**, 251 (1935). — Tofukuji, H., u. M. Nagashima: Ein Fall von Pityriasis rubra pilaris mit Fingerknöchelpolster. Jap. J. Derm. **68**, 69 (1958). — Tolmach, J. A.: Pityriasis rubra pilaris. Arch. Derm. Syph. (Chicago) **36**, 183 (1937). — Tomaier, J.: The treatment of pityriasis rubra pilaris with vitamine A. Česká Derm. **27**, 255 Zus.fass. 260 (1952). Ref. Zbl. Haut- u. Geschl.-Kr. **84**, 343 (1953). — Touraine, A.: L'hérédité dans le Pityriasis rubra pilaire. Ann. Derm. Syph. (Paris) **8**, 2, 175 (1942). — Touraine, A., et Solente: Hyperplasie régionale des glandes sébacées et Pityriasis rubra pilaire. Bull. Soc. franç. Derm. Syph. **40**, 575 (1933). — Touraine, A., Solente, Golé et Hesse: Sept cas de Pityriasis rubra pilaire dans une même famille. Bull. Soc. franç. Derm Syph. **39**, 662 (1932). — Twiston, J. H. D.: Pityriasis rubra pilaris in father and son Brit. J. Derm. **67**, 411 (1955).

Ulbricht: Pityriasis rubra pilaris. Ref. Zbl. Haut- u. Geschl.-Kr. **74**, 45 (1950). — Ullmann, K.: Pityriasis rubra pilaris oder Lichen acuminatus. Verh. 9. Internat. Kongr. Dermatol. Budapest 13. 9. 1935. Ref. Zbl. Haut- u. Geschl.-Kr. **54**, 662 (1937).

Walzer, A.: Pityriasis rubra pilaris. Arch. Derm. Syph. (Chicago) **24**, 470 (1931). — Webster, J. R., and A. B. Falk: Pityriasis rubra pilaris, clinical and laboratory observations on combined treatment with corticotropin and vit. A. Arch. Derm. Syph. (Chicago) **65**, 685 (1952). — Weissenbach, R. J. P. F., et Bouwens: Un cas de Pityriasis rubra pilaire. Bull. Soc. franç. Derm. Syph. **44**, 1956 (1937). — Weissenbach, R. J. P. F., et Malinsky: Un cas de Pityriasis rubra pilaire. Bull. Soc. franç. Derm. Syph. **42**, 1605 (1935). — Williams, D. J.: Pityriasis rubra pilaris. Brit. J. Derm. **61**, 106 (1949). — Wise, F.: Pityriasis rubra pilaris in a man with latent syphilis. Arch. Derm. Syph. (Chicago) **28**, 450 (1933). — Wolter: Pityriasis rubra pilaris. Gemeins. Tagg der Niederländ. Ver.igg von Dermatol. u. der Ver.igg Rhein.-Westf. Dermatol. in Bonn 16. 5. 1931. Ref. Zbl. Haut- u. Geschl.-Kr. **39**, 29 (1932).

Yajima: Un propos sur le Pityriasis rubra pilaire et le Lichen ruber acuminatus. J. orient. Med. **22**, franz. Zus.fass. 49 (1935). Ref. Zbl. Haut- u. Geschl.-Kr. **51**, 341 (1935).

Fehlbildungen
der Haut und Hautveränderungen
bei Fehlbildungssyndromen

Von

Günter W. Korting-Mainz

Mit 84 Abbildungen (davon 1 farbige)

A. Die gegenwärtigen Entwicklungslinien der Mißbildungsforschung (Embryopathie, Phänokopie)

Der Begriff der *Fehlbildung* wird auch heute noch nicht in einheitlicher Weise verwendet. Wir verstehen unter ihm beträchtliche *(= Mißbildung)* oder unbeträchtliche *(= Anomalie)* morphologische Abweichungen des Individuums, die außerhalb der Schwankungsgrenzen seiner Art gelegen sind und in lebensfähiger Ausprägung zu etwa 0,5—0,6% in der Gesamtbevölkerung vorkommen. Der Ursprung solcher kongenitaler, d.h. innerhalb der Fetalperiode aufgetretener Defektbildungen wurde bisher im Sinne der von MENDEL (1865) begründeten, um die Jahrhundertwende durch DE VRIES, CORRENS und TSCHERMAK voll zur Geltung gebrachten und durch K. DRESEL (1912) auf menschliche Verhältnisse übertragenen Erblehre fast ausschließlich auf eine genetische Wurzel zurückgeführt, obwohl bereits 1906 SCHWALBE in seiner Teratologie neben erbbedingten ausdrücklich auch umweltbedingte Keimschädigungen (darunter für die Teratogenese niederer Tiere bereits ,,stärkere Schwankungen der *Sauerstoffzufuhr*''!) anerkannte.

In der Dermatologie versteht man mit MEIROWSKY unter Genodermatosen die keimplasmatisch bedingten Anomalien der Haut und deren Anhangsorgane. Demgegenüber bezeichnet BETTMANN eine durch abnormes Keimplasma zustande gekommene Veränderung der Haut als *Genodermie* (Beispiel: ,,Naevus'') und im Unterschied hierzu als *Genodermatose* jene idiotypischen Hautmißbildungszustände, welche zu ihrer Manifestation noch weiterer exogener oder endogener Kräfte bedürfen (Beispiel: Psoriasis vulgaris). Es gibt aber auch Hauterscheinungsbilder, die ihrem Wesen nach sowohl eine Genodermie als auch eine Genodermatose darstellen können, wie das BETTMANN und neuerlich STEIGLEDER für die primären Poikilodermien auseinandergesetzt haben.

Da hier im einzelnen nicht auf die geschichtliche Entwicklung der Lehre von den Mißbildungen eingegangen werden kann, deren entscheidendes Kriterium bereits Aristoteles darin erblickte, daß bei ihnen etwas fehle oder etwas zuviel sei (vgl. auch die bekannte alte Einteilung in monstra per defectum, per excessum und per fabricam alienam), sei nur angedeutet, daß die Mythologie fast aller älterer Kulturkreise Mißbildungstypen kennt (Beispiele: Sphinx, Janus, Wotan), daß ferner im Mittelalter die Mißbildungen nicht selten als Teufelswerk galten und daß schließlich teratologisches Wissen ein Bestandteil vieler Märchen ist (Beispiele: Sirenen, Zyklopen, Hydra, Zwerg Nase; vgl. hierzu auch H. O. KLEINE, W. THEOPOLD). Demgemäß kann es nicht verwundern, wenn auch Dichter, die keine Ärzte waren, ausführlich zum Wesen der Monstrositäten Stellung nahmen, wie das beispielsweise mehrfach Jean Paul in seiner Erzählung „Dr. Katzenbergers Badereise" getan hat.

Waren somit, wie bereits betont, bis vor nicht allzu langer Zeit die meisten Forscher der Auffassung, daß kongenitale Fehlbildungen idiotypisch verursacht seien, so erbrachten vor allem die Feststellungen von Gregg im Jahre 1941 den entscheidenden Nachweis, daß auch nichtgenetische Faktoren in Gestalt besonderer physiologischer, infektiöser oder traumatischer Belastungen im ersten Drittel der Schwangerschaft beachtliche teratogene Bedeutung gewinnen können. Andererseits ist nicht zu bestreiten, daß die klassische Erbbiologie durch Ausweitung der Zwillingsforschung und durch Befunde auf serologischem Gebiet (Blutgruppensysteme!) weiter gestützt wurde, indes aber zugegeben werden muß, „daß die festgestellte Kraft der Erbanlage nicht schlechthin, sondern nur unter bestimmten (z.B. ungefähr normalen) Lebensumständen gilt" (Keiter). So erbrachte z. B. eine 25 Jahre später durchgeführte Nachuntersuchung der Zwillingspaare von Verschuer den Nachweis, daß das Krankheits- und Todesschicksal durch Erbeinflüsse, deren Auswirkung auf körperlichem Gebiet auch sonst bedeutend sein mag, nur äußerst gering bestimmt wird. Fraglos bestand bis vor kurzem unter dem Eindruck der neueren Embryopathie-Forschung die Neigung, in der ätiologischen Deutung menschlicher Mißbildungen teratogene Störungen der embryonalen Entwicklungsphase gegenüber präembryonalen Faktoren, also gegenüber dem bisherigen Erfahrungsgut der Humangenetik, zu überwerten. Ungeachtet dieser Zeitströmung sollte man auf jeden Fall weiterhin mit Büchner den Begriff „Mißbildung" sowohl für genbedingte Keimschädigungen als auch für Fruchtschädigungen anderer Genese verwenden.

Im einzelnen sind nun folgende terminologische Abgrenzungen derzeit im Gebrauch: Ganz allgemein werden Schädigungen des Keims als *Gametopathien* (Pache) bezeichnet. Kundratitz nennt im besonderen die Erkrankung zwischen Konzeption und erstem Herzschlag, d.h. bis zum Ende der 3. Woche, *Blastomatosen*. Hingegen werden Erkrankungen des Embryos während der Organogenese (1.—3. Schwangerschaftsmonat) nach dem Vorschlag von Bamatter als *Embryopathien* und Fruchtschädigungen in späteren Entwicklungsstadien (wie z.B. durch Tuberkulose, Lues oder Toxoplasmose) als *Fetopathien* geführt. Schließlich werden Erkrankungen, welche die Lebensfähigkeit der Frucht während der Zeit bis zum 10. Tage nach der Geburt herabsetzen, als *Pränatopathien* (Grebe) oder als *Perinatopathien* (Schubert) eingeordnet. Doerr und sein Mitarbeiter Goertler wollen außerdem zur Bezeichnung von Schäden, welche die Gesamtanlage des Embryo mit seinen Hüllen vom ersten bis zum letzten Tage der Entwicklung betreffen, entsprechend Vorschlägen von Grebe und De Rudder, den schon in der Antike gebräuchlichen Ausdruck der *Kyematopathie* ($τὸ\ κύημα$ = Frucht im Mutterleibe) zur Einführung bringen.

Von allen diesen z.T. neugeschaffenen Begriffen ist der Terminus *Embryopathie* (Bamatter) wohl der wichtigste. Sein Begriffsinhalt geht, wie schon erwähnt, auf den Augenarzt Gregg zurück, der 1941 in Australien einen Zusammenhang zwischen Röteln-Erkrankung der Mutter und kongenitalen Mißbildungen (Linsenkatarakte, Fehlbildungen des Gehirns mit Idiotie der Kinder, Herzseptumdefekte) feststellen konnte, was in der Folge durch verschiedene Nachbeobachter, vor allem durch Töndury, bestätigt wurde. Besonders wichtig für das Verständnis der intrauterinen Fruchtschädigung vom Typus der Embryopathie hat die Feststellung zu gelten (Töndury; Grünefelder u. Lasch u. a.), daß als ursächliches Moment kongenitaler Fehlbildungen der Zeitpunkt der Entwicklungsstörung bedeutsamer als die Art der Störung ist. Aus der Art der Mißbildung sind mithin Rückschlüsse auf die „teratogenetische Terminationsperiode" (SCHWALBE) bzw. auf die von G. B. GRUBER sog. „Mißbildungsentstehungsfrist" möglich. Andererseits erlaubt die Kenntnis dieser phänokritischen Zeitpunkte eine Art „Mißbildungsstundenplan" („Horaire embryopathique") aufzustellen (BOURQUIN, BAMATTER), wonach z. B. die zeitliche Bindung für die Entstehung von Augenveränderungen um die 5. Woche, für Herzfehler um die 3.—7. Woche und für Taubheit um die 7.—12. Schwangerschaftswoche liegt. Es besteht jedoch nicht nur eine solche, mehr oder weniger für alle Arten von Schädigungen verbindliche „Phasenspezifität" (TÖNDURY), sondern auch eine offensichtliche *Organaffinität*, da immer wieder Linse, Cortisches Organ und Herzscheidewände bevorzugter Sitz von Mißbildungen namentlich infektiöser Verursachung sind. Auch bei einer pathologisch-anatomischen Analyse der Mißbildungszunahme läßt sich eine statistisch gesicherte Häufigkeitszunahme nur für die Fehlbildungen des zentralen Nervensystems, des Herzens, der großen Gefäße, des Skeletsystems und der innersekretorischen Drüsen nachweisen (ZSCHOCH und FRITZSCHE).

Was nun die *Ursache* einer solchen *Embryopathie* anbelangt, so unterrichten hierüber Zusammenfassungen von STREAN, DÖRFLER, GREBE, SCHUBERT, KARTE u. a. Hier sei nur in Erinnerung gebracht, daß embryonales Gewebe grundsätzlich gegen Noxen jeder Art sehr empfindlich ist, wobei vornehmlich Schädigungen des Zentralnervensystems zu einem Zeitpunkt noch geringer fetaler Gewebsspezialisierung von primär-pathogenetischer Bedeutung für untergeordnete Entwicklungsstörungen sein können. Des weiteren ist zu berücksichtigen, daß man zur Induktion von Mißbildungen beim Versuchstier größere Insulte anwenden muß, als sie vermutlich beim menschlichen Embryo zur Geltung gelangen. Nichtsdestoweniger kann man im Tierexperiment Mißbildungen hervorrufen, welche den beim Menschen zu beobachtenden vergleichbar sind. So konnten Fehlbildungen durch *Vitaminmangel* (Vitamin B_2, Vitamin A: WARKANY u. Mitarb.), aber auch durch ein Überangebot von Vitaminen, ferner durch chronische Mangelernährung (KLEBANOW; KLEBANOW u. HEGNAUER; GLATZEL) und vor allem durch verschiedene Gifte erzeugt werden, von denen für den Dermatologen hier in Auswahl Trypanblau (GILMAN u. Mitarb., GOLDSTEIN), Urethan (STROINK) und Cortison (FRASER u. FAINSTAT, KALTER u. FRASER) erwähnt seien, ohne daß aber einer dieser Wirkstoffe eine spezifische, nur für ihn eigentümliche Defektbildung verursachen würde. Außerdem ist die Penetranz-Rate solcher experimenteller Phänokopien keineswegs immer 100%. Des weiteren sind tierexperimentelle Grundlagen für den teratogenen Einfluß verschiedener *Hormone* (z.B. Insulin) vorhanden, wie man auch beim Menschen bei mißgebildeten Kindern einer Diabetikerin das Vorliegen einer „Embryopathia diabetica" in Erwägung zieht (s. KADE u. DIETEL) und das — häufig makrosome — Kind einer diabetischen Mutter für trügerisch reif betrachtet (MESTWERDT: Foetus dysmaturus). Sodann liegt ein ausgedehntes Schrifttum über Mißbildungen vor, die bei trächtigen Ratten durch direkte Behandlung mit *ionisierender Strahlung* erzielt wurden (Übersicht bei GREBE 1953). Vielleicht kommen auch Einwirkungen durch *Ultraschall* als Fruchtschädigungen in Betracht (FRITZ-NIGGLI, FRIEDERISZICK).

Im Vordergrund der Embryopathie-Lehre steht aber nach wie vor die Diskussion *frühfetaler Virusinfektionen*, als deren klassisches Beispiel die durch *Röteln* hervorgerufene *Embryopathie* zu gelten hat.

Die Erstbeobachtung stammt, wie schon mehrfach angeführt, von dem australischen Augenarzt GREGG, der 1941 über 78 mit Linsentrübungen behaftete Kinder berichtete, deren Mütter in den ersten Schwangerschaftsmonaten Röteln durchgemacht hatten (weitere Einzelheiten siehe bei H. K. MÜLLER).

Dieser Embryopathia rubeolaris kann die Toxoplasmen-Embryopathie, die allerdings erst in der zweiten Hälfte der Schwangerschaft zustande kommt, physiognomisch zum Verwechseln ähnlich sein (Bamatter). Aber auch bei andersartigen Viruserkrankungen der Mutter im ersten Schwangerschaftsdrittel wurden Fehlbildungen der Kinder beschrieben, wie beispielsweise bei Masern-, Windpocken-, Mumps-, Hepatitis epidemica-, Poliomyelitis- und Influenza-Infektion (Übersichten bei Karte, Strean, Dörfler). Kausalzusammenhänge zwischen Mißbildungsentstehung und Hyperemesis gravidarum werden von Hohlbein erörtert. Daneben sind bewußte Keim- und Fruchtschädigungen als Ursache von Mißbildungen für die ätiologische Aufklärung derselben vielleicht ebenso bedeutungsvoll wie die vorangehend aufgeführten Möglichkeiten. So erörtert v. Brücke Schädigungen der Frucht durch *Arzneimittelgebrauch* der *Mutter* (Nicotin, Morphin und morphinähnliche Analgetica, Ganglienblocker, Propylthiouracil, Cytostatica, und vor allem das als Abortivum gebräuchliche Chinin)[1]. Einen Schritt weiter in der Abklärung diesbezüglicher Mißbildungsstörungen geht Windorfer, der neben der Möglichkeit einer Keim- und Fruchtschädigung durch *antikonzeptionelle* und *abortive Mittel* auch *mechanischen Abtreibungsversuchen* teratogene Bedeutung zumißt und dies an Hand von klinischen Beispielen näher belegt. Weitere Beobachtungen dieser Art stammen von Grebe, Hellbrügge sowie von Strean, wobei letztere auf zehn Beobachtungen von mongoloider Idiotie, Lippen- und Gaumenspalten bei Kindern von unverheirateten Müttern hinweist, bei denen während der Schwangerschaft instrumentelle Abtreibungsversuche durchgeführt worden waren. Mey gibt auf Grund der Analyse von 1761 Abortus imminens-Fällen eine Mißbildungshäufigkeit von 3,1% nach drohendem Abort in der Frühgravidität gegenüber einer Allgemeinerwartung von 0,5—1% an. Im dermatologischen Schrifttum teilten Korting und Ruther die isolierte Beobachtung einer Ichthyosis vulgaris mit akro-facialer Dysostose mit. In diesem Falle war bei der Mutter der Probandin zu Beginn der Schwangerschaft ein intravaginaler Tumor mit gleichzeitiger Vornahme einer Curettage entfernt worden. Neben dem Dargelegten könnten mithin Abort und infolge mißglückten Abortversuches entstandene Mißbildungen verschiedener Ausdruck derselben Schädigung sein. Der eben erwähnte Fall von Korting und Ruther könnte ferner die erste Manifestation einer Genmutation bedeuten oder den recessiven Homozygoten einer Familie darstellen, in der z. B. die Ichthyosis-Anlage nur selten vorkommt. Schließlich ist an Hand solcher sporadischer Beobachtungen zu überlegen, ob erbliche Faktoren nicht durch peristatische Einflüsse in ihrer Penetranz entscheidend beeinflußt werden, so daß wir in solchen Fällen mit der Möglichkeit einer *Synteratogenese* (Wrete) zu rechnen hätten. Grundsätzlich wird aber aus dem bisher Dargelegten ersichtlich, daß erbbedingte und umweltbedingte Mißbildungen nicht immer leicht zu trennen sind, zumal es heute keinen Zweifel mehr darüber gibt, daß eine sonst erbliche Mißbildung durch exogene Noxen bis zur völligen phänotypischen Identität nachgeahmt werden kann. Dieses Vorkommnis bezeichnet man heute nach Goldschmidt als *Phänokopie*.

Phänokopien sind aus tierexperimenteller Beobachtung schon länger bekannt, so läßt sich z. B. die beim Kaninchen auch spontan vorkommende Pelgeranomalie der Blutzellen durch Colchicin reproduzieren (Nachtsheim). Zu erwähnen sind in diesem Zusammenhang ferner die Skeletveränderungen der Krüperhühner, die entweder eine dominante Erbkrankheit darstellen oder durch seit der Bebrütung einsetzenden Vitamin A-, C- und D-Mangel entstehen können (Warkany). Goldschmidt verglich den von ihm begrifflich herausgestellten

---

[1] Zur Zeit der Korrektur steht im Brennpunkt hitziger Diskussion die Zusammenhangsfrage zwischen *Thalidomid* und fetaler Mißbildung.

Vorgang der Phänokopie mit einem Eisenbahnwagen, der durch verschiedene Möglichkeiten, wie durch Menschenhand, eine Zugmaschine oder durch Wind in eine falsche Richtung verschoben wird. Neben solchen Phänokopien sensu stricto ist weiterhin mit der Möglichkeit zu rechnen, daß Mißbildungen, deren Erscheinungsbild nach bisherigem Wissen eine vererbbare Fehlbildung darstellte, auch erst im postnatalen Lebensabschnitt, und zwar traumatogen kopiert werden.

So berichteten kürzlich LAUSECKER und THUMS über eine Nagelverdoppelung bei geteiltem knöchernen Endglied nach Art einer Polydaktylie, die nach einem Trauma im Kindesalter aufgetreten war. Bei dieser Art Phänokopie handelte es sich also nicht um einen mechanischen Eingriff in die Embryogenese, sondern erst um eine spättraumatische Schädigung im Abschnitt frühkindlicher Entwicklung.

Grundsätzlich ist aber bei anamnestisch so gelagerten Fällen von Mißbildungen die alte klinische Erfahrung zu berücksichtigen, daß der mit einer Fehlbildung behaftete Patient ein familiäres Vorkommen derselben aus Scham oder ähnliches nach Möglichkeit verschweigt und die Mißbildung lieber als traumatisch entstanden hinstellt.

Kommen wir aber nochmals auf allgemeinere Faktoren der Teratogenese zu sprechen, so ist vor allem auch auf das Erfahrungswissen über *Mißbildungshäufigkeit* in *Abhängigkeit* vom *Alter* der *Mutter* aufmerksam zu machen, wie es im einzelnen GREBE sowie BÜCHNER auseinandergesetzt haben. BÜCHNER vertritt die Auffassung, daß „eine Mißbildung am seltensten bei der Frau in der Zeit ihrer geschlechtlichen Blüte eintritt, und um so eher, je mehr sie die Blütezeit noch nicht erreicht oder durch zunehmendes Alter oder durch hohe Geburtenzahl schon überschritten hat". Wie nun W. LENZ auf Grund umfangreicher Erhebungen feststellt, so ist in den meisten Statistiken über angeborene Mißbildungen eine geringe Zunahme bei Müttern jenseits des 4. Lebensjahrzehntes festzustellen. Bei Mongolismus als einer chromosomal bedingten Störung ist z.B. nach dem 45. Lebensjahr dessen Vorkommen 10—20mal so häufig wie bei allen Altersklassen zusammen. Hingegen ist das Klinefelter-Syndrom, welches eine dem Mongolismus offenbar verwandte Anomalie der Chromosomenzahl darstellt, wesentlich schwächer vom mütterlichen Alter abhängig, wohingegen beim Ullrich-Turner-Syndrom, bei dem ein Geschlechtschromosom fehlt, das mütterliche Alter offenbar ohne Belang ist. Des weiteren scheinen angeborene Herzfehler ohne Mongolismus offenbar nicht vom Alter der Mutter abhängig zu sein.

Versuchen wir aber die *Pathogenese* der embryopathischen, vornehmlich durch eine Virusinfektion der embryonalen Gewebe verursachten Defektbildung auf einen Generalnenner zu bringen, so kommt man neben der Beziehung aller Schäden auf Eiweißstoffwechselstörungen letztlich auf die Möglichkeit einer Entstehung von Fehlbildungen durch *Sauerstoff-* und *Glucosemangel* oder durch *Atmungshemmung*.

Nach unsystematischen Voruntersuchungen anderer Autoren haben in den USA INGALLS und zuvor in Deutschland vor allem der Arbeitskreis von BÜCHNER (RÜBSAMEN, MAURATH, REHN, SCHELLONG u. a.) in fortlaufenden Reihenuntersuchungen am Amphibien- und am Hühnchenkeim sowie am Säugerembryo den Nachweis führen können, daß „fast alle Mißbildungen des Menschen am kaltblütigen und warmblütigen Wirbeltier durch kurzfristigen schweren Sauerstoffmangel zu reproduzieren" (BÜCHNER) sind. Sauerstoffmangel hemmt, wenn er frühzeitig, d. h. vor Abschluß der Gastrulation bzw. vor Schließung der Medullarrinne geltend wird, also wiederum phasenspezifisch, gewisse Oxydationsabläufe, die für den Aufbau von Ribonucleinsäure und Proteinen bei der normalen Embryogenese erforderlich sind. Lokalisatorisch gipfelt diese Hypoxie am Zentralnervensystem und verlagert sich dann vermutlich nach anderen Keimbezirken hin, wie etwa nach der Anlage der Gliedmaßen und dem Herzen. Auf Grund dieser Untersuchungen ist endgültig entschieden, daß beim Menschen vom einzelnen Erscheinungsbild aus keine Aussage über die genetische oder peristatische Verursachung einer Fehlbildung mehr zulässig ist.

Stellen wir nun die Frage, inwieweit die bisherigen Grundlageforschungen über *Embryopathie* und *Phänokopie* auch für das teratologische Beobachtungsgut des *Dermatologen* von Beachtung sind, so ist zunächst daran zu erinnern, daß die meisten Mißbildungen grundsätzlich in den ersten drei Entwicklungsmonaten induziert werden und daß die Haut mit ihren Anhangsgebilden zu den sich relativ spät differenzierenden und zum Teil erst postfetal sich völlig ausbildenden Organen gehört. Zwar bildet sich, um die Embryonalanlage zu umhüllen, „als erster Anteil des wirklichen Körpers die Epidermis" (F. PINKUS). Jedoch erfolgt erst im zweiten Monat eine Zweischichtung des anfangs niedrig-einschichtigen Periderms, während die primäre Anlage der Haare erst um die 16. Fetalwoche beginnt, woraus BETTMANN in seiner Studie über den angeborenen Haarmangel (1902) die sich hieraus ergebenden theoretischen Möglichkeiten für dahingehende Fehlbildungen erörterte. Sind somit die Möglichkeiten für eine praktisch auf die Zeit der drei ersten Entwicklungsmonate beschränkten Embryopathie des sich, wie eben ausgeführt, erst relativ spät differenzierenden Hautorgans — ganz abgesehen von dem Hauptzielpunkt jeder Embryopathie nach Hirn-, Gehör- und Herzanlage hin — von vornherein als nicht sehr groß anzusehen, so erscheint die Erörterung einer Embryopathie als Ursache einer sporadischen Fehlbildung der Haut allenfalls nur dann berechtigt, wenn in Kombination mit der Hautveränderung komplexe, ohnehin schon auf eine Embryopathie hin verdächtige Störungen anderer Organe vorliegen.

Unter dieser Voraussetzung haben UEBEL, LUDWIG und KORTING (1949) bei einem Falle von Incontinentia pigmenti, der unter anderem wie ein späterer Fall von FINDLAY mit einer retrolentalen Fibroplasie des Sehorgans kombiniert war, die Frage der Embryopathie angeschnitten, da die Mutter des Kindes eine 6 Wochen dauernde fieberhafte Erkrankung um die Mitte der Schwangerschaft durchmachte. Hingewiesen wurde bei der Besprechung dieses Falles, daß eine ähnliche Vorgeschichte auch bei einem Falle von HABER (1948) vorlag, wie auch später GRÜNEBERG die Frage der embryopathischen Verursachungsmöglichkeit mancher Fälle von Incontinentia pigmenti weiter vertrat. Auffällig ist bei einem Fall von CORMIE auch das gleichzeitige Vorliegen eines angeborenen Herzfehlers. Ferner hat KORTING zusammen mit LUDWIG bei einer besonderen Dyscephalieform, die als Vogt-Koyanagi-ähnliches Syndrom und mandibulofaciale Dysostose eingeordnet wurde, eine intrauterine Erkrankung als wahrscheinlicher als eine mutagene Entstehungsweise der sporadischen Beobachtung angenommen, da die 50jährige Mutter des Probanden zwei fieberhafte Erkrankungen während der Gravidität durchmachte und für das Vogt-Koyanagi-Syndrom verschiedentlich bereits eine Virusätiologie vermutet wurde. Der von KORTING und RUTHER beschriebene Fall einer Ichthyosis vulgaris mit akrofacialer Dysostose, der ebenfalls völlig isoliert in der Sippe auftrat, und bei dem in der Anamnese die Austragung der Frucht trotz intravaginaler Operation und Curettage während der Gravidität erfolgte, wurde bereits vorangehend erwähnt.

Ferner hat BREHM bei einer wiederum isoliert auftretenden, ungewöhnlichen striären Palmar- und Plantarkeratose mit dorsalen Hyperkeratosen auf die Graviditätsanamnese aufmerksam gemacht (Autounfall mit Nervenschock der Mutter im 5. Schwangerschaftsmonat). KIRMAN berichtet von einem Kranken mit Idiotie und ektodermaler Dysplasie, daß die Mutter des Probanden zu Beginn der Gravidität zwei Schachteln „Ladies Relief Pills" in strikter Abortabsicht eingenommen hatte. Bei einem Falle von kongenitaler Teleangiektasie mit Kolobom des rechten Auges und multiplen Dysostosen stellte H. T. H. WILSON eine Hepatitis der Mutter in der Schwangerschaft fest. REBLING betonte bei einer Krankenbeobachtung von angeborenen Hautdefekten als ursächliche Möglichkeit den reichlichen Abgang von Fruchtwasser im 6. Schwangerschaftsmonat mit Ausbildung eines sekundären Oligohydramnions. Das gleichzeitige Bestehen eines Ductus arteriosus, verschiedenen Augenmißbildungen, einer Marmorkrankheit der Knochen sowie das Vorliegen von Diabetes mellitus in der Sippe waren für MARAÑON und CASCOS Anlaß, bei einer seit Geburt bestehenden Acanthosis nigricans die gesamt vorliegende Mißbildungsreihe als multiple Embryopathien aufzufassen. Weiterhin wäre die Frage nach einer diabetischen Embryopathie bei manchen Fällen von Adiponecrosis subcutanea neonatorum zu stellen (MACHACEK; LACOMME, KREIS DE MAYR). Schließlich ist dem Dermatologen vor allem die luische Fetopathie geläufig, wobei darüber hinaus noch die Möglichkeit einer durch antiluische Behandlung bedingten Keimschädigung besteht, wie es z.B. von der Doppelrandschattenbildung der Knochen des Feten nach Wismut-Behandlung der graviden Mutter (CAFFEY; ARZT und GUMPESBERGER) und vom Salvarsanschaden von Mutter *und* Fet bekannt ist (z.B. Fall NOETZEL).

Wie aus diesen Hinweisen hervorgeht, ist der praktische Geltungsbereich der Embryopathie-Lehre in der Dermatologie aus angeführten Gründen bis jetzt nur schwer und in Anbetracht der noch sehr spärlichen Kasuistik nicht endgültig abzuschätzen, so daß ein endgültiges Urteil von der Erfassung weiterer Kasuistik abhängen wird.

Eine weitere Wandlung teratologischer Betrachtungsweise ist sodann in der mehr und mehr Platz greifenden Abkehr vom *selektiven Keimblattdenken* früherer Zeiten zu erblicken (vgl. auch BOCK), da man heute mit HANHART pleiotrope Gegenwirkungen meist auf Abkömmlinge aller drei Keimblätter und nur in Geschlechtschromosomen lokalisierte Erbfaktoren nahezu ausschließlich auf Derivate des Ektoderms bezieht. Als Beispiel für eine solche elektive Schädigung des Ektoderms wird in dem ersten speziellen Abschnitt dieser Darstellung die anhidrotische ektodermale Dysplasie mit ihrem Mangel an Zähnen, Terminalbehaarung, Schweißdrüsen und ihre Kombination mit Imbezillität abgehandelt werden.

Vereinzelt ist aber auch bei manchen komplex erscheinenden, anomalieartigen Hautkrankheitszuständen familiären Auftretens eine gewisse Keimblattbevorzugung erkenntlich. So hat z.B. H. A. GOTTRON im Rahmen seiner Akrogerie-Arbeit betont, daß „wenn ein Teilsystem des Stützgewebes konstitutionell abwegig ist, auch an anderen Stützgeweben meist gleichzeitige und gleichsinnige Veränderungen nachweisbar sind", für welche Anschauung auch die von GRIMALT und KORTING beschriebene Merkmalskombination von Anetodermie und Osteopsathyrose (Syndrom von BLEGVARD-HAXTHAUSEN) ein Beispiel darstellt.

Sonst ist aber, wie schon betont, die Lehre der Keimblattelektivität durch die vermehrte Kenntnis von poly- und heterotopen Merkmalskombinationen, die man am besten mit PFAUNDLER als „multiple Abartungen" zusammenfaßt, mehr oder weniger verdrängt worden. Als Beispiel einer solchen weitreichenden Organwahl, die auch für den Dermatologen bedeutungsvoll ist, sei der später abzuhandelnde, mit Hautveränderungen einhergehende Status Bonnevie-Ullrich genannt, dem heute überdies das Turner-Syndrom in die Nähe gruppiert wird. Bezüglich weiterer, in den späteren Abschnitten aus Raumgründen nicht immer vollständig berücksichtigter, z.B. mit Defekten des Knochensystems, der Augen usw. kombinierter Hautfehlbildungen sei bei dieser Gelegenheit auch auf die zusammenfassende Darstellung von CHRIST, ferner auf die Monographie von COCKAYNE sowie WRETE, das Wörterbuch der klinischen Syndrome von LEIBER und Olbrich und bezüglich erbbiologischer Besonderheiten auf das Sammelwerk von Baur-Fischer-Lenz weiterverwiesen.

Des weiteren sind im Rahmen dieser einleitenden Übersicht über die Entwicklungslinien der modernen Mißbildungsforschung die in den letzten Jahren erzielten Ergebnisse der neueren Genetik- und Phänokopie-Forschung über die zum *„Entwicklungstod"* führenden Faktoren herauszustellen. Unter diesen *Letalfaktoren* sind mit Hadorn, auf dessen Monographie an dieser Stelle nachdrücklich aufmerksam zu machen ist, mendelnde Einheiten zu verstehen, „die den Tod eines Individuums vor Erreichen des Fortpflanzungsstadiums bewirken". Daß aber neben solchen Letalfaktoren im engeren Sinne, d.h. von 100%iger Expressivität, auch Semi- und Subvitalfaktoren von Beachtung sind, die früher meist als *Subletalfaktoren* bezeichnet wurden, ist gerade dem Dermatologen durch die Kenntnis von Krankheitsbildern, wie dem Xeroderma pigmentosum oder der Xanthomatose, her geläufig. Diesbezüglich sind aber nicht nur die gewordenen Substratformen, sondern bereits die ihnen zugrunde liegenden Funktionsabweichungen zu bewerten. So hat Gottron darüber hinaus das Xeroderma pigmentosum als Prototyp dafür angesehen, „daß bei den Erbkrankheiten das Erbliche nicht in dem morphologisch bestimmt gekennzeichneten Krankheitsbild, sondern in einer bestimmten, die jeweilige Erkrankung charakterisierenden Reaktionsweise zu erblicken ist, welche die Ausbildung des das betreffende Erbleiden kennzeichnenden Erscheinungsbildes zur Folge hat". Was nun die *Lebensaussichten der Kinder mit Mißbildungen* betrifft, so sind diese auf Grund der Berechnungen von F. Götz bei 645 mißgebildeten Kindern unter 25185 Geburten an der Univ.-Frauenklinik Würzburg schon bei der Geburt und in der Neugeborenenperiode um fast ein Viertel verringert.

Wurde eingangs hervorgekehrt, daß unter der Wucht der neuen Embryopathie-Forschung die Neigung unverkennbar war, bei jeder angeborenen Anomalie, bei welcher klare Erbverhältnisse nicht vorlagen, nach Möglichkeit einen peristatischen (embryopathischen) Faktor ausfindig zu machen, so hat demgegenüber in jüngster Zeit die Humangenetik über das klassische Wissen um krankhafte Gene (echte Erbleiden) und Geninkompatibilitäten (fetale Erythroblastosen) hinaus durch die Erfassung von Mißbildungssyndromen als Folge von *Chromosomenaberrationen* ein neues, durch die von Barr u. Mitarb. entdeckte Möglichkeit der Geschlechtsbestimmung des Menschen aus lichtmikroskopisch erkennbaren Merkmalen und durch die in vitro-Züchtbarkeit menschlichen Gewebes erst erschlossenes, aufsehenerregendes Forschungsgebiet betreten. Hierbei handelt es sich um die Aufklärung der mongoloiden Idiotie, für die früher das späte Gebäralter der Mutter sowie Sauerstoffmangel angeschuldigt wurden, das Klinefelter-Syndrom sowie den Status Bonnevie-Ullrich-Turner, auf die in späteren Kapiteln unter dermatologischen Gesichtspunkten noch zurückzukommen sein wird. Hier sei nur unter Hinweis auf die zusammenfassenden Berichte von Nachtsheim (1959), Saller, Kosenow u. a. erwähnt, daß es sich beim Mongolismus ätiologisch um die Trisomie eines kleinen Autosoms handelt (47 statt 46 Chromosomen), daß ferner beim Klinefelter-Syndrom ein überzähliges Geschlechtschromosom vorliegt (XXY) und daß schließlich beim Ullrich-Turner-Syndrom die überraschende Feststellung zu machen war, daß sich der größte Teil dieser erscheinungsbildlich eindeutig weiblichen Individuen geschlechtschromatinmäßig negativ, d.h. männlich verhält. Genauer gesagt, handelt es sich bei ihnen um XO-Typen: Sie weisen ein X wie Männer, aber kein Y wie Frauen auf. Mit der Entdeckung dieser Chromosomenabweichungen dürfte somit in Zukunft ein entscheidendes Kriterium für die diagnostische Erfassung einer Gonadendysgenesie zur Verfügung stehen.

B. Kongenitale Hypoplasien der Haut
I. Universelle Hauthypoplasien
1. Die anhidrotische ektodermale Dysplasie = Anhidrosis hypotrichotica mit An- oder Hypodontie

Die Krankheitsbezeichnung *Anhidrosis hypotrichotica* (SIEMENS) ist unseres Erachtens dem neueren Synonymbegriff der „*ektodermalen Dysplasie*" (WEECH) (ähnlich: „*ektodermale Polydysplasie*"; TOURAINE 1936) insofern vorzuziehen, als bei dieser Krankheit nicht nur, wenn auch vorzugsweise Abkömmlinge des Ektoderms, sondern auch solche des Mesoderms (Schädelknochen, Zahndentin) beteiligt sind. Überdies wird, wie SIEMENS (1954) betont, der Begriff der ektodermalen Dysplasie in der Gegenwart zu weit und zu gemeinschaftlicher Kennzeichnung durchaus verschiedener Krankheitszustände verwendet.

Die Erstbeobachtungen des Syndroms wurden im wesentlichen bereits von STEINER aufgeführt (DANZ 1792; die Hindu-Familie WEDDERBURNs 1838, die auch DARWIN erwähnt; THURMAN 1948, schließlich GUILFORD 1883). CHRIST sprach 1913 von kongenitalen Defekten des Ektoderms, ähnlich STRANDBERG 1919, während WEECH (1929) die heute übliche Unterteilung zwischen anhidrotischer und hidrotischer Krankheitsvarietät (Typus maior und minor) durchführte.

LORD und WOLFE stellten 1938 40 Fälle des Schrifttums zusammen, 1939 DE SILVA 48, CLOUSTON im gleichen Jahre 50 Krankenbeobachtungen, FRANCESCHETTI zählte 1953 etwa 120, 1956 PERABO mit Mitarbeitern etwa 130 Fälle. Von den letzteren Autoren werden auch Angaben über vergleichbare Ektodermalmißbildungen im Tierreich gemacht (haar- und zahnlose, z. T. hyperpyretische Hunde und Rinder in verschiedenen Ländern). Ähnlich weist CLOUSTON auf analoge Veränderungen bei Mäusen beiderlei Geschlechts hin.

Die wichtigsten Krankheitszeichen der klar definierten und somit nicht allzu schwer zu erkennenden Merkmalskombination sind *Hypohidrosis, Hypotrichosis* und *Hypodontie*. Zudem wird die Erfassung solcher Merkmalsträger erleichtert durch ihren äußeren *Habitus:* Sie wirken einander ähnelnd von Fall zu Fall, „alt" oder „müde" und sind auf den ersten Blick hinsichtlich einer Lues congenita verdächtig. Mitunter besteht auch ein negroider Aspekt, da ihre Lippen entweder wulstig (FERREIRA MARQUES), vorgewölbt (LIPTON und ROBERT), schnauzenartig (RINVIK und SYRRIST) oder dick (HEISEL und KRAUSE), bei bisweilen unscharf abgesetzten Schleimhautgrenzen (PERABO u. Mitarb.), erscheinen. Im besonderen erinnert ihre Nase an eine L. connata (UPSHAW und MONTGOMERY) bzw. an eine Olympierstirn (VILLA, STRINGA und RAIMONDI; KNOLLE). Bisweilen ragt die Glabella hervor (BLOOM, ANDERSON; HEISEL und KRAUSE), und häufig ist die Nasenbrücke flach oder konkav. Jedoch liegt kaum jemals eine ausgesprochene Sattelnase vor, sondern mehr nur die Ähnlichkeit zu einer solchen infolge starker Hyperplasie der Stirnbeinhöcker (BRAUN-FALCO und GÜRTLER). Die Nasennebenhöhlen sind gut pneumatisiert, eine Atrophie des Nasenskelets (KAALUND-JORGENSEN und CHRISTENSEN) ist selten. Eine besondere Kennzeichnung erfährt der äußere Habitus sodann durch die „Satyr-Ohren". Hierbei handelt es sich um abstehende kleine Ohren (FERREIRA MARQUES u. a.), an denen die Läppchen fehlen können (PACHE). Der *Schädel* ist brachy- (PACHE) oder oxycephal (THANNHAUSER). Vor allem ist aber an ihm eine Unterentwicklung der Mandibeln (KAALUND-JORGENSEN und CHRISTENSEN) bemerkenswert, die auch einseitig vorliegen kann (VILLA, STRINGA und RAIMONDI). Auf jeden Fall schreitet das Gesichtswachstum nur innerhalb des unteren

Normbereiches fort, was auch für die Schädeldachossifikation (FELDER u. BIANCHETTI) und als Regel für das Längenwachstum zu gelten hat. An sonstigen Skeletveränderungen sind Entwicklungsdefekte der Wirbel (unter anderem Fehlen des Steißbeinsegmentes, Spina bifida: FRIEDMAN) und der *Extremitäten* anzuführen (konische Handform: FRIEDMAN; Syndaktylie knöcherner oder bindegewebiger Art: BLOOM, FREEMAN, NORRIS und STROUD, F. FLECK; Fehlen von Fingern: FREEMAN; Trommelschlegelfinger: FERREIRA MARQUES). Die wichtigsten Abweichungen des Knochensystems finden sich am *Zahnskelet:* Völliger Zahnmangel (BRODIE und SARNET) und völliges Fehlen selbst der Zahnkeime (VERGER) liegen nur selten vor, sondern das klassische Symptom der Krankheit ist die *Oligodontie,* wie man sie außerhalb dieses Syndroms auch bei Fällen von Ozaena und Wabenlunge (z. B. Fall HENKEL) antrifft. Bisweilen besteht nur eine Retention der klinisch vermißten Zähne (REDDY), da man röntgenologisch Zahnkeime nachweisen kann (ARON und SOSNITZKY). Ferner ist charakteristisch, daß der an- oder hypodonte Kiefer keinen Processus alveolaris entwickelt. Das klinische Zahnzeichen der Anhidrosis hypotrichotica — neben der Oligodontie — ist jedoch ein Diastemma mediale connatale mit tief ansetzendem Lippenbändchen, um welches pflockförmig fehldifferenzierte Schneidezähne nach der Seite verschoben stehen. Ferner kann bei manchen Kranken ein Zahnwechsel ausbleiben (Fälle von WEECH, SUNDERMAN, GOTTRON). Schließlich wird von MCINDOE u. SMITH die gelegentliche Kopplung mit einer Fibromatose des Zahnfleisches betont.

Das Stigma mit den bedeutsamsten Konsequenzen für solche Kranke ist fraglos ihre Hautanomalie, die *Anhidrose,* welche in der Regel aber wohl nur als Hypohidrose vorliegen dürfte und unter Umständen erstmalig erst infolge thermoregulatorischer Beeinträchtigung entweder als unklarer Fieberzustand beim Säugling (STILES und WEIR), infolge Schlappmachens bei der Truppe (GOTTRON) oder beim Aufsetzen einer Gasmaske (PACHE) auffällig wird.

Das Fehlen von ekkrinen Schweißdrüsen in excidierten Hautstücken ist selbstverständlich noch kein Beweis für einen universellen ekkrinen Schweißdrüsenmangel, sind doch mitunter auch klinisch nur fleckförmige Schweißausfälle (ROBERTS) nachweisbar oder zumindest die palmoplantare Schweißsekretion deutlich ausgebildet (BOUINEAU). Die apokrinen Schweißdrüsen sind entweder deutlich vorhanden und funktionstüchtig (SUNDERMAN, FELSHER; ROTHMAN und FELSHER) oder fehlen seltenerweise (BRAUN-FALCO und GÜRTLER). Das Erhaltensein der Ohrenschmalzsekretion betonte GOTTRON bei seinem Falle. Hinsichtlich der Perspiratio insensibilis werden meist normale Verhältnisse angegeben (FELSHER; PERABO u. Mitarb.). Die Talgdrüsen fehlen (COLE, GIFFEN, SIMONS und STROUD) oder zeigen offensichtliche Defektbildungen. Mithin liegt eine komplexe Entwicklungshemmung bzw. Bildungsstörung im Bereich des äußeren Keimblattes vor, deren verschiedenartige Ausprägung vom Zeitpunkt ihrer Entstehung abhängt bzw. was die Talgdrüsen angeht, vom Entwicklungsstand der Haaranlage. Sonst sind hauthistologisch gelegentlich noch Reichtum an Melanin und eine schleimige Umwandlung des Bindegewebes (FERREIRAMARQUES) festgestellt worden. Ähnlich beschreiben NORRIS und STROUD ein lockeres Bindegewebe, in dem bezirksweise rosafarbene fibrilläre und homogene Strukturen nachweisbar sind.

Makroskopisch erscheint die Haut solcher Kranker satinartig dünn oder seidenweich (vgl. BORGGREVE und COHEN, PERABO u. Mitarb.). Bisweilen besteht eine auffällige Neigung zu starken Sonnenerythemen (NORRIS und STROUD), zur Entwicklung umschriebener Atrophien (FREEMAN, SOBYE), Hyperpigmentierungen (NORRIS und STROUD) oder Depigmentierungen (THURMAN, FELSHER;

Koszewski und Hubbard), die leukoderm- (Paraf, Lautmann und Dauphin) oder vitiligoartig (Touraine) imponieren können. Selten sind gleichzeitige Blasenbildungen (Hamminga), vasculäre Purpura (Pearson und Cone), Vergröberungen (Sobye) des Handlinienmusters oder multiple Unterbrechungen (Braun-Falco und Gürtler) sowie stärkere Cutis marmorata (Cole, Giffen, Simmons und Stroud) beobachtet worden. Klingmüller und Kirchhof heben bei ihrer Beobachtungsreihe eine eigentümliche zentrale Gesichtsblässe im Bereich von Mund und Augen hervor. Recht häufig finden sich sodann vereinzelte oder über das ganze Gesicht verstreute *Papeln* (Christ, Hill, Lutz, Touraine, Whittle, Borggreve und Cohen, Datovo u. Levi), die zumeist an den Wangen sitzen (Hardwick) und entweder als Milien oder Pseudomilien oder auch als follikuläre Hyperkeratosen (Heisel und Krause) bezeichnet wurden. Damsté und Prakken konnten histologisch bei solchen papulösen Efflorescenzen im Rahmen der Anhidrosis hypotrichotica Mißbildungen am Follikel-, Schweiß- und Talgdrüsenapparat nachweisen, Braun-Falco und Gürtler beobachteten ebenfalls eine starke Verhornungstendenz des Follikelkanals, die den Abfluß der ohnehin geringen Talgmengen aus den rudimentären Talgdrüsen erschwert. Papulöse Erhabenheiten, die aus rudimentären Follikeltrichtern mit solider Epithelbildung und Hyperkeratose erwachsen, wurden von diesen Autoren im Gegensatz zu der universellen Ausbreitung des Falles von Damsté und Prakken nur am Mons pubis erfaßt.

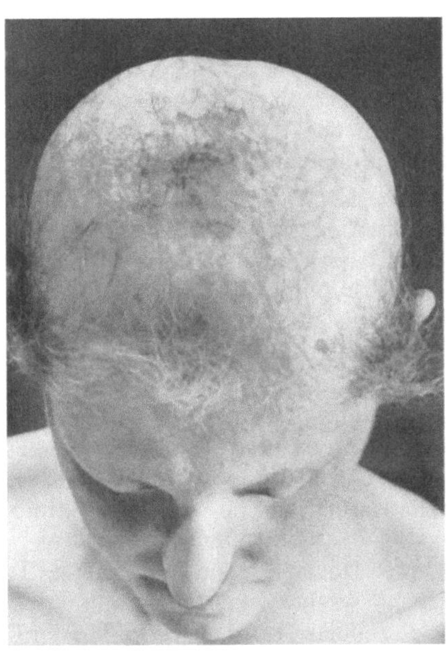

Abb. 1. *Anhidrosis hypotrichotica*. Hypogenesie des Kopfhaares

An Hautnebenbefunden ist schließlich noch im Hinblick auf die trockene Hautbeschaffenheit das gleichzeitige Bestehen von Ekzemen (Borggreve und Cohen; Hill; Perabo, Velasco und Prader) bemerkenswert, die in ihrem Charakter nicht selten dem endogenen Ekzem (Fälle von Friedman; Perabo u. Mitarb.; Lord und Wolfe, Cottini) zu entsprechen scheinen und auch in der Sippe solcher Kranker vorkommen (Knolle). Auf diese Frage der Bedeutung einer anatomisch bedingten Störung der Schweißsekretion als Cofaktor der Ekzemgenese sind schließlich (1961) Korting und Salfeld in einer besonderen Mitteilung ausführlich eingegangen, wobei dem „Ekzem" bei Anhidrosis hypotrichotica das endogene Ekzem, also die funktionelle, nerval bedingte Schweißdrüsenstörung gegenübergestellt wurde. Ferner wurde das gleichzeitige Vorliegen eines Lichen nitidus (Bloom), einer Lentiginosis (F. Fleck; Touraine), eines Lichen pilaris (Touraine, Lortat-Jacob und François) besonders vermerkt.

Erwähnt sei hier auch an dieser Stelle der von Greither beschriebene besondere Biotyp einer ektodermalen Dysplasie, zumal dieser auf das dritte Hauptsymptom, die Hypotrichose, überleitet: In einer rheinpfälzischen Sippe fanden sich in drei Generationen sieben Frauen, bei denen sich präpubertär und peripubertär eine Alopecie der Borsten- und Lanugohaare einschließlich der Achsel- und Schamhaare, ferner eine Keratosis follicularis, Palmo-Plantarkeratosen, eine Schadhaftigkeit der Zähne, eine Längsriffelung und starke Brüchigkeit der Nägel, eine zentro-faciale Lentiginose sowie eine Hypofunktion der Schweißdrüsen entwickeln, weswegen Korting bei der Diskussion dieser Fallvorstellung weniger die Diagnose einer Keratosis follicularis spinulosa decalvans als das Vorliegen einer ektodermalen Dysplasie, Typus minor, in Erwägung zog, da bei dieser, neben Mißbildungen an Schweiß-, Follikel- und Talgdrüsenapparat, auch follikuläre Hyperkeratosen vorliegen können.

Als drittes Hauptsymptom ist die fast immer auch histologisch bemerkenswerte Störung in der Entwicklung der Haaranlage ein klinisch äußerst eindrucksvolles Attribut der Krankheit. Es handelt sich diesbezüglich — bei meist ungestörter Lanugohaarentwicklung (Christ; Klingmüller und Kirchhof) — um eine *Hypotrichose* (McDonald; Malagon und Taveras; Cole, Giffen, Simmons und Stroud; Sobye) mit starker Neigung zum Ausfall der Haare (Hamminga), Atrophie der Kopfhaut (Sobye) und eventuell Ophiasis-artigem Aspekt (Villa, Stringa und Raimondi). Das Haar selbst, welches bei Geburt noch meist üppig entwickelt ist, erscheint in der Regel seidenweich und fein (Friedman). Als besondere Haarveränderung beschreiben bei einem Falle Friederich und Seitz das Vorkommen von Pili torti, Theisen eine Trichoklasie. Schließlich gehört das Fehlen der Wimpern und Augenbrauen zum typischen Aspekt solcher Merkmalsträger.

Nagelstörungen kommen vorzugsweise beim Typus minor vor, d. h. bei der hidrotischen Varietät der Krankheit. Jedoch gibt es auch bei der Anhidrosis hypotrichotica völlige Anonychie (Kiar), oder die Nägel sind giebelförmig (Hardwick), hypoplastisch (Cole, Giffen und Stroud), brüchig (Sezary) oder dystrophisch (Freeman).

Als weitere, nichtobligate Krankheitszeichen sind bei diesem Syndrom als *Augenstörungen* eine mongoloide Lidachse (Pache), Mikrophthalmie und Nystagmus (Villa u. Mitarb.), Kolobom (Freeman, F. Fleck), Strabismus (Freeman, Cole, Giffen und Stroud) und vor allem Starbildung (Villa u. Mitarb., Kirman; Cole u. Mitarb.) beschrieben worden, wobei aber mancher dieser Katarakt-Fälle hinsichtlich des Vorliegens einer Rothmundschen Poikilodermie verdächtig bleibt. Hoffmann u. C. Schirren sahen eine facettenartige Verdünnung am oberen Hornhautrand mit zarter Trübung der oberflächlichen Schicht, eine Groenouwsche Cornealdystrophie Kline, Sidbury u. Richter. Preto fand eine vacuoläre Epitheldystrophie der Cornea und eine reduzierte Tränensekretion. Friederich und Seitz sahen ebenfalls eine stark herabgesetzte Tränensekretion. Die Tränenpünktchen waren in diesem Falle nur als flache, muldenförmige Eindellungen ausgebildet, die nicht weiter sondierbar waren, so daß vermutlich eine Mißbildung der Tränenabflußwege vorlag. Außerdem war bei diesem Kranken ein minderwertiges Hornhautepithel mit bevorzugter Neigung zu Läsionen vorhanden. Weitere Einzelheiten über Hornhautdystrophien bei ektodermaler Dysplasie finden sich bei Franceschetti u. Thier. Eine Irisdysplasie beschreibt Fuchs. Hinsichtlich des *Hörorgans* sind neurolabyrinthäre Störungen (Nielsen; Helweg-Larsen, Ludvigsen), hinsichtlich der Nase Befunde entsprechend einer *atrophisierenden Rhinitis* (Kaalund-Jorgensen und Flamand, Cole, Giffen, Simmons und Stroud) bzw. *Ozaena* (Fleischmann, Clouston, Pache) bekannt geworden. Weitere, *funktionelle Stigmen* sind eine rauhe, tiefe Stimme (Perabo u. Mitarb.) oder eine Aphonie (Lipton und Robert). Mitunter finden sich auch Hyposialie (Sobye), Hyposmie und verminderte Geschmacksempfindung (Perabo u. Mitarb.). Als weitere zusätzliche Funktionsabweichungen sind neben der bereits hervorgehobenen, folgenschweren Wärmeregulationsstörung die damit zusammenhängende *Hyperthermie* (z. B. Verstege) und Hyperpnoe, eine gegelegentlich vermehrte Diurese (erster Fall von Thurnam, Sunderman, Diabetes insipidus: F. Fleck) sowie Diarrhoen (Lipton und Robert) zu nennen.

Ein relativ häufiger Bestandteil des Syndroms sind sodann mangelhafte Entwicklung oder Fehlbildungen der *Brustdrüsen* (Hutchinson 1886; Tendlau

1902), wobei entweder das Drüsengewebe vollständig fehlt (CLOUSTON) oder Hypoplasien desselben mit fehlenden Brustwarzen und Warzenhöfen (ARON und SOSNITZKY, MALAGON und TAVERAS) zur Beobachtung kommen. Eine eingehende Studie über Amastie im Rahmen kongenital-ektodermaler Defektbildungen stammt von OSBOURN. Gelegentlich kann aber auch Polythelie vorliegen, oder man sieht akzessorische Mammae, wie Beobachtungen von LAUTMANN, ANDERSON, PERABO u. Mitarb. zeigen. Eine einseitige Nierenverdoppelung zeigte der Fall von OMENS, OMENS u. BERNSTEIN.

Beteiligung des *Nervensystems* kann bei der Anhidrosis hypotrichotica in Gestalt einer Anisokorie (GOTTRON), fehlender Pupillen- (UPSHAW und MONT-GOMERY) oder Patallarsehnenreflexe (GOTT-RON) oder im Sinne einer Friedreichschen Erkrankung (KLINGMÜLLER und KIRCHHOF) erkennbar sein. Erwähnt werden ferner Hydrocephalus (BARCAGLIA) und Oligophrenie (KIRMAN; VILLA, STRINGA und RAIMONDI; WILKEY und STEVENSON). In psychischer Hinsicht werden die Patienten als apathisch-furchtsam (VERGER), obstinat und irritabel (BARTSOCAS und PLATIS), als infantil (F. FLECK) und frigide (TANISSA) eingestuft. Jedoch kommen auch über dem Durchschnitt stehende Intelligenzverhältnisse solcher Merkmalsträger zur Beobachtung (Lit. bei KLING-MÜLLER und KIRCHHOF).

An *Laboratoriumsbefunden* liegen Angaben über flache (THANNHAUSER), erhöhte (CLOUSTON) oder normale (PERABO u. Mitarb.) Blutzuckerkurven vor. Bei mehreren Patienten war der Magnesiumspiegel im Serum vermindert (SUNDER-MAN; PERABO u. Mitarb.), desgleichen der Cholesteringehalt (SUNDERMAN; PERABO u. Mitarb.). Der Liquorbefund solcher

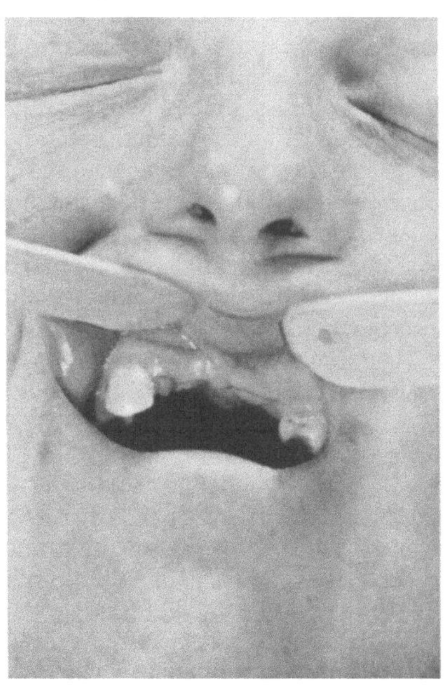

Abb. 2. *Anhidrosis hypotrichotica.* Hypodontie des Oberkiefers, Anodontie des Unterkiefers, Fehlen von Augenbrauen und Wimpern

Kranker war entweder normal (GOTTRON) oder zeigte eine Eiweißvermehrung (MALAGON und TAVERAS). Eine normocytäre hypochrome Anämie mit Leukopenie und Thrombopenie beobachteten KOSZEWSKI und HUBBARD, ein perniciosaartiges Blutbild F. FLECK. Von speziellen Hautfunktionsprüfungen sind schließlich noch die schwache Schweißsekretion auf Acetylcholin-Stimulation (FELSHER) und der fehlende elektrische Hautwiderstand im Bereich nichtschwitzender Hautbezirke (WAGNER) anzuführen.

Überblickt man die vorangehend aufgeführten Krankheitszeichen erster und zweiter Ordnung, so ist bei diesem sicherlich vorzugsweise ektodermalen Syndrom ein gelegentliches Übergreifen über die Keimblattgrenzen nicht zu verkennen, was selbst an dem gleichen Organ, wie beispielsweise dem Zahn (Schmelz: Ektoderm, Dentin und Pulpa: Mesoderm) in Erscheinung treten kann, so daß also in ausgeprägten Krankheitsfällen dieses Syndrom zu den ektodermabhängigen Mesenchymhemmungen zu rechnen ist. Ferner erweist das sippenmäßige Auftreten der Anhidrosis hypotrichotica, daß es sich um ein *hereditäres Leiden* handelt, bei welchem allerdings infolge wechselnder Penetranz und Expressivität des Gens (FRANCESCHETTI) reichlich Abortivformen auftreten (z. B. nur Zahndefekte bei

25*

der Mutter des Probanden: Fall McDonald), die einer vollständigen Stammbaum-
erfassung entgehen können. An dieser Auffassung können die in letzter Zeit laut
gewordenen Hypothesen einer embryopathischen Genese sporadischer Krankenbeobachtungen dieser Art (Kirman; Spira, van Crefeld, Fuchs) ebensowenig
eine entscheidende Änderung herbeiführen wie die früher erörterte Möglichkeit
einer „parasyphilitischen" Verursachung mancher Fälle (z. B. Vorliegen von Lues
bei dem Kranken von Goeckerman und bei der Mutter des Patienten von
Borggreve und Cohen). Im übrigen ist bei der Anhidrosis hypothrichotica eine
Konsanguinität der Eltern (Kaalund-Jørgensen und Christensen; Weber;
Decrop) nur selten festgestellt worden. Siemens (1937) weist nun darauf hin, daß
bei 19 im Schrifttum überblickbaren Familien das Verhältnis der Kranken zu
den Gesunden unter den Brüdern und Söhnen weiblicher Anlageträger 60:64,
unter den Söhnen allein 46:41 beträgt. Eine Übertragung des Leidens vom Vater
auf den Sohn sei nicht beobachtet, weiterhin seien alle zu Anhidrosis führenden
Erbanlagen X-chromosomal gebunden. Die kritische Auswertung der Kasuistik
und sonstige erbpathologische Erfahrungen lassen Siemens zu dem Schluß
kommen, daß die Anhidrosis in den einzelnen Sippen nicht durch die gleiche
Anlage zustande kommt, sondern durch mehrere allele Erbanlagen von unterschiedlicher Dominanzkraft bedingt wird. Auch Perabo, Velasco und Prader
nehmen für die meisten Sippenbeobachtungen eine recessive geschlechtsgebundene
Vererbung an. Doch scheint — als weitere Möglichkeit — in den Familien, in
welchen auch Frauen Krankheitsträger sind (z. B. Gordon und Jamieson, Zoon
und van Steenbergen) auch eine X-chromosomale dominante Vererbung des
Leidens vorzukommen. Neben diesem zweiten selteneren, unregelmäßig dominanten Erbtyp vermuten darüber hinaus Perabo u. Mitarb. unter Hinweis auf
die Sippenbeobachtung Thannhausers, bei der die Krankheit auch durch
gesunde Väter vererbt wurde, noch als dritte Möglichkeit eine autosomale
geschlechtsbegrenzte Vererbung von recessivem Verlaufgang.

Therapeutisch ist bei hoher Außentemperatur in erster Linie der eingeschränk-
ten Thermoregulation durch entsprechende Maßnahmen (kühle Bäder und Räume,
Trinken kalter Flüssigkeiten, durchlässige Kleidung oder ähnliches) entgegen-
zuwirken. Fernerhin sollte jede Beeinträchtigung der unsichtbaren Hautwasser-
dampfabgabe (z. B. durch Abdeckung mit Salben oder Pasten) unterbleiben. Die
Zahnlosigkeit ist frühzeitig prothetisch, die Ozaena durch entsprechende fach-
ärztliche Behandlung zu beseitigen, während zur Überdeckung des Kopfhaar-
mangels, namentlich bei Frauen, aus kosmetisch-psychischen Gründen das Tragen
einer Perücke angezeigt sein kann. Weitere Maßnahmen sind im allgemeinen
nicht erforderlich, zumal sonst mit diesem komplexen Ektodermal-Syndrom eine
wesentliche Einschränkung der Lebenserwartung nicht verknüpft ist.

2. Die hidrotische ektodermale Dysplasie

Die hidrotische ektodermale Dysplasie umfaßt als Kardinalsymptom eine *kombinierte Hypoplasie* der *Haare* und *Nägel* bei *Fehlen* von *Schweißdrüsenabwegigkeiten.*

Dieses Doppelsymptom wurde nach Franceschetti (1892) durch Magitot
bei den Cagots erfaßt. Bei diesen so genannten Einwohnern von Salies-le-Béarn
in den Pyrenäen, deren Name vermutlich einen Hinweis auf ihre gotische Abstammung und zum anderen auf den angeblich leprösen Charakter der Anomalie
darstellt (vgl. z. B. die langdauernde Verkennung des Mal de Meleda als Lepra),
handelt es sich um zwei von dieser Merkmalskombination behaftete Familien
(weitere sippengenealogische Einzelheiten anderer Familien des Schrifttums
siehe bei Franceschetti).

Eigentümlich für dieses Syndrom sind ferner neben der Nagelstörung, die unter Umständen von einer chronischen Suppuration begleitet oder überdeckt wird, und der Hypotrichose, die sich nur bei 50% der Familienangehörigen findet, periartikuläre Hyperpigmentierungen um die Ellbogen, die Knie und die Finger. Das Hauptsymptom „Hypotrichose" äußert sich in einem Fehlen der Lanugo-, Achsel- und Schambehaarung, wobei sich die wechselnde Penetranz des genotypischen Hypotrichis-Faktors darin zeigt, daß bei manchen Familienmitgliedern an Stelle völligen Haarmangels ein kurzes flachwelliges Kopfhaar vorliegt, welches leicht abbricht. Kennzeichnend ist weiterhin ein Fehlen oder eine Rarefizierung der Augenbrauen, die aber die äußeren zwei Drittel derselben betrifft, während beim Hertogheschen Zeichen, wie man es bei Myxödem, Lues, endogenem Ekzem oder Thalliumvergiftung sieht, nur das äußere Augenbrauen-

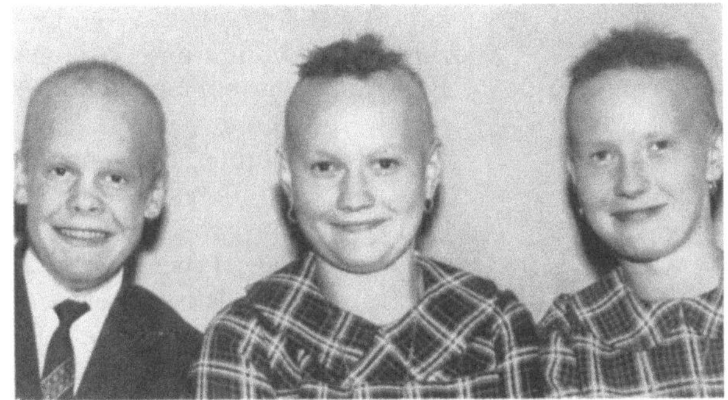

Abb. 3. Drei Geschwister einer Sippe mit *hidrotischer ektodermaler Dysplasie*

drittel gelichtet ist. Der Cilienbestand ist meist spärlich. Wie bereits erwähnt, fehlen wesentliche Störungen der Schweißdrüsenanlage, wenn auch die Haut solcher Merkmalsträger meist trocken ist.

Eine Durchsicht des Schrifttums läßt erkennen, daß die als hidrotische ektodermale Dysplasie oder ähnliches veröffentlichten Einzelbeobachtungen einander kaum völlig entsprechen (vgl. die Übersichten bei STEINER, H. C. FRIEDERICH 1950, FRANCESCHETTI, GÖTZ und AZULAY), so daß im Anschluß an die „typische" hidrotische ektodermale Dysplasie, für die ein nichtgeschlechtsgebundener dominanter Erbgang wahrscheinlich ist, einige *Sonderformen* kurz erwähnt seien, die als inkomplette oder „Übergangsformen" des Syndroms z. T. bereits von FRANCESCHETTI übersichtsmäßig zusammengestellt wurden, wie z.B. Beobachtungen über Hypotrichose und Hypodontie in Gemeinschaft mit Trophödem Milroy-Meige (ROSENBERG 1940). Darüber hinaus sind zahlreiche erbliche, mehr oder weniger *isolierte Zahnanomalien* an den Rand des Vollbildes der ektodermalen Dysplasie zu gruppieren, wodurch die Kenntnis derselben auch für den Dermatologen an Bedeutung gewinnt. Von solchen Syndromen, bei denen die Zahnanomalie im Vordergrund steht, sei an erster Stelle der *M. Capdepont* genannt, bei dem die Zähne kleiner als normal sind, einen abgenutzten Eindruck erwecken und gelblich-karamellfarben sowie durchsichtig erscheinen. Für diese Braunfärbung der Zähne soll ein zu hoher Kupfergehalt verantwortlich sein. Die angeborene Schmelzhypoplasie vom Typ des M. Capdepont, die im englischen Schrifttum zu der Bezeichnung der „Crownless teeth" (STAINTON 1892) Anlaß gab, wurde im deutschen Schrifttum von WEYERS sowie JAHN und ZELLNER beschrieben, wobei von den letzteren Autoren das gleichzeitige Vorliegen einer Palmoplantarkeratose festgestellt wurde. Eine Anonychie mit Polydaktylie und verzögertem, abnormem

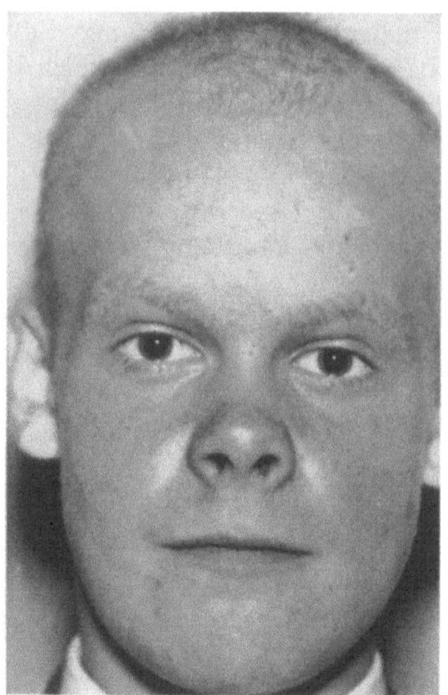

Abb. 4. *Hidrotische ektodermale Dysplasie.*
Typischer Aspekt

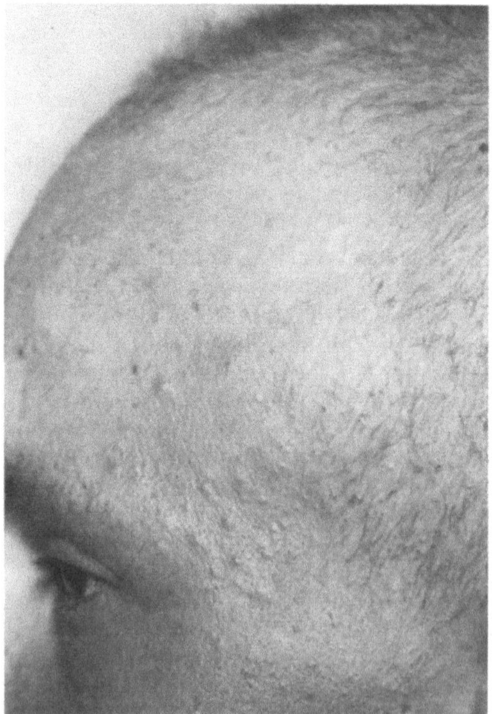

Abb. 5. *Hidrotische ektodermale Dysplasie.* Überwiegend
follikulär gebundene und z. T. milienartig imponierende
papulöse Keratosen, wie sie häufiger bei der anhidrotischen
Form vorkommen

Zahndurchbruch sowie Vorfußadduktion und Hypoplasie vorzugsweise der distalen Interphalangealgelenke an Fingern und Zehen beschrieb Baisch. Mikrodontie mit narbiger Alopecie, Atrophie der Nägel, Palmarhyperkeratose sowie starker Hyperhidrose wurde von Dowling beobachtet. Als weitere Fallbeispiele der hidrotischen Form der ektodermalen Dysplasie, die als Randsymptomatik palmoplantare Keratombildungen aufweisen, seien die Beobachtungen von Landes sowie von Délacretaz und Geiser angeführt. Als besondere Dyscranio-Dysphalangie sei jedoch im Hinblick auf die dabei gegebenen Symptome Zahnunterzahl, Diastemma und Zapfenzähne die mit Hyperdaktylie einhergehende *Dysostosis acrofacialis* im Sinne von Weyers angeführt, jedoch dabei betont, daß zu gleicher Zeit von Korting und Ruther eine Merkmalskombination von Ichthyosis vulgaris, tapeto-retinaler Degeneration, Hypertelorismus, Poly- und Syndaktylie ebenfalls als akrofaciale Dysostose bezeichnet wurde. Als *Curtius-Syndrom* wird ein Merkmalskomplex geführt, welcher neben umschriebenem kongenitalem Riesenwuchs (z. B. einer Zehe), Syndaktylie, Amblyopie, Mamma-Hypoplasie, Nageldystrophie, wiederum Zahnschmelzdysplasie und Hypodontie umfaßt. Bei dem sog. *van der Hoeve-Syndrom* aus dem Formenkreis der blauen Skleren mit Knochenbrüchigkeit (Einzelheiten siehe bei Grimalt und Korting) finden sich zuweilen gleichfalls Zahndysplasien oder eine verzögerte Dentition. Schließlich ist auch noch die *chondroektodermale Dysplasie* vom Typus *Ellis-van Creveld* hier anzuführen, bei der es sich neben Minderwuchs, Polydaktylie und Exostosen abermals um das Vorkommen von konisch-hypoplastischen Schneidezähnen, Hypodontie und Wuchsstörungen der Nägel, gelegentlich auch um Alopecien handelt. Die Haare wurden bei einem solchen Fall von Gatto als mikroskopisch normal beurteilt. Da bereits von den Erstbeschreibern auf das Bestehen eines kongenitalen Herzfehlers (s. auch Mitchell u. Waddell) bei dem von ihnen herausgestellten chondro-ektodermaldysplastischen Formenkreis hingewiesen wurde, sei noch erwähnt, daß KEIZER und SCHILDER (1951) eine ähnliche Merkmalskombination mit kongenitalem Herzfehler, Kurzgliedrigkeit, Prognathie, Ganu valgum und Plattfüßen beschrieben, bei der überdies kleine Zähne, Nagelbrüchigkeit, Hypotrichose und Trichoklasie sowie eine mäßige Ichthyosis bestanden.

Von besonderen kasuistisch z. T. bereits mehrfach nachbeobachteten Merkmalskomplexen, bei denen als dermatologisches *Leitsymptom* eine *Hypotrichose* im Vordergrund steht, sei auf die von ULLRICH und FREMEREY-DOHNA so genannte „*Dyskephalie* mit *Cataracta congenita* und *Hypotrichose*" aufmerksam gemacht, welche eine Deformation des Hirnschädels mit dehiszenten Nähten, eine Unterkieferhypoplasie, bilaterale Starbildung und eine lokalisierte Hypotrichose umumfaßt und welcher von ULLRICH als 4. Fall dieses Biotyps das von LUDWIG und KORTING beschriebene Vogt-Koyanagiähnliche Syndrom mit mandibulofacialer Dysostose zugeordnet wurde. Das 5. Vollsyndrom dieses Merkmalsbildes, für welches im übrigen Hinweise auf Erblichkeit bisher fehlen, wurde von WEYERS (1953) mitgeteilt. Eine durch Lichtung der Haare, Wimpern und Augenbrauen, bezirksweise orangenschalenartige Haut, Mikrophthalmie und Katarakt charakterisierte multiple ekto-mesodermale Degeneration beschrieben TOLENTINO und BUCALOSSI. Schließlich berichtete KLINGMÜLLER (1956) über eine eigentümliche Konstitutionsanomalie bei zwei Schwestern mit Hypotrichose, Birnennase, Körperdisproportionen, Striae distensae, Fingerdeviationen und -verkürzungen, Wirbeldeformierungen, Koilonychie, Kümmerform des Fingerleistenmusters und anderen Differenzierungsfehlern.

II. Lokalisierte Hauthypoplasien
(kongenitale Hautdefekte, sog. Aplasia cutis congenita)

Die *kongenitale Hypoplasie* der *Haut* ist eine quantitative Unterentwicklung der Gewebe infolge angeborener Hemmungsbildung. Sie wird oftmals auch „Atrophie" oder Hautdefekt und vor allem Aplasia cutis congenita circumscripta genannt, auch ohne daß in jedem so genannten Falle ein völliges Fehlen der Epidermis und ihrer Anhangsgebilde festzustellen wäre. Nichtsdestoweniger hat sich im besonderen die letzte Bezeichnung in allen Fachbereichen am meisten durchgesetzt, wie aus den bis jetzt vorliegenden nahezu 200 Schrifttumsberichten über diese Defektbildung zu ersehen ist.

Es handelt sich bei der sog. *Aplasia cutis congenita circumscripta*, die eine angedeutete, statistisch nicht sichere Bevorzugung des weiblichen Geschlechtes erkennen läßt, um eine meist schon beim Neugeborenen erfaßte, im späteren Leben meist nur noch als narbig-alopecische Hautveränderung auffällige, entweder rundliche oder polycyclische (BAZEX und DUPRÉ, REITER), strich- (REISS) oder rautenförmige (BEEK), am Rande gelegentlich auch etwas wulstige (ČEBOTAREVSKAIA), zentral keloidig (VAN EYCKEN), sklerodermisch (QUERO) oder knotig (FREUD, RHODES und WEISZ) sich darbietende, ganz selten auch linearsystematisiert ausgebreitete (COSTELLO) Defektbildung. Diese erscheint wie mit einem Locheisen ausgestanzt und ist, einer Brandwunde vergleichbar (DE VINK), von Granulationsgewebe (YUDKIN) oder sehr dünner durchscheinender Haut (WESTRIENEN) bekleidet. Gelegentlich stehen auch innerhalb des Geschwürsbodens einige Epithelinseln (GOLDMAN), was vor allem bei sehr ausgedehnten Fällen von angeborener Defektbildung (z. B. Fälle von REITER, ZITZKE; GROSS, LINDEMAYR u. POSPISIL) differentialdiagnostisch gegenüber der Erythrodermia congenitalis ichthyosiformis atrophicans (ANTOINE, vgl. auch Fall WEPLER) von

Bedeutung ist. Diese stellt eine primär-ekto-mesodermale Schädigung beider hautbildenden Keimblätter dar und äußert sich klinisch als Maximalvariante des hier zu besprechenden circumscripten Hautdefektes in einem insgesamt dünn durchscheinenden, dem Körper wie ein zu enges Kleid straff anliegenden und die Extremitäten in Beugestellung fixierenden Integument. Sonst aber handelt es sich bei der Aplasia cutis um münzgroße, also selten die Größenordnung eines Durchmessers von 2—3 cm überschreitende Einzelherde, die allerdings nicht allzuselten multipel vorkommen (BRINGS, KRIESCH u. a.). So stellte INGALLS zweifaches in etwa 20%, dreifaches in weniger als 8% und vierfaches Auftreten bei etwa 1% der von ihm durchgesehenen Schrifttumsfälle fest.

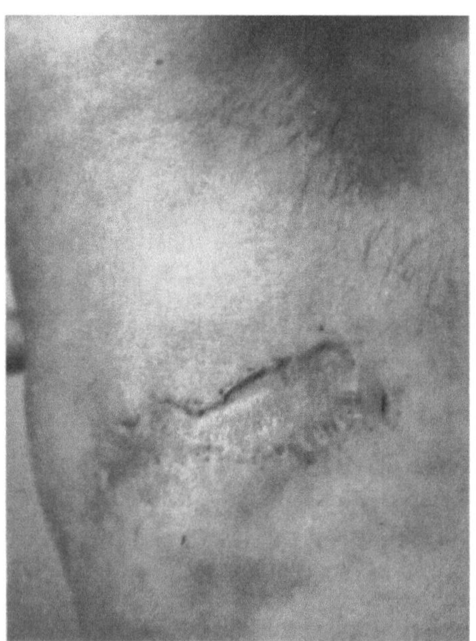

Abb. 6. Sog. *Aplasia cutis congenita circumscripta* unterhalb der rechten Achselgrube

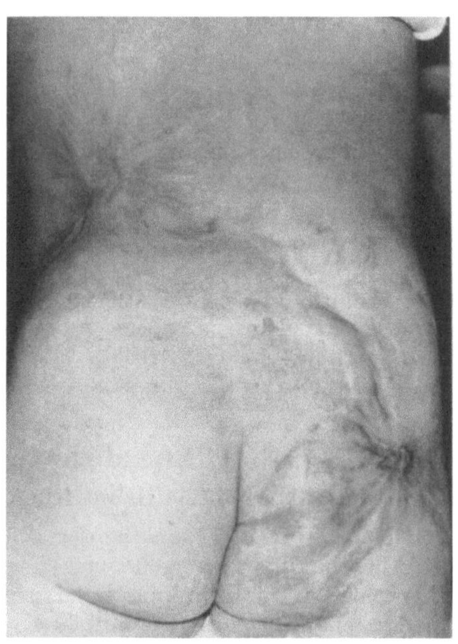

Abb. 7. *Ausgedehnte sog. Aplasia cutis congenita* im Rücken- und Gesäßbereich

Der bevorzugte Sitz solcher Defekte ist offenbar die Gegend der kleinen Fontanelle bzw. der Hinterkopf rechts und links von der Mittellinie, was nach HOCHSTETTER auf eine mangelhafte Vereinigung bestimmter gefäßführender Schichten infolge fehlerhafter Differenzierung hinweisen würde.

Ungewöhnliche Lokalisationen, die übrigens bei multiplem Auftreten außerhalb des Schädels häufig symmetrisch beobachtet werden, sind z. B. Achsel (WEICHARDT), Wange (FRANCESCHETTI, W. JADASSOHN u. R. PAILLARD), Brust und Bauch (GOLDMAN, ČEBOTAREVSKAIA), Nacken (BEEK), Oberarme (REITER), Unterarme und Unterschenkel (WESTRENEN), beide Unterschenkel vom Knie bis zur Zehenspitze, ferner Ohr, Unterlippe und Zungenspitze (SASAKI) sowie Handrücken und Füße (REISS).

Als ungewöhnliche, hier nicht ganz zugehörige, etagenmäßig bemerkenswerte Beobachtung ist auch die angeborene Muskel- und Hautatrophie von LIPPITZ zu erwähnen.

Histologisch finden wir bei dieser von CAMPBELL, BONNAIRE u. a. makroskopisch erfaßten, von HADLEY als Epitheliogenesis imperfecta auch bei Kälbern beschriebenen und von HANS V. HEBRA (1882) erstmalig feingeweblich untersuchten

Defektbildung eine, eventuell in allmählichem Übergang (REBLING), mehr oder weniger alle Schichten der Lederhaut beteiligende Agenesie des Papillarkörpers, die mit einem Fehlen oder einer Hypo- bzw. Dysplasie der Schweißdrüsen, Talgdrüsen und Haare einhergeht. Mitunter besteht ferner ein Ödem der obersten Cutisanteile, in deren Bereich die Gefäße erweitert und stark blutgefüllt sind (HANS V. HEBRA, DE VINK, GROSS u. Mitarb.). Sklerosierung des Bindegewebes betonen BAZEX und DUPRÉ, den Charakter eines lockeren Füllgewebes FRIEDE-RICH und WEYHBRECHT. Einen Einzelbefund stellen bisher die von REISS beschriebenen Epidermisnekrosen dar. Von mehreren Beobachtern hingegen wurde im Bereich solcher Defektbildungen eine Lichtung der oberen (DE VINK, Fall 2 von FRIEDERICH und WEYHBRECHT) oder tiefer gelegenen (Fall 3 von FRIEDERICH

und WEYHBRECHT) Elastica-Fasern beschrieben, die in beiden Beobachtungen von GROSS, LINDEMAYR und POS-PISIL sogar völlig fehlten. Dieser Befund erscheint vornehmlich bei Fehlen der Elastica in den oberen Cutis-anteilen von Beachtung, da von ENGMAN und MOOK (1910) ein ähnlicher Elastica-schwund als feingewebliche Eigentümlichkeit der Epidermolysis bullosa hingestellt und ein Teil der Fälle von sog. Aplasia cutis congenita circumscripta von einigen Autoren (SCHÜSSLER; CAROL u. PRAKKEN: „Epidermolysis

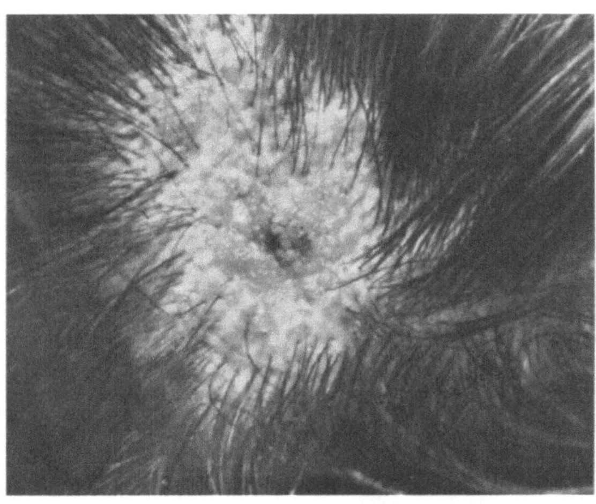

Abb. 8. Sog. *Aplasia cutis congenita circumscripta* unter dem Bilde einer narbigen Alopecie

bullosa congenita") der Epidermolysis bullosa hereditaria nahegerückt wurde. Das subcutane Fettgewebe erscheint bei kongenitalen Hautdefekten entweder normal und verschmälert (Fall 1 von GROSS u. Mitarb.) oder grobwellig bindegewebig ohne ausgesprochene Fettzellen, so daß ein embryonaler Charakter angedeutet ist (Fall 2 von GROSS u. Mitarb.); bei anderen Fällen wurde es völlig vermißt (FRIEDERICH und WEYHBRECHT.

Von *begleitenden Krankheitszuständen* ist bei dieser Hautfehlbildung seit alters eine Reihe weiterer Mißbildungen wie Hydrocephalus, Kolobom, Polydaktylie, Lippen-, Kiefer-, Gaumenspalten und Mongolismus bekannt (Übersicht bei COCKAYNE). Im neueren Schrifttum werden darüber hinaus Klumpfußbildung und Hüftgelenksverrenkung (GOLDMAN), Syntropie mit halbseitiger Hemiatrophie sowie Hypotrichose und Hypoplasie sämtlicher Nägel (EDEL), Mikrophthalmie (FRANCESCHETTI, W. JADASSOHN u. R. PAILLARD), Vitium cordis (KRIESCH), Verstümmelungen an den Fingern (PICHERLE: ulcerös-amniotischer Symptomkomplex von OMBRÉDANNE) oder Fehlen eines Fingers (VIVENQUE u. Mitarb.) sowie Hypoplasie der mittleren Facialisäste bei Sitz des Defektes an der Wange (JOHNSON) erwähnt. Von begleitenden Hautkrankheitszuständen wurde das gleichzeitige kurzfristige Bestehen einer Blase (KÖNIG) hervorgehoben, was im Hinblick auf die bereits angeführte Diskussion mancher Fälle in ihrer nosologischen Nähe zur Epidermolysis bullosa bemerkenswert erscheint. SEVILLE und MUMFORD vermerken ferner das gleichzeitige Vorkommen einer Atrophodermia vermicularis und oraler Leukokeratose.

Mit Rücksicht auf diese kasuistische Beobachtung sei an dieser Stelle auch auf die von LIEBERMAN (1935) beschriebene diffuse und *circumscripte* kongenitale

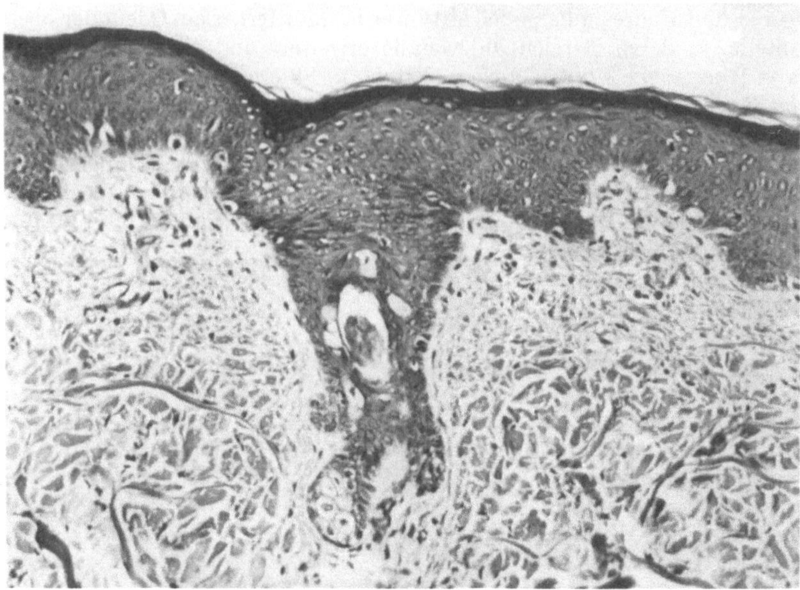

Abb. 9. Sog. *Aplasia cutis congenita circumscripta*. Hypoplasie und kleincystische Umwandlung der Talgdrüsen. H.-E., 180mal

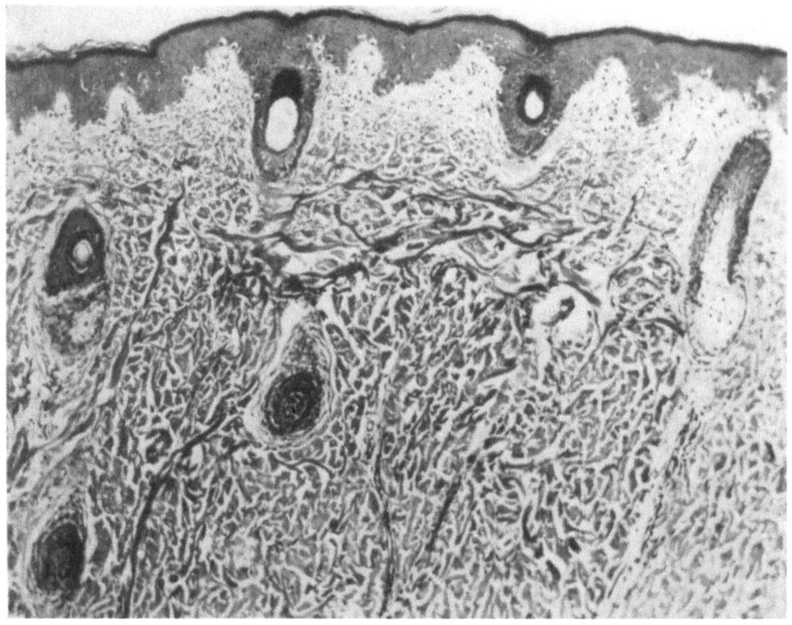

Abb. 10. Sog. *Aplasia cutis congenita circumscripta*. Zahlreiche kleine Follikel mit abortiven oder verkümmerten Haarzwiebeln. H.-E., 83mal

Hauthypoplasie hingewiesen, die wir in einem Fall nachbeobachten konnten. Bei diesem „Atrophodermia linearis maculosa et Papillomatosis congenitalis" bezeichneten komplexen Merkmalsbilde finden sich neben kleineren papillomatösen Wucherungen an den Achselgruben und unter den Knien weiße und dunkle, fischzugartig angeordnete oder nach dem Verlauf der Hautnerven ausgerichtete braune oder bläulich-braune Flecken von z. T. atrophischem Charakter, der auch histologisch unter anderem in Fehlen der Elastica und einer Hypoplasie der Talg- und Schweißdrüsen zum Ausdruck kommt. Im eigenen Fall bestand histologisch Ähnlichkeit einer Knötchengruppe zur Papillomatosis Gougerot-Carteaud.

Von sonstigen *Begleitsymptomen* einer typischen Aplasia cutis congenita ist bei deren Erfassung im Neugeborenenalter das offenbar nicht seltene Vorkommen von mehr oder weniger ausgedehnten Placenta-Infarkten (REITER; GROSS, LINDE-MAYR und POSPISIL u. a.) hervorzuheben. Darüber hinaus beobachtete DE VINK, wie schon frühere Untersucher auch (Lit. bei STEINER), gleichzeitig einen Fetus papyraceus in geschlossener Fruchtblase.

Die *ätiologischen* Erklärungsversuche der kongenitalen Hypo- oder Aplasien der Haut gehen in mannigfache Richtung, zumal vermutlich auch je nach dem Sitz der Defektbildung verschiedenartige pathogenetische Mechanismen im Spiele sein dürften. Generell ist eine Störung des Keimplasmas nicht anzunehmen, obwohl ein *familiäres Vorkommen* derartiger Fehlbildungen keineswegs selten ist.

So beschreiben gleichzeitiges Vorkommen bei Bruder und Schwester WANDERER, sowie VIVENQUE u. Mitarb. bei Onkel und Neffen BEEK, bei Groß-vater und Enkel KOLBE, neun Familienfälle mit dominantem Erbgang BAZEX und DUPRÉ, Vorkommen in zwei Generationen FRANK und RUBY, ferner FREUD, RHODES und WEISZ, in drei Generationen TISSERAND-PERRIER sowie PRASSAS. Eine wohl ebenfalls den angeborenen Hauthypoplasien zuzuzählende „Familien-marke" bei 38 Personen, die aus Holland nach dem Weichseldelta ausgewandert waren, teilte als hereditären symmetrischen systematisierten „Naevus aplasticus" BRAUER mit, eine vergleichbare Veränderung bei einem Vater und vier von fünf Kindern PACHUR.

Weitere Deutungsversuche beschäftigen sich seit jeher bei Defekten am Schädel mit der Frage einer *frühembryonalen Entwicklungsstörung*, wie etwa der Annahme eines gestörten Medullarrohrschlusses (WALZ, siehe ferner auch bei HOCHSTETTER, weitere ältere Literatur bei K. STEINER). Eine Großzahl der Beobachtungen dürfte aber auch nach heutigem Wissen durch *amniogene Adhärenzen* (solide Simonartsche Bänder oder Ahlfeldsche Hohlstränge) bedingt sein, wobei aber die Begleitumstände im Einzelfall sehr unterschiedlich gelagert sein dürften (vgl. SCHWARZE). Nicht ernst erörtert werden heute hingegen die früher vereinzelt behaupteten Lutsch- oder Kratzeffekte durch den Fetus selbst. Jedoch sind im Einzelfall tiefgreifende Schädigungen anderer Art, wie etwa vernarbende Druck-nekrosen z. B. bei reichlichem Abgang von Fruchtwasser (REBLING), eher einmal in Erwägung zu ziehen. Lokale intrauterine Traumatisierung diskutiert auch ARGUELLES-CASALS, während — ähnlich der Auffassung der circumscripten Haut-hypoplasie als Endzustand einer abgeheilten intrauterinen Epidermolysis bullosa (PRAKKEN, SCHÜSSLER; DUMITRIU u. Mitarb.) — FRANK und RUBY in solchen Hautdefekten den Endzustand eines möglicherweise rückgebildeten intrauterinen Angioms erblicken. Da von manchen Eltern auch banale Traumatisierungen intra et post partum, wie z. B. durch einen Kamm (QUERO), in den Bereich der Möglichkeit gezogen werden, sei auf die einzige Möglichkeit zur differential-diagnostischen Unterscheidung solcher Defekte gegenüber Geburtstraumen ähnlichen Erscheinungsbildes durch die histologische Untersuchung nachdrücklich verwiesen.

Die *Prognose* kleinerer Ektodermaldefekte ist an sich gut, da diesen meist eine prompte Heilungstendenz zukommt und z. B. eine kleinfleckige narbige

Alopecie dieser Bedingtheit durch das übrige Haupthaar in der Regel ohne weiteres zu verdecken ist. Einzelbeobachtungen erweisen aber, daß im Neugeborenenalter bei Sitz der Veränderung in Fontanellennähe die Gefahr einer eitrigen Meningitis nicht allzu gering ist (INGALLS: 20% Letalität hierdurch, ähnlich ANDERSON und NOVY). ČEBOTAREVSKAIA sah den Tod eines solchen Kindes durch eitrige Omphalitis und Otitis. Die Fälle von GROSS, LINDEMAYR und POSPISIL wiesen als unmittelbare Todesursache eine katarrhalische Enterocolitis mit Hirnödem und trüber Schwellung der parenchymatösen Organe bzw. als Geburtsläsion eine Ruptur der Vena terminalis mit daraus resultierendem Hämatocephalus auf. Sonst kommen die meisten großflächenhaft ausgedehnten Fälle im Neugeborenenalter bei geringer Lebensdauer in der Hauptsache durch Asphyxie, „Lebensschwäche" oder interkurrierende Infekte ad exitum.

C. Kongenitale Dysplasien der Haut
I. Universelle Hautdysplasien
1. Pachyonychia congenita

Bei den *universellen Dysplasien* der *Haut,* unter denen wir, ähnlich wie STEINER, vorzugsweise qualitative, hingegen nicht notgedrungen auch gleichzeitig quantitative Abweichungen von dem normalen Aufbau der Hautanteile und -anhänge verstehen wollen, haben wir es in der Regel mit Kombinationsanomalien,

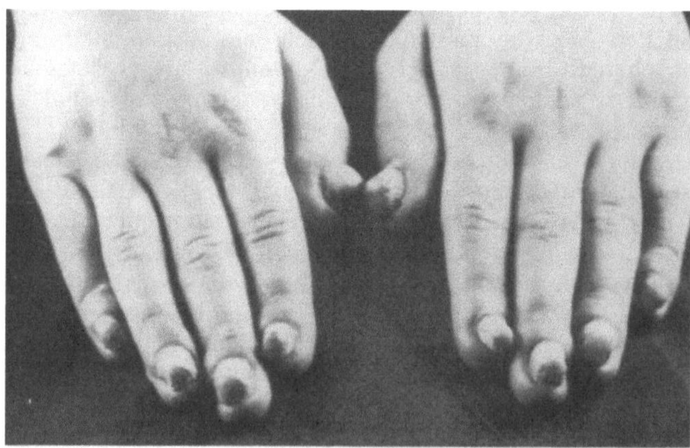

Abb. 11. *Pachyonychia congenita*

d.h. *Polydysplasien* zu tun. Ein Beispiel dafür ist bereits die hier an erster Stelle abzuhandelnde *Pachyonychia congenita,* die im Jahre 1906 von JADASSOHN und LEWANDOWSKI in der Neisser-Jacobischen Ikonographie mit dem Untertitel „Keratosis disseminata circumscripta (follicularis). Tylomata. Leukokeratosis linguae" hauptsächlich von der Morrow-Brookeschen Keratosis follicularis contagiosa und der Darierschen Krankheit als Merkmalsbild eigener Art abgegrenzt wurde. Der von den Erstbeschreibern" bezüglich der Genese gar nicht präjudizierende" Ausdruck „Pachyonychie" wurde später weitgehend synonym mit den Bezeichnungen Onychauxis und Skleronychie gebraucht, jedoch finden sich bei der Skleronychie Unna, wie IPPEN neuerdings unterstreicht, im Unterschied zu dem Syndrom von JADASSOHN-LEWANDOWSKI im allgemeinen keine weiteren Veränderungen der Haut, ihrer Anhangsgebilde und der Schleimhäute. Merkmalskombinationen der Art, wie sie zuerst von JADASSOHN und LEWANDOWSKI als symptomatologische Einheit herausgestellt wurden und wie sie den betreffenden

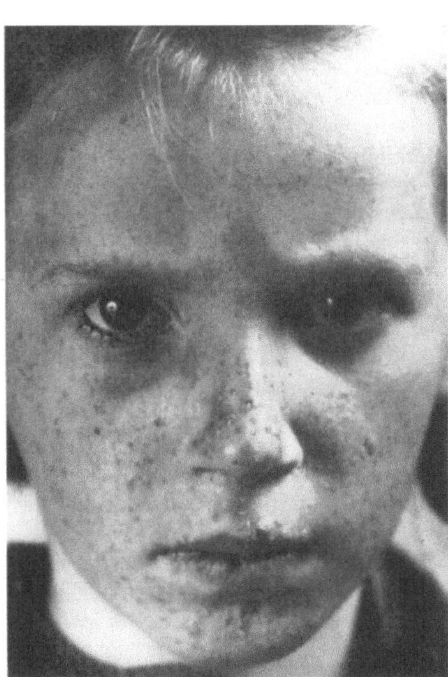

Abb. 12. *Pachyonychia congenita.* Acneiforme Follikularkeratosen im Gesicht

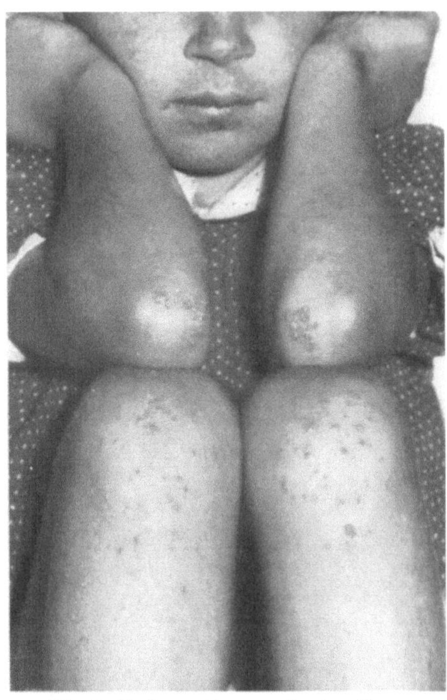

Abb. 13. *Pachyonychia congenita.* Acneiforme Follikularkeratosen an Ellenbogen und Knien

Merkmalsträger von Geburt an (FRANKLIN u. a.) sein ganzes Leben hindurch kennzeichnen (vgl. hierzu den langjährig nachbeobachteten Fall KERN-RON-

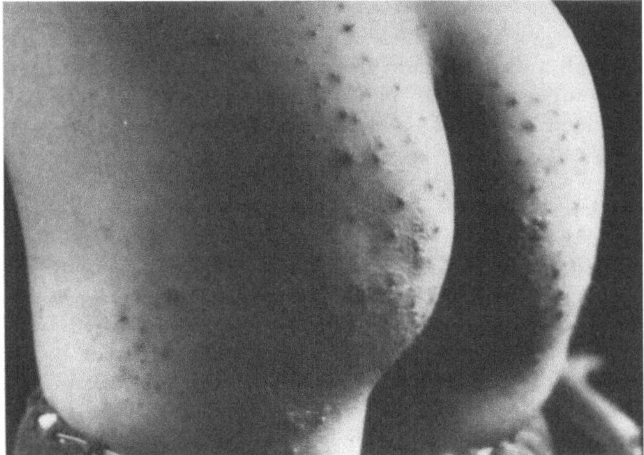

Abb. 14. *Pachyonychia congenita.* Acneiforme Follikularkeratosen am Gesäß

CHESE), wurden in der Folge auch als Siemens-Schäfer- oder Riehlsches Syndrom zusammengefaßt. KUMER und LOOS schlugen im Hinblick auf den von Fall zu

Fall unter Umständen erheblich abweichenden Syndrominhalt die Unterteilung
in drei Typen vor, wobei als erster der Zusammenfall von Keratomen und Follikularkeratosen, als zweiter (als sog. Typus Riehl) die weitere Kombination mit
leukoplakischen Mundveränderungen und als dritte Untergruppe schließlich
darüber hinaus das gleichzeitige Vorkommen von Hornhauttrübungen, wie 1947
auch von HANHART beschrieben, geführt werden sollte. Besondere Verdienste
um die symptomatologische Ordnung des Merkmalsbildes hat sodann TOURAINE
erworben, der in mehreren Mitteilungen als sehr weitreichenden Sammelbegriff
für derartige kongenitale Anomalien die Bezeichnung „Hyperectodermose congénitale et familiale" sowie „*kongenitale Polykeratose*" vorschlug und so über die
Erstbeobachter hinaus noch eine Reihe weiterer Stigmen wie psychische und
neurologische Abwegigkeiten, Zahnano-malien und Hypotrichie (vgl. z.B. Fall
THIERS und CHANIAL), ferner Genital-hypoplasien und -anomalien u. a. m.
hinzurechnete, wodurch allerdings, vor allem wenn gleichzeitig Haar- und
Zahnstörungen vorliegen, Übergänge zum Krankheitsbilde der Anhidrosis
hypotrichotica geschaffen werden.

Von den aus dem Untertitel der Erst-beschreibung hervorgehenden Einzel-
symptomen steht die *Pachyonychie* als angeborene Nagelanomalie sämtlicher
Finger und Zehen, die von chronischer Paronychie (ANDREWS) begleitet sein
kann, im Vordergrund. Die in ihrem Wachstum im allgemeinen nicht beschleunigten Nägel (JADASSOHN und LEWANDOWSKI, TOURAINE u. a.) tragen
für gewöhnlich eine gut sichtbare Lu-

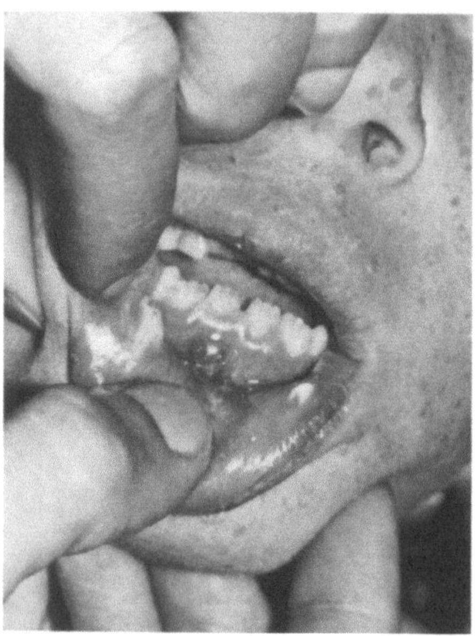

Abb. 15. *Pachyonychia congenita*. Leukokeratose der Mundschleimhaut

nula. Während die sich nachschiebende Nagelplatte meist noch keine starke
Verdickung zeigt, nimmt diese zum freien Nagelende hin häufig monströse Ausmaße an. Die Hauptmasse der Nägel besteht aus kompakter, äußerst harter
Hornsubstanz, jedoch kommt es bei der übrigens oft sehr schmerzhaften Kürzung
der Nägel häufig zum Austritt einer viscösen Flüssigkeit, die KREPLER papier-
elektrophoretisch in drei verschiedene Fraktionen auftrennen konnte.

Histologisch sieht man bei dieser eigentümlichen qualitativen Störung der
Verhornung — das Elektrophoresediagramm solcher Merkmalsträger ist praktisch
normal — einerseits eine aus soliden Lamellen zusammengesetzte Nagelplatte
und zum anderen ein unregelmäßig angeordnetes, cystisch-trabekuläres Gewebe,
welches in tieferen Schichten homogen kolloidartig erscheint und sich mit H.E.
rötlich anfärbt (KREPLER; ALKIEWICZ u. LEBIODA). Sonst beobachtet man
histologisch bei der Untersuchung von Hautschichten mit z. B. follikulär-keratoti-
schen Veränderungen ein normales Bindegewebe mit eventuell mäßig perivasculären Infiltraten. Pathologische Abweichungen bietet mithin praktisch nur das
Epidermisband, welches meist excessiv orthokeratotisch, gelegentlich auch gering
parakeratotisch (JADASSOHN und LEWANDOWSKI, TOURAINE), verdickt ist, von
follikulären Hornpfröpfen (SOHRWEIDE) durchbrochen wird und unter Umständen
eine unregelmäßige Basalschicht aufweist. Relativ häufig wurden außerdem

Zeichen einer Dyskeratose (ANDREWS; HADIDA, MARILL, TIMSIT und STREIT, TOURAINE; WRIGHT und GUEQUIERRE) festgestellt mit Neigung zu Bläschenbildung in den unteren Reteschichten, so daß das schon von JADASSOHN-LEWANDOWSKI angeführte und von FELDEN, COSTA, SOHRWEIDE, NIEBAUER, ANDREWS; TAUBER, GOLDMAN und CLAASSEN u. a. nachbeobachtete Vorkommen von *Blasenbildung* bzw. Pustulation (GRACE) vom histologischen Substrat aus verständlich erscheint.

Die Verhornungstendenz kommt, abgesehen von den klassischen *acneiformen Follikularkeratosen* mit Sitz über Ellbogen, Knien, Schulterblättern oder Gesäßbacken in vielen Fällen in der Ausbildung von — nicht selten inselförmigen (BIAGINI, KORTING, GRIMMER) — *Palmo-Plantar-Keratomen* zum Ausdruck, die im Gegensatz zu anderen idiotypischen Palmo-Plantar-Keratosen keinen roten Saum aufzuweisen scheinen (KUMER und LOSS). Hingegen kommt, ähnlich wie bei sonstigen Palmo-Plantar-Keratodermien auch, im Rahmen der Pachyonychia congenita — bei sonst vorzugsweise trockener Hautbeschaffenheit (ANDREWS, DIASIO, COSTA u. a.) — nicht selten eine *palmoplantare Hyperhidrose* zur Beobachtung (DIASIO, COSTA u. a.). Lediglich die von JADASSOHN mit dem Bilde der Granulosis rubra nasi verglichene Hyperhidrosis der häutigen Nase wurde von den Nachbeobachtern nicht sonderlich mehr betont.

Bei der Besprechung der Palmo-Plantar-Keratome als Bestandteil von Fehlbildungssyndromen sei auch erwähnt, daß unabhängig von diesem Syndrom isoliert *interdigitale* Hyperkeratosen symmetrisch und kongenital vorkommen können (FREI, vgl. auch CASTELLANI: „Pseudotinea interdigitalis pedum" bzw. „Dermatosis interdigitalis hyperkeratotica"). Schließlich sei als nosologische Besonderheit an dieser Stelle noch auf die Vergesellschaftungsmöglichkeit der Palmo-Plantar-Keratosen an Stelle von Leukokeratosen des Mundes mit einer *Periodontose* (PAPILLON und LEFÈVRE, JANSEN und DEKKER; JANSEN; BARRIERE u. DELAIRE, KOLINSKY u. a.) aufmerksam gemacht, die den Ausfall des Milchoder Dauergebisses zur Folge haben kann.

Die *Leukokeratose* der *Mundschleimhaut* kann sich bis auf die Stimmbänder fortsetzen (KREPLER), wodurch sich die *Heiserkeit* mancher solcher Merkmalsträger erklärt (KUMER und LOOS, CORDIVIOLA, AMBROSETTI und SANCHEZ-CABALLERO u. a.). An weiteren Nebensymptomen sind Epiphora, geringe Taubheit und Hämangiombildung (DIASIO, letzteres auch WRIGHT und GROSS) oder Neigung zu keratotischen Ekzemen (FRANKLIN), mit Ekzemen überhaupt, Wimpernalopecie sowie Vitiligo (FONTAINE u. WELLENS) zu erwähnen. Der Grundumsatz war im Falle von WISE herabgesetzt. Symptome im Sinne eines Hypopituitarismus mit Verzögerung der somatischen und psychischen Entwicklung hob SEMMOLA hervor, wie auch das gleichzeitige Bestehen einer Oligophrenie von SIEMENS sowie HANHART betont wurde. „Mesodiencephale Abwegigkeiten" im Elektroencephalogramm fanden HADIDA, MARILL, TIMISIT und STREIT. Vereinzelt steht die Angabe von A. JORDAN und RYDNICK über gleichzeitiges Vorkommen von Tbc.

Eine besondere Besprechung bedarf auch hier noch der Fall von ŠALAMON und MARINKOVIČ: bei diesem entsprechen einzelne Symptome dem Syndrom von JADASSOHN-LEWANDOWSKY, wie etwa die palmo-plantare Keratodermie, die Pachyonychie, die subungualen Keratosen, die palmoplantare Hyperhidrose, die follikulären Keratosen en plaques, die Hyperpigmentierungen und Hypertrichosen. Es fehlen aber bei dem Kranken Veränderungen an der Mundschleimhaut. Andererseits bestehen Atrophie der Handrücken und der dorsalen Seiten der Finger und eine Keratosis spinulosa sowie eine Flexionskontraktur an den metakarpophalangealen Gelenken mit ulnärer Abduktion der Finger der Hände, nebst anderen Anomalien am Skelet, so daß es sich hierbei um eine polydysplastische Vererbungskette handeln dürfte mit einigen Merkmalen, die der „Keratosis multiformis" an sich nicht zugehören.

In *ätiologischer* Hinsicht handelt es sich bei der Pachyonychia congenita, die das *männliche Geschlecht* nach Cockayne im Verhältnis 21:5 bevorzugt, um ein bisweilen in mehreren Generationen (Touraine 1937) nachweisbares, vermutlich einfach dominant sich vererbendes (z. B. Mullins, Murray und Shapiro), gelegentlich auch scheinbar solitäres (Vayre) Leiden, welches nach Cockayne von zwei autosomalen Genen abhängt, die einander nicht ersetzen können. Gegenüber der keimplasmatischen Bedingtheit kommen andere Faktoren, wie Arsen (Sohrweide) oder die Lues (Milian), kaum ernstlich in Betracht. Offensichtlich wird aber die Manifestation, vor allen Dingen der Keratome und Follikularkeratosen, durch mechanische Belastung entscheidend gefördert (Pieczkowski), da man durch bestimmte Schuhformen oder Schuheinlagen (Tauber, Goldman und Claassen, Garb, eigene Beobachtung) der Ausprägung sehr entgegenwirken kann. Symptomatisch bewährt sich auch bei dieser Polykeratose Vitamin A (Porter und Haber, Kelly u. H. Pinkus), wenn auch nicht in jedem Falle (Hadida u. Mitarb.), Goldberg empfahl Cystein-Darreichung.

2. Formenkreis der kongenitalen (primären) Poikilodermien

Gegenüber dem von Jacobi (1906) als „Poikilodermia atrophicans vascularis" herausgestellten Erscheinungsbild, welches nach Gottron hauptsächlich Ausdruck einer Dermatomyositis ist (weitere Einzelheiten siehe bei Korting 1958), haben wir es bei den hier zu besprechenden kongenitalen oder infantilen Poikilodermien mit gleichfalls buntscheckigen, aus den Komponenten Atrophie, Pigmentierung und Teleangiektasie zusammengesetzten Zustandsbildern zu tun, die jedoch angeboren oder im frühen Kindesalter auftreten, also *primäre Poikilodermien* darstellen und fast immer von Defektbildungen mannigfacher Art begleitet werden. Man könnte nun die Vielzahl der mitgeteilten Fälle von kongenitaler Poikilodermie, wie Wodniansky neuerdings vorschlägt, unterteilen in eine Gruppe mit mäßig scharf umschriebenen, gegebenenfalls gering ödematösen oder schuppenden Hautbezirken, innerhalb derer, und zwar vornehmlich im Bereich von Wangen, Ohren, Gesäß, Nacken sowie Streckseiten der Extremitäten, Teleangiektasien und Depigmentationen meist erst einige Monate oder Jahre nach der Geburt sichtbar werden, und in eine andere Gruppe, bei der schon bei Geburt generalisierte bzw. naevoid-systematisierte, maculöse, reticuläre oder striäre Atrophien, Teleangiektasien und Pigmentverschiebungen vorliegen. Doch führt es unseres Erachtens bei der Ordnung der kongenitalen Poikilodermien nosologisch weiter, aus der Kasuistik einige markante Biotypen als Merkmalsbilder eigener, wenn auch einander nahestehender Art, gesondert herauszustellen.

a) Dyskeratosis congenita

Zinsser beschrieb 1906 in der *Ikonographia dermatologica* auf S. 219 unter der Bezeichnung „Atrophia cutis reticularis cum pigmentatione, dystrophia unguium et leukoplakia oris" — allerdings noch unter dem in Klammern gesetzten Untertitel „Poikilodermia atrophicans vascularis Jacobi" — bei zwei Brüdern ein Merkmalsbild, welches bisher noch einmal in Deutschland (Aplas), sechsmal in Amerika (Cole, Rauschkolb und Toomey 1926, 1930, 1955; Engman sen. bzw. jr. 1926 und 1935; Wise 1943 bzw. Garb und Rubin 1944, Garb 1947; Costello und Buncke 1956) und je einmal in Holland (Jansen 1951), Ungarn (Pastinszky, Vánkos und Rácz 1957) und in Frankreich (Bazex und Dupré 1957) voll ausgeprägt (!) erfaßt wurde. Die heute meist nach dem Vorschlag von Cole „Dyskeratosis congenita", von Jansen auch „Pigmentatio parvo-reticularis c. leukoplakia et dystrophia unguium" benannte Merkmalskombination kam bisher in der Beobachtung dreier Autoren (ZINSSER, ENGMAN, GARB) familiär, nämlich bei Brüderpaaren vor und betraf darüber hinaus bis jetzt ausschließlich nur männliche Merkmalsträger, die durchschnittlich um das 5. bis 10. Lebensjahr erstmalig ergriffen wurden.

Als Hauptsymptom begegnet man bei der Dyskeratosis congenita *poikilodermischen Veränderungen* über Gesicht, Hals und Brust, welche auf den ersten Blick an ein Xeroderma pigmentosum erinnern und bei Sitz an Händen, Füßen, Ellbogen, Knien, Fingern und Zehen ausgesprochen atrophischen Charakter, teils nach Art der Pick-Herxheimerschen Krankheit, teils mehr anetodermieartigen (PASTINSZKY u. Mitarb., APLAS), annehmen können, während bei anderen Fällen hinwiederum hochgradige Melaninhyperpigmentierung, z. B. auch im Augenhintergrund (Fall APLAS), in den Vordergrund rückt. Dazu treten *leukoplakische* Umwandlungen der Schleimhäute, die teils primär, teils post-bullös und außer an der Mundschleimhaut auch rectal (COSTELLO, GARB, PASTINSZKY u. Mitarb.) oder um bzw. an der Urethralöffnung (ENGMAN, PASTINSZKY u. Mitarb.) zur Entwicklung kommen.

Diese Leukoplakisierung bereitet unter Umständen bei diesem Syndrom, ähnlich der teilweise straffen Atrophie (vgl. die Spinaliombildung bei Fall COSTELLO), den Boden für eine carcinomatöse Entartung, wie z. B. der an einem derart entstandenen Analcarcinom verstorbene Fall von GARB erweist.

Ein weiteres Hauptsymptom stellt alsdann die, an die vorangehend abgehandelte Pachyonychia congenita erinnernde, mitunter vereiternde oder mykotisch superinfizierte *Nageldystrophie* dar, während an Nebensymptomen eine *palmoplantare Hyperhidrose*, vasomotorische Störungen (ZINSSER), die bereits erwähnten *Blasenbildungen* (COLE, JANSEN, GARB) z. T. mit Sitz an der Conjunctiva (COSTELLO, COLE) zu nennen wären. Relativ häufig finden sich auch eine Leukokeratose der Conjunctiva mit *Obliteration* der *Tränenkanälchen* (CALMETTES, DÉODATI u. DARAUX; PASTINSZKY u. Mitarb.) und als selteneres Zeichen durchsichtige Trommelfelle (COSTELLO und BUNCKE). Ausfall der Haare bzw. Wimpern erwähnen GARB sowie COSTELLO, eine Poliosis und Canities praematura Pastinszky.

An wichtigen *Allgemeinsymptomen* sind in erster Linie, z. T. durch Divertikel bedingte, *Oesophagusstörungen* (COSTELLO und BUNCKE, GARB und RUBIN), Hypogenitalismus, Hypadrenie (GARB: Asthenie, flache Zuckertoleranzkurve, erhöhte Blutviscosität, vermehrte Kreatinausscheidung im Urin u. a. m.), *Milzvergrößerung* (COLE, GARB, COSTELLO), und vor allem *Störungen des hämatopoetischen Systems* hervorzuheben. Diesbezüglich erwähnen COLE, COLE jr. und LASCHEID das gleichzeitige Vorkommen einer aplastischen Anämie, einer Leukopenie und einen positiven Coombs-Test, PASTINSZKY u. Mitarb. eine Sideropenie von 60 γ-%, CALMETTES u. Mitarb., JANSEN sowie BAZEX und DUPRÉ eine Thrombocytopenie, so daß BAZEX und DUPRÉ zuzustimmen ist, wenn sie unter Hinweis auf das infantile, familiäre perniciosaartig aplastische Anämie-Syndrom von FANCONI die offensichtliche Syntropie der Dyskeratosis congenita mit einer konstitutionellen Myelopathie unterstreichen.

Mehr in Parenthese ist eine strenggenommen nicht hierher, sondern mehr zum Rothmund-Syndrom gehörige Fallbeobachtung von COLE, DRIVER, GIFFEN, NORRIS und STROUD aufzuführen, die eine 26 Jahre alte Frau mit einer disseminierten, z. T. linear angeordneten und mit lokalisierten Pigmentierungen und Teleangiektasien einhergehende Atrophodermie betraf und bei der gleichzeitig Aplasie einiger Zehen und Metatarsalknochen und Syndaktylien der Hände und Füße vorlagen.

In *histologischer* Hinsicht ergibt sich aus den einzelnen Fallbeobachtungen als charakteristisch für die Dyskeratosis congenita das Vorliegen einer verdünnten, unter Umständen etwas hyperkeratotischen Epidermis und einer nur angedeuteten oder fehlenden Papillenstruktur der oberen Cutisanteile. Des weiteren betont COLE jr. (1956) das Vorkommen von Dyskeratose. Die Basalzellschicht führt normalen Pigmentgehalt, während die ganze Tiefe der Cutis hindurch der Reichtum an Melanophoren auffällt (ENGMAN; COLE u. Mitarb.). Die Lymphräume stehen weit offen, die Blutgefäße sind stark vermehrt und erweitert. Stärkere cutane Zellinfiltrationen fehlen oder sind nur im Einzelfall bezirksweise (APLAS) entwickelt. Die Kollagenfasern erschienen manchen Untersuchern hyalinisiert (COLE), wobei das Kollagen die Farbe abnorm annahm und in den oberen Anteilen körnig wirkte (ENGMAN). Die Elastica ist manchen Ortes im Sinne einer Elastorrhexis verändert oder, wie z. B. im Falle von BAZEX und DUPRÉ, weitgehend normal.

Wie aus dem bisher Dargelegten hervorgeht, ist die *Prognose* quoad vitam bei Trägern einer Dyskeratosis congenita einerseits durch das Vorkommen von Leukoplakien angesichts ihrer eventuellen Bedeutung als Präcancerose (Fall GARB: Tod durch Rectumcarcinom bei gleichzeitigem Spinaliom der Mundschleimhaut, Fall ENGMAN: Tod durch Oesophaguscarcinom) und zum anderen durch die Möglichkeit eines aregenerativen Knochenmarkschadens, an dem der andere Fall von GARB zusammen mit einer Urämie infolge Pyelonephritis verstarb, nicht günstig.

b) Das Syndrom von THOMSON und die kongenitale Dystrophie von ROTHMUND

Von der Dyskeratosis congenita unterscheidet sich die von THOMSON 1923 und 1936 beschriebene kongenitale Poikilodermieform durch ihren Beginn in früher Kindheit, ein Überwiegen des weiblichen Geschlechtes (die ersten zwei Fälle von THOMSON waren Schwestern), Fehlen von leukoplakischen Veränderungen und Katarakten sowie durch ein Zurücktreten endokriner Dysfunktionen. Bei den Thomson-Fällen kommt es zu unter Umständen durch die Sonne provozierten (FELDREICH, vgl. auch KINDLER sowie SEXTON) *roten Schwellungen* über Gesicht, Extremitäten und Gesäß, nach deren Rückgang ramöse *Teleangiektasien*, netzförmige Atrophie und unregelmäßige Pigmentierungen hervortreten. In die einzelnen Erytheme können ferner weiße bzw. anämische Flecke (DOWLING, CHIALE, SCHNYDER) eingelassen sein. Weiterhin beobachtet man in manchen Fällen über Fingern, Knöcheln und Knochenvorsprüngen warzige (DEGOS und EBRARD), krustöse (BRAIN) oder follikuläre Hyperkeratosen (WHITTLE). Auftreten lichenoider Effloreszenzen vermerkt GERTLER, eine bullöse Note DEGOS und EBRARD, während HALLMANN und PÄTIÄLÄ sowie DOWLING auf eine trockene Hautbeschaffenheit und HAILEY, HAILEY und CLEMENS sowie KORTING auf eine gleichzeitige Cutis laxa hinweisen. Die Zunge war im Falle von BECKER und LINDSAY kurz und dick, bei der Beobachtung von GRUPPER und ZELLER von Narben besetzt. Die Haare solcher Merkmalsträger sind nicht selten, namentlich nach dem Wirbel, zu alopecisch (ANDREWS, DEGOS und EBRARD, FELDREICH), wie auch gelegentlich die Augenbrauen fehlen oder eine Trichiasis vorliegt (GRUPPER und ZELLER). Eine partielle Anonychie fanden DEGOS und EBRARD. Zahnanomalien, wie z. B. Mikrodontie, wurden von DEGOS und EBRARD, HAILEY u. Mitarb. angegeben. An Schädelanomalien bestanden in einzelnen Fällen Mikrocephalie (THOMSON), großer Gesichtsschädel mit Hypertelorismus (KORTING) und Hydrocephalus (DEGOS und EBRARD), des weiteren an Extremitätenanomalien, Subluxationen an den Interphalangealgelenken (HALLMANN und PÄTIÄLÄ), Fehlen von Clavicula (GOLD), Endphalangen (SBERNA) oder Fingern (HAILEY, HAILEY und CLEMENS) sowie Syndaktylien (ANDREWS; BECKER und LINDSAY). Rigidität der Extremitätenmuskulatur erwähnt WARIN. Besonders hervorzuheben ist angesichts der nicht allzu großen Kasuistik die bisher bei zwei Fällen festgestellte, offensichtlich durch die keratotische bzw. straff-atrophische Umwandlung der Haut gebahnte, Carcinomentwicklung (Sexton; Rouck und Whimster). Schließlich bleibt noch das gelegentlich deutlich familiäre Auftreten dieser Poikilodermieform zu betonen (Hallmann und Pätiälä: Mutter und Sohn, Sexton von sechs Fällen zwei Geschwisterpaare; Sorsby: Geschwisterpaar von Eltern, die Vetter und Base waren; Feldreich: homozygote Zwillinge).

Jüngst beobachteten Schirren und Nasemann ein Poikiloderma congenitum bei einem 2³/₄jährigen Knaben mit Erscheinungen an Wangen, Ohren, Handrücken und Unterschenkeln (Abb. 16 und 17).

Hauthistologisch wurden bereits von Thomson Hyperkeratose, unregelmäßige Acanthose sowie bezirksweise Atrophie mit Verlust der Papillen und unregelmäßiger Grenzlamelle erfaßt, was von späteren Beobachtern, ähnlich wie die ferner von Thomson festgestellten Basalzellhyperpigmentierungen und Gefäßerweiterungen mit geringer perivasculärer Infiltration im Bereich des Stratum papillare, bestätigt wurde (z. B. Hailey, Hailey und Clemens). Das Vorkommen von Hämorrhagien vermerkten Hallmann und Pätiälä, eines hypertrophischen lymphatischen Gefäßnetzes bei solchen kongenitalen Poikilodermien Bazex,

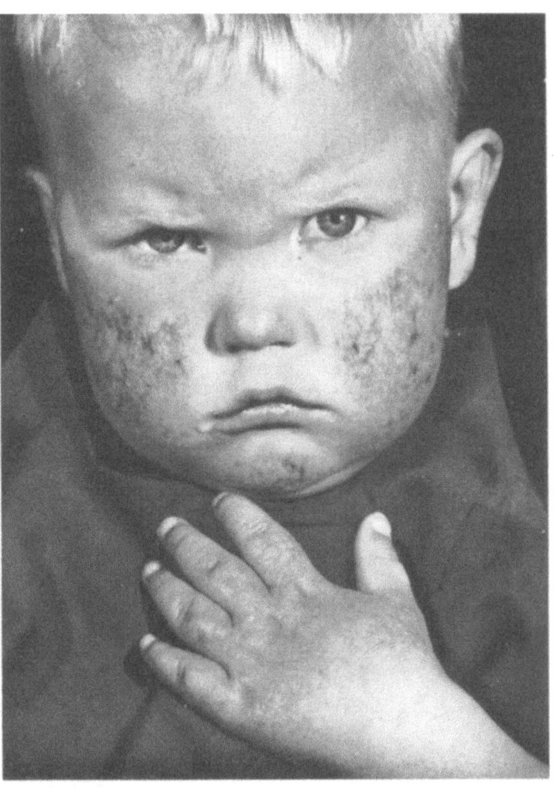

Abb. 16. Poikiloderma congenitum bei 2³/₄ Jahre altem Knaben. Erste Erscheinungen im 4. Lebensmonat an beiden Wangen, später Übergreifen auf Ohren, Handrücken und Unterschenkel in Form von Rötungen, Teleangiektasien, Pigmentverschiebungen, Atrophie; am Handrücken, der das Krankheitsbild noch nicht voll ausgeprägt zeigt, außerdem kleinste lichenoide Papeln. (C. G. Schirren und Th. Nasemann, Hautarzt 1962)

Dupré und Parant. Schließlich wiesen auf eine mit Toluidinblau erfaßbare Metachromasie der Grundsubstanz Grupper und Zeller hin.

Der Thomsonschen Poikilodermieform steht nach zunehmender Übereinstimmung (Carlton, Sexton, Touraine, Taylor, Habermann und Fleck, Wodniansky; Rook, Davis u. Stevanovic) das von dem Münchener Ophthalmologen August Rothmund jr. im Jahre 1868 im „Archiv für Ophthalmologie" unter der Überschrift „Über Katarakten in Verbindung mit einer eigentümlichen Hautdegeneration" bekanntgegebene und zunächst bei einem 5jährigen Knaben mit anfänglich einseitiger Katarakt und darauf an weiteren zwei Kindern aus der gleichen Gegend (Ritzelndorf, Hirscheck und Mittelberg im Kleinen Walsertal) beobachtete und in der Folge durch die Erfassung von etwa 25 weiteren Fällen des Alpengebietes bestätigte Merkmalsbild sehr nahe oder ist mit diesem sogar — bis auf die Kataraktbildung und vielleicht auch das Fehlen einer bullösen oder krustösen Note — identisch. Von seiten der Haut sieht man bei solchen Merkmalsträgern schon um die ersten 6 Lebensmonate herum über Wangen, Kinn, Stirn und Nasenrücken, aber auch an Gliedmaßen und Gesäß, schmale hellrote, von ROTHMUND mit Graviditätsstriae, von anderen mehr mit einer Livedo reticularis verglichene, in der Folge in feine narbige Züge übergehende, streifige Erytheme, die in Gemeinschaft mit den später hinzutretenden tieferen oder oberflächlicheren Gefäßerweiterungen und Pigmentverschiebungen den poikilodermischen Aspekt hervorrufen. Insgesamt ist die äußere Decke nicht selten verdünnt, aber gut abhebbar, nimmt allerdings später (vgl. z. B. die Nachuntersuchungen einer 92jährigen Kranken ROTHMUNDs durch GREITHER und DYCKERHOFF) einen mehr straff-atrophischen, also sklerodermieartigen Charakter an. Im Gegensatz zu der Thomsonschen Poikilodermie kommt es bei der Rothmundschen Dystrophie in etwa 50% der Fälle ungefähr gleichzeitig an beiden Augen solcher 3—6 Jahre alter Kinder zu stürmisch fortschreitenden kompletten Linsentrübungen (Einzelheiten siehe bei SAUTTER). Einzelbeobachtungen betreffen außerdem das Vorkommen von Hornhautdegenerationen (MAEDER) oder Irisatrophie (RUSSO). Als weitere Krankheitszeichen wurden in derart diagnostizierten Fällen Hypotrichie, Glatzenbildung, Rillung der

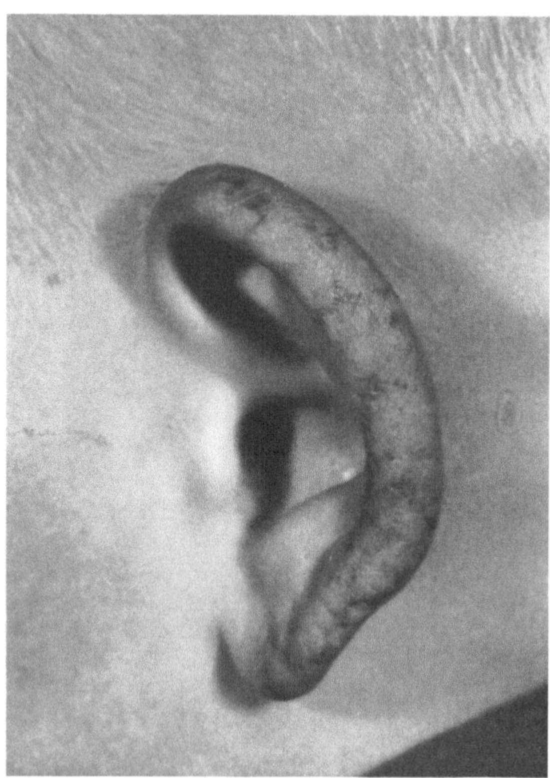

Abb. 17. Hautveränderungen an der Ohrmuschel bei Poikiloderma congenitum. (C. G. SCHIRREN und TH. NASEMANN, Hautarzt 1962)

Nägel, Sattelnase, vorspringende Stirnhöcker (COLE, DRIVER und COLE), Lückenschädelbildung und Störungen der enchondralen Ossifikation (HABERMANN und FLECK; vgl. auch HAILEY, HAILEY und CLEMENS), Osteosklerose und Patella bipartita (JÄCKLI), Knochenstacheln am Metacarpalskelet der kurzen Hände (PAUFIQUE, COLOMB, FAYOLLE und ROUGIER) sowie Zahnanomalien herausgestellt. Des weiteren sind fallweise einige innersekretorische Abweichungen (ENGLESON und WIDELL) beobachtet worden (z. B. ANDERSON: Diabetische Stoffwechseltendenz; LUTZ: Eunuchoider Habitus; FRANCESCHETTI und MAEDER, SCHOTT und DANN: Amenorrhoe und Kryptorchismus).

Hauthistologisch ist aus den vorliegenden Beschreibungen ein diagnostischer Unterschied beider Poikilodermieformen nicht zu entnehmen. JÄCKLI hebt bei seinem histologischen Befund das Bild der symptomatischen Incontinentia pigmenti hervor, was vom Makroskopischen her GERTLER bei seiner als Thomsonsche Poikilodermie eingeordneten Beobachtung betonte.

Im allgemeinen sind mit einem Rothmundschen Syndrom behaftete Personen
in der Lage, den Anforderungen des Lebens nachzukommen, wie auch ihre Lebenserwartung wohl kaum herabgesetzt ist. In ursächlicher Hinsicht war schon aus
den ersten Beobachtungen Rothmunds mit z. T. nachweisbarer Konsanguinität
die maßgebliche Bedeutung von Erbfaktoren ablesbar.

c) Seltenere Poikilodermieformen
(einschließlich Cutis marmorata teleangiectatica congenita)

Bei den selteneren Poikilodermieformen handelt es sich — ähnlich wie bei der
später abzuhandelnden Akrogerie (Gottron) im Vergleich zur Progerie — um
mehr oder weniger nur beschränkt ausgebreitete und im Gegensatz zu den bereits

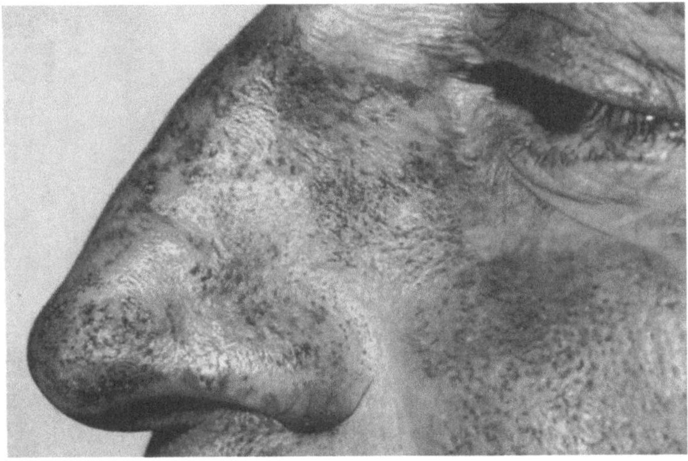

Abb. 18. *Lupus erythematodes-artige kongenital-teleangiektatische Erytheme bei Minderwuchs*

abgehandelten poikilodermischen Biotypen auch nicht so buntscheckige Merkmalsbilder. Unter diesem Blickpunkt ist hier zunächst die von Engman im
Jahre 1923 vorgestellte *„mit Atrophie verbundene hereditäre Unterschenkelpigmen-
tierung"* anzuführen. Diese stellt eine zwischen dem 25. und 35. Lebensjahr,
häufiger bei Frauen als bei Männern und überdies stets einseitig am unteren
Unterschenkeldrittel vorkommende eigenartige Dermatose dar, welche sich
zunächst in follikulär gebundenen hellbräunlichen Pigmentierungen äußert, die
später zu Flecken von unterschiedlicher Größe und Form zusammenfließen und
nachdunkeln, woran sich etwa 3—5 Jahre später eine ebenfalls von der Follikel-
mündung aus einsetzende Atrophie anschließt.

Ein poikilodermisches Erscheinungsbild besonderer Art bilden auch die
bisher nur vereinzelt (Mahacek 1953, Torre 1953, Bloom 1941 bzw. 1954,
Korting und Adam 1958, Katzenellenbogen u. Laron 1960) beobachteten,
*„an Lupus erythematodes erinnernden congenital-teleangiektatischen Erytheme bei
Zwergen"* (Bloom), bei denen, abgesehen von dem Minderwuchs und einer gewissen vorzeitigen Alterung, anscheinend auch weitere Anomalien vorkommen
(überzähliger Finger im Falle von Torre, Café-au-lait-Flecke im Falle von
Bloom, systematisierter Naevus flammeus mit deutlicher Weichteilhypertrophie
im Falle von Korting und Adam). Die bisher beobachteten, z.T. lichtüber-
empfindlichen Personen wiesen vornehmlich über Nase und Jochbein, aber auch
über den Unterarm-Streckseiten persistierende z.T. atrophisierende Erytheme

auf, die in erster Linie infolge des gleichzeitigen Vorkommens von Teleangiektasien und follikulären Hyperkeratosen an einen chronischen Lupus erythematodes

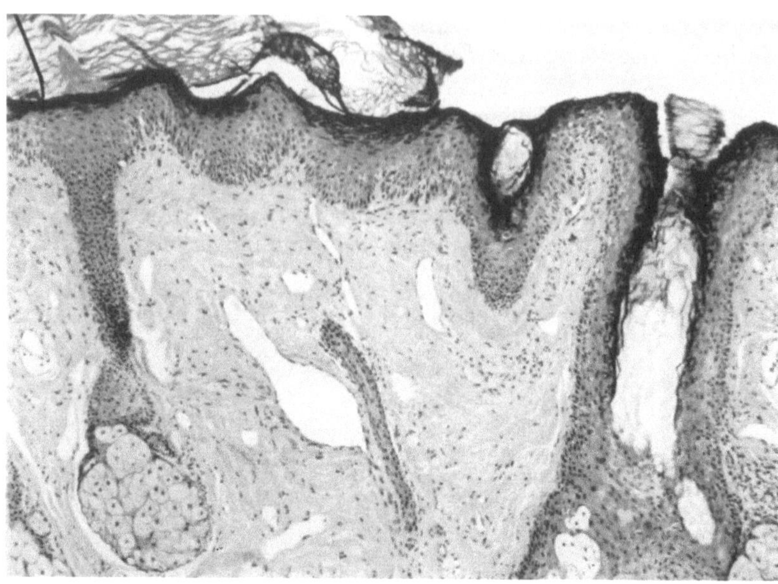

Abb. 19. *Lupus erythematodes-artige kongenital-teleangiektatische Erytheme bei Minderwuchs.* Histologisch:
Teleangiektasien und follikuläre Hyperkeratosen bei Fehlen von follikulären Zellinfiltraten. H.E., 90mal

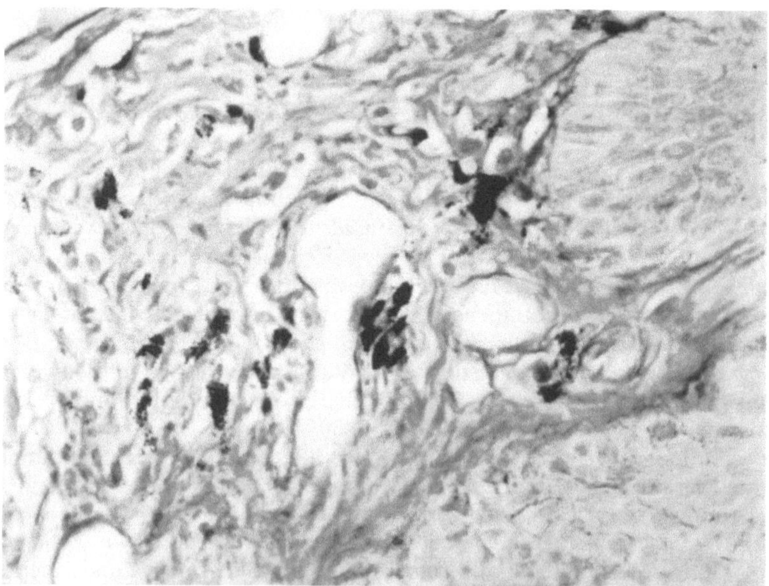

Abb. 20. *Lupus erythematodes-artige kongenital-teleangiektatische Erytheme bei Minderwuchs.* Lipo-Pigment.
McManus, 560mal

erinnerten, während im histologischen Substrat überraschenderweise neben
blutseenartigen Gefäßerweiterungen andere für die Diagnose eines chronischen
Lupus erythematodes an sich zu fordernde Veränderungen, wie vor allem Zell-

infiltrationen, völlig fehlten. Bemerkenswert war in dem Falle von Korting und Adam der histochemische Nachweis von Lipo-Pigment.

Während nun bei den eben erwähnten „Lupus erythematodes-artigen Hautveränderungen bei Minderwuchs" die Gefäßerweiterungen makroskopisch das Ausmaß von zartramösen Teleangiektasien nicht überschreiten und infolge der bezirksweise atrophisierenden Note und des Pigmentreichtums der poikilodermische Charakter des Hauterscheinungsbildes gewahrt wird. tritt dieser bei der *anhangsweise* hier zu erwähnenden, von Lohuizen (1922) als seltene angeborene Hautanomalie herausgestellten *„Cutis marmorata teleangiectatica congenita"* vollständig zurück, wohingegen die hier vorliegenden Gefäßerweiterungen in der Hauptsache größere Kaliber betreffen. Bei dieser Anomalie sieht man schon bald nach der Geburt solcher, unter Umständen auch progerieartig wirkender (v. Deschwanden-Müller u. Girardi) Kinder (Lohuizen: 14 Tage altes Mädchen) oder in ihren ersten Lebensmonaten (z. B. Ambrosetti, Zivilli) und nur ausnahmsweise bei älteren Patienten (Touraine), da meist bis um das 10. Lebensjahr herum bereits eine deutliche „Rückbildung" der Veränderungen einzutreten pflegt (Neumark, Oberste-Lehn), bei Schreien oder Wärme (Schimpf) stärker hervortretende und im Gegensatz zu der üblichen Cutis marmorata asymmetrisch ausgebreitete (Keining), gelegentlich auch an der Kopfhaut, den Ohrmuscheln oder den Schleimhäuten (Schimpf, Neumark) vorhandene, die Handteller und Fußsohlen je nach dem Fall beteiligende (Neumark) oder aussparende (Fall Touraine), netzförmige Cutis marmorata-artige oder streifig Livedo racemosa-ähnliche Zeichnungen. Doch sind nach der ausführlichen Schilderung Waldeckers auch flächenhafte, Naevus flammeus-artige Rötungen gegeben, innerhalb derer bei Anämisierung Teleangiektasien wahrnehmbar werden. Gerade das Vorliegen von feinen Endgefäßerweiterungen im Bereich einer solchen eventuell von Geburt an bestehenden hochgradig ausgeprägten Cutis marmorata ist diagnostisch kennzeichnend. Waldecker weist darüber hinaus auf phänotypische Parallelen zur Thomsonschen Poikilodermie hin, was insofern rückblickend berechtigt erscheint, als manche spätere derart bezeichnete Krankenbeobachtung eine gleichzeitige Kombination mit Anomalien des Auges oder Skeletes aufwies, wie sie vorangehend bei der Erörterung der Thomsonschen und Rothmundschen Poikilodermie erwähnt wurden (vgl. den im vorigen Abschnitt bereits zitierten Fall Wilson). Der Cutis marmorata teleangiectatica congenita liegt, wie Keining hervorhebt, eine bleibende anatomische, also nicht nur funktionelle, naevoide Gefäßerweiterung zugrunde, die sich mit zunehmender Entwicklung des Fettpolsters und Versinken des Gefäßmaschenwerks in tiefere Hautschichten den Blicken mehr und mehr entzieht, so daß sich schließlich nur noch oberflächliche Anteile der ursprünglichen Gefäßanomalien in Gestalt vereinzelter Teleangiektasien oder unter dem Bilde einer fragmentarischen Livedo racemosa im Erwachsenenalter finden. Comel hat schließlich sozusagen ein *Negativbild* der Anomalie unter der Bezeichnung *„Cutis marmorata alba"* bekanntgegeben, welches sich in disseminierter Anordnung aus zahlreichen, vorwiegend runden, weißen, keineswegs depigmentierten Flecken zusammensetzt, die auf Grund der von Comel in seinen beiden Fällen durchgeführten hautphysiologischen Untersuchungen durch eine herdförmige Hypertonie der Capillaren gewisser Gefäßbezirke zustande kamen.

Differentialdiagnostisch ist bei dieser Gelegenheit trotz des Fehlens einer reticulären oder marmorierten Anordnungsnote hierbei auf den zuerst von Mendes da Costa und van der Valk beschriebenen und von Carol und Kooij nochmals herausgestellten *„Typus maculatus* der *bullösen hereditären Dystrophie"* aufmerksam zu machen, bei welcher es, sippenmäßig gebunden, bei allgemeinem Zwergwuchs, ferner Mikrocephalie und Debilität, kurzen konischen Fingern und eventuell Nagelabweichungen etwa 3 Monate nach Geburt zu Entstehung von Blasen auf verschiedenen Hautanteilen, und vor allem zu der charakteristischen Entwicklung von weißen, runden, teilweise miteinander konfluierenden, zum Teil fein gerunzelten Flecken auf livider Haut kommt. Von vier bisher verstorbenen Merkmalsträgern starb einer an einer renalen Hypertonie und ein weiterer an den Metastasen eines Stachelzellkrebses (WOERDEMANN).

3. Formenkreis der Progerie

(Progerie, Akrogerie und weitere Sonderformen, Progeria adultorum = Wernersches Syndrom)

Das Krankheitsbild der *Progerie*, welches TOURAINE (1952) seiner Erbkette der mit prämaturer Senescenz einhergehenden, hereditär-atrophischen Krankheitszustände einfügte, wurde von HUTCHINSON (1886) und GILFORD (1897 bzw. 1904), von letzterem zunächst als Gegenstück der Akromegalie, als Mikromegalie und später unter der heute üblichen Bezeichnung aufgestellt.

Als weitgehend synonyme französische Krankheitsbezeichnungen erwähnen BAZEX und DUPRÉ die „Gérodermie infantile" von VARIOT et CAILLIAU, den cutanen Geromorphismus von SOUSQUES und CHARCOT und die dystrophische Gerodermie von RUMMO und FERRANNINI, während im italienischen Sprachkreis sich der Ausdruck „Geroderma genito-distrofico" findet.

Die Progerie HUTCHINSON-GILFORD ist eine nicht allzu häufige, indes symptomatologisch unbedingt profilscharfe Merkmalskombination, bei welcher *Zwergwuchs* und *Akromikrie* sowie eine ausgesprochen greisenhaft anmutende *Atrophie* der Haut und der subcutanen Gewebsschichten im Vordergrund stehen. In der Regel haben wir eine, nur selten auch faltig-welke, also chalazodermische (Fall Spyropulos), sonst aber mehr straff-atrophische, den Knochenvorsprüngen unter Transparenz der darunter liegenden Gefäße eng anliegende Hautbeschaffenheit vor uns, die es verständlich macht, daß vereinzelte, nicht-dermatologische Autoren, wie z.B. ZEDER, die Progerie der „diffusen" Sklerodermie nahestellen wollten. Herdförmige Pigmentierungen, wie sie SCHIFF erwähnt, sind im Rahmen der Progerie selten. Das Terminalhaar solcher Merkmalsträger ist — bei meist voll entwickelter Lanugo — kümmerlich (SCHIFF) oder fehlt mehr oder weniger vollständig (GOTTRON, EXCHAQUET, HALLÉ und ODINET, FRIEDERICH, WIEDEMANN, CURTH), während die Nägel entweder normal oder krallig (GOTTRON) sind bzw. vollständig fehlen (WIEDEMANN, EXCHAQUET). Eine Mikrodontie beschreibt CURTH, eine fehlerhafte Zahnanlage SCHONDEL. An weiteren bisher beobachteten Knochenstörungen sind ein Lückenschädel (BROC u. Mitarb.), oder eine Dysostose des Schädels (WIEDEMANN), Hydrocephalus (SCHIFF), Prognathie (CLÉMENT), Hypoplasie der Mandibeln und Clavikeln (ROSSI) bzw. eine cleidocraniale Dysostose (GABR), eine Luxatio coxae (EXCHAQUET) sowie vor allen Dingen eine allgemeine Dysostose (SCHIFF, CURTH u. a.) aufzuführen. Eine hypoplastische Modellierung der Ohrmuscheln mit Aplasie der Ohrläppchen fand WIEDEMANN. Augenanomalien können als Exophthalmus (CLÉMENT), Mikrophthalmus (SCHONDEL) oder Colobom und Strabismus (CURTH) in Erscheinung treten. Die Muskeln sind im allgemeinen schlaff-hypoton, die Gelenke nicht selten arthrotisch deformiert (ATKINS). Wichtigste Allgemeinsymptome sind alsdann Hypertonie (MITCHELL und GOLTMAN) sowie Verkalkungen und Thrombosierungen der größeren Gefäße (ZEDER) bzw. frühzeitige, auch sektionsmäßig (ATKINS) nachgewiesene, Arteriosklerosen (DURAND, ATKINS, WIEDEMANN), die infolge Beteiligung der Coronarien und der Aorta die kurze Lebenserwartung solcher Merkmalsträger (SCHWARTZER, WIEDEMANN) bedingen. Aminoacidurie bestand im Falle von

Rostenberg u. Rosenthal. *Autoptisch* stehen aber seit dem ersten Obduktions-
fall (Gilford) Befunde an der Hypophyse im Vordergrund. So verweist Manschot,
der selbst bei dem von ihm sezierten Fall eine Herabsetzung der eosinophilen
Zellen in der Hypophyse von normal etwa 35% auf 16,3% feststellte, auf die
Beobachtung einer großen Cyste in der Pars intermedia der Hypophyse durch
Orricot und Strada. Die Verminderung der eosinophilen Zellen in der Adeno-
hypophyse solcher Kranker wurde von Atkins bestätigt, während Durand

vom Klinischen her auf die Hypofunktion von
Hypophyse und Nebenniere in solchen Fällen aufmerksam machte.

Demgemäß wird die Progerie in *ätio-pathogenetischer* Hinsicht seit Gilford als *hypophysäre Störung* mit inadäquater mesenchymaler Entwicklung
bzw. als ein besonderer hypophysärer Nanismus
(Manschot) angesehen, wie es ja durch die angeführten pathologisch-anatomischen Befunde naheliegt. Hingegen sind keimplasmatische Veränderungen, woran Wiedemann denkt, als Grundlage
des vorliegenden multiplen degenerativen Zustands
(Rossi) kaum sicher zu behaupten, wenn auch vereinzelt Geschwisterfälle (z.B. die dritte Beobachtung
von Gilford) oder Consanguinität der Eltern (Broc
u. Mitarb.) zu erfassen waren.

An *atypischen* Krankenbeobachtungen, die in
die Nähe der *Progerie*, wenn auch nur mit Vorbehalt, zu rücken sind, ist die von Jacottet und
Jaeger beobachtete ekto-mesodermale Dysplasie-
form anzuführen, bei welcher bei einem Kinde mit
unter anderem Brachycephalie, Sattelnase, Hyper-
elastizität der Haut, bezirksweiser Lichenifikation
und Pachydermie im Alter von 7—8 Monaten ein
Progerie-artiger Aspekt zur Entwicklung kam.
Bamatter, Franceschetti, Klein und Sierro
beschrieben sodann 1948 bei mehreren Mitgliedern
einer Sippe aus dem Wallis als „Gerodermia osteo-
dysplastica hereditaria" ein Progerie-Syndrom,
welches mit Augensymptomen (wie Mikrocornea
und Verziehung der Pupille), fehlerhafter Zahn-
implantation, Hüftgelenks- und Wirbelanomalien,

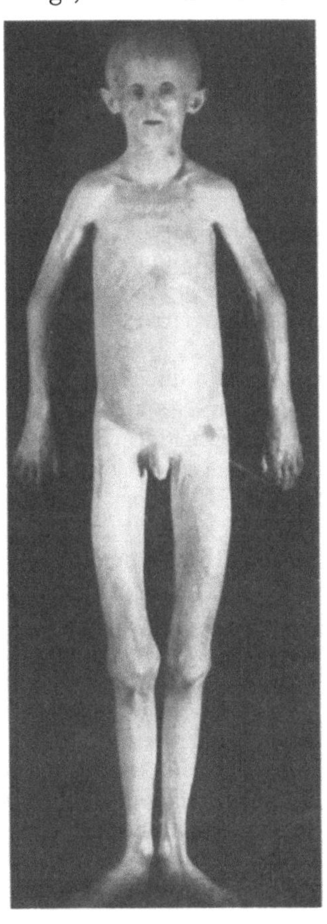

Abb. 21. *Progeria Hutchinson-Gilford*

sowie einer generalisierten osteoporotischen Knochendystrophie gepaart war.
Gegenüber der klassischen Progerie vom Typus Hutchinson-Gilford bestanden
jedoch bei dieser Sippenbeobachtung keine Haarveränderungen, wie auch hinsichtlich der Prognose quoad vitam diese Fälle offensichtlich weitaus günstiger
gelagert waren.

Die von Gottron (1940) bei einem Geschwisterpaar als „familiäre *Akrogerie"*
herausgestellte partielle Progerie stellt — ähnlich der hidrotischen Variante der
ektodermalen Dysplasie im Vergleich zu der anhidrotischen Erscheinungsform
derselben — im Hinblick auf die hierbei fehlenden visceralen, endokrinen oder
skeletalen Hypotrophiezeichen den Typus minor der Gilfordschen Anomalie dar.
Nach der Erstbeobachtung von Gottron wurde von Halter eine Akrogie „vergesellschaftet mit progressiver Sklerodermie" bei einer 40jährigen, zierlich gebauten Frau beschrieben, bei der im Bereich der oberen Extremitäten die für die

Gottronsche Progerie eigentümliche, an Akrodermatitis chronica atrophicans erinnernde schlaffe Atrophie vorlag, jedoch im Gegensatz zu dieser an den Finger-endgliedern die Haut der Unterlage fest anlag und im Bereich der Füße und Unterschenkel ein hochgradiger sklerodermatischer Zustand sowie eine auch röntgenologisch faßbare, hochgradige Sklerose der knöchernen Gliedmaßenenden vorlagen. Bei dem von Gromzig (1951) veröffentlichten Falle handelte es sich um ein 7 Jahre altes, wiederum zierlich gewachsenes Mädchen, bei dem über den gipfelnden Körperteilen ähnlich wie bei den Originalbeobachtungen von Gottron die Haut, namentlich über den Knochenvorsprüngen, stark verdünnt, welk und infolge eingelagerter Hyperpigmentierungen etwas gesprenkelt aussah. Bei einem weiteren Fall von Bazex und Dupré war außerdem das Kopfhaar verdünnt und spärlich entwickelt, während hinsichtlich der Poikilodermie keine Lokalisations-einschränkung wie in den Originalfällen Gottrons, sondern eine Lokalisations-bevorzugung der Acren gegeben war. Sodann veröffentlichte Bieber 1955 eine vielleicht hierher gehörige Beobachtung über einen auch im Gesichtsbereich lokalisierten kongenitalen Status poicilodermicus bei einem Geschwisterpaar, von dem die eine Schwester einige Zeit nach der Pubertät Rückbildung ihrer Haut-erscheinungen erkennen ließ.

Laugier, Gomet und Woringer beschreiben den Zusammenfall mit einer Keratosis follicularis serpiginosa Lutz, wobei aber nach Grüneberg bei dem bisherigen Stand der Kasuistik die Annahme pathogenetischer Beziehungen zwischen beiden Krankheitszuständen bzw. Anomalien noch zurückhaltend beurteilt werden sollte. Immerhin betonen in einer weiteren Mitteilung Worin-ger und Laugier den Zusammenfall der Lutz-Miescherschen Keratose mit dem Syndrom von Ehlers-Danlos, wie auch Whyte und Winkelmann grundsätzlich die Kombinationsneigung der Elastosis perforans mit kongenitalen Anomalien und vor allem kongenitalen Poikilodermien herausstellen. In *pathogenetischer* Hinsicht betonen anläßlich einer bulgarischen Krankheitsbeobachtung Batsch-varoff, Stanischeff und Prikolotina den möglichen Einfluß einer primären innersekretorischen und vor allem hypophysären Störung.

Histologisch waren bei den in den Fällen von Gromzig sowie Bazex und Dupré durchgeführten Hautexcisionen keine wesentlichen Epidermisverände-rungen, sondern in der Hauptsache eine Atrophie der Cutis mit nahezu vollstän-digem Schwinden des subcutanen Fettlagers und einer Abflachung des Papillar-körpers festzustellen. Dazu waren an den z.T. dick und kurz erscheinenden Kollagenfasern, ebenso wie an der Elastica abschnittsweise Degenerations-zeichen festzustellen, während evolutive Veränderungen, wie etwa Infiltrat-bildungen, im Bereich der Cutis vollständig fehlten.

Das von dem Kieler Doktoranden Otto Werner anhand von vier Geschwister-fällen im Jahre 1904 herausgestellte Syndrom „Über Katarakt in Verbindung mit Sklerodermie" wurde in der Folge etwa 80mal nachbeobachtet und von ver-schiedenen Autoren (z.B. Durand, Thannhauser, Meyer, Berke und Rea, Sheets, Matras und Kohler) — wenn auch wohl nicht mit voller Berechti-gung — als *Progeria adultorum* eingeordnet, weswegen hier seine kurze Abhandlung erfolgt. Bei dieser hauptsächlich recessiv, vielleicht auch unregelmäßig dominant (Lapiére) vererblichen *ulcerösen Skleratrophie*, die vorzugsweise bei Männern nach dem 20. Lebensjahr beginnt und dann langsam fortschreitet, handelt es sich um einen an den Gliedmaßen ansetzenden, später die gesamten Extremitäten bis zu Spindeldürre verwandelnden Schwund von Fettpolster und Muskulatur, dem im Bereich der Oberhautschichten eine, häufig von Pigmentverschiebungen begleitete, nicht aber mit retikuliertem oder marmoriertem Aspekt einhergehende *straffe Atrophie* entspricht. Hierdurch kommt auf den ersten Blick — bei aller-

dings gänzlich anderem feingeweblichen Substrat (s. später) — ein gewisses
sklerodermisches Aussehen der im übrigen einander äußerst ähnlichen, kleinwüchsi-
gen und vogelgesichtigen sowie geschlechtlich dem Neutrum angenäherten Merkmalsträger zustande. Diese sind ferner abgesehen von ihrem kennzeichnenden
präsenilen Gesamthabitus im besonderen auch an ihrer *Canities prämatura*, ihrer
rauhen, krächzenden Stimme (Stimmbandleukoplakien!) und nicht zuletzt an
torpiden *trophischen Geschwürsbildungen* zu erkennen. Weiterhin weisen sie
häufig warzige Plantarhyperkeratosen (MÜLLER und ANDERSON, BRODEY und
RUPPE, GREITHER, JABLONSKA u. a.) und Schweißfunktionsstörungen (REED u.

Mitarb., GREITHER) auf. Eingreifendere
Allgemeinstigmen sind sodann ihre in-
fantile Entwicklungsstufe (MATRAS und
KOHLER), die Kombination mit Diabetes mellitus (ELLISON und PUGH;
SCHWANK, ŠTÁVA, TESAŘ und DVOŘAK),
Osteoporose und — ähnlich wie bei der
Hutchinson-Gilfordschen Progerie —
mit Verkalkungen der peripheren Blutgefäße (SULZBERGER, ÖSTENSJÖ), die
unter Umständen frühzeitige Absetzung
der Gliedmaßen erforderlich machen.
Vereinzelt wurden auch Strumenbil-
dung (BROUWER), Milzvergrößerung und
Lymphknotenschwellungen (SHELBY;
SCHWANK u. Mitarb.) festgestellt. Eine
weitere wesentliche Beeinträchtigung
erfahren diese nicht selten berufs-
untauglichen oder pflegebedürftigen
Kranken durch die bei ihnen meist erst
im 3. Lebensjahrzehnt, also weit später
als beim Rothmund-Syndrom, einsetzende Katarakt-Bildung. Darüber
hinaus wird die Lebenserwartung der
Kranken mit Werner-Syndrom nicht
nur durch die bereits betonte Neigung

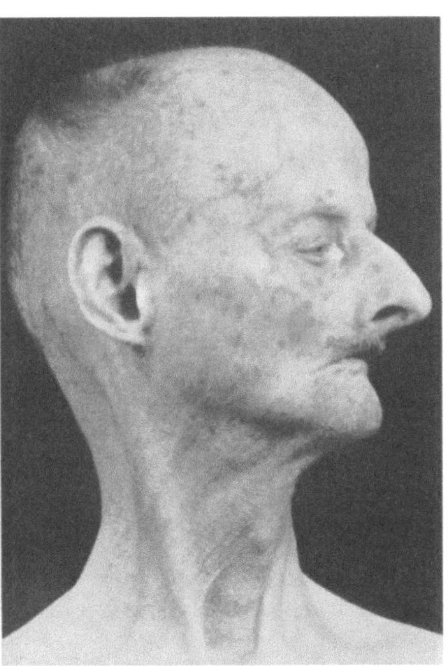

Abb. 22. Progeria adultorum, Werner-Syndrom.
Sklerodermieähnliches Vogelgesicht

zu juveniler Arteriosklerose, sondern auch durch die vermutlich vermehrte Neigung zu bösartiger Geschwulstentwicklung getrübt (OPPENHEIMER und KUGEL:
Primäres Hepatom, Knochensarkom; AGATSON und GARTNER: Sarkom; MÜLLER
und ANDERSON: Myosarkom)[1].

Hauthistologisch fehlen trotz des makroskopisch-sklerodermieartigen, wenn
auch im weiteren Verlauf mehr skleratrophischen Gepräges des Werner-Syndroms
Veränderungen an den Gefäßen, Rundzellinfiltraten oder strukturelle Veränderungen des Kollagens. Hingegen betont WINER die vermehrte Durchflechtung
und grobe Verknotung der Elastica. Die pathogenetische Nähe solcher Elastica-
veränderungen beim Werner-Syndrom zum Pseudoxanthoma elasticum kommt
übrigens noch insofern zum Ausdruck, als auch beim ersteren ähnlich wie beim
letzteren ein hoher Calciumgehalt der elastischen Fasern und sogar manifeste
Kalkniederschläge nachweisbar sind (SMITH, WINER und MARTEL). Hinsichtlich
der Grund- bzw. Zwischensubstanz ist elektronenmikroskopisch eine große
Menge granulären, durch Trypsin abdaubaren Materials nachzuweisen, welches

---

[1] Bei einer Patientin von JABLONSKA u. Mitarb. kam es bei zwei Graviditäten jeweils zu
Totgeburten.

die darunter gelegenen Kollagenfibrillen weitgehend überdeckt (TUNBRIDGE, TATTERSALL, HALL, ASTURY und REED). Bezüglich der Epidermis wird schließ-

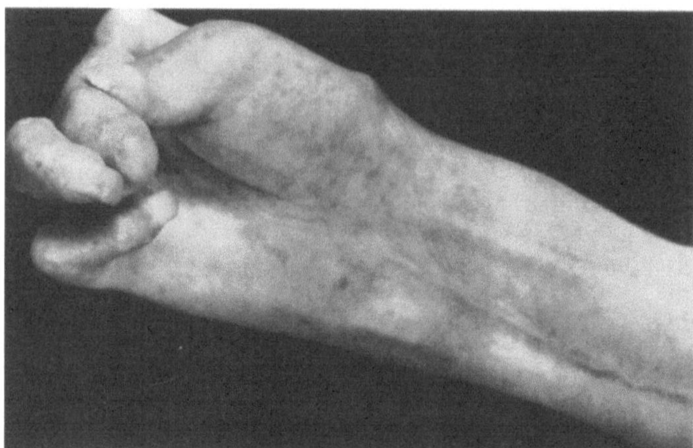

Abb. 23. *Werner-Syndrom*. Sklerodaktylie

lich von den meisten Autoren das Vorliegen eines atrophisch verdünnten, profil-armen Epithelbandes, weniger häufig auch das Vorkommen von Hyperkeratose,

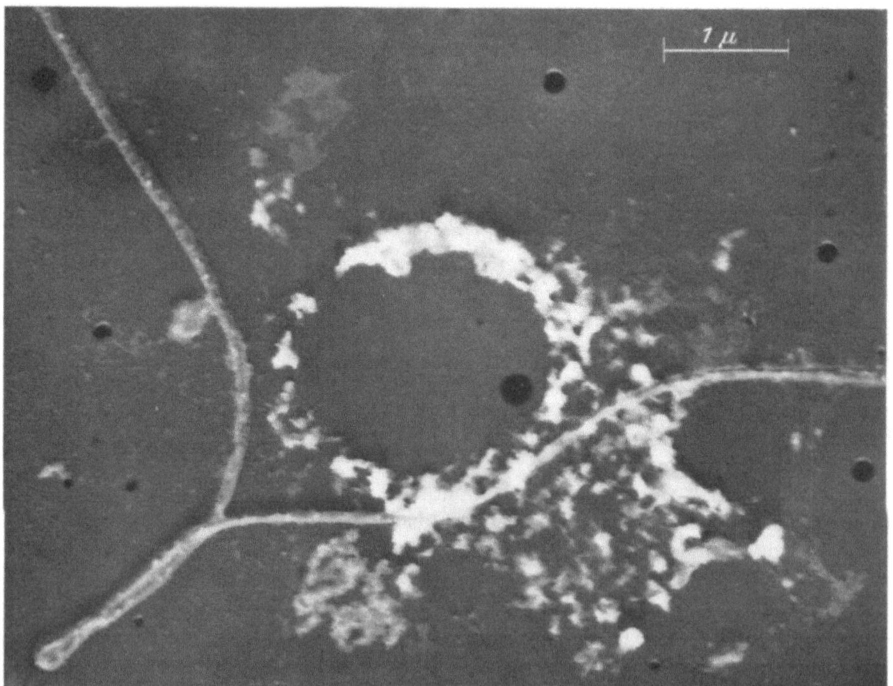

Abb. 24. *Werner-Syndrom*. Elektronenmikroskopie 1:30000.   Bedampft mit Pt.Rh. Teilweise Maskierung der kollagenen Fibrillen durch reichlich amorphe Zwischensubstanz

Granulose und Acanthose herausgestellt. Autoptisch fanden sich in einem Falle von BOYD und GRANT neben den bereits hervorgekehrten Eigentümlichkeiten eine Mikrosplanchnie, während als eigentliche Todesursache eine Lipoidpneumonie anzusehen war (Emphysem, basale Hepatisation mit bezirksweise dichter Fibrose und Infiltratbildung aus Plasma- und Rundzellen, daneben Schaumzellen mit positiver Fettanfärbung). Pathogenetisch handelt es sich beim Werner-Syndrom vielleicht um eine Aufbaustörung eines allgemein bedeutsamen Fermentsystems, welche, wie z.B. bei der Galaktosämie oder der Wilkinsonschen Krankheit, in keimplasmatisch fixierter Weise für die im einzelnen dann in Zellstörungen von Haut, Haar, Körperstruktur usw. sich äußernden Krankheitszeichen verantwortlich ist (BOYD u. GRANT). Andererseits spricht die Kombination mit Retinitis pigmentosa, wie sie bei dem urämisch endenden Fall von VALERO und GELLEI bestand, für den heredo-degenerativen Charakter des Werner-Syndroms.

4. Cutis laxa (Ehlers-Danlos-Syndrom)

Das neben abnormer Verletzlichkeit der Haut und Überstreckbarkeit der Gelenke durch Überdehnbarkeit der Haut charakterisierte Merkmalsbild ist trotz seiner relativen Seltenheit (LÜTGE: vier Beobachtungen unter 268000 Fällen der Berliner Universitäts-Hautpoliklinik) aus bisher über 100 Veröffentlichungen (RONCHESE 1936: Übersicht über 30 Fälle. SCHAPER 1951: Übersicht über 95 Fälle) gut bekannt.

Geschichtliches: Den ersten Fall dieser Art haben, wenn man von Andeutungen bei Hippokrates (PRAY) absehen will, MEEKRIN in seinen „Observationes-Medico-Chirurgicae" (Amsterdam, Th. BOOM, 1682, Kap. XXXII, S. 135 u. 136) und nach ihm TURNER (1726) sowie BELL (1823) mitgeteilt. Es handelte sich um einen 23jährigen Spanier namens Georgius Albes, der sich im Jahre 1657 in Amsterdam medizinischen Autoritäten, unter ihnen VAN HORN und SYLVIUS, vorgestellt hatte. In der sehr anschaulichen Erstbeschreibung von MEEKRIN, welche den Titel trägt „De dilatabilitate extraordinaria Cutis in viro quodam Hispano" heißt es unter anderem, daß Albes „manu sinistra apprehendebat cutem humeri mammaeque dextrae, eamque ita extendebat, ut ori esset proxima". Es ist ferner zu entnehmen, daß die abgehobene Haut beim Loslassen des Zuges alsbald wieder

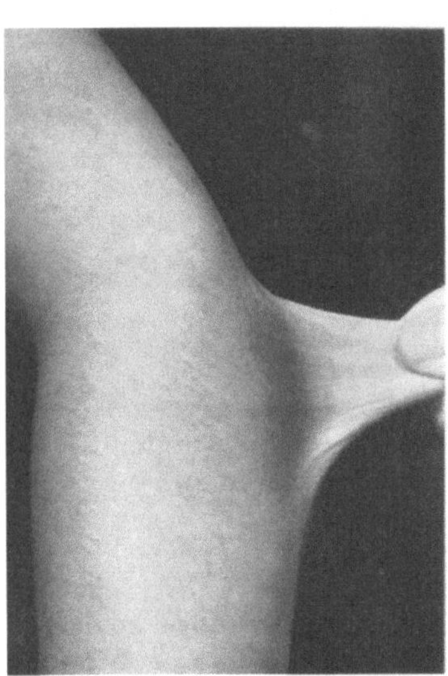

Abb. 25. *Cutis laxa.* Anomale Abhebbarkeit der Haut

in ihre ursprüngliche Lage zurückkehrte („Quamprimum removebat manum, cutis contrahebatur adeo, ut debitam laevitatem reciperet;") und daß diese Hautbeschaffenheit eigenartigerweise nur streng halbseitig lokalisiert war, ein Befund, der in der Folge nur noch von DU BOIS (1929), GORDON (1942) sowie ORMEA und DEPAOLI (1954) zu erheben war. Dem ersten Falle MEEKRINs fehlten jedoch die weiteren, eingangs genannten Hauptstigmen des Vollsyndroms, so daß RONCHESE (1943) zuzustimmen ist, wenn er den Vorschlag TAYLORs ablehnt, in der Nomenklatur den Eigennamen EHLERS und DANLOS noch den Namen MEEKRIN hinzuzufügen. EHLERS hatte auf der 15. Sitzung der Dänischen Dermatologischen Gesellschaft am 15. Dezember 1900 einen 21jährigen, „immer ziemlich zart" gewesenen Mann demonstriert, welcher außer der Hautbesonderheit eine exzessive Neigung zu Hämatombildung, Subluxation bzw. Spontanluxation aufwies. Sodann berichtete DANLOS, neben einigen anderen Autoren dieser Zeit

(MORRIS, COHN) im Jahre 1908 über eine ähnliche Beobachtung, die 2 Jahre vorher von HALLOPEAU und MACÉ DE LEPINAY als juvenile Form von tuberösem Xanthom vorgestellt worden war. *Übersichten* über dieses von SCHULMANN und LÉVY-COBLENTZ (1933) dann so genannte Ehlers-Danlos-Syndrom gaben unter anderem STEINER, RONCHESE, PETGES und LECOULANT, KORTING und E. GOTTRON, SCHAPER, auf die namentlich wegen des älteren Schrifttums, welches hier nur ausnahmsweise nochmals zitiert wird, verwiesen sei.

Bezüglich der *Nomenklatur* dieser im Gegensatz zu den Ektodermalsyndromen vorzugsweisen Mesodermaldysplasie sind Benennungsvorschläge wie „Mesenchymose" (LEGER, WIEDEMANN) und „Fibrodysplasia elastica generalisata" (BAUER und BODE, FROEHLICH) hervorzuheben, weil sie dem Wesen der dermatoligamentären Anomalie besonders gerecht werden. Die bei dieser Dysplasie

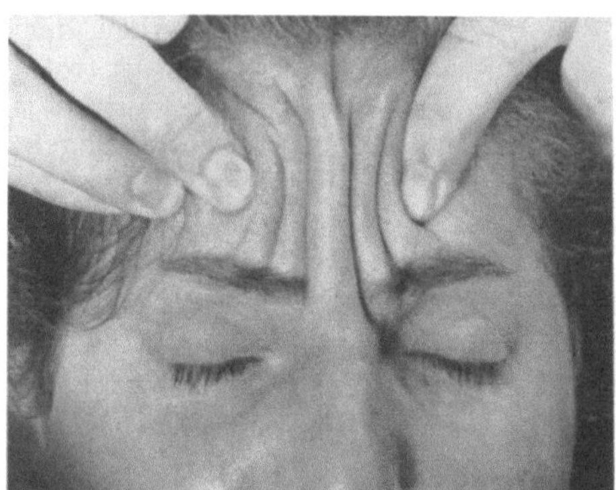

Abb. 26. *Cutis laxa.* Dackelhautartige Verschiebbarkeit der Stirnhaut

eigentümlich vermehrte Hautelastizität kommt indessen in Bezeichnungen wie „Cutis elastica" (HOLT), „Peau elastique" (ROCHER, PETGES und LECOULANT) oder „Gummi"- (UNNA, JADASSOHN) bzw. „Kautschukhaut" (RIEHL) besser zum Ausdruck. Unsererseits wird, dem Vorgehen von STEINER folgend, trotz der Einwände von ORMEA und DEPAOLI an der Bezeichnung „Cutis laxa" festgehalten, während für die infolge zu großer Dehnbarkeit bei geringer Elastizität in großen Falten herabhängende Schlaffhaut, die sich übrigens im Laufe der Zeit auch aus ursprünglich typisch „elastischer" Cutis laxa entwickeln kann (vgl. WEBER, KALZ, SIEMENS und EINDHOVEN), die Bezeichnung Dermatochalasis (ALIBERT) verwendet wird, auf deren Erscheinungsform im anschließenden Abschnitt näher eingegangen wird.

Die Überdehnbarkeit oder anormale Abhebbarkeit der Haut, welche im Falle von COE und SILVERS ein Abziehen bis zu 25 cm erlaubte und in mäßiger Ausprägung zu etwa 18% eines gemischten Hautkrankengutes zu beobachten ist (ELLIS und BUNDICK), kommt in den meisten Fällen generalisiert vor, wobei nicht selten topographische Ausprägungsunterschiede bestehen (z.B. GELDMACHER: handschuhartige „Abstreifbarkeit" der Handhaut; SCHAPER: Prädilektion des Brust-Schultergürtels und der distalen Extremitätenanteile). Mitunter ist auch die Kopfhaut abnorm abhebbar (MARGAROT u. Mitarb., GILBERT-DREYFUSS u. Mitarb.), was den bekannten Vergleich der Cutis laxa mit der Kopf- und Nackenhautbeschaffenheit mancher Säuger, wie z.B. bestimmter Hunderassen (RIEHL, FREEMAN) verständlich macht. Ganz selten ist auch eine abnorme Abhebbarkeit der Mundschleimhaut (GILBERT-DREYFUSS, FRITCHEY und GREENBAUM) nachzuweisen, die bei drei eigenen Beobachtungen fehlte. SCHUERMANN hebt den vollen, aber schlaffen Eindruck des Lippenrots solcher Merkmalsträger hervor.

An *Nebenbefunden* dieser beim Darüberstreichen meist auffallend dünn oder satinartig weich erscheinenden Haut sind warzenförmige Efflorescenzen (KALZ, HAXTHAUSEN, P. W. SCHMIDT, KORTING), vasculöse Naevi (THURMON, MARGAROT, WIEDEMANN) bzw. Hämangiome (BOLAM, PRAY), die nicht mit den häufiger vorkommenden Hämatombildungen zu verwechseln sind, ferner Teleangiektasien (DREWS, WULF), Lentiginose (TOURAINE und SOLENTE) und Dyschromien, z.B. in Gestalt bräunlicher (RAMBAR) oder blaugrauer (FREEMAN; RAYBAUD und

GUIDONI) Pigmentierungen, sowie Albinismus (SCHACHTER) anzuführen. Besonders vermerkt wurden ferner Milien und Comedonen (YOUNG), palmoplantare Schuppungen (HAYNES und MARSH), lymphangiektatische Ödeme (HEIJBROEK) und vor allem Lipome (TOBIAS, KING-LEWIS und POLUNIN, PARKES-WEBER und AITKEN, SCOLARI, SMITH, MURRAY und TYARS), wobei es sich aber bei letzteren mehr um baumartig sich verzweigende, vom übrigen subcutanen Fettlager abgetrennte Fettgewebsträubchen handelt. Weitere Einzelbeobachtungen betreffen das gleichzeitige Vorkommen von Urticaria (WULF), z.T. vom Typ der

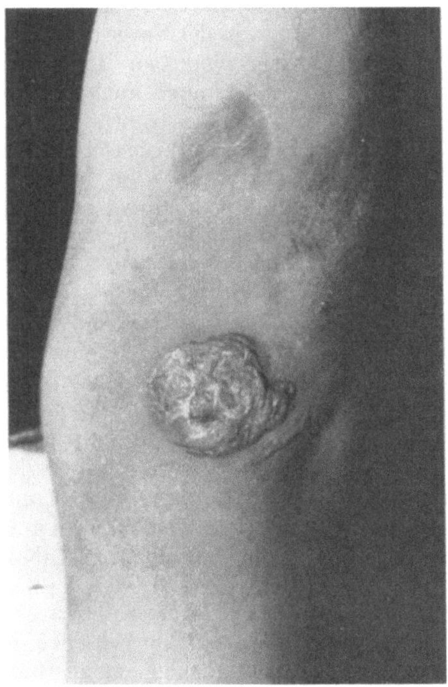

Abb. 27. *Cutis laxa.*
Weichschwammige Hämatomresiduen

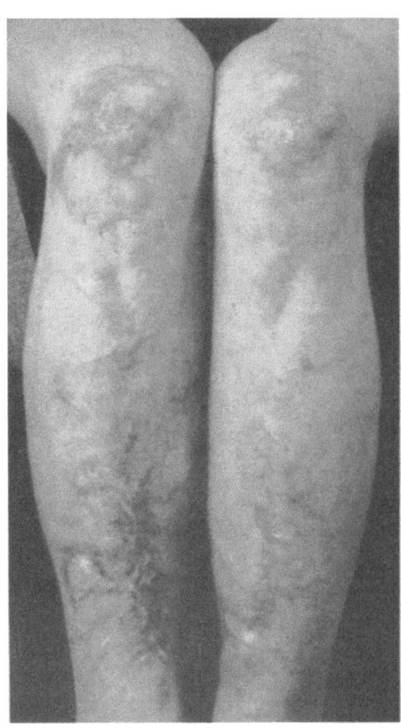

Abb. 28. *Cutis laxa.* Zigarettenpapierdünne und
schlaffältelige Vernarbungen

Kälteurticaria (GILBERT, VILLARET und BOSNIEL) sowie die Vergesellschaftung mit einer Epidermolysis bullosa (BURROWS) und einem Pseudoxanthoma elasticum (COTTINI; PELBOIS und ROLLIER). Recht häufig verfügen solche Merkmalsträger hingegen über eine mehr oder weniger deutliche Akrocyanose (ANGST, BERNARD u. CHASSAGNE, BURROWS, GILBERT u. Mitarb., KORTING u. E. GOTTRON, LÜTGE, NICOD, RAYBAUD u. GUIDONI, ROEDERER, TOSCANO u. a.). Von gleichzeitigen Veränderungen der Hautanhangsgebilde sind die Beobachtung einer abnormalen Hypertrichose in einem Falle von SÉZARY und die von MIESCHER und STORCK beschriebenen Nagelveränderungen zu erwähnen, die an sämtlichen Fingernägeln mit Ausnahme beider stark verkümmerter Daumennägel in Gestalt einer dreieckigen Lunulaform mit nach vorn gerichteter bis zur Mitte der Nägel reichender Spitze gegeben waren.

Ein wichtiges Kennzeichen ist sodann, wie schon betont, die ungewöhnliche, bereits auf geringe Traumatisierung in Form von subcutanen *Hämatomen* oder elliptisch klaffenden Platzwunden in Erscheinung tretende Vulnerabilität der äußeren Decke (RONCHESE: „Dermatorrhexis" bzw. später „Dermatofragility"),

welche in manchen Fällen zunächst an das Vorliegen eines besonderen Blutungs-
übels denken läßt, das hierbei aber praktisch nie vorkommt (SCOLARI). Immerhin
war in einzelnen Fällen eine Blutgerinnungsstörung (EHLERS, SCHULMANN;
SÉZARY, AZÉRAT, MIGET u. DE PARIS; LAUNAY) festzustellen. Die Thrombocytenzahl ist jedoch fast stets normal (KING-LEWIS u. POLUNIN, KORTING u.
E. GOTTRON), also nur ganz ausnahmsweise (ein Fall von RONCHESE) verringert,
wie auch der Rumpel-Leede-Test (JOULIA u. TEXIER, eigene Beobachtungen)
meist negativ ausfällt. Die eigentümliche Verletzlichkeit und Ekchymosen-
(JACOBS, WARIN, KESTEN) bzw. Hämatombildung dürften bei der Cutis laxa
mithin z.T. wenigstens — infolge des *geringen subcutanen Fettlagers* und der Verringerung oder anormalen Netzbildung der Kollagenfasern in der Cutis (s. später)
durch eine ungenügend stoßsichere Einbettung der oberflächlichen Blutgefäße
per rhexin zustande kommen, wie es unseres Erachtens ähnlich auch für die
Purpura senilis zutreffen mag. Im allgemeinen sind jedoch die Blutungen aus
einer frischen Wunde bei der Cutis laxa sehr gering, da durch die zurückschnurren-
den Wundränder die Hautgefäße komprimiert werden (DAMMERMANN u. MÜLLER,
JOHNSON u. FALLS), während andererseits sich die Wundheilung, sei es durch
schlechte Vernähbarkeit der weit retrahierten Ränder, Durchschneiden der Fäden
oder sei es durch mangelhafte Ausbildung des Granulationsgewebes, erheblich
verzögert. Die Hämatomresiduen bieten sich entweder als weich-schwammige
(„molluscoide“) oder keloidartige braun-rote Pseudotumoren dar, welche, sofern
eine Kontinuitätstrennung der Oberhautschichten vorlag, infolge der mangelhaften Regeneration der Hautdefekte häufig zigaretten- oder pauspapierartig
dünn, schlaffältelig vernarben. In anderen Fällen bleiben infolge schlechter Auf-
saugung der Blutergüsse lange Zeit beulenartige Schwellungen zurück, die an
prominenten Stellen der Gliedmaßen — z.B. infolge Schuhdrucks über der
Achillessehne und namentlich im jugendlichen Alter (TOSCANO) — sich nur
langsam bindegewebig organisieren (SCOLARI), cystische Lymphangiektasien ausbilden (COHN) oder gar über Wochen hindurch noch flüssigen oder blutigen Inhalt
aufweisen (RONCHESE; POUMEAU-DELILLE, KORTING u. E. GOTTRON u. a.).
Die ersten *histopathologischen* Untersuchungen der Cutis laxa stammen außer
von KOPP (1888), der ein besonderes histologisches Substrat hierbei noch in
Abrede stellte, von O. SEIFERT (1890) und DU MESNIL (1890), denen eine ausführliche Studie über den gleichen Kranken durch WILLIAMS aus dem Unnaschen
Institut folgte. Der Fall DANLOS wurde von PAUTRIER (1908) histologisch untersucht. Aus der Durchsicht der bisher vorliegenden histologischen Befunde
ergibt sich zunächst der Eindruck einer vorwiegend verschmälerten (KALZ,
STILLIANS und ZAKON, SMITH, RAMBAR, CARNEY und NOMLAND u. v. a.), weitaus
weniger häufig auch normal breit beurteilten (TURNBULL) Cutis. Entsprechend
erscheint auch die glykogenfreie (STEINER 1955) Epidermis verdünnt (CARNEY u.
NOMLAND, RAMBAR) bzw. atrophisch (MARTIN u. MARURI) und nur ausnahmsweise
ödematös (DOBROWORSKAJA). Die Hornschicht war im Falle von COE, MEYRON und
SILVERS verdickt, eine Acanthose wurde von PAUTRIER und PEYRI festgestellt.
Epidermale Cystenbildung beschreiben HUSEBYE u. GETZ. Den wesentlichen
Krankheitsveränderungen begegnet man jedoch im Bereich des Coriums, dessen
Papillen fast immer abgeflacht sind (WEILL u. MARTINEAU, GILBERT-DREYFUSS u.
Mitarb., PEYRI, BOLAM, CARNEY u. NOMLAND, STILLIANS u. ZAKON). Bemerkenswert ist hier ein von mehreren Autoren (DOBROWORSKAJA, KALZ u. a.) beschrie-
benes und von K. STEINER (1955) — im Gegensatz zu anderen Untersuchern
(z.B. KORTING und E. GOTTRON) — als metachromasiegebend und PAS-positiv
erfaßtes Ödem der subepidermalen Cutisschichten, welche schon von DU MESNIL
als myxödematös degeneriert bezeichnet worden waren und in deren Bereich

BOLAM sowie KORTING u. E. GOTTRON dreieckige bzw. sternförmige Zellen beschrieben hatten. Der cutane Hauptbefund kommt aber unseres Erachtens in einer besonderen Beschaffenheit des *Kollagens* zum Ausdruck. Gewiß finden sich histochemisch Übergänge des Kollagens zu Collastin (CARNEY u. NOMLAND) oder die Kollagenfasern erscheinen manchem Untersucher insgesamt vermindert (SAMUELS, SCHWARTZ u. MEISTER), jedoch ist wohl das histopathologisch bedeutsamste Merkmalsbild der Cutis laxa eine schollige Auflockerung und teilweise Hyalinisierung der kollagenen Stränge. Diese erscheinen darüber hinaus ungenügend gebündelt oder zu größeren Strängen vereinigt, ein Zustand, der vielleicht

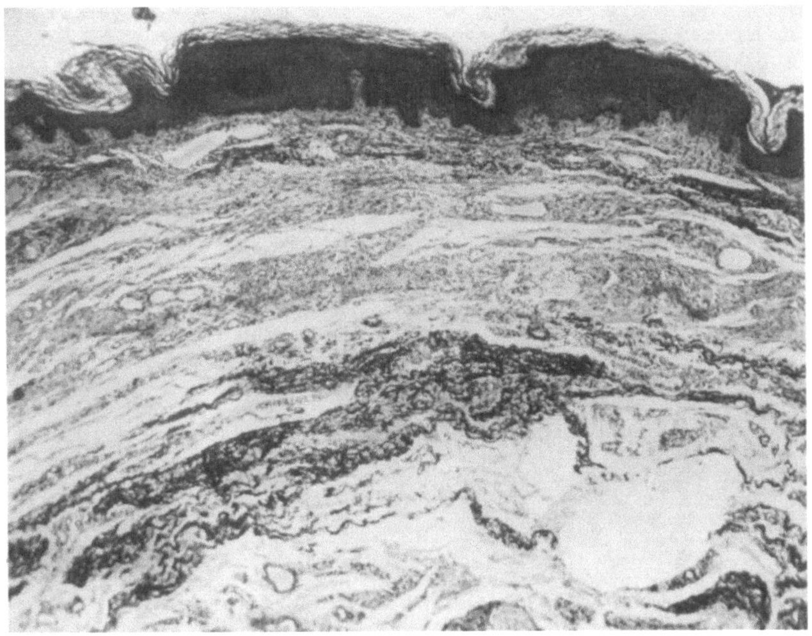

Abb. 29. *Cutis laxa*. Histologische Übersicht. Elastica-Färbung. 45mal

am besten als „Entflechtung" des Kollagens zu bezeichnen wäre und der durch die elektronenmikroskopischen Untersuchungen von JANSEN — elektronenmikroskopische Untersuchungen eines eigenen Falles ergaben ebenfalls völlig normale Verhältnisse der Kollagenfasern selbst — eine weitere Bestätigung erfahren hat, so daß demgemäß die entscheidende Abwegigkeit der Cutis laxa in einer *mangelhaften Verflechtung* oder einer *Entflechtung* der ansonsten straffen *Netzstruktur* des *kollagenen Gewebes* in der Cutis und wohl auch in den Bändern und Kapseln der Gelenke zu suchen ist (vgl. auch McKUSICK oder STRELLING). Durch diese besonderen Kollagenverhältnisse werden vermutlich sekundär die an sich gleichfalls sehr eindrucksvollen Abwegigkeiten der *Elastica* verursacht, etwa dergestalt, daß infolge der Verschmälerung und Entflechtung der kollagenen Faserbündel die Elastica sich entweder zu Wirbeln und Klumpen zusammenballt und verfilzt oder an ihren Enden pinselartig aufsplittert (BOLAM, WEILL-MARTINEAU, ORMSBY und TOBIN, KORTING u. E. GOTTRON, RINGROSE u. Mitarb., BERBER, KLIEGEL u. a.). In anderen Fällen kann, was nicht im Widerspruch zu dem eben Ausgeführten steht, die Elastica, ohne daß sie zusammengeschnurrt wäre, entweder, namentlich in den oberen Schichten, dünn (ROBINSON u. ELLIS)

bzw. rarefiziert (Reyn; Carney u. Nomland) erscheinen oder stärker hervortreten (Berber, Fiddes u. Benians), d.h. vermehrt (Summer; Coe, Meyeron u.
Silvers, C. H. Smith) und verdickt aussehen (Walzer; Sheer u. Kaplan). Es ist
aber bezüglich der eben herausgestellten histologischen Merkmale zu betonen, daß
mitunter keinerlei feingewebliche Abweichungen erkennbar sein können (Kopp,
Danbolt), während andererseits bei einer makroskopisch abortiv erscheinenden
Cutis laxa histologisch überraschend ausgeprägte Abweichungen vorliegen
(Cottini 1939). Das *Muskelgewebe* der Haut ist in manchen Fällen vermehrt, was
schon Siegmund, der die Haut von Schiemanns Fall untersuchte, sowie Ormsby
und Tobin betonten und auch im Falle von Korting und E. Gottron in der

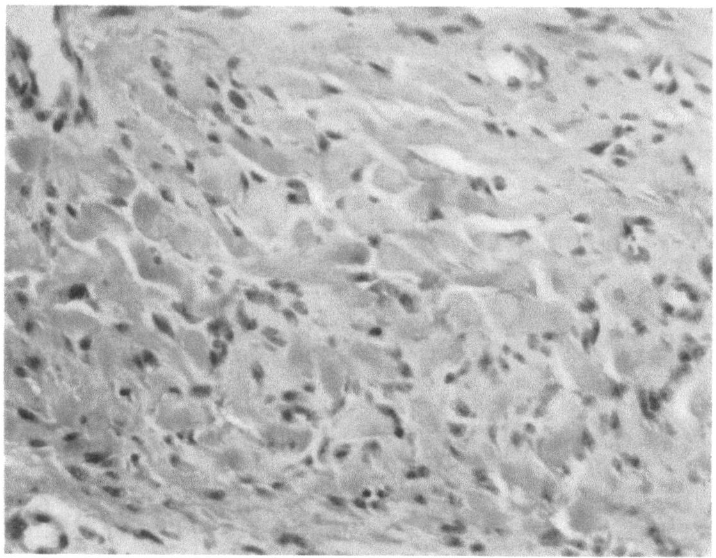

Abb. 30. *Cutis laxa.* Schollige Auflockerung und Hyalinisierung der kollagenen Strukturen. H.-E., 150mal

Neubildung glatter Muskelfasern zum Ausdruck kam. Das *Blut-* und *Lymphgefäßsystem* zeigt — ebenfalls wohl infolge mangelhaften kollagenen Haltes —
auffallende Windung und Schlängelung (Steiner, Ormsby u. Tobin, Storck,
Coe u. Silvers), Dilatation (Pautrier, Miget, Tobias, Korting u. E. Gottron)
und Zeichen von Neubildung (Kalz, Bielschowsky, Korting u. E. Gottron),
wobei die neugebildeten Gefäßräume in der Mehrzahl (King-Lewis u. Polunin,
Korting u. E. Gottron, vgl. hingegen Bielschowsky) normale Verhältnisse
oder aber Fehlen der Wandelastica (Korting u. E. Gottron) aufweisen. Capillarmikroskopisch stellten übrigens Orlandi u. Rodrigues unregelmäßige und
abnorme Capillarverläufe, z.T. mit undifferenzierten Anastomosen fest. Kennzeichnend für die Cutis laxa sind sodann eigentümliche *cystische Hohlraumbildungen*, deren Wandauskleidung fehlt oder nach Cohn und Schubert aus nicht
sehr dicht liegenden Endothelzellen und sehr zarten Bindegewebsfasern besteht.
Daneben sind gelegentlich die schon bei der Besprechung der makroskopisch
sichtbaren Hautveränderungen erwähnten organisierten Hämatome (King-
Lewis u. Polunin) oder lymphangiektatische Hohlräume (vgl. Backmann,
Scolari) festzustellen. In solchen organisierten Hämatomen wiesen King-
Lewis und Polunin Riesenzellen nach, wie sie desgleichen Ota und Yasuda bei
der ersten japanischen Fallbeobachtung fanden. Auch der anatomische Zustand

der peripheren *Nerven* wurde von WILLIAMS als besonders gewunden charakterisiert. M. BIELSCHOWSKY bezeichnete 1930 die Hautnerven im Falle von F. BIELSCHOWSKY als neurinomatös verdickt. Es standen hierbei proliferative Vorgänge

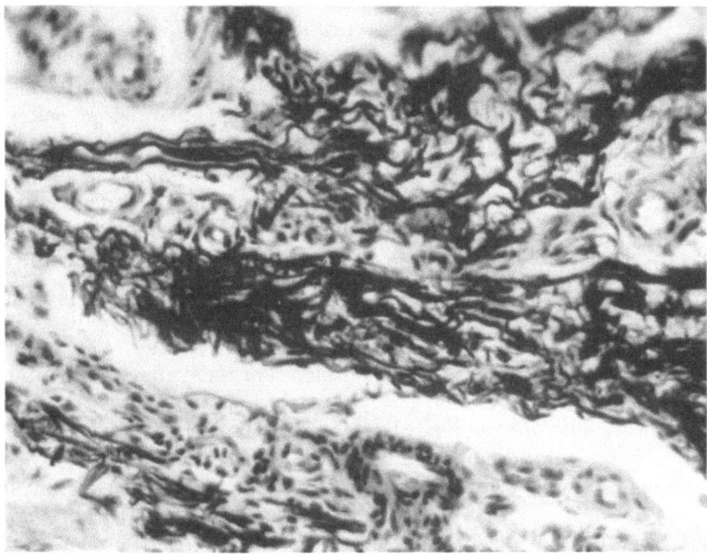

Abb. 31. *Cutis laxa.* Verfilzung und Zusammenballung der elastischen Fasern. Elastica-Färbung, 150mal

an den Schwannschen Kernen so stark im Vordergrund, daß das ursprüngliche Bild des Achsenzylinders überdeckt wurde. Eine Nachuntersuchung des Falles

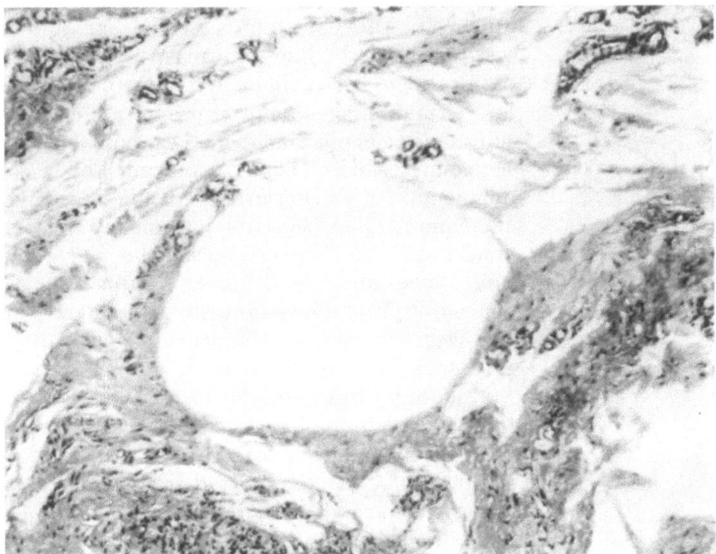

Abb. 32. *Cutis laxa.* Cystische Hohlraumbildung in der Cutis. H.-E., 150mal

11 Jahre später durch GAGEL (Diss. WAGNER) ergab noch schwerwiegendere Befunde, nämlich Wucherungen des Endoneuriums, Auftreibungen und Aufsplitterungen des Achsenzylinders, während im Markscheidenbild innerhalb der

Nervenbündel nur noch ganz vereinzelt dünnmyelinisierte Nervenfasern vorlagen. Im Falle von KORTING u. E. GOTTRON waren eine Homogenisierung der Markscheiden und Nervenfasern, eine Proliferation der Schwannschen Scheiden sowie eine Vermehrung des Neurilemms mit Verquellung einzelner Nervenfasern zu

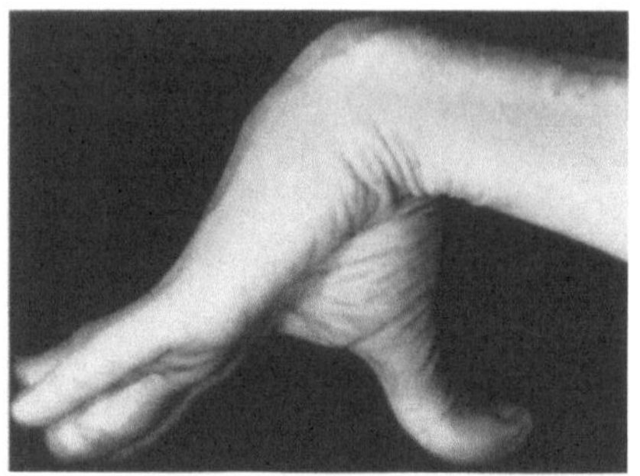

Abb. 33.
Cutis laxa. Überstreckbarkeit der Fingergelenke

erfassen, wobei das vorliegende Bild Prof. OSTERTAG, der seinerzeit auch die Präparate von BIELSCHOWSKY gesehen hatte, nicht an sonstige bekannte Umwandlungen erinnerte. Einen offenbar recht seltenen Nebenbefund stellen letztlich perivasculäre histiocytäre Infiltrationen in bandartiger Formation (PAUTRIER) dar die in eigenen Präparaten ebenfalls in streifiger Anordnung und untermischt mit Lymphocyten zu beobachten waren.

Neben den hier geschilderten dermalen Veränderungen sind nunmehr die *ligamentären Symptome* der Cutis laxa, vornehmlich bestehend in einer Schlaffheit des Bandapparates mit Überstreckbarkeit der Gelenke und allgemeiner Hypotonie der Muskulatur, zu besprechen, die zusammengefaßt von VALENTIN als „angeborene multiple Gelenkschlaffheit" und von ROCHER als „Laxité articulaire congenitale

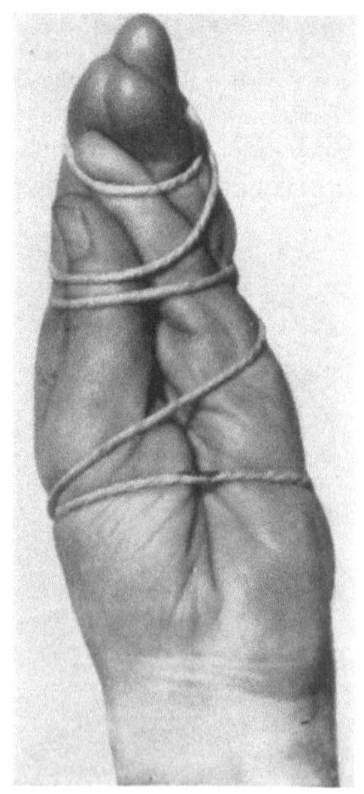

Abb. 34. *Cutis laxa.* Anomale Zusammendrückbarkeit von Thenar und Hypothenar

multiple" zur Bezeichnung des Gesamtsyndroms herangezogen wurden. Demgegenüber bleibt aber zu berücksichtigen, daß geringe Überstreckbarkeiten der Finger, insbesondere der Daumen, ebenso wie Subluxationen und habituelle Luxationen im Kindesalter ohnehin nicht allzu selten vorkommen und überdies auch ein Teilsymptom verschiedener anderer kongenitaler Entwicklungsstörungen sein können, so daß man außer bei zwingender Sippenanamnese allein auf Grund einer monosymptomatischen Hyperflexibilität der Gelenke nicht die Diagnose einer Cutis laxa bzw. eines Ehlers-Danlos-Syndrom stellen sollte und demgemäß die Hervorhebung dieses Stigmas zur Benennung des Gesamtsyndroms wenig vertretbar erscheint. Weitere Kennzeichen der Hypoplasie und Hypotonie des Stützgewebsapparates sind eine charakteristische Zusammendrückbarkeit von Thenar und Hypothenar beim Händedruck, Plattfuß- (ROCHER, JOULIA u. TEXIER, PETGES u. LECOULANT) oder Klumpfußbildung (JOHNSON, FALLS) oder Ganganomalien, hauptsächlich infolge einseitiger oder doppelseitiger Hüftgelenksluxationen (z. B. RAYBAUD und GUIDONI, DEBRÉ und SEMELAIGNE; aber auch Luxationen anderer Gelenke, wie z. B. des Kiefergelenkes (J. WOLFF), kommen vor. Daß darüber hinaus die Schlaffheit des Bandapparates ihrerseits Skeletdeformierungen, wie Kyphoskoliose o. ä., zu induzieren vermag (NICOD, GILBERT u. Mitarb., MARGAROT, OTA, MIGET, ROEDERER u. a.) liegt auf der Hand. Aber auch primär sind am *Knochensystem* im Rahmen der Cutis laxa verschiedenartige Krankheitsveränderungen festgestellt worden, von denen hier an erster Stelle die Häufigkeit der Osteoporose zu betonen ist (ANGST, BERLIN,

KANOF, NICOD, ROSSI u. ANGST, LEGER, v. HELLER, THIERS u. Mitarb.), wobei aber Verschiebungen der Blutcalciumwerte (RAYBAUD u. GUIDONI, RAMBAR) ebenso selten sind wie subcutane Verkalkungen (DELAUNE, DUWE und v. D. MEIREN). Die Röhrenknochen wiesen in den Fällen von RONCHESE normale Dicke und Strukturdichte auf, während KORTING u. BREHM röntgenologisch bei einem Falle auch periostale und endostale Verdickungen erfaßten. Einen Entwicklungs-rückstand der Fingergrundphalangen betonte FREEMAN; KATZ und STEINER berichteten über eine ektopische Knochenbildung zwischen Darmbein und großem Trochanter beiderseits, MIESCHER und STORCK über ein Enchondrom. Als besondere Knochenanomalie ist die Vergesellschaftung mit einer Osteogenesis imperfecta (HIRSZFELD und STERLING, BERLIN, BIERING und IVERSEN, weitere Einzelheiten s. bei GRIMALT und KORTING), oder — ähnlich wie beim Pseudo-xanthoma elasticum, welches ja zusammen mit einer Cutis laxa vorkommen kann (COTTINI; PELBOIS und ROLLIER) — mit einem M. Paget (PERREAU, BAUGAS, LECUIT) zu erwähnen. Weiterhin ist gemeinsames Vorkommen mit Arach-nodaktylie (ROSSI u. ANGST, WEYERS), Syndaktylie (JANET, LEVENT, AUPINEL u. DUBEL; J. FREUND) und Polydaktylie (J. FREUND) sowie mit einem Hyper-telorismus (SCHACHTER) beobachtet worden. Zusammentreffen mit einer mandi-bulo-facialen Dysostose beschrieb KORTING, Fehlen der Schädelnähte (DEBRÉ, MARIE u. SÉRINGE), Fehlen des Processus ensiformis (TOBIAS), wie auch Agenesie einzelner Muskelgruppen, so z. B. der Bauchmuskulatur (SNOO) oder des Platysma (HEIJBROEK), bei der Cutis laxa auffiel. Noch zahlreicher sind Hinweise auf kleinere Abweichungen von der normalen Skeletform, wie auf ogivalen Gaumen, Septumdefekte, Zahnanomalien (TOURAINE, SÉZARY u. HOROWITZ, SCHAPER, MARGAROT u. a., BROWN u. STOCK: frühzeitige Zahncaries). Beachtenswert sind weiterhin die von NICOD sowie ROSSI u. ANGST vermerkten Ohrmuschelanomalien, da diese auch bei Arachnodaktylie vorkommen und ferner nicht selten gemeinsam mit Nierenmißbildungen auftreten und Cystenniere bei Cutis laxa von anderer Seite beschrieben wurde (SNOO, Fall 1 von LEWITUS). An sonstigen Fehlbildungen der inneren Organe bei Cutis laxa ist an dieser Stelle das Vorkommen von ange-borenen *Herzfehlern* (LÜTGE, FREEMAN, MIGET; WALLACH u. BURKHART: Fallot-sche Tetralogie, SCHAPER, J. FREUND) anzuführen, während offensichtlich er-worbenen Herzfehlern bei derartigen Fällen (DANLOS, MARGAROT, COCKAYNE) selbstverständlich nur individualpathologische Bedeutung zufällt. Schwierig erscheint die dahingehende Beurteilung von Milzvergrößerungen im Rahmen des Syndromes, wie sie JACOBS sowie POUMEAU-DELILLE u. SOULIÉ beobachteten, während das Vorkommen von Enteroptose (AGOSTINI; OTA u. YASUDA, FROEH-LICH) oder von Oesophagus- und Darmventrikeln (BETTMAN, CH. WAHN) im Rahmen einer vorzugsweise mesenchymalen Polydysplasie nicht überrascht, was entsprechend für das gleichzeitige Vorkommen von Hernienbildungen (TOURAINE, PRAY, NICOD, ROEDERER, ROSSI u. ANGST, SÉZARY u. HOROWITZ) gilt.

Von *Augensymptomen* ist die leichte Umdrehbarkeit des Oberlides (BOSSU u. LAMBRECHTS) als spezielles Symptom der ohnehin universell lidhautzarten Cutis laxa ohne weiteres verständlich, während das Vorkommen von Keratoconus oder Spontanluxation der Linse (THOMAS, NEIMANN, CORDIER u. ALGAN) ähnlich der Beobachtung eines Epicanthus (J. FREUND, ROSSI u. ANGST, KING-LEWIS u. POLUNIN, MIESCHER u. STORCK, REYNAERS, BOSSU u. LAMBRECHTS) mehr all-gemeinere degenerative Stigmen betrifft und z.T. eine nosologische Nähe der Cutis laxa zum Marfan-Syndrom (Linsenluxation!) andeutet. Die nosologische Beziehung mancher Fälle von Cutis laxa zur Osteogenesis imperfecta bzw. Osteo-psathyrose erhellt hingegen aus der gelegentlichen Feststellung von blauen Skleren (DURHAM, SUMMER, THOMAS, BOSSU u. LAMBRECHTS, weitere Einzelheiten s. bei Grimalt u. Korting). Außerdem beobachteten Strabismus Cottini sowie Sézary u. Horowitz, Nystagmus Schachter, Aderhautanomalien Freund, striaere Fundusveränderungen Cottini (Nähe zum Pseudoxanthoma elasticum!), eine Hyperämie des Augenhintergrundes Geldmacher, eine ausgedehnte Retinitis proliferans mit Ablatio, die wahrscheinlich ohne Riß durch wiederholte Blutungen entstanden war, Bossu u. Lambrechts. Intraokuläre Hämatome sahen Broberger, Eriksson u. Wedin.

Neben den summarisch bereits erwähnten *Muskelstörungen* (Leger, Capurro, Smith, Miget, Berggreen, Kliegel), die vereinzelt als Myotonia congenita (Schubert) oder progressive Muskelatrophie (Nicod) eingeordnet wurden und z.T. nur an einer Herabsetzung der groben Kraft (Pittinos: mit vermehrter Kreatinurie, Strandberg, Froehlich, Roederer) erkennbar waren, wurden auch Beobachtungen über eine Kombination der Cutis laxa mit verschiedenen *Nervenstörungen* bekannt. Diese lagen im Einzelfalle als Syringomyelie (Joerdens), Athetose (Kroll, Pray, choreiforme Hyperkinese (Margarot, Korting u. E. Gottron, Kalz) oder Anisokorie (Wulf) vor. Neurinomatöse Veränderungen bestanden bei dem Kranken von Bielschowsky sowie bei der Beobachtung von Kocevnikow in Gestalt von Opticusneurinomen, wie auch von Sézary u. Horeau, Margarot u. Mitarb. sowie Ormea und Depaoli Beziehungen zur Recklinghausenschen Krankheit erörtert wurden. Die *intellektuelle Entwicklung* der mit einer Cutis laxa behafteten Personen wird entweder als infantil (Peyri), mehr oder minder debil (Wowkonowicz, P. W. Schmidt, Margarot, Launay, Schachter, Reynaers, Shapiro, Miget, Roederer, Wolff, Rossi u. Angst u. a.) oder als durch Depression (Bielschowsky) oder Neurasthenie (Kalz) gemindert bezeichnet.

Innersekretorisch werden als pathologische Partialkonstitution der Cutis laxa neben Störungen der Nebenschilddrüse (Raybaud u. Guidoni, Berlin), einer Grundumsatzerhöhung (Margarot, Ota, Storck, Poumeau-Delille, Reyn), Hodenatrophie (A. G. Bettman), Kryptorchismus (J. Freund) oder Dyscortizismus (Agostini) in der Hauptsache entweder pluriglanduläre Insuffizienzen (Dobroworskaja, Froehlich) oder hypophysäre Abweichungen des Endokriniums herausgestellt (Laane, Kanof, Diabetes insipidus: Froehlich, Vollmondgesicht, Striae und Diabetes renalis: Wulf, Akromegalie sowie Hypopituitarismus bei einem anderen Falle: Lewitus, partiell-akromegale Züge: Schaper, Vermehrung der eosinophilen Vorderlappenzellen: A. G. Bettman).

Sucht man nun für ein in seinen Einzelzügen so mannigfaltiges Syndrom, wie es die Cutis laxa darstellt, nach einer *ätiologischen* und *pathogenetischen* Deutung, die dem Wesen des Merkmalsbildes gerecht wird, so kann man zunächst die Tatsache der annähernd bei jeder vierten Beobachtung auffälligen *Familiarität* des Leidens nicht übersehen. Von den demgemäß äußerst zahlreichen Mitteilungen hierüber seien, wenn man überdies von Sippenbeobachtungen mit monosymptomatisch alternierender Organwahl („formes frustes" und „faits de passages") absehen will, hier nur Berichte über Vorkommen von Cutis laxa in drei Generationen (Wiener; Lütge-Berggreen; Freund, Wigley; Ormbsy u. Tobin, Joulia u. Texier) oder gar bei vier Generationen (Klebanow; Murray u. Tyarr, Coe u. Silvers) hervorgehoben. Angesichts solcher Beobachtungsreihen kann es nicht verwundern, daß entgegen früheren zurückhaltenderen Stellungnahmen (Pernkopf u. Patzelt, Siemens, Strandberg, später auch Ronchese), heute die Mehrzahl der Autoren (Jansen; Coe, Meyeron u. Silvers, Elliot u. Tyars, Rossi u. Angst, Schaper, Dorsch, Johnson u. Falls, Toscano, Wiedemann, Perosio u. Pecorini) auf einen allerdings meist wenig regelmäßigen dominanten Erbgang des Syndroms mit geringer Penetranz und starker Expressivitätsschwankung schließt. Ganz vereinzelt wurde auch ein recessiver Erbmodus erwogen (SCHIEMANN, RONCHESE: für einen von drei Fällen), zumal in manchen Cutis laxa-Sippen Consanguinität nachzuweisen war (SCHIE-MANN, RONCHESE, STRANDBERG, OTA u. YASUDA, JOHNSON u. FALLS). Auf jeden Fall liegt für die Pathogenese der Cutis laxa die Vermutung nahe, daß krankhafte Erbfaktoren, wie die Histopathologie aufzeigt, bei solchen Individuen den ordnungsgemäßen Kollagenaufbau beeinträchtigen oder verändern, wodurch weniger funktionsangepaßte Bindegewebsverflechtungen zur Ausbildung kommen. Daß darüber hinaus, wie FROEHLICH und auch ähnlich WIEDEMANN annehmen, bestimmte Organisationsfelder der Hypophysen-Zwischenhirnregion infolge embryonaler Anlageschwäche „gleichsam als Schienen genischer Auswirkungen" bei der Manifestation des Leidens mit im Spiele sind, ist eine weiterzuverfolgende Arbeitshypothese. Bei dieser Gelegenheit ist auch darauf zu verweisen, daß eine Cutis laxa-ähnliche Abhebbarkeit der Rückenhaut bei der Acne conglobata von symptomatischer Beachtung ist (REITMANN; TSCHERNOGUBOW u. PELEVINA), einem Krankheitsbilde also, das in seiner Manifestation seinerseits nicht selten durch zentralnervöse Einflüsse (Hirnverletzungen o. ä.) gefördert wird (FISCHER u. KÄPPEL). Ferner weisen einige seltene Beobachtungen über posttraumatische Spätmanifestation des Leidens (LÖWENTHAL u. JULIUSBERG, RONCHESE) oder über Manifestation des Leidens im Anschluß an eine Infektion (KING-SMITH) in diese Richtung, was an die Ausführungen GOTTRONs hinsichtlich der Pathogenese der Neurofibromatose erinnert, wonach die Ausprägung eines Erbleidens gegebenenfalls erst spät durch tief eingreifende Individualereignisse (Infektionen, Graviditäten) gebahnt wird.

Daß auf diese Weise an der Manifestation einer Cutis laxa individualpathologisch auch einmal eine Lues (AGOSTINI, COTTINI; SÉZARY u. HOROWITZ: Zeichen konnataler Lues, WEBER u. AITKEN sowie STILLIANS u. ZAKON: luische Aortitis, PEYRI; GILBERT-DREYFUSS, WEILL, MARTINEAU u. MATHIVAT (Positive Seroreaktionen) — weniger wohl jemals eine Lungentuberkulose (BERLIN, MIGET, BERNARD u. CHASSAGNE) — pathogenetische Teilbedeutung erlangen kann, ist nach dem eben Dargelegten nicht ohne weiteres mehr abzulehnen.

Nahezu alle Autoren sind sich darüber einig, daß dieses Leiden, welches übrigens in geringer Weise das männliche Geschlecht zu bevorzugen scheint (SCHAPER, SCHIEMANN, STEINER, JOHNSON u. FALLS, ROCHER u. a.), in der Hauptsache — bis auf ein sehr seltenes Überschreiten der Keimblattgrenzen z. B. in Gestalt der erwähnten warzenförmigen Efflorescenzen als Ektodermalsymptom — eine Veränderung des dritten Keimblattes darstellt (AGOSTINI, BAUER u. BODE, BERGGREEN, ERBACH, FREEMAN, KEINING, MIGET, OTA, RAYBAUD, REYN, ROCHER, ROSSI u. ANGST, SCHULMANN, STEINER u. a.). Deswegen wird vielfach auch hinsichtlich der Cutis laxa von einer „Mesenchymose" gesprochen, was aber die Sachlage insofern nicht treffend charakterisiert, als es sich ja bei diesem Syndrom, wie NICOD argumentiert, nicht um die Degeneration eines bis dahin gesunden fetalen Gewebes handelt, sondern, wie vorhin ausgeführt, um eine durch krankhafte Erbfaktoren erfolgende Abwandlung des ordnungsgemäßen Aufbaus des Kollagens und seiner Vernetzung.

Kausaltherapeutische Möglichkeiten sind bei der Cutis laxa nicht bekannt, wie auch das wohl infolge seiner Hypophysenwirksamkeit empfohlene Vitamin E (z. B. MAZZINI u. DE AUSTER) hierbei enttäuscht hat (GADRAT u. BAZEX). Symptomatisch ist hingegen in manchen Fällen mit besonders ausgeprägter Dermofragilität durch Anwendung von Schutzverbänden mit elastischem Trikotstoff (WIEDEMANN) oder bei habituellen Luxationen o. ä. durch Hinzuziehung des Orthopäden eine gewisse Hilfeleistung möglich.

II. Lokalisierte Hautdysplasien

1. Dermatochalasis, Blepharochalasis, Ascher-Syndrom

Die *Dermatochalasis* (Alibert), für die auch im weiteren Schrifttum nach der
sehr ausführlichen Übersichtsdarstellung von K. Steiner nebeneinander die
Bezeichnungen Dermatolysis (Alibert), Pachydermocele (Mott), Chalazodermie
(Bazin), Chalodermie (Ketly), „loose skin" (P. Weber) und neuerdings Dermatomegalie (Ronchese 1958) verwandt werden, leitet von den universellen insofern zu den lokalisierten Hautdysplasien über, als bei ihr, wie Gottron hervorhebt, im Gegensatz zur Altersatrophie die Faltenbildung meist nicht universell,
sondern vorwiegend nur in bestimmten Hautbezirken auftritt (vgl. Siemens:
„griechische Beckenlinie"). Aus den wenigen Mitteilungen der Berichtszeit, die
mit Recht als Dermatochalasis eingeordnet werden können, ergibt sich das
bekannte Bild der zu großen (= Dermatomegalie, Ronchese), an verschiedensten
Körpergegenden in dicken Wülsten über das physiologische oder altersgerechte
Maß dem Zug der Schwere folgenden, schlaff und welk herabhängenden Hautfalten. Wie von Siemens und Eindhoven und ähnlich auch von Carney und
Nomland ausgeführt wird, sehen wir derartige chalazodermische Hautfalten-
bildungen einerseits im Rahmen der Recklinghausenschen Krankheit, wozu vermutlich unseres Erachtens der Abbildung nach auch der erste Fall von Alibert
gehörte, ferner *sekundär* infolge Hautüberdehnung durch Ödeme, Fettpolster,
entzündliche Hautzustände, wofür als Beispiel auf die älteren Beobachtungen
nach Gesäßabsceß (Crocker) oder bei Akrodermatitis chronica atrophicans
(Fälle von Fuhs, Löwenfeld, Karrenberg) hinzuweisen wäre, oder als äußerst
seltenen Übergang aus einer typischen Cutis laxa, also aus ursprünglicher zurück-
schnellender und primär nicht schlaff herabfallender Hautbeschaffenheit, und
dann vor allem als *primäre Chalasis cutis*. An Nebenzeichen war das von Kétly
hervorgehobene gleichzeitige Bestehen von Teleangiektasien auch im Falle von
Goth vorhanden. Hingegen gehören makroskopisch ausgeprägte Pigmentierungen nicht zum Bilde der primären Dermatochalasis und sollten deshalb in
erster Linie, ebenso falls gleichzeitig innerhalb einer mehr wammenartigen
Schlaffhaut schrotbeutelartige Resistenzen tastbar sind, an eine Neurofibromatose denken lassen bzw. als symptomatische Lappenelephantiasis aufgefaßt
werden. Von sonstigen begleitenden Krankheitszuständen waren im Falle von
Christiaens, Marchand-Alphant u. Fovet ein angeborenes *Emphysem*, in dem
von Bakker 16 Jahre später nachuntersuchten Falle von Siemens u. Eindhoven
nach weitgehender Rückbildung der Hauterscheinungen ebenfalls ein *Emphysem*,
wie es ferner auch bei dem ebenfalls holländischen Patienten von Marshall,
Vogelpoel u. Weber vorlag, und bei den Beobachtungen von Theopold und
Wildhack Hüftgelenksluxationen, kleidokraniale Dysostosen und Minderwuchs
bemerkenswert.

Histopathologisch betonte bereits Ketly neben Ödematisierung des Stratum
reticulare der Cutis, Dilatationen und Thrombosierungen der Gefäße als Hauptbefund *Verminderung* des z.T. granulär degenerierten Kollagens und der ver-
klumpten *Elastica*, was durch die nachfolgenden Beobachtungen (z.B. Goth;
Minami u. Kawaguti, Robinson u. Ellis) bestätigt wurde. Carney und
Nomland vermerkten ferner die Umwandlung von Kollagen in Collastin sowie,
ähnlich wie Racz, eine sekundäre Atrophie des Epidermisbandes.

Die meist bei weiblichen Individuen im jugendlichen Alter unter Umständen,
wie in den Fällen von Theopold und Wildhack, auch angeboren vorkommende
Dermatochalasis wird nun nicht selten durch irgendwelche besondere, vor allem

exanthematische Erkrankungen aus der Latenz zur Manifestation gebracht, wie es ähnlich auch als Eigentümlichkeit der Cutis laxa herausgestellt wurde. In diesem Zusammenhang sind Schlaffhautbildungen bei „hypersensitivity angiitis" (Fall OBERMAYER u. WINSOR) bzw. bei generalisierter, riesenzelliger, granulomatöser Arteriitis (Fall LANGHOF u. KUNZ) von Beachtung. Eine gelegentliche auffällige Häufung der Anomalie in der Sippe (THEOPOLD u. WILDHACK: drei Schwestern und eine Cousine) ist an sich selten und dann durch besondere Umstände, wie etwa in den genannten Fällen durch eine stark verzweigte Blutsverwandtschaft, bedingt. Wie schon erwähnt, tritt ferner die primäre Dermatochalasis im Laufe des Lebens nur beschränkt, d.h. regionär in Erscheinung, wie beispielsweise bei einer Beobachtung von RONCHESE in Form einer juckhaften analen Dermatomegalie oder in erster Linie als *Blepharochalasis* Fuchs, weshalb hier zu dem morphologischen Leitsymptom der „Lidsäcke" Stellung zu nehmen ist.

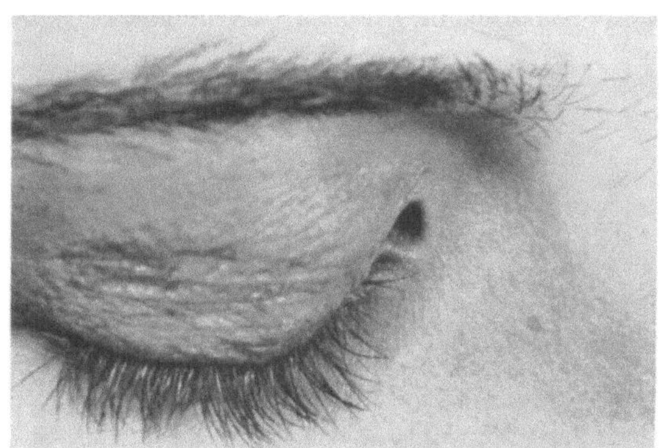

Abb. 35. *Blepharochalasis*

Wie KLEINE-NATROP in einer sehr eingehenden klinisch-nosologischen Studie auseinandersetzt, kann die Blepharochalasis Fuchs Ausdruck einer primären Chalazodermie sein, wie sie schon ALIBERT in seinem topographisch unterteilten Formenkreis der Dermatolyse als „dermatolysie palpébrale" als Sonderform führte. Sodann kann die von dem Ophthalmologen J. SICHEL (1844) morphologisch mit dem Argument des „Volumen palpebrarum auctum/non auctum" aufgestellte „Ptosis atonica/lipomatosa" lidsackartig imponieren. Schließlich hat der Ophthalmologe FUCHS 1896 auf eine echte, wie ein schlaffer Beutel herabhängende unelastische Oberflächenvergrößerung *beider* Oberlider aufmerksam gemacht, deren Hautbezirke zigarettenpapierartig gefältelt waren und durch die gerötete Haut Venenerweiterungen durchscheinen ließen. Die Blepharochalasis Fuchs ist mithin ein morphologisch ziemlich scharf definiertes Erscheinungsbild, für das OPPENHEIM in Annäherung an SCHREIBER die Bezeichnung „Blepharitis atrophicans progressiva cum chalasi" vorschlug, was insofern berechtigt erscheint, als die Fuchssche Blepharochalasis aus einem ödematösen Vorstadium heraus in Atrophie mit dem Endzustand von Lidfältelung und Gefäßtransparenz übergeht.

Die Blepharochalasis ist im weiteren das klinisch konstante Hauptsymptom einer Merkmalskombination, welche von ASCHER im Jahre 1920 erstmalig auf Grund von acht Beobachtungen beschrieben wurde. Das Ascher-Syndrom umfaßt neben der *Blepharochalasis* eine variable *Lippenveränderung* — entweder in Form einer Doppellippe durch Schleimhautduplikatur infolge konstanter Ödematisierung oder drüsiger Hyperplasie der Lippe (ASCHER, FINDLAY) oder in Gestalt einer rezidivierenden und erst später persistierenden Lippenschwellung — und eine nichtbasedowoide *Struma*, weniger häufig auch endokrine Störungen [akromegale Züge (SCHIMPF), Dysmenorrhoe s. ä.]. Im Gegensatz zu Cheilitis (granulomatosa (MIESCHER) bzw. zum Melkersson-Rosenthal-Syndrom ist bei der Ascherschen Merkmalskombination fast nur die Oberlippe ergriffen. Gelegentlich kommt das Ascher-Syndrom auch familiär vor (EIGEL, SCHIMPF).

2. Cutis verticis gyrata und Pachydermoperiostose
(nebst Bemerkungen über die Vierfingerfurche und die erblichen Trommelschlegelfinger)

Von der als *Cutis verticis gyrata* bezeichneten, durch beträchtliche Verdickung und partielle, wirbelartig oder cerebriform verlaufende Furchung charakterisierten Hautanomalie sind seit den ersten Mitteilungen von NÉKÁM, JADASSOHN und UNNA bisher annähernd 200 (SICCA) bis 250 (CASTEX, MAZZEI und SCHAPOSNIK) Beobachtungen veröffentlicht worden, die das männliche Geschlecht ungefähr zehnmal häufiger als das weibliche betreffen.

Neben dem typischen Sitz an Hinterkopf und Scheitelgegend wurden auch in letzter Zeit verschiedentlich *atypische Lokalisationen* berichtet (RUDBERG: Bauchwand bei offenem Urachus und fehlender Bauchmuskulatur; WEBER: Nacken, Nasenwurzel sowie Hals; FOERSTER, FOERSTER und WIEDER: Gesicht; RENANDER: Kopf und Stirn; TOURAINE und GOLÉ: Nacken und Stirn; DE BLASIO, ferner ZADEK, LANGER und BRUSTEN sowie KORTING und BREHM: Stirn = Cutis frontis gyrata, OTA). Besonders ungewöhnlich ist das Vorkommen einer Cutis gyrata an den Hohlhänden (BINDER und BONSE) sowie in naevoider, einseitiger Beschränkung an der Fußsohle, wie es die Abb. 38 zeigt.

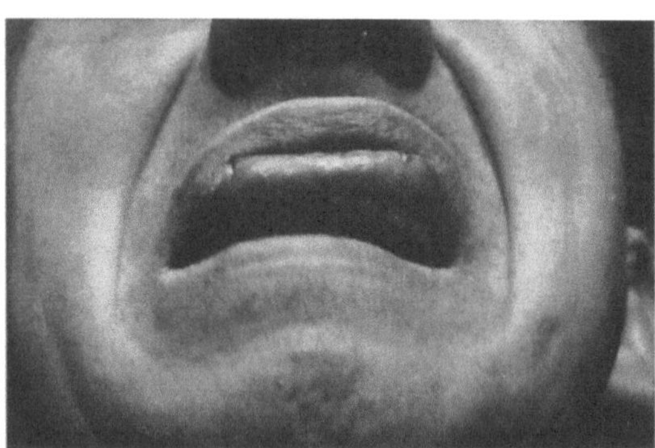

Abb. 36. *Doppellippe bei Asher-Syndrom*

Als *Begleitzeichen* dieser eigentümlichen umschriebenen starren Volumenzunahme der Haut sind, abgesehen von den später als Pachydermopériostose gesondert zu besprechenden Veränderungen an den Extremitätenknochen, enorme Entwicklung des Sinus frontalis, affenartige Behaarung, Brachydaktylie und Kryptorchismus (PFÄNDLER) und eine Hyperostosis frontalis (KORTING und BREHM) anzuführen. Des weiteren wurde auf die Vergesellschaftung mit Mikrocephalie (BETTLEY, RADNER), Lebercirrhose (MERENLENDER), Epilepsie und Idiotie (RADNER) hingewiesen. Selten ist gleichzeitiges Vorkommen mit einem malignen Grundleiden (ZADEK, LANGER und BRUSTEN: Mammacarcinose). Die wichtigste Krankheitskorrelation betrifft jedoch den Formenkreis hypophysärer Störungen, bei dem in diesem Zusammenhang die Akromegalie im Vordergrund steht (ADRIAN, F. P. WEBER, PITZ, MERENLENDER, RENANDER, LI HUNG-CHIUNG, ZEISLER und WIEDER, DUPERRAT u. PRINGUET). Eine hypophysäre Störung lag ferner im Falle von FOERSTER, FOERSTER und WIEDER, SERFLING u. FOELSCHE (eosinophiles Hypophysenadenom) sowie KOCH u. TIWISANA (chromophobe Hypophysenadenome bei Vater und Sohn) vor, während BARTELHEIMER die Cutis capitis plicata überhaupt als hypophysäres Symptom mit vorzugsweisem Auftreten bei hypophysärem Diabetes und derartigen Hochdruck- und Fettsuchtformen auffassen möchte.

Die Sichtung der Kasuistik zeigt aber, daß es sich über die bisher erörterten Korrelationen hinaus bei der Cutis verticis gyrata um ein sowohl *ätiologisch* als auch *genetisch* äußerst vieldeutiges Merkmalsbild handelt, außer daß man unter dieser Krankheitsbezeichnung, z. B. ähnlich wie GANS und STEIGLEDER, nur die auf eine angeborene Veranlagung zurückzuführenden Krankheitsformen einbezieht.

Subsumiert man aber hierunter auch alle weiteren klinisch entsprechenden, ihrer Genese nach jedoch andersartigen Krankheitsbeobachtungen, so muß man mit den meisten Autoren, wie beispielsweise Sicca, Montanaro, G. Weber, Delaunoy und Driessens, mehrere Untergruppen dieses Formenkreises unterscheiden und die Cutis verticis gyrata somit sensu ampliori als eine „réaction cutanée" auffassen, wie es Merenlender vorschlug. Dementsprechend wäre einmal eine Cutis verticis gyrata als atavistische Entwicklungsanomalie infolge mangelhafter Korrelation zwischen Schädelknochen und Schädelhaut anzunehmen, daneben aber auch das Erscheinungsbild einer Cutis verticis gyrata anzuerkennen, die durch gutartig-neoplastische Krankheitsvorgänge naevusartig (vgl. z.B. Fall Hammond und Ransom) oder durch Volumenzunahme infolge Tumorentwicklung (z.B. Neurofibromatose: Rajka) zustande kommt und bei der dann sekundär z.B.

eine Vergrößerung der Haarfollikel (Parkes-Weber) oder atrophisierende Follikuliden (Touraine und Golé) als besondere Krankheitsnote hinzutreten können. Schließlich muß man auch die Entwicklung des Bildes einer Cutis verticis gyrata durch Entzündungsvorgänge (z. B. bei Dermatitis herpetiformis, Lomholt) für möglich halten, wofür Merenlender die Bezeichnung Cutis gyrata imitata vorschlägt. Wenig Wahrscheinlichkeit hat hingegen wohl von

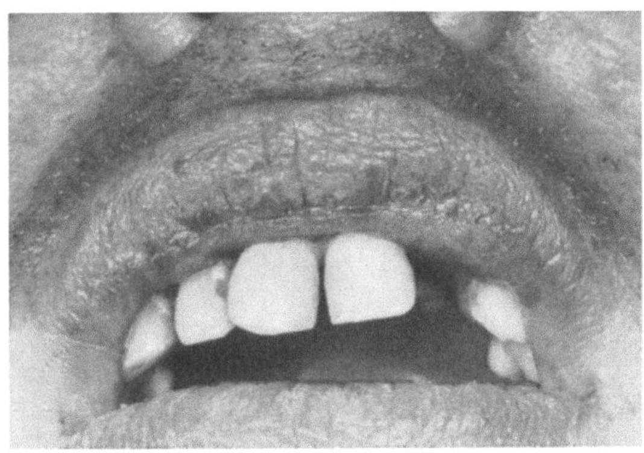

Abb. 37. Schleimhautfalte der Oberlippe bei *Asher-Syndrom*

vornherein die von v. Speyr aufgestellte traumatische Theorie für sich, wonach alle Fälle auf Traumen, besonders bei Geisteskranken entstehen sollten, die ihren Kopf an Wänden und Boden dauernd scheuerten.

Histologisch sind entsprechend der eben aufgezeigten Heterogenität der Cutis verticis gyrata verschiedenartige Befunde möglich, wobei aber herauszustellen ist, daß bei der primären Pachydermie als Fehlbildung keine qualitativen Abweichungen vorliegen (K. Steiner, Gans und Steigleder u.a.). Bei den vorher aufgeführten deuteropathischen Formen der Cutis verticis gyrata wurden im einzelnen unter anderem Acanthose und Hyperkeratose (Nicolas u. Mitarb.), Elasticaschwund (Rudberg), Veränderungen an den Schweiß- und Talgdrüsen (Castex, Mazzei und Schaposnik), die aber in anderen Fällen auch gleich den Haarpapillen normal erscheinen können (Longhin und Bucsa), erwähnt. Ferner waren in bereits makroskopisch ausgesprochen naevusartig imponierenden Fällen auch feingeweblich mitunter Naevuszellen anzutreffen (Nicolas, Peycelon, Massia und Rousset).

Da vorhin auf das Vorkommen von Cutis gyrata-artigen Furchungen im Bereich von Handteller und Fußsohle aufmerksam gemacht wurde, sei bei dieser Gelegenheit auch in Kürze auf die als sog. Affenfurche bekannt gewordene *Vierfingerfurche* eingegangen. Hierunter verstehen wir die Verschmelzung der üblicherweise vorkommenden transversalen Drei- und Fünffingerfurche der Hohlhand zu einer quer über den gesamten Handteller laufenden Furche, die in der Durchschnittsbevölkerung in etwa 1,5% vorkommt. Ganz allgemein ist in diesem Zusammenhang zu berücksichtigen, daß die Ausbildung von Sekundärfurchen in der Hohlhand mit zunehmendem Alter stärker wird und daß die Hände der

Männer für gewöhnlich weniger gefurcht sind als die der Frauen. Weiterhin ist nach den Untersuchungen von GEYER anzunehmen, daß die Vierfingerfurche bei mongoloiden Idioten in nicht-erblicher Weise ziemlich häufig ist. Es scheint aber andererseits möglich zu sein, daß das Erscheinungsbild der Vierfingerfurche auch erblich auftritt und mithin das phänische Bild der Vierfingerfurche heterogener Natur ist (ausführliche Darstellung bei TILLNER). Für den Dermatologen ist vielleicht noch bemerkenswert, daß solche transversalen Palmarfurchen auch im Zusammenhang mit einer kleinfleckigen Alopecie des Hinterkopfes beschrieben wurden (GEDDA, TESTA und BENIGNI, s. auch F. KORTING u. HOLZMANN). Schließlich bleibt bei dieser Gelegenheit noch in Parenthese zu erwähnen, daß im dermatologischen Schrifttum auch über *kongenitales Fehlen* des *Fingerleistenmusters* berichtet wurde, und zwar in einer Sippe, bei welcher allerdings bei anderen Mitgliedern auch starke Palmarkeratome vorlagen (LUDY).

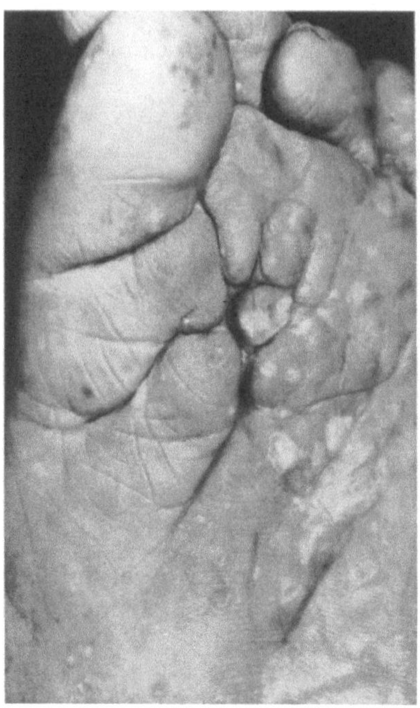

Abb. 38. *Cutis plantae gyrata*

Wie schon aus älteren Veröffentlichungen (FRIEDREICH 1868: „Hyperostose des gesamten Skelets", ARNOLD, 1891: „Akromegalie, Pachyakrie oder Ostitis?" hervorging, gibt es weiterhin Fälle von Pachydermie mit hyperplastischen Knochenveränderungen, wobei bei solchen Beobachtungen mit UEHLINGER zwischen dem qualitativen Begriff der Osteosklerose und dem quantitativen der Hyperostose und bei letzterer wiederum zwischen Periostose, Endostose und Gesamthyperostose geschieden werden sollte. Von den späteren Beobachtern (Übersicht bei BAYER und MERKEL) haben vor allem TOURAINE, SOLENTE und GOLÉ das hier vorliegende *osteodermopathische Syndrom* in seiner nosologischen Sonderstellung als „pachydermie plicaturée avec pachypériostose des extrémitées" erfaßt. Soweit bisher zu übersehen, kommt es bei dieser *Pachydermopériostose* vorzugsweise bei Männern (vgl. VAGUE) um das 30. Lebensjahr mit oder ohne hereditäre Anhaltspunkte (Konsanguinität der Eltern: FRANCESCHETTI, GILBERT, KLEIN und WETTSTEIN) zunächst beschwerdelos, später unter unbestimmten Mißempfindungen zu einer Cutis verticis gyrata-artigen Pachydermie im Bereich von behaartem Kopf, Stirn sowie Händen und Füßen und zu einer auch röntgenologisch typischen, beträchtlichen, bilateralen und seitengleichen Pachyperiostose der Extremitäten, während die Schädelknochen stets normal bleiben. In einigen Fällen zeigen auch andere Skeletteile geringe Periostproliferationen, wie z. B. in einem Falle von BAYER und MERKEL die distalen Clavikelenden. Eine Verbreiterung der Haversschen Knochenkanäle und Knochenneubildung betont VAGUE. Neben solchen voll ausgebildeten Erscheinungsbildern gibt es ferner sicherlich zahlreichere unvollständige oder Grenzfallformen. Immer sollen aber die Hautveränderungen denjenigen der isolierten Cutis verticis gyrata ohne Knochenveränderungen gleichen. Als Nebenbefund war bei der Beobachtung von VAGUE vermehrte Schweiß- und Talgsekretion auffällig. Die Potenz ist bei den Fällen dieses Syndroms im Gegensatz zu den Kranken mit Akromegalie ungestört.

Laboratoriumsmäßig konnten UEHLINGER und COCCHI keine Abweichungen im innersekretorischen System und im Mineralhaushalt feststellen, während bei den Patienten von BAYER und MERKEL eine geringe Hypercalcämie bestand.

Da bei der Pachydermopériostose häufig auch *Trommelschlegelfinger* bzw. Uhrglasnägel vorliegen, ist das Syndrom von TOURAINE, SOLENTE und GOLÉ *differentialdiagnostisch* neben der Akromegalie in erster Linie, allerdings nicht immer leicht (LIEVRE u. Mitarb.), von der „*Ostéoarthropathie hypertrophiante pneumique*", dem Syndrom von BAMBERGER und MARIE, abzugrenzen, welches eine ähnlich eosteodermopathische Reaktion auf als Grundleiden hierbei meist vorangehende Erkrankungen der Lungen (fistulierendes Pleuraempyem, traumatisches Lungenhämatom, Lungencarcinom, Einzelheiten s. bei GILBERT-DREYFUSS, ZARA und BETOURNE, GEHRIG und KAULBACH), aber auch bei biliärer Lebercirrhose und verschiedenen zentralnervösen (Tabes, Syringomyelie) oder endokrinmetabolen Störungen darstellt.

Im Hinblick auf die eben im Rahmen der Pachydermoperiostose im Sinne von TOURAINE, SOLENTE und GOLÉ erwähnte

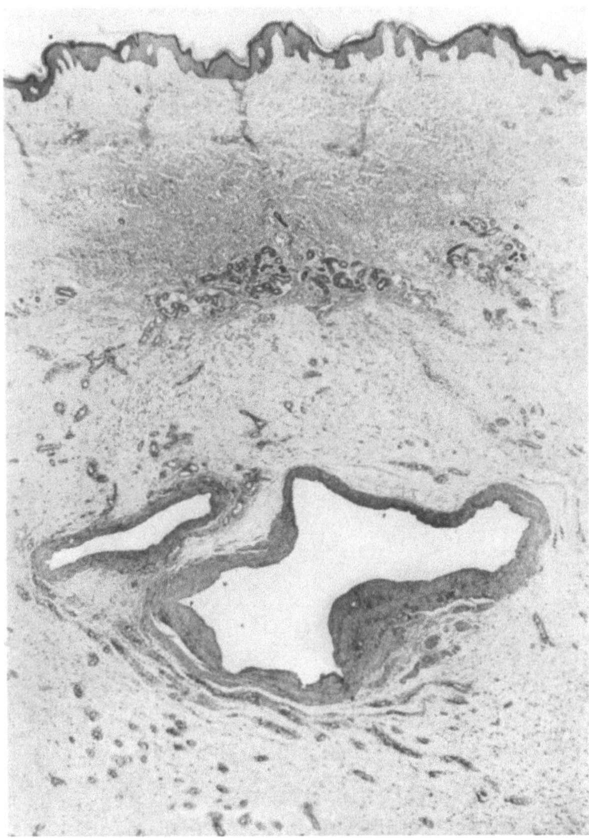

Abb. 39. *Cutis plantae gyrata.* Histologische Übersicht: Hyperplastische Schweißdrüsen und große dickwandige Gefäße in der Tiefe der Cutis. H.-E., 20mal

Trommelschlegelfingerbildung sei an dieser Stelle auch auf das Vorkommen von *Trommelschlegelfingern* als *Primärerscheinung*, d.h. als autochthones Merkmal ohne vorangegangene Grundkrankheit, aufmerksam gemacht. Ist doch im allgemeinen wohl zu wenig bekannt, daß Trommelschlegelfinger außer ihrer Hauptverursachung durch herz- oder lungenbedingte Stauungszustände auch primäre Fehlbildungsformen — unter Umständen kombiniert mit Palmo-Plantar-Hyperkeratosen (BUREAU, BARRIÈRE u. THOMAS) — darstellen können, die entweder sippenmäßig völlig isoliert (z.B. Fall ELGENMARK, GRINSPAN) oder, was das häufigere ist, *angeboren-erblich* vorkommen, wie das die Familienbeobachtungen von DAVIS, FIEGEL, BEEK, POINSO, CALAS u. SERRADIMIGNI u.a. belegen. F. A. KEHRER geht sogar so weit, die Frage aufzuwerfen, ob die Trommelschlegelfinger „nicht allemal in der erblichen Anlage der Betroffenen begründet seien derart, daß es bei solchen Leiden (gemeint sind Primärleiden) zu diesen Verunstaltungen nur dann kommt, wenn jene vorliegen." Im übrigen haben wir bei

den angeboren-erblichen Trommelschlegelfingern zwei Entstehungsarten anzunehmen, eine bei der diese schon bei der Geburt vorhanden sind, und eine andere,
bei welcher diese erst in der Pubertät zur Entwicklung gelangen (Einzelheiten
s. bei Fiegel).

D. Kongenitale Hyperplasien der Haut

Vernix caseosa persistens, konnatale Kollodiumhaut

Unter den kongenitalen Hyperplasien der Haut sind definitionsgemäß universelle oder circumscripte Überentwicklungen der gesamten äußeren Decke oder
ihrer Anteile zu verstehen, eine Begriffsfassung, die weitgehend auch auf manche

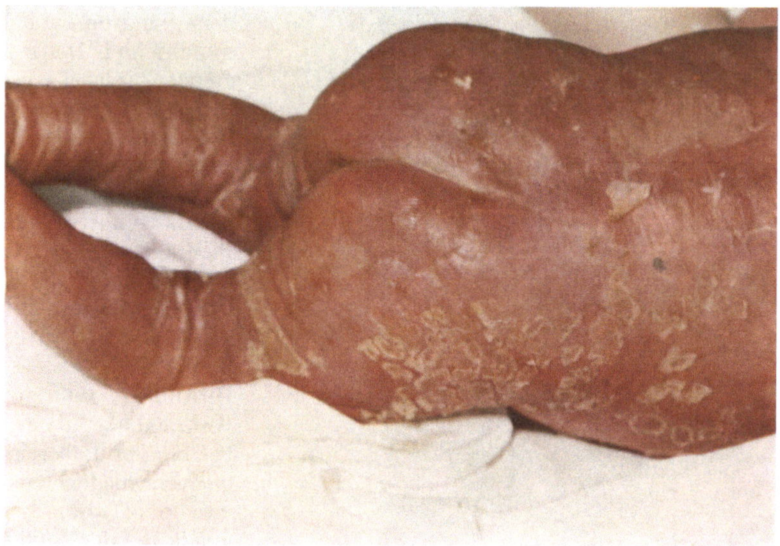

Abb. 40. *Konnatale Kollodiumhaut*

schon abgehandelte Anomalien, wie z. B. die unmittelbar vorher erörterten pachy-
dermischen Entwicklungsbilder, zutrifft. Von den kongenitalen Hauthyper-
plasien bleibt deshalb — zumal die angeborenen Geschwülste und elephantiasti-
schen Veränderungen der Haut, wie vor allem das Trophödem, in anderen Abschnitten dieses Handbuches besprochen werden — hier lediglich die vorwiegend
funktionelle „Exzeßbildung" (K. Steiner) der *vernix caseosa persistens* zu erwähnen übrig. Unter dieser Bezeichnung hatte Mayerhofer die gelegentlich
bei Säuglingen bis zum 3. und 4. Monat hin zu beobachtenden „symmetrischen
Knieflecke" oder entsprechende an anderen Körperstellen vorkommende Bezirke
beschrieben, die nach diesem Autor besonders bei Kindern mit später manifester
exsudativer Diathese häufig sein sollen. Darüber hinaus ist die hier vorliegende
Verhornungsanomalie wohl die pathogenetische Basis eines Teiles der Fälle von
konnataler Kollodiumhaut, auch wenn kein Zweifel darüber besteht, daß die
überwiegende Mehrzahl derartiger Kollodion-Babies sich später als zugehörig
zur Ichthyosis vulgaris (E. H. Hermans), zur Ichthyosis congenita mitis (z. B.
Finlay und Bound, G. Wolfram) bzw. als Frühform der Erythrodermie congenitale ichthyosiforme (Scott und Stone, Lapière, eine eigene Nachbeobachtung)
erweist. Bei solchen hautmäßig zellophan-, pergament- oder ölpapierartig an-
mutenden Kindern mit fischmaulartiger Mundöffnung, ektropionierten Lidern

(Fälle von GOTTRON, THIBAUT, WOLFRAM u.a.), Eklabium, wenig modellierten und unförmig wulstigen (WOLFRAM) oder eingerollten (GOTTRON) Ohrmuscheln, ergibt sich aber die Abtrennung einer *Ichthyosis sebacea* (HEBRA und KAPOSI) gegenüber der verlaufsmäßig weiterreichenden Ichthyosis congenita vor allem aus der passageren Verlaufsweise und dem völlig harmlosen Charakter dieser Anomalie. Stößt sich doch bei der Kollodiumhaut als Ausdruck der Ichthyosis sebacea (bzw. Seborrhoea oleosa neonatorum oder Exfoliatio lamellosa neonatorum, GRASS und TÖRÖK) die glatt-glänzende und gelb-bräunliche, starre Hautdecke nach nicht all zu langer Zeit in großen Lamellen, wie bei einer Mauserung oder Häutung, ab und der sodann in Erscheinung tretende erythrodermische Unterton der Haut geht kurz darauf bleibend in ein normales Kolorit über, wie das beispielhaft die von GOTTRON 1944 mitgeteilte Krankenbeobachtung demonstriert.

Histologisch ist hierbei fast nur die Hornschicht der Epidermis beteiligt (THIBAUT, FREYER), wobei jedoch im Gegensatz zur Ichthyosis auch Parakeratose bestehen kann.

Auch FREYER ist neuerdings in einer sehr eingehenden Studie (1951) den älteren Autoren dahingehend gefolgt, daß das ebenso von COCKAYNE als nach wie vor äußerst selten angesehene Entwicklungsbild der konnatalen Kollodiumhaut — neben solchen vorhin diskutierten Beobachtungen von Ichthyosis congenita mitis oder auch Dermatitis exfoliativa connata — weiterhin derartige Fälle von Seborrhoea oleosa neonatorum und als ganz seltene ontogenetische und phylogenetische Variante auch Fälle von Peridermbildung umfaßt. Die Ursache der Seborrhoea oleosa neonatorum bildet vielleicht eine intrauterin excessiv gesteigerte Bildung der Vernix caseosa.

Diese ist nach ihren chemischen und physikalischen Daten weitgehend mit dem Hornzellenfett identisch, demgemäß vom Talgdrüsensekret unterschieden und soll experimentell durch Einwirkung von Fruchtwasser auf Hornzellen zu erzeugen sein (FREYER). Es könnte also zutreffen, daß es sich in manchen Fällen der Kollodiumhaut um eine bereits intrauterin entwickelte universelle Seborrhoea sicca handelt.

Vergleichend-anatomisch wurde ferner von einigen Autoren auf das bei verschiedenen Säugetieren, wie z.B. dem Faultier, vorkommende (WELCKER) Epitrichium (s. BOWEN, 1895 sowie GRASS und TÖRÖK, 1895) hingewiesen, welches bei Geburt einreißt und von dem ausschlüpfenden Tier verlassen wird, was andeutungsweise beim Menschen als Abstoßung des Eponychiums nach Beendigung der Nagelverhornung vorkommt.

E. Fehlbildungen der Haut in Beziehung zur Körperregion und im Rahmen von Skeletanomalien

I. Cystische, fistulöse, grübchenförmige und ähnliche Fehlbildungen der Haut

In dieser Rubrik werden die in der Überschrift genannten Anomalieformen im Gegensatz zu K. STEINER nicht ihrem Mißbildungstyp nach, sondern in topographischer Hinsicht geordnet aufgeführt.

Über die *kongenitalen Fehlbildungsformen* am *menschlichen Auge* unterrichten die neueren Übersichten von FRANCESCHETTI und KLEIN sowie RIEGER. Darüber hinaus sei hier betont, daß ein *kongenitales Entropion* extrem selten zu beobachten ist.

Arkin beschrieb 1935 eine solche beiderseitige Anomalie im Zusammenfall mit Mikrophthalmus, Epiblepharon, Epicanthus, Verschluß der Tränen-Nasenwege, Hypertelorismus, Brachysyndaktylie und anderen Mißbildungen, wobei die Tarsi normal waren, während in einem Falle von Redslob die Tarsi durch eine Vermehrung der Meibomschen Drüsen verdickt erschienen. Bei einer Beobachtung von Devoe und Horwich aus einer Sippe mit gehäuften kongenitalen Anomalien bestanden neben kongenitalem Entropion der Oberlider außerdem Tetrastichiasis, Trichiasis, palpebrale Hyperpigmentierung und Imbezilität. Einen piriformen Appendix unter dem rechten Auge beobachtete Piredda.

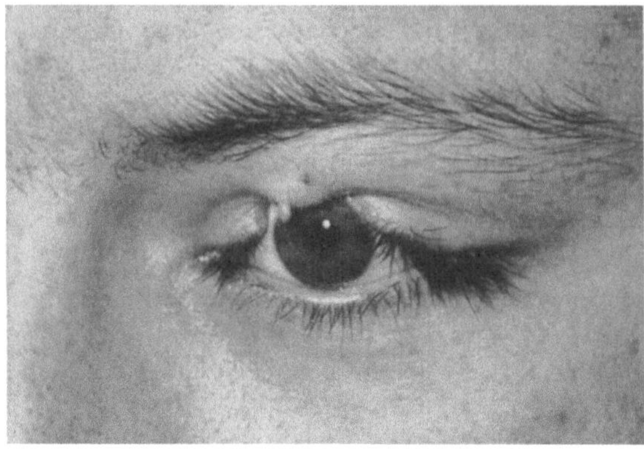

Abb. 41. *Oberlidkolobom*

Die merkwürdige Kombination einer Purpura simplex und einer *Ptosis* in vier Generationen einer Familie wurde von Fisher, Zuckerman und Douglass beobachtet. Schachter beschrieb eine kongenitale *Atresie* der Unterlider mit Clowngesicht und multiplen Skeletmißbildungen bei einem siebenjährigen schwachsinnigen Kinde. Ein erbliches Stigma der äußeren Augenform ist sodann nach den ausgedehnten Untersuchungen von Ehrhardt die sog. *Deckfalte* am menschlichen Auge, die bei stärkerer Fettpolsterung des Sulcus orbitopalpebralis mehr oder weniger auf den Lidplattenteil herabhängt, sich im Laufe des Lebens ändert, am rechten Auge meist stärker ausgeprägt ist und bei Männern in deutlicher Ausprägung häufiger vorkommt, während bei

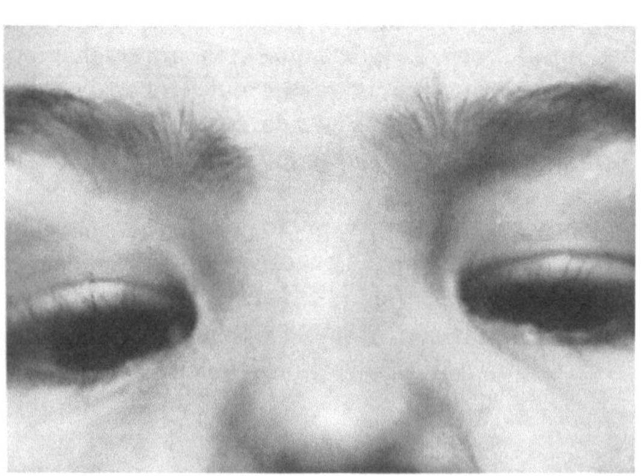

Abb. 42. *Hypertelorismus*

Frauen die geringfügigen Erscheinungsformen überwiegen. Eine eigentümliche dreiecksförmige Abweichung der Lidspaltenform mit und ohne Lidkolobom besteht ferner bei der Dysostosis mandibulofacialis (s. später), während eine *Obliteration* der *Tränenpünktchen* bereits als Merkmal der ektodermalen Dysplasie herausgestellt wurde. Als dermatologisch beachtenswerte komplexe Hornhautmißbildung ist die von dem Genter Augenarzt Francois beschriebene und in Deutschland von Wiedemann nachbeobachtete „*Dystrophie dermo-chondro-cornéenne familiale*" zu erwähnen, bei der es sich von seiten der Haut um das symmetrische Vorliegen xanthomartiger, an Ohren, Ellbogen, Fingern und Nase lokalisierter Knoten, von seiten des Knochensystems um echondrale Ossifikationsstörungen, Subluxationen und Sehnenretraktionen und am Auge um oberflächliche, subepitheliale zentrale Opazitäten handelt. Als weitere Hornhautanomalie ist der *Keratoconus* bei manchen Fällen von endogenem Ekzem anzuführen. Einer be-

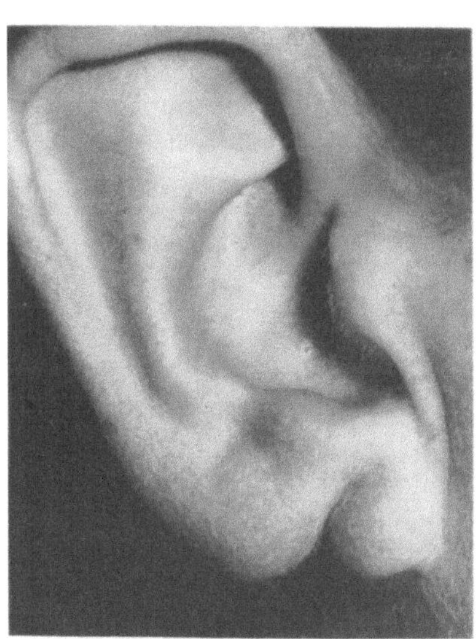

Abb. 43. *Ohrläppchenkolobom*

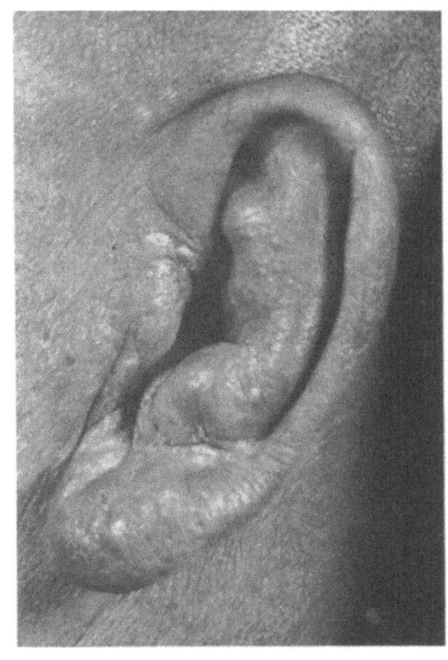

Abb. 44. „*Otophyma*"

sonderen Erwähnung für den Dermatologen bedarf schließlich auch der *Hypertelorismus*. Unter dieser von FAGGE bereits 1870 bei einem Falle von Ichthyosis vulgaris herausgestellten, von GREIG 1924 so genannten und von HÜNTHER 1933 als Euryopie bezeichneten Anomalie versteht man eine hochgradige Verbreiterung des Augenabstandes, bei

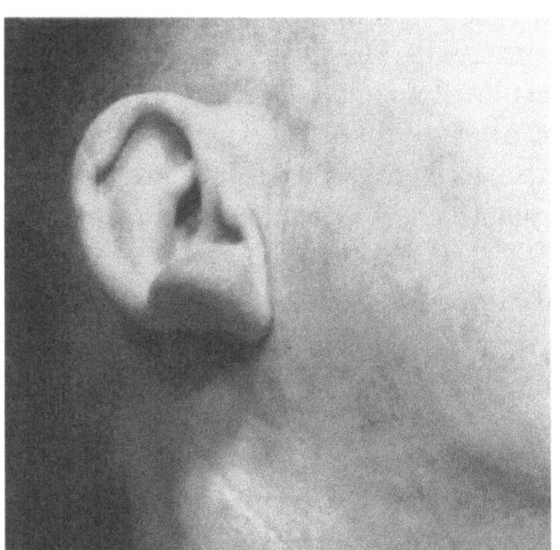

Abb. 45. *Henkelohren* bei Morbus Recklinghausen

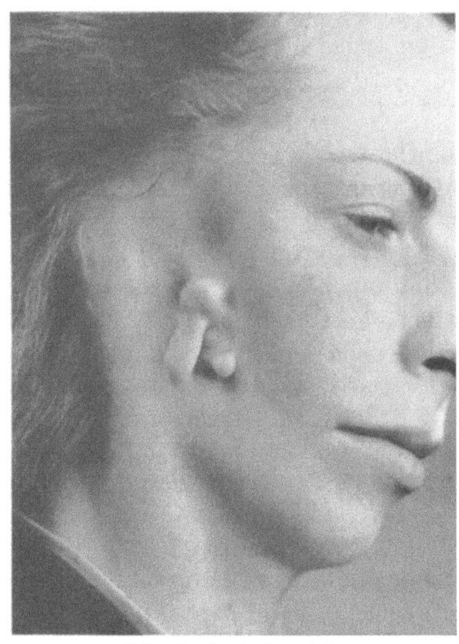

Abb. 46. *Auricularanhänge*

welcher die Lidspalte häufig ähnlich wie beim Mongolismus verläuft. Entwicklungsmechanisch kommt der Hypertelorismus, der in abortiver Ausprägung keinesfalls selten ist und ein häufiges Teilsymptom verschiedener komplexer Mißbildungssyndrome darstellt, wie beispielsweise der Crouzonschen oder der reno-facialen Dysplasie

(Braun u. Gross), durch eine starke Wachstumstendenz des kleinen Keilbeinflügels bzw. des vorderen Teil des Primordialcraniums zustande (weitere Einzelheiten s. bei Stracker sowie Gross). Die Kenntnis des Hypertelorismus ist im
Hinblick auf den meist dadurch hervorgerufenen tölpelhaften Aspekt für den
Dermatologen vornehmlich zwecks Abtrennung syphilitischer Verbildungen des
Gesichtsschädels von Bedeutung, bei denen aber mehr das von Krückmann für
den Bereich der mittleren Gesichtsanteile herausgestellte und durch eine nach
vorn ungenügend entwickelte Kieferhöhle hervorgerufene „flache Gesicht" zu
beobachten ist.

Bezüglich der angeborenen *Mißbildungen* des *Ohres*, die entweder isoliert
durch direkte Einwirkung auf die Ohranlage oder in kombinierter Weise durch

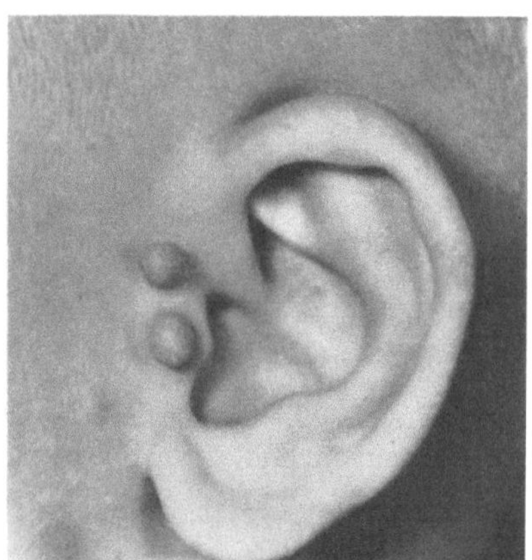

Abb. 47. *Auricularanhänge*

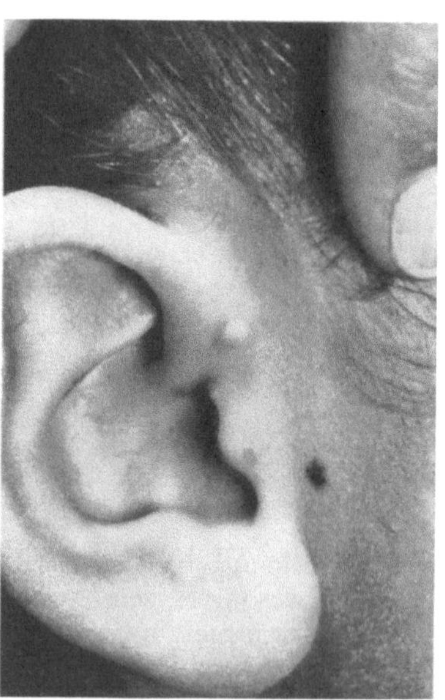

Abb. 48. *Auricularanhänge*

Beeinflussung benachbarter Induktionszentren zustande kommen (Grimaud u. Wayoff) ist zunächst allgemein hervorzukehren, daß trotz hochgradiger Mißbildungen des schalleitenden Apparates meistens normale Innenohrverhältnisse vorliegen (Mündnich). Im einzelnen sei von dermatologisch beachtenswerten Ohrmißbildungen die *Makrotie*, d. h. das Vorkommen großer und häufig zugleich
abstehender Ohren erwähnt, die überdies nicht selten in Gemeinschaft mit echtem
Riesenwuchs, und zwar z.B. als angiochondroplastische Vergrößerung bzw. Angioelephantiasis, zu beobachten sind (Church u. Whittle, Kleine-Natrop u.
Azzolini). Vom Erscheinungsbilde her wird die Abgrenzung solcher Fälle von
einem entzündlich hervorgerufenen, eventuell Rhinophym-artigen „Otophyma"
(Anderson) kaum Schwierigkeiten bereiten[1]. Im Gegensatz zur Makrotie ist die
echte *Mikrotie* meist mit einer knöchernen Atresie des Gehörganges und mit
Mißbildungen des Mittelohres verbunden (Frühwald). Unabhängig von den
eben genannten Größenunterschieden sollen aber mehr oder weniger beträchtliche
Ohrmuschelmißbildungen (also nicht nur ein Tuberculum Darwini, abnorme
Höcker, stärkeres Hervortreten des Anthelix gegenüber Tragus und Antitragus,
Läppchenkolobome o. ä.), sondern z.B. knorpelarme Jumbo-Ohren (Hilson) oder
kapuzenähnliche Ohrformen (Potter) grundsätzlich an das gleichzeitige Bestehen
von Nierenmißbildungen (Hilson) denken lassen.

---

[1] Eine eigene Beobachtung eines solchen „Otophyms" in Kombination mit einem Klippel-
Trenaunay-Syndrom ist durch Becker u. Theisen veröffentlicht worden.

Am *Ohrläppchen* können im Verein mit anderen Ohrmuschelanomalien sinusartige Vertiefungen vorliegen, die wie ein künstlicher Ohrringstich aussehen (EDMONDS und KEELER). Größere teratologische Beachtung erfordern jedoch zweifelsohne die vielfach auch als überzählige Ohren aufgefaßten (MILLER u. MILLER, COSTELLO u. a.), sog. *Auricularanhänge*, die zuerst von dem Engländer BIRKETT (1858) (zit. nach REGNAULT) beschrieben wurden, aber keine wirklichen Ohren, sondern chondrocutane Hyperplasien darstellen und von SIEMENS als branchiogene Knorpelnaevi, von anderen Autoren, wie z.B. AOKI, als Naevus cartilagineus eingeordnet wurden. Es handelt sich hierbei um nicht selten in Gemeinschaft mit weiteren branchiogenen Anomalien oder sonstigen Fehlbildungen, so z.B. als *Goldenhar*-Syndrom (= Auricularanhänge, epibulbäres Lipodermoid mit halbseitiger Gesichtshyperplasie und querer Gesichtsspalte, Fall HÖVELs, ferner TIMM) auftretende, teilweise gestielte Tumorbildungen in Ohrmuschelnähe von Stecknadelkopf- bis Fingerbeerengröße. Ihr Sitz ist in der Regel präauriculär, seltener auf oder hinter der Ohrmuschel. Mitunter sind an solchen Stellen nur chamoisfarbene Flecke (MILLER und MILLER) festzustellen. (Weitere Übersicht s. bei BRANDER). Die schon von THOMSON (1874) (zit. nach BRANDER) behauptete Erblichkeit dieser Auricularanhänge wurde vor allem von SIEMENS bestätigt und auch vergleichend anatomisch unter Hinweis auf die

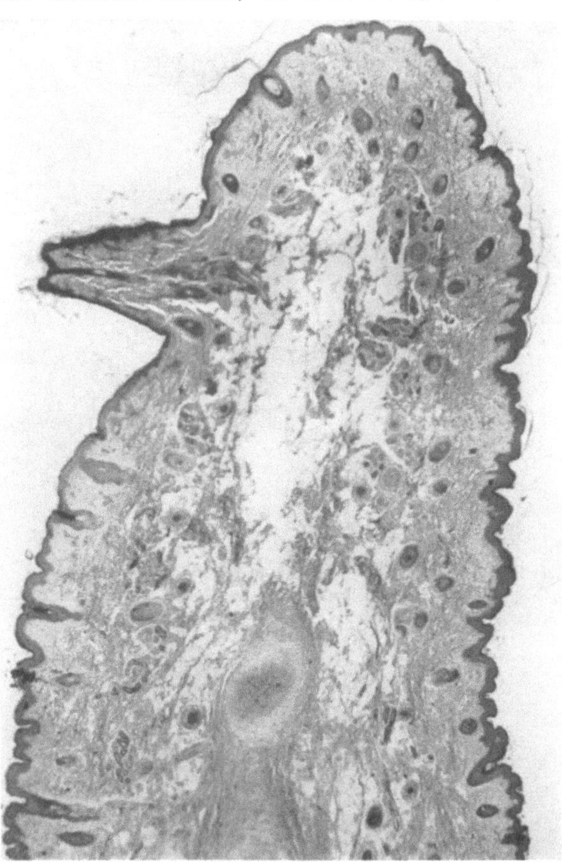

Abb. 49. *Präauricularhöcker*. Histologisch: Chondrocutane Hyperplasie mit zahlreichen Follikelbildungen und lockerem Fettgewebe. H.-E., 20mal

Appendices colli der Ziegen vertieft und in der Folge durch weitere Sippenbeobachtungen (MILLER und MILLER, BRANDER u. a.) gesichert. Von v. VERSCHUER wurde fernerhin gezeigt (1927), daß derartige Anomalien sicherlich auch von peristatischen Faktoren mitbeeinflußt werden (Beobachtungen von eineiigen Zwillingen mit diskordant auftretenden, einseitig präauricularen weichen Erhebungen). Als letzte Besonderheit im Ohrmuschelbereich auf dem Boden branchiogener Fehlbildungen ist die ebenfalls in hohem Ausmaße erbliche (MONTGOMERY, FOX, vgl. vor allem auch die Übersichten von WHITNEY sowie QUELPRUD) und gleicherweise wie die Ohranhänge häufig mit weiteren juxtaauriculären Anhängen vergesellschaftete (SCOTT und WOODING) oder mit knöchernen Anomalien kombinierte *kongenitale Ohrfistel* zu erwähnen, die zuerst von HEUSINGER

(1874) beschrieben wurde und irregulär dominant auftreten kann (LAZZARONI u. ANSELMI). Sie liegt gewöhnlich mit ihrer Mündung oberhalb oder vor dem Tragus und weist selten auch Verbindungen mit Mittelohr oder Pharynx auf. Ihre Abstammung vom ersten Branchialbogen wird vornehmlich von COCKAYNE bestritten, der sie eher als fehlerhaftes Verschmelzungsprodukt der Ohrhöcker auffaßt.

BECKER beschrieb eine derartige Fistelmündung im Ohrläppchen, wobei die Fistel in diesem Falle unterhalb des äußeren Gehörganges verlief und am Trommelfell endete. DRUSS und ALLEN beobachteten eine kongenitale Fistel des Nackens mit Verbindung zum Mittelohr.

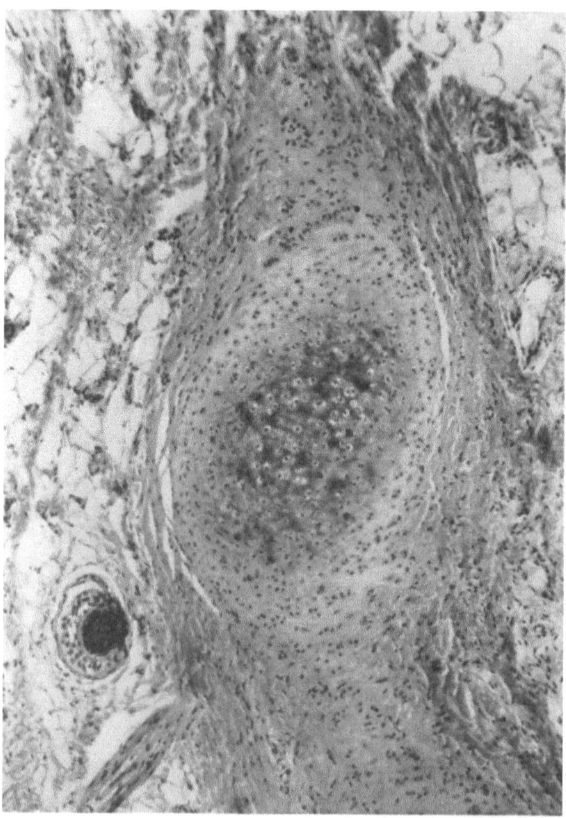

Abb. 50. Vergrößerung von Abb. 47. H.-E., 80mal

Als Begleiterscheinungen derartiger Fistelbildungen, die nach SELKIRK bei der weißen Rasse zu 0,9% und bei Negern zu 5% und ferner in 23% bilateral vorkommen, sind gelegentlich hartnäckige Gehörgangsekzeme (GULLI) oder lymphocytomartige Reaktionen (BIBERSTEIN) anzutreffen. GOTTRON beschrieb 1931 lupusähnliche Entzündungsherde um solche Fistulationen herum, was von HALTER an Hand weiterer Beobachtungen bestätigt wurde. Entgegen dem klinisch lupoiden Eindruck liegen hier aber keine tuberkuloiden Strukturen sondern Fremdkörpergranulome mit Fremdkörperriesenzellen und Cholesterinkristallen vor. Bei einer Beobachtung von HALTER war ein solcher Fistelgang mit Plattenepithel, bei einem Falle von BECKER und BRUNSCHWIG mit Zylinderepithel ausgekleidet.

Im Bereich der *Nase* sind neben *transversalen*, rötlichen *Streifen* an der Grenze zwischen mittlerem und unterem Drittel (CORNBLEET: stria nasi transversa, ferner S. I. WHITE, ANDERSON) vornehmlich kongenitale *Cysten* und *Fisteln* erwähnenswert. Sie wurden als besondere klinische und topographische Erscheinungsform von CRUVEILHIER (1817) sowie LANNELONGUE und ACHARD (1891) herausgestellt und finden sich nach CRAWFORD und WEBSTER gegenüber sonstigen Fistel- und Cystenbildungen des Körpers in einem Verhältnis von 15:1883 bzw. nach den Erhebungen von NEW und BRICH zwölfmal bei insgesamt 103 kongenitalen Cysten von Kopf und Hals. BEAU, NEIMANN und GOSSEREZ schätzen die Gesamtzahl der bisherigen Beobachtungen dieser, auf den ersten Blick mit einem banalen Furunkel, einer Talgcyste oder einer Meningo- oder Encephalocele verwechselbaren und nicht selten nach der Tiefe sehr ausgedehnten und daher auch mit

Rücksicht auf die Möglichkeit meningitischer Komplikationen beachtenswerten (vgl. Seagle), median oder paramedian am Nasenrücken sitzenden und unter Umständen nur als eine punktförmige Vertiefung ausgebildeten, gegebenenfalls

mäßig sezernierenden Gebilde auf 95 Fälle im Weltschrifttum. Im Gegensatz zu den meisten anglo-amerikanischen Autoren, die in den medianen Nasencysten und -fisteln eine Hemmungsmißbildung lediglich der Nase erblicken, kennen Beau u. Mitarb. ihnen, entsprechend der Anschauung von Lannelongue und Achard, den Charakter einer echten Schädelmißbildung zu.

An den *Lippen* kommen rundliche oder schlitzförmige Einsenkungen entweder symmetrisch (z. B. Wang und Macomber) oder asymmetrisch (z. B. Ludy), namentlich an den Unterlippen vor, und zwar bei asymmetrischer Lokalisation links doppelt so häufig wie rechts (Watanabe u. Mitarb.). Seltener sind Grübchen der Lippencommissuren, wodurch gegebenenfalls eine Perlèche vorgetäuscht werden kann (Eissner, Lemke). Diese an sich harmlosen, regelmäßig dominant vererbbaren (Koechlin) Hemmungsmißbildungen besitzen insofern eine Bedeutung, als sie häufig mit Oberkieferspalten kombiniert sind (Trauner). Ferner scheinen in der Deszendenz

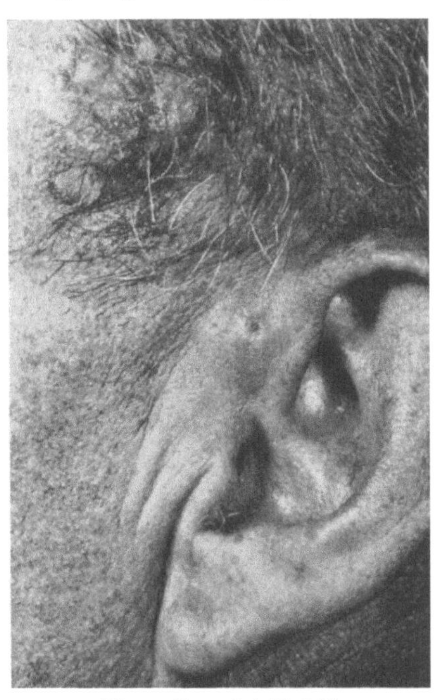

Abb. 51. *Kongenitale Ohrfistel*

von Individuen, die mit dieser Anomalie behaftet sind, gehäufter Kinder mit schweren Oberkieferspaltbildungen vorzukommen (Trauner). Die Heterotopie

von Speicheldrüsen im Lippenrot wurde — im Zusammenfall mit einer Cheilitis actinica — von Michalowski beobachtet, das Auftreten von naevoiden Keratodermien an den Lippen im Zusammenhang mit hyperkeratotischen Herden an Achseln, Ellenbeugen, Vorderarmen und anderen Körperstellen durch Gougerot und Eliascheff. Duckworth beschrieb einen medianen *Kinnsinus*, der sich als zeitweise etwas sezernierende

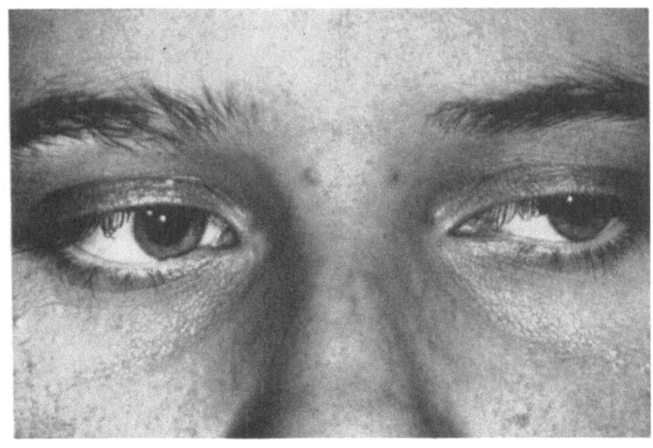

Abb. 52. Bilaterale, paramediane *Fistel des Nasenrückens*
(bei gleichzeitigem Vorliegen von kongenitalen Ohr- und Gaumenfisteln)

Papel auf der Kinnspitze darstellte und nach Beseitigung eines Abscesses des rechten unteren Schneidezahns abheilte, weswegen hier generell auf Hautfisteln hingewiesen sei, die von den Zähnen ausgehen (Übersicht bei R. Meyer).

Bei dieser Gelegenheit ist ferner eine ungewöhnliche Merkmalskombination von Epithelioma adenoides cysticum, Basalzellnaevi, angeborenem Balkenmangel, sowie dentalen

Follikularcysten des Unterkiefers anzuführen, bei welcher der Tod der 30jährigen Trägerin dieser komplexen Fehlbildungen durch eine sarkomatöse Entwicklung der Cysten mit ausgedehnter Metastasierung verursacht wurde (BINKLEY und JOHNSON).

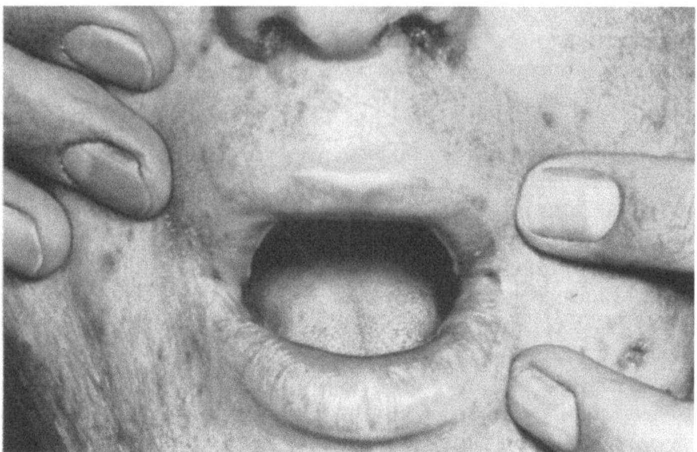

Abb. 53. *Grübchen der Lippencommissuren*

Eine völlig harmlose Anomalie stellen schließlich in dieser topographischen Region die nach eigener Beobachtung nicht selten dominant erblichen *Kinngrübchen* dar.

Auch in der *Mundhöhle* sind entsprechend ihrer komplizierten Ontogenese zahlreiche Anomaliebildungen möglich, von denen die hier nicht näher zu be-

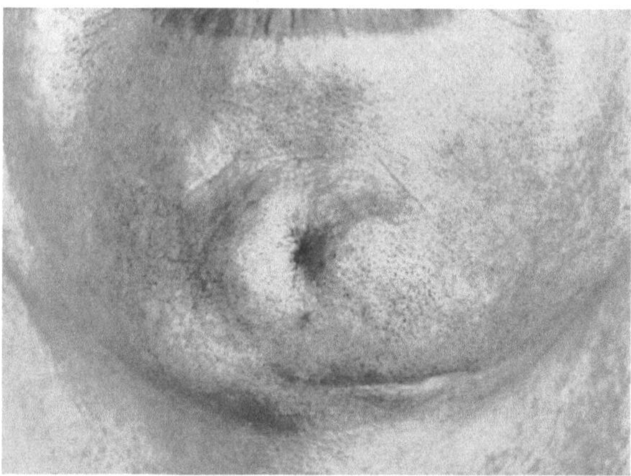

Abb. 54. *Kinngrübchen* (dominant erbliche)

sprechenden Gaumenspalten ähnlich wie die Grübchen und Fisteln der Unterlippe häufiger links als rechts lokalisiert sind, während die unilateralen Choanalatresien rechtsseitig überwiegen. Einen neuen Fall von *Stomodymie,* d.h. einer Doppelanlage des Mundes, — im Verein mit Anophthalmie — hat BEATTY mitgeteilt. Im vorderen medianen Gaumenbereich sind Fisteln als Überbleibsel des Ductus nasopalatinus bekannt, während lateral symmetrische Gaumenbogenfisteln und -spalten, wie sie kürzlich als 16. Beobachtung dieser Art NEUSS beschrieb, als Reste der zweiten Schlundtasche zu werten sind. Von weiteren anatomischen

Varianten, Fehlbildungen und Heterotopien im Bereich der Mundhöhle, wie sie vor allem in der Monographie von SCHUERMANN über die „Krankheiten der Mundschleimhaut und der Lippen" zusammenfassend dargestellt werden, seien hier nur die gespaltene Zunge *(Lingua bifida)*, die kongenitale *Zungenagenesie* (FULFORD 1956, 13. Fall des Schrifttums) sowie das *Ankyloglosson* angeführt, welches bei Anheftung des abwegig langen und kräftig entwickelten Zungenfrenulums bis zur Zungenspitze eine empfindliche Sprach- und Ernährungsstörung bedingen kann.

Über Einzelheiten des durch das Vorkommen von heterotopen Talgdrüsen im Mundsaumgebiet charakterisierten Fordyceschen Zustandes sind wir durch die Arbeit von HALTER, über deren Vorkommen im Bereich des weiblichen Genitales übrigens durch die Mitteilung von FRIDERICH und SCHÄDEL unterrichtet. *Makroglossie* als Partialsymptom einer weiterhin durch kongenitale lymphangiektatische Ödeme gekennzeichneten Fehlbildung beobachtete RUZETTE, *Hemimakroglossie* als Teilausdruck einer systematisierten Hemihypertrophie KORTING mit RUTHER. Eine in letzter Zeit durch die beiden Arbeiten HALTERs und die Veröffentlichung von BRAUN-FALCO, sowie BAZEX, DUPRE u. PARANT bekannter gewordene atavistische Fehlbildung stellt sodann die erstmalig 1912 von LEVINSTEIN beschriebene, im hinteren Viertel bis Fünftel des seitlichen Zungenrandes seitengleich lokalisierte „*Tonsilla linguae heterotopica symmetrica*" dar, bei der es sich makroskopisch um grau- bis rosarote, knopfartig erhabene, etwa fingernagelgroße und unter Umständen nach Art der Hirnwindungen verschlungene Wulstbildungen und feingeweblich um lymphoepitheliale Strukturen vom Typ der Zungenbälge handelt. Subjektiv können periodisch schwankende, mitunter sehr heftige und gegebenenfalls in Verbindung mit einer typischen Angina tonsillaris auftretende Schmerzempfindungen gegeben sein. Am Zungengrunde (Foramen caecum!), weit seltener auch an der Zungenspitze (Fall ERLER), finden wir als Anomalie, falls die sich aus der ventralen Pharynxwand einstülpende und sich in caudal-lateraler Richtung weiterentwickelnde Schilddrüsenanlage liegenbleibt, die meist etwa kirschkerngroße glatte oder unebene, differential-diagnostisch

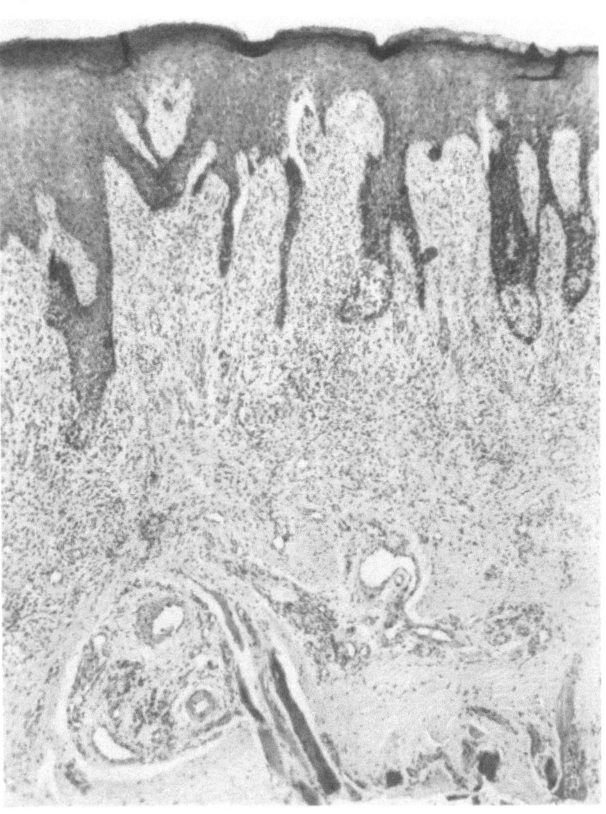

Abb. 55. *Glossitis rhomboidea mediana.* Histologische Übersicht: Typische, aber ungleichartige Acanthose, submuköses plasmazellreiches Infiltrat, in der Tiefe knotige Ansammlung von arteriellen und venösen Gefäßen. H.-E., 45mal

gegenüber einer Heterotopie von Magenschleimhaut- oder Gebärmutterschleimhautinseln abzugrenzende *Zungenstruma*, mit der nicht selten ein myxödematöser Allgemeinzustand einhergeht. Weitaus geläufiger ist dem Dermatologen seit 1914 das durch die Beschreibung von Brocq und Pautrier bekannte Bild der „*Glossitis rhomboidea mediana*" (= Glossite losangique mediane de la face dorsale de la langue"), welches seinem Wesen nach ein fissurales Angiom bzw.

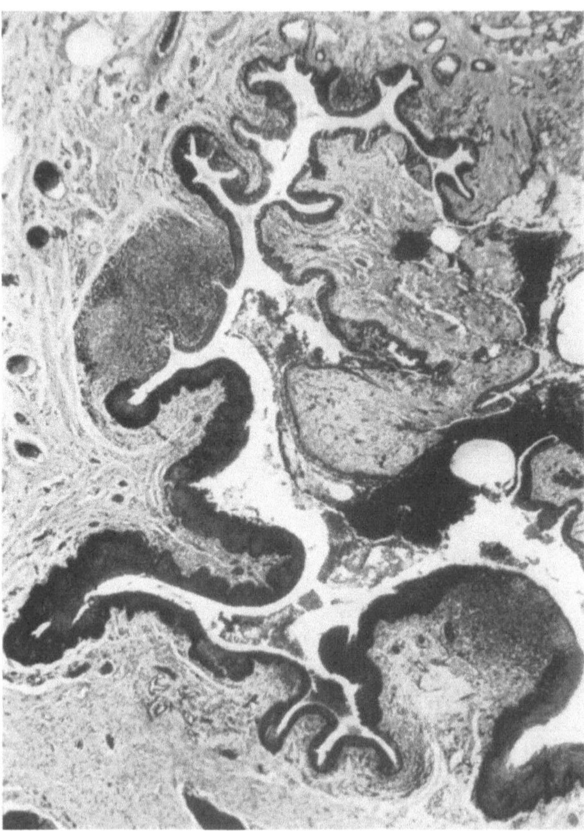

Abb. 56. *Ductus thymo-pharyngicus.* Makroskopisch: Linsengroße Hautöffnung über dem Manubrium sterni. Histologisch: Zum Teil mehrreihiges Flimmerepithel, z. T. nicht verhornendes Plattenepithel. H.-E., 20mal

Hämolymphangiom infolge Persistenz des Tuberculum impar darstellt, darüber hinaus aber pathogenetisch und klinisch durch eine „entzündliche" Note (Stewart und Laumonier) in Gestalt von histio-lympho- und plasmocytären Infiltraten bestimmt wird.

Im Bereich des *Halses* begegnet man an Fehlbildungen — eventuell auch familiär: Wheeler, Shaw und Cawley — den schon Römern wie Griechen wohlbekannten und von ihnen an Satyrn und Faunen abgebildeten Anhängen sowie Cysten und Fisteln, die auch hier grundsätzlich wie anderen Ortes auch durch ausbleibende Verschmelzung oder mangelhafte Auffüllung trennender Spalten oder unsymmetrische Anpassungen zustande kommen. Bei den sehr seltenen *mittleren Halsfisteln* handelt es sich um meist blind endende, in Höhe der Incisura thyreoidea des Schildknorpels oder der Fossa jugularis gelegene, nur selten voll entwickelt in das Foramen caecum der Zunge mündende Reste des Ductus thyreoglossus. Die häufigere *Fistula colli congenita lateralis* entsteht durch Persistenz einer intrafetalen Verbindung vorzugsweise der zweiten oder dritten Kiementasche und der entsprechenden Kiemenfurche, mündet äußerlich am vorderen Sternocleido- Rand und kommuniziert im kompletten Falle mit dem Pharynx. Die Klärung der Frage, ob eine (seltenere) komplette oder inkomplette Fistel vorliegt, kann entweder subjektiv durch Einspritzung einer Zuckerlösung (Wahrnehmung süßen Geschmackes) oder objektiv durch Injektion von Milch oder einer Farbstofflösung in die äußere Fistelöffnung erfolgen (weitere Einzelheiten s. bei Tischer). Über die *branchiogenen Tumoren*, also über Geschwülste, die von den zur Zeit der Kiemenbogenentwicklung vorhandenen Geweben abstammen, hat Hamperl eingehend berichtet und hierbei im einzelnen unter anderem die branchiogenen Carcinome, Cystencarcinome, die Geschwülste der Auricularanhänge, die sog. Mischtumoren und Adenolymphome der Speicheldrüsen

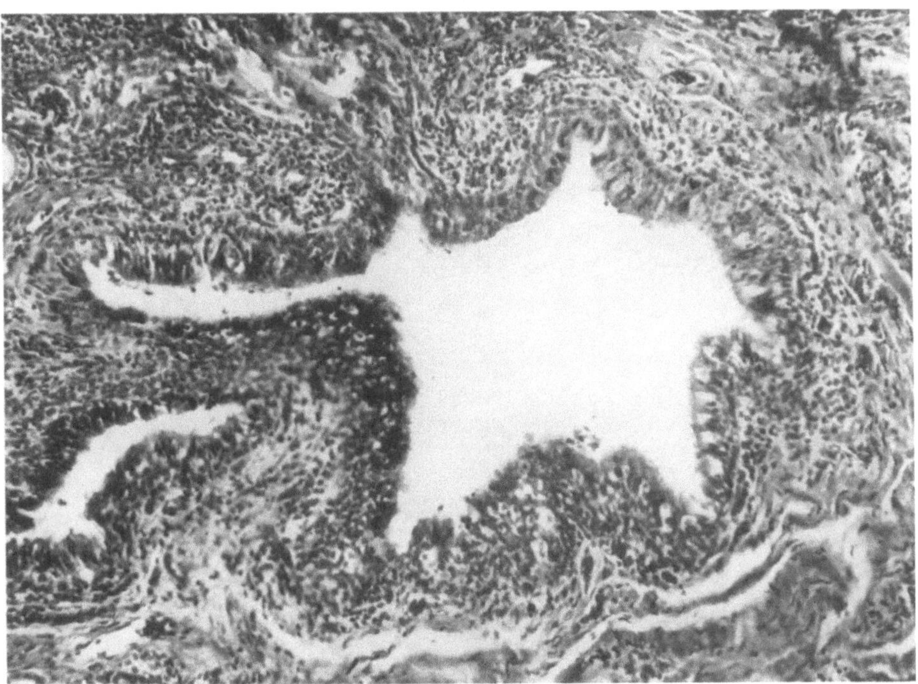

Abb. 57. Mittlere Halsfistel. Histologische Übersicht. H.-E., 120mal

besprochen. Histologisch liegt bei den cervicalen Fistelgängen oder den an zwei Stellen verschlossenen, im übrigen verödeten und demgemäß cystisch im-

ponierenden Kiemengangs-
fehlbildungen eine Platten-
oder Zylinderepithelausklei-
dung vor, die häufig von
einem auffällig stark rund-
zellig infiltrierten Stroma
umgeben wird. Die Medizingeschichte der sog. „Halskiemenfisteln" hat kürzlich
UNDEUTSCH unter Hinweis
auf die Erstbeschreibungen
von HUNCZOVSKI (1789) u.
DZONDI (1829) dargestellt.
Im Bereich der *Schulter*
ist für den Dermatologen
das von GALANT (1925) so

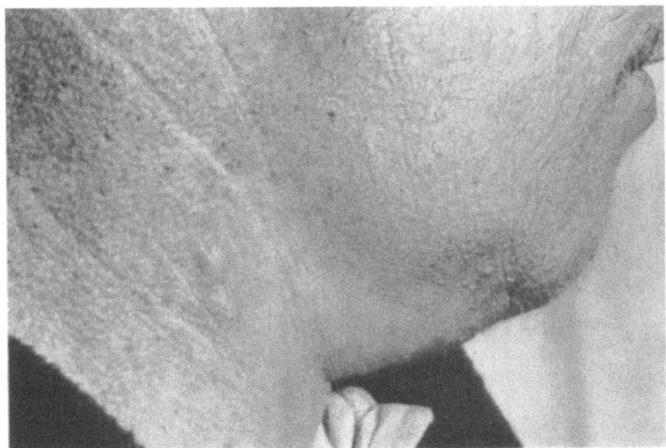

Abb. 58. *Laterale Kiemengänge*

bezeichnete und von ihm als „höchst pikant" bzw. als „wahre Verschönerung" des weiblichen Rückens gewertete *Akromiongrübchen* beachtenswert, welches auch in der Belletristik erwähnt wird (z. B. E. LANGÄSSER, Das unauslöschliche Siegel, 1946, S. 450, „...an dem Ansatz die beiden Venusgrübchen, die mit der wechselnden Biegung der Hüften sich bald stärker, bald schwächer markieren").

LAUSECKER nimmt auf Grund vierfacher Beobachtung solcher akromialer Schultergrübchen einen recessiven, möglicherweise geschlechtsgebunden recessiven Erbgang an. Bei einer eigenen Beobachtung bestand außerdem ein hyperkeratotischer Naevus striatus im Bereich der linken Achsel.

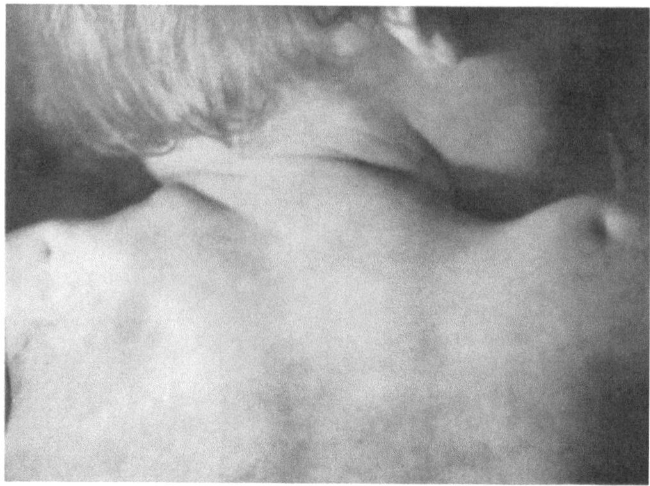

Abb. 59. *Schultergrübchen*

In der Nabelgegend sind als Fehlbildungen *omphalomesenterische* Fisteln und Cysten (z.B. HOEN) zu beobachten.

Ähnlich grübchenförmigen wie an der Schulter, häufiger aber mehr sinusartig oder cystisch sich darbietenden Veränderungen begegnet man im *Kreuz-Steiß-*

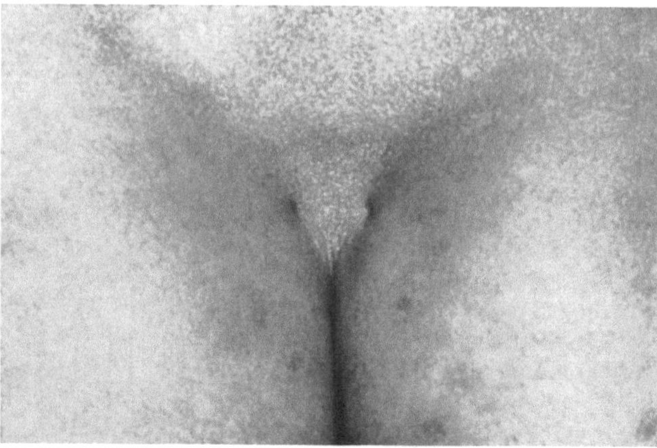

Abb. 60. *Foveolae coccygicae*

beingebiet. Es handelt sich bei diesen erstmalig von WARREN in Boston 1867 beschriebenen (ausführliches Historiat s. bei C. BRAND) Anomalien um mit mehrschichtigem Plattenepithel ausgekleidete Hohlräume, die über dem Hiatus canalis sacralis liegen, entweder solitär oder multipel in der Mittellinie der Analfalte oder nur wenig daneben münden bzw. durch eine grübchenförmige Einsenkung (Foveola coccygica, ECKER) angedeutet sind und nicht selten zunächst als Furunkel oder periproktitische Abscesse verkannt werden (vgl. OEHLECKER,

KUMER u. a.). Als entwicklungsgeschichtliche Grundlage dieser nicht selten fuchsbauartig verzweigten Einstülpungs- und Verwachsungsvorgänge ist entweder eine Abweichung beim Verschluß des Medullarrohres oder eine Retraktion der Haut durch das Lig. caudale („Traktionsdermoid") anzunehmen, wenn auch histologisch die Eingruppierung solcher *Sacro-Coccygeal-* bzw. *Uropygeal* (Brand)-*Cysten* oder *Fisteln* als „Dermoid" sensu strictiori häufig nicht aufrechtzuerhalten ist. Diese sog. „Sacraldermoide", unter Umständen nur erkenntlich als Pigment-

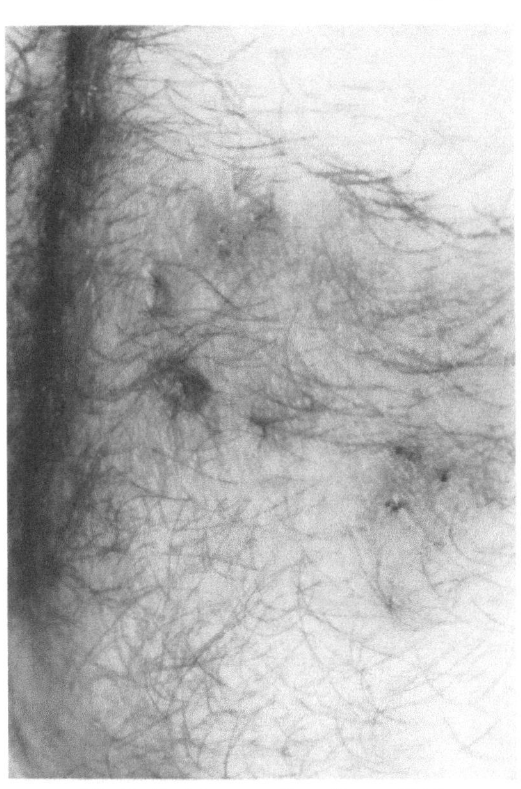

Abb. 61. Reaktionsarme *Sacro-Coccygealfisteln*

fleck mit kleiner zentraler Öffnung in der dorsalen Medianlinie, werden bei Kindern wie Erwachsenen meist übersehen, obwohl sie in der Gesamtbevölkerung etwa in einer Häufigkeit von 1 auf 1000 vorkommen. Bemerkt werden sie in der Regel erst bei mehr oder weniger knotig protuberierender Infiltration infolge von Sekundärinfektion der Fistelgänge *nach* der Pubertät (BRAND: Durchschnittsalter bei Frauen 19, bei Männern 23 Jahre), wofür außerdem äußere mechanische Belastung eine wesentliche Rolle zu spielen scheint (OGILVIE, KAMMEL u. a.), weswegen das Leiden in der amerikanischen Armee als „Jeep disease" bekannt ist. Die von vereinzelten Autoren behauptete Prävalenz des weiblichen Geschlechts (SCHAEFER: 75% der Fälle) ließ sich in anderen statistischen Zusammenstellungen nicht bestätigen (z. B. BRAND). Nur selten besteht eine Verbindung solcher Cysten und Fisteln mit dem Zentralnervensystem, wie es z. B. bei drei Fällen von HAWORTH und ZACHARY zu beobachten war und wodurch beim Kind über diesen Infektionsweg rezidivierende Meningitiden verursacht werden können (BETTEX; PACHE u. LORENZO). Differentialdiagnostisch wird bei stark entzündlichen und paramedian aberrierenden Steißbeinfistulationen nicht selten die Abgrenzung gegenüber den Esthiomène-artigen Folgezuständen des Lymphogranuloma inguinale und gegenüber der Tuberculosis subcutanea fistulosa im Sinne GOTTRONs (Einzelheiten s. bei BEUTNAGEL) notwendig sein.

Auch im Bereich der *medianen Raphe* des *Perineums* und *Scrotums* finden sich als Fehlbildung im wesentlichen nur *Cysten* oder *ektodermale*, unter Umständen mehrfach ulcerös bzw. fistulös unterbrochene *Kanäle* (NEFF, LAMB, WOOLDRIDGE, THOMPSON), die entweder aus Epithelresten infolge einer unvollständigen ventralen Verschmelzung bei der Bildung des äußeren Genitales oder nach Verschluß der genito-perinealen Raphe aus epithelialen Zellagen zustande kommen, die sich vom Primitivepithel abgespalten haben. Weitaus seltener sind im Dammbereich Haare enthaltende sog. „Pilonidalcysten". Die klinische Bedeutung

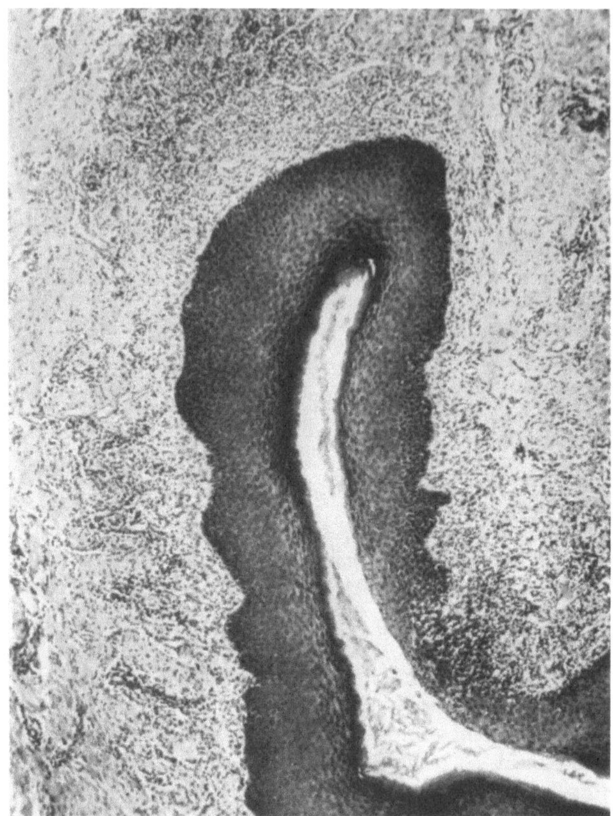

Abb. 62. Histologische Übersicht der in Abb. 61 wiedergegebenen Beobachtung: Annähernd normale Oberflächenepithelauskleidung [der Fistelgänge. H.E., 60mal

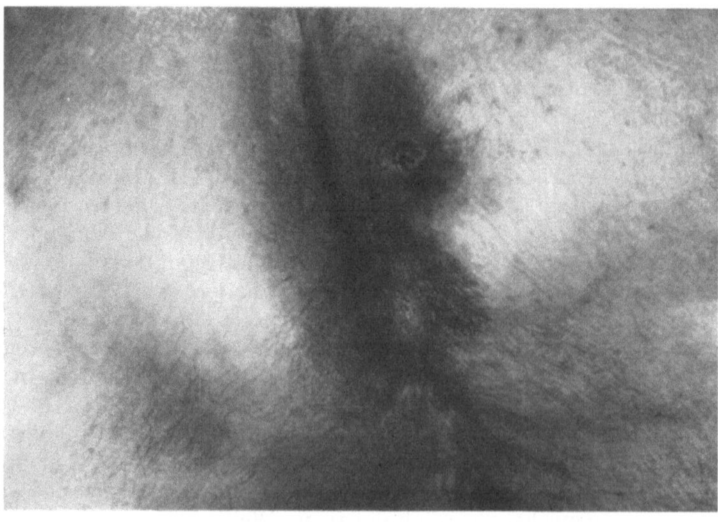

Abb. 63. Absceßartig imponierende *Sacro-Coccygealfisteln*

derartiger Cysten und Fistelgänge liegt vor allem wiederum in der Möglichkeit ihrer Infektion, bei welcher die Gonorrhoe an erster Stelle steht. Histologisch sind Acanthose, inter- und intracelluläres Ödem der Epidermis und Verbreiterung des Papillarkörpers der wesentliche Befund (LAMB). Auch unter den *Cysten* im Bereich des *Penis* sind solche dysogenetischer Herkunft vertreten, die den paraurethralen Gängen an der Raphe vergleichbare Fehlbildungen darstellen (weitere Einzelheiten bei GROPPER und NIKOLOWSKI). Aus topographischen Gründen sei an

dieser Stelle auch noch auf eine weitere angeborene Anomalie der äußeren Penisform hingewiesen, die in einer Verschiebung des Ansatzes der Hodensackhaut auf der Penisunterseite bis etwa zur Schaftmitte oder gar bis zur Eichel besteht und entweder ein Erektionshindernis bedeutet oder aber bei Verschwinden des Membrums in dieser *Virga palmata* eine mangelhafte Penisentwicklung vortäuschen kann (EUFINGER).

Auch von den Einzelmißbildungen der *Extremitäten*, mit denen sich ausführlich eine neuere Übersicht in dem Handbuch von SCHWALBE und GRUBER „Die Morphologie der Mißbildungen" (1958) befaßt, sollen hier wiederum nur die dermatologisch beachtenswerten Anomalien besprochen werden, wenn auch grundsätzlich gerade die Fehlbildungen an den Gliedmaßen seit alters besonders beachtet wurden (z. B. Erwähnung von Hexa-

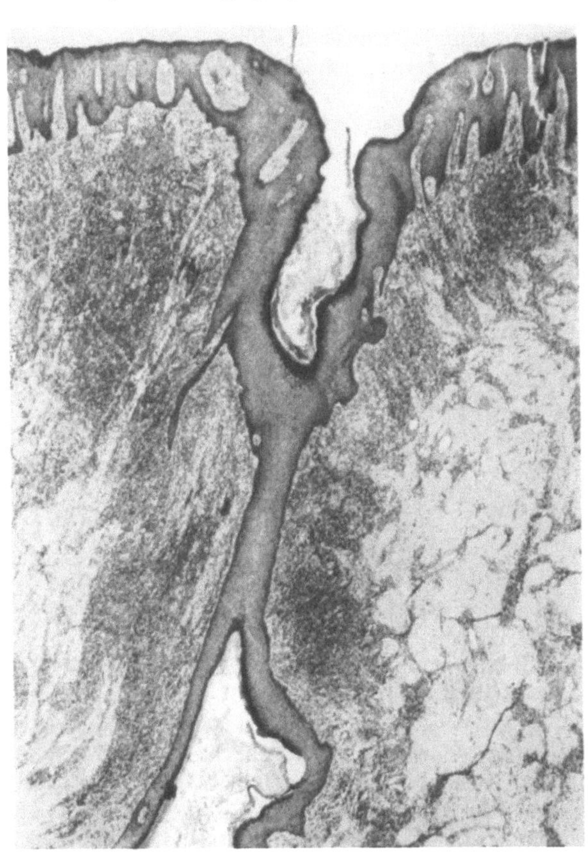

Abb. 64. Histologische Übersicht der in Abb. 63 wiedergegebenen Sacro-Coccygealfisteln: Zum Teil verhornender, z.T. cystisch erweiterter, epithelial ausgekleideter Gang mit begleitender chronisch-entzündlicher, plasmazellreicher, leukocytär untermischter Umgebungsinfiltration

daktylie im Alten Testament: 2. Buch Samuel, 21, V. 20, als Stigma des Apostels Jakobus oder der Anna Boleyn sowie eines Sohnes der Herzogin Hedwig, die diesen erschlagen auf der Walstatt bei Liegnitz an den sechs Zehen seines Fußes erkennt, weitere Einzelheiten s. auch bei VIERORDT oder POL). Ebenso reicht auch der Begriff der *Polydaktylie* selbst sehr weit zurück (KERCKRING 1670), während er nosologisch erst in jüngerer Zeit vor allem als Teilsymptom des Bardet-Biedl-Syndroms, des Ellis-van Creveld-Syndroms (unter anderem Polydaktylie, Störungen des Nagelwachstums, Chondrodysplasie, Vitium cordis congenitum, s. Fälle von RÖSSLER, HARTWEIN u. a.) und der Apertschen Akrocephalosyndaktylie Bedeutung erlangte. Im dermatologischen Schrifttum machten ALBRECTSEN und SVENDSEN auf den Zusammenfall von *Hypotrichose* und *Syndaktylie* bei zwei Blutsverwandten aufmerksam, bei denen allerdings des weiteren Netzhautveränderungen und Intelligenzdefekte vorlagen, also eine nosologische Nähe zum Laurence-Moon-Biedl-Syndrom gegeben war, bei dem aber eine Hypotrichose üblicherweise nicht vorkommt. Von DE VRIES u. Mitarb. wird ein Syndrom von *hämorrhagischer Diathese* und *Syndaktylie* beschrieben, welches bei fünf von sieben Geschwistern beobachtet wurde. Als Ursache der hämorrhagischen Diathese konnte ein Mangel an labilem Faktor (Faktor V) festgestellt werden. Außerdem zeigten zwei der untersuchten Geschwister eine Hypoprothrombinämie. Ferner beobachteten TOURAINE und SOLENTE das bilaterale Bestehen von sechs Zehen und sechs rudimentären Fingern neben zahlreichen anderen degenerativen Stigmen (Einziehung

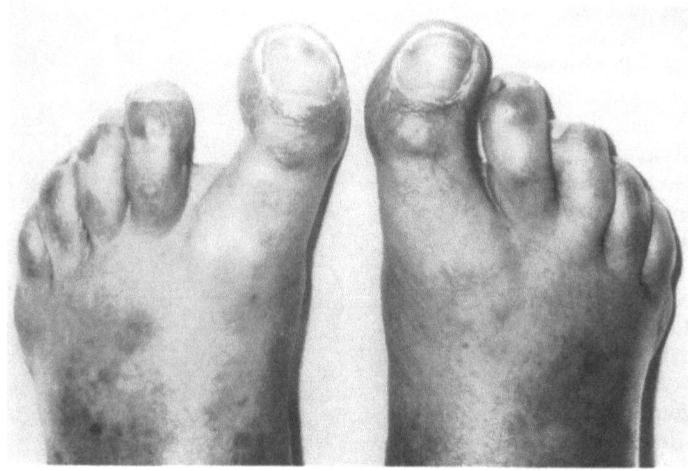

Abb. 65. Isolierter *Riesenwuchs* der *Großzehen*

von Brustwarzen, Spitzbogengaumen u. a. m.), KORTING und RUTHER Polydaktylie im Zusammenfall mit Hypertelorismus und Ichthyosis vulgaris (s. später auch unter „akrofaciale Dysostose"). Bei der letztgenannten Beobachtung bestand, wie nicht selten, gleichzeitig eine Syndaktylie (FOERSTER 1861) in totaler Ausbildung als „Löffelhand" (BRITES 1930). Über solche und weitere Extremitäten-Mißbildungen, wie Perodaktylie, Klinodaktylie usw., z.T. in Gemeinschaft mit Hautkrankheitszuständen (z.B. Fall 3: gleichzeitig endogenes Ekzem) hat in letzter Zeit SCHIMPF berichtet. Außerdem machte SCHIMPF in einer anderen Mitteilung auf *polsterartige Verdickungen proximal* der *Handgelenke* bei älteren pyknischen Frauen mit vorwiegender Stammfettsucht zur Zeit des Klimakteriums aufmerksam, weswegen hier differentialdiagnostisch auf totalbandförmige Sklerodermien im Armbereich (s. KORTING) und auf das von FERREIRA-MARQUES beschriebene Erscheinungsbild der Lipoatrophia anularis hingewiesen sei. Derartige durch Abschnürung zustande kommende Mutilationen sind als „Ainhum" vornehmlich bei der Schwarzen Rasse, z.T. mit Entwicklung bereits kurz nach der Geburt (CANIZARES), beschrieben worden (WELLS und ROBINSON, SOLENTE u. a.). Mit diesen, kongenital cikatrisierenden Bändern, wie sie in unseren Breiten symptomatisch hauptsächlich vom Keratoma hereditarium mutilans (VOHWINKEL u. a.) her bekannt sind, hat sich 1953 A. NEUMANN befaßt und bei dieser Gelegenheit — an Hand einer Eigenbeobachtung von Abschnürbändern über dem linken Handgelenk, dem Mittel- und Ringfinger der rechten Hand sowie dem Kleinfinger der linken Hand bei bereits intrauterinem Verlust von Mittel- und Ringfinger der linken Hand — auf das Vorkommen von kongenitalen Ainhum-artigen Abschnürungen *ohne* sonstige andere Hautveränderungen („*Pseudo-Ainhum*") aufmerksam gemacht.

Bezüglich der aus fehlerhafter Anlage erwachsenen Umfangsvergrößerungen bzw. *Verriesungen* kann aus Raumgründen auf die Monographie von KEHRER und innerhalb des dermatologischen Schrifttums auf die Arbeit von BINDER und BONSE, hinsichtlich umschriebener *harmonischer* Verkleinerungsmißbildungen bzw. *Verzwergungen*, die gleich der Verriesung extreme Maximalvarianten der Durchschnittsgröße darstellen, auf die Arbeit von SCHILF und SEILER sowie TIETZ verwiesen werden. Immerhin sei an dieser Stelle aber betont, daß harmonische Verzwergungen, z. B. eines ganzen Armes, in der Regel ihre Ursache in einem frühangelegten Keimschaden haben, während dysharmonische Ver-

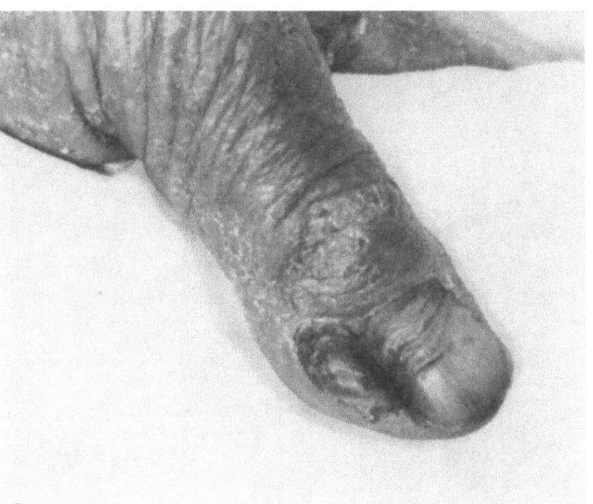

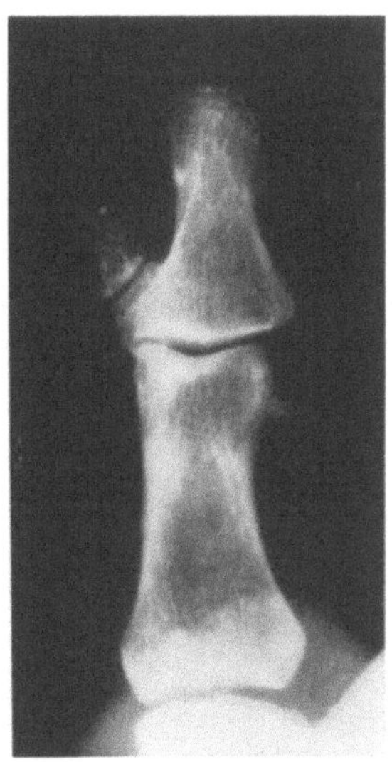

Abb. 66. *Präaxiale Polysyndaktylie* unter dem Bilde eines onychogryphotisch gekrümmten Doppelnagels des linken Daumens

Abb. 67.   Röntgenübersicht von Abb. 66

kleinerungen, wie z. B. die Wachstumshemmung eines Oberarmknochens, eher isoliert und traumatisch bedingt sind (SCHILF und SEILER). Auf die zentralnervöse Topik von Fällen mit *Hemihyper-* und *Hemiatrophie* sind KORTING und RUTHER kasuistisch näher eingegangen. Grundsätzlich bleibt aber bei Mißbildungen der *Hand* auch an die nicht allzu seltene *Kombination* mit angeborenen *Herzfehlern* zu denken (WETZEL), zumal das Krankheitsbild der einfach dominant vererblichen Arachnodaktylie aufzeigt, daß Herz- und Gliedmaßenmißbildungen von *einem* mutierten Gen abhängen können.

Von Mißbildungen der *Finger* wurden in der Berichtszeit (allgemein-teratologische Schrifttumsübersicht s. im Handbuch von SCHWALBE und GRUBER III, 19. Lieferung) eine Nagelbildung am fibularen Fußrand bei rudimentären VI. Strahl auf Grund von Regeneration und Umdifferenzierung durch STEIGLEDER beschrieben, wobei es zur Nagelbildung an Stellen gekommen war, die dazu durch Fehlanlage von Geburt aus bestimmt waren. Eine Polyonychie und kongenitale *Bifurkation* der rechten zweiten Zehe beobachteten COSTA und PIRES.. An der Hand stellte KORTING eine präaxiale Polysyndaktylie vor, die als onychogryphotisch gekrümmter *Doppelnagel* des linken Daumens imponierte. Da röntgenologisch in diesem Fall ein rudimentärer Strahl radial nachweisbar war, konnte die von dem Kranken behauptete posttraumatische Genese der Veränderung abgelehnt werden. Eine Doppelanlage der Daumennägel auf Grund gabelartiger Spaltung der Endphalangen sah Dockx (vgl. Abb. 66). Eine makroskopische ähnliche *Verdoppelung* des *Daumens*, jedoch mit rudimentärer Ausbildung von *drei Daumenphalangen* veröffentlichte Kunze. Umschriebenen Riesenwuchs des linken Mittelfingers sahen Bean u. Peterson. Nicht so seltenes Beobachtungsgut des Dermatologen stellen sodann wohl die warzenartigen, unter Umständen troddelartig imponierenden (Aberastury und Farini) Tumoren dar, die entweder an der Basis eines normalen Fingergliedes oder, bei Fehlen eines besonderen Metacarpale, mehr distal am Finger sitzen und früher z.B. als „Fibroma pendulum digiti quinti" (Annandale 1865) bezeichnet

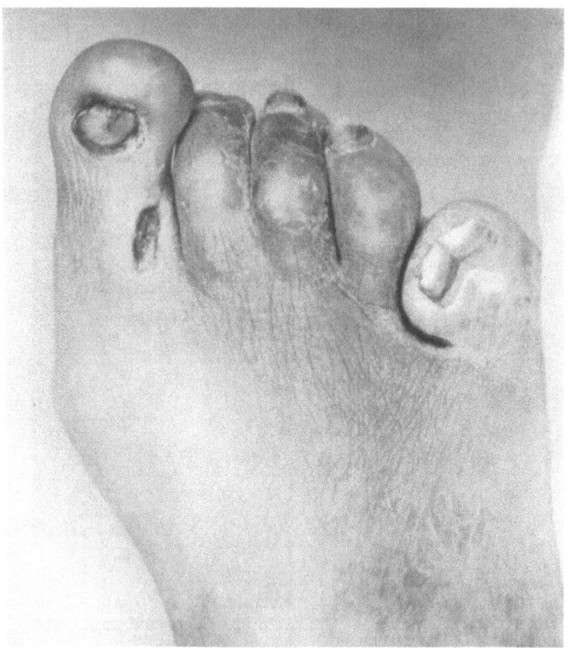

Abb. 68. *Endgliedverdoppelung einer Kleinzehe*, klinisch unter dem Bilde einer Rinnennagelbildung des breiten Zehengliedes

Abb. 69. *Symmetrische Endgliedgabelung des Daumens*

wurden. Histologisch beobachtet man bei dieser häufig familiär und kongenital auftretenden sowie nach Bonnevie dominant vererblichen „*rudimentären Polydaktylie*" u. a. neben Knorpelgewebe ein auffällig starkes Vorkommen von Nerven und Nervenendigungen (Hare, Marill). Bei einer eigenen typischen Beobachtung (s. Abb. 71) fehlten derartige nervale Elemente völlig, während bei einer anderen (s. Abb. 73) in großem Ausmaß offenbar markhaltige Nervenstränge, sowie einzelne an Tastkörperchen erinnernde Gebilde unter der Epidermis wie bei einem Amputationsneurom vorlagen. Allerdings waren in diesem Falle der endgültigen Totalexcision bereits einige Ätz- und Teilexcisionsversuche vorausgegangen. Eine „ektopische Polyonychie" am Scrotum beschrieben Zensetu, Oya u. Yamada. Eine besondere Hypertrophie des rechten Zeige- und Mittelfingers bei Atrophie des Thenar in Kombination mit Hunderten von kleinen nervös aufgebauten Tumoren in der Haut des rechten Daumens, Zeige- und Mittelfingers sowie des rechten Handtellers wurde schließlich von Dupont, Detrait und Fièvez mitgeteilt.

Unter einer *Kamptodaktylie* (Landouzy 1885) bzw. *Kampylodaktylie* (Oldfield) versteht man eine dominant vererbliche (Spear, Zumoff, Barletta), eventuell auch durch Umgebungsfaktoren beeinflußte Verkürzung der Beugersehnen des 5., meist aber gleichfalls des 2.—4. Fingers beider Handinnenflächen, bei welcher indes im Gegensatz zur Dupuytrenschen Kontraktur knotige Verdickungen der Palmarfascie und der umgebenden Hautanteile sowie die bei Dupuytrenscher Kontraktur üblichen weiteren Krankheitszustände (Induratio penis plastica usw.) völlig fehlen. WEBER unterscheidet bei der Kamptodaktylie erworbene von den wohl häufigeren kongenitalen Erscheinungsformen, die im übrigen nicht selten kombiniert mit anderen Fehlbildungen zu beobachten sind (z.B. Osler-artige Teleangiektasien: WEBER, capilläre Hämangiome sowie Naevi pigmentosi et pilosi: ALDERSON, Zusammenfall mit halbkugeligen, protuberierenden Fibromen an Gesicht, Rumpf und Extremitäten sowie mit Debilität: MEES, Vorkommen bei Arachnodaktylie: ROEDERER).

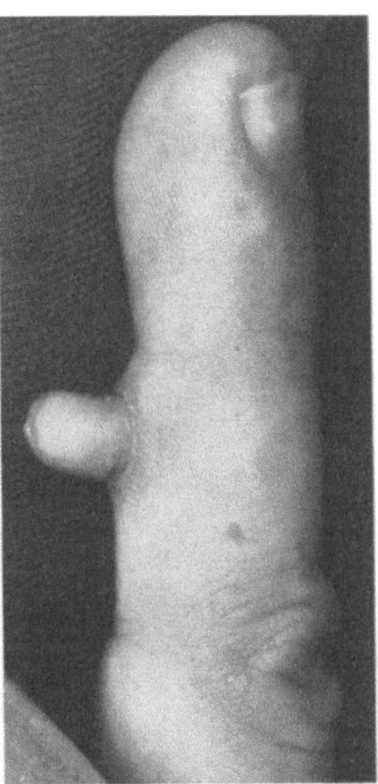

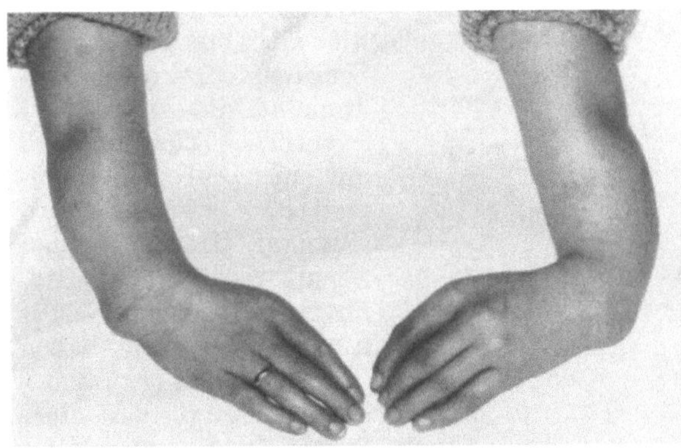

Abb. 70. Beiderseitige Klumphandbildung (ohne Radiusmangel) mit *Agenesie beider Daumen*

Abb. 71. *Rudimentäre Polydaktylie*

II. Anomalien der Haut im Rahmen von Fehlbildungssyndromen vorzugsweise des Skelets

In diesem Abschnitt werden komplexe Fehlbildungssyndrome der knöchernen Körperform, wie z.B. die Kranio-Dysphalangien, aber auch allgemein-degenerativer Art (wie z.B. der Mongolismus) besprochen, bei denen gleichzeitig mehr oder weniger regelmäßig Hautveränderungen vorkommen, wobei hier jedoch nur auf diese — nach kurzer Charakterisierung des Gesamtsyndroms — näher eingegangen wird.

Von den verschiedenen angeborenen Skeletanomalien sind hinsichtlich der mit am häufigsten zu beobachtenden, sowohl dominant wie recessiv vererbbaren Chondrodystrophie bzw. Chondrodysplasie (GRUBER, GREBE) keine typischen Hautnebenbefunde bekannt. Hingegen kennt man bei der 1849 von VROLIK aus dem Formenkreis der „fetalen Rachitis" abgesonderten *Osteogenesis imperfecta*, bei welcher im Gegensatz zu der Chondrodysplasie die *perichondrale* Verknöcherung gestört ist, — über die Kombination mit blauen Skleren und Otosklerose hinaus — eine Reihe von Hautbegleiterscheinungen. So finden wir bei diesem von dem Straßburger Pathologen LOBSTEIN auch als *Osteopsathyrose* bezeichneten Leiden mitunter ein „unentwickeltes Venennetz" (B. STEINER), ferner nach MEISSNER Pigmentierungen oder nach F. SCHWARZ Entpigmentierungen, während andere Autoren, wie beispielsweise HILDEBRAND, HARBITZ,

Bamberg und Huldschinsky, K. H. Bauer, auf eine Hypertrichose, andere Autoren (z. B. Voorhoeve, Hagenbach) auf Pernionen, Fromm, Parisier, Roca u. Novoa auf Labienhypertrophie, Alopecie sowie Extremitätenelephantiasis hinweisen. Ichthyosiforme Hautbeschaffenheit zeigte der 4. Fall von Cordero. Bei anderen Fällen war eine „reizlose" (Kramer) oder hypertrophische Narbenbildung (Scott und Stiris) auffällig, während in der Übersicht von Rose besonders Nagelbrüchigkeit als Stigma der meist grazil und zartgliedrig wirkenden Merkmalsträger angegeben wird. Weitere Hinweise beziehen sich auf Symptome im Sinne der Cutis laxa (Rose, Behr, Freytag, K. H. Bauer, Glanzmann), wie auch umgekehrt im Schrifttum über dieses Syndrom (s. dieses) der gelegentliche Zusammenfall mit einer Osteogenesis imperfecta erwähnt wird (Berlin, Hirszfeld und Sterling, Durham; Biering und Iversen; Summer). Schließlich haben Blegvad und Haxthausen unter 23 Mitgliedern einer Sippe, in der elfmal das vollständige Syndrom der blauen Skleren (Eddowesscher Symptomenkomplex) aufgetreten war, bei einem Falle neben zonulärer Starbildung multiple Anetodermien festgestellt, was von Grimalt und Korting nachbeobachtet wurde.

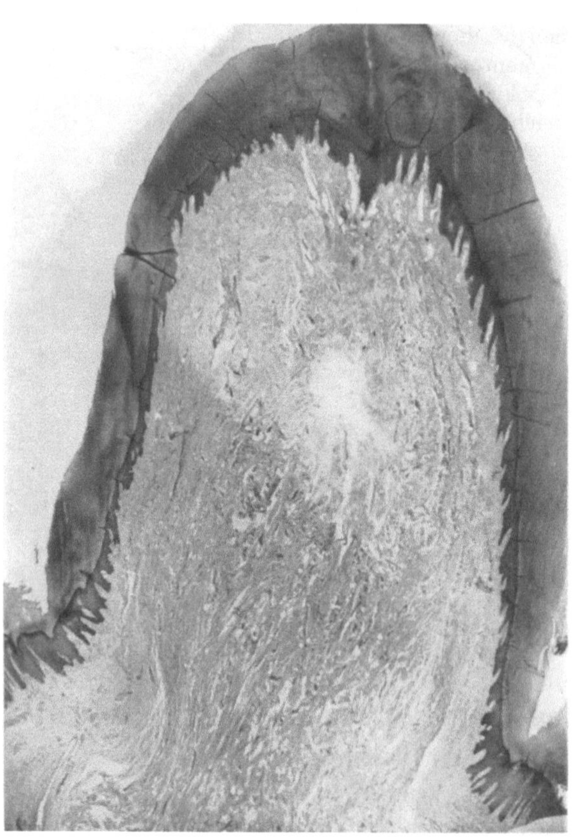

Abb. 72. Histologische Übersicht der in Abb. 71 wiedergegebenen fingerähnlichen Fehlbildung. Kein Muskel-, Knorpel- oder Knochengewebe, sondern lediglich mächtige Hyperkeratose und Acanthose, subepidermal reichlich weite Gefäßlumina, in der Mitte und Tiefe der Cutis lockere Bindegewebsdurchflechtung

Eine röntgenologisch eigentümliche, bisher in etwa 100 Fällen beobachtete Knochenstörung eigener Art, die 1915 von Albers-Schönberg bei einem 22jährigen Soldaten entdeckt wurde, stellt sodann die durch entweder fleckige oder streifige bzw. diesbezüglich gemischtförmige Knochenverdichtungsherde charakterisierte *Osteopoikilie* dar. Dieser kennzeichnende Befund am Skelet wurde von Buschke und Ollendorff (1928) durch gleichzeitige Erfassung von netzförmig und ungefähr seitengleich angeordneten, ovalen oder rundlichen, sowie etwas gelblichen linsengroßen Efflorescenzen von derberer Konsistenz als die Haut der Umgebung mit Sitz vornehmlich an Oberarmen und Oberbauch, Rücken, Gesäßgegend und Oberschenkel bei einer 41jährigen debilen Frau dermatologisch erweitert. Histologisch wurde von den Erstbeschreibern eine unscharf begrenzte fibromatöse Cutisverdickung „ohne echten Tumorcharakter, ohne Zerstörung der elastischen Fasern" festgestellt. Diese mit Osteopoikilie vergesellschaftete

„Dermatofibrosis lenticularis disseminata" zeigt an sonstigen Hautnebenbefunden, die schon in einer späteren Arbeit von H. OLLENDORFF-CURTH (1934) zusammengestellt wurden, vor allem weitere mesenchymale Abweichungen, wie namentlich Keloidbereitschaft (OLLENDORFF, AIGNER u. a.) und Striae-Bildung (BUSCHKE und OLLENDORFF, SJÖHOLM, SEROWY). JONASCH beschrieb 1955 bei einem 59jährigen Hilfsarbeiter mit Osteopoikilie vom lentikulären Typ ein dissipiertes Keratoma hereditarium palmare et plantare. (Weitere neuere Fallbeschreibungen: JANSEN, BUSSEMAKER u. REYERS.)

Beim *Mafucci*-Syndrom handelt es sich um eine im Hinblick auf die gleichzeitig dabei vorliegende Angiomatose oder die gelegentliche Kombination mit einer Vitiligo oder mit Pigmentnaevi (MARBERG, DALITH u. BANK) dermatologisch beachtenswerte, diffuse asymmetrische oder hemilaterale Dyschondromatose (HALPER und WEDLICH, BEAU). Das Vorkommen hierbei von Phlebolithen sowie von Apoplexie erwähnen MALDEN-CHURCH, die Entwicklung von malignen Geschwülsten aus den dyschondroplastischen und angiomatösen Veränderungen des *Mafucci*-Syndroms *Achenhurst*. Bei dieser Gelegenheit sei aber unterstrichen, daß *Hämangiome* auch sonst gelegentlich mit *mesodermalen Dysplasien kombiniert* auftreten können. So berichteten beispielsweise KNIERER und DUNGER über assoziierte Entwicklungshemmungen (unter anderem Hypotrophie des linken großen Brust- und Deltamuskels, asymmetrische Stellung der Ellenbogengelenkachsen) im Zusammenhang mit einem Hämangiom

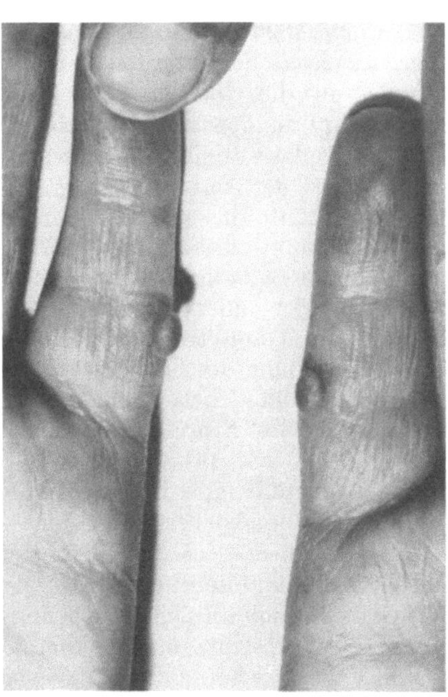

Abb. 73. *Symmetrische überzählige Fingerrudimente* bei einem vierjährigen Mädchen

der Haut. Des weiteren haben BANDMANN und STEUER über multiple Hirnmißbildungen (klinisch fronto-ethmoidale Meningocele, ventrikulographisch nahezu völliges Fehlen des linken Schädellappens wahrscheinlich) bei Knochendefekten der vorderen Schädelgrube und gleichzeitigen planotuberösen Hämangiomen (rechter Fußrücken, rechte Nasenseite) berichtet. Eine weitere hautärztlich beachtenswerte Syntropie von *Hämangiomen* besteht ferner in dem gleichzeitigen Auftreten von *thrombocytopener Purpura* und *normochromer Anämie* (KASABACH und MERRITT 1940). In zwei Fällen dieses Syndroms wurde durch ein derartiges Blutungsübel sogar der Tod verschuldet (SILVER, AGGELER und CRANE, FRANKLIN und WILLIAMSON), während sonst nach Durchführung der Röntgen- oder Radiumbestrahlung des Hämangioms sich auch die Thrombocytenzahl und die Anämie zu normalisieren pflegen, was den überzeugenden Beweis für den von den meisten Autoren angenommenen Zusammenhang zwischen Hämangiom und Blutveränderungen abgibt (weitere Einzelheiten bei WEISSMAN und TAGNON sowie H. W. STUBER). Hämangiome sind aber schließlich auch ein (fakultatives) Teilsymptom des durch eine streng halbseitige, multiple Knorpelwachstumsstörung gekennzeichneten, klinisch an Verkürzungen der langen und kurzen Röhrenknochen und dem Vorliegen von vorzugsweise einseitigen Enchondromen erkennbaren *Ollier-Syndroms*, wie z. B. die Krankenvorstellung von A. CARLETON und Robb-Smith belegt. Bei einem von Zellwege und Uehlinger beobachteten Falle dieser hemilateralen Knochenchondromatose, bei der gleichzeitig eine Hypoplasie der rechten Gehirnhälfte vorlag, bestand außerdem ein median scharf abgesetzter Naevus ichthyosiformis der rechten Stammhälfte und der rechtsseitigen Extremitäten, bei dem hauthistologisch Miescher in der Hornschicht nach außen Para-, nach innen hin Orthokeratose, ferner Spongiose und subcorneale Pustelbildung mit darunter gelegenem lympho-leukocytären, eosinophil untermischtem Zellinfiltrat des Coriums feststellte.

Bei dem 1896 von Marfan als Dolichostenomelie und 1902 von Achard als *Arachnodaktylie* herausgestellten kongenitalen Mißbildungssyndrom, welches im Hinblick auf die Überlänge der abnorm schlanken Extremitäten im Verhältnis zum Rumpf in gewisser Hinsicht das Gegenstück der bereits abgehandelten Chondrodysplasie abgibt, treffen wir neben Herz-Gefäßbefunden (z.B. Gleditsch: Medionekrose der Aorta, ähnlich auch Mouquin u. Mitarb.) sowie Augenveränderungen, wie z.B. Linsenluxation mit Irisschlottern u.a. (s. Starke), und gelegentlich Nierenfunktionsstörungen (Fall: Asperger u. Ceccheni) bei nahezu jedem zweiten Falle als Fakultativsymptom auch auf Hauterscheinungen. Diese äußern sich als Hyper- oder Hypotrichosen (s. Siegenthaler), Striae (Fleischer), Akrocyanose, Dupuytren-artige Kontrakturen (Bergstrand) und äußerst spärliche Entwicklung des Fettpolsters (z.B. Killmann). Als besondere Veränderung beschrieb Storck bei einer 23jährigen Kranken mit diesem — in der Regel als hypophysäre Störung, fetale Schädigung oder Erbleiden gedeuteten[1] — Syndrom drei erbs- bis mandelgroße, circinäre, bräunlichrote sowie mäßig schuppende, nicht-infiltrierte Erytheme, die perlschnurartig von stecknadelkopfgroßen gelblichen Knötchen bestanden waren, deren feingewebliches Substrat an einen M. Kyrle erinnerte. Bemerkenswerterweise wies diese Kranke außerdem auch Ohrmuschelmißbildungen auf, wie sie übrigens neben Spaltformen von Gesicht und Gaumen, Zahnmißbildungen und Makroglossie nicht selten als weitere Fehlbildung bei diesem Anomaliekomplex vorkommen (Siegenthaler). Ähnlich wie im Falle von Storck war eine solche ektodermale Randsymptomatik dieser Dystrophia *mesodermalis* congenita auch bei zwei Krankenbeobachtungen von Adam und Kelling in Gestalt von ungewöhnlich disseminierten Naevi verrucosi bzw. in Form von unilateral streifig angeordneten, fleckförmigen Hyperpigmentierungen erfaßbar.

Unter dem Dachbegriff der 1934 von dem Leidener Orthopäden Murk Jansen sog. *enchondralen Dysostose* sind nach den Arbeiten von Wiedemann neben bisher nicht näher zu gruppierenden Einzelbeobachtungen vornehmlich deren hereditärmultipel-epiphysäre Form (Typus Ribbing), die *Morquiosche Krankheit* (1929 in Montevideo beobachtet), der Typus *Pfaundler-Hurler* (von Gertrud Hurler 1919, bei zwei mißgebildeten Kindern beschrieben) sowie das de Toni-Debré-Fanconi-Syndrom (mit Cystinose, eventuell Glykogenose) zu vereinigen. Im angelsächsischen Schrifttum wird das Syndrom nach der an gotische Wasserspeier (Gargoyle) erinnernden fratzenartigen, im Profil nahezu konkaven Physiognomie derartiger Kinder häufig auch als *Gargoylismus* (Ellis, Sheldon und Capon) geführt, wobei aber solche auch als Dysostosis multiplex (Hurler) bezeichneten Fälle von der sich später manifestierenden Dysostosis *Morquio* nach den eingehenden Untersuchungen von Eichenberger nicht eindeutig abzugrenzen sind. Die wesentliche, hier nicht eingehend darzustellende Sympto-

---

[1] Zur Ätiologie faßt Versé kürzlich folgendes zusammen: „Die bisher angestellten ätiologischen Erwägungen erlauben zunächst nur eine autosomal dominante Genmutation und das Fehlen einer Rassen- oder Geschlechtsdisposition festzulegen, während weitere ätiologische Faktoren nicht zu sichern sind."

matologie der Pfaundler-Hurlerschen Krankheit besteht in dysproportioniertem Minderwuchs mit tiefstehendem Nabel, Kyphose sowie Tatzenhänden und einem großen plumpen oder klobigen Schädel mit eingezogener Nasenwurzel („Steckkontaktnase"), wulstigen Lippen (WINKELMANN, BÖCKER, STOECKEL) und großer Zunge unter dem Gesamt-Gesichtsausdruck einer äußerst charakteristischen akromegaloiden Fratze. Namentlich bei den als Pfaundler-Hurlersche Krankheit bzw. als *Gargoylismus* beschriebenen etwa 200 Krankenbeobachtungen besteht im Gegensatz zu der Dysostosis meta-epiphysaria vom Typus *Morquio* eine Störung des Glykoproteinstoffwechsels mit Speicherung einer solchen komplexen Substanz in Leber und Milz und wohl auch in Gehirn, womit der bis zur Verblödung gehende geistige Abbau mancher Kinder mit diesem Leiden zu erklären sein dürfte (s. auch SCHNABEL). Pathognostisch sind ferner zarte bis milchglasartige Hornhauttrübungen sowie im cellulären Blutbild eine typische Aldersche Granulationsanomalie, die nach Untersuchungen von LAVES an Präparaten der Fälle von ULLRICH und WIEDEMANN durch eine Hyaluronsäurespeicherung bedingt sein soll, was sich der bisherigen Auffassung der Krankheit als genbedingte Enzymopathie gut einfügen würde. URSULA MITTWOCH beschreibt neuerdings solche Mucopolysaccharid-Einschlüsse auch in den Blutlymphocyten solcher Patienten. An *Hautsymptomen* dieser Mucopolysaccharid-Thesaurismose sind der Kasuistik eigentlich nur uncharakteristische Hinweise, wie z.B. über Reichtum (JACKSON und JEPPE) an hellem und grobem (COCKAYNE, SCHUBERT) oder spröde wirkendem (WINKELMANN, GASTEIGER), im Gesicht als Kopfhaar tief ansetzendem (SCHÖNENBERG), an den Augenbrauen buschig vorstehendem (WINKELMANN) oder als schwacher Oberlippenbart (WINKELMANN) imponierendem Haarwuchs, zu entnehmen. Bei einem Falle von *Spät-Hurler* machte LAUSECKER auch auf das weitaus seltenere Vorkommen von Hypotrichosen sowie auf das gelegentliche Vorliegen von Uhrglasnägeln und einer Cutis laxa-artigen Hautabhebbarkeit (HURLER, HÄSSLER) aufmerksam, während bei anderen Fällen sich die Haut in umschriebenen Bezirken sklerodermieartig verdickt oder verhärtet und dem Knochen anschmiegt. ANDERSON und TANDBERG fanden als besondere Hautveränderung bei einem $6^1/_2$jährigen männlichen Kinde mit Gargoylismus zahlreiche symmetrisch ausgestreute, vorwiegend erbsgroße, derb-feste Knötchen in einem 6×10 cm großen Bereich zwischen Scapulaecke und Axillarlinie. Histologisch war eine Verdickung der Epidermis mit Verbreiterung und Hyalinisierung der Bindegewebsbündel festzustellen, welche in den tieferen Cutisschichten überdies auseinander gedrängt waren und eine unregelmäßige Fragmentierung aufwiesen. Bemerkenswert war ferner die intensive Eosinaufnahme der Kollagenfibrillen, teilweise unter etwas violetter Tingierung. Im subepidermalen Gewebsstreifen fanden sich vereinzelt auch Zellen mit vacuolisiertem Cytoplasma und unregelmäßiger Kernpyknose. Die Sudan III-Färbung fiel negativ aus. Retrospektiv erinnert der Befund von ANDERSSON und TANDBERG meines Erachtens in gewisser Hinsicht an das später beschriebene (1953) eruptive Kollagenom von COLOMB bzw. DUVERNE, GOUDERT und COLOMB (deutschsprachige Übersicht hierzu s. bei GAY PRIETO, PÉREZ und CASCOS). Dies um so mehr, als auch bei einer weiteren Beobachtung von COLE, IRVING, LUND, MERCER und SCHNEIDER an der lateralen Thoraxseite und den Oberarmen eines 6 Jahre alten Knaben mit Gargoylismus eine eigentümliche Hautfurchung zu beobachten war, bei welcher histologisch bei insgesamt verbreiterter Cutis ebenfalls eine auffällige, unregelmäßige Kollagenfragmentation vorlag. Die Bindegewebsbündel wurden in diesem Falle durch ein ödematöses Lipid-ähnliches Gewebe (lipid-like tissue) getrennt, welches eine stark positive Mucinfärbung (vgl. den Fall GAY PRIETO) lieferte. Auf Grund dieser Befunde erörterten COLE und Mitarb. die Frage, ob es sich bei dem *Gargoylismus* nicht sosehr, wie bisher angenommen, um eine *Lipochondrodystrophie* als in der Hauptsache um eine Krankheit des Bindegewebes handeln könnte.

Bei dem unter dem Stichwort der Poly- und Syndaktylie bereits erwähnten diencephalo-retinalen Degenerationssyndrom (Obesitas, Debilität, Retinitis pigmentosa, Dysgenitalismus) von Laurence, Moon, Biedl, Bardet sind an dermatologischen Nebenzeichen lediglich ein gelegentlich tiefer Haaransatz (Schreiber, Willi), mangelnde Genitalbehaarung (Willi), ichthyosiforme Hautbeschaffenheit (Willi; Stergar und Esche-Duval) sowie Teleangiektasiebildung (Willi) erwähnenswert.

Aus dem Formenkreis der *Dyskranio-Dysphalangien*, bei denen die Schädelmißbildung meist im Vordergrund der Skeletabweichungen und sonstigen konstitutionellen Abartungen steht, ist zunächst die von Crouzon (1912) beschriebene *Dysostosis craniofacialis* (Turmschädel mit den daraus sich ableitenden Augensymptomen wie Exophthalmus, Opticusschädigungen u. a., Oberkieferhypoplasie, Hypertelorismus) anzuführen, bei der dermatologisch allenfalls als gelegentlich beobachtete Nebenzeichen eine mangelhafte Entwicklung der Nasenlöcher (Lake und Kuppinger) oder der Gehörgänge (Wiegand), Schwimmhautbildung an den Fingern (Schukbach) und das gleichzeitige Bestehen einer Lues bei Mutter und Kind (Grom u. Mitarb.) beachtenswert erscheinen.

Unter den *Prognathie-Syndromen* findet das früher in den USA als Treacher-Collin-Syndrom bekannte und 1944 durch Franceschetti herausgestellte Merkmalsbild der hauptsächlich durch ein Vogelgesicht oder Fischprofil, antimongoloide Lidachsenstellung, Makrostomie sowie Hypo- oder Aplasie der Jochbeine charakterisierte Merkmalsbild der *Dysostosis mandibulo-facialis* besondere, vor allem auch embryopathologische (Weyers, Granrud, Ludwig und Korting) Beachtung. In dermatologischer Hinsicht ist auf die häufige Kombination mit Ohrmuschelmißbildungen (Wayburne, Vannas, Weyers, Lint und Hennebert, Debusman u.a.) z.T. mit Gehörgangsatresie (Viezens und Willenberg, Granrud), mit Pseudo-Ohrbildung im Wangenbereich (Tranos) und Fistelbildungen (hinter den Ohren: Gronwall und Olsson, zwischen Mundwinkel und Ohr: Wayburne, Szlazak, im Ohrmuschelbereich: Vannas) sowie auf das bisher beobachtete Vorkommen von Lipodermoiden (Vannas, s. auch G. Timm), Lipomen (Tranos), unregelmäßige Haarbegrenzung (Weyers) sowie einer Cutis laxa-artigen Hautbeschaffenheit mit Überstreckbarkeit der Gelenke (Korting 1951) hinzuweisen. Ein von Ludwig und Korting 1950 in Mazedonien beobachteter Biotyp, zusammengesetzt aus Skeletanomalien weitgehend im Sinne der mandibulo-facialen Dysostose sowie Veränderungen am behaarten Kopf nach Art einer multiplen Poliosis circumscripta und einer vorwiegend kleinfleckigen narbigen Alopecie mit Lichtung der Augenbrauen und Wimpern (vgl. Fall Streiff) und einer kleinfleckigen Leukonychie (vgl. Fall Weyers 1954) wurde später von Ullrich (zusammen mit Fremery-Dohna) als „*Dyskephalie* mit *Cataracta congenita* und *Hypotrichose*" eingeordnet. Als weitere Symptome dieses bisher nur äußerst selten beobachteten Merkmalskomplexes fanden sich im Falle von Ullrich und Fremery-Dohna vom Gesäß bis zum Schulterblattwinkel hin linsen- bis markstückgroße blaurote Flecken und im Falle von Hallermann eine Chalazodermie-artige faltig schlaffe Hautbeschaffenheit.

Da sich ferner auch die Dysostosis mandibulo-facialis von Franceschetti und Zwahlen mit Deformitäten der oberen Extremitäten kombinieren kann, sei erwähnt, daß für diese Merkmalskombination von Nager und de Reynier die Bezeichnung *Dysostosis acrofacialis* vorgeschlagen wurde, die andererseits von

KÖRTING und RUTHER für eine Merkmalskombination von Hypertelorismus, Poly- und Syndaktylie (zusammen mit tapeto-retinaler Degeneration und Ichthyosis vulgaris) und von WEYERS (1953) für eine Merkmalskombination von Hexadaktylie, Unterkieferspalt und Oligodontie verwandt wurde. Schließlich hat HANHART über die Kombination von Mikrognathie und angeborenen Extremitätendefekten (Peromelie) — entsprechend der letalen „Akroteriasis congenita" des Rindes — berichtet.

Als „*Dysplasia renofacialis*" beschrieben des weiteren O. BRAUN und H. GROSS zwei Fälle von doppelter bzw. einseitiger Nierenhypoplasie, Hypospadie bzw. Uterus bicornis und weiteren Innenorganmißbildungen, die außerdem als Gesichtsschädelveränderungen (neben Mikrophthalmie und angeborener Hornhauttrübung im 1. Falle) einen *Hypertelorismus* aufwiesen. Multiple Fehlbildungen des Skeletsystems (unter anderem Unterarmverkürzungen, Klumphände, Fehlen des Daumenstrahles, Deformierung des Knies) in Kombination mit *Eichelhypospadie* und dystopischer Verschmelzungsniere wurden von LEHMANN und LÖHR beobachtet, wobei von seiten der Haut bei dem minderwüchsigen Patienten spärliche Entwicklung des Unterhautfettgewebes, *geringe Achsel- und Schambehaarung, Fehlen* von *Augenbrauen* und *Wimpern* sowie braunfleckige *Pigmentierungen* zu vermerken waren. Die Vergesellschaftung von Doppelniere und Trommelschlegelfingern wurde von ALLEMANN hervorgehoben, während das Vorkommen von *Nageldysplasien* neben anderen Skeletabartungen bei renaler Dysplasie HAWKINS herausstellte. Auf die Bedeutung von Ohrmißbildungen (s. diese) als Hinweis auf Mißbildungen der Harnwege (HILSON) wurde bereits vorangehend hingewiesen. Zusammenfassend als *Osteo-onycho-dysplasia hereditaria (albuminurica)* beschreibt schließlich SCHRÖDER ein Mißbildungssyndrom, welches sich autosomal regelmäßig dominant vererbt und wahrscheinlich pleiotroperweise genmäßig bedingt ist. Die vier Kardinalsymptome dieser Merkmalskombination sind: Fehlbildung der Ellenbogengelenke, ferner Anomalien der Kniescheibe, weiterhin bilateral symmetrische Exostosen an der Darmbeinrückenseite („Bekkenhörner") und endlich Fingernageldysplasien, welche an den Daumen besonders stark entwickelt sind. Gelegentlich treten *Flughautbildungen* und angeborene Albuminurien hinzu, wobei letzteren ein nephrotisches Syndrom zugrunde zu liegen scheint.

Zu den „multiplen Abartungen", die nach PFAUNDLER „als Gemeinsames die Tatsache erkennen lassen, daß um gewisse Zentralphänomene degenerativer Art sich mehr oder minder zahlreiche andere Zeichen von Entwicklungshemmungen, Mißbildungen oder einschlägigen Störungen gruppieren", gehört neben bereits abgehandelten Syndromen, wie z.B. der Arachnodaktylie, den enchondralen Dysostosen u.a.m., auch die von LANGDON-DOWN 1866 herausgearbeitete Symptomatologie des *Mongolismus*, dessen Träger 47 statt üblicherweise 46 Chromosomen aufweisen. Bei den Mongoloiden ist eines der kleinsten Chromosomen überzählig, welchem in der internationalen Nomenklatur von Denver die Nr. 21 zukommt. Die karyotypische Abweichung des Mongolismus, bei dem also ein Chromosom statt doppelt dreifach besteht, wird Trisomie genannt. Diese Aberration tritt vermutlich bei der Reifungsteilung der Eizelle auf, wobei, wie im einleitenden Abschnitt bereits hervorgehoben wurde, das Alter der Mutter von Belang ist. Männliche Mongoloide scheinen meist oder immer unfruchtbar zu sein, da man kein von einer mongoloiden Person gezeugtes Kind kennt (weitere Einzelheiten s. in den Übersichten von SALLER sowie W. LENZ). Beim Mongolismus wurden als *Hautbegleitzeichen* von ZELIGMAN und SCALIA Vorwölbung und Fissurierung der *Oberlippe* (100%), wie sie auch von BUTTERWORTH u. Mitarb. betont wird, ferner eine *Vergrößerung der Zunge* oder *Lingua scrotalis* (95%), *Akrocyanose* (90%)

und *ichthyosiforme Hautbeschaffenheit* (69%) hervorgehoben, wie auch Ewing die Häufigkeit von ichthyosiformen oder anderen Verhornungsstörungen bei diesem Personenkreise unterstrich. Ferner beobachteten Kersting und Rapaport bei 232 mongoloid Stigmatisierten (Epicanthus, Vierhandfurche, mongoloide Lidachsenstellung) in 173 Fällen (74,6%) lichenifizierte, *hyperkeratotische Hautareale*, die hauptsächlich an der Streckseite der Oberarme und den Knöchelgegenden lokalisiert waren und von diesen Autoren — meines Erachtens nicht völlig zu Recht — als Lichen simplex charakterisiert wurden. Histologisch fand sich in derartigen Hautbezirken, deren Häufigkeit mit wachsendem Lebensalter übrigens zunimmt, eine unregelmäßige, vereinzelt bis zu ausgeprägter Papillomatose gesteigerte Acanthose mit wechselnd dicker Schuppenauflagerung und intercellulärem Ödem, so daß insgesamt das Bild einer chronischen unspezifischen Dermatitis, wie etwa bei chronischem Ekzem, bestand. Rapaport betont ferner noch die Pigmentarmut der Haare. Schließlich beobachteten Kooij u. Venter bei einem 18jährigen mongoloiden Knaben eine bis zu den Extremitäten ausgebreitete Atrophodermia vermiculata, Korting u. Holzmann seitliche Flughautbildung des Halses sowie (familiäre) Alopecia areata.

Die dermatologischen Aspekte des *Kretinismus* sind nach Butterworth in dem Vorliegen einer kalten, trockenen oder pastösen, weißen Hautdecke zu erblicken. Eigentümlich ist für solche Merkmalsträger sodann die gute Verträglichkeit von Kälte und die hyporeaktive Regulationsweise auf Kältereize, während andererseits ihre Erythemreaktion gegen ultraviolettes Licht erhöht ist, die Pigmentbildung auf UV-Exposition indessen unterhalb der Norm liegt. Bei Anstellung der Histaminreaktion ist die schwache Ausbildung eines roten Hofes bemerkenswert. Bei feingeweblicher Untersuchung erscheinen Epidermis und Corium verdünnt, wobei jedoch Horn- und Körnerschicht verdickt sind. In der Cutis sind eine Fragmentation der kollagenen Fibrillen sowie eine Degeneration der elastischen Fasern auffällig; außerdem kann ein geringes Ödem, jedoch keine myxödematöse Umwandlung feststellbar sein. Wichtig erscheint die Feststellung von Butterworth, daß nicht alle diese klinischen und pathologischen Befunde, vor allem nicht die degenerativer Natur auf eine Schilddrüsenhormonbehandlung ansprechen.

Als weitere multiple Abartung mit endokriner Dysfunktion und Stoffwechselstörungen hat der von Donohue und Uchida — ähnlich euphemistisch wie „Kretin" von Christianus abgeleitet — nach der Faungestalt Leprecaun in J. Stephens „The Crock of Gold" benannte *Leprechaunismus* zu gelten, bei dem neben äußeren Stigmen (wie Hypertelorismus, abstehenden Ohren, kongenitaler Gynäkomastie, Klitorishypertrophie) und Innenorganveränderungen (wie Überentwicklung der Pankreasinseln, hochgradiger Speicherung von Glykogen und Eisen in der Leber, cystischer Vergrößerung der Ovarien und Nephrocalcinose) dermatologisch vor allem Hirsutismus und Hyperpigmentierungen beachtlich sind. Haare und Haut solcher kaum länger lebensfähigen Kinder sind trocken, das Unterhautfettgewebe ist dürftig entwickelt. Charakteristisch ist ferner eine Chalazodermie-artige schlaffe Faltung mancher Hautbezirke. Des weiteren beschreiben Donohue und Uchida weiche und frei bewegliche, bis zu 2 cm im Durchmesser große, rötliche Erhabenheiten an Schädel, Stirn und Rücken, während bei einem zweiten Schwesternfall subcutane Abscesse in der Gesäßgegend auftraten. Der in der Bezeichnung zum Ausdruck kommende gnomartige Aspekt solcher, vermutlich durch homozygote Kombination seltener recessiver Gene verursachten Mißbildungskinder wird vor allem aber durch das übermäßig entwickelte, dunkelbraune Kopfhaar verursacht, welches in der Stirn in feinen Haarströmen bis zu den Augenbrauen heranreicht.

Schließlich ist noch auf die dermatologischen Begleitsymptome der sog. „*familiären Dysautonomie*" (= Syndrom von RILEY-DAY) aufmerksam zu machen, über welches im deutschen Schrifttum zusammenfassend von TYNDEL und OSTER berichtet wurde. Es kommt nach den bisher vorliegenden 54 Krankenbeobachtungen fast ausschließlich bei Juden vor und ist ähnlich der Akrodynie durch exzessives Schwitzen, Speichelfluß, Reflexabweichungen und arterielle Hypertonie, daneben aber auch durch Anfälle von periodischem Erbrechen, Apnoe, Pollakisurie, neuroparalytische Hornhautgeschwüre und allgemeine Infektionsbereitschaft, vor allem aber in konstanter Weise durch eine fehlende oder mangelhafte Tränensekretion ausgezeichnet, wodurch Abgrenzung gegenüber dem Sjögrenschen Syndrom notwendig werden kann. Hauterscheinungsbildlich ist, wie auch aus der dermatologischen Darstellung von MINTZER und RUBIN hervorgeht, das Aufschießen von lokalisatorisch fixen, scharf umschriebenen münzgroßen oder größeren Erythemen im Gesicht, Hals, Armen und der Gürtellinie im Gefolge von Aufregungen oder der Einnahme von Lieblingsspeisen beachtenswert. Therapeutisch empfiehlt PLICKET Phenothiazine oder Barbiturate.

III. Das Pterygium-Syndrom
(Status Bonnevie-Ullrich-Turner)

Die von dem Dorpater Medizinstudenten KOBYLINSKI 1883 erstmalig beschriebene Anomalie des Flügelfells bzw. der Flughaut (Pterygium oder Patagium =

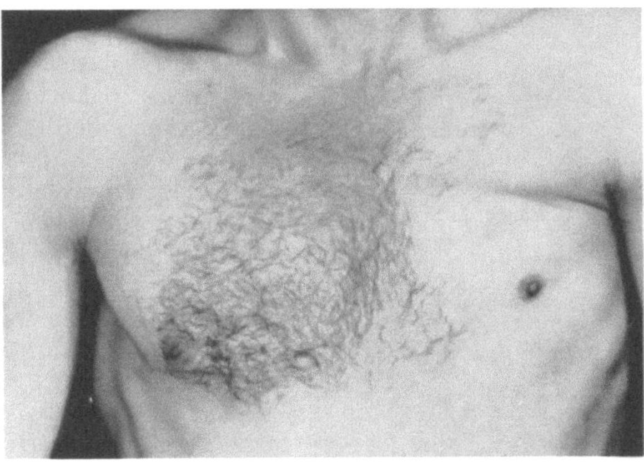

Abb. 74. Linksseitige *Hypoplasie der Brustmuskulatur*

Borte), welche an sich sehr selten vorkommt (KOPITS: unter 21170 Kranken in 30 Jahren acht Fälle) und in der Hauptsache zwischen Mastoid und Akromion, Kinn und Sternum, aber auch in der Achselhöhle, am Ellenbogen, in der Leistengegend (BAZEX und DUPRÉ) oder im Kniebereich (ABERLE-HORSTENEGG, MARQUARDT, KOPITS, BAZEX und DUPRÉ), ja sogar vom Sitzbeinhöcker bis zur Ferse (SCHRAMM) ausgespannt, sowie nicht selten — vielleicht als Ansatz einer Spaltbildung — schwimmhautähnlich zwischen Fingern und Zehen zu beobachten ist, hat in letzter Zeit als Leitsymptom des Status Bonnevie-Ullrich-Turner vermehrte Geltung erlangt. Darüber hinaus weist dieses nach der Osloer Zoologin KRISTINE BONNEVIE (1934) und dem Bonner Pädiater ULLRICH (1930) benannte polyphäne Merkmalsbild vor allem kongenitale lymphangiektatische, feingeweblich durch

„Elastotrypsie" (SIEGMUND) ausgezeichnete Ödeme an Füßen (STOCK u.a.), Händen (z. B. KALTERMÜLLER) oder Hals (z. B. SCARIZZA) auf, während weitere Stigmen wie Kleinwuchs, Ptose der Oberlider, Facialisparese, ogivaler Gaumen,

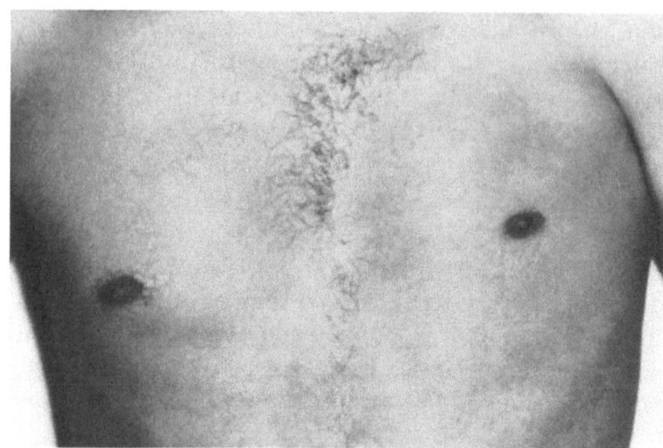

Abb. 75. Linksseitige *Hypoplasie der Brustmuskulatur*

gedrungener Hals, Epicanthus, gelegentlich auch, und zwar meist einseitige, Infantilismus vom Typ des ursprünglich nosologisch getrennt aufgestellten Turner-Syndroms wird neben der noch später zu erörternden Gonadendysgenesie in erster Linie die Symmetrie der artiger Abartungen und die Valgusstellung der Ellbogen Hypoplasie der Brustmuskulatur oder der Bauchdeckenmuskulatur (ZBINDEN, STANGA) mehr fakultative Nebensymptome darstellen. Beim pterygonuchalen betont, wohingegen ROSSI bei der von ihm so genannten „Pterygo-arthro-myodysplasia congenita" neben den

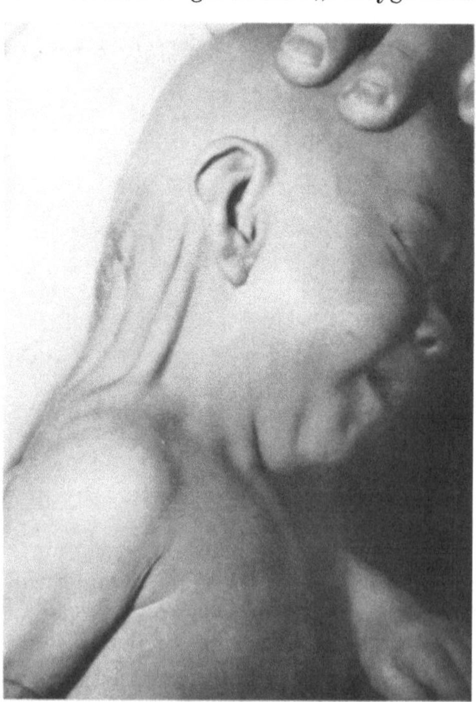

Abb. 76. Rucksackartiges *Nackenflügelfell* bei Status Bonnevie-Ullrich-Turner

Hauptduplikaturen an den Extremitäten mehr das Vorkommen von Gelenkversteifungen (auf Grund von Kapselschrumpfung) und von Muskelhypoplasien (z. T. mit Verlegung der Sehnenansätze) in den Vordergrund der Symptomatologie rückt.

Für den Dermatologen sind bei diesem übrigens auch bei Negern (SOUGIN-MIBASHAN und JACKSON) beobachteten und kasuistisch weiterhin mit einem Herzfehler (z. B. HALONEN u. Mitarb.), einem Dolichocolon (LAPLANE und ROBERT), blauen Skleren (MADSEN) oder mentaler Retardation (DESCLAUX, SOULAIRAC und MORLON, BAZEX und DUPRÉ) vergesellschafteten Symptomenkomplex verschiedene kleinere Stigmen der äußeren Körperform, wie eine Eindellung der Nasenspitze (BÖRGER) oder Ohrmuscheldysplasien (KALTERMÜLLER, ROSSI, GUINAND-DANIOL, RANTASALO) und Teilsymptome im Sinne der Cutis laxa von Beachtung (LUST, STOCK; ZUMIN u. MARIOTTI, SCARIZZA; GUINAND-DANIOL). Gleicherweise ist bei solchen Merkmalsträgern auf Hypoplasien der Mamillenregion (MARTISCHING und SWOBODA, SCARIZZA, BÖRGER), auf Nageldysplasien (WEDLER und WELSCH, MADSEN), polsterartige Verdickungen an den Fersen (Fall 2 von STARKE) oder Narbenbildungen an der Brustseite (REISER) und nicht zuletzt auf den tiefen Ansatz des Kopfhaares (MARTISCHING und SWOBODA, BAZEX und DUPRÉ u.a.) zu achten, der den meist plumpen, kurzen Hals (HALONEN u. Mitarb., REINER und GRNJA) etwas verdeckt.

Letztlich sei betont, daß das wegweisende Zeichen des Status Bonnevie-Ullrich-Turner, das Nackenflügelfell, sich unter Umständen auch als ein mehr oder weniger rucksackartiges Faltengebilde (z.B. ZBINDEN, UHLIG) darbieten kann, wie es die Abb. 74 u. 75 wiedergeben. Auch wurden Fälle des Syndroms mit gleichzeitigem Lichen ruber (CORNBLEET, WFBSTER und MUSGRAVE),

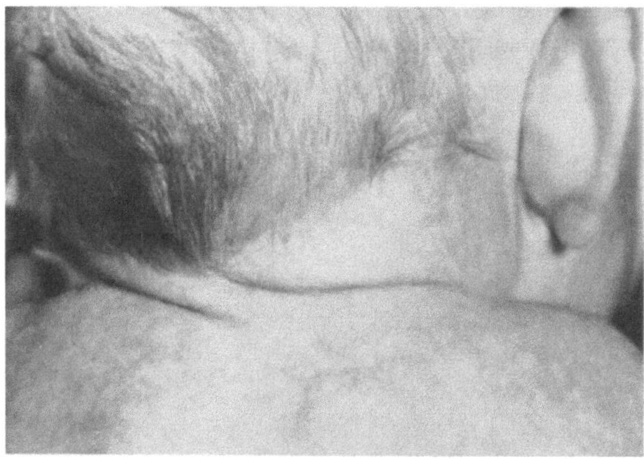

Abb. 77. Rucksackartiges *Nackenflügelfell* und *tiefer Haaransatz* bei Status Bonnevie-Ullrich-Turner

mit Folliculitis decalvans (MADSEN) sowie mit palmoplantarer Erythrokeratose (MIESCHER) beobachtet.

Formalgenetisch wurde früher, da BONNEVIE bei einem von LITTLE und BAGG gezüchteten Mäusestamm mit recessiv-erblichem Augen- und Fuß-Mißbildungskomplex als dessen Ursache wandernde embryonale Haut-Liquorblasen mit Ausgang von dem von WEED 1917 erstmals bei Schweineembryonen entdeckten Foramen anterius nachweisen konnte, von ULLRICH für das von ihm aufgestellte Abartungssyndrom ein grundsätzlich vergleichbarer Entstehungsmechanismus angenommen. Gegenüber dieser im nachfolgenden Schrifttum nur einschränkend übernommenen (vgl. z.B. ROSSI und CAFLISCH, ALSLEV und REINWEIN) Konzeption wird in der Gegenwart der Status Bonnevie-Ullrich-Turner mehr als *Gonaden-Dysgenesie* angesehen, zumal sich die bisher angenommene Gynäkotropie des Merkmalsbildes auf Grund der in letzter Zeit möglichen Geschlechtsbestimmung an den Leukocyten- und Hautzellkerntypen als unzutreffend erwies (Einzelheiten s. bei RÖMER; KLOOS und NESS; KOSENOW). Das „Kerngeschlecht" der mit diesem Anomalie-Komplex Behafteten ist also — im Gegensatz zum Klinefelter-

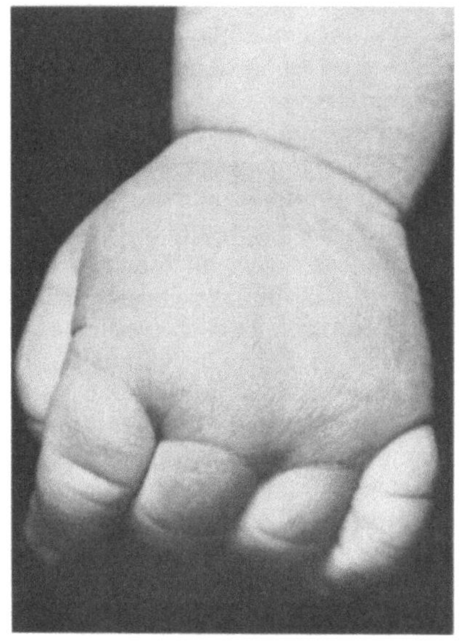

Abb. 78. *Lymphangiektatisches Handrückenödem* bei einem 4 Monate alten, chromatinnegativen Kinde mit Bonnevie-Ullrich-Turner-Syndrom

Syndrom (SIEBENMANN), welches ein überzähliges X-Chromosom gegenüber dem normalen Mann aufweist (XXY) — von männlicher Ausprägung (lediglich ein Geschlechts-(X)-Chromosom bei einer Gesamtzahl von nur 45 Chromosomen). Dementsprechend finden sich auch bei dieser über eine Genitaldysplasie hinausgreifenden frühembryonalen Entwicklungsstörung verminderte Oestrogen- und

17-Ketosteroid-Ausscheidungen (z.B. WINCKELMANN), während die Gonado-
tropin-Werte, da die Hemmwirkung der Androgene unterbleibt, erhöht sind
(JACKSON und SOUGIN-MIBASHAN). Überdies machte WINCKELMANN auf die
mangelnde Nebennierenreaktion solcher Merkmalsträger auf eine ACTH-Stimu-
lierung hin aufmerksam.

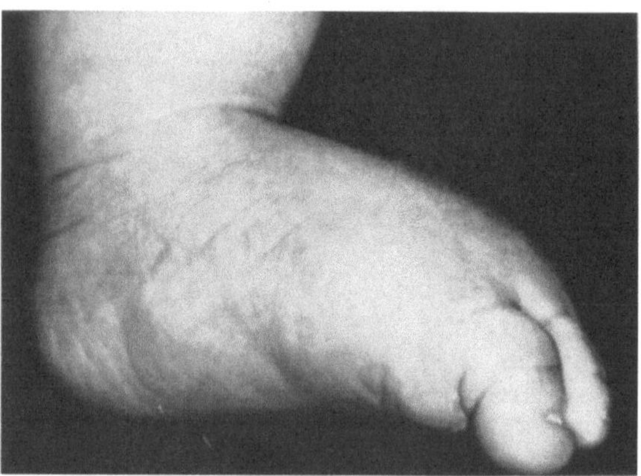

Abb. 79. Lymphangiektatisches *Fußrückenödem* bei dem gleichen Kind wie in Abb. 76

F. Entwicklungsstörungen der Mamma

Wie aus den Hinweisen von BONHOFF, KRISS u.a. hervorgeht, war die *Gynäkomastie* eine schon den Alten (ARISTOTELES, GALEN, PAULUS ÄGINETA u.a.) wohl-
bekannte Anomalie. Obschon hier im Rahmen einer Abhandlung von Hautfehlbildungen nicht generell auf solche ein- oder beiderseitige, durch Vermehrung
des Drüsengewebes verursachte Brustvergrößerungen beim Manne einzugehen
ist[1], sei grundsätzlich doch hervorgehoben, daß als endokrinologische Haupt-
ursachen einer Gynäkomastie (vgl. auch die diesbezügliche Übersicht von BREDT)
unmittelbare oder mittelbare *Störungen* des *Androgen-Oestrogen-Gleichgewichtes*,
letztere, z.B. infolge schwerer Rückenmarksschädigung (PLANANSKY, PILLAR und
SELBACH u.a.), einer Lebercirrhose (BERGONZI u.a.) oder langdauernder Hunger-
zustände in Betracht kommen. Hinsichtlich lebensaltersmäßiger Unterschiede
ist ferner auf dem Gebiete der Mammabiologie zu berücksichtigen, daß die Brustdrüse wie kaum ein anderes Organ zu intensiven Aufbau- und Abbauvorgängen
mit starken Verschiebungen des Epithelbindegewebsverhältnisses (vgl. SCHNUR-
BUSCH) befähigt ist, wie bereits aus dem Übergang von der hormonell aktivierten
neugeborenen Brustdrüse über die ruhende Mamma des Kindesalters zur 10 bis
20fachen Volumenvergrößerung der männlichen Mamma in der Pubertät zu
ersehen ist (GRAUMANN). Weiterhin hat KARNAUCHOW aufgezeigt, daß im feingeweblichen Substrat der Gynäkomastie an der Ganghyperplasie auch myo-
epitheliale Zellelemente, die LANGHANS 1873 im normalen Brustgewebe entdeckt
hat, entscheidenden proliferativen Anteil nehmen. Während ferner einige ältere
Autoren, wie beispielsweise KRISS (1930) bei kastrierten Meerschweinchen,
Rindern oder Pferden keine histologische Änderung der Mammae im Sinne einer
Annäherung zum weiblichen Typus beobachten konnten, gelang es neueren
Untersuchern, wie z.B. KUNERT, durch örtliche Follikelhormonverabreichung
auf die Brustdrüse sowohl beim Manne als auch beim männlichen Versuchstier

---

[1] Diesbezüglich wird auf das ausführliche Sammelreferat von KORTING (1961) verwiesen.

lokale Follikulineffekte im Sinne einer Vergrößerung der Mamille zu erzeugen, wobei histologisch eine hochgradige hyalinisierende Mammafibrose, hingegen keine circumcanaliculäre Mammafibrose zu beobachten war. Im dermatologischen Schrifttum haben OBERSTE-LEHN und KÜHL die Induktion von Mamillarhyperkeratosen durch Follikulinapplikation mitgeteilt.

WHEELER, CAWLAY, GRAY und CURTIS kommen nun auf Grund einer Analyse von 160 Gynäkomastiefällen unter klinischen Gesichtspunkten zu der Aussage, daß die Entwicklung einer Gynäkomastie vor dem 25. Lebensjahr ein Pubertätssymptom, nach dem Zeitpunkt aber einen Hinweis auf ein ernsteres Grundleiden darstellen würde. Temporäre Gynäkomastien sind nach den zahlreichen Beobachtungen des ersten und zweiten Weltkrieges (z. B. KORTING 1949) hauptsächlich in der Wiederauffütterungsphase nach vorangehender längerer Inanitionsdystrophie beobachtet worden, worauf nicht näher eingegangen werden kann. In einer weiteren Mitteilung haben WHEELER u. Mitarb. über das kasuistische Vorkommen von Gynäkomastien im Gefolge von Hautkrankheiten, wie z. B. bei endogenem Ekzem, Kontaktdermatitis, ausgedehnter Psoriasis vulgaris, unklassifizierter kollagener Erkrankung (ähnlich bei

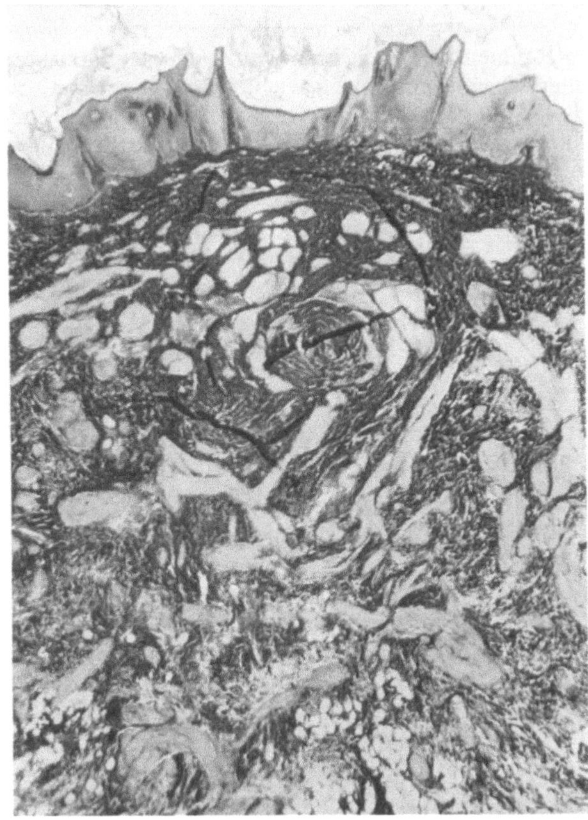

Abb. 80. *Areoläre Hyperkeratose* bei rechtsseitiger *Gynäkomastie* eines 72jährigen Mannes nach einjähriger Cyren-Implantationstherapie wegen Prostatahypertrophie. Histologisch: Hyalinisierende *Mammafibrose* und papilläre Umgestaltung des blockartig acanthotischen Epithelbandes. Van Gieson, 25mal

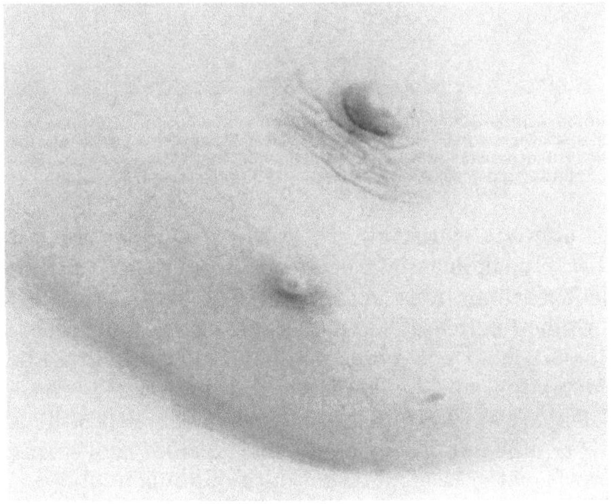

Abb. 81. *Mamma accessoria*

progressiver Sklerodermie: MANUILA, W. JADASSOHN und PAILLARD) sowie bei Mycosis fungoides (ähnlich Fall KORTING 1950) berichtet, wobei sie ähnlich wie in ihrer ersten Mitteilung zu dem Schlusse gelangen, daß eine Gynäkomastie im Rahmen chronischer und ausgedehnter Hautkrankheitszustände den Beginn einer hormonalen Gleichgewichtsstörung anzeigen würde. Dem Dermatologen sind Gynäkomastien sodann vornehmlich bei Lepra (s. Klingmüller, ferner Bergonzi, Gross, Jores, Suarez, Furniss u.a. und als Folgeerscheinung einiger dermatotherapeutischer Wirkstoffe, z.B. nach Vitamin D_2: Ferrari und de Giorgi; nach Urethan: Korting (1950) oder INH: Koang, Hou, Tch'en und Chu, bekannt geworden.

In erster Linie ist jedoch im Rahmen dieser Gesamtdarstellung von Hautfehlbildungen auf die — allerdings sehr seltene — *familiäre Gynäkomastie* einzugehen, die zuerst von Bonhoff beschrieben wurde. An dieser Stelle sei auch erwähnt, daß Davies sogar eine *rassische Disposition* zur Gynäkomastie für männliche Afrikaner auch im Hinblick auf gleichzeitige Feminisierungszeichen ihrer Skeletformen annahm. Bonhoff kam durch Beobachtung einer einseitigen Gynäkomastie bei zwei Vettern zu der Aussage, „daß es sich bei der Gynäkomastie um eine abnorme, familiär auftretende vererbbare Anomalie handelt, die verdeckt bleiben kann". Weitere Belege für eine derartige Anschauung lieferte

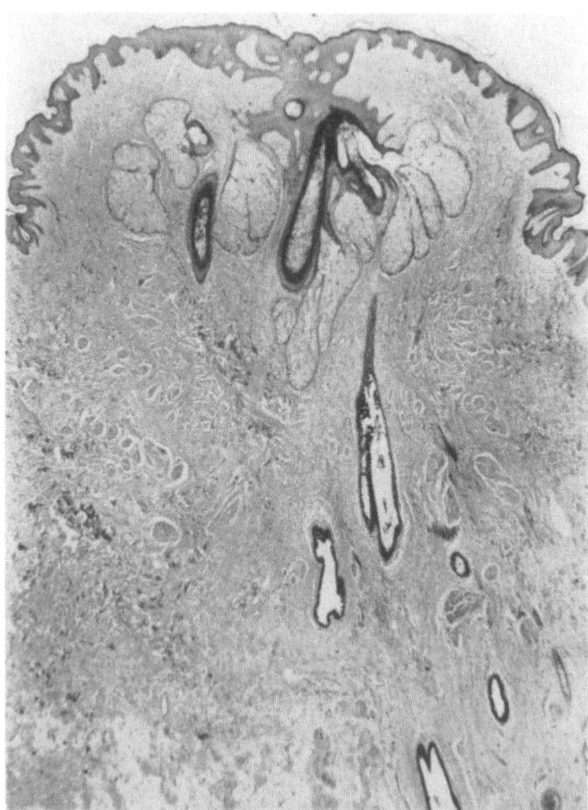

Abb. 82. *Akzessorische Mamille*, deren umschriebene knopfförmige Vorwölbung von einer viellappigen hypertrophen Talgdrüse mit röhrenförmig erweitertem hyperkeratotischem Follikel gebildet wird. In der Tiefe Ausführungsgänge apokriner Drüsen. 24jährige Frau. H.-E., 20mal

im älteren Schrifttum Moszkowicz. Aber auch neuerdings haben Ferriman über Gynäkomastie bei einem Brüderpaar und Barták sogar innerhalb eines Beobachtungsgutes von nur 20 Gynäkomastiefällen über vierfache Familiarität derselben berichtet (einmal Vater und Sohn, ferner zwei Brüderpaare). Darüber hinaus erhellt aus diesen neueren Schrifttumsangaben eine Kombinationstendenz der familiären Gynäkomastie, die indes auch vorgetäuscht sein kann (vgl. z.B. Fall Prouty: Verunreinigung des häuslichen Milieus mit oestrogenen Substanzen durch eine Mutter, die in einer Stilboestrol verarbeitenden pharmazeutischen Fabrik tätig ist), zu Genitalmißbildungen und so namentlich zur Hypospadie (Ferriman, Barták). Ferner ist eine bilaterale Gynäkomastie dermatologisch beachtenswert im Rahmen einer Gonadendysgenesie (Achenbach und Ernst) vom Typ des primären Hypogonadismus bzw. des Syndroms von Klinefelter, Reifenstein und Albright. Hierbei finden wir klinisch kleine Testes, normale sekundäre Geschlechtscharaktere, Erhöhung des Gehalts an follikelstimulierendem Hormon im Urin bei eventueller Verminderung der 17-Ketosteroidausscheidung und hodenbioptisch bei diesen phänotypisch männlich erscheinenden, nach Zellkernuntersuchungen sich aber genetisch als weiblich ausweisenden Personen (genauer: ein überzähliges X-Chromosom gegenüber dem normalen Mann = XXY) erhebliche Degenerationszeichen der Sertoli- und Keimzellen, Verklumpung der

LeydigschenZwischenzellen zusammen mit einer hyalinisierenden peritubulären Fibrose (weitere Einzelheiten s. bei C. SCHIRREN und in den Fertilitätskapiteln dieses Handbuches). Schließlich ist noch als weitere, bereits zur *Poly-* oder *Hyperthelie* überleitende Beobachtung das *heterotope* Vorkommen eine *Gynäkomastie* am Oberschenkel eines 59 Jahre alten Mannes durch HIRSCHFELD anzuführen, der bei der Fallzusammenstellung des Schrifttums auch das umstrittene, bereits von VIERORDT vermerkte Vorkommen einer Schenkelbrust bei Anna Boleyn erwähnt.

Da weiterhin das Vorkommen einer *kongenitalen Gynäkomastie* schon beim „Leprechaunismus" und Hypo- bzw. Aplasien der Brustwarze (Hypo- und Amastie) bereits bei Abhandlung des Status Bonnevie-Ullrich sowie der ektodermalen Dysplasie (s. diese) angeführt wurden, erscheinen hier nur noch Ausführungen über „*akzessorische*

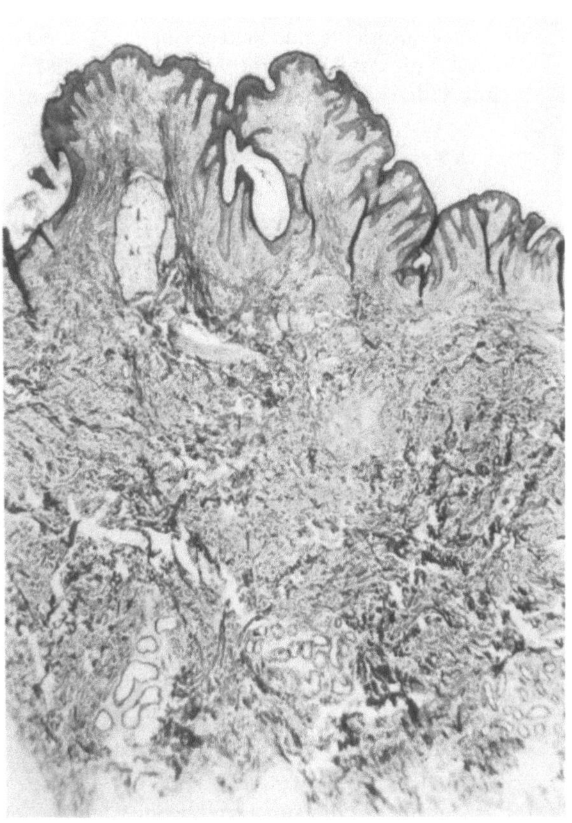

Abb. 83. Histologische Übersicht einer *akzessorischen Mamille* bei einem 20jährigen Mann. Innerhalb der Vorwölbung hypertrophe Talgdrüsen, verschieden gerichtete Arrectorenmuskulatur und reichliches Nervenvorkommen. In der Tiefe der Cutis, direkt unterhalb der Vorwölbung apokrine Endstücke. H.-E., 25mal

Mammae" notwendig. Polymastien bzw. Polythelien waren bereits in der Antike beachtet worden (Diana-Statue in Ephesus; „Mammaea" als Beiname von Julia, der Mutter des Römischen Kaisers Alexander Severus), wurden aber hinsichtlich ihrer Genese und Anordnung dem Verständnis erst durch die embryologische Konzeption der „Milchleiste" (SCHULTZE 1892, SCHMIDT 1896) näher gerückt. Neuerdings hat BOAS für die Mammae accessoriae auf Grund einer Durchuntersuchung von 6456 dermatologischen Kranken eine Häufigkeit von 1,87% errechnet, wobei es sich in 121 solchen Fällen um 85 Männer (70,25%) und 36 Frauen (= 29,75%) handelte. Für gewöhnlich finden sich Mammae accessoriae etwas häufiger links als rechts, und zwar meist unter den normalen Brüsten etwas oberhalb oder eben in Nabelhöhlen angeordnet. DABELOW, dem wir eingehende Studien über die Entwicklung der Wassermann-Fettorgane im fetalen subcutanen Gewebe verdanken, weist darauf hin, daß aberrante Milchdrüsen oder deren Rudimente, welche lagemäßig offensichtlich nicht dem Verlauf der Milchleiste entsprechen, im besonderen im Gebiet der ersten Fettkomplexe am Körper des Fetus und so beispielsweise in der Glutäalgegend, an der Schulter, sowie an der Innen- und Außenseite des Oberschenkels bis oberhalb des Knies zu finden sind. Klinisch ist das Bild der kompletten Mammae accessoria, wie es Abb. 79 wiedergibt, eher selten, weitaus häufiger begegnet man lediglich Zellnaevus-artigen Papillenrudimenten oder nur kleinen umschriebenen, pigmentlosen Haarinseln. Die im älteren Schrifttum vereinzelt vertretene Vergesellschaftung der Polymastie und Polythelie mit Tuberkulose oder Degenerationszeichen konnte von BOAS ebensowenig

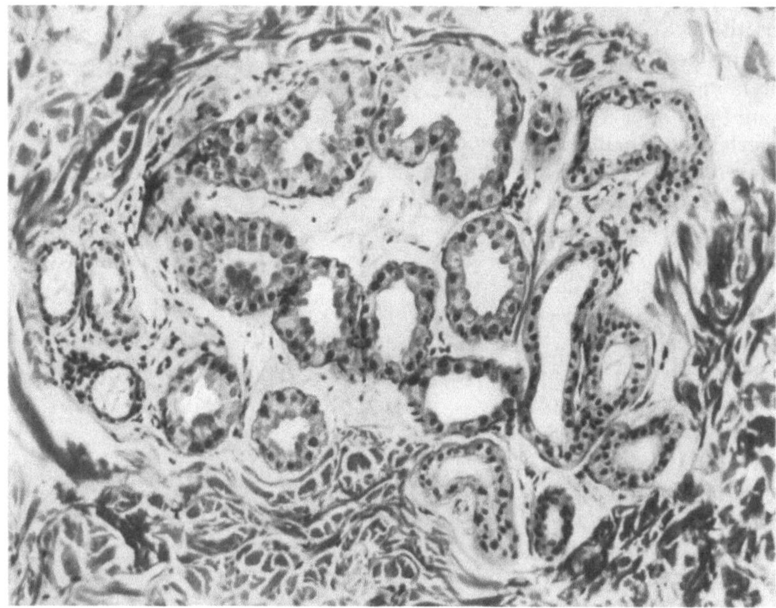

Abb. 84. Vergrößerung von Abb. 83. Sekretion mit Eintreten von Kernsubstanz in die Drüsenlumina bei einer akzessorischen Mamille

bestätigt werden wie die von anderer Seite behauptete, auch nach eigener Beobachtung keinesfalls allzu seltene Heredität der Anomalie. Demgegenüber behauptete LANDAUER eine Häufung von Hyperthelien bei Linkshändern. Des weiteren können überzählige Brustwarzen in Kombination mit einer kongenitalen Halbseitenwuchsstörung (LANDAUER) vorkommen, bei der überdies auch Seitenunterschiede der normalen Brustentwicklung (FISCHER), über die wir durch eine neuere Studie von SIEMENS bezüglich der Brustform der erwachsenen Frau unterrichtet werden, zu beobachten sind. Hinsichtlich der auch im neueren Schrifttum (z. B. OBERSTE-LEHN) kasuistisch abgehandelten Mamillarhyperkeratosen ist syndromatologisch auf die seltene Kombinationsmöglichkeit der ,,Keratosis areolae mammae naeviformis'' mit familiären Palmo-Plantar-Hyperkeratosen (LEDO-DUNIPE) hinzuweisen.

Literatur

A. Die gegenwärtigen Entwicklungslinien der Mißbildungsforschung
(Embryopathie, Phänokopie)

ARISTOTELES: Fünf Bücher von der Zeugung und Entwicklung der Tiere, übersetzt von AUBERT u. WIMMER, Bd. III, S. 305. Leipzig: Engelmann 1860.

BAMATTER, FR.: Toxoplasmosis. Ergebn. inn. Med. Kinderheilk. **3**, 823 (1952). — BARR, E., E. FISCHER u. F. LENZ: Über Genodermatosen. Zbl. Haut- u. Geschl.-Kr. **4**, 481 (1922). —

Menschliche Erblehre und Rassenhygiene. München u. Berlin: J. F. Lehmann 1940. — BETTMANN, S.: Über angeborenen Haarmangel. Arch. Derm. u. Syph. (Berl.) 60, 343 (1902). — BOCK, H. E.: Polytope und heterotope Krankheitsbilder in der Differentialdiagnostik. Münch. med. Wschr. 1958, 615. — BOURQUIN, J. B.: Les malformations du nouveau-né causées par des viroses de la grossesse et plus particulièrement par la rubeole. Diss. Genf 1948. — BREHM, G.: Ungewöhnliche striäre Palmar- und Plantarkeratose mit dorsalen Hyperkeratosen. Derm. Wschr. 134, 1173 (1956). — BRÜCKE, F. v.: Schädigungen der Frucht durch Arzneimittelgebrauch der Mutter. Münch. med. Wschr. 1958, 560. — BÜCHNER, F.: Zur Biologie und Pathologie der Entwicklung. Med. Klin. 1952, 605. — Von den Ursachen der Mißbildungen und Mißbildungskrankheiten. Münch. med. Wschr. 1955, 1673. — Die angeborenen Mißbildungen des Menschen in der Sicht der modernen Pathologie. Dtsch. med. Wschr. 1956, 1341. — BÜCHNER, F., J. MAURATH u. H. J. REHN: Experimentelle Mißbildungen des Zentralnervensystems durch allgemeinen Sauerstoffmangel. Klin. Wschr. 1946, 137.

CAFFEY, J.: Changes in growing skeleton after administration of bismuth. Amer. J. Dis. Child. 53, 56 (1937). Zit. nach GUMPESBERGER. — CHRIST, J.: Über die Korrelationen der kongenitalen Defekte des Ektoderms untereinander, mit besonderer Berücksichtigung ihrer Beziehungen zum Auge. Zbl. Haut- u. Geschl.-Kr. 40, 1 (1932). — COCKAYNE, H. A.: Inherited abnormalities of the skin and its appendages. London and Oxford: University Press 1933. — CORMIE, R. L.: Incontinentia pigmenti. Brit. J. Derm. 65, 285 (1953).

DÖRFLER, R.: Über die Häufigkeit hepatitischer Embryopathien. Ärztl. Wschr. 1958, 779. — DOERR, W.: Kyematopathien und perinatale Krankheiten. Ärztl. Wschr. 1957, 721. — DRESEL, K.: Zit. nach H. A. GOTTRON 1935.

FINDLAY, G. H.: On the pathogenesis of incontinentia pigmenti. Brit. J. Derm. 64, 141 (1952). — FRASER, F. C., and T. D. FAINSTAT: Production of congenital defects in offspring of pregnant mice treaded with cortisone; progress report. Pediatrics 8, 527 (1951). — FRIEDERISZICK, F. K.: Über die Möglichkeit von Fruchtschäden nach Ultraschallbehandlung. Med. Klin. 1952, 1248. — FRITZ-NIGGLI, H.: Ultraschallschädigungen und Röntgeneffekte bei Drosophila melanogaster. Strahlentherapie 85, 233 (1951).

GILBERT, C., and J. GILLMAN: Comparison of effects of testosterone propionate in oily solution and in pellet form as assessed by perineal reactions in castrated male baboons. S. Afr. J. Med. 16, 21 (1951). — GILLMAN, J., C. GILBERT and T. GILLMAN: Preliminary report on hydrocephalus, spina bifida and other congenital anomalies in rat produced by trypan blue; significance of these results in interpretation of congenital malformations following maternal rubella. S. Afr. J. Med. 13, 47 (1948). — GLATZEL, H.: Die Bedeutung einer mangelhaften Ernährung der Mutter für das Kind. Dtsch. med. Wschr. 1955, 1881. — GÖTZ, F.: Zur Frage der Fehlbildungen, Mitteilung über 645 Fälle. Med. Klin. 15, 577 (1960). GOLDSCHMIDT, R.: Gen und Außeneigenschaft (Untersuchung an Drosophila). Z. indukt. Abstamm.- u. Vererb.-Lehre 69, 38 u. 70 (1935). — GOLDSTEIN, D. J.: Trypanblue induced anomalies in the genito-urinary system of rats. S. Afr. J. Med. Sc. No 1 (1957). — GOTTRON, H. A.: Hautkrankheiten unter dem Gesichtspunkt der Vererblichkeit. In KLEIN, Wer ist erbgesund und wer ist erbkrank, S. 184. Jena: Gustav Fischer 1935. — Familiäre Akrogerie. Arch. Derm. Syph. (Berl.) 181, 571 (1940). — GREBE, H.: Zur Ätiologie ein- und doppelseitiger Gliedmaßenmißbildungen. Z. menschl. Vererb.- u. Konstit.-Lehre 32, 126 (1954). — GREGG, N. McA.: Zit. nach H. K. MÜLLER. — GRIMALT, FR., u. G. W. KORTING: Anetodermie und Osteopsathyrose (Syndrom von Blegvad-Haxthausen). Z. Haut- u. Geschl.-Kr. 22, 361 (1957). GRÜNEBERG, TH.: Zur Frage der Incontinentia pigmenti (Bloch-Sulzberger). Arch. klin. exp. Derm. 201, 218 (1955). — GRÜNFELDER, B., u. W. LASCH: Der Zeitpunkt einer embryonalen Entwicklungsstörung als ursächliches Moment kongenitaler Anomalien. Ann. paediat. (Basel) 173, 388 (1949). — GUMPESBERGER, G.: Der diagnostische Wert der Röntgenuntersuchung des Skeletts für die Diagnosestellung der Lues congenita beim Säugling und Kleinkind. Dermatologica (Basel) 103, 19 (1951). — Kann eine antiluetische Behandlung der Mutter während der Schwangerschaft zur Ausbildung von nicht-luetischen Knochenveränderungen beim Säugling führen? Dermatologica (Basel) 106, 64 (1953).

HABER, H.: Incontinentia pigmenti. Proc. roy. Soc. Med. 41, 759 (1948). — HADORN, E.: Letalfaktoren in ihrer Bedeutung für Erbpathologie und Genphysiologie der Entwicklung. Stuttgart: Georg Thieme 1955. — HANHART, E.: Über die Genetik der einfach-rezessiven Formen der Marmorknochenkrankheit und zwei entsprechende Stammbäume aus der Schweiz. Helv. paed. Acta 3, 113 (1948). — HOHLBEIN, R.: Hyperemesis gravidarum als Ursache kindlicher Mißbildungen. Med. Klin. 56, 93 (1961).

INGALLS, TH. H.: Pathogenesis of mongolism. Amer. J. Dis. Child. 73, 279 (1947). — Etiology of mongolism; epidemiologic and teratologic implications. Amer. J. Dis. Child. 74, 147 (1947).

KADE, H., u. H. DIETEL: Die Prognose der Schwangerschaft bei prädiabetischen und diabetischen Frauen. Dtsch. med. Wschr. 1952, 673. — KALTER, H., and F. C. FRASER:

Production of congenital defects in offspring of pregnant mice treated with compound F. Nature (Lond.) **169**, 665 (1952). Zit. nach GREBE 1954. — KARTE, H.: Ursachen und Verhütung von Fehlbildungen. Medizinische **1958**, 583. — KEITER, FR.: Neue Entwicklungen in der menschlichen Erblehre. Klin. Wschr. **1957**, 600. — KIRMAN, B. H.: Idiocy and ectodermal dysplasia. Brit. J. Derm. **67**, 303 (1955). — KLEBANOW, D.: Die Gefahr der Keimschädigung bei Rückbildungsvorgängen in den weiblichen Gonaden. Dtsch. med. Wschr. **1949**, 606. — KLEBANOW, D., u. H. HEGNAUER: Zur Frage der causalen Genese von angeborenen Mißbildungen. Med. Klin. **1950**, 1198. — KLEINE, H. O.: Märchen und Wirklichkeit. Münch. med. Wschr. **1952**, 2040. — KORTING, G. W., u. H. RUTHER: Ichthyosis vulgaris und akrofaciale Dysplasie. Arch. Derm. Syph. (Berl.) **197**, 91 (1954). — KOSENOW, W.: Das Ullrich-Turner-Syndrom in heutiger Sicht. Münch. med. Wschr. **1960**I, 24. — KUNDRATITZ, K.: Zur Therapie genetischer sowie prä- und perinataler Störungen. Münch. med. Wschr. **1958**, 570.

LACOMME, M., et FL. KREIS DE MAYR: Sur l'induration cutanée curable du nouveau-né dite d'origine obstétricale. Bull. méd. (Paris) **1936**, 509. Ref. Zbl. Haut- u. Geschl.-Kr. **55**, 639 (1937). — LAUSECKER, H., u. K. THUMS: „Polydaktylie" nach Trauma. Münch. med. Wschr. **100**, 724 (1958). — LEIBER, B., u. G. OLBRICH: Wörterbuch der klinischen Syndrome. Berlin u. Wien: Urban & Schwarzenberg 1957. — LENZ, W.: Der Einfluß des Alterns der Eltern und der Geburtennummer auf angeborene pathologische Zustände beim Kind. Acta Genet. (Basel) **9**, 169, 249 (1959) Teil I u. II. — LUDWIG, A., u. G. W. KORTING: Vogt-Koyanagi-ähnliches Syndrom und mandibulo-faciale Dysostose (Franceschetti-Zwahlen). Arch. Derm. Syph. (Berl.) **190**, 307 (1950).

MACHACEK, G. F.: Diskussion zu BARKER, Sclerema neonatorum. Arch. Derm. Syph. (Chicago) **69**, 238 (1954). — MARAÑON, G., u. M. A. CASCOS: Die gutartige jugendliche „Acanthosis nigricans". Ihr Zusammenhang mit den angeborenen Mißbildungen. Acta derm.-venereol. (Stockh.) **37**, 249 (1957). — MEIROWSKY, H.: Über Genodermatosen. Zbl. Haut- u. Geschl.-Kr. **4**, 241 (1922). — MESTWERDT, G.: Das Verhalten der Leibesfrucht bei Diabetes und Schwangerschaft. Münch. med. Wschr. **43**, 1880 (1959). — MEY, R.: Über Geburtsverlauf und kindliche Mißbildungen nach drohender Fehlgeburt. Med. Klin. **2**, 54 (1959). — MÜLLER, H. K.: Über die Embryopathia rubeolosa. Med. Klin. **1952**, 611.

NACHTSHEIM, H.: Pelger-anomaly in man and rabbit; Mendelian character of nuclei of leucocytes. J. Hered. **41**, 131 (1950). — Betrachtungen zur Ätiologie und Prophylaxe angeborener Anomalien. Dtsch. med. Wschr. **41**, 1845 (1959). — NOETZEL, H.: Salvarsanschaden bei Mutter und Foet. Beitr. path. Anat. **110**, 661 (1949).

PACHE, H. D.: Zur Systematik der pränatalen Keimschäden. Münch. med. Wschr. **1952**, 1594. — PAUL, JEAN: Sämtliche Werke, 11. Liefg, Bd. 1, S. 55—57 u. Bd. 2, S. 29—31. Berlin: G. Reimer. — PINKUS, F.: Entwicklungsgeschichte der Haut. In JADASSOHNs Handbuch der Haut- und Geschlechtskrankheiten S. 111. Berlin: Springer 1927.

REBLING, K.: Ein Beitrag zur Frage der Genese der angeborenen Hautdefekte. Beitr. path. Anat. **104**, 1 (1940). Ref. Zbl. Haut- u. Geschl.-Kr. **65**, 47 (1940).

SALLER, K.: Der mongoloide Schwachsinn (Morbus Langdon-Down) — Genese und Prophylaxe. Münch. med. Wschr. **1960**II, 70. — SCHUBERT, G., u. H. HENKE: Die perinatale Sterblichkeit im Lichte der Genetik. Dtsch. med. Wschr. **1956**, 1947. — SCHWALBE, E.: Allgemeine Mißbildungslehre. Jena: Gustav Fischer 1906. — STEIGLEDER, G. K.: Die Poikilodermien — Genodermien und Genodermatosen. Arch. Derm. Syph. (Berl.) **194**, 461 (1952). — STREAN, L. P.: Über die Beziehung von pränatalen Faktoren zu angeborenen Mißbildungen. Ärztl. Wschr. **1958**, 110. — STROINK, H. H.: Über den Einfluß von Äthylurethan auf die Entwicklung und Teratogenese von Amphibienkeimen. Wilhelm Roux' Arch. Entwickl.-Mech. Org. **147**, 124 (1951).

THEOPOLD, W.: Zur Geschichte menschlicher Doppelbildungen. Hessisches Ärzteblatt, **21**, 285 (1960). — TÖNDURY, G.: Zum Problem der Embryopathia rubeolosa. Dtsch. med. Wschr. **1951**, 1029. — Erkrankt der Foetus bei Graviditätspoliomyelitis? Dtsch. med. Wschr. **1952**, 1211. — Erkrankt der Fetus bei Poliomyelitis in graviditate? Schweiz. med. Wschr. **87**, 809 (1957).

UEBEL, H., A. LUDWIG u. G. W. KORTING: Zur Kenntnis der Incontinentia pigmenti Bloch-Sulzberger. Arch. Derm. Syph. (Berl.) **190**, 114 (1950).

VERSCHUER, V.: Zit. nach KEITER.

WARKANY, J.: Etiology of congenital malformations. Advanc. Pediat. **1947**I, 2. — WARKANY, J., and R. C. NELSON: Appearance of skeletal abnormalities in offspring of rats reared on deficient diet. Science **92**, 383 (1940). — WILSON, H. T. H.: Congenital teleangiectasia with dysostosis. Proc. 10th Internal. Congr. of Dermat. London 1952, p. 510. 1953. — WINDORFER, A.: Zum Problem der Mißbildungen durch bewußte Keim- u. Fruchtschädigung. Med. Klin. **1953**, 293. — WRETE, M.: Die kongenitalen Mißbildungen, ihre Ursachen u. Prophylaxe. Ein kurzes Lehrbuch für Studierende und Ärzte. Stockholm: Almquist u. Wiksell 1955.

ZSCHOCH, H., u. F. FRITZSCHE: Kritische Bemerkungen zur Frage der Mißbildungszunahme. Münch. med. Wschr. **41**, 1956 (1960).

B, I. Universelle Hypoplasien (anhidrotische und hidrotische ektodermale Dysplasie)

ANDERSON, N. P.: Congenital ectodermal defect. Arch. Derm. Syph. (Chicago) 35, 752 (1937). — ARON, A., and N. SOSNITZKY: Anhidrotic hereditary ectodermal dysplasia. Ann. paediatr. (Basel) 188, 276 (1957).

BAISCH, A.: Anonychia congenita, kombiniert mit Polydaktylie und verzögertem abnormen Zahndurchbruch. Dtsch. Z. Chir. 292, 450 (1931). — BARCAGLIA, A.: Sindroma di Crist-Siemens (anidrosi con ipotricosi e anodontia). Med. ital. (Milano) 20, 357 (1939). Ref. Zbl. Haut- u. Geschl.-Kr. 64, 211 (1940). — BARTSOCAS, S., et E. PLATIS: Sur un cas d'anidrose avec hypotrichose et anodontie chez un enfant de 4 ans. Arch. franç. Pédiat. 6, 46 (1949). — BEARE, J. M.: Congenital pilar defect showing features of pili torti. Brit. J. Derm. 64, 366 (1952). — BLOOM, D.: Hereditary ectodermal dysplasia of the anhidrotic type associated with syndactylia and Lichen nitidus. Arch. Derm. Syph. (Chicago) 41, 940 (1940); 43, 900 (1941). — BORGGREVE, K. J., et J. COHEN: Sur un symptome et l'étiologie de la dysplasie ectodermique congénitale. Dermatologica (Basel) 82, 25 (1940). — BOUINEAU: Syndroma anidrosé, hypotrichose et anodontie chez un adolescent de 17 ans. Arch. franç. Pédiat. 7, 215 (1950). — BRAUN-FALCO, O., u. W. GÜRTLER: Klinische und histologische Besonderheiten bei einem sporadischen Fall von ektodermaler Dysplasie mit Anhidrosis. Derm. Wschr. 133, 12 (1956). — BRODIE, A. G., and B. G. SARNET: Ectodermal dysplasia (anhidrotic type) with complete anodontie. Amer. J. Dis. Child. 64, 1046 (1942).

CAPDEPONT: Rev. Stomat. (Paris) 1905. Zit. nach JAHN u. ZELLNER. — CAPPER, A., and N. M. BEKIR: Congenital ectodermal defect. Report of two cases. Arch. Pediat. 54, 160 (1937). Ref. Zbl. Haut- u. Geschl.-Kr. 57, 116 (1938). — CHRIST, J.: Über die kongenitalen ektodermalen Defekte und ihre Beziehungen zueinander: vikariierende Pigment- für Haarbildung. Arch. Derm. Syph. (Chicago) 116, 685 (1913). — CLOUSTON, H. R.: The major forms of hereditary ectodermal dysplasia. Canad. med. Ass. J. 40, 1 (1939). Ref. Zbl. Haut- u. Geschl.-Kr. 62, 397 (1939). Canad. med. Ass. J. 40, 1—7 (1939). — COHEN, M. M., and R. WAGNER: Ectodermal dysplasia with partial anodontia. Amer. J. Dis. Child. 68, 333 (1944). — COLE, H. N., H. K. GIFFEN, J. I. SIMMONS and G. M. STROUD: Congenital cataracts in sisters with congenital ectodermal dysplasia. J. Amer. med. Ass. 129, 723 (1945). — COTTINI, G. B.: Descrizione di un caso di displasia ectodermica con ipotricosi, microipodontia et ipoidrosi. G. ital. Derm. Sif. 82, 544 (1941). Ref. Zbl. Haut- u. Geschl.-Kr. 68, 293 (1942). — CREFELD, S. VAN, VAN WAALWIJK u. C. VAN DOORN: Maandschr. Kindergeneesk. 16, 453 (1949). Zit. nach PERABO u. Mitarb.

DAMSTÉ, TH. J., and J. R. PRAKKEN: Atrichia with papular lesions; a variant of congenital ectodermal dysplasia. Dermatologica (Basel) 108, 2 (1954). — DARWIN, C.: The variantation of plants a animals under Domestication. 2, p. 319. New York: D. Appleton & Sons 1892. DATOVO, L., u. L. LEVI: Untersuchungen über die kongenitale ektodermale Dysplasie. G. ital. Derm. Sif. 98, 527 (1957). Ref. Derm. Wschr. 139, 346 (1959). — DECROP, G.: Anidrose familiale avec hypotrichose et anodontie. Ann. Derm. Syph. (Paris) 6, 85 (1946). — DÉLACRETAZ, J., et J. D. GEISER: Syndrome ectodermique hydrotique. Dermatologica (Basel) 121, 188 (1960). — DOWLING, G. B.: Congenital ectodermal defect: Hyperkeratosis of palms; atrophy of nails and adjoining skin over dorsum of terminal phalanges; microdontism; cicatricial alopecia. Proc. roy. Soc. Med. 29, 1633 (1936). Ref. Zbl. Haut- u. Geschl.-Kr. 55, 444 (1937).

ELLIS, R. W. B., u. van CREVELD: A syndrome characterized by ectodermal dysplasia and congenital morbus cordis. Arch. Dis. Child. 1940, 15.

FELDER, J., u. E. BIANCHETTI: Zwei neue Fälle von ektodermaler Dysplasie vom anhidrotischen Typus. Arch. Kinderheilk. 161, 68 (1959). — FELSHER, Z.: Hereditary ectodermal dysplasia. Arch. Derm. Syph. (Chicago) 49, 410 (1944). — FERREIRA MARQUES, J.: Un cas d'anidrose avec hypotrichose et anodontie. Acta derm.-venereol. (Stockh.) 25, 86 (1944). — FLECK, F.: Klinische Beobachtungen einer ungewöhnlichen, sporadischen Form von ektodermal-mesodermaler Keimblattdysplasie. Derm. Wschr. 132, 994 (1955). — FLEISCHMANN, O.: Angeborener Schweißdrüsenmangel und Ozaena. Z. Laryng. Rhinol. 20, 503 (1931). — FRANCESCHETTI, A.: Les dysplasies ectodermiques et les syndromes héréditaires apparentés. Dermatologica (Basel) 106, 3—5 (1953). — FRANCESCHETTI, A., u. C. J. THIER: Über Hornhautdystrophien bei Genodermatosen unter besonderer Berücksichtigung der Palmoplantarkeratosen. Albrecht v. Graefes Arch. Ophthal. 162, 610 (1961). — FREEMAN jr., C. D.: Congenital ectodermal and mesodermal dysplasia. Arch. Derm. Syph. (Chicago) 71, 667 (1955). — FRIEDERICH, H. C.: Zur Kenntnis der kongenitalen Hypotrichosis. (Familiäre Hypotrichosis mit und ohne Nageldystrophie. Anidrosis hypotrichotica, Progerie.) Derm. Wschr. 121, 18 (1950). — FRIEDERICH, H. C., u. R. SEITZ: Über eine Form der ektodermalen Dysplasie unter dem Bilde der Pili torti mit Augenbeteiligung und Störung der Schweißsekretion. Derm. Wschr. 131, 11 (1955). — FRIEDMAN, R.: Hereditary ectodermal dysplasia of the anhidrotic type, associated with a hereditary (and familial) digital anomaly. Arch. Derm. Syph. (Chicago) 39, 927 (1939). — Hereditary ectodermal dysplasia of the anhidrotic type: Report of a case which also presents an hereditary and familial digital anomaly of the hands (conic tapering), various osseous anomalies and atropic eczema. Urol. cutan. Rev. **44**, 464 (1940). Ref. Zbl. Haut- u. Geschl.-Kr. **66**, 389 (1941). — FUCHS: Oligohidrosis hypotrichotica bei ektodermaler Dysplasie. Derm. Wschr. **141**, 448 (1960).

GATTO, J.: Ellis-van Creveld-Syndrom: Helv. paediat. Acta **6**, 437 (1951). — GOECKERMAN, W. H.: Congenital ectoderma effect. Arch. Derm. Syph. (Chicago) **1**, 396 (1920). — GÖTZ, H., u. R. D. AZULAY: Ein Beitrag zur hidrotischen ektodermalen Dysplasie. Hautarzt **6**, 2 (1955). — GORDON, W. H., and R. C. JAMIESON: Hereditary ectodermal dysplasia of the anhidrotic type. Ann. intern. Med. **5**, 358 (1931). — GOTTRON, H. A.: Anhidrosis hypotrichotica und hypodontica. Zbl. Haut- u. Geschl.-Kr. **70**, 594 (1943). Derm. Wschr. **119**, 300 (1947). — GREITHER, A.: Über drei Generationen vererbte, auf Frauen beschränkte Keratosis follicularis mit Alopecie, Hypidrose und abortiven Palmar-Plantar-Keratosen in ihren Beziehungen zur Hypotrichosis congenita hereditaria. Arch. klin. exp. Derm. **210**, 123 (1960). — GRIMALT, F., u. G. W. KORTING: Anetodermie und Osteopsathyrose. Z. Haut- u. Geschl.-Kr. **22**, 361 (1957). — GUILFORD, S. H.: A dental anomaly. Dent. Cosmos **25**, 113 (1883).

HAMMINGA, H.: Eine Form von ektodermaler Dysplasie. Dermatologica (Basel) **110**, 178 (1955). — HARDWICK, C.: Two families showing hereditary ectodermal dystrophies. Brit. J. Derm. **51**, 24 (1939). Ref. Zbl. Haut- u. Geschl.-Kr. **62**, 398 (1939). — HEISEL, B., and M. E. KRAUSE: Congenital ectodermal dysplasia. Arch. Derm. Syph. (Chicago) **47**, 598 (1943). — HELWEG-LARSEN, H. F., and K. LUDVIGSEN: Congenital familial anhidrosis and neurolabyrinthitis. Acta derm.-venereol. **26**, 489 (1946). — HENKEL, G.: Bericht über eine Hypodontia bzw. Anodontia vera bei gleichzeitigem Bestehen einer Wabenlunge. Dtsch. zahnärztl. Z. **6**, 461 (1951). — HILL, A. M.: Hereditary ectodermal dysplasia of the anhidrotic type. Arch. Derm. Syph. (Chicago) **28**, 66 (1933). — HOFFMANN, D. H., u. C. SCHIRREN: Über Hornhautveränderungen bei der ektodermalen Dysplasie. Klin. Mbl. Augenheilk. **134**, 413 (1959).

JAHN, E., u. R. ZELLNER: Zur Klinik und Morphologie des Morbus Capdepont. Ärztl. Wschr. **13**, 29 (1958). — JAMES, TH.: Ectodermal dysplasia. Acta paediat. (Stockh.) **41**, 229 (1952).

KAALUND-JØRGENSEN, O., u. J. F. CHRISTENSEN: Congenital ectodermal dysplasia of the anhidrotic type. Acta derm.-venereol. (Stockh.) **22**, 1 (1941). — KEIZER, D., and J. SCHILDER: Ectodermal dysplasia achondrodysplasia and congenital morbus cordis. Amer. J. Dis. Child. **82**, 341—344 (1951). — KERLEY, CH. G.: Hereditary ectodermal dysplasia. Anhidrotic, non-sex linked type. Arch. Pediat. **55**, 211 (1938). Ref. Zbl. Haut- u. Geschl.-Kr. **60**, 262 (1938). — KIRMAN, B. H.: Idiocy and ectodermal dysplasia. Brit. J. Derm. **67**, 303 (1935). — KLINE, A. M., J. B. SIDBURY jr. and C. P. RICHTER: The occurence of ectodermal dysplasia and corneal dysplasia in one family. J. Pediat. **55**, 355 (1959). — KLINGMÜLLER, G., u. J. K. J. KIRCHHOF: Über die erbliche ektodermale Dysplasie mit Anhidrosis und cerebellarer Heredoataxie im Sinne einer Friedreichschen Erkrankung. Hautarzt **5**, 351 (1954). — Über eigentümliche Konstitutionsanomalien bei 2 Schwestern und ihre Beziehungen zu neueren entwicklungspathologischen Befunden. Hautarzt **7**, 3 (1956). — KNOLLE, M. D.: Hereditary anhidrotic ectodermal dysplasia. Arch. Derm. Syph. (Chicago) **71**, 765 (1955). — KORTING, G. W.: Diskussionsbemerkungen zu Fall 46 der 82. Tagg der Südwestdtsch. Dermatologen, Heidelberg 9./10. Mai 1959. Zbl. Haut- u. Geschl.-Kr. **104**, 12 (1959). — KORTING, G. W., u. H. RUTHER: Ichthyosis vulgaris und akrofaciale Dysostose. Arch. Derm. Syph. (Chicago) **197**, 91 (1954). — KORTING, G. W., u. K. SALFELD: Zur weiteren Kenntnis der Anhidrosis hypotrichotica. Derm. Wschr. **144**, 1141 (1961). — KOSZEWSKI, B. J., and T. F. HUBBARD: Congenital anaemia in hereditary ectodermal dysplasia. Arch. Derm. Syph. (Chicago) **74**, 159 (1956).

LANDES, E.: Ein Beitrag zur hidrotischen Form der ektodermalen Dysplasie (Polykératose congénitale Touraine). Derm. Wschr. **142**, 741 (1960). — LAUTMANN, F.: Etiologie syphilitique de l'anidrose hypotrichosique avec anodontie. Thèse Nr 605, Paris, 1940. Ref. Ann. Derm. Syph. (Paris) **1941**, 138. — LIPTON, I., and H. ROBERT: Hereditary ectodermal dysplasia of the anhidrotic type. Amer. J. Dis. Child. **79**, 504 (1939). — LORD, LL.. W, and W. D. WOLFE: Hereditary ectodermal dysplasia of the anhidrostic type (Congenital ectodermal defect). Arch. Derm. Syph. (Chicago) **38**, 893 (1938). — LUDWIG, A., u. G. W. KORTING: Vogt-Koyanagi-ähnliches Syndrom und mandibulofaciale Dysostosis (Franzeschetti-Zwahlen). Arch. Derm. Syph. (Chicago) **190**, 307 (1950). — LUTZ, W.: Krankendemonstration: Angeborene Hypo- und Aplasie der Anhangsgebilde der Haut und Hypoplasie der Zähne. Schweiz. med. Wschr. **58**, 1118 (1928).

MALAGON, V., and J. E. TAVERAS: Congenital anhidrotic ectodermal and mesodermal dysplasia. Arch. Derm. Syph. (Chicago) **74**, 253 (1956). — McDONALD, R. E.: Anodontia in hereditary ectodermal dysplasia. J. Hered. **40**, 95 (1949). Ref. Zbl. Haut- u. Geschl.-Kr. **75**, 65 (1950/51). — McINDOE, A., and B. O. SMITH: Congenital familial fibromatosis of the gums with the teeth as a probable aetiological factor: report of an affected family. Brit. J. plast. Surg. 11, 62 (1958). Ref. Zbl. Haut- u. Geschl.-Kr. 102, 328 (1959). — MITCHELL, F. N., and W. W. WADDELL: Ellis-van Creveld-Syndrome. Acta paediat. (Uppsala) 47, 142 (1958).

NIELSEN, J. P.: Cornu cutaneum, hereditary ectodermal dysplasia. Acta derm.-venereol. (Stockh.) 35, 224 (1955). — NORRIS, CL., and G. M. STROUD: A case of hereditary ectodermal and mesodermal dysplasia with syndactyliom. Arch. Derm. Syph. (Chicago) 43, 586 (1941).

OMENS, D. V., H. D. OMENS and R. BERNSTEIN: Ectodermal dysplasia. Arch. Derm. Syph. (Chicago) 81, 467 (1960). — OSBOURN, R. A.: Congenital ectodermal defect with amastia. J. Amer. med. Ass. 148, 644—645 (1952).

PACHE, H. D.: Über den angeborenen Schweißdrüsenmangel (Anhidrosis hypotrichotica mit Hypodontia [Siemens]). Münch. med. Wschr. 1941, 1135. — PARAF, J., F. LAUTMANN et A. DAUPHIN: Un cas d'anodontia avec hypotrichose chez un enfant de 3 ans. Bull. Soc. Méd. Hôp. Paris 1939, 1392. — PEARSON, H. A., and TH. E. CONE: Anhidrotic ectodermal dysplasia with vasicular purpura. J. Pediat. 51, 306 (1957). — PERABO, F., J. A. VELASCO u. A. PRADER: Ektodermale Dysplasie vom anhidrotischen Typus. Helv. paediat. Acta 11, 604 (1956). — PRETO, J.: Clin. pediat. (Bologna) 30, 436 (1948). Zit. nach PERABO et al.

REDDY, D. J., and J. R. REDDY: Pseudo-anodontia associated with ectodermal dysplasia. Indian J. Derm. 23, 70 (1957). Ref. Zbl. Haut- u. Geschl.-Kr. 99, 339 (1958). — RINVIK, R., and A. SYRRIST: Congenital anodontia with abnormities of the dermal system. Arch. pediat. 23, 548 (1939). Ref. Zbl. Haut- u. Geschl.-Kr. 64, 140 (1940). — ROBERTS, E.: The inheritance of anhidrosis associated with anodontia. J. Amer. med. Ass. 93, 277 (1929). — ROSENBERG, W. A.: Hereditary edema of the legs (Milroy's disease). Associated with other congenital anomalies. Arch. Derm. Syph. (Chicago) 42, 1113 (1940). — ROTHMAN, S., and Z. FELSHER: Hereditary ectodermal dysplasia. Arch. Derm. Syph. (Chicago) 50, 67 (1944).

SCHIRREN, C., D. H. HOFFMANN, J. KÜHNAU jr., G. PFEIFFER u. W. RASCH: Ektodermale Dysplasie mit Hypohidrosis und Hypodontie. Hautarzt 11, 70 (1960). — SEZARY, A., et G. JEANNENEY: Anidrose avec hypotrichose et anodontie. Ann. Derm. Syph. (Paris) 1942, 268.— SIEMENS, H. W.: Studien über Vererbung von Hautkrankheiten. XII. Anidrosis hypotrichotica. Arch. Derm. Syph. (Berl.) 175, 565 (1937). — Diskussionbemerkungen. Dermatologica (Basel) 108/109, 225 (1954). — SILVA, P. C. C. DE: Hereditary ectodermal dysplasia of the anhidrotic type. Quart. J. Med. 32, 87 (1939). — SOBYE, P.: Congenital ectodermal dysplasia of anhidrotic type. Acta derm.-venereol. (Stockh.) 35, 201 (1955). — SPIRA, L.: Congenital ectodermal dysplasia. Acta med. scand. 127, 570 (1947). — STAINTON, C. W.: Crownless teeth. Dent. Cosmos 24, 978 (1892). Zit. nach LEIBER-OLBRICH. — STEINER, K.: Angeborene Anomalien der Haut. In JADASSOHNS Handbuch der Haut- und Geschlechtskrankheiten, Bd. IV/1. Berlin: Springer 1932. — STILES, F. C., and J. R. WEIR: Ectodermal dysplasia presenting as fever of unknown origin. J. Amer. med. Ass. 158, 1432 (1955). — SUNDERMAN, F. W.: Persons lacking sweat glands. Hereditary ectodermal dysplasia of the anhidrotic type. Arch. intern. Med. 67, 846 (1941). Ref. Zbl. Haut- u. Geschl.-Kr. 68, 28 (1942).

TANISSA, A.: Dysplasia ectodermique héréditaire (anidose, hypotrichose et anodontie) et altérations endocriniennes. Ann. Derm. Syph. (Paris), VIII. Ser. 9, 171 (1949). — THANNHAUSER, S. J.: L'anidrose avec hypotrichose et anodontie (polydysplasie ectodermique héréditaire). Press. méd. 8, 145 (1936). — Hereditary ectodermal dysplasia of the „Anhidrotic type". J. Amer. med. Ass. 106, 908 (1936). — THEISEN, H.: Anhidrosis hypotrichotica mit Trichoklasie. Zbl. Haut- u. Geschl.-Kr. 32, 63 (1962). — THURMAN, J.: Two cases in which the skin, hairs and teeth were very imperfectly developed. Med.-chir. Trans. 31, 70 (1948). — TOLENTINO, P., e A. BUCALOSSI: Su di una rara sindrome degenerativa multipla ecto-mesodermica. Folia hered. path. (Pavia) 2, 62 (1952). Ref. Zbl. Haut- u. Geschl.-Kr. 84, 385 (1953). — TOURAINE, A.: Anidrose avec hypotrichose et anodontie (complexe majeur de la dysplasie ectodermique hereditaire avec anidrose). Bull. Soc. franç. Derm. Syph. 42, 1529 (1935). — L'anidrose avec hypotrichose et anodontie (polydysplasie ectodermique héréditaire). Presse méd. 52, 145 (1936). — TOURAINE, A., E. LORTAT-JACOB et A. A. FRANÇOIS: Forme atténuée du type majeur de polydysplasie ectodermique congénitale hypoidrose, dystrichose, hypodontie. Bull. Soc. franç. Derm. Syph. 48, 515 (1941).

ULLMO, A.: Un nouveau typ d'agénésie et de dystrophie pilaire familiale et héréditaire. Dermatologica (Basel) 90, 75 (1944). — ULLRICH, O., u. H. FREMEREY-DOHNA: Dyskephalie mit Cataracta congenita und Hypotrichose als typischer Merkmalskomplex. Ophthalmologica (Basel) 125, 73 (1953). — UPSHAW, B. Y., and H. MONTGOMERY: Hereditary anhidrotic ectodermal dysplasia. Arch. Derm. Syph. (Chicago) 60, 1170 (1949).

VERGER, P.: Anidrose avec hypotrichose et anodontie chez un enfant de 3 ans. Ann. franç. Pédiat. 4, 360—363 (1947). — VERSTEGE, G. A.: Anhidrosis polydysplastica. Ned. T. Geneesk. 1955, 2785. Ref. Zbl. Haut- u. Geschl.-Kr. 94, 199 (1956). — VILLA, M., S. G. STRINGA y E. RAIMONDI: Displasia ectodermica hereditaria: Arch. argent. Derm. 4, 53 (1954). Ref. Zbl. Haut- u. Geschl.-Kr. 91, 317 (1955).

WAGNER, H. N.: Electrical skin resistance studies in two persons with congenital absence of sweat glands. Arch. Derm. Syph. (Chicago) 65, 543—548 (1952). — WEBER, G.: Anhidrosis hypotrichotica cum anodontia. Mschr. Kinderheilk. 99, 193 (1951). — WEECH, A. A.: Hereditary ectodermal dysplasia (congenital ectodermal defect). Report of two cases. Amer. J. Dis. Child. 37, 766 (1929). — WEYERS, H.: Hexadactylie, Unterkieferspalt und Oligodontie, ein neuer Symptomenkomplex. (Dysostosis acro-facialis.) Ann. paediat. (Basel) 181, 45—60 (1953). — Zur Dyscephalie mit Catarakta congenita und Hypotrichose (Ullrich-Fremerey-Dohna). Z. Kinderheilk. 74, 468—483 (1954). — WHITTLE, C. H.: A hereditary ectodermal dysplasia, hitherto not described, including grouped comedones. Proc. roy. Soc. Med. 40, 251 (1947). — Brit. J. Derm. 59, 223 (1947). — WILKEY, W. D., and S. H. STEVENSON: A family with inherited ectodermal dystrophy. Canad. Med. Ass. J. 53, 226 (1945).

ZOON, J. J., and E. P. VAN STEENBERGEN: Hereditary ectodermal dysplasia in a sister and brother. Dermatologica (Basel) 101, 65 (1950).

B, II. Lokalisierte Hauthypoplasien

ANDERSON, N. P., and F. G. NOVY: Congenital defect of the scalp. Arch. Derm. Syph. (Chicago) 46, 257 (1942). — ARGUELLES-CASALS: Aplasie cutanée circonscrite du vertex. Ann. Derm. Syph. (Paris) 78, 728 (1951).

BAZEX, A., et A. DUPRÉ: Aplasie cutanée circonscrite du vertex. Bull. Soc. franç. Derm. Syph. 63, 75 (1956). — BEEK, C. H.: Angeborener Hautdefekt. Ned. T. Geneesk. 1935, 5373. Ref. Zbl. Haut- u. Geschl.-Kr. 53, 93 (1936). — BRAUER, A.: Hereditärer symmetrisch systematisierter Naevus aplasticus bei 38 Personen. Derm. Wschr. 89, 1163 (1929). — BRINGS, L.: Über die Genese angeborener Hautdefekte. Wien. klin. Wschr. 1935 I, 122. Ref. Zbl. Haut- u. Geschl.-Kr. 51, 203 (1935). — Arch. Gynäk. 159, 449 (1935). Ref. Zbl. Haut- u. Geschl.-Kr. 52, 649 (1936).

CAMPBELL: Edinb. med. J. 2, 82 (1826). Zit. nach STEINER. — CAROL, W. L. L., u. J. R. PRAKKEN: Eine besondere Form von Epidermolysis bullosa congenita als Ursache congenitaler Hautdefekte. Acta derm.-venereol. (Stockh.) 21, 506 (1940). — ČEBOTAREVSKAIA, T.: Ein Fall von angeborenem Hautdefekt bei einem Neugeborenen. Ž. po rann. detskomu. Vozr. 13, 471 (1933). Ref. Zbl. Haut- u. Geschl.-Kr. 48, 558 (1934). — COCKAYNE, E. A.: Inherited abnormalities of the skin and its appendages. Oxford: Med. Press 1933. — COSTELLO, M.: Minor congenital ectodermal cutaneous defect in naevus linear distribution. Arch. Derm. Syph. (Chicago) 41, 132 (1940).

DUMITRIU, R., F. MEDESAN, E. DUMITRIU u. J. BOLOCAN: Epidermoliză bulosă distrofică letală (Herlitz). Derm.-Vener. (Bucaresti) 3, 531 (1958).

EDEL, A.: Halbseitige ektodermale Hypoplasien bei einem hemiatrophischen Kinde. Ned. T. Geneesk. 1937, 730. Ref. Zbl. Haut- u. Geschl.-Kr. 56, 244 (1937). — ENGMAN, M. F., and W. H. MOOK: A further contribution of the study of elastic tissue in epidermolysis bullosa. J. cutan. Dis. 28, 275 (1910). — EYCKEN, E. J. VAN: Congenital defect of the scalp. Plast. reconstr. Surg. 9, 29 (1952). Ref. Zbl. Haut- u. Geschl.-Kr. 82, 186 (1953).

FRANCESCHETTI, A., W. JADASSOHN et R. PAILLARD: Aplasie congénitale de la peau avec microphthalmie. Dermatologica (Basel) 118, 325 (1958). — FRANK, L., and A. RUBY: Familial congenital defect of the scalp. Arch. Derm. Syph. (Chicago) 75, 266 (1957). — FRANKE, K.: Beitrag zur Genese der kongenitalen Haut- und Knochendefekte am Schädeldach. Mschr. Geburtsh. 107, 5 (1937). Ref. Zbl. Haut- u. Geschl.-Kr. 59, 489 (1938). — FREUD, P., A. RHODES and A. WEISZ: Hereditary skin defect in the new-born infant. J. Pediat. 27, 591 (1945). — FRIEDERICH, H. C., u. H. WEIYHBRECHT: Zur sogenannten Aplasia cutis congenita circumscripta. Derm. Wschr. 129, 409 (1954).

GOLDMAN, L.: Localized congenital absence of the skin. Arch. Derm. Syph. (Chicago) 68, 590—591 (1953). — GROSS, H., W. LINDEMAYR u. G. POSPISIL: Zur Kenntnis der Aplasia cutis. Neue öst. Z. Kinderheilk. 2, 94—115 (1957).

HADLEY: Zit. bei DE VINK. — HEBRA, H. v.: Ein Fall von symmetrisch parietalem kongenitalem Defekt der Cutis. Mitt. Embryolog. Inst. (Wien) 2, 2 (1885). — HOCHSTETTER, 3 Tage altes Kind mit ausgedehnten strahligen Narben an den Bauchdecken bds. wenig oberhalb des Nabels (Demonstration). Ref. Z. Geburtsh. Gynäk. 28, 403 (1894).

INGALLS, N. W.: Congenital defects of the scalp: Studies in the pathology of development. Amer. J. Obstet. Gynec. 25, 861 (1933).

JOHNSON, J. B.: Congenital skin defects. J. int. Coll. Surg. 21, 599 (1954). Ref. Zbl. Haut- u. Geschl.-Kr. 92, 158 (1935).

KOLBE, L.: Angeborene Defekte der Schädelhaut. Orv. Hetil. 1934, 1039. Ref. Zbl. Haut- u. Geschl.-Kr. 50, 579 (1935). — KRIESCH, L.: Aplasia cutis congenita. Mag. Nőgyógy. 3, 5 (1934). Ref. Zbl. Haut- u. Geschl.-Kr. 48, 299 (1934).

LIEBERMAN, S.: Atrophodermia linearis maculosa et papillomatosis congenitalis. Sovet. vestn.-venerol. derm. 4, 698 (1935). — Acta derm.-venereol. (Stockh.) 16, 476 (1935). Ref. Zbl. Haut- u. Geschl.-Kr. 53, 26 (1936). — LIPPITZ: Angeborene Muskel- u. Hautatrophie. Derm. Wschr. 89, 1183 (1929).

PACHUR: Naevus aplasticus (Demonstration Nr 12). Arch. Derm. Syph. (Berl.) **160**, 65 (1930). — PICHERLE, B.: Malattia amniotica di Ombrédanne con lesioni ancora in atto al momento della nascita. Boll. Ass. med. triest. **28**, 435 (1938). Ref. Zbl. Haut- u. Geschl.-Kr. **60**, 669 (1938). — PRAKKEN, I. R.: Angeborener Hautdefekt, beruhend auf einer Form von Epidermolysis bullosa. Ned. T. Geneesk. **1939**, 2440. Ref. Zbl. Haut- u. Geschl.-Kr. **63**, 324 (1940). — PRASSAS, N.: Les aplasies cutanées circonscrites du vertex. Bull. Soc. franç. Derm. Syph. **59**, 147 (1952).

QUERO, R.: Congenital defect of the scalp. Arch. Derm. Syph. (Chicago) **47**, 405 (1946).

REBLING, K.: Ein Beitrag zur Frage der Genese der angeborenen Hautdefekte. Beitr. path. Anat. **104**, 1 (1940). Ref. Zbl. Haut- u. Geschl.-Kr. **65**, 47 (1940). — REISS, W.: Die symmetrischen strichförmigen Hautdefekte. Z. Geburtsh. Gynäk. **121**, 67 (1940). Ref. Zbl. Haut- u. Geschl.-Kr. **66**, 330 (1941). — REITER, H. F. H.: Congenital circumscribed atrophy of the skin. Acta derm.-venereol. (Stockh.) **36**, 211 (1956).

SASAKI, H.: Ein Beitrag über den congenitalen Hautdefekt. Mitt. jap. Ges. Gynäk. **29**, H. 1 (1934). Ref. Zbl. Haut- u. Geschl.-Kr. **48**, 558 (1934). — SCHÜSSLER, A.: Zum Krankheitsbild der kongenitalen Epidermolysis bullosa mit Hautdefekten. Z. Kinderheilk. **58**, 533 (1936). Ref. Zbl. Haut- u. Geschl.-Kr. **56**, 41 (1937). — SCHWARZE, K. G.: Beitrag zur Frage der angeborenen Hautdefekte. Beitr. path. Anat. **110**, 361 (1949). — SEVILLE, and MUMFORD: Congenital ectodermal defect. Atrophodermia vermicularis with Leukokeratosis oris. Brit. J. Derm. **68**, 310 (1956). — STEINER, K.: Angeborene Anomalien der Haut. In JADASSOHNs Handbuch der Haut- und Geschlechtskrankheiten. Bd. IV/1, S. 47—66. Berlin: Springer 1932.

TISSERAND-PERRIER: Transmission pendant plusieurs générations d'une aplasie cutanée circonscrite du vertex. Bull. Soc. franç. Derm. Syph. **1953**, 77.

VINK, L. P. H. I. DE: Congenitaler Hautdefekt bei einem Neugeborenen. Arch. Gynäk. **167**, 291 (1938). Ref. Zbl. Haut- u. Geschl.-Kr. **61**, 286 (1939). — VIVENQUE, J., A. BAZEX, A. DUPRÉ, M. PARAUT et P. SALES: Aplasie cutanée circumscrite du vertex. Bull. Soc. franç. Derm. **67**, 370 (1960).

WANDERER, E.: Über die Aplasia cutis congenita capillitii. Derm. Z. **75**, 93 (1937). — WEICHARDT, H.: Zur Kasuistik und Ätiologie der Aplasia cutis congenita circumscripta. Derm. Wschr. **121**, 313 (1950). — WEPLER, W.: Zur Frage allgemeiner Hypoplasie der Haut. Beitr. path. Anat. **101**, 457 (1938). — WESTRIENEN, A. F. A. S. VAN: Kongenitale Hautdefekte. Mschr. Kindergeneesk. **10**, 349 (1941). Ref. Zbl. Haut- u. Geschl.-Kr. **68**, 292 (1942).

YUDKIN, S.: Congenital defect on the scalp. Proc. roy. Soc. Med. **40**, 533 (1947).

ZITZKE, E.: Ausgedehnter kongenitaler Hautdefekt am behaarten Schädel. Derm. Z. **64**, 247 (1932).

C, I, 1. Pachyonychia congenita

ALKIEWICZ, J., u. J. LEBIODA: Zur Klinik und Histologie der Pachyonychia congenita. Arch. klin. exp. Derm. **212**, 140 (1961). — ANDREWS, G. C.: Pachyonychia congenita. Arch. Derm. Syph. (Chicago) **32**, 501 (1935); **33**, 183 (1936).

BARRIÈRE, et DELAIRE: Keratodermie, type Papillon-Lefèvre. Bull. Soc. franç. Dermat. **1958**, 114. — BIAGINI, E.: Keratoma palmo-plantare amputans e sindrome di Jadassohn-Lewandowski. G. ital. Derm. Sif. **82**, 844 (1941). Zbl. Haut- u. Geschl.-Kr. **68**, 294 (1942).

CASTELLANI, A.: Little known tropical Dis. Lissabon 1954. S. 2170. — Pseudotinea interdigitalis pedum (Dermatosis interdigitalis pedum hyperkeratotica). Dermatologica (Basel) **109**, 21 (1954). — COCKAYNE, E. A.: Inherited abnormalities of the skin and its appendages. p. 203. London: Oxford University Press 1933. — CORDIVIOLA, L. A., F. E. AMBROSETTI y H. J. SANCHEZ-CABALLERO: Sindrome di Jadassohn y Lewandowski. Rev. argent. Dermatosif. **34**, 54 (1950). Ref. Zbl. Haut- u. Geschl.-Kr. **76**, 391 (1951). — COSTA, O. G.: Sindrome di Jadassohn-Lewandowski. Arch. argent. Dermatosif. **2**, 153 (1952). Ref. Zbl. Haut- u. Geschl.-Kr. **84**, 62 (1953).

DIASIO, F. A.: Pachyonychia congenita Jadassohn. Arch. Derm. Syph. (Chicago) **30**, 218 (1934).

FELDEN, B. F.-W.: Pachyonychia congenita. Arch. Derm. Syph. (Chicago) **37**, 1078 (1938). — FONTAINE, A., et W. WELLENS: Syndrome de Jadassohn-Lewandowsky avec polydactylie et alopecie des sourcils. Arch. belges Derm. **14**, 178 (1958). Ref. Zbl. Haut- u. Geschl.-Kr. **102**, 123 (1958). — FRANKLIN, J.: Pachyonychia congenita (Jadassohn-Lewandowski). Proc. roy. Soc. Med. **32**, 363 (1939). Ref. Zbl. Haut- u. Geschl.-Kr. **62**, 502 (1939). — FREI: Congenitale symmetrisch interdigitale Hyperkeratosen. Zbl. Haut- u. Geschl.-Kr. **6**, 71 (1923).

GARB, J.: Pachyonychia congenita. Arch. Derm. Syph. (Chicago) **62**, 117 (1950). — GERTLER, W.: Keratosis follicularis (et porica) hereditaria. Derm. Wschr. **141**, 431 (1960). — GOLDBERG, L. C.: Resistant erosive lesions in pachyonychia congenita of Jadassohn. Arch.

Derm. Syph. (Chicago) **36**, 331 (1937). — Grace, A. W.: Pachyonychia congenita. Arch. Derm. **36**, 1255 (1937). — Grimmer, H.: Ein Fall von Keratosis palmaris et plantaris mit Nagel- und Schleimhaut-Beteiligung. Zbl. Haut- u. Geschl.-Kr. **9**, 51 (1950).

Hadida, E., F. G. Marill, E. Timsit et R. Streit: Pachyonychia congénitale avec kératodermie et keratoses disseminées de la peau et des muqueuses. Ann. Derm. Syph. (Paris) **79**, 236 (1952). Bull. Soc. franç. Derm. Syph. **59**, 236 (1952). — Hanhart, E.: Neue Sonderformen von Keratosis palmo-plantaris. Dermatologica (Basel) **94**, 286 (1947).

Ippen, H.: Skleronychia Unna. Med. Kosmetik **1957**, H. 3, 69—76.

Jansen, L. H.: Hyperkeratosis palmo-plantaris mit Paradentose. Dermatologica (Basel) **114**, 45 (1957). — Jansen, L. H., and G. Dekker: Hyperkeratosis palmo-plantaris with peridontosis (Papillon-Lefèvre). Dermatologica (Basel) **113**, 207 (1956). — Jordan, A., u. R. Rydnick: Hyperkeratosis subungualis congenita oder Pachyonychia congenita. Derm. Z. **73**, 326 (1936).

Kelly jr., E. W., and H. Pinkus: Report of a case of pachyonychia congenita. Arch. Derm. Syph. (Chicago) **77**, 724 (1958). — Kern, A. B.: Pachynoychia congenita. Arch. Derm. Syph. (Chicago) **75**, 901 (1957). — Kolinsky, J.: Hyperkeratosis palmo-plantaris with paradentosis (Papillon-Lefèvre). Čsl. Derm. **32**, 328 (1957). Ref. Zbl. Haut- u. Geschl.-Kr. **100**, 126 (1958). — Korting, G. W.: Zur Kenntnis der multiformen Keratosen. Z. Haut- u. Geschl.-Kr. **11**, H. 6 (1951). — Krepler, P.: Pachyonychia congenita Jadassohn-Lewandowski. Helv. paediat. Acta **10**, 369 (1955). — Kumer, L., u. H. O. Loos: Über Pachyonychia congenita (Typus Riehl). Wien. klin. Wschr. **48**, 174 (1935).

Milian, G.: Pachyonyxis familial. Rev. franç. Derm. Vénér. **11**, 533 (1935). Ref. Zbl. Haut- u. Geschl.-Kr. **53**, 255 (1936). — Mullins, J. F., N. Murray and E. M. Shapiro: Pachyonychia congenita. Arch. Derm. Syph. (Chicago) **71**, 265 (1955).

Niebauer, G.: Pachyonychia congenita. Hautarzt **8**, 476 (1957). — Derm. Wschr. **135**, 536 (1957).

Papillon, M., et P. Lefèvre: Deux cas de kératodermie palmaire et plantaire symétrique familiale (M. de Meleda) chez le frère et la sœur. Bull. Soc. franç. Derm. Syph. **31**, 82 (1924). — Pieczkowski, O.: Ein Beitrag zum Krankheitsbild der Keratosis follicularis (Morrow-Brooke). Derm. Wschr. **111**, 743 (1940). — Porter, A. D., and H. Haber: Vitamin A in a case of acquired localized keratosis palmaris et plantaris and one of acquired pachyonychia. Brit. J. Derm. **62**, 355 (1950).

Ringrose, E. J.: Linear leukokeratosis of the tongue. An occupational Mark of suckers. Arch. Derm. Syph. (Chicago) **76**, 249 (1957).

Šalamon, T., u. B. Marinković: Über einen Fall von Keratosis multiformis mit Atrophie der Handrücken, Pigmentationen und Mißbildungen am Skelet. Arch. klin. exp. Derm. **209**, 243 (1959). — Schäfer, E.: Zur Lehre von den congenitalen Dyskeratosen. Arch. Derm. Syph. (Berl.) **148**, 425 (1925). — Semmola, L.: Cheratosi idiopatische arcate palmoplantari. Dermosifilografo **21**, 105 (1946). Ref. Ann. Derm. Syph. (Paris) **1947**, 391. — Siemens, H. W.: Über Keratosis follicularis. Arch. Derm. Syph. (Chicago) **139**, 62 (1922). — Sohrweide, A. W.: Pachyonychia congenita. Report of a case. Arch. Derm. Syph. (Chicago) **32**, 370 (1935).

Tauber, B., L. Goldman u. H. Claassen: Pachyonychia congenita. J. Amer. med. Ass. **107**, 29 (1936). — Thiers, H., et G. Chanial: Polykératose de Touraine. Ann. Derm. Syph. (Paris) **84**, 269 (1957). — Touraine, A.: Pachyonychia congenitale avec kératodermie et kératose. Presse méd. **89** (1937); **1937** II, 1569. Ref. Zbl. Haut- u. Geschl.-Kr. **59**, 45a (1938). — Congenital polykeratosis. Brit. J. Derm. **66**, 294 (1954). — Presse méd. **1954**, 1289. — Touraine, A., et Granjon: Hyperectodermose congénitale et familiale. Bull. Soc. franç. Derm. Syph. **44**, 649 (1937). — Touraine, A., et Soulignac: Hyperectodermose congénitale. Bull. Soc. franç. Derm. Syph. **44**, 421 (1937).

Vayre, J.: Syndrome de Jadassohn-Lewandowsky. Bull. Soc. franç. Derm. Syph. **65**, 141 (1958).

Wise, F.: Pachyonychia congenita (Keratosis palmaris et plantaris. Dystrophia unguinum and leukoplakia oris). Arch. Derm. Syph. (Chicago) **60**, 846 (1949). — Wright, C. S., and E. H. Gross: Pachyonychia congenita. Arch. Derm. Syph. (Chicago) **47**, 435 (1943). — Wright, C. S., and I. P. Guequierre: Pachyonychia congenita. Arch. Derm. Syph. (Chicago) **55**, 819 (1947).

C, I, 2, a. Dyskeratosis congenita

Aplas, V.: Zur Kenntnis der Poikilodermie, Parapsoriasis und Atrophia cutis reticularis cum pigmentatione, dystrophia unguium et leukoplakia oris Zinsser-Dyskeratosis congenita. Arch. klin. exp. Derm. **202**, 224—237 (1956).

Bazex, A., et A. Dupré: Dyskératose congénitale (type Zinsser-Cole-Engman) associée a une myélopathie constitutionelle (purpura thrombopénique et neutropénie). Ann. Derm. Syph. (Paris) **84**, 497—513 (1957).

CALMETTES, L., F. DÉODATI u. H. DARAUX: Angeborene Dyskeratosen und Atresie der Tränenpünktchen. Arch. ophthal. (Paris) **3**, 259 (1957). Ref. Dtsch. med. Wschr. **82**, 2089 (1957). — COLE, H. N., H. N. COLE jr. and L. P. LASCHEID: Dyskeratosis congenita. Arch. Derm. Syph. (Chicago) **76**, 712 (1957). — COLE, H. N., J. R. DRIVER, H. K. GIFFEN, CL. B. NORRIS and G. STROUD: Ectodermal and mesodermal dysplasia with osseous involvement. Arch. Derm. Syph. (Chicago) **44**, 773 (1941). — COLE, H. N., J. E. RAUSCHKOLB and J. A. TOOMEY: Dyskeratosis congenita with pigmentation, dystrophia unguis and leukokeratosis oris. Arch. Derm. Syph. (Chicago) **21**, 71—95 (1930). — Dyskeratosis congenita with pigmentation, dystrophia unguium and leucokeratosis oris. Arch. Derm. Syph. (Chicago) **71**, 451—456 (1955). — COLE, H. N., and J. A. TOOMEY: Dyskeratosis congenita with pigmentation (dystrophia unguis and leukokeratosis oris). Arch. Derm. Syph. (Chicago) **25**, 1159 (1932). — COSTELLO, M. J.: Dyskeratosis congenita with superimposed Prickle-cell epithelioma on the dorsal aspect of the left hand. Arch. Derm. Syph. (Chicago) **75**, 451 (1957). — COSTELLO, M. J., and C. M. BUNCKE: Dyskeratosis congenita. Arch. Derm. Syph. (Chicago) **73**, 123 (1956).

ENGMAN jr., M. F.: A unique case of reticular pigmentation of the skin with atrophy. Arch. Derm. Syph. (Chicago) **13**, 685 (1926). — Congenital atrophy of the skin with reticular pigmentation. Arch. Derm. Syph. (Chicago) **105**, 1252 (1935).

FANCONI, G.: Familiäre, infantile perniziosaartige Anämie. Jb. Kinderheilk. **117**, 257 (1927).

GARB, J.: Dyskeratosis congenita with pigmentation, dystrophia unguium and leukoplakia oris. Arch. Derm. Syph. (Chicago) **55**, 242 (1947); **77**, 704 (1958). — GARB, J., and G. RUBIN: Dyskeratosis congenita with pigmentation, dystrophia unguium and leukoplakia oris (COLE and others). Arch. Derm. Syph. (Chicago) **50**, 191 (1944).

JANSEN, L. H.: The so-called "dyskeratosis congenita" (Cole, Rauschkolb and Toomey) (pigmentatio parvo-reticularis cum leukoplakia et dystrophia unguium). Dermatologia (Basel) **103**, 167 (1951).

KORTING, G. W.: Poikilodermie und die Stellung so bezeichneter Fälle im System der Dermatosen. In Handbuch GOTTRON-SCHÖNFELD, Dermatologie und Venerologie, Bd. II/1, S. 581. Stuttgart: Georg Thieme 1958.

PASTINSZKY, J., J. VÁNKOS u. J. RÁCZ: Ein Beitrag zur Pathologie der „Dyskeratosis congenita" Cole-Rauschkolb, Toomey. Derm. Wschr. **135**, 587 (1957).

WISE, F.: Dyskeratosis congenita with pigmentation, dystrophia unguis and leukokeratosis (Cole and others). Arch. Derm. Syph. (Chicago) **48**, 560 (1943). — WODNIANSKY, P.: Über die Formen der congenitalen Poikilodermie. Arch. klin. exp. Derm. **205**, 331 (1957).

C, I, 2, b. Das Syndrom von THOMSON *und die kongenitale Dystrophie von* ROTHMUND

ANDERSON, N. P.: Rothmund's syndrome. Arch. Derm. Syph. (Chicago) **51**, 284 (1954). — ANDREWS, G. C.: Congenital defects of skin, eyes and bones. Arch. Derm. Syph. (Chicago) **41**, 135 (1940).

BAZEX, A., A. DUPRÉ et M. PARANT: Poikilodermies congénitales et poikilodermies acquises. Bull. Soc. franç. Derm. Syph. **1958**, 112. — BECKER, S. W., and D. G. LINDSAY: A case for diagnosis: Thomsons poikiloderma; ectodermal and mesodermal dysplasia with osseous involvement. Arch. Dermat. Syph. (Chicago) **77**, 620 (1958). — BRAIN, R. T.: Poikiloderma congenitale (Thomson). 10th Intern. Congr. Derm. London 1952, 510 (1953).

CARLTON, A.: Skin diseases and cataract. Brit. J. Derm. **55**, 83 (1943). — CHIALE, G. F.: Sul „poikiloderma congenito" del Thomson. G. ital. Derm. Sif. **78**, 35 (1937). Ref. Zbl. Haut- u. Geschl.-Kr. **56**, 462 (1937). — COLE, H. N., J. R. DRIVER and H. N. COLE jr.: Congenital cataracts in sisters with congenital ectodermal dysplasia (Rothmund syndrom). Arch. Derm. Syph. (Chicago) **61**, 529 (1950).

DEGOS, R., et G. EBRARD: Poikilodermie congénitale avec dystrophies multiples. Ann. Derm. Syph. (Paris) **83**, 316 (1956). — DOWLING, G. B.: Congenital developmental malformation. Proc. roy. Soc. Med. **29**, 1633 (1936). Ref. Zbl. Haut- u. Geschl.-Kr. **55**, 445 (1937). — DOWLING, G. B., and D. L. REES: Case of presentation. 10th. Internat. Congr. Dermat. London 1952, p. 528.

ENGLESON, G., u. ST. WIDELL: Rothmund-Werners-disease. Acta derm.-venereol. (Stockh.) **34**, 353 (1954).

FELDREICH, H.: Poikiloderma congenital in twins. Acta derm.-venereol. (Stockh.) **35**, 86 (1955). — FRANCESCHETTI, A., et G. MAEDER: Cataracte et affections cutanées du type poikilodermie (syndrome de Rothmund) et du type sclérodermie (syndrome de Werner). Schweiz. med. Wschr. **1949**, 657. — Ophthalmologica (Basel) **117**, 196 (1949).

GEHRIG, D., u. W. KAULBACH: Zur Osteoarthropathie hypertrophiante pneumique (Bamberger-Marie) als Teilsymptom des Bronchialcarcinoms. Ärztl. Wschr. **13**, 756 (1958). — GERTLER, W.: Poikiloderma congenitale (Thomson). Derm. Wschr. **130**, 1013 (1954). — GOLD, ST.: Poikiloderma congenitale (Thomson). Brit. J. Derm. **70**, 378 (1958). — GREITHER, A.: Über das Rothmund- und Werner-Syndrom. Arch. Derm. **201**, 423 (1955). — Über das Rothmund- und Werner-Syndrom, III. Mitteilung. Arch. klin. exp. Derm. **201**, 431 (1955). — Greither, A., u. D. Dyckerhoff: Über das Rothmund- und Werner-Syndrom. Arch. klin. exp. Derm. **201**, 411 (1955). — Grupper, Ch., u. M. Zeller: Poikilodermie cervico-faciale. Bull. Soc. franç. Derm. Syph. **1958**, 60.

Habermann, P., u. M. Fleck: Über das Rothmund-Syndrom. Z. Kinderheilk. **77**, 306 (1955). — Hailey, H., H. Hailey and H. Clemens: Poikiloderma congenitale. Arch. Derm. Syph. (Chicago) **44**, 345 (1941). — Hallmann, N., and R. Pätiälä: Congenital poikiloderma atrophicans vasculare in a mother an her son. Acta derm.-venereol. (Stockh.) **31**, 401 (1951).

Jäckli, W.: Ein Fall von infantiler Poikilodermie (Atrophodermia reticularis cum incontinentia pigmenti) kombiniert mit Alopecie, Mikrodontie und frühzeitiger Cataracta complicata. Mschr. Kinderheilk. **78**, 73 (1939).

Kindler, T.: Congenital poikiloderma with traumatic bulla formation and progessive cutaneous dystrophy. Brit. J. Derm. **66**, 104 (1954). — Korting, G. W.: Poikiloderma congenitum s. infantum Thomson. Derm. Wschr. **134**, 1113 (1956).

Lutz, W.: Poikilodermia atrophicans. Schweiz. med. Wschr. **1928**, 1118. — Lehrbuch der Hautkrankheiten, S. 88 u. 90. Basel: Karger 1951.

Maeder, G.: Le syndrome de Rothmund et le syndrome de Werner. Ann. Oculist. (Paris) **182**, 809 (1949). Ref. Zbl. Haut- u. Geschl.-Kr. **80**, 278 (1952).

Paufique, L., D. Colomb, I. Fayolle et I. Rougier: Syndrome de Rothmund avec lésions osseuses non décrites, essai de traitement des lésions cutanées par le sitostérol. Bull. Soc. franç. Derm. Syph. **1957**, 708.

Rook, A., R. Davis u. D. Stevanovic: Poikiloderma congenitale Rothmund-Thomson syndrome. Acta derm. venereol. (Stockh.) **39**, 392 (1959). — Rook, A., and I. Whimster: Congenital cutaneous dystrophy (Thomsons type). Brit. J. Derm. **61**, 197 (1949). — Russo, A.: Sindrome genito-sclerodermica e cataratta (morbo di Rothmund). An. oftal. **62**, 646 (1934). Ref. Zbl. Haut- u. Geschl.-Kr. **50**, 124 (1935).

Sautter, H.: Die Trübungsformen der menschlichen Linse, S. 89 u. 91. Stuttgart: Georg Thieme 1951. — Sberna, P.: Contributo allo studio delle poichilodermie congenite. Rass. Derm. Sif. **9**, 60 (1956). Ref. Zbl. Haut- u. Geschl.-Kr. **98**, 363 (1957). — Schirren, C. G., u. Th. Nasemann: Poikiloderma congenitum Rothmund-Thomson bei 2³/₄jährigem Knaben. Hautarzt 1962 (im Druck). — Schnyder, W. F.: Über Katarakt im Kindesalter bei gleichzeitigem Vorkommen von Poikilodermia 'atrophicans. Schweiz. med. Wschr. **1935**, 719. — Schott, J., and S. Dann: Werner's syndrome. Report of two cases. New Engl. J. Med. **240**, 641 (1949). — Sexton, G.: Thomson's syndrome. Canad. med. Ass. J. **70**, 662 (1954). — Sorsby, A., I. A. F. Roberts and R. T. Brain: Essential shrinking of conjunctiva in a hereditary affection allied to epidermolysis bullosa. Docum ophthal. ('s-Grav.) **5/6**, 118 (1951).

Taylor, W. B.: Rothmund's syndrome — Thomson's syndrome. Arch. Derm. Syph. (Chicago) **75**, 236 (1957). — Thomson, M. S.: A hitherto undescribed familial disease. Brit. J. Derm. **35**, 455 (1923). — Poikiloderma congenitale. Brit. J. Derm. **48**, 221 (1936). — Poikiloderma congenitale. Proc. roy. Soc. Med. **29**, 453 (1936). Ref. Zbl. Haut- u. Geschl.-Kr. **54**, 96 (1937). — Touraine, A.: Les états héréditaires d'atrophies cutanées avec sénescence prématurée. Ann. Derm. Syph. (Paris) **79**, 446 (1952).

Warin, R.: Thomson's syndrome (rigidity of legs and to a less extent arms). Brit. J. Derm. **73**, 194 (1961). — Whittle, C. H.: Case presentation. Proc. roy. Soc. Med. **44**, 674 (1951). — Wilson, H. T. H.: Case presentation. Proc. loth. Internat. Congr. Dermat. London 1952, p. 510. — Wodniansky, P.: Über die Formen der congenitalen Poikilodermie. Arch. klin. exp. Derm. **205**, 331 (1957).

C, I, 2, c. Seltenere Poikilodermieformen

Ambrosetti, F. E.: Cutis marmorata congenita teleangiectatica. Rev. argent. Dermatosif. **33**, 159 (1949). Ref. Zbl. Haut- u. Geschl.-Kr. **76**, 256 (1951).

Bloom, D.: Congenital teleangiectatic erythema in a Levi-Lorain dwarf. Arch. Derm. Syph. (Chicago) **69**, 256 (1954). — Congenital teleangiectatic erythema resembling lupus erythematosus in dwarfs. Amer. J. Dis. Child. **88**, 754 (1954).

Carol, W. L. L., u. R. Kooij: Typus maculatus der bullösen hereditären Dystrophie. Mschr. Kindergeneesk. **6**, 39 (1936). Ref. Zbl. Haut- u. Geschl.-Kr. **56**, 41 (1937). — Acta derm.-venereol. (Stockh.) **18**, 265 (1937). — Comel, M.: Cutis marmorata alba. Dermatologica (Basel) **82**, 209 (1940).

Deschwanden-Müller, B. v., u. A. Girardi: Über einen seit Geburt beobachteten Fall von Cutis marmorata teleangiectatica congenita mit progerieähnlichen Symptomen. Schweiz. med. Wschr. **87**, 47, 1464 (1957).

Engman, M. F.: Hereditary pigmentation of the leg associated with atrophy. Arch. Derm. Syph. (Chicago) **8**, 483 (1923).

KATZENELLENBOGEN, I., and Z. LARON: A contribution to Bloom's syndrome. Arch. Derm. Syph. (Chicago) 82, 609 (1960). — KEINING, E.: Cutis marmorata teleangiectatica congenita. Dermat. Wschr. 108, 546 (1939). — KORTING, G. W., u. W. ADAM: Eine seltene Poikilodermieform: Lupus erythematodes-artige Hautveränderungen bei Minderwuchs. Arch. Derm. Syph. (Chicago) 207, 508 (1958).

LOHUIZEN, C. H. J. VAN: Eine seltene angeborene Hautanomalie. Ned. T. Geneesk. 1922. Ref. Zbl. Haut- u. Geschl.-Kr. 5, 492 (1922).

MAHACEK: Zit. nach BLOOM. — MENDES DA COSTA, S., u. J. W. VAN DER VALK: Typus maculatus der bullösen hereditären Dystrophie. Ned. T. Geneesk. 1908. — Arch. Derm. Syph. (Berl.) 91, 1 (1908).

NEUMARK, S.: Zur Kenntnis der Livedo teleangiectatica congenita. Acta derm.-venereol. (Stockh.) 19, 316 (1938).

OBERSTE-LEHN, H.: Cutis marmorata teleangiectatica congenita und Haemangioma simplex. Derm. Wschr. 138, 1327 (1958).

SCHIMPF: Cutis marmorata teleangiektatica congenita. Derm. Wschr. 138, 830 (1958).

TORRE, D. P.: Primordial dwarfism; discoid lupus erythematosus. Arch. Derm. Syph. (Chicago) 69, 511 (1954). — TOURAINE, A.: Cutis marmorata teleangiectatica congenita. Bull. Soc. franç. Derm. Syph. 47, 221 (1940). Ref. Zbl. Haut- u. Geschl.-Kr. 66, 697 (1941).

WALDECKER, K.: Cutis marmorata teleangiectatica congenita. Derm. Wschr. 104, 486—490 (1937). — WILSON, H. T. H.: Congenital teleangiectasia with dysostosis. Proc. 10th Internat. Congr. of Dermat., London 1952, p. 510. 1953. — WOERDEMAN, M. J.: Dystrophia bullosa hereditaria, Typus maculosus (Mendes da Costa und van der Valk, 1908). XI. Internat. Dermatologenkongr. 1957, Stockh. Ref. Hautarzt 9, 472 (1958) und in den Congr.-Proceedings III, p. 678, 1960.

ZIVILLI, L.: Über einen seltenen Fall von „Cutis marmorata teleangiectatica congenita von van Lohuizen". Minerva derm. (Torino) 34, 604 (1959). Ref. Derm. Wschr. 142, 1234 (1960).

C, I, 3, Formenkreis der Progerie

AGATSON, S. A., and S. GARTNER: Precocious cataracts and scleroderma (Rothmund's syndrome, Werner's syndrome). Arch. Ophthal. 21, 492 (1939). — ATKINS, L.: Progeria. New Engl. J. Med. (Chicago) 250, 1065 (1954).

BAMATTER, F., A. FRANCESCHETTI, D. KLEIN u. A. SIERRO: Ann. paediat. (Basel) 174, 126 (1950). Zit. nach A. FRANCESCHETTI. — BATSCHVAROFF, B., D. STANISCHEFF u. M. PRIKOLOTINA: Ein neuer Fall von Akrogerie Gottron. Derm. Wschr. 143, 59 (1961). — BAZEX, A., u. A. DUPRÉ: Acrogeria (Type Gottron). Ann. Derm. Syph. 82, 604 (1955). — BIEBER, PH. (presenté par M. ROEDERER): Etat poikilodermique localisé d'origine congénitale. Bull. Soc. franç. Derm. Syph. 82, 192 (1955). — BOYD, M. W. J., and A. P. GRANT: Werner's syndrome (progeria of the adult). Brit. med. J. 1959 II, 920—925. — BROC, NICOLLE et DE BEAUJEU: Progéria. Étude des lesions du système osseux. Press. méd. 1935, 786. — BRODEY, A., and J. RUPPE jr.: Werner's syndrome. Arch. Derm. Syph. (Chicago) 69, 243 (1954). — BROUWER, K.: Werner's syndrome. Ned. T. Geneesk. 1955, 2056. Ref. Zbl. Haut- u. Geschl.-Kr. 93, 309 (1956).

CLÉMENT, R.: Sénilité précoce et nanisme — progeria de Gilford. Presse méd. 1955, 155. — CURTH, H. O.: Progeria with erythema on hands and feet, parietal alopecia, congenital coloboma and osteoporosis. Ref. Zbl. ges. Ophthal. 53, 73 (1950).

DURAND, P.: Studio della progeria. Minerva paediat. (Torino) 5, 1021 (1953). Ref. Zbl. Haut- u. Geschl.-Kr. 92, 78 (1955).

ELLISON, D. J., and D. W. PUGH: Werner's syndrome. Brit. med. J. 1955, No 4953, 237. — EXCHAQUET, L.: Un cas de progéria. Rev. franç. Pédiat. 11, 467 (1935).

FRANCESCHETTI, A.: Les dysplasies ectodermiques et les syndromes héréditaires apparentés. Dermatologica (Basel) 106, 129 (1953). — FRIEDERICH, H. C.: Zur Kenntnis der kongenitalen Hypotrichosis. Derm. Wschr. 121, 409 (1950).

GABR, M.: Progeria. Review of literature with report of a case. Arch. Derm. Syph. (Chicago) 71, 35 (1954). — GILFORD, H.: Progeria: a form of senilism. Practitioner 73, 198 (1904). — GOTTRON, H. A.: Progeria Gilford. Zbl. Haut- u. Geschl.-Kr. 46, 445 (1932). — Familiäre Akrogerie. Arch. Derm. Syph. (Berl.) 181, 571 (1941). — GREITHER, A.: Über das Rothmund- und das Werner-Syndrom. II. Mitt. Arch. klin. exp. Derm. 201, 423 (1955). — III. Mitt. Arch. klin. exp. Derm. 201, 431 (1955). — GREITHER, A., u. D. DYCKERHOFF: Über das Rothmund- und das Werner-Syndrom. I. Mitt. Arch. klin. exp. Derm. 201, 411 (1955). — GROMZIG, H.: Über einen Fall von Akrogerie. Hautarzt 2, 493 (1951). — GRÜNEBERG, TH.: Die Akrogerie (Gottron). Arch. klin. exp. Derm. 210, 409 (1960).

HALLÉ, J., et ODINET: Agénésie pilaire et malformations. Rapport possible avec la progéria. Bull. Soc. Pédiat. Paris 30, 327 (1932). — HALTER, K.: Akrogerie vergesellschaftet mit progressiver Sklerodermie. Arch. Derm. Syph. (Berl.) 185, 493 (1944).

JABLONSKA, ST., P. SEGAL u. B. LUKASIAK: Werners syndrome. Przegl. Derm. Wener.
8, 277 (1958). Ref. Zbl. Haut- u. Geschl.-Kr. 102, 44 (1958). — JACOTTET, M., u. H. JAEGER:
Dysplasie ecto-mesodermique. Dermatologica (Basel) 110, 391 (1955).
LAPIÈRE, S.: Syndrome de Werner. Arch. belges Derm. 9, 315 (1953). Ref. Zbl. Haut-
u. Geschl.-Kr. 88, 280 (1954). — LAUGIER, P., CH. GOMET et FR. WORINGER: Acrogerie
(Gottron) et kératose folliculaire serpigineuse (Lutz). Bull. Soc. franç. Derm. Syph. 66, 80
(1959).
MANSCHOT, W. A.: Een geval van progiro-nanie. Ned. T. Geneesk. 84, 3724 (1940). —
A case of progero nanism (progeria of Gilford). Acta paediat. 39, 158 (1950). — MATRAS,
A., u. J. KOHLER: Ein Beitrag zum Werner-Syndrom. Wien. med. Wschr. 1956, 437. —
MEYER BERKE, and R. REA: Werner's syndrome (progeria of adult). Arch. Derm. Syph.
(Chicago) 71, 127 (1955). — MITCHELL, E. C., and D. W. GOLTMAN: Progeria: Report of
a classic case with a review of the literature since 1929. Amer. J. Dis. Child. 59, 379 (1940). —
MÜLLER, L., u. B. ANDERSON: Werner's syndrome. Acta med. scand. 146, Suppl., 283 (1953).
ÖSTENSJÖ, B.: Werner's syndrome. Progeria genito-dystrophicum. Acta derm.-venereol.
(Stockh.) 33, 497 (1953). — OPPENHEIMER, B. S., and V. H. KUGEL: Werner's syndrome.
Trans. Ass. Amer. Phycns 49, 358 (1934). Zit. nach GREITHER.
POUZIN-MALÈGUE, Y.: Un cas de nanisme sénile ou progéria. Bull. Soc. Pédiat. Paris
30, 685 (1932).
ROSSI, E.: Über einen neuen Fall von Progeria (Hutchinson-Gilford-Syndrom). Helv.
paediat. Acta 6, 165 (1951). — ROSTENBERG, A., and J. ROSENTHAL: Progeria (Hutchinson-
Gilford syndrome). Arch. Derm. Syph. (Chicago) 79, 112 (1959).
SCHIFF, E.: Progerie, nanisme type sénile. Schweiz. med. Wschr. 1934, 213. — SCHON-
DEL, A.: Two cases of progeria complicated by microphthalmus. Acta paediat. (Uppsala)
30, 286 (1942/43). — SCHWANK, R., Z. STÁVA, O. TESAŘ and L. DVOŘAK: A case of Werner's
syndrome. Čsl. Derm. 28, 365 (1953). Ref. Zbl. Haut- u. Geschl.-Kr. 92, 78 (1955). —
SCHWARTZER, K.: Der hypophysäre Zwergwuchs im Kindesalter. Ergebn. inn. Med. Kinderheilk. 58, 285 (1940). — SHEETS, R. F.: Werner's syndrome (progeria of the adult). Amer.
Practit. 1, 390 (1950). — SHELBY, D. C., and I. O. VAUGHEN: Juvenile type of Werner'
syndrome. J. Pediat. 38, 559 (1951). — SMITH, R. C., L. H. WINER and S. MARTEL: Werner's
syndrome. Arch. Derm. Syph. (Chicago) 71, 197 (1955). — SPYROPULOS, N.: Gerodermia
generalisata congenita mit Hypoplasie und Hypotonie der Muskulatur. Kinderärztl. Prax.
12, 72 (1941). Ref. Zbl. Haut- u. Geschl.-Kr. 68, 492 (1942). — SULZBERGER, M. B.: Dys-
hormonal dermatosis (Werner's syndrome). Arch. Derm. Syph. (Chicago) 36, 1256, 1257
(1937).
THANNHAUSER, S. J.: Werner's Syndrome. Ann. intern. Med. 23, 559 (1945). — TOU-
RAINE, A.: Les etats héréditaires d'atrophies cutanées avec sénescence prématurée. Ann.
Derm. Syph. (Paris) 79, 446 (1952). — TUNBRIDGE, R. E., R. N. TATTERSALL, D. A. HALL,
W. T. ASTURY and R. REED: The fibrous structure of normal and abnormal human skin.
Clin. Sci. 11, 315 (1952).
VALERO, A., and B. GELLEI: Retinitis pigmentosa, hypertension, and uraemia in Werner's
syndrome. Brit. med. J. 1960 II, 351. — VARIOT, J., et P. PIRONNEAU: Le nanisme, type
sénile. Bull. Soc. Pédiat. Paris 12, 431 (1910).
WHYTE, H. J., and R. K. WINKELMANN: Elastosis perforans (perforating elastosis).
J. invest. Derm. 35, 113 (1960). — WIEDEMANN, H. R.: Über Greisenhaftigkeit im Kindes-
alter, insbesondere die Gilfordsche Progerie. Zbl. Kinderheilk. 65, 670 (1948). — Progerie.
Arch. Kinderheilk. 135, 169 (1948). — WINER, L. H.: Elastic fibers in unusual dermatoses.
Arch. Derm. Syph. (Chicago) 71, 338 (1955). — WORINGER, F., et P. LAUGIER: Maladie de
Lutz-Miescher. Ann. Derm. Syph. (Paris) 87, 601 (1960).
ZEDER, E.: Über Progerie, eine seltene Form des hypophysären Zwergwuchses mit
differenzierter Sklerodermie. Mschr. Kinderheilk. 81, 167 (1938).

C, I, 4. Cutis laxa (Ehlers-Danlos-Syndrom)

AGOSTINI, A.: Su di un caso di sindrome di Ehlers-Danlos. Studio clinico e istologico.
Dermosifilografo 13, 611 (1938). — A proposito delle forme fruste e delle forme parziali della
sindrome di Ehlers-Danlos. G. ital. Derm. Sif. 82, 341 (1941). — ALBINO, M. PEROSIO, y
V. PECORINI: Sindrome de Ehlers-Danlos. Pren. méd. argent. 1958, 1044. Ref. Zbl. Haut-
u. Geschl.-Kr. 102, 299 (1959). — ANGST, H.: Das Ehlers-Danlos-Syndrom, Thesis. Basel:
Benno Schwabe & Co. 1951.
BACKMANN, H.: Cutis laxa mit leichter Vulnerabilität, abnormer Narbenbildung und
Hyperflexibilitas. Inaug.-Diss. München 1929. — BAUER, K. H., u. H. G. BODE: Fibro-
dysplasia elastica generalisata. In Handbuch der Erbbiologie des Menschen, Bd. III/1.
Berlin: Springer 1940. — BERBER, H. S., J. FIDDES and T. H. C. BENIANS: The syndrome
of Ehlers-Danlos. Brit. J. Derm. 53, 97 (1941). — BERGGREEN, P.: Zur Kenntnis der Erb-

lichkeit der Cutis laxa (Gummihaut). Derm. Wschr. **104**, 374 (1937). — BERLIN, N.: Dehnbarkeit der Haut (Cutis laxa) und Tuberkulose. Zbl. Haut- u. Geschl.-Kr. **52**, 289 (1936). — BERNARD, E., et P. CHASSAGNE: Syndrome d'Ehlers-Danlos chez un jeune garçon tuberculeux. Bull. Soc. méd. Hôp. Paris, III. s. **54**, 1341 (1938). Ref. Zbl. Haut- u. Geschl.-Kr. **61**, 393 (1939). — BETTMAN, A. G.: Excessively relaxed skin and the pituitary gland. Plast. reconstr. Surg. **15**, 489 (1955). Ref. Zbl. Haut- u. Geschl.-Kr. **95**, 35 (1956). — BIELSCHOWSKY, F.: Beitrag zur Klinik und Pathologie der Lipatrophia circumscripta (Cutis laxa). Dtsch. Arch. klin. Med. **166**, 96 (1930). — BIERING, A., and T. IVERSEN: Osteogenesis imperfecta associated with Ehlers-Danlos-syndrome. Acta paediat. (Uppsala) **44**, 279 (1955). — BOLAM, M.: A case of Ehlers-Danlos syndrome. Brit. J. Derm. **50**, 174 (1938). Ref. Zbl. Haut- u. Geschl.-Kr. **59**, 662 (1938). — BOSSU, A., et LAMBRECHTS: Manifestations oculaires du syndrome d'Ehlers-Danlos. Ann. Oculist (Paris) **187**, 227 (1954). Ref. Zbl. Haut- u. Geschl.-Kr. **90**, 233 (1954/55). — BROBERGER, O., G. ERIKSSON and J. WEDIN: Contribution to the knowledge of the Ehlers-Danlos syndrome. Acta Dermato-Ven. **39**, 196 (1959). — BROWN, A., and F. STOCK: Dermatorrhexis. Amer. J. Dis. Child. **54**, 956 (1937). — BURROWS, A.: Cutis hyperelastica (Ehlers-Danlos syndrome). Proc. roy. Soc. Med. **25**, 1319 (1932). — Cutis hyperelastica. Brit. J. Derm. **50**, 648 1938). Ref. Zbl. Haut- u. Geschl.-Kr. **62**. 399 (1939).

CARNEY, R. G., and R. NOMLAND: Acquired loose skin (chalazoderma). Arch. Derm. Syph. (Chicago) **56**, 794 (1947). — CIPOLLARO, A. C.: Cutis hyperelastica. Arch. Derm. Syph. (Chicago) **72**, 293 (1955). — COE, MEYERON and S. H. SILVERS: Ehlers-Danlos-syndrome. Amer. J. Dis. Child. **59**, 129 (1940). Ref. Zbl. Haut- u. Geschl.-Kr. **65**, 486 (1940). — COHN, P.: Demonstration eines Patienten mit Gummihaut. IX. Kongr. der Dtsch. Dermat. Ges. Bern 1906. — COMBY, J.: Cutis laxa et syndrome d'Ehlers-Danlos. Arch. Méd. Enf. **40**, 107 (1937). — COTTINI, G. B.: Sindrome di Ehlers-Danlos clinicamente frusta e istologicamente completa. Gaz. Osp. Clin. (1939). — Contributo allo studio distrofie sistemiche del tessuto elastico. G. ital. Derm. Sif. **89**, 604 (1948). Ref. Zbl. Haut- u. Geschl.-Kr. **77**, 128 (1950/51).

DAMMERMANN, H. J., u. W. MÜLLER: Das Ehlers-Danlos-Syndrom. Chirurg **26**, 542 (1955). — DANBOLT, N.: Cutis hyperelastica, Ehlers-Danlos-syndrom. Acta derm.-venereol. (Stockh.) **33**, 424 (1953). — DANLOS, H. A.: Un cas de cutis laxa avec tumeurs par contusion chronique des coudes et des genoux. Bull. Soc. franç. Derm. Syph. 19, 70 (1908). — DAVIES, J. H.: Ehlers-Danlos-syndrome. Proc. roy. Soc. Med. **31**, 78 (1937). Ref. Zbl. Haut- u. Geschl.-Kr. **59**, 662 (1938). — DEBRÉ, R., J. MARIE et PH. SÉRINGE: Cutis laxa avec dystrophies osseuses. Bull. Soc. Méd. Hôp. Paris **53**, 1038 (1937). — DEBRÉ, R., et G. SEMELAIGNE: A propos de la maladie d'Ehlers-Danlos chez le nourrisson. Bull. Soc. méd. Hôp. Paris 54, 849 (1938). Ref. Zbl. Haut- u. Geschl.-Kr. **60**, 260 1938). — DELAUNE, R., G. DUWE et L. V. DE MEIREN: Deux cas de syndrome d'Ehlers-Danlos. Arch. belges Derm. 8, 106 (1952).— DEME, J.: Ehlers-Danlos-Syndrom. Borgyögy vener. Szle **9**, 31 (1955). Ref. Zbl. Haut- u. Geschl.-Kr. **93**, 116 (1955/56). — DOBROSWORSKAJA, N. W.: Cutis hyperplastica. Zbl. Haut- u. Geschl.-Kr. **15**, 437 (1924). — DORSCH, H. H.: Über einen Fall von Ehlers-Danlos-Syndrom bei einem Zwillingskind. Ber. allg. spez. Path. **23**, 137 (1954). — DREWS, P.: Cutis laxa mit Blutgefäßerweiterungen. Inaug.-Diss. Bonn 1914. — DU BOIS, CH: Cutis laxa. Zbl. Haut- u. Geschl.-Kr. **35**, 52 (1931). — DURHAM, D. G.: Cutis hyperelastica (Ehlers-Danlos-syndrome) with blue scleras microcornea and glaucoma. Arch. Ophthal. (Chicago) **49**, 220 ˙1953).

EHLERS, E.: Cutis laxa. Neigung zu Hämorrhagien in der Haut, Lockerung mehrerer Articulationen. Derm. Z. 8, 173 (1901). — ELLIS, F. A., and W. R. BUNDICK: Cutaneous elasticity and hyperelasticity. Arch. Derm. Syph. (Chicago) **74**, 22 (1956). — ENGELKE, K.: Zur Kasuistik der Dermatochalasis. Dtsch. Gesundh.-Wes. **12**, 272 (1957). — ERBACH, O.: Familiäres Auftreten von Cutis hyperelastica. Inaug.-Diss. Hamburg 1932.

FISCHER, H., u. J. KÄPPEL: Zur Pathogenese der Acne conglobata. Arch. klin. exp. Derm. **207**, 377 (1958). — FREEMAN, J. T.: Ehlers-Danlos-syndrome. Amer. J. Dis. Child. **79**, 1049 1950). Ref. Zbl. Haut- u. Geschl.-Kr. **77**, 232 1950/51). — FREUND, J.: Zur Phänogenese des Ehlers-Danlos-Syndroms. Z. Kinderheilk. **77**, 611 (1956). — FRITCHEY, J. A., and S. GREENBAUM: Two cases of Ehlers-Danlos-syndrome. Arch. Derm. Syph. (Chicago) **42**, 742 (1940). — FROEHLICH, H.: Fibrodysplasia elastica generalisata (Cutis laxa) und Nervensystem. Nervenarzt **20**, 366 (1949). — FUNABASHI, T.: Cutis hyperelastica. Acta derm. (Kyoto) **22**, 104 (1933).

GADRAT, J., and A. BAZEX: Arch. Derm. Syph. (Chicago) **78**, 430 (1958). — GELDMACHER, M.: Ein Fall von Dystrophia adipo-genitalis mit Cutis laxa und hochgradiger Vulnerabilität der Haut. Inaug.-Diss. Bonn 1921. — GILBERT, A., M. VILLARET et G. BOSNIEL: Sur un cas de hyperelasticité cong. des ligaments articulaires et de la peau. Bull. Soc. méd. Hôp. Paris **49**, 303 (1925). — GILBERT-DREYFUSS, I. WEILL, I. MARTINEAU et A. MATHIVAT: Un cas de maladie d'Ehlers-Danlos. Bull. Soc. méd. Hôp. Paris **52**, 1463 (1936). — GORDON, H.: Ehlers-Danlos-syndrome. Proc. roy. Soc. Med. **35**, 263 (1942). — GOTH, A.:

Über Chalodermie (Ketly). Derm. Wschr. **104**, 426 (1937). — Grimalt, Fr., u. G. W. Korting: Anetodermie und Osteopsathyrose (Syndrom von Blegvad-Haxthausen). Z. Haut- u. Geschl.-Kr. **22**, 361 (1957).

Hallopeau, F. H. et M. de Lépinay: Sur un cas de xanthome tubéreux et de tumeurs juveniles offrant les caractères du xanthome diabetique. Bull. Soc. franç. Derm. Syph. **17**, 283 (1906). — Haxthausen, H.: Kombination von Cutis laxa und Verruca. Zbl. Haut- u. Geschl.-Kr. **55**, 110 (1937). — Haynes jr., H. A., and W.-C. Marsh: Ehlers-Danlos-syndrome associated with exfoliation of palms and soles. Arch. Derm. Syph. (Chicago) **69**, 232 (1954). — Heijbroek, N. J.: Das Syndrom Cutis laxa mit Defekten, oberflächlich gelegenen Muskeln und Oedema lymphangiectaticum. Ned. T. Geneesk. **1940**, 1902. Ref. Zbl. Haut- u. Geschl.-Kr. **66**, 463 (1941). — Heller, V.: Das Syndrom von Ehlers-Danlos. Orv. Hetil. **1955**, 971. Ref. Zbl. Haut- u. Geschl.-Kr. **94**, 83 (1956). — Hirszfeld, D., u. W. Sterling: Zit. nach G. W. Korting u. E. Gottron. — Holt, L. E.: Dis. inf. Childh. **1940**, 851.

Jacobs, C. H.: Ehlers-Danlos-syndrome. Arch. Derm. Syph. (Chicago) **76**, 467 (1957). — Janet, H., R. Levent, Mme. Aupinel et G. Dubel: Syndrome d'Ehlers-Danlos. Presse méd. **54**, 150 (1946). — Janet, H., R. Levent, Mme. Aupinel et Ruplinger: Syndrome d'Ehlers-Danlos. J. Méd. Lyon **1946**, 311. — Ann. Derm. Syph. (Paris) **1947**, 393. — Jansen, L. H.: Erbgang des Ehlers-Danlos-Syndroms. Dermatologica (Basel) **107**, 129 (1953). — The structure of the connective tissue, an explanation of the symptomes of the Ehlers-Danlos-syndrome. Dermatologica (Basel) **110**, 108 (1955). — Le mode de transmission de la maladie d'Ehlers-Danlos. J. Génét hum. **4**, 204 (1955). — Jeune, M., J. Roux et I. Martin: A propos du syndrome d'Ehlers-Danlos. Arch. franç. Pédiat. **3**, 547 (1946). — Johnson, St. A. M., and H. F. Falls: Ehlers-Danlos-syndrome. Arch. Derm. Syph. (Chicago) **60**, 82 (1949). — Joulia, P., et L. Texier: Syndrome d'Ehlers-Danlos. Ann. Derm. Syph. (Paris) **10**, 284 (1950).

Kalz, F.: Cutis laxa als Symptom allgemeiner Stützgewebsschwäche. Arch. Derm. Syph. (Berl.) **171**, 155 (1935). — Kanof, A.: Ehlers-Danlos-syndrome. Amer. J. Dis. Child. **83**, 197 (1952). — Katz, J., and K. Steiner: Ehlers-Danlos-syndrome with ectopic bone formation. Radiology **65**, 352 (1955). — Keining, E.: Familiäres Auftreten von Cutis hyperelastica. Derm. Wschr. **101**, 864 (1935). — 3 Fälle von Cutis hyperelastica mit leichter mechanischer Verletzlichkeit und ausgedehnten Narben nach mechanischen Insulten. Zbl. Haut- u. Geschl.-Kr. **40**, 27 (1932). — Kesten, B. M.: Ehlers-Danlos syndrome. Arch. Derm. Syph. (Chicago) **43**, 731 (1941). — Key, I. A.: Hypermobility of joints as sex linked hereditary characteristic. J. Amer. med. Ass. **88**, 1710 (1927). — King-Lewis, F. L., and J. V. Polunin: Two cases of Ehlers-Danlos syndrome. Arch. Dis. Child. **22**, 170 (1947). — Kjeld, P., Husebye and K. Getz: Ehlers-Danlos-syndrome. Arch. Derm. Syph. (Chicago) **78**, 732 (1958). — Klebanow, G. J.: Hyperelastische Haut in 4 Generationen. Vestn. Vener. Derm. **6**, 636 (1937). Ref. Zbl. Haut- u. Geschl.-Kr. **57**, 670 (1938). — Kliegel: Cutis laxa mit Atrophien, Syndrom von Ehlers-Danlos. Derm. Wschr. **124**, 987 (1951). — Korting, G. W.: Cutis laxa und mandibulofaziale Dysostose. Derm. Wschr. **124**, 1073 (1951). — Korting, G. W., u. G. Brehm: Über partielle Hyperostosen und Periostosen bei Neurofibromatose und Cutis laxa. Arch. Derm. Syph. (Berl.) **199**, 183 (1955). — Korting, G. W., u. E. Gottron: Cutis laxa. Arch. Derm. Syph. (Berl.) **193**, 14 (1951).

Laane, C. L.: Cushing syndrome associated with obliterative arterial disease and multiple subcutaneous nodules (Ehlers-Danlos-syndrome). Acta med. scand. **148**, 323 (1954). — Launay, C.: Syndrome d'Ehlers-Danlos, chez un garcon de 12 ans, associé à un arriération mentale. Presse méd. **48**, 904 (1940). — Leger, W.: Das Krankheitsbild der Mesenchymose (Ehlers-Danlos-Syndrom). Z. Orthop. **85**, 35 (1954). Ref. Zbl. Haut- u. Geschl.-Kr. **90**, 39 (1954/55). — Leider, M.: Forme fruste of Ehlers-Danlos-Syndrome. Urol. cutan. Rev. **53**, 222 (1949). — Lewitus, Z.: Ehlers-Danlos-syndrome. Arch. Derm. Syph. (Chicago) **73**, 158 (1956). — Löwenthal, S., u. F. Juliusberg: Weichheit des Knorpelgewebes und Cutis laxa-ähnliche Hautveränderungen. Zbl. Haut- u. Geschl.-Kr. **18**, 525 (1926). — Lütge, H.: Zur Kenntnis der Cutis laxa. Inaug.-Diss. Berlin 1937.

Margarot, P. Devèze et Coll de Carrera: Hyperplaxité cutanée et articulaire (syndrome de Danlos), existant chez trois membres d'une même famille. Bull. Soc. franç. Derm. Syph. **40**, 27 (1933). — Martin, W., u. A. Maruri: Zit. nach Kalz. — Mazzini, M. A., y M. J. T. de Auster: Sindrome de Ehlers-Danlos. Rev. argent. Dermatosif. **37**, 34 (1953). Ref. Zbl. Haut- u. Geschl.-Kr. **89**, 170 (1954). — McKusick, V. A.: Heritable disorders of connective tissue. J. chron. Dis. **3**, 1 (1956). — Meincke: Cutis laxa. Zbl. Haut- u. Geschl.-Kr. **54**, 4 (1937). — Miescher, G., u. H. Storck: M. Ehlers-Danlos. Dermatologica (Basel) **102**, 381 (1951). — Morris: Zit. nach Weber sowie Schaper. — Murray, J. Elliot and M. E. Tyars: A case of Ehlers-Danlos disease. Brit. med. J. **1940**, No 4145, 974. Ref. Zbl. Haut- u. Geschl.-Kr. **69**, 35 (1943).

Nicaud, P.: Syndrome d'Ehlers-Danlos fruste associcé à une atrophie musculaire diffuse a prédominance distale simulant le type Aran-Duchenne. Sem. Hôp. (Paris) **24**, 3041 (1948). — Nicod, M.: Le syndrome d'Ehlers-Danlos, ses manifestations chez plusieurs membres d'une même famille. Thèse, Lausanne 1948.

ORFUSS, A. J.: Ehlers-Danlos syndrome. Arch. Derm. Syph. (Chicago) 71, 649 (1955). — ORLANDI, O. V., u. Y. T. RODRIGUES: Syndrom von Ehlers-Danlos mit Capillarmikroskopie von 3 Fällen. J. Paediat. 17, 189 (1952). Ref. Zbl. Haut- u. Geschl.-Kr. 87, 360 (1954). — ORMEA, F., e M. DEPAOLI: Sui rapporti tra morbo di Recklinghausen e sindrome di Ehlers-Danlos. Dermatologica (Basel) 108, 165 (1954). — ORMSBY, O. S., and W. W. TOBIN: Cutis hyperelastica. Arch. Derm. Syph. (Chicago) 38, 828 (1938).

PASCHER, F., and A. KANOF: Ehlers-Danlos syndrome. Arch. Derm. Syph. (Chicago) 67, 214 (1953). — PAUTRIER, M.: Note histologique sur un cas de cutis elastica avec pseudo-tumeurs aux genoux et aux coudes. Bull. Soc. franç. Derm. Syph. 19, 72 (1908). — A propos de deux affections de l'élastine du revêtement cutané .... Arch. belges Derm. 4, 259 (1949). Ref. Zbl. Haut- u. Geschl.-Kr. 77, 129 (1950/51). — PELBOIS, F., et ROLLIER: Assoc. d'un syndrome d'Ehlers-Danlos et d'un syndrome de Groenblad Strandberg. Bull. Soc. franç. Derm. Syph. 59, 141 (1952). — PERNKOPF, E., u. V. PATZELT: Anatomie und Histologie der Haut. In Handbuch ARZT-ZIELER, Bd. I, S. 131. Wien: Urban & Schwarzenberg 1934. — PERREAU, P., J. BAUGAS et P. LECUIT: Ostéite fibrokystique, atypique et syndrome d'Ehlers-Danlos. Bull. Soc. méd. Hôp. Paris 1941, 135. — PETGES, G., et P. LECOULANT: Dermatolysie ou cutis laxa. Nouvelle pratique dermatologique, tome VI, p. 240. Paris: Masson & Cie. 1936. — PEYRI, J.: Un cas de syndrome d'Ehlers-Danlos probablement d'origine syphilitique. Zbl. Haut- u. Geschl.-Kr. 59, 405 (1938). — PITTINOS, G. E.: Ehlers-Danlos syndrome with a disturbance of creatine metabolism. J. Pediat. 19, 85 (1941). Ref. Zbl. Haut- u. Geschl.-Kr. 68, 491 (1942). — POUMEAU-DELILLE, G., et P. SOULIÉ: Un cas d'hyperlaxité cutanée et articulaire avec cicatrices atrophiques et pseudo-tumeurs molluscoides. Bull. Soc. méd. Hôp. Paris, III. s. 50, 593 (1934). Ref. Zbl. Haut- u. Geschl.-Kr. 49, 32 (1935). — PRAY, L. G.: Cutis elastica (Dermatorrhexis, Ehlers-Danlos-Syndrome). Amer. J. Dis. Child. 75, 702 (1948).

RAMBAR, A. C.: Ehlers-Danlos-syndrome. J. Pediat. 12, 592 (1938). Ref. Zbl. Haut- u. Geschl.-Kr. 60, 260 (1938). — RASPI, M.: Di un caso di cutis laxa. Riv. Clin. pediat. 25, 648 (1948). — RAYBAUD, ANTOINE u. GUIDONI: Hyperlaxité ligamentaire et cutanée. Bull. Soc. méd. Hôp. Paris, III. s. 54, 738 (1938). Ref. Zbl. Haut- u. Gesch.-Kr. 60, 260 (1938). — REITMANN, K.: Acne aggregata seu conglobata. Arch. Derm. Syph. (Berl.) 90, 249 (1908). — REYN, A.: Zwei Fälle von Cutis laxa. Zbl. Haut- u. Geschl.-Kr. 67, 231 (1941). — REYNAERS, H.: Cutis laxa hyperelastica. Arch. belges Derm. 9, 29 (1953). Ref. Zbl. Haut- u. Geschl.-Kr. 86, 313 (1953/54). — ROBINSON, H. M., and F. A. ELLIS: Cutis laxa. Arch. Derm. Syph. (Chicago) 77, 656 (1958). — ROCHER, H. L., G. PETGES et P. LECOULANT: Hyperelasticité art. et cut. d'origine cong. dystrophique (Sandr. d'Ehlers-Danlos). Rev. Orthop. 21, 673 (1934). — ROEDERER, C.: Syndrome d'Ehlers-Danlos atypique coincident avec une dolicho-sténomélie. Arch. franç. Pédiat. 8, 192 (1951). — RONCHESE, F.: Dermatorrhexis with dermatochalasis and arthrochalasis. Amer. J. Dis. Child. 51, 1403 (1936). — Dermatorrhexis (Ehlers-Danlos-syndrome). Urol. cutan. Rev. 47, 581 (1943). — Dermofragility with dermo-hyperlaxity-hyperelasticity and arthro-hyperlaxity. R. I. med. J. 32, 80 (1949). — ROSSI, E., u. H. ANGST: Das Ehlers-Danlos-Syndrom. Helv. paediat. Acta 6, 245 (1951).

SAMUELS, M. L., M. L. SCHWARTZ and M. M. MEISTER: The Ehlers-Danlos syndrome. U.S. armed. Forces med. J. 4, 737 (1953). Ref. Zbl. Haut- u. Geschl.-Kr. 86, 313 (1953/54). — SCHACHTER, M.: Etude d'un cas de syndrome d'Ehlers-Danlos fruste avec albinisme chez un garçonnet oligophrène. Schweiz. med. Wschr. 1948, 152. — SCHAPER, G.: Familiäres Vorkommen von Ehlers-Danlos-Syndrom. Z. Hinderheilk. 70, 504 (1952). — SCHIEMANN: Cutis laxa mit erhöhter Verletzbarkeit der Haut. Arch. Derm. Syph. (Berl.) 181, 507 (1940). — SCHMIDT, P. W.: Imbezillität, Lokalisierte Keratose, Cutis laxa. Zbl. Haut- u. Geschl.-Kr. 54, 296 (1937). — SCHUBERT, Zit. nach H. BACHMANN. — SCHUBERT, Cutis laxa. Zbl. Haut- u. Geschl.-Kr. 16, 162 (1925). — SCHUERMANN, H.: Krankheiten der Mundschleimhaut und der Lippen, 2. Aufl., S. 431. München: Urban & Schwarzenberg 1958. — SCHULMANN, E., et G. LÉVY-COBLENTZ: Une forme rare de dystrophie cutanée. Le syndrome d'Ehlers-Danlos. Bull. Soc. franç. Derm. Syph. 39, 1252 (1932). — SCOLARI, E.: La sindrome di Ehlers-Danlos. G. ital. Derm. Sif. 78, 577. — Boll. Sez. region. Soc. ital. Derm. 2, 255 (1937). Ref. Zbl. Haut- u. Geschl.-Kr. 58, 638 (1938). — SÉZARY, A., et J. HOREAU: Syndrome d'Ehlers-Danlos associé à une maladie de Recklinghausen. Presse méd. 1941, 484. — Syndrome d'Ehlers-Danlos associé à la maladie cutanée de Recklinghausen. Bull. Soc. franç. Derm. Syph. 48, 199 (1941). — SÉZARY, A., et A. HOROWITZ: Syndrome d'Ehlers-Danlos. Bull. Soc. franç. Derm. Syph. 42, 1744 (1935). — SHAPIRO, S. K.: A case of Meekrin-Ehlers-Danlos syndrome with neurologic manifestation. J. nerv. ment. Dis. 115, 64 (1952). — Zbl. ges. Neurol. Psychiat. 121, 217 (1953). — SHEER, J., and A. A. KAPLAN: Ehlers-Danlos syndrome. Arch. Derm. Syph. (Chicago) 42, 450 (1940). — SIEMENS, H. W., u. C. A. EINDHOVEN: Über Chalasis cutis universalis congenita und über sekundäre Chalasis cutis bei Cutis elastica. Arch. Derm. Syph. (Berl.) 183, 135 (1942). — SMITH, C. H.: Dermatorrhexis (Ehlers-Danlos-Syndrom). J. Pediat. 14, 632 (1939). Ref. Zbl. Haut- u. Geschl.-Kr. 63, 443 (1940). — SNOO, K.: Einige seltene Mißbildungen beim Neugeborenen. Ned. T. Verlosk. 43, 211 (1944). Ber. ges. Gynäk. Geburtsh. 43, 93 (1944). — SOBYE, P.: Cutis laxa. Acta derm.-venereol. (Stockh.) **35**, 2471 (1955). — Steiner, K.: A histochemical study of epidermal glycogen in skin diseases. J. invest. Derm. **24**, 599 (1955). — Mucoid substances and cutaneous connective tissue in dermatoses. J. invest. Derm. **28**, 403 (1957). — Stillians, A. W., and S. J. Zakon: Cutis laxa, Cutis hyperelastica. Arch. Derm. Syph. (Chicago) **35**, 342 (1937). — Storck, H.: Morbus Ehlers-Danlos. Dermatologica (Basel) **96**, 273 (1948). — Strandberg, J.: Cutis laxa. Zbl. Haut- u. Geschl.-Kr. **61**, 332 (1939). — Strelling, M. K.: Ehlers-Danlos-syndrome. Brit. J. Derm. **72**, 164 (1960). — Summer, G. K.: The Ehlers-Danlos syndrome. Amer. J. Dis. Child. **91**, 419 (1956).

Taylor, F. R.: The Meekrin-Ehlers-Danlos syndrome. Urol. cutan. Rev. **47**, 378 (1943). — Theopold, W., u. R. Wildhack: Dermatochalasis im Rahmen multipler Abartungen. Mschr. Kinderheilk. **99**, 213 (1951). — Thiers, H., D. Colomb, J. Fayolle, B. Taine et G. Moulin: Maladie d'Ehlers-Danlos avec manifestations osseuses. Bull. Soc. franç. Derm. Syph. **1957**, 304. — Thomas, Ch., N. Neimann, J. Cordier et B. Algan: Les manifestations oculaires de la maladie d'Ehlers-Danlos. Bull. Soc. Ophthal. Paris **1953**, 211. Ref. Zbl. Haut- u. Geschl.-Kr. **88**, 70 (1954). — Thurmon, F. M.: Ehlers-Danlos-syndrome. Arch. Derm. Syph. (Chicago) **40**, 120 (1939). — Tobias, N.: Dalos syndrome associated with congenital lipomatosis. Arch. Derm. Syph. (Chicago) **30**, 540 (1934). — Danlos syndrome, associated with congenital lipomatosis. Arch. Derm. Syph. (Chicago) **40**, 135 (1939). — Toscano, F.: Sindrome di Ehlers-Danlos. Minerva pediat. (Torino) **1950**, 10. — Touraine, A., et G. Solente: Acro-Laxité syndesmo-dermique. Bull. Soc. franç. Derm. Syph. **48**, 395 (1941). — Tschernogubow, N., u. A. Pelevina: Zur Klinik und Pathogenese der Acne conglobata Lang. Acta derm.-vernereol. (Stockh.) **9**, 424 (1928). — Turnbull: Zit. nach A. Burrows.

Valentin: In Schwalbe-Gruber, Morphologie der Mißbildungen, Bd. III/1. Jena: Gustav Fischer 1939. — Viecelli, J. D.: Cutis elastica abnormally sensitive to trauma. Arch. Derm. Syph. (Chicago) **38**, 498 (1938). Ref. Zbl. Haut- u. Geschl.-Kr. **61**, 393 (1939). — Vissian, L., et J. Rovinski: Syndrome d'Ehlers-Danlos chez quatre membres d'une même famille. Bull. Soc. franç. Derm. Syph. **61**, 62 (1955).

Wagner, W.: Beitrag zum Krankheitsbild der Lipatrophia circumscripta (Cutis laxa). Inaug.-Diss. Düsseldorf 1941. — Wahn, Chr.: Über einen Fall von Cutis laxa (Ehlers-Danlos-Syndrom). Inaug.-Diss. Tübingen 1957. — Wallach, E. A., and E. F. Burkhart: Ehlers-Danlos syndrome, associated with the tetralogy of Fallot. Arch. Derm. Syph. (Chicago) **61**, 750 (1950). Ref. Zbl. Haut- u. Geschl.-Kr. **76**, 257 (1951). — Walzer, A.: Dermatolysis (Ehlers-Danlos syndrome). Arch. Derm. Syph. (Chicago) **41**, 1189 (1940). — Warin, R. P.: Cutis laxa with urticaria and purpura. Brit. J. Derm. **68**, 209 (1956). — Weber, F. P.: The Ehlers-Danlos syndrome. Brit. J. Derm. **48**, 609 (1936). — Weber, F. P., and J. K. Aitken: Nature of the subcutaneous spherules in some cases of the Ehlers-Danlos syndrome. Lancet **1938 I**, 198. — Subcutaneous movable spherules in the Ehlers-Danlos syndrome. Proc. roy. Soc. Med. **31**, 553 (1938). Ref. Zbl. Haut- u. Geschl.-Kr. **60**, 147 (1938). — Wiedemann, H.-R.: Einiges zum Syndrom von Ehlers und Danlos. Mschr. Kinderheilk. **100**, 252 — Wigley, J. E. M.: Ehlers-Danlos syndrome. Proc. roy. Soc. Med. **31**, 257 (1938). Ref. Zbl. Haut- u. Geschl.-Kr. **60**, 669 (1939). — Wolff, J.: Fibrodysplasia elastica generalisata (Cutis laxa, Gelenkschlaffheit). Mschr. Kinderheilk. **94**, 35 (1943). — Wowkonowicz: Zit. bei O. Erbach. — Wulf, K.: Ehlers-Danlos-Syndrom. Derm. Wschr. **136**, 783 (1957).

Young jr., A. W.: Cutis hyperelastica (Ehlers-Danlos syndrome). Arch. Derm. Syph. (Chicago) **72**, 377 (1955).

C, II, 1. Dermatochalasis, Blepharochalasis, Ascher-Syndrom

Ascher, K. W.: Blepharochalasis mit Struma und Doppellippe. Klin. Mbl. Augenheilk. **65**, 86 (1920).

Bakker, B. J.: Cutis laxa universalis und Lungenemphysem. Hautarzt **8**, 371 (1959).

Carney, R. G., and R. Nomland: Acquired loose skin (chalazoderma). Arch. Derm. Syph. (Chicago) **56**, 794 (1947). — Christiaens, L., A. Marchand-Alphant et A. Fovet: Emphysème congénital et cutis laxa. Presse méd. **62**, 86, 1799 (1954).

Eigel, W.: Blepharochalasis und Doppellippe ein thyreotoxisches Ödem ? Dtsch. med. Wschr. **51**, 1947 (1925).

Findlay, G. H.: Idiopathic enlargements of the lips: cheilitis granulomatosa, Ascher's syndrome and double lip. Brit. J. Derm. **66**, 129 (1954). — Fuchs, E.: Über Blepharochalasis. Wien. klin. Wschr. **9**, 109 (1896). — Fuhs, H.: Über Dermatochalasis. Wien. klin. Wschr. **39**, 1331 (1926).

Goth, A.: Über Chalodermie (Kétly). Derm. Wschr. **104**, 426 (1937). — Gottron, H. A.: Veränderungen der Haut im Alter. Neue med. Welt (Ärztl. Wschr.) **1950**, Nr 1.

Karrenberg, C. L.: Zur Behandlung der Acrodermatitis atrophicans. Derm. Z. **59**, 166 (1930). — Kleine-Natrop, H. E.: Über Lidsäcke. Derm. Wschr. **135**, 521 (1957).

Langhof, H., u. J. Kunz: Generalisierte granulomatöse Panarteriitis mit Ichthyosis serpentina symptomatica und Dermatochalasis. Arch. klin. exp. Derm. **209**, 551 (1960). —

Löwenfeld, W.: Akrodermatitis atrophicans, z. T. unter dem Bilde der Dermatochalasis, kombiniert mit chronischer Arthritis und Calcinosis der Haut. Wien. klin. Wschr. **1932**, 749.

Marshall, J., L. Vogelpoel and H. W. Weber: Primary elastosis, report of a case of cutis laxa with emphysema and a discussion of some syndromes characterized by elastolysis. S. Afr. med. J. **34**, Nr 35 (1960). — Minami, S., u. H. Kawaguti: Zwei Fälle von Dermatochalasis. Hihu-to-Hitunyo **6**, 557 (1938). Ref. Zbl. Haut- u. Geschl.-Kr. **61**, 478 (1939).

Obermayer, M. E., and T. Winsor: Angiitis with nodule formation, vasomotor instability and secondary cutis laxa. J. invest. Derm. **32**, 529 (1959).

Rácz, J.: A dermatolysissel járó Kórképekröl egg chaloderma eseef kapesán. Orv. Hetil. **96**, 6167 (1955). — Derm. Wschr. **137**, 167 (1958). — Robinson jr., H. M., and F. A. Ellis: Cutis laxa. Arch. Derm. Syph. (Chicago) **77**, 656 (1958). — Ronchese, F.: Dermatomegaly. Arch. Derm. Syph. (Chicago) **77**, 666 (1958).

Schimpf, A.: Das Ascher-Syndrom. Derm. Wschr. **132**, 1077 (1955). — Siemens, H. W.: Die Cutis laxa und die griechische Beckenlinie. Hautarzt **10**, 246 (1959). — Siemens, H. W., u. C. A. Eindhoven: Über Chalasis cutis universalis congenita und über sekundäre Chalasis cutis bei Cutis elastica. Arch. Derm. Syph. (Berl.) **183**, 135 (1942).

Theopold, W., u. R. Wildhack: Dermatochalasis im Rahmen multipler Abartungen. Mschr. Kinderheilk. **99**, 213 (1951).

C, II, 2. Cutis verticis gyrata und Pachydermoperiostose

Adrian, C.: Sur la morphogenèse de la pachydermie vorticillée ... Ses rapports avec l'acromegalie. Bull. Soc. franç. Derm. Syph. **39**, 1485 (1932). — Arnold, J.: Acromegalie, Pachyacrie oder Ostitis. Beitr. path. Anat. allg. Path. **10**, 1 (1891).

Bamberger, E. v.: Bronchiektasie mit Trommelschlegelfingern und Röhrenknochenverdickung. Wien. klin. Wschr. **2**, 226 (1889). — Z. klin. Med. **18**, 193 (1891). — Bartelheimer, H.: Cutis capitis plicata als hypophysäres Symptom. Endokrinologie **31**, 330 (1954). Bayer, B., u. K. Merkel: Über das Krankheitsbild der Hyperostosis generalisata, hereditaria, idiopathica mit Pachydermien. Med. Mschr. **1**, 23 (1953). — Beek, C. H.: Hippocratismus digitalis congenitalis und Akroosteolyse der Endphalangen und Knochensclerose der Tibia. Dermatologica (Basel) **122**, 57 (1961). — Bettley, F.: Cutis verticis gyrata. Bull. Soc. franç. Derm. Syph. **44**, 2198 (1937). Ref. Zbl. Haut- u. Geschl.-Kr. **59**, 408 (1938). — Binder, E., u. G. Bonse: Über familiäre Haut- und Knochenhautverriesung. Arch. Derm. Syph. (Berl.) **196**, 123 (1953). — Blasio, R. de: La pachidermia plicata con pachiperiostosi dellee stremità. Rinasc. med. **12**, 509 (1935). Ref. Zbl. Haut- u. Geschl.-Kr. **53**, 254 (1936). — Bureau, Y., H. Barrière et M. Thomas: Hippocratisme digital congénital avec hyperkératose palmoplantaire et troubles osseux. Ann. Derm. Syph. (Paris) **86**, 611 (1959).

Castex, M. R., E. S. Mazzei u. F. Schaposnik: Pachydermia plicata mit hypertrophischer Pachyperiostose. Schweiz. med. Wschr. **80**, 25 (1950). — Cocchi: Zit. nach Bayer u. Merkel.

Davis, E.: Hereditary clubbing of digits in two families. Brit. med. J. **1946**, 128. — Delaunoy, E., et J. Driessens: La pachydermie vorticillée du cuir chevelu. Ann. anat. path. **16**, 283 (1939). — Duperrat, B., et R. Pringuet: Un cas de pachydermie vorticellée du cuir chevelu avec acromégalie fruste. Bull. Soc. franç. Derm. Syph. **67**, 391 (1960).

Elgenmark, O.: Club fingers and club toes of unknown etiology. Acta paediat. (Uppsala) **30**, 487 (1942/43).

Fiegel, G.: Beitrag zum Problem der Trommelschlegelfinger unter besonderer Berücksichtigung der erblich-angeborenen Form und Beschreibung von drei eigenen Beobachtungen. Z. menschl. Vererb.- u. Konstit.-Lehre **32**, 157 (1954). — Foerster, O. H., H. R. Foerster and L. M. Wieder: Cutis verticis gyrata, with associated pituitary disease. Arch. Derm. Syph. (Chicago) **29**, 164 (1934). — Franceschetti, A., R. Gilbert, O. Klein et P. Wettstein: Un nouveau cas de pachydermie plicaturée (cutis gyrata) avec pachypériostose des extrémités verifié anatomiquement. Schweiz. med. Wschr. **1950**, 1301. — Friedreich, N.: Hyperostose des gesamten Skeletts. Virchows Arch. path. Anat. **43**, 83 (1868).

Gans, O., u. G. K. Steigleder: Histologie der Hautkrankheiten, S. 214. Berlin-Göttingen-Heidelberg: Springer 1957. — Gedda, L., J. Testa e A. Benigni: Trigemellanza dizigotica con alopecia congenita acromotrichia e linea palmare transversa. Acta Genet. med. (Roma) **3**, 117 (1954). Ref. Zbl. Haut- u. Geschl.-Kr. **90**, 122 (1954/55). — Geyer, H.: Zur Ätiologie der mongoloiden Idiotie. Leipzig: Georg Thieme 1939. Zit. nach Tillner. — Gilbert-Dreyfuss, M. Zara et C. Bétourné: Pachydermopéristose pneumique. La Semaine des Hôpitaux **27**, 2397 (1951). — Grinspan, D.: Trommelschlegelfinger, vermutlich durch Mißbildung bedingt. Arch. argent. Derm. **8**, 127 (1958). Ref. Derm. Wschr. **140**, 1203 (1959).

Hammond, G., and H. K. Ransom: Cerebriform nevus resembling cutis verticis gyrata. Arch. Surg. (Chicago) **35**, 309 (1937). Ref. Zbl. Haut- u. Geschl.-Kr. **58**, 182 (1938).

Kehrer, F. A.: Die konstitutionellen Vergrößerungen umschriebener Körperabschnitte. Stuttgart: Georg Thieme 1948. Med. Klin. **50**, 26, 309 (1955). — Koch, G., u. Th. Tiwisina: Beitrag zur Erblichkeit der Akromegalie und der Hyperostosis. Ärztl. Forsch. **13**, 489 (1959). — Korting, G. W., u. G. Brehm: Über partielle Hyperostosen und Periostosen bei Neurofibromatose und Cutis laxa. Arch. Derm. Syph. (Berl.) **199**, 183 (1955). — Korting, G. W., u. H. Holzmann: Über eine mongoloide Abartung mit Flügelfellbildung. Derm. Wschr. (im Druck).

Levy, W., and L. Harlow: Cutis verticis gyrata. Arch. Derm. Syph. (Chicago) **71**, 676 (1953). — Li Hung-Chiung: Cutis verticis gyrata with acromegaly. Chin. med. J. **73**, 320 (1955). Ref. Zbl. Haut- u. Geschl.-Kr. **94**, 320 (1956). — Lièvre, J. A., A. Breton, H. Bloch-Michel et C. Bétourné: Bull. Soc. méd. Hôp. Paris **1948**, 954. — Lomholt, E.: Ein Fall von Dermatitis herpetiformis. Derm. Wschr. **98**, 394 (1934). — Longhin, S., u. T. Bucsa: Ein Fall von Pachydermie der behaarten Kopfhaut. Rev. San. milit. (Bucuresti) **38**, 479 (1931). Ref. Zbl. Haut- u. Geschl.-Kr. **64**, 411 (1940). — Ludy, J.: Congenital absence of fingerprints. Arch. Derm. Syph. (Chicago) **49**, 373 (1944).

Marie, P.: Osteoarthropathie hypertrophiante. Rev. Médecine **1** (1890). Zit. nach R. Schoen u. W. Tischendorf in Handbuch der inneren Medizin, 4. Aufl., Bd. VI/1. Berlin-Göttingen-Heidelberg: Springer 1954. — Merenlender, J. J.: Cutis gyrata (sive plicata) imitata. Ann. Derm. Syph. (Paris) **9**, 106 (1938). Ref. Zbl. Haut- u. Geschl.-Kr. **59**, 661 (1938). — Montanaro, E.: Un caso di cutis verticis gyrata. Boll. Soc. med.-chir. Modena **38**, 21 (1938). Ref. Zbl. Haut- u. Geschl.-Kr. **64**, 411 (1940).

Nékam: Zit. bei Rajka. — Nicolas, J., R. Peycelon, G. Massia et J. Rousset: Pachydermie vorticellée congénitale de nature naevique pigmentaire. Bull. Soc. franç. Derm. Syph. **44**, 530 (1937).

Pfändler, U.: Quelques réflexions au sujet du conditionnement ontogénétique de certaines malformations. Schweiz. med. Wschr. **1948**, 782. — Pitz, H.: Cutis verticis gyrata bei Akromegalie. Z. ges. Neurol. Psychiat. **168**, 269 (1940). Ref. Zbl. Haut- u. Geschl.-Kr. **65**, 627 (1940). — Poinso, R., E. Calas et A. Serradimigni: Hippocratisme digital congénital. Bull. Soc. franç. Derm. (Syph. **67**, 552 (1960).

Radner, St.: Sur la cutis verticis gyrata. Acta med. scand. **105**, 424 (1940). Ref. Zbl. Haut- u. Geschl.-Kr. **66**, 608 (1941). — Rajka, E.: Pachydermie vorticellé (cutis verticis gyrata), M. Recklinghausen. Zbl. Haut- u. Geschl.-Kr. **44**, 15 (1933). — Renander, A.: Cutis verticis gyrata — Akromegalie — Osteoperiostitis hyperplastica. Acta radiol. (Stockh.) **18**, 652 (1937). — Hypophysenbestrahlung bei Cutis verticis gyrata. Acta radiol. (Stockh.) **19**, 254 (1938). — Cutis verticis gyrata of the symptomes of acromegaly. Acta med. scand. **96**, 186 (1938). Ref. Zbl. Haut- u. Geschl.-Kr. **61**, 576 (1939). — Rudder, S.: Cutis gyrata mit ungewöhnlicher Lokalisation. Acta paediat. (Uppsala) **27**, 67 (1939). Ref. Zbl. Haut- u. Geschl.-Kr. **65**, 47 (1940).

Schiller, M.: Realität und Problematik der menschlichen Handfurchen, insbesondere der Affenfurche. Z. menschl. Vererb.- u. Konstit.-Lehre **25**, 129 (1942). — Serfling, H. J., u. W. Foelsche: Extensive Form einer Cutis verticis gyrata bei Hypophysenadenom. Zbl. Chir. **84**, 473 (1959). — Sicca, G.: Contributo allo studio della cutis verticis gyrata. Arch. ital. Derm. **26**, 183 (1954). Ref. Zbl. Haut- u. Geschl.-Kr. **90**, 348 (1954/55). — Speyr, W. v.: Cutis verticis gyrata. Schweiz. med. Wschr. **1939** II, 1155. Ref. Zbl. Haut- u. Geschl.-Kr. **64**, 410 (1940).

Thomson, S.: Cutis verticis gyrata (congenital). Proc. roy. Soc. Med. **31**, 1171 (1938). Ref. Zbl. Haut- u. Geschl.-Kr. **61**, 286 (1938). — Tillner, I.: Zur Entstehung der Vierfingerfurche. Z. menschl. Vererb.- u. Konstit.-Lehre **32**, 56 (1953). — Über zwei Merkmale der Handfurchung und ihre Anwendbarkeit in der erbbiologischen Vaterschaftsbegutachtung. Anthrop. Anz. **20**, 79 (1956). — Touraine, A., et L. Golé: Pachydermie avec pachystéatose hypodermique du cuir chevelu, plicatures de la nuque et du front. Bull. Soc. franç. Derm. Syph. **45**, 445 (1938); — Deux observations de pachydermie plicaturée du cuir chevelu avec folliculites multiples alopéciantes. Bull. Soc. franç. Derm. Syph. **45**, Nr 8 (1938). — Touraine, A., G. Solente et L. Golé: Un syndrom osteodermopathique: La pachydermie avec pachypériostose des extrémités. Press. méd. **1935** II, 1820. Ref. Zbl. Haut- u. Geschl.-Kr. **53**, 252 (1936).

Uehlinger, E.: Hyperostosis generalisata mit Pachydermie. Virchows Arch. path. Anat. **308**, 396 (1942).

Vague, J.: La pachydermoperiostose. Nouvelle étude critique. Ann. Méd. **51**, 152 (1950). Ref. Zbl. Haut- u. Geschl.-Kr. **80**, 277 (1952).

Weber, F. P.: Cutis verticis gyrata. Proc. roy. Soc. Med. **25**, 665 (1932). — Weber, G.: Beitrag zum Formenkreis der Cutis verticis gyrata und ihrer Beziehung zu anderen kongenitalen Entwicklungsstörungen. Derm. Wschr. **131**, 49 (1955).

Zadek, J., E. Langer u. W. Brusten: Cutis gyrata frontis acquisita bei diffuser Carcinose. Z. Haut- u. Geschl.-Kr. 2, 384 (1947). — Zeisler, E. P., and L. M. Wieder: Cutis verticis gyrata and acromegaly. Arch. Derm. Syph. (Chicago) 42, 1092 (1940).

D. Kongenitale Hyperplasien der Haut

Bowen, J. T.: The epitrichial layer of the epidermis and its relationship to ichthyosis congenita. J. cutan. Genito-Urinary Dis. 13, 485 (1895).

Cockayne, E. A.: Inherited abnormalities of the skin and its appendages, p. 159. Oxford: University Press. 1933.

Finlay, H. V. L., and J. P. Bound: Collodion skin in the neonate due to lamellar ichtyosis. Arch. Dis. Childh. 27, 438 (1952). Ref. Zbl. Haut- u. Geschl.-Kr. 87, 49 (1954). — Freyer, H. U.: Die connatale Kollodiumhaut und ihre verschiedene Pathogenese. Z. Kinderheilk. 69, 368 (1951).

Gottron, H. A.: Ichthyosis sebacea (Kollodiumhaut). Derm. Wschr. 118, 140 (1944). — Grass, J., et L. Török: Un cas d'exfoliation lamelleuse des nouveaux nés. Ann. Derm. Syph. (Paris) 6, 104 (1895).

Hebra, F., u. M. Kaposi: Lehrbuch der Hautkrankheiten, S. 88 u. 91—92. Erlangen: Ferdinand Enke 1874. — Hermans, E. H.: Collodion babies . Hautarzt 9, 472 (1958).

Lapière, S.: Deux cas familiaux de bébé-collodion. Arch. belges Derm. 14, 40 (1958).

Mayerhofer, E.: Vernix caseosa persistens. Med. Pregl. 5, 244 (1930). Ref. Zbl. Haut- u. Geschl.-Kr. 36, 80 (1931).

Scott, O. L. S., and D. G. H. Stone: Lamellar desquamation of the new-born (collodion baby). Brit. J. Derm. 67, 189 (1955). — Steiner, K.: Angeborene Anomalien der Haut. In Handbuch der Haut- und Geschlechtskrankheiten von Jadassohn, Bd. IV/1, S. 97. Berlin: Springer 1932.

Thibaut: Revêtement keratosique (collodionnère) exfoliant chez un nouveauné. Bull. Soc. franç. Derm. Syph. 44, 1840 (1937). — Touraine, A., et P. Richard: La ligne des quatre doigts. Ann. Derm. Syph. (Paris) 1943, 65.

Welcker: Zit. nach Grass u. Török. — Wolfram, G.: Ein Beitrag zur konnatalen Kollodiumhaut. Derm. Wschr. 137, 650 (1958).

E, I. Cystische, fistulöse, grübchenförmige u. ä. Fehlbildungen der Haut
Mißbildungen der Augen

Arkin, W.: Seltenes Zusammentreffen von Mißbildungen: Angeborenes Entropion der Oberlider; Quadratocephalosyndaktylie, Pes equinovarus, Vitium cordis. Klin. oczna 13, 331 (1935).

Devoe, A. G., and H. Horwich: Congenital enthropion and tetrastichiasis of upper lids, palpebral hyperpigmentation, and mental deficiency. Arch. Ophthal. (Chicago) 52, 865 (1954).

Ehrhardt, S.: Über die Deckfalte am menschlichen Auge. Z. Morph. u. Anthrop. 43, 163 (1951).

Fagge, C. H.: Remarks on certain cutaneous affections. Guy's Hosp. Rep., III. Ser. 15, 316 (1870). — Fisher, B., G. H. Zuckerman and R. C. Douglass: Combined inheritance of purpura simplex and ptosis in 4 generationes of one family. Blood 9, 1199 (1954). — Franceschetti, A., u. O. Klein: Vererbung und Auge. In Lehrbuch der Augenheilk. von Amsler, Brückner u. a., S. 110. Basel: S. Karger 1954. — François, J.: Dystrophie dermo-chondrocornéenne familiale. Ann. Oculist. (Paris) 182, 409 (1949). Ref. Zbl. Haut- u. Geschl.-Kr. 76, 265 (1951). — Bull Acad. roy. Méd. Belg. 14, 135 (1949). — Ann. Derm. Syph. (Paris) 1950, 229.

Gross: Der Hypertelorismus. Ophthalmologica (Basel) 131, 137 (1956).

Hünther, H.: Konstitutionelle Anomalien des Augenabstandes und der Interorbitalbreite. Virchows Arch. path. Anat. 290, 373 (1933).

Krückmann: Über die syphilitischen Erscheinungen des Auges und ihre Beziehungen zu den Erkrankungen der übrigen Organe und über die Behandlung der Augensyphilis. Derm. Z. 34, 101 (1921).

Piredda, A.: Anomalia cutanea ecto-mesodermica congenita. Minerva derm. (Torino) 34, 370 (1959).

Redslob, E.: Entropion palpébral par malformation des glandes de Meibomius. Ann. Oculist. (Paris) 180, 263 (1947). — Rieger, H.: Erbpathologie des Auges. In K. Velhagen, Der Augenarzt, S. 131. Stuttgart: Georg Thieme 1958.

Schachter, M.: Atrésie congénitale des paupières inférieures, faciès de „clown" et malformations squelettiques multiples chez un petit oligophrène. Malformations identiques chez le père. Ann. paediat. (Basel) 169, 345 (1947). — Stracker, O.: Hypertelorismus. Wien. med. Wschr. 1951, 469.

TIETZ, H.: Über komnatalen partiellen Riesenwuchs bzw. Minderwuchs. Z. menschl. Vererb.- u. Konstit.-Lehre **34**, 555 (1958).

WHEELER, C. E., R. F. SHAW and E. P. CAWLEY: Branchial anomalies in three generations of one family. Arch. Derm. Syph. (Chicago) **77**, 715 (1958). — WIEDEMANN, H.-R.: Zur Françoisschen Krankheit. Ärztl. Wschr. **13**, 905 (1958).

Mißbildungen der Ohren

ANDERSON, W.: Otophyma. Arch. Dermat. Syph. (Chicago) **73**, 633 (1956). — AOKI: Naevus cartilagineus. Iconograph. derm. (Kyoto) **1937**, 41. Ref. Zbl. Haut- u. Geschl.-Kr. **57**, 272 (1938).

BECKER, F. T.: Congenital auricular fistula. Arch. Derm. Syph. (Chicago) **48**, 520 (1948).— BECKER, S. W., and A. BRUNSCHWIG: Sinus Preauricularis. Amer. J. Surg. **24**, 174 (1934). — BECKER, W., u. H. THEISEN: Otophym beim Klippel-Trenaunay-Syndrom. Z. Laryng. Rhinol. **41**, 487 (1962). — BIBERSTEIN, H.: Lymphocytom. Zbl. Haut- u. Geschl.-Kr. **22**, 609 (1927). — BRANDER, T.: Zur Kenntnis der Ätiologie der Ohrenanhänge. Acta derm.-venereol. (Stockh.) **20**, 213 (1939). — BRAUN, O., u. W. GROSS: Zur Kenntnis der eigenartigen mit Nierenfehlbildungen kombinierten Gesichtsveränderungen (Dysplasia renofacialis). Virchows Arch. path. Anat. **329**, 433 (1956).

CHURCH, R. E., and C. H. WHITTLE: Congenital haemangiectatic hypertrophy of the ear. Brit. J. Derm. **62**, 273 (1950). Ref. Zbl. Haut- u. Geschl.-Kr. **77**, 234 (1950/51). — COCKAYNE, E. A.: Inherited abnormalities of the skin and its appendages, p. 333. Oxford: University Press 1933. — COSTELLO, M. J., and J. SHEPARD: Supernumerary external ears. Arch. Otolaryng. (Chicago) **29**, 695 (1939).

DRUSS, J. G., and B. ALLEN: Congenital fistula of the neck communicating with the middle ear. Arch. Otolaryng. (Chicago) **31**, 437 (1940).

EDMONDS, H. W., and C. F. KEELER: Natural ear-ring holes. Inherited sinuses of the ear lobe. J. Hered. **31**, 507 (1941). Ref. Zbl. Haut- u. Geschl.-Kr. **68**, 292 (1942).

FOX, M. S.: Congenital aureal fistula. Arch. Otolaryng. (Chicago) **35**, 431 (1942). — FRÜH-WALD, V.: Mikrotie. J. med. Kosmetik **1953**, 358.

GRIMAUD, et WAYOFF: Pathogenie des dysplasies de l'oreille externe. J. franç. Oto-rhino-laryng. **5**, 15 (1956). Ref. Zbl. Haut- u. Geschl.-Kr. **97**, 69 (1957). — GULLI, O.: Fistula prae-auricularis congenita. T. norske Laegeforen. **1955**, 23. Ref. Derm. Wschr. **135**, 42 (1957).

HALTER, K.: Zum Bilde der lupusähnlichen Entzündungsherde auf der Grundlage branchiogener Fehlbildungen. Derm. Wschr. **131**, 248 (1955). — HEUSINGER: Hals-Kiemen-Fisteln von noch nicht beobachteter Form. Virchows Arch. path. Anat. **29**, 358 (1864). — HILSON: Malformation of ears as sign of malformation of genito-urinary-tract. Brit. med. J. **1957**, 785.

KLEINE-NATROP, H.-E., u. A. AZZOLINI: Umschriebener, vorwiegend angiochondroplastischer Riesenwuchs der Ohrmuschel. J. med. Kosmet. **10**, 271 (1956).

LAZZARONI, F., et L. ANSELMI: Sopra una osservazione di fistoli auricolari bilaterali congenite. Ann. ital. Derm. Sif. **12**, 376 (1957).

MILLER, CH. S., and K. F. MILLER: Supernumerary ears. Arch. Derm. Syph. (Chicago) **60**, 601 (1949). — MONTGOMERY, M. L.: Congenital auricular fistula. Surg. Clin. N. Amer. **11**, 141 (1931). — MÜNDNICH, K.: Die angeborenen Mißbildungen des Ohres und ihre Behandlung durch plastische und mikrochirurgische Eingriffe. Münch. med. Wschr. **99**, 469 (1957).

POTTER, E. L.: A hereditary ear malformation. J. Hered. **28**, 255 (1937). Ref. Zbl. Haut- u. Geschl.-Kr. **59**, 40 (1938).

QUELPRUD, TH.: Ear pit and its inheritance. J. Hered. **31**, 379 (1940).

REGNAULT, P.: Oreille surnumeréraises familiales. Bull. Soc. franç. Derm. Syph. **1949**, 494.

SCHACHTER, M.: Recherches sur les fossettes paraauriculaises ou fistules auriculaises congénitales. Schweiz. med. Wschr. **79**, 343 (1948). — SCOTT, R., and CL. WOODING: Congenital aural fistula. J. Pediat. **36**, 784 (1950). — SELKIRK, T. K.: Fistula auris congenita. Amer. J. Dis. Child. **49**, 431 (1935). — SIEMENS, H. W.: Zur Kenntnis der sog. Ohr- u. Halsanhänge (branchiogene Knorpelnaevi). Arch. Derm. Syph. (Berl.) **132**, 186 (1921).

VERSCHUER, O. v.: Die vererbungsbiologische Zwillingsforschung. Ergebn. inn. Med. Kinderheilk. **31**, 35 (1927).

WHITNEY, D. D.: Three generations of ear pits. J. Hered. **30**, 322 (1939).

Mißbildungen von Nase, Lippen und Kinn

ANDERSON, P. C.: Familial transverse nasal groove. Arch. of Derm. **84**, 316 (1961).

BEAU, A., N. NEIMANN et M. GOSSEREZ: Kystes dermoides et fistules congenitales médians du dos du nez. Arch. franç. Pédiat. **1954**, 11. — BINKLEY, G. W., and H. H. JOHNSON: Epithelioma adenoides cysticum basal cell nevi, Agenesis of the corpus callosum and dental cysts. Arch. Derm. Syph. (Chicago) **63**, 73 (1951).

CORNBLEET, TH.: Transverse nasal stripe at puberty (stria nasi transversa). Arch. Derm. Syph. (Chicago) **63**, 70 (1951). — CRAWFORD, J. K., and J. P. WEBSTER: Congenital dermoid cyst of the nose. Plast. reconstr. Surg. **2**, 235 (1952).

DUCKWORTH, G.: Median mental sinus. Brit. J. Derm. **52**, 57 (1940). Ref. Zbl. Haut- u. Geschl.-Kr. **65**, 107 (1940).

GOUGEROT, H., et O. ELIASCHEFF: Kératodermie naevique circonscrite des lèvres et du corps. Arch. derm.-syph. (Paris) **7**, 235 (1935). Ref. Zbl. Haut- u. Geschl.-Kr. **52**, 356 (1936).

KOECHLIN, H.: Fistules congénitales de la lèvre inferieure transmises à travers quatre générations. Praxis **39**, 918 (1949).

LUDY, J. B.: Congenital fistulas of the lower lip. Arch. Derm. Syph. (Chicago) **38**, 151 (1938).

MEYER, R.: Von den Zähnen ausgehende Hautfisteln und ihre Erkennung. Z. Haut- u. Geschl.-Kr. **13**, 1 (1952). — MICHALOWSKI, R.: La cheilite actinique et l'hétérotopie labiale de glandules salivaires. Un syndrome inédit. Dermatologica (Basel) **114**, 373 (1957).

NEW, G. B., and J.-B. BRICH: Dermoid cyst of head and neck. Surg. Gynec. Obstet. **65**, 48 (1937).

SEAGLE, J. B.: Congenital dermal sinus complicated by meningitis. Arch. Pediat. **71**, 244 (1954). Ref. Zbl. Haut- u. Geschl.-Kr. **91**, 319 (1955).

TRAUNER, R.: Die Vererbung des angeborenen Unterlippengrübchens (gemeinsam mit Oberkieferspalten). Wien. klin. Wschr. **1941**, 427, 454.

UNDEUTSCH, W.: Beitrag zur Medizingeschichte, Embryologie und Morphologie der sogenannten „Halskiemenfisteln". Z. Haut- u. Geschl.-Kr. **28**, 224 (1960).

WANG, M. K. H., and W. B. MACOMBER: Congenital lip sinuses. Plast. ref. constr. Surg. **18**, 319 (1956). Ref. Zbl. Haut- u. Geschl.-Kr. **98**, 229 (1957). — WATANABE, Y., IGAKU-HAKUSHI, M. OTAKE u. K. TOMIDA: Congenital fistulas of the lower lip. Oral Surg. **4**, 709 (1951). Ref. Zbl. Haut- u. Geschl.-Kr. **80**, 182 (1952). — WHITE, S. J.: Transverse, nasal stripe. Arch. Derm. Syph. (Chicago) **64**, 791 (1951).

Mißbildungen der Mundhöhle

BAZEX, DUPRÉ et PARANT: Amygdales linguales héterotopiques symétriques. Bull. Soc. franç. Derm. Syph. **65**, 313 (1958). — BEATTY, H. G.: A report of a case of an unusual embryologic defect of the face. Plast. reconstr. Surg. **17**, 297 (1956). — BRAUN-FALCO, O.: Zur Klinik der Tonsilla linguae heterotopica symmetrica. Derm. Wschr. **133**, 262 (1956).

EISSNER, H.: Familiäre Perlèche, vorgetäuscht durch hereditäre bilaterale Mundwinkelfisteln. Derm. Wschr. **140**, 1192 (1959). — ERLER, H.: Über Zungenspitzenstruma. Zbl. Chir. **81**, 454 (1956).

FRIDERICH, H., u. M. SCHÄDEL: Zur Kenntnis der ektopischen Talgdrüsen am weiblichen Genitale und ihrer Beziehung zur ovariellen Dysfunktion. Geburtsh. u. Frauenheilk. **1949**, 645. — FULFORD, G. F.: Aglossia congenita. Arch. Dis. Child. **31**, 400 (1956).

HALTER, K.: Zur Kenntnis des Fordyceschen Zustandes und seiner Bedeutung für die Klärung der Lokalisationsfrage von Hautkrankheiten in der Mundhöhle. Arch. Derm. Syph. (Berl.) **176**, 201 (1938). — Über eine atavistische Zungenanomalie („Tonsilla linguae heterotopica symmetrica"). Arch. Derm. Syph. (Berl.) **194**, 423 (1952). — Zur Frage der Heterotopie apokriner Drüsen. Z. Haut- u. Geschl.-Kr. **20**, 209 (1956). — Zur Kenntnis der „Tonsilla linguae heterotopica symmetrica". Z. Haut- u. Geschl.-Kr. **22**, 173 (1957).

KORTING, G. W., u. H. RUTHER: Zur nervalen Genese von Hemihyper- und Hemiatrophie. Arch. Derm. Syph. (Berl.) **198**, 384 (1954).

LEMKE, G.: Über Fisteln der Lippen einschließlich der Mundwinkel. Derm. Wschr. **140**, 1085 (1959).

NEUSS, O.: Anatomische Varianten u. Fehlbildungen der Mundhöhle. Z. Laryng. Rhinol. **35**, 411 (1956).

RUZETTE, E.: Kongenitales lymphangiektatisches Odem. Geneesk. T. Ned.-Ind. **1939**, 4022. Ref. Zbl. Haut- u. Geschl.-Kr. **65**, 684 (1940).

STEWART, W. M., et R. LAUMONIER: Remarques sur les aspects histologiques des glossites médianes losangiques de Brocq. Ann. Derm. Syph. (Paris) **84**, 663 (1957). — STORM, T.: Zusammengewachsene Labia minora bei Kindern. T. norske Laegeforen. **22**, 795 (1955). — Derm. Wschr. **135**, 175 (1957).

Mißbildungen im Bereich von Hals, Schulter, Kreuzbein und Damm

BETTEX, M.: Angeborene dermale Fistel in Verbindung mit einer Epidermoidcyste der Cauda equina. Helv. paediat. Acta **14**, 372 (1959). — BEUTNAGEL, J.: Tuberculosis subcutanea fistulosa. Tuberk.-Arzt **4**, 18 (1950). — BRAND, C.: Origine et nature des kystes et fistules sacro-coccygiens. Étude critique des théories étiologiques. Helv. chir. Acta **23**, 23 (1956).

EUFINGER, H.: Kleine Chirurgie des äußeren männlichen Genitale. II. Palmure des Penis, Induratio penis plastica, Hydrocele, Varicocele. Med. Klin. 53, 585 (1958).

GALANT, J. S.: Die Akromiongrübchen. Anat. Anz. 60, 124 (1925). — Zur Literaturgeschichte der Akromiongrübchen. Anat. Anz. 60, 318 (1925). — GROPPER, H., u. W. NIKOLOWSKI: Cylinderepithelcysten des Penis. Arch. Derm. Syph. (Berl.) 199, 212 (1955).

HAMPERL, H.: Über die branchiogenen Tumoren. Virchows. Arch. path. Anat. 304, 34 (1939). — HAWORTH, J. C., u. R. B. ZACHARY: Congenital dermal sinuses in children. Lancet 1955 I, 10. — HOEN, E.: Über Fehlbildungen im Bereich der Nabelschnur und des Nabels. Kinderärztl. Prax. 26, 494 (1958).

KAMEL, W.: Zur Pathologie und Therapie der Sacraldermoide. Chirurg 29, 39 (1958). — KUMER, L.: Fistulae et cystae sacro-coccygeae. Z. Haut- u. Geschl.-Kr. 9, 521 (1950).

LAMB, J. H.: Congenital epidermal canal of the perineal raphe. Arch. Derm. Syph. (Chicago) 47, 74 (1943). — LANGÄSSER, E.: Das unauslöschliche Siegel, S. 450. Hamburg: Claasen u. Goverts 1946. — LAUSECKER, H.: Das akromiale Schultergrübchen. Hautarzt 1, 376 (1950).

NEFF, J. H.: Congenital canals and cysts of the genito-perineal raphe. Amer. J. Surg. 31, 308 (1936). Ref. Zbl. Haut- u. Geschl.-Kr. 54, 167 (1937).

OEHLECKER, F.: Sakralabscesse bei congenitalen Hautverlagerungen (bei sog. Dermoidfisteln, bei Foveae sacro-coccygicae, Eckersche Fisteln oder kaudalen Rückenmarksresten). Dtsch. Z. Chir. 197, 262 (1926). — OGILVIE, H.: Ephebiatrics. Lancet 1954 I, 395.

PACHE, H. D., u. J. LORENZO: Der kongenitale Hautsinus als Quelle rezidivierender Meningitiden. Münch. med. Wschr. 4, 191 (1960).

SCHAEFER, W.: Fisteln über dem Steißbein bei congenitalen Hautverlagerungen und vereiterten Dermoiden. Dtsch. Z. Chir. 251, 673 (1939).

THOMPSON, S. G.: Congenital skin sinus of the penis. Brit. J. Surg. 47, 290 (1959). — TISCHER, W.: Zur Diagnose und Therapie der lateralen branchiogenen Halsfisteln. Kinderärztl. Prax. 24, 536 (1956).

WOOLDRIDGE, W. E.: Congenital anomalies of the median raphe. Arch. Derm. Syph. (Chicago) 71, 713 (1955).

Einzelmißbildungen im Bereich der Gliedmaßen

ABERASTURY, M., u. E. M. FARINI: Überzählige Finger in „Troddelform". Rev. argent. Dermatosif. 23, 106 (1939). Ref. Zbl. Haut- u. Geschl.-Kr. 64, 279 (1940). — ALBRECTSEN, B., and I. B. SVENDSEN: Hypotrichosis, Syndactyly and retinal degeneration in two siblings. Acta derm.-venereol. (Stockh.) 36, 96 (1956). — ALDERSON, W. E.: Camptodactylia (Landouzy) with other naevi. Brit. J. Derm. 65, 410 (1953). — ANNANDALE, T.: The malformations, diseases and injuries of the fingers and toes. Edinburgh: Edmonston and Douglas. Zit. nach HARE.

BARLETTA, L. P. A.: Campilodactilia. Pren. méd. argent. 46, 758 (1959). Ref. Ann. Derm. Syph. (Paris) 87, 89 (1960). — BEAN, W. B., and P. K. PETERSON: Note on a monstrous finger. A.M.A. Arch. intern. Med. 104, 433 (1959). — BINDER, E., u. G. BONSE: Über familiäre Haut- und Knochenhautverriesung. Arch. Derm. Syph. (Berl.) 196, 123 (1953). — BONNEVIE: Zit. nach HARE.

CANIZARES, O.: Congenital cicatrizing anular band of the forearm. Arch. Derm. Syph. (Chicago) 68, 341 (1953). — COSTA, O. G., et U. PIRES: Polyonychie et bifurcation congénitale de la phalangette d'un Orteil. Ann. Derm. Syph. (Paris) 78, 458 (1951).

DOCKX, L.: Ongles jumelés sur phalange bifide. Arch. belges Derm. 14, 378 (1959). Ref. Zbl. Haut- u. Geschl.-Kr. 102, 326 (1959). — DUPONT, A., O. DETRAIT et CL. FIÈVEZ: Hypertrophie des diogts avec néoformations cutanées à structure histologique neuroide. Bull. Soc. franç. Derm. Syph. 63, 127 (1956). — Derm. Wschr. 137, 318 (1958).

FERREIRA-MARQUES, J.: Lipoatrophia annularis. Arch. Derm. Spyh. (Berl.) 195, 479 (1953).

HARE, P. J.: Rudimentary polydactyly. Brit. J. Derm. 66, 402 (1954). — HARTWEIN, L.: Zur Kasuistik des Ellis-van Crefeld-Syndroms. Kinderärztl. Prax. 27, 229 (1959). Ref. Zbl. Haut- u. Geschl.-Kr. 105, 142 (1959).

KEHRER, F. A.: Die konstitutionellen Vergrößerungen umschriebener Körperabschnitte. Stuttgart: Georg Thieme 1948. — KORTING, G. W.: Praeaxiale Syndaktylie, Vorstellung auf der 7. Sitzg der Ver.igg Württ. Dermatologen 1958. — Sklerodermie und Sklerodermieähnliche Erkrankungen. In Handbuch der Dermatologie und Venerologie von GOTTRON-SCHÖNFELD, Bd. II/2, S. 892. Stuttgart: Georg Thieme 1958. — KORTING, G. W., u. H. RUTHER: Zur nervalen Genese von Hemihyper- und Hemiatrophie. Arch. Derm. Syph. (Berl.) 198, 384 (1954). — Ichthyosis vulgaris und acro-faciale Dysostose. Arch. Derm. Syph. (Berl.) 197, 91 (1954). — KUNZE, E.: Verdoppelung des Daumens mit Dreigliedrigkeit des rudimentären Strahls. Med. Kosmetik 9, 247 (1957).

MARILL, M. F.-G.: Malformation digitale à caractère familial. Bull. Soc. franç. Derm. Syph. **56**, 147 (1949). — MEES, R.: Neue Phakomatose. Dermatologica (Basel) **115**, 773 (1957).

NEUMANN, A.: Pseudoainhum. Arch. Derm. Syph. (Chicago) **68**, 421 (1953).

OLDFIELD, M. C.: Campylodactyly: Flexor contracture of the fingers in young girls. Brit. J. plast. Surg. **8**, 312 (1956).

POL, R.: In: Die Morphologie der Mißbildungen, von SCHWABE u. GRUBER, Bd. III/1, 19. Liefg, S. 683. Jena: Gustav Fischer 1958.

ROEDERER, C.: Un cas d'arachnodactylie. Bull. Soc. Pédiat. Paris **35**, 225 (1937). Ref. Zbl. Haut- u. Geschl.-Kr. **59**, 40 (1938). — RÖSSLER, H.: Beitrag zum Ellis-van Creveld-Syndrom. Neue öst. Z. Kinderheilk. **3**, 301 (1958).

SCHILF, E., u. J. SEILER: Über partielle Verzwergung eines Armes. Z. menschl. Vererb.-u. Konstit.-Lehre **38**, 514 (1956). — SCHIMPF, A.: Über polsterartige Verdickungen proximal der Handgelenke. Endokrinologie **32**, 57 (1954). — Mißbildungen der Extremitäten. Endokrinologie **33**, 345 (1956). — SCHWALBE, E., u. G. B. GRUBER: Die Morphologie der Mißbildungen des Menschen und der Tiere, Bd. III, 19. Liefg. Jena: Gustav Fischer 1958. — SOLENTE, G.: Ainhum chez un étudiant indigène du Togo. Bull. Soc. franç. Derm. Syph. **60**, 171 (1953). — SPEAR, G. S.: An inheritance of flexed fingers. J. Hered. **37**, 189 (1946). — STEIGLEDER, G. K.: Minderwertige Nagelbildung am fibularen Fußrand bei rudimentärem sechsten Strahl auf Grund einer Regeneration mit Umdifferenzierung. Hautarzt 1, 419 (1950).

TOURAINE, et G. SOLENTE: Polydysplasie congénitale (poly- u. syndactylie). Syndrome adiposogénitale etc. Bull. Soc. franç. Derm. Syph. **43**, 785 (1936).

VIERORDT, H.: Medizinisches aus der Geschichte, S. 8—9. Tübingen; Laupp 1910. — VOHWINKEL, K. H.: Keratoma hereditarium mutilans. Arch. Derm. Syph. (Berl.) **158**, 354 (1929). — VRIES, A. DE, Y. MATOTH and Z. SHAMIR: Familial congenital labile factor deficiency with syndactylism. — Investigation on the mode of action of the labile factor. Acta haemat. (Basel) **5**, 129 (1951).

WEBER, F. P.: Teleangiectasia of the Rendu-Osler type with camptodactylia and muscular atrophy in the hands. Proc. roy. Soc. Med. **31**, 258 (1938). — Note on camptodactylia (Landouzy) and Dupuytren's contraction. Med. Press **217**, 453 (1947). — Rare diseases and some debatable subjects. Staples Press. Limit. 1947. — WELLS, T. L., and R. C. V. ROBINSON: Annular constrictions of the digits: Presentation of an interesting example. A.M.A. Arch. Derm. Syph. **66**, 569 (1952). — WETZEL, H.: Herz-Kreislauferkrankungen; cardial bedingte Veränderungen an der Hand. Med. Klin. **51**, 1526 (1956).

ZENSETU, OYA, u. MIZUHO YAMADA: A case of polyonychia ectopica scrotalis. Jap. J. Derm. **68**, 70 (1958). — ZUMOFF, B.: Congenital symmetrical finger contractions. Report of a case. J. Amer. med. Ass. **155**, 437 (1954). Ref. Zbl. Haut- u. Geschl.-Kr. **90**, 234 (1954/55).

E, II. Anomalien der Haut im Rahmen von Fehlbildungssyndromen vorzugsweise des Skelets

ACHARD, M. C.: Arachnodaktylie. Bull. Soc. méd. Hôp. Paris **19**, 834 (1902). — ADAM, W., u. H. W. KELLING: Dolichomorphie (Marfan-Syndrom) und ektodermale Dysplasien. Arch. klin. exp. Derm. (im Druck). — AIGNER, R.: Über Osteopoikilie, verbunden mit Keratoma hereditarium dissipatum et plantare (Brauer). Wien. klin. Wschr. **1953**, 860. — ALLEMANN, R.: Die klinische Bedeutung familiärer Heredopathie für die Urologie. Z. Urol. **30**, 641 (1936). — ANDERSON, BJ., u. O. TANDBERG: Lipochondrodystrophie gargoylism, Hurler's syndrome with specific cutaneus deposits. Acta paediat. (Uppsala) **41**, 162 (1952). Ref. Zbl. Kinderheilk. **43**, 178 (1952/53). — ASHENHURST, E. M.: Dyschondroplasia with hemangioma (Maffuci's syndrome). Report of a case complicated by brain tumor. A.M.A. Arch. Neurol. Psychiat. **2**, 552 (1960). — ASPERGER, H., u. M. CECCHENI: Über einen Fall von Marfan-, kombiniert mit Lightwood-Syndrom. Wien. klin. Wschr. **71**, 926 (1959).

BAMBERG, u. HULDSCHINSKY: Osteopsathyrosis congenita und tarda. Münch. med. Wschr. **1911**, 1486. — BANDMANN, H.-J., u. M. STEUER: Multiple Hirnmißbildungen mit planotuberösem Hämangiom. Hautarzt **7**, 82 (1956). — BAUER, K. H.: Über Osteogenesis imperfecta. Dtsch. Z. Chir. **154**, 166 (1920). — Über Identität und Wesen der sog. Osteopsathyrosis idiopathica und Osteogenesis imperfecta. Dtsch. Z. Chir. **160**, 289 (1920). — BEAU. W. B.: Dyschondroplasia and hemangiomata (Maffucci's syndrome). Arch. intern. Med. **95**, 767 (1955). — BEHR: Beitrag zur Ätiologie des Keratokonus (Keratokonus, blaue Skleren, habituelle Luxationen). Klin. Mschr. Augenheilk. **1913**, 281. — BERGSTRAND, C. G.: Beitrag zur pathologischen Anatomie der Arachnodaktylie. Acta paediat. (Uppsala) **30**, 345 (1942/43). — BERLIN, N.: Dehnbarkeit der Haut (Cutis laxa) und Tuberkulose. Gruźlica 10, 210 (1935). Ref. Zbl. Haut- u. Geschl.-Kr. **52**, 289 (1936). — BIERING, A., and T. IVERSEN: Osteogenesis imperfecta associated with Ehlers-Danlos-Syndrome. Acta paediat. (Uppsala) **44**, 279 (1955). — BLEGVAD, O., u. H. HAXTHAUSEN: Blaue Scleren und Tendenz zu Knochenbruch mit fleckförmiger Hautatrophie und zonulärem Katarakt. Hospitalstidende **64**, 609

(1921). Ref. Zbl. Haut- u. Geschl.-Kr. 5, 150 (1922). — BÖCKER, E.: Zur Erblichkeit der Dysostosis multiplex. Z. Kinderheilk. 63, 688 (1942/43). — BRAUN, O., u. H. GROSS: Zur Kenntnis der eigenartigen mit Nierenfehlbildungen kombinierten Gesichtsveränderungen. Virchows Arch. path. Anat. 329, 433 (1956). — BUSCHKE, A., u. H. OLLENDORFF: Ein Fall von Dermatofibrosis lenticularis disseminata und Osteopathia condensans disseminata. Derm. Wschr. 86, 257 (1928). — BUTTERWORTH, TH.: Dermatological aspects of cretinism. Arch. Derm. Syph. (Chicago) 70, 565 (1954). — BUTTERWORTH, TH., E. P. LEONI, H. BEERMAN, M. G. WOOD and L. P. STREAN: Cheilitis of mongolism. J. invest. Derm. 35, 347 (1960).

CARLETON, A., and A. H. T. ROBB-SMITH: Kast's syndrome (multiple haemangiomata associated with chondromata or Ollier's dyschondroplasia. Proc. roy. Soc. Med. 32, 266 (1939). Ref. Zbl. Haut- u. Geschl.-Kr. 62, 499 (1939). — COCKAYNE, E. A.: Gargoylism (chondro-osteo-dystrophie hepatospleno-megaly, deafnes) in two brothers. Proc. roy. Soc. Med. 30, 104 (1936). Ref. Zbl. ges. Kinderheilk. 33, 251 (1937). — COLE, H. N., R. C. IRVING, H. Z. LUND, R. D. MERCER and R. W. SCHNEIDER: Gargoylism with cutaneous manifestations. Arch. Derm. Syph. (Chicago) 66, 371 (1952). — CORDERO: Zit. GRIMALT u. KORTING. — CROUZON, O.: Dysostose cranio-faciale héréditaire. Bull. Soc. méd. Hôp. Paris 33, 545 (1912).

DEBUSMAN: Familiäre kombinierte Gesichtsmißbildung im Bereich des I. Kiemenbogens. Arch. Kinderheilk. 120, 133 (1940). — DONOHUE, W. L., and I. UCHIDA: Leprechaunism. A euphemic for a rare familial disorder. J. Pediat. 45, 505 (1954). — DURHAM: Cutis hyperelastica (Ehlers-Danlos-Syndrome) with blue scleras, microcornea and glaucoma. Arch. Ophthal. (Chicago) 49, 220 (1953). — DUVERNE, I., I. GOUDERT et D. COLOMB: Tentative d'individualisation du collagénome éruptif. Ann. Derm. Syph. (Paris) 82, 160 (1955).

EICHENBERGER, K.: Kann die Dysostosis Morquio als selbständiges Krankheitsbild vom Gargoylismus abgetrennt werden? Inaug.-Diss. Basel 1954. — ELLIS, R. W. B., W. SHELDON and N. B. CAPON: Gargoylism. Quart. J. Med. 5, 119 (1936). — EVANS, PH. R.: Leprechaunism. Arch. Dis. Childk. 30, 479 (1955). — EWING, J. A.: The association of oligophrenia and dyskeratoses: A clinical investigation and an inquiry into its implications. Amer. J. ment. Defic. 60, 98—114, 307—319, 575—581, 799—812 (1955/56).

FLEISCHER: Über Arachnodaktylie. Klin. Mbl. Augenheilk. 102, 417 (1939). — FRANCESCHETTI, A.: Un syndrome nouveau: de la dysostose mandibulo-faciale. Bull. schweiz. Akad. med. Wiss. 1, 60 (1944). — FRANKLIN, A., and D. A. J. WILLIAMSON: Arch. Dis. Childh. 28, 490 (1953). — FREYTAG, G. TH.: Über blaue Sklera und Knochenbrüchigkeit. Klin. Mbl. Augenheilk. 66, 507 (1921). — FROMM, G. A., H. PARISIER, J. ROCA and C. A. D. NOVOA: Osteogenesis imperfecta associated with cutaneous pigmentation and other congenital malformations. A.M.A.J. Dis. Child. 96, 344 (1958). Ref. Zbl. Haut- u. Geschl.-Kr. 104, 59 (1959).

GASTEIGER, H., u. L. LIEBENAM: Ein Beitrag zur Dysostosis multiplex unter besonderer Berücksichtigung des Augenbefundes. Klin. Mbl. Augenheilk. 99, 433 (1937). — GAY PRIETO, J. P. RODRIGUEZ PÉREZ u. M. ALVAREZ CASCOS: Über eine in multiplen Herden auftretende, mit Metachromasia verlaufende eruptive Kollagenose. Hautarzt 9, 300 (1958). — GLANZMANN, E.: Osteogenesis imperfecta und Osteopsathyrosis. Schweiz. med. Wschr. 1936, 1122. — GLEDITSCH, E.: Medionecrosis of the aorta in Marfar-Syndrome. Acta med. scand. 164, 445 (1959). — GRANRUD, H.: On the etiology of dysostosis mandibulo-facialis. Acta paediat. (Uppsala) 42, 499 (1953). — GREBE, H.: Differentialdiagnose und Ätiologie der Chondrodysplasie (Chondrodystrophia foetalis). Z. menschl. Vererb.- u. Konstit.-Lehre 31, 254 (1952). — GRIMALT, FR., u. G. W. KORTING: Anetodermie und Osteopsathyrose (Syndrom von Blegvad-Haxthausen). Z. Haut- u. Geschl.-Kr. 22, 361 (1957). — GROM, E., A. HERRERA y J. ETTEDGUI: Disostosis craneofacial y sus sintomas oculares. Arch. Soc. oftal. hisp.-amer. 11, 359 (1951). Ref. Zbl. ges. Ophthal. 57, 36 (1952). — GRONWALL, H., u. Y. OLSSON: Dysostosis mandibulofacialis. Acta ophthal. (Kbh.) 31, 245 (1953). Ref. Zbl. ges. Ophthal. 62, 258 (1954).

HAGENBACH: Osteogenesis imperfecta tarda und Hypophysentumor am gleichen Individuum. Frankfurt. Z. Path. 6, 398 (1911). — HALLERMANN, W.: Vogelgesicht und Cataracta congenita. Klin. Mbl. Augenheilk. 113, 115 (1948). — HALPER, H., and L. WEDLICH: Mafucci's syndrome, with report of a case. Med. J. Aust. 1951, 936. Zbl. Haut- u. Geschl.-Kr. 81, 324 (1952). — HANHART, E.: Über die Kombination von Peromelie mit Mikrognathie, ein neues Syndrom beim Menschen, entsprechend der Akroteriasis congenita von WRIEDT und MOHR beim Rinde. Arch. Vererb.-Forsch. Klaus-Stift. 25, H. 3/4 (1950). — HARBITZ, FR.: Über Osteogenesis imperfecta. Beitr. path. Anat. 30, 605 (1901). — HAWKINS, C. F.: Renal dysplasia in a family with multiple hereditary abnormalities including iliac horns. Lancet 1950I, 803. — HILDEBRANDT, H.: Über Osteogenesis imperfecta. Virchows Arch. path. Anat. 158, 426 (1899). — HILSON, D.: Malformation of ears as sign of malformation of genito-urinary tract. Brit. med. J. 1957, No 5048, 785. — HÖVELS, O.: Demonstration eines Falles von Goldenhar-Syndrom. Z. ärztl. Fortbild. 48, 570 (1959). — HURLER, G.: Über einen Typ multipler Abartungen vorwiegend am Skelettsystem. Z. Kinderheilk. 24, 220 (1919).

JACKSON, W. P. U., and C. L. B. JEPPE: Chondrodystrophie and mental defect. Probable atypical gargoylism. S. Afr. med. J. 1952, 541—543. Ref. Zbl. ges. Kinderheilk. 43, 379 (1952/53). — JANSEN, L. H., BUSSEMAKER and I. H. G. REYERS: Dermatofibrosis lenticularis disseminata combined with osteopoikilosis. Ned. T. Geneesk. 102, 2322 (1958). Ref. Zbl. Haut- u. Geschl.-Kr. 103, 194 (1959). — JONASCH, E.: 12 Fälle von Osteopoikilie. Fortschr. Röntgenstr. 82, 344 (1955).

KASABACH, K. H., and E. K. MERRITT: Capillary hemangioma with extensive purpura: Report of a case. Amer. J. Dis. Child 59, 1063 (1940). — KERSTING, D. W., and J. F. RAPAPORT: A clinicopathologic study of the skin in mongolism. Arch. Derm. Syph. (Chicago) 77, 319 (1958). — KILLMANN: Angeborene doppelseitige Linsenektopie und Arachnodaktylie. Klin. Mbl. Augenheilk. 92, 335 (1934). — KNIERER, W., u. R. DUNGER: Über assoziierte Entwicklungshemmungen bei einem Haemangiom der Haut. Arch. Derm. Syph. (Berl.) 194, 323 (1952). — KOOIJ, R., and J. VENTER: Atrophodermia vermiculata with unusual localisation and associated congenital anomalies. Dermatologica (Basel) 118, 161 (1959). — KORTING, G. W.: Cutis laxa und mandibulofaciale Dysostose. Derm. Wschr. 124, 1073 (1951). — KORTING, G. W., u. H. HOLZMANN: Über eine mongoloide Abartung mit Flügelfellbildung. Derm. Wschr. (im Druck). — KORTING, G. W., u. H. RUTHER: Ichthyosis vulgaris und akro-faciale Dysostose. Arch. Derm. Syph. (Berl.) 197, 91 (1954). — KRAMER, S.: Osteogenesis imperfecta congenita et tarda. Ergebn. inn. Med. 56, 516 (1939). — KRAUSPE, C.: Schädelbildung und -verbildung. Med. Klin. 53, 568 (1958).

LAKE, M. S., and J. C. KUPPINGER: Craniofacial dysostosis (Crouzon's disease). Report of 3 cases. Ophthalm. 44, 37 (1950). Ref. Zbl. ges. Neurol. Psychiat. 118, 252 (1952). — LAUSECKER, H.: Zur Symptomatologie der Dysostosis multiplex (Pfaundler-Hurler). Hautarzt 5, 538 (1954). — LEHMANN, W., u. K. LÖHR: Über eine seltene Mehrfachmißbildung der Gliedmaßen und des Urogenitalsystems. Z. menschl. Vererb.- u. Konstit.-Lehre 33, 119 (1955). — LENZ, W.: Die Ätiologie des Mongolismus. Dtsch. med. Wschr. 86, 1097 (1961). — LINT, VAN, u. HENNEBERT: Bull. Soc. belge Ophthal. 73, 51 (1936). Zit. nach H. WEYERS, Z. Kinderheilk. 69, 207 (1951). — LUDWIG, A., u. G. W. KORTING: Vogt-Koyanagi-ähnliches Syndrom und mandibulofaciale Dysostosis (Franceschetti-Zwahlen). Arch. Derm. Syph. (Berl.) 190, 307 (1950).

MAFUCCI, A.: Di un caso encondroma ed angioma multiplo. Movimento med.-chir. 3, 399 (1881). — MALDEN, M. (for R. E. CHURCH: Mafuccis syndrome and hypertension. Brit. J. Derm. 71, 74 (1959). — MARBERG, K., F. DALITH and H. BANK: Dyschondroplasia with multiple haemangiomata (Maffucci's syndrome). Ann. intern. Med. 49, 1216 (1958). — MARFAN, B.: Un cas de déformation congénitale des quatres membres, plus prononcée aux extremités, charactérisée par l'allongement des os avec un certain degré d'amincissement. Bull. Soc. méd. Hôp. Paris 13, 220 (1896). — MEISSNER, R.: Über Beziehungen von Osteopsathyrosis idiopathica zum endokrinen System. Med. Klin. 1922, 1397. — MINTZER, I. J., and Z. RUBIN: Dermatological manifestations of familial autonomic dysfunction (Riley-Day-Syndrome). Arch. Derm. Syph. (Chicago) 67, 561 (1953). — MITTWOCH, U.: Inclusions of mucopolysaccharide in the lymphocytes of patients with gargoylismus. Nature (Lond.) 1961, 1315. — MORDANT, M. H.: Ostéopoikilie avec dermatofibrose disséminée. Arch. belges Derm. 14, 83 (1958). — MORQUIO: Dystrophie osseuse familiale. Arch. Méd. Enf. 32, 129 (1928). — MOUQUIN, M., P. Y. HATT, C. METIANU, F. LIOZON et LEPOIX: Les dissections aortiques du syndrome de Marfan. Arch. Mal. Coeur 54, 141 (1961).

NAGER, F. R., u. J. P. DE REYNIER: Das Gehörorgan bei der angeborenen Kopfmißbildung. Basel: S. Karger 1948. Zit. nach HANHART.

OLLENDORFF CURTH, H.: Dermatofibrosis lenticularis disseminata and osteopoikilosis. Arch. Derm. Syph. (Chicago) 30, 552 (1934). — OLLIER, L.: Dyschondroplasia. Bull. Soc. chir. Lyon 3, 23 (1889). — OSTER, H.: Die familiäre Dysautonomie. Dtsch. med. Wschr. 82, 2038 (1957).

PETERS, A., u. O. HÖVELS: Die Dysostosis maxillo-facialis, eine erbliche, typische Fehlbildung des 1. Visceralbogens. Z. menschl. Vererb.- u. Konstit.-Lehre 35, 434 (1960). — PLICKET, A.: La dysautonomie familiale ou syndrome de Riley-Day. Presse méd. 1961, 1805.

RAPAPORT, J.: Oligophrenie mongolienne et ectodermoses congénitales. Ann. Derm. Syph. (Paris) 87, 263 (1960). — RILEY, C. M., R. L. DAY, D. M. GREELEY and W. S. LANGFORD: Central autonomic dysfunction with defective lacrimation. Report of 5 cases. Pediatrics 3, 468 (1949). — Familial autonomic dysfunction. J. Amer. med. Ass. 149, 1532 (1952).

SALLER, K.: Der mongoloide Schwachsinn (Morbus Langdon-Down)-Genese und Prophylaxe. Münch. med. Wschr. 1960 II, 70. — SCHNABEL, R.: Histochemische und biochemische Untersuchungen beim Gargoylismus. Virchows Arch. path. Anat. 334, 379 (1961). — SCHÖNENBERG, H.: Papierchromatographische Untersuchungen bei der Pfaundler-Hurlerschen Krankheit. Mschr. Kinderheilk. 102, 404 (1954). — SCHREIBER, K.: Das Laurence-Moon-Biedl-Syndrom. (An Hand von 2 Fällen.) Mschr. Kinderheilk. 98, 255 (1950). — SCHRÖDER, G.: Osteo-Onycho-Dysplasia hereditaria (albuminurica).

Z. menschl. Vererb.- u. Konstit.-Lehre **36**, 42 (1961). — SCHUBERT, R. W. B. S.: Gargoylismus. Proc. roy. Soc. Med. **31**, 770 (1938). Ref. Zbl. ges. Ophthal. **41**, 672 (1938). — SCHWARZ, F.: Beitrag zur idiopathischen Osteopsathyrosis. Med. Klin. **1925**, 1846. — SCOTT, C. R.: Osteopsathyrosis. Amer. J. Röntgenol. **12**, 237 (1924). — SEROWY, C.: Ein Beitrag zum Syndrom Dermatofibrosis lenticularis disseminata und Osteopoikilie. Arch. klin. exp. Derm. **203**, 113 (1956). — SIEGENTHALER, W.: Das Marfan-Syndrom. Dtsch. med. Wschr. **81**, 1188 (1956). — SILVER, H. K., P. M. AGGELER and J. T. CRANE: Hemangioma (capillary and cavernous) with thrombopenic purpura: Report of a case with observations at autopsy. Amer. J. Dis. Child. **76**, 513 (1948). — SJÖHOLM, M.: Osteopoikilosis with dermatofibrosis lenticularis disseminata. Acta med. scand. **104**, 108 (1940). Ref. Zbl. Haut- u. Geschl.-Kr. **66**, 121 (1941). — STARKE, H.: Zur Pathogenese des Marfan-Syndroms. Albrecht v. Graefes Arch. Ophthal. **151**, 384 (1951). — STEINER, B.: Osteopsathyrosis bei einem 5jährigen Mädchen. Klin. Wschr. **1928**, 2416. — STERGAR, S., et L. ESCHE-DUVAL: Dystrophie adiposogénitale, rétinite punctuée albescente, rétinite pigmentaire et cataracta endocrinienne (hypophysaire). Ann. Oculist. (Paris) **185**, 543 (1952). — Klin. Mbl. Augenheilk. **126**, 242 (1955). — STOECKEL, K. H.: Über zwei Fälle von Chondro-osteodystrophie vom Typus Hurler. Mschr. Kinderheilk. **85/86**, 348—368 (1940/41). — STORCK, H.: Ein Fall von Arachnodaktylie (Dystrophia mesodermalis congenita), Typus Marfan. Dermatologica (Basel) **104**, 321 (1952). — STREIFF, E. B.: Dysmorphie mandibulofaciale (Téte d'oiseau) et altérations oculaires. Ophthalm. **120**, 79 (1950). — STUBER, H. W.: Das Syndrom Hämangiom, thrombopenische Purpura und Anämie im Säuglingsalter. Helv. paediat. Acta **11**, 194 (1956). — SUMMER, G. K.: The Ehlers-Danlos syndrome. Amer. J. Dis. Child. **91**, 419 (1956). — SZLAZAK, J.: Treacher-Collins-syndrome. Canad. med. Ass. J. **69**, 274 (1953). Ref. Zbl. Haut- u. Geschl.-Kr. 88, 280 (1954).

TIMM, G.: Zur Morphologie des Auges bei Mißbildungssyndromen. Klin. Mbl. Augenheilk. **137**, 557 (1960). — TRANOS, L.: Mandibulofacial dysostosis associated with dermolipoma of the conjunctiva. Amer. J. Ophthal. **37**, 354 (1954). — Klin. Mbl. Augenheilk. **130**, 130 (1957). — TYNDEL, M.: Ein Fall von Riley-Dayschem Syndrom. Wien. med. Wschr. **105**, 189 (1955).

ULLRICH, O., u. FREMEREY-DOHNA: Dyscephalie mit Cataracta congenita und Hypotrichose als typischer Merkmalskomplex. Opthalm. **125**, 73 (1953). — ULLRICH, O., u. H.-R. WIEDEMANN: Zur Frage der konstitutionellen Granulationsanomalien der Leukocyten in ihrer Beziehung zu enchondralen Dysostosen. Klin. Wschr. **31**, 107 (1953).

VANNAS, S.: La dysostose mandibulofaciale associée à des malformations oculaires particulières. J. Génét. hum. **4**, 234 (1955). Ref. Zbl. ges. Ophthal. **68**, 233 (1956). — VERSE, H.: Das Marfan-Syndrom. Ergebn. inn. Med. Kinderheilk. **11**, 141 (1959). — VIEZENS, A., u. W. WILLENBERG: Zwei seltene Gesichtsmißbildungen im Hals-Nasen-Ohrenbereich: Doppelnase und Dysostosis mandibulo-facialis. Dtsch. med. J. **7**, H. 13 (1956). — VOORHOEVE, N.: Das Krankheitsbild der blauen Skleren in Verbindung mit anderen erblichen bzw. angeborenen Abweichungen. Ned. T. Geneesk. **1917**, 1873.

WAYBURNE, S.: Mandibulofacial dysostosis in an African infant. Arch. Dis. Childh. **28**, 125 (1954). Ref. Zbl. ges. Ophthal. **62**, 57 (1954). — WEISSMAN, J., and H. J. TAGNON: Syndrome of hemangioma and thrombocytopenic purpura in infants. Arch. Dis. Childr. **92**, 523 (1953). — WEYERS, H.: Klinik und Pathologie der Dysostosis mandibulofacialis. Z. Kinderheilk. **69**, 207 (1951). — Die mandibulo-faciale Dysostose, ein neues Syndrom „multipler Abartungen". Acta paediat. (Uppsala) **40**, 143 (1951). — Hexadaktylie, Unterkieferspalt und Oligodontie, ein neuer Symptomenkomplex. Dysostose acro-facialis. Ann. paediat. (Basel) **181**, 45 (1953). — Zur Dyscephalie mit Cataracta congenita und Hypotrichose (Ullrich-Fremerey-Dohna). Ein Beitrag zur Konstitutionstypologie und Differentialdiagnose. Z. Kinderheilk. **74**, 468 (1954). — WIEDEMANN, H.-R.: Zur konstitutionellen Dysostosis enchondralis. Z. menschl. Vererb.- u. Konstit.-Lehre **31**, 207 (1952). — WIEGAND, R.: Dysostosis craniofacialis (Morbus Crouzon 1912) mit beidseitiger (häutiger) Gehörgangsatresie. Arch. Ohr-, Nas.- u. Kehlk.-Heilk. **166**, 128 (1954). — WILLI, H.: Über die angeborene sogenannte cerebrale Form der Dystrophia adiposogenitalis (Laurence-Biedlsches Syndrom). Jb. Kinderheilk. **133**, 12 (1931). — WINKELMANN, L.: Zur Pfaundler-Hurlerschen Krankheit zugleich Bericht über einen Fall von Dysostosis multiplex mit einigen Besonderheiten. Med. Klin. **52**, 1831 (1958).

ZELIGMAN, J., and S. P. SCALIA: Dermatologic manifestations of mongolism. Arch. Derm. Syph. (Chicago) **69**, 342 (1954). — ZELLWEGER, H., u. E. UEHLINGER: Ein Fall von halbseitiger Knochenchondromatose (Ollier) mit Naevus ichthyosiformis. Helv. paediat. Acta **3**, 153 (1948).

E, III. Das Pterygium-Syndrom

ABERLE-HORSTENEGG: Flughautbildung zwischen Ober- und Unterschenkel mit abnormer Muskelbildung. Z. Orthop. **67**, 21 (1938). — ALSLEV, J., u. H. REINWEIN: Über das familiäre Vorkommen des sogenannten Ullrich-Turner-Syndroms. Dtsch. med. Wschr. **83**, 601 (1958).

BAZEX, A., et A. DUPRÉ: Syndrome de Turner-Bonnevie-Ullrich (Pterygium colli). Bull. Soc. franç. Derm. Syph. **63**, 74 (1956). — BÖRGER, P.: Ein Beitrag seltener kombinierter Mißbildungen. Jb. Kinderheilk. **181**, 161 (1953). — BONNEVIE, K.: Embryological analysis of gene manifestation in Littles and Baggs abnormal mouse tribe. J. exp. Zool. **67** (1934). Zit. nach B. LEIBER u. G. OLBRICH, Wörterbuch der klinischen Syndrome. München: Urban & Schwarzenberg 1957.

CHANDLER, F. A.: Webbed neck (pterygium colli). Amer. J. Dis. Child. **53**, 798 (1937). Ref. Zbl. Haut- u. Geschl.-Kr. **57**, 602 (1938). — CORNBLEET, TH., J. R. WEBSTER and D. P. MUSGRAVE: Turner's syndrome associated with lichen planus. Arch. Derm. Syph. (Chicago) **62**, 564 (1950).

DESCLAUX, R., A. SOULAIRAC et C. MORLON: Pterygium colli avec arriévation mentale. Arch. franç. Pédiat. **7**, 175 (1950).

GUINAND-DANIOL, J.: Observations nouvelles sur le status Bonnevie-Ullrich. Ann. paediat. (Basel) **169**, 317 (1947). Ref. Zbl. ges. Neurol. Psychiatr. **108**, 385 (1947).

HALONEN, P. J., T. SEPPÄLÄ and J. HAKKILA: Turner's syndrome in a man. Acta med. scand. **153**, 427 (1956).

JACKSON, W. P., and R. SOUGIN-MIBASHAN: Turner's syndrome in the female. Brit. med. J. **1953**, No 4832, 368. Ref. Zbl. Haut- u. Geschl.-Kr. **91**, 189 (1955).

KALTERMÜLLER, K.: Ein Beitrag zum Status Bonnevie-Ullrich. Arch. Kinderheilk. **142**, 91 (1951). — KIESER, W.: Die sogenannte Flughaut beim Menschen. Ihre Beziehung zum Status dysraphicus und ihre Erblichkeit. Z. menschl. Vererb.- u. Konstit.-Lehre **23**, 594 (1938). Ref. Zbl. Haut- u. Geschl.-Kr. **65**, 47 (1940). — KLOOS, K., u. R. NESS: Das Turner-Syndrom. Dtsch. med. Wschr. **83**, 639 (1958). — KOBYLINSKI, O.: Über eine flughautähnliche Ausbreitung am Halse. Arch. Anthrop. **14**, 343 (1883). — KOPITS, E.: Die als Flughaut bezeichneten Mißbildungen und deren operative Behandlung. Arch. orthop. Unfall-Chir. **37**, 539 (1937). — KOSENOW, W.: Das Ullrich-Turner-Syndrom in heutiger Sicht. Münch. med. Wschr. **1960** I, 24.

LAPLANE, R., et ROBERT: Un cas de pterygium colli. Arch. franç. Pédiat. **8**, 32 (1951). — LUST, M.: Trois cas de syndrome de Bonnevie-Ullrich. Sem. Hôp. **1956**, 3573.

MADSEN, A.: Turner's syndrome, associated with folliculitis decalvans. Acta derm.-venerol. (Stockh.) **33**, 424 (1953). — MARQUARDT, W.: Die angeborene Flughautbildung und ihre konservative Behandlung. Z. Orthop. **67**, 37 (1938). — MARTISCHNIG, E., u. W. SWOBODA: Arthrogryphosis multiplex congenita und Pterygiumsyndrom. Ein Fall von Pterygoarthromyodysplasia congenita. Mschr. Kinderheilk. **100**, 22 (1952). — MIESCHER, G.: Pterygiumsyndrom Typ Bonnevie-Ullrich mit Erythrokeratosis palmaris et plantaris. Dermatologica (Basel) **115**, 759 (1957).

RANTASALO, V.: Pterygium colli congenita und Elephantiasis congenita. Acta paediat. (Uppsala) **18**, 368 (1936). — REINER, J., u. ST. GRNJA: Familiäres und männliches Vorkommen des Turner-Ullrich-Syndroms. Ärztl. Wschr. **1955**, 1039. — REININGER, M.: Über den Status Bonnevie-Ullrich bei einer Frühgeburt im 6. Monat. Ann. paediat. (Basel) **176**, 32 (1951). — Zbl. ges. Neurol. Psychiat. **118**, 253 (1952). — REISER, K. A.: Klinischer Beitrag zum Status Bonnevie-Ullrich. Klin. Mbl. Augenheilk. **123**, 180 (1953). — RÖMER, K. H.: Das Pterygium (Patagium)-Syndrom. Dtsch. Gesundh.-Wes. **13**, 1222 (1958). — ROSSI, E., et A. CAFLISCH: Le syndrome du pterygium, status Bonnevie-Ullrich. Helv. paediat. Acta **6**, 119 (1951).

SCARIZZA, P. M.: Status Bonnevie-Ullrich in una neonata. Contributo alla teoria patogenetica delle bolle liquorali. Lattante **23**, 283 (1952). — SCHRAMM, G.: Über die angeborene Flughautbildung. Z. Orthop. **70**, 189 (1939). Ref. Zbl. Haut- u. Geschl.-Kr. **64**, 675 (1940). — SCHWEINGRUBER, B.: Zur Differentialdiagnose des Status Bonnevie-Ullrich. Ann. paediat. (Basel) **185**, 149 (1955). — SIEBENMANN, R.: Die Gonadendysgenesien: Klinnefelter-Syndrom, Turner-Syndrom und echter Hermaphroditismus. Virchows Arch. path. Anat. **331**, 417 (1958). — SIEGMUND, H.: Über das congenitale Oedema lymphangiectaticum. Zbl. allg. Path. path. Anat. **70**, 243 (1938). — SOUGIN-MIBASHAN, R., and W. P. U. JACKSON: Turner's syndrome in the male. Brit. med. J. **1953**, No 4832, 371. Ref. Zbl. Haut- u. Geschl.-Kr. **91**, 188 (1955). — STANGA, E.: Über multiple Abartungen mit Flughautbildung (Pterygium-Syndrom) und kongenitaler Aplasie der Bauchdeckenmuskulatur.. Inaug.-Diss. Basel 1956. — STARKE, K. G.: Zur Diagnose des Status Bonnevie-Ullrich. Mschr. Kinderheilk. **98**, 420 (1950). — STOCK, J. W.: Pterygium colli. Ned. T. Verlosk. **56**, 556 (1956). — Ber. ges. Gynäk. Geburtsh. **61**, 273 (1957).

TURNER, H. H.: Endocrinology **23**, 566 (1938). Zit. bei J. ALSLEV u. H. REINWEIN.

UHLIG, H.: Klinische Betrachtungen zum Status Bonnevie-Ullrich. Z. Kinderheilk. **72**, 50 (1952). — Zbl. ges. Neurol. Psychiat. **124**, 237 (1953). — ULLRICH, O.: Über typische

Kombinationsbilder multipler Abartungen. Z. Kinderheilk. **49**, 271 (1930). — Angeborene Muskeldefekte und angeborene Beweglichkeitsstörungen im Gehirnbereich. Beitrag in Handbuch der Neurologie, Bd. 16, S. 139, herausgeg. von BUMKE u. FOERSTER. Berlin: Springer 1936. — Der Status Bonnevie-Ullrich im Rahmen anderer „Dyscranio-Dysphalangien". Ergebn. inn. Med. Kinderheilk., N.F. 2. Bd., 412 (1951).

WEDLER, H. W., u. A. WELSCH: Über ein erbliches Mißbildungssyndrom mit Beckenhörnern (Turnersches Syndrom). Z. menschl. Vererb.- u. Konstit.-Lehre **31**, 243 (1952). — WINCKELMANN, P.: Beitrag zur Symptomatologie des Turner-Syndroms. Medizinische **1954** 1502.

ZBINDEN, H.: Schizosoma als Ausdruck tiefgreifender mesenchymaler Entwicklungsstörung. Acta anat. (Basel) **16**, 412 (1949). Ber. allg. spez. Path. **6**, 29 (1950). — ZUMIN, C., e L. MARIOTTI: Le anomalie oculari nello status Bonnevie-Ullrich. Con particulare riguardo del fundus oculare. Ann. Ottal. **79**, 359 (1953). — Zbl. ges. Ophthal. **62**, 57 (1954).

F. Entwicklungsstörungen der Mamma

ACHENBACH, W., u. W. ERNST: Beitrag zur Problematik des Klinefelter-Syndroms. Klin. Wschr. **35**, 380 (1957).

BARTÁK, V.: Einige Bemerkungen über die theoretische und klinische Problematik der Gynaekomastie. Endokrinologie **33**, 22 (1955). — BERGONZI, M.: Gynäkomastie und Lebercirrhose. Virchows Arch. path. Anat. **293**, 697 (1934). — BOAS, H.: Über das Vorkommen der Mammae accessoriae. Hautarzt **6**, 253 (1955). — BONHOFF, F.: Über Ursache und familiäres Auftreten von Gynäkomastie. Z. Anat. Entwickl.-Gesch. **12**, 528 (1926). — BREDT, H.: Über Wesen und Formen der Gynäkomastie. Z. Konstit.-Lehre **17**, 29 (1932).

DABELOW, A.: Die Entwicklung der Fettorgane (Wassermann) im subcutanen Gewebe menschlicher Feten (nach Untersuchungen an dicken Schnitten mit Gefäßinjektionen). Verh. Anat. Ges. 54. Verslg. Freiburg i. Br. 22.—25. Sept. 1957. — DAVIES, N. P.: Brit. med. J. **1948**, 159.

FERRARI, A., e L. DE GIORGI: Ginecomastia ed ergosterismo. Arch. Sci. med. **95**, 150 (1953). Ref. Zbl. Haut- u. Geschl.-Kr. **86**, 379 (1953). — FERRIMAN, D. G.: Gynaecomastia in two brothers. Brit. med. J. **1954**, 685. — FISCHER, H. R.: Halbseitige Wachstumsstörungen der Frau. Hautarzt **3**, 463 (1952). — FURNISS, A. L.: The testis in leprosy. Indian. J. med. Sci. **10**, 506 (1956).

GRAUMANN, W.: Mikroskopische Anatomie der männlichen Brustdrüse. Z. mikr.-anat. Forsch. **58**, 358 (1952). — GROSS, G. W.: Gynaekomastie infolge Orchitis bei lepromatöser Lepra. Dtsch. med. Wschr. **1956**, 202.

JORES, A.: Hypophyse und Hypophysenzwischenhirnsystem. In Handbuch der inneren Medizin, 4. Aufl., Bd. VII/1, S. 107. Berlin-Göttingen-Heidelberg: Springer 1955.

KARNAUCHOW, P. N.: Myo-Epithelium in Gynecomastia. Amer. J. Path. **30**, 1169 (1954). — KLINEFELTER, H. F., E. C. REIFENSTEIN and F. ALBRIGHT: Syndrome characterized by gynecomastia, aspermato-genesis without aleydigism and increased excretion of follicle-stimulating hormone. J. clin. Endocr. **2**, 615 (1942). — KLINGMÜLLER, V.: Die Lepra. In Handbuch der Haut- und Geschlechtskrankheiten von JADASSOHN, Bd. X/2, S. 401. Berlin: Springer 1930. — KOANG, N. K., T. K. HOU, K. L. TCH'EN and T. H. CHU: Gynecomastia during administration of INH. Chin. med. J. **73**, 214 (1955). Ref. Zbl. Haut- u. Geschl.-Kr. **93**, 281 (1956). — KORTING, G. W.: Temporäre Gynaekomastie als psychosomatisches Mangelsymptom beim geschlechtsreifen Manne. Dermatologica (Basel) **98**, 174 (1949). — Gynäkomastie als Urethan-Nebenwirkung bei einem Falle von Mycosis fungoides. Z. Haut- u. Geschl.-Kr. **8**, H. 12 (1950). — Leitsymptom: Gynäkomastie. Hautarzt **12**, 529 (1961). — KRISS, B.: Über Gynäkomastie. Arch. Gynäk. **141**, 503 (1930). — KUNERT, J.: Die Wirkung hoher Dosen örtlich verabreichten Follikelhormons auf die männliche Brustdrüse und das endokrine System. Frankfurt. Z. Path. **62**, 373 (1951).

LANDAUER, L.: Supernumerary nipples, congenital hemihypertrophy and congenital hemiatrophy. Hum. Biol. **11**, 447 (1938). Ref. Zbl. Haut- u. Geschl.-Kr. **65**, 683 (1940). — LANGHANS, T.: Zur pathologischen Histologie der weiblichen Brustdrüse. Virchows Arch. path. Anat. **58**, 132 (1873). — LEDO-DUNIPE, E.: Hyperkératose du mamelon et Kératoderm palmo-plantaire dans la même famille. Bull. Soc. franç. Derm. Syph. **62**, 416 (1955). — LINSER, K.: Primäre Melano-Erythrodermie mit dermopathischer Lymphadenitis, später Entwicklung einer Gynaekomastie. Derm. Wschr. **137**, 497 (1957).

MANUILA, L., W. JADASSOHN et R. PAILLARD: Gynécomastie avec pigmentation:sclérodermie. Dermatologica (Basel) **106**, 281 (1953). — MOSZKOWICZ, L.: Mastopathie der männlichen Brustdrüse. Langenbecks Arch. klin. Chir. **148**, 553 (1927).

OBERSTE-LEHN, H., u. M. KÜHL: Zur Kenntnis der Mamillarhyperkeratosen. Z. Haut- u. Geschl.-Kr. **15**, 345 (1953).

Plananksy, K., S. Pillar and G. Selbach: Spinal cord lesion with hypogonadism and gynecomastia: chromosomal sex. J. clin. Endocr. 16, 1607 (1956). — Prouty, M.: Gynecomastia with pigmentation in a 4 years old male following stilbestrol exposure. Pediatrics 9, 55 (1952). Ref. Zbl. Haut- u. Geschl.-Kr. 85, 196 (1953).

Schirren, C.: Das Klinefelter-Syndrom als Fertilitätsstörung des Mannes. Hautarzt 8, 16 (1957). — Schnurbusch, F.: Untersuchungen über die Morphologie der männlichen Brustdrüse während des Lebensablaufs als Grundlage für ein Studium der Gynäkomastie. Frankfurt. Z. Path. 62, 402 (1951). — Siemens, H. W.: Über die Form der weiblichen Brust, insonderheit den Descensus mammae. Virchows Arch. path. Anat. 322, 101 (1952). — Suarez Torres, F. J.: Algunos aspectos de la gynecomastia en enfermos de lepra. Rev. san. Caracas 14, 735 (1949). — Ann. Derm. Syph. (Paris) 1951, 503.

Vierordt, H.: Medizinisches aus der Geschichte, S. 9. Tübingen: Laupp 1910.

Wheeler, Cl. E., E. P. Cawley, H. T. Gray and A. C. Curtis: Occurrence of gynecomastia in conjunction with dermatologic disorders. Arch. Derm. Syph. (Chicago) 68, 685 (1953). — Gynecomastia: A review and an analysis of 160 cases. Ann. intern. Med. 40, 985 (1954).

Hämangiome
(einschließlich Teleangiektasien und verwandte Hauterscheinungen)

Von

Urs Walter Schnyder-Zürich

Mit 40 Abbildungen (davon 1 farbige)

Einleitung

Die Überarbeitung des Kapitels „Hämangiome" (einschließlich der Teleangiektasien und verwandter Hauterscheinungen) von LEO WERTHEIM im Band XII/2 des Handbuches der Haut- und Geschlechtskrankheiten von J. JADASSOHN zeigt einmal mehr, wie rasch sich unsere Kenntnisse im Verlauf weniger Jahrzehnte erweitern.

Waren die „Hämangiome" der Haut vor 30 Jahren Krankheitszustände, mit denen sich außer den Dermatologen, Pathologen, Pädiatern nur die Chirurgen und Strahlentherapeuten befaßten, so haben vor allem die primären Teleangiektasien inzwischen aus diagnostischen, nosologischen und prognostischen Gründen auch das Interesse der Neurologen, Internisten, Gynäkologen, Röntgendiagnostiker und Humangenetiker erweckt.

Im Mittelpunkt der Diskussion steht allerdings nach wie vor die Frage, inwieweit eine Abgrenzung der Teleangiektasien von den Angiomen im engeren Sinne überhaupt gerechtfertigt ist. Das unterschiedliche evolutive Verhalten der „Hämangiome" regte in den letzten Jahren dazu an, die pathologische Anatomie der wichtigsten Angiomtypen unter Berücksichtigung der klinischen Gegebenheiten zu überarbeiten. Es ergab sich denn auch, daß den Angiomen im engeren Sinne Sprossungsvorgänge zugrunde liegen, während die Feuermäler histologisch zum mindesten im ersten Lebensjahrzehnt durch eine einfache Teleangiektasie charakterisiert sind. Ferner zeigte sich, daß die primären Teleangiektasien mit zunehmendem Alter sekundär Anlaß zu Gefäßwandwucherung geben, wie umgekehrt auch die Angiome sekundär teleangiektatisch werden können. Wir verstehen deshalb unter Hämangiomen heute Blutgefäßgeschwülste, bzw. Hyperplasien, denen eine *primäre Sprossung* von Blutgefäßen oder ihrer Wandelemente zugrunde liegt, während man unter dem Oberbegriff Teleangiektasien alle diejenigen Gefäßprozesse subsummiert, die auf einer *primären Erweiterung* der Haargefäße beruhen. Nur durch exakte Analyse wird es möglich sein, in Zukunft auch die selteneren Gefäßmäler mit einiger Sicherheit zu klassifizieren, so wie dies in den letzten Jahren für die häufigeren Angiomtypen möglich wurde.

Bei den praktisch wichtigen plano-tuberösen und tuberösen Hämangiomen im Kleinkindesalter konzentriert sich gegenwärtig das Interesse auf die Therapie. Diskutierte man noch vor wenigen Jahren ausschließlich über die zweckmäßigste Behandlungsart, so hat sich jetzt die Problemstellung verschoben, da vor allem von angelsächsischer Seite der Standpunkt vertreten wird, daß sich bei diesen Hämangiomen überhaupt jede Therapie erübrige, weil sie sich ohnehin spontan zurückbildeten. Ungeachtet dieser praktisch wichtigen Frage, die wohl im Verlauf der nächsten Jahre erst eine eindeutige Beantwortung erfahren wird, kompliziert sich heute die Materie auch insofern, als — wenn auch selten — solche Hämangiome ebenfalls mit assoziierten Symptomen einhergehen oder sogar zu schweren Störungen führen können, die teils mit dem Leben unvereinbar sind. Wieder andere angiomatöse Krankheitszustände, wie z. B. das Angiokeratoma corporis diffusum Fabry wurden als Ausdruck einer Stoffwechselerkrankung erkannt. Die Besprechung dieses Angiokeratomtyps erfolgt denn auch im Rahmen der Ergänzungsbände, entsprechend der heutigen Konzeption, nicht mehr wie bei WERTHEIM im Kapitel „Hämangiome", sondern bei den Speicherkrankheiten.

Eine grundsätzliche Neuorientierung und Erweiterung in nosologischer und diagnostischer Hinsicht erfuhr aber in erster Linie dank kasuistischer Kleinarbeit die Gruppe der „primären Teleangiektasien". Bei WERTHEIM finden sich bereits Hinweise, daß z. B. der Naevus flammeus (Naevus teleangiectaticus lateralis) mit Knochenhypertrophie einhergehen kann. Daß er aber fast immer mit Knochen- und gar nicht so selten mit Gefäßanomalien im Auge und der Leptomeninx vergesellschaftet ist, wurde allerdings den Dermatologen erst im letzten Dezennium recht bewußt. Andere klinisch typische Teleangiektasien stellen, wie bereits die Bezeichnung „Cerebello-oculo-cutane Teleangiektasien" ausdrückt, ebenfalls nur Symptome einer umfassenden vasculären Systemaffektion dar. Die Tatsache, daß bei diesem Krankheitsbild die Diagnose trotz des Vorherrschens der neurologischen Manifestationen erst nach Erscheinen der conjunctivalen und cutanen Teleangiektasien gestellt wird, zeigt einmal mehr, welche zentrale diagnostische Bedeutung die Hautveränderungen einnehmen.

Wenn sich unsere Ansichten über die Ätiologie und Pathogenese der meisten „Hämangiome" und „Teleangiektasien" nach wie vor auf Arbeitshypothesen stützen, so zeichnet sich doch auch hier eine gewisse Klärung ab. Ätiologisch geklärt sind heute allerdings erst die Teleangiektasien beim metastasierenden Dünndarmcarcinoid. Ferner wurde für eine ganze Reihe von „Hämangiomen" die hereditäre Genese sichergestellt. Die erbbiologischen Ergebnisse gehören deshalb ebenso zur Materie wie die klinischen und histologischen Befunde, wenn zu ätiologischen und pathogenetischen Fragen überhaupt Stellung genommen werden soll.

Je vielschichtiger die Beziehungen vom Krankheitsgeschehen im Integument zu solchen innerer Organe werden, desto mehr gewinnt, wie gerade das Beispiel der „Hämangiome" zeigt, die genaue morphologische Differenzierung wieder an Bedeutung.

Wohl gibt es im neueren Schrifttum eine ganze Reihe von Klassifizierungsvorschlägen, die aber der Komplexität der Materie nur teilweise Rechnung tragen. Unter Berücksichtigung der heutigen Erkenntnisse halten wir folgende Einteilung für zweckmäßig:

A. Hämangiome

1. Plano-tuberöse und tubero-nodöse (kavernöse) Hämangiome

Synonyma. Angiome évolutive, Angioma simplex, Angioma cavernosum, Erdbeerangiom, Hämangiom, Haemangioma capillare simplex, Naevus fructosus, Strawberry mark, Vascular Naevus.

Klinik. Wir teilen die Angiome in feinhöckerige (planotuberöse) und grobhöckerige (tubero-nodöse) Angiome ein. Die überwiegende Anzahl dieser Angiome kommt beim Kleinkind vor. Bei der Geburt sind sie in der Regel noch nicht oder lediglich andeutungsweise ausgebildet. Am häufigsten entstehen sie im Laufe der ersten drei Lebensmonate und treten als stecknadelkopfgroße rote Papeln oder unscharf begrenzte, im Niveau der Haut liegende, plane rote Flecken auf, die sich allmählich zu feinhöckerigen Gebilden umwandeln und sich mehr oder weniger über das Niveau ihrer Umgebung erheben. In seltenen Fällen wird das Angiom nur in den Randabschnitten plano-tuberös, während die zentralen Partien das teleangiektatische Aussehen bewahren. Gelegentlich breitet sich der Gefäßschwamm rasenartig über größere Hautbezirke aus, wobei der multizentrische Charakter der Gefäßneubildung im Beginn deutlich zu erkennen ist. Der größere Teil bleibt auf der plano-tuberösen Entwicklungsstufe stehen,

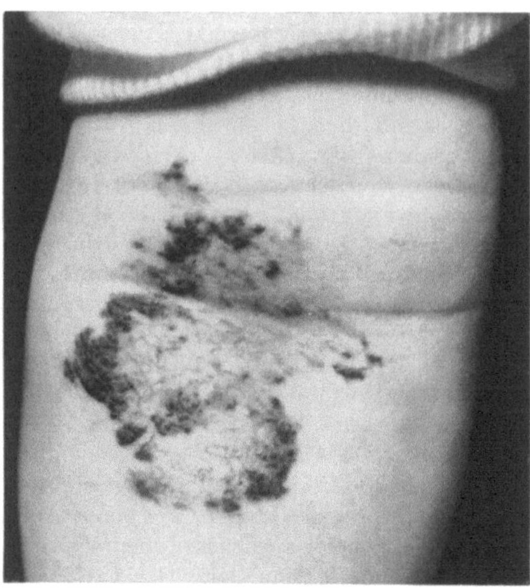

Abb. 1. Plano-tuberöses Angiom mit netzförmigen Teleangiektasien

während ein kleinerer Teil weiter wächst und tuberös oder tubero-nodös wird. Der Gefäßprozeß kann sich aber auch in der Subcutis abspielen, so daß wir dann

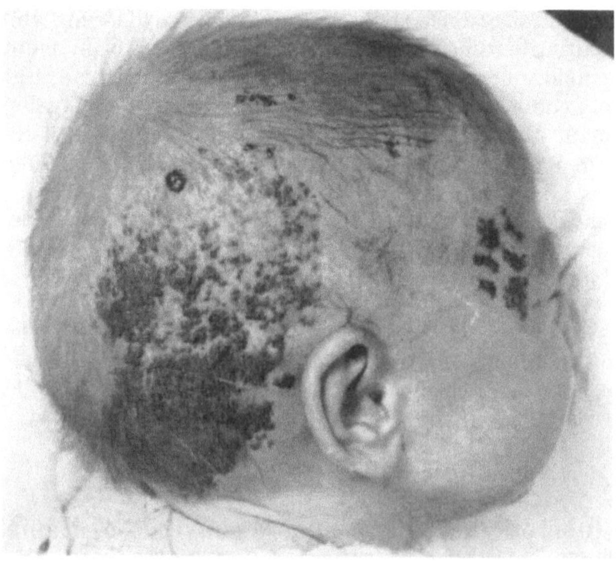

Abb. 2. Multiple plano-tuberöse Angiome

nur das Endstadium: ein subcutanes (klinisch nodöses) Angiom finden. Die verschiedenen klinischen Erscheinungsformen der plano-tuberösen und tubero-nodösen Angiome sind in den Abb. 1—4 festgehalten. In der überwiegenden Mehrzahl der Fälle dürfte die klinische Abgrenzung der plano-tuberösen Hämangiome von den Feuermalen (Naevi teleangiectatici) keine Schwierigkeiten bereiten, da sie meist erst nach der Geburt in Erscheinung treten und ein tumorartiges Wachstum zeigen. Die Unterscheidung kann jedoch Schwierigkeiten

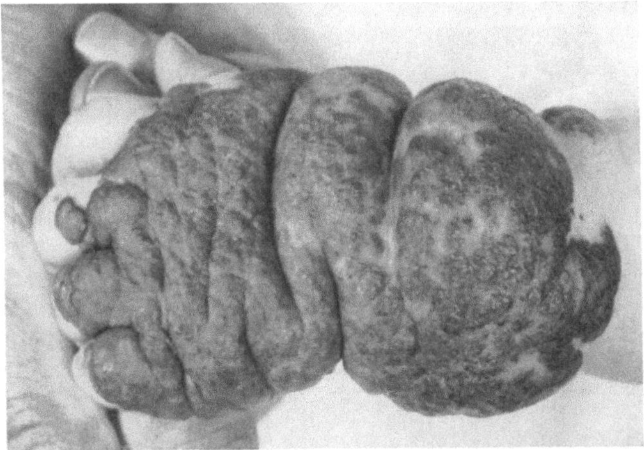

Abb. 3. Tubero-nodöses Angiom des Handrückens

bereiten, da gelegentlich ein plano-tuberöses Angiom primär als Naevus teleangiectaticus imponiert. Der plane Charakter allein darf deshalb nicht als absolutes

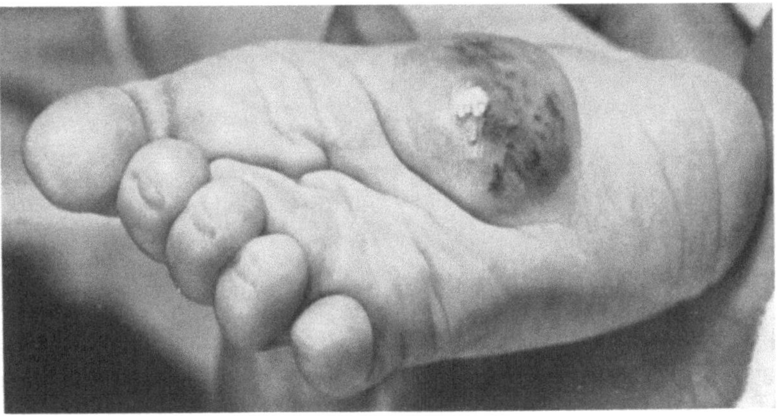

Abb. 4. Nodöses (subcutanes) Angiom der Planta pedis

Kennzeichen eines Naevus teleangiectaticus gewertet werden. Außerdem gibt es plano-tuberöse Angiome, welche die gleiche Lokalisation wie die Naevi teleangiectatici aufweisen (vgl. Abb. 5). Neben der schon in den ersten Lebenswochen auftretenden plano-tuberösen Umwandlung fallen sie durch progressives Wachstum in den Randpartien auf. Klinisch-diagnostische Schwierigkeiten lassen sich durch eine Probeexcision aus den evolutiven Randpartien des Angioms klären. Im abgebildeten Fall ergab die histologische Untersuchung aus der Randzone eine aktive Gefäßproliferation in den tiefen Cutisabschnitten. Solche Fälle, die in ihren Frühstadien wie ein Naevus teleangiectaticus lateralis aussehen können, rechtfertigen aber keineswegs die Annahme einer engen Verwandtschaft zwischen plano-tuberösen Angiomen und Feuermalen.

Gelegentlich zeigen Angiome im Kleinkindesalter eine keratotische Komponente. Gleich aussehende Blutschwämme können aber auch erst im späteren Leben in Erscheinung treten. Es handelt sich dann meist um tubero-nodöse Gebilde. Im Prinzip kommen die geschwulstartigen Angiome sowohl in der Haut wie auch in den hautnahen Schleimhäuten vor. Ganz selten entstehen sie, wie z. B. in den Fällen von Miescher und Storck, sowie Woringer und Grenier posttraumatisch.

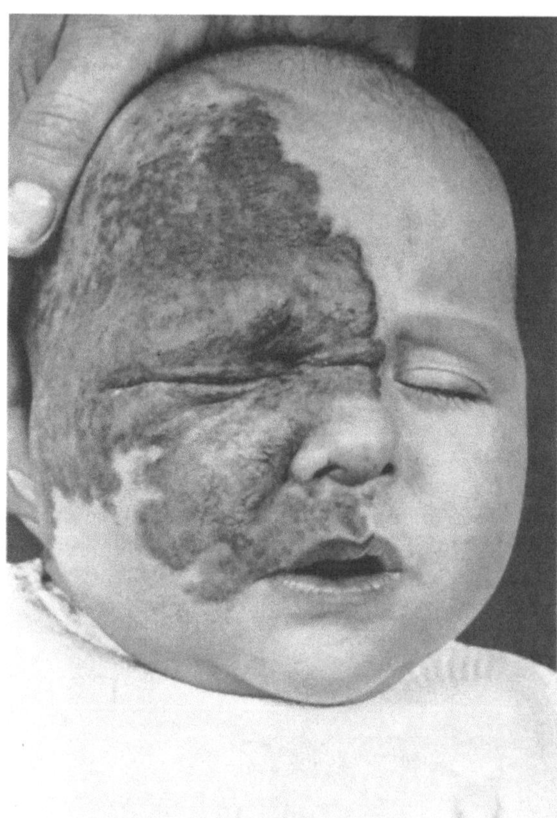

Abb. 5. Segmentäres plano-tuberöses Angiom. Pat. K. E., geb. 1952. (Beobachtung Dermatologische Klinik Zürich)

Komplikationen. Sowohl bei den oberflächlichen plano-tuberösen als auch bei den tuberösen Angiomen sind Komplikationen selten. An Körperstellen, die mechanischen Insulten ausgesetzt sind (Nase, Wangen, Ohren, Glutäalgegend), kommt es hingegen häufig zu Blutungen und Ulcerationen. Eine weitere Komplikation, die zur Selbstausstoßung führt, ist die Thrombose. Das ulcerierte Angiom kann auch zum Ausgangspunkt einer Sepsis werden, oder es kann sich auf seinem Boden eine vegetierende Pyodermie entwickeln. Harmlosere Komplikationen sind Encystationen und Phlebolithen, doch heilen auch Ulcerationen, die monatelang andauerten, meist ästhetisch überraschend gut aus.

Spontaninvolution. Virchow erwähnt bereits die Tendenz zur Spontanrückbildung und Lister, sowie van der Werf haben 93 bzw. 59 unbehandelte Angiome über mehrere Jahre verfolgt. Nach einer wenige Monate lang dauernden Evolutionsphase sistierte das Wachstum zwischen dem 6. und 8. Lebensmonat und nach dem 1. Lebensjahr setzte die Rückbildung ein, welche am Ende des 3. Lebensjahres ihren Abschluß fand. Wallace verfolgte die Spontanrückbildung 411 kindlicher Angiome sogar über 7 Jahre. Walter verglich die Resultate behandelter und unbehandelter Fälle miteinander und kommt zum Schluß, daß die Ergebnisse mit beiden Methoden gleich ausfallen. In neuester Zeit haben Bowers, Graham und Tomlinson über Spontaninvolution von 169 plano-tuberösen und tubero-nodösen Angiomen berichtet. In 50% war um das 5. Altersjahr herum das Angiom vollständig verschwunden. Bei einer Nachbeobachtungszeit von 7 Jahren steigt die Heilungsquote sogar auf 70% an. Residuen können sich aber auch im Schulalter noch weiter zurückbilden. Geschlecht, Größe und

Lokalisation scheinen keinen Einfluß auf die Rückbildung zu haben. Über kleinere Beobachtungsserien, welche die Neigung zur Spontanrückbildung bestätigen, berichten ferner BIVINGS, McCUISTION und RONCHESE. Diese Ergebnisse zeigen eindrücklich, daß sich eine Behandlung nur rechtfertigt, wenn das „Nihil nocere" gewahrt bleibt.

Lokalisation. Die geschwulstartigen Angiome finden sich weitaus am häufigsten am Stamm und am Kopf. Am Stamm befallen sie vorwiegend den Rücken, am Kopf besonders die Gesichtspartien.

Häufigkeit. Von 270 Angiomkindern der Dermatologischen Klinik Zürich hatten 80% ein einziges, 15% zwei und 5% drei und mehr geschwulstartige Angiome. OCHSENIUS beschrieb einen Fall mit 189, DIGONNET, DUPERRAT und LAMOTTE mit mehr als 300 und LUNSFORD mit 834 punkt- bis erbsgroßen, über den ganzen Körper verstreuten Angiomen. Bei den letztgenannten beiden Fällen handelt es sich möglicherweise um cutane Formen der multiplen Hämangiomatose im Säuglingsalter.

Geschlechtsverteilung. DEGRAIS, KRAMER, SCHNYDER, DUPERRAT und WERTHEIM stellten ein Überwiegen beim weiblichen Geschlecht fest.

Histologie. Das Gewebsbild des capillären Angioms ist sowohl von

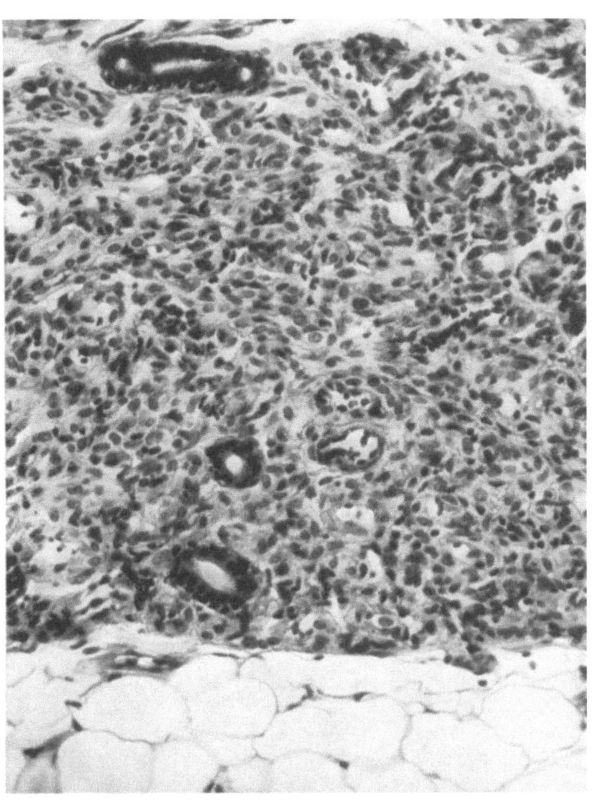

Abb. 6. Plano-tuberöses Angiom. Solider Sprossungsabschnitt im Stratum reticulare mit beginnender Ausdifferenzierung von Capillarrohren. H. E. 90 mal

der Lokalisation wie auch vom Entwicklungsstadium des Angioms abhängig. Bei den kaum infiltrierten plano-tuberösen Angiomen beschränkt sich der Gefäßprozeß auf das Stratum papillare, das auffallend reich an mehr oder weniger erweiterten Capillaren mit epitheloidzelligen und cytoplasmareichen Endothelien ist. Die Endothelproliferation beschränkt sich bei diesem Typus im allgemeinen auf die Gefäßwandung (interstitielles Wandwachstum nach GANS). Endothelmitosen sind selten. Greift indessen der angiomatöse Prozeß auf das Stratum reticulare über, so kommt es zu Sprossungsvorgängen, die mit Vorliebe vom cutan-subcutanen Gefäßnetz um die Schweißdrüsen ausgehen. In der Evolutionsphase sind die Endothelien epitheloid und relativ mitosereich. Sie enthalten nach BANGLE Glykogen. Gelegentlich findet man neugebildete Capillarwände mit spindeligen Zellen, die sich der Länge nach verdoppeln. Um solche Capillaren bildet sich in der Wachstumsphase ein reticulär-mesenchymal strukturiertes, zellreiches

32*

Gewebe, das aus hellen, recht polymorphen, nach v. Albertini glykogen-negativen Zellen besteht, zwischen denen silberpositive Retikulinfasern liegen. Borst,

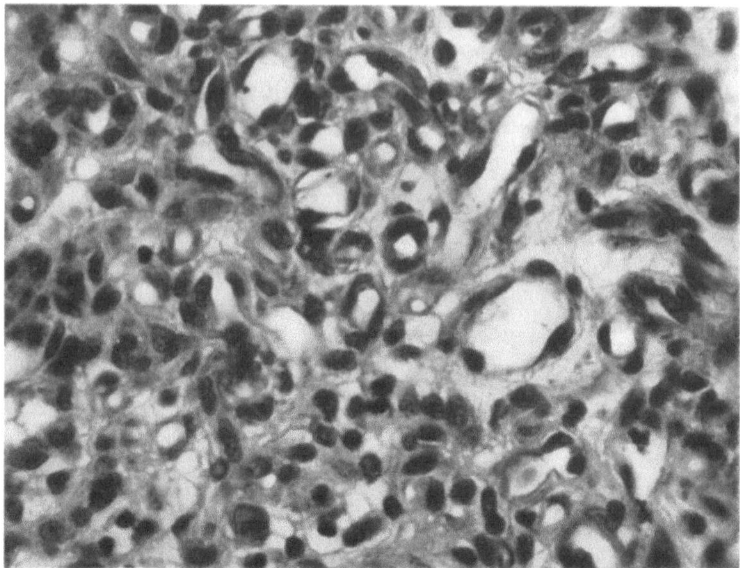

Abb. 7. Capillarsprossung bei tuberösem Angiom. H.E. 180 mal

Gans, Geschickter und Keasbey bezeichnen diese Veränderung als ein undifferenziertes Endothelblastom, während sie Touraine, Duperrat und v. Albertini als embryonales Gewebe deuten, das sich bipolar, d. h. endothelial und

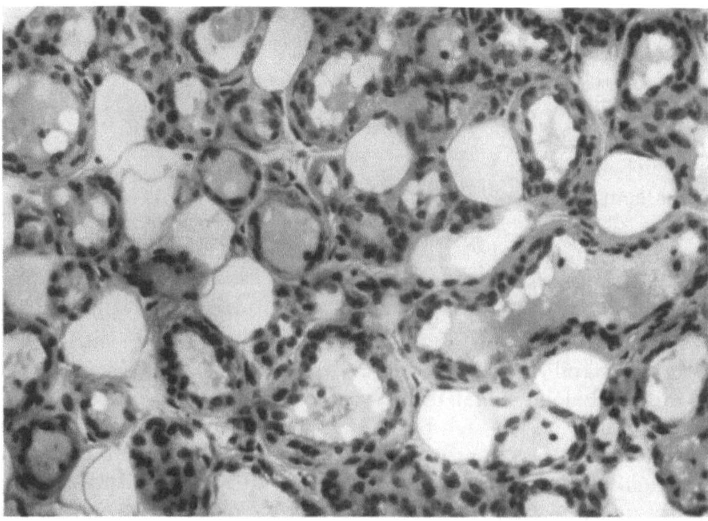

Abb. 8. Alveoläre Ausbreitung neugebildeter Capillaren in der Subcutis bei tuberonodösem Angiom. H.E. 180 mal

reticulär ausdifferenzieren kann. Für beide Auffassungen lassen sich gewichtige Gründe anführen, doch läßt sich diese histogenetische Frage pathologisch-anatomisch allein nicht endgültig lösen. Je älter das Angiom, desto mehr tritt das mesenchymale Blastem zugunsten bindegewebiger Elemente zurück. Im Stadium der abgeschlossenen Entwicklung liegen schließlich zwischen den läppchenförmig angeordneten Capillaren nur noch wenig vascularisierte, zellarme, z. T. homogenisierte Bindegewebsstränge. Im subcutanen Fettgewebe zeigen die neugebildeten Capillaren ein abweichendes Verhalten. Die neugebildeten Haargefäße bilden entlang den Fettgewebszellen alveolär-netzartige Geflechte. Bei den tubero-nodösen Angiomen treten die Sprossungsformen gegenüber der kavernösen Gefäßerweiterung zurück. Die Capillarektasie erreicht nicht in allen Hautabschnitten dieselben Ausmaße. Am ausgeprägtesten ist die Kavernisierung im

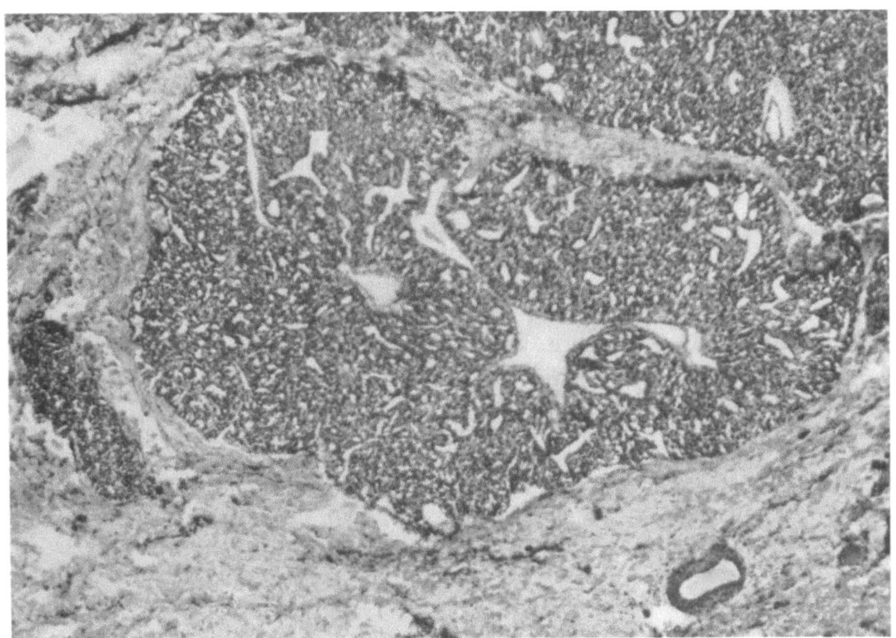

Abb. 9. Plexiformes capilläres Angiom. H.E. 90 mal

Stratum subpapillare und in der Subcutis, während im straffer gebauten Stratum reticulare sich die neugebildeten Capillaren nur wenig erweitern können. Die mit roten Blutkörperchen ausgefüllten kavernösen Hohlräume werden von einem flachen, zellarmen Endothel ausgekleidet, das keine aktive Endothelproliferation mehr aufweist. Bei den geschwulstartigen Angiomen im Kleinkindesalter liegt ausschließlich eine Neubildung capillärer Gefäße oder capillärer Gefäßwandelemente vor. Nach GANS und STEIGLEDER sind beim arteriellen Hämangiom die mehr oder weniger ausgedehnten und wechselnd weiten, meist aber wenig klaffenden Gefäßlumina blutleer, während sie beim venösen Typ prall mit Blut angeschoppt sind und durch zahlreiche Verbindungskanäle ineinander übergehen. KYRLE faßt diese Kriterien als differentialdiagnostische Unterscheidungsmittel zwischen dem arteriellen und venösen Angiom auf. Beide Typen sah ich nur bei Kindern im Entwicklungsalter und Erwachsenen, nie aber bei Kleinkindern.

Heredität. Die Frage ist noch nicht eindeutig entschieden, ob den geschwulstartigen Angiomen des Kleinkindesalters überhaupt hereditäre Faktoren zugrunde liegen. Bei der Häufigkeit dieser Gefäßgebilde besagt das familiäre Vorkommen von geschwulstartigen Angiomen nichts über die Erblichkeit. SIEMENS erkannte als erster, daß sich diese Frage nur mit der zwillingspathologischen Methode beantworten läßt. Voraussetzung hierfür ist allerdings, daß das Zwillingsmaterial *auslesefrei* ist. Trotzdem liegen über die geschwulstartigen Angiome außer der Untersuchungsreihe von Siemens nur kasuistische, der Interessantheitsauslese unterworfene Mitteilungen vor. Als solche sind die beiden eineiigen Zwillingspaare von Franceschetti, Klein und Hekimian, sowie von Tiedemann und Norman zu bewerten. In allen vier Paaren hatten beide erbgleichen Zwillinge ein geschwulstartiges Angiom. Aufschlußreich sind die Verhältnisse bei den 17 Zwillingspaaren von Siemens (sechs eineiige und elf zweieiige Paare), von denen je ein ein- und zweieiiges Zwillingspaar konkordantes Verhalten zeigte. Daraus läßt sich höchstens eine sehr geringe Erblichkeitsbeziehung ableiten. Hingegen steht heute fest, daß Tiedemann zu Unrecht die Naevi teleangiectatici mediales et laterales, sowie die geschwulstartigen Angiome des Kleinkindesalters klinisch und erbbiologisch als drei verschiedene Ausprägungsgrade ein und desselben pathologischen Geschehens auffaßte.

Therapie. Obwohl sich die capillären Angiome spontan zurückbilden können, ist das in den angelsächsischen Ländern neuerdings propagierte Verfahren des Abwartens („wait and see") und der Beobachtung des Angioms ohne Behandlung problematisch, da wir bei einem Angiom primär nie entscheiden können, ob und wann es sich spontan zurückbilde. Unter Umständen geht kostbare Zeit verloren, was kosmetische oder funktionelle Schäden zur Folge haben kann. Als aktive Behandlungsmethoden kommen in erster Linie die Strahlentherapie und die chirurgische Excision in Frage. Heute hat die Nah- und Weichstrahlentherapie der besseren Strahlenökonomie wegen das Radium größtenteils verdrängt. Die Radiumbestrahlung wurde an unserer Klinik ganz aufgegeben, da bei späteren Nachkontrollen Knochenwachstumsschädigungen beobachtet wurden. Die Resultate sind um so besser, je früher die Bestrahlung einsetzt, während das Hinausschieben der Behandlung den Verzicht auf ein einwandfreies Ergebnis bedeuten kann. Die Strahlentherapie unterbricht den Wachstumsprozeß und antizipiert die Involution. Miescher z. B. empfiehlt bei Angiomen bis 4 cm Durchmesser 2—3×400 r/30 kV/0,5 Al (Intervall 4—6 Wochen), bei tiefer gelegenen und infiltrativen Angiomen 50 kV/2,0 Al. Bei ausgedehnten Angiomen wird zur Gewebeschonung vorzugsweise fraktioniert (dreimal 200 r an Stelle von 400 r pro dosi) bestrahlt. Bereits ulcerierte Angiome lassen sich nach Schirren besonders günstig mit kleinen Dosen (4—8×50 r) beeinflussen, was auch der Erfahrung der Zürcher Klinik entspricht. Die Strahlentherapie wird abgebrochen, sobald sich eine deutliche Abblassung, gräuliche Verfärbung und Abflachung feststellen läßt. Proppe hingegen vertritt die Auffassung, daß der Strahlentherapie mit äußerster Zurückhaltung zu begegnen ist. Da die meisten Hämangiome eine Spontaninvolution haben, empfiehlt er, die Entwicklung mittels photographischer Belege zu beobachten. Glaubt man, unter Abwägung aller Umstände, bei diesem oder jenem Angiom bestrahlen zu müssen, so steht nach Proppe an erster Stelle die Wahl der Grenzstrahlen. Nach unserer Erfahrung kommt es aber gerade nach Grenzstrahlbehandlung unverhältnismäßig häufiger zu kosmetisch störenden Spät-Teleangiektasien und irreversiblen kleinfleckigen Pigmentverschiebungen, weshalb wir der Weichstrahlbehandlung mit einer HWS von mindestens 0,5 Al den Vorzug geben. Über Wachstumszonen (Zähne, Gelenke, Mamma) sollten nur weiche Strahlen verwendet werden. Augen sind mit einer Goldschale abzudecken. Für Einzelheiten s. auch bei Schirren.

Bei der *Excision* von Angiomen ist hingegen mit Narbenbildungen zu rechnen, ferner kommt es in der Umgebung der Excisionsnarben gelegentlich zu Randrezidiven (sog. „Satelliten-Angiome"). Die Strahlentherapie ist bei Angiomen an funktionell und kosmetisch exponierten Stellen auf jeden Fall der Excision überlegen. Das chirurgische Vorgehen eignet sich vorwiegend für kleine und umschriebene Angiome am Stamm, wo die Narbenbildung von geringerer Bedeutung ist (Technik s. bei ROSSELLI).

Die *Kryotherapie* wird besonders in den lateinischen Ländern noch viel verwendet. Sie ist jedoch in ihrer Wirkung weniger zuverlässig als die Strahlentherapie und die Excision (Einzelheiten s. bei WOEBER). Die *Elektrokoagulation* eignet sich besonders zur Entfernung von Angiomresten. Nachteil: Narbenbildung. Hingegen leistet die *Elektrolyse* zur Entfernung von Teleangiektasien rückgebildeter Angiome gute Dienste. Bei kavernösen Schleimhautangiomen im Bereich der Mundschleimhaut hat sich hingegen die primäre Sklerosierung mit anschließender chirurgischer Excision bewährt.

Anhang

a) Multiple Hämangiomatose im Säuglingsalter

Die „*Multiple Hämangiomatose im Säuglingsalter*" ist, verglichen mit der großen Häufigkeit der capillären Angiome der Haut und Schleimhäute, außerordentlich selten. Neben multiplen capillären Hämangiomen der Haut finden sich ausgedehnte capilläre Hämangiome der inneren Organe. Das Leiden ist auf die Dauer mit dem Leben unvereinbar. Der erste Fall dieser Art wurde 1891 von STAMM beschrieben. Weitere Fälle publizierten ASKANAZY, BOECKELMANN, BRUECHANOW, CIAMBOLETTI, FALKOWSKI, HARTZ, JAFFÉ, SNYDER und DOAN, SOMMACAL, TAYLOR und MOORE, TÖPFER sowie WOLLSTEIN. Alle 13 Kinder waren bei der Geburt gesund. Im ersten Trimenon entstanden rush-artig multiple, rasch wachsende, nekrotisierende Angiome. Die Kinder sind mit Ausnahme des Falles von BOECKELMANN (Patient lebte zur Zeit der Publikation noch) in den ersten Lebensmonaten an Verblutung oder progressiver Dystrophie ad exitum gekommen. Dem Krankheitsbild scheint eine primäre multizentrische capilläre Hämangiomatose zugrunde zu liegen und nicht etwa ein metastatischer Prozeß. Ob es sich um ein hereditäres Leiden handelt, das in den Formenkreis des Morbus Osler gehört, wie SNYDER und DOAN annehmen, ist wenig wahrscheinlich.

b) Progressive multiple Angiome Darier

In „Précis de Dermatologie" hat DARIER die „Progressiven multiplen Angiome" als Krankheitsbild sui generis dargestellt. Bei heranwachsenden Menschen entwickeln sich multiple, anfänglich derbe, subcutane, wegdrückbare Knoten, vorzugsweise im Gesicht und an den unteren Extremitäten, die mit der Zeit in Beziehung zur Cutis treten und grau-bläulich durch die Haut durchschimmern. Nach AUKEN, BRAUN-FALCO, CHABLE, DARIER, LITTLE, PATIN und REMENOVSKY können auf einem Individuum bis 30 solcher Tumoren auftreten. Die einen breiten sich zu ausgedehnten, unscharf begrenzten Herden aus, andere werden stationär oder bilden sich wieder spontan zurück.

Histologisch liegt nach DARIER und BRAUN-FALCO ein einfaches, ausgereiftes, kavernöses Angiom vor. Differentialdiagnostisch sind die progressiven multiplen Angiome gegen das idiopathische multiple Pigmentsarkom (KAPOSI) und das maligne Melanom abzugrenzen, was klinisch oft schwierig, histologisch aber möglich ist.

Therapie. Die Kavernome sind nach AUKEN und BRAUN-FALCO nicht strahlenempfindlich. Sklerosierung und Totalexcision werden empfohlen.

c) Angiomatosis miliaris Steiner-Voerner

Schon Wertheim vertrat die Auffassung, daß dieses Krankheitsbild, welches 1909 Steiner und Voerner beschrieben, in den Formenkreis des Angiokeratoma corporis diffusum Fabry gehört. Unter obiger Diagnose finden sich im neueren Schrifttum zwei Fälle von Halter.

d) „sclerosing angioma"

Unter der Bezeichnung „sclerosing angioma" haben Gross und Wolbach eine Geschwulst beschrieben, die zum Formenkreis des Histiocytoms gehört. Ihre Besprechung erfolgt im Kapitel „Gutartige und bösartige Neubildungen des Coriums".

2. Angioma senile

Nach Wertheim soll Cruveilhier als erster diesen Angiomentyp beschrieben haben. Bedenkt man aber, daß das Angioma senile vorwiegend am Rumpf und an den proximalen Extremitätenabschnitten vorkommt, ist es doch fraglich, ob Cruveilhier diese Priorität zukommt, da er hirsekorn- bis johannisbeergroße, ampulläre Capillarvaricen an Lippen, Anus und Rectum alter Leute schilderte. Vielmehr scheint Virchow die ersten Beschreibungen des Angioma senile gegeben zu haben. Der Name Angioma senile stammt von Dubreuilh (1900), in der Folge wurde er von den meisten Autoren übernommen.

Synonyma. points rubis (Darier), De Morgan spots und Teleangiectasia papulosa disseminata (Beek).

Klinik. Die „Senilen Angiome" entwickeln sich ohne subjektive Symptome und werden von ihren Trägern entweder überhaupt nicht oder nur zufällig bemerkt. Keller unterscheidet drei Entwicklungsstufen: 1. das flohstichartige Initial- oder Evolutionsstadium, 2. das pfefferkornähnliche Intermediärstadium und 3. das kavernöse Endstadium. Diese Differenzierung ist insofern von Bedeutung, als den drei klinischen Stadien histologische Korrelate zu entsprechen scheinen. Im Initialstadium findet man stecknadelkopfgroße, kaum erhabene, rote Punkte, im Intermediärstadium wird das senile Angiom leicht prominent und homogen. Mit den Jahren bildet sich eine schlaffe, dunkelrote, tuberöse Papel. In der neueren amerikanischen Literatur wird das Initialstadium auch als „Petechial angioma" bezeichnet.

Histologie. Nach der klassischen Auffassung liegt eine einfache, auf das Stratum papillare beschränkte, umschriebene Capillarektasie vor (Virchow, Unna, Borst, Kyrle, Gebele, Raff, Beek), während Schnyder und Keller das Initialstadium durch läppchenförmig angeordnete capilläre Gefäßknäuel mit Sprossungserscheinungen charakterisieren. Im Intermediärstadium fanden wir eine vom Zentrum ausgehende Capillarektasie, wobei die Läppchenstruktur vorerst noch erhalten bleibt. Das klassische Bild der umschriebenen papillären Capillarektasie liegt erst im kavernösen Endstadium vor. Wir betrachten die senilen Angiome demnach — wie übrigens schon Dubreuilh, Parkes Weber (1948), Renaud und Ribbert — als Angiome, während sie von Wertheim, Beek und Wagner den Teleangiektasien zugeordnet werden. Nach Unna und Kyrle gehören Elastica- und Bindegewebsdegeneration im unmittelbaren Bereich der subpapillären Teleangiektasien zum Bild des senilen Angioms. Unter dem Eindruck solcher Veränderungen vertreten diese Autoren die Auffassung, daß den degenerativen Vorgängen eine pathogenetische Bedeutung zukommt. In Übereinstimmung mit Beek konnten wir bei senilen Angiomen aller Entwicklungsstufen elastische Fasern nachweisen, auch ist das Kollagen in der Evolutionsphase normal strukturiert. Die Umwandlung des Kollagens in Collacin und Hyalin kommt wahrscheinlich durch den zunehmenden Druck der ektatischen Gefäße auf das umgebende Bindegewebe zustande, während die Degeneration der Elastica eine Funktion der Alterung der Haut zu sein scheint.

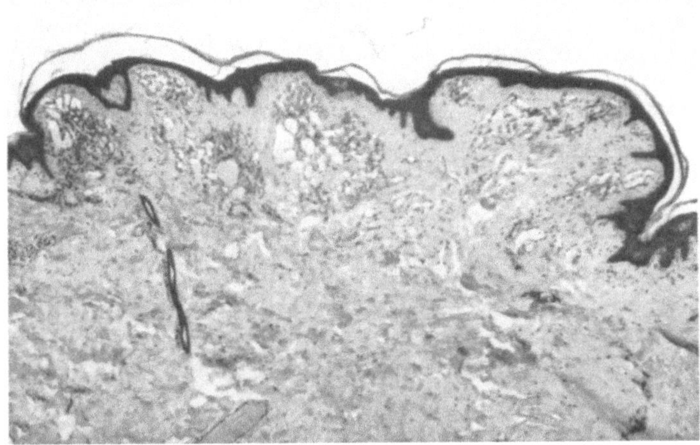

Abb. 10. Eruptives seniles Angiom. Beobachte den läppchenförmig angeordneten Gefäßprozeß im Stratum subpapillare. Übersichtsaufnahme H.E. 13 mal

Seitdem CURTIUS die senilen Angiome als ein Symptom des „Status varicosus" aufgefaßt hat, haben sie auch als Schulbeispiel statistischer Scheinkorrelation

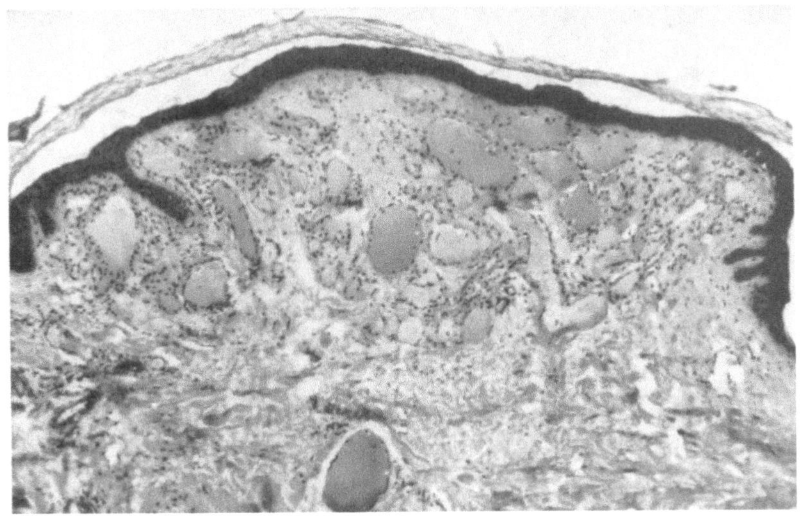

Abb. 11. Gealtertes seniles Angiom. Übersichtsaufnahme H.E. 23 mal

Bedeutung erlangt, denn SIEMENS hat gezeigt, daß sowohl die senilen Angiome als auch die Varicen und Hämorrhoiden mit zunehmendem Alter häufiger werden, so daß zwischen dem Status varicosus im engeren Sinne und den senilen Angiomen keine echte, sondern nur eine Scheinkorrelation besteht. WAGNER hat das an einem umfangreichen Beobachtungsgut bestätigt. Nach BEEK, KELLER, IZAKI und KIMURA, MURISON et al. und WAGNER treten die senilen Angiome schon vom 15. Altersjahr an auf, und ihre Häufigkeit nimmt bis zum 60. Altersjahr linear zu, wobei sie bei den Frauen im allgemeinen einige Jahre später auftreten.

Die Auffassung, daß zwischen senilen Angiomen und degenerativen Leberaffektionen kausale Beziehungen bestehen, wurde von BERSANO-BEGEY, KELLER, MIDANA, TOURAINE und DUPERRAT widerlegt. Ferner zeigten WERTHEIM, MURISON, SUTHERLAND und WILLIAMSON, sowie RAZZANI, daß ihr Vorkommen nicht auf eine Carcinose innerer Organe hinweist, wie das LESER und TRÉLAT vermutet haben.

Auch die Angiome bei *Xeroderma pigmentosum* zeigen nach dem klinischen Verlauf einen örtlich begrenzten, gutartigen Wachstumsprozeß. Wie bei den senilen Angiomen kann

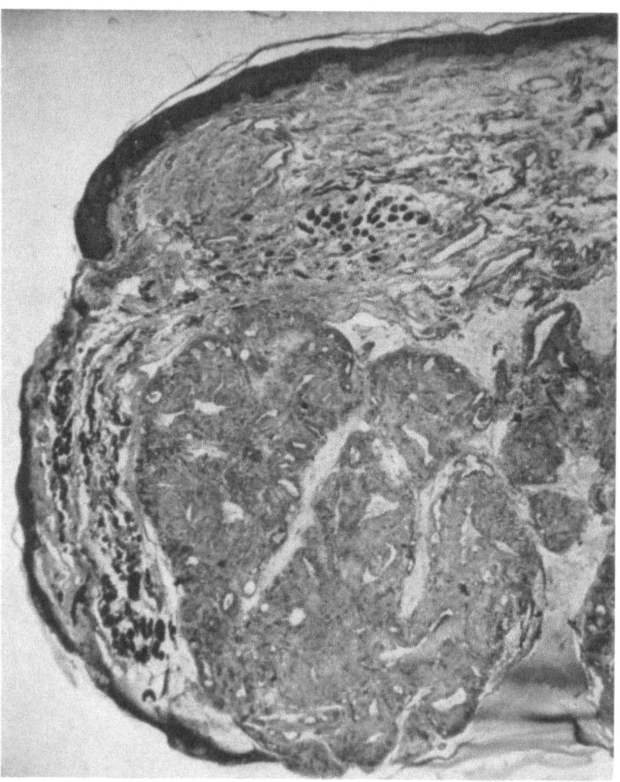

Abb. 12. Übersichtsaufnahme. Venomartiges Angiom des freien Lippenrandes. (Hist. Präp. Derm. Klinik Zürich Nr. 899/60)

man nach NÖDL verschiedene Typen unterscheiden: hellrote kleinere und nur wenig prominente neben größeren Gebilden, die durch einen homogeneren blauroten Farbton charakterisiert sind. NÖDL konnte histologisch mehrere mit den senilen Angiomen übereinstimmende Merkmale ermitteln. Den verschiedenen Zustandsbildern entspricht auch bei den Angiomen, die auf dem Boden eines Xeroderma pigmentosum entstehen, ein frühes proliferatives und ein spätes ektatisches Stadium. Im Gegensatz zum Angioma senile Dubreuilh erstreckt sich aber bei diesen Gefäßgeschwülstchen die Proliferationszone bis tief ins Corium und die Capillarkonvolute können mit dem venösen Teil der Strombahn verbunden sein.

NÖDL läßt die Frage offen, ob es sich bei diesem Angiomtyp um eine „eruptive Angioblastomatose" handelt, die auf einem primär trophisch geschädigten Terrain zur Entwicklung kommt oder um Neubildungen, die den Naevi näher stehen als den echten Geschwülsten.

3. Angioma senile des freien Lippenrandes (Pasini)

Die von PASINI 1907 beschriebenen „senilen Angiome des freien Lippenrandes" stellen keineswegs nur eine besondere Lokalisation der senilen Angiome im Sinne von Dubreuilh dar. Pasini hatte die beiden Gefäßaffektionen schon scharf voneinander abgegrenzt, in der Folge wurden sie aber wohl der ähnlichen Bezeichnung wegen miteinander identifiziert. Erst Keller hat wieder auf die Verschiedenheit der beiden Typen hingewiesen.

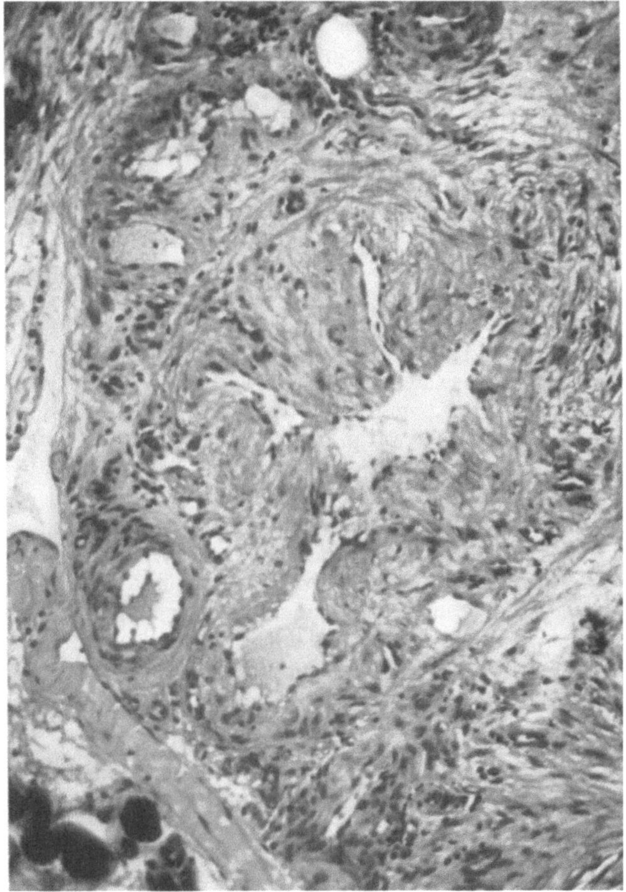

Abb. 13. Detailaufnahme von Abb. 12. Venomartiger Gefäßkomplex

Klinisch handelt es sich teils um stecknadelkopf- bis erbsgroße, schlaffe, blaßrote Papeln, teils um zackig begrenzte, intensiv-rote, im Niveau des Lippenrotes liegende Flecken, die nur bei Leuten höheren Alters vorkommen.

Histologisch konnte Keller zwei Typen unterscheiden:

1. Venomartige, kugelige, scharf begrenzte, in der Mucosa liegende Venenkonvolute (vgl. Abb. 12 und 13).

2. Umschriebene, subepitheliale Capillarektasien, wie man sie auch in kavernösen Endstadien der senilen Angiome (Dubreuilh) findet.

Die nosologische Sonderstellung ist demzufolge zum mindesten für den venomartigen Typus erwiesen.

Therapeutisch hat sich die Verödung mit einem sklerosierenden Mittel bewährt. Sie können aber auch excidiert werden.

4. Hämangiopericytoma Murray-Stout

Dieser angiomatöse Tumor wird von Reich im Kapitel „Gutartige Hauttumoren" besprochen.

5. Hämangiome mit assoziierten Symptomen

a) Kasabach-Merritt-Syndrom

Im Jahre 1940 beschrieben Kasabach und Merritt die Vergesellschaftung
von Hämangiom mit Thrombocytopenie. Diese Beobachtung wurde seither
bestätigt. Dargeon, Adiao und Pack sowie Petit, Schweisgut, Cotoni und
Chapuis haben kürzlich Zusammenstellungen der ersten 20 Fälle dieser Art
gebracht. Seither sind bereits eine ganze Reihe weiterer Fälle publiziert worden,
und es besteht kein Zweifel, daß die Kombination von Hämangiomen mit Thrombopenie mehr als zufälliger Art ist.

Klinisch handelt es sich um riesige, cutane tubero-nodöse Hämangiome, die
an allen Körperstellen in Erscheinung treten können. Einzig in den Fällen von
Southard, de Sanctis und Waldron sowie Oulie liegen viscerale Hämangiome
vor. Befallen werden in der Mehrzahl Kleinkinder im ersten Trimenon, selten
ältere Kinder (Dargeon et al.) und Jugendliche (Oulie). Der Allgemeinzustand
ist vermindert. In allen Fällen waren die Hämangiome mit einer Purpura vergesellschaftet. Die Leber und Milz sind in der Regel vergrößert. *Histologisch*
handelt es sich um kavernöse, capilläre Hämangiome.

Laboratoriumsbefunde. Die Thrombocyten sind vermindert, und ihre Zahl
bewegt sich unter der kritischen Zahl von 30000/mm³. Blutungs- und Gerinnungs-
zeit sind verlängert, und es besteht in allen Fällen gleichzeitig eine starke Anämie
mit erniedrigten Erythrocyten- und Hämoglobinwerten. Das Serumbilirubin ist
oft erhöht. Das Knochenmark kann normal sein (Southard et al., *Memorial Fall 11*),
doch findet sich meist eine Vermehrung der Megakaryocyten.

Pathogenese. Silver u. Mitarb. geben für die Thrombocytopenie folgende
drei Erklärungsmöglichkeiten:
1. Erhöhter Verbrauch von Thrombocyten zur Reparation capillärer Defekte.
2. Erhöhte Phagocytose der Blutplättchen durch das RES. 3. Eine verminderte
Blutplättchenproduktion durch die Megakaryocyten im Knochenmark, wobei
sie die erste Hypothese als die wahrscheinlichste in den Vordergrund ihrer pathogenetischen Erörterungen stellen. Bei einem ausgeprägten Fall von Kasabach-
Merritt-Syndrom konnten Beller und Ruhrmann gerinnungsanalytisch eine
Hypofibrinogenämie feststellen. Es wird angenommen, daß die Oberflächenvergrößerung und die damit verbundene Verlangsamung der Blutströmung im
wachsenden Angiom zu lokaler Gerinnung und zu fibrinolytischen Prozessen führt.
Dadurch werden bei ausgedehnten Hämangiomen mehr Thrombocyten und mehr
Fibrinogen verbraucht als der Organismus neu zu bilden vermag. Es kommt
somit zur Ausbildung eines sog. Defibrinierungssyndroms. Good u. Mitarb.
fanden in einem Hämangiom histologisch Blutplättchenthrombi. Beide Beobachtungen unterstützen die erste von Silver postulierte pathogenetische Erklärung
der Thrombopenie.

Die *Prognose* ist mit Vorsicht zu stellen, verliefen doch von den 20 amerikanischen Fällen trotz intensiver Therapie vier letal.

Therapeutisch hat sich die Röntgenbestrahlung der Hämangiome in Kombination mit Prednison am besten bewährt. In gleichem Maße, in dem sich das
Hämangiom zurückbildet und damit die Oberfläche verkleinert wird, nehmen auch
die Thrombocyten- und Fibrinogenwerte zu. Die Splenektomie, welche in 6 von

13 amerikanischen Fällen durchgeführt wurde, bewirkte nur in einem Fall eine Besserung der Thrombocytopenie und Rückbildung des Hämangioms. Einmal kam es im Anschluß an die Splenektomie zu massiven Hämorrhagien und zu einer Hemiplegie, in einem weiteren Fall 5 Monate nach der Operation zum Tod an einer Sepsis. Die Entfernung der Milz wird deshalb heute nicht mehr empfohlen, hingegen sollte die Basisbehandlung durch Bluttransfusionen, Vitamin C und B_{12} unterstützt werden.

b) Mafucci-Syndrom (Kavernome mit Dyschondroplasie)

MAFFUCCI beschrieb 1881 das heute nach ihm benannte Syndrom, bestehend aus multiplen subcutanen Hämangiomen und Dyschondroplasie. Die Krankheit wird zu den mesodermalen Dysplasien gezählt. Bis 1955 wurden nach BEAN nur 30 einschlägige Fälle veröffentlicht. Die Krankheit ist nicht familiär. Bei der Geburt sind die Patienten in der Regel normal. Die Krankheit kommt beim männlichen Geschlecht häufiger vor und beginnt in der Regel mit Bildung von Enchondromen vorerst in den Phalangen, später auch in den langen Röhrenknochen (Röntgenbilder s. bei KRAUSE), wodurch es zu Verkürzung der langen Röhrenknochen, Knochendeformationen und pathologischen Frakturen kommt. Die subcutan gelegenen Hämangiome werden gleichzeitig oder nach Beginn der Dyschondroplasie manifest.

Histologisch handelt es sich um kavernöse Hämangiome, die von einem einfachen Endothel ausgekleidet werden. Nach MULLINS und LIVINGOOD sind die subcutanen Venen in der Umgebung der Kavernome abnorm dilatiert.

Die *Prognose* quoad vitam ist mit Vorsicht zu stellen, da die Enchondrome in ungefähr 20% sarkomatös entarten.

c) Hämangiom mit Meningoencephalocele

BANDMANN und STEUER beschrieben ein plano-tuberöses Angiom des Gesichts mit fronto-ethmoidaler Meningoencephalocele. Außerdem bestanden Knochendefekte und ein Hydrocephalus internus. Der Fall steht vereinzelt da.

B. Glomustumoren

Zum Verständnis dieser Gebilde seien einige allgemeine Bemerkungen über den Bau und die Funktion der arteriovenösen Anastomosen vorausgeschickt. Dem französischen Pathologen MASSON verdanken wir nicht nur die Beschreibung der Glomustumoren, sondern auch des „neuromyoarteriellen Glomus". Schon vorher waren allerdings Bestandteile dieser Gebilde bekannt. Die ersten Angaben gehen auf BERRES (1837), SUCQUET (1862), HOYER (1873/77) und GROSSER (1902) zurück. Wichtige Beiträge stammen ferner von CLARA und v. SCHUMACHER. Über diese, in der Monographie CLARAS zusammengestellten Erkenntnisse hinaus haben in den letzten Jahren vor allem SPANNER sowie STAUBESAND Bau und Funktion der arteriovenösen Anastomosen analysiert. So verschieden die Meinungen über das Wesen dieser Gebilde auch heute noch sind, so geht doch aus allen Arbeiten hervor, daß sie einen breiten Formenreichtum aufweisen, von den einfachen Brückenanastomosen ohne epitheloide Zellen bis zu den eigentlichen Glomusorganen (s. bei STAUBESAND). Die letzteren stellen Anastomosen besonderer Art dar. In ihrem Aufbau gleichen sie dem Glomus coccygeum Luschka. Sie setzen sich zusammen aus a) einer afferenten Arterie, b) stark gewundenen Sucquet-Hoyer-Kanälen, c) capillären und neuro-reticulären Strukturen, d) primären Sammelvenen und e) einer bindegewebigen Kapsel. Die afferente Arterie gibt zunächst

Präglomusarteriolen ab, die das Capillarnetz des Glomus versorgen. Die muskelstarke afferente Arterie weist an der Aufteilungsstelle in die Sucquet-Hoyerschen Kanäle unter dem Endothel eine stark gewellte, kissenartig ins Lumen vorspringende Lamelle aus kollagenen und elastischen Fasern auf. Das Endothel besteht aus platten bis kubischen Zellen mit stark färbbarem Protoplasma und großen, ovoiden, chromatinreichen Zellkernen. Nach außen folgt, getrennt vom Endothel durch ein feines Netz kollagener Fasern, ein dicker Muskelmantel mit innen mehr longitudinal, außen mehr zirkulär angeordneten Fasern. Der innere Teil der Wandung wird durch Muskelzellen gebildet, die äußere Hälfte durch die sog. Epitheloid- oder Glomuszellen (sog. Gefäßtyp 1 nach Masson). Der ganze Kanal ist umgeben von einem feinen, lockeren Reticulum, in das die Vasa vasorum und ein Netz markloser Nervenfasern eingelassen sind. Das nervöse System entstammt dem periarteriellen Plexus. Am Übergang der Sucquet-Hoyer-Kanäle in die abführenden Venen ändert sich der Aufbau des myoarteriellen Glomus. Die Lumina werden weit, die dünne Wandung der Gefäße (Gefäßtyp II nach Masson) besteht nun aus Endothelien, reichlich elastisch-kollagenem Bindegewebe und nur ganz vereinzelt aus Muskelfasern. Die primären Sammelvenen führen in gewundenem Verlauf in die periglomulären Venen über, die den ganzen Glomus wie eine Krause umgeben und ein Receptaculum bilden, das sich einerseits via Capillaren, anderseits direkt in die subcutanen Venen entleert. In der Umgebung sowie in der bindegewebigen Kapsel findet man Ruffinische Tastkörperchen.

Die Glomuskörperchen kommen prinzipiell im ganzen Integument vor. Nach Bailey sitzen sie am häufigsten im Nagelbett und in den Fingerspitzen. Bei Geburt sind sie nur unvollständig ausgebildet. Ihre Entwicklung erreicht wahrscheinlich im jugendlichen Erwachsenenalter ein Maximum. Im Alter atrophieren sie wieder.

Über die Funktion der myoarteriellen Glomera gehen die Meinungen heute noch weit auseinander. Masson (1936) schreibt ihnen Beziehungen zur Oberflächensensibilität zu. Nach Maximow und Bloom sollen sie den lokalen Blutdruck regulieren. Die meisten Autoren interpretieren diese Strukturen als temperaturregulierende Organe (Lewis und Pickering, Grant und Bland, Gold). Staubesand und Luckner haben gezeigt, daß die Epitheloidzellen des Glomus coccygeum eine Substanz bilden, die vasokonstruktiv wirkt und fibrilläre Zukkungen bewirkt.

1. Isolierte Glomustumoren

Die Glomustumoren waren schon im 19. Jahrhundert bekannt. Wood beschrieb solche Gebilde als „painful subcutaneous tuberculs", während andere Autoren darin Angiome besonderer Art, Angiosarkome oder Peritheliome sahen. Die erste, heute noch gültige Beschreibung erfolgte 1924 durch Masson, der sie wegen ihrer histologischen Ähnlichkeit mit dem myoarteriellen Glomus „Tumeur glomique" bzw. „Angiomyoneurome artériel" nannte. Seither sind eine große Anzahl vorwiegend kasuistischer Arbeiten erschienen, welche Massons Beobachtungen bestätigen. Obwohl selten, ist der Glomustumor keine Rarität. So berichten im Jahre 1934 Mason und Weil über 34, Stout (1935) über 62, Geschickter (1936) über 78, Loeb (1941) über 144, sowie Beaton und Davis (1941) über 271 Fälle.

Klinik. Das klinische Bild wird vom Symptom Schmerz dominiert. Bei Beginn der Krankheit können allerdings die Schmerzen fehlen. Im Laufe der Jahre steigern sie sich jedoch immer mehr, so daß solche Patienten schließlich in ständiger Furcht vor Schmerzattacken leben und abmagern (Theis). Die subungual gelegenen Tumoren sind am schmerzhaftesten, was unter anderem mit der Druckatrophie des Knochens im Zusammenhang steht, die — was zu wenig

bekannt ist — röntgenologisch faßbar ist (MATHIS und SCHULZ, SCHINZ und WEL-
LAUER). Die Schmerzattacken treten spontan oder durch Druck provoziert
(Kleiderdruck!) auf. Der einzelne Schmerzanfall beginnt mit einem Gefühl von
Kälte, Brennen oder Prickeln, das von einem schneidenden, stechenden oft aus-
strahlenden Schmerz abgelöst wird. Die Mehrzahl der Glomustumoren sind
druckschmerzhaft, doch kann zuweilen Druck auf den schmerzenden Tumor infolge Entleerung seiner Gefäße auch zu einem Nachlassen der Beschwerden führen.
Das gleiche gilt für die Temperaturempfindlichkeit: die meisten werden bei Kälte
schmerzhaft, andere aber sind wärmeempfindlich. In den wenigen Fällen, die
funktionell untersucht wurden, war die Hauttemperatur nicht nur über dem
Tumor, sondern im Bereich der ganzen dazugehörenden Extremität erhöht oder

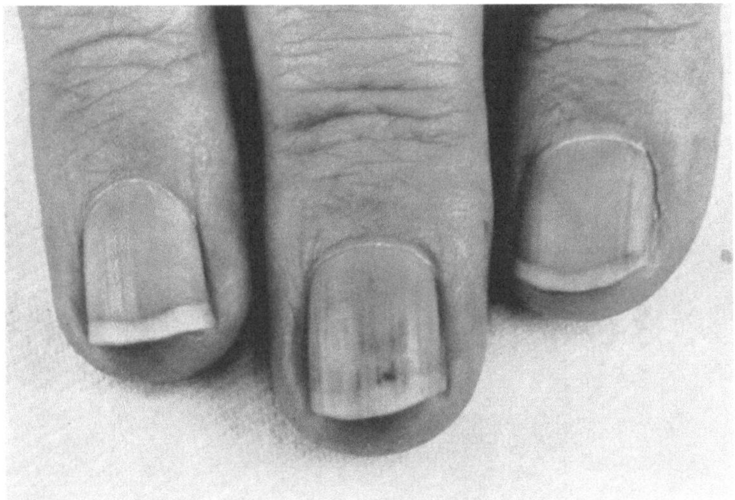

Abb. 14. Subungualer Glomustumor. Pat. R. G., geb. 1924. (Dermatologische Klinik Zürich)

erniedrigt, zudem verbunden mit einer Hyperhydrose. Erfahrungsgemäß ver-
schwinden die Schmerzen nach Excision des Tumors bald, während sich die Tempe-
raturstörung erst nach Wochen oder Monaten zurückbildet. Besonders interessant
ist der von BARRÉ publizierte Fall mit subungualem Glomustumor, gleichseitiger
Hyperthermie und Hyperaesthesie des ganzen Armes sowie einem homolateralen
Horner-Syndrom. Alle Symptome verschwanden nach Exstirpation des Tumors.
Im allgemeinen gehen aber die isolierten Glomustumoren nicht mit assoziierten
Symptomen einher.

Im Vergleich zu den starken Schmerzen ist der Lokalbefund dürftig. Bei
subungualem Sitz fällt meist nur ein bläulicher Fleck unter dem Nagel auf. Bei
subcutaner Lokalisation hat der Tumor hämangiomähnliches Aussehen.

Anamnestisch geben die Patienten oft ein vorangehendes Trauma an. Die
älteren Autoren haben aus diesem Grund der Traumatisierung eine wichtige
ätiologische Bedeutung zugeschrieben. LOEB hat 144 Fälle in dieser Hinsicht
nachuntersucht und kommt zum Schluß, daß in höchstens 20% der Fälle ein Trauma als auslösender Faktor in Betracht zu ziehen ist. Gegen eine vorwiegend traumatische Ätiologie spricht auch die bei Mann und Frau verschiedene regionale
Verteilung.

Lokalisation. Beide Geschlechter werden gleich häufig befallen, doch sind die
Prädilektionsstellen bei Mann und Frau verschieden (LEE, BEATON und DAVIS).

Beim Mann ist die subunguale Lokalisation selten, während Arme und Beine gleich häufig befallen werden. Bei der Frau hingegen wird die obere Extremität bevorzugt, und die Großzahl der Tumoren sitzt subungual. Obwohl die myoarteriellen Glomera in der Matrix sowohl der Finger als auch der Zehen häufig vorkommen

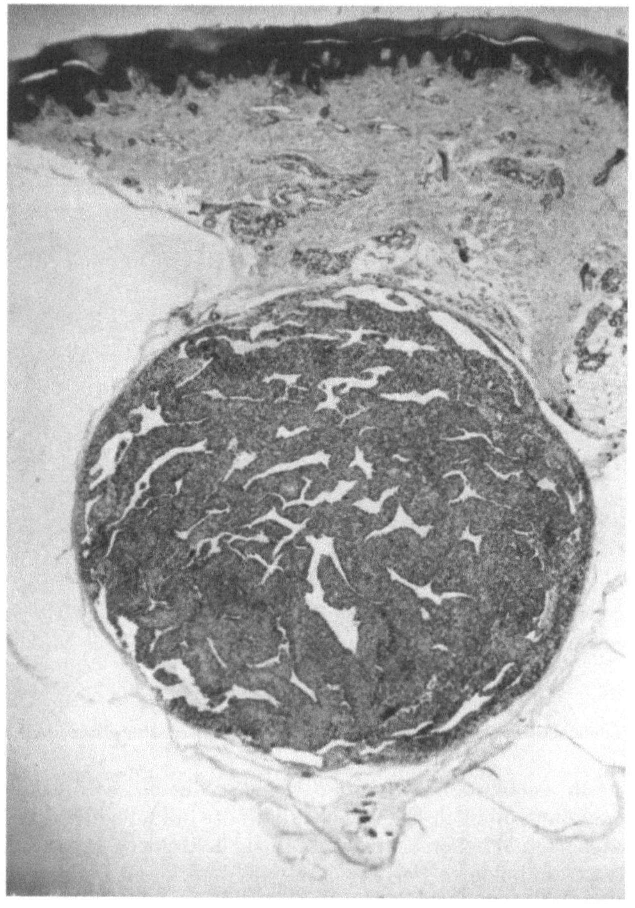

Abb. 15. Glomustumor in der Subcutis. Übersichtsaufnahme. Hist. Präp. (Derm. Klinik Zürich Nr. 20655/55 H.E. 32 mal

(Grant und Bland), gibt es praktisch keine subungualen Glomustumoren der Zehen.

Altersverteilung. In der Kindheit sind die isolierten Glomustumoren sehr selten. Bei den meisten Patienten treten die ersten Symptome zwischen dem 20. und 40. Altersjahr in Erscheinung.

Differentialdiagnostisch müssen vor allem Leiomyome in Erwägung gezogen werden, die ebenfalls druckempfindlich sind (s. bei Stout 1937). Klinisch ähnlich verhalten sich ferner die ebenfalls schmerz- und druckempfindlichen Angiomyome, die aber vorwiegend die unteren Extremitäten befallen und nie subungual sitzen (Ekeström). Ekkrine Spiradenome (Kersting und Helwig) sind in der überwiegenden Mehrzahl ebenfalls schmerzhaft. Diese Tumoren bevorzugen die ventrale Körperoberfläche, verschonen Handflächen, Fußsohlen, Brustdrüsengegend, Axillen und Genitalien. Subunguale Glomustumoren können ferner durch Warzen, Exostosen und Periostitis vorgetäuscht werden.

Histologie. Der Glomustumor ist eine neuro-myoarterielle Geschwulst. Je nach quantitativer Beteiligung der Hauptelemente kann man mit MASSON vier Typen unterscheiden:

1. Der häufige *angiomatöse Typ*, bei dem das angiomatöse Element das Bild beherrscht.

2. Der sehr viel seltenere *epitheloide Typ* mit geringer Vascularisation.

3. Der *neuromatöse Typ*.

4. Die *degenerativen Typen*, bei welchen Hyalinisierung und Schleimbildung die charakteristischen Merkmale weitgehend verwischen.

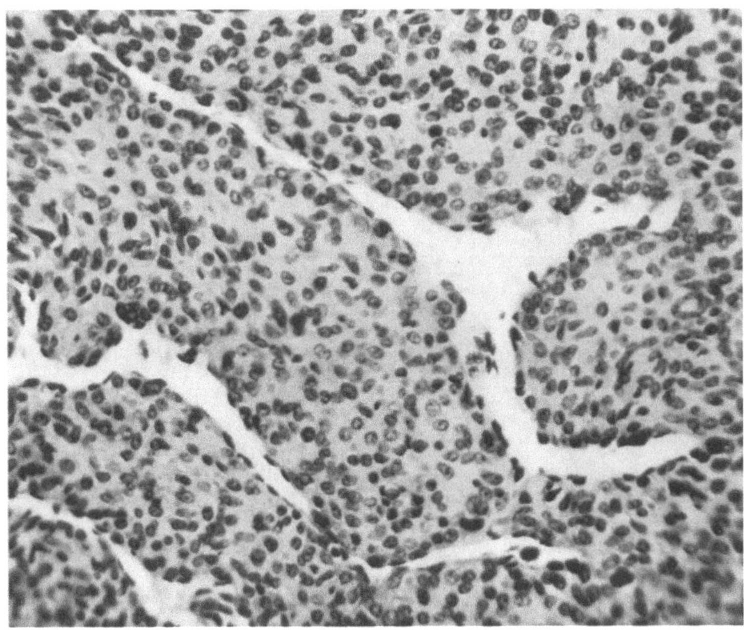

Abb. 16. Detailaufnahme von Abb. 15. Glomustumor, Gefäßtypus II, Endothel von epitheloiden Zellen umgeben. H.E. 90 mal

DUPONT hat zudem einen cylindromatösen Typ postuliert, während SCHU-MACHER das Angiomyom als leiomatöser Typ zum Formenkreis der Glomustumoren zählt.

Der Tumor ist stets scharf begrenzt, erfolgt doch das Wachstum expansiv unter Verdrängung des umgebenden Bindegewebes, das die z.T. mehrlappigen Knoten kapselartig umschließt. Diese ist ausgesprochen kernarm, auf längere Strecken hyalinisiert und läßt stets eine Art Hilus erkennen, der die Eintrittspforte für das Gefäßnervenbündel bildet. Mit der afferenten Arterie verlaufen markhaltige und marklose Nervenfasern, welche auch die Kapsel durchdringen, so daß der ganze Tumor nach MASSON gewissermaßen in ein geflechtartiges Neurom eingelagert ist.

In Analogie zum myoarteriellen Glomus lassen sich im Tumor zwei Arten von Gefäßen unterscheiden, die den Sucquet-Hoyer-Kanälen bzw. den primären Sammelvenen entsprechen. Die ersteren weisen ein enges, meist leeres Lumen auf, das von einem flachen bis kubischen Endothel ausgekleidet wird. Über dem Endothel liegt eine dünne kollagene Lamelle (die Elastica interna fehlt), dann folgen zirkulär angeordnete glatte Muskelfasern, die nach außen zu immer ärmer an Myofibrillen werden und schließlich in eine Zone „epitheloider Zellen" übergeht (Gefäßtyp I). Die monomorphen polygonalen Epitheloidzellen haben ein acidophiles Cytoplasma mit einem zentralen ovoiden, chromatinreichen Kern, der nie Mitosen aufweist. Die epitheloiden Zellen stehen sowohl mit den Muskelfasern als auch mit einem feinen Netz aus amyelinischen Nervenfasern in Verbindung, weshalb sie v. Albertini als neuro-muskuläre Übergangszellen auffaßt. Beim Gefäßtyp II ist der Aufbau der Wandung bedeutend einfacher. Die

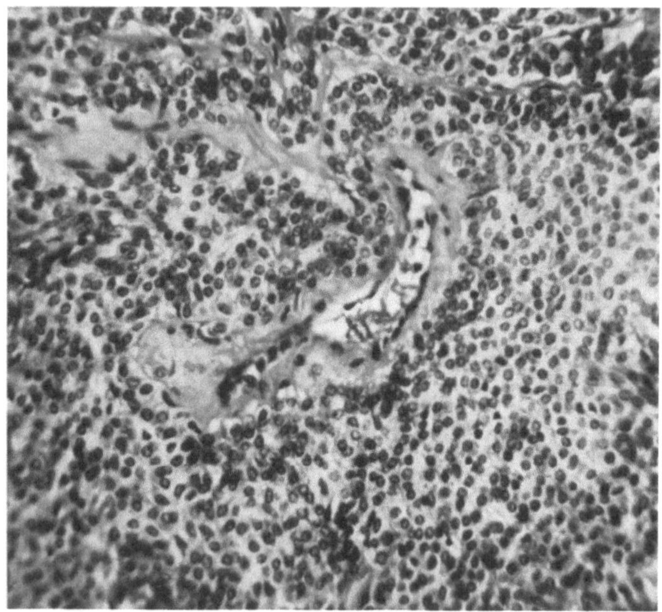

Abb. 17. Epitheloider Glomustumor. Gefäßtyp I. Zwischen Endothelien und Epitheloidzellen liegt eine Zone glatter Muskelfasern. H.E. 45 mal

gewundenen Gefäße mit weitem, unregelmäßigem Lumen werden von einem flachen bis kubischen Endothel ausgekleidet, dem die epitheloiden Zellen direkt aufsitzen. Bei den angiomatösen Glomustumoren findet man vorwiegend Gefäße vom zweiten Typ. Das morphologische Bild wird also einerseits durch eine Gefäßwucherung, anderseits durch einen Mantel von Epitheloidzellen beherrscht, während beim selteneren epitheloiden Typ die Wucherung der Epitheloidzellen das Gewebsbild bestimmt.

Die Unterschiede zwischen den vier histologischen Grundtypen sind somit quantitativer, nicht qualitativer Natur. Die Epitheloidzellen zeigen oft eine eigenartige Anordnung in ziemlich regelmäßigen Reihen und Bändern, die mit dem Endothel parallel verlaufen (v. Albertini). Subcapsulär verdichten sie sich nicht selten festonartig, während sie in den zentralen Tumorabschnitten monotone, helle Zellfelder bilden. Die neurohistologischen Befunde bei Glomustumoren werden von Thies in Bd. VII der Ergänzungswerke besprochen.

Differentialdiagnostisch sind die solid gebauten Glomustumoren von den Ekkrinen Spiradenomen vom Typus B und C abzugrenzen.

Über die *Histogenese* der Epitheloidzellen gehen die Meinungen stark auseinander. Für Hopf sind die Epitheloidzellen undifferenzierte Vorstufen glatter Muskelfasern, während Sunder-Plassmann auf ihre auffallende Ähnlichkeit mit den sog. Nebenzellen der sympathischen Ganglien hinweist. THIES und GLOGGEN-GIESSER halten sie für neurogene Nebenzellen. Auf Grund von Zellkulturen kommen MURRAY und STOUT zum Schluß, daß die Epitheloidzellen von den Zimmermannschen Pericyten abstammen. Nach NÖDL (1956/57) entsprechen sie gestaltlich und im Ort ihrer Entfaltung wohl den Pericyten, doch unterscheiden sie sich von diesen wegen ihres andersartigen Entwicklungsganges, ihrer inner-sekretorischen Leistungen und ihrer, von den übrigen mesenchymalen Elementen abweichenden Reaktion auf bestimmte Reize. Er faßt sie deshalb als Zellen eigener

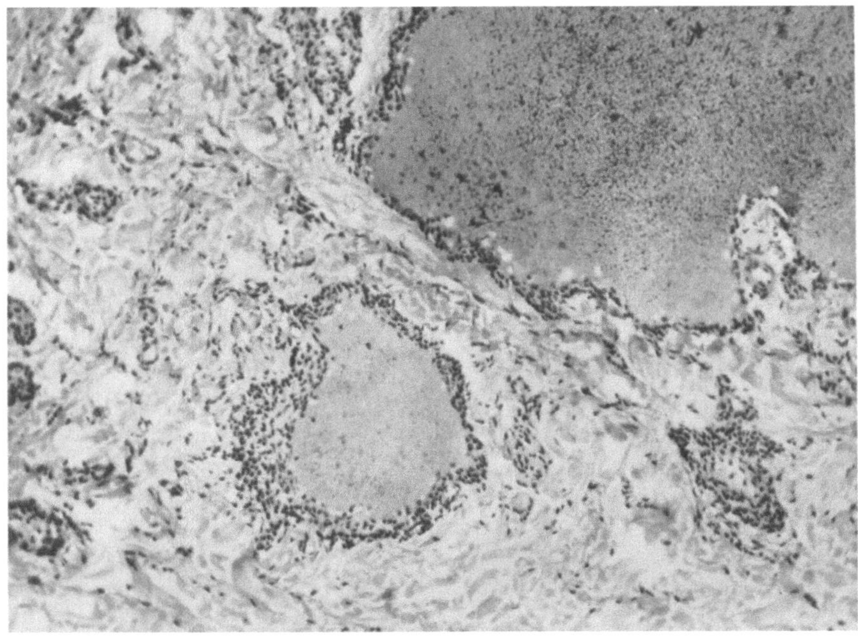

Abb. 18. Angiomatöser Glomustumor. H.E. 23 mal

Art auf. Gegen die Auffassung, daß es sich um Zellen embryonalen Ursprunges im Sinne von Angioblasten handle, spricht nach GRAUER und BURT die absolute Indifferenz der Glomustumoren gegenüber Röntgen- und Radiumstrahlen.

Therapeutisch ist die Excision der Geschwulst weit im Gesunden die Methode der Wahl. Nur wenige Fälle von Rezidiven nach Operation sind bekannt geworden (GESCHICKTER, KIRBY, MURRAY und STOUT). Dabei kann jedoch nicht entschie-den werden, ob es sich um echte Rezidive handelt, oder ob der Tumor chirurgisch nur inkomplett entfernt wurde. Nur ganz vereinzelt finden sich im einschlägigen Schrifttum Mitteilungen über maligne Glomustumoren. Es betrifft dies einen von EHRHART beschriebenen Tumor der Großzehe mit vorwiegend lymphogener Metastasierung, ferner einen Fall von MURRAY und STOUT (1942). Schließlich haben KIRSHBAUM und TEITELMAN einen Tumor des Omentum majus als malignen Glomustumor aufgefaßt, der auf den Magen übergriff und in die Leber metasta-sierte. Sieht man von diesen fraglichen Fällen ab, so kommt man zum Schluß, daß es sich beim Glomustumor um eine gutartige, expansiv wachsende Geschwulst handelt, die vorwiegend in der Cutis und angrenzende Subcutis liegt.

2. Multiple Glomustumoren

Im Gegensatz zu den isolierten Glomustumoren sind sie sehr selten. SLUITER und POSTMA haben 1959 aus der Literatur 21 Fälle zusammengestellt und zwei eigene dazugefügt. Dazu kommen nach unseren Erhebungen noch die Fälle von BERGSTRAND (Fall 1), FERNANDEZ und MONSERRAT, KAUFMAN und CLARK, KLABER, LÉGER u. Mitarb., MIESCHER sowie SCHNEIDER und EISENLOHR.

Klinik. Während bei den isolierten Formen der Schmerz im Vordergrund steht, sind die multiplen Tumoren in den meisten Fällen schmerzlos. Gelegentlich verursachen sie, wie z. B. im Fall MIESCHER anfangs Schmerzen, oder die Patienten

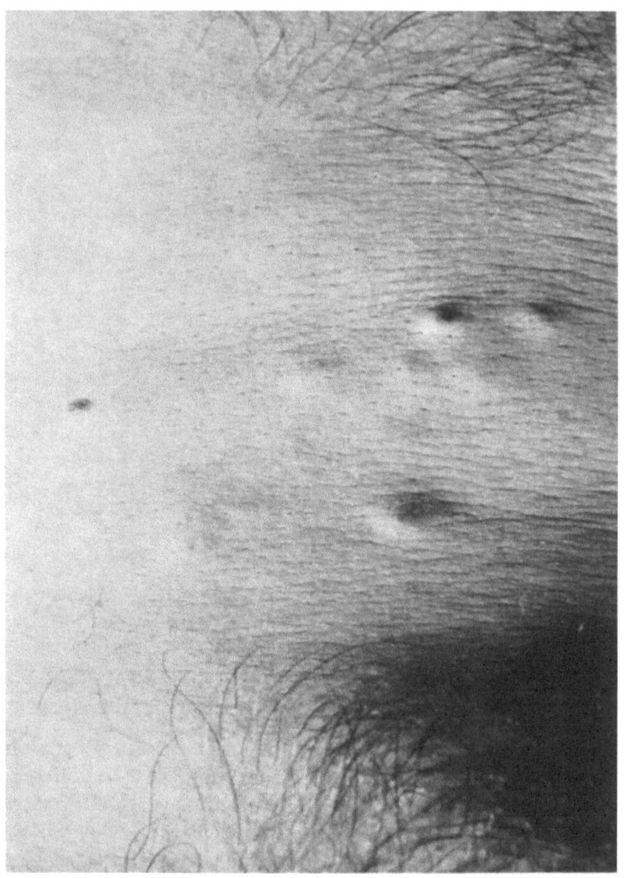

Abb. 19. Multiple Glomustumoren. Pat. E. W., geb. 1912. [Beobachtung Dermatologische Klinik Zürich. Publiziert von G. MIESCHER in Dermatologica **91**, 233 (1945)]

weisen neben einer Vielzahl von schmerzlosen auch einen oder zwei schmerzhafte Tumoren auf. Wegen ihrer tiefen, cutanen Lokalisation werden sie meist erst beachtet, wenn ihre Vielzahl oder Größe störend wirkt. Etwa zwei Drittel sind *systematisiert* angeordnet, d. h. sie liegen auf einem kleinen Hautbezirk in Gruppen von zwei bis zehn Tumoren beieinander, z. B. an einem Finger, am Fußrücken, oder an Vorder- und Oberarm. Stamm und Gesicht werden anscheinend nur selten befallen. Auffallend ist die praktisch fehlende subunguale Lokalisation. Die *systematisierten* Tumoren treten oft schon in der Kindheit in Erscheinung, im Gegensatz zur generalisierten Form, die durch eine Vielzahl von über Stamm und Extremitäten verteilten Tumoren, sowie progressives Wachstum gekennzeichnet ist. So beschrieben TOURAINE, SOLENTE und RENAULT einen generalisierten Fall mit 68 Tumoren. Durchschnittlich finden sich zwischen 20 und 50 Geschwülste

(Weidman und Wise, Slepyan, Eyster und Montgomery, Zischka, Sluiter und Postma). Nödl unterscheidet deshalb systematisierte und generalisierte multiple Glomustumoren. Die ersteren können mit Fehlbildungen anderer Art einhergehen. So sahen Oberdalhoff und Schütz ein 13jähriges Mädchen mit neun Glomustumoren am rechten Vorderarm und an der rechten Hand, verbunden mit Hypoplasie, frühzeitigem Epiphysenschluß und Bradymetakarpie desselben Armes. Ferner berichtet Klaber über ein 13jähriges Mädchen mit histologisch verifizierten Glomustumoren im Nacken, über der linken Hüfte und am linken Oberschenkel, das seit dem 3. Lebensmonat an einer Neurofibromatose leidet. Oberdalhoff sowie Léger u. Mitarb. nehmen deshalb an, daß den multiplen Glomustumoren eine kongenitale Gefäß- und Knochenanomalie zugrunde liegt. In beiden Gruppen wurde *familiärs Vorkommen* beschrieben, so von Touraine u. Mitarb. bei Vater und Tochter (generalisierte F.), Schneider und Eisenlohr bei Mutter und Tochter (multiple subunguale Glomustumoren), sowie von Kaufman und Clark (drei solitäre und ein Fall mit multiplen Tumoren!). Wir selber sahen kürzlich multiple, generalisierte Glomustumoren bei mehreren Familienmitgliedern in zwei Generationen. Die familiären Fälle sind allerdings nur teilweise histologisch gesichert. Nach der Zusammenstellung von Sluiter und Postma sind sie bei Männern häufiger als bei Frauen (13:8), doch ist der Unterschied statistisch nicht gesichert.

Histologisch unterscheiden sich die multiplen von den isolierten Glomustumoren durch ein viel einfacheres und eintönigeres Bild. Sie sind charakterisiert durch blutgefüllte, kavernöse Hohlräume von unterschiedlicher Größe und ins Lumen ragende Klappen oder Septen. Nach Nödl tritt die Epitheloidzellbildung besonders bei den generalisierten, nicht ganz so stark bei den systematisierten Formen zurück. Die kavernösen Hohlräume werden von einem flachen Endothel ausgekleidet, über dem eine schmale Zone reticulärer und kollagener Fasern liegt, die gelegentlich mit elastischen Fasern vermischt ist (Döring). Die Wandung wird nach außen von Epitheloidzellen gebildet, die bandartig der bindegewebigen Zone aufsitzen. Stellenweise fehlen aber die Epitheloidzellen ganz, so daß man bei oberflächlicher Betrachtung zuerst an ein kavernöses Hämangiom denkt. Thomas sah in einem Fall vorwiegend soliden Bau. Zwischen den einzelnen Hohlräumen liegen muskuläre Arteriolen, Venen und marklose Nervenfasern. Die Gebilde liegen in den tiefen Schichten des Stratum reticulare und in der angrenzenden Subcutis. Eine echte bindegewebige Kapsel fehlt.

Solche vorwiegend angiomatös-kavernöse Gebilde mit geringgradiger Epitheloidzellbildung lassen sich selten auch bei isolierten Glomustumoren beobachten. Histologisch ist der Unterschied zwischen den isolierten und multiplen Formen mehr quantitativ als qualitativ. Im Gegensatz zu Zischka sind Nödl, Eyster und Montgomery sowie Sluiter und Postma der Meinung, daß den multiplen Glomustumoren pathogenetisch eine Sonderstellung zukomme. Nödl vermutet, daß sie von einem Anastomosetyp ausgehen, der nur wenig Epitheloidzellen besitzt, wobei das Vorhandensein eigenartiger Klappen, die bisher nur bei Vögeln beobachtet wurden, ferner die Kombination mit Mißbildungen und erblichen Krankheiten, das familiäre Auftreten, sowie das Erscheinen im jugendlichen Alter für eine angeborene Fehlbildung sprechen. Die meisten Autoren sind mit Frykholm und Zischka der Meinung, daß es sich bei den multiplen Glomustumoren um Hamartome handelt und nicht um echte Neubildungen. Offen bleibt, ob Fehlbildungen präexistierender, normalerweise schon vorhandener Anastomosen oder solche dystopischer Genese vorliegen (Nödl).

Differentialdiagnose. Das klinische Erscheinungsbild der systematisierten Glomustumoren kann demjenigen der diffusen Phlebektasien sehr ähnlich sein.

Die generalisierten Formen sind in erster Linie gegen multiple Kavernome bei Dyschondroplasie (Mafucci-Syndrom) abzugrenzen. Die Diagnose muß histologisch gesichert werden. Maligne Entartung wurde nie beobachtet.

Therapeutisch sollen funktionell oder kosmetisch störende Tumoren weit im Gesunden excidiert werden.

C. Angiokeratome

1889 beschrieb Mibelli unter der Bezeichnung „Una nuova forma di cheratosi" eine bisher nicht näher klassifizierte Dermatose, die er Angiokeratom nannte. Schon vor Mibelli wurden Hautveränderungen beschrieben, die dem später nach ihm benannten Krankheitsbild entsprachen (Bazin 1862, Fox 1877, Secheyron 1886). Mibelli hat als erster bei diesem Krankheitsbild histologische Untersuchungen vorgenommen, durch die es erst möglich wurde, diese Dermatose gegen klinisch ähnliche Krankheitsbilder abzugrenzen. Fabry postulierte 1915 auf Grund eigener Beobachtungen, die klinische Gruppe der Angiokeratome sei in zwei Gruppen zu unterteilen: *1.* in das Angiokeratoma digitorum acroasphycticum, welches er mit dem von Mibelli beschriebenen Krankheitsbild für identisch hielt, und *2.* in das Angiokeratoma corporis, das er in zwei Untergruppen aufteilte: a) das Angiokeratoma corporis diffusum, b) das Angiokeratoma corporis circumscriptum. Als dritte Form fügte Itoh 1925 das Angiokeratoma scroti hinzu. Die Forschung der letzten beiden Jahrzehnte hat vor allem dank Ruiter gezeigt, daß es sich beim Angiokeratoma corporis diffusum um eine Phosphatidspeicherkrankheit handelt, die ätiologisch nichts mit dem Angiokeratoma corporis circumscriptum zu tun hat, so daß man heute vier selbständige Krankheitsbilder unterscheidet, die zum klinisch-morphologischen Formenkreis der Angiokeratome gehören:

1. das *Angiokeratoma acroasphycticum digitorum Mibelli*,
2. das *Angiokeratoma scroti*,
3. das *Angiokeratoma naeviforme* und
4. das *Angiokeratoma corporis diffusum Fabry*.

Unter dem Oberbegriff Angiokeratom werden sowohl angiomatöse als auch primär teleangiektatische Gefäßprozesse subsummiert. Außerdem gibt es planotuberöse und tuberöse Angiome, die sekundär mit einer mehr oder weniger stark ausgeprägten Hyperkeratose einhergehen, doch werden im dermatologischen Schrifttum die letzteren nicht zum Formenkreis der Angiokeratome gezählt. Ihre Besprechung erfolgt bei den plano-tuberösen und tubero-nodösen (kavernösen) Hämangiomen.

1. Angiokeratoma acroasphycticum digitorum (Mibelli)

Synonyma. Angiokeratoma Mibelli, Akro-Teleangiektasie, Verrues téléangiectasiques.

Klinik. Patienten mit Angiokeratoma Mibelli leiden fast ausnahmslos seit früher Jugend auch in der warmen Jahreszeit an kalten, feuchten Händen und Füßen. Im Winter treten nicht selten Kälteschäden und Pernionen auf. Angiokeratompatienten sind Vasoneurotiker. Nach Lisi werden besonders hochgewachsene, vagotone, asthenische Menschen mit Ptosis der Eingeweide und einem lymphatisch-asthenischen Temperament befallen. Bei Frauen bestehen gelegentlich Anzeichen einer ovariellen Hypofunktion. Der Beginn der Krankheit fällt fast immer in die Pubertät. In symmetrischer Anordnung werden die Acren,

seltener die Handrücken, Ellenbogen, Kniegelenke und Ohren befallen. Anscheinend gibt es aber auch generalisierte Fälle, die an den Acren beginnen,
mit den Jahren aber das ganze Integument befallen (JUNG). In lockerer Aussaat
finden sich an den Prädilektionsstellen lividrote bis schwarzblaue, stecknadel-
bis linsengroße, zackig begrenzte, nicht wegdrückbare Makeln, die mit der Zeit
papulös werden. Die Hyperkeratose ist klinisch meist diskret. Im Bereich der

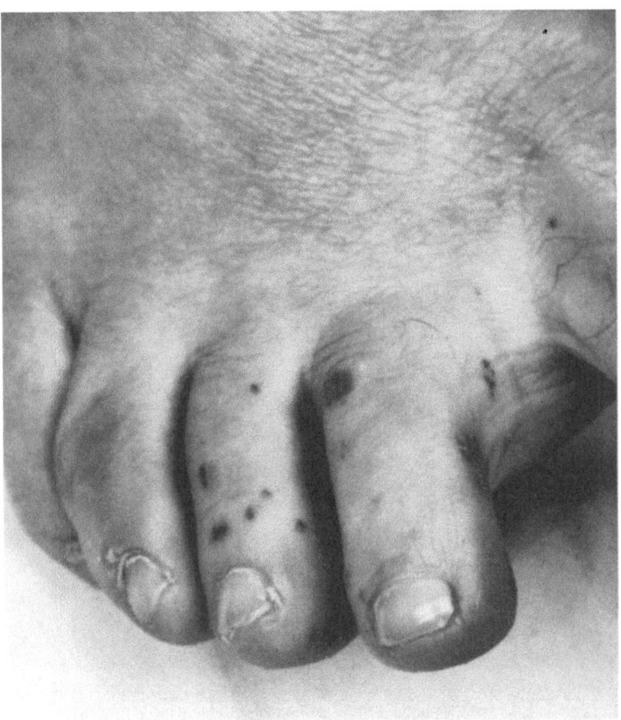

Abb. 20. Angiokeratoma Mibelli (Angiokeratoma acroasphycticum). Pat. A. A., geb. 1926. (Beobachtung Derm.
Klinik Zürich 1960)

Acren ist die Haut straff, glänzend, atrophisch, und man kann die Phalangen
so deutlich fühlen, als ob sie unmittelbar unter der Haut lägen. Röntgenologisch
finden sich keine Skeletveränderungen. WIESE konnte an den Händen und
Füßen pharmakodynamisch eine erhöhte Reizbarkeit der Vasoconstrictoren, in
geringerem Maße der Vasodilatatoren feststellen. Der Grundumsatz ist im Be-
reiche der Norm. Endokrinologische Abklärungen erfolgten bis jetzt nicht.
Häufig findet man bei solchen Fällen eine aktive Organtuberkulose (s. bei WERT-
HEIM). Wenn auch heute fest steht, daß zwischen Angiokeratoma Mibelli und
Tuberkulose kein kausalgenetischer Zusammenhang besteht, so sollte doch jeder
Fall dieser Art auf Morbus Koch genauestens abgeklärt werden.

Capillarmikroskopisch fanden JUNG sowie LISI eine umschriebene spindel-
bzw. sackförmige Erweiterung im auf- und absteigenden Schenkel der Capillaren,
während die Capillaren der Umgebung spastisch verengt schienen.

Histologie. Bei jungen Efflorescenzen findet man eine umschriebene Dilatation der zentralen, vom subpapillären Plexus aufsteigenden Capillaren. Durch
die zunehmende Ektasie werden die übrigen Gewebselemente aus dem Papillarkörper verdrängt. In älteren Efflorescenzen ist die Papille von kavernösen Hohlräumen ausgefüllt. Im Zentrum liegt meist eine größere Lacune, die von kleineren

Satellitenlacunen flankiert ist. Sie werden von einem einschichtigen Endothel
ausgekleidet, um welches herum eine kondensierte Zone elastischer Fasern liegt.
Des öfteren sind die Endothelien geschädigt und die Hohlräume enthalten dann
Erythrocyten und Mikrothromben. Blutaustritte führen zu Hämosiderinablage-
rung in der Nachbarschaft. Die Blutlacunen werden vom verdrängten Epithel
durch eine schmale bindegewebige Zone getrennt, die sich oft nur mit speziellen
Bindegewebsfärbemethoden darstellen läßt. Mit zunehmender Ektasie der Capillaren verschmälern sich die interpapillären Leisten, die Basalzellenschicht ver-
quillt und das Stratum spinosum verschmälert sich. Das Stratum granulosum

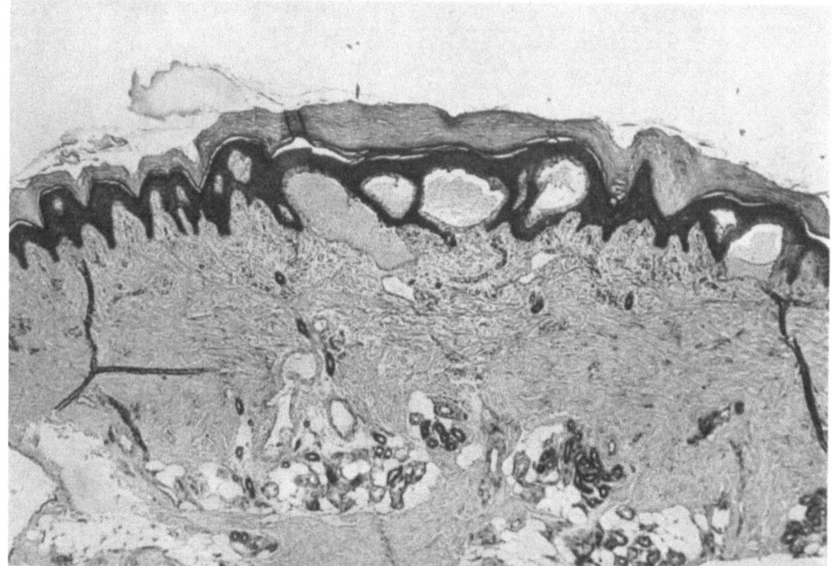

Abb. 21. Angiokeratoma acroasphydicum digitorum Mibelli. Übersichtsaufnahme. H.E. 16 mal. Pat. A. Anna,
geb. 1926. (Beobachtung Dermatologische Klinik Zürich)

ist bei älteren Efflorescenzen von unregelmäßiger Breite und wird von einer
verbreiterten und aufgelockerten Hornschicht überdeckt, die öfters mit Blut
und Detritus angeschoppt ist.

Differentialdiagnostisch ist das Angiokeratoma Mibelli abzugrenzen gegen
1. die verruköse Form des Lymphangioma circumscriptum, 2. banale Verrucae
vulgares, 3. papulo-nekrotische Tuberkulide. Die Diagnose ergibt sich aus der
typischen primären Lokalisation, dem Beginn in der Pubertät und der Kombination mit allgemeiner Akroasphyxie, Neigung zu Erfrierung und Frostbeulen.

Heredität. Schon im älteren Schrifttum (s. bei WERTHEIM) werden neben
solitären Fällen auch 12 familiäre Fälle erwähnt. Im neueren Schrifttum berichtet WIESE über Vorkommen bei Bruder und Schwester. Da das Angiokeratoma Mibelli zu den seltenen Krankheiten gehört (WIESE erwähnt bis 1931
etwa 300 Fälle), spricht das familiäre Vorkommen für Erblichkeit. Ob die Akroasphyxie Ausdruck eines polyphänen (pleiotropen) Gens ist, oder ob sie gewissermaßen eine „Disposition zur Disposition" darstellt, wie ESCANDE vermutete,
wird sich erst durch genaue intrafamiliäre Untersuchungen klären lassen. Auf
jeden Fall haben wir es nicht mit einem vererbbaren Zustand wie bei den Genodermatosen im engeren Sinne zu tun, sondern vererbt wird die Krankheitsbereitschaft, die durch exogene Faktoren, wie z. B. Frostschäden, ausgelöst wird.

Das Angiokeratoma Mibelli gehört nach allem zu den erblichen Dispositionskrankheiten. Der Erbgang ist wahrscheinlich autosomal-dominant mit einer relativ niedrigen Penetranz, was die große Häufigkeit von Solitärfällen erklärt.

Ätiopathogenese. Die Lehre von der Tuberkulidnatur des Angiokeratoma Mibelli wurde von JADASSOHN sowie BRANDWEINER widerlegt (Diskussion s. bei WERTHEIM). Wir haben uns die Entstehung der Angiokeratome heute wohl so vorzustellen, daß das Angiokeratoma Mibelli auf dem Boden einer dominant vererbten Disposition mit schwacher Penetranz für Zirkulations- und Gefäßwandschwäche entsteht. Als auslösende Noxen kommen in erster Linie Kälteschäden

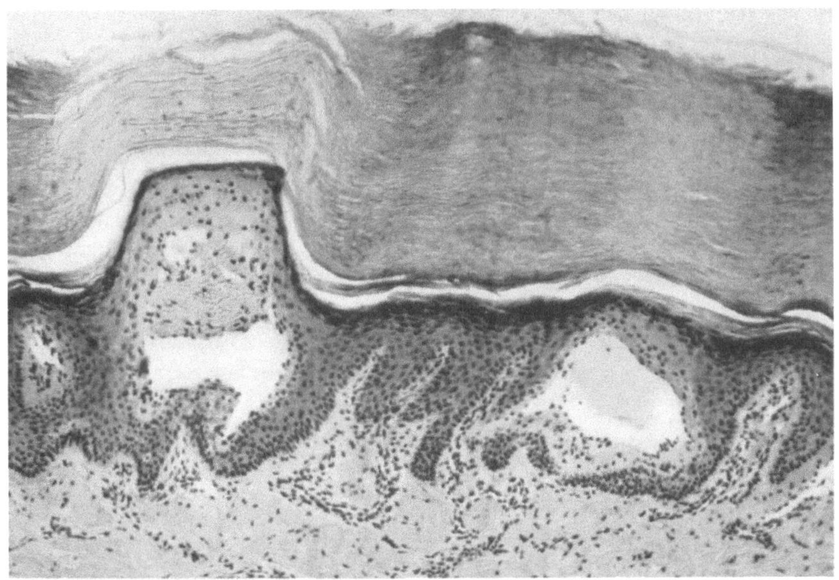

Abb. 22. Angiokeratoma acroasphydicum digitorum Mibelli. Detailaufnahme. H.E. 28 mal. Pat. G.Agnes, geb. 1945. (Beobachtung Dermatologische Klinik Zürich)

in Frage sowie eine schädigende Sensibilisierung durch Bakterientoxine, wie sie bei manchen kälteempfindlichen Vasoneurosen entscheidend ist (RATSCHOW). Dafür sprechen auch die pathologischen Bakterienfiltratproben mit Staphylococcus aureus und Bacterium coli, welche wir in unseren Fällen beobachten konnten.

Die *Prognose* ist gut.

Therapeutisch können die Angiokeratome mit der elektrischen Schlinge abgetragen werden, doch ist mit Rezidiven zu rechnen, wenn sich die Akroasphyxie nicht beheben läßt. MANCA behandelte ein 18jähriges Mädchen mit Follikulin. Zunächst trat die Menstrualfunktion wieder auf, dann heilte das Angiokeratom vollständig ab.

2. Angiokeratoma scroti

Synonyma. Angiokeratoma naeviforme scroti, Angiokeratoma Fordyce, Angiomes multiples acquis du scrotum (angiokératomes) avec hémorrhagies, Angioma scroti, Naevus angiokeratosus, Naevi caverneux kératosiques du scrotum. Im älteren Schrifttum wurde fälschlicherweise auch die Bezeichnung Angiokeratoma Mibelli verwendet.

Klinik. Diese Angiomform kommt in erster Linie am Scrotum vor. Gelegentlich greift der Prozeß allerdings auf die Eichel und Kranzfurche, ferner auf die Nates, die Gesäßbacken und die Femoralgegend über. In klassischen Fällen treten am Scrotum in lockerer, gelegentlich aber auch dichter Aussaat stecknadel- bis erbsgroße, mehr oder weniger erhabene, scharf begrenzte, kompressible Gebilde von lividroter Farbe auf. Ihre Oberfläche ist meist glatt, zuweilen feinhöckerig, nur selten auch klinisch aufgerauht und hyperkeratotisch. BLUMENTHAL berichtet ferner über einen 78jährigen Mann, der am Scrotum das Bild multipler Cornua

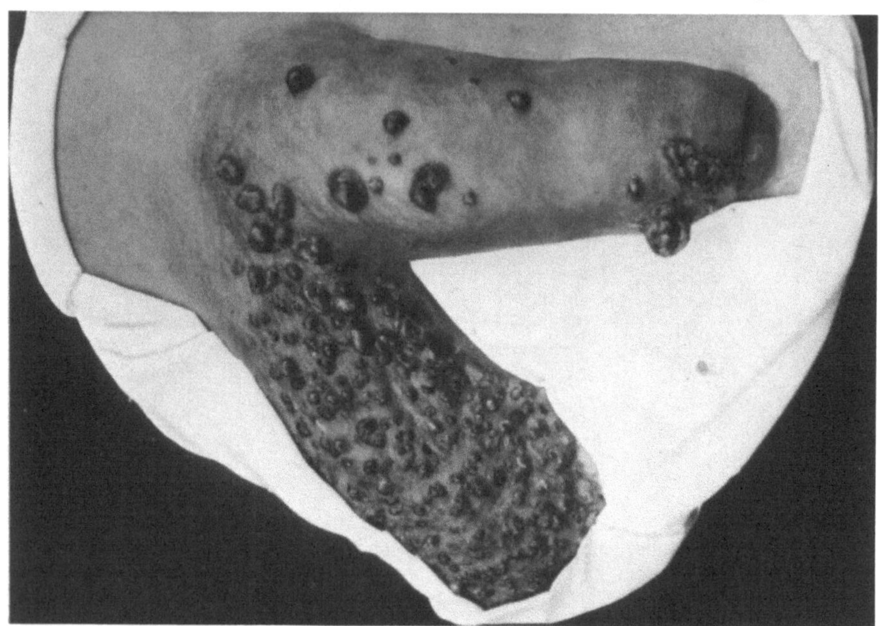

Abb. 23. Angiokeratoma scroti. (Moulage Derm. Klinik Nr. 1334/58. Zürich)

cutanea bot. Die histologische Untersuchung zeigte jedoch eine Acanthose mit massiver Hyperkeratose und im Bereich des Papillarkörpers große, mit Blut gefüllte Hohlräume neben stark erweiterten Lymphspalten, so daß er die Diagnose Angiokeratoma scroti, klinisch Cornua cutanea vortäuschend, annahm. Zwischen den einzelnen Efflorescenzen fanden sich im Falle von MATRAS polygonal begrenzte, zart gefelderte, atrophische Flecken, die anscheinend spontan involvierten Tumoren entsprechen.

Bis 1946 wurden nach ROBINSON und TASKER nur 34 einschlägige Fälle publiziert. 20 Fälle wurden in Europa, Japan und Südamerika, die restlichen 14 in USA beobachtet. Das Alter der Patienten variiert zwischen 28 und 71 Jahren. Am häufigsten traten die ersten Symptome in der 5.—7. Dekade auf.

Familiäres Vorkommen wurde nach der Literatur nicht beobachtet. Kürzlich sah ich jedoch einen Fall dieser Art, der angeblich familiär ist. Der Vater und ein Bruder des Patienten sollen am Scrotum analoge Veränderungen aufweisen. In der persönlichen Anamnese findet man hingegen relativ häufig Hinweise auf eine Traumatisierung des venösen Systems im Bereiche der Genitalgegend und Nebenhodenentzündungen. ROBINSON und TASKER, die sich im neueren Schrifttum als einzige eingehend mit diesem Krankheitsbild auseinandersetzten, beobachteten einen Fall, der mit multiplen Angiomen der Zunge vergesellschaftet war. Im älteren Schrifttum (s. bei WERTHEIM) werden als Nebenbefunde auch Varicocelen, Hernien, senile Angiome und Varicen der Unterschenkel erwähnt. WERTHEIM warf deshalb die Frage auf, ob nicht das Angiokeratoma scroti als Teilerscheinung eines Status varicosus im Sinne von CURTIUS aufzufassen sei.

Histologie. Das histologische Bild soll nach WILE und BELOTE mit dem kavernösen Stadium der senilen Angiome vom Typus Dubreuilh identisch sein. In den oberen Schichten des Coriums liegen kavernöse Hohlräume, welche die Epidermis verdrängen. Diese ist infolge der Druckatrophie verdünnt und läßt eine Hyperkeratose von wechselnder Intensität erkennen. Die bluterfüllten

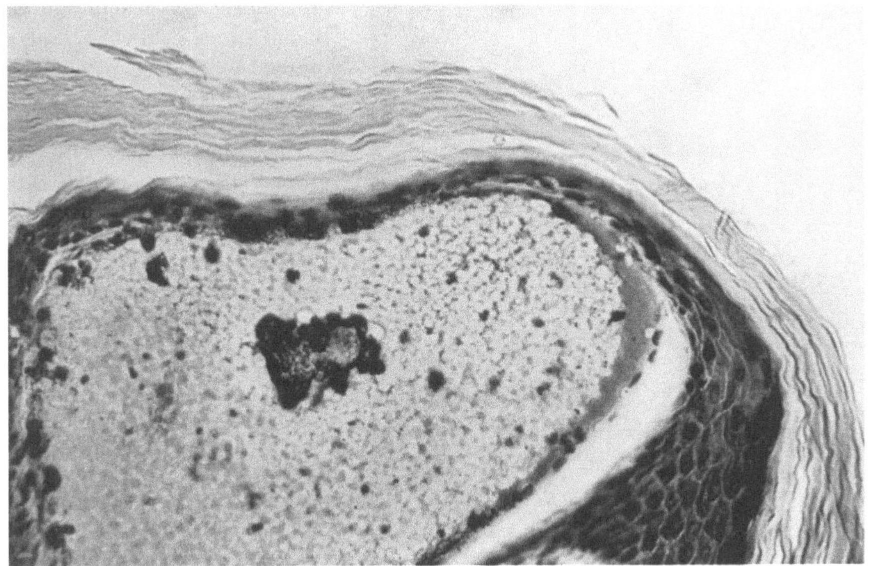

Abb. 24. Histologie des obigen Falles. H.E. 45 mal

Hohlräume werden von einem abgeplatteten, einschichtigen Endothel ausgekleidet und kommunizieren mit etwas tiefer im Corium gelegenen erweiterten Venolen. Hingegen finden sich weder Anzeichen einer vasculären Traumatisierung mit Hämorrhagien, noch entzündliche Veränderungen, wie sie beim Angiokeratoma Mibelli vorkommen. Das elastische Fasernetz im Bereiche der kavernösen Gefäße ist normal. ORMSBY vertrat denn auch in der Diskussion zum Fall SWEITZER die Meinung, daß es sich bei diesen Gebilden um einfache Teleangiektasien mit oder ohne Hyperkeratose handelt, während WEIDMAN in der Diskussion zum Fall WRIGHT und FRIEDMAN die Auffassung vertritt, daß Angiome mit sekundärer Hyperkeratose vorliegen. Diese Frage dürfte sich wie bei den senilen Angiomen erst entscheiden lassen, wenn einmal Efflorescenzen verschiedenen Alters histologisch untersucht werden.

Differentialdiagnose. Das Angiokeratoma scroti läßt sich sowohl lokalisatorisch, histologisch als auch anamnestisch vom Angiokeratoma acroasphycticum abgrenzen. Das letztere tritt bereits im jugendlichen Alter an den Finger- und Zehenrücken, sowie an Körperstellen, die einer ständigen Traumatisierung ausgesetzt sind, auf. Als wesentliches Element fehlt beim Angiokeratoma scroti die Akroasphyxie. So findet man in der Anamnese solcher Patienten keine Hinweise auf Zirkulationsstörungen, Pernionen und Anfälligkeit für Kälte.

Als erster hat sich 1925 Hudelo und 3 Jahre später Wile und Belote für die Selbständigkeit des Angiokeratoma scroti eingesetzt.

Gegen die Auffassung, daß es sich beim Angiokeratoma scroti und acroasphycticum um ein Krankheitsbild mit verschiedener Lokalisation handelt, spricht auch, daß bis heute kein einziger Fall von Angiokeratoma Mibelli mit Angiokeratoma scroti beobachtet wurde. Ferner scheinen beim Angiokeratoma scroti erbliche Faktoren keine Rolle zu spielen, während das Angiokeratoma acroasphycticum auf dem Boden einer erblichen Disposition entsteht. Die *Ätiologie* und *Pathogenese* dieses seltenen Angiokeratomtyps sind ungeklärt.

Therapeutisch empfiehlt Fuhs Planierung durch Elektrokoagulation, was sich im abgebildeten Fall, der vorher vergeblich mit Grenzstrahlen behandelt wurde, bewährte. Allerdings rezidivierte das Angiokeratom.

3. Angiokeratoma naeviforme

Synonyma. Angiokeratoma corporis circumscriptum naeviforme, Angiokeratoma diffusum, Angioma keratosum, Angioma verrucosum bzw. hyperkeratoticum, Haemangioma verrucosum, Naevus angiokeratoticus s. angiokeratosus, Naevus keratoangiomatosus.

Trotz einer Reihe von Arbeiten, welche die Notwendigkeit der klaren Unterscheidung

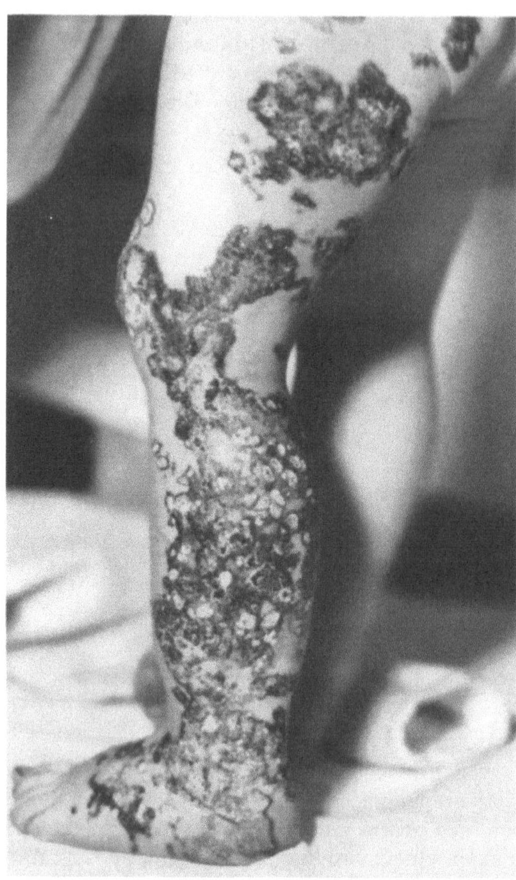

Abb. 25. Naevus teleangiectaticus lateralis verrucosus.
(Beobachtung Dermatologische Klinik Zürich)

zwischen Angiokeratoma acroasphycticum Mibelli und Angiokeratoma naeviforme betonen, stößt man auch bei der Durchsicht neuerer einschlägiger Veröffentlichungen noch auf verwirrende, ja sogar falsche Bezeichnungen, wie z. B. Angiokeratoma Mibelli permagnum (Urbach) oder Angiokeratoma corporis naeviforme Mibelli (Hopf).

Klinik. Wie der Naevus teleangiectaticus lateralis ist auch das Angiokeratoma naeviforme bei der Geburt bereits voll angelegt und vergrößert sich in der Folge nur noch proportional mit dem Körperwachstum. Die Extremitäten sind am häufigsten befallen, der Stamm nur selten. Manchmal handelt es sich nur um einige münzengroße Herde, wie z. B. im Fall von Cole und Driver. In der Mehrzahl der Fälle aber liegt ein halbseitig und zackig begrenzter lividroter Herd vor, der bei der Geburt als planes Angiom (Naevus teleangiectaticus lateralis) imponiert. Erst mit den Jahren wird der Naevus erhaben und höckerig, ohne

daß aber ein expansives Wachstum zu erkennen wäre. Schließlich bedeckt er
sich mit warzigen hyperkeratotischen Auflagerungen. Im Fall von HOLTZ und
LOHEL war das naeviforme Angiokeratom von einer stellenweise mehrere Zentimeter dicken Hornschicht bedeckt. Im Halterschen Fall lag gleichzeitig eine
Weichteil- und Knochenatrophie vor. Im abgebildeten Fall besteht auf der Seite

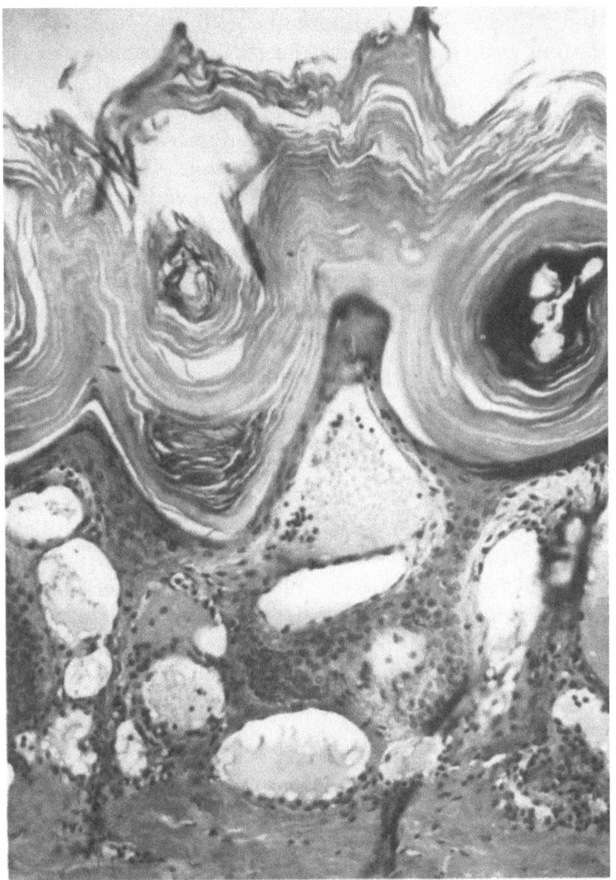

Abb. 26. Histologie des abgebildeten Naevus teleangiectaticus lateralis verrucosus. H.E. 28 mal

des Angiokeratoms eine Weichteil- und Knochenhypertrophie. Über weitere
einschlägige Beobachtungen berichten im neueren Schrifttum IWAMA, MESTDAGH,
ROFFO, SCHAUER, URBACH und YAMAMOTO. Traumatisierung führt zu mittel-
starken Sickerblutungen. Subjektive Beschwerden fehlen.

Histologie. Der Gefäßprozeß breitet sich vor allem im Papillarkörper und in
der Subcutis aus, während das Stratum reticulare annähernd frei bleibt. Meist
handelt es sich — wie in unserem Fall — um kavernöse, bluterfüllte Hohlräume,
die von einem ruhenden Endothel ausgekleidet sind. HALTER und SCHAUER
fanden außerdem im Papillarkörper und in der Subcutis capilläre Sprossungserscheinungen, was sie veranlaßte, das Angiokeratoma naeviforme als echtes
Angiom aufzufassen. Die Epidermis ist am Krankheitsgeschehen primär unbeteiligt. Erst sekundär kommt es zur Verdünnung der Epidermis durch den
Druck der sich erweiternden Bluträume. Die interpapillären Zapfen verschmälern

und verlängern sich. Die verschieden stark ausgeprägte Hyperkeratose ist sekundärer Art. Pokorny glaubte, daß die Hyperkeratose durch den Druck ausgelöst werde, den die ektatischen Gefäße auf die Epidermis ausüben. Dieser plausiblen Erklärung steht allerdings die Beobachtung entgegen, daß eine Druckatrophie der Epidermis durch ektatische Gefäße meist ohne Hyperkeratose einhergeht. Wahrscheinlicher erscheint die schon von Mibelli und von Wertheim vertretene Auffassung, daß die durch Stase bedingte mangelhafte Sauerstoffversorgung und Kohlensäurebeladung des Gewebes den Anreiz für die pathologische Hornbildung darstellt.

Wenn auch in den Fällen von Schauer neben einer Gefäßektasie eine Capillarsprossung vorliegt, so möchten wir doch bezweifeln, daß es sich um eine *primäre* Gefäßneubildung handelt. Vielmehr sind wir mit Nödl der Auffassung, daß diese Gebilde systematisierte, keratotische Gefäßnaevi darstellen, die ihrem Wesen nach zum Formenkreis des Naevus teleangiectaticus lateralis gehören. Diese Annahme erfährt eine wesentliche Stütze durch das Zusammentreffen mit Hyper- bzw. Atrophie der Weichteile und des Knochens der befallenen Extremität, wie es von Halter und uns beobachtet wurde.

4. Angiokeratoma corporis diffusum (Fabry)

Das Angiokeratoma diffusum Fabry wird auch in der neueren Literatur oft noch mit dem Angiokeratoma naeviforme zusammen unter dem Oberbegriff *Angiokeratoma corporis* abgehandelt. Diese rein morphologische Einteilung, welche auf Fabry zurückgeht, ist heute überholt. Während es sich beim Angiokeratoma naeviforme um eine kongenitale Gefäßanomalie mit unilateraler Lokalisation handelt, liegt beim Angiokeratoma corporis diffusum Fabry nach neueren Untersuchungen eine systematisierte Phosphatidspeicherkrankheit vor, die recessiv-geschlechtsgebunden vererbt wird. Entsprechend der neuen Konzeption wird dieses Krankheitsbild von W. F. Lever im Kapitel „Ablagerungskrankheiten" körpereigener Stoffwechselprodukte abgehandelt.

D. Teleangiektasien

I. Kongenitale und vererbte Formen

1. Naevi teleangiectatici (Feuermale)

a) Naevi teleangiectatici mediales et symmetrici

Synonyma. Blasse Feuermäler (Bossard). Naevus vasculosus nuchae (Unna). Unna machte 1894 auf diese Veränderungen in der Nackengegend aufmerksam. Das Nackenfeuermal wird denn auch heute als Naevus Unna bezeichnet. Der Nacken ist jedoch nur die häufigste Lokalisation der Naevi teleangiectatici mediales et symmetrici, die Schnyder wegen ihrer andersartigen klinischen Bedeutung 1953 von den lateralen Naevi teleangiectatici abgrenzte.

Am häufigsten wird die Nackengegend (47% aller Neugeborenen nach Bossard) befallen, Stirn- und Augenlider sind nach eigenen Untersuchungen etwa gleich häufig (42 bzw. 46%), die Nasenflügel- und Oberlippenregion in etwa 10%, die Sacralregion in etwa 4% beteiligt.

Klinisch handelt es sich um blaßrote, wenig scharf begrenzte Flecken, die sich mit dem Glasspatel wegdrücken lassen. In der Stirnmitte ist der Naevus häufig V- oder herzförmig, in der Nacken- und Sacralregion meist lividrot und zackig begrenzt.

Die Naevi teleangiectatici mediales et symmetrici des Gesichtes verblassen in der Regel bis zum zweiten Lebensjahr total, während die Naevi der Nacken- und Sacralgegend eine geringere Rückbildungstendenz aufweisen. In Übereinstimmung mit der älteren Literatur (s. bei WERTHEIM) fanden wir bei mehr als 20 Jahre alten Menschen noch in 19% kosmetisch nicht störende Residuen solcher Naevi. Das weibliche Geschlecht wird etwa doppelt so häufig befallen wie das männliche. HOLZHAMMER und ZUMKELLER fanden indessen keine unterschiedliche Häufigkeit bei Männern und Frauen. Sie sind nicht mit Weichteil- und Knochen-

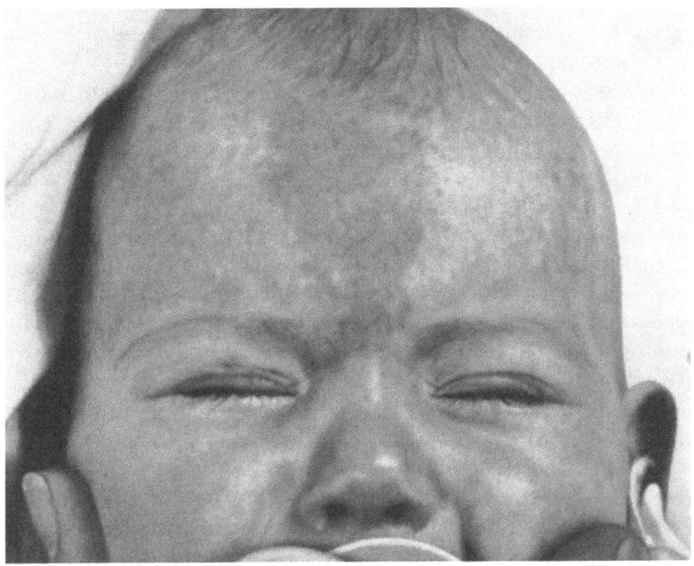

Abb. 27. Medialer Naevus teleangiectaticus der Stirnmitte bei 1jährigem Kind. (Beobachtung Dermatologische Klinik Zürich)

hypertrophie, kongenitalem Glaukom und intrakraniellen Angiomen vergesellschaftet. Auf dieser Tatsache beruht der wesentliche Unterschied der symmetrischen, in der Sagittallinie lokalisierten gegenüber den lateralen systematisierten Naevi teleangiectatici.

Kürzlich haben allerdings OLLENDORF-CURTH und GOLDENSOHN auf die Assoziation von Gefäßmälern in der Mittellinie des Gesichtes mit Konvulsionen und intrakraniellen Gefäßmißbildungen hingewiesen. Da aber alle diese Feuermale im Erwachsenenalter noch gut sichtbar sind und teilweise paramedian und unilateral liegen, dürfte es sich um laterale Feuermale im Rahmen eines Sturge-Weber-Syndroms handeln. Dagegen spricht die Vergesellschaftung mit Naevus Unna keineswegs, haben doch etwa $^1/_5$ aller Menschen auch im Erwachsenenalter noch ein deutliches Feuermal in der Nackengegend! In diesem Zusammenhang sei auch der Fall NAGANT DE DEUXCHAISNES, FANCONI, ALBERTO, RUDLER und MACH mit multiplen Phäochromocytomen, Dystrophie Albright und blassen Feuermälern in der Nacken- und Sacralgegend erwähnt. Aus den oben erwähnten Gründen ist wahrscheinlich auch die Kombination von Naevus Unna mit Spina bifida im Fall von SPRAFKE zufälliger Art.

Histologie. SPRAFKE beschreibt eine Zunahme der quer- und längsgetroffenen Capillaren im Stratum subpapillare mit vereinzelten Capillarsprossen. Nach eigenen Untersuchungen zeigt das Schnittbild bis etwa zum 10. Lebensjahr völlig normale Verhältnisse. Bei älteren Naevi indessen fand ich eine mäßige Ektasie der subpapillären Gefäße ohne Sprossungserscheinungen. Bei diesem Typus des Naevus teleangiectaticus beteiligen sich die tieferen Gefäße der Cutis nicht.

Pathogenese. Heute wird allgemein anerkannt, daß die medianen und symmetrischen Feuermale formalgenetisch von den lateralen Naevi teleangiectatici abzutrennen sind. (Über die früher erörterten pathogenetischen Betrachtungen s. bei Wertheim.) Blaich hat sich erneut mit der Pathogenese dieser Gefäßnaevi auseinandergesetzt und spricht sich für eine nervale Genese aus. Als Ursache nimmt er blande Geburtstraumata an, welche zu Läsionen der in der Medulla oblongata gelegener Vasomotorenzentren und zu Irritationen der Vasodilatatorenbahnen im Rückenmark führen sollen.

Genetische Verhältnisse. Die Zwillingsbefunde von Siemens haben die überwiegende Erblichkeit der medianen teleangiektatischen Naevi bewiesen. Wie aus den zwillingspathologischen Untersuchungen hervorgeht, spielen beim Zustandekommen dieser Naevi erbliche Faktoren die entscheidende Rolle, während Ausdehnung und Intensität (Expressivität) des Males durch nichterbliche Faktoren mitbestimmt werden. Wie schon Bruck zeigte, wird die Anlage dominant vererbt. Daß Zumkeller in einer Sippe 66% Befallene fand, während bei einfacher Dominanz höchstens 50% zu erwarten wären, erklärt sich einerseits durch die große Verbreitung des Gens in der Bevölkerung, anderseits durch das Vorhandensein homozygoter Formen, welche sich klinisch nicht von den Heterozygoten unterscheiden.

Therapie. Da in der Regel diese Naevi bis Ende des zweiten Altersjahres im Gesicht total verblassen, erübrigt sich bei dieser Lokalisation eine Behandlung. Röntgenoberflächenbestrahlung mit 2—3mal 400 r (30 KV) 0,5 Al beschleunigt nach unserer Erfahrung die Spontanabblassung. Auch mit Thorium X-Lack lassen sich befriedigende Ergebnisse erreichen. In Anbetracht der weitgehenden Spontanrückbildung ist unseres Erachtens von eingreifenden Verfahren abzusehen.

b) Naevi teleangiectatici laterales

Synonyma. Fakultativ mit Mißbildungen vergesellschaftete Naevi teleangiectatici, Naevi flammei, Naevi vinosi, Feuermale, Portweinflecke, plane Angiome, Angioma simplex.

Klinik. Das Erscheinungsbild ist charakterisiert durch plane rote Flecken, die sich in der Randzone in feine Ästchen und Reiserchen auflösen können. Das Feuermal setzt sich bei genauer Betrachtung aus dunkleren und helleren weinroten Bezirken zusammen. Bei Anstrengung, in Hängelage und beim Schreien wird die Farbe satter. Mit zunehmendem Alter dunkelt das Feuermal nach und nimmt einen livid-roten Farbton an. Jenseits des 4.—5. Dezenniums kann sich das Feuermal partiell tuberös umwandeln. Spontanabblassung ist selten. Einzig Gougerot und Burnier berichten über einen fleckförmig sich aufhellenden Naevus teleangiectaticus. Auch in der neueren Literatur finden sich wiederum Angaben über Vergesellschaftung mit Naevus anaemicus (Beczecny, Fegeler, Raubitschek). Im Gebiet des Naevus kommt es fast regelmäßig (Tobler) zu einer merklichen Volumenzunahme, welche durch eine teigige Schwellung der unter dem Feuermal liegenden Weichteile bedingt ist. Das Feuermal ist im allgemeinen *angeboren* und zeigt außer der Flächenvergrößerung, welche mit dem Körperwachstum parallel läuft, keine Neigung zu Ausbreitung. Fegeler, Niemand-Anderssen, Niles, Traub und Wirth berichten über Naevi, die erst im späteren Lebensalter auftreten. Im Fall von Fegeler entstand das Feuermal nach einem Schädeltrauma und war von Kopfschmerzen und einem Hornerschen

Symptomenkomplex begleitet. Es handelt sich somit um ein posttraumatisch entstandenes vegetatives Syndrom. Die übrigen Spätfälle sind spontan entstanden, der Fall von WIRTH während einer Schwangerschaft, der Fall TRAUB ist zudem umstritten. Gelegentlich ist der Naevus mit Lymphangiektasien z. B. des Scrotums und des Oberschenkels vergesellschaftet (FLOOD). Fälle dieser Art werden auch als Naevus lymphangiectaticus bezeichnet. Eine weitere seltene morphologische Variante des Naevus teleangiectaticus lateralis stellt nach unserer Meinung das Angiokeratoma naeviforme dar, das im Unterkapitel „Angiokeratome" besprochen wird. SIMON berichtete als erster, daß die Lokalisation oft mit

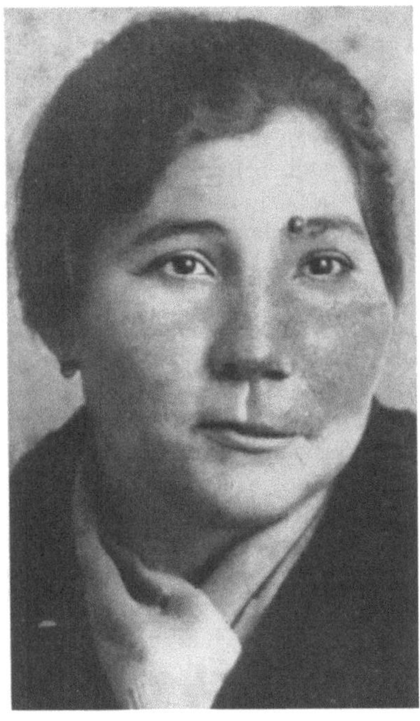 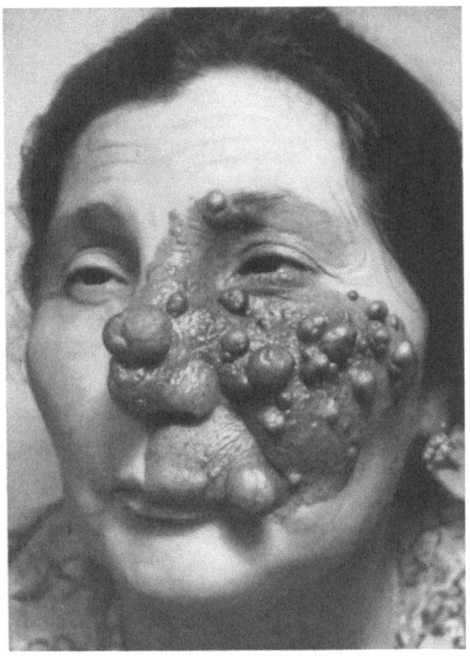

Abb. 28   Abb. 29

Abb. 28. 48jährige Frau mit Naevus teleangiectaticus lateralis

Abb. 29. Gleiche Patientin im Alter von 56 Jahren mit sekundär tuberös umgewandeltem Naevus teleangiectaticus lateralis. (Fotos freundlicherweise von Prof. D. ROSSELLI, Mailand, überlassen)

den peripheren Nervensegmenten übereinstimmt. Tatsächlich zeigen die Feuermale des Gesichtes eine weitgehende Übereinstimmung mit den Dermatomen der einzelnen Trigeminusäste, weshalb sie TOURAINE und DUPPERAT „Angiomes trigéminés" nannten. Die mediane Grenzlinie verläuft unter Augenhöhe in der Regel innerhalb der Dermatomgrenze, auf der Stirne hingegen überschneidet sie in der Regel die Segmentlinien zwischen dem 1. und 2. Trigeminusast, während die laterale Begrenzung im allgemeinen mit der Trigeminusinnervationszone übereinstimmt. Am Stamm und an den Extremitäten sind, wie FEGELER nachwies, die Feuermale oft segmentär lokalisiert, obwohl auch hier Ausnahmen vorkommen. Häufig bestehen partielle Beziehungen zu den embryonalen Gesichtsspalten, worauf schon VIRCHOW und in neuerer Zeit wiederum MIESCHER und ˙TOBLER hinwiesen. Meist stimmen aber nur eine oder zwei Grenzlinien mit den Gesichtsspalten überein. In ungefähr $^2/_3$ aller Fälle greift nach TOBLER das Feuermal zudem auf die Mundschleimhaut oder die Conjunctiven über. In 34 von

43 Fällen bestand gleichzeitig eine Hypertrophie der darunterliegenden Weichteile und Knochen. Die Hypertrophie in der Mundhöhle war an einer Asymmetrie der oberen Zahnreihe und Verschiebung der Mittellinie nach der Seite erkennbar. Ferner machte Tobler auf die Hypertrophie des Zahnfleisches bei teleangiektatischen Veränderungen am Alveolarfortsatz aufmerksam. Vorzeitiger Abschluß der Zahnentwicklung wurde seither von Höring beobachtet, während Hauss eine Frau sah, bei der zunächst keine assoziierten Symptome aufgefallen waren, bei der es aber dann während einer Gravidität zu einer massiven hypertrophischen Gingivitis ausschließlich in dem vom Feuermal betroffenen Bereich der Gingiva kam.

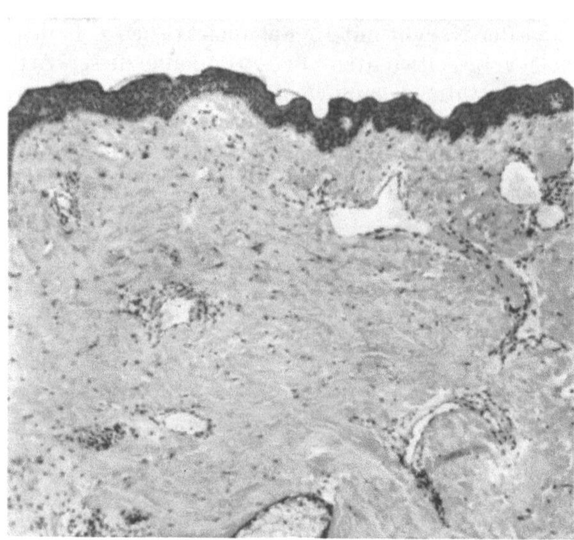

Abb. 30. Naevus teleangiectaticus lateralis bei 21jährigem Patienten. Übersichtsaufnahme H.E. 23 mal

Histologie. Bis etwa zum 10. Altersjahr finden sich nach Miescher und Schnyder keine histologisch faßbaren Veränderungen. Die Gefäßektasie ist in der Regel frühestens im 2. Dezennium im Schnittbild nachzuweisen. Sie ist um so ausgeprägter, je älter das Gefäßmal ist. Sowohl die subpapillären Capillaren als auch die Gefäße der Cutis und Subcutis sind an der progressiven Teleangiektasie beteiligt. Im jugendlichen Alter sind die ektatischen Gefäße durchwegs vom capillären Typus. Mit zunehmendem Alter bildet sich zwischen Endothel und Adventitia ein lockeres fibrilläres Bindegewebe, wodurch venenartige Gefäße entstehen, die frei von elastischen Fasern und muskulären Elementen sind. Bei den

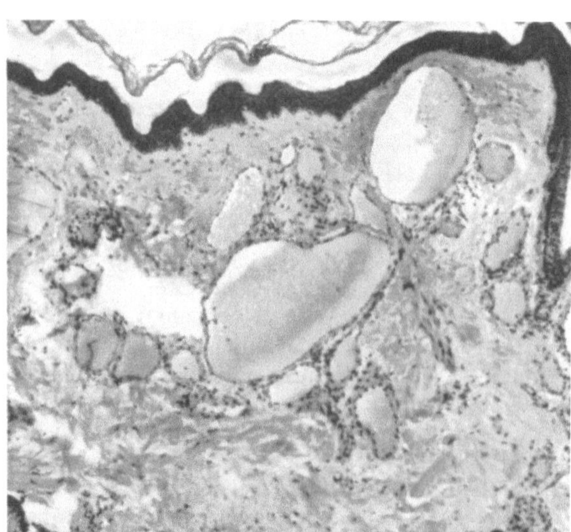

Abb. 31. Naevus teleangiectaticus lateralis bei 53jährigem Patienten. Übersichtsaufnahme H.E. 23 mal

tuberös umgewandelten Naevi des höheren Alters kommt es zu einer übermäßigen Erweiterung der subpapillären und cutanen Gefäße mit interstitiellem Wandwachstum. Dem Feuermal fehlt somit primär sowohl klinisch wie histologisch der blastomatöse Charakter der Angiome, was unseres Erachtens die

Zuordnung zum Formenkreis der primären Teleangiektasien rechtfertigt. Dieser Auffassung schließt sich auch ROSSELLI (1958) an. Allerdings kann es im Bereich sekundär tuberös veränderter Partien, wie sie z. B. in Abb. 29 bestehen, zu einer erheblichen Proliferation der Wandelemente kommen. Der hamartomartige Charakter ist dann histologisch besonders auffällig. Solche Befunde stehen jedoch meines Erachtens nicht im Widerspruch mit der Ansicht, daß diesen Feuermalen *primär* eine Teleangiektasie zugrundeliegt.

Therapie des Naevus teleangiectaticus lateralis

Strahlentherapie

Mit Grenzstrahlen [3—4mal 600 r (12 KV) 1,0 Cell./Feldgröße maximal 4 × 4 cm] oder Weichstrahlen [3—4mal 400 r (30 KV) 0,5 Al/Feldgröße maximal 4 × 4 cm], sowie α- oder weichen β-Strahlen (Thorium-x, Strontium, Yttrium 90) erreicht man nach unserer Erfahrung in der Regel nur eine bescheidene Aufhellung. Durch höhere Dosierung werden wohl die Resultate verbessert, aber man muß dabei mit kosmetisch störenden Pigmentverschiebungen und strahlenbedingten Teleangiektasien rechnen. Mit der Strahlentherapie erzielt man bestenfalls eine Aufhellung, aber keine totale Abblassung des Feuermals. Radium und harte Röntgenstrahlen im Bereich der Epiphysen sind nicht ungefährlich, da Störungen im Längenwachstum zu befürchten sind. Jedenfalls sind der Dosierung enge Grenzen gezogen.

Kryotherapie

Bei umschriebenen hellroten (oberflächlichen) Naevi kann bisweilen mit Kohlensäureschnee eine Abblassung erzielt werden. Für ausgedehnte, ganze Gesichtshälften einnehmende Feuermale ist jedoch die Kryotherapie ein heikles Verfahren, da es beinahe unmöglich ist, damit eine gleichmäßige Aufhellung herbeizuführen.

Sklerosierung

Man empfahl Eröffnung der subpapillären Gefäße mit einer hochtourigen Fräse und anschließend Bepinselung mit einem Verödungsmittel (z. B. Proktokuran). Recidive sind nach unserer Erfahrung jedoch häufig. Cave Keloidbildung!

Chirurgische Plastik

Nach SANVENERO-ROSSELLI ist die operative Behandlung teleangiektatischer Hautbezirke besonders bei erwachsenen Menschen, wo sich der Naevus tuberös umwandelt, gegeben. Wenn es die Ausdehnung und Lokalisation gestatten, bringen sie die sog. Methode der ,,Rotation der Wange" in Anwendung (Methode s. bei D. ROSSELLI). Die italienischen Autoren empfehlen das chirurgische Vorgehen auch in denjenigen Fällen, bei welchen vorausgegangene andere Behandlungsversuche eine Verschlimmerung des kosmetischen Resultates gebracht haben. Die Deutsche Gesellschaft für die gesamte Aesthetische Medizin hat sich 1957 in Regensburg eingehend mit den Therapiefragen befaßt und einmütig festgestellt, daß wir heute keine Methode kennen, welche kosmetisch befriedigende Resultate gibt. Dem Grundsatz möglichster Schonung dürfte eine vorsichtige Strahlenbehandlung am ehesten gerecht werden.

Der Naevus teleangiectaticus lateralis als Symptom assoziierter Entwicklungsstörungen

Ob der Naevus teleangiectaticus lateralis *ohne und mit* assoziierten Symptomen eine ätiologische und pathogenetische Einheit darstellt oder ob verschiedene

Prinzipien zu den gleichen klinischen Erscheinungen in der Haut führen können, ist nicht geklärt. Tatsache ist, daß dem Feuermal als auch den koordinierten Symptomen sowohl beim Sturge-Weber als auch beim Klippel-Trénaunay-Syndrom eine kongenitale Gefäßmißbildung zugrunde liegt, die von den meisten Autoren als embryonale mesodermale Entwicklungsstörung aufgefaßt wird, welche das Neuroektoderm sekundär in Mitleidenschaft ziehen kann (Berg-strand Hebold, Peters, Krabbe, Schnyder, Zweymüller).

α) Sturge-Weber-(Krabbe-)Syndrom

Die erste Mitteilung geht auf Schirmer (1860) zurück. 1879 beschrieb Sturge die Trias Feuermal des Gesichtes — angeborenes oder erworbenes Glaukom — kontralaterale epileptische Anfälle. 1921 wies Parkes-Weber bei solchen Patienten intrakranielle Verkalkungen nach und Krabbe ergänzte 1934 das Krankheitsbild durch hirnautopische Befunde. Die Trias ist seither unter der Bezeichnung Sturge-Weber-(Krabbe-)Syndrom ins Schrifttum eingegangen.

Klinik. Der kongenitale Naevus teleangiectaticus liegt meist im Bereich des 2. Trigeminusastes, seltener im 1. Trigeminusast. Lokalisation im Innervations-gebiet des 3. Astes ist höchst selten (Höring, Krayenbühl, Yasargil und Uehlinger) wie auch die Naevusbildung an den Extremitäten und am Stamm. Die oculären Symptome treten erst im Verlaufe des Lebens in Erscheinung (meist bilaterales Glaukom und Buphthalmus). Im Vordergrund der cerebralen Erscheinungen steht eine Epilepsie (75—85%), meistens vom Jacksonschen Typus, seltener in Form generalisierter Anfälle oder Äquivalente. Hemiparesen mit Hypo-oder Hypertrophie des paretischen Gliedes und homonyme Hemianopsien gehören zum Krankheitsbild. Oft beobachtet man auch eine psychische Fehlentwicklung im Sinne eines geistigen Rückstandes. Häufiger als die klassische Trias sind die bisymptomatischen Formen. Man unterscheidet:

a) Oculo-cutane Form.

b) Cerebro-cutane Form.

c) Cerebro-oculäre Form.

Problematischer ist die Einbeziehung der monosymptomatischen cutanen, oculären und cerebralen Fälle. Derartige Fälle gehören nach de Morsier und Franceschetti, Kammer, Kissel und Beurey, Koch und Neuhaus ebenfalls zum Formenkreis des Sturge-Weberschen Syndroms, wenn in derselben Sippe noch tri- und bisymptomatische Formen vorkommen. Monosymptomatische Abortivformen der Sturge-Weber-Krankheit werden hingegen von Höring abgelehnt. Die kasuistische Literatur umfaßt heute mehr als 400 Fälle. Von diesen seien nur die Monographien von Alexander und Norman, Lund, Koch, Oli-vecrona, Parnitzke, Rosselli und Schioetz erwähnt. In diesen finden sich auch umfassende Literaturübersichten.

Von vielen Autoren wird die Sturge-Webersche Erkrankung zu den Phako-matosen gezählt. Unter diesem Oberbegriff versteht man seit van der Hoeve eine Gruppe von Krankheiten, die an Haut und Nervensystem Erscheinungen machen und zwar die Neurofibromatose, die tuberöse Hirnsklerose, die v. Hippel-Lindausche Angiomatose und die Sturge-Webersche Krankheit. Mit W. Lenz sind wir der Meinung, daß die Zusammenfassung dieser klinisch heterogenen Krankheiten erblicher und nichterblicher(?) Natur zu einer Gruppe wenig Sinn hat.

Pathologisch-anatomisch liegt der Krankheit eine systematisierte Angiomatose der cutanen und subcutanen Gefäße, der Chorioidea, selten der Iris, sowie der weichen Hirnhäute zugrunde. Die intrakraniellen Veränderungen sitzen am häufigsten im linken Occipitallappen, gelegentlich aber auch occipito-parietotemporal. Nach PETERS durchziehen geschlängelte erweiterte Gefäße die weichen Hirnhäute. Bei älteren Fällen ist die Hirnrinde im Bereich der Angiomatose

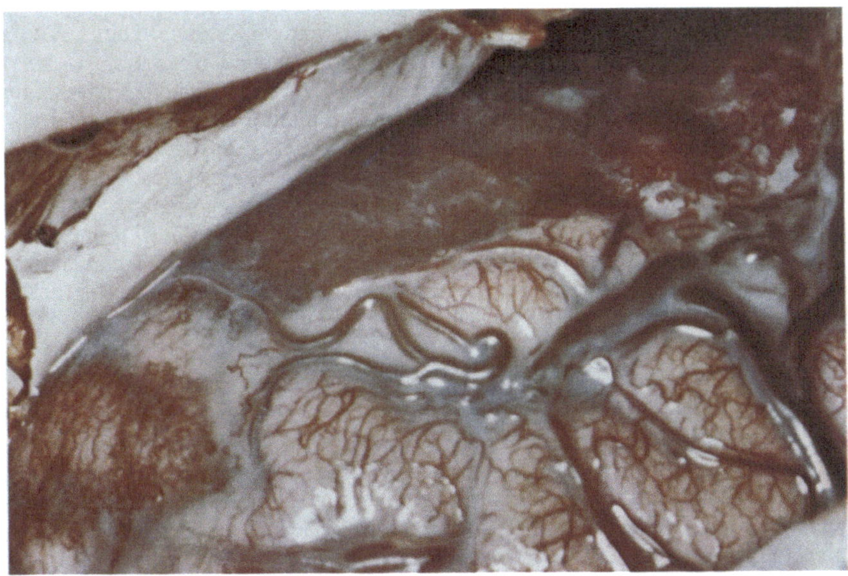

Abb. 32. Feinmaschige piale Angiomatose sämtlicher Windungen des rechten Schläfenlappens bei Sturge-Weber-Syndrom. (Freundlicherweise überlassen von Prof. Dr. H. KRAYENBÜHL, Zürich)

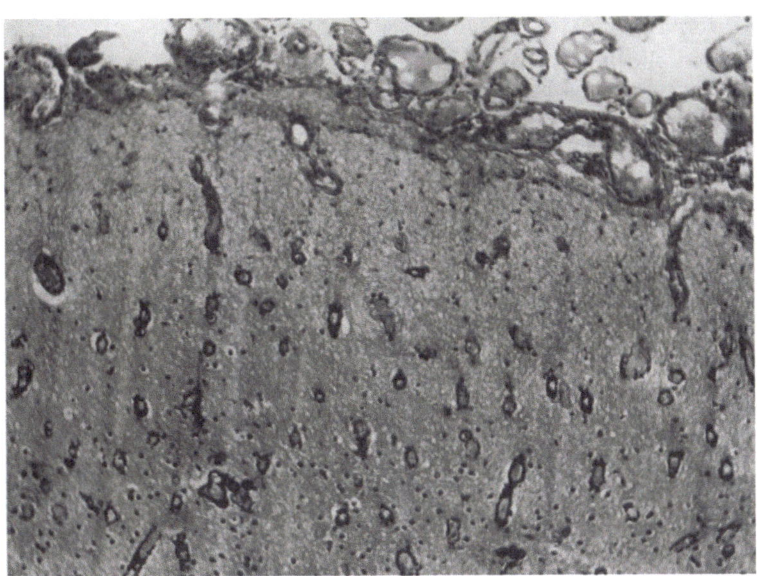

Abb. 33. Sturge-Weber-Krabbe-Syndrom. Hämangiomatose der Leptomeninx. Verkalkung der Hirnrinden-capillaren bei gleichzeitigem Verlust der Rindendifferenzierung (80:1). (Die Aufnahme wurde mir freundlicher-weise von Herrn Prof. Dr. E. UEHLINGER, Zürich überlassen. Sie ist in Dermatologica 115, 555 (1957) publiziert)

mehr oder minder stark atrophisch und verkalkt. Die Verkalkungsherde bevorzugen den Occipitallappen, treten aber erst nach dem 5. Lebensjahr in Erscheinung und stellen sich als doppelkonturierte, bandartige Schatten oder als runde,

umschriebene Verkalkungsherde dar. Hirnatrophie und Verkalkungen sind Folgezustände der Piaangiomatose.

Heredität. Familiäre Fälle wurden unter anderem von Binazzi, Brouwer,
van der Hoeve und Mahoney, Delay und Pichot, Kammer, Koch, Kroll
und Staemmler, Louis-Bar, Shelley-Livingood sowie Touraine, Solente
und Gauthier beschrieben. Die Gesamtheit der diesbezüglichen Mitteilungen
übersteigt das Maß des Zufälligen, was für Erblichkeit des Leidens mit wahrscheinlich unregelmäßig-dominantem Erbgang spricht. Für die erbbiologischen
Fragestellungen sei auf die Arbeiten von Koch verwiesen. Patau et al. beschrieben
kürzlich bei einem Sturge-Weber-Syndrom eine partielle Trisomie mit 46 Chromosomen und Hayward und Bower eine totale Trisomie mit 47 Chromosomen.
Demgegenüber sind 18 Sturge-Weber-Fälle mit normalen Karyogrammen bekannt.
Die Diskussion über eventuelle partielle chromosomale Störungen bei diesem
Syndrom sind heute noch nicht abgeschlossen.

β) Klippel-Trénaunay-Parkes-Weber-Syndrom

Das Krankheitsbild wurde schon 1856 von Devouges, dann von Adams
und Chassaignac (1858) sowie Trélat und Monod (1869) beschrieben, doch
erst von Klippel und Trénaunay (1900) als Syndrom erkannt. Parkes-Weber
beobachtete 1918, daß außer einem metameren planen Extremitätenangiom
(Naevus teleangiectaticus lateralis) — unilateraler Varicosis und Knochenhypertrophie auch arteriovenöse Mißbildungen zum Krankheitsbild gehören können.
Die meisten Autoren fassen denn auch heute das Klippel-Trénaunay-Syndrom
und das Parkes-Weber-Syndrom als eine „entité morbide" auf. Als „formes
frustes", d. h. bi- bzw. monosymptomatische Formen unterscheiden die französischen Autoren weiter:

1. Naevoide Form.
2. Osteohypertrophische Form.
3. Avaricöse Form.
4. Anormale Formen.
   a) Alternierende Form.
   b) Gekreuzte dissoziierte Form.

Knierer u. Dunger, Kresbach und Röckl, Pfister sowie Schnyder, Landolt und Martz machten in neuester Zeit auf Fälle mit Knochenhypoplasie aufmerksam. Im Fall von Kresbach und Röckl waren zudem die Hauttemperatur
und Schweißsekretion im Feuermal erniedrigt. Naevus und Knochenhypertrophie
liegen in der Regel auf der gleichen Körperseite. Die kontralaterale Lokalisation
von Naevus bzw. Knochenhypertrophie wie z.B. im Fall Geimer ist ein rares Vorkommnis. Die *Varicen* (Phleb[arteri]ektasien?) treten gewöhnlich in den ersten
Lebensjahren in Erscheinung und bilden schließlich große, bis fingerdicke Stränge
und Konvolute. Sie liegen teils subcutan, teils aber auch in den Weichteilen.
Relativ häufig kommt es zu ausgedehnter Phlebolithenbildung. Der Grad der
Varicosis geht mit der Intensität der anderen Hautsymptome nicht parallel. So
findet man gelegentlich nur in gewissen Naevuspartien netzförmige Venektasien.
Die Varicosis liegt praktisch immer auf der hypertrophischen Körperseite und
demnach unilateral. Durch eine Angiographie lassen sich Fehlbildungen vor
allem des Venensystems aufdecken, während das arterielle Gefäßsystem nur
wenig betroffen ist. Als erster hat Parkes-Weber arteriovenöse Mißbildungen
im Bereich der verlängerten Gliedmaße beschrieben, was seither von Horton,
Pardo-Castello u. a. bestätigt wurde. Der venöse Druck ist denn auch in Fällen
mit arteriovenösen Mißbildungen erhöht, während der arterielle Druck meist

deutlich erniedrigt ist (ALAJOUANINE-THUREL). Meistens ist die Umfangver-
mehrung der Weichteile nur Ausdruck eines venös bedingten Stauungsödems. Es

gibt aber auch Fälle mit trophischen Ödemen sowie solche, die mit einer Hypertrophie der Muskulatur und des subcutanen Fettgewebes einhergehen.

Für eine zusammenfassende Darstellung der Einzelkasuistik sei auf die Arbeiten von FEGELER, HOLTSCHMIDT und
KOHRS, KOCH, PETSCHELT und ROSSELLI
verwiesen.

Klinik. Der oder die Naevi teleangiectatici sind schon bei der Geburt vorhanden und nehmen proportional dem Körper-
wuchs an Ausdehnung zu. Bei den Männern überwiegt nach einer Zusammenstellung von PETSCHELT die Lokalisation
an den oberen Extremitäten, während
bei den Frauen Arme und Beine gleich
häufig befallen werden. Wie schon KLIP-
PEL und TRÉNAUNAY festhielten, zeigt das
Gefäßmal eine metamere Lokalisation. Abgesehen von den sehr seltenen doppelseiti-
gen (alternierenden) Formen wird in der
Regel nur eine Körperhälfte befallen.
FEGELER, HOLTSCHMIDT und KOHRS konnten in fast allen Fällen im Naevusgebiet
eine Erhöhung der Hauttemperatur nachweisen, während der Schweißversuch
nach MINOR keine deutlichen Seitenunterschiede ergab. Neurologische Ausfalls-
symptome im Bereich der befallenen
Hautpartien sind, abgesehen von Ausnahmen (Fälle 10 und 11 von FEGELER,
HOLTSCHMIDT und KOHRS), nicht gefunden
worden. Gelegentlich ist das Gefäßmal
mit Naevi anaemici vergesellschaftet.
Andere Hautveränderungen wie systematisierte Pigmentnaevi und Vitiligoherde
sind selten.

Die *Knochenhypertrophie* tritt klinisch
meist erst in den ersten Lebensjahren
in Erscheinung. Es werden Längendiffe-
renzen bis zu 19 cm beschrieben (TRÉLAT-
MONOD). Die Durchschnittswerte liegen
nach KOCH bei 4—6 cm. Die Knochen-

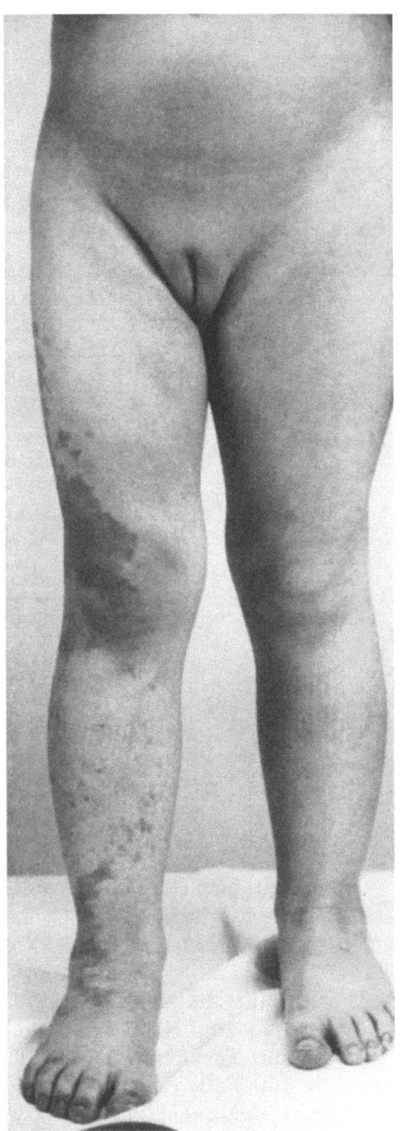

Abb. 34. Klippel-Trénaunay-Syndrom mit Weich-
teil- und Knochenhypertrophie. (Beobachtung
Dermatologische Klinik Zürich)

hypertrophie kann also in den meisten Fällen klinisch erkannt werden. Bei
Lokalisation im Bereich der unteren Extremitäten wird die Knochenhypertrophie
durch eine kompensatorische Skoliose und Kyphose der Lendenwirbelsäule ausgeglichen. Röntgenologisch ist die Knochenhypertrophie dreidimensional und
unspezifisch. KNIERER und DUNGER halten eine Störung des Ektoderms und
Mesoderms für möglich. In Anbetracht dieser Sachlage sind Ausdrücke wie

„Ektoneurodermale Hamartome" (GRAUL) bzw. „Geno-Neuro-Dermatose" (KIS-SEL und BEUREY) nicht nur präjudizierend, sondern auch irreführend, kann doch die überragende Bedeutung der mesenchymalen Veränderungen nicht in Abrede gestellt werden.

Korrelationspathologie. Am häufigsten wurde die Vergesellschaftung mit Sturge-Weber-Syndrom beobachtet (BONSE, VAN DER HARST, DEN HARTOG JA-GER, NONNENMACHER, PAILLAS, BONNAL, GASTAUT und NAQUET, SCHNYDER, LANDOLT und MARTZ, STRÖBEL, TELLER und LINDNER), mit welchem der Klippel-Trénaunay den Naevus teleangiectaticus lateralis und die Knochenhypertrophie gemeinsam hat. Das nachfolgende Schema soll die Beziehungen zwischen beiden Syndromen veranschaulichen.

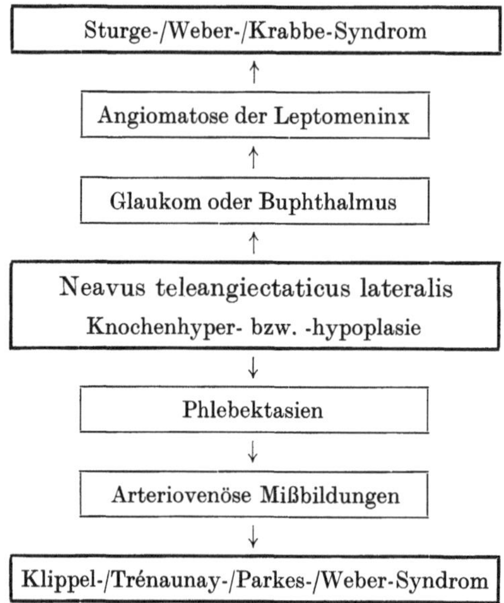

Kombinationen mit tuberöser Hirnsklerose wurden von ROSS-DICKERSON und VERSCHUEREN, mit von Hippelscher Angiomatosis retinae von HARTOG-JAGER, mit Neurofibromatosis v. Recklinghausen von BRECHOT-GASSE beschrieben, während HARTLEB-SEIGE und FEGELER, HOLTSCHMIDT und KOHRS bei einschlägigen Fällen eine Melanosis sclerae bzw. einen Naevus pigmentosus der Iriskrause fanden, wie sie zum Krankheitsbild der neurocutanen Melanose Touraine gehören.

Familiäres Vorkommen. KOCH konnte im einschlägigen Schrifttum unter mehr als 100 Fällen 21 Fälle eruieren, bei denen Blutsverwandte gleiche oder ähnliche Mißbildungen aufweisen, während SACHS unter 69 Fällen 14 solche fand. Bei den Sekundärfällen handelt es sich teils um Geschwister, häufiger jedoch um Eltern oder andere Blutsverwandte der Aszendenz.

Ätiologisch werden sowohl exogene als auch endogene (hereditäre) Einflüsse geltend gemacht. Viele Autoren schreiben exogenen Einflüssen in einer Früh-phase des intrauterinen Lebens die entscheidende Bedeutung zu. KLIPPEL und TRÉNAUNAY sahen die Ursache des von ihnen beschriebenen Syndroms in einem „lokalen infektiösen Prozeß" während des Embryonallebens, während PROPPE für diese Krankheit eine Virusätiologie annimmt, „die in einer bestimmten eng begrenzten Phase des intrauterinen Lebens immer auf den gleichen falschen Entwicklungsmechanismus zurückzuführen ist". Für das Sturge-Weber-Syndrom haben FALK und WERNER ebenfalls Virusätiologie postuliert, was aber von PETSCHELT entschieden abgelehnt wird, da für eine solche in keinem der in letzter Zeit veröffentlichten Fälle Anhaltspunkte gewonnen werden konnten. Die von UNNA postulierte Theorie von den „intrauterinen Druckpunkten" wird in neuerer Zeit nicht mehr vertreten, ebenso wenig VIRCHOWs Lehre von den fissuralen Angiomen (s. bei WERTHEIM). Stichhaltige Beobachtungen für eine exogene intrauterine Schädigung der Frucht in den ersten Lunarmonaten z. B. durch Embryopathien, Toxoplasmose, Viren, Traumen, Strahlenschädigung, mangelnde Sauerstoffversorgung konnten bis heute nicht beigebracht werden. In Anbetracht dieser Tatsache wurde der hereditären Bedingtheit in den letzten Jahren vermehrt Aufmerksamkeit geschenkt. Allerdings ist die Ausbeute familiärer Fälle relativ bescheiden. Insbesondere findet man in Familien von Patienten mit einem Feuermal ohne assoziierte Symptome fast nie analoge oder verwandte Symptome bei Blutsverwandten. Anders liegen die Verhältnisse beim Sturge-Weber- und Klippel-Trénaunay-Parkes-Weber-Syndrom, die — wie oben dargestellt wurde — doch weit häufiger familiär vorkommen als bei Nichterblichkeit zu erwarten wäre. Wir halten es deshalb für wahrscheinlich, daß zum mindesten den Naevi teleangiectatici mit assoziierten Symptomen eine genbedingte Störung zugrunde liegt. Während KOCH für seine Kranken mit Sekundärfällen in der Aszendenz ein autosomal-dominantes, für seine Geschwisterfälle aber ein recessives Gen postuliert, halten wir es für wahrscheinlicher, daß es sich um ein niederpenetrantes autosomal-dominantes pleiotropes Gen handelt. Diese Erbgangshypothese erklärt zwanglos die große Zahl nichtfamiliärer Fälle, ohne daß man zu den Hypothesen der Heterogenie und Phänokopie Zuflucht nehmen muß.

Auch die *Pathogenese* der Feuermale und der mit ihnen einhergehenden Symptome ist nicht geklärt. Schon den älteren Autoren fiel auf, daß der Naevus im Gesicht häufig dem Trigeminus, an den Extremitäten dem Ausbreitungsgebiet der Hautnerven folgte. Aus diesen Gründen haben SIMON und v. BÄRENSPRUNG das Feuermal „Nervennaevus" genannt. In einem Fall von Morbus Sturge-Weber beobachtete CUSHING eine Hypoplasie des Ganglion Gasseri. Die meisten Autoren verlegen heute die Störung ins vegetative Nervensystem. Schon BUSCHKE hat für das Feuermal einen Mangel vasoconstrictorischer Nerven angenommen. Für eine vasomotorisch-trophische Störung sprechen a) traumatisch vasomotorische Schädigungen, welche in der Folge zur Entstehung eines Naevus flammeus führen, b) die nicht selten zu beobachtenden anämischen Hautbezirke an den Rändern von Naevi, c) daß mittels Iontophorese nach ACKERMANN mit Adrenalin in Randgebieten von Feuermalen analoge Veränderungen ausgelöst werden können. Nach KAUTZKY entspricht die Innervation der Leptomeninx derjenigen der Dura. Demnach würde die über dem Occipitalgebiet liegende Pia vom ersten Ast des N. trigeminus, das übrige Gebiet vom zweiten und dritten Trigeminusast innerviert. In der Mehrzahl der Fälle entspricht die Lokalisation des Feuermals der vom gleichen Trigeminusast innervierten Piaangiomatose. Für das Sturge-Weber-Syndrom nimmt nun KAUTZKY eine kongenitale Fehlbildung des parasympathischen Anteils des N. trigeminus an. Die Angiomatose der Cutis und Pia wäre demnach eine Folge der vasomotorischen Fehlbildung. Nach TÖNDURY ist aber bis heute nicht erwiesen, daß der N. trigeminus einen parasympathischen Anteil hat.

Für die Genese des Buphthalmus und Glaukoms beim Sturge-Weber-Syndrom werden abnorme Verhältnisse der Abflußwege im Kammerwinkel verantwortlich gemacht. KNAPP findet angiomatöse Veränderungen in der Iris und hält es für wahrscheinlich, daß analoge Gefäßanomalien im Kammerwinkel zu einer Verlegung des Schlemmschen Kanals führen.

Für den Riesenwuchs nehmen Klippel-Trénaunay und Parkes-Weber an, daß die kongenitalen Gefäßmißbildungen eine ursächliche Bedeutung haben. Servelle betrachtet den Riesenwuchs beim Klippel-Trénaunay-Syndrom als eine Folge der durch die Gefäßanomalien hervorgerufenen venösen Stauung. Weill, Bonnet und Leveau sowie Poinso, Charpin und Deprez ihrerseits nehmen einen Ausfall der sympathischen Ganglien im Rückenmark an, der zur Ausbildung des Angioms und der Venenerweiterung führe. Alle vasomotorischen Theorien vermögen aber nicht die schweren Gefäßmißbildungen zu erklären, die pathologisch-anatomisch sichergestellt sind und die sich teilweise auch angiographisch darstellen lassen.

Unter Würdigung aller Aspekte müssen wir zugeben, daß es bis jetzt keine befriedigende Deutung für die Genese dieser Krankheitsgruppe gibt.

2. Naevus anaemicus Voerner

Klinik. Er besteht aus rundlichen, weißen Flecken, die entweder vereinzelt stehen oder miteinander zusammenhängen und circinär begrenzte größere Herde

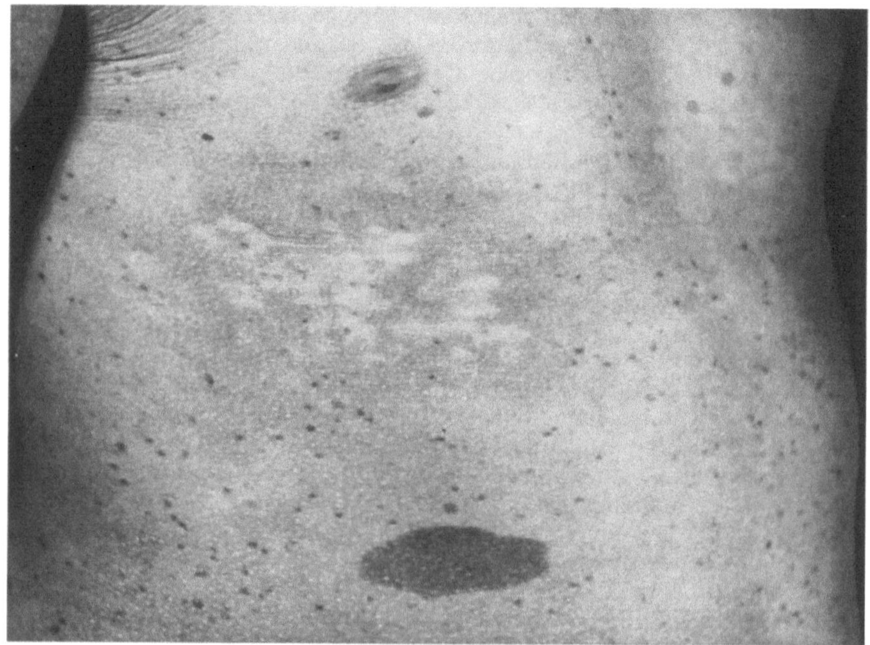

Abb. 35. Naevus anaemicus bei Neurofibromatosis von Recklinghausen. (Beobachtung Dermatologische Klinik Zürich)

bis 12 cm Durchmesser bilden. Die Veränderungen sind angeboren, wenig auffällig und werden meist zufällig entdeckt. Durch Reiben treten sie stärker hervor, da die Umgebung hyperämisch wird, während der Naevus seinen blassen Farbton behält. Sowohl nach UV- wie nach Grenzstrahlen ist nach Kalz im Naevus anaemicus die Erythem- und Pigmentbildung geringer als in der normalen Haut. Bei Männern kommt er nach Muskatblueth häufiger vor als bei Frauen.

Histologie. Während Cerchiai, Chiale und Ulmo wie schon Saphier histologisch eine subpapilläre Gefäßhypoplasie beschrieben, fanden Fischer (1909) sowie in neuerer Zeit Dufke und Glaubersohn keine histopathologisch faßbaren

Veränderungen. Capillarmikroskopisch scheint die Zahl der subpapillären Capillaren im Naevus vermindert zu sein.

Pathogenese. Lange Zeit wurde die Frage diskutiert, ob dem Naevus anaemicus eine anatomische oder funktionelle Störung zugrunde liegt. Schon VÖRNER und PARKES-WEBER verwiesen auf die gelegentliche Kombination mit einem Naevus teleangiectaticus. VÖRNER vermutete deshalb, daß die Ursache beider Gefäßnaevi auf einer Innervationsstörung des Gefäßapparates beruhe. Auf Grund pharmakodynamischer Untersuchungen mit Metacholin, Pilocarpin und Adrenalin nehmen heute BUTTERWORTH und WALTERS für den Naevus anaemicus einen lokal gesteigerten Sympathicotonus an.

Korrelationspathologie. Nach SCHMIDT weisen ungefähr 15% aller Fälle von Neurofibromatosis Recklinghausen (Nf. R.) gleichzeitig einen oder mehrere Naevi anaemici auf. Die Vergesellschaftung ist sicher mehr als zufälliger Art (vgl. dazu CROWE, SCHULL und NEEL sowie TOURAINE). Kürzlich sah ich einen Patienten mit Neurofibromatose, welche auf der Streckseite des rechten Oberschenkels einen ausgedehnten Naevus anaemicus und auf dem linken Fußrücken einen Naevus teleangiectaticus aufweist. Wie häufig der Naevus anaemicus mit Neurofibromatose und Naevus teleangiectaticus lateralis assoziiert ist, weiß man nicht. Relativ häufig findet man anämische Naevi auch bei ausgedehnten Feuermalen.

Heute stellt sich die noch wenig diskutierte Frage, ob der Naevus anaemicus nosologisch zum Formenkreis der Neurofibromatose, des Naevus teleangiectaticus lateralis oder zu beiden gehört, da zudem CHATELIER und STEINDLER Naevi anaemici bei Vater und Sohn bzw. Mutter und Tochter beobachteten. Die engen klinischen Beziehungen des Naevus anaemicus zu diesen beiden Krankheitsbildern deuten auf nahe lokalisatorische Beziehungen der chromosomalen Erbanlagen. Nur durch genaue intrafamiliäre Untersuchungen wird es gelingen, die korrelativen Beziehungen zwischen diesen Krankheitsbildern zu klären. Daß sie genbedingt sind, liegt auf der Hand.

3. Cerebello-oculo-cutane Teleangiektasien

Synonyma. Ataxia-Teleangiectasia, Louis Barsche Krankheit. Progressive Familial Choreoathetosis with Cutaneous Teleangiectasia.

Im Jahre 1941 beschrieb die belgische Neurologin LOUIS-BAR einen 9jährigen Knaben, bei welchem sich seit dem 2. Lebensjahr neben einer cerebellaren Ataxie an den Ohrmuscheln und Conjunctiven Teleangiektasien entwickelten. Seither wurden mehr als 25 Fälle beschrieben (BODER und SEDGWICK, BIEMOND, CENTERWALL und MILLER, WELLS und SHY, ANDREWS, KOPACK und BRUTON, SIEKERT, KEITH und DION WILLIAMS, DEMIS und HIGDON).

Klinik. Das eine Hauptsymptom ist eine im Kleinkindesalter auftretende, langsam progrediente, cerebellare Ataxie, die mit Sprachstörungen einhergeht (auffallend leise und monotone, langsame, skandierende Sprechweise). Das andere obligate Hauptsymptom sind netzförmig angeordnete Teleangiektasien der Gesichtshaut und der Conjunctiven. In der Regel treten vorerst die cerebellar bedingten Gehstörungen auf, während die Teleangiektasien etwas später in Erscheinung treten und zwar zuerst an der Bindehaut. Später entwickeln sich auch Teleangiektasien im Nasen-Augen-Winkel, an den Ohrmuscheln, prästernal, an den Hand- und Fußrücken, in den Ellenbeugen- und Kniekehlen sowie am harten und weichen Gaumen.

Fakultative Symptome sind café au lait-Flecken am Stamm, trockene und atrophische Gesichtshaut, frühzeitige Ergrauung der Haare, ferner rezidivierende Nasen-Rachen-Nebenhöhlen- und Bronchialaffektionen sowie ein Minderwuchs wahrscheinlich dyscerebraler Genese (Matthes). Erst im fortgeschrittenen Stadium treten Intelligenzdefekte hinzu.

Verlauf. Von den neun amerikanischen Fällen sind vier im Alter von 9, 10, 12 und 25 Jahren gestorben.

Die von Centerwall und Miller sowie Boder und Sedgwick veröffentlichten Sektionsbefunde ergaben eine primäre cerebellare Degeneration bei auffälliger Erweiterung der kleinen Venen der Leptomeninx im Bereich des Kleinhirns, der weißen Substanz und des Nucleus dentatus.

Die Diagnose kann erst gestellt werden, wenn die cutanen und conjunctivalen Teleangiektasien ausgebildet sind, was spätestens im 4. Lebensjahr der Fall ist.

Heredität. Die Affektion war in den Fällen von Boder und Sedgwick, Centerwall und Miller sowie Biemond familiär. Befallen waren jeweils Geschwister, während in der Aszendenz keine analogen Fälle beobachtet wurden. Es dürfte nach allem eine recessiv-vererbte Krankheit vorliegen, deren Prognose quoad vitam schlecht ist.

Matthes möchte das Krankheitsbild dem Formenkreis der neuroektodermalen Dysplasien (Phakomatosen) zuordnen. Vom dermatologischen Standpunkt aus gehört es zu den vererbten primären Teleangiektasien.

Therapie. Eine kausale Behandlung ist unbekannt.

4. Teleangiectasia hereditaria haemorrhagica Osler (T. h. h.)

Synonyma. Oslersche Krankheit, Rendu-Oslersche Krankheit, Rendu-Osler-Webersche Krankheit, Goldstein disease, Ullmann-Goldstein disease, Hereditary multiple teleangiectasis, Hereditary haemorrhagic teleangiectasia, Angiomatosis hereditaria haemorrhagica, Heredo-familial Angiomatosis, Hémangiomatose familiale de Rendu-Osler.

Das Krankheitsbild wurde 1901 von Osler erstmals klar umschrieben, nachdem schon 1896 Rendu Fälle dieser Art von der Hämophilie abtrennte. 1950 stellten Garland und Anning 244 Osler-Familien des Schrifttums zusammen, denen sie noch 20 eigene Familien hinzufügten. Touraine veranschlagt die Zahl der bis heute beobachteten Osler-Fälle auf 1150. Die T.h.h. ist charakterisiert durch die Trias: multiple Teleangiektasien der Haut und Schleimhäute, Neigung zu Haut- und Schleimhautblutungen und familiäres Vorkommen. Umfassende Darstellungen verdanken wir vor allem Goldstein (1932, 1933) und Gottron. Die *Teleangiektasien der Haut und Schleimhäute* bevorzugen bestimmte Regionen. Im Gesicht sind die Wangen, insbesondere die Jochbeingegend, ferner die Regio nasolabialis, die Nasenflügel, die Stirne, das Kinn und die Ohrmuscheln, seltener die Augenlider und der behaarte Kopf befallen. In der von Bloom und Moynahan beschriebenen Osler-Sippe zeigt ein Patient auf der rechten Wange Naevus flammeus-artig angeordnete Teleangiektasien. Weitere Prädilektionsstellen sind die Hände (Palmae, Handrücken, Endphalangen der Finger, Nagelbett, seltener Nagelfalz). Der Stamm — mit Ausnahme der oberen Thoraxapertur — wird selten befallen.

Die Teleangiektasien erscheinen meist schubweise von einem Tag auf den anderen. Ihre Zahl schwankt von einem Dutzend bis zu mehreren Hunderten. Stets haben wir es mit Gefäßreiserchen verschiedenartigster Form (Netz- und Sternform) zu tun, die in sonst unveränderter Haut sichtbar werden. Die bald mehr hell-, bald mehr bläulich-roten Effloreszenzen können durch stärkere Erweiterung umschriebener Gefäßgebiete zur Bildung scharf begrenzter angiomartiger Tumoren führen. Die Effloreszenzen blassen auf Glasspateldruck ab oder verschwinden völlig. Das klinische Bild der Teleangiektasien ist also außerordentlich polymorph. Osler-ähnliche Teleangiektasien der Haut wurden von BAUMGARTNER bei zwei Fällen von Kalkgicht ohne klinische Sklerodermie beobachtet. Von den Schleimhäuten werden die Nasen- und Mundschleimhaut (Lippen, Zunge, Wangen, Gaumen, Tonsillen) fast regelmäßig befallen.

In den letzten Jahrzehnten wurde den teleangiektatischen Veränderungen der inneren Organe vermehrte Beobachtung geschenkt. In diagnostischer Hinsicht sind die Teleangiektasien der Magenschleimhaut von Bedeutung (WILLIAMS und BRICK), die im vorgerückten Alter zu Hämatemesis und Meläna führen,

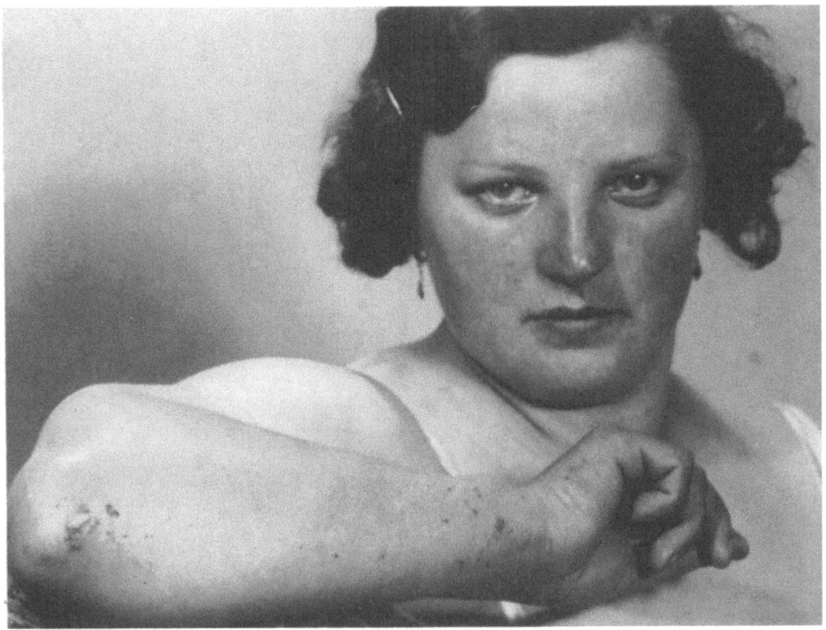

Abb. 36. Morbus Rendu-Osler

ferner die Teleangiektasien der Bronchialschleimhaut (ARMENTROUT und UNDERWOOD, HEDINGER), welche Hämoptoe verursachen und zum Tode führen können. Teleangiektasien im Bereich des Nierenbeckens und der Blasenschleimhaut bilden rezidivierende Hämaturien (FOGGIE, GARLAND u. ANNING). Beim Vorliegen arteriovenöser Lungenaneurysmen wird das klinische Bild von der Trias: Cyanose, Trommelschlegelfinger und Polyglobulie beherrscht. Wegen der schweren Auswirkungen auf das Allgemeinbefinden und wegen ihrer Komplikationsgefahr ist bei solitären oder doch wenigstens einseitig gelagerten arteriovenösen Aneurysmen die operative Entfernung mittels Lobektomie oder Pneumonektomie angezeigt (HEDINGER, HITZIG und MARMIER).

MICHAEL und LEVIN beobachteten Fälle mit Teleangiektasien der weichen Hirnhäute, die unter migräneartigen Beschwerden oder eklamptischen Symptomen litten. Von Bedeutung sind ferner die Teleangiektasien der Leber, die ohne oder mit Lebercirrhose einhergehen können. Schon OSLER hat auf die nicht seltene Koinzidenz von Teleangiektasien und Leberaffektionen hingewiesen. In neuester Zeit postulierten JOHNSON und NORDENSON die Lebercirrhose als viertes Kardinalsymptom. Lebercirrhose bei Morbus Osler wurde auch von BOGAERT und SCHERER, ROOSCHUETZ, SCHÜPBACH, WERNER u. a. m. beobachtet. Für die Pathogenese des Morbus Rendu-Osler räumten verschiedene Autoren

der Lebercirrhose eine zentrale Stellung ein. Dieser Auffassung traten vor allem
Angervall und der Internist Schüpbach entschieden entgegen. Aus dem Fehlen
der Cirrhose in der von Steiger bearbeiteten Familie (77 Osler-Kranke) und
dem Vorkommen von Cirrhosen in einer anderen kleineren Osler-Sippe zieht
Schüpbach den Schluß, daß zwischen Lebercirrhose und Morbus Rendu-Osler
möglicherweise eine konstitutionelle Korrelation bestehe, die jedoch nicht für
jede Osler-Sippe zutrifft. Die Lebercirrhose gehört nach den neueren Erkenntnissen nicht integrierend zum Morbus Rendu-Osler.

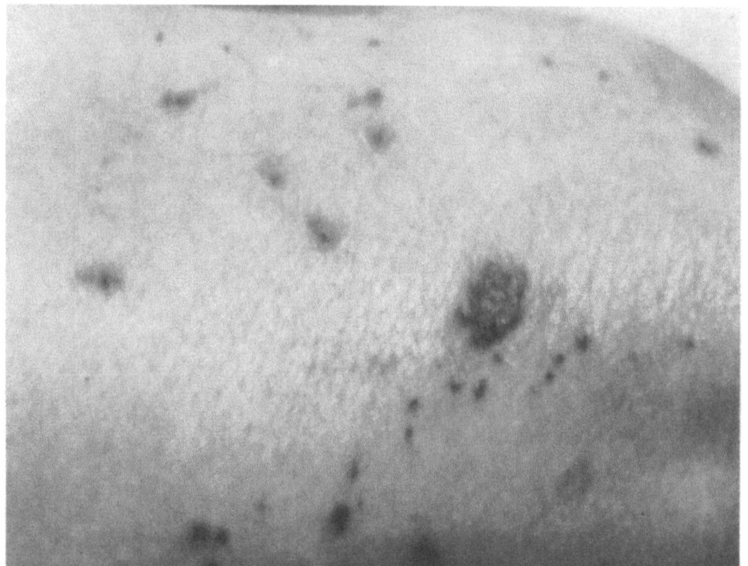

Abb. 37. Angiomartige Efflorescenzen bei Morbus Rendu-Osler. (Fotos freundlicherweise
von Herrn Prof. A. Fingerland, Hradec Králové überlassen)

Schließlich beobachtete François einen Fall mit rezidivierenden retinalen
Blutungen.

Die Teleangiektasien der Schleimhäute neigen mehr als diejenigen der Haut
zu rezidivierenden Blutungen. Sowohl endogene wie exogene Realisationsfaktoren
können Blutungen auslösen. Von den endogenen Faktoren spielen nach Richter,
Steiger, Ullmann und Wagner vor allem die Pubertät, Menstruation, Graviditä-
tät und Menopause eine Rolle. Nach Čičovački und Stoeger können auch toxische Faktoren wie eine Pneumonie oder Angina lacunaris Blutungen auslösen.
In bezug auf exogene Faktoren sind nach Gottron und Steiger vor allem
Licht, Wärme und Jahreszeiten (Sommer) von Bedeutung. Steiger fand, daß
die Blutungen bei Landwirten und im Freien arbeitenden Handwerkern früher
und stärker auftreten als bei Stadtbewohnern. Die Blutungsneigung nimmt mit
dem Alter zu und führt allmählich zu einer immer schwereren sekundären Anämie
mit Polyglobulie. Todesfälle infolge Verblutung sind indessen selten (5%), Blut-
gerinnungsstörungen fehlen.

Aubertin, Lévy und Baclesse sowie Gottron unterteilen den Krankheitsverlauf in zwei Etappen. Sie unterscheiden eine erste Phase der Hämorrhagien
(meist Epistaxis), welche von der frühesten Jugend bis etwa zum 30. Lebensjahr
dauert. Die zweite Phase ist durch Teleangiektasien, welche vom dritten Lebensjahrzehnt an auftreten, gekennzeichnet.

Das dritte Moment ist das familiäre Vorkommen, welches den Morbus Rendu-Osler charakterisiert (205 von 215 Familien nach Fitz-Hugh). In seltenen Fällen läßt sich die Heredität nicht nachweisen, entweder weil ihre Spuren durch das Vorkommen von Rudimentärformen in der Aszendenz verwischt bzw. in der Deszendenz infolge der recht breiten Manifestationsvariabilität noch nicht manifest geworden sind, oder weil es sich tatsächlich um echte Solitärfälle handelt. Der Erbgang ist praktisch regelmäßig autosomal-dominant. Beide Geschlechter werden etwa gleich häufig betroffen und vererben die Krankheit weiter. Gewisse Sippen neigen nur zu Epistaxis, andere nur zu Teleangiektasien. Hingegen scheint die Intensität des Leidens (Expressivität) nicht von genetischen Faktoren abhängig zu sein (s. bei GÄNSSLEN, LAMBRECHT und WERNER). Der Nachweis des familiären Vorkommens ist für die Diagnose von großem Wert, weil sich banale Teleangiektasien klinisch nicht von den Teleangiektasien bei Morbus Rendu-Osler zu unterscheiden brauchen. Immerhin dürfte STEIGER zu weit gehen, wenn er den Nachweis der Heredität als unerläßliches diagnostisches Kriterium fordert. Von biologischem Interesse ist die Beobachtung von STEIGER, daß aus einer Ehe von zwei Osler-Kranken nur Aborte hervorgingen, was nahelegt, daß die homozygote Osler-Konstellation einem Letalfaktor gleichkommt. Im Fall von SNYDER und DOAN, der ebenfalls als homozygoter Osler interpretiert wird, starb das Kind an einer multiplen Hämangiomatose im Kindesalter.

Die Bedeutung des hereditären Faktors wird recht verschieden beurteilt. GOTTRON hält eine gesteigerte Erregbarkeit des Gefäßnervensystems für das angeboren Konstitutionelle, während MEMMESHEIMER, ROSENTHAL und P. UNNA auf Grund von Bindegewebsveränderungen in der Haut eine allgemeine Mesenchymschwäche annehmen. Die meisten Autoren fassen den Morbus Osler heute als eine hereditäre Vasculopathie auf. Da der Erbgang praktisch regelmäßig dominant ist, erkrankt jeder Genträger obligat im Verlauf seines Lebens. Der Heredität kommt somit pathogenetisch eine determinierende Bedeutung zu.

Korrelationspathologie. In der älteren Literatur wird die Vergesellschaftung mit Status varicosis häufig erwähnt. Echte Beziehungen zwischen den beiden Formenkreisen bestehen jedoch nach den Untersuchungen von SIEMENS und BECK nicht. VAN BOGAERT und SCHERER sowie FITZ-HUGH wiesen nach, daß alle Osler-Kranken der Blutgruppe 0 angehören. VISCHER zeigte, daß auch Angehörige der Blutgruppen A0 und B0 Zeichen von Morbus Rendu-Osler aufweisen können. Die bisherigen Untersuchungen deuten darauf hin, daß eventuell eine Koppelung des Gens für Morbus Osler mit dem Gen für die Blutgruppe 0 besteht. Klinisch wurde vereinzelt Vergesellschaftung mit anderen hereditären Leiden beobachtet: so mit tuberöser Hirnsklerose von KOFLER, mit multiplen Aneurysmen der A. renalis von SCHUSTER, mit retinocerebellärer Angiomatosis von KUFS, mit Brachyphalangie von KOSINER und Kamptodaktylie von PARKES-WEBER.

Histologie. Mit der pathologischen Anatomie der Osler-Efflorescenzen der Haut befaßten sich in den letzten beiden Jahrzehnten ČIČOVAČKI, STEIGER, FINGERLAND und JANOUSEK, NÖDL, ROSENTHAL und UNNA, VISCHER, WERNER u. a. m. FINGERLAND und JANOUSEK beschrieben Teleangiektasien in normaler Haut, welche größtenteils die Capillaren des Stratum subpapillare, weniger die Capillaren des Stratum reticulare betreffen. Die erweiterten Capillaren wölben die darüberliegende Epithelleiste vor. Die Hohlräume werden von einem einschichtigen abgeflachten Endothel ausgekleidet. Die älteren Autoren erwähnten, daß die Gefäße weder elastische noch muskuläre Wandelemente enthalten. Einzig ULLMANN beschrieb eine Neubildung von Gefäßen mit beträchtlicher Endothelwucherung. Für Hamartombildung (WITTKOWER und RAREY) finden sich histologisch keine Anhaltspunkte. Memmesheimer stellte 1928 fest, daß die perivasculären elastischen Fasern vermindert sind. Dazu fand er eine Verquellung der kollagenen und elastischen Fasern, was kürzlich Cohn und Rosenthal bestätigten. Nödl beobachtete bei einem Solitärfall von Morbus Rendu-Osler erstmals ein Konvolut aneurysmatisch erweiterter Gefäße, das er als Anastomosen bzw. Sperrgefäßkomplex deutet. Für diesen Befund nimmt er eine fehlerhafte Gefäßanlage an. Wahrscheinlich werden unter gewissen Umständen (Rhexis ?) durch die Sperrgefäßkomplexe nachgeschaltete Präcapillaren und Capillaren ausgeschaltet. Die an Leichen erhobenen Befunde (Osler, Reiniger, Fitz-Hugh, van Bogaert und Scherer, Schuster, Vischer) ergaben eine einfache Teleangiektasie. Wenn auch darüber Einigkeit besteht, daß den Rendu-Osler-Efflorescenzen in der Haut eine einfache Teleangiektasie zugrunde liegt, so sind doch die erhobenen Befunde noch recht uneinheitlich. Dies dürfte teilweise durch die Polymorphie des klinischen Bildes der Osler-Teleangiektasien bedingt sein.

Stival bringt nosologisch den Morbus Rendu-Osler in Beziehung zum Grönblad-Strandberg-Syndrom und der systematisierten Elastorrhexis, wofür jedoch nach dem intrafamiliären Bild weder der einen noch der anderen Krankheit Anhaltspunkte bestehen. Der Morbus Rendu-Osler muß nach den heutigen Erkenntnissen als eine nosologisch selbständige anlagemäßig bedingte Vasculopathie der Endstrombahn aufgefaßt werden, welcher einerseits eine erhöhte Gefäßbrüchigkeit und andererseits eine Gefäßwandschwäche zugrunde liegt.

Therapie. Die allgemeine Erfahrung hat gezeigt, daß weder die Blutungsbereitschaft noch die Neubildung von Teleangiektasien therapeutisch beeinflußt werden kann. Veröden von Teleangiektasien mit Galvanokaustik, Diathermie und Ätzmitteln kann zu unstillbaren Blutungen führen. O'Kane empfehlen Veröden mit 5% Chinin-Urethan-Lösung. Die sekundäre Anämie läßt sich mit Eisenpräparaten und Bluttransfusionen wirksam bekämpfen.

5. Cutis marmorata teleangiectatica congenita

Unter dieser Bezeichnung beschrieb 1922 van Louhizen eine seltene angeborene Hautanomalie. Kurz nachher berichtete van West über einen ähnlichen Fall. Seither wurden mehrere Beobachtungen mitgeteilt, die das seltene Auftreten dieses eigentümlichen Krankheitsbildes bestätigen (Deschwanden und Gilardi, Halter, Keining, Neumark, Pierini und Grinspan, Schwartzer, Touraine sowie Waldecker).

Schon aus den ersten Mitteilungen ging die scharfe Umschreibung des Krankheitsbildes hervor: Die Haut des Neugeborenen erscheint papierdünn, transparent, von einem weitmaschigen Venennetz durchsetzt, das blaßrote Hautinseln einschließt. Doch sind die Maschen größer, das Netzwerk schärfter und deutlicher als bei der Cutis marmorata. An den Füßen und Fingern nimmt die blaßrote Hyperämie der Haut mehr den Charakter flächenhaft ausgebreiteter, scharf begrenzter Herde von blauroter Farbe, entsprechend dem Bild des Naevus teleangiectaticus an. In typischen Fällen erstreckt sich der Prozeß nahezu über das ganze Integument. Ausgespart werden lediglich Nase, Lippen, Ohren, das Genitale, sowie die Handflächen und Fußsohlen. Schleimveränderungen fehlen.

Über die *Histologie* ist wenig bekannt. In den Fällen von Pierini und Grinspan war eine passive venöse Stauung mit Erweiterung der subepidermalen und dermalen Venen zu beobachten. Gefäßsprossungen fehlten. Deschwanden und Gilardi berichteten über Kombination mit progerieähnlichen Symptomen und

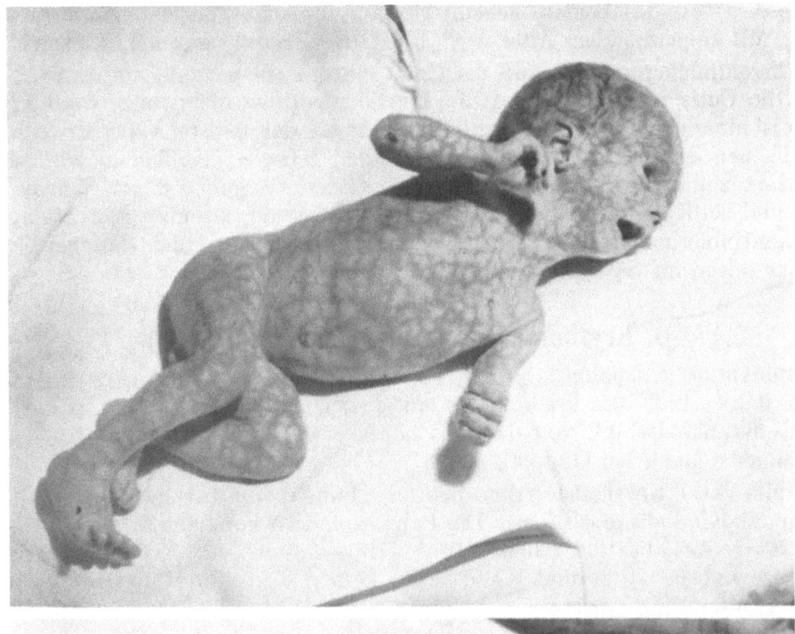

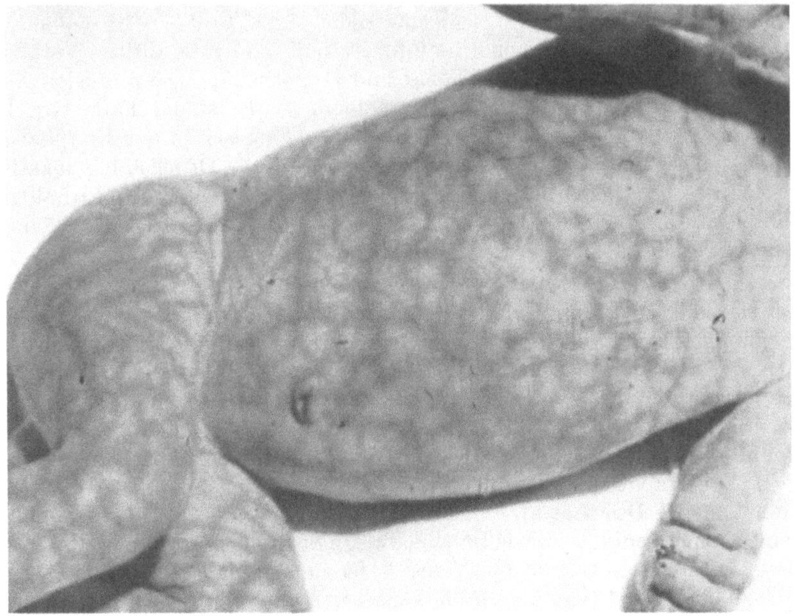

Abb. 38. Cutis marmorata teleangiectatica congenita. (Abbildungen freundlicherweise
von Herrn Prof. A. HOTTINGER, Basel, überlassen)

SCHWARTZER mit Acrocephalosyndactylie. Im allgemeinen weisen die Kinder
mit Cutis marmorata teleangiectatica congenita aber keine anderen Krankheitserscheinungen auf.

HOEDE vermutet eine erbliche Anlage. Obwohl das Angeborensein dieser
Anomalie eine solche erwarten ließe, sind bis jetzt keine familiären Fälle bekannt
geworden (Chromosomenidiogramme wurden bis jetzt nicht durchgeführt).

Die *Prognose* des Leidens scheint günstig zu sein. Todesfälle sind nicht bekannt. Mit zunehmendem Alter wird die Hautmarmorierung unauffälliger.

Differentialdiagnostisch muß die Cutis marmorata teleangiectatica congenita gegen die Cutis marmorata und die Livedo racemosa abgegrenzt werden. Die erstere ist nie angeboren, befällt nur hier und da Kinder, meistens aber Erwachsene. Sie läßt sich durch Druck zum Verschwinden bringen. Außerdem wird sie im Gegensatz zur Cutis marmorata teleangiectatica congenita durch Wärme verstärkt und bei Kälteeinfluß unsichtbar. Bei der Livedo racemosa besteht dagegen keine kontinuierliche Marmorisierung. Diese findet sich auf nicht-luischer Grundlage nur selten im Säuglings- und Kindesalter.

6. Erythema palmare et plantare (Lane)

Synonynum. red-palms.

Im Jahre 1929 beschrieb Lane unter der Bezeichnung „red palms" ein seltenes Krankheitsbild, von dem bis heute etwa 30 Fälle beobachtet wurden (Zusammenstellung bei Geiser).

Klinik. Das Erythema palmo-plantare Lane kann bereits bei der Geburt oder in der Kindheit erscheinen. Die Palmae werden konstant befallen, während die plantare Lokalisation fehlen kann. Das symmetrische Erythem persistiert das ganze Leben. Hitze und Kälte haben keinen Einfluß auf die Intensität der Rötung. Männer werden etwas häufiger befallen als die Frauen, doch ist die Bevorzugung des männlichen Geschlechts nicht signifikant. Beim vollausgebildeten Krankheitsbild findet sich eine intensiv hell-livid-rote, diffuse Verfärbung der Palmae mit Bevorzugung des Thenar und Hypothenar. Die zentralen Anteile der Handinnenflächen können ausgespart bleiben. In einem Falle von Lane waren auch die Beugeseiten der Finger und die Dorsalseiten der Endphalangen befallen. An der Planta bleibt das Erythem meist auf die Druckstellen lokalisiert. Im Bereich des Erythems findet man weder Hyperkeratose, noch pathologische Schweißsekretion. Nach Gottron erbrachten eingehende interne Untersuchungen keine Besonderheiten.

Das *histologische Bild* ist nach Dorn, Kaden und Weise charakterisiert durch eine Ektasie des gesamten Gefäßsystems der Cutis und Subcutis, ohne daß es zu einer quantitativen Vermehrung der Gefäße oder entzündlichen Erscheinungen kommt. Es ist also nicht nur die terminale Strombahn beteiligt, sondern auch das gesamte subpapilläre und cutane Gefäßnetz.

Heredität. In 17 von 33 Fällen des Schrifttums war das Leiden familiär. Da häufig außer Geschwistern auch Eltern und andere Vorfahren befallen sind, dürfte in Anbetracht der Seltenheit der Erbgang unregelmäßig-dominant sein, wie unter anderen Dorn et al. annehmen. Beim Erythema palmo-plantare liegt somit eine erblich bedingte umschriebene Teleangiektasie der Palmae und Plantae vor. Das Gefäßsystem scheint hier seine Anpassungsfähigkeit verloren zu haben, so daß es zu einer persistierenden pathologischen Weitstellung der cutanen Gefäße kommt.

Analoge erworbene Veränderungen nichtfamiliärer und transitorischer Art haben Becker und Obermeyer, Feldman, Lofgren, Sweitzer, Walsh und Becker sowie Winer bei schwangeren Frauen gesehen. Das Palmarerythem bildet sich nach der Geburt jeweils spontan zurück. Aguilera Maruri sah solche Veränderungen auch bei Tuberkulösen, während Trostler erstmals auf die Häufigkeit von Palmarerythem unter Kranken mit chronischen Lungenleiden hinwies. Die Häufung von Palmarerythem bei Schwangeren erklärt Bean durch einen abnorm hohen Oestrogenspiegel. Martini fand Palmaerytheme unter

2637 Patienten aller Hamburger Kliniken 98mal, unter gesunden 1521 Studenten hingegen nur ein einziges Mal. Besonders häufig waren die Hautveränderungen bei Kranken mit Lebercirrhose, Hepatitis, chronischen Lungenerkrankungen (Tuberkulose, Empyem, Tumor), Endocarditis lenta und Polyarthritis und bei nahezu 50% der Schwangeren. Kranke mit Dysproteinämien (68% aller Kranken) zeigten das typische Bild. Bei Schwangeren kann hingegen das Erythem wesentlich ausgedehnter sein und auch die sonst ausgesparte Fläche über der Palmaraponeurose umfassen. Nur ausnahmsweise sah jedoch MARTINI gleichzeitig eine Rötung der Fußsohlen. Adrenalin örtlich und subcutan führt zu deutlicher Abblassung des Erythems. Diese erworbenen, nichtfamiliären und transitorischen Formen, die bei Schwangeren und chronisch Kranken vor allem an den Palmae auftreten, sind von den erblichen, familiären Formen abzugrenzen, die in gleicher Intensität an Händen und Füßen schon in frühester Jugend lokalisiert sind. Neben der von LANE beschriebenen erblichen Form gibt es somit nichterbliche, erworbene Formen (Phaenokopien), die wahrscheinlich teils hormonell, teils dysproteinämisch bedingt sind. Auch die Dermatomyositis kann ähnliche Erscheinungen machen.

7. Familiäre Wangenteleangiektasien

Synonyma. Teleangiektatische Wangenröte. Téléangiectasies des pommettes.

Die familiären Wangenteleangiektasien sind — wie der Name ausdrückt — ein Familienkennzeichen. Schon bei Kleinkindern sind die Wangen intensiv rot, was dem Gesicht ein rosiges Aussehen verleiht. Die Nase ist immer ausgespart. Nach HAMMER, WORINGER sowie TOURAINE und eigenen Untersuchungen wird diese Teleangiektasieform dominant vererbt.

Differentialdiagnostisch sind die familiären Wangenteleangiektasien von den nichterblichen Wangenteleangiektasien abzugrenzen, die durch exogene Noxen z. B. Witterungseinflüsse zustande kommen. Auch die Couperose, d. h. die teleangiektatische Form der Acne rosacea kann ähnliche Veränderungen machen. Ferner müssen sie gegen die vasomotorische Dauerrötung des Gesichtes abgegrenzt werden, die besonders Wangen- und Nasengegend befällt und die Mund- und Kinnregion ebenfalls freiläßt. Die nichterblichen Formen treten hingegen erst im vorgerückten Alter auf, greifen auf den Nasenrücken über und lassen das familiäre Vorkommen vermissen. Die Herausstellung der erblichen Form der Wangenteleangiektasien als Krankheitsprinzip sui generis ist demnach voll gerechtfertigt. Ein analoges erbliches Prinzip dürfte nach SIEMENS den Teleangiektasien der Interscapulargegend und über der Vertebra prominens zugrunde liegen.

II. Erworbene Formen

1. Primäre (essentielle) Teleangiektasien

Es gibt in der Dermatologie nur wenig Krankheitsbezeichnungen, mit denen so unklare Vorstellungen verbunden sind, wie mit dem Namen „essentielle Teleangiektasien". BROCQ, der diesen Begriff prägte, zählte dazu auch die kongenitalen Gefäßnaevi, während Fox und MÜHLBERG darunter ausschließlich die erworbenen Formen subsummierten. Gewisse Autoren bezeichneten lediglich die luisch bedingten Teleangiektasien als essentiell, andere Autoren hingegen nur solche unbekannter Ätiologie. WERTHEIM schlug deshalb vor, die Teleangiektasien zu unterteilen in *kongenital bedingte* und *erworbene*, die letzteren wiederum in primäre und sekundäre. Die Meinung geht heute dahin, daß die kongenitalen und erblichen Teleangiektasien wohl abgegrenzte Krankheitsbilder sui generis darstellen, die mit Vorteil aus der heterogenen Gruppe der essentiellen Teleangiektasien ausgeklammert werden. Von letzteren abzugrenzen sind ferner die sekundären Teleangiektasien, welche als Begleit- oder Folgezustände bei zahlreichen Hautkrankheiten vorkommen, z. B. bei Acrodermatitis atrophicans, Adenoma sebaceum Pringle, Bloom disease, Erythematodes, Hämophilie, Lupus pernio, Necrobiosis lipoidica, Poikilodermien, Rosacea, systematisierten Sclerodermien, Strahlensklerose, Urticaria pigmentosa u. a. m. Dem Begriff der primären oder essentiellen Teleangiektasien legen wir folgende Definition zugrunde: Die primären oder essentiellen Teleangiektasien umfassen Krankheitszustände, bei denen sich ohne vorausgegangene oder konkomitierende Hautveränderungen anderer Art im Verlaufe des Lebens die Capillaren und kleinen Hautvenen progressiv erweitern.

In Anlehnung an Brocq und Miescher lassen sie sich nach morphologischen Gesichtspunkten wie folgt unterteilen:

1. Diffuse Teleangiektasien.
    a) Ohne bestimmte Lokalisation (sog. amorphe Formen).
    b) Mit Bevorzugung der Extremitätenenden (sog. Akroformen).
    c) In Netzform (livedoartige, en réseaux).
2. Circumscripte Teleangiektasien (en plaques).

1930 haben Parkes-Weber und Hellenschmied für die circumscripten Teleangiektasien die Bezeichnung „Teleangiectasia macularis eruptiva perstans" vorgeschlagen. Fälle dieser Art wurden seither von Ball, Krantz, Melczer sowie Moursund und Hirschmann mitgeteilt. 1932 konnte Barber zusammen mit Parkes-Weber zeigen, daß es sich bei diesem Krankheitsbild um eine relativ pigmentarme Form von Urticaria pigmentosa handelt, eine Auffassung, die seither von Ball sowie Moursund und Hirschmann bestätigt wurde. Die Teleangiectasia macularis eruptiva perstans wird heute allgemein zu den sekundären Teleangiektasien gezählt (s. unter „Urticaria pigmentosa"). Fälle dieser Art gehören zum kleinfleckigen, exanthematischen Typ. Nach Miescher gibt es außerdem unter den circumscripten Formen noch einen großfleckigen, herdförmigen Typ. Im neueren Schrifttum finden sich indessen über den letzteren keine einschlägigen Beobachtungen.

Bei den primären Teleangiektasien spielen spezifische, krankheitsbedingende Erbfaktoren anscheinend keine Rolle, hingegen scheint die Geschlechtskonstitution die Manifestation zu begünstigen. Schon Brocq beobachtete, daß sie bei Frauen häufiger vorkommen als bei Männern, was durch die neuere Kasuistik bestätigt wird. Grundsätzlich entstehen sie durch eine andauernde Erhöhung des intravasalen Druckes (Miescher), durch Herabsetzung des Gefäßwandwiderstandes (Memmesheimer) oder durch das Zusammenwirken beider Faktoren. Die primären oder essentiellen Teleangiektasien weisen klinisch und ätiologisch weitgehende Unterschiede auf. Neben Fällen unbekannter Ätiologie stößt man im Schrifttum auf solche, bei denen *hormonelle, toxische* und *vasomotorische* Faktoren eine Rolle spielen. Auffallend häufig verzeichnet die Anamnese auch eine Lues, weshalb Hoffmann für Fälle dieser Art die Bezeichnung „teleangiektatisches Syphilid" vorschlug. So repräsentiert die Gruppe der primären Teleangiektasien heute den Sammeltopf aller nicht oder nur ungenügend klassifizierbaren, erworbenen Teleangiektasien, denen verschiedene ätiologische Prinzipien zugrunde liegen können. Nur durch saubere kasuistische Beobachtungen wird es gelingen, in diese komplexe Gruppe mehr Licht hineinzutragen (Miescher).

Klinik. Die primären Teleangiektasien machen eine livide Hautrötung, die sich bei genauer Betrachtung in eine Vielzahl feinster Gefäßreiserchen unterschiedlichen Kalibers, hier und da auch größerer Varicositäten, auflöst. Nach der

Beschreibung von MÜHLBERG pflegt die Rötung am Oberkörper blasser zu sein, gegen die Wirbelsäule zu, an den unteren und seitlichen Rumpfpartien und an den Beinen sowie am Gesäß dunkler und lividrot. Auf Glasspateldruck verschwinden sie vollständig. In der Kälte und bei Stauung treten sie indessen deutlicher hervor. Subjektiv verursachen die Gefäßveränderungen keine Beschwerden.

In Anbetracht der großen Seltenheit soll die Kasuistik der seit 1932 publizierten Fälle kurz besprochen werden. Ätiologisch geklärt sind die Teleangiektasien beim metastasierenden Dünndarmcarcinoid (Cassidy-Scholte-Syndrom), dem ursächlich eine 5-Oxytryptamin-Intoxikation zugrunde liegt. Solche Fälle wurden von KAHR sowie HEGGLIN und ZOLLINGER beschrieben. Das Hormon 5-Oxytryptamin wird bei dieser Krankeit in hohen Quantitäten von den Carcinoidzellen ins Blut ausgeschüttet. Anfallsweise 5-Oxytryptaminausschüttung führt zu den bekannten flushes-Reaktionen (Erröten, Blutdruck- und Pulsschwankungen, Oppressionsgefühl, flüchtiger Thrombocytenanstieg). Sehr viel seltener sind die bleibenden Veränderungen, welche im Gesicht und an den Vorderarmen zu disseminierten, stecknadelkopfgroßen Teleangiektasien und zu cyanotischen Extremitäten führen, die mit

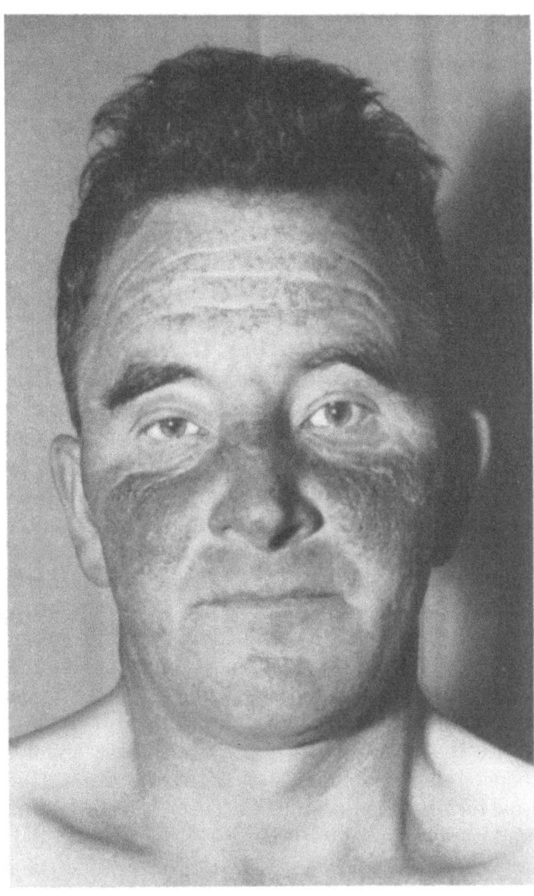

Abb. 39. Disseminierte Teleangiektasien bei Cassidy-Scholte-Syndrom. (Aufnahme freundlicherweise von Herrn Prof. Dr. R. HEGELIN, Direktor der Medizinischen Universitätspoliklinik Zürich überlassen)

visceralen Veränderungen, vor allem Endokardläsionen im Bereich der Tricuspidal- und Pulmonalklappen einhergehen, wie sie von HEDINGER beschrieben wurden. HEGGLIN und ZOLLINGER fanden in einem solchen Fall eine massive Erweiterung der subpapillären Gefäße sowie hochgradig erweiterte, praktisch elasticafreie Venolen und Capillaren in unmittelbarer Umgebung der Dünndarmcarcinoide.

Pathogenese. Bei wiederholten Flush-Symptomen kommt es offenbar zu einer dauernden Schädigung der Gefäße. HEGGLIN und ZOLLINGER nehmen an, daß die Basalmembranen durch Infiltration mit Mucopolysacchariden in ihrer Widerstandskraft geschädigt werden, wofür die dort reichlich gefundenen PAS-positiven Massen sprechen. Eigenartigerweise konnten analoge Veränderungen an den Lungengefäßen nie gefunden werden. Ein gewisser Organotropismus scheint somit die Entstehung der Hautteleangiektasien zu begünstigen.

Marchionini berichtete über eine amorphe Form bei einer 35jährigen Frau, die seit dem 18. Altersjahr nur unregelmäßig und spärlich menstruierte. Mit Beginn der vorzeitig einsetzenden klimakterischen Beschwerden entwickelten sich im Verlaufe einiger Wochen am Rumpf und vor allem an den Extremitäten wahrscheinlich hormonell bedingte Teleangiektasien in amorpher Anordnung. Wernsdörfer beobachtete ein debiles 33jähriges Mädchen mit einer diffusen retikulären Teleangiektasie in Kombination mit einer Akroform. Der Debilität wird eine besondere Bedeutung für die Pathogenese der Teleangiektasien zuerkannt im Sinne einer zentralen neurogenen Schädigung der sympathischen Gefäßregulation. Analoge Fälle wurden von Brocq, Gastou und Tanturri beschrieben. Im Falle von Scolari fand sich histologisch eine perivasculäre Rundzellinfiltration. Da die Dermatose im Anschluß an eine Glomerulonephritis auftrat und mit Purpura einherging, dürfte es sich hier um sekundäre Teleangiektasien handeln, wie auch im Fall von Ayers, Lloyd und Nelson, der als generalisierte Teleangiektasie bei chronischer Sinusitis veröffentlicht wurde. Blaich und Engelhardt berichten über eine 21jährige Patientin mit multipler Sklerose, bei welcher im Bereich des Innervationsgebietes des Trigeminus eine diffuse vasomotorische Teleangiektasie auftrat. Schwierig einzuordnen sind die Fälle von Winer. Er stellte in der Dermatologischen Gesellschaft von Minnesota eine Frau mit retikulären, diffusen (idiopathischen) Teleangiektasien an den oberen und unteren Extremitäten vor. Die Histologie ergab eine Erweiterung der Capillaren und venösen Gefäße der Cutis ohne entzündliche Reaktion, wie das bei den primären Teleangiektasien typisch ist. In einem ebenfalls idiopathischen analogen Fall sahen Franceschetti, Jadassohn und Paillard auch Teleangiektasien der Episklera und der Conjunctiven. Schließlich publizierten Duperrat und Koff eine 37jährige Frau mit einer stark erhöhten asymptomatischen 17-Ketosteroidausscheidung, bei welcher sich im Verlaufe weniger Jahre symmetrisch an den Extremitäten in diffuser Anordnung Teleangiektasien entwickelten. Der Fall gehört zusammen mit demjenigen von Solente zu den amorphen Formen. Schwierig einzuordnen sind die Fälle von Gougerot und Meyer sowie Madden. Bei vier Patentinnen traten in der 2. Schwangerschaftshälfte an den unbedeckten Körperstellen (Gesicht, Nacken, Vorderarme, Handrücken und obere Brustpartie) punktförmige bis linsengroße Teleangiektasien auf, die nach dem Abstillen wieder spontan verschwanden. Bei zwei Schwestern der einen Patientin von Gougerot und Meyer seien während der Schwangerschaft analoge Hautveränderungen aufgetreten. Der Vater dieser Patientinnen ist an einer Paralyse gestorben, während die Mutter eine Tabes hat. Die erkrankten Schwestern hatten nie eine Lues und sind seronegativ. Die französischen Autoren möchten diese Fälle am ehesten den syphilitischen Capillarveränderungen zuordnen, während sie eine Zugehörigkeit zum Formenkreis der Rendu-Oslerschen Krankheit ablehnen. Streitmann sah bei einer 58jährigen, gesunden Frau primäre ringförmige Teleangiektasien, die plötzlich an der Stirn, im Nacken und an den oberen Extremitäten auftraten. Nach der Beschreibung zu schließen, gehört dieser Fall in den Formenkreis des Angioma serpiginosum. Ferner ist der von Pautrier unter der Bezeichnung „Téléangiectasie atrophique et cicatricielle" publizierte Fall nicht zu den primären Teleangiektasien im engeren Sinne zu zählen, wie auch die stauungsbedingten, besonders bei Frauen mit oder ohne Varicen an den Ober- und Unterschenkeln häufig zu beobachtenden Teleangiektasien der kleinsten venösen Gefäße. Die meist besenreiserartig angeordneten Gefäße treten entweder herdförmig oder unregelmäßig verstreut auf. Zur gleichen Gruppe gehört wahrscheinlich auch der thorakale Venenkranz, bei welchem man nach Brugsch als ätiologisch wichtiges Moment häufig Herz-Aorten-Krankheiten oder eine Störung der Lungenfunktion findet.

Anhang

Erythrosis interfollicularis colli (LEDER)

Diese von LEDER beschriebenen Veränderungen sind häufig und befallen die seitliche Halsregion und den vorderen Halsausschnitt bei Menschen mittleren und höheren Alters. Diese Hautregionen sind hell- bis dunkelrot verfärbt und übersät mit stecknadelkopfgroßen, manchmal leicht promenierenden gelblichen Flecken, wodurch der Eindruck eines feinmaschigen Netzes entsteht. Auf Glasdruck läßt sich die Rötung vollständig wegdrücken. Das weibliche Geschlecht wird weniger häufig befallen als das männliche.

Histologisch findet sich eine subpapilläre Capillar-Teleangiektasie zwischen den Follikeln. Der Talgdrüsenapparat, welchem klinisch die hellen Papeln entsprechen, ist mehr oder weniger kräftig entwickelt. Die Follikel haben in der Regel lanuginären Charakter. Als Ursache der Erythrosis interfollicularis colli dürften wohl äußere physikalische Belastungsfaktoren (Licht) eine gewisse Rolle spielen.

2. Angioma serpiginosum (HUTCHINSON)

Die Bezeichnung Angioma serpiginosum geht auf RADCLIFFE-CROCKER zurück. Der erste Fall dieser Art wurde allerdings schon 1889 von HUTCHINSON publiziert, wobei er von ,,A peculiar form of serpiginous and infective naevoid disease'' sprach. In den folgenden Jahren sah er noch drei analoge Fälle, von denen allerdings nur der sog. Fall JAMIESON histologisch untersucht wurde. Die Epidermis zeigte normale Verhältnisse, während die papillären Gefäße erweitert und mit Blut angeschoppt waren.

Entzündliche Veränderungen fehlten. Das von HUTCHINSON zur Umschreibung des Krankheitsbildes gebrauchte Adjektiv ,,infective'' gab später zu Mißverständnissen Anlaß, obwohl WHITE (1897), wie auch WALSH (1898) und RADCLIFFE-CROCKER (1903) an Hand typischer Fälle die Auffassung vertraten, daß HUTCHINSON mit ,,infective'' die Art der satellitenartigen Ausbreitung, jedoch nicht einen infektiösen Prozeß umschreiben wollte. Die englischen Autoren verstehen denn auch heute noch unter Angioma serpiginosum einen nichtinfektiösen angiomatösen Prozeß, der sich serpiginös, annulär oder lineär ausbreitet.

Unter dem Einfluß von WISE und POLLITZER sowie MONTGOMERY und BAILEY verstehen hingegen die amerikanischen Hautärzte ein Krankheitsbild, das vor allem histologisch, z. T. aber auch klinisch ein vom Angioma serpiginosum Hutchinson abweichendes Verhalten aufweist. Es ist das Verdienst des englischen Dermatologen FRAIN-BELL, auf diese Tatsache aufmerksam gemacht zu haben. Wir stützen uns denn auch im folgenden auf die Beschreibung, wie sie FRAIN-BELL an Hand von elf einschlägigen Fällen gibt.

Klinik. Die Affektion beginnt in der Regel vor dem 16. Altersjahr, wobei nach einer Zusammenstellung des genannten Autors 90% auf Patienten weiblichen Geschlechts entfallen. Bei Geburt kann ein Angiom vorhanden sein, doch ist dies ungewöhnlich. Befallen werden vor allem die unteren Extremitäten in unilateraler Anordnung, aber es gibt auch generalisierte Fälle mit Übergreifen auf den Stamm. Der Verlauf ist schubweise. Während einiger Jahre kann sich die Affektion expansiv ausbreiten, dann für eine gewisse Zeit stationär bleiben, um dann erneut in ein aktives Stadium überzugehen. Spontanrückbildung ist möglich, aber selten (PARKES-WEBER). Die Primäreffloresenz — eine cayennepfefferkorngroße, intensiv- bis lividrote Papel — sitzt in normaler oder erythematöser Haut. Der Prozeß beginnt mit einem Primärherd und breitet sich von hier peripherwärts aus, indem im Verlaufe von Jahren satellitenartig in serpiginöser, gyrierter, anulärer oder lineärer Anordnung neue Effloresenzen aufschießen. Im Bereich der Dermatose ist das Integument gelegentlich leicht lichenifiziert und hyperpigmentiert. Unter dem Glasspatel blassen die angiomatösen Papeln nur teilweise ab. Die Dermatose verursacht keinerlei subjektive Beschwerden, weshalb die Affektion häufig als Zufallsbefund entdeckt wird.

Histologie. In Übereinstimmung mit der Originalliteratur fand Frain-Bell in seinen vier histologisch untersuchten Fällen normale Verhältnisse der Epidermis bei einer mehr oder weniger stark ausgeprägten Ektasie der papillären und subpapillären Gefäße mit oder ohne hyaliner Gefäßwandverdickung. Sprossungserscheinungen und entzündliche Prozesse fehlen.

Differentialdiagnostisch ist das Angioma serpiginosum gegen den Morbus Schamberg, die Purpura Majocchi und die Dermatitis purpurica et pigmentosa Gougerot-Blum abzugrenzen, mit denen es klinisch große Ähnlichkeit hat.

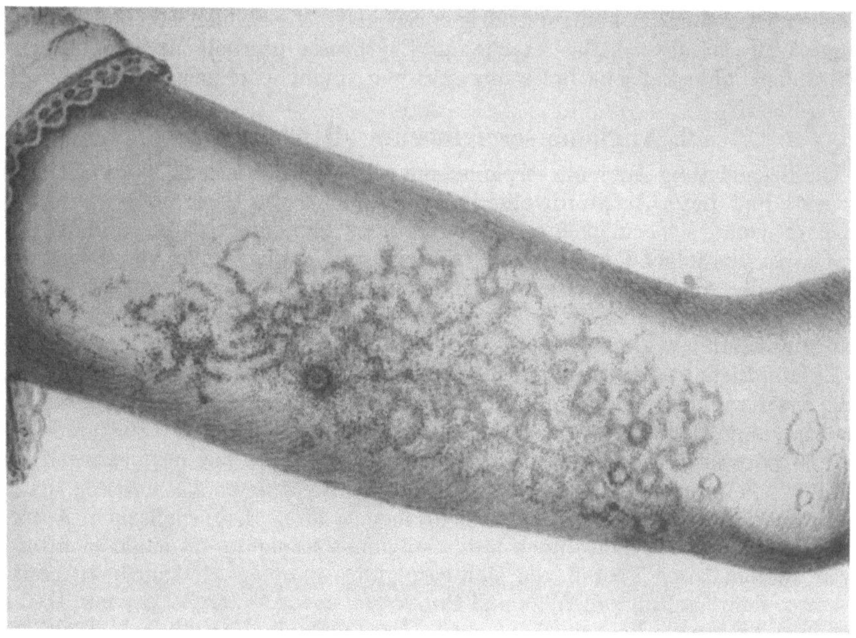

Abb. 40. Angioma serpiginosum. Originalfall v. Hutchinson. (Arch. Surg. London **1889/90**)

Wenn auch Wise und Pollitzer sowie Montgomery und Bailey mit Frain-Bell einig gehen, daß sich das Angioma serpiginosum wegen der fehlenden Blutaustritte und dem Fehlen von Melanin in der Cutis histologisch gegen den Morbus Schamberg wie auch gegen die *Purpura Majocchi* und die Gougerot-Blumsche Dermatose abgrenzen läßt, so geben sie doch eine grundsätzlich verschiedene Beschreibung der histologischen Verhältnisse. Nach den amerikanischen Autoren wird die Epidermis von einer aufgelockerten parakeratotischen Hornschicht überdeckt. Das Stratum basale zeige eine kolliquative Nekrose und der Papillarkörper werde von einem massiven Infiltrat durchsetzt, das aus Lymphocyten und Histiocyten bestehe. Neben erweitertern Capillaren beobachteten sie im Papillarkörper auch neugesproßte Gefäße. Nach Frain-Bell haben die amerikanischen Autoren eine klinisch, vor allem aber histologisch vom Angioma serpiginosum Hutchinson verschiedenes Krankheitsbild beschrieben, bei welchem entzündliche Veränderungen vorherrschen. Die amerikanische Dermatologie versteht somit unter „Angioma serpiginosum" eine Dermatose, die klinisch dem Hutchinsonschen Typ sehr ähnlich ist, von dem sie sich aber durch das Auftreten im fortgeschrittenen

Alter und vor allem durch den massiven entzündlichen Prozeß im Papillarkörper, der zu einer Kolliquationsnekrose der Basalzellenschicht führt, unterscheidet. Weitere Fälle dieser Art, die in den letzten Jahren unter der Bezeichnung „Angioma serpiginosum" publiziert wurden, sind diejenigen von Vilanova, Dulanto und Rubio, Gray sowie O'Leary, Montgomery und Brunsting, während es sich bei den Fällen von Goldsmith, Miedzinski und Golebiowska sowie Musso (für die Literatur vor 1932 s. bei Frain-Bell) um typische Fälle im Sinne von Hutchinson handelt. Das Angioma serpiginosum ist wohl der einzige Angiomtyp, für den es nicht eine Unzahl von Synonyma gibt. Die Ironie will es, daß gerade bei diesem Krankheitsbild gar keine nosologische Einheit vorliegt! Im Zusammenhang mit den Teleangiektasien interessiert uns hier nur der Hutchinsonsche Typ. Schon Roberts vertrat die Auffassung, daß es sich bei dieser Affektion nicht um ein echtes Angiom handelt, sondern um eine wahrscheinlich neurovasculär bedingte Teleangiektasie präexistierender Gefäße.

Therapie. In kosmetisch störenden Fällen kann eine Verödung mit der Elektrolysenadel versucht werden.

E. Hämangiektasien

1. Naevus araneus

Synonyma. Angioma stellatum, Gefäßspinnen, vascular spiders, étoile vasculaire.

Klinisch ist der Naevus araneus gekennzeichnet durch 1. eine zentrale, leicht erhabene, stecknadelkopfgroße, hellrote Papel (sog. Spinnenleib), 2. von dieser sternförmig ausstrahlende Gefäßreiserchen (sog. Spinnenbeine). Der Durchmesser der Spinne beträgt bis zu einem Zentimeter und mehr. Bei Abkühlung oder Stauung wird ein anämischer Hof sichtbar. Außerdem läßt sich mit dem Glasspatel im Spinnenleib einwandfrei eine Pulsation nachweisen, was für Zugehörigkeit des Naevus araneus zur arteriellen Strombahn spricht. Die Gefäßspinnen haben ausgesprochene Prädilektionsstellen, insbesondere das Gesicht (Wangen, Basis der Nasenflügel), Hals- und Nackenausschnitt, ferner die Vorderarme und Handrücken. Martini hat beobachtet, daß sie auch am Stamm und an den unteren Extremitäten auftreten, wenn diese Körperstellen dem Licht ausgesetzt sind, wie das vor allem bei Kindern und Landarbeitern der Fall ist. Gar nicht so selten finden sie sich auch auf den Schleimhäuten, insbesondere am Gaumen, der Gingiva und im Rectum. Nach Duperrat werden beide Geschlechter gleich häufig befallen, nach Schuermann treten sie indessen beim weiblichen Geschlecht häufiger auf.

Martini fand Gefäßspinnen bei etwa 10% aller daraufhin untersuchten gesunden Menschen. Bei Kindern sind sie häufiger, bilden sich aber nach der Pubertät anscheinend wieder spontan zurück. Im Gegensatz zu den senilen Angiomen kommen sie bei Lebercirrhose gehäuft vor (Martini, Patek, Post und Victor, Ratschow und Boedecker, Wegelin). Von 37 Cirrhotikern wiesen 30 Gefäßspinnen auf. Von diesen 30 Patienten bekamen 22 etwa gleichzeitig einen Ascites und verstarben wenige Monate später (Martini). Andererseits beobachteten Bloomfield und Fiessinger spontanes Verschwinden bei Besserung der Lebercirrhose. Die genannten Autoren sprechen deshalb dem Auftreten bzw. Verschwinden dieser Gebilde eine prognostische Bedeutung zu. Man nimmt heute auch an, daß bei Lebercirrhose und chronischer Hepatitis mit sicherem Parenchymschaden freiwerdende SH-Gruppen die Entstehung der Spinnennaevi begünstigen. Auch bei Schwangeren und im Anschluß an Infektionskrankheiten treten sie gehäuft auf. So fand z. B. Martini bei 42% aller Schwangeren Naevi aranei, bei Wöchnerinnen aber nur in 13%, was für eine spontane Rückbildung nach dem Partus spricht (Bean). Schließlich zeigen auch die Hyperthyreosekranken einen überdurchschnittlichen Befall mit Naevi aranei. Nach Martini sind die Gefäß-spinnen bei Leberkranken, Schwangeren und Hyperthyreotikern größer, unter-scheiden sich aber morphologisch nicht prinzipiell von denjenigen bei Gesunden.

Über die Natur der Spinnennaevi besteht Unklarheit. Mit Nödl ordnen wir sie den Hämangiektasien zu. Ratschow und Boedecker zählen sie indessen zu den capillären bzw. venösen Teleangiektasien.

Histologisch liegen ihnen nach Walsh und Becker arteriovenöse Anastomosen zugrunde. Das nutritive Gefäß soll von einer Arteriole gebildet werden, die sich unmittelbar in eine Vene umwandle, welche sich ihrerseits in ein Netzwerk kleiner Venolen aufteile. Patek, Post und Victor unterscheiden histologisch zwei Typen. Beim häufigeren Typ (Glomustyp) sei die afferente Arterie mit dem Zentralgefäß durch einen kurzen Shunt verbunden, wie er beim Hautglomus vorkommt. Im Gegensatz zum gewöhnlichen Glomus soll aber das Zentralgefäß in Capillaren auslaufen. Beim selteneren Typus löse sich hingegen das afferente arterielle Gefäß sternförmig in Arteriolen und Capillaren auf.

Martini und Staubesand haben neulich die Histopathologie der Gefäß-spinnen an Hand von 18 Excisionen überarbeitet. Vorausgeschickt sei, daß die Befunde bei Patienten mit Lebercirrhose, Schwangeren und Gesunden grund-sätzlich gleich ausfielen. Nach ihren Beobachtungen entspringt die zentrale Spinnenarterie aus dem cutanen Arteriennetz und erweitert sich zu einer sub-epidermalen sog. Spinnenampulle. Von dieser aus gehen sternförmig kleinere arterielle Gefäße ab. Die efferenten Äste lassen auch in Serienschnitten nirgends einen Übergang in Venen erkennen. Die deutschen Autoren fanden in der Wand der arteriellen Gefäße auch nirgends epitheloide Zellen, wie sie Patek, Post und Victor beschrieben. Im Spinnengebiet sahen sie indessen arteriovenöse Brücken-anastomosen, die als Regulationseinrichtungen aufgefaßt werden. Der histologi-sche Aufbau der Naevi aranei wird somit keineswegs einheitlich beschrieben. Es steht einzig fest, daß weder Patek, Post und Victor noch Martini und Staubesand die Interpretation von Walsh und Becker teilen und daß sich diese naevoiden Hämangiektasien histologisch eindeutig von den Teleangiektasien, wie sie beim Morbus Osler auftreten, unterscheiden.

Therapeutisch hat sich die Verödung des Zentralgefäßes, d.h. der Spinnen-ampulle mit der Elektrolysenadel bewährt. Rezidive sind jedoch häufig.

2. Genuine diffuse Phleb(arteri)ektasie

Darunter versteht man eine schon nach der Geburt beginnende, mehr oder weniger langsam fortschreitende, auf größere Gebiete sich erstreckende Erweite-rung eines arteriellen (Phlebarteriektasie) oder venösen (Phlebektasie) Gefäß-bezirkes. Nach Wertheim wurden bis 1932 nur 14 einwandfreie Fälle von Phleb-arteriektasie beschrieben. Noch seltener scheint die genuine diffuse Phlebektasie zu sein. Sonntag vermutet, daß Fälle dieser Art oft verkannt und zu Unrecht als Varicen, Aneurysmen oder Angiome angesehen werden.

Klinik. In halbseitiger Anordnung ist zumeist eine obere Extremität betroffen, im besonderen das Stromgebiet der A. radialis oder der A. ulnaris. Der Prozeß beginnt in den ersten Lebensjahren im Fingerbereich und schreitet von dort aufwärts. Den Höhepunkt erreicht das Leiden nach Arzt und Fuhs zwischen dem 30. und 40. Lebensjahr. Dabei kommt es zu diffuser und sackartiger Er-weiterung und Schlängelung der Arterien, an denen deutliche Pulsationen und

Schwirren nachweisbar sind. Die genuine diffuse Phlebektasie befällt in der Regel ebenfalls unilateral eine der oberen Extremitäten. Sie beschränkt sich aber auf die venösen Gefäße, die als dunkelblaue, die Haut durchschimmernde dicke Stränge, Aussackungen und Konvolute imponieren. Sie kommt jedoch, wie in den Fällen von MUSGER und PAWLOWSKI, auch an den unteren Extremitäten und am Genitale vor. Beim Hochheben der Extremität und Kompression entleeren sich die Gefäße, bei Stauung schwellen sie an. Wie bei der Phlebarteriektasie überwiegt das männliche Geschlecht im Verhältnis 10:2.

Zu den Folgezuständen der Phleb(arteri)ektasie gehören Veränderungen der Haut (violette Verfärbung, Atrophie, Hyperhidrose, Pigmentverschiebung), Temperaturerhöhung, Deformierung der Fingernägel, Atrophie der Muskulatur, Verdickung der Knochen sowie Gelenkveränderungen im Sinne der Arthritis deformans mit Stellungsanomalien und Bewegungseinschränkungen. Gelegentlich zeigt die befallene Extremität eine Volumenvermehrung mit Verlängerung der Röhrenknochen. Schließlich kann es infolge Zirklationsstörungen zu Ulcerationen mit Blutungen, Infektion und Gangrän kommen. Subjektiv bestehen Schwere- und Spannungsgefühl, sowie vicariierende krampfartige Schmerzen.

Histologie. Bei der Phlebarteriektasie sind alle Schichten der Arterienwand verdickt, mit Ausnahme der aneurysmatischen Stellen, die verdünnt sind. Im Bereich der Media kommt es zu fettiger Degeneration und atheromatösen Veränderungen. Bei der genuinen diffusen Phlebektasie besteht ebenfalls eine Gefäßwandverdickung. Die Muskulatur kann bindegewebig entartet sein, die Intima ist stellenweise verdickt, im allgemeinen fehlen jedoch Proliferationsvorgänge. Im Fall von MUSGER kam es im Bereich eines organisierten Venenthrombus zu Knochenbildung. Einzig PAWLOWSKI will proliferative Sprossungsvorgänge beobachtet haben.

Differentialdiagnose. Durch das Pulsieren und Schwirren läßt sich die Phlebarteriektasie schon klinisch von der Phlebektasie meist eindeutig abgrenzen. Das frühzeitige halbseitige Auftreten an den oberen Extremitäten differenziert sowohl die genuine diffuse Phlebektasie als auch die Phlebarteriektasie von den Varicen. Die Diagnose sollte durch ein Phlebogramm bzw. Arteriogramm gesichert werden.

Prognose. Obwohl quoad vitam im allgemeinen günstig, kann durch Schmerzen, Ulceration und Gangrän die Funktion der befallenen Extremität erheblich beeinträchtigt werden.

Therapie. In unkomplizierten Fällen genügen konservative Maßnahmen wie Druckverbände und Hochlagerung der Gliedmaßen. FREY empfiehlt bei schweren Fällen Unterbindung der großen Gefäße. Die Komplikationen können aber auch die operative Entfernung der ganzen Extremität erfordern.

Die *Genese* sowohl der genuinen diffusen Phlebarteriektasie als auch der Phlebektasie ist ungeklärt. INCEDAYI nimmt, wie schon OREL, eine angeborene Mißbildung an.

Nach CLARA sind angeborene Fehlbildungen an den arteriovenösen Anastomosen möglicherweise für die Entstehung der genuinen diffusen Phlebarteriektasie von Bedeutung, da das Leiden angeboren ist und in der Regel an den Fingern und an den Händen — also gerade dort, wo Anastomosen in großer Zahl vorhanden sind — beginnt. Auch nach ZISCHKA liegen den Phleb(arteri)ektasien einfache arteriovenöse Anastomosen zugrunde. Eine primäre angiomatöse Neubildung liegt nach FREY nicht vor. Eine solche kann aber klinisch durch Erweiterung und histologisch durch sekundäres interstitielles Wandwachstum vorgetäuscht werden.

3. Angioma racemosum

Der genuinen diffusen Phleb(arteri)ektasie nosologisch nahestehend sind nach Bode, Hochrein-Schleicher, Schlachetzki und Schmidt die Rankenangiome.

Klinik. Die Rankenangiome sind ausschließlich am Kopf lokalisiert. Der größte Teil der 150 publizierten Fälle ist kongenitalen Ursprungs.

Das „arterielle" Rankenangiom bildet einen subcutan gelegenen Tumor, bestehend aus bis fingerdicken, geschlängelten Gefäßen, welche die darüberliegende Haut vorstülpen. Die Gefäße pulsieren herzsynchron und sind kompressibel. Prädilektionsstellen sind die Retroaurikulärgegend und die Schädeldecke. Das „venöse" Rankenangiom bildet meist in der Occipitalgegend einen subcutan gelegenen weichen und kompressiblen Tumor, der mit einem palpatorisch feststellbaren Knochendefekt in der Schädelkalotte in Verbindung steht. Intrakraniell breitet sich der Gefäßprozeß an der Hirnbasis, ferner in der Fissura Sylvii und in der Umgebung des großen Hirnblutleiters weiter aus. Das klinische Bild geht dann meist mit epileptiformen Anfällen einher. Bei ventrikelnaher Lokalisation sah Tönnis ferner sekundäre Amenorrhoe, Fettsucht sowie Hypothermie. Die cerebralen Symptome sind wahrscheinlich hypoxämisch bedingt.

Während Virchow und Ribbert die Rankenangiome als Geschwülste auffaßten, sah Reid das Wesen dieses Prozesses in einer kongenital bedingten abnormen Kommunikation zwischen arteriellem und venösem Gefäßsystem. Perthes stellt überhaupt die arterielle Struktur dieser Gebilde in Frage. Nach Perthes handelt es sich um ein aus erweiterten und geschlängelten Venen entstandenes Geflecht, das irrtümlicherweise auf Grund von Pulsationen für arteriell gehalten wird. Als Beweis für diese Auffassung führt er die Tatsache an, daß eine in die zuführende Arterie injizierte Kontrastflüssigkeit in den dazugehörenden Venen wieder herausfließt. Mit Tönnis sind wir der Meinung, daß nicht mit Sicherheit entschieden werden kann, ob es ein arterielles und venöses Rankenangiom gibt, da es weder klinisch noch histologisch scharfe Grenzen zwischen beiden Formen gibt. Wahrscheinlich wird durch die arteriovenösen Fisteln der Blutdruck retrograd ins venöse System fortgepflanzt.

Histologisch findet man eine Vermehrung arterieller und venöser Gefäßwandelelemente, insbesondere der Muscularis. Der histologische Befund gestattet keine Abgrenzung gegen das arteriovenöse Aneurysma.

Differentialdiagnostisch sind die Rankenangiome gegen traumatische arteriovenöse Fisteln und Tumoren und Neurofibrome abzugrenzen. Die Diagnose muß deshalb phlebographisch gesichert werden.

Therapie. Heute ist in erster Linie die neurochirurgische Exstirpation des Rankenangioms zu versuchen. In einem eigenen Fall hat sich die Unterbindung der zuführenden Arterie bewährt. Von intensiver Röntgentherapie ist abzuraten.

Die *Prognose* ist immer ernst, muß doch mit irreversiblen cerebralen Ausfallserscheinungen gerechnet werden.

Literatur[1]

A. Hämangiome

Albertini, A. v.: Histologische Geschwulstdiagnostik. Stuttgart: Georg Thieme 1955. — Askanazy, M.: Pathologisch-anatomische Demonstrationen. Schweiz. med. Wschr. **69**, 318 (1939). — Auken, G.: Progressive multiple Angiome. Acta derm.-venereol. (Stockh.) **31**, 304 (1951).

[1] Das Literaturverzeichnis umfaßt nur zitierte Arbeiten ab 1932 und solche, die bei L. Wertheim: Hämangiome (einschließlich der Teleangiektasien und verwandter Hautveränderungen), Handbuch der Haut- und Geschlechtskrankheiten, Bd. XII/2, S. 375—468, 1932, nicht aufgeführt sind.

BANDMANN, H. J., u. M. STEUER: Multiple Hirnmißbildungen mit planotuberösem Hämangiom. Hautarzt 7, 82 (1956). — BANGLE jr., R.: The occurrence and distribution of glycogen in hemangioma, dermatofibrosarcoma protuberans, hemangiopericytoma and Kaposi's sarcoma. Amer. J. Path. 28, 1027 (1952). — BEAN, W. B.: Dyschondroplasia and hemangiomata (Mafucci's syndrome). Arch. intern. Med. 95, 767 (1955). — Dyschondroplasia and hemangiomata (Maffucci's syndrome). II. A.M.A. Arch. intern. Med. 102, 544 (1958). — BEEK, C. H.: Zur Histologie der disseminierten papulösen Teleangiektasien (Angioma senilia) und der Teleangiektasia aranea. Arch. Derm. Syph. (Berl.) 175, 484 (1937). — BELLER, F. K., u. G. RUHRMANN: Zur Pathogenese des Kasabach-Merrit-Syndroms (Riesenhämangiom, Blutungen, Thrombopenie und Afibrinogenämie). Klin. Wschr. 37, 1078 (1959). — BERSANO BEGEY, A.: Angioma rubono ed insufficienza epatica. Boll. Sez. region. Soc. ital. Derm. 3, 262 (1936). — BIVINGS, L.: Spontaneous regression of angiomas in children. J. Pediat. 45, 642 (1954). — BOECKELMANN, TH.: Diss. Greifswald 1906. Zit. nach D. SOMMACAL. — BORST, M.: Die Lehre von den Geschwülsten. Wiesbaden: J. F. Bergmann 1902. — BOWERS, R. E., E. A. GRAHAM and K. M. TOMLINSON: The natural history of the strawberry nevus. Arch. Derm. Syph. (Chicago) 82, 667 (1960). — BRAUN-FALCO, O.: Zur Kenntnis der multiplen progressiven Angiome (DARIER). Derm. Wschr. 127, 321 (1953). — BRUECHANOW, N.: Z. Heilk. 20, 131 (1899). Zit. nach D. SOMMACAL.

CHABLE, R.: Angiomes multiples et progressifs (DARIER). Schweiz. med. Wschr. 52, 567 (1922). — CIAMBELLOTTI, E.: Angiomatosi disseminata da displasia mesenchimatosa. Atti Soc. ital. Derm. Sif. 3, 188 (1940). — CRUVEILHIER, J.: Traité d'anatomie pathologie générale, tome II, p. 821. 1852.

DARGEON, H. W., A. C. ADIAO and G. T. PACK: Hemangioma with thrombocytopenia. J. Pediat. 54, 285 (1959). — DARIER, J.: Dermatologie, 2. Aufl. Bern: H. Huber 1949. — DIGONNET, R. B. DUPERRAT et Mme. LAMOTTE: Angiomes multiples disséminés chez un nouveau-né. Bull. Soc. franç. Derm. Syph. 46, 162 (1939). — DUBREUILH, W.: De l'angiome sénile. Presse méd. 8, 194 (1900). — DUPERRAT, R. B.: Etude des angiomes. Essai de classification. Paris: V. Degrange 1938.

FALKOWSKI, A. v.: Über eigenartige mesenchymale Hamartome in Leber und Milz neben multiplen eruptiven Angiomen der Haut bei einem Säugling. Beitr. path. Anat. 57, 385 (1914). — FRANCESCHETTI, A., D. KLEIN et L. HEKIMIAN: Angiomes tubéreux à localisations diverses chez deux paires de jumeaux univitellins. Arch. Klaus-Stift. Vererb.-Forsch. 24, 365 (1949).

GANS, O., u. G. K. STEIGLEDER: Histologie der Hautkrankheiten, 2. Aufl. Berlin-Göttingen-Heidelberg: Springer 1957. — GEBELE: Über Angiome und ihren Zusammenhang mit Karzinomen. Münch. med. Wschr. 49, 139 (1902). — GESCHICKTER, CH. F., and L. A. KEASBEY: Tumors of blood vessels. Amer. J. Cancer 23, 568 (1935). — GOOD, T. A., S. F. CARNAZZO and R. A. GOOD: Thrombocytopenia and giant hemangioma in infants. Amer. J. Dis. Child. 90, 260 (1955). — GROSS, R. E., and S. B. WOLBACH: Sclerosing hemangiomas; their relationship to dermatofibroma, histiocytoma, xanthoma and to certain pigmented lesions of skin. Amer. J. Path. 19, 533 (1943).

HALTER, K.: Angiomatosis miliaris, 2 Fälle. Schlesische Dermatol. Ges. Breslau, Sitzg vom 16. X. 1940. — HARTZ, PH. H.: Hemangiomatosis de la piel y de los organos internos en un recien nacido. Arch. venez. Pueric. 15, 265 (1953).

IZAKI, M., and Y. KIMURA: Statistical observation on angioma senile. Keio J. Med. 4, 27 (1955).

JAFFÉ, R. H.: Multiple hemangiomas of the skin and of the internal organs. Arch. Path. (Chicago) 7, 44 (1929).

KASABACH, H. H., and K. K. MERRITT: Capillary hemangioma with extensive purpura. Amer. J. Dis. Child. 59, 1063 (1940). — KELLER, R.: Zur Klinik und Histologie der sog. „senilen Angiome des freien Lippenrandes" (PASINI). Dermatologica (Basel) 118, 231 (1959). — Zur Klinik und Histologie der senilen Angiome. Dermatologica (Basel) 114, 345 (1957). — KRAUSE, G. R.: Dyschondroplasia with haemangiomata (Maffucci's syndrome). Amer. J. Roentgenol. 52, 620 (1944).

LESER,: Über ein die Krebskrankheit beim Menschen häufig begleitendes, noch wenig gekanntes Symptom. Münch. med. Wschr. 48, 2035 (1901). — LISTER, W. A.: The natural history of strawberry naevi. Lancet 1938 I, 1429. — LITTLE, G.: Multiple subcutane Knötchen (Angiome). Arch. Derm. Syph. (Berl.) 115, 858 (1913). — LUNSFORD, C. J.: Multiple disseminated angiomas. Arch. Derm. Syph. (Chicago) 25, 344 (1932).

MAFFUCCI, A.: Di un caso di encondroma ed angioma multiplo. Contribuzione alla genesi embriomale dei tumori. Movimento (Medico-Chirurgo) 3, 399 (1881). — McCUISTION, C. H.: Infantile cavernous haemangiomas. Arch. Derm. Syph. (Chicago) 69, 219 (1954). — MIDANA, A.: Funzionalità epatica e portatori de „angiomi rubino". Boll. Sez. region. Soc. ital. Derm. 3, 248 (1936). — MIESCHER, G.: Die Strahlentherapie der Angiome. Schweiz. med. Wschr. 73, 1247 (1943). — Statistische Daten zur Strahlentherapie der Angiome. Dermatologica

(Basel) 88, 273 (1943). — Miescher, G., u. H. Storck: Angiom und Trauma. Dermatologica (Basel) 102, 376 (1951). — Mullins, J. F., and C. S. Livingood: Maffucci's syndrome (dyschondroplasia with hemangiomas): a case with early osseous changes. Arch. Derm. Syph. (Chicago) 63, 478 (1951). — Murison, A. R., J. W. Sutherland and A. M. Williamson: De Morgan's spots. Brit. med. J. 1947 I, 634.

Nödl, F.: Über mesenchymale und epitheliale Neubildungen bei Xeroderma pigmentosum. Arch. Derm. Syph. (Berl.) 199, 287 (1955). — Norman, T.: Immature vascular nevi in identical twins. Arch. Derm. Syph. (Chicago) 78, 318 (1958).

Ochsenius, K.: Ein seltener Fall von Haemangioma capillare simplex. Jb. Kinderheilk. 133, 326 (1931). — Oulie, C.: Haemangiom, trombocytopeni og blødning-stendens nos 15 år gammel pike. Nord. Med. 62, 1276 (1959).

Parkes-Weber, F.: Rare diseases and some debatable subjects. London: Staples Press 1948. — Pasini, A.: Über das senile Angiom des freien Lippenrandes. Mh. Derm. 44, 275, 324 (1907). — Patin, M.: Angiomatose progressive de Darier avec angiome oculaire. Bull. Soc. franç. Derm. Syph. 55, 368 (1949). — Petit, P., O. Schweisguth, A. Cotoni et Y. Chapuis: Les angiomes géants du nourisson avec thrombopénie. Arch. franç. Pédiat. 14, 789 (1957). — Proppe, A.: Spezielle Röntgenbehandlung in Dermatologie und Venerologie, Bd. II, Teil 1. Stuttgart: Georg Thieme 1958.

Raff, J.: Zur Kenntnis der senilen Angiome („Kapillar-Varicen") der Haut. Münch. med. Wschr. 49, 745 (1902). — Razzini, M.: Le teleangectasie cutanee negli individui normali e negli individui affetti da tumori maligni. Rif. med. 35 (1942). Zit. nach Zbl. Haut- u. Geschl.-Kr. 69, 328 (1942). — Remenovsky: Multiple kavernöse Angiome in der Subcutis. Zbl. Haut- u. Geschl.-Kr. 53, 147 (1936). — Ronchese, F.: The spontaneous involution of cutaneous vascular tumors. Proc. 11. Internat. Congr. Derm. London, p. 296, 1952. — Rosselli, D.: Angiomi cutanei. Criteri di classificazione e terapia. Minerva derm. (Torino) 30 287 (1955). — Gli angiomi. Minerva chir. (Torino) 10 (1955). — A proposito di alcune cosidette angiomatosi. Riv. Folia Angiologica 4, 97 (1957). — Angiomi tegumentari e angiomatosi. Minerva derm. (Torino) 33, 381 (1958).

Schirren, C. G.: Die Behandlung von Angiomen. Münch. med. Wschr. 96, 1338 (1954). — Die Röntgentherapie gutartiger und bösartiger Geschwülste der Haut. In Handbuch der Haut- und Geschlechtskrankheiten, Erg.-Werk, Bd. V/2. Berlin-Göttingen-Heidelberg: Springer 1959. — Schnyder, U. W.: Zur Pathologie und Therapie der Angiome des Kindesalters. Praxis 11, 240 (1954). — Zur Klinik und Histologie der Angiome. 4. Mitt. Die planotuberösen und tuberonodösen Angiome des Kleinkinds. Arch. klin. exp. Derm. 204, 457 (1957). — Schnyder, U. W., u. R. Keller: Zur Klinik und Histologie der Angiome. 3. Mitt. Zur Histologie und Pathogenese der senilen Angiome. Arch. Derm. Syph. (Berl.) 198, 333 (1954). — Siemens, H. W.: Angiome bei Zwillingen und das Naevusproblem. Dermatologica (Basel) 107, 128 (1953). — Silver, H. K., P. M. Aggeler and J. T. Crane: Hemangioma (capillary and cavernous) with thrombocytopenic purpura; report of a case with observation at autopsy. Amer. J. Dis. Child. 76, 513 (1948). — Snyder, L. H., and C. A. Doan: Is the homozygous form of multiple teleangiectasia lethal? J. Lab. clin. Med. 29, 1211 (1944). — Sommacal, D.: Ein Fall von multipler Hämangiomatose im Säuglingsalter. Helv. paediat. Acta 12, 666 (1957). — Southard, S. C., A. C. de Sanctis and R. J. Waldron: Hemangioma associated with thrombocytopenic purpura. Report of a case and review of the literature. J. Pediat. 38, 732 (1951). — Stamm, C.: Diss. Göttingen 1891. Zit. nach D. Sommacal. — Steiner, L., u. H. Voerner: Angiomatosis miliaris. „Eine idiopathische Gefäßerkrankung". Dtsch. Arch. klin. Med. 96, 105 (1909).

Taylor, A. C., and Elisabeth Moore: Multiple hemangiomas showing certain malignant characteristics in an infant. Report of a case. Amer. J. Cancer 19, 31 (1933). — Tiedemann, G.: Zur Frage der Erblichkeit von Gefäßmälern. Arch. Derm. Syph. (Berl.) 192, 327 (1951). — Töpfer, D.: I. Über ein infiltrierend wachsendes Hämangiom der Haut und multiple Kapillarektasien der Haut und inneren Organe. II. Zur Kenntnis der Wirbelangiome. Frankfurt. Z. Path. 36, 337 (1928). — Touraine, A.: Répartition des principaux types d'angiomes. Bull. Soc. franç. Derm. Syph. 9, 2054 (1937). — Trélat: Thèse de Bordeaux 1904. Zit. nach J. L. de Boucaud.

Wagner, G.: Zur Altershäufigkeit der disseminierten papulösen Teleangiektasien (sogenannten „senilen Angiome"). Zbl. Haut- u. Geschl.-Kr. 14, 14 (1953). — Wallace, H. J.: The conservative treatment of hemangiomatous nevi. Brit. J. plast. Surg. 6, 78 (1943). — Walter, J.: On the treatment of cavernous hemangioma with special reference to spontaneous regression. J. Fac. Radiol. (Lond.) 5, 135 (1953). — Werf, E. van der: Een onderzoek naar angiomen bij schoolkinderen. Inaug.-Diss. 1952. — Spontaan verdwijnen van haemangiomen. Ned. T. Geneesk. 98, 676 (1954). — Wertheim, L.: Angioma senile des freien Lippenrandes mit degenerativen Bindegewebsveränderungen. Zbl. Haut- u. Geschl.-Kr. 46, 414 (1933). — Wollstein, M.: Malignant haemangioma of the lung with multiple visceral foci; report of a case. Arch. Path. (Chicago) 12, 562 (1931). — WORINGER, FR., et J. GRENIER: Hémangiome éruptif tardif, post-traumatique? Bull. Soc. franç. Derm. Syph. 58, 320 (1951).

B. Glomustumoren

ALBERTINI, A. V.: Histologische Geschwulstdiagnostik. Stuttgart: Georg Thieme 1955.

BAILEY, O. T.: The cutaneous glomus and its tumors-glomangiomas. Amer. J. Path. 11, 915 (1935). — BARRÉ, J. A.: Troubles sympathiques étendus et violents du membre supérieur par tumeur du doigt. Guérison. Rev. neurol. 34, 942 (1920). — BEATON, L. E., and L. DAVIS: Glomus tumor. Report of 3 cases, analysis of 271 recorded cases. Quart. Bull. Northw. Univ. med. Sch. 15, 245 (1941). — BERGSTRAND, H.: Multiple glomic tumors. Amer. J. Cancer 29, 470 (1937).

CLARA, M.: Die arterio-venösen Anastomosen: Anatomie, Biologie und Pathologie. Leipzig: Johann Ambrosius Barth 1939. — Die arterio-venösen Anastomosen, 2. Aufl. Wien: Springer 1956.

DÖRING, G.: Zit. bei H. OBERDALHOFF u. W. SCHÜTZ. — DUPONT, A.: Aspects atypiques des tumeurs glomiques. Rev. belge Sci. méd. 3, 624 (1931).

EHRHARDT, L.: Maligne entarteter Glomustumor der Großzehe. Zbl. allg. Path. path. Anat. 88, 208 (1952). — EKESTRÖM, ST.: A comparison between glomus tumor and angioleiomyom. Acta path. microbiol. scand. 27, 86 (1950). — EYSTER, W. H., and H. MONTGOMERY: Multiple glomus tumors. Arch. Derm. Syph. (Chicago) 62, 893 (1950).

FERNANDEZ, A. A., y J. L. E. MONSERRAT: Nodulos dolores de la oreja (tumor glómico, neuro-mio-angioma). Sem. méd. (B. Aires) 2, 1693 (1931). — FRYKHOLM, R.: Deeply situated multiple glomus tumors. Acta chir. scand. 92, 368 (1945).

GESCHICKTER, CH. F.: Glomal tumors (glomangiomas or angiomyoneuromas). Int. Clin. 2, 1 (1936). — GLOGGENGIESSER, W.: Die Glomustumoren. Zbl. Chir. 72, 1090 (1947). — GOLD, H.: Glomus tumours. J. Canad. med. Ass. 62, 64 (1950). — GRANT, R. T., and E. F. BLAND: Observations on arteriovenous anastomoses in human skin and in the birds foot with special reference to the reaction of cold. Heart 15, 385 (1931). — GRAUER, R. C., and J. C. BURT: Unusual location of glomus tumor. Report of two cases. J. Amer. med. Ass. 112, 1806 (1939). — GROSSER, O.: Über arteriovenöse Anastomosen an den Extremitäten beim Mensch und den krallentragenden Säugetieren. Arch. mikr. Anat. 60, 191 (1902).

HOPF, M.: Über Tumoren des neuromyoarteriellen Glomus. Frankfurt. Z. Path. 40, 387 (1930). — HOYER, H.: Über unmittelbare Verbindungen zwischen Arterien und Venen. Denkschrift der Warschauer Med. Ges., S. 51, 1873.

KAUFMAN, L. R., and W. T. CLARK: Glomus tumors: report of 4 cases in same family. Ann. Surg. 114, 1102 (1941). — KERSTING, D. W., and E. B. HELWIG: Eccrine spiradenoma. Arch. Derm. Syph. (Chicago) 73, 199 (1956). — KIRBY, D. B.: Neuromyoarterial glomus tumor in the eyelid. Arch. Ophthal. (Chicago) 25, 228 (1941). — KIRSHBAUM, J. D., and S. L. TEITELMAN: Malignant tumor of the greater omentum simulating a glomangioma. Arch. Path. (Chicago) 27, 95 (1939). — KLABER, R.: Maladie de Recklinghausen avec tumeurs glomoides. Proc. roy. Soc. Med. 31, 347 (1937/38).

LEE, R. C. H.: Glomangioma. A report of 2 new cases with a review of 76 cases collected from the literature. Chin. med. J. 2, 175 (1938). — LÉGER, L., C. BITRY-BOËLY, PH. GRITON et J. LAPEYRE: Tumeurs glomiques multiples ou glomangiomatoses. Présentation d'un cas et revue de littérature. Presse méd. 68, 2261 (1960). — LEWIS, D., and G. W. PICKERING: Vasodilatation in the limbs in response to warming the body; with evidence for sympathetic vasodilator nerves in man. Heart 16, 33 (1931). — LOEB, M. J.: Trauma and glomus tumors. Industr. Med. (Chicago) 10, 208 (1941).

MASON, M. L., and A. WEIL: Tumor of subcutaneous glomus. Surg. Gynec. Obstet. 58, 807 (1934). — MASSON, P.: Les glomus cutanes de l'homme. Bull. Soc. franç. Derm. Syph. 42, 1174 (1935). — MATHIS, W. H., and IR. SCHULZ: Roentgen diagnosis of glomus tumors. Radiology 51, 71 (1948). — MAXIMOW, A. A., and W. BLOOM: A text-book of histology. Philadelphia: W. B. Saunders Company 1930. — MIESCHER, G.: Demonstrationen. 11. Eruptive Glomustumoren. Dermatologica (Basel) 91, 233 (1945). — MURRAY, M. R., and A. P. STOUT: The glomus tumor: investigation on its distribution and behaviors and the identity of its "epitheloid" cell. Amer. J. Path. 18, 183 (1942).

NÖDL, F.: Über Glomustumoren. Arch. klin. exp. Derm. 203, 369 (1956). — Anastomosen und Sperrgefäße bei Hauterkrankungen. Z. Haut- u. Geschl.-Kr. 22, 297 (1957).

OBERDALHOFF, H., u. W. SCHÜTZ: Zur Genese der multiplen Glomustumoren. Chirurg 22, 145 (1951).

SCHINZ, H. R., u. J. WELLAUER: Zürcher Erfahrungen an Glomustumoren der Schädelbasis. Oncologia 13, 230 (1960). — SCHNEIDER, W., u. E. EISENLOHR: Über Glomustumoren. Derm. Wschr. 121, 225 (1950). — SCHUMACHER, H.: Glomustumor und Angiomyom der Haut. Frankfurt. Z. Path. 66, 90 (1955). — SCHUMACHER, S. V.: Über die Bedeutung der arterio-venösen Anastomosen und der epitheloiden Muskelzellen. Z. mikr.-anat. Fosrch. **43**, 107 (1938). — Slepyan, A. H.: Multiple painful and painless glomus tumors. Arch. Derm. Syph. (Chicago) **50**, 179 (1944). — Sluiter, J. T. F., and C. Postma: Multiple glomus tumors of the skin. Acta dermato-venereol. (Stockh.) **39**, 98 (1959). — Spanner, R.: Der Abkürzungskreislauf der Glandula submandibularis. Z. Anat. Entwickl.-Gesch. **107**, 124 (1937). — Die Drosselklappe der arterio-venösen Anastomosen. Z. Anat. Entwickl.-Gesch. **109**, 443 (1939). — Staubesand, J.: Ein Glomusorgan in der menschlichen Kniegelenkskapsel. Frankfurt. Z. Path. **62**, 223 (1951). — Zur Morphologie der arterio-venösen Anastomosen. In: Kapillaren und Interstitium. Stuttgart: Georg Thieme 1955. — Staubesand, J., u. H. Luckner: Nachweis einer biologisch wirksamen Substanz im Glomus coccygicum. Klin. Wschr. **1950**, 75. — Stout, A. P.: Tumors of the neuro-myo-arterial glomus. Amer. J. Cancer **24**, 255 (1935). — Solitary cutaneous and subcutaneous leiomyoma. Amer. J. Cancer **29**, 435 (1937). — Stout, A. P., and M. R. Murray: Haemangiopericytoma: A vascular tumor featuring Zimmermann's pericytes. Ann. Surg. **116**, 26 (1942). — Sucquet, J. P. D'une circulation dérivative dans les membres et dans la tête chez l'homme. Anatomie et physiologie. Paris: A. Delahaye 1862. — Sunder-Plassmann, P.: Klinik und Neuro-Morphologie der Glomustumoren. Acta neuroveg. (Wien) **1**, 474 (1950).

Theis, F. V.: Subungual neuromyo-arterial glomus tumor of toe. Effect of increased peripheral temperature. Arch. Surg. (Chicago) **34**, 1 (1937). — Thies, W., u. W. Gloggengiesser: Zur Frage der Nervenbeteiligung am Aufbau der Glomustumoren. Arch. Derm. Syph. (Berl.) **197**, 1 (1953). — Thomas, A.: Tumeurs comparables à des tumeurs glomiques développées dans les muscles de la cuisse à la suite d'un traumatisme. Ann. anat. path. **10**, 657 (1933). — Touraine, A., A. Solente et P. Renault: Tumeurs glomiques multiples du tronc et des membres. Bull. Soc. franç. Derm. Syph. **43**, 736 (1936).

Weidman, F. D., and F. Wise: Multiple glomustumors of the order of teleangiectasias. Arch. Derm. Syph. (Chicago) **35**, 414 (1937). — Wood, W.: On painful subcutaneous tubercles. Edinb. med. J. **8**, 283 (1812).

Zischka, W.: Über den geweblichen Feinbau der Blutgefäßgeschwülste. Frankfurt. Z. Path. **61**, 447 (1950).

C. Angiokeratome

Blumenthal, M.: Angiokeratoma scroti, klinisch Cornua cutanea vortäuschend. Dermatologica (Basel) **99**, 328 (1949).

Cole, H. N., and J. R. Driver: Angiokeratoma. Arch. Derm. Syph. (Chicago) **61**, 523 (1950).

Fuhs, H.: Naevus angiokeratosus. Zbl. Haut- u. Geschl.-Kr. **31**, 687 (1929).

Halter, K.: Haemangioma verrucosum mit Osteoatrophie. Derm. Z. **75**, 271 (1937). — Holtz, H., u. H. Lohel: Kasuistischer Beitrag zum Naevus angiokeratoticus. Z. Haut- u. Geschl.-Kr. **5**, 133 (1948). — Hopf, G.: Angiokeratoma corporis naeviforme (Mibelli). Zbl. Haut- u. Geschl.-Kr. **60**, 371 (1938).

Iwama, M.: Zwei Fälle von Naevus angiokeratoticus, vor allem über Hämangioma cavernosum verrucosum. Zbl. Haut- u. Geschl.-Kr. **66**, 219 (1941).

Jung, H. D.: Individualpathologische Betrachtungen über Ätiologie und Pathogenese des Angiokeratoma Mibelli an Hand eines ungewöhnlich generalisierten Falles. Arch. Derm. Syph. (Berl.) **188**, 776 (1950).

Lisi, F.: Sull'angiocheratoma di Mibelli. G. ital. Derm. Sif. **73**, 696 (1932).

Manca, P. V.: Considerazioni su un caso di angiocheratoma del Mibelli guarito dopo opoterapia ovarica. Dermosifilografo **11**, 455 (1936). — Matras, A.: Angiokeratoma naeviforme scroti. Zbl. Haut- u. Geschl.-Kr. **35**, 345 (1931). — Mestdagh, Ch.: Deux cas d'angiokératome des membres inférieurs. Arch. belges. Derm. **5**, 220 (1949).

Nödl, F.: Angiokeratoma corporis circumscriptum naeviforme. Dermatologie und Venerologie, Bd. IV, S. 238. Stuttgart: Georg Thieme 1960.

Ormsby, O. S.: Discussion. Arch. Derm. Syph. (Chicago) **45**, 625 (1942).

Ratschow, W.: Die peripheren Durchblutungsstörungen. Jena: Theodor Steinkopff 1946. — Robinson, S., and S. Tasker: Angiomas of the scrotum (Angiokeratoma Fordyce). Arch. Derm. Syph. (Chicago) **54**, 667 (1946). — Roffo, A. H.: Diffuses Angiokeratom des Unterschenkels. Ref. Zbl. Haut- u. Geschl.-Kr. **44**, 762 (1933). — Ruiter, M.: Das Angiokeratoma corporis diffusum-Syndrom und seine Hauterscheinungen. Übersicht und eigene Erfahrungen in den letzten zehn Jahren. Hautarzt **9**, 15 (1958).

Schauer, L.: Angiokeratoma Mibelli und Angiokeratoma corporis naeviforme mit besonderer Berücksichtigung ihrer histologischen Unterscheidung. Arch. Derm. Syph. (Berl.) **183**, 529 (1942/43). — Sweitzer, S. E.: Angiokeratoma of the Scrotum. Arch. Derm. Syph. (Chicago) **45**, 625 (1942). — Storck, H., U. W. Schnyder u. K. Schwarz: Angiokeratoma acroasphycticum digitorum Mibelli. Dermatologica (Basel) (im Druck).

URBACH: Konnatal auftretendes Angiokeratoma permagnum Mibelli. Zbl. Haut- u. Geschl.-Kr. 41, 423 (1932).

WEIDMAN, F. D.: Discussion. Arch. Derm. Syph. (Chicago) 40, 646 (1939). — WIESE, J. B.: Das Angiokeratoma Mibelli. Diss. Hamburg 1931. — WILE, U. J., and G. H. BELOTE: Angiokeratoma: A confused clinical and pathologic picture. Arch. Derm. Syph. (Chicago) 18, 501 (1928). — WRIGHT, C. S., and R. FRIEDMAN: Angiokeratoma of scrotum (Fordyce type). Arch. Derm. Syph. (Chicago) 40, 646 (1939).

YAMAMOTO, S.: Ein Fall von Naevus angiom, system- und Naevus veruc. system. an der gleichen Körperhälfte eines Knaben. Hihu-to-hitunyo 3, 519 (1935).

D. Teleangiektasien

ADAMS, I.: Zit. nach FEGELER, HOLTSCHMIDT u. KOHRS. — AGUILERA MARURI, C.: Erythème palmaire, symétrique, syphilitique? Ann. Derm. Syph. (Paris) 10, 415 (1939). — ALAJOUANINE, T., et R. THUREL: Un cas de naevus variqueux ostéo-hypertrophique. Rev. neurol. 63, 719 (1935). — ALEXANDER, G. L., and R. M. NORMAN: The Sturge-Weber-Syndrome. Bristol 1960. — ANDREWS, B. F., F. M. KOPACK and O. C. BRUTON: A syndrome of ataxia, oculocutaneous teleangiectasia and sinopulmonary infections. U.S. armed Forces med. J. 11, 587 (1960). — ANGERVALL, L.: On the pathogenesis of hepatic changes in teleangiectasia hereditaria haemorrhagica (Morbus Osler-Rendu-Weber). Acta path. scand. 35, 332 (1954). — ARMENTROUT, H. L., and F. J. UNDERWOOD: Familial hemorrhagic teleangiectasia with associated pulmonary arteriovenous aneurysm. Amer. J. Med. 8, 246 (1950). — AUBERTIN, CH., R. LÉVY et BACLESSE: L'angiomatose hémorragique familiale (Maladie de Rendu-Osler). Presse méd. 1933I, 185. — AYERS, S., A. B. LLOYD and P. NELSON: Generalized teleangiectasia and sinus infection. Arch. Derm. Syph. (Chicago) 26, 56 (1932).

BALL, F.: Teleangiectasis macularis eruptiva perstans. Report of an early stage in a child. Arch. Derm. Syph. (Chicago) 36, 65 (1937). — BARBER, H. W., and F. PARKES WEBER: Teleangiectasia macularis eruptiva perstans. Int. Clin., IV. ser. 42, 71 (1932). — BAUMGARTNER, P.: Morbus Osler-ähnliche Teleangiektasien bei Kalkgicht ohne klinische Sklerodermie. Dermatologica (Basel) 118, 279 (1959). — BEAN, W. B.: A note of the development of cutaneous arterial "spiders" and palmar erythema in persons with liver disease and their development following the administration of estrogens. Amer. J. med. Sci. 204, 251 (1942). — Aquired palmar erythema and cutaneous vascular "spiders". Amer. Heart J. 25, 463 (1943). — BECKER, S. W., and M. E. OBERMAYER: Erythema palmare as part of generalized teleangiectasis during pregnancy. Arch. Derm. Syph. (Chicago) 38, 836 (1938). — BEEK, C. H.: Zur Histologie der disseminierten papulösen Teleangiektasien und der Teleangiektasia aranea. Arch. Derm. Syph. (Berl.) 175, 484 (1937). — Telangiectasia papulosa disseminata. Dermatologica (Basel) 101, 177 (1950). — BERGSTRAND, H.: Die pathologische Anatomie der Hämangiome des Zentralnervensystems. In: H. BERGSTRAND, H. OLIVECRONA u. W. TÖNNIS: Gefäßmißbildungen und Gefäßgeschwülste des Gehirns. Leipzig: Georg Thieme 1936. — BIEMOND, A.: Zit. nach A. MATTHES. — BINAZZI, M.: Contributo alla conoscenza della sindrome di Klippel-Trénaunay-Parkes-Weber. G. ital. Derm. Sif. 89, 1057 (1949). — Ancora in tema di haemangectasia hypertrophicans. Minerva derm. (Torino) 26, 18 (1952). — BLAICH, W.: Zur Pathogenese des Naevus Unna der Nackengegend und des Feuermals der Stirn. Hautarzt 9, 406 (1958). — BLAICH, W., u. H. ENGELHARDT: Zur Frage der Entstehung der essentiellen Teleangiektasien, der „vasomotorischen Dauerrötung" und ähnlicher Gefäßveränderungen. Hautarzt 5, 357 (1954). — BLOOM, V. R., and E. J. MOYNAHAN: Hereditary hemorrhagic teleangiectasia. A study of a family with six children. Brit. J. Derm. 72, 312 (1960). — BODER, E., and R. P. SEDGWICK: Ataxia-teleangiectasia. Univ. South California Med. Bull. 9, 15 (1957). — Ataxia-teleangiectasia. A familiar syndrome of progressive cerebellar ataxia, oculocutaneous teleangiectasia and frequent pulmonary infection. Pediatrics 21, 526 (1958). — BOGAERT, L. VAN, u. J. H. SCHERER: Hémangiomatose familiale de Rendu-Osler et cirrhose hépatique. (Contribution à l'étude des cirrhoses familiales). Ann. Méd. 38, 290 (1935). — BONSE, G.: Röntgenbefunde bei einer Phakomatose (Sturge-Weber kombiniert mit Klippel-Trénaunay). Fortschr. Röntgenstr. 74, 727 (1951). — BRECHOT, A. H., et E. GASSE: Deux cas de naevus variqueux ostéo-hypertrophique. Arch. Méd. Enf. 34, 320 (1931). — BROUWER, B. J., H. L. V. D. HOEVE u. W. MAHONEY: A fourth type of phakomatosis Sturge-Weber-Syndrom. Amsterdam 1937. — BRUGSCH, J. TH.: Zur Bedeutung der regionalen Venenerweiterung am vorderen Rippenbogen (Schwenningersche Linie, thorakaler Venenkranz) beim Erwachsenen und beim alternden Menschen. Med. Klin. 40, 170 (1944). — BUTTERWORTH, TH., and J. D. WALTERS: Observations on the pharmacologic responses of Voerner's nevus anemicus. Arch. Derm. Syph. (Chicago) 66, 333 (1952).

CENTERWALL, W. R., and M. M. MILLER: Ataxia, teleangiectasia and sinopulmonary infections. Amer. J. Dis. Child. 95, 385 (1958). — CERCHIAI, U.: Su di un caso di cosidette nevo anemico. Dermosifilografo 7, 147 (1932). — Chassaignac: Zit. nach Klippel und Trénaunay. — Chatelier, L.: Note sur deux cas de naevus anémique. Ann. Derm. Syph. (Paris) 1918/19, 305. — Chiale, G. F.: Sul nevo anemico. Boll. Sez. region. Soc. ital. Derm. 2, 116 (1936). — Čičovački, D.: Zur Pathogenese der Oslerschen Krankheit. (Pathogenetische Bedeutung der Leberschädigung und der vegetativen Störungen für die Entstehung der Teleangiektasien.) Wien. klin. Wschr. 1940 I, 72. — Čičovački, D., u. R. Stoeger: Über die Oslersche Krankheit. Wien. klin. Wschr. 1939 II, 708. — Cohn, H. M., and F. E. Rosenthal: Hereditary haemorrhagic teleangiectasia and its relations to other inborn vascular malformations. Acta haemat. (Basel) 1, 81 (1948). — Crocker, H. R.: Diseases of the skin. 3rd edit. London: H. K. Lewis 1903. — Crowe, F. W., W. J. Schull and J. V. Neel: Multiple neurofibromatosis. Springfield: Ch. C. Thomas 1956. — Cushing, H.: Zit. bei H. Cushing and P. Bailey, Tumors arising from the blood vessels of the brain. Springfield: Ch. C. Thomas 1928.

Delay, J., et P. Pichot: La phacomatose angiomateuse familiale. Rev. neurol. 78, 151 (1946). — Deschwanden, B. v., u. A. Gilardi: Über einen seit Geburt beobachteten Fall von Cutis marmorata teleangiectatica congenita mit progerieähnlichen Symptomen. Schweiz. med. Wschr. 87, 1464 (1957). — Devouges: Zit. nach Trélat u. Monod. — Dorn, H., R. Kaden u. H. J. Weise: Unregelmäßig dominanter Erbgang bei Erythema palmare et plantare (Lane). Z. Haut- u. Geschl.-Kr. 25, 141 (1958). — Downing, D. F., and M. B. Kreidberg: Associated facial and intracranial hemangiomas. J. Pediat. 34, 564 (1949). — Downing, J. G.: Osteohypertrophic varicose nevus. Arch Derm. Syph. (Chicago) 35, 740 (1937). — Dufke: Naevus anaemicus (Voerner). Zbl. Haut- u. Geschl.-Kr. 26, 650 (1928). — Duperrat, R. B., et Koff: Télangiectasies symétriques acquises des membres. Sem. Hôp. (Paris) 1952, 3052.

Falk, W.: Beitrag zur Ätiologie und Klinik der Sturge-Weberschen Krankheit. Öst. Z. Kinderheilk. 5, 175 (1950). — Fegeler, F.: Naevus flammeus im Trigeminusgebiet nach Trauma im Rahmen eines posttraumatisch-vegetativen Syndroms. Arch. Derm. Syph. (Berl.) 188, 416 (1949). — Ausgedehnter systematisierter Naevus flammeus und Naevus anaemicus mit Bemerkungen zur Pathogenese. Arch. Derm. Syph. (Berl.) 195, 171 (1952). — Fegeler, F., J. Holtschmidt u. S. Kohrs: Die Beziehungen des Klippel-Trénaunay-Syndroms zum partiellen Riesenwuchs. Arch. Derm. Syph. (Berl.) 195, 402 (1953). — Fegeler, F., u. R. Kautzky: Systematisierte Hautveränderungen, Metamerie und Innervation. Arch. Derm. Syph. (Berl.) 194, 614 (1952). — Feldman, S.: A case for diagnosis (palmar eruption due to endocrine disturbance during pregnancy?) Arch. Derm. Syph. (Chicago) 39, 784 (1939). — Fingerland, A., u. B. Janousek: Zur Histologie der Oslerschen Krankheit. Arch. Derm. Syph. (Berl.) 178, 54 (1938). — Fischer, W.: Über Naevus anaemicus. Arch. Derm. Syph. (Berl.) 96, 47 (1909). — Fitz-Hugh jr., Th: Splenomegaly and hepatic enlargement in hereditary hemorrhagic teleangiectasia. Amer. J. med. Sci. 181, 261 (1931). — Flood, J. M.: Lymphangiectasis associated with naevus flammeus and lymphangioma of scrotum and thigh. Arch. Derm. Syph. (Chicago) 38, 982 (1938). — Frain-Bell, W.: Angioma serpiginosum. Brit. J. Derm. 60, 251 (1957). — Franceschetti, A., W. Jadassohn et R. Paillard: Télangiectasies essentielles avec participation des yeux. Dermatologica (Basel) 108, 446 (1954). — François, Jul.: L'angiomatose hémorrhagique familiale et ses complications oculaires. Arch. Ophtal. (Paris) 2, 425 (1938).

Gänsslen, M., K. Lambrecht u. M. Werner: Erbbiologie und Erbpathologie des Kreislaufapparates. VI. Teleangiectasia hereditaria haemorrhagica (Oslersche Krankheit). In: Handbuch der Erbbiologie des Menschen von G. Just, Bd. 4, S. 266. Berlin: Springer 1940. — Garland, H., and S. T. Anning: Hereditary haemorrhagic telangiectasia: a genetic and bibliographical study. Brit. J. Derm. 62, 289 (1950). — Gastou, P.: Dilatation vasculaire cutanée généralisée, d'origine congénitale et héréditaire. Télangiectasies vaso-motrices. Ann. Derm. Syph. (Paris) 5, 212 (1894). — Geimer, Rud.: Über die Haemangiectasia hypertrophicans Klippel-Trénaunay-Parkes-Weber. Hautarzt 3, 342—351 (1952). — Geiser, J. D.: L'érythème palmo-plantaire héréditaire ou maladie de Lane. Rev. méd. Suisse rom. 79, 564 (1959). — Glaubersohn, S. A.: Contribution à l'étude du Naevus anaemicus. Acta derm.-venereol. (Stockh.) 11, 177 (1930). — Goldshmith, W. A.: Angioma serpiginosum. Proc. roy. Soc. Med. 32, 559 (1939). — Goldstein, H. J.: Hereditary multiple teleangiectasia. A.M.A. Arch. Derm. Syph. 26, 282 (1932). — Goldstein's disease or Rendu-Osler-Weber's disease. Acta derm.-venereol. (Stockh.) 13, 661 (1933). — Gottron, H. A.: Teleangiectasia hereditaria haemorrhagica (Oslersche Krankheit). In: Die Haut- und Geschlechtskrankheiten von L. Arzt u. K. Zieler, Bd. 2, S. 60. Berlin u. Wien: Urban & Schwarzenberg 1935. — Oslersche Krankheit. Med. Klin. 1936 II, 1660. — Gougerot, H., et J. Meyer: Télangiectasies périodiques, gravidiques et familiales, apparaissant et disparaissant avec la grossesse. Bull. Soc. franç. Derm. Syph. (Paris) 36, 1032 (1929). — Arch. derm.-syph. (Paris) 2, 668 (1930). — Graul, E. H.: Die Subsumption von Morbus Sturge-Weber, Morbus Klippel-Trénaunay und Morbus Parkes-Weber unter der Bezeichnung ,,ekto-neurodermale Hamartome". Hautarzt 4, 510 (1953). — GRAY, A. M. H.: Angioma serpiginosum. Proc. roy. Soc. Med. 24, 396 (1931).

HALTER, K.: Cutis marmorata teleangiectatica congenita. Schlesische Dermatol. Ges. Breslau, Sitzg vom 29. XI. 1941. — HANES, F. M.: Bull. Johns Hopk. Hosp. 20, 63 (1909). Zit. nach VISCHER. — HARST, L. C. A. VAN DER: Trois cas de naevus variqueux ostéo-hypertrophique de Klippel-Trénaunay. Ann. Derm. 78, 315 (1951). — HARTLEB, O., u. K. SEIGE: Über einen außergewöhnlichen Behandlungserfolg bei einem Klippel-Trénaunay-Syndrom. Münch. med. Wschr. 97, 428 (1955). — HAUSS, H.: Zur nosologischen Stellung des Feuermals. Arch. klin. exp. Derm. 210, 362 (1960). — HAYWARD, M. D., and B. D. BOWER: Chromosomal trisomy associated with the Sturge-Weber syndrome. Lancet 1960 II, 844. — HEDINGER, CHR., W. H. HITZIG u. C. MARMIER: Über arterio-venöse Lungenaneurysmen und ihre Beziehungen zur Oslerschen Krankheit. Schweiz. med. Wschr. 81, 367 (1951). — HEDINGER, CHR: Karzinoidsyndrom und Serotonin. Helv. med. Acta 25, 351 (1958). — Familiäre arteriovenöse Lungenaneurysmen. Schweiz. med. Wschr. 89, 846 (1959). — Karzinoidsyndrom. Schweiz. med. Wschr. 89, 1362 (1959). — HEGGLIN, R., u. H. ZOLLINGER: Metastasierendes Dünndarmkarzinoid. Cardiologica (Basel) 28, 158 (1956). — HOEDE, K.: Erbpathologie der menschlichen Haut. In Handbuch der Erbbiologie des Menschen, von G. JUST, Bd. III. Berlin: Springer 1940. — HOEVE, J. VAN DER: Phakomatoses. Ned. T. Geneesk. 82, 4418 (1938). — HÖRING, H.: Zur Lokalisation mesenchymaler Dysplasien bei Sturge-Weber-Krankheit. Arch. klin. exp. Derm. 209, 615 (1960). — HOLZHAMMER, H.: Nackenflecke. Diss. Erlangen 1933. — HORTON, B. T.: Hemi-hypertrophy of extremities associated with congenital arterio-venous fistula. J. Amer. med. Ass. 98, 373 (1932). — HUTCHINSON, J.: A peculiar form of serpiginous and infective naevoid disease. Arch. Surg. Lond. 1: plate 9 with text. — Serpiginous naevoid condition in the skin (naevus- lupus). Arch. Surg. Lond. 2: 71 (1890/91). — Infective angioma or naevus-lupus. Arch. Surg. Lond. 3: 165 (1891/92).

DEN HARTOG JAGER, W. A.: About two new forms in the group of the phacomatoses. a) Naevus varicosus osteo-hypertrophicus with angiomatosis cerebelli (and choreioditis). Folia Psychiat., neurol. neerl. 52, 356 (1949). — JOHNSON, S. R., and N. G. NORDENSON: Oslersche Krankheit (mit besonderer Berücksichtigung von Leberschäden) — ein relativ unbeachtetes klinisches Symptom. Svensky Läk.-Tidn. 151, 981 u. dtsch. Zus.fass. 997 (1942).

KALZ, F.: Strahlenerythem und Pigmentation beim Naevus anaemicus. Derm. Z. 69, 28 (1934). — KAMMER, G.: Beitrag zur Erbbiologie und Klinik der Sturge-Weberschen Erkrankung. Z. menschl. Vererb.- u. Konstit.-Lehre 33, 203 (1955). — KAUTZKY, R.: Die Bedeutung der Hirnhaut-Innervation und ihre Entwicklung für die Pathogenese der Sturge-Weberschen Krankheit. Dtsch. Z. Nervenheilk. 161, 506 (1949). — KEINING, E.: Cutis marmorata teleangiectatica congenita. Derm. Wschr. 1939 I, 546. — KISSEL, P., et J. BEUREY: Les géno-neuro-dermatoses. VIIIe Congr. des Dermatologistes et Syphiligraphes de langue française. Rapports, p. 273. Nancy: Georges Thomas 1953. — KLIPPEL, M., et P. TRÉNAUNAY: Naevus variqueux ostéo-hypertrophique. Arch. gen. Méd. 77, 641 (1900). — KNAPP, A.: Zit. nach ZWEYMÜLLER. — KNIERER, W., u. R. DUNGER: Über assoziierte Entwicklungshemmungen bei einem Hämangiom der Haut. Arch. Derm. Syph. (Berl.) 194, 323 (1952). — KOCH, G.: Beitrag zur Erblichkeit der Sturge-Weberschen Krankheit. Z. ges. Neurol. Psychiat. 168, 614 (1940). — Zur Erbpathologie der Sturge-Weberschen Krankheit. Z. menschl. Vererb.- u. Konstit.-Lehre 25, 695 (1942). — Erbliche Hirngeschwülste. Z. menschl. Vererb.- u. Konstit.-Lehre 29, 400 (1949). — Sturge-Webersche Krankheit. Ärztl. Forsch. 3, 551 (1949). — Sturge-Webersche Krankheit (zusammenfassender Bericht über die wichtigsten Forschungsergebnisse des Auslandes). Ärztl. Forsch. 4, 652 (1950). — KOFLER, K.: Ein Fall von Naevus „Pringle" der Haut mit Teleangiektasien an den Schleimhäuten und wiederholten Hämorrhagien aus denselben. Wien. klin. Wschr. 21, 570 (1908). — KOSINER, R.: Über familiäre Teleangiektasie. (Ein weiterer Fall von Morbus Osler.) Klin. Wschr. 1935 I, 713. — KRABBE, K. H.: Facial and meningeal angiomatosis associated with calcifications of the brain cortex. A clinical anatomopathologic contribution. Arch. Neurol. Psychiat. (Chicago) 32, 737 (1934). — KRANTZ, W.: Telangiectasia macularis eruptiva perstans. Derm. Wschr. 1936 I, 377. — KRAYENBÜHL, H., G. YASARGIL u. E. UEHLINGER: Klinischer und pathologisch-anatomischer Beitrag zur Sturge-Weber-Krabbeschen Krankheit. Dermatologica (Basel) 115, 555 (1957). — KRESBACH, H., u. H. RÖCKL: Klippel-Trénaunay-Syndrom mit homolateraler Atrophie. Hautarzt 9, 417 (1958). — KROLL, F. W., u. M. STAEMMLER: Sturge-Webersche Erkrankung. Arch. Psychiat. Nervenkr. 181, 168 (1948). — KUFS, H.: Über heredo-familiäre Angiomatose des Gehirns und der Retina, ihre Beziehungen zueinander und zur Angiomatose der Haut. Z. ges. Neurol. Psychiat. 113, 651 (1928).

LANE, J. E.: Erythema palmare hereditarium (red palms). Arch. Derm. Syph. (Chicago) 20, 445 (1929). — O'LEARY, P. A., H. MONTGOMERY and L. A. BRUNSTING: Angioma serpiginosum. Arch. Derm. Syph. (Chicago) 31, 412 (1935). — LEDER, M.: Erythrosis interfollicularis colli. Dermatologica (Basel) **89**, 132 (1944). — Lenz, W.: Medizinische Genetik. Eine Einführung in ihre Grundlagen und Probleme. Stuttgart: Georg Thieme 1961. — Lofgren, R. C.: Erythema of the palms associated with pregnancy. Arch. Derm. Syph. (Chicago) **46**, 502 (1942). — Louis-Bar, D.: Sur un syndrome progressif comprenant des téléangiectasies capillaires cutanées et conjonctivales symétriques à disposition naevoide et des troubles cérébelleux. Confin, neurol. (Basel) **4**, 32 (1941). — Sur l'hérédité de la maladie de Sturge-Weber. Confin. neurol. (Basel) **7**, 238 (1947). — Les rapports entre les angiomatoses du type Sturge -Weber et les autres dysplasies (formes de passage). Acta neurol. belg. **50**, 680 (1950). Louis-Bar, D., et J. Legros: Les hypertrophies partielles avec angiome (syndrome de Klippel-Trénaunay) et leurs rapports avec les phacomatoses. Confin, neurol. (Basel) **7**, 245 (1946/47). — Lund, M.: On epilepsy in Sturge-Weber's disease. Acta psychiat. scand. **24**, 569 (1949).

Madden, J. F.: Generalized angiomatosis (teleangiectasia). J. Amer. Med. Ass. **102**, 442 (1934).—Marchionini, A.: Essentielle Teleangiektasien bei ovarieller Dysfunktion. Türkische Dermatologenabende in Ankara, Sitzg vom 21. II. 1939. — Martini, G. A.: Über Gefäß-veränderungen bei Leberkranken. Z. klin. Med. **153**, 470 (1955). — Matthes, A.: Cerebello-oculo-cutane Teleangiektasien. (Louis-Barsche Krankheit). Z. Kinderheilk. **82**, 292 (1959). — Melczer, M.: Fall von Teleangiectasia mascularis eruptiva perstans (Parkes-Weber-Hellenschmied). Orv. Hetil. 307 (1937). — Michael, J., and P. M. Levin: Multiple telangiectases of the brain: A discussion of hereditary factors in their development. Arch. Neurol. Psychiat. (Chicago) **36**, 514 (1936). — Miedzinski, F., u. I. Golebiowska: Is angioma serpiginosum a nosologic unit? Przegl. Derm. Wener. **6**, 105 (1956). — Miescher, G.: Über plane Angiome (Naevi hyperaemici). Dermatologica (Basel) **106**, 176 (1953). — Montgomery, H., and R. J. Bailey: Angioma serpiginosum. Brit. J. Derm. **47**, 456 (1935). — Morsier, G. de, et A. Franceschetti: La maladie de Sturge-Weber-Krabbe. Schweiz. med. Wschr. **67**, 285 (1937). — Moursound, M. P., and V. R. Hirschmann: Telangiectasia mascularis eruptiva perstans. Review of the literature, report of a case and discussion of the etiology and pathology of generalized telangiectasia. Arch. Derm. Syph. (Chicago) **63**, 232 (1951). — Muskatblueth, E.: Zur Frage des Naevus anaemicus. Zbl. Haut- u. Geschl.-Kr. **31**, 335 (1929). — Musso, L. A. M. B.: Two cases of angioma serpiginosum. Proc. roy. Soc. Med. **45**, 714 (1952).

Nagant, de Deuxchaisnes, C., A. Fanconi, P. Alberto, J. C. Rudler et R. S. Mach: Phéochromocytomes extra-surrénaliens multiples avec "dystrophie d'Albright et hémangiomes cutanés. Schweiz. med. Wschr. **90**, 886 (1960). — Neuhaus, T.: Zusammenhänge der Phakomatosen. Inaug.-Diss. Lausanne 1948. — Neumark, S.: Zur Kenntnis der Livedo teleangiectatica congenita generalisata. Acta dermato-venereol. (Stockh.) **19**, 316 (1938). — Niemand-Anderssen, I.: Naevus flammeus tardivus. Z. Haut- u. Geschl.-Kr. **12**, 251 (1952). Niles, H. D.: Naevus flammeus appearing at the age of eigtheen. Arch. Derm. Syph. (Chicago) **39**, 188 (1939). — Nödl, F.: Zur Histopathogenese der T.h.h. Rendu Osler. Arch. klin. exp. Derm. **204**, 213 (1957). — Anastomosen und Sperrgefäße bei Hauterkrankungen. Z. Haut.-u. Geschl.-Kr. **22**, 297 (1957). — Nonnenmacher, H.: Augenärztl. Betrachtungen zum Symptomenkomplex Morbus Sturge-Weber, Klippel-Trénaunay und Parkes-Weber. Klin. Mbl. Augenheilk. **126**, 154 (1955).

O'Kane, G. Hunter: Hereditary multiple teleangiectasis with epistaxis. Method of treatment. J. Amer. med. Ass. **111**, 242 (1938). — Olivecrona, H.: Sturge-Webers Krankheit; in „Gefäßmißbildungen und Gefäßgeschwülste des Gehirns", von H. Bergstrand, H. Olivecrona, W. Tönnis. Leipzig: Georg Thieme 1936. — Ollendorf-Curth, H., u. E. S. Goldensohn: Die Assoziation von Gefäßmälern in der Mittellinie des Gesichts mit Konvulsionen und intrakraniellen Gefäßmißbildungen. Hautarzt **10**, 366 (1959). —

Paillas, J. E., J. Bonnal, et R. Gastaut-Naquet: Angiomatose encéphalo-trigé-minée associée à un syndrome de Klippel-Trénaunay. Acta neurol. belg. **51**, 487 (1951). — Pardo-Castello, V.: Hypertrofie hémangiectasique de Parkes Weber. Urol. cutan. Rev. **41**, 446 (1937). — Parkes Weber, F.: Haemangiectatic hypertrophy of limbs — congenital phlebarteriectasis and so called congenital varicose veins. Brit. J. Child. Dis. **15**, 13 (1918). — Early angioma serpiginosum, confined to one shoulder. Proc. roy. soc. med. **20**, 107 (1927). — Teleangiectasia of the Rendu-Osler type with camptodactylia and muscular atrophy in the hands. Proc. roy. Soc. Med. **31**, 258 (1938). — Some considerations connected with the classification and explanation of naevi and naevoid conditions. Brit. med. J. **27**, 992 (1951). — Parkes Weber, F., u. H. Hellenschmied: Brit. J. Derm. Syph. **42**, 374 (1930). Zit. nach F. Parkes Weber. — Rare diseases and some debatable subjects, second edition. London: Staples Press 1948. — Parnitzke, K. H.: Symptomwert und Symptomverteilung bei der Sturge-Weberschen Krankheit. Zbl. Neurochir. **16**, 92 (1956). — Patau, K., E. Therman, D. W. Smith, St. Inhorn and B. F. Picken: Partial-trisomy syndromes I. Sturge-Weber's disease. Amer. J. hum. Genet. **13**, 287 (1961). — Pautrier, L. M.: Une forme nouvelle de téleangiectasies angiomateuses atrophiques, cicatricielles. Acta derm.-venereol. 13, 347 (1932). — PETERS, G.: Sturge-Webersche Krankheit. In Handbuch der speziellen pathologischen Anatomie und Histologie, Bd. 13, S. 696. Berlin-Göttingen-Heidelberg: Springer 1956. — PETSCHELT, E.: Zur Klinik, Symptomatologie, Lokalisation, Alters- und Geschlechtsverteilung des Naevus vasculosus osteohypertrophicus. Arch. Derm. Syph. (Berl.) 196, 155 (1953). — PFISTER, R.: Atypische Fälle von Klippel-Trénaunay-Syndrom mit Knochenatrophie. Hautarzt 7, 219 (1956). — PFISTER, R., u. K. BAETZNER: Die arteriovenösen Anastomosen beim Syndrom von KLIPPEL-TRÉNAUNAY. Ihre Darstellung im Röntgenbild. Derm. Wschr. 131, 537 (1955). — PIERINI, L. E., y D. GRINSPAN: Cutis marmorata teleangiectatica congenita. A proposito de dos observaciones. Arch. argent. Derm. 5, 295 (1955). — POINSO, R., J. CHARPIN et DEPREZ: A propos d'un cas de naevus thoracobrachial avec ostéohypertrophie du membre supérieur droit (syndrome de Parkes Weber). Presse méd. 54, 865 (1946). — PROPPE, A.: Klippel-Trénaunay-Webersches Syndrom. Derm. Wschr. 122, 1015 (1950).

RAUBITSCHEK: Naevus teleangiectodes und anaemicus. Zbl. Haut- u. Geschl.-Kr. 47, 116 (1934). — RICHTER, W.: Teleangiectasia haemorrhagica hereditaria (Osler) in Verbindung mit Basedow, amyotrophischer Lateralsklerose und Ulcus trophicum am Unterschenkel. Zbl. Haut- u. Geschl.-Kr. 43, 616 (1933). — Derm. Z. 66, 137 (1933). — ROBERTS, L.: Clinical and histological notes: III. Angioma serpiginosum. Brit. J. Derm. 9, 180 (1897). — ROOSCHUETZ: Sektionsbefunde bei Öslerscher Krankheit. Verh. dtsch. Ges. Kreisl.-Forsch. 3, 262 (1937). — ROSENTHAL, F., u. P. UNNA: Über das Wesen der Oslerschen Krankheit. Klin. Wschr. 12, 865 (1933). — ROSS, A. T., and W. W. DICKERSON: Tuberous sclerosis. Arch. Neurol. Psychiat. (Chicago) 50, 233 (1943). — ROSSELLI, D.: A proposito della malattia di Sturge-Weber. Atti Conv. Cancerol. giugno 369 (1952). — Angiomi cutanei. Criteri di classificazione e terapia. Minerva derm. (Torino) 30, 287 (1955). — Gli angiomi. Minerva chir. (Torino) 10 (1955). — A proposito di alcune cosidette angiomatosi. Riv. Folia Angiologica 4, 97 (1957). — Angiomi tegumentari e angiomatosi. Minerva derm. (Torino) 33, 381 (1958).

SACHS, B.: Über angeborenen partiellen Riesenwuchs. Mitteilung von sechs neuen Fällen. Z. Kinderheilk. 66, 36 (1948). — Über die Genese des angeborenen partiellen Riesenwuchses und ihre Beziehung zur Zwillings- und Geschwulstentstehung. Arch. Kinderheilk. 136, 23 (1949). — SANVENERO-ROSSELLI, G.: Zur Therapie des Naevus flammeus. Med. Kosmetik 7, 167 (1958). — SAPHIER, J.: Die Dermatoskopie. Arch. Derm. Syph. (Berl.) 132, 69 (1921). — SCHIOETZ, E. H.: Angiomatosis encephali et regionis trigemini mit intrakraniellen Verkalkungen und Epilepsie. (Das vasculäre, encephalo-trigeminale Syndrom.) Acta psychiat. (Kbh.) 10, 683 (1935). — SCHIRMER, R.: Ein Fall von Teleangiektasie. Arch. Ophthal. 7, 119 (1860). — SCHMIDT, H.: Naevus anaemicus und Morbus Recklinghausen. Derm. Z. 55, 209 (1929). — SCHNYDER, U. W.: Zur Klinik und Histologie der Angiome. Arch. Derm. Syph. (Berl.) 200, 483 (1955). — 2. Mitt. „Die Feuermäler" (Naevi teleangiectatici). Arch. Derm. Syph. (Berl.) 198, 51 (1954). — Diskussionsbeitrag. Dermatologica (Basel) 110, 374 (1955). — SCHNYDER, U. W., E. LANDOLT et G. MARTZ: Syndrome de Klippel-Trénaunay avec colobome irien atypique. J. gén. hum. 5, 1 (1956). — SCHÜPBACH, A.: Klinische Demonstrationen. 3b) Hereditäre hämorrhagische Teleangiektasien (Oslersche Krankheit). Helv. med. Acta 3, 548 (1940/41). — Teleangiektasiebildung und Leberkrankheiten. Schweiz. med. Wschr. 73, 1186 (1943). — SCHUSTER, N. H.: Familial haemorrhagic teleangiectasia associated with multiple aneurysms of the splenic artery. J. Path. Bact. 44, 29 (1937). — SCHWARTZER, K.: Acrocephalosyndaktylie mit Cutis marmorata teleangiectatica congenita. Mschr. Kinderheilk. 76, 193 (1938). — SCOLARI, E. G.: Teleangiectasia universalis. Studio clinico e patogenetico. G. ital. Derm. Sif. 75, 1831 (1934). — Sui rapporti fra le ipertrofie congenite degli arti e „L'angiectasia hypertrophicans" di Parkes Weber. Atti Soc. ital. Derm. Sif. 4, 317 (1941). — Dei rapporti fra le ipertrofie congenite degli arti e l'angiectasia hypertrophicans di Parkes Weber. G. ital. Derm. Sif. 82, 937 (1941). — SERVELLE, M.: Les malformations congénitales des veines. Rev. Chir. (Paris) 68, 88 (1949). — SHELLEY, W. B., and C. S. LIVINGOOD: Familial multiple nevi flammei. Arch. Derm. Syph. (Chicago) 59, 343 (1949). — SIEKERT, R. G., H. M. KEITH and F. R. DION: Ataxia-teleangiectasia in children. Proc. Mayo Clin. 34, 581 (1959). — SIEMENS, H. W.: Die Vererbung in der Ätiologie der Hautkrankheiten. In Handbuch der Haut- und Geschlechtskrankheiten von J. JADASSOHN, Bd. III. Berlin: Springer 1929. — Erblichkeit, Rassenhygiene und Bevölkerungspolitik. Münch. med. Wschr. 1934 I, 515. — Das Problem der allgemeinen Venenwandschwäche (sog. Status varicosus). Med. Kln. 1937 I, 797. — Über die Erblichkeit der Gefäßmäler. Arch. Derm. Syph. (Berl.) 195, 525 (1953). — SIMON, TH.: Über Nerven-Naevi. Arch. Derm. Syph. (Berl.) 4, 24 (1872). — SMITH, J. L., and MERRILL I. LINEBACK: Hereditary hemorrhagic teleangiectasia. Amer. J. Med. 17, 41 (1954). — SNYDER, L. H., and CH. A. DOAN: Is the homozygous form of multiple teleangiectasia lethal? J. Lab. clin. Med. 29, 1311 (1944). — SOLENTE, M. G.: Téleangiectasies régionales symétriques. Bull.

Soc. franç. Derm. Syph. **57**, 397 (1950). — Sprafke, H.: Klinische und histologische Untersuchungen über den Hinterhauptnackennaevus (Naevus Unna) und seine Beziehungen zur Spina bifida. Arch. Derm .Syph. (Berl.) **175**, 168 (1937). — Steiger, R.: Ergebnisse der Untersuchung einer großen bernischen Sippe mit Teleangiectasia haemorrhagica Osler. Schweiz. med. Wschr. **75**, 73 (1945). — Steindler, R.: Naevus anaemicus bei Mutter und Kind. Zbl. Haut- u. Geschl.-Kr. **46**, 532 (1933). — Stival, L.: Sulla malattia di Rendu-Osler. Riv. Anat. pat. **7**, 231 (1953). — Streitmann, B.: Primäre ringförmige Teleangiektasien der Haut. Z. Haut- u. Geschl.-Kr. **9**, 522 (1950). — Ströbel, H.: Die Sturge-Webersche Erkrankung und ihre Beziehungen zu anderen Syndromen. Arch. Derm. Syph. (Berl.) **183**, 468 (1942/43). — Sturge, W. A.: A case of partial epilepsy, apparently due to a lesion of one of the vasomotor centres. Clin. Soc. London Trans. **12**, 162 (1879). — Sweitzer, S. E.: Diskussion zu L. H. Winer, Erythema palmare. Arch. Derm. Syph. (Chicago) **49**, 451 (1944).

Tanturri, V.: Un caso di dermostasi venosa generale ed idiopatica. Zit. nach R. Lanceplaine, Diss. Paris 1904. — Teller, H., u. B. Lindner: Über Mischformen der phakomatösen Syndrome von Sturge-Weber und Klippel-Trénaunay. Z. Haut- u. Geschl.-Kr. **13**, 113 (1952). — Tobler, Ch.: Das plane Angiom der Gesichtsregion. Inaug.-Diss. Zürich 1953. — Töndury, G.: Persönliche Mitteilung 1960. — Touraine, A.: Cutis marmorata teleangiectatica congenita. Bull. Soc. franç. Derm. Syph. **47**, 221 (1940). — L'hérédité en médecine. Paris: Masson & Cie. 1955. — Touraine, A., G. Solente et J. Gauthier: Angiomatose et idiotie familiale. Bull. Soc. franç. Derm. Syph. **42**, 775 (1935). — Touraine, A., et R. B. Duperrat: Les angiomes, tumeurs évolutives (essai de synthèse). Ann. Derm. Syph. (Paris) **7**, 545 (1938). — Traub, E. F.: Naevus flammeus appearing at the age of twenty three. Arch. Derm. Syph. (Chicago) **39**, 752 (1939). — Trélat, U., u. A. Monod: Zit. nach Klippel u. Trénaunay. — Trostler, L. S.: Erythema of the extremities in tuberculosis. Amer. Rev. Tuberc. **47**, 168 (1943).

Ulmo, A.: Naevus anémique. Bull. Soc. franç. Derm. Syph. **38**, 1376 (1931).

Verschueren, F.: Hémihypertrophie alterné cranio-acrale avec imbecillité. (Etude clinique et encéphalographique.) J. belge Neurol. Psychiat. **38**, 431 (1938). — Vilanova, X., F. Dulanto u. J. Rubio: Das „Angioma serpiginosum" von Hutchinson. Act. dermosifiliogr. (Madr.) **40**, 514 (1949). — Vischer, W.: Teleangiectasia haemorrhagica hereditaria: pathologisch-anatomischer Befund und Blutgruppenuntersuchung. Acta haemat. (Basel) **5**, 168 (1951). — Vörner, H.: Über Naevus anaemicus. Arch. Derm. Syph. (Berl.) **82**, 391 (1906).

Wagner, G.: Zur Altershäufigkeit der disseminierten papulösen Teleangiektasien. Z. Haut- u. Geschl.-Kr. **14**, 1 (1953). — Waldecker, K.: Cutis marmorata teleangiectatica congenita (nebst einigen Bemerkungen zur Purpura Majochii). Univ. Hautklinik Breslau. Derm. Wschr. **1937 I**, 486. — Walsh, D.: Infective haemato-angioma (case). Brit. J. Derm. **10**, 18 (1898). — Walsh, E. N., and S. W. Becker: Erythema palmare and naevus-araneus-like telangiectases. Arch. Derm. Syph. (Chicago) **44**, 616 (1941). — Weill, J., G. Bonnet et H. Leveau: Syndrome de Klippel-Trénaunay. Arch. franç. Pédiat. **6**, 1 (1949). — Wells, C. E., and G. M. Shy: Progressive familial choreoathetosis with cutaneous teleangiectasia. J. Neurol. Neurosurg. Psychiat. **20**, 98 (1957). — Werner, E.: Die Sturge-Webersche Krankheit und ihre Beziehungen zu den Phakomatosen. Arch. Kinderheilk. **144**, 259 (1952). — Wernsdörfer, R.: Teleangiectasia universalis. Arch. Derm. Syph. (Berl.) **188**, 510 (1949). — West, G. van: Demonstration zweier angeborener Gefäßanomalien (Cutis marmorata teleangiectatica congenita). Ned. T. Geneesk. **66**, 1225 (1922). — White, J. M.: Zit. bei Wise u. Pollitzer. — Williams, G. A., and I. B. Brick: Gastrointestinal bleeding in hereditary haemorrhagic teleangiectasia. Review of the literature and report of a case with severe recurrent hemorrhages necessitating total gastrectomy. Arch. intern. Med. **95**, 41 (1955). — Williams, H. E., D. J. Demis and R. S. Higdon: Ataxia-teleangiectasia. Arch. Derm. Syph. (Chicago) **82**, 937 (1960). — Winer, L. H.: Symmetrical teleangiectasia of the upper and lower extremities. Arch. Derm. Syph. (Chicago) **24**, 333 (1931). — Erythema palmare. Arch. Derm. Syph. (Chicago) **49**, 451 (1944). — Wirth, L.: Naevus teleangiectaticus und Schwangerschaft. Mschr. Geburtsh. Gynäk. **102**, 298 (1936). — Wise, F.: Angioma serpiginosum. Arch. Derm. Syph. (Chicago) **26**, 1158 (1932). — Wise, F., and S. Pollitzer: Angioma serpiginosum (infective angioma of Hutchinson) with a report of a very extensive case. J. cutan. Dis. **31**, 725, 916 (1913). — Wittkower, E., u. B. Rarey: Beitrag zur Osler-schen Krankheit (Teleangiectasia hereditaria haemorrhagica). Z. klin. Med. **124**, 41 (1933). — Woringer, F.: Téléangiectasies de la face chez la mère et le fils. Bull. Soc. franç. Derm. Syph. **95**, 493 (1952).

Zumkeller, R.: A propos de la fréquence et de l'hérédité du „Naevus vasculosus nuchae" (Unna). Inaug.-Diss. 1957. Ed. Méd. Hyg. Genève. — Zweymüller, E.: Das Krankheitsbild von Sturge-Weber. Öst. Z. Kinderheilk. **7**, 35 (1952).

E. Hämangiektasien

Arzt, L., u. H. Fuhs: Geschwülste der Blut- und Lymphgefäße. In Handbuch der Haut- und Geschlechtskrankheiten von L. Arzt u. K. Zieler, Bd. II. Berlin u. Wien: Urban & Schwarzenberg 1935.

Bean, W. B.: The cutaneous arterial spider: a survey. Medicine (Baltimore) 24, 243 (1945). — The arterial spider and similar lesions of the skin and mucous membranes. Circulation 8, 117 (1953). — Bloomfield, A. L.: The natural history of chronic hepatitis (cirrhosis of the liver). Amer. J. med. Sci. 195, 429 (1938). — Bode, H. G.: Über die genuine diffuse Phlebektasie, insbesondere über ihre Beziehungen zum arteriellen und venösen Rankenangiom sowie zur genuinen diffusen Phlebarteriektasie. Med. Klin. 1937 II, 1164.

Duperrat, R. B.: Etude des angiomes. Essai de classification. Paris: V. Degrange 1938.

Fiessinger, N.: Angioma stellatum: prognostische Bedeutung bei Lebercirrhosen. Rev. gén. clin. thér. (J. Practiciens) 50, 241 (1936). — Frey, S.: Über die genuine diffuse Phlebarteriektasie. Dtsch. Z. Chir. 236, 480 (1932).

Hochrein, M., u. I. Schleicher: Herz-Kreislauferkrankungen, Bd. 2. Darmstadt: Steinkopf 1959.

Incedayi, C. K.: Über die genuine diffuse Phlebektasie. Dermatologica (Basel) 84, 146 (1941).

Martini, G. A.: Über Gefäßveränderungen der Haut bei Leberkranken. Z. klin. Med. 153, 470 (1955). — Martini, G. A., u. J. Staubesand: Zur Morphologie der Gefäßspinnen („vascular spiders") in der Haut Leberkranker. Virchows Arch. path. Anat. 324, 147 (1953). — Musger, A.: Über einen ungewöhnlichen Fall von Knochenbildung in der Haut. Zugleich ein Beitrag zur Kenntnis der sogenannten genuinen und diffusen Phlebektasien. Arch. Derm. Syph. (Berl.) 166, 201 (1932).

Nödl, F.: Gutartige Neubildungen der Haut. In Dermatologie und Venerologie von H. A. Gottron u. W. Schönfeld, Bd. 4. Stuttgart: Georg Thieme 1960.

Patek, A. J., J. Post and J. C. Victor: The vascular "spider" associated with cirrhosis of the liver. Amer. J. med. Sci. 200, 341 (1940). — Pawlowski, E.: Über Phlebektasien und Hämangiome der äußeren männlichen Geschlechtsorgane. Derm. Wschr. 1932 II, 1821. — Perthes, G.: Über die Ursache der Hirnstörungen nach Karotisunterbindung und über Arterienunterbindungen ohne Schädigung der Intima. Langenbecks Arch. klin. Chir. 114, 403 (1920). — Über die Bedeutung arteriovenöser Fisteln für die Entwicklung des Rankenangioms. Dtsch. Z. Chir. 200, 156 (1927). — Über das Rankenangiom der weichen Häute des Gehirns und Rückenmarks. Dtsch. Z. Chir. 203, 93 (1927).

Ratschow, M., u. H. Boedecker: Die Bedeutung der Sternchenangiome für die Leberdiagnostik. Neue med. Welt 1, 1429 (1950). — Reid, M.: Studies on abnormal arteriovenous communications acquired and congenital. Arch. Surg. (Chicago) 10, 601 (1925). — The origin and nature of arterio-venous aneurysm, cirsoid aneurysm and simple aneurysm. Arch. Surg. (Chicago) 10, 996 (1925).

Schlachetzki, H.: Ein Beitrag zur Pathologie und Klinik der Rankenangiome der Kopfschwarte. Bruns Beitr. klin. Chir. 157, 35 (1933). — Schuermann, H.: Krankheiten der Mundschleimhaut und der Lippen, 2. erw. Aufl. München u. Berlin: Urban & Schwarzenberg 1958.

Tönnis, W.: Angioma racemosum venosum. In: Gefäßmißbildungen und Gefäßgeschwülste des Gehirns von H. Bergstrand, H. Olivecrona, W. Tönnis. Leipzig: Georg Thieme 1936.

Walsh, E. N., and S. W. Becker: Erythema palmare and naevus-araneus-like teleangiectases. Arch. Derm. Syph. (Chicago) 44, 616 (1941). — Wegelin, C.: Über sternförmige Teleangiektasien der Haut bei Lebercirrhose. Schweiz. Z. Path. 5, 374 (1942).

Zischka, W.: Über den geweblichen Feinbau der Blutgefäßgeschwülste. Frankfurt. Z. Path. 61, 447 (1950).

Die Hautmelanome

Von

Giovanni Battista Cottini-Catania

Mit 9 Abbildungen

Die immer größere Ausweitung der Studien mit der ständigen Entwicklung der Kenntnisse haben auch auf klinisch pathologischem Gebiete der Hautmelanome zu nennenswerten Tatsachen geführt. So geschah es, daß innerhalb weniger Jahre sich klinisch einordnende sowie pathologisch-anatomisch histologische Kenntnisse erweiterten, während diagnostisch prognostische Kriterien sowie Behandlungsrichtlinien sich immer klarer herauskristallisierten. Andere Punkte hingegen blieben ungeklärt; darunter zweifellos die Frage über die Herkunft der Melanome, insofern unser Wissen um den Ursprung der Pigmente, welche diese Geschwülste kennzeichnen, indem sie denselben ein besonderes klinisch pathologisch-anatomisches Gepräge verleihen, noch durchaus nicht klar ist.

I. Melanin und Melanogenese

Im Hinblick auf den Charakter dieses Abschnittes scheint uns eine erschöpfende Behandlung dieses Paragraphen nicht angezeigt, daher werden wir uns auf äußerst schematische Angaben beschränken, welche hauptsächlich ein besseres Verständnis späterer Ausführungen ermöglichen sollen.

Der Ausdruck Melanin bedeutet, streng genommen: schwarze Substanz. Diese Bezeichnungsweise scheint aber durchaus nicht vollkommen zu entsprechen, da, abgesehen von den verschiedenen Melaninen des Tier- und Pflanzenreiches, bei alleiniger Berücksichtigung der menschlichen Melanine ausgiebige Farbunterschiede vorkommen, die vom gelben, verschieden stark braunen bis zum fast schwarzen Farbton mit allen Zwischentönen gehen können.

Chemisch gesehen besitzt das menschliche Melanin keine klar definierbare Formel. Es steht jedoch heute immerhin fest, daß sein Molekül C, H, O und N enthält, während die Anwesenheit von Fe, P und S noch nicht nachgewiesen werden konnte.

Das Melanin kann in mehr oder weniger großen, aus Körnern oder Stäbchen bestehenden Haufen vorgefunden werden, deren Größe zwischen 100×400 und $180 \times 600 \, \mu$ schwankt (BALDRIDGE, BLANK, RAKE). In Wasser unlöslich, wird es von den üblichen histologischen Reagentien nicht angegriffen, während energisch oxydierende Substanzen (H_2O_2, Bromwasser usw.) es auflösen. Andererseits geht es mit einigen Silbersalzen Verbindungen ein, während es andere reduziert, was besonders zu seinem Nachweis beiträgt.

Was Art und Weise der Entstehung der Melanine, die Melanogenese, betrifft, stellen die besonders in letzter Zeit äußerst zahlreich durchgeführten Untersuchungen, wenn auch keine sicheren Ergebnisse, doch einen entscheidenden Schritt in der Lösung dieses Problems dar; dabei wurden frühere Auffassungen fallen gelassen.

Bei Durchsicht einiger einschlägiger Arbeiten sowie einiger besonders vollkommen zusammenfassender Darlegungen (FALCHI, SCOTTI, RODRIGUEZ-PEREZ usw.) ergibt sich, daß, beim heutigen Stande der Untersuchungen, die größte Aufmerksamkeit als melaninbildender Substanz dem Tyrosin geschenkt wird, welches bei Anwesenheit molekularen Sauerstoffs und eines spezifischen Enzyms, nach einem bestimmten Cyclus zahlreiche Veränderungen erfährt, um am Ende zur Melaninverbindung polymerisiert zu werden. Dieser in vitro nachgewiesene Cyclus berücksichtigt natürlich nicht die wahrscheinlich in vivo sich ergebenden intermediären Phasen. Viele Verff. nehmen neben dem eben besprochenen Tyrosin-Tyrosinasekomplex noch andere Substanzen und Enzymsysteme (heterocyclische und Brenzkatechinverbindungen, Dopaoxydase usw.) an, welche, wenn auch in geringerem Ausmaße, an der Melaninbildung Anteil hätten. Da es sich um eine Enzymreaktion handelt, dabei also ein Enzym wirkt, ergibt sich von selbst die Annahme, daß die Anwesenheit von Kupfer, ein wichtiger Bestandteil der Tyrosinase, vielleicht (FALCHI) auch die Anwesenheit dreiwertigen Eisens sowie des C-Cytochroms, dabei eine Rolle spielen. Abgesehen davon spielen im Rahmen des Reaktionsverlaufs sicher noch andere Faktoren wie p_H, Temperatur, einige physikalische Reize, SH-Gruppen usw. als Katalysatoren oder als in verschiedenem Gleichgewicht stehende Hemmstoffe mit herein.

Dazu kommt noch die Möglichkeit (dafür bestehen die verschiedensten experimentell physiologisch-pathologischen Beweise), daß im lebenden Organismus die Melanogenese außerdem von einigen allgemeinen Regulationsfaktoren: vom Nerven- und Hormonsystem, von mikroergischen sowie von Energiestoffwechselfaktoren abhängen könnte.

Die Nahrungsfaktoren hat FROST in drei Gruppen zusammengefaßt: Metalle, Aminosäuren und Vitamine. Bezüglich der Metalle konnten neuerdings SINGER und DARVIS die schon von KEIL und NELSON angegebene Bedeutung des Kupfers insofern bestätigen, als ihnen der Nachweis gelang, daß die auf Kupfermangel beruhende Depigmentierung nach Zufuhr von Pantothensäure, wahrscheinlich bei der Verbindung von Kupfer mit der Tyrosinase notwendig, zurückging. STIRIN bewies die Notwendigkeit der Anwesenheit von Zink, welches BOWNESS immer in Verbindung mit Melanin vorfand. Nach MUIR soll das Molybdän im Kupferstoffwechsel eine Rolle spielen und Depigmentierungen hervorrufen, während die Begünstigung der Pigmentierung von seiten anderer Metalle: Eisen, Platin, Gold, Wismut und Arsen auf die Eigenschaft sich mit den freien, die Tyrosinase hemmenden SH-Gruppen zu verbinden, zurückzuführen sei. Dagegen stehen Aminosäuren in ursächlichem Zusammenhang mit in Afrika, Malesien und Costa Rica vorkommenden infantilen Mangelzuständen, welche mit Ödemen und Depigmentierung der Extremitäten einhergehen. Bei der Phenylbrenztraubensäure-Imbezillität entwickelt sich aus der Tyrosinoxydation kein Phenylalanin; in diesen Fällen besteht eine auf Ultraviolettbestrahlung nicht ansprechende Depigmentierung der Haut. Bezüglich der Vitamine wurde die Pantothensäure schon erwähnt. Folsäure begünstigt die Melaninablagerung in der Leber. Nicotinsäure setzt dagegen die Lichtempfindlichkeit herab; ihr Fehlen ist für die nach pellagroiden Dermatitiden auftretende Hyperpigmentierung verantwortlich zu machen.

PINETTI bestätigt die von ROBINSON u. Mitarb. festgestellte Tatsache, daß Microsporon Audouini die Tyrosin-Tyrosinasereaktion hemmt, und weist das gleiche Phänomen für die Myceten der Arten Trichophyton und Epidermophyton nach. PINETTI hat experimentell nachgewiesen, daß dieses Phänomen nicht auf der Hemmung der enzymatischen Tyrosinaseaktivität beruht, sondern

auf dem teilweisen oder totalen Verbrauch des Tyrosins seitens einiger Dermato-
myceten, was zum Verschwinden oder zur Verringerung der Aminosäure im
Nährboden führt.

Unter den endokrinen Faktoren wird in erster Linie die Hypophyse in Betracht gezogen, deren Mittellappen das Melanophorenhormon oder Intermedin
ausscheidet. Die Wirkung dieses Hormons kann direkt oder indirekt durch andere
Drüsen zur Entfaltung gebracht werden. Tierexperimente an Kaltblütlern ergaben, daß der hypophysenberaubte Frosch sich wegen der Kontraktion der
Melanophoren entfärbt, während nach Zufuhr von Melanophorenhormon unmittelbar eine Ausdehnung derselben erfolgt, welche spektrometrisch an der Haut
sowie an der Iris des Frosches (SOPEÑA) nachgewiesen und gemessen werden
kann (CASTILLO). In der menschlichen Hypophyse kommt es durch das Melanophorenhormon zu einer Verunreinigung der anderen hypophysären Hormone,
eine Tatsache, welche z.B. die Pigmentierungswirkung der ACTH-Präparate
erklärt. Siedehitze zerstört wohl die Wirkung des ACTH, das Hormon bleibt
jedoch erhalten. Manche Verff. nehmen an, daß eine der Ursachen der Hautpigmentierung beim Addison auf eine ausgebliebene Hemmwirkung von seiten
der Nebenniere auf die Hypophyse zurückzuführen sei, welche auf diese Weise
große Mengen Melanophorenhormon auszuschütten vermöge. LERNER injizierte
Versuchspersonen sehr aktive Melanophorenhormonpräparate und beobachtete
dabei Zunahme der Melanosis und Auftreten flacher Pigmentmäler. Dagegen
bewirke das Cortison, wie aus Untersuchungen von HALL u. Mitarb. hervorgeht,
scheinbar eine leichte Depigmentierung: wenn einem mit Cortison behandelten
Tiere die Nebennieren herausgenommen werden, beobachtet man keine Melanosis,
wird es dagegen mit Desoxycorticosteron behandelt, tritt dieselbe auf (BEREN
STAL, HAMILTON, WHITAKER und BAKER), wobei das Desoxycorticosteron eine
Hemmwirkung auf die Melanophoren ausübt. GALLEGO erbrachte den Beweis,
daß das Cystein durch Retraktion der Melanophoren eine Abnahme des Pigmentes
hervorruft. Die Keimdrüsen bestimmen andererseits die Pigmentierung beim
Manne sowohl als auch bei der Frau oestrogene Pigmentierung während der
Schwangerschaft; Entfärbung der Haut bei Eunuchen, welche bei Verabreichung
des Testosterons zurückgeht. Die Ascorbinsäure, ein Hemmstoff der Melanogenese
(KORTING und UHLMANN), wird in den Nebennieren gebildet und ist bei Addison-
Kranken vermindert. Der Einfluß nervöser Faktoren geht in besonderer Weise
bei niederen Tierarten hervor. Faradische Reize rufen beim Chamäleon eine
Kontraktion der Melanophoren hervor. Dieser Mechanismus scheint durch
Transplantationen vitiligobefallener Hautabschnitte, wie sie BURN und HAXT-
HAUSEN beim Menschen durchführten, seine Bestätigung zu finden (ZUBIRI-
VIDAL).

Melanin befindet sich in geringen Mengen uniform überall in der normalen
Haut, nimmt in der bestrahlten Haut etwas, in den Naevi nennenswert
und in den Melanomen außerordentlich zu. VIACAVA gibt an, daß in der Haut eines
Negers bis zu 1 g Melanin vorkommen kann; der nämliche Forscher spricht von
300—500 ctg Melanin bei einer metastatischen Aussaat eines Melanoms. Ergänzend
zu dieser Mitteilung sei erwähnt, daß Melanin in den Lymph- und Blutkreislauf
gelangt und im Harn ausgeschieden wird. Bei der Melanurie werden hauptsächlich
Intermediärverbindungen der Melanosynthese ausgeschieden. Dieser Umstand
erklärt auch die Tatsache, daß der ausgeschiedene Harn sich erst, nachdem dieser
einige Zeit an der freien Luft gestanden hat, schwärzt; mit anderen Worten:
Melanin bildet sich erst, wenn die Oxydationsprozesse abgeschlossen sind.

Melanin ist jene Substanz, die in der Hauptsache die Farbtöne der Haut
bestimmt. Nun kann die Substanz in verschiedenen Zellelementen enthalten

sein, obwohl dieselben grundverschieden voneinander sein können; denn ein Teil davon bildet es, während der andere Teil nur einfache Pigmentträger sind, die selber nicht imstande sind, das Melanin zu bilden.

Wie mit Recht von einigen Seiten betont wird, stellen exakte Kenntnis und Identifizierung besagter Zellelemente, denen Pigmentbildung und Ursprung zu danken sind, in der Tat den Kernpunkt aller Untersuchungen zur histogenetischen Klärung der Melanome dar. Es muß aber gleich hinzugefügt werden, daß exakte Identifizierung, Kenntnis, Ursprung und andere an die Pigmentzellen gebundene Fragen trotz einiger in diesen letzten Jahren gewonnener, indiskutabler Ergebnisse keineswegs als endgültig gelöste Probleme zu betrachten sind. Im großen und ganzen können wir heute immerhin sagen, daß z.B. in bezug auf die Unterscheidung zwischen pigmentbildenden und pigmenttragenden Zellen eine gewisse Einigkeit besteht. Dazu konnte in hervorragender Weise BLOCH mit seiner Dopareaktion, von der wir später kurz sprechen wollen, beitragen.

Indessen herrscht auch heute noch keine einheitliche Terminologie vor, eine Quelle größter Verwirrung, um diese pigmententhaltenden Elemente zu bezeichnen. So geschieht es nun z.B., daß MASSON glaubt, die pigmententhaltenden Zellen in *Melanoblasten* (Zellelemente mit Pigmentbildung) und *Melanophoren* oder Melaninzellen (welche das von den Melanoblasten gebildete Melanin tragen) einteilen zu können, während JÄGER es für angezeigter hält, dieselben Zellen auf die folgende Weise zu klassifizieren: *Melanocyt*, die reife pigmentbildende Zelle; *Melanoblast*, dessen unreife Zellform; *Melanophag*, phagocytiertes Melanin enthaltende Zelle und *Melanophor*, kontraktionsfähige Zelle, in welcher sich das Melanin, auf bestimmte Reize hin, in den Dendriten ausdehnen oder sich um die Kerne herum anhäufen könne. Diese Zellen sollen in der Haut der Amphibien, Reptilien und Fische vorkommen. BECKER, FITZPATRICK und MONTGOMERY ziehen dagegen die Ausdrücke *Melanodendrocyt oder Melanogenocyt* dem Melanoblasten vor, weil der vielgebrauchte Ausdruck Melanoblast nach ihrem Dafürhalten geeigneter für die Bezeichnung unreifer Zellelemente sei, wie es wohl auch mit anderen Zellelementen geschieht (Erythroblast—Erythrocyt, Myeloblast—Myelocyt usw.). Aus dem Gesagten ginge also hervor, daß z.B. die menschlichen Melanophoren nach MASSON in der Terminologie nach JAEGER gar nicht vorkommen.

In unserer Darlegung werden wir als *Melanoblasten* Zellen mit Melaninbildung und als *Melanophoren* Zellen, die den Farbstoff nur tragen, bezeichnen. Dies aus der Notwendigkeit, bei der Darlegung eine terminologische Basis zu haben und aus keinem anderen Grunde.

Beide Zellarten sind also durch Pigmentgehalt ausgezeichnet; allein es ist gut, auf die Möglichkeit (MIESCHER) hinzuweisen, daß, während die Melanophoren als solche immer mehr oder weniger pigmentgeladen erscheinen, die Melanoblasten im Stadium intensiver Pigmentbildung (wie wir sehen werden mit beinahe elektiven Techniken nachweisbar) beinahe vollkommen ohne gebildetes Pigment erscheinen können. Ferner können, wie BILLINGHAM und BECKER, FITZPATRICK und MONTGOMERY beobachteten, pigmentlose Melanoblasten an der Epidermis-Cutisgrenze gefunden werden. FITZPATRICK u. Mitarb. gelang die Sichtbarmachung von Melaningranula in achromen Melanomen mittels UV-Bestrahlung, und MEYER-ARENDT die optische Erfassung der bei normalem Licht in der Melanomzelle unsichtbaren Melanogenen durch Ultraviolett-Adsorptionsmethoden. Ich möchte hinzufügen, daß man mit der Claraschen Diazoreaktion vor allem bei acanthotischen seborrhoischen Warzen, sowie in allen cystisch degenerierenden Basaliomen, in Naevus-Zellnaevi und auch bei Melanomen eine größere Intensität beobachtet.

1. Die Melanophoren

Die das von den Melanoblasten gebildete Pigment aufspeichernden Melanophoren können an verschiedenen Stellen vorkommen. Da wir in unserer Darlegung nur die Haut berücksichtigen wollen, sehen wir sie in der Cutis (Cutismelanophoren) vorwiegend unter pathologischen Bedingungen, dabei handelt es sich um fixe Zellelemente, Adventitia-Makrophagen sowie um verästelte Zellen, welche im Cytoplasma Pigmentkörner enthalten. In der Epidermis tritt das Pigment, an prismatische und polygonale Zellen gebunden, in der Malpighi-Schicht auf. (Wir wollen gleich vorwegnehmen, daß diese Zellen keineswegs einheitlich als Melanophoren angesehen werden.) An wenig pigmentierten Regionen kann man die Melaninkörner der Epidermis im Bereiche der unteren Zellen der Malpighi-Schicht und besonders am Cytoplasmarand derselben finden, während an sehr stark pigmentierten Körperregionen sämtliche tiefen Lagen der Epidermis zahlreiche schwarze Körner aufweisen.

Das in diesen Zellelementen enthaltene Pigment (wie übrigens auch jenes der Melanoblasten) läßt sich äußerst leicht mittels der Silbernitratreaktion oder besser mit der sensibleren ammoniakalischen Silbernitratreaktion darstellen.

Auf diese Weise lassen sich, unter besonderen Temperaturbedingungen und Verlängerung der Reaktionszeit, sämtliche Melaninkörner anfärben. Diese reagieren aber nicht alle in derselben Weise, da die einen beinahe augenblicklich sich schwarz färben, während andere nur allmählich, nach einer mehr oder weniger langen Reaktionszeit, zuerst braun dann schwarz erscheinen. Im allgemeinen imprägniert Silber bei Zimmertemperatur nach 8 Std auch andere Substanzen und verliert daher nach dieser Zeit die Spezifität der Reaktion (MASSON).

Wie aus dem Gesagten erhellt, erwächst aus der Anfärbung aller vorhandenen Melaninkörner klarerweise die Unmöglichkeit, die Melanophoren von den Melanoblasten zu unterscheiden, da diese sich häufig derartig maskieren, daß sie morphologisch nicht mehr zu erkennen sind.

In Abhängigkeit von der Struktur der Pigmentkörnung zeigen LANGER und STÜTTGEN in den Pigmentgranula PAS-positive Substanzen, die insbesondere in den Chromatophoren des Coriums und dem Pigment in den melanintragenden Blastomzellen deutlich sind. Diese Substanz ist unabhängig von der Intensität der Melanindarstellung in Melanomzellen; es ist möglich, daß diese Melaninbegleitsubstanz von dem Melanintyp abhängig ist.

Das Pigment kann sowohl in Basalzellen- als auch in Stachelzellenkrebsen vermehrt sein. Früher hatten sich KREIBICH (1901), POLLITZER (1905) und CAUDIERE (1926) eingehender mit dem Vorkommen von Pigment in Stachelzellen- und Basalzellenkrebsen beschäftigt. Später fand BLOCH auf der Haut von drei älteren Männern schon seit Jahren bestehende, scheinbar gutartige Wucherungen, deren typisches Merkmal klinisch die an Melanom erinnernde bräunlich-schwarze Pigmentierung war. BLOCH bezeichnete diese Art als nichtnaevoide, *pigmentierte, benigne Melanome,* da sie sich obwohl klinisch wegen ihrer hochgradigen Eigenschaften und in ihrer feingeweblichen Struktur doch völlig von den Melanomalignomen unterscheiden (MELCZER 1961).

2. Die Melanoblasten

Dank einer besonderen Technik gelingt die Unterscheidung der Melanoblasten von anderen Zellgebilden. Bei Betrachtung eines mit gewöhnlicher Technik gefärbten Präparates beobachtet man, wie wir später noch sehen werden, gewisse Gebilde, welche nicht vollkommen die morphologischen Kennzeichen dieser

Elemente wiedergeben und nur eine vage Beurteilung gestatten. Das morphologische und funktionelle Studium wird dagegen sehr durch die sog. Dopareaktion erleichtert.

Die noch immer vielbesprochene Dopareaktion dankt ihren Namen der linksdrehenden β-3-4-Dioxyphenyl-α-aminopropionsäure, kurz auch Dioxyphenylalanin (Dopa) genannt, welche die zu dieser Reaktion verwendete Substanz darstellt.

Nach BLOCH, auf den die ursprüngliche Problemstellung zurückgeht, entspräche diese Substanz dem chemischen Urkern des Hautpigmentes oder stünde demselben chemisch strukturell wenigstens sehr nahe. Praktisch konnte BLOCH beobachten, daß Gefrierschnitte der Haut oder Hautteilchen, welche vor der Anfertigung der histologischen Schnitte für wenige Stunden in 5% Formalinlösung gegeben und für 24 Std oder mehr in 1% Dopalösung bei einem p_H von 7—7,4 offen stehen gelassen werden, insgesamt eine intensive Schwarzfärbung sämtlicher, bei der Entnahme pigmententhaltender Zellen aufwiesen. Dabei erwies sich bei diffuser Braunfärbung des ganzen Schnittes die Hornschicht weniger intensiv gefärbt. Auf jeden Fall war diese Braunfärbung klar von den dopapositiven, intensiv schwarz gefärbten Elementen differenzierbar. Erwähnenswert erschien die Tatsache, daß diese Methode schon gebildetes Pigment nicht anfärbte.

Auf Grund dieser Tatsache entwickelte BLOCH seine Theorie von einer normalen und einer pathologischen Melanogenese, in der Annahme, daß die sog. dopapositiven Zellen ein Pigment besäßen (Dopaoxydase), welches Dopa zu morphologisch sich gleichverhaltendem Melanin zu oxydieren vermöchte.

Nach dem Gesagten erscheint es selbstverständlich zu sein, auf Grund der kritischen Entwicklung dieser Untersuchungen sowie der zahlreichen auf diese nicht mehr jüngsten Erfahrungen folgenden Beiträge, nun klar zwischen der Bedeutung der Dopareaktion in bezug auf das Studium der Pigmentbildung und jener, die der Dopareaktion vom histologischen Standpunkt aus zukommt, zu unterscheiden. In diesem Zusammenhang wollen wir nun diesen letzten Teil berücksichtigen, jedoch nicht ohne vorher, in Ergänzung zu dem, was zum Melanin und zur Melanogenese gesagt worden ist, hervorzuheben, daß die Erkenntnisse, welche aus den Untersuchungen BLOCHs hervorgegangen sind, später die Richtlinie der heute durchgeführten Untersuchungen geworden sind (FALCHI).

Beim augenblicklichen Stand unseres Wissens besteht kein Zweifel, daß sowohl bei histologischer als auch bei zweckdienlicher Betrachtungsweise mit Hilfe der Dopareaktion die Zellen mit im Augenblick der Entnahme melanogenetischer Aktivität derart gefärbt werden, daß mit der Möglichkeit eines genauen Studiums ihrer Charakteristiken eine Unterscheidung anderer Zellelementen gegenüber möglich ist. Es bleiben jedoch die Bedenken COMELs, wenn er bemerkt, daß es vor allen Dingen durchaus nicht bewiesen ist, daß Dopa tatsächlich chemisch dem Urkern des Hautpigmentes entspricht. Weiter, führte der nämliche Verf. aus, konnte Dopa bis auf heute nicht in der Haut des Menschen (und der höheren Tiere) nachgewiesen werden. Andererseits aber glauben andere Verff. in dem ursprünglichen Präpigment wahrscheinlich eines der Ortho-dioxy-phenylderivate sehen zu dürfen. Jedoch gibt es weit andere Tatsachen, welche die Hypothese von der Einwirkung einer spezifischen Dopase untergraben (in Wirklichkeit eine vielleicht allzu einfache Hypothese). Tatsächlich gelang weder der Dopanachweis an Tieren (nur in den Flügeln der Maikäfer und beim Mistkäfer), noch die Gewinnung einer streng spezifischen Dopase aus der Haut. Es handelt sich also um eine Hypothese, die sich auf die Wirkung einer fehlenden Melanase auf ein in der Haut nicht vorhandenes Melanogen stützt.

Außerdem färben sich bei der Dopareaktion ausgesetzten histologischen Schnitten auch nicht melanoblastische Elemente intensiv, z.B. die Granulocyten. Ferner konnte eine positive Dopareaktion an Epidermismelanoblasten auch im Vakuum, also in sauerstofffreiem Milieu, erhalten werden (RADAELI). Offenbar handelt es sich bei der Melanogenese um einen weit komplizierteren Prozeß und wahrscheinlich unterliegen seine Phasen echten Enzymwirkungen. Was dann das Dopa betrifft, ist es denkbar, daß es selbst anstatt als Präpigment als Co-Enzym wirkt, welches in wenig alkalischem Milieu leicht oxydierbar, zur Schwärzung eines noch farblosen Melanogens führen könnte (COMEL).

Bisher besprachen wir Zellen, welche zum Zeitpunkt der Entnahme melanogenetische Aktivität aufwiesen, insofern wir auf Grund dessen (MASSON) zwei Typen von Melanoblasten unterscheiden können: 1. Der fixe Melanoblast, welcher nur für eine bestimmte, relativ kurze Zeit der embryonalen Tätigkeit dopapositiv ist und in der Folgezeit trotz dauernden Pigmentgehaltes diese Eigenschaft verliert, wahrscheinlich ein Index seines fehlenden sichtbaren Ausdrucks. Zu diesen Zellelementen gehören die Melanoblasten von Retina, Iris, Meningen und Chorioidea und, was die Haut betrifft, die Melanoblasten des Mongolenflecks. Bezüglich dieser letzten muß gesagt werden, daß MASSON neuerdings (1956) diese Zellen zu den fixen Melanoblasten rechnet, welche jedoch mit der Zeit sich des Pigments zu entledigen vermöchten, während er sie früher, in Übereinstimmung mit den Ideen von BAHRAVY, zu den dauernd pigmentbildenden Zellen zählte. Es ist immerhin erwähnenswert, daß diese fixen Melanoblasten bei bösartiger Entartung wieder dopapositiv werden können. 2. Der variable Melanoblast, welcher während des ganzen Lebens dopapositiv bleibt; zu ihm zählt man die Melanoblasten der Epidermis, der Haarwurzeln und einiger Schleimhäute.

Bezüglich der Dopareaktion der Hautmelanoblasten muß noch hinzugefügt werden, daß das dopapositive Material bei technischen Unvollkommenheiten (BUCALOSSI und BISSI) sich in die nahen Epidermiszellen erstrecken kann, womit auch im Bereiche dieser Zellen eine positive Reaktion gegeben ist, mag sie auch weniger stark sein, zweifellos ein Ausdruck eines technischen Artefaktes. Wie BECKER u. Mitarb. bewiesen haben, trifft dies besonders dann ein, wenn die Dopareaktion bei nichtfixierten, namentlich Leichen entnommenen Hautstückchen angewandt wird. Der Hinweis auf all diese Dinge ist nicht nur praktisch wichtig, sondern auch weil er Tatsachen betrifft, welche die von einigen vertretene Theorie der epithelialen Natur der Melanoblasten unterstützt.

Immerhin bleibt die Tatsache, daß mit der Dopareaktion außer den Melanoblasten auch die Leukocyten, die Nierenglomerula sowie die Muskelfasern schwarz gefärbt werden, was BLOCH veranlaßte, die Schwarzfärbung der Melanoblasten der Dopaoxydase zuzuschreiben, während er die Schwarzfärbung anderer, oben erwähnter anatomischer Strukturen mit Hilfe aspezifischer Oxydasen erklärt. In diesem Sinne sprechen (wenn auch heute ein anderer Mechanismus der Dopareaktion angenommen wird), z.T. auch einige nicht mehr neue Untersuchungen BLOCHs (Cyanide wie auch SH_2 verhindern die Dopareaktion der Melanoblasten, während jene der Leukocyten nicht beeinträchtigt wird) neben anderen, von denen wir auf jene von G. RADAELI verweisen. Dieser bemerkte, daß die Dopareaktion der Leukocyten weitaus rascher vor sich gehe als die der Melanoblasten, da die Leukocyten im allgemeinen nach 30 min und auch weniger klar sichtbar sind, während die Melanoblasten dagegen zu ihrer Darstellung viele Stunden (12—20), bei Zimmertemperatur, benötigen. Diesem Forscher gelang ferner die Feststellung, daß die Dopareaktion der Melanoblasten sich besonders eindrucksvoll und elektiv vollzog, wenn das p_H der heute üblichen Lösung (nach einer Autooxydation im Thermostaten ungefähr bei 7,3) gegen die saure Seite hin (p_H 6,5—6,2) verschoben wurde. Dabei beobachtete er bei niederen pH-Werten eine schwächere, aber elektivere Reaktion und beinahe keine sekundären Übereinanderfärbungen. Zur bequemen Durchführung der Reaktion und besonders um aspezifische Nebenfärbungen zu vermeiden, empfiehlt der nämliche Verf., sie in zwei Zeiten durchzuführen: 1. Autooxydation der Dopalösung in einem leicht alkalischen Milieu; 2. nachfolgende Ansäuerung der Lösung (welche die Autooxydation bei einem pH von 6,5 beinahe und bei 6,2 ganz einstellt) bis dieselbe einen eben sichtbaren rosa-bräunlichen Farbton annimmt. In diese Lösung werden dann die histologischen Schnitte gegeben und 12—24 Std belassen. Bei diesem Vorgehen unterscheidet sich die Dopareaktion des Granulocyten von jener der Melanoblasten. Tatsächlich färben sich im sauren Milieu weit weniger Leukocyten an; diese Färbbarkeit nimmt direkt mit dem Abnehmen der pH-Werte ab; doch handelt es sich dabei um eine mehr qualitative als quantitative Veränderung der Leukocytendopareaktion, da sich bei einem pH von 6,2 einige Elemente ausgezeichnet anfärben (Eosinophile? Ein besonderes funktionelles Verhalten der Neutrophilen? Technische Artefakte?), während andere Zellen sich überhaupt nicht darstellen lassen.

FITZPATRICK, BECKER, LERNER und MONTGOMERY führten nun das Tyrosin ein, um in analoger Weise die Melanoblasten darzustellen.

Bezüglich der morphologischen Charakteristica der melanogenen Zellen, welche überall, wo Pigment vorkommt, gefunden werden können, stellen wir vor allen anderen Dingen fest, daß nach MASSON in der Epidermis nur die Dendritenzellen und die diesen identisch gehaltenen klaren Zellen, die wir später besprechen werden, als solche in Frage kommen. Diese Zellen liegen tief in der Malpighi-Schicht oberhalb der Basalmembran. Wenn es sich auch im allgemeinen um Elemente handelt, die kleiner sind als die Basalzellen, finden wir unter ihnen doch neben kleinen, im allgemeinen, was Zellkörper sowohl als auch was Fortsätze anlangt, zierlich gebauten auch plumpere und gröber gebaute, im allgemeinen hyperchrome Zellen. Der Zellkörper der Dendritenzellen ist rundlich, jedoch häufig mit Ecken versehen, von denen, da es sich um die fortsatzreichste Zelle handelt, zahlreiche Fortsätze ausgehen. Die vom untersten Teil der Zelle ausgehenden Fortsätze dringen, unabhängig von der Anordnung, ob senkrecht oder parallel, des Zellkörpers gegenüber der Membran und Basalzellenschicht, längs der Basis der Basalzellen ein, um dann längs der Basalmembran, ohne dieselbe zu überschneiden, zu verlaufen. Normalerweise gehen von diesen Fortsätzen weitere Verästelungen aus, welche zwischen die Basalzellen oder besser gesagt, zwischen die lateralen Seiten derselben eindringen und dabei, wenn sie nicht an der Basalzellenschicht selbst enden, mehr oder weniger nach oben vorstoßen oder im Bereiche der Stachelzellen ihren Lauf in mehr oder weniger sichtbarer Weise beenden. Andere Fortsätze dagegen gehen von den mittleren und oberflächlichen Abschnitten der Dendritenzelle aus, dringen zwischen Epithelzellen hindurch und enden im allgemeinen oberhalb der vorhergehenden. Die Melanoblasten der Hautabschnitte ständiger Pigmentierung sind, immer noch nach MASSON, derart zahlreich unter den Basalzellen eingebettet, daß es diesen Epithelzellen nicht möglich ist, eine Berührung mit deren Fortsätzen zu vermeiden. In der Beschreibung nach MASSON fortfahrend, sehen wir, daß die Dendritenzelle mit Hilfe ihrer waag- und senkrechten Fortsätze ungefähr prismatische Epithelzellfelder umschreibt, deren eine Basis dem Verteilungsfeld der tiefen Dendritenfortsätze und deren andere Basis den oberflächlicheren Endverzweigungen entspricht. Diese imaginären prismatischen Gebilde sind nebeneinander mosaikartig angeordnet, ohne sichtbare Verbindungen einzugehen, da manchmal die Endverästelungen der Melanoblasten gar nicht sichtbar sind. Die Ausdehnung dieser prismatischen

Gebilde hängt natürlich von der Zahl der Melanoblasten ab; sie sind größer, wo weniger Dendritenzellen vorhanden sind.

Die Zahl der Melanoblasten soll von der Rasse, dem Sitz und den die Hautoberfläche treffenden Reizen abhängen. Bezüglich des Sitzes gibt Szabo für die Haut der Beine beim Erwachsenen pro Quadratmillimeter bei 940 ± 140 und für die Arme bei 1200 ± 180 Melanoblasten pro Quadratmillimeter. Am Nacken und am Gesicht entsprechen sie ungefähr dem Doppelten. Jüngere Untersuchungen auf diesem Felde stammen von Staricco. Was die Rasse betrifft, entnehmen wir Arbeiten von Becker und Zimmermann Werte von ungefähr 1030 pro Quadratmillimeter in der Epidermis des Negerneugeborenen, es ergeben sich somit für beide Rassen ungefähr dieselben Werte. Becker, Fitzpatrick und Montgomery konnten dagegen eine Zunahme der Dendritenzellen bei Hautreizen beweisen (Stimulierung mit Thorium). Kropp kommt daher zum Schluß, daß eine stärkere Hautpigmentierung nicht einer größeren Anzahl Melanoblasten entspricht: z.B. ist die Zahl der Melanoblasten im Bereiche des Gesichts größer als im Bereiche des Scrotums. Übrigens hält sich die Zahl der Melanoblasten auch bei besonderen pathologischen Bedingungen (Albinismus, Vitiligoflecke) innerhalb der Grenzen der normalen Haut (Becker, Fitzpatrick, Montgomery). Gates und Zimmermann behaupten außerdem, daß die Intensität der Hautpigmentierung ausschließlich von der Melaninmenge, die jeweils in der Epidermis und in Sonderheit im Stratum germinativum und Stratum spinosum vorliegt, abhängt. Daraus folgt ganz allgemein, daß es sich mehr um die Tätigkeit als um die Zahl der Melanoblasten handeln muß.

Bei der Prüfung der Dendritenzellen an Schnitten, welche mit der ammoniakalischen Silbernitratfärbung behandelt wurden, sind die Darstellungsschwierigkeiten vermehrt, da das ganze Pigment hervorsticht und somit eine klare Sicht der Zellen verhindert; immerhin gute Ergebnisse werden bei an sich weniger pigmentierten Gegenden erzielt. Mit Hilfe dieser Färbemethode werden nur die Melaninkörner gefärbt, während das Cytoplasma der Zellen nicht zur Darstellung gelangt. Diese Zellen können viele solcher Körner enthalten, welche nun sowohl im Perikaryon (nach der Bezeichnung von Masson entspricht das dem den Zellkern umgebenden Cytoplasma) als auch in den Fortsätzen und manchmal ausschließlich in diesen vorhanden sein. Ebenso bietet die Färbung mit reduziertem Silbernitrat nichts Besonderes zur Darstellung der Dendriten, im Gegenteil, mit dieser Methodik erscheinen sie noch weniger objektivierbar. Demgegenüber, wie wir noch sehen werden, konnte mit diesen Methoden z. T. die Funktionstüchtigkeit dieser Zellen untersucht werden.

Sind auch fast sämtliche Verff. darin einig, daß den Dendritenzellen die Rolle der Melanoblasten zukomme, so sind sie sich nicht einig darüber, ob diese Tätigkeit in der Epidermis nun ausschließlich ihnen zuzuschreiben sei. Auch jüngstens noch erklärte Falchi, daß die Melanoblastenfähigkeit nicht nur den Dendritenzellen zukomme, sondern auch den Basalzellen. Falchi beobachtete nun praktisch mit der gewöhnlichen Färbung (Hämatoxylin-Eosin) in der Epidermis schwarzer Meerschweinchen gut pigmentierte typische Dendritenzellen neben spärlichen ebensogut gefärbten Basalzellen. Die Tatsache, Basalzellen mit eben angedeuteten Sprossen gesehen zu haben, erlauben Falchi die Annahme, daß es sich dabei um verschiedene Entwicklungsstadien derselben Zelle handle, wobei hervorzuheben ist, daß seine Untersuchungen an absolut nicht gereizter Haut durchgeführt worden sind (dies deswegen, weil einige Autoren beobachteten, daß die Dendritenzellen unter verschiedenen Reizeinwirkungen klassische Aspekte annahmen, während sie sich nach Absetzung der Reize reduzierten bis zu geringsten Ausmaßen neben einer viel geringeren Darstellung).

Doch dies wollen wir wieder aufgreifen, wenn die Natur der Melanoblasten zur Sprache kommen wird. Auf jeden Fall vermag diese Zelle das Pigment wahrscheinlich durch die Einwirkung eines Fermentes auf ein Chromogen zu bilden. Bezüglich der Frage der intra- oder extracellulären, oder beider Mechanismen der Melaninbildung, scheint heute die Möglichkeit, daß das vom Kreislauf den Melanoblasten zugeführte Melanogen dort in Melanin umgewandelt wird, verlassen zu sein (SCOTTI). Eine weitere interessante Frage bietet der intracelluläre Sitz der Melaninbildung. MEIROWSKY und FREEMAN konnten in ihren Untersuchungen über die Melaninbildung bei malignen Melanomen sowie in normaler Chorioidea enge Beziehungen zwischen Melanin und Chromatin aufdecken. Tatsächlich konnten sie bei Untersuchungen an in schlechten Lebensbedingungen sich befindlichen, isolierten Zellen beobachten, daß die Melaninbildung sich nur in jenen Zellstrukturen abspielt, welche vom Chromatin entweder aufgebaut oder abgeleitet werden (Kern, Kernkörperchen, intranucleäre Vacuolen, Chromatin- und Liningerüst) und damit die Herkunft der Melanine von Nucleoproteinen nachweisen. Es handle sich daher um eine lebende Struktur, die sich durch Sprossung vermehre, also mit anderen Worten, um einen Zellkern im kleinen mit der Fähigkeit sich zu entwickeln und zu teilen.

Der Melanoblast sei in der Lage, das so gebildete Melanin auch anderen Zellelementen zukommen zu lassen. Welch intimer Mechanismus das so im Innern der Melanoblasten gebildete Melanin an die Trägerzellen (Melanophoren) zu übertragen gestattet, scheint noch nicht vollkommen geklärt zu sein. Dies könnte (MONACELLI) durch eine aktive Bewegung der Dendriten der Melanoblasten zustande kommen; denn widrigenfalls hätten diese keine Existenzberechtigung. Der Erwähnung wert sind einige von FINDLAY über die cytoplasmatischen Fibrillen der Melanoblasten durchgeführten Arbeiten, insofern diese im Zusammenhang mit der Melanogenese und z. T. mit dessen Bildung, Ausschüttung und Verschiebung betraut sind. Verfasser, welcher Untersuchungen über die Melanoblasten der Hautmelanosen, blauer Naevi sowie über Melanoblastome bezüglich der Funktion besagter Fibrillen durchgeführt hat, schlägt, im Einklang mit dem früher Dargelegten, die Bezeichnung *Melanoglia* vor. Diese Fibrillen lassen sich schematisch in dünne und dicke einteilen. Kommen auch häufig Übergänge zwischen beiden Formen vor, sind die ersten doch viel zahlreicher. Die dünnen Fibrillen stehen an der Grenze der Sichtbarkeit und verlaufen in verschiedener Weise im Innern der Zellen, auch im Zusammenhang mit den Zellengen und Zellweiten, wobei sie ungefähr und grob gesprochen parallel oder mehr oder weniger schief verlaufen oder sich auf zwei verschieden schiefen Ebenen überkreuzen können, so daß sie bei vereinzelten Elementen korkzieherartige Strukturen aufweisen. Diese Fibrillen können sich den dendritischen Fortsätzen gegenüber verschieden verhalten: Von der protoplasmatischen Hauptmasse ausgehend, dringen sie in diese ein, um dort Anastomosen zwischen ihren queren und schiefen Fibrillenanteilen herzustellen, welche verschiedene Formen ergeben (Hahnen- und Haarkammformen usw.). Die dicken Melanogliafibrillen scheinen von punktförmigen länglichen Auftreibungen der dünnen Fibrillen ihren Ursprung zu nehmen. Diese dicken Fibrillen weisen im allgemeinen einen starreren Verlauf auf, und die Winkel der sichtbaren Anastomosen sind weniger spitz als jene bei den dünnen Fibrillen beobachteten. Manchmal umgeben sie den Zellkern und kapseln ihn gleichsam vollkommen ein. Ihre Darstellung gelingt besonders gut mit der Färbung nach Giemsa. Längs des Verlaufs der Fibrillen und an ihnen befestigt kann man mehr oder weniger große, lichtbrechende Teilchen beobachten. Im Inneren dieser Teilchen fände zu einem späteren Zeitpunkt die Melanogenese statt, welche den längs des Fibrillenverlaufs angeordneten Melaninteilchen

anfänglich eine rosenkranzähnliche Anordnung verleiht. Die Melaninbildung
größerer Teilchen führt zum Auftreten größerer Melaninkörner. Derartige Feinheiten
bezüglich der Größe der Körner erlaubten jedoch keineswegs die Unterscheidung
der Melanoblasten von den Melanophoren. Wenn nun auch dieses Fibrillensystem
nicht der einzige Träger des Melanins im Melanoblasten sein mag, so erlaubt die
Tatsache, daß die Körner scheinbar an dieses im Melanoblasten fixierte Fibrillensystem gebunden sind, weder die Annahme einer freien Wanderung der Körner
im Zellinneren noch die Vorstellung einer prompten Ausschüttung dieser aus dem
Zellelement, es sei denn, daß, um dies zu ermöglichen, die Fibrillen vorher zerstört
würden, was offenbar nicht der Fall zu sein scheint.

Es ergibt sich daher als wahrscheinlich (Findlay), daß Diffusion und Wanderung des Melanins sich entlang der melanoblastischen Dendritenanastomosen,
welche gleichsam ein Syncytium bilden, stattfinden (dies nach der Ausfällung
des nicht granulären cytoplasmatischen Melanins in die Zellfibrillen in Form von
Körnern). Es ist wahrscheinlich, daß auch die Melanophoren am Aufbau des
Syncytiums teilnehmen, insofern ihre Unabhängigkeit den Dendriten und der
Melanoglia gegenüber nicht vertretbar ist.

Die Funktion der Melanoblasten beschränkt sich wahrscheinlich nicht aus-
schließlich auf diese, da ihnen auch eine Tätigkeit bei den Epidermis-Cutisaus-
tauschvorgängen zugeschrieben wird (melanotrophisches System nach Borrel,
Pautrier und Masson). Masson hielt es angezeigt, den Melanoblasten, da er eine
Sekretionsfunktion sah, eine Drüsenzelle zu nennen, deren Sekretion von anderen
Epithelzellen sowohl als auch von Bindegewebszellen weitergeführt werden
könne (wie wir sehen werden, vertreten auch andere Autoren einen ähnlichen
Vorgang). Derselben Ansicht ist neben anderen Monacelli, welcher den Melanoblasten für eine Melaninbildungszelle hält, welche mit Hilfe ihrer Dendriten
dasselbe verteilt, so daß er diese Zellen funktionell den enterochromaffinen Darmzellen, deren endokrine Enteroaminsekretion bekannt ist, gleichsetzt. Wenn man
nun mit Falchi sagt, daß die Verbindung der Ansicht Massons über die Sekretionsfunktion der Melanoblasten mit jener Monacellis über die Analogie chemisch
histologischer Merkmale besagter Zellen mit den enterochromaffinen Zellen nach
Vialli-Erspaner eine überzeugende Hypothese ergeben, dann stellten die Melanoblasten einen Teil des von Monacelli untersuchten endokrinen Systems der Haut
dar. Unter pathologischen Bedingungen vermögen die Melanoblasten übrigens
(Masson) sich mit von der Lederhaut stammenden Substanzen wie Lipoide und
Eisenfarbstoffe, zu beladen, um sie dann den Epidermiszellen weiterzugeben.
Diese Fähigkeit und in analoger Weise auch jene vorher erwähnte läßt in diesen
Zellen intermediäre Elemente, Amboreceptoren, Regulatoren von Bildung,
Übertritt und Verteilung einiger Substanzen von der Epidermis in die Cutis
erblicken.

a) Herkunft und Natur der Melanoblasten

Im den Melanoblasten gewidmeten Absatz kommt ein beachtliches Interesse
der Frage über den Ursprung und die Natur derselben zu. Die Ansichten gehen
darin noch weit auseinander und zahlreiche wirkliche und angenommene Untersuchungsergebnisse streiten immer noch für und wider eine bestimmte Ansicht.

Nicht wenige erblicken im Melanoblasten eine besondere funktionell morphologische Differenzierung der Deckepithelzellen der Haut oder, was auf dasselbe
hinausläuft, halten sämtliche Epithel-, Basal- und Stachelzellen der Pigmentbildung fähig. Allen und Spitz glauben, daß tatsächlich einige Tatsachen für eine
derartige Ansicht sprechen. So erscheint das Melanin, z. B. bei Negern und be-
bestrahlten Hautteilen, in charakteristischer Weise, in überwiegendem Ausmaße

als Pigmentkappe zu den Teilen oberhalb des Kernes echter Epithelzellen lokalisiert. Diese Anordnung des Farbstoffes oberhalb der Kerne ließe, weit entfernt von der Annahme der passiven Übertragung von seiten eines Melanoblasten, in dieser Melaninpolarisierung eine effektive Bildung des Melanins im Inneren dieser Zellen erblicken. Ein weiteres positives Ergebnis zur Unterstützung dieser Ansicht wird in der Tatsache gesehen, daß unter besonderen Bedingungen der Haut nicht nur Dendritenzellen dopapositiv sind, sondern auch anliegende Segmente der Zellen der Basalschicht. Nach PEASE unterscheiden sich die Charakteristiken der Körner der Basal- und Stachelzellen (sie besitzen gleichmäßig große oder monomorphe Körner) wesentlich von den in den Histiocyten enthaltenen Körnern, welche dagegen insgesamt unregelmäßig erscheinen. Ebenso sind ORMSBY und MONTGOMERY der Meinung, daß die Basalzellen Pigment zu erzeugen und, unter geeigneten und adequaten Reizen, dendritische Fortsätze zu entwickeln vermögen. ABULAFIA nimmt in Übereinstimmung mit ALLEN, auf Grund von Untersuchungen über die Tonofibrillen, Übergangsformen zwischen Melanoblasten und Stachelzellen an, während GRINSPAN und ABULAFIA die epitheliale Herkunft der Melanoblasten als sicher ansehen. (Diese Autoren nähern sich, wie wir bald darlegen werden, aber auch einer gemischten genetischen Theorie.)

Diesen Gesichtspunkten, welche die epitheliale Herkunft der pigmentbildenden Zellen vertreten, stehen andere gegenüber, welche in den Melanoblasten Zellelemente sehen möchten, die, wenn auch in geringer Beziehung mit den umliegenden Zellen, funktionell und morphologisch vollkommen zu trennen sind. So erblicken z.B. BECKER, FITZPATRICK und MONTGOMERY in den Melanoblasten die einzigen Zellen innerhalb des Epithels, in denen eine tyrosinasische Tätigkeit nachweisbar ist und daher sind sie die einzigen Epidermiszellen, welche Melanin zu bilden vermögen. Im übrigen ergibt sich bei Prüfung der vorher angeführten Ergebnisse, im Gegensatz zu diesen Autoren, z.B. die Tatsache, daß FINDLAY auf Grund der morphologischen Eigenschaften der Melaninkörner eine Unterscheidung zwischen Melanophoren und Melanoblasten ausschließt. Außerdem seien eventuelle dopapositive Anfärbungen von Epithelzellen als Artefakte anzusehen, welche mit einer entsprechenden Technik entschieden ausgeschaltet werden können, womit die Positivität ausschließlich auf die melaninbildenden Zellen beschränkt wird. Einen weiteren besonders interessanten Befund ergibt die Möglichkeit nur bei bestimmten Zellelementen, den Melanoblasten, eine fortschreitende Reifung des Melanins feststellen zu können.

Indessen beobachtete MASSON bei Prüfung einiger mit der Silberfärbung behandelter Hautschnitte, daß die Melanoblasten reduzierendes Melanin nur im Bereiche ihrer dendritischen Fortsätze und sehr viel weniger im Zellkörper aufwiesen. Es kann daher angenommen werden, daß diese argyrophilen (nicht reduzierenden) Körner, welche im Perikaryon einiger Melanoblasten beobachtet werden, Ausdruck einer vorzeitigen und primären Melaninform seien (deren Körner, da es sich nicht um Melanin handelt, nach der Bezeichnung von ORTEGA besser Promelanin genannt werden). Die charakteristischen Reduktionseigenschaften erlangt das Melanin in den Dendritenfortsätzen, womit also eine vom Zentrum in die Peripherie fortschreitende Reifung bewiesen wäre. Diese Hypothese würde also eine vom Zellkörper zu den Fortsatzenden stattfindende fortschreitende Wanderung der Pigmentkörner vertreten. Diese Vorgänge stellten daher auf jeden Fall einen Beweis dar, daß das Melanin nun tatsächlich in diesen Dendritenzellen gebildet wird, während man nichts dergleichen an den die Melanoblasten umgebenden isolierten Epidermiszellen beobachten kann und tatsächlich findet man in diesen nur reifes, argyrophiles oder silberreduzierendes Melanin.

Ebenso ausgeschlossen wird von anderen Autoren die Möglichkeit morphologischer Übergangsverhalten zwischen den beiden Zelltypen. Es ist bekannt, daß praktisch Untersuchungen an Hautschnitten durchgeführt wurden, welche bewiesen, daß bei vereinzelten Epidermismelanoblasten keine Dendriten beobachtet werden konnten, während demgegenüber auch Epithelelemente ähnliche Fortsätze besitzen können. Es scheint daher heute so zu sein, daß diese Ergebnisse besser als besondere Auslegung fehlerhaft objektivierbarer Gebilde angesehen werden müssen.

Die angenommene Anwesenheit der Dendriten kann indessen (bei gewöhnlicher oder Silberfärbung) mit Hilfe der in den Intercellularspalten, in radiärer Anordnung eng aneinandergerückten Melaninkörner, also im großen und ganzen dendritisches Aussehen vortäuschend, erklärt werden. Das Fehlen der Dendriten im Melanoblasten erklärt sich dagegen durch die Kontraktion des häufig vacuoligen und wellenförmig eingezogenen Cytoplasmas der Epidermismelanoblasten, wobei die Protoplasmabrücken der Zellmembran eng anliegen. Die morphologischen Merkmale der Melanoblasten, in Sonderheit der Besitz von Dendriten, führten zu ihrer neurogenen Theorie. Diesbezüglich unterstreichen ALLEN und SPITZ indessen, daß die echten neuralen Dendriten (wie sie an den Nervensynapsen zur Beobachtung kommen) ganz andere färberische, morphologische und funktionelle Eigenschaften besitzen als die Melanoblastendendriten. Im übrigen nimmt der Großteil der Autoren an, daß die Melanoblastendendriten hauptsächlich eine Sekretionsfunktion besäßen (wie MASSON vorschlägt eine cytokrine im Gegensatz zu endokrin und exokrin sekretorischen Charakteristiken). Eine weitere Tatsache, die für die neurogene Lehre in Betracht gezogen werden muß, sind die tatsächlichen Wechselbeziehungen zwischen Melanoblastendendriten und peripheren Nervenfasern. Sicher hat, wie FALCHI sagt, die mikroskopische Technik noch keineswegs eine derartige Vollkommenheit erreicht, daß sie uns eine klare Sicht dieses umstrittenen Argumentes erlaube. Auf jeden Fall beobachtete man, sowohl mit Hilfe der reduzierenden Silbernitratfärbung als auch mit der Goldchloridfärbung marklose Fasern, welche an der Seite der dendritischen Elemente zu enden scheinen (JASIBIN). Zahlreiche Autoren sind jedoch gegenteiliger Meinung, so namentlich FALCHI, welcher nie Nervenfasern beobachten konnte, die mit dem Cytoplasma oder den Melanoblastendendriten in Verbindung gestanden hätten. Auch TAMPONI vertritt den Standpunkt, daß es unmöglich sei, trotz der zahlreich beobachteten nachbarlichen Beziehungen oder der sehr engen anatomischen Kontakte zwischen Nervenfasern und Dendritenzellen, eine wirkliche Verbindung oder eine anatomische Kontinuität zwischen den zwei Gebilden zu beweisen. Im übrigen behauptet selbst MASSON, daß keine Verbindung zwischen Nervenendigungen und Dendritenzellen bekannt seien, während ALLEN und SPITZ demgegenüber unterstreichen, daß es relativ leicht sei, Nervenverbindungen mit den Wagner-Meissnerschen und Pacinischen Körperchen usw. nachzuweisen.

Ein besonders positiv die neurogene Theorie unterstützender Punkt ist durch die Wechselbeziehungen zwischen Melanoblasten und Zellen der Neuralleiste gegeben. In einer diesbezüglichen neueren Arbeit kommt RAWLES zum Schluß, daß die Melaninbildung in der Haut und ihren Anhangsgebilden, den Haaren, keineswegs autonom sei und gänzlich von einer stark verzweigten, pigmentbildenden, spezialisierten, von der Neuralleiste ausgehenden Zelle abhinge. Praktisch kam man zu diesen Schlußfolgerungen auf Grund zahlreicher Untersuchungsergebnisse experimenteller Embryologie bei Amphibien, Vögeln und Säugetieren, wobei in bezug auf diese letztgenannten Untersuchungen von RAWLES beweisen konnten, daß embryonales Rattengewebe sich in der Cölomkavität des Hühnerembryos beinahe normal entwickelte und differenzierte.

Zahlreiche Verff. trugen mit Hilfe ihrer Untersuchungen zur Schaffung der Grundlagen einer derartigen Konzeption bei (TWITTY, TWITTY und BODENSTEIN, DUSHANE, ROSIN, BALTZER, EASTLICK u. a.). Ausgezeichnete Zusammenfassungen dieser Ergebnisse stammen in letzter Zeit von DUSHANE und RAWLES. Aus diesen Arbeiten ergibt sich auf Grund von Transplantationen, Explantationen und Verpfropfungen ein inniger Parallelismus zwischen Anwesenheit und Abwesenheit der Zellen der Neuralleiste einerseits und dem Auftreten bzw. Fehlen von Pigmentierungen andererseits. Am entwickelten Organismus widerspiegeln die Verpfropfungen den Sitz ihrer Entnahme und nehmen dabei morphologische Eigenschaften an, die z.B. im Detail das Abbild des Spenders wiedergeben. Es ist jedenfalls schwer, den Weg dieser Zellelemente durch ihr embryonales Leben zu verfolgen, da sie zu diesem Zeitpunkt weder die Fähigkeit der Pigmentbildung besitzen noch sich morphologisch von den umstehenden Zellen differenziert haben. Zahlreiche Hypothesen (positive Gewebsaffinität, Chemotaxis usw.) wurden zur Erklärung der Melanoblastenwanderung herangezogen. Auf jeden Fall ist es wahrscheinlich (RAWLES), daß die Zellen der Neuralleiste in alle Körperregionen abwandern und wohl annehmbar, daß viele von ihnen lange Zeit indifferenziert bleiben. Auch ITO kam jüngstens bei Untersuchungen mit der Methode nach BIELSCHOWSKY-SETO an der Haut von Embryonen und Neugeborener zum Schluß, daß die Melanoblasten differenzierte Elemente der peripheren Nervenfasern seien. Demgegenüber erklären ALLEN und SPITZ, sich bei Interpretierung der Anwesenheit der Melanoblasten in Nasenhöhlen (CANCIULLO, DOGLIONI, MOLLICA), Mundhöhle, Kehlkopf, Bronchien, Speiseröhre und Harnröhre in Verlegenheit, da sie dann denken müßten, diese pigmentbildenden Zellen neuraler Herkunft wären in das Epithel besagter Strukturen einzig und allein deswegen eingewandert, weil diese Organe Nerven besitzen. Außerdem sind die Autoren, welche die Herkunft der Melanoblasten von der Neuralleiste vertreten, sich selber nicht klar darüber, wie eine Repigmentierung im Falle verlorengegangener Hautlappen, etwa bei einer Ulceration, vor sich gehe, während die Untersuchungen PEASEs gerade für eine von den Epithelzellen ausgehende Wiederherstellung spricht. Allenfalls könnte man annehmen (RAWLES), daß einige Melanoblasten, bei ihrer Wanderung von der Neuralleiste aus, sich in für die Melaninbildung ungünstige Lokalisationen niederließen, um unter pathologischen Bedingungen zur Pigmentbildung an ungewöhnlichen Lokalisationen angeregt und eventuell auch bösartig entartet werden zu können. BECKER skizziert die verschiedenen eventuellen Entwicklungsstadien des Melanoblasten wie folgt: Während des intrauterinen Lebens würde die Wanderung von der primitiven Neuralplatte zur Epidermis-Cutisgrenze und zwar Uvea mit eventuell bestehenbleibenden Herden in der Lederhaut und eventuellen Verschiebungen in die Pia mater um das Rückenmark und in die Schleimhautoberflächen erfolgen. Diese derart verschobenen Zellelemente würden oder könnten nun während des extrauterinen Lebens folgende biologische Erscheinungen auslösen: 1. Normale Hautpigmentierung, welche durch die an der Epidermis-Cutisgrenze befindlichen Melanoblasten gegeben ist. Latente Herde dieser könnten in der Folgezeit sich weiter entwickeln und zu den gewöhnlichen Melaninnaevi sowie eventuell zum malignen Melanom führen. 2. Bezüglich der in die Uvea gelangten Melanoblasten kann normale Pigmentierung erfolgen oder eventuell die Bildung von Melanomen. 3. Die allfälligen Lederhautherde sind für die Mongolenflecke, eventuelle blaue Naevi und die seltenen malignen blauen Naevi verantwortlich. 4. Die Meningenpigmentierung ist auf die wenigen in der Pia mater gelegenen Herde zurückzuführen. 5. Die allfällige Aktivierung der Schleimhautherde sei ausschließlich für ihre Pigmentierung und eventuelle maligne Melanome verantwortlich. Diese

Erörterungen können als hinreichende Antwort auf die erste Einwendung von ALLEN und SPITZ angesehen werden.

Was den zweiten Einwand (Wiederpigmentierung im Falle des Verlustes eines Hautlappens) betrifft, ist ein von RAWLES schon 1944 erhaltenes experimentelles Resultat vor Augen zu halten, wonach bei Einpflanzung eines experimentell seiner normalen Melanoblastenquelle beraubten Hautlappens in ein Hühnchen desselben Alters wie das Kontrolltier, die Melanoblasten der angrenzenden Hautabschnitte des Hühnchens frei in den Hautlappen einwandern, um sich dort dauernd anzusiedeln, während eine derartige Einwanderung nicht erfolgte, wenn die überpflanzte Haut im vollen Besitze der gewöhnlichen Melanoblastenmenge war, als ob die Zahl dieser Zellen in der Haut eine beschränkte wäre und gleichsam als ob ein konstantes Verhältnis zwischen Melanoblasten und anderen Hautzellen bestünde.

Nach MASSON sind die Melanoblasten neuro-ektodermalen Ursprungs. Im Besonderen stammen die sog. Cutismelanoblasten (Mongolenfleck und blaue Naevi) von den Zellen der Neuralleiste ab, während die der Epidermis von der Neuralplatte ausgehen. Um auf die schon angeführten Autoren (GRINSPAN und ABULAFIA) wieder zurückzukommen, müssen wir noch hinzufügen, daß diese, obwohl ausgesprochene Anhänger der Theorie des epithelialen Ursprungs der Melanoblasten, einen versöhnlichen Standpunkt einzunehmen suchen, wenn sie schreiben, angenommen, daß beim Menschen von der Neuralleiste abstammende dendritische Melanoblasten existieren, kann aber nicht in Abrede gestellt werden, daß bei der Species humana, wenigstens unter pathologischen Bedingungen durch Absonderung und Differenzierung von Basal- und Stachelzellen Melanoblasten epidermalen Ursprungs existieren.

Jedoch nicht nur morphologische, färberische und embryogenetische Merkmale unterstützen beide Theorien, sondern auch Überlegungen anderer Natur, welche, auf therapeutischen Erwägungen oder auf pathologischen Vorgängen beruhend, bald für die eine und bald für die andere Theorie zu gewinnen suchen.

So stelle z.B. die besondere Resistenz maligner Melanome Röntgenstrahlen gegenüber nach einigen Autoren einen Umstand dar, welcher nur äußerst schwierig die Annahme einer epithelialen Herkunft erlaube, während MAIORANO und CONSIGLIO auf Grund histologischer Beobachtungen über das Verhalten der Epidermis im Bereiche von Melanomen sich wegen der folgenden Befunde für die epidermale Herkunft der melanomatösen Elemente aussprechen: 1. Elektive Lokalisierung der melanotischen Veränderungen im Bereiche des „pegs-Netzes" (interpapilläre Epidermispfropfen) und im Bereiche der verschiedenen die Neubildung überstehenden Epidermisschichten. 2. Elektive Lokalisierung dieser Veränderungen in den Hautanhangsgebilden. 3. Indifferenz der dem Melanom umliegenden Epidermisschichten. 4. Nichtindifferenz bei sekundären Hautmelanomen.

Andere Theorien dagegen beruhen, wie schon gesagt, auf pathologischen Befunden: FINDLAY hält es in Anbetracht der vom Melanoblasten in den Melanoblastomen und den blauen Naevi angenommenen Eigenschaften trotz der in ihnen anwesenden besonderen Fibrillenart, angezeigt, die Melanoblasten als wahrscheinlich vom vegetativen Nervensystem ausgehende neurale Zellen anzusehen. Dazu kommt er in Berücksichtigung der Beziehungen, die diese Elemente mit den Gefäßen und den Nerven annehmen. MASSON hält auch die Melanoblasten des blauen Naevus für nervöser Natur, weil bei entsprechender Entfärbung diese Naevi strukturell den Neurofibrillen sehr ähnlich sehen. ALLEN und SPITZ fragen sich dagegen, wieso im Xeroderma pigmentosum neben Basal- und Stachelzellencarcinomen, manchmal auch maligne Melanome auftreten könnten (GAY-PRIETO).

Zusammenfassend läßt sich also beim augenblicklichen Stand der Dinge sagen, daß die Genese der Melanoblasten im wesentlichen zwei Anhängergruppen hat: die der Epithelzellentheorie und jene, welche in den Melanoblasten Zellen sui generis, wahrscheinlich neuraler Natur sehen.

Indessen handelt es sich bei von den oben erwähnten abweichenden Theorien über die Genese der Melanoblasten im großen und ganzen um ältere Theorien, welche sich im übrigen hauptsächlich auf besondere von den Pigmentbildungszellen (oder besser pigmentierten) angenommenen Verhaltungsweisen stützten. Wir erwähnen mehr aus geschichtlichem Interesse, daß die in Frage stehenden Zellen lymphoendothelialer (ZIEGLER 1908) oder endodermaler (SCHULTZ 1912) Natur angesehen wurden. ASCHOFF (1921) war der Meinung, daß sowohl das Epithel als auch das Endothel sowie das Bindegewebe Zellen besitzen, die Melanin auszuscheiden vermögen. Jedoch auch in relativ jüngerer Zeit sprach sich mancher Autor in eigener Weise aus: EWING hält eine Herkunft der melaninausscheidenden Zellen von spezifischen mesoblastischen Zellen, Nervenzellen der terminalen Tastorgane und Epithelzellen möglich.

Die Hypothese der mesodermalen Herkunft der melaninausscheidenden Zellen wird in jüngerer Zeit neuerdings von GOLDBERG vertreten, welcher auf Grund der Untersuchung einiger Fälle von Melanose und Melanomen bei Mensch und Tier (er gebraucht den Ausdruck Melanom für die Bezeichnung melaninbildender bösartiger Neubildungen) in Anbetracht des Sitzes der melaninenthaltenden Zellen (subseröses Bindegewebe, Pleuramesenchymzellen, Meningen und perivasculäres und perineurales Bindegewebe sowie interstitielles Hodengewebe usw.) sowie in Anbetracht des Verhaltens der die Neubildung aufbauenden Zellen (Melanoblasten, welche unter Gestalt von Endothelien blutenthaltende vasculäre Räume umschreiben, Riesenzellanordnung des Tumors, endothelsarkomatöses Verhalten der Metastasen mit peritheliomatöser Anordnung und Zellen mit Riesenkernen, Verhalten und Charakteristiken der einzelnen die Neoplasie aufbauenden Zellen, wie spindelförmige, polyedrische und runde Zellen, Riesenzellen vom Knochenmarktyp mit phagocytären Fähigkeiten), wie man sieht, jedoch fast ausschließlich auf Grund von morphologischen Befunden, zu diesem Schlusse kommt; denn tatsächlich wird, wenigstens im Rahmen der Veröffentlichung kein effektiver Beweis erbracht, daß es sich bei den beschriebenen Fällen nun wirklich um Melanoblasten und nicht um Melanophoren handelt.

Interessante Beobachtungen und genauere cytologische Angaben haben CHARLES und INGRAM, CLARK und HIBBS sowie DROCHMANS mit ihren Untersuchungen mit dem Elektronenmikroskop gemacht. Die Verfasser sind zu der Schlußfolgerung gekommen, daß die verschiedenen Abschnitte des melanischen Pigmentationsprozesses in der Epidermisschicht in folgendem Schema zusammengefaßt werden können: die Melanocyten weisen eine besondere Zone (Matrix genannt) auf, in der die enzymatische Reaktion stattfindet, die das Tyrosin in Melanin umwandelt. Die Verflechtung dieser Matrices hält das Melanin zurück und verleiht so dem Pigment einen körnigen Charakter. Diese mehr oder weniger von Melanin durchdrängten elementaren Körner dringen mit Hilfe der Dendriten bis in die Basalzellen der Epidermis vor, und die Einverleibung des pigmentierten Materials verwandelt die Zellen der Malpighischen Schicht in Pigmentzellen (vgl. auch die Arbeiten über die Wucherung menschlicher Melanomzellen in vitro von BARISHAK und CADDESI 1961).

α) Die sog. klaren Zellen und die Langerhansschen Zellen

Wenn wir ein Präparat mit den gewöhnlichen histologischen Techniken färben, wissen wir, daß die Melanoblasten mit ihren charakteristischen Gebilden nicht gut zur Darstellung kommen. An der Epidermis-Cutisgrenze und im Bereiche der Basalzellenschicht vermag man jedoch andere Zellelemente, in beinahe regelmäßig und periodischen Abständen, zu beobachten. Diese Elemente erscheinen mit zusammengezogenem, häufig schwammigem Cytoplasma und gleichsam von den umstehenden Epithelzellen und der Basalmembran getrennt. Im Vergleich zu den umliegenden Basalzellen erscheint ihr Kern pyknotisch und hyperchrom, ihr Protoplasma leicht acidophil und im allgemeinen leicht pigmentiert mit einzelnen senkrechten Fortsätzen. Unter anderen Umständen (gut fixierte Fragmente, MASSON) erscheinen diese Zellen aufgeblasener, mit durchsichtigem, durchscheinendem, acidophilem und vacuoligem Protoplasma. Auf jeden Fall stechen sie allenthalben von den dunkleren Basalzellen ab. Immer oberhalb der Basalmembran und nie intracutan befindlich (MASSON), können sie Fortsätze aufweisen, welche sich je nach dem Pigmentgehalt mehr oder weniger gut darstellen lassen. Die runden oder länglichen Zellkerne liegen im allgemeinen auf einer tieferen Ebene als jene der Basalzellen. Diese Zellen enthalten weder Tonofibrillen noch Intercellularbrücken (BECKER). Mit der die epidermalen Basalzellen viel intensiver anfärbenden Technik nach MASSON (BECKER) stechen sie, da weitaus weniger anfärbbar, deutlicher hervor.

Zusammenfassend können wir sagen, daß der Großteil der Forscher diese klaren Zellen von MASSON als mit den Dendritenzellen identisch ansieht. Natürlich gehen die Meinungen bezüglich Herkunft und Genese auseinander, da die Anhänger der neurogenen Theorie in ihnen Zellen sehen, die während des embryonalen Lebens von den Neuralleisten abgewandert sind, während die Verfechter der Epitheltheorie sie aus modifizierten Epithelzellen abgestammt wissen wollen. ALLEN und SPITZ, welche als die jüngsten Anhänger eines derartigen Standpunktes angesehen werden können, sind der Ansicht, daß diese Zellelemente ihre Entstehung einer Entfernung des Cytoplasmas der Basalzellen von den intercellulären Haftstellen danken, wodurch sich ein Saum zwischen dem neuen Cytoplasmarand und der ursprünglichen Zellwand bildet. Diese verlorengegangene Kohäsion mit Ruptur und Auflösung der Stacheln stelle gerade eine der grundlegenden Veränderungen bei der Bildung dieser Zellen dar. Überreste dieser Stacheln kann man übrigens, nach ALLEN und SPITZ, auch an den Basalzellen beobachten. (Um fehlerhaften Überlegungen vorzubeugen, erinnern die Autoren, daß besonders an dünnen spongiösen Epithelschnitten, auch an den Basalzellen Stacheln gefunden werden können und besonders an den oberen und lateralen Anteilen.)

Diejenigen, welche dagegen die Melanoblasten und somit auch diese klaren Zellen für einen besonderen Bestandteil des Epithels, jedoch nicht epithelial halten, sind anderer Ansicht: BECKER schließt unter anderem Übergangsformen zwischen Palisadenzellen und klaren Zellen aus. Diese können sich auch auf Grund anderer Erwägungen differenzieren, z.B. auf Grund der Tatsache, daß in Kulturen von Zellen maligner Epithelgeschwülste (Carcinom) diese unverändert bleiben und nie Zellen bilden, die den Eigenschaften der klaren Zellen entsprechen, während Zellkulturen maligner Melanome jederzeit dieselbe Zellart produzieren, welche nicht den Epithelzellen ähneln.

JÄGER hält die mit der Melaninbildung betrauten Zellen bei gewöhnlichen Färbungen nicht für sichtbar und die klaren Zellen von MASSON, welche sich bei dieser Färbung darstellen, entsprächen Elementen, die unter besonderen Reizen sich in dendritische Zellen umzuwandeln vermöchten.

Eng verknüpft mit dem Melanoblasten und von besonderem Interesse sind noch einige andere Zellelemente: die Langerhansschen Zellen oder Körperchen. Es handelt sich dabei um helle, verzweigte Elemente, welche auf den ganzen Schleimkörper verteilt sind. Es handelt sich jedoch nicht um dopapositive

Elemente, welche sich weder mit Silber darstellen noch Melaninkörner enthalten. Mit Gold färben sie sich in einen violetten Farbton.

Das Interesse dieser Zellen gegenüber den Melanoblasten besteht in der Tatsache, daß einige Autoren (Masson, Monacelli, Ito u. a.) sie für in ihrer Aktivität erschöpfte epidermale Melanoblasten halten, welche durch die Epidermis hindurch selbstverständlich ihrer Funktionen und Eigenschaften beraubt, ausgeschieden werden.

Zahlreich waren die Ansichten der Autoren über die Histologie, Funktion und Genese dieser Langerhansschen Zellen. Ferreira-Marques, welcher kürzlich diese Ansichten zusammengefaßt hat, schreibt, daß diese Zellen histologisch entweder für Artefakte der Technik oder als Überreste anderer Zellen ohne irgendwelche Individualität gehalten wurden. Andere dagegen hielten sie für abgestorbene Epithelzellen, welche nun ausgeschieden werden. Noch andere erblicken in ihnen Melanoblasten in verschiedenen Stadien der Pigmentbildung oder in Degenerierung begriffene Melanoblasten. Schließlich gibt es Forscher, welche der Ansicht sind, daß es sich dabei entweder um periphere Ganglienzellen oder Nervenelemente oder mit den Nervenfasern in Beziehung stehende Zellen handelt. Was ihre Funktion betrifft, schreiben ihr einige Autoren keine Funktion zu, während andere ihnen eine nervöse, trophische, oder eine die Lymphzirkulation regelnde Funktion zuschreiben. Bezüglich ihrer Herkunft neigt man dazu, sie entweder für autochthone Epithelelemente oder von der Epidermis stammende Zellen (vom Bindegewebe oder vom zirkulierenden Blut) zu halten.

Jurieva und Eltekova schreiben in einigen ihrer neueren Arbeiten diesen Zellen eine trophische Funktion zu, während Ferreira-Marques und McLeod und Muende in noch jüngeren Untersuchungen sich für die nervöse Abstammung aussprechen. In diesem Zusammenhang scheint uns die Tatsache, daß es John gelang diese Zellen mit Bielschowsky-Gros zu imprägnieren, der Erwähnung wert.

In der Folgezeit gelang es Ferreira-Marques in einer beachtlichen Arbeit über diese Frage, mit Hilfe einer eigenen Technik, das wahre celluläre Wesen dieser Elemente nachzuweisen, welche fibrilläres Protoplasma, exzentrischen Kern, Zellmembran und Fortsätze, teils für die Überleitung zur Basalmembran und zu den Nervenpapillen des subepidermalen Plexus, teils polymorphe (in Gestalt von Kügelchen, Schleifen und Verästelungen) für die Receptoren, besitzen. Im allgemeinen zwischen Stratum granulosum und lucidum und vereinzelt auch im Stratum spinosum eingelagert, bilden sie unter ausgiebiger Anastomosenbildung einen reichen Plexus. Ihre Zahl läge bei 670/mm².

Unabhängig von den pathologischen Bedingungen der Haut, handle es sich nun um eine Umwandlung Schwannscher Zellen, welche proliferiert und in die Epidermis eingewandert sind. Sie sollen eine Sensibilitätsfunktion besitzen (Receptoren des klar lokalisierbaren Oberflächenschmerzes) und ihre Gesamtheit bilde das intraepidermale Empfindungssystem. Ito konnte mittels einer besonderen Färbung die Identität der dendritischen Zellen mit den Langerhansschen beweisen und rückte somit der von Masson unterstützten Theorie dieser Zellelemente näher.

Erst kürzlich behauptete Wiedmann, daß die Langerhansschen Zellen das Produkt irritativer Milieureize seien. Sie stammten aus den oberflächlichen Teilen der Cutis (Feyrter-Zwischenzellen, Sunder-Plassmann-neurohormonale Zellen). Außerdem könnten sie synapsenartige Gebilde aufweisen und eine Sekretionstendenz zeigen.

II. Die Hautmelanome

Die Melanomgeschwülste kann man in zwei Gruppen einteilen: gutartige und bösartige. Während unter die erstgenannten die Naevusgebilde gehören, rechnet man zu den zweiten das Melanoblastom oder maligne Melanom. Die sog. umschriebene Präcancerose Dubreuilh wird klinisch besser zwischen diese beiden Arten eingeordnet, da sie trotz der Bezeichnung Lentigo maligna, wie sie unter anderem auch genannt wurde, als solche, nicht als Ausgangspunkt eines zukünftigen, durchaus nicht konstanten malignen Melanoms, als eine Geschwulst günstiger Prognose zu gelten hat. Während dagegen, wenn von einer histologischen Einteilung ausgegangen wird, ihr Aussehen mehr zu einer Einordnung unter die malignen Melanome drängt. Dies wird sich übrigens klar aus der Lektüre dieser Arbeit ergeben, wobei die Schwierigkeiten einer Einteilung zutage treten werden.

Auf jeden Fall scheint es uns angebracht, darauf hinzuweisen, daß wir dann von Melanom sprechen, wenn es sich um krankhafte Erscheinungen handelt, in denen der Melanoblast, abgesehen von Sitz und von allen wie immer gearteten histogenetischen Konzeptionen, eine Vorrang- und Fundamentalstellung am Aufbau der Neubildungen einnimmt.

1. Die Melaninnaevi

In Übereinstimmung mit der jüngstens auch von anderen Autoren ausgesprochenen Meinung (RADAELI und CAVALLERO, CROSTI, BERTOLOTTO, GRAPULIN u. a.) sind die melanotischen Erscheinungen, die in diese Gruppe hereinfallen, besser in den Bereich der Dysplasien oder noch besser der Hamartome zu rechnen.

Diesen Naevi kommt ein besonderes Interesse beim Studium des malignen Melanoms insofern zu, als bekannt ist, daß diese Neubildungen im Bereiche der Haut, je nach den verschiedenen Autoren mit verschiedener Häufigkeit und verschiedenen Prozentsätzen, außer von scheinbar gesunder Haut und von im fortgeschrittenen Alter aufgetretenen Pigmenterscheinungen auch und, nach einigen Autoren fast ausschließlich, von Erscheinungen mit Naevuscharakter ausgehen können.

Die in diesen letzten Jahren durchgeführten histologischen Klassifikationen wichen unter sich etwas auseinander. TRAUB und KEIL teilen die Naevi in fünf Gruppen ein: 1. Oberhautnaevi, ausgezeichnet durch Proliferation normaler Epithelzellen der Epidermis, ein Gemisch von Basal- und Stachelzellen mit und ohne Pigment. 2. Intracutane Naevi, erkennbar an der Anwesenheit reifer, isolierter oder in Gruppen vereinigter Naevuszellen in der Cutis. 3. Junction-Naevi, wobei die Proliferation der Naevuszellen an der Epidermis-Cutisgrenze und an der Epidermisgrenze erfolgt. 4. Kombinationsnaevi, welche Oberhaut, Cutis- und Junction-Eigenschaften aufweisen. 5. Blauer Naevus, gekennzeichnet durch pigmentbildendes Bindegewebe. Natürlich nehmen die Autoren an, daß einige Naevi trotz Pigmentmangel in diese Pigmentnaevi hereingehören können, sofern sie entsprechende histologische Eigenschaften besitzen, die eine Zuordnung erlauben.

ALLEN und SPITZ teilen die Naevi in folgender Weise ein: 1. Intracutaner Naevus (gewöhnlicher Naevus). 2. Junction-Naevus. 3. Compound-Naevus. 4. Jugendliches Melanom. 5. Blauer Naevus. SHAFFER teilt die Pigmentmäler in drei Gruppen ein: 1. Naevi, bei denen aktuell pigmentbildende Zellen (Melanoblasten) den wesentlichen Teil der Geschwulst ausmachen. 2. Naevi, bei denen der Melanoblast anwesend und physiologisch aktiv ist, jedoch nur als ein zufälliger Bestandteil einer anderen Zellorganisation anzusehen ist. 3. Gemischte Naevi, bei denen sowohl Melanoblasten als auch andere Zellen wesentlich am Strukturaufbau des Gewebes beteiligt sind. Dagegen schließt er nicht naevoide Pigmenterscheinungen (Epithelioma pigmentosum usw.) aus. Unter die naevoiden Gebilde des ersten Typus (melanoblastische) rechnet der Autor den Junction-Naevus, den Compound-Naevus, den intracutanen, das jugendliche Melanom, die Lentigo und den Mongolenfleck. Zu den Gebilden des zweiten Typus (nicht melanoblastische) rechnet er Verruca sebacea, Epithelnaevi, Trichoepitheliom, Naevus vascularis, Epheliden und punktförmige Pigmentnaevi. Die dritte Gruppe (gemischte) umfaßt Naevus pigmentosus pilosus (melanoblastische und follikuläre Elemente), Naevus pigmentosus vascularis (melanoblastische und vasculäre Elemente) und Naevus verrucosus, wie man sieht, weicht er z.T. von der streng die gutartigen Melanome umfassenden Einteilung ab, um Melaninpigmenterscheinungen im allgemeinen im weitesten Sinne mit einzuschließen.

Alle bis jetzt angeführten Klassifikationen berücksichtigen hauptsächlich die histologischen Charakteristika dieser Neubildungen. Wie wir später noch sehen werden, muß hinzugefügt werden, daß ein derartiger morphologischer Schematismus (welcher übrigens, dieser Meinung ist auch MIESCHER, lange nicht bei allen Fällen anwendbar ist, da auch Übergangsformen beschrieben sind) weit entfernt davon, von Kriterien exklusiver nicht aufbauender Klassifizierung diktiert zu sein, doch Naevuserscheinungen herauszuheben sucht, welche allein oder mehr als andere bei der Genese der malignen Melanome von Bedeutung gehalten werden können. So unterstreicht z.B., um uns auf die Klassifizierung von SHAFFER zu beziehen, welche die umfangreichste ist, der Autor selbst, daß für das eventuelle Auftreten eines malignen Melanoms die von ihm angegebene erste und dritte Gruppe von Bedeutung sein können. Aber wie wir noch sehen werden, sind selbst unter diesen Gruppen einzelne Formen zur bösartigen Entartung bereiter als andere, welche als stabiler gehalten werden.

MASSON zieht eine andere Klassifizierung der Pigmenterscheinungen vor. Abgesehen von den Formen, bei denen der Melanoblast lediglich die Rolle eines Statisten spielt (Epithelioma pigmentosum), teilt der Autor die Gebilde, bei denen der Melanoblast eine konstruktive Aufgabe hat, in gutartige und bösartige ein. Die gutartigen können wieder in zwei Gruppen unterteilt werden: die Serie A, bei der die Melanoblasten einen sog. *mesenchymalen* Charakter besitzen und zu welchen unter anderem der blaue Naevus gehört; die Serie B, bei der sich die Epidermismelanoblasten vermehren; die Naevi gehörten in diese Gruppe; sie selbst kann man wieder in zwei Untergruppen einteilen: zur ersten Gruppe gehören vorab die Melaninhautflecke (Naevus planus, Lentigo, Oberhaut- und Junction-Naevus), während zur zweiten Gruppe die Neuronaevi (Zellnaevi, weiche Warzen) zu rechnen sind. Besonders diese letzte Klassifizierung, obwohl auf histologischen Befunden beruhend, zeigt, wie man ohne weiteres ersehen kann, enge histogenetische Anknüpfungspunkte, welche trotz der Annahme von seiten vieler Autoren, doch sicherlich recht subjektiv angefärbt sind, weshalb wir uns hauptsächlich auf jene Klassifikationen berufen werden, welche ausschließlich auf histologische Befunde aufbauen und welche eher zu einer praktischen Diagnostik zu verhelfen vermögen.

Wir werden daher folgende Erscheinungen berücksichtigen: 1. Oberhaut- und Junction-Naevi. 2. Intracutannaevi. 3. Compound-Naevi. 4. Naevus Spitz (jugendliches Melanom Spitz). Den blauen Naevus, welcher abweichende Eigenschaften besitzt und auf jeden Fall in keinem sachlichen Zusammenhang zu den vorher erwähnten steht, werden wir eigens behandeln.

Die Melaninnaevi oder Pigmentnaevi stellen, klinisch gesehen, umschriebene, banale und gutartige Mißbildungen dar. Von Laien werden sie auch gewöhnlich

Schönheitspflästerchen genannt, übersteigen selten die Größe einer Linse, sind rund oder ovoid, glatt, mit gleichförmig verteilter gelblich-brauner bis intensiv schwarzer Farbe, und im allgemeinen klar abgesetzten Rändern. Die Konsistenz ist gering, besonders wenn das Gebilde nicht wesentlich das Hautniveau überragt, manchmal kann es behaart sein. Diese Naevi können in der Einzahl wie auch in der Mehrzahl vorkommen. Bevorzugte Sitze sind Gesicht, Hals, Schultern, Genitalien, Handflächen und Fußsohlen.

Die Melaninnaevi sind angeboren, häufig familiär und nach SIMONS im Gegensatz zu SIEMENS hereditär. Von einem erworbenen Naevus zu sprechen ist nicht haltbar, da dabei ausschließlich auf die Tatsache verwiesen wird, daß er im Laufe des Lebens aufgetreten sei. Der Großteil tritt unter dem Einfluß von Hormonreizen im Pubertätsalter auf; dabei kann man sowohl das Auftreten neuer Elemente als auch Mutation und Entwicklung nach Form und Ausdehnung schon vorhandener Naevi beobachten. Auch die Menopause beeinflußt diese Mißbildungen in ungünstiger Weise, ja, in jenem Lebensabschnitt können Grenz- oder Compound-Naevi sich in Melanome umwandeln. VIACAVA berichtet von ähnlichen Veränderungen bei Verabreichung von ACTH- oder Cortisonpräparaten. Diese Befunde scheinen irgendwie die lebhafte Empfindlichkeit dieser Hauterscheinungen hormonalen Reizen gegenüber: von der Hypophyse, den Nebennieren und vom Ovar ausgehenden Stimulationen, zu beweisen. Die klinische Erscheinung ist nicht mehr reversibel, insofern die Kastration durch Ausrottung der Ovarien noch die Verabreichung von Androgenen oder die Bestrahlung der Hypophyse, die einmal aufgetretenen Veränderungen nicht zum Verschwinden bringen. Außerdem wurde das Auftreten von Naevi nach Traumen, Infektionskrankheiten und nach Sonnenbestrahlung beobachtet. Ebenso ist die Schwangerschaft ein begünstigender Faktor. Geistesschwäche und Geisteskrankheiten sind oft mit zahlreichen Naevi verbunden.

Eine extrem wichtige Frage, die sich der Kliniker sowohl als auch der praktische Arzt zu stellen haben und die häufig mit Beklemmung zu beantworten ist, betrifft den Charakter dieser Gebilde. Welche werden den gutartigen Charakter bewahren und welche müssen einer bösartigen Entartung verdächtigt und gefürchtet werden?

Ein diesbezüglich lobenswerter Versuch wurde von SHAFFER unternommen, welcher die klinischen Merkmale dieser krankhaften Erscheinungen so zusammengefaßt hat: Die Junction-Oberhautnaevi können bei der Geburt oder auf jeden Fall im ersten Lebensabschnitt vorhanden sein, wobei es sich um Naevi handelt, die auf die einfache und reine Proliferation der Oberhautzellen zurückzuführen sind. BECKER u. a. glauben diese von der Gruppe der Pigmentnaevi ausschließen zu müssen, da sie der Meinung sind, daß diese keine Naevuszellen enthalten. Während J. ELLER, W. D. ELLER, SACHS in der Ansicht, daß nicht jeder Naevus notwendigerweise Naevuszellen enthalten müsse, diese Gebilde in diese Gruppe einschließen, da sich die Epidermisproliferation klinisch wie eine Naevuserscheinung verhält. Die Gebilde selbst erscheinen als flache oder nur wenig erhabene Knötchen mit unregelmäßigem, eckigem Rande, behaart, mit fleckförmiger Pigmentierung. Seine häufig rasche Entwicklung ist im Sinne des Compound-Naevus. Im allgemeinen vermag er als Junction-Naevus weiterzubestehen. Glücklicherweise besitzt dieser Naevus nach diesen Autoren bis zur Pubertät wenig oder überhaupt kein malignes Verhalten. Nur nach diesem Zeitpunkt kann er bösartig werden.

Der Compound-Naevus hat eine viele Jahre während Lebensdauer und tritt im allgemeinen kurz vor der Pubertät oder kurz nachher auf. Häufig von einem Pigmentsaum umgeben, ist er gewöhnlich etwas erhaben. Klinisch kann er verschieden auftreten, vorwiegend aber als glatte, flache und verhornte Warze. Der intracutane Naevus entwickelt sich aus einem vorher bestehenden Compound-Naevus oder einem jugendlichen Melanom. Er besitzt eine lange Lebensdauer und tritt am Ende der Pubertät oder im Erwachsenenalter auf. Klinisch kann er an jeder beliebigen Körperstelle, in der Einzahl oder in mehr oder weniger zahlreichen Gruppen, als ein erhabenes oder flaches, gewöhnlich von einem Pigmentsaum umgebenes, verhorntes oder warzenförmiges, mit oder ohne Haare, weiches und welkes oder fibroides, gestieltes oder breitaufsitzendes, von einigen Millimetern bis zu einem und mehr Zentimetern messendes Gebilde auftreten. In der Klinik bezeichnet man dieses Gebilde als Naevus pigmentosus oder Naevus pigmentosus et pilosus.

Zusammenfassend scheint uns von einer allzu vereinfachten Klassifikation der Pigmentnaevi ausgehend, wobei in Wirklichkeit jede einzelne Art durch Angabe der am Aufbau wesentlich beteiligten Zellen näherhin bestimmt werden muß, die Bezeichnung melanomatöse Naevi die geeignetste und entsprechendste zu sein. Die Melanocyten der Epidermis-Cutisgrenze führen durch einen Vermehrungs- und Ablösungsprozeß mit Ausscheidung in die Lederhaut, welche Junction-aktiv ist, zur Bildung der gewöhnlichen melanotischen Naevi mit den vielfältigsten klinischen Erscheinungsformen. Die Junction-Aktivität muß als notwendiges und vorausgehendes Requisit für die Bildung eines von einem vorher bestehenden Naevus ausgehenden Melanoms angesehen werden. SHAFFER ist der Ansicht, daß sämtliche als flache, wenig erhabene oder erhabene, mit einem Pigmentsaum umgebene, warzenförmige klassifizierte Gebilde, Melaninnaevi darstellen, welche im allgemeinen nicht diese besondere histologische Eigenschaft besitzen. Daher hält es dieser Forscher für praktischer und klüger, alle Naevusgebilde, welche wegen ihrer klinischen Eigenschaften einer Junction-Aktivität verdächtigt werden können, total und totalitär auszurotten und einer histologischen Untersuchung ihrer Eigenschaften zuzuführen.

DE GRACIANSKY und BOULLE vertreten den Standpunkt, daß die bösartigen Umwandlungen bei den absolut flachen und haarigen Naevi selten sei, während sie dagegen bei den das Hautniveau überragenden Naevi am Rumpf, an den Genitalien und besonders an den Innenflächen der Hände und den Fußsohlen zu befürchten seien.

Jede Irritation des Pigmentmales muß als begünstigendes Moment für die bösartige Umwandlung angesehen werden, und dies betrifft sowohl einen progressiv irritativen und wiederholten Reiz von Kleidern oder irgendwelchen Bekleidungsstücken als auch eine brüske, brutale, einmalige Gewalteinwirkung. Es gibt jedoch Forscher, die sich nicht bereit erklären können, das Auftreten eines Melanoms auf der Basis eines vorher bestehenden Pigmentnaevus anzunehmen, nur weil dieser akut oder chronisch traumatisiert worden sei. Dem gegenüber bleibt die Zunahme der Malignität schon entwickelter Melanome und nach operativen Eingriffen. Wenn man aber die große, mehr oder weniger variable Zahl der Naevi und der Naevuszellen, die jeder Mensch besitzt, berücksichtigt, ergibt sich eine außerordentlich seltene maligne Entartung. Vielmehr beweist STEGMAIER in einer neuen Arbeit (1959) die bei fortgeschrittenem Alter natürliche, regressive Tendenz der melanotischen Naevi, die sich entweder durch peduncolate Formationen — welche sich dann durch Trauma oder Reibung an der Hautoberfläche entfernen — durch Fibrose oder durch degenerative Fettinfiltrationen äußert. ALLEN und SPITZ vertreten die Ansicht, daß ein gutartiger Naevus auf keinen Fall in einen malignen entarte, während SCHREUS noch hinzufügt, daß er nach intensivem Reiben an Pigmentnaevi, welche vorher nach Farbveränderungen, Dicke und Ausdehnung ausgewählt worden waren, nie melanotische Tumoren auftreten gesehen habe. Ebenso konnte SIEMENS bei Behandlung tausender

Naevi mit Skalpell und elektrischem Messer nie eine maligne Entartung beobachten. Trotz alledem muß man anerkennen, daß man bis heute in der Literatur
keine einheitliche Meinung bezüglich der Gefährlichkeit dieser Mittel findet.
GREITHER, MÜLLERMINY, GAGE, PERUSSIA sind der Meinung, daß die Pigmentnaevi durch besondere Lebensumstände oder durch operative Reizung sich innerhalb kurzer Zeit in bösartige Melanome mit Metastasierung und Exitus verwandeln
können. STANFORD z. B. ist dafür, daß an den Naevi jedweder kosmetische
Eingriff zu unterbleiben habe, handle es sich nun um Unterkühlungen, Säuren
oder Verätzungsmittel, da alle diese Dinge zu einem lebhaften und gefährlichen
Wachstum führen können. Gegen diese Auffassung richtet KALKOFF (und mit
ihm CAWEY nebst vielen anderen) den berechtigten Einwand, daß wegen eines
Eingriffs an einem gutartigen Pigmentnaevus bisher noch nie eine maligne Entartung bewiesen werden konnte, während andererseits nach den augenblicklichen
Gesichtspunkten die Gefahr eines derartigen Eingriffs nicht vollkommen ausgeschlossen werden kann. BÜNGELER hat in neuerer Zeit diese Frage in bezug auf
die Bedeutung mechanischer und traumatischer Faktoren bei Ätiologie, Aktivität
und maligner Entartung untersucht und suchte dabei eventuell bestehenden Beziehungen zwischen Compound-Naevus und malignem Melanom nachzuweisen im
Sinne: ob etwa ein traumatischer Reiz zu einer bösartigen Entartung eines Naevus
führen und ob ein Trauma einen bedeutenden Einfluß auf die Umwandlung eines
Melanoms zu intensivem Wachstum und Metastasenbildung haben kann. Der
Forscher kam zum Schluß, daß die Beurteilung der Beziehung zwischen Tumor
und Trauma heutzutage in besonders kritischem Geiste und mit viel Reserven
zu erfolgen habe und betont mit FIESCHER die beachtliche Seltenheit traumatisch
hervorgerufener Tumoren. Von den fünf Millionen Kriegsverletzten des ersten
Weltkrieges konnte bis zum Jahre 1942 kein einziges Melanom beobachtet werden!
Auf Grund der Erfahrungen der gewöhnlichen Geschwulstpathologie ist die
traumatische Ätiologie der bösartigen Neubildungen sehr unwahrscheinlich, und
die frühere Auffassung in der Literatur über die Bedeutung des Traumas bei der
Entstehung der Tumoren bewahrt nach BÜNGELER eine fast ausschließliche,
nicht bestimmbare Bedeutung auf dem Felde der Melanome. In Wirklichkeit
besitzt das Trauma keine cancerogene Wirkung, sondern ist lediglich ein stimu-
lierender Faktor, und viele Autoren (HERZBERG, GÖTZ u. a.) stellen heute die akute
traumatische Genese des Melanoms aus vorherbestehenden Pigmentnaevi entschieden in Abrede. BÜNGELER läßt noch eine kleine Möglichkeit offen, da man
die Ursache der Melanombildung noch nicht genau kenne. Übrigens sehen einige
Autoren nach dieser Richtlinie, im Trauma und seinen objektiven Folgeerschei-
nungen keinen kausalen Faktor, sondern nur ein einfaches In-Erscheinung-Setzen
eines im Naevus schon existierenden und von diesem erworbenen degenerativen
Zustandes, welcher gerade durch die nämliche Fragilität des Naevus dem Trauma
gegenüber leichter ausgesetzt und aufgedeckt wird. In diesem Zusammenhang
könnte auch unter einem besonderen Gesichtswinkel der bioptische Eingriff
besprochen werden, welcher von fast allen Ärzten für schädlich oder zumindest
unvorsichtig gehalten wird (MIESCHER, TOD, SULZBERGER, BAER, MEYER,
BECKER u. a.). Auch wir selber bewegen uns hinter diesen Vorsichtsschranken
in der Erkenntnis, daß ein zufälliges Trauma, das eine vorherbestehende Situation
aufdecken mag, ein Ding sei (jedoch immer noch in seiner Wirklichkeit diskutabel
ist), während ein gewolltes und organisiertes, tiefgreifendes Trauma, mag es aus
noch so gut gemeinten Absichten geschehen, ein anderes Ding ist, das gerade
wegen seiner klar gefaßten Absichtlichkeit eine weit andere Bedeutung und
Wichtigkeit annehmen kann. Wir wollen vorausnehmen, daß sich die cancerogene
Umwandlung des Naevus ins Melanom klinisch gewöhnlich durch Juckreiz,

Anschwellung, durch Infiltration hauptsächlich leichter sichtbareren Pigmentes mit Bildung eines hellbraunen Randsaumes, rasches Wachstum sowie durch Bildung eines Entzündungshofes verrät. Diesen Symptomen ist jedoch nur eine *relative* Bedeutung in bezug auf Alarm einzuräumen, da sie nicht nur in Fällen, wo der Naevus bereits aktiviert und in Umwandlung begriffen ist, fehlen können, sondern auch weil sie während der Schwangerschaft, der Menopause und auch Sonnenbestrahlung sowie auch während der Pubertät völlig *unspezifisch* sein können. Außerdem können torpide Eiterungen (DUPERRAT, SAUNDERS) unterhalb des Melaninnaevus (besonders bei haarigen) zu Unrecht in Alarm versetzen.

In Wirklichkeit hat sich das Problem andererseits vom klinischen auf den histologischen Sektor verschoben, und dieselbe gewechselte Vorrangstellung widerspiegelt sich auch in den Untersuchungen, wie wir schon sagten, im Sinne einer gegenseitigen effektiven Hilfe bei der Orientierung und der Tat.

a) Oberhaut- und Junction-Naevi

Bei Untersuchungen dieser Naevuselemente sticht gleich die nennenswerte Pigmentzunahme in der Cutis und in der Epidermis ins Auge. Außerdem ist diese Pigmentzunahme durch eine merkliche Vermehrung der dopapositiven Zellen an der Epidermis-Cutisgrenze oder durch Übereinanderlagerung dieser Elemente entstandener Hohlräume ausgezeichnet. Diese in der Epidermis oder an der Epidermis-Cutisgrenze sich befindlichen, mehr oder weniger großen Hohlräume enthalten die obenerwähnten Zellelemente, welche sowohl wegen der verschiedenen Zellkernform (pyknotisch, kugelig, länglich, ohne Mitosenbildung, MASSON), als auch was das Protoplasma betrifft, welches neben verschiedenen morphologischen Erscheinungsformen, mehr oder weniger, bald fein, bald grobkörnige Körner enthalten kann, besondere cytologische Eigenschaften aufweisen. Dieses Bild entspricht auf Grund der Veränderungen an der Epidermis-Cutisgrenze dem ruhenden Junction-Naevus im Sinne von ALLEN und SPITZ. Diese Forscher sahen auch andere Formen dieser Art, welche aber mit im wesentlichen durch eine Anaplasie der Zellkerne ausgezeichneten Modifizierungen einhergingen (Hyperchromie der Zellkerne, Größenzunahme derselben und der Kernkörperchen, Mitosefiguren, unregelmäßige Zellkernvacuolenbildung) und ferner durch eine subnucleäre entzündliche Reaktion mit vorwiegend lymphocytärer Infiltration, cytoplasmatische Vacuolisierung und durch feine Melaninpigmentierung, welche die oberen Epidermislagen erreicht (Stratum granulosum et corneum) ausgezeichnet waren. Diese Veränderungen können insgesamt oder nur teilweise (und besonders häufig steht eine Überpigmentierung der oberen Schichten im Vordergrund) mit diesen Junction-Naevi einhergehen, welche deshalb als prämaligne bezeichnet werden. Vollkommen im Einklang mit JAEGER, welcher den Standpunkt vertritt, daß diese Formen nur sehr schwer von malignen Melanomen zu unterscheiden seien, fragen wir uns, wieweit derartige Erscheinungen nun als prämaligne Junction-Naevi und wann als beginnendes malignes Melanom angesehen werden müssen.

Bezüglich des Junction-Naevus neigt auch SHAFFER dazu, zwei wohl getrennte Typen auseinanderzuhalten: die erste Form, vom Autor inaktiver Junction-Naevus genannt, besäße als fundamentalen histologischen Befund eine vermehrte Pigmentierung mit Zunahme der klaren Zellen (Melanoblasten) im Bereich der Epidermis-Cutisgrenze, welche im allgemeinen mit einer dünnen Hypertrophie des epithelialen Rete einhergeht. Diesem Typ wird die Lentigo zugerechnet. Ein zweiter Typ von Junction-Naevus sei dagegen jener mit aktiver Junction, welcher histologisch durch mehr oder weniger große Naevuszellhaufen ausgezeichnet ist, welche gleichsam an der Epidermis-Cutisgrenze in die darunterliegende Cutis abzutropfen scheinen. Dieser Prozeß verdiene wirklich die Bezeichnung Junction-Aktivität.

Stegmaier und Montgomery verwenden eine teilweise sich mit dieser deckenden Klassifizierung. Sie beobachteten bei einer Untersuchung der Naevi bei Kindern, daß nur einige Elemente durch Zunahme der Dicke der Stachelzellschicht, Zunahme der Pigmentierung und zahlenmäßige Zunahme der klaren und dendritischen Zellen ausgezeichnet sind, welche Gebilde sie Lentigines bezeichneten. Andere Naevi dagegen sind die Junction-Naevi, welche die bekannten Eigenschaften annehmen. Diese seien Übergangsformen eines und desselben Prozesses.

Becker (1954) teilt die Junction-Naevi so ein: 1. Ruhende, flache Pigmentnaevi. Diese bevorzugen, obwohl sämtliche Körperstellen betroffen sein können (Lund und Stobbe), die Genitalien, unteren Extremitäten und besonders die Füße. Mikroskopisch können wir in der Epidermis oder in Verbindung mit ihr einen Typ A, bei dem die Zellen mit einem geringen Grad von Anaplasie mit den für die Junction-Naevi beschriebenen Eigenschaften bestehen bleiben, und einen Typ AB unterscheiden, welcher manchmal einige Inseln auch in den oberflächlicheren Lagen der Cutis aufweisen kann, während wenige oder keine zur Oberfläche wandernden Zellen in der Epidermis beobachtet werden können. Es kann ein geringgradiges Cutisinfiltrat vorhanden sein. 2. Aktiver flacher Pigmentnaevus (Übergangsform der vorhergehenden) mit überpigmentierten gutartigen Naevuszellen in der umliegenden Epidermis. Die Hornschicht enthält viele Restpigmentzellen, dagegen kann man in diesem Bereich weder isolierte noch gehäufte Tumorzellen antreffen. In der Cutis besteht ein leichtes lymphocytäres Infiltrat. 3. In diese Gruppe teilt der Autor wegen der vorhandenen Junction-Aktivität auch die Lentiga maligna ein, welche jedoch histologische Unterschiede aufweist, die wir später beschreiben wollen.

b) Compound-Naevi und Intracutannaevi

Die Oberhautnaevi und die Junction-Naevi erfahren in der weiteren Entwicklung, wie wir kennengelernt haben, histologische Entwicklungen, insofern die Durchsetzung des Cutisinneren von seiten der Naevuselemente immer ausgiebiger und tiefgreifender wird. Es ergibt sich damit ein besonderes histologisches Bild, welches im Innern der Epidermis und an der Epidermis-Cutisgrenze jene Charakteristiken aufweist, welche wir vorher in bezug auf den Junction-Naevus erwähnten. Tiefer in der Cutis beobachtet man jedoch isolierte, in mehr oder weniger dicken Strängen und Bändern angeordnete Zellelemente, welche die Tendenz zum Tieferwandern in sich haben. In einem späteren Absatz wollen wir uns dann ausführlicher mit den Eigenschaften der in der Lederhaut sich befindlichen Naevuselemente befassen, hier sei nur betont, daß es sich dabei um eine Erscheinung handelt, welche sowohl Eigenschaften der Oberhaut- und Junction-Naevi als auch der Intracutannaevi besitzt, da immer ein mehr oder weniger klarer Übergang zwischen epidermalen Elementen und den Cutisnaevi beobachtet wird. Ein derartig beschaffener Naevus wird als Compound-Naevus bezeichnet. In der Tiefe desselben beobachtet man jedoch in geringerem Ausmaß auch tiefgreifende Entwicklungsveränderungen, welche wir später bei der Beschreibung des Intracutannaevus und besonders bei der Beschreibung einiger die Tastkörperchen vortäuschender Gebilde kennenlernen werden.

Der Intracutannaevus weist besonders in bezug zur klinischen Erscheinungsform, z.B. ob leicht erhaben, warzenförmig oder papillomatös und, wie wir noch sehen werden, auch in bezug auf den Zeitpunkt des Auftretens, ob frühzeitig oder spät, und schließlich in bezug auf die Verhaltungsweise der sie aufbauenden Naevuszellen, verschiedene Eigenschaften auf. Immerhin weist er einige äußerst wichtige allgemeine Eigenschaften auf und vor allen anderen den Umstand, keine nennenswerte Veränderungen des Epithels zu besitzen, welche auch seine Einteilung unter die Intracutannaevi erlaubt (dabei beziehen wir uns auf die schon erwähnten Junction-Veränderungen). Demgegenüber steht der Umstand, daß sich unmittelbar unter dem Epithel ein mehr oder weniger breiter, von Zelleinwucherung freier Bindegewebsstreifen, der Ringwulst, befindet, ein besonders kennzeichnender Befund. Die Naevuszellen können dagegen weit in die darunterliegende Cutis eindringen, ohne daß dies einen Index für die Malignität darstellt und ohne daß dieses Verhalten in irgendeiner Weise die Gutartigkeit in Frage stellt. Wenn wir nun dazu übergehen, die den Naevus aufbauenden Zellelemente zu berücksichtigen, dann ergibt sich, daß im großen und ganzen die Möglichkeit besteht, die morphologischen Verschiedenheiten der verschiedenen Zellen der einzelnen Schichten (oberflächliche und tiefe) zu unterscheiden. In der Tat besitzen die Zellen der oberen Schichten, welche den Eindruck erwecken, als ob sie von den oberen in die unteren Schichten abstiegen (EVANS) und welche in den fibrösen Haarscheiden gefunden werden können, im großen und ganzen ein epitheloides Verhalten. Es handelt sich im allgemeinen um große, verschieden gebaute Zellen (rund, oval, länglich, dentritisch, polyedrisch) mit einem zarten Chromatinnetz ausgestatteten, ein oder mehr Kernkörperchen besitzenden Zellkern. Das Cytoplasma dieser Zellen erscheint glasig eosinophil. Die den Naevus aufbauenden Zellen können sich in verschiedener Weise zu dünnen Leisten, dickeren Strängen und Säulen oder zu mehr oder weniger ausgedehnten Nestern zusammenfinden. In den oberen Schichten überwiegt im allgemeinen eine Wabenstruktur, und die Zellen nehmen dabei die schon angeführten epithelioden Eigenschaften an. Es ist noch hinzuzufügen, daß dieser obere Teil des Naevus ein Verhalten zeigen kann, welches das einer endokrinen Drüse oder den endotheloiden Zellen entspricht. Es können aus der Vereinigung mehrerer gutartiger Zellen entstandene Riesenzellen beobachtet werden.

In den unteren Teilen erscheinen die Zellelemente dagegen im allgemeinen viel länglicher, spindelförmig und in Spiralen- oder Faszikelanordnung. MASSON bezeichnet die oberen Schichten des Intracutannaevus als epitheloide und die unteren als fasciculäre Schichten. Beide Schichten stehen durch eine Mittelschicht, in welcher sich die beiden Formen verwischen, in Verbindung. Diese Naevuszellen erscheinen scheinbar untereinander in anastomotischer Verbindung zu sein, ja, im Gegenteil (MASSON) stellt das Naevusgewebe kein aus getrennten Zellen bestehendes Gewebe dar, sondern ein bald netzförmiges bald fasciculäres Syncytium. In den unteren Teilen des Naevus findet man, bei langbestehenden Naevi häufiger (EVANS, ALLEN und SPITZ u. a.) besondere Gebilde, die sog. *lames foliacèes.* Es handelt sich um äußerst abgeflachte Elemente, deren ausgedehntes und dünnes Cytoplasma in noch feinere Gebilde unterteilt ist, welche ein plättchenförmiges Aussehen annehmen. Die Übereinanderlagerung mehrerer solcher Gebilde führt zur Bildung von Erscheinungen, welche sehr an die Morphologie der Wagner-Meissnerschen Körperchen erinnern; es handelt sich dabei um die sog. Naevuskörperchen.

In der Cutis, wo der Naevus sich befindet, erscheint das Bindegewebe nennenswert verändert und durch die Zellproliferation in Unordnung gebracht. Eine feinmaschige Netzstruktur umgibt die Naevusgebilde in ihrem oberen Teil, während dieselbe in den unteren Anteilen größtenteils eine grobmaschige Struktur annimmt, in deren Maschen sich, wie wir sehen konnten, vorwiegend längliche Zellelemente befinden. Bezüglich der Pigmentierung ergibt sich eine weitaus intensivere Färbung der Zellen der oberflächlichen Schichten, welche, dopa-positiv, ihre melanoblastische Natur zeigen. Pigmentierung und Dopareaktion nehmen gleichzeitig mit dem Absteigen in tiefere Teile des Naevus allmählich ab, wo man, viel häufiger als in den oberflächlichen Schichten, Zellelemente antrifft, die mit nicht von ihnen gebildetem Pigment beladen sind; es handelt sich um die Melanophoren. Bezüglich der Nervenfasern des Naevus halten wir uns an Masson (welcher sich viel mit dieser nicht leichten Frage beschäftigt hat und sowohl die gemischte als auch die intracutane Abart der Amerikaner unter die gemeinsame Bezeichnung Neuronaevi einreiht). Nach diesem Forscher verlaufen die, zunächst markhaltigen Nervenfasern, im weiteren Verlauf über den durch das Myelin kenntlich gemachten Anschnitt hinaus, wo sie sich verästelnd in oberflächliche und tiefe Schichten verteilen und so einen Plexus bilden, welcher noch feinere Verästelungen aussendet. Die *lames foliacées* und die Naevuskörperchen senden feinste Endigungen bis in ihr Inneres. Der Autor unterstreicht aber die Tatsache, daß nicht alle Naevuselemente mit Nervenfasern versehen sind und daß die Mehrzahl nicht in Verbindung mit den Neuriten steht. In der Verteilung dieser Fasern können Variationen bestehen, wobei im allgemeinen (Masson) die tiefen Neuriten der Naevi leichter darzustellen sind als die oberflächlichen.

Aus dieser kurz zusammengefaßten histologischen Untersuchung läßt sich leicht verstehen, daß es sich dabei nicht so sehr um effektiv verschiedene Naevusformen handelt als vielmehr um verschiedene Phasen eines nämlichen Prozesses, der zur Bildung des Naevus führt und damit zur Bildung jenes intracutanen Naevus, den wir als letzte Stufe angenommen haben. Tatsächlich führt selbst das verschiedene Befallensein der Junction-Naevi und der Compound-Naevi bei Kindern (wo sie weit häufiger sind) und bei den Erwachsenen zu einer ähnlichen Betrachtungsweise, wenn man unter anderem bedenkt, daß die Naevi, obwohl in allen Lebensabschnitten möglich, doch die Geburt und das Kindesalter bevorzugen. Die histologische Entwicklung kann sich in verschiedenen Abschnitten abspielen: Zunahme der Zahl der klaren Zellen mit einem gewissen Grad von Acanthose und Hyperpigmentierung besonders der Basalschicht. Es können auch intraepidermale Inseln oder Nester klarer Zellen vorhanden sein. Diese Erscheinungen entsprechen der flachen bzw. der erhabenen Lentigo von Degos und jener oberflächlichen und tiefen von Traub und Keil. Diese (Degos) können als die erste Etappe in der Entwicklung der zelligen Naevi gehalten werden. Jedoch muß diese tiefe bzw. erhabene Lentigo dem Naevus vom Junctiontyp von Allen, Grinspan und Abulafia usw. angesehen werden. Stegmaier und Montgomery konnten Übergangsformen zwischen den beiden Formen beobachten. In der Folgezeit erfolgt dann die Tieferwanderung oder Abtropfung dieser Zellen in die Cutis, weshalb sich, da die oben erwähnte Junction-Aktivität bestehen bleibt, das Bild eines Compound-Naevus ergibt. Schließlich kann, während die Naevuszellen (allein oder im Zusammenstoß mit von der Tiefe kommenden Strukturen) unter Umwandlungen und merklichen morphologischen Veränderungen immer tiefer eindringen, die Junction-Tätigkeit sich erschöpft, sich der intracutane Naevus bilden.

Es muß darauf hingewiesen werden, daß diese Etappen des Prozesses nicht als obligat anzusehen sind, da der Prozeß stehen und so für das ganze Leben unverändert bleiben kann (Zeisler und Becker, Ebert).

Indessen kann auch der intracutane Naevus, älter werdend, einige Veränderungen im Zusammenhang mit dem Alter des Subjektes und letztlich im Zusammenhang mit der mehr oder weniger langen Bestandzeit der Naevi erfahren. Unter besonderer Berücksichtigung des von Allen und Spitz u. a. Angegebenen, ergibt sich, daß die intracutane Zellkomponente der Naevi des Kindesalters merklich reicher ist, als es in den folgenden Lebensjahren zutrifft (dies steht im Gegensatz zu den Behauptungen von LUND und STOBBE). Außerdem sind die sog. *lames foliacées* in den Naevi des Erwachsenen weitaus häufiger als bei Kindern. Diese steigen gleichzeitig mit dem Absinken der Junction-Tätigkeit, um sich dann im weiteren Verlauf zufolge der fortschreitenden Sklerose, welche außerdem, wie schon erwähnt, zur Verminderung der Zellkomponente führt, immer mehr auszudehnen. Ebenso sind die Riesenzellen, welche wir vorfanden und welche auf die Vereinigung mehrerer gutartiger Naevuszellen zurückzuführen sind, bei Erwachsenen weitaus seltener, wie auch die Mitosefiguren äußerst selten sind, während sie bei Naevi der Jugendlichen zufällig gefunden werden können.

STEGMAIER und MONTGOMERY beobachteten bei Untersuchungen an einer großen Anzahl infantiler Naevi nie *lames foliacèes* noch neuroide Röhren im Sinne MASSONs.

SIRTORI, GUARINO und MORANO 250 Naevi und 220 bösartige Hautmelanomeuntersuchungen: von der ersten Gruppe wurden sieben Naevi beobachtet, die sich alle im Gesicht befanden und oestrogenetische Herde aufwiesen: von der zweiten Gruppe wurde ein bösartiges Melanom am Bein ebenfalls mit Oestrogenese untersucht. Bei sieben Fällen handelte es sich um Frauen, bei einem um einen Mann. Das Alter variierte von 17—67 Jahren. Die Untersuchungen, die an 1000 Hauttumoren anderer Natur durchgeführt wurden, sowie die statistische Ausarbeitung der Daten haben ausschlaggebend dazu beigetragen, die Oestrogenese — im Hinblick auf Hauttumoren anderer Art und anderer Natur — als charakteristische Eigenschaft der Melanomneoplasien anzusehen.

c) Naevus Spitz

Der von S. SPITZ für die Bezeichnung einer besonderen, vorwiegend, jedoch nicht ausschließlich beim Kinde und im Präpubertätsstadium vorkommenden Naevusform gewählte Ausdruck scheint, wie vielerseits unterstrichen wird, insofern unglücklich gewählt zu sein, als er in bezug auf das mögliche und beschriebene, wenn auch seltene, maligne Melanom des Kindes Verwirrung stiften kann. Aus diesem Grunde haben viele Forscher, die sich nachher mit dieser Frage beschäftigt haben, eine andere Terminologie vorgezogen oder vorgeschlagen, wobei sie sich entweder auf die allgemeinen Entwicklungseigenschaften dieser Form, welche im großen und ganzen und als solche gutartig ist, oder auf die histologischen Eigenschaften derselben stützten. GRUPPER und TUBIANA schlugen daher die Bezeichnung Pseudomelanom, DUPERRAT Spitz-Melanom, DUVERNE und PRUNIERAS Großzellennaevus, GANS und STEIGLEDER gutartiges juveniles Melanom vor. Wir selber ziehen für das in Frage stehende Krankheitsbild die Bezeichnung Spitz-Naevus vor. Einerseits, weil der Naevus zahlreiche histologische Eigenschaften, besonders des Junction- und Compound-Naevus (DUPERRAT, GRUPPER und TUBIANA, VERUT und NOVALES, ALKUBOWICZ u. a.) besitzt, und andererseits weil uns der Ausdruck Melanom etwas in Widerspruch mit den Tatsachen erscheint, nachdem das Fehlen oder die äußerst beschränkte Melaninpigmentierung eine beinahe konstante Eigenschaft darstellt. Außerdem scheint uns die Bezeichnung mit dem Namen Spitz, abgesehen davon, daß dem Erstbeschreiber gegeben wird, was ihm gebührt, auch deswegen angebracht zu sein, weil sie gleich das in Frage stehende Bild ins Gedächtnis ruft.

Klinisch tritt der Spitz-Naevus im Präpubertätsalter auf und auf Grund der heutigen Erfahrungen kann die größte Frequenz zwischen 3 und 8 Jahren festgesetzt werden. Das schließt aber nicht angeborene (DUPERRAT) und solche im Erwachsenenalter (20 Jahre Duperrat) aus. Der Naevus tritt im allgemeinen in der Einzahl im Gesicht oder an den Extremitäten auf. Andere Sitze sind jedoch nicht ganz auszuschließen, mag ihre Zahl auch geringer sein. Jernstrom und Aponte veröffentlichten als erste einen Fall mit einem juvenilen Melanom an der Zunge, das sie bei einem 7jährigen Mädchen beobachteten: 1960 berichteten Gartmann und Thurm erstmalig über ein juveniles Melanom (Spitz) der Augenbindehaut bei einem 15jährigen Mädchen. Die Erscheinung selbst imponiert als eine kleine, erhabene, runde oder ovale, zwischen der Größe eines Hirsekorns und einer Mandel bis zu einer Dattel schwankenden Geschwulst, deren Farbe verschieden, am häufigsten rötlich, bald gelblich, bald auch gräulich oder auch schiefergrau ist. Am Rand befindet sich nicht selten ein Entzündungshof oder eine feine teleangiektatische Netzzeichnung, die Haare fehlen. Die Oberfläche ist glatt, nur ausnahmsweise schuppend oder warzenförmig. Der intracutane Sitz dieser Neubildung kann durch die Palpation an ihrer elastischen, prallelastischen oder auch fibroiden Konsistenz festgestellt werden. Wichtig und manchmal entscheidend ist (Duperrat) die Prüfung mit dem Glasdruck, welcher die Feststellung entweder einer feinen Punktierung oder eines schieferartigen Glanzes erlaubt, die dann von hohem diagnostischem Werte sind. Das Gebilde wird zufällig von den Eltern bemerkt. Klinisch lassen sich vier hauptsächliche Typen unterscheiden: 1. eine helle und elastische Form; 2. eine helle und harte Form; 3. eine farbige Form; 4. eine multiple, gehäufte Form (Duperrat und Dufourmentel). Wegen des langsamen (oder raschen) Anwachsens wird der Arzt einige Monate nach der ersten Beobachtung zu Rate gezogen. Die Diagnose erscheint nicht leicht, da Lupusknötchen, Keloide, Histiocytome, Papillome oder Warzen, Pigmentmäler wie auch Fibrome, Xanthome, Leiomyome, Naevus-Xantho-endothéliome von Mac-Donagh mit in Betracht gezogen werden müssen. In einigen besonderen Fällen wurden sogar abortive Follikulitiden, silikotische Granulome, Insektenstichreaktionen sowie isolierte tumorale Mastocytome differentialdiagnostisch in Betracht gezogen, eine Tatsache, die vor allen Dingen die klinische Unpersönlichkeit der Geschwulst anzeigt und die geringe objektive Kenntnis bestätigt, daher auch die Schwierigkeit für den Arzt, sich zur Diagnose durchzuringen. Die diesbezüglich wichtigste Frage richtet sich nach dem Schicksal der weiteren Entwicklung, im Falle, daß die Geschwulst sich selbst überlassen wird. Die Verff. geben vier mögliche Entwicklungsmöglichkeiten an: 1. Die Erscheinung kann spontan verschwinden. Duperrat sagt . . . ce n'est qu'une hypothèse, mais elle est plausible. 2. Die Geschwulst kann sowohl histologisch als auch klinisch unverändert bleiben (Allen, Duperrat), diesbezüglich wird aber darauf hingewiesen, daß für den klinischen Sinn die Ausdehnung des Begriffes, juveniles Melanom, auf das Erwachsenenalter wenig befriedigend sein kann, da praktisch der histologische Typ des Spitz-Naevus ein äußerst seltener Befund ist. Für eine Klarstellung und ein besseres Verstehen wäre es nützlicher, diese zweite Möglichkeit mehr im Abstrakten als in der Wirklichkeit zu halten. 3. Duperrat wirft die hypothetische Frage auf, ob es nicht möglich sei, daß zur Pubertätszeit sich zellige *Gewebsveränderungen* des Spitz-Naevus einstellen, welche ihn in einen weitaus häufiger zu sehenden Compound-Naevus umzuwandeln vermöchten. 4. Schließlich haben Duverne, Prunieras, Allen und Spitz die Möglichkeit in Betracht gezogen, daß der Naevus bei Erwachsenen maligne entarte und sich ein Naevuscarcinom bilde. Von 362 Fällen maligner Melanome konnten Allen und Spitz bei 5,9% *offenbare* Überreste von Spitz-Naevus (juveniles Melanom) nachweisen. Diese Ansicht wird aber von anderen Verff. in Frage gestellt (Duperrat u. a.), welche darauf verweisen, daß es Melanome gibt, welche einige myeloblastische Herde besitzen können und es außerdem augenblicklich schwer sei,

klare histologische Grenzen für den juvenilen melanotischen Naevus Spitz zu
ziehen. McWhorter, Figl und Woolner neigen dazu, diese Formen als eine
Untergruppe des häufiger beim Jugendlichen, aber auch beim Erwachsenen vorkommenden Pigmentnaevus zu sehen. Bolgert, Tabernat, Deluzenne, Corbin
vertreten dagegen den Standpunkt, daß es sich um echte maligne Melanome
handle, deren in der Regel sehr günstige Entwicklung dem jugendlichen Alter der

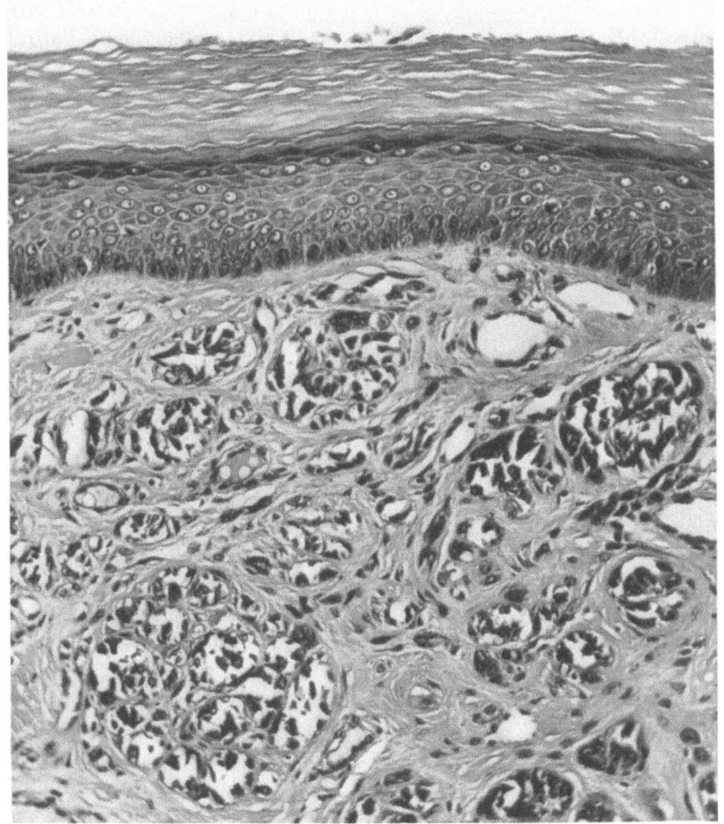

Abb. 1. Histologie des Spitzschen Naevus. (Nach Duperrat und Dufourmentel)

Kranken und dem Fehlen einiger für ihre Entwicklung unentbehrlicher endokriner Reaktionen zuzuschreiben sei. Dieser letzte Hinweis berücksichtigt und
greift noch einmal die Hormonfrage in bezug auf die melanotischen Naevi auf,
wobei es sich leider trotz der zahlreich durchblickten Zusammenhänge um ein
Feld ohne physiologische und experimentelle Grundlage handelt. Truax und
Page schlagen zum Beispiel vor, die Naevi in der Pubertätsperiode zu operieren.
Pack schließt sich diesem Rat an.

Bezüglich der Prognose dieser besonderen Geschwulst kann im allgemeinen
eine beruhigende Haltung eingenommen werden, wenn auch mit den sich aus dem
vorher Gesagten ergebenden Reserven. Auf jeden Fall hat der entfernte oder
sonstwie vernichtete Naevus praktisch eine entschieden günstige Prognose. Der
Eingriff muß jedoch auf klinischer Grundlage erfolgen, da eine bioptische Untersuchung, als beschränkter Eingriff, als gefährlich abzulehnen ist.

Wie aus der Erstbeschreibung von S. Spitz und aus späteren Zusammenfassungen von Allen, Allen und Spitz hervorgeht, beruhen die histologischen
Grundlagen dieser Krankheit auf acht hauptsächlichen Punkten. 1. Relativ
oberflächliche Grenze des Naevus. 2. Anwesenheit der zwei Komponenten des
Compound-Naevus (Junction- und intracutane Komponente). 3. Ödembildung
und Teleangiektasien der Cutis unmittelbar unterhalb der Epidermis. 4. Isolierte
und gehäufte Naevuszellen mit Tendenz zur Trennung untereinander. 5. Anwesenheit großer Zellen mit reichlichem, im allgemeinen basophilem Cytoplasma,
welche an myeloblastische Zellen erinnern. 6. An der Oberfläche befinden sich
charakteristische ein- und mehrkernige Fremdkörperzellen, dem Typ Touton
ähnlich sehende, an der Peripherie vollkommen oder teilweise von kleinen Kernen
umgebene Riesenzellen. 7. Scharfer Übergang von akantholytischen Naevuszellen und intakter Epidermis. 8. Relativ geringe Melaninpigmentierung.

Andere Verff., die sich in der Folgezeit mit dieser Frage beschäftigt haben,
konnten im wesentlichen dieselben histologischen Eigenschaften feststellen. In
Berücksichtigung des allgemeinen architektonischen Bildes und in bezug auf die
oben erwähnte oberflächliche Lagerung unterstreicht Duperrat jedoch, daß der
Spitz-Naevus im allgemeinen einen größeren Durchmesser besitze, weiter in die
Tiefe dringe als der banale Pigmentnaevus der Kinder und daß der Spitz-Naevus
außerdem (im Gegensatz zum vorhergehenden, welcher kompakter und mit
scharfem unteren Rande erscheint) Zellen besitze, welche tiefer eindringen und
sich ohne scharfe Umgrenzung verlierend mit den Bindegewebszellen vermischen.

Bei einer näheren Prüfung des Spitz-Naevus ergibt sich, daß die Epidermis
in verschiedener Weise auf die Anwesenheit des Naevus antworten kann. Im allgemeinen erscheint sie verdünnt, manchmal hyperplastisch wegen der in die Cutis
eindringenden Fingerfortsätze (Woringer, Duperrat). Es können auch lücken-
artige Degenerationsherde auftreten (Steigleder und Wellmer). Auf jeden
Fall erscheinen aber die allgemeinen Charakteristiken des Compound-Naevus
erhalten. Im Bereiche der Basalzellenschicht beobachtet man im allgemeinen
eine beachtliche Anzahl klarer, getrennter oder in Hohlräumen miteinander ver-
einter Melanoblasten. Die Größe dieser Elemente wird von sämtlichen Forschern
unterstrichen, und Steigleder und Wellmer sprechen von der Anwesenheit
einzelner Riesenzellen oder Zellnester mit nachgerade unter sich verbundenen
Elementen im Bereiche der Epidermis. Woringer spricht diesbezüglich von
großen spindelförmigen oder sternartigen Zellen, die nur scheinbar anastomosiert
sind. Diese Zellen haben die Tendenz in die obere und mittlere Cutislage einzudringen. Sie können verschiedenes Aussehen haben, die Größe bleibt jedoch
immer dieselbe. Es kann sich nun dabei um rundliche, ovoidale oder polygonale
Zellen handeln, welche nach einigen Verff. (McWorther) öfters spindelförmigen
Charakter zeigen. Diese Elemente, deren Protoplasma als basophil (Allen, Allen
und Spitz) oder eosinophil (Duperrat, Steigleder und Wellmer, Duverne
und Prunieras) bezeichnet wird, werden Myeloblasten oder myeloblastische
Zellen genannt. Ihre Zellkerne besitzen wenig, regelmäßig unterteiltes Chromatin.
Montgomery, McWorther und Woolner bestehen besonders auf der Tatsache,
daß die Zellkerne des Spitz-Naevus beliebige Größe haben, feinunterteiltes
Chromatin enthalten und keine Anaplasie aufweisen. Übrigens hebt auch Duperrat hervor, daß das Chromatin bei diesen Naevi in sehr regelmäßiger Netzform
vorliegt im Gegensatz zum Chromatin *en grenaille grossière* des malignen Melanoms. Diese Zellkerne können jedoch auch unregelmäßig und manchmal in der
Mehrzahl vorhanden sein. Ein besonders wichtiger, wenn auch nicht konstanter
Befund ist die Anwesenheit polynucleärer Riesenzellen, welche (Duperrat)
nur in der subepidermalen Schicht vorkommen sollen, von Steigleder und

Wellmer aber ebenfalls in tieferen Schichten beobachtet werden konnten. Diese Zellen können äußerst zahlreich auftreten, wie es im Falle von Haber oder in jenem von Steigleder und Wellmer zur Beobachtung kam, wo mehr als 20 Riesenzellen nebeneinander beobachtet werden konnten. Sie unterscheiden

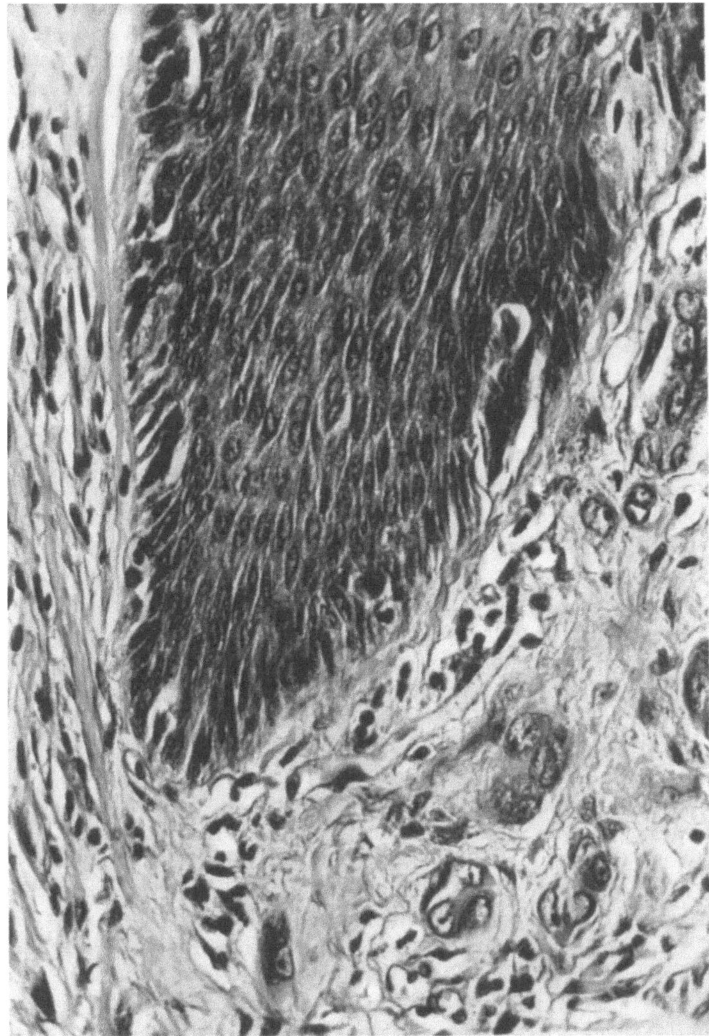

Abb. 2. Histologie des Spitzschen Naevus. (Nach Duperrat und Dufourmentel)

sich jedoch von jenen beim gewöhnlichen Naevus beobachteten durch ihr viel reicheres Protoplasma und wegen der die Zellen vollkommen oder teilweise kranzförmig umgebenden Zellkerne. Sie wurden auch mit den Fremdkörperzellen von Touton, mit den Langerhansschen Zellen und wegen der zentralen Anordnung der Kerne und der bei einigen Zellen beobachteten Basophilie ebenfalls mit den Sternbergschen Zellen verglichen. Die Zellen des Spitz-Naevus zeigen im allgemeinen besonders im Gegensatz zum malignen Melanom, einen gewissen Monomorphismus, wenn auch Woringer unterhalb der von Riesenzellen besetzten oberen Cutislage verschieden große, monströse, mit regellosen, manchmal in der Mehrzahl vorhandenen Kernen, protoplasmareiche längliche Zellen angibt. Allen und Spitz weisen jedoch auf die Möglichkeit des Vorkommens von Riesenzellen mit anaplastischem Charakter analog den Zellen maligner Melanome hin (mit einem eckigen, großen, unregelmäßig hyperchromen und unregelmäßig vacuoligem Kern).

McWorther und Woolner, Steigleder und Wellmer haben zwei Fälle beschrieben, bei denen das längliche Aussehen der spindelförmigen, engen Zellen mit Balkenstrukturen eher an sarkomatöse oder dermatofibrosarkomatöse Strukturen erinnerte als an epitheloide. Als Beispiel dafür können die von Miescher beschriebenen faszikulären Naevi angesehen werden.

Duverne und Prunieras, Duperrat nehmen eine in bezug auf die verschiedenen Schichten wechselnde Zellenreifung an. Tatsächlich beobachteten sie, wie die Zellen sich in den tieferen Schichten verändern, wobei die Größe abnimmt und sie ein für die Naevuszellen klassisches Aussehen annehmen. Ebenso nehmen die Mitosen, welche normalerweise in typischer Form angetroffen werden, in diesen tieferen Schichten ab.

Während das kollagene Bindegewebe keine nennenswerten Veränderungen aufweist, zeigt das elastische, welches zum Teil vermindert ist, unterhalb der Epidermis sich zu Bündeln verdichtet, vielleicht durch die Naevusproliferation dazu veranlaßt (Steigleder und Wellmer). Ab und zu konnten auch Fetttröpfchen festgestellt werden.

Häufig kommen markhaltige Nervenfasern zur Ansicht, welche nicht selten von den beschriebenen Zellen umgeben sind. Doch ist es nicht möglich, eine sichere Beziehung zwischen diesen Elementen festzustellen (Steigleder und Wellmer).

Einen wichtigen beinahe von allen unterstrichenen Befund stellt ein gewisser Grad von Ödembildung und nennenswerte Teleangiektasien der oberen Cutislagen dar; Woringer beschreibt sie in diesem Bereich als wirkliche Blutseen. Ebenso häufig beschrieben wurde auch die reaktiv entzündliche Komponente vorwiegend lymphocytärer, manchmal plasmocytärer und polynucleärer Elemente, welche nicht nur am Naevusrand, sondern auch im Innern derselben zwischen den einzelnen Zellen zu beobachten ist.

Die Pigmentierung ist im allgemeinen gering oder fehlt beinahe ganz. Sie tritt mehr in den oberen Schichten hervor, um dann gegen die Tiefe hin mit dem Eindringen der Geschwulst allmählich zu verschwinden. Die Dopareaktion ist nur im Bereich der epidermalen Melanoblasten positiv. Die großen Riesenzellen und die myoblastoiden Zellen erscheinen dagegen nicht argyrophil.

Die Zellen des Spitz-Naevus besitzen einen im allgemeinen im Kernkörperchen lokalisierten vermehrten Gehalt an Ribonucleinsäure (Duverne und Prunieras) und einen scheinbar verminderten Gehalt an Desoxyribonucleinsäure, Hauptbestandteil des Chromatins und verantwortlich für die Basophilie, während beim malignen Melanom nach Duverne und Prunieras ein gleichzeitiger Anstieg des Nucleinsäuregehaltes zu beobachten ist. Während nun beim Spitz-Naevus die Zellen mit Kernkörperchen versehen sind, der helle Zellkern jedoch für die Jugendlichkeit und Aktivität nicht neoplastischer Zellen beweisend ist, stelle die Verbindung von Kernkörperchen und die Chromatinüberpigmentierung einen Index für die Malignität dar (Duverne und Prunieras).

Trotz dieser histologischen Eigenschaften ist die mikroskopische Differentialdiagnose des Spitz-Naevus besonders dem malignen Melanom gegenüber nicht in allen Fällen möglich. In diesem Sinne sprechen sich auch Allen und Spitz aus, wenn sie angeben, daß die sichere histologische Diagnose bei zwei Dritteln der Fälle möglich ist. Dieser Meinung sind auch Grupper und Tubiana, wenn sie schreiben, daß diese histologische Diagnose ohne Kenntnis des Alters des Subjektes schwierig sei. DUPONT und VANDAELE halten die histologische Diagnose des in Frage stehenden Tumors für leicht, während DUPERRAT Grenzfälle annimmt, bei denen die klinische Unsicherheit sich mit der histologischen verbinde.

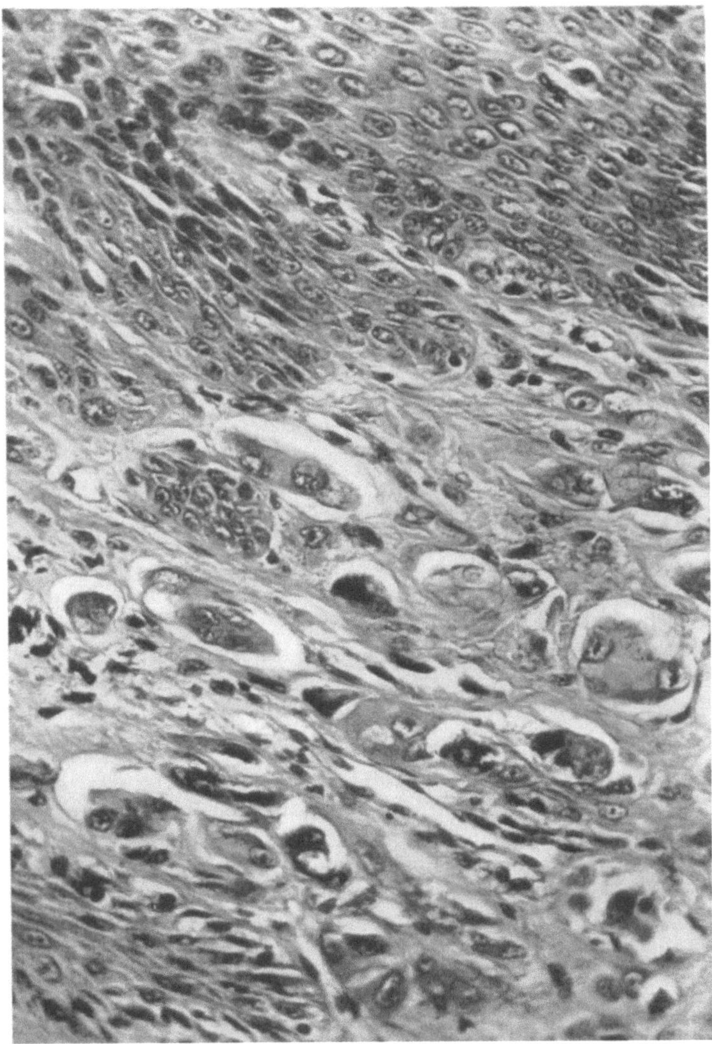

Abb. 3. Histologie des Spitzschen Naevus. (Nach DUPERRAT und DUFOURMENTEL)

Nun wollen wir einige Tatsachen hervorheben, welche die Forscher zu erklären versuchten, um den Spitz-Naevus von dem malignen Melanom auseinanderzuhalten. Nach WORINGER stelle die Durchwucherung der oberflächlichen Schichten einen besonders für das maligne Melanom kennzeichnenden und beim Spitz-Naevus nicht vorkommenden Befund dar (das maligne Melanom ist epidermotrop und sendet einige isolierte Zellen oder in Hohlräumen angeordnete Zellen gegen die Hautoberfläche). Außerdem beobachtet man in den Zellkernen des malignen Melanoms acidophile hyaline Massen, die bei den Zellen des Spitz-Naevus fehlen. DUPERRAT, welcher ebenfalls die Schwierigkeiten der histologischen Diagnose unterstreicht, faßt die differentialdiagnostischen Unterschiede zwischen Spitz-Naevus und malignem Melanom so zusammen: *Spitz-Naevus*: 1. Unversehrtheit der Epidermis. 2. Keine Tendenz zur Geschwürsbildung. 3. Gegen die tiefen Schichten zunehmende Zellreife. 4. Zellmonomorphismus. 5. Unter sich ähnliche Kerne. 6. Regelmäßiges Chromatinnetz. 7. Wenig normale Mitosen. 8. Immer voneinander unabhängige Zellen. 9. Keine Anzeichen nucleärer Mitleidenschaft. 10. Riesenzellen vom Typ Touton. 11. Pigmentknappheit. 12. Unversehrtheit der lymphatischen Zellen. *Malignes Melanom*: 1. Ausbreitung gegen die Oberfläche und gegen die Tiefe. 2. Verdünnungstendenz der Epidermis und Geschwürsbildung. 3. Vollkommene Anaplasie. 4. Großer Zellpolymorphismus. 5. Zellmonstrositäten. 6. Grobkörnige Chromatinkörner. 7. Manchmal zahlreiche und atypische Mitosen. 8. Jugendliche Zellen in Palisadenform oder in Haufen. 9. Zeichen der Kernmitleidenschaft. 10. Durch zusammengetretene monströse Naevuszellen entstandene Riesenzellen. 11. Manchmal viel Pigment. 12. Manchmal viel lymphatische Zellen.

ALLEN zieht in einer seiner neueren Arbeiten über die juvenilen Melanome der Jugendlichen und der Erwachsenen sowie über Melanocarcinoma der Jugendlichen folgenden Schluß: 1. Das juvenile Melanom ist eine gutartige Läsion. Es ist eine Variante des Naevus compositus und weist keine größere Fähigkeit zur cancerösen Abwandlung auf als irgendein anderer Naevus compositus. 2. Das juvenile Melanom wird bei Erwachsenen beobachtet und soll nicht anders behandelt werden als der gewöhnliche Naevus compositus. 3. Das juvenile Melanom beim Erwachsenen kann morphologisch dem des Jugendlichen identisch sein, aber oft weist es im Gewebe des Coriums eine erhöhte Fibrosis auf. 4. Das juvenile Melanom kann vom Melanocarcinom nur durch histologische Analysen unterschieden werden. 5. Die Histologie des Melanocarcinomas der Jugendlichen kann von der des Melanocarcinomas der Erwachsenen nicht unterschieden werden. Über dieses Problem spricht auch eine andere klinische und histologische Arbeit von KERNEN und ACKERMAN.

d) Histogenese der Naevi

Zusammenfassend läßt sich das Problem der Histogenese der Naevi zu einem Großteil auf das letztliche Wesen der Melanoblasten zurückführen: ob es sich nämlich dabei um umgewandelte Epithelzellen handelt, welche die Fähigkeit, Pigment zu bilden, angenommen haben, oder ob es sich dabei um Zellen *sui generis* handelt, welche zwar in engstem Zusammenhang mit den Epithelzellen getreten sind, aber doch vollkommen autonom geblieben sind. Dies ist auch der Grund, weshalb wir uns etwas länger über die verschiedenen Für und Wider der einzelnen Theorien aufgehalten haben, und daher verweisen wir auch auf den Absatz über die Melanoblasten.

Die Histogenese der Naevi wurde verschieden interpretiert: abgesehen von den übrigens eher veralteten Theorien, welche die Naevi entweder von Endothelien, vom Bindegewebe oder anderen Strukturen herleiteten, schreiben die augenblicklich stark vertretenen Hypothesen diesen Mißbildungen entweder eine epitheliale, eine neurale oder eine gemischte Natur zu.

Für die Anhänger der nicht mehr jungen epithelialen Theorie (DURANTE, UNNA, KROMEYER, DELBANCO, HODARA, ABESSER, JUDALEWITSCH, LARAAS, STEDEN, KISSMEYER, LEHMANN, LÖHLEIN, DARIER), deren augenblicklich starke Vertreter ALLEN und SPITZ, WILLIS, KADAS u. a. sind, nehmen die Naevi ihren Ursprung von einer Metaplasie der Epithelzellen, welche, in den ersten Stadien in einer Zunahme der klaren Zellen ihren histologischen Ausdruck findet; diese

Zellen entstünden also durch Absonderung, und zwar durch Veränderungen der Epithelzellen, welche darin bestehen, daß der Zellkern von einer hellen vacuoligen Protoplasmaschleife umgeben wird, während der Cytoplasmarand durch die Zusammenziehung von Epithelfibrillen mehr und mehr erstarrt. Dieses starre Randprotoplasma stünde vorerst mittels der in diesem Stadium noch vorhandenen Intercellularbrücken in Verbindung mit den anderen Stachelzellen. Darauf erfolgt die Zusammengruppierung der klaren Zellen in größere und kleinere Gebilde sowie die Bildung der Lücken und Hohlräume durch die Auflösung der randständigen Cytoplasmaeinfassung, welche als Intercellularwände dienen. Darauf beobachtet man den Abstieg oder die Abtropfung dieser Zellen in das darunterliegende Corium sowie zunächst die Bildung des Compound-Naevus und später eventuell des intracutanen.

Bezüglich der Anwesenheit der sog. *lames foliacèes* und der Naevuskörperchen, welche, wie wir sehen werden, eine sehr große Bedeutung für die Anhänger der neurogenen Theorie haben, äußern ALLEN und mit ihm die Vertreter der Epitheltheorie einige allgemeine Betrachtungen über die Verschiedenheit des Sitzes der Meissnerschen Körperchen einerseits, welche gewöhnlich unmittelbar unterhalb der Epidermis und besonders an den Handtellern sowie an den Fußsohlen zu beobachten sind, und der Naevuskörperchen, welche diese Elemente vorzutäuschen scheinen, andererseits, wobei diese nicht unmittelbar unter der Epidermis, sondern in den mittleren Schichten der Cutis gefunden werden und außerdem gerade an den Naevi der Handteller und Fußsohlen fehlen, welche gewöhnlich Compound-Naevi und nicht intracutane sind. Weiter fügt ALLEN hinzu, wenn es wahr ist, daß Tumoren der Talg- und Schweißdrüsen im allgemeinen dort auftreten, wo diese Hautanhangsgebilde zahlreicher sind, so könne man eine analoge Überlegung auch für die Naevi mit einer Meissner-Komponente anwenden, anstatt an einen häufigen dysembryogenetischen Prozeß mit konstanter Heteropie zu denken. Noch hätte es, nach ALLEN, wenig Sinn, wie von mancher Seite angeführt wird, anzunehmen, daß die Meissnersche Potentialität sich in den Naevi jener Gegenden offenbaren würde, wo dieses Potential nicht vorher bei der normalen Bildung der Meissnerschen Körperchen erschöpft worden sei. Weiter besteht der Verf. auf der Tatsache, daß das Meissnersche Körperchen physiologischerweise nicht nur beim Erwachsenen, sondern auch beim Kinde und zur Zeit der Geburt vorhanden sei, während die den Meissnerschen Körperchen nur ähnlich sehenden Gebilde bei Erwachsenen gefunden werden und nicht bei Kindern (STEGMAIER und MONTGOMERY). Für die Anhänger der Epitheltheorie ist gerade die Tatsache äußerst wichtig, daß besagte Gebilde sich bei Naevi langer Lebensdauer vorfinden, wo eine Tendenz zur Sklerose klar auf der Hand liegt und weshalb sie der Meinung sind, daß diese durch die fortschreitende Fibrose in der Umgebung der Naevuszellen bestimmt würden.

Für sie stellt auch die außergewöhnliche Zahl von Nerven im Naevus gegenüber dem normalen Gewebe kein großes Interesse für die neurale Genese dar, insofern die Menge der zur Beobachtung kommenden Nervenendigungen bei den Tumoren verschieden sei und da mit anderen Worten dieses Phänomen keine für die Naevi spezifische Erscheinung darstelle (ALLEN).

Für die Vertreter einer nicht epithelialen Genese der Melanoblasten, welche also in ihnen autonome Elemente mit epithelialem Sitz sehen, handelt es sich um nichts anderes als um eine Vermehrung ihrer selbst. So drückt sich z. B. MASSON aus, welcher in einer langsamen, wahrscheinlich amitotischen Proliferation der Melanoblasten den Ursprung ihrer Vermehrung in der Epidermis der Naevi sieht. Derartige Zellen, auch zu intraepidermalen Haufen vereinigt, tropften in die Cutis ab, um mehr oder weniger tiefe Schichten zu erreichen.

Nachdem sich die Vermehrung der Melanoblasten auch im Bereiche der Epithelbekleidung der Hautanhangsgebilde abspielt, sind es besonders die in den Schweißdrüsen vermehrten Melanoblasten, welche in die Tiefe absteigen (Masson).

Andere Verff. schließlich vertreten eine gemischte Naevusgenese. Wir weisen
besonders auf Masson hin, welcher in zahlreichen Arbeiten sich mit dieser Frage
beschäftigt hat. Nach ihm stammen die Naevuszellen der oberen Abschnitte
(also Compound- und intracutane Naevi, welche der Autor mit vielen anderen
als Übergangsformen eines und desselben Prozesses hält) aus einer Melanoblastenvermehrung in der Epidermis und nachfolgender Abtropfung in die Cutis,
wobei diese Elemente während des Abstieges verschiedene Eigenschaften annehmen: sie werden dopapositiv, erhalten epitheloiden Charakter und zuerst
getrennt, werden sie später symplastisch. Nach diesen Veränderungen vereinigen
sie sich und vermischen sich in einem einzigen Symplasma mit von unten kommenden Elementen, die auf eine Vermehrung der Schwannschen Zellen zurückzuführen sind. Diese Betrachtungen, welche sich diesem Forscher auch aus der
Betrachtung der Übergangsformen bei der Bildung dieser Naevi ergaben, erlauben
daran zu denken, daß der Neuronaevus aus der fortschreitenden Vereinigung
zweier Anlagen entstünde: eine tiefe neuromatöse, aus Cutisnervenfasern gebildete und eine oberflächliche melanoblastische, welche aus der Epidermis und
ihren Haar-Drüsenderivaten entstammten (Masson). Der Abschluß der Abtropfung führe zur Bildung des intracutanen Naevus.

Die vor 60 Jahren von Unna aufgestellte Theorie des Naevuszell-Naevus
wird von Schreus erneut zur Diskussion gestellt. Neuere Einblicke in das biologische Geschehen konnten durch Anwendung des Fräsverfahrens bei Säuglingen
gewonnen werden. Die histologischen Vorgänge führen zu der Auffassung, daß
alveoläre Zellhaufen und die Melanocytendurchsetzung der Basalschicht von
jenen Zellen ausgehen bzw. sich regenerieren, die von Masson als Schwann-Zellen
erkannt werden. Die Naevusanlage tropft also nicht vom basalen Epithel ins
Bindegewebe ab, wie Unna u. a. angenommen haben, sondern entwickelt sich
umgekehrt aus der Tiefe der Haut zur Oberfläche hin. Jene Auslegung bei der
es sich erübrigt, ihre Bedeutung zu unterstreichen, wurde von Gartmann widerlegt: Gartmann hält sich auf Grund persönlicher Beobachtungen an die Tatsache,
daß die Abtropfungstheorie Unnas nicht völlig falsch ist, da die Entwicklung der
Naevuszellen in der Epidermis beginnt und dann auch auf die Cutis übergreift:
nur Unnas Ansicht der in der Epidermis gelegenen Zellen, die die Bildung der
Naevuszellen verursachen als echte epidermale Zellen muß beim heutigen Stand
des Wissens als Irrtum angesehen werden. Gartmann möchte sich der Meinung
von Albertini anschließen, den Naevus aus einem zusammenhängenden System
hervorgehen zu lassen und anzunehmen, daß der ganze periphere Abschnitt des
Hautnervs allmählich in Proliferation gerät. Die komplexe Gesamtformation des
Naevus würde dann — im Sinne von Masson — ein einheitliches organoides
Neurom darstellen: der geschwulstmäßige Entwicklungsvorgang seinerseits würde
mit großer Wahrscheinlichkeit von neurogenen Elementen der Epidermis ausgehen und sich dann stufenweise gegen die Cutis hin fortsetzen und nicht umgekehrt. Dies alles bleibt jedoch noch offen, da man auf die neue Theorie von
Schreus über das Melanom wartet, die er noch nicht unterbreitet hat.

Ein weiterer besonders wichtiger Befund für die wenigstens teilweise neurale
Genese der Naevi liegt im besonderen histologischen Bau besagter Naevi. Die
in den Naevi beobachteten sog. Naevuskörperchen (deren Struktur sich mit
derjenigen der Wagner-Meissnerschen Körperchen deckt), sowie die sog. epitheloiden Zellen (welche sich mit den Merkel-Ranvierschen Zellen decken), erwecken
den Eindruck, daß sie aus einem ähnlich dem in der Fingerbeere vorkommenden

Neurom der Tastorgane aufgebaut seien, doch wäre dies aus zweierlei Gesichtspunkten heterotopisch: Entwicklung außerhalb des normalen Sitzes (Fingerbeere) und abnorme Anordnung der Nervenstrukturen, insofern die Merkel-Ranvierschen Zellen normalerweise in der mittleren Cutisschicht angetroffen werden (während beim Naevus die Epitheloidzellen den oberflächlichen Teil einnehmen) und die Wagner-Meissnerschen Körperchen normalerweise das Stratum papillare der Lederhaut einnehmen (im Naevus finden sich die Naevuskörperchen in der mittleren Cutis). Diese Betrachtungen (MASSON) führten SOLDAN zur Auffassung, daß die Naevi Neurofibrome der Endigungen der Tastkörperchen seien. Man könnte jedoch annehmen (MASSON), daß die topographisch ubiquitär auftretende Proliferation dieser Endigungen ein in ihnen latentes organopoietisches Potential erwecke, welches sich normalerweise nur in der Haut der Handteller und der Fußsohlen offenbart.

Eine besonders kennzeichnende Tatsache für die von MASSON vertretene Theorie wird von BERKEISER und RAPPOPORT berichtet, wonach die Proliferation der Naevuszellen in den perineuralen Scheiden der oberflächlichen Hautnerven gefunden werden können.

Die neurogene Theorie der Zellnaevi vertreten, wie MASSON selber schreibt, viele Autoren (DUPERRAT, SCHREUS, SISKINA-JAWEIN, LAIDLAW und MURRAY, BECKER, JOHN, SZODORAY, NÖDL, NIKOLOWSKI, KAWAMURA). GRINSPAN und ABULAFIA gehen in ihrer Auffassung von der MASSONs insofern auseinander, als sie, abgesehen von der mit ihm geteilten Annahme einer tiefen nervösen Komponente der intracutanen Naevi, der Meinung sind, wie sehr sie beim Menschen von der Neuralleiste stammende dendritische Melanoblasten annehmen, daß unter pathologischen Bedingungen sich dieselben auch von Basal- und Stachelzellen bilden können.

DUPERRAT (1961) hat bei der histologischen Analysierung eines gutartigen melanotischen Naevus an einem 8jährigen Knaben in der oberen Hypodermis eine große Vene gefunden, deren Endothel zahlreiche subendotheliale „Knöpfe" aufwies, welche ihrerseits aus aneinander gepreßten Naevuszellen bestanden: Die Zellen zeigten weder Mitose noch nucleare Besonderheiten. Der Verfasser denkt, daß es sich um Rückstände der Ausdehnung der Neuralleiste handelt, die den Naevus gebildet hat und bringt die Meinung zum Ausdruck, daß jeder Naevus einen neuro-epithelialen Sproß besitzt und es notwendig ist, darauf hinzuweisen.

FEYRTER gelangt auf Grund einer eigenen besonderen Technik zu einer anderen Theorie (von MASSON nicht geteilt), wonach die Naevi nicht neuroektodermaler, sondern neuroendothelialer, also mesodermaler Natur seien. Ich erinnere auch an die Idee von RIBBERT, DENNEVILLE, LOEWENBACH, HALKIN, STÖKENIUS, v. RECKLINGHAUSEN, BAUER, LÖWENTHAL.

Eine gemischte Theorie wurde in letzter Zeit auch von VOSS vertreten, welcher in der Annahme, daß es bei den Naevi der Erwachsenen immer möglich sei, drei morphologisch gut differenzierte, übereinanderliegende Schichten zu unterscheiden, in denen die Zellen der oberen Schicht neuroektodermale und in jenen der mittleren und tiefen Schicht neuromesodermale Abkömmlinge darstellten. (Diese Theorie ist nicht von GARTMANN akzeptiert.)

Lentigo maligna Hutchinson oder präcanceröse umschriebene Melanose Dubreuilh

Dabei handelt es sich sowohl bezüglich ihrer effektiven Existenz als auch ihres innersten Wesens um eine äußerst umstrittene Krankheitsform. LEVER erwähnt z.B. in der zweiten Auflage seines Lehrbuchs über die Histologie der Haut diese

Krankheit überhaupt nicht. ALLEN ist der Ansicht, daß die Bezeichnung Lentigo maligna (HUTCHINSON prägte den Ausdruck Lentigo maligna juvenilis) auszurotten sei, da sie von Unerfahrenen häufig verwendet würde, wenn es ihnen unmöglich ist, einen aktiven Junction-Naevus von einem oberflächlichen malignen Melanom zu unterscheiden. KLAUDER und BEERMAN unterstreichen die Kürze, mit der diese Krankheit in den Lehrbüchern der Dermatologie, sei es als pathologischer Prozeß in sich selbst, sei es in bezug auf die Eigentümlichkeiten, in denen sie sich von anderen von Naevi (Junctio-Naevi) ausgehenden malignen Melanomen unterscheidet, behandelt wird, da sie der Meinung sind, daß Erkenntnis und Individualisierung eines solchen Prozesses aus prognostischen und therapeutischen Erwägungen äußerst wichtig sind.

Trotz alledem wird die Lentigo maligna von zahlreichen Autoren, die sich auch jüngstens noch mit dieser Frage beschäftigt haben, wie MIESCHER, WALTHER, GRINSPAN und ABULAFIA u. a. als ein autonomes Krankheitsbild angesehen oder wie von BREUCKMANN anders bezeichnet; er nennt die Lentigo maligna der Schleimhäute: *Melanoplakie.*

Von der Krankheit scheint das weibliche Geschlecht etwas häufiger betroffen zu sein. Sie tritt im Erwachsenenalter und besonders zwischen den vierziger und fünfziger Jahren auf. Dies- und jenseits dieses Dezenniums weist die Krankheit vorher eine ansteigende und nachher eine absteigende Kurve auf. Gesicht, besonders Schläfengegend, Lider (Conjunctiva), Extremitäten, Thorax, Mundschleimhaut, Nackengegend sind die besonders bevorzugten Sitze der Krankheit. Die Möglichkeit der melanomatösen Umwandlung wird von den Autoren mit ungefähr 65% der Fälle angegeben, wobei diese, 1—30 Jahre nach Auftreten der Lentigoflecke, in Erscheinung treten kann. Die Lentigo ist im allgemeinen in der Einzahl vorhanden. Manchmal kann man ausnahmsweise zwei oder drei Gebilde vorfinden. Die Lentigo imponiert als ein runder, ovaler oder x-förmiger, gewöhnlich unregelmäßiger, scharf abgesetzter, pigmentierter Fleck, dessen Farbe nicht gleichförmig sondern unregelmäßig verteilt, bald braun-schwärzlich, bald entschieden melaninschwarz ist, wobei manchmal ausgedehnte achrome oder hypochrome Abschnitte vorhanden sein können. Die Oberfläche weist teilweise unregelmäßig sich überschneidende Linien auf, ist etwas über das Hautniveau erhaben, leicht warzig mit einem schuppenden Aussehen, das an die Verruca sebacea erinnert. Manchmal befinden sich um den Hautfleck kleine, scharf umschriebene, getrennte Nebennaevi. Der Fleck mißt im Durchmesser einen bis mehrere Zentimeter (manchmal auch bis Handtellergröße). Das Gebilde beginnt in seiner Entwicklung mit dem Aussehen eines senilen Typs, wächst durch unregelmäßig exzentrische Ausdehnung oder durch das Zusammenfließen kleiner randständiger Flecke. Der Fleck kann auch nur in einzelnen Sektoren zu- und abnehmen oder ausnahmsweise sich spontan vollkommen zurückbilden. Die melanomatöse Umwandlung des Fleckes schwankt von einem Minimum eines Jahres bis zu einem Maximum bis zu 34 Jahren und erfolgt in Form von halbkugelförmigen, erhabenen Tumoren, deren Farbe schwärzlich oder dunkel-leopardfarben ist. Die Oberfläche ist glatt oder leicht unregelmäßig und glänzend. Der Durchmesser schwankt zwischen einem halben und mehreren Zentimetern. Die Konsistenz dieser, in der Einzahl oder Mehrzahl auftretenden Tumoren ist elastisch, ohne Infiltration an der Basis. Sie sind schmerzlos. Manchmal Geschwürsbildung. Die Entartung kann sowohl im Zentrum als auch am Rand des Fleckes ihren Ausgang nehmen, unter Umständen auch außerhalb des Fleckes. Im allgemeinen ist der regionale Lymphdrüsenbefall zahlenmäßig gering oder fehlt ganz. Wenn die Lymphdrüsenmetastasen vorhanden sind (häufiger bei Formen am Gesicht und an den Extremitäten), zeigen sie dieselben klinischen Eigentümlichkeiten wie

Carcinommetastasen. Das von der Lentigo maligna ausgehende Melanom zeigt eine beachtliche Rezidivtendenz, namentlich wenn es mit dem Elektromesser bei teilweiser Belassung der Lentigo ausgerottet wird (SHAW, GRINSPAN, ABULAFIA). Die Metastasen der regionalen Lymphknoten können lange Zeit stationär bleiben, ohne zu generalisieren (besonders bei Fällen am Gesicht), oder es kann zu einer äußerst raschen Aussaat kommen, welche innerhalb kurzer Zeit (besonders bei Fällen an den Extremitäten) (DUBREUILH) zum Tode führt.

Differentialdiagnostisch ist die Lentigo maligna von den Epheliden, dem Mongolenfleck, den epheloiden Flecken der Recklinghausenschen Erkrankung (Leberflecke, Neurofibrome usw.), dem flachen Pigmentnaevus, den senilen Flecken, den Lentigines (sowohl flache als auch erhabene und tiefe; DEGOS, TRAUB und KEIL) sowie vom Junction-Naevus zu unterscheiden. Die Prognose ist im allgemeinen nicht schwer zu stellen. Besonders günstig werden im Gesicht lokalisierte Fälle mit einer äußerst langsamen Entwicklung und einer geringen Lymphdrüsen- und Allgemeinmetastasierungstendenz beurteilt. Anders hat dagegen die Prognose bei Lentigo der Extremitäten zu sein, da sie eine raschere Entwicklung und Umwandlung sowie eine allgemeine Metastasenneigung aufweisen. GRINSPAN und ABULAFIA sind der Meinung, daß die Wichtigkeit der Erkenntnis der Lentigo maligna Hutchinson besonders in seinem dogmatischen Wert und dessen Bedeutung läge, insofern sich die verschiedenartige Bösartigkeit der Melanome nach ihrer verschiedenen Herkunft erkläre. Dies hat praktisch einen offenkundigen Wert bei der Prophylaxe der Melanome. Die Behandlung dieser Krankheit verlangt keine so radikale und verstümmelnde Eingriffe, wie sie bei den malignen Melanomen angezeigt sind, da bei der überwiegenden Mehrzahl der Fälle auf Grund des Gesagten man den Prozeß der malignen Lentigo zu kontrollieren vermag. Der chirurgische Eingriff und die Diathermokoagulation stellen zur Erlangung der Heilung ausreichende Eingriffe dar.

Die nosographische Stellung erscheint jedoch nicht eindeutig zu sein: EWING rechnet sie zu den epidermoiden Carcinomen, BECKER zu den Junction-Naevi, wenngleich er diesem verschiedene histologische Eigenschaften zuerkennt, welche eine Differenzierung ermöglichen. BECKER erklärt außerdem, daß diese Formen, welche immer zum malignen Melanom degenerieren, zu den prämelanomatösen Erkrankungen zu zählen sind. DEGOS vertritt die Meinung, daß, im Gegenteil, ein großer Teil dieser Formen nicht neoplastisch entartet. MASSON sowie GRINSPAN und ABULAFIA sehen in ihm ein sich in Entwicklung befindliches Melanom.

Histologisch zeigt sich bei voll ausgebildeten Fällen in der Epidermis eine große Zahl klarer, verzweigter, kugelförmiger, ovaler oder spindelförmiger, getrennter oder in Haufen und Hohlräumen vereinigter Zellen. Diese Zellen streben den hohen Teilen der Epidermis zu, um mit den Hornzellen abgestoßen zu werden. Sie sind etwas größer als die Naevuszellen und auch die Kerne erscheinen hyperchrom, manchmal hypochrom mit einem großen zentralen Kernkörperchen. Diese Zellelemente zeigen also eine maligne Anaplasie (BECKER, CIVATTE). Die Dopareaktion ist intensiv positiv. Das Pigment ist in verschieden starker Weise enthalten, bald reichlich, bald in geringen Mengen und pulverförmig oder auch in sichtbaren Körnern, im allgemeinen in groben Körnern. Das Melaninpigment kann ausschließlich oder vorwiegend im Bereich der Basalzellenschicht enthalten sein, wie es auch reichlicher im ganzen Querschnitt der Malpighi-Schicht vorhanden sein kann. KLAUDER und BEERMAN jedoch sehen im nicht aktiven präcancerösen Mongolenfleck ein anderes Bild, wobei die sog. Ablösungsvorgänge beinahe vollkommen fehlen, da diese als ein Schritt gegen die maligne Entartung zu halten sind.

In der papillären und subpapillären Schicht der Cutis beobachtet man eine hauptsächlich plasmocelluläre reaktive Entzündungsaktivität (Klauder und Beerman) oder lymphocytäre zusammenfließende Knötchen (Grinspan und Abulafia) wie auch histiocytäre mit regional erweiterten Capillaren (Masson). Unter diese gemischt, mehr oder weniger zahlreich, finden sich pigmentbeladene Melanophoren.

Die elastischen Fasern zeigen nichts Besonderes abgesehen von den vom Alter bedingten Veränderungen, welche also unabhängig von dem im Laufe sich befindlichen Krankheitsprozeß sind. Diese Krankheitserscheinungen folgen in ihrer Entwicklung verschiedenen Etappen, welche in verschiedener Weise ausgelegt werden: zunächst kommt es zu einer Vermehrung der klaren Zellen, welche aber noch in der Basalzellenschicht lokalisiert bleiben; gleichzeitig mit der Zunahme ihrer funktionellen Kapazität nimmt auch die Melaninpigmentierung in der Epidermis und im Bereich der Basalschicht oder teilweise auch im Innern der Malpighi-Schicht zu. In diesem Stadium können Melanophoren im Bereich der Cutis beobachtet werden. Anschließend erfolgt vorwiegend an der Epidermis-Cutisgrenze die Ausbildung der Hohlraumformationen, während diese klaren Zellen, welche schon im vorhergehenden Stadium eine Tendenz zur Oberflächenwanderung zeigten, nunmehr in diesem Stadium in massiver Weise dieser Eliminierung zustreben. In diesem Augenblick (und nach Klauder und Beerman auch ohne die Hohlraumbildung) beobachtet man reaktive entzündliche Zellinfiltrate in der Lederhaut.

Die Ausbildung dieser Erscheinung wurde in verschiedener Weise interpretiert: Die Anhänger der Epitheltheorie sehen in ihnen die Zellabsonderung, nämlich die Veränderung der Epithelzellen, welche sich anschließend zusammenschließen, um die Lücken- und Hohlraumbildungen aufzubauen. Nach anderen handelt es sich nur um eine aktive Melanoblastenvermehrung, welche in der Anwesenheit von Kernen in den besagten doppelt oder mehrfach geteilten Elementen (amitotische Vermehrung) ihren Ausdruck finde (Masson). Jedoch Masson spricht sich dahingehend aus, daß es nicht klar möglich sei, zu sagen, ob es sich um eine aufeinanderfolgende Melanoblastenvermehrung handle oder ob es sich um eine Melanoblasteneinwanderung in die Epidermis handle, die an einer bestimmten Stelle gebildet und dort selbst reichlich vermehrt worden sind. Der Autor hat den Eindruck, daß es sich letztlich um eine intraepitheliale Einwanderung handelt, wie sie analog bei der Paget- und Bowen-Krankheit auftritt, natürlich mit dem wesentlichen Unterschied des intraepidermalen Zellelementes.

2. Klinik und Diagnose des malignen Melanoms

Wir schicken voraus, daß wir die Bezeichnung malignes Melanom an Stelle von anderen Verff. verwendete Bezeichnungen wie Melanocarcinome, Melanoblastom u. a. m. verwenden. Wir zogen diese Bezeichnung vor, da sie vom embryogenetischen Standpunkt aus (Melanocarcinom, Melanosarkom) nicht bindet und weil durch das Attribut bösartig der Bezeichnung eine vollere Bedeutung gegeben wird, als es bei einfachen Ausdrücken wie Melanoblastom, also ein von Melanoblasten gebildeter Tumor oder schwarzer Tumor (Melanoblastom) der Fall ist, welche daher sicher unzureichend die volle Krankheitserscheinung zu definieren vermögen.

Außerdem haben wir immer bei von anderen Verff. zitierten Arbeiten Melanoblastom, Melanocarcinom und andere Ausdrücke mit malignem Melanom ersetzt.

Nach Sladkowitsch die Versuche, die Benennung „Melanome" mit den Malignisationserscheinungen ohne Anzeichen von Hyperpigmentierung zu verbinden, sind nicht richtig und nicht wissenschaftlich. Die Einteilung der Hautmelanome in „gutartige" und „bösartige" ist nach heutiger Ansicht sehr relativ und nicht zweckentsprechend, da sie die onkologische Nomenklatur mit überflüssigen Benennungen verunreinigt und sich schädlich auf den Nervenzustand der Kranken und ihrer Umgebung auswirkt. Es ist ebenso falsch und nicht zweckmäßig — immer nach den Verff. — einfache Pigmentflecke und sogar

Naevi — „gutartige Melanome" zu nennen, wie z. B. einfache Warzen oder „Molluscum contagiosum" — „gutartige Epitheliome" zu nennen. Alle Arten von Melanomen kann man histologisch entweder in die Gruppe der Melano - Carcinome oder in die der Melano-Sarkome oder in die der sog. „Übergangsformen" einreihen. Falsch und unzweckmäßig ist das Bestreben mancher Autoren in der Literatur solche Termina und Begriffe zu kultivieren, wie z. B. „amelanotische Melanome", „pigmentlose Melanosarkome", „amelanotische Melanoepitheliome" u. a. m.

Wie es auch mit anderen Neoplasien der Fall ist, kommt auch das maligne Melanom mehr oder weniger häufig bei Tieren vor (COTCHIN). So werden

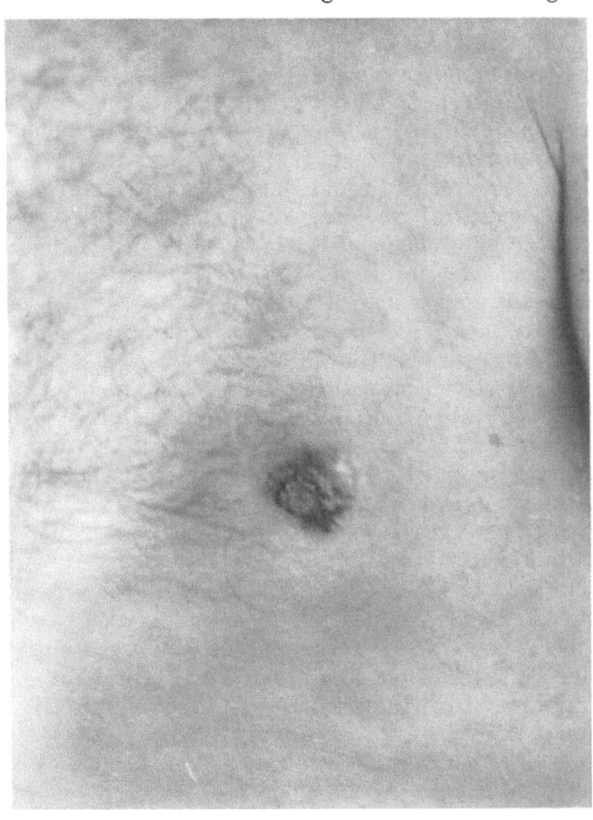

Abb. 4. Melanom der Aureola mammaria (Hautklinik von Catania)

beim Ochsen 8,2%, beim Pferd 8%, beim Hund 7% (FEDRIGO, BLOOM, BUCKLER, CHAILLOUS und ROBIN), beim Kaninchen (BROWN und PEARCE) und bei der Katze 1,7% angegeben. Bei Fischen konnte es GORDON bei Platypoecillus maculatus, Xiphophorus Helleri, Lebistes Mollienesia, HADDOW und BLAKE bei Raia clavata, SHERREMETIEVA-BRUNST und V. BRUNST bei Siredon mexicanum, FORTNER und ALLEN bei mehreren Hamstern aus Syrien, DUPONT bei einem albinen Fisch des Kongo (Protopterus annectens Owen) beobachten (auch SAUNDERS und BARRON). Es sind außerdem Melanomüberpflanzungen bei Mäusen bekannt. Das Melanom Harding-Passey im Jahre 1930 identifiziert und seither überpflanzt, ergab keine Metastasenbildungsfähigkeit, obwohl es die Resistenz des Tieres während einer Periode langsameren Wachstums von 3 bis 6 Wochen zu überwinden vermag. Das von CLAUDMANN (Kennziffer S. 91) identifizierte Melanom erwies sich dagegen überpflanzbar und metastasiert in Lunge, Leber, Niere und Baucheingeweiden. Das Tier kommt innerhalb von 2—3 Monaten ad exitum. Dieser Tumor (es gibt auch eine achrome Variante: S. 91A, welche ALGIRE entwickelte) ruft bei der weißen Maus eine 100% positive

Übertragung hervor; bei der 7. Passage wird er jedoch farblos und sein Wachstum langsamer. Das Melanom des Menschen konnte in einem gewissen Prozentsatz erfolgreich in die Vorderkammer des Meerschweinauges übertragen werden. Diese experimentellen Melanome zeigten eine ausgesprochene Röntgenresistenz analog der beim Menschen beobachteten, eine mäßige Hemmwirkung auf ihr Wachstum von seiten der Bakterientoxine und ein absolutes Fehlen jeglicher Einwirkung von seiten der verschiedenen Hormone (Bucalossi, Bissi). Dalton und Felix konnten jüngstens diese Melanome eingehender mit dem Elektronenmikroskop untersuchen.

Beim Menschen scheint keine Altersstufe vom Auftreten dieser Neubildung verschont zu bleiben. So kommen maligne Melanome angeboren (Russo, Gottron und Gertler, Weber, Parkes, Schwarz und Hellenschmied, Holland, Dargeon, Eversole und Del Duca) unter Form sekundärer oder metastasierter Geschwülste des Neugeborenen und des Kindes vor. Sie erscheinen kurz nach der Geburt und stellen eine transplacentäre, fetale Metastasenbildung eines malignen Melanoms der Mutter, im besonderen vom Uterus oder der Placenta ausgehend, dar. Die Neugeborenen folgen dem fatalen Schicksal der Mutter, indem einige Monate danach Melanommetastasen auftreten. Vor kurzem hat Moschella über das Auftreten von Hautmelanomen an zwei Schwestern berichtet: auf ähnliche Fälle weisen auch Cawley (1952), v. Greifelt (Vater und Sohn 1952), Scheurmann (1945), Fitzpatrick und Winer hin. Eine andere Gruppe stellen die primären Präpubertätsmelanome dar. Woringer und Alt ermahnen zu einer sehr vorsichtigen Interpretierung dieser Formen. Wie übrigens aus einer Durchsicht der bestehenden einschlägigen Literatur von McWorther und Woolner (1954) hervorgeht, wird ausgiebig nachgewiesen, daß das primäre maligne Melanom der Präpubertätsperiode äußerst selten sei. Diese Autoren hielten nur 18 von 99 Fällen als sicher. In dieser Kasuistik scheinen alle Lebensjahre des Präpubertätsalters auf: vom 2.—11. Lebensjahre. Das Geschlecht scheint keine Rolle zu spielen (White). Der Tumor geht häufig von einem vorher im Gesicht oder an der Fußsohle sich befindlichen Pigmentmal aus. Manchmal erfährt man anamnestisch von einer vorausgegangenen Irritierung durch Kratzen oder einem unzweckmäßig durchgeführten Eingriff. Mit anderen Worten geschieht dasselbe, was man gewöhnlich beim malignen Melanom des Erwachsenen beobachten kann. Auf jeden Fall ergibt sich aus der Literatur der Zweifel (Woringer und Alt) nicht nur der äußersten Seltenheit dieses Tumors und seiner schwierigen Erkennung, sondern in besonderer und sicherer Weise auch die Tatsache, daß dies primäre maligne Melanom der Präpubertät existiert, (Miescher, Coffey und Berkeley, Brandt). In derselben Weise, wie es schwierig ist, das Fehlen der Epithelcarcinome (mit Ausnahme des Xeroderma pigmentosum; Gartmann, Ronchese, Gaté u. Mitarb.) und die Möglichkeit der Sarkome beim Kinde zu erklären, so fehlen auch gültige Erklärungen für das Vorkommnis der malignen Melanome in der Präpubertätsperiode. Es bleibt eine Tatsache, daß das maligne Melanom ein seltener Hauttumor ist, was noch offenbarer wird, wenn wir berücksichtigen, daß die weitaus große Mehrzahl aller Sterblichen mit Pigmentnaevi übersät ist, bei denen eine vorübergehende oder persistierende Junction-Aktivität ein latentes Entartungspotential darstellt. Immerhin beeindruckt der Gegensatz zwischen der extremen Seltenheit dieser Neoplasie beim Kinde und der Häufigkeit in anderen Lebensabschnitten. Maligne Hautmelanome können auch im Alter von 80 Jahren auftreten (Raven). Der häufigste Befall liegt nach den autoritärsten Statistiken jedoch zwischen dem 4. und 7. Lebensjahrzehnt. Der aktivste Abschnitt fällt zwischen die vierziger und fünfziger Jahre; im übrigen in Übereinstimmung mit den anderen bösartigen Gewächsen. Das Geschlecht spielt keine Rolle. Nach den Statistiken sind Blonde häufiger befallen. Andererseits wurde aber hervorgehoben, daß das maligne Melanom bei Negern durchaus nicht selten sei (LANCASTER und NELSON ziehen auch die Sonne ursächlich in Betracht), wobei Mundschleimhaut, Füße und Nagelbett, also die am wenigsten pigmentierten Hautabschnitte, besonders häufig befallen sind. Außerdem hebt BAUER hervor, ist es nicht selten, daß Melanome bei Negern Zeit ihres Lebens unbeachtet bleiben (SHAPIRO u. Mitarb., VINT, SEQUERAS und VINT, WATKINS und PITCHFORD, MORRIS, UNDHORN, SMITH, CONNOR, SCOTT u. Mitarb.). Äußerst selten sei das Melanom bei Japanern, und bei Indonesiern fehle die Lokalisierung am Augapfel (MÜLOCK-HOUVER, HARDJOSOEKATMO). Für einige Gebiete wie z. B. Französisch-Guinea, bringt MAILLOUX diesen seltenen Befund mit der begrenzten Bevölkerungszahl zusammen: von diesem Verf. ist nicht wenig die interessante Beschreibung eines Melanosarkoms, das sich auf einer leprosischen Läsion auf der linken Fußsohle entwickelt hat: wenn auch eine solche Koexistenz nicht für einen begünstigenden Faktor oder auch als günstiges Element für die Entstehung und die Entwicklung der Neoplasie gehalten werden darf, verdient dennoch dieses Zusammentreffen erwähnt zu werden.

Das maligne Melanom nimmt seinen Anfang häufig von einem vorher bestandenen ruhenden Naevus. MIESCHER errechnet diese Möglichkeit auf Grund der persönlichen Erfahrung bei 50%. Diese Modalität ist, abgesehen von anamnestischen Angaben von seiten der Kranken, auf Grund der direkten klinischen Feststellung derartig klar, daß diesbezüglich kein Zweifel bestehen kann. Dagegen mag es nützlich sein, die verschieden starke Entartungsneigung der verschiedenen Naevi in Erinnerung zu rufen. Junction-Naevi zeigen eine betonte Neigung, Lentigo eine mäßige und ruhende intracutane Naevi eine schwache oder überhaupt keine. Eine Ausnahmestellung in dieser Skala nimmt der Junction-Naevus der Jugendlichen (Spitz-Naevus) ein, der trotz seiner histologisch feststellbaren intensiven Junction-Aktivität sehr selten maligne entartet. Das Melanom kann jedoch auch auf völlig oder scheinbar gesunder Haut auftreten und infolge einer pathologischen Melanocytenwucherung rapid das histologische Bild eines Junction-Naevus annehmen. Es tritt also das in Erscheinung, was man innere Entartungsneigung nennen könnte, welche von einer äußeren Energiekomponente, wie sie Traumen, Reibungen, wiederholte Reize, und einer inneren, wahrscheinlich durch die Hormonwirkung dargestellt, vermehrt werden kann. Der letztgenannte Faktor, der Hormonfaktor, tritt nicht nur bezüglich des verschiedenen Auftretens der malignen Melanome im Pubertäts- und Erwachsenenalter, sondern auch was die beachtliche Zahl der Fälle angeht, die im fortgeschritteneren Erwachsenenalter sowie im Greisenalter auftreten, in besonderer Weise in Erscheinung. Nach einigen Autoren (NOGUER-MORE) wäre dieser letzte Befund ein Ausdruck für das Überspringen der Sexualkrise der Involutionsperiode: Menopause und Andropause. In der Involutionsperiode muß das endokrine System auch die Krise des Nebennierenkomplexes in Rechnung ziehen, welche erst gegen Ende dieser Periode eintritt. Die Adrenopause ist nach ALBRIGHT eine Hormonkrise, welche viel später als die Menopause und die Andropause eintritt und auf ein Defizit der Rindenmarktätigkeit zurückzuführen ist. Die Zunahme der Pigmentierung, die Herabsetzung des Grundumsatzes, der Blutdruckabfall, die Psychasthenie, die Myasthenie, die veränderte 17-Ketosteroideausscheidung usw. sind nach NOGUER-MORE dem Hypocortidismus und dem Morbus Addison gleichzusetzen und daher in der Lage, kraft metabolischer und pigmentärer Dysharmonien und des mesenchymopathischen Defizits indirekt auch auf den intimen Mechanismus des Zelllebens der Melanome einzuwirken. Während der Periode der organischen Reife wurde eine ungünstige Beeinflussung der malignen Wucherung von seiten der Schwangerschaft beobachtet (GREIFELT, BRANDT, PACK und SCHARNAGEL, MEYER und GUMPORT). Angeblich sollen die Gonadotropine dafür verantwortlich zu machen sein, oder es soll zu einem Anstieg von Intermedin im Blute kommen, wie es die melanophorenerweiternde Reaktion während der Schwangerschaft beweist. WIGBY, PACK u. Mitarb., KELLY, SHIMKIN, LUFT und OLIVECRONA, STAUGHTON, BECKER, CORNBLEET zögerten nicht, auf dieser Grundlage in die Hypophyse, sei es durch Hypophysektomie, sei es durch Bestrahlung mit radioaktivem Jod nach Inaktivierung der Schilddrüse, sei es mit hohen Dosen Cortison oder auf die Nebennieren mittels deren Entfernung einzugreifen. Die Resultate waren jedoch nicht einladend; auf jeden Fall nicht in der Lage, einen endgültigen Beitrag zur Klärung der Hormonfrage zu liefern. COLEY und HOGUET vertreten den Standpunkt, daß das maligne Melanom gleichsam wie eine Infektion durch einige spezifische Mikroorganismen oder Viren hervorgerufen werde.

Die Diagnose der im Anfangsstadium der Entwicklung sich befindlichen und lokal begrenzten malignen Melanome stützt sich auf einen Symptomenkomplex, dem man keinen pathognomonischen Charakter zusprechen kann. CHAUUL hält die Anamnese, den klinischen Eindruck, den Sitz (BUCALOSSI) sowie eine ausgesprochene Beschleunigung der Entwicklung eines pigmentierten Tumors als das sicherste Maß zur Beurteilung der Malignität. Dies ist zweifellos eine Vermutungsdiagnose, welche auch zu Fehldiagnosen führen kann, sei es im Sinne von Zuviel als auch im Sinne von Zuwenig. Es wird nicht ausgeschlossen, daß die Melanomfurcht vieler Ärzte und Melanomträger übertrieben ist, aber andererseits ist es sehr leicht möglich, die maligne Umwandlung eines eben etwas erhabenen Junction-Naevus zu übersehen. In dieser Situation können einige *klinische*, *histochemische* und *biochemisch-histologische* Richtlinien von Nutzen sein. Klinisch wird jeder Naevus wie jeder beliebige Melanintumor verdächtig auf maligne Entartung, wenn sein Volumen zunimmt (beim Kinde wenn es außergewöhnlich zunimmt), wenn seine Farbe dunkler wird, sich ein Entzündungshof ausbildet, sich kleine erhabene Pigmentknötchen ringsumher ausbilden und regionale Lymphknoten sich vergrößern und offenbarer werden. In einem späteren Stadium ist auch der Melaninnachweis im Harn von Bedeutung. (Es handelt sich dabei jedoch schon um ein Zeichen der Generalisierung: JAEGER betont jedoch, daß die Beurteilung und Bewertung dieser verschiedenen klinischen Zeichen eine Frage des guten klinischen Sinnes sei). Wenn nun das Auftreten von umstehenden Pigmentknötchen (Ausdruck einer echten gleichsam örtlichen Hautmetastasierung) der regionale Drüsenbefall und die Melaninurie Zeichen sind, die keinen Zweifel über die Natur und den Schweregrad der Entwicklung der Neubildung zulassen, gibt es auch andere Zeichen, welche, wie schon gesagt, nur Vermutungssymptome sind, was sicherlich nicht dazu beiträgt, das klinisch gestellte Problem zu erleichtern. Das ist auch der Grund, daß man darangegangen ist, das diagnostische Problem auf histochemischem, chemischem, welche wir später besprechen werden, und histologischem Wege zu lösen.

Bei Betrachtung der *Histogenese des malignen Melanoms* ist es immer notwendig, sich vor Augen zu halten, daß die Neoplasien sowohl von gesunder oder wenigstens scheinbar gesunder Haut wie auch von später aufgetretenen Pigmentflecken, den Naevi, ihren Ausgang nehmen können. Diese Ansicht wird jedoch nicht von allen einstimmig geteilt. ALLEN und SPITZ z.B. sind auf Grund einer Untersuchung an 362 Fällen primärer maligner Melanome 3,9% von Compound-Naevi, 5,8% von jugendlichen Melanomen und 89,2% von Junction-Naevi (mit Ausnahme von vier Fällen maligner blauer Naevi) ausgegangen. Mit anderen Worten gingen alle von ihnen untersuchten Fälle aus Naevi hervor. Die Möglichkeit jedoch, daß die Lentigo maligna, die Junction-Naevi sowie die scheinbar gesunde Haut der Ausgangspunkt des malignen Melanoms sein können, wird von vielen anderen Autoren und Verff. angenommen (DEGOS, ELLER und ELLER, GANS, MASSON, ACKERMANN, PILSBOURY, RADAELI u. a.). MIESCHER schreibt jüngst, wie schon berichtet, daß in 25% seiner Fälle von malignen Melanomen präcanceröse Melanoseflecke den Ausgangspunkt bildeten, während die Hälfte der übrigen Fälle von vorher existierenden Naevi ausgegangen waren. LEVER, welcher in seiner Abhandlung die Lentigo maligna nicht berücksichtigt, schreibt, daß die malignen Melanome als solche oder von einem vorherbestehenden Pigmentnaevus entstehen können. Derselben Ansicht sind auch GAY-PRIETO, DE GRACIANSKY u. a.

Dieser klinisch angenommenen Tatsache sind die von CHARPY berichteten experimentellen Untersuchungen hinzuzufügen, welche beweisen, daß die wiederholte Anwendung lichtempfindlich machender Substanzen auf gesunde, naevusfreie Hautabschnitte schließlich zur Grundlage eines echten malignen Melanoms werden könne. Das histogenetische Studium sowie die Bewertung der verschiedenen Entwicklungsetappen des scheinbar von gesunder Haut ausgehenden Melanoms sind sicherlich äußerst schwierig (MASSON), da dieses im Augenblick der Entnahme schon eine Lederhautinvasion aufweist. GRINSPAN und ABULAFIA sehen darin jedoch eine atypische, durch eine Junction-Wucherung hervorgerufene melanoblastische Proliferation. MASSON vergleicht die Entwicklungsstadien mit jenen der Lentigo maligna: Hyperpigmentierung, melanoblastische Vermehrung mit Bildung auch von Hohlraumgebilden und Wanderung dieser Zellelemente gegen die oberen Epidermisschichten sowie Anwesenheit entzündlicher Cutisinfiltrate mit Melanosis. Darauf folgt die Cutisdurchwucherung. Dieses Bild, welches an die Abtropfung bei Naevi erinnert, unterscheidet sich jedoch wesentlich von jenem Vorgang. Tatsächlich sind die Melanoblasten (dies gilt sowohl für die Genese auf gesunder Haut als auch auf Lentigo maligna), wir beziehen uns dabei auf MASSON, des beginnenden malignen Melanoms untereinander unabhängig und keineswegs symplastisch, bleiben melanogen und dopapositiv und stehen in keinem Zusammenhang mit den tiefen neuromatösen Symplasma. Wenn diese abtropfenden Zellen verzweigt oder spindelförmig sind, ist die Diagnose noch leicht, da abtropfende, die Naevi aufbauenden Melanoblasten nie diese Form besitzen. Außerdem können sich Mitosen zeigen, welche beim Naevus nur ausnahmsweise zu sehen sind (MASSON). Im Bereiche der Haut sind es zweifelsohne Naevuserscheinungen, welche am häufigsten zum malignen Melanom führen, wenn auch mancher Autor gegenteiliger Meinung ist, wie z. B. BECKER, welcher nur bei 25% aller malignen Melanome vorherbestehende Naevi festzustellen vermochte, während die restlichen 75% von Lentigo maligna ausgegangen sind. Jedoch nicht alle bisher erwähnten Naevi (abgesehen von dem bisher noch nicht angeführten blauen Naevus) hätten das gleiche Potential maligner Umwandlung. Die Junction- und Compound-Naevi wären auf Grund ihrer Junction-Aktivität die verantwortlichen dieser degenerativen Möglichkeiten (BECKER, TRAUB und KEIL, SACHS, MCKEE, SCHWARTZ und PIERSON, LEVER, GRINSPAN und ABULAFIA, ALLEN und SPITZ u. a.). TRAUB und KEIL sehen daher die Junction-Naevi als prämelanomatöse Erscheinungen an. Das ist sicher eine etwas gewagte Betrachtungsweise, da die maligne Entartung ein seltenes Ereignis ist und es unannehmbar ist, allen Junction-Naevi die maligne Umwandlung ins Melanom zuzuschreiben (ALLEN und SPITZ). Diese Betrachtungsweise ist auch deshalb unlogisch (BECKER), da zu den Junction-Naevi nicht nur die ruhenden, sondern auch die aktiven gerechnet werden. Die Tendenz maligne zu entarten, ist bei der von ALLEN und SPITZ angegebenen ersten Gruppe (ruhende) gering, bei der zweiten Gruppe (prämaligne), welche nur schwerlich vom malignen Melanom auseinanderzuhalten ist und wahrscheinlich die erste Phase desselben darstellt, beachtlich (Lever). Becker hält jene Naevi, die besser entwickelte klare Zellen aufweisen, in großer Zahl in den oberflächlichen Naevi enthalten, in besonderer Weise der Entartung und Umwandlung in maligne Melanome fähig.

Die intracutanen Naevi oder die intracutane Komponente werden im allgemeinen nicht als Ausgangspunkt für das maligne Melanom angesehen, wenngleich (Evans) theoretisch keine Einwände bestehen, daß irgendwelche Zellen des intracutanen Naevus, die nach Masson Schwannschen Ursprung besitzenden mit eingeschlossen, sich in maligne Zellen umwandeln können. Eine derartige Möglichkeit wird vielleicht in etwa von Grinspan und Abulafia angenommen. Wenn v. Albertini schreibt, daß das maligne Melanom von einem alten, schon seit langem differenzierten Naevus mit Zellhaufenbildungen oder einem Bilde melanotischer Präcancerose ausgehen könne, so mag das vielleicht die Möglichkeit beinhalten, daß ein malignes Melanom auch von den tiefen Schichten eines Naevus seinen Ursprung nehmen könne. Selbst Masson schreibt übrigens, wenngleich für einige Forscher sämtliche Naevuselemente, gleich welcher Schicht, Ausgangspunkt eines malignen Melanoms sein können (eine Tatsache, die die Anhänger der epithelialen Theorie nicht berührt, während diese für die Vertreter des neuromatösen, von Tastkörperchen ausgehenden, taktilen Ursprungs der tiefen Schichten, eine melanoblastische Entwicklung aus dem Schwannschen Syncytium voraussetzt) und er persönlich nichts dagegen einzuwenden habe, so wisse er, vielleicht abgesehen vom Fall Mieschers und den v. Albertinis, welche in Lymphdrüsenmetastasen die Anwesenheit von Naevuskörperchen vorfanden, keinen Beweis für den Ausgang von tiefen Schichten.

Charpy findet, da auch er regelmäßig feststellen konnte, daß die malignen Melanome von Junction- oder intraepidermalen Naevi ausgehen (die Erscheinungsform unter welcher sich die Naevi primär zeigen) ist es jedoch paradox, daß die Naevi der Kinder, die insgesamt Junction-Naevi sind, praktisch nie degenerieren und im besonderen das sog. juvenile Spitz-Melanom (Spitz-Naevus) trotz der nennenswerten anaplastischen Zeichen als gutartig angesehen werden muß; mit anderen Worten könne nicht nur der Junction-Sitz einen Wert als Malignitätsfaktor haben. Im übrigen ist das von Charpy bezüglich des Überwiegens der Junction-Naevi bei Kindern auch von anderen Autoren bestätigt worden, so z. B. fanden Allen und Spitz bei Kindern in 98% der Fälle Junction-Naevi, während diese bei Erwachsenen auf 12% herabfielen. Diese Betrachtungsweise mußte andererseits aber mit dem von Lever Geschriebenen in Einklang gebracht werden, wonach auch bei Erwachsenen die Zahl der intracutanen Naevi äußerst gering sei, da auch jene, welche bei einer summarischen Prüfung als solche imponieren, bei Serienschnitten immer an irgendeiner Stelle eine Junction-Komponente aufweisen.

Auf jeden Fall, um die Parenthese zu schließen, kommen auch für die Histogenese der aus Naevi entstandenen Melanome über ihnen gelegene Elemente in Frage, oder wie Grinspan und Abulafia sagen, handelt es sich um eine in irgendeiner ihrer Entwicklungsetappen erfolgende gut- oder bösartige Junction-Wucherung, da (Becker), wenn auch nicht feststellbar, ob dieser Tumor von den normalen Melanoblasten oder von den Naevuszellen ausgeht, die pathogenetische Theorie lehre, daß die neoplastischen Zellen ex novo entstehen und nicht von den benignen Zellen des Naevus. Während der Zellwanderung von der Epidermis kann der darunterliegende Naevus in die Durchwucherung eingeschlossen werden. Diese kann sich jedoch nur an der Peripherie zeigen, welche deshalb verschont bleibe (Gans).

Die Feststellung der Herkunft der malignen Melanome ist immerhin von beachtlichem Interesse (ob z. B. von der Lentigo maligna, den Naevi oder von gesunder Haut) in bezug auf die verschiedene Prognose und Malignität, welche den verschiedenen Formen zukommt. Nach BECKER ist die Feststellung oder Nichtfeststellung der Naevuszellen das einzige Mittel dazu.

Einen anderen besonders wichtigen Faktor stellt die Feststellung der Grenzen zwischen malignem Melanom und durchwuchertem Naevusgewebe dar, mit anderen Worten beim Auftreten eines malignen Melanoms auf einem vorherbestehenden Naevus. Ein wichtiges Zeichen stellt die Anwesenheit, jedoch nicht konstante, einer nennenswerten Zahl von Mitosen dar. Jedoch weit interessanter ist die Feststellung mit Hilfe der Dopareaktion oder Silbernitratfärbung, dopapositiver oder pigmentierter Zellen (bei Ausschluß der Melanophoren für diese letzten) in den mittleren und tiefen Schichten eines Naevus (MASSON). Ein weiteres besonders wichtiges Zeichen, welches im übrigen auch die makroskopische Aufmerksamkeit auf sich lenkt, ist durch die entzündliche lympho-plasmocelluläre Infiltrierung im Bereiche des Naevusinnern und dessen Rand, einhergehend mit Capillarerweiterung und deren Vermehrung gegeben; im allgemeinen nimmt auch die melanotische Komponente zu.

Es ist noch hinzuzufügen, daß auch die Spitz-Naevi maligne entarten können. Dies vertreten ALLEN und SPITZ, welche bei 5,8% der beobachteten Melanome Überbleibsel dieser Naevusart feststellen können. In jüngerer Zeit sprechen sich DUVERNE und PRUNIERAS für die Möglichkeit einer Entartung des Spitz-Naevus aus. Es muß aber darauf hingewiesen werden, daß bei dem von ihnen mitgeteilten Fall die maligne Entartung von den tiefen intracutanen Schichten des Naevus ausgegangen ist.

SCHREUS lenkt die Aufmerksamkeit auf die Tatsache, daß, wenn man die Lagerung des Pigments im Naevus betrachtet, man eine zweischichtige Lagerung erkennen kann: ein Teil des Pigments liegt oberhalb der Basalschicht der Epidermis, und eine zweite Pigmentschicht befindet sich im Papillarkörper oder kurz unterhalb derselben. Weiter unten sind die Melanoblasten normalerweise frei von Pigment, es fehlen auch die Pigmentvorstufen, die dann innerhalb der Zellen zum sichtbaren Pigment polymerisiert werden. Die Sachlage wird nicht einfacher, wenn man die Pigmentlagerung früher Metastasen der Melanome in Umgebung der Primärherde betrachtet: das Pigment befindet sich vorzugsweise in der obersten, Außenhaut anlagernden Schicht der Melanomzellen, also das gleiche Bild, wie wir es im Naevus finden. Diese Tatsache bringt uns zu einem Berührungspunkt zwischen Naevus und Melanom, zu denen das juvenile Melanom von SPITZ eine Brücke darstellen könnte: sollte dahinter vielleicht ein anderes Geheimnis verborgen sein als die allgemeine Deutung annehmen läßt, nach welcher der Naevus die benigne, das Melanom jedoch die maligne Entwicklung der Melanoblasten ist?

Auf Grund dessen, was bisher über die Histogenese der malignen Melanome gesagt worden ist, ist es selbstverständlich, daß seine Eigenschaften vom histologischen Gesichtspunkt aus sich im Zusammenhang mit dem Zeitpunkt ihrer Bildung ändern müssen, mit anderen Worten, sie hängen vom kurzen oder langen Bestande ab.

Zunächst beobachtete man eine intensive und maligne Junction-Aktivität mit großen, auch in den oberflächlichen Teilen der Epidermis befindlichen Zellen und in die darunterliegende Lederhaut eindringende Melanoblastenzellen.

Auf diese Formen des oberflächlichen malignen Epithelioms haben besonders ALLEN und SPITZ, ALLEN, bestanden, und das ist auch selbstverständlich, da es sich um schwer zu erkennende initiale Formen handelt; die schon offenbaren Formen bieten dagegen weniger diagnostische Probleme. Außerdem ist auch die Prognose *quoad vitam* bei diesen Formen weitaus günstiger (mit Ausnahme der Schleimhaut-lokalisation) als bei den Formen mit tiefer Infiltration. Unserer Meinung nach ist noch hinzuzufügen, daß diese Autoren vielleicht unter diese Formen auch manchen, von anderen als Lentigo maligna oder von ihr ausgegangenen für Neoplasmen angesehenen Fall mit hineingenommen haben, nachdem Allen der Ansicht ist, wie schon gesagt, daß diese Formen überhaupt nicht existieren und es nur die Nichterkennung von seiten des Untersuchers eines Junction-Naevus oder eines oberflächlichen malignen Melanoms darstelle. Außerdem wissen wir, daß einige die Prognose der von der Lentigo maligna entstehenden malignen Melanome für besser halten als jener Melanome, die entweder von scheinbar gesunder Haut oder von Naevi ausgehen.

Auf jeden Fall stellt das, was Allen und Spitz und Allen als oberflächliches malignes Melanom bezeichnen, die *Borderline-Form* dar, welche vor allem vom aktiven Junction-Naevus auseinanderzuhalten ist, was mit Hilfe der Feststellung neoplastischer Zellen in der Cutis möglich ist, auch wenn sie nur in geringer Zahl vorhanden sein sollten. Wie diese Autoren mitteilen, finden sich bei diesen Fällen rundliche Zellen mit schwammigem, melaninkörnerbeladenem Cytoplasma, welche in den oberflächlichen Cutislagen sich mit der reaktiv entzündlichen Infiltration vermischen. Es ist besonders hervorzuheben, daß die dieses Gebilde bedeckende Epidermis vor der Umwandlung eine pseudoepitheliomatöse Hypertrophie und maligne melanomatöse Veränderungen aufweist, daher müssen die bei manchen Fällen festgestellten Elemente im Innern des Corium nicht so sehr als Ausdruck einer effektiven Einwanderung, sondern vielmehr als Ausdruck eines technischen Artefaktes, wegen der schief geschnittenen histologischen Schnitte, angesehen werden. Wichtig ist die Tatsache, daß die Zellen, wenn sie auch in der ober-flächlichen Schicht der Lederhaut frei und in geringerer Zahl vorhanden sind, manchmal im Innern von Blut- und Lymphgefäßen zu finden sind. Diese stellt dann die größte Sicherheit der Diagnose für oberflächliches malignes Melanom dar. Das Fehlen eines derartigen histologischen Befundes darf aber nicht a priori eine derartige Diagnose ausschließen, da die Annahme, daß einzelne melanomatöse Thromben sich in ähnlicher Weise wie Emboli losreißen und wandern können, möglich ist, und daher ihre Feststellung in histologischen Schnitten des initialen malignen Melanoms nicht gelingt. Dies ist aber ein seltenes Ereignis. Im übrigen ist die vasculäre Einwucherung nicht notwendigerweise ein infaustes Zeichen.

Ein weiterer Befund zugunsten der oberflächlichen malignen Natur ist eine intensive aktive Junction-Komponente im darüberstehenden Epithel (Hyper-pigmentierung, Melanoblastenwanderung in die oberflächlichen Epidermis-schichten usw.). So müssen auch mitotische Figuren und eine beachtliche Zell-anaplasie dazu veranlassen, aufmerksam nach einer Lederhautinfiltration zu suchen. Diese Fälle (Allen und Spitz) sind es, welche klinisch nicht als primäre Herde erkannt, metastasieren und dann als primär-viscerale Melanome imponieren, obwohl es sich dabei um Metastasen handelt.

Das oberflächliche maligne Melanom unterscheidet sich von dem tiefgreifenden infiltrierenden Melanom, abgesehen von der Infiltration an sich, auch auf Grund anderer Merkmale wie Pleomorphismus, geringe Zahl von Mitosen und stärkere Entzündungsfähigkeit der in die Tiefe vorgedrungenen Ränder. Es bestehen jedoch keine sicheren histologischen Befunde, welche die weitere Entwicklung, ob gut- oder bösartig, der oberflächlichen malignen Melanome beurteilen lassen. Allen und Spitz sprechen von einem pagetoiden malignen Melanom, welches lange Zeit intraepidermal bleibe.

Zum Teil wurde schon auf das histologische Bild hingewiesen (s. Histogenese der Naevi), welches sich wegen der malignen Einwucherung eines Naevus ausbildet. Hier ist noch hinzuzufügen, daß der reaktive Entzündungswall während der neoplastischen Proliferation dazu neigt, sich zu verdünnen, um das infiltrierende Neoplasma zu umgeben. Das Auftreten eines malignen Melanoms im Bereiche der Junction-Schicht eines Compound-Naevus bietet, abgesehen von den bekannten malignen Junction-Veränderungen, die bekannte entzündliche Reaktion der Cutis, während die von der Oberfläche abgetropften Zellen sich mit den benignen Zellen des Naevus vermischen.

Das voll ausgebildete maligne Melanom, also nicht im Anfangsstadium, bietet ein sehr verschiedenes morphologisches Bild des Tumorparenchyms. Die nicht mehr neue Klassifikation in Melanocarcinom, Melanosarkom oder melanotischem Carcino-Sarkom, offenbar aus embryogenetischen Gründen verwendet, um auch eine vorwiegend epitheliale, bindegewebige oder gemischte Geschwulst zu bezeichnen, ist, wenn sie auch von einem ausschließlich morphologischen Gesichtspunkt aus im allgemeinen angenommen worden ist, wegen des übertriebenen Schematismus nicht haltbar, da man häufig im selben Tumor in aneinandergrenzenden Gesichtsfeldern derartige Strukturunterschiede beobachten kann, daß man sie für Fragmente verschiedener Neoplasien halten könnte. Es ist vielleicht möglich und nicht unlogisch, wie noch kürzlich von BERTOLOTTO und GRAPULIN vertreten, von einem morphologischen Standpunkt aus feiner zu unterscheiden, indem der Grundbezeichnung malignes Melanom die Eigenschaftswörter: carcinoid, sarkoid oder meristomoid (dieses letzte für die Formen mit besonders wenig bindegewebiger Grundstruktur) beigegeben werde. Aber es ist klar, daß es sich bei diesen Fällen nur um eine subtile morphologische Definierung handelt, die gänzlich ohne praktischen Wert bleibt, da die histologische Diagnose malignes Melanom bleibt. Trotzdem werden in jüngerer Zeit von einigen Autoren Einteilungen verwendet, wie z.B. jene von WRIGHT, CLARK und MILNE, welche fünf Typen von malignem Melanom unterscheiden: 1. Stacheltyp A. 2. Stacheltyp B. 3. Fasciculärer Typ. 4. Epitheloider Typ. 5. Mischtyp. JAEGER und v. ALBERTINI unterscheiden auf Grund von ungefähr 50 histologisch untersuchten und klinisch verfolgten Fällen die folgenden histologischen Typen: 1. Typ mit fasciculärer Struktur und Spindelzellen (dieser Typ besitze eine geringe Malignität). 2. Typ mit Wabenstruktur und runden Zellen (dieser Typ hätte eine starke Malignität). 3. Mischtyp, in dem die zwei vorausgehenden Typen untereinander vermischt vorkommen (diese Abart hätte eine verschieden starke Malignität je nachdem die eine oder andere Struktur vorherrschend ist). (Wie schon erwähnt, entschieden sich ALLEN und SPITZ für einen oberflächlichen und einen tiefen Typ.) Wir weisen noch einmal darauf hin, daß es nicht möglich ist, echte Klassifikationen zu treffen, da die Morphologie des malignen Melanoms äußerst verschieden ist. ACKERMANN konnte tatsächlich Fibrosarkome, indifferenzierte Carcinome, Ganglioneurome, Liposarkome usw. vortäuschende Melanome beobachten, während ein Fall von CAMPIONE ein reticulosarkomatöses Aussehen aufwies.

Bei einer histologischen Beschreibung kann man gegebenenfalls auf in der Neubildung mehr oder weniger häufig vorkommendes Verhalten hinweisen. Wenn wir zunächst die die Neubildung bedeckende Epidermis in Betracht ziehen, beobachten wir, daß sie sich bei primär malignen Melanomen, bevor nicht massiv von der Neoplasie durchsetzt, im allgemeinen hyperplastisch zeigt (ALLEN und SPITZ). Diese Hyperplasie ist verschieden stark und schwankt indessen von der Acanthosis bis zur Verdickung aller epithelialer Schichten mit kleinen interpapillären Zapfen, welche an der pseudoepitheliomatösen Hyperplasie, in welche die interpapillären Zapfen merklich in die Lederhaut eindringen, fast verschwinden. Dieses Verhalten kann man noch bei ulcerierten malignen Melanomen am Rand der verlorengegangenen Substanz beobachten. Das gesamte Epithel weist naturgemäß alle angegebenen Junction-Veränderungen auf. Zu ähnlichen Schlußfolgerungen kamen auch MAIORANO und CONSIGLIO, welche im Einklang mit ALLEN und SPITZ die pseudoepitheliomatöse Hyperplasie häufiger bei Formen mit tiefer cutaner Entwicklung beobachten konnten, während die acanthoide Hyperplasie mehr zum Bild der oberflächlichen Formen gehört. Jede Hyperplasie hält aber in charakteristischer Weise an den Grenzen der Neoplasie inne, während in einer bestimmten Entfernung davon das Epithel eine normale Dicke annimmt und manchmal teilweise verhornte Nester bildet (ALLEN und SPITZ). Darunter beobachtet man die neoplastischen Massen, deren Zellelemente unter sich eng aneinandergerückt erscheinen, jedoch ohne ihre Unabhängigkeit zu verlieren. Nur weiter vorgedrungene Zellen können getrennt erscheinen (MASSON).

Die den Tumor aufbauenden Zellelemente können recht verschieden groß sein, im allgemeinen sind sie aber größer als die Naevuszellen. Ebenso erscheint auch die Zellform in äußerst verschiedener Weise, welche von runden, ovalen, länglichen, polygonalen, unregelmäßigen, bis zu solchen mit dendritischen Fortsätzen variieren kann. Ihr Protoplasma ist, wenn es sich um farblose Zellen handelt, hell, homogen, leicht acidophil; manchmal besteht eine Neigung zur Vacuolenbildung. Die Kerne sind mehr oder weniger groß, manchmal in keinem Verhältnis zur Ausdehnung des Protoplasmas, so daß also Veränderungen in der Kern-Plasma-Relation auftreten, während in anderen Fällen sie in Form und Ausdehnung dem Zellprotoplasma entsprechen. Ihre Gestalt erscheint jedoch immer unregelmäßig, sie enthalten ein Kernkörperchen, welches in manchen Fällen vergrößert erscheint. Das Chromatin ist entweder über den ganzen Zellkern verteilt oder im Zentrum vereinigt. MASSON besteht besonders auf einige Verhaltungsweisen der Zellen, welche in der Prophase der Mitose zu beobachten sind, wobei sich das Chromatin in äußerst dünne Fäden anordnet, welche am Plasmosoma ansetzen und so eine Speichenradstruktur hervorrufen.

Derartige Zellgestalten sollen nun für das maligne Melanom kennzeichnend sein. Manchmal sind sämtliche genannten Zellelemente beim Aufbau des Tumorparenchyms beteiligt, indem sie sich untereinander vermischen, ohne eine bestimmte Gestalt anzunehmen. Dies erfolgt (GANS und STEIGLEDER) bei Tumoren mit intensivem aktivem Wachstum, welche sich nach allen Richtungen ohne Ordnung entwickeln und dabei das Bindegewebe vollkommen durchsetzen, welches daher nur an manchen nicht vollkommen von der neoplastischen Wucherung erfaßten Teilchen eben noch erkennbar ist. In diesen Fällen mit wildem Wachstum sieht man viel häufiger Riesenzellgebilde monstruöser Gestalt von äußerst verschiedener Form, manchmal mit mehreren Zellkernen, welche häufig ebenso vergrößert sind und öfters eine intensive Vacuolenbildung aufweisen oder sich geradezu in ein einfaches Bläschen verwandelt haben (GANS und STEIGLEDER). Andererseits kann man auch einen geordneten Aufbau mit Waben- oder Pseudowabenbildung, also mit Zellhaufen, beobachten, oder es erscheinen nach allen Richtungen verlaufende, verschieden dicke Stränge, welche isoliert oder miteinander anastomosiert sein können, wobei sie von den verschiedenen, oben beschriebenen Zellen oder vorwiegend von runden oder länglichen Zellen sowie von Übergangsformen aufgebaut sind. Es ergibt sich nun die Möglichkeit, daß diese fast ausschließlich rundlichen Zellen je nach der Schnittebene verschiedene Formen annehmen und bald länglich, bald rundlich und bald oval erscheinen. Vorwiegend *epitheloides Aussehen* ist gegeben, wenn in diesen Neoplasien das Bindegewebe sehr schwach vertreten ist: in noch nicht vom Tumor erfaßten

Cutisüberresten nun tatsächlich nur sehr dünne Bindegewebsnetze bestehen, in denen die Gefäße verlaufen; das argyrophile fibrilläre Gewebe dagegen reichlicher als das vorhergehende erscheint und das Stroma dieser Neoplasien bildet, indem es in zierlicher Weise Tumorbälkchen und Tumoralveolen umgibt, dabei mehr oder weniger reich vascularisiert erscheint und wenn das architektonische Aussehen der Neoplasmazellen in bezug auf die Gefäße peritheliomatöse Gebilde oder wirbelartigen Verlauf zeigt und sinusoide Formen zur Ansicht kommen, welche an endokrine Drüsen erinnern. Das *sarkomatöse Aussehen* ist dagegen gegeben durch bindegewebsähnliche, dünnendige, untereinander parallele und zu engen, verflochtenen und anastomosierten Bündeln vereinigte Spindelzellen. In diesen Formen ist das Bindegewebsstroma reichlicher vorhanden und erscheint analog den Zellfaszikeln des Tumors in Faszikel vereinigt (MIESCHER). In diesem Bindegewebsstroma oder auch frei verlaufen die Gefäße. Hier kann es nun von Skleroseprozessen ergriffen erscheinen und es stellt keinerlei Ausnahme dar, wenn in diesen Fällen kleine interstitielle Fibrome gefunden werden, welche sich aus einer Abwinkelung der Kollagenfasern (BERTOLOTTO und GRAPULIN) gebildet haben. Das argyrophile Fibrillengewebe ist hierbei dagegen weniger entwickelt.

Es ist bekannt, daß sich diese Bilder in derselben Neubildung vorfinden können, welche im allgemeinen ein weder typisch sarkomatöses noch ein typisch epitheliomatöses Aussehen zeigt. FIEVEZ beschreibt bei einem malignen Melanom Figuren, welche an Verocoysche Knötchen erinnern.

Es kann von gewissem Interesse sein, auf diesem Gebiet einige Besonderheiten der feineren Zellstruktur kennenzulernen. CAWLEY, McMANUS und WHEELER haben in den Geschwülsten mit malignem Ablauf des basalcellulären Epithelioms und der Melanome mehr Desoxyribonucleinsäure gefunden als in den gutartigen Tumoren, wie seborrhoische Keratosen, blaue Naevi, intracutane Naevi, Verbund-Naevi und Sommersprossen. CHARPY, SPENCE und RUSSELL haben beobachtet, daß in den Kernkörperchen der menschlichen Melanomzellen Ribonucleinsäure enthalten ist und daß die Desoxyribonucleinsäure auch in den Zellkernen und entlang den Rändern der Fläche des nekrotischen Tumorzentrums vorhanden ist. GREENLEY, KOPAC und GORDON haben in Melanomen der Fischhybriden (platyfish — swordtail) sowohl Desoxyribonucleinsäure als auch Ribonucleinsäure gefunden. Desoxyribonucleinsäure war auch rund um das Kernkörperchen herum wie „chain of beady" anzutreffen. WOOD u. Mitarb. haben beobachtet, daß in alkalischen Hydrolysen die Melaninteilchen des Rattenmelanoms eine Lösung produzieren, die Pentosen und organischen Phosphor enthält und die in hohem Maße ultraviolettes Licht absorbiert.

Bei den malignen Melanomen können auch Mitosen beobachtet werden, jedoch ist dieser Befund nicht konstant, tatsächlich findet sich bei einigen Geschwülsten eine sehr große Zahl, während andere wenig oder gar keine aufweisen. Im allgemeinen (GANS und STEIGLEDER) sind die Mitosen um so zahlreicher, je kleiner die Zellen und je geringer die Pigmentierung ist. Je größer die Zelle, je vollkommener die Kugelform erreicht wird, desto mehr nimmt die Zahl der Mitosen zu und dies trifft sowohl für pigmentierte als auch für nichtpigmentierte Abschnitte zu. Bei diesen letzteren finden sich jedoch weniger Mitosen vor. Außerdem erscheinen die Mitosen in sehr geringer Zahl oder fehlen überhaupt in den oberflächlichen Schichten des malignen Melanoms, dem Ursprung desselben. Doch besteht keinerlei Verhältnis zwischen vermehrter Pigmentfunktion und Mitosenaktivität (MIESCHER).

In der Mehrzahl der Fälle (von den amelanotischen Melanomen nachher) kommt ein beachtlicher Grad von Pigmentierung zur Beobachtung, manchmal so intensiv, daß es nicht möglich ist, die Zellelemente zu identifizieren. Das

Pigment läßt sich auch mit den gewöhnlichen Färbungen darstellen, dies erlaubt, im Gegenteil (Masson) eben wegen der Darstellung der verschieden intensiven Melaninpigmentierung häufig scheinbar symplastische Zellelemente als untereinander unabhängige Elemente zu erkennen. Die Melaninkörner sind im allgemeinen intracellulär, bald sehr fein-, bald eher grobkörnig. Sie befinden sich sowohl in den Melanoblasten als auch in den Melanophoren. Schwachgefärbte Pigmente lassen sich besser mit der ammoniakalischen Silberreaktion darstellen, während Tumoren mit intensiver Pigmentbildung weitgehend verschleiert bleiben.

Nicht alle sind sich darin einig, die verschiedene Größe der Melaninkörner, je nachdem sie in den Melanoblasten oder in den Melanophoren enthalten sind, anzuerkennen. Tatsächlich wird die Behauptung, wonach die Melaninkörner, welche in den Melanoblasten enthalten sind, feiner sind als die der Melanophoren, von anderen zurückgewiesen (Findlay), da alte Melanoblasten ausgeflocktes Melanin enthalten können (Masson). Es ist aber hinzuzufügen, daß die Körner in weiter fortgeschritteneren Stadien ein gröberes Aussehen annehmen und oft nicht nur intracellulär, sondern auch im Stroma des Tumors große Schollen freien Melaninpigmentes verschiedener Gestalt beobachtet werden können (Gans und Steigleder). Auf jeden Fall können die Melanophoren, wenn sie den Melanoblastenzellen beigemischt sind, an den Rändern der neoplastischen Balkenstrukturen (Masson), häufig nur auf Grund der Eigenschaften der Zellkerne, welche bei den Melanoblasten groß und hell, bei den Melanophoren klein und dunkel sind, unterschieden werden. Das eventuell von diesen Elementen abgegebene Melanin kann von anderen, vom Tumor weit abgelegenen oder am Rand desselben sich befindlichen Zellen aufgenommen werden, welcher als solcher nur schwach pigmentiert erscheinen kann. Im allgemeinen ist die Melanosis (Anwesenheit von Pigment in den Melanophoren) die hauptsächlichste Komponente des Pigmentfarbtones dieser Tumoren.

Wir halten im allgemeinen die künstliche Entfernung des Melanins für ein besseres Studium der Zellstrukturen und im besonderen der Zellkerne nützlich.

Die Dopareaktion ist im Bereiche der Epidermis in Form eines Bandes im allgemeinen intensiv positiv, ebenso weiter oben im Bereiche der Zellen, welche gegen die Oberfläche wandern. Ebenso energisch positiv erscheint die Reaktion auch in den *Abtropfungszonen* sowie in den Randzonen des Tumors. Die dendritischen Zellen erscheinen ebenso intensiv positiv. Es besteht jedoch kein Verhältnis zwischen Intensität der Pigmentierung und der Positivität der Dopareaktion (Masson, Gans und Steigleder). Es ist selbstverständlich auf Grund dessen, was bezüglich der gesunden Haut gesagt wurde, daß die Dopareaktion in Abschnitten geringeren Pigmentgehaltes klarere Ergebnisse ergibt.

Das lympho-monocytäre Entzündungsinfiltrat ist besonders an den Randzonen des Tumors zu beobachten und am wenigsten bei Tumoren im Bereiche des Magens. Bertolotto beobachtete beim Studium des Verhaltens der Mastzellen bei einigen malignen Melanomen, daß dieselben bei infiltrativen Formen zahlreicher auftreten als bei an der Oberfläche lokalisierten Geschwülsten. Auch an den Gefäßen können Veränderungen wahrgenommen werden (Wandverdickungen usw.); diese können von neoplastischen Zellen durchsetzt erscheinen. Im Zusammenhang mit oberflächlichen Geschwürsbildungen können auch Blutaustritte beobachtet werden.

Eine sichere Diagnosestellung des malignen Melanoms nimmt selbstverständlich eine ungeheure Wichtigkeit ein. Die zahlreichen Beiträge, auch der letzten Zeit, sind ein beredtes Zeichen dafür.

Die histologischen Zeichen für die Bösartigkeit sind, nach dem was Jäger mitteilt, eine intensiv grenzüberschreitende Junction-Aktivität mit atypischen

Wucherungen der Melanoblasten, Durchsetzung der oberflächlichen Schichten der Epidermis von seiten typischer Melanoblasten, Geschwürsbildung, der Oberfläche und Nekrose. WILLIS sieht Zeichen einer malignen Degenerierung in einer außergewöhnlichen Zunahme des Zellkernvolumens und des Cytoplasmas, Änderungen der Kern-Plasma-Relation, Zellpleomorphismus sowie in der Einwanderung der oberflächlichen und tiefen Schichten. COUPERUS und RUCKERS vertreten die Ansicht, daß die Diagnose primär maligner Melanome neben dem Junction-Bilde die folgenden Aspekte voraussetze, welche die Verff. je nach Wichtigkeit in primäre und sekundäre einteilen: zu den ersten neben dem Junction-Bilde gehört das entzündliche Randinfiltrat des Tumors, mehr als einige zufällige Mitosefiguren, allgemeine Größe sämtlicher Tumorzellen sowie Tumorzellen und Mitosen im Epithel. In Verbindung mit einem Junction-Naevus genügt eines oder zwei dieser Merkmale für die Diagnosestellung. Sie können jedoch in größerer Anzahl untereinander vereinigt beobachtet werden. Zu den Kriterien sekundärer Wichtigkeit, welche bei der Diagnose wesentlich oder nützlich zu ihrer Erhärtung sein können, rechnen die Autoren die Melaninpigmentierung, wabenförmige Zellgruppierung, das Junction-Bild, polynucleäre Riesenzellen, Veränderung der interpapillären Zapfen usw.

Wir beschränken uns auf diese Verff. und weisen darauf hin, daß die von ihnen dargelegten Daten synthetisch zusammenfassen, was in der histologischen Beschreibung dargelegt worden ist.

In jüngerer Zeit führten andere Betrachtungen zu Merkmalen, welche scheinbar im Sinne einer Diagnostik des malignen Melanoms Wert annehmen. MASSON beschrieb, wie wir schon erwähnt haben, unter den Zellelementen des Geschwulstgewebes einige Zellen, welche relativ voluminös, einen scheinbar hellen, bläschenenthaltenden Kern besitzen, von dessen evident zentral gelagertem Kernkörperchen Chromatinfäden zur Zellmembran ziehen, wodurch der Kern das Aussehen eines Speichenrades erhält. Diese Zellelemente, welche für LEONARDI und GRASSO zur Diagnose eines nichtpigmentierten malignen Melanoms ausreichten (RENARD), im Verein mit anderen cytoarchitektonischen Eigenschaften wurden von diesen Autoren an Hand von 30 pigmentierten malignen Melanomen, wenngleich sie scheinbar typischer und zahlreicher bei nichtpigmentierten malignen Melanomen aufscheinen, eingehend untersucht. Aus den von den Autoren mitgeteilten Ergebnissen geht hervor, daß diese Zellen mit dem Speichenradkern bei 36,6% der Fälle beobachtet werden konnten, damit war auch der nicht bestreitbare diagnostische Wert dieser Elemente bewiesen. CHARPY hält die Osmiumjodfixierung von BIMES besonders in bezug auf die diagnostischen Schwierigkeiten des nichtpigmentierten malignen Melanoms nützlich, da dabei die Melanoblasten und die degenerierten Naevuszellen elektiv schwarzgefärbt werden. FLARER rät das Licht von WOOD. Somit sind wir in das Gebiet der Versuche einer histochemischen und biochemischen Diagnostik eingetreten. Besonders interessante Versuche konnte man mit der Tyrosinasereaktion erzielen.

FITZPATRICK u. Mitarb. gelang die Sichtbarmachung von Melaningranula in achromen Melanomen mittels UV-Bestrahlung und MEYER-ARENDT die optische Erfassung der bei normalem Licht in der Melanomzelle unsichtbaren Melanogenen durch Ultraviolett-Adsorptionsmethoden. Ich möchte hinzufügen, daß man mit der Claraschen Diazoreaktion vor allem bei acanthotischen seborrhoischen Warzen, sowie in allen cystisch degenerierenden Basaliomen, in Naevus-Zellnaevi und auch bei Melanomen eine größere Intensität beobachtet.

Manchmal kann man Melanomalignome mit Leukoderm sehen: Melanomalignome, die von einem Leukoderm begleitet werden, sind in der Literatur kaum bekannt: MOUZON, ZAKIN und MARZA (von OBERLING zitiert), ITO und

YOSHIDA (1952), MATZUZAWA, WATANABE und KONDO (1953), MIURA und NAKAJIMA (1959): die Verff. vermuten in den erstgenannten Hautsymptomen eine Reaktionserscheinung auf das Melanoma malignum; was die Depigmentation anbetrifft, so glauben die Verff., daß sie der Pigmentlabilität des Patienten, die mit Ausbruch von Melanoma malignum aufs engste zusammenhängt, zuzuschreiben ist.

FITZPATRICK, BECKER, LERNER und MONTGOMERY haben bewiesen, daß die Melanoblasten der Epidermis ein tyrosinasisch inaktives System enthalten, welches sich aber nach UV-Bestrahlung in vivo aktiviert, wodurch die vor der Bestrahlung eben sichtbaren Melanoblasten nun pigmentbeladen erscheinen (positive Tyrosinasereaktion). Außerdem ist die Tyrosinasereaktion, welche bei den Naevi negativ oder schwer nachweisbar ist, positiv bei den malignen Melanomen. Mit anderen Worten ist der Nachweis von Tyrosinase in den Melanoblasten der bestrahlten Haut oder des malignen Melanoms nach Inkubation in Tyrosin möglich, insofern diese das Tyrosin zu Melanin polymerisiert. Die in Frage stehende Methode scheint ausgesprochen elektiv zu sein, da die Reaktion nicht in das Substrat diffundiert und streng auf den Sitz des Enzyms beschränkt bleibt. Diese Technik ist jedoch in Fällen schon gebildeten Melanins nicht anwendbar, da es hierbei äußerst geringe Resultate liefert. Das ist auch der Grund, weshalb die von diesen Autoren mitgeteilten Ergebnisse, wenngleich sehr wichtig, nur für die Diagnose der nichtpigmentierten malignen Melanome von Nutzen sind. Um diesen nützlichen Nachweis mit Tyrosin nicht nur auf diese Form beschränken zu müssen, verwendeten FITZPATRICK, LERNER und GRUPPER, ELIAS nicht mehr eine histochemische, sondern eine biochemische Methode. In der Tat, beim Einbringen der zu untersuchenden Gewebe in einen Warburg-Apparat mit Zugabe von Tyrosin und Beurteilung der Sauerstoffbildung konnten sie ebenfalls die Tyrosinaseaktivität feststellen, welche in der Haut der Weißen gering, bei den Junction-Naevi wahrnehmbar, beim nichtpigmentierten malignen Melanom hoch und beim pigmentierten malignen Melanom äußerst hoch war. Interessante Untersuchungen wurden von GRUPPER, FITZPATRICK, LERNER und KUTIKA mit C^{14}-markiertem Tyrosin durchgeführt, wobei sie geringe Mengen von Gewebe oder Zellteilchen verwendeten, um die tyrosinasische Aktivität zu untersuchen. Wenn Gewebe in radioaktives Tyrosin gegeben wird, verwandelt sich dieses in Anwesenheit von Tyrosinase in radioaktives Melanin. Da nun das Tyrosin (radioaktiv oder nicht) wasserlöslich, während das Melanin (radioaktiv oder nicht) wasserunlöslich ist, kann man mit langdauernden Waschungen das überschüssige und nicht in Melanin umgewandelte Tyrosin herauswaschen. Die Radioaktivität wird mit einem Geigerzähler gemessen, wobei die Gewebe auf einen Objektträger gebracht und in den Geigerzähler eingeführt werden. Die erhaltenen Resultate, auf Minutenimpulse pro $100\,\gamma$ Gewebe bezogen, ergaben, daß die Fixierung des radioaktiven Tyrosins und somit auch die Tyrosinaseaktivität bei der normalen Haut der Weißen und Schwarzen, Verruca senilis, Lentigo, Hautnaevus, blauen Naevus, JunctionNaevus, Compound-Naevus und Metastasenkrebs gering und beim Melanom stark hemmend ist (in natura und auch künstlich kann die Tyrosinaseaktivität gehemmt werden); sie ist etwas erhöht für die bestrahlte Haut mit Ultraviolettstrahlen und noch höher für den analog bestrahlten Junction-Naevus; sehr hoch dagegen für das maligne Melanom.

CASTERMANS-ELIAS hat vor kurzem (1955—1959) Versuche über die histochemische Methode der Tyrosinbestimmung gemacht, welche im ganzen gute Resultate zeigten: dagegen hat DUPONT einige Vorbehalte, seitdem DEGOS von einem Fall von Melanommetastase berichtete, die negativ auf Tyrosin reagierte.

FITZPATRICK und KUKITA verwendeten ein ähnliches System für die Beurteilung der Tyrosinaseaktivität bei den pigmenttragenden Melanoblasten. Ihre autoradiographisch-histochemische Methode beruht ebenso auf der Umwandlung des radioaktiven Tyrosins (mit C^{14} markiert) in radioaktives Malenin und auf der Ausscheidungsmöglichkeit des überschüssigen Tyrosins auf Grund seiner Wasserlöslichkeit. Daher schwärzt nur das umgewandelte Melanin die Filmemulsion. Auf Grund dieser Untersuchungen konnten die Autoren feststellen, daß in den Melanoblasten der normalen Epidermis, den Junction-Naevi und Cutis-Naevi und den sog. Cutismelanoblasten, nämlich des Mongolenflecks und des Ota-Naevus, ein gehemmtes Tyrosinasesystem vorhanden sei, während in den Haarwurzeln des Normalen, dem blauen Naevus und besonders im malignen Melanom ein aktives Tyrosinasesystem vorhanden ist. JÄGER, LERCH und DELACRETAZ verwendeten ebenso radioaktives Tyrosin zum Studium der melanotischen Tumoren. Die ersten Ergebnisse scheinen, wenn auch nicht ohne Vorbehalte, zu beweisen, daß die tyrosinasische Aktivität um so höher ist, als die Geschwulst maligne und je betonter der evolutive Charakter ist. POPPE und FRÄDRICH verwendeten ebenso mit guten Resultaten die Ablagerungsmöglichkeit des mit C^{14} markierten Tyrosins für die Differentialdiagnose zwischen Pigmentnaevi und Melanomen. KORY, TUCKER und MENSEELY dagegen fanden keine erhöhte Aktivität bei Melanomen bei Verwendung von mit J^{131} markiertem Mono- und Dijodtyrosin. DOERING und WENKER untersuchten den diagnostischen Wert der Methode mit P^{32} mittels autoptischer und histologischer Kontrollen. Sie injizierten intravenös eine einzige Dosis von 200—250 μ C in Form von Natriumphosphat und bestimmten nach 24—48 Std die Aktivität des Tumors. Sie verwendeten diese Methode, um melanoblastische Hautherde aufzudecken und zu erkennen, und akzeptierten die Nützlichkeit und praktische Bedeutung dieses Vorgehens besonders bei der differentialdiagnostischen Untersuchung jener malignen Melanome, deren klinisches Aussehen schwer eine diagnostische Beurteilung zuläßt und bei denen ohne histologischen Befund (vorsichtshalber nicht durchgeführt) trotzdem gleich energische und verstümmelnde Eingriffe, eben wegen der diagnostischen Unsicherheit, angezeigt sind.

Die von HESS und SCHERER vor kurzem durchgeführten Untersuchungen mittels Photographien mit Infrarotstrahlen würden beweisen, daß es mit einer solchen Methode möglich ist, das Vorhandensein intracutaner Ausdehnungswege und kleiner Metastasen in der näheren Umgebung des malignen Melanoms in Augenschein treten zu lassen, noch bevor diese Veränderungen durch genaueste klinische Untersuchungen erkennbar sind. Wenn sie bestätigt wird, würde diese Möglichkeit zu therapeutischen Zwecken von großem Wert sein: sie würde es ermöglichen, die gesamte befallene Hautzone in die elektrochirurgische und die Nahbestrahlungsbehandlung einzubeziehen.

Eine andere Methode ist die von HERZBERG angegebene, welche mittels einer Knochenmarkpunktion frühzeitige hämatogene Metastasierung eines Melanoms zu erkennen ermöglicht. Der Melaninnachweis im Harn (Thormählen-Reaktion) ist ebenso meistens positiv, wenn sich die Metastasenbildung eingestellt hat. Um auch die Erfassung von Frühfällen zu ermöglichen, suchte STENGER das Melanin im Sternalpunktat nachzuweisen und gibt an, es wiederholt in Form glänzender, schwärzlich-grüner Schollen bei Melanomträgern gefunden zu haben. LOHEL und FOELSCHE haben jedoch nie bei 51 untersuchten Kranken die von DICKER und DUBOIS-FERRIERE beschriebenen Veränderungen im Sternalmark beobachtet. Noch nicht auswertbar und unsicher sind die Untersuchungen von LEINBROCK mit Hilfe der Elektrophorese des Serums. Es muß auch erwähnt werden, daß BONSE und LEMKE ein malignes Melanom mit Hilfe der Diagnostik mit weichen

Röntgenstrahlen nachweisen. DAVIS und PACK bewiesen, daß die Hautnaevi sensibler sind als normale Haut und als andere Infiltrationen und Neubildungen, die ebenfalls, anatomisch gesprochen, dort lokalisiert sind. MELCZER und KISS haben eine persönliche, elektrometrische blutlose Methode entwickelt, die es erleichtert, den Beginn einer krebsartigen Umwandlung zu erkennen und die die Malignität eines Melanoms frühzeitig herausstellt. Dieser Apparat soll fähig sein, die Sensibilitätsveränderungen der Potentialresistenz bei den von Neoplasie befallenen Zonen zu registrieren und würde es auch gestatten — auf Grund der erhaltenen Veränderungen — nicht nur die epithelialen malignen Tumoren, sondern auch die maligne Umwandlung des Melanoms zu erkennen. Jedenfalls erzielten die Autoren ermutigende Ergebnisse.

Andere Methoden sind dabei, studiert und erprobt zu werden. Zum Beispiel konnte GRUPPER eine Zunahme des antityrosinasischen Vermögens des Serums von mit metastasenbildenden malignem Melanom befallenen Kranken feststellen und befaßt sich daher mit dem Studium und der Untersuchung einer Serumdiagnostik des malignen Melanoms. CAWLEY u. Mitarb. untersuchen das Verhalten der Resorptionsspektren infraroter Strahlen von seiten der gutartigen und bösartigen Melanintumoren. BAUER und STEFFEN, MARCUS und ROTBLAT studieren mit dem Geigenzähler die Resorption des P^{32}, das bei verschiedenen Tumoren intravenös eingeführt wird und beobachteten dabei merkliche Resorptionsunterschiede zwischen malignem Tumor (Stachelzellenepitheliom, malignes Melanom) und gutartigen Gebilden (Junction-Naevi). KIMMIG, WISKEMANN und HERZBERG griffen diese Frage in der Weise auf, daß sie radioaktiven P^{32} intravenös einführten. Das maligne Melanom zeigte einen höheren Impulsfaktor als melanotische Präcancerosen, Pigmentnaevi, Zellennaevi, Angiome, Fibrome sowie Verruca sebacea. SCHIRREN empfiehlt diesbezüglich viel Vorsicht, insofern die Zunahme der radioaktiven Intensität wahrscheinlich auf den Grad der gleichzeitig existierenden Entzündung zurückzuführen sei. TIETZ und HIRSCH kommen auf Grund von eigenen Studien zu ähnlichen Schlußfolgerungen. GROPPER, WITTIG und GRIMALT sprechen der serologischen Reaktion nützliche Anwendungsmöglichkeiten ab, wie sie von TOKUOKA für den Krebs vorgeschlagen worden sind; BERTOLOTTO lehnt den Greentest zur Bestimmung der Malignität melanotischer Tumoren ab.

Es ist auf jeden Fall sicher, daß heute beim augenblicklichen Stand der Ergebnisse und der Untersuchungen, dieser Untersuchungskomplex nicht nur ein technisch schwieriges Feld bleibt und als solches nicht für alle histologischen und histochemischen Laboratorien zugänglich ist, sondern auch noch ein Thema darstellt, das mit Geduld, viel Aufmerksamkeit, mit besonderem Interesse und auch mit viel Hoffnung verfolgt werden muß. Diese Richtlinie ist auf praktischem Feld von äußerstem Wert für eine sichere prognostische und somit therapeutische Ausrichtung und wenn die Resultate günstig sein werden, wird fürwahr ein wichtiger Fortschritt auf dem schwierigen Gebiet der Malignität der Melanome erzielt werden können.

POPOFF, BALABANOV, POPOV und KONSTANTINOV haben vor kurzem die Bedeutung der Stroma-Reaktion und die Cytochemie der bösartigen Hauttumoren bei 26 Melanomfällen studiert und sind auf wichtige Einzelheiten gestoßen: bei ulcerierten Melanomen — aber auch bei dem nicht ulcerierten Typus — hat sich die lymphocytäre Infiltration fast immer stark gezeigt; die Leukocyten sind beim ulcerierten Typus in erhöhter Zahl aufgetreten; im allgemeinen hat man bei Melanomen die gleiche Anzahl von Plasmocyten und Lymphocyten gefunden, und bei den ulcerierten Tumoren hat sich die plasmocytäre Reaktion intensiver gezeigt; die Verff. haben keine Eosinophilen gefunden. Eine wichtige und den

Melanomen eigene Einzelheit war, daß die Reaktion des Bindegewebes fehlte; tatsächlich hat bei 78% in nicht ulcerierten Fällen und bei 33% in ulcerierten Fällen die Bindegewebsreaktion gefehlt oder sie hat sich kaum gezeigt; in den übrigen Fällen war sie sehr gemäßigt; nach der Meinung der Verff. zeigt diese Tatsache in überzeugender Weise die fast vollkommene Passivität der Mesenchym-Reaktion bei den Melanomen und folglich den Mangel eines wirksamen Hindernisses für die Ausdehnung und das Auftreten des Tumors. Außerdem sind bei den Melanomen die Blutgefäße äußerst zahlreich und oft geschädigt, was die leichte Metastasierung durch Blut- und Lymphbahnen erklären mag; häufig findet man auch deformierte und durch mechanischen oder trophischen Einfluß entfernte Haarfollikel. Eine von den Verff. beobachtete interessante Tatsache bei Melanomen ist das Verhältnis zwischen pigmentierten Naevuszellen und Infiltraten; in vielen Präparaten nehmen wahrscheinlich viele Naevuszellen nicht am neoplastischen Prozeß teil, sondern umgeben die melanotische Masse und verhalten sich ruhig.

Vom klinischen Standpunkt aus kann das maligne Melanom von verschiedenen Seiten aus betrachtet werden:

a) *Nach dem Sitz.* 1. Eine der häufigst betroffenen Gegenden ist das Gesicht. Diese Lokalisierung scheint eine gewisse Bedeutung zu haben, insofern sie nach einigen Autoren (ROUSSY, HUGUENIN, SARACINO) durch eine geringe Malignität ausgezeichnet sei. 2. An den Extremitäten und in besonderer Weise an den Fußsohlen und an der Ferse. Diese Lokalisierungen zeigen im allgemeinen eine ausgesprochene Malignität. Diese Gebilde erscheinen häufig wenig pigmentiert oder farblos, manchmal sehen sie wie Fußsohlenwarzen aus, wenig infiltriert, rasch ulcerierend und sehr häufig weisen sie wegen einer aktiven Gefäßkomponente cyanotische Verfärbung auf, welche die Fernmetastasierung begünstigt. Diese Metastasierung kann unter Form von sekundären Melanomen in der Nähe des Primärherdes erfolgen oder davon entfernt auf der Haut der Beine oder unter Form einer Inguinallymphdrüsencarcinose. 3. Im Bereiche der Nägel, unter und um dieselben (WALKER u. STEWART, SERTOLI, CINTRACT). Diese Form stellt nach einmütiger Auffassung die bösartigste dar, welche auch am schwierigsten und mit Exaktheit frühzeitig zu diagnostizieren ist. Diese Erscheinungsform kann als vegetierende Warze, welche den freien Nagelrand aufhebt, als ecchymotischer Fleck, welcher vom Nagelbett aus durchschimmert oder als eine um den Nagel herum vegetierende weiche Formation in Erscheinung treten. Mit dem Nagelabfall oder dessen Abtragung zeigt sich das Neoplasma als ein vegetierend blutendes, violett schwarz punktiertes Gebilde. Dieses Melanom dehnt sich rasch über die ganze Nagelgegend aus und ergreift die regionalen Lymphdrüsen. Der Arzt hat daher derartige Erscheinungen immer mit der größten Aufmerksamkeit zu betrachten und mit Geduld nach der Melaninpigmentierung, welche manchmal nur am Rande der Geschwulst als eine dünne, ringförmige, vollkommen kreisförmige oder manchmal nur teilweise zirkuläre Färbung vorhanden ist, zu fahnden (CINTRACT, GIBSON). Dieser wertvolle Anhaltspunkt kann jedoch im Falle eines farblosen Melanoms auch vollkommen fehlen (ROUX). 4. Das maligne Melanom im Bereiche der Schleimhaut ist durchaus keine Seltenheit (DUESBERG und LAVIGNE geben 7% an, nach JAEGER handelt es sich bei 50% um farblose Melanome, welche daher leicht der Erkennung entgehen). Sie können an Conjunctiva, Mundhöhle, Nase, anorectal sowie urogenital (BATOLO und D'AQUINO) auftreten; diese Formen verlaufen in besonders bösartiger Weise.

b) *Nach der Symptomatologie.* Bezüglich der gewöhnlich pigmentierten Formen haben wir schon berichtet, ebenso wurde schon erwähnt, daß das Melaninpigment sowohl in geringer als auch in reichlicher Menge vorhanden sein kann.

Es kommen jedoch auch Fälle vor (Estrade bringt 13 von 64), in denen die Neoplasie, trotz der beschriebenen morphologischen Eigenschaften, vollkommen ohne Pigment erscheint, also ein amelanotisches Melanom ist. Und, in Wahrheit, wenn auch Couperus und Rucker die Pigmentierung zu den sekundären Faktoren für die Diagnose malignes Melanom rechnen, ist es doch die Anwesenheit der Färbung, welche die Aufmerksamkeit des Beobachters auf sich lenkt und wenn aus keinem anderen Grunde so wenigstens, um die diagnostische Möglichkeit eines malignen Melanoms auszuschließen. Masson schließt in die Definition des amelanotischen malignen Melanoms auch die notwendige Eigenschaft der Pigmentlosigkeit in den Metastasen ein (wir wissen, daß im allgemeinen kein Verhältnis zwischen Grad der Pigmentierung des Primärtumors und jener der Metastasenknötchen besteht). Handelt es sich nun auch in Wirklichkeit um vollkommen und total melaninpigmentlose neoplastische Bildungen? Einige Autoren (Jaeger, Masson, Cerri u. a.) sind der Meinung, daß die Definition in diesem Sinne inexakt sei, da bei einer besonderen Untersuchung (ammoniakalische Silbernitratfärbung) immer etwas Melanin nachweisbar ist, eventuell bei Anfertigung mehrerer Schnitte aus dem Präparat. Diesbezüglich ist aber hinzuzufügen, daß sowohl Bhende als auch Young bei Beschreibung zweier maligner nichtpigmentierter Melanome, bei albinen Subjekten, trotz der Anwendung von ammoniakalischer Silbernitratfärbung kein Melanin nachweisen konnten und auch die Dopareaktion negativ war (Young). Dagegen wies eine von Leonardi und Grasso beschriebene Lymphdrüsenmetastase eines malignen Melanoms bei einem Albino, welche bei den gewöhnlichen Färbungen kein Pigment ergab, bei der Anwendung der ammoniakalischen Silbernitratfärbung einen, wenn auch geringen, Pigmentgehalt auf. Jedoch auf Grund der angeführten Eigenschaften und nach Masson hauptsächlich auf Grund des weder einwandfrei epithelialen noch einwandrei sarkomatösen Aussehens, der polymorphen Struktur, der endokrinähnlichen Verhaltungsweisen und auch wegen des cytologischen Charakters ist es möglich, zu einer Wahrscheinlichkeitsdiagnose zu gelangen. Mag auch die Diagnose per eliminationem oder in Anbetracht des Sitzes (Handteller, Fußsohlen, Fingerspitzen, Genitalien) vermutet werden, so gelangt man praktisch durch die Feststellung einer pigmentierten oder auch nichtpigmentierten Metastase doch zu spät zu einer Diagnostizierung.

c) *Nach der Menge der Krankheitsherde.* Pack, Scharnagel, Hillyer bestanden neulich (1952) auf den primär multiplen Melanomen (1,28% auf 1250 Fälle), welche gleichzeitig oder nach Jahren auftreten und auf ein besonderes Substrat hinweisen. Der beweisendste Befund für die diagnostische Orientierung ist, nach den diesen Aspekt vorschlagenden Autoren und in bezug auf das metastatische Bild, die histologische Feststellung einer Aktivität der Junction-Schicht.

d) *Nach dem Alter.* Wir haben schon darauf hingewiesen und erinnern hier kurz an das maligne Melanom der Kindheit mit seinen zwei Abarten, dem transplacentären, metastatischen malignen Melanom des Neugeborenen und dem primär malignen Melanom des Präpubertätsalters. Diese zwei Formen haben eine besondere Individualität erlangt, seit der gutartige Melaninnaevus S. Spitz klar unterschieden wurde. Für das Erwachsenenalter und für das Greisenalter kommen alle gewöhnlichen primär oder sekundär von Naevus ausgehenden Formen oder von der präcancerösen Melanosis Dubreuilh abstammenden in Frage.

Wir wollen eine Zusammenfassung der Krankheiten von Herzberg anführen, welche manchmal mit den Melanomen verwechselt werden können und bei der Differentialdiagnose immer vor Augen zu halten sind: alle Formen von Pigmentmalen, blaue Naevi, melanotische Carcinome, Lentigo, Keratosis sebacea, Angiofibrome. thrombosierte Angiome, pigmentierte Basaliome, gewöhnliche Warzen,

Keratoma senile, Tätowierungen, Stachelzellepitheliome, metastatische Melanome, pyogene Granulome, Lupus vulgaris, Carcinome mit Hämorrhagien, thrombosierte hämorrhagische Cysten, Morbus Bowen, Dermatofibrosarkome, aspezifische Geschwulstbildungen, Morbus Kaposi, Lymphocytome, Urticaria pigmentosa, Lipohistiocytom und pigmentierte Hautlipoidosen, Lichen ruber planus, und aberrante Mongolenflecke. Nach der Art der Aufzählung ergibt sich das differentialdiagnostische Vorgehen von selber und für uns reicht es, daß wir sie angeführt haben als Ausgangspunkt einer Diskussion und als eventuelle Fehlerquelle in der Interpretierung.

Ein bedauernswertes, häufiges und gefährliches Vorkommnis stellt in diesen Neoplasien *die metastatische Aussaat* dar, welche häufig weit früher erfolgt als das Auftreten von Erosionen oder Geschwürsbildung der Neoplasie. Manchmal sind sie so frühzeitig vorhanden, daß sie geradezu zum klinischen Komplex und zum Bilde des malignen Melanoms gehören. WORINGER behauptet, daß manchmal der Primärtumor noch äußerst klein und im allerersten Beginn der Umwandlung des Naevus stehe und schon beobachte man die Metastasierung, welche der Malignität der Geschwulst erst ganz den Wert und die Bedeutung gäbe. HAUSCHILD ist der Auffassung, daß bezüglich des Metastasenmechanismus eine erste Phase durch den Transport des Pigmentenzyms dargestellt wird, dem dann als zweite Phase die Zellmetastasierung folge.

Wie schon angeführt, sind die Metastasen besonders bei den Neoplasien der Fußsohlen frühzeitig und zahlreich. Sie haben ein entschieden schwarzes Aussehen, doch fehlen größtenteils nicht bräunliche, livide, rötliche oder geradezu amelanotische Infiltrationen, bald unter Fleckform, bald in Form eines evidenten und auch geschwürigen Knötchens. Besonders gefährlich wegen der Vielfalt der möglichen Lymphdrüsensitze sind die Lokalisierungen der Melanome am Rücken und am Abdomen. MUOLONGUET berichtet vom Auftreten metastatischer Knoten 13 Jahre nach der Elektrokoagulation des Primärtumors. (PRINGLE fand dasselbe bei zwei Fällen 30 bzw. 38 Jahre nach der Operation.) Die im allgemeinen frühzeitigen Lymphdrüsenmetastasen können auch für eine eher lange Zeit latent bleiben oder wenigstens kaum wahrnehmbar und klinisch daher schwer feststellbar bleiben. Auf jeden Fall können Volumen, Dauer sowie Schmerzlosigkeit keinen Zweifel über den malignen Charakter aufkommen lassen. Es kann sich die Entwicklung auch vorwiegend zu Lasten des Lymphdrüsenherdes abspielen, während die Primärneoplasie bescheiden und fast unbemerkt bleibt. Die viscerale Generalisierung erfolgt auf Lymph- und Blutweg und betrifft Leber, Nieren, Knochen, Milz, Darm, Serosa und Gehirn. Die Metastasen im Bereich des Nervensystems sind ebenso frühzeitig und verursachen außer heftigen und mit den gewöhnlichen Schmerzbekämpfungsmitteln kaum beherrschbaren Schmerzen auch geistige Störungen mit dem Symptomenkomplex einer Encephalitis mit oder ohne meningeale Mitleidenschaft (SPOTA, ARANOVITCH) oder auch mit dem Syndrom eines Gehirntumors.

Wegen der großen praktischen Bedeutung, welche die Unterschiede zwischen Primärtumor und Hautmetastasen einnehmen, erscheint es selbstverständlich, darauf hinzuweisen. Diese letzten spiegeln im großen und ganzen (GANS und STEIGLEDER) die für die Primärtumoren beobachteten histologischen Eigenschaften wider, besonders wenn, wie in dem von uns angeführten Falle, sie sich in dem dem Originaltumor analogem Gewebe ansiedeln. Die Identität bezieht sich jedoch auch auf die Malignität. Nach MIESCHER weisen die Metastasen häufiger Wabenstruktur auf, auch wenn der entsprechende Primärtumor fasciculären Typ besitzt.

Die Verff. sind sich noch nicht einig darüber, ob sämtliche Zellen der Metastasen oder nur jene mit geringem Pigmentgehalt die Fähigkeit, sich zu vermehren haben.

Das metastatische maligne Melanom lokalisiert sich im allgemeinen an der Epidermis-Cutisgrenze, während die Epidermis fast nie an diesen sekundären Formen beteiligt ist, im Gegenteil, verdünnt und atrophisch erscheint. Dies ist (abgesehen von einigen seltenen Fällen maligner blauer Naevi) ein differentialdiagnostisch besonders wichtiger Befund, da, wie wir schon gesehen haben, die den Primärtumor bedeckende Epidermis ausgedehnteste Veränderungen zeigt. Wenn jedoch der Durchwucherungsprozeß, von der Tiefe ausgehend, auch bis in die Epidermis vordringt, ist das Problem schwieriger. Auf jeden Fall sind im allgemeinen (Miescher) die epidermalen Veränderungen auch in diesen Fällen nicht massiv und die Durchwucherung vollzieht sich mit isolierten, runden und polyedrischen Zellen mit großem, klarem Protoplasma.

Manchmal kann geraume Zeit verstreichen zwischen der Ausrottung des Primärtumors und dem Auftreten der Metastasen, auch 30, 32 und 38 Jahre, wie wir schon erwähnten.

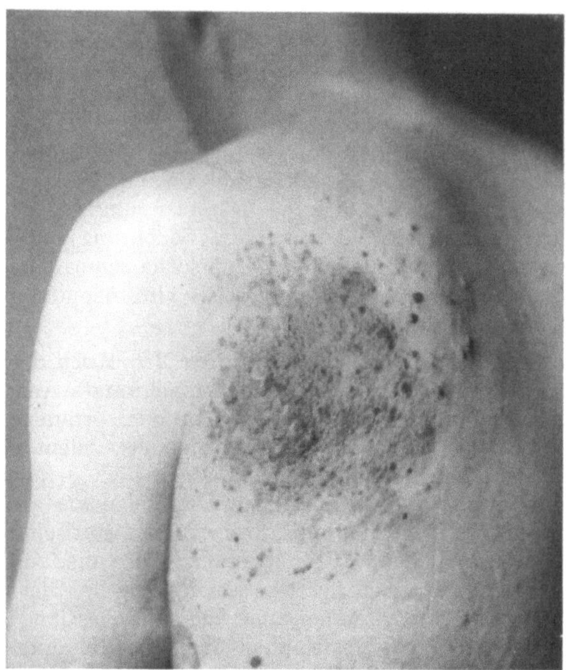
Abb. 5. Hautmetastasenherde eines Melanoms am Arm
(Hautklinik von Catania)

In diesen Fällen erscheint es offensichtlich, daß die bösartigen Zellen sich vom Tumorherd vor seiner Ausrottung losgelöst haben. Wir haben indessen schon darauf verwiesen, wie nicht so selten bei diesen Tumoren ein Zunehmen der Aktivität schon vor dem Auftreten von Symptomen, welche zu einem raschen Eingriff führen, eintreten kann, was zweifellos auch die Ursache der Rezidive dieser Krankheit ist. Die Verspätung des Auftretens der Metastasen kann beträchtlich und dabei an zwei Phasen gebunden sein. Die neoplastischen Zellen werden zunächst in die Lymph- und Blutbahn gebracht und in einigen Geweben festgehalten. Daß nun die Einverleibung dieser Zellen im entsprechenden Wirtsgewebe erfolge, sind verschiedene Faktoren notwendig und nur nach erfolgter Einverleibung beginnt die weitere Entwicklung der Zellelemente. Der Verlauf gestaltet sich in bezug auf die Faktoren in verschiedener Weise. So kann es geschehen, daß das Wirtsmilieu für die Zellwucherung ungünstig ist und daß der lokale Zellwiderstand ausreicht, die maligne Entwicklung zu hemmen. Die Metastasenzellen können dann eventuell wegen einer Abnahme der Gewebsresistenz oder in Abhängigkeit eines direkten Wachstumsreizes die Zellwucherung aufnehmen. Eventuell hat auch das Alter des Patienten eine Bedeutung wie auch interkurrente Krankheiten sowie örtliche Traumen. Bei einigen Subjekten

können Vererbungsfaktoren mitbestehen (COE), welche ein Element der Instabili-
tät der malignen Zellen darstellen. Der Kranke geht dabei nicht wegen des örtlichen, im Anfangsstadium sich befindlichen Tumors, welcher auch nur eine
geringe Hautläsion darstellen kann, zugrunde, sondern wegen der Metastasen-
aussaat.

Eine Komplikation des malignen Melanoms stellt der Farbumschlag der
normalen Hautfarbe in eine intensiv grau-bläuliche Pigmentierung dar (WAY
und LIGHT, DIXON, FITZ-
PATRICK, MONTGOMERY,
LERNER, ALBEAUX-FER-
NET, LAUMONIER und COL-
LART, TRUEBLOOD, RITZ,
ODEL, MONTGOMERY, HA-
MILTON und HORTON, LE-
WIS, TAPPEINER, MOLLER,
PELTIER, DE QUIEROZ u.
Mitarb.). DIXON verwen-
det bei der Beschreibung
dieses Aussehens die Worte:
*an curious gunmetal or
argyria-lyke color.* Fälle
mit besonders generalisierter Haut- und Schleim-
hautmetastasierung sind
von FITZPATRICK, MONT-
GOMERY, LERNER, ODEL,
MONTGOMERY, HAMILTON
und HORTON, ALBEAUX-
FERNET beschrieben wor-
den. Jedoch der am mei-
sten beweisende und ein-
druckvollste ist der von
TRUEBLOOD beschriebene:
im Zeitraum von 10 Jahren
verfärbten sich die Haut
und die Schleimhäute die-
ses Kranken in einen dunklen, sehr intensiv blau-
schwarzen Farbton (dusky).

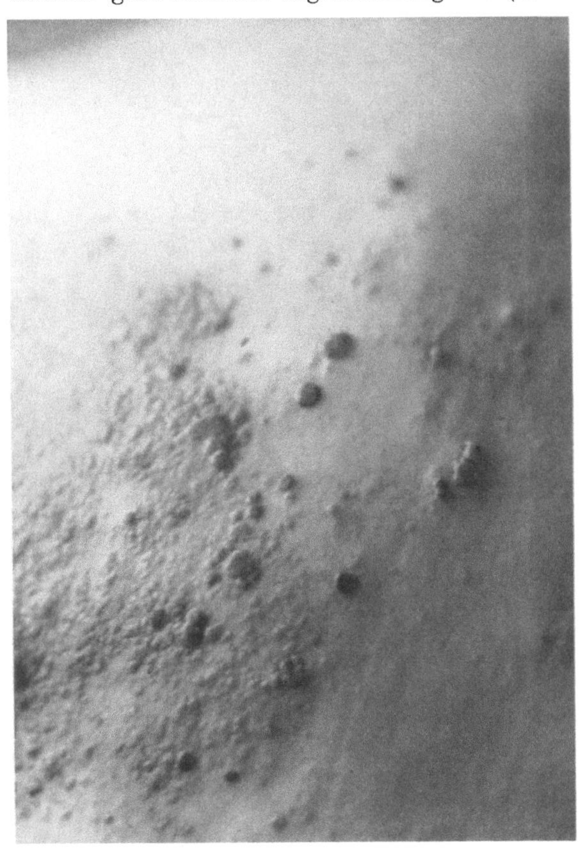

Abb. 6. Hautmetastasenherde eines Melanoms am Arm
(Hautklinik von Catania)

Diese eigenartige Hauterscheinung ist durch die pathologische Ablagerung
von Melaninkörnern in den Histiocyten und den Extracellularräumen der Lederhaut gegeben. Normalerweise sind die Melaninkörper in den Melanocyten
enthalten, und der Grad der Hautpigmentierung widerspiegelt die Menge der
Melaninkörner, welche in den Melanocyten enthalten sind. Dieser Gehalt
kann also zwischen einem vollkommenen Fehlen, wie bei der Haut der Albinos,
bis zu einem hohen Gehalt, wie bei der Negerhaut, und der Haut anderer Rassen,
schwanken. Wenn die Hautmelanocyten eine geringe Menge von Melanin enthalten und die Pigmentkörner sich in der Lederhaut befinden, beobachtet man
klinisch eine blau bis grau-bläuliche Farbe. Die blaue Farbe durch die Ablagerung
brauner oder schwarzer Teilchen in der Lederhaut kann als eine Dispersion
(scattering) oder Konzentrationserscheinung des durch ein trübes Mittel dringen-
den Lichts aufgefaßt werden (EDWARDS und DUNTLEY). Die Theorie vom trüben

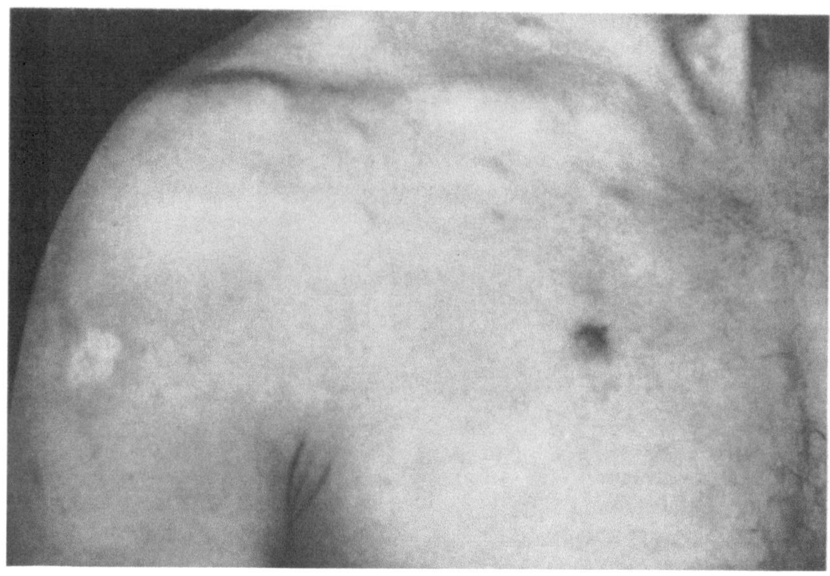

Abb. 7. Fall des Dr. A. FEJÈR, Budapest. Am rechten Oberarm kann man die weiße Narbe des 1947 entfernten Melanoms erkennen. Um das rechte Schlüsselbein herum sind noch Metastasen zu sehen. Die Aufnahme wurde im Frühjahr 1949 gemacht

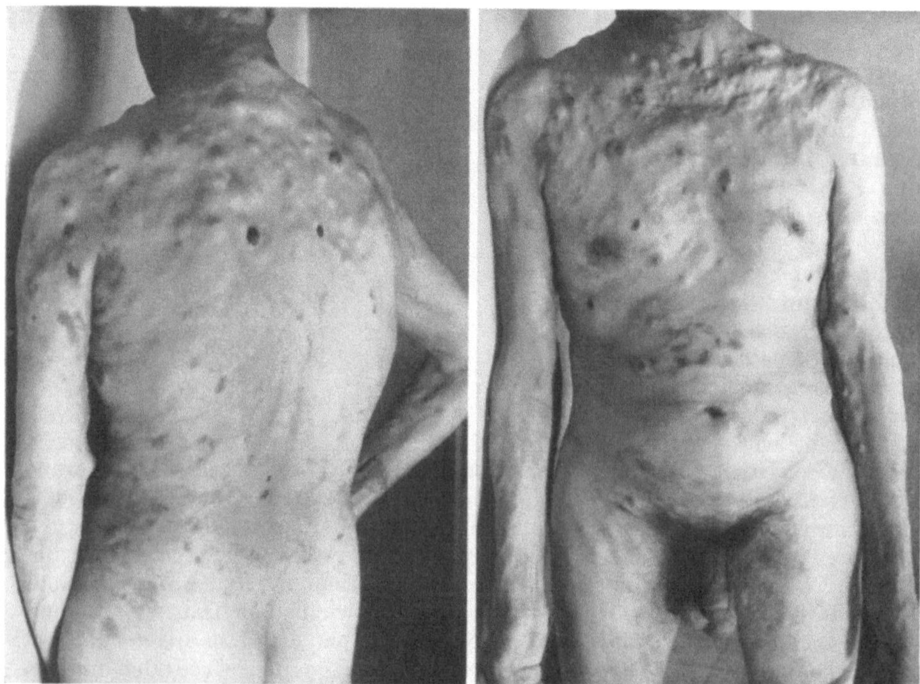

Abb. 8. Der gleiche Fall wie auf Abb. 7: generalisierte und ausgedehnte, mit großem Knoten versehene Hautmetastasen

Mittel wurde von RAYLEIGH zur Erklärung der blauen Farbe des Himmels um die Mittagszeit und seiner rötlichen Farbtöne beim Sonnenuntergang heran-

gezogen. Die atmosphärische Luft verhält sich den Lichtwellen gegenüber als
trübes Mittel; nun enthält der durchgetretene Lichtanteil einen höheren Prozentsatz an langen Lichtwellen (rote), während der seitlich oder nach hinten von der
Oberfläche des Mittels reflektierte Lichtanteil einen höheren Prozentsatz Strahlen
kurzer Wellenlänge enthält (blaue). Die in der Lederhaut vorhandenen schwarzen
oder braunen Pigmentkörner resorbieren rote, reflektieren jedoch blaue Licht-
anteile, so daß die Zone in einer bläulichen Farbe erscheint. Auf derselben Erscheinung beruht auch die Erklärung der Augenfarbe. Es bleibt immerhin noch
der Mechanismus der anomalen Ablagerung des Melaninpigmentes in der Lederhaut beim metastatischen malignen Melanom zu erklären. Sämtliche von uns

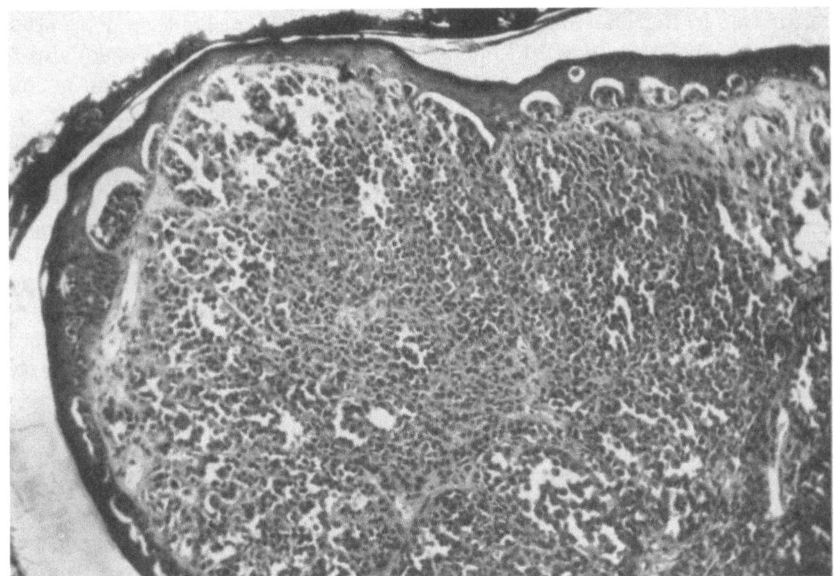

Abb. 9. Fall des Dr. A. FEJÈR, Budapest. Eine 1949 gemachte Metastasenexcision weist das histologische Bild
eines malignen Melanoms auf.

erwähnte und von anderen Autoren beschriebene Kranke wiesen auch eine Melanurie auf, also Melanin im Harn. Diese Bezeichnung ist wahrscheinlich ein nicht
zutreffender Ausdruck, insofern frisch ausgeschiedener Harn dieser Melanom-
kranken kein vorgebildetes Melanin enthält und daher weder dunkel noch schwarz
ist, und erst nachdem der Harn mehrere Stunden der freien Luft ausgesetzt ist,
färbt er sich allmählich. Im Harn der Kranken mit malignem Melanom ist diese
Schwarzfärbung auf die Zwischenprodukte des Tyrosinstoffwechsels bei der
Melaninreaktion zurückzuführen, welche bei der Berührung mit der freien Luft
sich spontan zu Melanin oxydieren. Eines dieser Intermediärstoffwechselprodukte,
das 5-6-Dihydrooxyindol, wurde im Harn eines Melanuriekranken bei malignem
Melanom von LINNELL und RAPER gefunden. LEONHARDI hat diese Frage noch
weiter mittels interessanter Untersuchungen mit der Methode der Chromato-
graphie auf Papier geklärt. Es ist bekannt, daß die Tyrosinase nur zur Oxydierung
des Tyrosins zu Dihydrooxyphenylalanin (DOPA) notwendig ist. Der Übergang
der Reaktion vom Dopa zum Melanin kann durch eine Autooxydation erfolgen.
Es wurde berichtet, daß beim Fehlen der Tyrosinase Dopa und, möglicherweise,
auch andere Zwischenprodukte vom Melanin in Anwesenheit eines aktiven
Cytochroms, des C-Cytochrom-Oxydasesystems oxydiert werden könnten. Das

Tyrosin-Tyrosinasesystem ist nur bei den spezifisch melaninbildenden Zellen nachweisbar. Und es ist unwahrscheinlich, daß das Cytochromsystem bei der Melaninbildung im Inneren der Melanocyten eine erstrangige Stellung einnehme. Dagegen ist es möglich, daß das Cytochromsystem oder das Redoxsystem eine Oxydation der Zwischenstoffwechselprodukte, welche in den Extracellularflüssigkeiten der Kranken mit metastatischen malignen Melanomen und Melanurie vorhanden sind, in Gang brächte. Die Anwesenheit zahlreicher Melaninkörner in den Histiocyten, welche um oder in nächster Nähe der Capillaren der Cutispapillen angeordnet erscheinen, läßt daran denken, daß das Pigment auf capillärem Weg in die Extracellularflüssigkeit gelangen könne und schließlich in das Innere der Histiocyten als Pigment oder als in der Extracellularflüssigkeit der Lederhaut gebildetes Melanin. Das in den Melaninzellen gebildete Melanin erscheint in Körnerform. Die Melaninkörper des Tumors können durch Einbruch in die Venenbahn und in die Capillaren von seiten der neoplastischen Zellen in die Blutbahn gelangen und somit jeden Körperteil erreichen. Die Melaninkörner sind relativ große Bestandteilchen, welche nicht in der Lage sind, die Capillarmembran zu durchdringen. Die in der Cutis Melanomkranker mit Metastasen und Melanurie gefundenen Melaninkörner stammen also von den kreisenden Tyrosinzwischenstoffwechselprodukten. Die grau-violette Pigmentierung der Haut Melanoblastomkranker mit Melanurie erklärt sich dadurch, daß während der vermehrten und beschleunigten Melaninbildung aus dem Tyrosin in den Zellen des Melanoms einige Zwischenprodukte (z. B. Dopa, 5-6-Dihydrooxyindol) vor der Oxydierung zu Melanin in den Kreislauf gelangen können. Diese Zwischenprodukte, von der Capillarmembran aufgehalten, werden nun von dem Oxydationssystem (verschieden vom Tyrosinasesystem) in den Histiocyten und vielleicht auch in der Extracellularflüssigkeit der Cutis in Melanin umgewandelt. Die abnormale Ablagerung von Melaninkörnern in der Cutis und das Fehlen einer entsprechenden Pigmentierungszunahme in der Epidermis führen nun wegen der Lichtdispersionserscheinung (Fitzpatrick, Montgomery, Lerner) zu dem grau-violetten oder bläulich-schwarzen Farbton der Haut. Auf diesem Luminiscenzprinzip beruhen einige interessante Versuche, die Goldman mit einem mikrophotographischen Spezialapparat zur Untersuchung des verschiedenen Verhaltens des Pigmentes bei den verschiedenen Hautnaevi ausgeführt hat, um so, in vivo, zu einer Beurteilung und einer diagnostischen Hilfe in diesem schwierigen Problem des malignen Melanoms und seiner Vorläufer zu gelangen.

Hess studiert den Wert der Infrarotphotographie bei Beurteilung der malignen Melanome: Hess und Scherer beleuchten das Aufnahmeobjekt mit vier Nitraphotlampen (je 500 W) aus 1 m Entfernung. Als Filmmaterial benutzen sie den Infrarotkleinbildfilm, 7200 Å, 16/10 DIN, Ferrania, in Verbindung mit einem Rotfilter, Ferrania/R 102. Zum Ausgleich der chromatischen Aberration erfolgt die Scharfeinstellung auf der Mattscheibe mit vorgesetztem Infrarotfilter. Falls eine Mattscheibe fehlt, genügt aber auch die Orientierung am Infrarotindexstrich des Kameraobjektives. Die Belichtungszeit beträgt bei Blende 4,5—9 etwa $^{1}/_{4}$ sec. Parallelaufnahmen mit infrarotem und sichtbarem Licht sind ohne Kamerawechsel möglich, da der Infrarotfilm ohne Vorsatzfilter, die Farbwerte der Haut zufriedenstellend wiedergibt. Der belichtete Film wird in einem normalen Feinkornentwickler entwickelt.

3. Die Prognose des malignen Melanoms

Es wurde viel darauf hingewiesen, auch bei uns und bis auf heute, daß das maligne Melanom ein hohes Diffusionspotential besitze, sei es per continuitatem, sei es mit Hilfe des Mechanismus der lymphatischen Verschleppung und der Lymphembolie oder sei es auch mit Hilfe des das maligne Melanom auszeichnenden Blutweges. Da zwischen diesen verschiedenen Ausbreitungsmechanismen, alle mit einem hohen Realisierungspotential versehen, der Blutweg eine gradmäßig wichtige Stellung einnimmt, ist es äußerst schwierig festzustellen, wann die Entwicklung eine fortgeschrittenere Phase erreicht und wann sie die lokale Phase überschritten hat. Dies alles macht das Kapitel der Prognose dieser Neoplasie zweifelsohne noch viel besorgniserregender und unsicherer.

Auf jeden Fall, und dies sei wegen der Kuriosität angeführt, liegen kasuistische Berichte über zeitweise oder dauernde Spontanremissionen einwandfrei sichergestellter maligner Hautmelanome vor. So berichtet HARRIS von Toronto von einer jungen 33jährigen, im vierten Schwangerschaftsmonat sich befindlichen Frau, welche, 1942 beobachtet, im Bereiche eines Oberschenkels ein malignes Melanom hatte. 8 Monate später wies die Kranke eine enorme Masse in der Leistengegend sowie eine vergrößerte, knotige Leber auf. Es wurden ihr daher nur wenige Tage Überlebenszeit prognostiziert. Die Kranke wurde aber 3 Jahre nachher mit vollständig verschwundener Masse in der Leistengegend, normaler Leber und in gutem Allgemeinbefinden sowie voller Aktivität wiedergesehen. Die Frau starb 1947. BOYD bekam einen 70jährigen Patienten zur Beobachtung, welcher ein malignes Melanom an einer Ferse besaß. Pigmentierte Metastasen bestanden in der Leistengegend. Dieser Patient blieb durch 6 Jahre hindurch bei guter Gesundheit und starb im Alter von 77 Jahren. Außerdem beobachtete dieser Autor einen jungen Mann von 38 Jahren, einen Bauern, mit Achselmetastasen. Der Primärtumor war 7 Jahre vorher abgetragen worden. Der Kranke starb 3 Jahre nachher aus ungeklärten Ursachen unter weiteren visceralen Erscheinungen (akuter Ileus, melanotische Tonsillitis), zweifellos vom Melanom ausgehend (histologischer Befund und Kontrolle). SUMNER berichtet von einer Schwangeren im 6. Monat, welche melanotische Pigmentknoten an Brust, Vorderarmen, Rücken, Bauch und Leistengegend aufwies. Die Ausrottung und der histologische Befund bestätigten die klinische Diagnose malignes Melanom. Diese Frau wurde therapeutisch aufgegeben, jedoch 4 Jahre nachher vollkommen gesund, ohne die einstigen Massen wiedergesehen. MALCOLM, MACKENZIE berichten von einer 23jährigen Frau, welche ein malignes Melanom am Fuß mit umstehender Hautdiffusion aufwies. Das Melanom wurde histologisch sichergestellt und operiert. Die Frau verheiratete sich 4 Monate darauf. 4 Monate darauf wurde die Frau wiedergesehen; sie wies eine Melanomausbreitung an Unterschenkel, Oberschenkel und Leber auf. Ihr Zustand war schwer, und die Hoffnung auf Heilung wurde aufgegeben. Die Frau wurde später ein zweites Mal schwanger. Als sie nach einigen Monaten gesehen wurde, war die Leber beinahe nicht mehr tastbar. Die Frau hatte dann eine weitere Schwangerschaft, worauf die Knoten am Bein noch weiter zurückgingen. Die Biopsie bewies die übereinstimmende histologische Regression der Neoplasie. Die Frau erlebte eine weitere Schwangerschaft, und um es kurz zu machen, nach 4 Jahren seit der Erstbeobachtung ... *is healthy, happy, with 3 healthy sons...* Weitere Fälle wurden von CAVAZZUTTI, LEVISON, MALLESON, EVERSON und COLE, CLAYTON, BERLIN und WINTERS, BYRD und McGANITY, E. P. ALLEN, STEWART, MARCUS und FAGIN mitgeteilt. PACK, SCHARNAGEL und CADE sehen in der Schwangerschaftsunterbrechung keine negative Beeinflussung auf den Ablauf des Melanoms: auf experimentellem Gebiet haben SHOCKET und FORTNER; GEORGE, FORTNER und PACK am Hamster beobachtet, daß die Schwangerschaft die Wucherung oder die Metastasenausdehnung des übertragenen Melanoms nicht beeinflußt.

Es ist klar, daß trotz dieser Mitteilungen die Prognose des malignen Melanoms nichts von ihrem Schrecken eingebüßt hat. Auf jeden Fall, wenn eine Schlußfolgerung aus den wenigen mitgeteilten Fällen gezogen werden darf, so diese, daß die Schwangerschaft keineswegs immer, wie von einigen behauptet worden ist (Bucalossi, Wright, Clark, Milne, Dawson, Cade u. a.), eine Verschlimmerung des malignen Verlaufs des Melanoblastoms zur Folge hat. Besonders beweisend in diesem Sinne ist z. B. der letztberichtete Fall, welcher sich dadurch auszeichnete, daß eine stufenweise Besserung im Laufe der wiederholten Schwangerschaft eintrat. Im Rahmen der Behandlung wollen wir diese Betrachtungen wieder aufnehmen (vgl. weiterhin die Folgerungen von White u. Mitarb.). Das alles hindert jedoch nicht, daß über Fälle von Melanommetastasen von der Mutter auf die Leibesfrucht auf transplacentarem Weg berichtet worden ist (Weber, Schwarz und Hellenschmied, Holland, Swett und Connerty, Dargeon, Eversole und Del Duca).

Nach Becker ist die Prognose aus drei Hauptgründen nicht günstig: 1. Der Kranke sucht den Arzt nicht rechtzeitig auf. 2. Der Arzt kann nicht bei allen Fällen von Pigmenterscheinungen bioptische Sicherstellungen vornehmen. 3. Die gewählte Behandlung ist nicht genügend radikal. Nach diesem Forscher kann die Prognose gebessert werden, wenn die Behandlung nicht nur rechtzeitig, sondern genauer und in der chirurgisch am angezeigtesten Weise erfolgen wird.

Bei einem derartigen Gesichtspunkt ergibt sich gleich die Abhängigkeit der Prognose von der Anwendung der Therapie. Meyer und Verut weisen tatsächlich darauf hin, daß der wichtigste Punkt der Prognose vor allen Dingen von der energischen und prompten Behandlung abhängt. Diese Seite des Problems hat eine besondere Bedeutung bezüglich der Rezidive und der eventuellen, allzu häufigen Spätmetastasierungen. Die Prognose hängt aber in besonderer Weise von einem genauen diagnostischen Urteil ab. Es ist hier eine kleine Abweichung bezüglich der erlaubten oder nichterlaubten bioptischen Untersuchung am Platz. Bucalossi ist der Ansicht, daß die Furcht vor der Möglichkeit, daß bioptische Probeexcision einen gutartigen Naevus in eine maligne Neoplasie umwandeln könne, auch der strengsten Kritik nicht standhalte, da bei geschwürigem Zerfall die Cytodiagnostik das Problem lösen kann und da durch die präoperative Biopsie, welche mit einer weit im Gesunden vorgenommenen Ausschneidung eine Fernverschleppung des malignen Melanoms ausgeschaltet werden kann. Auf jeden Fall abzulehnen und zu brandmarken ist die Methode der bioptischen Probepunktion. Im großen und ganzen erscheint zwischen den gegensätzlichen Tendenzen der europäischen konservativen (Miescher) und der amerikanischen freien (Becker) in den folgenden Punkten eine Übereinstimmung erreichbar zu sein: 1. Wenn es sich um eine kleine Geschwulst handelt, dann ist der Probeexcision ein weit im Gesunden durchgeführter, bioptischer Eingriff vorzuziehen, welcher einen eventuellen, weiteren und verstümmelnderen Eingriff nach einigen Tagen, wenn der histologische Befund die Malignität des abgetragenen Tumors bestätigt, erübrigt. Auf jeden Fall verbinden französische Autoren mit dieser weiten und teilweise verstümmelnden Biopsie eine Vernichtung mit der Elektrokoagulation unter Schonung der zentralen Zone, welche für die histologische Untersuchung bestimmt ist. 2. Wenn die Geschwulst groß oder jedenfalls größer als die erste ist, darf die Probeexcision noch in Betracht gezogen werden, jedoch mit der *Waffe in der Hand* und einem endgültigen histologischen Befund innerhalb kürzester Zeit, auch innerhalb einiger Minuten, wie es die Fixierungsmethode in siedender Formalinlösung und nachfolgender Gefrierschnittbehandlung erlaubt. Wenn der histologische Befund für die Malignität der Geschwulst spricht, wird der Eingriff unmittelbar in der notwendigen Weise angeschlossen. Tailhefer

und MEYER bestehen auch bei dieser zweiten Möglichkeit auf der bioptischen Vervollkommnung mit der Elektrokoagulation, mit anderen Worten bezieht sich die
Variation nicht so sehr auf das bioptische Kriterium als vielmehr auf die damit
verbindende Methode, ob elektrochirurgisch oder mit dem stählernen Skalpell.
Es ist klar, daß bei diesem System das letzte entscheidende Wort dem histologischen Fachmann zugestanden wird. Es handelt sich um eine echte *histologische
Prognose des malignen Melanoms*. Die histologischen Unterschiede, welche beim
malignen Melanom gefunden worden sind, liegen den Faktoren, welche einige
Autoren zu prognostischen Schlußfolgerungen veranlaßten, zugrunde. So hält
z.B. WRIGHT (welcher die malignen Melanome in rundzellige [epitheloide],
spindelzellige und gemischte einteilt) die Prognose der epitheloiden für besonders
ungünstig. Unter den Tumoren mit länglichen Zellen scheint die fibrosarkomatöse
Gruppe, welche nicht sehr zellreich ist, eine geringe Malignität zu besitzen.
JÄGER nimmt eine Klassifizierung auf eine, wie folgt aufgefaßte Malignität vor:
1. Fasciculärstruktur und Spindelzellen mit geringer Malignität (1. Grad).
2. Wabenstruktur mit rundlichen Zellen und starker Malignität (2. Grad).
3. Gemischte Tumoren mit den Eigenschaften der beiden vorgenannten, mit unterschiedlicher mittelstarker Malignität (1.—2. Grad). Diese letzten Angaben
fanden übrigens bei der Verwendung radioaktiven Tyrosins, wobei die tyrosinasische Aktivität bei gemischten Formen und besonders beim rundzelligen Typ
größer war, ihre Bestätigung (JÄGER, LERCH, DELACRETAZ). SIRTORI und
GALLICO halten die Pflastersteinform, ähnlich den indifferenzierten Carcinomen
und Sarkomen, für besonders bösartig. Andere (TAUSSIG, TORREY, ALLEN und
SPITZ) lehnen jegliches Verhältnis zwischen histologischem Bild und Prognose ab.
MIESCHER ist derselben Ansicht und konnte, wenn er auch die Beweiskraft der
Angabe JÄGERs anerkennt (da die nennenswerte Brüchigkeit sowie die Wabenstruktur mit der Neigung zum vollständigen Zerfall der Zellen und ihre engste
Verbindung mit den Gefäßen einen eheren Einbruch in den Kreislauf von seiten
der neoplastischen Zellen ermöglicht, während die Zellelemente bei Fascicelstruktur in festerem Zusammenhang stehen und daher die Möglichkeit einer Aussaat geringer ist), analoge Verlaufsformen (gutartige und bösartige) feststellen,
obwohl beiderlei Formen bald das eine, bald das andere histologische Aussehen
hatten.

ALLEN und SPITZ fanden dagegen eine verschiedene prognostische Möglichkeit,
je nachdem es sich um tiefe oder oberflächliche Formen handelt. Die oberflächliche Form hat einen günstigeren Verlauf (jedoch im Rahmen dieser oberflächlichen Formen geben die Autoren an, ist es histologisch nicht möglich, jene mit
gutartigem von denen mit bösartigem Verlauf zu unterscheiden).WRIGHT schreibt
dagegen der Tiefe der neoplastischen Wucherung aus prognostischen Gründen
wenig Bedeutung zu und hält mehr in dieser Hinsicht von dem Zellreichtum der
Neoplasie.

Nach CROSTI zeigt das Studium der Melanomstruktur mit größerer Sicherheit
die potentielle Neigung zur Malignität oder die schon vorhandene Malignität
der Neoplasie: Die in dieser Hinsicht bedeutenderen Tatsachen liegen bei unregelmäßiger Acanthose mit pseudocarcinomatöser Hyperplasie, beim Vorkommen von
Kernaplasie, Hyperchromie oder bei Vacuolisierung, bei häufiger Mitose, bei
Absonderung unnormaler Naevuszellen. bei der Fortbewegung der melanophoren
Zellen sowie der isolierten oder gruppierten Naevusmelanocyten gegen die
Hornschicht. Im Corium findet man diese bei der Zunahme einer Unregelmäßigkeit der Basalmembran, bei der Infiltration der Naevuselemente in die Lymphbahnen oder bei deren alveolärer Gruppierung, bei Vorkommen von Mitosen der
Melanocyten mit polymorphen Kernen oder bei der Bildung enger Beziehungen

zwischen der melanoblastischen Struktur und hyperämischen Capillaren oder bei Cellularembolie in den vom Krankheitsherd entfernten Lymphcapillaren und beim Vorkommen von Bindegewebe, das lympho-plasmocytär entzündlich reagiert.

Die Pigmentierungsintensität habe keinen besonderen Wert für die Malignität (JÄGER, ALLEN und SPITZ). Dies steht im Gegensatz zu den nicht mehr jungen Betrachtungen, welche in den nichtpigmentierten Formen als wenig differenzierte eine schlechtere Prognose erblickten. ALLEN und SPITZ räumen eine gewisse Bedeutung den Mitosen ein, jedoch nicht bei der Bewertung der Prognose des Einzelfalles, da es sich um einen aus statistischen Untersuchungen ergebenen Befund handelt. Tatsächlich konnten die Autoren bei den oberflächlichen malignen Melanomen weniger Mitosen feststellen als bei Formen mit tiefgreifender Wucherung. Auch bei den ad exitum gekommenen Patienten waren reichliche Mitosen beobachtet worden, während sie bei den Überlebenden geringer waren. Während für die Autoren eine isolierte Mitose nur einen relativen Wert hätte, besäßen 8—10 Mitosen je Gesichtsfeld einen anderen Wert und sicherlich eine schlechtere Prognose. Es bleibt aber hinzuzufügen, was BERTOLOTTO mitteilt, daß der zu beobachtende Mitosenindex auch im Verhältnis zum Augenblick der Fixierung des zu untersuchenden Fragmentes steht (ob unmittelbar oder einige Zeit nach der Entnahme). Der Zellpolymorphismus kommt häufig bei Formen mit tödlichem Ausgang vor. Es besteht aber kein Verhältnis zwischen Intensität desselben und Zahl der Mitosen. Während manche der Menge der argyrophilen Fasern jegliche Bedeutung absprechen, verhinderten dieselben bei sehr reichlichem Vorkommen die metastatische Zellwanderung (ALLEN und SPITZ). Kein bestimmter Zusammenhang besteht zwischen Verhalten der Mastzellen und der Malignität des Tumors (BERTOLOTTO). GRINSPAN und ABULAFIA behaupten, daß die malignen Melanome, welche von der Lentigo maligna ausgehen, im allgemeinen auch bei Rezidiven und Metastasenbildung nicht generalisieren.

Im großen und ganzen scheinen die dargelegten Tatsachen sich teilweise zu widersprechen, während die Aufmerksamkeit der verschiedenen Autoren bald dem einen, bald dem anderen Gesichtspunkt geschenkt wird. Daher ist es vielleicht nicht falsch, wenn CHARPY behauptet, daß die Klinik und die Histologie miteinander in Widerstreit stehen, da klinisch maligne Geschwülste weder Anaplasie noch Cutiswucherung aufweisen und umgekehrt.

a) Cutismelanoblasten — Mongolenfleck — Blaue Naevi

Wir vereinigen in diesem Kapitel mehrere Krankheiten, welche, obwohl mit den gutartigen und bösartigen Melanomen, von denen wir gesprochen haben, die Melaninpigmentierung gemeinsam haben, doch von diesen sich unterscheiden, da die sie aufbauenden Elemente, wenn auch Melanoblasten genannt, embryogenetisch verschieden anzusehen sind. Diese Auffassung ist heutzutage jedoch nicht mehr viel verbreitet. Auf jeden Fall befindet sich dieser Melanoblast in der Cutis (im Gegensatz zum physiologischen Sitz des vorherbehandelten) und beteiligt sich als aufbauender Zellbestandteil an besonderen klinischen und histologischen Erscheinungen, welche von den bisher behandelten abweichen. Praktisch sind es diese Gründe, die uns eine getrennte Beschreibung für angebracht erscheinen lassen.

Diese Erscheinungen, welche beinahe sicher, wie fast einmütig angenommen wird, untereinander in Verbindung stehen, sind die Mongolenflecke, die blauen Naevi (mit ihren nach MASSON typischen cellulären und nervösen Abarten), sowie der maligne blaue Naevus.

Die sie aufbauenden Melanoblasten wurden, wie schon gesagt, als mesenchymaler Natur angesehen. Andere Auffassungen sprechen ihnen in jüngerer Zeit diese Natur ab.

Im großen und ganzen sind die Tatsachen, welche eine Epithelgenese unterstützen, äußerst wenige und sehr schwierig zu beweisen (ALLEN und SPITZ). Übrigens, was vor einiger Zeit MONTGOMERY und KAHLER angeben, daß nämlich die Melanoblasten des blauen Naevus in Beziehung zu den epidermalen Melanoblasten stünden, wurde in der Folgezeit von DORSEY und MONTGOMERY auf Grund der Untersuchung blauer Naevi, welche an der Oberfläche Lentigines mit intraepidermalen Melanoblasten aufwiesen, nicht bestätigt gefunden. MASSON leitet diese Elemente von der Neuralleiste ab. In analoger Weise spricht sich BECKER aus, wenn er diese für heterotopische Melanoblasten hält, welche auf ihrer Wanderung des intrauterinen Lebens dort liegengeblieben seien. Diese Zellhaufen sind auch die eventuell Verantwortlichen für das spätere Auftreten eines Mongolenflecks, eines blauen Naevus und des selteneren malignen blauen Naevus. Die neurale Natur (jedenfalls nicht mesenchymale) wird von MASSON auch auf Grund der cytologischen Eigenschaften der diese pathologischen Formationen aufbauenden Elemente vertreten: Beim blauen Naevus die verzweigten pigmentierten Zellen in den den Naevus durchziehenden kleinen Nerven sowie das nach künstlicher Entpigmentierung neurofibromatöse Aussehen des Naevus, bei den sog. blauen Neuronaevi die Übergangsformen zwischen Schwannschen Zellen und Melanoblasten. Diese Übergangsformen wurden jedoch nie von DORSEY und MONTGOMERY beobachtet, welche sich ihrerseits wundern über die größere Ausdehnung der Cutismelanoblasten gegenüber den intraepidermalen, da nach ihrer Meinung dieses verschiedene Aussehen nicht durch die verschiedene Schichte gerechtfertigt wird (Epithel und Cutis); vielleicht ist das der Grund, weshalb sie auch versuchen, die beiden Melanoblastenarten zu trennen, welche in Wahrheit auch wegen der analogen Tätigkeit besser als von derselben Quelle ausgehend angesehen werden.

Morphologisch gesehen sind diese Zellen größer als die intraepithelialen Melanoblasten. Sie erscheinen länglicher Gestalt mit verdicktem zentralen Teil und dünnen Enden, welche in noch feinere Fortsätze übergehen. Manchmal können dendritische Verästelungen und Fortsätze vorhanden sein, welche mit der ammoniakalischen Silberreaktion besser darstellbar sind. Diese Zellen sind nämlich mit Melaninkörnern beladen, die bald sehr fein-, bald sehr grobkörnig sind. Das Pigment reicht nicht unmittelbar an den Zellkern heran, da dieser von einem farblosen Hofe umgeben erscheint (DORSEY und MONTGOMERY). Die Dopareaktion ist mehr oder weniger positiv, jedoch nicht in allen Elementen: die ovalen Zellkerne sind chromatinarm.

α) Der Mongolenfleck und der Ota-Naevus

Die eben beschriebenen Cutismelanoblasten liegen dem histologischen Bild des Mongolenflecks zugrunde. Er weist demzufolge also längliche, gewellte, bandförmige Zellelemente auf, welche untereinander weit entfernt sind, so daß der normale Gewebsaufbau nicht verändert erscheint. Tief in der Cutis eingelagert, strebt der eine oder andere Melanoblast der Oberfläche zu, jedoch nicht alle weit von der Epidermis entfernt, unterhalb welcher sich eine farblose Schleife erstreckt. Die Dopareaktion ist mehr oder weniger intensiv positiv. Manchmal auch nur sehr bescheiden.

Diese Krankheit deckt sich histologisch mit dem Naevus fuscus caeruleus ophthalmicus maculatus Ota mit dem sich jüngstens YOSHIDA beschäftigt hat.

Die beiden Formen zeigen Ähnlichkeiten auch bezüglich einiger Entwicklungsmöglichkeiten. Praktisch kann nur der Mongolenfleck bei subcutanem, musku-
lärem oder Fasciensitz die Struktur eines blauen Naevus mit Melanoblastenwanderung in die Tiefe annehmen (UPSHAW, GHORMLEY und MONTGOMERY,
COLE, HUBLER und LUND, PARISER und BEERMAN), während der Ota-Naevus
histologische Eigenschaften zeigt, welche zwischen dem Mongolenfleck und dem
blauen Naevus liegen (mit Mitbeteiligung der Skleren, Augenmuskeln, des retro-
orbitalen Fettkörpers usw.). Es ist daher im ganzen gesehen denkbar, daß
Mongolenfleck, Ota-Naevus und blauer Naevus verschiedene Stadien eines
nämlichen Krankheitsprozesses darstellen (DORSEY und MONTGOMERY).

Die mit der autoradiographischen histochemischen Methode festgestellte
Tyrosinasetätigkeit fehlt sowohl beim Mongolenfleck als auch beim Ota-Naevus
(FITZPATRICK und KUKITA). Vom klinischen Standpunkt aus imponiert der
Mongolenfleck als eine angeborene, umschriebene Melanosis, welche aus einem
oder mehreren bläulichen oder auch bräunlichen, flachen, fast immer haarlosen
Flecken aufgebaut ist, mit ovaler Gestalt und nicht klar abgesetzten Rändern,
von einem bis 5—6 cm messenden größten Durchmesser. Der bevorzugte Sitz
horizontaler Richtung in der Kreuzbeingegend. Seltener kann man einzelne
Elemente an den Gesäßbacken, den Hinterflächen der Oberschenkel und noch
entfernter beobachten. Diese Flecke sind fast regelmäßig bei Mongolen, Japanern,
Chinesen und bei den Negern und den Indianern Südamerikas vorhanden. Bei
der weißen Rasse finden sie sich nach COMBY bei ungefähr 2% der Fälle oder
stellen fast eine Anomalie dar (NIEDELHAN, PRATT, EPSTEIN). Die bei der Geburt
vorhandenen Flecke neigen spontan gegen das 5. Lebensjahr zum Verschwinden.
Es ist mir nicht bekannt, ob in der Literatur eine maligne Entartung des Mongolenflecks berichtet worden ist.

Der Naevus fuscus caeruleus ophthalmicus maculatus Ota wurde von den
Untersuchungen von OTA, ITO und YOSHIMA hervorgehoben. Immerhin wurde
er auch schon früher von anderen Autoren beschrieben (KESTENBAUM, DES-
MARRES, LEVER, PROWAZECK, BARAWAY, FISCHER und SHEN CHEN YO u. a.).
Diese Geschwulst tritt vorwiegend beim weiblichen Geschlecht auf (80%).
Sie erscheint entweder bei der Geburt oder gegen das 20. Lebensjahr und
ist durch bläuliche, flache, gewöhnlich im Innervierungsgebiet des ersten und
zweiten Trigeminusastes lokalisierte Pigmentflecke ausgezeichnet. Die Hauterscheinungen sind bei ungefähr 50% der Fälle durch die Melanosis der Conjunctiva, manchmal auch der Mundschleimhaut und der Meningen ausgezeichnet.
Diese Krankheit ist den Rassen mit hyperpigmentierter Haut eigen (es scheint,
daß dieselbe nur zweimal an einer Italienerin von DE GRACIANSKY und von
TEMIME und TRAMIER beschrieben worden ist): in Japan kann man sie an etwa
1,1% der Bevölkerung beobachten (MARCHIONINI). Die 110 Naevi dieser Art, die
von 1940—1950 von YOSHIDA (1952) beobachtet wurden, würden 4,06% von
27 000 Kranken darstellen, die in diesem Zeitraum die Klinik von ITO aufsuchten
und 21,7% der Kranken, die pigmentäre Veränderungen am Gesicht aufwiesen.
HIDANO u. Mitarb. halten, auf Grund eigener Fälle, die familiären Eigenschaften
der krankhaften Form für außergewöhnlich (sie fanden unter 61 nur einen dieser
Fälle). Bei einigen Kranken kann man eine nervöse Symptomatologie beobachten
(CASCOS und PEREZ, LEVAN, KAPLAN, LACROUX, ROZAN, PERNOD, MEMIN,
BOUCHAT, POIRIER).

CARLETON und BIGGS nähern diese Naevusform anderen diffusen Erscheinungen,
welche auch einige angeborene Schädelanomalien aufweisen. QUIROGA weist
auf die differentialdiagnostischen Kennzeichen gegenüber dem Mongolenfleck
hin und faßt dieselben hauptsächlich in folgende Punkte zusammen:

1. Bestehenbleiben der Krankheit nach dem Kindesalter. 2. Besondere Lokalisierung am Gesicht mit besonderer Berücksichtigung des Trigeminusgebietes. 3. Mitleidenschaft der Schleimhäute und manchmal auch tiefer Gewebe. 4. In manchem Fall maligne Entartung (DORSEY und MONTGOMERY), auch mit visceralen und subcutanen Metastasen (MILNE und SOMMERVILLE) mit tödlichem Ausgang.

TANINO hat eine Einteilung in fünf Gruppen vorgeschlagen: 1. Kleinste Form, einzelner Typ, leichte dunkle oder gräuliche Pigmentation beschränkt auf das obere und untere Augenlid; 2. kleinste Form, zygomatischer Typ, einige nicht sehr starke und begrenzte Flecken; 3. mittlere Form, mit im allgemeinen stärkerer Pigmentation am Kiefer und an der Nasenwurzel; 4. schwere Form, Flecken von dunkelblauer oder dunkelbrauner Färbung an Augenlidern, Kiefer, Nasenwurzel und -flügel, an der äußeren Ohrmuschel und der Zone hinter der äußeren Ohrmuschel und der Hälfte des Haarbodens; 5. bilaterale Form.

β) Die blauen Naevi

Der blaue Naevus Tièche-Jadassohn wurde im Jahre 1906 endgültig als solcher bezeichnet. Vorher war er als Chromatophorom oder als Melanofibrom Kreibich bekannt. Diese Krankheit ist bei der Geburt, häufiger aber zwischen dem 20. und 40. Lebensjahr, zu beobachten. Nach DORSEY und MONTGOMERY ist dieser Naevus häufiger bei normalerweise überpigmentierten Rassen zu beobachten. Er tritt vorwiegend an Gesicht, Hand- und Fußrücken auf, während er äußerst selten an den Handtellern und Fußsohlen auftritt, welche, wie wir schon erwähnten, bevorzugter Sitz der gewöhnlichen Pigmentmale und der malignen Melanome sind.

Die klinische Erscheinungsform bewegt sich nach der jüngsten Beschreibung von QUIROGA, FOLLMANN und MAGNIN innerhalb zweier polar entgegengesetzter Formen, papulosa und maculosa. Diese erste ist ein nodulös papilläres Gebilde, im allgemeinen isoliert, glatt, schmerzlos, rund, von der Größe von $^1/_2$—1—$1^1/_2$ cm Durchmesser, ist hart und von blauer Farbe. Die zweite klinische Erscheinungsform dagegen mit klar abgesetzten Rändern, verschiedener, von 1—3 cm gehender Größe (manchmal auch größer; in einem von UPSHAW u. Mitarb. beobachteten Fall erreichte der Naevus die Ausdehnung 6×17 cm, ein wahrlich ausnahmsweises Vorkommnis, wenn nicht einziges), bläulicher Farbe, in der Regel das Hautniveau nicht überragend, von glatter oder etwas runzeliger Oberfläche. Diese Charakteristiken können immerhin mehr oder weniger sich ändern bei den sog. Zwischenformen. Die Frage der Farbe wurde von MONTGOMERY und KAHLER mit besonderer Berücksichtigung der Farbtonverschiedenheiten des Naevus statistisch untersucht. Dabei konnten sie feststellen, daß die Farbe bei 52% blau, bei 32% blauschwarz, bei 8% blaugrau, bei 5% stahlblau und bei 3% schwarz war. Für die beiden letztgenannten Arten, fügen sie hinzu, benötigte man geradezu eine histologische Untersuchung, um sie von malignem Melanom unterscheiden zu können. Die Naevusfarbe hängt, wie schon bezüglich der Metastasen und der Melanodermie beim malignen Melanom erwähnt, auch beim blauen Naevus von der Pigmentierung der Epidermis, von der Tiefe der eingelagerten Naevuszellen, von der enthaltenden Pigmentmenge und von der Reinheit der Wellenlänge der im Pigment vorherrschenden Lichtwelle ab (BRUNSTING und SHEARD). Dieser Naevus erfährt nur sehr selten eine maligne Entartung (HERZBERG und KLEIN). QUIROGA, FOLLMANN und MAGNIN konnten bei 2000 in Buenos Aires untersuchten Fällen keinen einzigen Fall feststellen. Andere Autoren betrachten diese Möglichkeit dagegen als ein eher häufiges Vorkommnis. ALLEN kommt auf Grund einer kritischen Revidierung der als solche angeführten

Fälle zu folgender Betrachtungsweise: 1. Entweder handelt es sich um aus Naevi der Epidermis-Cutisgrenze hervorgegangene Melanocarcinome mit Spindelzellen oder 2. um Spindelzellmetastasen eines Melanocarcinoms oder 3. um blaue Naevi bösartiger Zelltypen. ALLEN selbst konnte bei sechs Fällen blauer Naevi maligne Entartung beobachten.

Es können drei verschiedene histologische Abarten von blauem Naevus beobachtet werden: typische, celluläre und der blaue Neuronaevus (MASSON). Die typische Form erscheint von den charakteristischen beschriebenen Zellen aufgebaut, welche doch im Gegensatz zum Mongolenfleck nicht untereinander isoliert und voneinander entfernt stehen, sondern eng aneinandergerückt sind, um Faszikel verschiedenen Ausmaßes oder Haufen zu bilden, welche häufig Schweißdrüsen oder deren Ausführungsgänge oder Haarfollikel mit einbeziehen, und sich auch auf die Gefäße und Hautnerven ausdehnen können. Der Naevus ist tief in der Cutis eingelagert und obwohl unklar begrenzt, beobachtet man immer einen subepithelialen Cutisstreifen frei von Proliferation. Der Naevus erscheint stark pigmentiert. Bei starker Vergrößerung erkennt man, daß das Melanin in zwei verschiedenen Zellelementen enthalten ist, davon sehen die den oben beschriebenen Coriummelanoblasten ähnlich, während die anderen plumper gebaut sind. Diese letzteren enthalten im allgemeinen das Melanin in groben Schollen und scheinen außerdem in engem Zusammenhang mit den Melanoblasten, welche an der Peripherie des Knotens ebenfalls in geringer Zahl vorhanden sind, zu stehen, unter denen sie verstreut sind. Es handelt sich dabei um Melanophoren. Die Dopareaktion ist naturgemäß nur bei den Melanoblasten positiv, jedoch nicht bei allen in derselben Weise, im Gegenteil, sind es in der Regel nur wenige Elemente, die in sehr starker Weise antworten und dabei handelt es sich um jene, welche am Rande der Faszikel sich befinden (MASSON). Eine Sklerotisierung dieser Naevi wurde von DORSEY und MONTGOMERY berichtet. Es ist in seltenen Fällen möglich, die blauen Naevi in Verbindung mit intracutanen Naevi oder darüberliegenden Junction-Naevi zu beobachten.

Im Innern der blauen Naevi, welche die oben beschriebenen histologischen Charakteristiken aufweisen, kann man einzelne Inseln klarerer Zellen beobachten, welche leicht von den anderen intensiver pigmentierten hervorstechen. Es kommt also so schematisch zur Bildung des Bildes des zelligen blauen Naevus. Diese Inseln klarerer Zellen, welche extrem klein oder sehr groß sind, suchen das Gewebe des typischen blauen Naevus gegen die Oberfläche zu drängen, welche sich daher passiv über sie modelliert. Manchmal können diese Inseln wie eingekapselt erscheinen. Wenn sie zahlreich und groß sind, können sie fast die ganze Tumorausdehnung einnehmen, wobei sie dann eben noch die Überreste des typischen blauen Naevus erkennen lassen. Die diese Inseln aufbauenden Zellen erscheinen als Syncytium mit kleinen Zellkernen gegenüber denen der Coriummelanoblasten, regelmäßig von Gestalt, mit blasigem, trübem, leicht eosinophilem Cytoplasma. Es werden weder Mitosen noch Zellkernunregelmäßigkeiten beobachtet. Diese Zellen unterscheiden sich von denen der Junction-Naevi und der Cutis-Naevi wegen eines Fibrillengerüstes, welche an feine Melaninkörner enthaltende, dünnen, dendritischen Fortsätzen anhaften (DORSEY und MONTGOMERY). Es ist interessant zu beobachten, daß manchmal diese zelligen blauen Naevi metastasieren können, aber, wie ALLEN und SPITZ mitteilen, dabei besondere Charakteristiken annehmen. Tatsächlich handelt es sich um Metastasen, welche am Randsinus isoliert, gut differenziert haften bleiben. Die Lymphdrüsenausrottung führt nicht zu einer Generalisierung des Prozesses. Sie unterscheiden sich daher merklich von jenen des malignen Melanoms und werden zu Recht mit jenen des Bronchusadenoms verglichen. Ihr Mechanismus ist nicht bekannt, ALLEN und SPITZ jedoch sprechen die Hypothese aus, daß sie nicht durch aktive Zelleinwanderung in die Blutgefäße zustande kommen, sondern eventuell dadurch, daß diese gepreßt werden (Trauma, Druck), jene passiv durchbrechen, vom Blutkreislauf ergriffen und als Emboli, relativ passiv, in den regionalen Lymphknoten abgelagert werden. DORSEY und MONTGOMERY sind der Meinung, daß einzelne als blauer Naevus beschriebene Formen unter diese zu rechnen sind. MASSON erwähnt in seiner neuen Abhandlung über die menschlichen Tumoren die zelligen blauen Naevi nicht und spricht von blauen Neuro-Naevi. Wir fügen sie der Klassifikation der verschiedenen Typen blauer Naevi hinzu, da die Beschreibung von MASSON ein wenig von den anderen abweicht. Es ist jedoch immerhin möglich, daß die beiden Formen als identisch angesehen werden müssen.

Der blaue Neuro-Naevus, wie er von MASSON an Hand einiger zur Beobachtung gekommener Fälle beschrieben wurde, soll histologisch durch Melanoblastenhaufen vom cutanen Typ, mit den beschriebenen Charakteristiken ausgezeichnet sein, welche in der Tiefe ein von langen unter sich parallel verlaufenden und in verschieden großen Faszikeln angeordneten, anastomosierenden und nach allen Richtungen verlaufenden Zellen aufgebautes Gewebe aufweisen. Als dritte Eigenschaft kann man noch ein plexiformes Neurom beobachten, von dessen Verästelungen sich zahlreiche in den oben genannten pseudosarkomatösen Faszikeln verlieren. Man beobachtet Übergangszellen zwischen Schwannschen Zellen der Nerven und den pseudosarkomatösen Bündeln, welche geradezu von jenen auszugehen scheinen. Diese Formen (in Analogie zu den schon beschriebenen zelligen blauen Naevi) konnten auch Lymphdrüsenmetastasen bilden.

Die maligne Entartung eines blauen Naevus ist ein seltenes Ereignis. Immerhin ist der Ursprung sarkomatöser Formen aus ihm schon lange beschrieben worden (Melanosarkom Darier 1925). Ein derartiges Ereignis wird heute von vielen Autoren in Frage gestellt, da sie in diesen so beschriebenen Formen mehr die histologischen Voraussetzungen für die Diagnose eines zelligen blauen Naevus sehen als eine echte maligne Entartung (DORSEY und MONTGOMERY). Trotz alledem wird auch noch jüngst eine derartige Entwicklungsmöglichkeit von GOTTRON und NIKOLOWSKI mitgeteilt, welche in einem typischen blauen Naevus die Bildung eines Gewebes feststellen konnten, das von verschieden großen, untereinander sich verflechtenden, besonders im mittleren Abschnitt zellreichen Balken aufgebaut erschien (während der oberflächliche Teil das für den blauen Naevus typische Aussehen annahm). Diese aufgestapelten Zellen, deren betonte fibrilläre Proliferation die Grenzen verbirgt, hatten polymorphe, verschieden große und mehrere Kernkörperchen enthaltende Zellkerne. Neben ovalen und ovoidalen Kernen finden sich auch gezähnte und pyknotische von bizarrem Aussehen. In den tiefen Abschnitten finden sich wenige rundliche Riesenzellen, während Mitosen in normaler Zahl angetroffen werden. Nach anderen Forschern erfolgte die maligne Umwandlung mit cellulären Veränderungen, welche mehr an Epithelzellen der Anfangsphase des zelligen Naevus erinnern. In diesen Fällen bestimmen sich jene Veränderungen, welche histologisch hauptsächlich zur Diagnose der Malignität leiten, und zwar Mitosenreichtum, Zellpolymorphismus mit großen und unregelmäßigen hyperchromen Zellkernen, Zunahme des Zellvolumens und Vacuolisierung dieser Zellen, welche ein carcinomatöses Aussehen annehmen, während man im Übersichtsbild des histologischen Schnittes noch Überreste des zelligen blauen Naevus und des typischen blauen Naevus, Chromatophoren und eine eventuelle, in manchen Abschnitten zu sehende Sklerose findet. ALLEN und SPITZ unterstreichen als einen besonders bezeichnenden Befund für die Diagnose des malignen blauen Naevus die Nekrose.

Neuerdings wurde ein Fall eines malignen blauen Naevus von FISHER beschrieben, welcher natürlich abgesehen von der fehlenden Junction-Aktivität (welche beim blauen Naevus mit Ausnahme seltener Fälle, welche unter die Junction-Naevi gehören, immer fehlt) die intracytoplasmatischen Vacuolisierungen, carcinoides Aussehen, Zellpolymorphismus (rundliche, längliche, polyedrische Zellen, welche unter sich in engem Kontakt stehen und manchmal Faszikelstrukturen aufweisen) und eventuelle Mitosen von bezeichnender Bedeutung für diese Diagnose hält. Der Autor, welcher in seinem Falle keine Nekrose nachweisen konnte, weist dagegen auf sternförmige, eosinophile, intracytoplasmatische Körper hin, welche in einigen Tumorzellen vorkommen. Diese Strukturen waren nie zuvor angeführt worden (FISHER). Beim beschriebenen Fall unterschieden sich die Metastasen vom ursprünglichen histologischen Typ wegen der länglichen Zellen.

Die Zellen des blauen Naevus scheinen mesodermaler Herkunft zu sein (ITO, HADIDA und STREIT), jedoch konnte diese Tatsache noch nicht nachgewiesen werden. Andere Forscher dagegen (BRODERS, BECKER jr.) behaupten im Gegenteil, daß sie ektodermalen Ursprungs seien. FISCHER und BEZECNY nehmen diese Theorie wegen der Anwesenheit des Cholesterols und anderer Lipoide in den Zellen des blauen Naevus an, in Analogie zu den Epithelzellen. Ebenso vertreten MONTGOMERY und KAHLER die ektodermale Herkunft, während QUIROGA, FOLLMANN und MAGNIN gegenteiliger Meinung sind, und zwar aus den folgenden Gründen: 1. Der spindelförmige Charakter der Zellen des blauen Naevus kann nicht nur von einer einfachen mechanischen Ursache abhängen (BECKER jr.), da derselbe Charakter auch bei Elementen der zelligen Naevi oder cutaner Lokalisierung vorkommt. 2. Cholesterol und andere Lipoide sind kein exklusiver Besitz der ektodermalen Zellen, auch mesodermale Zellen können sie enthalten. 3. Bei der Koexistenz eines blauen Naevus mit einem zelligen Epidermis-Cutis-Naevus werden keine Übergangsformen festgestellt.

4. Therapie

Unserer Ansicht nach muß das Problem der Therapie der Hautmelanome von einem zweifachen Standpunkt aus betrachtet werden: als *prophylaktische Therapie* und als *heilende Therapie*. Das Wortspiel ist keine fehlerhafte Interpretierung, sondern entspricht einer genauen und wahren, wörtlichen und praktischen Bedeutung des Ausdrucks. All dies ist übrigens sehr gut begreiflich, wenn man sich das bisher Gesagte vor Augen führt, insbesondere in bezug auf Genese, Entwicklung, Umwandlung, Reizkausalität und kausalen Zusammenhang mit den örtlichen Proliferationsschüben und der allgemeinen Diffusion, Fernrezidive, subdolen Verlauf sowie in bezug auf wirkliche Verkennung einer realen malignen Situation einer melanotischen Erkrankung.

Das zweifache oben ausgesprochene Konzept betrifft sowohl das Feld der Naevi und der juvenilen gutartigen Melanome, als auch die malignen Melanome.

α) Naevi und juvenile Melanome

Dieser Sektor kann als im Zeichen der klinischen Beobachtung stehend bezeichnet werden; denn erfahren auch nicht alle Pigmentmale eine maligne Entartung, so trifft man doch sämtliche Melanome dort an, wo sich Elemente melanoblastischer Tätigkeit vorfinden. Dieses Konzept ist jedoch durchaus nicht starr, insofern je nach dem Alter eine verschiedene klinische Entwicklungsmöglichkeit zu bestehen scheint. In diesem, wollen wir es so nennen, juvenilen Milieu herrscht die Orientierung PACKs, welche von SYLVEN und WEBSTER an Hand einer großen und interessanten Kasuistik, von ALLEN u. a. bestätigt und von S. SPITZ, welcher das Bild des gutartigen juvenilen Melanoms unterschied, wieder bestätigt wurde. McWHORTER und WOOLNER, WILLIAMS, McWHORTER, FIGL, WOOLNER sind dagegen diesbezüglich sehr reserviert, wenn nicht geradezu vollkommen gegenteiliger Meinung, da sie eine lokale und metastatische melanotische Entwicklung der Erkrankung in allem der der Erwachsenen ähnlich beschrieben haben. Daher ergeben sich auch für diese Krankheiten ernste und vorsichtige Richtlinien und sehr aufmerksam abgewogene Kriterien. DUPERRAT folgt auf diesem Felde den folgenden therapeutischen Richtlinien: 1. Intakter Naevus: Ausrottung vorwiegend mit dem elektrischen Messer, wenn der Kranke es verlangt oder wenn der Naevus Traumen ausgesetzt ist. 2. Der im Aufbau begriffene Naevus: Ausrottung, wenn es sich um Erwachsene handelt. 3. Der Naevus ist traumatisiert worden: Ausrottung. 4. Der Naevus hat sich verändert: kein Eingriff, wenn es sich um einen geringen Entwicklungsschub oder eine vorübergehende Hautirritation (Sonnenbestrahlung) oder um eine Eiterung unterhalb des Naevus handelt; widrigenfalls Ausrottung. Die Prognose ist also auf jeden Fall sehr verwirrend. EKBLAD gibt die folgenden Anzeigestellungen an: Konservative Behandlung intracutaner Naevi, bei denen eine Biopsie durchgeführt wurde. Ausrottung oder vollkommene Zerstörung des Junction-Naevus. Indikation zum Eingriff beim Misch-Naevus, auch wenn eine klinische Untersuchung günstig ausfallen sollte. Diese Gesichtspunkte von EKBLAD, sehr richtig in ihrer Substanz, sind jedoch mit der Tatsache belastet, daß sie eine mehr eingehend histologische als klinische Kenntnis voraussetzen, welche nur selten oder jedenfalls nicht immer praktisch zur Verfügung steht. CHAPMANN und KLOPP sind derselben Ansicht, wenn sie erklären, daß es alles eher als leicht sei für einen Arzt oder Fachmann, den Anfang eines Melanoms zu erkennen, ja manchmal nicht einmal eines schon ausgedehnten Melanoms. Bezüglich der Pigmenthautmale halten sie die chirurgische Ausrottung für eine absolute Indikation: 1. bei allen blutenden und eiternden Naevi. 2. Bei sämtlichen irritierten Naevi. 3. Bei allen vom Kranken als vergrößert angesehenen Naevi, mit einbegriffen die seit kurzer Zeit aufgetretenen Naevi beim Erwachsenen (der Großteil der Naevi ändert so langsam seine Ausdehnung, daß sie dem Kranken und seinen Familienangehörigen entgeht, während der Befund von einem lange Zeit Abwesenden leicht festgestellt werden kann). Die einzige von den Autoren vorgebrachte Ausnahme für die Anwendung dieser unter dem dritten Punkt erwähnten Indikation soll die Schwangerschaft sein, insofern es bekannt ist, daß in der Regel die Naevi zunehmen und hyperpigmentiert werden. 4. Bei sämtlichen Naevi, welche pigmentierter werden oder scheinen. 5. Bei allen schwarzen und blauen Naevi. 6. Bei den Naevi an den Handtellern, Fußsohlen, Genitalien, Mundschleimhaut und der Fingernägel,insofern, wie nunmehr schon weitgehend bekannt, und wie wir mitgeteilt haben, selten gutartige Naevusformen in diesen Gegenden angetroffen werden. Die Autoren empfehlen den chirurgischen Eingriff im Abstand von nicht weniger als einem halben Zentimeter vom Naevusrand im gesunden Gewebe, die histologische Untersuchung und Ausrottung der regionalen Lymphdrüsen, wenn der Befund für eine maligne Form spricht. Auch RAVEN ist für die rasche Ausrottung des Naevus, wenn derselbe auf Grund des Sitzes wiederholten und dauernden Reizen ausgesetzt ist und wenn, wegen des Präpubertätsalters des Patienten, sich die Hormoneinflüsse der Pubertät fühlbar machen können, deren Bedeutung wir mit PACK anerkennen müssen. Es ist klar, daß in Anbetracht der ungeheuren Ausbreitung der Naevi und der glücklicherweise so geringen Anzahl maligner Entartung, es gut ist, sich an die schon oben erwähnten und von verschiedenen Autoren ausgesprochenen, aber doch alle auf die gleiche Handlungsweise ausgerichteten

Indikationen zu halten. Da es immerhin jederzeit möglich ist, ein aktives Melanom für einen einfachen Naevus zu halten, wird es gut sein, wenn man eingreifen will oder muß, unvollkommene Ausrottungen, fehlerhafte Elektrokoagulationen sowie Anwendung von chemischen Reagentien zu vermeiden und, im Gegenteil, in jedem Falle aufmerksam in Breite und Tiefe den Naevus auszurotten und nachher den histologischen Befund wegen eines eventuellen weiteren rechtzeitigen Eingriffs einzuholen.

Die gegenwärtigen Untersuchungen mit dem Radiophosphortest sind heute von besonderem Interesse sowohl auf diagnostischem als auch auf therapeutischem Gebiet und werden auch in Zukunft unser Augenmerk auf sich lenken. Es ist deutlich und verständlich, daß uns die Angst, in jedem pigmentierten Naevus ein Melanom zu sehen, oft zu diagnostischen Irrtümern führt und dies um so mehr für jene, die in eigener Erfahrung die rasche Umwandlung eines Naevus in Melanom beobachten konnten. Außerdem wird darauf hingewiesen, daß die dauernden Untersuchungen, die ein Trauma darstellen, häufig die Metastasierung beschleunigen. Daher die Bedeutung der Tumor-Diagnostik mit Hilfe der Radioisotopen, die — auch wenn sie den Vorteil hat, daß sie ohne Verletzung der Neoplasien durchgeführt werden kann und die von BAUER, STEFFEN, CRAMER und PABST, von HERZBERG, SCHUHMACHER, SCHARZ und WEISE auch auf die Melanome ausgedehnt wurde — sowohl Befürworter als auch Ablehner gefunden hat. So z. B. vertreten SCHUHMACHER u. Mitarb. die Meinung, daß der Test mit radioaktivem Phosphor P 32 für die Diagnosestellung der Melanome keinen besonderen Wert hat, da sehr leicht Irrtümer gegenüber andersartigen Tumoren möglich sind. Andere Autoren dagegen glauben, daß — auch wenn man die Tatsache betrachtet, daß die Ergebnisse des Radiophosphortests nicht immer 100%ig exakt sind — die Methode an sich schon von großer Hilfe sein kann bei der Erkennung des Melanoms, auch weil eingreifende Maßnahmen nicht möglich sind und deshalb auch schon eine Reduzierung der etwa 50% Fehldiagnosen, verglichen mit den übrigen 50% der positiven Diagnosen, als Fortschritt zu bezeichnen ist. SANTLER, GULDEN und LEHNER glauben, auf Grund neuerer persönlicher Untersuchungen an 342 Tumoren und nach genauen Angaben über die technische Handhabung und über den günstigsten Zeitpunkt für die Untersuchungen feststellen zu dürfen, daß der Radiophosphortest weiter ausgebaut werden soll, da er uns auf therapeutischem Gebiet von großem Nutzen sein kann.

Bezüglich des juvenilen Melanoms (besser juveniler Naevus) wird eine vollkommene, nicht verstümmelnde Abtragung ausreichend sein. Das maligne Melanom der Kinder muß dagegen wie das Melanom der Erwachsenen behandelt werden (McWHORTER, FIGL, WOOLNER, ALLEN, SPITZ u. a.). DE GRACIANSKI, DEGOS u. a. vertreten in bezug auf die präcanceröse Melanosis Dubreuilh die Meinung, daß die Überwachung ausreichend und nicht der systematische Eingriff angezeigt sei, da die Krankheit keine beunruhigende Ausdehnung sowie keine konstante und klassische Degenerierungstendenz besitze.

β) Malignes Melanom

Auch bei diesem enger begrenzten Sektor kann man die anfangs dargelegte Richtlinie von einer prophylaktischen und einer heilenden Behandlung nutzbringend anwenden, da die erste Behandlungsform besonders bei der Naevusphase und der juvenilen Periode angezeigt ist. Diese Unterscheidung kann auch heute noch, wenigstens soweit es die Prophylaxe für die allerersten Anfänge der melanomatösen Umwandlung, welche, wie wir schon ausführten, jener besonderen Naevusmelanomphase entspricht, welche noch nicht vollkommen als Melanom bestimmt werden kann und trotzdem schon sehr verdächtige klinische Zeichen mehr als direkte histologische Beweise zeigt, betrifft, beibehalten werden. Es entspricht dies dem ersten Stadium oder Grad des malignen Melanoms, als Lokalisierung auf die Haut beschränkt oder höchstens mit kleinen Rezidiverscheinungen in den zunächst liegenden Hautabschnitten. Jenseits dieses Augenblicks kann durchaus nicht mehr von Prophylaxe gesprochen werden.

Nach der Darlegung dieser Konzepte, welche geeignet erscheinen, einige auf dem Gebiet der Behandlung der malignen Melanome augenblicklich bestehende Situationen einzuordnen, muß gesagt werden, daß das entwickelte maligne Melanom bezüglich seiner Entwicklung und seiner Möglichkeiten und Notwendigkeiten des Eingriffs in die folgenden drei Stadien oder Grade eingeteilt werden kann: 1. Grad: Noch auf die Haut beschränktes Melanom (VIACAVA nimmt in dieses Stadium auch die höchstens kleinen Rezidivprozesse der zunächst liegenden Hautabschnitte mit hinein, welche andere Autoren in das folgende Stadium einreihen). 2. Grad: Melanom mit schon bemerkbarem regionalem Drüsenbefall. 3. Grad: Metastasenbildung an zwei oder mehr Lymphdrüsengruppen oder Generalisierung. Es ist offenkundig klar, daß diese stufenweise eingeteilte Ausbreitung das therapeutische Problem umschreibt und sehr klare und genaue Indikationsnotwendigkeiten auferlegt. Auf jeden Fall kann gesagt werden, daß bezüglich dieser Dreiteilung der klinisch-prognostischen Symptomatologie sämtliche Autoren übereinstimmen; abweichende Ansichten vertreten sie dagegen in bezug auf die zu ergreifenden Schritte besonders bezüglich des 1. und 2. Stadiums. Es bestehen also Meinungsverschiedenheiten in bezug auf das Mittel der Wahl: diese Mittel sind: 1. radiologische; 2. chirurgische; 3. radiologisch-chirurgische; 4. chirurgisch-radiologische; 5. allgemein-medizinische (Chemotherapie, Cytostatica usw.).

Radiologische Mittel. Vom Gesichtspunkt der Doktrin aus würde die Strahlentherapie beim Melanoblastom folgende Rechtfertigung haben: 1. Im Gegenteil zu dem, was mit einem großzügigen chirurgischen Eingriff nicht erreicht werden könnte, verhindert sie die Ausbreitung der neoplastischen Zellen. 2. Sie führt zur vollständigen Nekrose des Tumors, dessen Rückstände dann mit einem chirurgischen Eingriff beseitigt werden können.

Die pathophysiologischen Voraussetzungen erschienen für ein radiologisches Behandlungsverfahren nicht günstig zu liegen. Das Melanom ist nämlich eine Geschwulst, die äußerst röntgenstrahlenresistent ist. Dies wird nicht nur an Hand der Ergebnisse klinischen Materials, sondern auch auf Grund experimenteller Untersuchungen über das überpflanzbare maligne Melanom der Maus von Sugiura bestätigt. Nach MIESCHER liegt die Erklärung für diese geringe Strahlenempfindlichkeit der malignen Melanome in den neoplastischen Zonen mit geringer karyokinetischer Aktivität oder geradezu vollkommener Ruhe, also Zonen, die nach dem Gesetz von TRIBONDEAU und BERGONIE wenig strahlenempfindlich sind. ELLIS fügt dieser Ansicht noch den Gedanken hinzu, daß die Unempfindlichkeit Strahlen gegenüber auch auf die wenig aktive Vascularisierung des Tumorgewebes zurückzuführen sei. (Wir wollen gleich vorwegnehmen, daß die Drüsenmetastasen beinahe gänzlich unempfindlich sind.) Dieser Umstand bringt als nächstliegende Folge eine sehr hohe Bestrahlungsdosis auf die neoplastische Gegend mit sich, was durch die Plesioröntgentherapie, welche die Ausstrahlung hoher Mengen ermöglicht, durchführbar ist. SOMMER verwendet 10000—15000 r, WERNSDÖRFER arbeitet mit einer Gesamtdosis von 9000 r, welche auf tägliche Applikation von 1000 r verteilt werden, im Falle der ein- oder zweimaligen Wiederholung des Cyclus erreicht er 18000 bzw. 30000 r, CAMPOS-MARTIN und MARINE verwenden 20000 r, HERGARTEN 30000 r und STENGER bis zu 50000 r, mit der präzisen Absicht eine Röntgenstrahlennekrose hervorzurufen. Diese Methode verhindere angeblich eine Metastasenbildung, da die neoplastischen Elemente derart geschädigt seien, daß auch deren Verschleppung in einen anderen Sektor keinen Schaden stiften kann. Kalkoff, welcher in der Röntgentherapie das heute erreichbare Optimum bei der Behandlung primärer Herde sieht, empfiehlt, um eine bessere Heilung des Röntgenulcus zu erzielen, die meistens noch bestehenden schwarzen Überreste mit dem elektrischen Messer abzutragen (man erinnere sich des Gedankens von Hauschild). Perussia folgt denselben Weg der Tumorzerstörung mit Hilfe der Koagulation. Schirren und Schedel berichten von einem Falle eines amelanotischen in loco metastasierenden Melanoms von der Größe einer Handfläche, welches zufolge der großen Ausdehnung nicht mit der Kontakttherapie behandelt werden konnte, welches aber mit Erfolg mit weichen Strahlen (50 kW, GHWT 12 mm, 6800 r) und anschließender Operation behandelt worden ist. Hergarten, Greidener, Neumann berichteten über gute Resultate auch mit der Radiumbestrahlung und im besonderen mit der Technik der innergeweblichen Bespickung. Gegenteiliger Meinung sind jedoch Lasthaus, Ellis u. a., welche mit dieser Behandlung nie günstige Resultate verzeichnen konnten. Außerdem gibt es eine Reihe von Autoren (Garre, Stich, Bauer), welche der Physiotherapie geradezu einen Wachstumsreiz auf die Neoplasie zuschreiben. Es besteht kein Zweifel, daß diese Auffassung übertrieben ist, da bekannt ist, daß mit den oben beschriebenen hohen Dosen eine örtliche Zerstörung jeder beliebigen Neoplasie herbeigeführt werden kann, wie resistent sie auch sein mag, jedoch mit einer schweren Mitbeeinträchtigung der anliegenden Gewebe. Auf jeden Fall besteht kein Zweifel darüber, daß in Anbetracht dieser Nebenerscheinungen, welche an die Bestrahlungsstärke, wie sie das maligne Melanom verlangt, gebunden sind, die Behandlung mit chirurgischen Mitteln immer mehr an Boden gewinnt.

Schließlich fehlen nicht Autoren, welche eine äußerst reservierte Haltung einnehmen bei der kritischen Beurteilung der günstigen Prozentsätze des radiologischen Behandlungsverfahrens der nur klinisch diagnostizierten Melanome, da es sich ausschließlich um eine Gruppe von Fällen handelt, bei denen die eventuellen diagnostischen Fehler hohe Ausmaße annehmen. Wernsdorfer weist darauf hin, daß die Röntgensensibilität der Melanome große Unterschiede aufweist und daher ist anzunehmen, daß bei manchem Fall trotz extrem hoher Dosen weder ein Rückgang noch eine günstige Beeinflussung zu verzeichnen ist. Derselbe Autor schließt nicht aus, daß viele schlechte Ergebnisse auch vom Stadium des behandelten Melanoms abhängen. Dieser Autor konnte im Gegensatz zu Allen statistisch einen größeren Prozentsatz von Frauen mit letalem Ausgang beobachten (57,2% zu 42,8%) in einem Zeitraum von 5—10 Jahren. Die Fünfjahresüberlebenszeit nach Röntgentherapie wird in der Literatur zwischen 10 und 50% angegeben (Hellriegel, Wernsdörfer), wo Weder und Watson für die chirurgische Behandlung 29% und für die kombinierte 17,7% (Hellriegel) angeben. Für die Beurteilung der Überlebenszeit unterscheidet Reitmann vier Stadien: Nur lokale Tumorbildung, Infiltration des den Tumor umgebenden Gewebes, regionaler Drüsenbefall, Fernmetastasen. Beim 1. Stadium (in der Fünfjahresgrenze) lebten noch 56% der Fälle, bei 4% Todesfällen, während im 3. und 4. Stadium 43% der Fälle gestorben waren. Es ist diesbezüglich gut, auf die Auffassung Tappeiners hinzuweisen, wonach die Fünfjahresgrenze nicht als Punkt einer Dauerheilung angesehen werden darf. Wir fügen noch hinzu, daß beim letzten Symposium für Telekobalttherapie die Teilnehmer sich für den Ausschluß dieses Mittels bei der Behandlung der Hauttumoren aussprechen.

Was andere neuere Strahlentherapiemethoden der Melanoblastome betrifft, hat man noch nicht genügend Zeitabstandskontrolle, um ihren tatsächlichen Wert einzuschätzen: GRAUL und SCHIRREN haben in 45 Melanoblastomfällen eine berylliumgefensterte Weichstrahlröhre (Dermopan, bei dem sich die Herabsetzung der Tiefendosis der der Plesiotherapie nähert) angewandt: 1956 hat BECKER Betatron erprobt; die unmittelbaren Ergebnisse waren analog zu denen der üblichen Strahlentherapie: mit der parenteralen Isotopentherapie hat man kein praktisches Ergebnis erzielt (MARCUS und ROTBLAT, KORY u. Mitarb.): LEDERMANN hat für Melanoblastome der Augenlider, der Bindehaut und des Augenlimbus Applikatoren für die Betatherapie (radioaktives Strontium) und für die Gammatherapie (radioaktives Tantalium) angewandt. Diagnostisch gut anwendbar hat sich das Radiumphosphor gezeigt, das sich parenteral eingespritzt besonders in den Melanoblastomen anhäuft. Eine große Anzahl von Autoren ist daher der Meinung, daß die für die Strahlenbehandlung der Melanoblastome zu wählende Methode die Radiumtherapie (Kontakt- und Teleradium) mit einer Dosis von 8000—100000 r-γ darstellt (absolut verboten ist die Einführung der Nadeln; TURANO, TOD), sowie die Plesiotherapie mit einer Dosis von 25000 bis 30000 r: Diese letztere Technik würde den Vorteil bieten, die Bestrahlung bis zur vollkommenen Nekrose des Tumors fortsetzen zu können (PISTOLESI).

Trotz alledem fehlen nicht jene Forscher, welche dieser Bestrahlungstherapie wenigstens eine komplementäre Aufgabe zudenken, während sie die *chirurgischen Mittel* vorziehen.

Chirurgische Mittel. Die chirurgische Therapie des Melanoblastoms dürfte vor allem besonders von dem Gedanken ausgehen, daß Neoplasmen nicht als lokale Äußerung anzusehen sind, sondern auch als Ausgangspunkt der Metastasen: Davon ist abzuleiten, daß der Eingriff so ausgedehnt wie möglich sein soll und man dann die dadurch entstandenen Hautschäden mit einer Plastik behandeln kann (CONWAY und JEROME), weiter auch die mit den ausgedehntesten Excisionen (block dissection) erreichbaren Resultate sind grundsätzlich porportional zum Krankheitsstadium in dem Sinn, daß der korrekte und ausgedehnte Eingriff ohne Zweifel dazu führt, die Überlebensdauer beim 1. Stadium zu verlängern, während dies nicht der Fall zu sein scheint, wenn die Lymphknoten von Tumoren befallen sind.

Dabei können nun die Eingriffe zweierlei Natur sein: das blutige Verfahren mit dem Skalpell und die Elektrokoagulation. Die französische Richtung ist für eine napfförmige Elektrokoagulation, welche den Tumor vollkommen vernichtet und alle Ausgangswege blockiert, mit Unterbindung der Aussaat. Verfechter dieser Methode sind außerdem TAILHEFER, HUGUENIN, LESUR, DECKER u. Mitarb., DEGOS, RODE, WOLFRAM, FRÄDRICH u. a., während HOOD gegenteiliger Meinung ist und 100% Rezidive mit den so behandelten Fällen fand. Die französischen Forscher sind der Meinung, man müsse die chirurgische Incision vermeiden, da sie wegen der geöffneten Blut- und Lymphgefäße der Aussaat neoplastischer Zellen aussetze. (Die nämlichen Autoren lehnen auch die Röntgentherapie ab, da sie die Melanome für röntgenresistent halten.) Andere Autoren sind von den nach einer Beobachtung von wenigen Monaten und in vielen Fällen ohne histologische Untersuchung veröffentlichten Statistiken RAVAUTs und FERRANDs wenig beeindruckt und teilen diesen Standpunkt nicht, sondern sprechen sich für die Ausscheidung mit dem Skalpell aus (die Verwendung des Elektromessers scheint auf die Ergebnisse keinen Einfluß auszuüben, sofern der Eingriff nach den Regeln der Kunst durchgeführt wurde). Dieser Eingriff muß aber mit einem derartig weiten Sicherheitsabstand durchgeführt werden, daß eine vasculäre Aussaat praktisch ausgeschlossen werden kann. Der chirurgisch ideale Zustand ist freilich dort, wo die anatomischen Gegebenheiten die Ausrottung in einem einzigen Stück des Tumors sowohl als auch des ganzen lymphatischen Gebietes nach den von PACK ausgesprochenen und wieder bestätigten Konzepten möglich ist. Für die radikale chirurgische Ausrottung mit weiter Ausschneidung des Tumors im Gesunden sprechen sich auch VIACAVA, DALAND, WEDER und WATSON, PACK, SCHARNAGEL und GERBER, McCUNE und LETTERMANN, MEYER und GUMPORT, GAGE und DAWSON, BUCALOSSI und BISSI u. a. aus. Diese Autoren empfehlen einen weiten Eingriff und sehen jenen Eingriff, welcher nicht den Grundsatz von der Einblockausrottung der ergriffenen Gewebe oder als solche angesehene berücksichtigt, als nicht diesen Namen der chirurgischen Radikalität verdienend an. Die Zweiteingriffe haben sehr schlechte Ergebnisse gezeigt und daher herrscht für diese Tumoren, mehr als für alle anderen, der Grundsatz, daß der erste Eingriff die geringen oder großen Möglichkeiten des Erfolges sichert oder zerstört. Hier ergibt sich nun die Frage, ob auch an den regionalen Lymphdrüsen eingegriffen werden soll oder nicht, auch wenn sie nicht tastbar sind. Es gibt nämlich solche, die behaupten, daß es notwendig sei, in derselben Sitzung oder spätestens 10—15 Tage nachher, in einem zusammenhängenden Stück die Lymphknoten auszuschneiden und auszurotten, welche der Zone des Melanoms entsprechen (es ist nämlich beobachtet worden von seiten einiger Autoren, daß die Verzögerung mehr als eines Monats zwischen örtlicher Ausrottung und Drüsenausräumung die Heilungsprozentsätze der Fünfjahresgrenze von 29,9% auf 17% herabsetzt). Die Mitbeteiligung der regionalen Lymphdrüsen verhält sich nämlich in einer kapriziösen Weise. So kann der Drüsenbefall dem Auftreten des Primärtumors vorausgehen, gleichzeitig oder in einer späteren Zeit auftreten. Das einzig Sichere ist, daß es kein klinisches Kriterium für ihren Ausschluß gibt, da beinahe 50% der Fälle, welche scheinbar nicht befallen erscheinen, bei einer histologischen Untersuchung positiv erscheinen (TAILHEFER). (Eine elektive Untersuchung der Metastasen wurde von KORY, TUCKER und MENSEELY mit J^{131}-markiertem Mono- und Dijodthyrosin und von MARCUS und ROTBLAT mit radioaktivem P^{32} vorgeschlagen.) Daher gilt für diese Autoren es als gute Regel, daß der breiten Ausrottung des tumortragenden Hautabschnittes, des Unterhautzellgewebes, der oberflächlichen Fascie auch die Ausräumung der regionären Lymphdrüsen zu folgen hat, manchmal auch beidseitig, wie es im Falle des Melanoms der weiblichen Genitalien vorkommt. Andere Autoren nehmen daher einen mehr elektiven Standpunkt ein und vertreten die prophylaktische Drüsenausräumung nur für die dem Tumor zunächst liegenden Lymphgebiete (DEGOS) oder für die Melanome an den Extremitäten, als besonders bösartige Melanome, wegen der Leichtigkeit der Generalisierung (COGNIAUX, VAN DER MEIREN). Andere Autoren nehmen eine entschieden zögernde Haltung ein gegenüber den breit zerstörenden und verstümmelnden Einblockausrottungen und gegenüber dem psychischen Schock für den Patienten, welcher in Anbetracht des umfassenden Eingriffs sich einer bewiesenen schweren Prognose entgegensieht und ziehen daher beim Fehlen klinischer Drüsenzeichen nur eine breite Ausrottung der Neoplasie vor und suchen sich mit anderen Mitteln zu helfen (ALLEN und SPITZ, CLARKE). BUCALOSSI und BISSI vertreten nach wie vor die Ansicht, daß in diesem Kapitel kein Platz für mehr oder weniger konservatives chirurgisches Vorgehen sei.

„Untersuchungen von HESS und SCHERER mit Infrarotstrahlenphotographie würden die Möglichkeit nachweisen, die Existenz der intracutanen Ausdehnungswege und der kleinen dem Melanomalignom nahegelegenen Metastase mit dieser Methode sichtbar zu machen, noch bevor die besagten Veränderungen durch genaueste klinische Untersuchungen zu erkennen sind. Wenn dies nachgewiesen wird, wäre die Errungenschaft für therapeutische Zwecke von großem Wert; so würde man erreichen, die gesamte infiltrierte Hautzone in dem elektrochirurgischen und plesioradiologischen Behandlungsbereich einzubeziehen."

PERCESEPE und CLAUDIO berichten über drei Fälle anorectalen Melanoms, von denen einer operativ radikal behandelt wurde: Die Verff. kommen zum Schluß, daß die einzige Hoffnung einer Heilung in einer frühzeitigen und hochradikalen Operation zu suchen ist.

Radiologisch-chirurgische und chirurgisch-radiologische Mittel. Auf Grund der sehr großen Bösartigkeit der Melanome und der Unsicherheit der chirurgischen oder radiologischen Mittel bei alleiniger Anwendung kamen mehrere Autoren dazu, diese beiden Mittel in einem therapeutischen Synergismus zu verbinden, um so eine Einwirkung sowohl auf den Ausgangsherd der Haut als auch auf die Drüsen zu erreichen. Diese Verbindung der zwei Mittel wird jedoch von den einzelnen Autoren in verschiedener Weise gehandhabt, insofern die einen zuerst bestrahlen wollen, um dann mit großer Sicherheit den blutigen chirurgischen Eingriff folgen lassen zu können (ohne geringere Ausdehnung oder Beschränkung des Eingriffs), während andere der chirurgischen Ausrottung gerne ein Röntgenbad auf die gewesene Tumorgegend und die regionären Lymphdrüsen folgen ließen. Für den ersten Standpunkt treten z. B. KALKOFF, SCHIRREN und SCHEDEL, NOSKO und TAPPEINER, WOLFRAM, DE GRACIANSKI, MIESCHER, DEGOS, WERNSDORFER u. a. ein. Von den verschieden vorgeschlagenen Methoden scheint der Methode von MIESCHER der Vorzug zu gebühren. MIESCHER läßt der Elektrokoagulation oder dem blutigen chirurgischen Eingriff unmittelbar eine einmalige, massive Röntgensitzung vorausgehen mit 4000 r. GARRE, STICH und BAUER, BUCALOSSI und BISSI; BERTOLOTTO und GRAPULIN, BRANDT u. a. sind für die Röntgeneinwirkung nach dem verstümmelnden Eingriff. Auf jeden Fall ist in bezug auf diese Vorzüge in besonderer Weise mehr auf der Notwendigkeit der antineoplastischen Synergismuswirkung als auf den Charakter einer eigenen wahren Methode, die vorwiegend von dem einen oder anderen angewandt wird, zu bestehen. In Wirklichkeit und letztlich ist es angezeigt, darauf hinzuweisen, daß sämtliche Operateure die Kombinationsmethode mit objektiven Kriterien dem einzelnen Fall je nach Sitz, Ausdehnung, Grad der „Akutheit" und im besonderen in bezug auf das Stadium der melanotischen Form anwenden (GERTLER und GARTMANN). Diese Methoden greifen in besonderer Weise bei den Fällen metastatischer Aussaat, sei es regionär oder sei es generalisiert, ineinander über. Während z. B. DEGOS äußerst zurückhaltend ist mit der systematischen Drüsenausräumung, welche keineswegs in sicherer Weise die Heilungsprozentsätze zu ändern vermag, sind TAILHEFER, RAVAUT, TISOR, DE GHOLNOKY, WEDER und WATSON, PACK, SCHARNAGEL und GERBER, GAGE und DAWSON usw. entschiedene Interventisten, welche zur Ausräumung der betroffenen oder auf Befall verdächtigen Drüsen raten.

Die Notwendigkeit, die bestehenden Behandlungsmethoden der Hautmelanome zu überprüfen und umzuwerten, ist — nach SLADKOWITSCH — aktuell geworden: bei neun Kranken, die von SLADKOWITSCH mit fester Kohlensäure behandelt wurden, wurde bei sieben eine klinische Abheilung ohne Rezidive erreicht, bei einem Fall eine Besserung; nur bei einem Fall eines sekundären Melanoms sind 5 Monate nach der Kryotherapie Metastasen aufgetreten, die mit letalem Ausgang endeten (nach SLADKOWITSCH). Das alles gibt Anlaß, die Kryotherapie als nutzbringend und zweckmäßig anderen Heilmethoden der Hautmelanome anzuschließen.

PISTOLESI zieht nach dem Studium vieler Fälle folgenden Schluß: 1. Es besteht kein wesentlicher Unterschied zwischen den zu erreichenden Ergebnissen bei gut angewandten chirurgischen Eingriffen oder Strahlentherapie, da weder die eine noch die andere Methode fähig ist, die Metastasierung aufzuhalten, wenn diese schon offenbar begonnen hat (2. Stadium); es gelingt auch nicht die eventuellen Ausbreitungswege systematisch zu blockieren, wenn sich die Metastasierung mit den allgemeinen klinischen Methoden noch nicht deutlich abzeichnet (1. Stadium).

2. Der Wert des Ergebnisses ist zweifellos an die Frühzeitigkeit der Behandlung gebunden. Aber in der Praxis hat es den Anschein, daß ein Patient, der sich beim ersten drohenden Bemerkbarmachen seines Naevus frühzeitig in therapeutische Behandlung begibt, nur 50% Wahrscheinlichkeit hat, noch 5 Jahre zu leben.

Allgemein-medizinische Mittel. Es handelt sich dabei um Mittel, die mehr in den fortgeschritteneren Phasen der Melanome Verwendung finden oder als Ergänzungsmittel zu den erprobteren chirurgischen. Im allgemeinen wird von der Behandlung der Melanome mit diesen Mitteln kein Erfolg berichtet. Siehe z. B. Sirtori für das Thioglykol, Kanematsu, Sigiura, Moore, Stock, Taylor für das Aminopterin, Rothmann für das Urethan, Colsky für das Guanidin, Masson, Peterson, Frisch und Karens für das antimelaninische γ-Globulin, Bucalossi und Bissi, Bertelotto und Grapulin für das Paraioxyproprophenon, Farbe für das Triäthylenphosphoramid, Pack, Sauter und Hager, Dargen für das Acetylcholin sowie für das Schilddrüsenhormon (Thiouracil hätte angeblich einen Einfluß auf die Melanurie), Adair für Cooley-Toxine, Kory für das radioaktive Jod, Gordoni, Goldman und Riechfield, Stoughton, Becker, Cornbleet, Taylor, Wolfram für das Cortison und das ACTH, Pack, Mom, Markman, Southem und Moore, Kaminsky und Kriner für das Tollwutserum, Randazzo, Chasseul für das Colchicin und Dutreix für die externe Betatherapie mit P³² bei den Naevi. Auf jeden Fall raten Hebrad und Baillet immer die klassische Behandlung mit der chemotherapeutischen oder mit der Behandlung mit radioaktivem Phosphor zu verbinden.

Interessant sind die Studien, von denen Creech, Ryan und Krementz vor kurzem berichteten, über die Behandlung der Melanommetastasen an den unteren Extremitäten mit der Phenylalanin-Mustard-Technik. Ein sich außerhalb des Körpers befindliches Kreislaufsystem, das aus einer Pumpe und einem dazugehörigen Sauerstoffgerät besteht, wurde entweder mit dem femoralen Arterien- und Venensystem oder mit dem externen Iliacus-Arterien- und Venensystem in solcher Weise verbunden, daß man eine Isolierung der Blutgefäße an den Extremitäten erreichte. Die Behandlung wurde an acht Patienten erprobt. Mit dieser Technik führte man 1 Std lang Phenylalanin-Mustard ein. Nachdem der Apparat entfernt worden war, stellte man die normale Zirkulation wieder her. Die Verff. beobachteten insofern eine Reihe von Veränderungen an den Metastasen, als diese schwärzer und weicher wurden. Es bildete sich an der Oberfläche eine Kruste, die sich schließlich zu einem kleinen, hellen Fleck reduzierte. Nicht alle Melanome reagierten auf diese Art, sondern einige traten schlagartig wieder hervor und einige verschwanden vollständig. Wenn die Isolierung der Blutgefäße an den Extremitäten effektiv war, hatte die Menge des verwendeten Phenylalanin-Mustards (2,5 mg pro 1 kg Körpergewicht) keinen bedeutenden Einfluß auf das hämatopoetische System.

Wir schließen mit einem Hinweis auf die Versuche, welche an der Hypophyse vorgenommen wurden in Anbetracht der angenommenen Aktivität dieses Organs auf die Pigmentbildung und Verteilung durch ein chromatotropes Hormon (und wahrscheinlich auch durch andere Sekrete).

Jedoch sowohl die Hypophysektomie (RUFFO u. Mitarb.) als auch die Hypophysenbestrahlung, wie auch analoge Eingriffe an den Ovarien und an den Nebennieren blieben ohne Erfolg.

Literatur

ABULAFIA, J.: Histopatologia de los blastomas y pseudoblastomas epiteliales cutaneos — ensayo de clasificacion histogénetica — tesis de doctorado. Fac. Med. Buenos Ayres, 1953. — ABULAFIA, J., e D. GRINSPAN: Lentigo maligno de Hutchinson (Melanosis circunscrita precancerosa de Dubreuilh). Arch. argent. Derm. 6, 351 (1956). — ACKERMANN, L. W.: Malignant melanoma of the skin. Amer. J. clin. Path. 18, 602 (1948). — ACKERMANN, L. W., and J. A. REGATO: Cancer. 2a edit. London: H. Kimpton 1954. — ADAIR, F. E., and G. T. PACK: Subungual melanoma. Differential diagnosis of tumors of Nail bed. Surgery 5, 47 (1939). — ALBEAUX-FERNET, M., R. LAUMONIER et P. COLLART: Un cas de tumeur mélanique du foie avec mélanodermie généralisée. Presse méd. 2, 941 (1949). — ALBERTINI, V. A.: Histopathologische Geschwulstdiagnostik. Stuttgart: Georg Thieme 1955. — ALLEN, A. C.: A reorientation on the histogenesis and clinical significance of cutaneous nevi and melanomas. Cancer 2, 28 (1949). — The skin. St. Louis: C. V. Mosby Comp. 1954. — ALLEN, A. C.: Juvenile melanomas of children and adults and melanocarcinomas of children. Arch. Derm. Syph. (Chicago) 82, 325 (1960). — ALLEN, A. C., and S. SPITZ: Histogenesis and clinico-pathologic correlation of nevi and malignant melanomas. Arch. Derm. Syph. (Chicago) 69, 150 (1954). — ALLEN, E. P.: Malignant melanoma. Spontaneous regression after pregnancy. Brit. med. J. 1955 II, 1967. — ANDRADE, R.: Melanoma maligno en una juven de 15 años. Atti Primer Congr. Mexicano de Dermatologia, 1961. — Nevos intradermicos y de la zona de union dermoepidermica. Algunos aspectos histopatologicos. Atti Primer Congr. Mexicano de Dermatologia 1961. — ANDREN: Diseases of the skin. Philadelphia: W. B. Saunders Company 1938.

BALDRIDGE, G. D., H. BLANK and G. RAKE: Dermatologic aspects of electron microscopy. J. invest. Derm. 16, 281 (1951). — BARISHAK, Y., and A. H. CADDESI: Studies on the growth of human melanoma cells in vitro. Acta path. microbiol. scand. 52, 1 (1961). — BATOLO, D., e S. D'AQUINO: Melanoma del glande. Sua documentabile origine da elementi della guaina nervosa. Arch. ital. Pat. e Clin. Tumori 3/4, 285 (1958). — BAUER, F. K., and C. G. STEFFEN: Radioactive phosphorus in the diagnosis of skin tumors. Differentiation of nevi, malignant melanomas and other skin tumors. J. Amer. med. Ass. 158, 563 (1955). — BECKER, S. W.: Melanin pigmentation through the ages with special references to pigmentation of planarias and whales, and the histology of whale skin. J. invest. Derm. 7, 381 (1946). — Pigment cell growth. New York: Acad. Press 1948. — The biology of melanomas. New York: Publ. Acad. Sci. 1948. — Diagnosis and treatment of pigmented nevi: Consideration of some of the pitfalls. Arch. Derm. Syph. (Chicago) 60, 44 (1949). — Pitfalls in the diagnosis and treatment of melanoma. Arch. Derm. Syph. (Chicago) 69, 11 (1954). — Historical background of research on pigmentary diseases of the skin. J. invest. Derm. 32, 185 (1959). — BECKER, S. W., T. B. FITZPATRICK and H. MONTGOMERY: Human melanogenesis: Cytology and histology of pigment cells (melanodendrocytes). Arch. Derm. Syph. (Chicago) 65, 511 (1952). — BECKER, S. W., and A. A. ZIMMERMANN: Further studies on melanocytes and melanogenesis in the human fetus and newborn. J. invest. Derm. 25, 103 (1955). — BELISARIO, J. C.: Cancer of the skin. London: Butterworth & Co. 1959. — BERKEISER, S. W., and A. E. RAPPOPORT: The comparative morphogenesis of the dermo-epidermal nevi and malignant melanoma. Amer. J. Path. 28, 447 (1952). — BERLIN, H., and H. WINTERS: Malignant melanoma of the vulva with pregnancy. Report of a case with six-year survival. Ost. and. Gynec. 15, 302 (1960). — BERTOLOTTO, R.: Mastzellen e tumori melanotici. Riv. Anat. pat. 12, 983 (1957). — BERTOLOTTO, R., e G. GRAPULIN: Patologia e clinica dei melanoblastomi cutanei. Acta chir. ital. 12, 211 (1956). — BEZECNY, R.: Über Melanoblasten in Hautmetastasen eines Brustkrebses. Arch. Derm. Syph. (Berl.) 164, 310 (1931). — BHENDE, Y. M.: Malignant amelanotic melanoma of the skin in an albino. Indian J. med. Sci. 6, 755 (1952). — BILLINGHAM, R. E.: Dentritic cells. J. Anat. 82, 93 (1948). — Dendritic cells in pigmented human skin. J. Anat. 83, 109 (1949). — BODE, H. G.: Die Behandlung des Melanoms. Derm. Wschr. 144, 1064 (1961). — BOLGERT, M., J. TABERNAT, R. DELUZENNE et J. L. CORBIN: Naevus de la main suspect de malignitè chez une enfant de 4 ans avec naevi secondaires histologiquement benigns — ablation et greffe. IX. Congr. D.S. de Langue Franc., Lausanne, 1956. — BOYD: Canadian Cancer Conference 2, 356 (1956). — BRANDT, G.: Melanoma of the skin. Annal. Chir. Gynaec. Fenn. 45, Suppl. 3 (1956). — BREATHNACH, A. S.: Melanocytes in early regenerated human epidermis. J. invest. Derm. 35, 245 (1960). — BREUCKMANN, H.: Über Melanome der Mundschleimhaut. Derm. Wschr. 110, 36 (1940). — BROWN, W. H., and L. PEARCE: Melanoma of eye in siphilitic rabbit. J. exp. Med. 43, 807 (1926). — BRUNSTING, L., and CH. SHEARD: The color of the skin analyzed by spektophotometric methods: The role of pigmentation. J. clin. Invest. 7, 503 (1929). — Bucalossi, P., e A. Bissi: I melano-blastomi. Boll. Oncol. 29, 247 (1955). — Buchanan, R.: Malignant melanoma. Arch. Derm. Syph. (Chicago) 83, 447 (1961). — Büngeler, H: Über den Zusammenhang von Trauma und Melanom. (Ein Gutachten.) Münch. med. Wschr. 1957, 209. — Byrd, B., and W. McGanity: Effect of preganancy on clinical course of malignant melanoma. Sth. med. J. (Bgham, Ala.) 47, 196 (1954).

Cade, S.: Malignant melanoma. British. med. J. 1957I, 119. — Cascos, A., y R. Perez: Nevus fosco-caeruleus ophtalmo-maxilaris de Ota. Actas dermosifiliogr. (Madr.) 52, 1 (1961). — Castelain, G., C. Castelain et R. Anperin: Cytodiagnostic extemporané et cytoprognostic des tumeurs pigmentées de la peau. Prèsse méd. 1960, 1210. — Castermans-Elias, S.: Applications de la methode histo-chimique de la detection de la tyrosinase dans le diagnostic des melanocarcinomes. Arch. belges Derm. 15, 13 (1959). — Cawley, E. P.: Genetic aspects of malignant melanoma. Arch. Derm. Syph. (Chicago) 65, 440 (1952). — Cawley, E. P., D. Rathbun and C. E. Wheeler: Infrared spectroscopic studies of pigmented skin tumors. Arch. Derm. Syph. (Chicago) 70, 748 (1954). — Cerri, B.: Melanoma amelano-tico. G.I.D.S., fasc. V, 813 (1940). — Charpy, J.: Discussion. IX. Congr. Dermat., Langue Franc., Lausanne 1956. — Chaudhry, A., A. Hampel and R. Gorlin: Primary malignant melanoma of the oral cavity. A review of 105 cases. Cancer 11, 923 (1958). — Cintract, J. M.: Tumeur mélanique sous-ungueale. Presse Med. 56, 247 (1948). — La pathologie unguéale. Paris: Pacomhy 1955. — Clara, M.: Zit. nach Korting. — Clayton, S.: Melanoma of vulva with pregnancy. Proc. roy. Soc. Med. 39, 578 (1946). — Coe, H. E.: Malignant pigmented mole in an infant. Northw. Med. (Seattle) 24, 181 (1925). — Coffey, R. J., and W. T. Berkeley: Prepubertal malignant melanoma. Report of a case. J. Amer med. Ass. 147, 856 (1951). — Cole, H. N., W. R. Hubler and H. Z. Lund: Persistent, aberrant mongolian spots. Arch. Derm. Syph. (Chicago) 61, 244 (1950). — Coley, W., e J. Houget: Melanotic cancer. Ann. Surg. 64, 202 (1916). — Comel, M.: Corso di dermatologia funzionale. Milano: Ceschiari 1954. — Conway, H.: Tumors of the skin. Springfield: Ch. C. Thomas 1956. — Conway, H., and A. P. Jerome: Melanoma. Plast. reconstr. Surg. 14, 200 (1954). — Cottini, G. B.: Concetti clinici ed isto-chimico-patologici attuali per la diagnosi di melanoma maligno cutaneo. Rass. clin.-sci. Ist. biochim. ital. 6, 173 (1959). — Attuali aspetti clinici ed istopatologici in tema di nevi pigmentari cutanei. Vol. in onore di F. Flarer. Minerva derm. (Torino) 34, 21 (1959). — Couperus, M., and R. Rucker: Histopathological diagnosis of malignant melanoma. Arch. Derm. Syph. (Chicago) 70, 199 (1954). — Creech jr., O., R. F. Ryan and E. T. Krementz: Treatment of melanoma by isolation-perfusion technique. J. Amer. med. Ass. 169, 339 (1959). — Cristiani, G., S. Sokol e O. Eguia: Melanoma maligns ano-rectal. Pren. méd. argent. 44, 494 (1957). — Crosti, A.: Nevi. E.M.I. Firenze: Sansoni 1954. — The problem of melanomas in dermatology. Ital. gen. Rev. Dermatology 1, (6 1959).

Dabska, M.: Melanoma juvenile. Z. Haut- u. Geschl.-Kr. 99, 70 (1957). — Daland, E.: Malignant melanoma-personal experience with 170 cases. New Engl. J. Med. 260, 453 (1959).— Dargeon, H., J. Eversole and V. Del Duca: Malignant melanoma in infant. Cancer (Philad.) 3, 299 (1950). — Davis, J., and G. T. Pack: Measurement of sensitivity of cutaneous nevi. Arch. Derm. Syph. (Chicago) 70, 268 (1954). — Dawson, J. W.: The melanomata: Their morphology and histogenesis; study of cell origins and transformations with critical discussion on aspects of tumour growth and clinical review. Edinb. med. J. 32, 501 (1925). — Degos, R.: Dermato-logie. Paris: Flammarion 1953. — Delacretaz, J., et H. Jaeger: Sur deux cas de mélanomes juveniles (de Spitz). Oncologia (Basel) 2, 80 (1957). — Dixon, H. A.: Melanotic sarcoma with extreme melanosis. Report of a case. Arch. Derm. Syph. (Chicago) 38, 574 (1938). — Doglioni, L.: I melanomi maligni primitivi della mucosa nasale (Contributo casistico). Riv. Anat. pat. 10, 1011 (1956). — Dorsey, C. S., and H. Montgomery: Blue nevus and its distinction from mongolian spot and the nevus of Ota. J. invest. Derm. 22, 225 (1954). — Drochmans, P.: Étude au microscope electronique du mecanisme de la pigmentation melani-que. Arch. belges Derm. 16, 155 (1960). — Duperrat, M. B.: Suppurations folliculaires torpides sous les Naevi mélaniques. Ann. Derm. Syph. (81), 3, 251 (1954). — Le mélanome juvenile. Bull. Soc. franç. Derm. Syph. 62, 500 (1955). — Note sur l'extension en profon-deur d'un naevus melanique bénin chez un garçon de huit ans. Arch. belges Derm. 17, 39 (1961). — Duperrat, M. B., e Dufourmentel: Sul melanoma giovanile di Spitz. Vol. in onore di F. Flarer. Minerva derm. (Torino) 3, 190 (1959). — Dupont, A.: Melanome malin chez un poisson albinos du Congo. Arch. belges Derm. 12, 326 (1956). — Dupont, A., et R. Vandaele: Note sur quatre cas de melanomes juveniles de Spitz. Arch. belges Derm. 13, 217 (1957). — Dushane, G. P.: Neural fold derivatives in the amphibia. Pigment cells, spinal ganglia and Rohon-Beard cells. J. exp. Zool. 78, 485 (1938). — The development of pigment cells in vertebrates. The biology of melanomas. New York: Publ. Acad. Sci. 1948. — Dutreix, J. M.: Betatherapie externe a P 32 in dermatologie. XI. Congr. Internat. Dermat., Stoccolma, 1957. — Duverne, J., et M. Prunieras: Trois cas de mélanome juvenile. Bull. Soc. franç. Derm. Syph. 63, 259, 341 (1956).

EASTLICK, H. L.: The origin of melanophores in chick embrios as strown by means of limb bird transplants. J. exp. Zool. 82, 131 (1939). — The localization of pigment-forming areas in the chick blastoderm at the primitive streak stage. Physiol. Zool. 13, 202 (1940). — EBERT, M. H.: Multiple pigmented nevi. A study of the origin of the nevus cell. Arch. Derm. Syph. (Chicago) 37, 1 (1938). — EDWARDS, E. A., and S. Q. DUNTLEY: The pigments and color of living human skin. Amer. J. Anat. 65, 1 (1939). — EKBLAD, G. H.: Treatment of benign pigmented moles. Arch. Derm. Syph. (Chicago) 70, 399 (1954). — ELLER, J. J., and W. D. ELLER: Tumors of the skin. Philadelphia: Lea and Febiger 1951. — ELLIS, S.: Les melanocarcinomes et leur diagnostic. Arch. belges Derm. 12, 135 (1956). — EVANS, R. W.: Histological appearances of tumours. Livingstone 1956. — EVERSON, T. C., and W. H. COLE: Spontaneous regression of malignant disease. J. Amer. med. Ass. 169, 1754 (1959). — EWING, J.: Neoplastic diseases. Philadelphia: W. B. Saunders & Co. 1940. — Oncologia. Barcelona: Salvat 1948.

FALCHI, G.: Stato attuale delle nostre conoscenze sulla genesi del pigmento melanico. Minerva derm. (Torino) 26, 14 (1951). — Aspetti dell'indagine istochimica in dermatologia. Minerva derm. (Torino) 34, 391 (1959). — FERREIRA-MARQUES, J.: Systema sensitivum intra-epidermicum. Arch. Derm. Syph. (Berl.) 193, 191 (1951). — FEYRTER, F.: Über den Naevus. Virchows Arch. path. Anat. 301, 417 (1938). — FIEVEZ, C.: Mélanome malin à structure histologique complexe. Presence de formations rappelant les nodules de Verocay. Arch. belges Derm. 13, 262 (1957). — Fift international pigment cell Conference: The New York Academie of Sciences, October 1961. — FISCHER. E. R.: Zur Histologie der „blauen Naevus". Derm. Wschr. 89, 1755 (1929). — Malignant blue nevus. Arch. Derm. Syph. (Chicago) 74, 227 (1956). — FITZPATRICK, T. B.: Zur Rolle der Tyrosinase bei der Säugetier-Melanogenese. Hautarzt 10, 520 (1959). — FITZPATRICK, T. B., S. W. BECKER, A. B. LERNER and H. MONTGOMERY: Tyrosinase in human skin: Demonstration of its presence and its role in human melanin formation. Science 112, 223 (1950). — FITZPATRICK, T. B., and A. KUKITA: A histochemical autoradiographic method for demonstration of tyrosinase in human melanocytes, nevi and malignant melanoma. J. invest. Derm. 26, 173 (1956). — FITZPATRICK, T. B., H. MONTGOMERY and A. B. LERNER: Pathogenesis of generalized dermal pigmentation secondary to malignant melanoma and melanuria. J. invest. Derm. 22, 163 (1954). — FITZPATRICK, T. B., and G. SZABO: The melanocyte-citology and cytochemistry. J. invest. Derm. 32, 207 (1959). — FITZPATRICK, T. B., R. ZELLER, A. KUKITA and H. KITAMURA: Ocular and dermal melanocytosis. Arch. Ophthal. (Chicago) 56, 830 (1956). — FLARER, F: Applicazione della fluorescenza alla diagnosi dei tumori melanotici cutanei. Boll. Soc. ital. Biol. sper. 8, fasc. 9 (1933). — FORTNER, J. G., and A. C. ALLEN: Hitherto unreported malignant melanomas in the syrian hamster. An experimental counterpart of the human malignant melanomas. Cancer Res. 18, 98 (1958).

GAGE, M., and W. DAWSON: Malignant melanoma. Ann. Surg. 133, 772 (1951). — GANS, O., u. G. K. STEIGLEDER: Histologie der Hautkrankheiten. Berlin-Göttingen-Heidelberg: Springer 1957. — GARTMANN, H.: Metastasierendes Melanom nach Trauma. Derm. Wschr. 134, 824 (1956). — Naevus und Melanom. Hautarzt 12, 419 (1961). — GARTMANN, H., u. K. THURM: Juveniles Melanom der Augenbindehaut. Derm. Wschr. 142, 805 (1960). — GATÉ, J., M GRIVEAUD, J. VAYRE et M. GUILLOT: Xeroderma pigmentosum remontant à l'enfance chez une femme de 63 ans avec degenerescences multiples et successives. Bull. Soc. franç. Derm. Syph. 63, 228 (1956). — GATES, R. R., and A. A. ZIMMERMANN: Comparison of skin color with melanin content. J. invest. Derm. 21, 339 (1953). — GAY-PRIETO, J.: Dermatologia y venereologia. Barcelona: Cientifica Medica 1957. — GEORGE, P., J. FORTNER and G. PACK: Melanoma with pregnancy. Cancer (Philad.) 13, 854 (1960). — GERTLER, W., u. H. GARTMANN: Zur Behandlung des Melanomes und seiner Vorstufen. Derm. Wschr. 136, 1109 (1957). — GIBSON, S. H., H. MONTGOMERY, L. B. WOOLNER and L. A. BRUNSTING: Melanotic whitlow (subungual melanoma). J. invest. Derm. 29, 119 (1957). — GOLDMAN, L.: Some investigative studies of pigmented nevi with cutaneous microscopy. J. invest. Derm. 16, 407 (1951). — GOLDMAN, L., and D. F. RICHFIELD: Effect of corticotropin and cortisone on development and progress of pigmentede nevi. J. invest. Derm. 147, 941 (1951). — GORDON, M.: Pigment cell growth, edit. by M. GORDON. New York: Academic Press 1953. — GORDON, M., and F. N. GHADIALLY: A localized melanoma in a hybrid fish Labistes × Mollienesia. Cancer Res. 17, 597 (1957). — GOTTRON, H. A., u. W. GERTLER: Zur Frage des Übertritts von Melanogen von der Mutter auf den Säugling über die Muttermilch. Arch. Derm. Syph. (Berl.) 181, 91 (1940). — GOTTRON, H. A., u. W. NIKOLOWSKI: Melanosarkom der Haut (melanofibroplastisches Sarkom). Arch. Derm. Syph. (Berl.) 194, 519 (1952). — GOTTRON, H. A., u. W. SCHÖNFELD: Dermatologie und Venerologie, Bd. IV. Stuttgart: Georg Thieme 1960. — GRACIANSKY, P. DE, et S. BOULLE: Atlas de dermatologie. Paris: Maloine 1957. — GREIFELT, A. v.: Malignes Melanom: Beziehungen zu Schwangerschaft, Pubertät, Kindheit, familiäre maligne Melanome. Ärztl. Wschr. 7, 676 (1952). — GREITHER, A.: Hirnmetastasen eines zum Melanom entarteten Pigmentnaevus unter dem Bild einer Meningitis. Hautarzt 1, 25 (1950). — GREITHER, A., u. H. TRITSCH:

Die Geschwülste der Haut. Stuttgart: Georg Thieme 1957. — GRINSPAN, D., e J. ABULAFIA: Lentigo maligno de Hutchinson (melanosis circunscrita precancerosa de Dubreuilh). Arch. argent. Derm. **6**, 351 (1956). — GROPPER, H., R. WITTIG u. F. GRIMALT: Kritik an der serologischen Krebsdiagnostik nach Tokuoka. Arch. klin. exp. Derm. **206**, 623 (1957). — GRUPPER, C.: Les acquisitions biochimiques récentes dans le diagnostic differentiél entre naevus et melanome. IX. Congr. Dermat. Langue Franc., Lausanne, 1956. — GRUPPER, C., T. B. FITZPATRICK, A. B. LERNER et A. KUKITA: La detection de la tyrosinase dans les cellules pigmentaires normales et pathologiques de la peau à l'aide de la tyrosine radioactive. Méthode originale sur lame; ses applications dans le diagnostic du mélanome malin. Bull. Soc. franç. Derm. Syph. **61**, 35 (1954). — GRUPPER, C., et R. TUBIANA: Melanome juvenile de Spitz on pseudomelanome. Z. Haut- u. Geschl.-Kr. **94**, 329 (1956).

HABER, H.: Cellular naevus in children (juvenile melanome). Trans. St. Hosp. derm. Soc. (Lond.) **31**, 44 (1952). — HADIDA, E., et R. STREIT: Naevus fuscocaeruleus. Bull. Soc. franç. Derm. Syph. **64**, 399 (1957). — HALL, A. F.: Dark brown mole, queries and minor notes. J. Amer. med. Ass. **152**, 776 (1953). — HARDJOSOEKATMO, S.: Zit. nach SELDAM und BELISARIO. In Simons handbook of tropical dermatology, vol. II. Amsterdam-Houston-New York-London: Elsevier Publishing Company 1953. — HARRIS, R. I.: Zit. nach BOYD, Canadian cancer Conference **2**, 356 (1956). — HAUSCHILD, W.: Zur Genese und Metastasierung der Melanoblastome. Arch. Geschwulstforsch. **9**, 289 (1956). — HELLRIEGEL, W.: Zur Behandlung der malignen Melanome. Strahlentherapie **86**, 548 (1952). — HERGARTEN, H., e L. HERGARTEN: Fortschr. Röntgenstr. **75**, 559 (1951). — HERZBERG, J., u. U. KLEIN: Blauer Naevus mit Solitär-Metastasen in Lunge und Nebennieren. Arch. klin. exp. Derm. **212** (2), 158 (1961). — HESS, F.: Der Wert der Infrarotphotographie bei der Beurteilung der malignen Melanome. Hautarzt **11**, 294 (1960). — HESS, F., u. E. SCHERER: Die Bedeutung der Infrarotphotographie in der geschwulstklinischen Praxis. Strahlentherapie **105**, 560 (1958). — HEWER, T. F.: Malignant melanoma in coloured races. The role of trauma in its causation. J. Path. Bact. **41**, 473 (1935). — HOLLAND, E.: Case of transplacental metastasis of malignant melanoma from mother to fetus. J. Obstet. Gynaec. Brit. Emp. **46**, 529 (1949). — HORSTMANN, E.: Handbuch der mikroskopischen Anatomie des Menschen, Bd. 3, 97. Berlin-Göttingen-Heidelberg: Springer 1957.

INGRAM-BAZIN, E.: Diseases of the skin. Philadelphia: W. B. Saunders & Co. 1957. — ITO, M.: Studies on melanin. Tohoku J. exp. Med. **55**, Suppl. 1 (1952). — ITO, M., u. Y. YOSHIDA: Zit. von MIURA u. NAKAJIMA.

JAEGER, H.: Les melanome malins de l'adulte (diagnostic). IX. Congr. Dermat. Langue Franc., Lausanne, 1956. — JAEGER, H., P. LERCH et J. DELACRETAZ: L'emploi de la tyrosine radioactive dans l'étude des tumeurs melaniques. Dermatologica (Basel) **112**, 371 (1956). — JALKUBOWICZ, K.: Czernialki mlodziencze. Przegl. Derm. Wener. **1**, 447 (1958). — JASIBIN, L.: Zit. VON FALCHI. — JOHN, F.: Querschnitt durch neurohistologische Ergebnisse an der gesunden und kranken Haut des Menschen. Arch. Derm. Syph. (Berl.) **191**, 515 (1950). — JERNSTROM, P., and G. APONTE: Juvenile melanoma of the tongue. Z. Haut- u. Geschl.- Kr. **98**, 368 (1957). — JURIEVA, E. T., u. V. P. ELTEKOVA: Veränderungen in den Langerhansschen Zellen und Beziehungen der Nervenfasern zu ihnen bei Hauterkrankungen. Z. Haut- u. Geschl.- Kr. **65**, 451 (1940).

KALKOFF, K. W.: Zur Therapie von Melanomalignomen und Naevuszellnaevi. Strahlentherapie **98**, 59 (1955). — KAMINSKY, A., J. DAITSCH e T. ABULAFIA: Melanocitosis dermoocular. (Nevus de Ota.) Arch. argent. Derm. **7**, 231 (1957). — KERNEN, J., and L. ACKERMAN: Spindle cell nevi and epitheloid cell nevi (so-called juvenile melanoma) in children and adults: a clinicopathological study of 27 cases. Cancer (Philad.) **13**, 612 (1960). — KIMMIG, J., A. WISKEMANN u. J. J. HERZBERG: Zur Differentialdiagnose des malignen Melanomes mit Hilfe radioaktiven Phosphorus. Arch. klin. exp. Derm. **206**, 133 (1957). — KLAUDER, J. V.: The interrelations of some cutaneous and ocular diseases. Arch. Derm. Syph. (Chicago) **80**, 515 (1959). — KLAUDER, J. V., and H. BEERMAN: Melanotic Freckle (Hutchinson), melanose circonscrita precancereuse (Dubreuilh). Arch. Derm. Syph. (Chicago) **71**, 2 (1955). — KOCH, R.: Zur Klinik und Therapie der Melanome. Derm. Wschr. **140**, 1117 (1959). — KOPF, A., and A. WIEDMAN: Nevus of Ota. Arch. Derm. Syph. (Chicago) **85**, 75 (1962). — KORTING, G. W.: Untersuchungen mit der Claraschen Diazokupplungsreaktion an Schnitten menschlicher Haut. Arch. klin. exp. Derm. **206**, 397 (1957). — KORTING, G. W., u. W. J. UHLMANN: Untersuchungen über die Wirkung von Ergänzungsfaktoren am Modell der Tyrosin-Tyrosinase-Reaktion. Derm. Wschr. **122**, 1149 (1950). — KROPP, J.: Examination of the epidermis by the strip method. The melanocytes during a period of forced regeneration. J. invest. Derm. **29**, 217 (1957).

LANCASTER, H. O.: Some geographical aspects of the mortality from melanomas in Europeans. Med. J. Aust. **43**, 1082 (1956). — LANGER, E., u. G. STÜTTGEN: Histochemische Befunde mit dem Schiffschen Reagens (PAS) am Melaninpigment menschlicher Gewebe und Blastome. Arch. Derm. Syph. (Berl.) **210**, 466 (1960). — LASTHAUS, M.: Beitrag zur Behandlung des Melanoms. Bruns' Beitr. klin. Chir. **182**, 435 (1951). — LEONHARDI, G.: Über Harnchromogene bei Melanommetastasen in der Leber. Arch. Derm. Syph. (Berl.) **200**, 255 (1955). — LEONARDI, R., e S. GRASSO: Melanoblastoma in albino (rilievi istologici). Minerva derm. (Torino) **1**, 24 (1958). — LERNER, A. B., and J. D. CASE: Pigment cell regulatory factors. J. invest. Derm. **32**, 214 (1959). — LESUR, A.: Le traitement du mélanome malin cutané (282 cas suivis). Thèse de Paris. Paris: R. Farlon 1956. — LEVER, W. F.: Histopatology of the skin. Philadelphia: J. B. Lippincott Company 1954. — LEWIS, W. D.: Melanoma and melanosis. Z. Haut- u. Geschl.-Kr. **97**, 79 (1957). — LINNEL, L., and H. S. RAPER: The chromogen of melanuria. Biochem. J. **29**, 76 (1935). — LOHEL, H., u. W. FOELSCHE: Sternalmarkuntersuchungen bei Melanocytoblastoma. Hautarzt 9/8, 369 (1958). — LORINCZ, A. L.: Disturbances of melanin pigmentation. J. invest. Derm. **32**, 223 (1959). — LUND, H. Z., and G. D. STOBBE: The natural history of the pigmented nevus: Factors of age and anatomic location. Amer. J. Path. **25**, 1117 (1949). — LUTZ, W.: Lehrbuch der Haut- und Geschlechtskrankheiten. Basel: Karger 1957. — Tumoren. Dermatologica (Basel) **116**, 134 (1958).

MAILLOUX, M.: Sur un cas de melano-sarcome coexistant avec une lèsion lépreuse. Presse méd. **67**, 906 (1959). — MAIORANO, G., e V. CONSIGLIO: Il comportamento dell' epidermide in sede di melanomi in rapporto al problema della loro origine epidermica. Boll. Soc. ital. Biol. sper. **32**, 1398 (1956). — MARCUS, M., and J. FAGIN: Malignant melanoma in pregnancy. Calif. Med. **91**, 151 (1959). — MARKMAN, I.: Nevus y melanomas. Sem. med. (B. Aires) **64**, 448 (1957). — MASON, H. S., E. W. PETERSON, A. FRISCH and M. KARENS: Melanoma chemoterapy. Some properties of antimelanin gamma globulin. Cancer Res. 14, 648 (1954). — MASSON, P.: Pigment cells in man (in the biology of melanomas, vol. IV, p. 15. New York: Academie of Sciences 1948. — Neuro-nevi bleu. Arch. De Vecchie Anat. pat. **14**, 1 (1950). — My conception of cellular nevi. Cancer (Philad.) **4**, 9 (1951). — Tumeurs humaines. Paris: Maloine 1956. — MATSUZAWA, T., K. WATANABE u. R. KONDO: Zit. von MIURA u. NAKAJIMA. — McLEOD, J. M. H., and L. MUENDE: Pratical. Handbook of the pathology of the skin. London 1946. — McWORTHER, H. E., F. A. FIGL and L. B. WOOLNER: Treatment of juvenile melanomas and malignant melanomas in children. — McWORTHER, H. E., e L. B. WOOLNER: Pigmented nevi, juvenile melanomas and malignant melanomas in children. Cancer (Philad.) **7**, 564 (1954). — MEIROWSKY, E., e L. W. FREEMAN: Sul ciclo di sviluppo della melanina nei melanomi maligni e nelle coroidi normali. Dermatologica (Basel) **5**, 146 (1950). — Kontroversen über den Ursprung des melanotischen Pigments. Hautarzt **5**, 201 (1951). — Autochthonous formation of melanin in mesodermal cells. Dermatologica (Basel) **103**, 144 (1951). Chromatin-melanin relationships in malignant melanomata. J. invest. Derm. 16, 257 (1951). MELCZER, N., u. J. KISS: Zur frühzeitigen Erkennung von Melanoblastomen. Dermatologica (Basel) **117**, 242 (1958). — MEYER, H. W., and S. L. GUMPORT: Malignant melanoma, appraisal of the disease and analysis of 105 cases. Ann. Surg. **138**, 643 (1953). — MEYER-ARENDT, J.: Untersuchungen über die Ultraviolett-Absorption der Melanoblastomzelle. Verh. dtsch. Ges. Path. 6, 153 (1952). — MIESCHER, G.: Melanom. In Handbuch der Haut- und Geschlechtskrankheiten, Bd. XII/3. Berlin: Springer 1933. — Über Klinik und Therapie der Melanome. Arch. Derm. Syph. (Berl.) **200**, 238 (1955). — Discussion. IX. Congr. Dermat. Langue Franc., Lausanne, 1956. — Über Klinik und Therapie der Melanome. Strahlentherapie **102**, 1 (1957). MIESCHER, G., u. A. HUNZIKER: Zur Behandlung der Melanome. Schweiz. med. Wschr. 88, 203 (1958). — MISHIMA YUTAKA: Melanosis circumscripta precancerosa (Dubreuilh). A non-nevoid premelanoma distinct from junction nevus. J. invest. Derm. **34**, 361 (1960). — MIURA, O., u. T. NAKAJIMA: Über einen Fall von Depigmentierung und Melanomalignom. Hautarzt 10, 357 (1959). — MONTAGNA, W., and R. A. ELLIS: The biology of hair growth, p. 239, 255. New York: Academie Press 1958. — MONTGOMERY, H.: Die histopathologische Unterscheidung der Pigmentnaevi, juvenilen Melanome und Melanomalignome. Hautarzt **9**, 52 (1958). — MONTGOMERY, H., and J. E. KAHLER: The blue naevus (JadassohnTieche): Its distinction from ordinary moles and malignant melanomas. Amer. J. Cancer **36**, 538 (1939). — MOSCHELLA, S.: A report of malignant melanoma of the skin in sisters. Arch. Derm. Syph. (Chicago) **84**, 1024 (1961). — MOUZON, P., I. ZAKIN u. M. MARZA: Zit. von OBERLING. — MÜLLER-MINY, H.: Die Behandlung der malignen Melanome. Strahlentherapie 96, 310 (1955). — MÜLOCK HOUWER: Zit. von SELDAM e BELISARIO. In SIMONS Handbook of tropical dermatology, vol. II. Amsterdam-Houston-New York-London: Elsevier Publishing Company 1953.

NITTER, L.: Zit. von GERTLER e GARTMANN.

OBERLING, C.: Traitè de medicine, tome III, p. 271. Paris: Masson & Cie. 1951. — ODEL, H. M., H. MONTGOMERY and B. T. HORTON: Diffuse melanosis secondary to malignant melanoma. Proc. Mayo Clin. 12, 742 (1937). — ORMSBY, O. S., and H. MONTGOMERY: Diseases of the skin. Philadelphia: Lea and Febiger 1948.

PACK, G. T., and I. M. SCHARNAGEL: The prognosis for malignant melanoma in the pregnant women. Cancer (Philad.) **4**, 324 (1951). — PACK, G. T., I. M. SCHARNAGEL and J. HILLYER: Multiple primary melanoma. A report of 16 cases. Cancer (Philad.) **5**, 1110 (1952). — PARISER, H., and H. BEERMAN: Extensive bene patchlike pigmentation: A morphologic variant of blue nevus? Persistent extrasacral mongolian blue skin. Diffuse mesodermal pigmentation. Arch. Derm. Syph. (Chicago) 59, 396 (1949). — Pease, D. C.: Electron microscopy of human skin. Amer. J. Anat. 89, 469 (1951). — Peltier de Queiroz, A., H. Silva Maia, Z. Andrade u. L. Vinhais: Primitives malignes melanoma vulvae. Massive abdominale Metastasierung. Melanurie. Melanodermie. Generalisierte cyanotische Hautfarbe. Rev. Ginec. Obstet. (Rio de J.) 99, 894 (1956). — Percesepe, E., e F. Claudio: Il melanoma anorettale. Rif. Med. 1959, 1194. — Perez-Alvarez, J.: Tratamiento del melanoma maligno por perfusion segmentaria selectiva. Atti Primer Congr. Mexicano de Dermatologia, 1961. — Perussia, F.: Die Behandlung der Melanoblastome; ein therapeutisches Problem. Fortschr. Röntgenstr. 75, 1559 (1951). — Pinetti, P.: A proposito delle attività che alcuni dermatofiti esercitano sul complesso tirosina-tirosinasi. G. ital. Derm. Sif. 1, 1 (1958). — Pinkus, H.: Anatomy of the skin 1956. Dermatologica (Basel) 116, 46 (1958). — Pistolesi, G. F.: Risultati dei trattamenti chirurgico e radiante nei melanoblastomi. Quad. radiol. 23, 63 (1958). — Popoff, L., K. R. Balabanov, N. Popov e A. L. Konstantinov: La reazione stromale e la citochimica nei tumori melanotici cutanei. Vol. in onore di F. Flarer, Minerva derm. 1959. — Poppe, H., e G. Frädrich: Exzision oder Strahlenbehandlung des Melanoblastoms? Langenbecks Arch. klin. Chir. 278, 50 (1954). — Pratt, A. G.: Birthmarks in infant. Arch. Derm. Syph. (Chicago) 67, 302 (1953).

Quevedo, W. C., Y. S. Lewis e D. E. Smith: On the relationship of mast cells and melanocytes. J. invest. Derm. 133 (1958). — Quiroga, M., E. Follmann e P. Magnin: Genodysembrionales melaniques mesodermiques. Ann. Derm. Syph. (Paris) 83, 501 (1956).

Radaeli, G.: Ricerche e considerazioni sulla pigmento-genesi con particolare riguardo al meccanismo ed alla teoria della Dopa-reazione di Bloch. Accad. med. 12, 67 (1952). — Improvement in technique of dopa reaction. Arch. Derm. Syph. (Chicago) 68, 668 (1953). — Randazzo, S. D.: Valutazione clinica sugli effetti della sostanza F di Reichstein in dermatosi precancerose. Dermatologia (Napoli) 7, 297 (1956). — Raven, R. W.: Pigment cells growth, p. 121. New York: Academic Press. Inc. Publ. 1953. — Cancer. London: Butterworth & Co. 1958. — Rawles, M. E.: The development of melanophores from embryonic mouse tissue grown in the coelom of chick embryos. Proc. nat. Acad. Sci. (Wash.) 26, 673 (1940). — The migration of melanoblasts after hatching into pigment-free skin of common fowl. Phisiol. Zool. 27, 167 (1944). — Origin of the mamalian pigment cell and its role in the pigmentation of hair. Pigment Cells Growth. New York: Academic Press. Inc. Publ. 1953. — Redaelli, P., e C. Cavallero: Istologia patologica, CEA. Milano 1950. — Renard, M. R.: Mélanosarcome achromique. Bull. Soc. franç. Derm. Syph. 64, 747 (1957). — Riecke, E.: Lehrbuch der Haut- und Geschlechtskrankheiten. Stuttgart: Gustav Fischer 1962. — Ritz, N. D.: Diffuse melanosis, pericardial effusion and melanuria associated with malignant melanoma. Case report with autopsy findings. Ann. intern. Med. 30, 184 (1949). — Robinson, H. M., F. H. J. Figge e E. S. Bereston: Inhibition of tyrosine-tyrosinas reaction by microsporum audouini. Arch. Derm. Syph. (Chicago) 68, 428 (1953). — Rodriguez-Perez, A.: Estado actual del problema de la melanogenesis. Act. dermo-sifiliogr. (Madr.) 50, 411 (1959). — Ronchese, F.: Argyrosis and cyanosis. Melanosis and cyanosis. Arch. Derm. Syph. (Chicago) 80, 277 (1959). — Melanomata pathologically malignant, clinically non malignant in a case of xeroderma pigmentosum. Arch. Derm. Syph. (Chicago) 68, 355 (1953). — Roussy, G., R. Huguenin et R. Saracino: Problèmes cliniquesposés par les tumeurs noires de la peau. Presse méd. 17 193 (1942). — Roux, M. J.: Naevo-epitheliome achromique sous-unguéal du gros orteil. Bull. Soc. franç. Derm. Syph. 60, 501 (1953). — Ruffo, A.: Il trattamento endocrinochirurgico nei tumori maligni. Omnia ther. (Pisa) 11, 101 (1960). — Russo, P. E.: Malignant melanoma in infancy. Three cases. Radiology 48, 15 (1947).

Sacchi, S.: Rapporti tra la melaninogenesi ed alcuni processi biochimicamente analoghi. ital. Derm. Sif. 6, 635 (1957). — Santler, R., K. Gulden u. R. Lehner: Zur Erkennung der Melanomalignome mit Hilfe radioaktiven Phosphors. Dermatologica (Basel) 123, 89 (1961). — Saunders, L. Z., and C. N. Barron: Primary pigmented intraocular tumors in animals. Cancer Res. 18, 234 (1958). — Saunders, T. S.: Abscess formation in pigmented nevi. Arch. Derm. Syph. (Chicago) 76, 189 (1957). — Sauter, H., et H. Hager: Influence du systeme nerveux autonome sur la croissance des tumeurs specialment des melanoblas. Arch. Ophthal. (Chicago) 151, 156 (1950). — Schreus, H.: Naevus und Melanom. Dtsch. med. Wschr. 84, 2217 (1951). — Naevus und Melanom. 1. Mitt. Beitrag zur Histogenese der Naevuszell-Naevi. Hautarzt 11, 440 (1960). — Schuermann, H.: Melanosis circumscripta praecancerosa. Ärztl. Wschr. 1955, 49. — Scotti, G.: Acquisizioni e problemi sulla genesi del pigmento melanico. Dermatologica (Basel) 5, 73 (1954). — Sertoli, P.: Fisiopatologia del complesso ungueale. Ed. Torino: Minerva med. 1956. — Shaffer, B.: Identification of malignant potentialities of melanocytic (pigmented). Nevus. J. Amer. med. Ass. 161, 1222 (1956). — The melanocytic (pigmented. Nevus. J. chron. Dis. 6, 109 (1957). — Shaw, C.: Benign pigmented nevi. A survey of treatment by dermatologists. Sth. med. J. (Bgham, Ala.) 46, 286 (1953). — Sheremetieva, Brunst e Brunst: Origin and transplantation of a melanotic tumor. Spec. Publ. Acad. Sci. (N.Y.) 4, 269 (1948). — Shocket, E., and J. Fortner: Melanoma and pregnancy. Experimental evaluation of clinical impression. Surg. Forum **9**, 671 (1958). — SIEMENS, M. W.: Lentigo und Naevus. Hautarzt **10**, 488 (1959). — SIMONS: Handbook of Trop. Dermat. London: Elsevier Publishing Company 1952. — SIRTORI, C., e E. GALLICO: Citoblastomi e malignità dei tumori. Tumori **33**, 36 (1947). — SIRTORI, C., M. GUARINO e E. MORANO: Osteogenesi nei nevi e nei melanomi maligni. Tumori **46**, 283 (1960). — SLADKO-WITSCH, S. E.: Über die Klassifikation, Nomenklatur und Behandlung der Hautmelanome. Derm. Wschr. **139**, 324 (1959). — SPENCE, B. J.: Nevus fusco caeruleus ophthalmomaxillaris of Ota. Arch. Derm. Syph. (Chicago) **75**, 464 (1957). — STARICCO, R. J.: Qualitative and quantitative date on melanocytes in human epidermis treated with thorium X. J. invest. Derm. **29**, 185 (1957). — STEPANO, C. DE: Contributo alio studio istogenetico dei melano-blastomi. Dermatologia (Napoli) **10**, 244 (1959). — STEGMAIER, O. P.: Natural regression of the melanocytic nevus. J. invest. Derm. **32**, 413 (1959). — STEGMAIER, O. P., and H. MONTGOMERY: Histopathologic studies of pigmented nevi. J. invest. Derm. **20**, 51 (1953). — STEIGLEDER, G. K., u. K. WELLMER: Zur Abtrennung des sog. juvenilen Melanoms. Arch. klin. exp. Derm. **202**, 556 (1956). — STEWART, H.: Case of malignant melanoma and pregnancy. Brit. med. J. **1955** I, 647. — STUART, C.: Naevus of Ota. Brit. J. Derm. **67**, 317 (1955). — SUMNER, W. C.: Spontaneous regression of melanoma. Cancer (Philad.) **6**, 1040 (1953). — SWETT, L., and H. CONNERTY: Congenital melanoma. Report of case which antenatal metastasis occurred. Amer. J. Dis. Child. **62**, 1029 (1941). — SZABO, G.: The number of melanocytes in human epidermis. Brit. med. J. **1954**, 1016.

TAPPEINER, J.: Therapie und Verlauf maligner Melanome. Arch. Derm. Syph. (Berl.) **200**, 251 (1955). — Melanom mit Metastasen und diffuser Melanose. Hautarzt **1957**, 378. — TAUSSIG, L. R., and F. A. TORREY: Malignant melanoma. Calif. west. Med. **52**, 15 (1940). — TAYLOR, S. G.: Cortical steroids in treatment of cancer. J. Amer. med. Ass. **144**, 1058 (1950). — TEMIME, P., et G. TRAMIER: Deux cas de nevus coeruleus ophtalmo-maxillaris de Ota. Presse méd. **1961**, 2465. — TIETZ, N. W., E. F. HIRSCH and B. NEYMAN: Spectrographic study of trace elements in cancerous and noncancerous human tissue. J. Amer. med. Ass. **165**, 2187 (1957). — TOD, M. C.: The tragedy of melanoma. Lancet **1944**, 32, 532. — TRAUB, E. F., and H. KEIL: The common mole. Its clinicopathologic relations and the question of malignant degeneration. Arch. Derm. Syph. (Chicago) **41**, 214 (1940). — TRUEBLOOD, D. V.: Malignant melanoma with generalized skin blackening; the white girl who turned black. Northw. Med. (Seattle) **46**, 199 (1947). — TULLIS, J. L.: Triethylenephosphoramide in the treatment of disseminated melanoma. J. Amer. med. Ass. **166**, 37 (1958). — TWITTY, V. C.: Zit. in The Biology of Melanomas. — TWITTY, V. C., and D. BODENSTEIN: The effect of temporal and regional differential on the development of grafted chromatophores. J. exp. Zool. **95**, 213 (1944).

UPSHAW, B. Y., R. K. GHORMLEY and H. MONTGOMERY: Extensive blue nevus of Jadassohn-Tieche. Surgery **22**, 761 (1947).

VERUT, D., e J. NOVALES: Dermatologia (Méx.) **3**, 25 (1959). — VIACAVA, E.: Nevus y melanomas. Dia méd. **29**, 397 (1957). — VITAGLIANO, G.: Le attuali conoscenze sui melanomi. Riv. Anat. pat. **9**, 755 (1955). — VOSS, C.: Zum Naevusproblem. Arch. Derm. Syph. (Berl.) **194**, 30 (1952).

WALKER, A. E., and G. J. STEWART: Subungual pigmented nevus. Arch. Derm. Syph. (Chicago) **71**, 421 (1954). — WALTHER, D.: Über die Melanosis circumscripta praecancerosa. Z. Haut- u. Geschl.-Kr. **20**, 286 (1956). — WAY, A., e I. LIGHT: Un cas de mélanose géneralisée. J. Amer. med. Ass. **94**, 241 (1930). — WEBER, F., H. SCHWARZ and W. HELLENSCHMIED: Spontaneous inoculation of melanotic sarcoma from mother to foetus. Brit. med. J. **1930** I, 537. — WEDER, C., and T. A. WATSON: Malignant melanoma of skin. Z. Haut- u. Geschl.-Kr. **91**, 87 (1957). — WELLMER, K.: Fehldiagnose beim juvenilen Melanom. Derm. Wschr. **137**, 128 (1958). — WERNSDÖRFER, R.: Gegenwärtiger Stand des Melanomproblems und die Strahlenbehandlung der Melanomalignome. Z. Haut- u. Geschl.-Kr. **23**, 174 (1957). — WHITE, L., G. LINDEN, L. BRESLOW, L. HARZFELD and C. BERKELEY: Studies on melanoma. J. Amer. med. Ass. **177**, 235 (1961). — WIEDMANN, A.: Zur Frage der sogenannten Langerhans-Zellen der Haut. Hautarzt **3**, 249 (1952). — WILLIS, R. A.: Pathology of tumours. London: Butterworth & Co. 1948. — WOLFRAM, S.: Derm. Wschr. **140**, 925 (1959). — WORINGER, M. F.: Mélanomes malins. Nouv. Prat. Derm. **6**, 859 (1935). — A propos du mélanome juvenile de Spitz. Bull. Soc. franç. Derm. Syph. **62**, 531 (1955). — WRIGHT, C. J.: Prognosis in cutaneous and ocular malignant melanoma. A study of 222 case. J. Path. Bact. **61**, 507 (1949). — WRIGHT, R. B., D. H. CLARK and J. A. MILNE: Malignant cutaneous melanoma. A Review. Brit. J. Surg. **40**, 360 (1953).

YOSHIDA, K.: Nevus fusco-caeruleus ophtalmo-maxillaris of Ota. Tôkohu J. exp. Med. **55**, Suppl. 1, 34 (1952).

ZEISLER, E. P., and S. W. BECKER: Generalized lentigo. Its relation to systemic nonelevated nevi. Arch. Derm. Syph. (Chicago) **33**, 109 (1936). — ZUBIRI-VIDAL, A.: Tratamiento de las enfermedades cutáneas. Barcelona: Salvat 1952.

Die Lymphogranulomatose der Haut

Von

Josef Tappeiner und Peter Wodniansky-Wien

Mit 12 Abbildungen

Einleitung

Obwohl Morphologie und Klinik des Lymphogranuloms seit den grundlegenden Darstellungen von PALTAUF und STERNBERG vor mehr als 60 Jahren klar umrissen sind, hat gerade dieses Krankheitsbild wie kaum ein anderes immer wieder zu neuen Untersuchungen und Publikationen angeregt. Im Laufe der letzten drei Dezennien ist die Literatur über die Lymphogranulomatose auf fast allen Spezialgebieten der Medizin derart angewachsen, daß wir heute einem nahezu unüberblickbaren Schrifttum gegenüberstehen. Die zahlreichen deskriptiven Arbeiten haben zweifellos die Kenntnisse über pathologische Anatomie, Histologie und Klinik des Lymphogranuloms vertieft und die Abgrenzung verschiedener Verlaufsformen ermöglicht. Frühdiagnose, Differentialdiagnose und prognostische Deutung des Lymphogranuloms konnten durch ausgedehnte Untersuchungen auf histologischem und cytologischem Gebiet verfeinert werden. Schließlich wurden auch therapeutische Fortschritte durch allmähliche Ausarbeitung der optimalen Strahlentherapie und der Chemotherapie erzielt. Hingegen sind Ätiologie und Pathogenese des Lymphogranuloms trotz ausgedehnter, in verschiedenster Richtung geführter experimenteller Forschung bis heute ungeklärt geblieben.

In diesem Rahmen kann nicht auf alle jene Probleme eingegangen werden, die in erster Linie für den pathologischen Anatomen, den Internisten und den Hämatologen von Interesse sind. Da aber die Lymphogranulomatose nicht als dermatologisches Krankheitsbild allein abgehandelt werden kann, haben wir aus dem reichhaltigen Schrifttum dieser Spezialgebiete einzelne richtungweisende und zusammenfassende Arbeiten herausgegriffen. Auf ihrer Basis ist eine verhältnismäßig kurze und übersichtliche Darstellung der Erkenntnisse der letzten Jahrzehnte über Pathologie, Klinik, Histologie, Cytologie, Ätiologie und Therapie des Lymphogranuloms möglich, die für das Verständnis dieser Erkrankung erforderlich ist und an SCHOENHOFs Abhandlung im Jadassohnschen Handbuch aus dem Jahre 1929 Anschluß findet.

Das umfangreiche, einschlägige dermatologische Schrifttum wurde möglichst lückenlos gesammelt, um einen dem derzeitigen Stand unseres Wissens entsprechenden Überblick geben zu können. Selbstverständlich konnten im Text nicht alle Publikationen zitiert werden und es sei in dieser Hinsicht auf das ausführliche Literaturverzeichnis verwiesen.

In den letzten 30 Jahren wurden allerdings keine wesentlichen neuen Erkenntnisse über die Lymphogranulomatose der Haut gewonnen. Überwiegend sind es deskriptive Arbeiten, und die geschilderten Veränderungen können fast ausnahmslos in dem von SCHOENHOF festgelegten System eingeordnet werden.

I. Allgemeiner Teil

1. Die Stellung der Lymphogranulomatose im System der Pathologie

Die Lymphogranulomatose wurde im älteren Schrifttum mit zahlreichen verschiedenen, z.T. etwas verwirrenden Namen belegt. Heute werden überwiegend die Bezeichnungen Lymphogranulom, Lymphogranulomatosis maligna, Paltauf-Sternbergsche Krankheit und im angelsächsischen Sprachraum Morbus Hodgkin gebraucht.

Da die Ätiologie der Lymphogranulomatose bis heute nicht geklärt werden konnte, ist eine korrekte systematische Einordnung der Veränderungen nach genetischen Gesichtspunkten unmöglich.

Im modernen Schrifttum wird der Morbus Hodgkin meist als eine Granulomatose ungeklärter Ätiologie aufgefaßt (GORDON, GRAEFLIN, LÉVY-FRANCKEL und CAILLIAU, PAUTRIER, SYMMERS u.a.) und unter den Systemhyperplasien des RHS im Rahmen der Erkrankungen des Blutes und der blutbildenden Organe abgehandelt (HEILMEYER und BEGEMANN, KAUFMANN und STAEMMLER).

LAUDA bemerkt hierzu in seinem Lehrbuch der inneren Medizin, daß das Lymphogranulom nur insofern zu den Blutkrankheiten Beziehung hat, als sich sein spezifisches chronisch-entzündliches Granulationsgewebe zum größten Teil aus Reticulumzellen aufbaut und diese mit den Blutzellen verwandt sind. „Das Lymphogranulom nimmt also vom Standpunkt der Blutkrankheiten aus gesehen keine andere Stellung ein als etwa eine Tuberkulose oder eine Lues, deren spezifisches Granulationsgewebe sich vornehmlich aus Abkömmlingen der Reticulumzellen zusammensetzt." Die weitgehende Ähnlichkeit mit bestimmten Blutkrankheiten kommt durch die vorwiegende Lokalisation lymphogranolomatöser Veränderungen im lymphadenoiden Gewebe zustande, durch die äußere Parallelen zur Lymphadenose gegeben sind.

Die Granulomatosen sind als Untergruppe der Systemhyperplasien des RHS mit Neigung zur Generalisierung klar definiert. Während sie aber von manchen Autoren (z.B. ROBB-SMITH) unter dem Begriff der Retikulosen eingeordnet werden, halten WÄTJEN und LETTERER ihre exakte Abgrenzung von essentiellen Retikulosen berechtigt. Die ausgeprägte Proliferation reticulo-histiocytärer Elemente stellt bei den Granulomatosen lediglich eine Teil- oder Begleiterscheinung im Rahmen von Veränderungen dar, die in ihrer Gesamtheit als chronisch-granulierende Entzündung zu deuten sind (KAUFMANN und STAEMMLER). Im Gegensatz zu den essentiellen Retikulosen findet sich neben der Hyperplasie des RHS regelmäßig eine lymphocytäre, plasmacelluläre oder eosinophile Infiltration, in späteren Stadien Narbenbildung. Auch GOTTRON tritt in diesem Sinne für die Abgrenzung der granulomatösen von den reaktiven und speichernden Hyperplasien und von den tumorösen Entartungen des RHS ein. Er hat die Kriterien, durch welche diese Differenzierung gerechtfertigt wird, in seiner Abhandlung über die Retikulosen der Haut im Handbuch der Dermatologie und Venerologie klar herausgestellt.

Trotz obiger Definition enthält der Begriff der Granulomatose in jener Art, in welcher er in der modernen Pathologie gebraucht wird, kein ätiologisches Präjudiz.

EPSTEIN, FRESEN und PAUTRIER stellen die Granulomatosen zwischen die Speicherkrankheiten bzw. Xanthomatosen und die monomorphen Tumoren des RHS.

HEILMEYER und BEGEMANN sowie KAUFMANN und STAEMMLER zählen neben dem Morbus Hodgkin noch das eosinophile Granulom des Knochens, das Brill-Symmerssche großfollikuläre Lymphoblastom, die Hand-Schüller-Christiansche

Erkrankung und das Boecksche Sarkoid zu den Granulomatosen ungeklärter
Ätiologie. So fassen sie auf Grund gemeinsamer histologischer Charakteristica
eine verhältnismäßig kleine Gruppe von Erkrankungen mit vorwiegender Beteiligung des RHS zusammen.

Hingegen wurde die Paltauf-Sternbergsche Krankheit von zahlreichen
Autoren — in erster Linie von den Vertretern der Blastom-Ätiologie — unter verschiedenen anderen, teilweise verwirrenden Gruppenbezeichnungen eingereiht.
Hier wird die Tatsache in den Mittelpunkt gestellt, daß das Lymphogranulom
vorwiegend als maligne verlaufende Systemerkrankung des lymphadenoiden
Apparates in Erscheinung tritt und offenbar manchmal in Tumoren der Lymphoblastomgruppe übergehen kann. Gleichzeitig wird der Zuordnung atypischer
oder unklarer Fälle weiter Spielraum gelassen. Im älteren, besonders im anglo-
amerikanischen Schrifttum klassifizierte man den Morbus Hodgkin als Lymphoblastom oder Lymphosarkom (Gall und Mallory, Gelin, Lever, McCafferty
und Machacek, Rosenfeld und Straumfjord, Wile und Stiles), als sklerosierenden Typ des malignen Lymphosarkoms (Baldridge und Awe, Levin,
Gonin), als Reticuloendotheliose (Favre und Croizat), als Lymphadenom oder
auch als Reticulomatose (Gordon, Gow, Levitt und Weber). In diesem System
wird die Paltauf-Sternbergsche Krankheit mit der Lymphadenose, dem Lymphosarkom, den Tumoren des RHS und der Mycosis fungoides zusammengefaßt und
von manchen Autoren als polymorphe Geschwulstbildung den monomorphen
Blastomen des RHS gegenübergestellt (Gall und Mallory). Schließlich reiht
Köhn die Lymphogranulomatose zwischen die granulomatösen und die blastomatösen Prozesse des RHS.

Wir sind der Meinung, daß die histomorphologisch-determinierte Zuordnung
der Paltauf-Sternbergschen Krankheit zu den Granulomatosen, die ja in der
Bezeichnung Lymphogranulomatose schon seit Jahrzehnten ausgedrückt wird,
dem heutigen Stande unseres Wissens am besten gerecht wird. Sie entspricht
nicht nur dem pathologisch-anatomischen Substrat, sie verdeutlicht auch die
Tatsache, daß bei der Entstehung dieser Erkrankung die Hyperplasie reticulo-
histiocytärer Elemente im Vordergrund steht, und läßt schließlich einer zukünftigen ätiologischen Deutung jede Möglichkeit offen. Sie sollte auch im dermatologischen Schrifttum universell aufgenommen und verwendet werden.

Während der Begriff der Granulomatose eine kleinere Gruppe definierter
Krankheitsbilder des RHS umfaßt, geben Bezeichnungen wie Lymphom oder
Lymphadenom allzuweiten Spielraum. Ihre Anwendung erlaubt zwar eine Einreihung der meisten atypischen und fraglichen Fälle, ist aber zweifellos dazu
angetan, die mühsamst errungene Differenzierung bestimmter umschriebener
Einheiten zu verwischen. Die Vertreter der Wiener Schule und besonders Arzt
haben in diesem jahrzehntelangen Streit wiederholt betont, daß die systematische
Abgrenzung der einschlägigen Krankheitsbilder voneinander auf Grund klinischer
und histologischer Unterschiede notwendig und berechtigt ist. Setzt man sich —
aus welchen Gründen es auch geschehen mag — über diese Tatsache hinweg, dann
kehrt man mit „Lymphom oder Lymphadenom" wieder zu jener Situation zurück,
von der die Forschung der letzten 125 Jahre nach Hodgkins Publikation im
Jahre 1832 ihren Ausgang genommen hat.

2. Klinik; Laborbefunde und pathologische Anatomie

Die Lymphogranulomatose ist verhältnismäßig selten, kann alle Altersklassen
betreffen und endet stets tödlich. Nach Bohnenkamp soll der Befall in den
Jahren vor 1936 zugenommen haben. Nach Arndt betrug die Rate an Lympho-

granulom im Krankengut der Med. Klinik in Jena von 1925—1940 1,3%. Statistische Zusammenstellungen zeigen, daß die meisten Patienten 20—40 Jahre alt sind, während Kinder und Greise selten an Morbus Hodgkin erkranken (BAKER und MANN, DELL'ACQUA, HOHL, SARASIN und BESSLER, PATERSON und PATERSON). Obwohl BAKER und MANN unter 65 Fällen 70% Frauen fanden, dürfte das männliche Geschlecht im allgemeinen häufiger betroffen werden. So sah DELL'ACQUA unter 215 Patienten 70% Männer. Auch UDDSTRÖMER weist an Hand von 548 Kranken eine Bevorzugung des männlichen Geschlechtes nach. HEILMEYER und BEGEMANN entnehmen der Zusammenfassung mehrerer Statistiken, daß 60% der Erkrankten Männer waren. Ein großes Krankengut liegt auch der Arbeit von HOHL, SARASIN und BESSLER zugrunde, die über die Züricher Erfahrungen von 1922—1950 berichten. Diese Autoren konnten keine Geschlechtsdisposition feststellen.

Die Dauer der Erkrankung beträgt im Durchschnitt 2—4 Jahre, nach WERTHEMANN nur 1—2 Jahre. UDDSTRÖMER gibt an, daß 60% der Kranken bis zum zweiten Jahr, 83% bis zum vierten Jahr ad exitum kommen. Nach PATERSON und PATERSON überleben 51% der Patienten mit lokalisiertem und 15% mit generalisiertem Lymphogranulom das fünfte Jahr. Es werden allerdings auch foudroyante Verlaufsformen beschrieben (NEWMAN und PUSHKIN), die in wenigen Monaten ad exitum führen, und gutartige, die sich über 10 und mehr Jahre hinziehen. Meist handelt es sich in diesen Fällen um Paragranulome, Hodgkin-Sarkome oder um sog. „atypische Formen" des Lymphogranuloms, deren berechtigte Zuordnung zum Morbus Hodgkin noch umstritten ist. HOHL, SARASIN und BESSLER, PATERSON und PATERSON und EPSTEIN geben an, daß die Erkrankung bei Frauen etwas langsamer ablaufe. Eine geeignete Therapie kann die Progredienz des Leidens zweifellos verzögern.

In klinischer Hinsicht ist die Lymphogranulomatose eine definierte Einheit mit gesetzmäßigem Ablauf (BAKER und MANN).

Dem nahezu universellen Vorkommen reticulohistiocytärer Elemente im Organismus entsprechend bietet die Symptomatologie des Morbus Hodgkin ein außerordentlich buntes Bild. Die Erscheinungen werden z.T. durch toxisch bedingte Allgemeinstörungen, in der Hauptsache aber direkt oder indirekt durch den Befall der Zentren des RHS, also der Lymphknoten, der Milz und des Knochenmarks ausgelöst.

HEILMEYER und BEGEMANN führen der Häufigkeit nach geordnet folgende Beschwerden an, die den Lymphogranulomatosekranken zum ersten Mal in die Sprechstunde des Arztes führen: Lymphknotenschwellungen, allgemeine Schwäche, Reizhusten, Gewichtsverlust, Temperaturen, starkes Schwitzen, Atemnot, Leibschmerzen, Juckreiz, Rückenschmerzen, zeitweilige Ödeme, Bruststechen, Brechreiz, Durchfälle, Ekzem, Sodbrennen und Zungenbrennen.

Als führende Symptome gelten die Lymphknotenschwellungen, das undulierende Fieber, Vergrößerung von Leber und Milz, pleurale und pulmonale Erscheinungen, Pruritis und Veränderungen des Blutbildes. Zur Sicherstellung ist in jedem Falle der bioptische oder cytologische Nachweis von lymphogranulomatösem Gewebe erforderlich.

In überwiegender Mehrzahl steht die Beteiligung der Lymphknoten im Vordergrund. Zunächst werden die Lymphknoten einer Gruppe befallen. Nach HEILMEYER und BEGEMANN handelt es sich meist um die Hals- und Achselregion, während andere Autoren, z.B. JACKSON und PARKER, KAUFMANN und STAEMMLER oder auch STOJALOWSKI die abdominalen Lymphknoten für die häufigste primäre Lokalisation halten. Sie fühlen sich am Anfang mehr weich und elastisch, später derb-fibrös an, werden bis kleinapfelgroß, verbacken nicht selten miteinander und rufen nur bei Druck auf Nervenstämme Schmerzen hervor. Meist sind die Knoten verschieblich. Die darüberliegende Haut wird nur ausnahmsweise in Mitleidenschaft gezogen.

Manche Autoren (UEHLINGER, GRÄFF) sind der Meinung, daß die ersten Lymphknotenveränderungen nach Art eines Primärkomplexes zustande kommen. Die Initialläsion soll am häufigsten an der Mucosa des Nasen-Rachen-Raumes (GRÄFF, BRUGSCH) oder der Nebenhöhlen, seltener im übrigen Respirations- oder im Verdauungstrakt (GRAEFLIN) auftreten und rückbildungsfähig sein, so daß sie der Beobachtung in einem späteren Zeitpunkt der Erkrankung meist entgeht (PALTAUF, DRIESSEN, LEMAITRE und HERBAUT), während die gleichzeitige Schwellung der beteiligten Lymphknoten als erstes Symptom bestehen bleibt. GRÄFF fand in 50% seiner Fälle bei der Autopsie lymphogranulomatöse Granulationen in Epipharynx oder Nebenhöhlen.

Nach dem Befall der Primärregion breitet sich die Erkrankung meist unregelmäßig schubweise, asymmetrisch und unter Überspringung näherer Drüsen auf andere Lymphknotengebiete aus. Dabei können die oberflächlichen Regionen oder auch die Lymphknoten im Thorax und Abdomen betroffen werden. Man unterscheidet daher eine vorwiegend *superfizielle, mediastinale* und *abdominelle glanduläre* Form der Lymphogranulomatose. Auf die entsprechenden Unterschiede in der Symptomatologie kann hier nicht näher eingegangen werden.

In Verbindung mit der Lymphknotenerkrankung, vor allem im Laufe der nach GRÄFF kontinuierlich oder hämatogen erfolgenden Generalisation, mitunter auch primär und sehr selten isoliert lokalisiert können extraglanduläre Manifestationen in fast allen Organen auftreten. Nach UDDSRTÖMER und nach HEILMEYER und BEGEMANN ist die Milz in etwa $^4/_5$, die Leber in 30—50% der Fälle beteiligt. Ein Fünftel oder Sechstel der Patienten zeigt Krankheitsherde im Knochensystem, wobei Wirbel und Becken am häufigsten betroffen werden. Auch im Lungengewebe, an der Pleura, in den Verdauungsorganen, im Nervensystem (CICALE) und schließlich in der Haut können lymphogranulomatöse Infiltrate zustande kommen. Es sei auf die zusammenfassenden Darstellungen von RATKÓCZY und von HEILMEYER und BEGEMANN verwiesen.

Solange sich der Krankheitsprozeß auf eine Lymphknotenregion oder auf ein Organ beschränkt, spricht man von *lokalisierter*, bei Ausbreitung auf weitere Gebiete von *generalisierter* Lymphogranulomatose. Eine exakte Unterteilung in bestimmte Stadien läßt sich eigentlich nicht abgrenzen.

Es ist verständlich, daß die prognostischen Aussichten bei der lokalisierten Erkrankung günstiger sind und daß die Generalisation von zunehmend schweren Allgemeinsymptomen begleitet wird. Intermittierende Temperaturen vom sog. *Typus Pel-Ebstein*, die mit Schweißausbrüchen verbunden sind und nicht selten periodisch ablaufen, sind ebenso ein nahezu konstantes Symptom, wie heftigster Juckreiz und Trockenheit und Ekzemneigung der Haut. Weitere Kennzeichen der schweren Stoffwechselstörung und Intoxikation sind Appetitlosigkeit, Gewichtsverlust und Abmagerung, Blässe, Anämie und Subikterus, Schlaflosigkeit und Erschöpfung. Meist gehen die Patienten an Kachexie oder interkurrenten Erkrankungen zugrunde. Auch allgemeine Amyloidose wurde beobachtet.

Laborbefunde haben beim Lymphogranulom mit Ausnahme der cytologischen Untersuchungsmethoden nur beschränkte diagnostische Bedeutung.

Die Blutkörperchensenkungsgeschwindigkeit ist zu Beginn der Erkrankung meist normal, in späteren Stadien stark erhöht. Westergren-Werte über 100 nach einer Stunde sind keine Seltenheit.

In der modernen Literatur ist man sich darüber einig, daß die Veränderungen des Blutbildes beim Lymphogranulom eine außerordentliche Variationsbreite aufweisen und daher keinen spezifischen Charakter haben (BAKER und MANN, GEBAUER, VELASCO MONTES, WAGNER, STRAUBE).

Das *rote Blutbild* ist in den Anfangsstadien meist normal. Später entwickelt sich recht häufig eine schwere hypochrome Anämie mit Anisocytose, Poikilocytose und Polychromasie der Erythrocyten. Andere Anämieformen (v. BRAITENBERG) sind bei Lymphogranulomatose äußerst selten.

Die Veränderungen des *weißen Blutbildes* sind uneinheitlich. Nach GEBAUER werden sie von drei Faktoren bestimmt, nämlich von der Reizwirkung eines eventuellen Erregers auf die Leukocytenproduktion, von der Zerstörung des Lymphknotengewebes und vom hemmenden Einfluß der Milz aufs myelopoetische System (BOCK und FRENZEL). HEILMEYER und BEGEMANN fanden in 60% der Fälle Leukocytosen über 10000. Extrem hohe Werte mit bis zu und über 100000 Leukocyten sind nur vereinzelt beobachtet worden. Leukopenien kommen vor allem im Endstadium vor. Sie sollen nach GEBAUER durch die erhöhte Hemmwirkung des lymphogranulomatösen Milztumors auf das Knochenmark hervorgerufen werden.

Lymphopenie findet sich häufig. HEILMEYER und BEGEMANN konnten sie in 93% ihrer Fälle feststellen. Sie ist oft schon im Frühstadium nachweisbar und zweifellos von diagnostischer Bedeutung.

Die Eosinophilie wird im Schrifttum oft hervorgehoben (z. B. HÖVELBORN, JAEGER und DELACRÉTAZ, MAJOR und LEGER, JOHNE und KROHER, JONES und ALDEN) und kann extreme Werte erreichen, die ein eosinophiles Leukämoid vortäuschen (LANDOLT, DOBES und WEIDMAN, STEWART). Nach neueren Untersuchungen ist sie aber — im Gegensatz zu den Angaben der älteren Literatur (z. B. GOIA, HOLZKNECHT) — keineswegs ein charakteristisches Symptom. GEBAUER hält sie in seiner großen Übersichtsarbeit über die Blutbildveränderungen beim Lymphogranulom sogar für recht selten. Auch WAGNER und VELASCO MONTES kommen zu ähnlichen Resultaten.

Die Monocytose kann bis zu 25% erreichen, ist aber noch seltener und weniger charakteristisch als die Eosinophilie (VOLK, LOUSTE, LEVY-FRANCKEL und CAILLIAU, JAEGER und DELACRÉTAZ).

DONATI fand im Blut bei Lymphogranulomatose 4—15% histioide Zellen mit schwach basophilem vacuolisiertem Plasma und fein strukturierten Kernen, die er für Reticulumzellen in Umwandlung zu Hodgkin-Zellen hält. Sie sollen schon im Frühstadium auftreten und diagnostische Bedeutung haben.

Nach HEILMEYER und BEGEMANN geht mit der Entwicklung der hypochromen Anämie eine schwere Eisenverarmung des Blutplasmas einher, die auf Eisenspeicherung in den gewucherten Zellen des RHS zurückzuführen sein soll. Gleichzeitig ist eine Zunahme des Blutkupfers nachweisbar.

Bei der *elektrophoretischen Untersuchung* der Serumproteine fanden LONGSWORTH u. Mitarb., LUETSCHER und KESSEL und KESSEL keine charakteristischen Veränderungen. Hingegen sind BEYREDER und RETTENBACHER-DÄUBNER sowie HAENSCH der Meinung, daß der Lymphogranulomatose bestimmte pathologische Eiweißdiagrammtypen zukommen, die allerdings nach WUHRMANN und WUNDERLY den Verschiebungen entsprechen, die ganz allgemein bei Entzündungen beobachtet werden. Während die Abweichungen zu Beginn der Erkrankung bei gutem Allgemeinzustand und guter Prognose minimal sind, gehen rasch progrediente Formen mit schlechtem Allgemeinzustand und schlechter Prognose vorwiegend mit einer Erhöhung der α- eventuell auch der β-Fraktion einher. Lymphogranulomkranke in gutem Allgemeinzustand oder im Stadium der

Remission zeigten meist eine γ-Globulinämie. Gros und Zieschak konnten Paraproteine nachweisen.

Die cytologische Diagnostik der Lymphogranulomatose hat in den letzten Jahrzehnten eine wesentliche Entwicklung erfahren.

Der *Knochenmarkspunktion* kommt allerdings nur geringe Bedeutung zu. So stimmen Velasco Montes, Henning und Keilhack, Schulten und auch Rohr mit Heilmeyer und Begemann darin überein, daß das Myelogramm keine typischen Veränderungen aufweist. Meist sind Linksverschiebung, gelegentliche Eosinophilie, Vermehrung der Megakaryocyten und leichte reticulo-histiocytäre Reaktion festzustellen (Limarzi und Paul). Cornbleet, Cohen und Kagan fanden zahlreiche Plasmazellen. Nur Klima berichtet mehrfach über sog. Lymphogranulomzellen im Knochenmark.

Hingegen ist die *Lymphknotenpunktion* (Émile-Weil, Isch-Wall und Perlès, Émile-Weil) bzw. die von Picard, Horeau und Kernéis besonders empfohlene Biopsie-Abklatsch-Methode von vorzüglichem Wert. Sie erlaubt nach Heilmeyer und Begemann in mehr als 90% der Fälle eine diagnostische Sicherstellung. Hodgkinzellen — sog. Sternbergzellen nach Klima, Moeschlin, Albahary, Wieding — und Sternbergsche Riesenzellen gelten hier wie im histologischen Präparat als charakteristische Kennzeichen. Es handelt sich um 15 bis 80 μ große, polymorphe Zellen mit einem oder mehreren runden, ovalen, gebuchteten oder bizarr geformten Kernen, lockerem Chromatin und typischen bis zu 8 μ messenden ovoiden oder vielgestaltigen Nucleolen (Moeschlin, Stahel, Picard, Horeau und Kernéis). Nach dem Plasmagehalt werden nacktkernige und plasmareiche Formen unterschieden. Neben diesen spezifischen Elementen zeigen Lymphknotenpunktate und Gewebsausstriche (Sweitzer und Winer) ein wechselvolles Gesamtbild. Meist ist der Gehalt an lymphocytären Bestandteilen der herabgesetzten Lymphopoese entsprechend vermindert. Manchmal steht die Eosinophilie im Vordergrund. Auch normale Bilder mit einzelnen Sternbergschen Riesenzellen wurden beschrieben. Herrscht nach therapeutischen Maßnahmen fibröse Umwandlung vor, so finden sich überwiegend Fibroblasten (Fleischhacker und Klima, Fleischhacker und Lachnit).

Ähnliche cytologische Befunde können in Milzpunktaten gefunden werden und das Splenogramm leistet vor allem bei der Abklärung diagnostisch schwieriger abdomineller Formen der Lymphogranulomatose wertvolle Dienste (Moeschlin, Heilmeyer und Begemann).

Über einen eigenartigen Befund hat W. Richter berichtet. Er beobachtete anläßlich einer Biopsie bei einem Lymphogranulomkranken 15 min nach der Novocain-Adrenalin-Injektion eine plötzlich einsetzende generalisierte Schwellung der befallenen Lymphknoten, die sich erst nach 1—2 Wochen zurückbildete. Gleichzeitig kam es zu einem temporären Ansteigen der Lymphocyten im strömenden Blut. Da wir in der Literatur keine weiteren Angaben über dieses Phänomen finden konnten, scheint die Beobachtung, die auch von diagnostischer Bedeutung sein könnte, nicht weiter verfolgt worden zu sein. Nur Brugsch berichtet über eine parallele Erscheinung bei myeloischer Leukämie.

Das *pathologisch-anatomische Bild* entspricht der tumorartigen Infiltration der Organe durch lymphogranulomatöses Granulationsgewebe. Die vergrößerten, weichen, mäßig verhärteten oder derben, höckerigen Lymphknoten zeigen feuchte, graurötliche oder graugelbe Schnittflächen mit typischen speckigen oder trüben, zackig begrenzten, gelben Nekroseherden. Spontane Erweichung ist extrem selten, doch kann Sekundärinfektion zur Einschmelzung führen. Ältere, mehr fibröse Lymphknoten erscheinen auf dem Schnitt glasig, grauweiß, oft homogen und von Hämosiderin-Pigmentationen durchsetzt. Die Beteiligung der Drüsen ist regionär umschrieben oder ausgebreitet, je nach dem, ob es sich um eine lokalisierte oder eine generalisierte Form handelt.

Kommt es, wie oben erwähnt, im Zuge der Generalisation oder auch isoliert oder primär zur lymphogranulomatösen Erkrankung anderer Organe, so finden sich auch hier analoge Veränderungen. Sie haben makroskopisch Ähnlichkeit mit Blastomen oder Tumormetastasen. Sehr charakteristisch sind die Erscheinungen in der Milz, die zu vergleichsweisen Bezeichnungen wie Porphyr-, Speckwurst- oder Bauernwurstmilz Veranlassung gegeben haben.

Neben der geschilderten mehr expansiven Entwicklung des lymphogranulomatösen Gewebes kommt es manchmal zur destruierend fortschreitenden Infiltration über die Grenzen einzelner Organe hinaus (WERTHEMANN). So werden, von Lymphknoten ausgehend, mitunter Muskulatur, Knochen, Hohlorgane oder darüberliegende Haut durchwachsen. Auf die folgende lymphogranulomatöse Exulceration wird später ausführlich eingegangen.

3. Histologie

Lymphogranulomatöse Herde sind feingeweblich aus einem zellreichen und polymorphen Granulationsgewebe aufgebaut. Zum Studium der Cytologie im histologischen Präparat eignet sich die Giemsafärbung vorzüglich. Bei der folgenden Besprechung haben wir uns vorwiegend an die eingehende und moderne Darstellung von LENNERT gehalten.

Im lymphogranulomatösen Granulationsgewebe finden sich neben Lymphocyten, Plasmazellen, Eosinophilen und neutrophilen Granulocyten, einzelnen Mastzellen, Fibroblasten und indifferenten Reticulumzellen vier pathologische Zellarten, nämlich Epitheloidzellen, Langhanssche Riesenzellen, Hodgkinzellen und Sternbergsche Riesenzellen. Selten werden auch lipidhaltige Schaumzellen beobachtet.

Nach den ausgedehnten Studien von LENNERT und von LENNERT und HIPPCHEN stellt nur die Hodgkinzelle einen regelmäßigen und charakteristischen Bestandteil lymphogranulomatöser Veränderungen dar, während der Sternbergschen Riesenzelle nur Wahrscheinlichkeitsbedeutung zukommt. Nur die genaue Kenntnis der pathologischen Zellformen erlaubt die Frühdiagnostik, während die Gesamtkonstellation des cellulären Aufbaues prognostische Schlüsse zuläßt.

Lymphocyten sind immer vorhanden. Bei gutartigen Formen, vor allem beim sog. Paragranulom, sind sie besonders zahlreich.

Plasmazellen sind kein konstanter Bestandteil. LENNERT sah sie nur in der Hälfte seiner Beobachtungen und HAUCK gibt an, daß man sie vorzüglich im Initialstadium findet.

Auch die eosinophilen Granulocyten sind nur in 80% der Fälle, also nicht obligat nachweisbar. Im typischen Granulationsgewebe sind sie meist zahlreich, während sie beim Paragranulom fehlen.

Bei den neutrophilen Granulocyten liegen die Verhältnisse ähnlich, doch sind sie seltener als die Eosinophilen.

Mastzellen kommen nur spärlich vor.

Fibroblasten finden sich als Ausdruck beginnender Vernarbung besonders reichlich in fibrosierenden Veränderungen der typischen Lymphogranulomatose und nach strahlen- oder chemotherapeutischen Maßnahmen. Hingegen fehlen sie beim sog. Paragranulom.

Schließlich bilden Reticulumzellen einen wesentlichen Bestandteil des lymphogranulomatösen Granulationsgewebes. Nach LENNERT gibt es in den Lymphknoten, also in den Zentren des RHS, drei Reticulumzellarten, kleine indifferente, große oxyphile und große basophile Formen. Die kleine indifferente Reticulumzelle soll der undifferenzierten Mesenchymzelle entsprechen und gleichzeitig Stammzelle der beiden anderen Typen sein. Den großen Oxyphilen soll die Gitterfaserbildung und die Umwandlung in Histiocyten und Makrophagen zu kommen. Hingegen können die großen Basophilen, die sog. Makrolymphocyten, entweder als Lymphoblasten oder als ausdifferenzierte Reticulumzellen, denen vielleicht die Antikörperbildung obliegt, gedeutet werden.

Von diesen drei Zelltypen sind die kleinen indifferenten Reticulumzellen Bestandteil des lymphogranulomatösen Granulationsgewebes. Der Verlauf der Erkrankung ist um so bösartiger, je reichlicher diese proliferationsaktiven Elemente auftreten. Sie beherrschen in jenen Fällen, die von einem Teil der Autoren als Hodgkin-Sarkom bezeichnet werden, das histologische Bild.

Zu den *pathologischen Zelltypen* gehören zunächst die Epitheloidzellen. In morphologischer Hinsicht zeigen sie keine Unterschiede gegenüber den Epitheloidzellen des tuberkulösen Granulationsgewebes. Sie können hier wie dort einzeln oder in Knötchen beisammen liegen (sog. Reticulumzellherde nach JACKSON und PARKER). Bei gutartigeren Formen sind sie häufig. Sie werden auch als Initialsymptom oder in älteren Herden als Zeichen langsamer Wucherung aufgefaßt. Sie können nicht als obligat gelten, da sie in der Hälfte der Fälle fehlen.

Langhanssche Riesenzellen sind selten. Sie finden sich meist in Kombination mit zahlreichen Epitheloidzellen. Während manche Autoren (BRANDT, MOLINA) annehmen, daß es sich hier um eine Abart der Sternbergschen Riesenzellen handelt, lehnt LENNERT diese Auffassung ab und glaubt, daß die Langhansschen Riesenzellen aus Epitheloidzellen durch Konfluenz entstehen. Da eine zufällige parallele tuberkulöse Ätiologie der Epitheloid- und Langhanszellen im lymphogranulomatösen Gewebe sehr unwahrscheinlich ist, muß man sich wohl auf den Standpunkt stellen, daß die Reizwirkung zur Bildung dieser Zellarten auch beim Lymphogranulom gegeben ist. LENNERT stellt sinngemäß fest, daß Isomorphie eben nicht Isogenie bedeuten muß.

Der Begriff der Hodgkinzelle (POTTER) wurde eigentlich erst in den letzten zwei Jahrzehnten klar abgegrenzt. Diese Zellart — besonders ihre große Form — dient heute als spezifisches histologisches Charakteristicum des lymphogranulomatösen Granulationsgewebes. Im Schrifttum tritt sie uneinheitlich unter Bezeichnungen wie Sternbergzelle, Sternberg-Reedzelle, Epitheloidzelle, Reticulumzelle, Granulomzelle oder Vorläufer der Sternbergschen Riesenzelle auf. Die Größe schwankt beträchtlich. Kleine Formen haben den Durchmesser einer indifferenten Reticulumzelle, andere Typen leiten zu den Sternbergschen Riesenzellen über. Das Plasma ist basophil, der helle Kern verschieden geformt, mit großen Nucleolen. Während manche Autoren annehmen, daß es sich hier um Zwischenstadien auf dem Wege von der Reticulumzelle zur Sternbergschen Riesenzelle handelt, lehnen MOESCHLIN, SCHWARZ und WANG diese Auffassung ab. Sie halten die Hodgkinzelle für eine völlig ausdifferenzierte Form, von deren Tumorzellnatur sie überzeugt sind. Sie weisen einerseits auf die bei Reticulumzellen fehlenden Nucleolen und auf die Mitosetätigkeit der Hodgkinzellen hin, die demnach nicht nur den Reticulumzellen zukommt. Andererseits betonen sie die Größenpolymorphie, die Verschiebung der Kern-Plasma-Relation zugunsten des Kernes, die zahlreichen basophilen Nucleolen, die starke Entdifferenzierung und den hohen Gehalt an Ribosenucleinsäure — also Eigenschaften, die für die Tumornatur der Hodgkinzelle sprechen. Der Ablauf des Lymphogranuloms ist um so bösartiger, je mehr Hodgkinzellen vorhanden sind. Beim Überwiegen großer Formen nähert sich das Bild dem sog. Hodgkinsarkom.

Während nach LENNERT ein Teil der Hodgkinzellen pyknotisch wird und untergeht, entwickeln sich andere zu Sternbergschen Riesenzellen. Sie werden im angelsächsischen Schrifttum auch als Reedzellen bezeichnet. Diese polymorphe pathologische Zellart zeigt im histologischen Präparat Größenunterschiede von 12—40 μ. Das reichliche basophile Plasma steht oft durch Ausläufer mit anderen Sternbergschen Riesenzellen oder mit Gitterfasern in Verbindung. Manche Formen sind aus dem Verband gelöst und abgerundet. Meist sind mehrere, große ovale oder unregelmäßig gebuchtete Kerne mit lockerem Chromatin und einigen plumpen, äußerst pleomorphen, oxyphilen Nucleolen vorhanden. Die Sternbergschen Riesenzellen finden sich gewöhnlich in kleinerer Anzahl und vereinzelt, vorwiegend um Nekroseherde. Sie neigen selbst zum nekrobiotischen Untergang. Sie sind zweifellos die auffälligsten Elemente des lymphogranulomatösen Gewebes und daher für die rasche Diagnostik von Bedeutung. Sie sind für den Morbus Hodgkin charakteristisch (STERNBERG), aber nicht obligat pathognomonisch (RÖSSLE, ROBB-SMITH, V. D. MEER und ZELDENRUST), da sie einerseits fehlen können, andererseits von CAZAL auch bei Retikulosen beobachtet wurden. Für die prognostische Deutung sind sie irrelevant. MOESCHLIN, SCHWARZ und WANG halten sie sogar für verhältnismäßig harmlose Involutionsformen der Hodgkinzellen. Sauerstoffmangel könnte zur Hemmung der Mitosen mit folgender, meist geradzahliger Mehrkernigkeit und schließlicher Degeneration führen. Nach LENNERT sollen die Sternbergschen Riesenzellen aus den Hodgkinzellen infolge mitotischer Kernteilung ohne Plasmadurchschnürung hervorgehen. MEDLAR hat vor 25 Jahren auf Grund seiner histologischen Befunde bei Lymphogranulomatose der Knochen die Hypothese aufgestellt, daß der Morbus Hodgkin als Megakaryocytom aufzufassen und die Sternbergsche Riesenzelle dem Megakaryocyt gleichzusetzen wäre. Nach den Arbeiten von PITTALUGA und anderen Autoren kann man diese Annahme als widerlegt betrachten.

Während im Schrifttum überwiegend der Standpunkt vertreten wird, daß alle vier pathologischen Zellarten des lymphogranulomatösen Granulationsgewebes aus Reticulumzellen hervorgehen und z. B. die Untersuchungen von ACKERMANN, KNOUFF und HOSTER dies auch für die Hodgkinzelle wahrscheinlich machen, nehmen KLIMA und KLIMA und BEYREDER auf Grund ihrer ausgedehnten punktionscytologischen Studien an, daß sowohl die Hodgkinzelle wie auch die Sternbergsche Riesenzelle Reizformen der lymphatischen Reihe sind. Die sog. Granulomzellen (Hodgkinzellen und Sternbergsche Riesenzellen) zeigen niemals Speicherung oder Phagocytose und wären auch morphologisch von den reticulohistiocytären Elementen abzugrenzen. Auch fanden diese Autoren einerseits beim Drüsenfieber lymphocytäre Reizformen, die sich von den Hodgkinzellen nicht unterscheiden, andererseits bei der Paltauf-Sternbergschen Krankheit alle Übergangsstufen von lymphatischen Elementen zu Hodgkinschen Granulomzellen.

Auf das Vorkommen von lipidhaltigen Schaumzellen in lymphogranulomatösem Granulationsgewebe haben LETTERER, FREIFELD, BAUMGARTNER und ARZT hingewiesen. TAPPEINER hält sie auf Grund seiner zahlreichen Beobachtungen für einen nahezu regelmäßigen Bestandteil. Ihre Entstehung dürfte auf regressive Vorgänge zurückzuführen sein.

Im Bereich der Granulome ist die Organstruktur zerstört und das argyrophile Fasernetz beträchtlich vermehrt. In den Herden kommt es häufig zu regressiven Veränderungen, zu umschriebenen Nekrosen und Fibrosen oder zur hyalinen Degeneration. Um nekrobiotische Areale finden sich meist zahlreiche Granulocyten und Reticulumzellen. Dehnt sich die narbig-fibröse Umwandlung aus, so liegen nicht selten Sternbergsche Riesenzellen zwischen dicht sklerosierten kollagenen Bündeln.

4. Stadien und Abarten der Lymphogranulomatose

Im allgemeinen wären nach dem Ablauf der Veränderungen im histologischen Substrat drei Stadien zu differenzieren, die fließend ineinander übergehen (Kaufmann und Staemmler, Malcani, Sahyoun und Eisenberg):

Erstens die initiale Granulombildung, bei der spezifische Zellen noch spärlich sind und eine bioptische Diagnose nicht immer und nur bei genauester Kenntnis der Cytologie unter Berücksichtigung der Gesamtkonstellation der Infiltrate möglich wird, zweitens das vollausgebildete Granulom mit den charakteristischen Hodgkin-Zellen und Sternbergschen Riesenzellen und drittens das Stadium der Vernarbung mit bindegewebiger Sklerosierung und Zellschwund. Letzteres tritt vor allem nach therapeutischen Maßnahmen in den Vordergrund und kann vom histologischen Gesichtspunkt aus ebenfalls beträchtliche diagnostische Schwierigkeiten bereiten.

Derartige „Stadien-Einteilungen" sind aber beim Lymphogranulom mit besonderer Vorsicht zu verwenden, da gerade bei dieser Krankheit die pathologischen Veränderungen nicht nur in verschiedenen Krankheitsbezirken, sondern sogar an verschiedenen Stellen desselben granulomatösen Herdes weitesten Schwankungen unterworfen sind (Klima, Kaufmann und Staemmler).

Neben der beschriebenen typischen Lymphogranulomatose gibt es Krankheitsbilder, die in ihrem Verlauf und ihrem feingeweblichen Aufbau von der charakteristischen Form abweichen. So wurde von Jackson und Parker der Begriff des *Paragranuloms* und von Ewing der des *Hodgkin-Sarkoms* geprägt. Ihre Sonderstellung hat vor allem deshalb praktische Bedeutung, weil hier aus dem eigenartigen histologischen Substrat ein Schluß auf die Prognose des Leidens möglich wird.

Nach Jackson und Parker manifestiert sich das Paragranulom wie der Morbus Hodgkin in Lymphknotenschwellungen. Allerdings werden hier nur einzelne Lymphknoten meist in der Halsregion befallen. Das bioptische Bild zeigt eine ausgeprägte Vermehrung der Lymphocyten, gelegentlich auch plasmacelluläre und geringe eosinophile Infiltration. Die Zugehörigkeit zum Lymphogranulom wird durch den konstanten Nachweis einzelner Hodgkin-Zellen und Sternbergscher Riesenzellen bewiesen. Im Gegensatz zum typischen Morbus Hodgkin fehlt beim Paragranulom die Vermehrung der Leukocyten, die stärkere Eosinophilie, die Ausbildung von Nekrosen und Fibrosen und die Zerstörung der Organstruktur. Die argyrophilen Fasern sind unverändert oder nur leicht vermehrt. Das Paragranluom zeigt im allgemeinen einen gutartigen Verlauf und kann sich über Jahre und Jahrzehnte hinziehen, ohne die inneren Organe zu befallen oder das Befinden des Patienten zu beeinträchtigen. Es kann sich aber auch in wenigen Monaten zu einer typischen Lymphogranulomatose umwandeln.

Das seltene, rapid und maligen verlaufende *Hodgkin-Sarkom* zeigt ebenfalls denselben Systembefall wie die Lymphogranulomatose, zeichnet sich aber histologisch durch ein verhältnismäßig monomorphes tumorartiges Bild aus. Die Wucherung großer einkerniger Zellen mit schwach tingiertem Plasma und hellen, großen, blasigen, runden oder ovalen, oft exzentrisch gelegenen Kernen steht im Vordergrund. Es soll sich nach Jackson und Parker um Hodgkin-Zellen handeln — eine Möglichkeit, die auch Lennert in Erwägung zieht. Zwischen diesen Elementen, die zahlreiche Mitosen aufweisen, finden sich typische Sternbergsche Riesenzellen, einzelne Lymphocyten und Reticulumzellen, während Neutrophile, Eosinophile und Plasmazellen selten sind. Die argyrophilen Fasern sind hochgradig vermehrt. Das Wachstum geht meist von retroperitonealen Lymphknoten oder anderweitigen inneren Regionen aus und erfolgt rasch destruierend und metastasierend. Der Hauptbefall betrifft Patienten, die das 4. Jahrzehnt überschritten haben.

Die Stellung des Paragranuloms, besonders aber diejenige des Hodgkin-Sarkoms ist umstritten. JACKSON und PARKER haben beide Krankheitsbilder auf Grund der gleichartigen lymphonodulären Systemisierung und der histologischen Merkmale als Sonderformen des typischen Lymphogranuloms, des sog. Hodgkin-Granuloms, bezeichnet. Sie sind der Meinung, daß es sich hier um eine Trias handelt, innerhalb welcher gegebenenfalls eine Weiterentwicklung in maligner Richtung vom Paragranulom zum typischen Lymphogranulom und von diesem zum Hodgkin-Sarkom auftreten kann.

Manche Autoren bezweifeln die berechtigte Abgrenzung des Paragranuloms (CARBONCINI und CAROLIS, HAAS). LENNERT lehnt seine Sonderstellung als nosologische Einheit ab und hält diese Veränderung für eine extrem lymphocytenreiche Form, eventuell für ein Initialstadium des Lymphogranuloms. Im allgemeinen wird aber die von JACKSON und PARKER getroffene Zuordnung und Abgrenzung des Paragranuloms im Rahmen der Paltauf-Sternbergschen Krankheit im Schrifttum anerkannt (WRIGHT, KAUFMANN und STAEMMLER, HEILMEYER und BEGEMANN, KLIMA). Hingegen ist GOTTRON der Ansicht, daß das Paragranulom nur dann als Erscheinungsform der Lymphogranulomatose aufgefaßt werden darf, wenn sich die Hyperplasie des RHS mit zunehmendem Hervortreten großzelliger, meist auch Retikulinfasern bildender Elemente stadienmäßig und allmählich aus den vorwiegend entzündlichen Initialveränderungen entwickelt. Krankheitsbilder, bei denen die Entartung des RHS nicht in dieser Weise, sondern von vornherein in Erscheinung tritt, wären als Retothelsarkome aufzufassen.

Die Ansichten über die Stellung des Hodgkin-Sarkoms jedoch divergieren stark. EWING hat dieses Krankheitsbild im Jahre 1928 erstmalig herausgestellt und als eine eigenartige Blastomform von Abkömmlingen der Reticulumzellen betrachtet. Dieser Meinung schließt sich in jüngster Zeit LENNERT an. FOOT und WILLIS vertreten ebenso wie JACKSON und PARKER die Anschauung, daß es sich um eine maligne-tumorös verlaufende Sonderform oder Abart des Morbus Hodgkin handelt, die im Gegensatz zu den typischen granulomatös-entzündlichen Varianten dieser Krankheit steht. Hingegen lehnen v. ALBERTINI, RÜTTNER, JANSSEN und WÜST sowie WÜST und JANSSEN die Existenz eines Hodgkin-Sarkoms überhaupt ab. Sie stellen sich mit STERNBERG auf den Standpunkt, daß einschlägige Beobachtungen bei einer gewissen Rundzellinfiltration und Sklerosierungstendenz als typische Lymphogranulomatosen, sonst aber als Retothelsarkome anzusprechen sind.

Hier schließen eng die Fragen an, ob es überhaupt eine sarkomatöse Entartung des Lymphogranuloms gibt, oder ob die Paltauf-Sternbergsche Krankheit als kausaler Faktor für eine sekundäre Reticulosarkomentwicklung von Bedeutung ist, oder ob es sich in den entsprechenden Fällen um ein zufälliges Nebeneinander von Lymphogranulom und Retothelsarkom handelt. Diese Diskussion ist keineswegs abgeschlossen, und alle drei Theorien haben Anhänger und Gegner. Es sei auf die einschlägigen Arbeiten von JANSSEN und WÜST, GOTTRON und NIKOLOWSKI, KÖHN, WALTHARD, ROTTER und BÜNGELER, SCHALLOCK u. a. verwiesen.

Schließlich wäre noch die Gruppe der atypischen Lymphogranulomatose zu erwähnen, ein Begriff, der im älteren Schrifttum häufiger angewendet wurde, dem aber in der modernen Literatur nur mehr geringe Bedeutung zukommt. Es wurden hier Fälle zusammengefaßt, die zum Großteil unter den Retikulosen, Granulomatosen oder Retikulosarkomatosen eingereiht werden können. Auch das Hodgkin-Sarkom wurde im deutschen Sprachraum bis vor kurzem als atypisches Lymphogranulom bezeichnet. Allerdings stößt man auch heute mitunter auf Beobachtungen, deren Zuordnung auf Schwierigkeiten stößt (z. B. Craxi), so daß der Sammelbegriff der atypischen Lymphogranulomatose in diesen Fällen noch immer angewendet werden muß.

5. Diagnose und Differentialdiagnose

Die Diagnose des Lymphogranuloms ist nicht immer leicht zu stellen. Neben den geschilderten klinischen Kriterien stützt sie sich in erster Linie auf den histologischen Befund. Aber auch die bioptische Untersuchung von Haut oder Lymphknoten kann im Stiche lassen oder bei alleiniger Beteiligung innerer Organe unmöglich sein. In solchen Fällen ist die Verifizierung einer lymphogranulomatösen Erkrankung auch bei exaktester Durchuntersuchung mit allen klinischen Hilfsmitteln oft nicht möglich.

Die Differentialdiagnose des Lymphogranuloms ist sehr vielseitig und kann hier nur kursorisch angedeutet werden. Sie betrifft vor allem tuberkulöse und luische Prozesse, ferner Pilzaffektionen, granulomatöse Erkrankungen bekannter und ungeklärter Ätiologie, essentielle Retikulosen, die Mykosis fungoides, leukämische Zustandsbilder, Sarkome des RHS, Blastommetastasen, die Kundratsche Lymphosarkomatose und eventuell auch das Pfeiffersche Drüsenfieber. Vorwiegend thorakale oder abdominale Formen kommen in erster Linie mit Tumoren, im Hinblick auf die Temperatursteigerung auch mit Brucellosen in Differentialdiagnose.

6. Ätiologie

Die Ätiologie der Lymphogranulomatose konnte bis heute nicht geklärt werden. Zwei Anschauungen stehen einander prinzipiell gegenüber.

Zahlreiche Autoren denken an eine Infektionskrankheit mit spezifischem chronisch-entzündlichem Ablauf (Uehlinger, Uhlenhut und Wurm, Brugsch, Korovina, Gräff, Klima, Klima und Beyreder, Grand, Terplan und Mittelbach, Kaufmann und Staemmler, Favre und Croizat, Bersack, Ferrara, Roussy, Leroux und Oberling). Für diese Annahme werden verschiedene Argumente ins Treffen geführt. Vor allem wird die Vielgestaltigkeit und Buntheit des klinischen Bildes hervorgehoben, das oft einen ausgesprochen entzündlichen Charakter trägt und in mehreren Stadien lange Zeit gutartig und unter Remissionen ablaufen kann. Auch das Serumeiweißdiagramm tendiert zu Veränderungen, die entzündlichen Prozessen zukommen. Bersack betont das Fehlen maligner Zellen im Blut. Histologisch zeigt das Lymphogranulom den Typus des reaktiven Granulationsgewebes mit großer Zellpolymorphie. Klima lehnt den tumorösen Charakter der Hodgkin-Zellen auf Grund seiner cytologischen Untersuchungen ab und Ferrara weist darauf hin, daß Sternbergsche Riesenzellen deutliche Unterschiede gegenüber den Riesenzellen bösartiger mesenchymaler Neoplasmen aufweisen.

Die Suche nach einem Erreger der Lymphogranulomatose ist trotz gewaltiger experimenteller Forschungsarbeit auf diesem Gebiet vergeblich geblieben. Im Laufe der Jahrzehnte wurden zwar zahlreiche positive Ergebnisse publiziert, aber all diesen Entdeckungen fehlte die letzte schlüssige Beweiskraft, so daß sie späteren Nachprüfungen nicht standhalten konnten. Die im älteren Schrifttum postulierte tuberkulöse Ätiologie des Morbus Hodgkin kann nach den neueren Untersuchungen abgelehnt werden. Baker und Mann, Bohnenkamp, Uddströmer und Dell'-Acqua konnten zeigen, daß das Lymphogranulom zwar häufig mit Tuberkulose

kombiniert ist (10—25% der Fälle), daß aber bei der Gesamtzahl der Tuber-
kulosekranken keine Häufung der Paltauf-Sternbergschen Krankheit nachweisbar ist.

Andere Autoren züchteten säurefeste Stäbchen, die sich innerhalb von 24 Std
in Kokken umwandeln (Busny), grampositive Stäbchen (Iwama Mikio), Mikro-
kokken (Peretz, Newler und Funstein), oder Corynebakterien (Pessoa,
Correa) aus dem granulomatösen Gewebe bzw. aus dem Blut, die als Erreger
des Morbus Hodgkin angesprochen wurden. Nach Gerlach kommen in Lympho-
granulomherden, aber auch in anderen Tumoren obligat Mikromyceten vor, deren
Bedeutung unklar ist. Wahrscheinlich handelt es sich um Saprophyten.

In einigen Publikationen wird die Möglichkeit erwogen, daß das Lymphogranulom eine Reaktion oder eine allergische Reaktionsform auf unspezifische
Erreger bei einer bestimmten Prädisposition wäre (Gadrat, Brandt).

Schließlich hat man sich in vielen Versuchen um den Nachweis eines Lympho-
granulom-Virus bemüht. Nachdem es Gordon gelungen war, durch intracerebrale Injektion von Granulombrei eine Meningoencephalitis beim Kaninchen
hervorzurufen, glaubte man schon Mitte der dreißiger Jahre das spezifische Agens
gefunden zu haben. In der Folgezeit konnten aber Uhlenhut, Edward,
McNaught, Gaupp, Turner, Jackson und Parker, Liebegott, Friedemann
und Elkeles u. a. dieselben Erscheinungen auch durch Einverleibung von
Eosinophilen-Aufschwemmungen provozieren. Damit war bewiesen, daß dem
Gordon-Test keine spezifische Bedeutung zukommt, sondern daß er durch die
zahlreichen eosinophilen Granulocyten des Hodgkin-Gewebes bedingt ist. Im
Hinblick auf die umständliche Methodik und die Fortschritte der Punktions-
cytologie hat der Gordon-Test heutzutage auch seine zweifellose diagnostische
Bedeutung weitgehend verloren.

In den letzten 2 Jahrzehnten wurde der Virusnachweis mit den verschiedensten morphologischen, biochemischen, serologischen und immunbiologischen
Methoden versucht, ohne daß ein bleibender Erfolg erzielt worden wäre. Es sei
hier auf die Arbeiten von Brun, Bostick und Hanna, Zadek und Richter,
Sacquez und Porter, Rottino und Hollender, Chapman, Ferrara, Lundbäck und Löfgren, Luschtschitzky und von Petzetakis hingewiesen.

Andere Forscher halten das Lymphogranulom für einen malignen Tumor
(Baldridge und Awe, Willis, Fischer, Köhn, McCarthy, Levin, Medlar,
Moeschlin, Schwarz und Wang, Heilmeyer, Hoffmann und Rottino,
Tischendorf, Warthin). Zur Stützung dieser Theorie wird auf das zeitweilige
destruierende Wachstum, den metastasenartigen Charakter der Generalisations-
herde und auf die Tatsache hingewiesen, daß trotz jahrzehntelanger intensiver
Versuche noch kein Erreger nachgewiesen werden konnte. Levin und Ginsburg
betonen die weitgehende Ähnlichkeit des klinischen Verlaufes von Lympho-
granulom und Lymphosarkom. Gelin weist auf die cytologische Ähnlichkeit von
Hodgkin-Zellen und Lymphosarkomzellen hin. Ackermann, Knouff und
Hoster, ferner Moeschlin, Schwarz und Wang und auch Franke und Bepper-
ling glauben auf Grund ihrer histochemischen Studien über das Verhalten der
Phosphataseaktivität, der Cytochromoxydase und der Ribonucleinsäure wesent-
liche Merkmale für die Tumornatur der Hodgkin-Zellen nachgewiesen zu haben.
Auch das zahlenmäßige Hervortreten von atypischen Reticulumzellen und
Endothelien, die Mitosetätigkeit, Größenpolymorphie, Kern-Plasma-Relation und
die starke Entdifferenzierung der Hodgkin-Zellen werden als schwerwiegende
Kennzeichen ihrer neoplastischen Genese hervorgehoben.

Von den Vertretern der Blastom-Theorie werden im allgemeinen die Elemente
des RHS als Tumor-Mutterzellen angesprochen. Gelin ist z.B. der Meinung,

daß es sich beim Lymphogranulom um eine maligne Geschwulst handelt, die vom Makrophagentyp der Reticulumzelle ausgeht und von einer ausgeprägten entzündlichen Reaktion begleitet ist. Sweitzer und Winer vermuten, daß eine langsam progrediente Form des Lymphosarkoms vorliegt. Auch Ginsburg hält Lymphogranulom und Lymphosarkom für identisch. Nach Hueck steht die Paltauf-Sternbergsche Krankheit zwischen der Epulis, dem Fibrom und dem Riesenzellsarkom. Von Medlar wurde die Möglichkeit erwogen, daß der Morbus Hodgkin ein Neoplasma der Megakaryocyten, ein sog. Megakaryocytom wäre. Diese Theorie wird aber nach Untersuchungen von Pittaluga u. a. heute allgemein abgelehnt.

In jüngster Zeit ziehen manche Autoren, z.B. Hoster, Riddle und Heise, Rohr und auch Fleischhacker die Möglichkeit einer sog. Virusneoplasie in Erwägung.

Auch früher dachte schon Levin daran, daß ein primärer Infekt den Reiz für die maligne lymphogranulomatöse Entartung setzen könnte. Franke und Bepperling erwägen die kontinuierliche Weiterentwicklung vom entzündlichen zum neoplastischen Stadium.

Die Fragen, ob Vererbung, Konstitution oder hormonelle und neurovegetative Situation bei der Entstehung des Morbus Hodgkin eine Bedeutung haben, sind völlig ungeklärt (Chilla).

Von manchen Autoren wird auf Traumen als mögliche auslösende Ursache oder auf Verletzungen als Eintrittspforte des Erregers hingewiesen.

7. Therapie

Die moderne Therapie des Lymphogranuloms kann dem Kranken temporäre Erleichterung bringen und den letalen Ausgang um 1—2 Jahre verzögern, aber im allgemeinen nicht verhindern. Sie erfordert große Erfahrung und individuelle Handhabung. Wir können die gegebenen Möglichkeiten nur skizzieren und verweisen zum eingehenden Studium auf die entsprechende Abhandlung im Handbuch der inneren Medizin von Heilmeyer und Begemann, deren strahlentherapeutischer Teil von v. Braunbehrens verfaßt ist.

Zunächst sind unspezifische und roborierende Maßnahmen erforderlich, die dem allmählichen Kräfteverfall entgegenwirken. Sie haben auch jene schweren Reaktionen und Teilschäden auszugleichen, die bei der Behandlung mit jonisierenden Strahlen oder mit Cytostatica auftreten und notgedrungen in Kauf genommen werden müssen. Sie sind ebenso wie die spezifischen Methoden nicht dauernd, sondern nur unter bestimmten Bedingungen erforderlich. Neben Arsenkuren, Vitaminen, Eisenpräparaten und Leberextrakten sind vor allem Bluttransfusionen zu erwähnen. Calorienreiche Ernährung ist angebracht. Der Wechsel ins Höhen- oder Seeklima hat meist günstige Wirkung. In bestimmten Phasen der Erkrankung und während eingreifender Behandlungsmaßnahmen ist körperliche Schonung und Bettruhe, eventuell auch Verabreichung von Antibioticis erforderlich. Gilbert und auch Dyes haben sich in ausgedehnten Arbeiten mit dem Einfluß der Gravidität auf das Lymphogranulom beschäftigt.

Die modernen Behandlungsmethoden sind die *chirurgische Therapie*, die *Irradiation mit jonisierenden Strahlen* und die *Verabreichung von cytostatischen Medikamenten*.

Die radikale Excision möglicher Primärherde und regionärer Lymphknoten im lokalisierten Stadium muß an erster Stelle genannt werden, weil sie die einzige Maßnahme ist, die in manchen Fällen rezidivfreie Heilung gebracht hat (Journoud, Favre, Nicolas und Croizat, Catinella, Bernard und Ossipowski).

Der Dauererfolg bleibt selbstverständlich aus, sobald die Generalisation mit Befall mehrerer Lymphknotengebiete eingesetzt hat.

Die wichtigste Maßnahme ist die Röntgenbestrahlung. Sie führt zur Zerstörung des Granulationsgewebes mit bindegewebiger Sklerosierung und soll nach SAHYOUN und EISENBERG beim „dichtstehend-cellulären Typ mit langsamer Progredienz", der offenbar dem Paragranulom entspricht, am wirksamsten sein. Nach einer Statistik von GUNSETT und SICHEL, die allerdings aus dem Jahre 1940 stammt und die Jahre 1922—1937 erfaßt, beträgt die mittlere Lebensdauer bei vorwiegender Röntgentherapie 32 Monate.

Grenzen und Richtlinien dieser Behandlungsform sind heute auf Grund 40jähriger Erfahrung weitgehend festgelegt. Im allgemeinen gilt der Grundsatz, möglichst spät mit der Bestrahlung zu beginnen und sie sparsam anzuwenden, weil die erste Bestrahlung am besten wirkt, während spätere Cyclen, die bei Rezidiven und Progredienz notwendig werden, weniger Erfolg versprechen (v. BRAUNBEHRENS). Nach GILBERT ist jede Verzettelung zu vermeiden, da die Gefahr der Resistenzentwicklung besteht, und die Behandlung nach Möglichkeit wie bei malignen Tumoren durchzuführen. FISSENWERT hält allerdings die frühzeitige Bestrahlung für günstig, lehnt aber die grundsätzliche Anwendung von Blastom-Dosen ab. Die Mehrzahl der Autoren gibt heute einer harten Strahlung, die fraktioniert verabreicht wird und zur Vernichtung der Herde führt, den Vorzug. Dementsprechend wird eine bei 145—200 kV produzierte mit Cu oder Al gefilterte Strahlenqualität (O'BRIEN, GILBERT, DANULESCU und CONDASCE, RATKOCZY, AUBERTIN, THOYER-ROZAT und ROBERT LEVY) angewendet, der eine Halbwertschicht von 0,7—1 mm Cu zukommt. Pro Sitzung werden 50—300 r Herddosis appliziert (MEYER, SCHRÖDER, v. HAEFEN, FRIEDMAN, CRISTOFANETTI), wobei die Oberflächenbelastung 300 r nicht überschreiten soll (GILBERT, v. BRAUNBEHRENS). Pro Woche können vier bis sechs Bestrahlungen durchgeführt werden. Zur sog. Herdvernichtung sind insgesamt etwa 2000 r in 2—3 Wochen erforderlich (MEYER, SCHRÖDER, AUBERTIN, THOYER-ROZAT und ROBERT-LEVY, MERNER und STENSTROM).

In einzelnen Publikationen wird auch heute die Anwendung weicherer Strahlen bei höherer Einzeldosis und mehrwöchigen Intervallen empfohlen.

Die Chaoulsche Nahbestrahlung eignet sich nur für oberflächliche und cutane Infiltrate.

Die von COTTENOT, MARCHAL, MALLET und LE LOCH u. a. vorgeschlagene Fern-Totalbestrahlung in der Teschendorfschen Technik wird nur unterstützend angewendet. V. BRAUNBEHRENS empfiehlt sie bei Generalisation bei vorausgegangener wiederholter Lokalirradiation und zur Bekämpfung des quälenden Pruritus.

Der Radiumtherapie und der Behandlung mit radioaktivem Gold, Phosphor und Arsen kommt nur geringe Bedeutung zu. NICOLOV, sowie REVERDY und DESMERGERS berichten über die Anwendung von Radiummoulagen und Radium-Distanzbestrahlung mit der Kanone. ROMIEU, THIBAUD und POURQUIER, RENFER u. Mitarb., MASOUREDIS, LOW-BEER, BIERMAN, CHERNEY und SHIMKIN führten Versuche mit P 32 durch, RIORDAN verwendete Au 198 und MALLET u. Mitarb., sowie MARCHAL, MALLET und DUHAMEL applizierten As 76. Da aber bisher keine Isotopen-Präparate gefunden wurden, die elektiv in den Granulomherden gespeichert werden, sind diese Methoden der althergebrachten Röntgenbestrahlung keineswegs überlegen.

Die cytostatische Therapie mit den N-Lost-Verbindungen, mit Urethan, Colchicin und mit Triäthylenmelamin ist wegen der gleichzeitigen Wirkung dieser Medikamente auf die Blutbildung mit Gefahren verbunden, die nur in der Hand erfahrener Fachleute vermieden werden können. Nach 10jähriger Erprobung zeichnen sich die therapeutischen Möglichkeiten mit N-Lost allmählich ab. Es bewährt sich einerseits in Kombination mit der Röntgenbestrahlung, andererseits in Fällen mit zahlreichen generalisierten oder bereits strahlenrefraktären Herden. Die anderen cytostatischen Medikamente, die zum Teil noch toxischer sind und um die es in letzter Zeit wieder ruhiger geworden ist, scheinen keine wesentlichen Vorteile zu bieten (DUBOIS-FERRIÈRE, REIMER, GIL Y GIL, HANSEN und BICHEL, BOLAND, ALDER, AP THOMAS und CULLUMBINE, DAMASHEK, WEISFUSE und STEINT, WINTROBE, CARTWRIGHT, FESSAS, HAUT und ALTMANN, ALDER und ZBINDEN, MEYER).

Es ist fraglich, ob ACTH und Cortison eine direkte Wirkung auf die lymphogranulomatösen Veränderungen haben. Sie werden vorwiegend zur Hebung der Hämopoese nach der cytostatischen Therapie verabreicht (DUBOIS-FERRIÈRE, SULMAN, TAYLOR, AYER und MORRIS).

Die Behandlungsversuche mit Anti-Hodgkin-Seren, die von Tieren nach Sensibilisierung mit Granulomgeweben gewonnen wurden, haben keine überzeugende Erfolge gezeitigt.

Ebensowenig konnten sich therapeutische Maßnahmen mit Pentose-Nucleotid (VAN DEN BERGH), Sulfonamiden (URBACH, GÄNSSLEN und MARTIN, GÄNSSLEN), Actinomycin C (JOHNE und KROHER, BÖHM, SARASIN und THOMMEN, SCHULTE, RITTER, MARTIN, BÖRNSTEIN und STEIN, FUNK und KRÖBER), Folsäure oder Cholin (GÄNSSLEN und MARTIN) durchsetzen, obwohl vor allem mit Actinomycin C von einzelnen Autoren beachtliche Remissionen erzielt wurden. GOLDMAN sah nach Aureomycin keine Besserung, was im Hinblick auf die Frage einer Virus-Genese der Lymphogranulomatose von ätiologischer Bedeutung erscheint.

II. Hautveränderungen bei Lymphogranulomatose

Die statistischen Zusammenstellungen und zahlreichen einschlägigen Publikationen zeigen deutlich, daß Hautveränderungen bei der Lymphogranulomatose keineswegs selten sind.

Sie gelangen vorwiegend bei Patienten interner Abteilungen zur Beobachtung, da sie vielfach erst im weiteren Verlauf des Morbus Hodgkin auftreten.

Einzelne Erscheinungsformen — vor allem Juckreiz und ekzematös-pruriginöse Krankheitsbilder sind aber auch als Initialsymptome von wesentlicher Bedeutung. Sie werden so häufig beobachtet, daß ihre Kenntnis und die differentialdiagnostische Erwägung einer möglichen ursächlichen Lymphogranulomatose in entsprechenden Fällen vom Dermatologen jederzeit gefordert werden kann und muß.

Dem gesamten Schrifttum der letzten 30 Jahre über die Lymphogranulomatose der Haut liegt die von ARNDT, KREN, HOFFMANN u. a. geschaffene, von ARZT und RANDAK erweiterte und von SCHOENHOF ins Jadassohnsche Handbuch aufgenommene Einteilung zugrunde. Sie bildete das Gerüst im ausgedehnten Ergänzungsreferat von TAPPEINER aus dem Jahre 1941, hat nach wie vor volle Gültigkeit und muß auch in den folgenden Ausführungen unverändert beibehalten werden.

Den *unspezifischen Hautbegleiterscheinungen* sind die *spezifischen lymphogranulomatösen Infiltrationsprozesse* des Integuments gegenüberzustellen. In manchen Fällen treten sie als Mischformen (TAPPEINER) auf.

Zwischen diesen beiden Gruppen stehen die sog. unausgereiften oder *Übergangsformen*, die klinisch als spezifische Veränderungen imponieren. Im feingeweblichen Aufbau lassen sie aber typische Charakteristika des Morbus Hodgkin vermissen, so daß nach dem histologischen Substrat nur der Verdacht auf einen granulomatösen Prozeß gerechtfertigt erscheint.

In morphologischer Hinsicht sind den Ausführungen SCHOENHOFs einige Ergänzungen hinzuzufügen. So wurden in den letzten drei Dezennien neuartige unspezifische Hautbegleiterscheinungen, verschiedene Störungen der Hautanhangsgebilde und Veränderungen der Mundschleimhaut beschrieben. Bei einigen Beobachtungen erscheint der Zusammenhang mit der Lymphogranulomatose fraglich. Ihre kritische Besprechung erfolgt an entsprechender Stelle der folgenden Abschnitte.

Während vor 30 Jahren noch recht uneinheitliche Angaben über die Häufigkeit der Hautveränderungen bei Lymphogranulomatose vorlagen, ermöglichen spätere Statistiken schon einen genaueren Überblick. So fand DELL'ACQUA bei 215 Patienten 86mal Pruritus (40%) und 28mal Hautläsionen (17%). Es handelte sich meist um spezifische Infiltrate, Hämorrhagien und Erytheme. Bei vier Kranken waren diese Veränderungen das erste Symptom, während vier andere Patienten unter initialem Pruritus litten. Auch GOLDMAN gibt bei 212 Fällen einen Hautbefall von 38% an, während HAUPTMANN und PREMUŽIČ bei 53% ihrer 170 Lymphogranulomatosekranken Juckreiz feststellen konnten. HOHL, SARASIN und BESSLER halten den Pruritus auf Grund ihrer Züricher Erfahrungen von 1922—1950 für ein weitgehendes konstantes Kardinalsymptom des Morbus Hodgkin. RAAGARD beobachtete bei 19 Patienten 7mal Pruritus, 2mal Melanodermie, 2mal Ikterus und 2mal Ödembildung. WAGNER fand unter 36 Kranken 13 Patienten mit Pruritus und drei mit unspezifischem Exanthem. WALLHAUSER gibt für das Lymphogranulom eine Hautbeteiligungsrate von 29% an, während sie nach LISA und nach RULISON nur 25%, nach EPSTEIN und McEACHERN hingegen 53% betragen soll. In überwiegender Mehrzahl handelt es sich um unspezifische Begleiterscheinungen. Auf die Seltenheit spezifischer Veränderungen des Integuments weisen KIERKLAND und MONTGOMERY hin, die bei 300 Kranken mit Morbus Hodgkin nur 3mal typische lymphogranulomatöse Infiltrate feststellen konnten.

1. Unspezifische Hautbegleiterscheinungen

Die unspezifischen Hautsymptome des Morbus Hodgkin zeichnen sich einerseits durch das Fehlen charakteristischer lymphogranulomatöser Elemente im histologischen Substrat, andererseits durch die außerordentliche Variationsbreite möglicher Erscheinungsformen aus. Obwohl der typische feingewebliche Aufbau fehlt, sind sie biologisch als spezifisch anzusehen (TAPPEINER). Eine eigenständige Morphe kommt ihnen nicht zu. Es handelt sich stets um lokalisierte, generalisierte oder universelle Veränderungen, die auch durch andere pathologische Prozesse ausgelöst werden können, oder definierten Dermatosen zukommen.

In den letzten Jahrzehnten wurden unspezifische Hautbegleiterscheinungen beobachtet, die in der Abhandlung SCHÖNHOFs noch keine Erwähnung fanden, so daß nach dem heutigen Stand unseres Wissens folgende Varianten bekannt sind:

1. Juckreiz;
2. Veränderungen, die definierten Dermatosen mehr oder weniger gleichen:
    a) erythematös-urticarielle Ausschläge;
    b) Prurigo- bzw. Lichen urticatus-artige und papulöse Läsionen;
    c) Ekzematös-lichenoide, pustulöse oder impetiginisierte Erscheinungen mit Kratzeffekten und sekundären Pigmentationen;
    d) Erythrodermien;
    e) herpetiforme Eruptionen;
    f) vesiculöse und bullöse Exantheme;
    g) Purpura;
    h) Erythema exsudativum multiforme-artige Krankheitsbilder;
    i) Erythema nodosum-artige Krankheitsbilder;
    j) Poikilodermie;

k) Panniculitis-ähnliche Bilder ?
l) Lichen ruber planus-artige Erscheinungen;
m) Psoriasiforme Eruptionen.
3. Erscheinungen, die durch den Druck vergrößerter Lymphknoten oder durch Obliteration von Lymphbahnen zustande kommen:
a) Zirkulationsstörungen der Haut;
b) Lymphstauungen und Ödeme.
4. Hautveränderungen, die durch den Befall innerer Organe und durch die Allgemeinerkrankung ausgelöst werden:
a) Ikterus, Blässe;
b) Addison-artige Pigmentierungen, Melanodermien;
c) Allgemeine Ernährungsstörungen des Integuments, Ichthyosiforme Atrophie.
5. Läsionen an den Hautanhangsgebilden und Schleimhäuten.
6. Herpes zoster.

Mehrere Erscheinungsformen können gleichzeitig oder nacheinander auftreten, so daß vielgestaltige Krankheitsbilder entstehen, die noch bunter werden, wenn sekundäre Veränderungen hinzukommen. *Juckreiz* wird beim Lymphogranulom sehr häufig beobachtet und ist als eines der führenden Symptome dieser Krankheit zu betrachten (Heilmeyer und Begemann, Bott, Emile-Weil, Favre). Er ist meist generalisiert und kommt allein oder zusammen mit anderen unspezifischen, seltener spezifischen Hautveränderungen zur Beobachtung. Der Pruritus kann vor der Manifestation anderweitiger Symptome einer Lymphogranulomatose (Ambler, Fischer, Theodorescou) gleichzeitig mit oder knapp nach den ersten Drüsenschwellungen (Dabrowski, Gackowski und Sznajder, Erdos-Brown, Lavender, Ramel, Shaw, Wile), bei Rezidiven oder selten nach Beginn der Strahlentherapie (Borovansky) einsetzen. Die Frage, ob er tatsächlich vor der Entstehung lymphogranulomatöser Infiltrationen, sozusagen als Prodromalerscheinung des Morbus Hodgkin auftreten kann, ist naturgemäß ungeklärt geblieben. Die Tatsache, daß Juckreiz häufig als Initialsymptom beobachtet wird, läßt keine Schlußfolgerungen zu, da ja in diesen Fällen okkulte lymphogranulomatöse Herde bereits vorhanden sein können — eine Möglichkeit, die wir für sehr wahrscheinlich halten.

Der Juckreiz kann wochen- und monatelang ununterbrochen bestehen bleiben, spontan aufhören, rezidivieren oder attackenweise den Fieberschüben folgen (Barbier, Wagner). Meist ist er therapeutisch schlecht beeinflußbar (Erdos-Brown). Mitunter mildern sich die Beschwerden nach Bestrahlung der lymphogranulomatösen Herde (Fischer, Michelson). Wolfram und Reimer sahen Besserung nach Urethanmedikation. Hingegen berichtet Borovansky, daß das Hautjucken erst nach der Bestrahlung begann. Arzt, Hauptmann und Premužič und auch Wagner wiesen auf die Kombination oder Aufeinanderfolge von Eosinophilie und Pruritus hin, die sie für typisch halten.

Im Gefolge des Hautjuckens kommt es zu den üblichen Sekundärerscheinungen, also zu Kratzeffekten, Excoriationen und Infektionen. Die restierenden Pigmentationen sind von den melanodermatischen Veränderungen abzugrenzen, die durch den lymphogranulomatösen Befall innerer Organe hervorgerufen und später ausführlich besprochen werden.

Die *zweite Gruppe* unspezifischer Begleiterscheinungen des Integuments umfaßt jene Veränderungen, die *definierten Dermatosen ähneln oder gleichen*. Wie der Pruritus können sie als Initialsymptom lymphogranulomatösen Lymphknotenschwellungen vorangehen oder im Verlauf der Krankheit früher oder später manifest werden.

In den letzten 3 Jahrzehnten sind die bei Schœnhof erwähnten scarlatiniformen und morbilliformen Ausschläge bei Lymphogranulomatose offenbar nicht beobachtet worden. Hingegen wurden einige andere *erythematöse* Veränderungen beschrieben. So sah Koller bei einem Patienten mit Lymphknoten-Granulomen eine Eruption bis handtellergroßer, stellenweise ödematöser und hämorrhagisch durchsetzter Erytheme. Bei Pastinszkys 27jährigen Mann zeigten sich zuerst Erytheme am Stamm. Später traten Lymphknoten-schwellungen auf. Es entwickelte sich schließlich ein Pityriasis tabescentium-artiges Bild mit Pigmentationen am Rücken. Johne und Kroher beobachteten kleinmaculöse oder geringgradige infiltrierte, generalisierte, hellrote, mäßig schuppende Efflorescenzen. Ähnliche Veränderungen beschrieben Skeer und Sabet-ta gleichzeitig mit pruriginös-papulösen Läsionen am Stamm und an den Extremitäten. Volks Fall, der zuerst als Morbus Besnier-Schaumann-Boeck gedeutet wurde, wies neben flachen, polycyclischen Infiltraten, die wohl den unausgereiften Übergangsformen zuzuordnen sind, bräunlichrote maculo-papulöse Hautblüten auf. Später kam es zu papulösen, dicht disseminierten Eruptionen. Grütz und auch Schmidla demonstrierten Patienten mit bräunlichen Maculae am Stamm, neben denen auch Knötchen vorhanden waren.

Urticarielle Veränderungen sind ebenfalls selten. Andrews Beobachtung muß mit Reserve betrachtet werden, da Pruritus und Quaddeln während der Gravidität, 1 Jahr vor der Feststellung lymphogranulomatöser Lymphknoten am Nacken und im Mediastinum, auftraten. Hampel und Perschmann sahen Kranke mit Urticaria papulosa, also mit Efflorescenzen, die bereits zur nächsten Gruppe, den pruriginösen Begleiterscheinungen, überleiten. Ähnlich verhält es sich mit der Beobachtung von Pessano und Mosso, die ein strophulusartiges Bild beschrieben haben. Bei Perschmanns Patienten gingen die Hautveränderungen der Diagnose der Lymphogranulomatose 2 Jahre voraus. Auch Tappeiner sah einen Fall, bei welchem Quaddeln neben einem prurigoartigen Exanthem auftraten und einen zweiten, der papulöse und urticarielle Efflorescenzen mit eigenartigem nekrotischem Zerfall aufwies (Abb. 1).

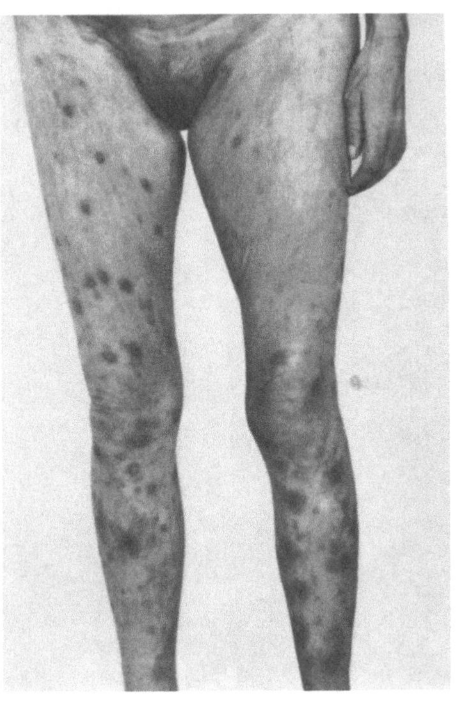

Abb. 1. Unspezifische Hautbegleiterscheinungen bei Lymphogranulomatose unter dem Bilde eines Lichen urticatus mit zentraler Nekrose mancher Efflorescenzen

Wesentlich häufiger kommen *pruriginöse, Lichen urticatus-artige und papulöse* Veränderungen zur Beobachtung. Die halbkugeligen, seltener flachen Knötchen, aus denen diese meist juckenden Exantheme aufgebaut sind, erreichen Stecknadelkopf- bis Kirsch-, ja sogar Nußgröße (Wilde). Ihre Farbe kann dem Kolorit der Haut entsprechen oder in den Nuancen zwischen hellrot, bräunlichrot und rotviolett schwanken. Oft zeigt sich leichte Schuppung und sekundäre Borkenbildung. Meist sind die Efflorescenzen am Stamm und an den Extremitäten lokalisiert, während das Gesicht nur selten betroffen wird (Resl); ihre Verteilung ist wechselnd dicht disseminiert, selten konfluiert und zeigt mitunter folliculäre Anordnung. Häufig sind die pruriginösen und papulösen Erscheinungen mit urticariellen und ekzematösen Veränderungen kombiniert. Auch hier kommt es zu Kratzeffekten und Pigmentverschiebungen, manchmal zur Bildung kleiner Narben (Tappeiner). Papulöse Exantheme haben Ähnlichkeit mit spezifischen knötchenförmigen Infiltraten, so daß die Differentialdiagnose erst histologisch möglich wird. Wenn Cornells 15jähriger Patient tatsächlich an Lymphogranulomatose gelitten hat, was nach der histologischen Schilderung nicht eindeutig gesichert erscheint und von Ledin in der Diskussion bezweifelt wurde, dann können auch papulonekrotische Eruptionen als unspezifische Begleiterscheinungen auftreten. Um einige Beobachtungen pruriginöser Veränderungen bei verifizierter Lymphogranulomatose herauszugreifen, sei auf die Publikationen und Demonstrationen von Arzt, Cornbleet, Cohen und Kagan, Frei, Kerl, Levin, Louste und Tappeiner hingewiesen.

Im Gegensatz zur Feststellung von Heilmeyer und Begemann findet man im Schrifttum nur gelegentlich Angaben über *ekzematöse und Prämycosis-ähnliche* Veränderungen bei Morbus Hodgkin. Bei einzelnen derartigen Fällen drängt sich die Frage auf, ob tatsächlich ein Zusammenhang mit der Lymphogranulomatose bestanden hat. So demonstrierte Abramowitz eine 13jährige Patientin mit Morbus Hodgkin und Gesichtsekzem. Beim Studium dieser Beobachtung gewinnt man den Eindruck, daß es sich doch um zwei voneinander unabhängige Erkrankungen handelte. Hingegen kann der Zusammenhang zwischen dem lymphogranulomatösen Grundleiden und den Hautveränderungen bei Tappeiners einschlägigen Beobachtungen kaum bezweifelt werden (Abb. 2 und 3). Bei beiden Patienten fanden sich lokalisierte ekzematöse Erscheinungen, doch dürfte der zweite Fall mit Trockenheit und leichter Rötung am Stamm und den Extremitäten und verdickter, infiltrierter, groblamellös schuppender Haut an palmae und plantae bereits zur Erythrodermie tendiert haben. Mehr oder weniger ausgedehnte Ekzeme, die zum Teil mit Pruritus und pruriginös-papulösen Veränderungen kombiniert waren, wurden von

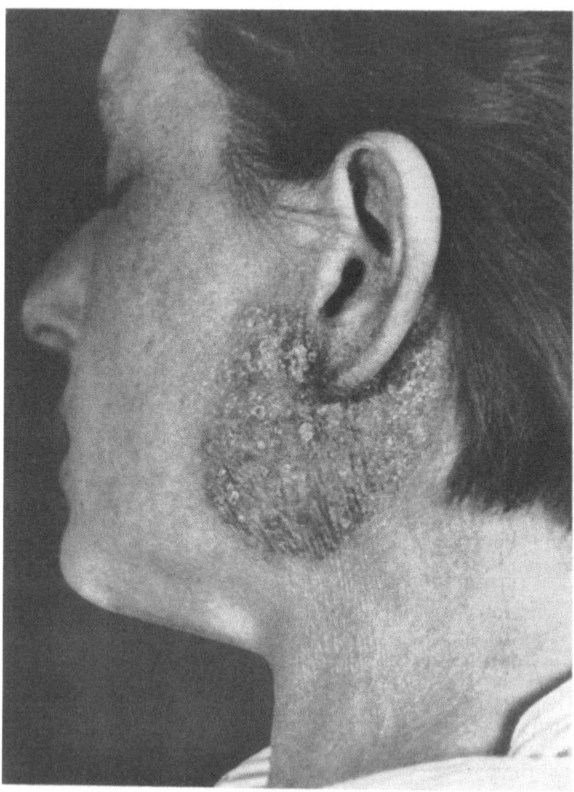

Abb. 2. Prämycosis-ähnliche unspezifische Herde
bei Lymphogranulomatose

Cornbleet und Rattner, Dittrich, Torrey und von Wile und Stiles beschrieben. Bei Stammers 51jähriger Patientin exacerbierten die generalisierten ekzematösen Erscheinungen gleichzeitig mit jeder Verschlechterung des Morbus Hodgkin. Fejér sah einen 48jährigen Kranken, bei dem sich neben unspezifischen, dyshidrotischen, ekzematösen, pruriginösen und lichenifizierten Läsionen später spezifische Hautinfiltrate entwickelten. Auch Fuhs beobachtete pruriginöse und ekzematöse Begleiterscheinungen vor und neben echten Granulomen des Integuments. In beiden Fällen zog sich der Krankheitsablauf über Jahre hin. Auch bei Kerls Patienten gesellten sich wahrscheinlich unausgereifte Hautinfiltrate zu ekzematös-pruriginösen Veränderungen, die initial Ähnlichkeit mit einem Eczema marginatum aufwiesen. Sweitzer beschrieb entzündliche, schuppende, verkrustete, später teilweise exulcerierte Herde an den Oberschenkeln, über deren histologischen Aufbau aus dem Bericht nichts hervorgeht, die aber wohl in diese Gruppe einzureihen sind. Hingegen ähnelten die von Rimbaud, Cazal und Izarn geschilderten Hautsymptome einer Parapsoriasis en plaques.

In der neueren Literatur finden sich verhältnismäßig zahlreiche Berichte über *Erythrodermien* bei Lymphogranulomatose, die zum Teil mit spezifischen Papeln kombiniert waren. Kritische Sichtung ist erforderlich, da bei einigen einschlägigen Publikationen die Diagnose der Grundkrankheit nicht verifiziert erscheint, bei anderen unklar bleibt, ob unspezifische Veränderungen vom Typ der Pityriasis rubra Hebrae oder doch jene ausgedehnten erythrodermieartigen spezifischen Infiltrationen vorlagen, die SCHOENHOF nach den Arbeiten von ARNDT und KÖNIGSTEIN erwähnt hat. Hier zeigt sich deutlich, wie wertlos ungenügend untersuchte oder beschriebene Beobachtungen und allzu radikal gekürzte Demonstrationsberichte und Referate für die spätere wissenschaftliche Betrachtung und überblikkende Zusammenfassung sind.

Die von BREZOVSKY vorgestellte 64jährige Frau litt zuerst an Pruritus, später entwickelte sich eine Erythrodermie mit facies leontina. Der Bericht erschien unter dem Titel „Lymphogranulomatosis cutis. Erythrodermia lymphatica“, doch fehlen Angaben über den feingeweblichen Aufbau der Hautveränderungen und über jene Symptome, welche die Diagnose eines Morbus Hodgkin ermöglichten. Auch bei MUMFORDS „Case of Hodgkin's

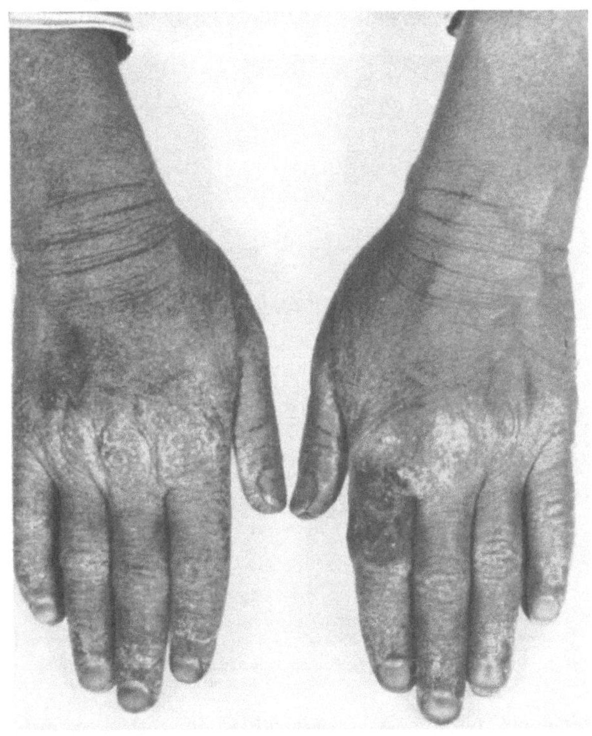

Abb. 3. Ekzematöse Veränderungen an den Händen als unspezifische Hautbegleiterscheinungen bei Morbus Hodgkin

Disease“ mit generalisierter Erythrodermie und Kalkknötchen vermißt man die histologische Untersuchung, so daß die Diagnose „Lymphogranulom oder Lymphocytom“ fraglich bleibt. Bei SCHREIBERS 74jährigem Patienten trat zunächst Pruritus auf, dann entwickelte sich eine Erythrodermie mit Pigmentationen und Lichenifizierung. Aus dem Bericht geht hervor, daß später ein Morbus Hodgkin der Lymphknoten festgestellt wurde, doch sind keine feingeweblichen Details erwähnt. Fraglich ist auch DAHMENS „Universelle Erythrodermie bei Lymphogranulomatosis“. Über das histologische Substrat der Haut ist nichts gesagt, in den Lymphknoten fand sich eine chronische Lymphadenitis. In den Berichten über Demonstrationen von CZARNOTA-BOJARSKA und von SZODORAY finden sich zwar Angaben über histologische Lymphknotenuntersuchungen, so daß die Diagnose der lymphogranulomatösen Erkrankung gesichert erscheint, doch fehlen Aufzeichnungen über den feingeweblichen Aufbau der Hautveränderungen. Bei CZARNOTA-BOJARSKAS Patientin fanden sich neben der Erythrodermie einzelne lividrote Papeln am Thorax. Nach der klinischen Schilderung wäre bei SCHMIDTS 57jährigem Kranken eine spezifische Infiltration in Erwägung zu ziehen. Bei Durchsicht der von BRILL publizierten Beobachtung möchten wir uns der Ansicht des Autors anschließen, der annimmt, daß zwei Krankheitsprozesse nebeneinander vorlagen, da die erythrodermatischen Erscheinungen vom Typ der Pityriasis rubra Hebrae bereits 15 Jahre vor der Lymphogranulomatose einsetzten. Die Möglichkeit, daß der lymphogranulomatöse Befall, ähnlich wie bei anderen Retikulosen, durch die chronische Hauterkrankung provoziert oder vorbereitet worden ist, wäre immerhin denkbar.

Berichte über universelle Erythrodermien, die auf Grund entsprechender histologischer Untersuchungen eindeutig als unspezifische Hautbegleiterscheinungen einer Lymphogranulomatose aufzufassen sind, liegen von CHRISTIANSEN, FUCHS, GOTTRON, HAMANN, JAEGER und DELACRÉTAZ, KEINING, SPICCA, TAPPEINER und von WARZECHA und GOES vor. Bei GOTTRONs 53jähriger Patientin war zusätzlich Diabetes mellitus nachweisbar, bei seinem 79jährigen Kranken fanden sich neben der Erythrodermie Knoten vom unausgereiften Typ. KEINING, SPICCA und BRÜCK beobachteten neben der unspezifischen Erythrodermie disseminierte spezifische Papeln. Hingegen könnte es sich bei WIGLEYs 44jähriger

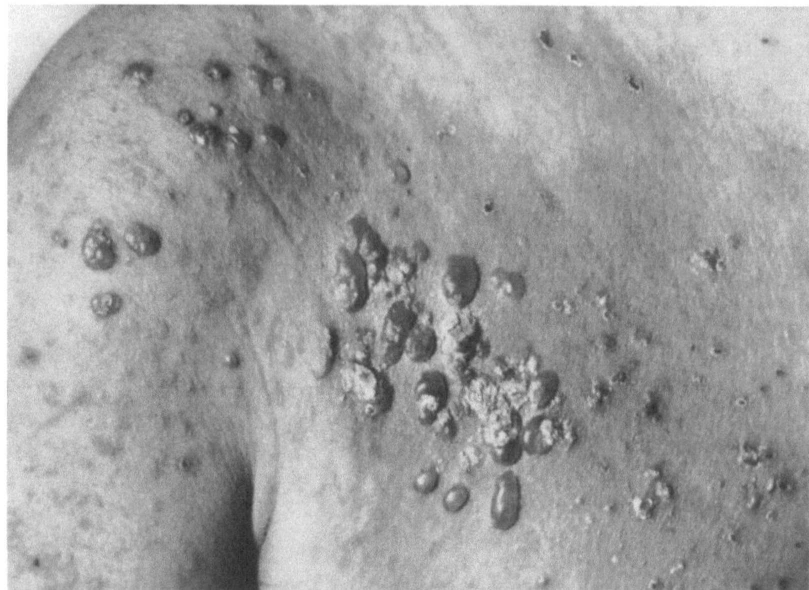

Abb. 4. Unspezifische Hautbegleiterscheinungen bei Lymphogranulomatose unter dem Bilde einer Dermatitis herpetiformis Duhring

Patientin nach dem feingeweblichen Substrat mit Epitheloidzellen und zahlreichen Rundzellen um eine unausgereifte Form erythrodermatischer Hautbegleiterscheinungen gehandelt haben.

Diese Hautveränderungen beginnen mit lokalisierten Erythemen oder ekzematösen Herden und breiten sich im Laufe von Wochen und Monaten über den ganzen Körper aus. Wie der von TRITSCH und KIESSLING berichtete Fall, auf den später genauer einzugehen ist, zeigt, kann die Erythrodermie zur Poikilodermie führen. Heftigster Pruritus quält die Kranken.

Über eine unspezifische Hautbegleiterscheinung in Form einer *herpetiformen Eruption* hat FREEMAN berichtet. Es handelte sich um einen 69jährigen Lymphogranulomkranken, der an Pruritus litt und bei dem sich neben einer Dermatitis faciei ausgedehnte lichenifizierte und exkoriierte Hautareale vorfanden. Später traten Pusteln an den Armen und gruppierte Bläschenherde im Gesicht und an der Kopfhaut auf.

SCHULTZE demonstrierte einen Fall mit Veränderungen unter dem Bilde einer *Dermatitis herpetiformis Duhring.*

Wir selbst sahen ähnliche Hauterscheinungen bei einer 24jährigen Patientin, die seit Februar 1957 an Lymphogranulomatose der inguinalen, axillären und cervicalen Lymphknoten leidet. Die Erkrankung wurde an der II. Med. Univ.-Klinik (Vorstand: Prof. Dr. K. FELLINGER) bioptisch verifiziert und sprach zunächst auf Actinomycin C, bei späteren Schüben auf N-Lost, Dacortin und Röntgenbestrahlungen in inguine vorübergehend an. Im März 1958 trat Pruritus auf, im Juli setzte Verschlechterung des Allgemeinzustandes unter Fieberschüben bis 39,5°, schmerzhaften Lymphknotenschwellungen am Nacken und Mitbeteiligung der mediastinalen Drüsen ein. Der Verlauf blieb trotz Prednisolonpräparaten progredient. Außerdem wurden vegetabilische Laxantien, Eisenpräparate und Butazolidin verabreicht. Im Oktober 1958 Auftreten zunächst einzelner Bläschen an der Brust. Acht Tage später manifestierten sich in rascher, generalisierter Entwicklung unter mäßigem Juckreiz Erytheme und Blasen. Bei der Aufnahme, am Stamm und den Extremitäten zahlreiche entzündliche maculöse oder urticariell-papulöse bis fingernagelgroße Efflorescenzen, die stellenweise ausgedehnte Areale einnehmen. In den geröteten Bezirken aber auch auf unveränderter Haut linsen- bis haselnußgroße, pralle, von Serum erfüllte, teilweise geplatzte Blasen. Das Nikolski-Phänomen an diesen nur durch starken Druck, am übrigen Integument nicht auslösbar. Blasen und Erosionen an den großen Labien, an der Mundschleimhaut und in der Vulva. Sieht man von der Schleimhautbeteiligung ab, so entsprach dieses klinische Bild zunächst weitgehend einer Dermatitis herpetiformis Duhring (Abb. 4). In den folgenden Tagen vermehrten und vergrößerten sich jedoch die Blasen unter gleichzeitiger Erschlaffung, so daß eher der Eindruck eines Pemphigus vulgaris erweckt wurde. Die Blasen waren subepidermal lokalisiert und enthielten zahlreiche Eosionphile.

Da die Hautveränderungen ein akut lebensbedrohliches Ausmaß annahmen, wurde ein hochdosierter Dacortinstoß mit ACTH-Unterstützung begonnen. Gegenwärtig erhält die Patientin täglich 30 mg Dacortin und jeden zweiten Tag 20 E ACTH. Unter dieser Behandlung Sistieren der Blasenschübe und fortschreitende Abheilung der Hauterscheinungen, jedoch Auftreten neuer lymphogranulomatöser Lymphknoten.

Hämorrhagische Exantheme scheinen beim Lymphogranulom nur sehr selten aufzutreten. Bei den wenigen einschlägigen Beobachtungen drängt sich die Frage auf, ob es sich tatsächlich um unspezifische Begleiterscheinungen gehandelt hat, oder ob ein zufälliges Nebeneinander oder eine primäre Bildungsstörung der zur Gerinnung notwendigen Elemente vorliegt.

Sehr zweifelhaft erscheint der Zusammenhang von Purpura und Lymphogranulomatose bei dem von DEBRÉ, CHEVALLIER, GRUMBACH und MATHÉ beschriebenen Fall. Es handelte sich um ein 13jähriges Mädchen, das an thrombopenischer Purpura litt, die nach Splenektomie zum Stillstand kam. Erst 4 Jahre später erkrankte das Kind an Lymphogranulomatose. GOTTRON demonstrierte einen Patienten, der zuerst urticariell-papulöse, unspezifische Hautveränderungen aufwies. Später stellten sich Hämorrhagien vom Typ der Werlhofschen Purpura ein. NEWMAN und PUSHKIN berichteten über ein foudroyant verlaufendes Lymphogranulom, das wohl dem Hodgkin-Sarkom zugeordnet werden muß und bereits nach 2 Wochen zum letalen Ende führte. Bei dem 16jährigen Kranken trat in den letzten Tagen eine generalisierte Purpura auf. KOLLERs Patientin litt zunächst an Pruritus, später an einem Exanthem aus Erythemen mit ödematösen Stellen, Hämorrhagien und einzelnen Pyodermien. Nach diesen Angaben scheint es sich um eine multiformeartige Eruption gehandelt zu haben. Bei COSTELLOs 53jährigem Kranken trat nach einer Transfusion ein hämorrhagisches Exanthem mit entzündlichem Hof auf. Der Autor läßt die Frage offen, ob die Veränderungen als generalisierter Zoster, als Virusinfektion oder als Erythema exsudativum multiforme anzusprechen waren.

Die Erstbeschreibung *Erythema exsudativum multiforme-artiger Hautbegleiterscheinungen* bei Lymphogranulomatose stammt von ARZT. Es handelte sich um einen 21jährigen Patienten, der an den für das polymorphe Erythem typischen Stellen und am Stamm maculöse und papulöse, dunkelrote oder blauviolette, teils von hellroten Höfen umgebene, teils konfluierte Efflorescenzen zeigte, die unter Fieberanstieg aufgetreten waren und später rezidivierten. An der Mundschleimhaut fanden sich zahlreiche Erosionen. Die lymphogranulomatöse Erkrankung wurde erst nach Abheilung des Exanthems auf Grund einer Lymphknoten-Biopsie diagnostiziert. ARZT stellte den Zusammenhang beider Prozesse zur Diskussion, hielt ihn aber für wahrscheinlich. Ein von COCCHI beobachteter Fall zeigt offensichtlich, daß diese Annahme richtig ist und auch Erythema exsudativum multiforme-artige Veränderungen bei Lymphogranulomatose auftreten können. Bei COCCHIs 35jähriger Patientin manifestierten sich nämlich typische, an den Prädilektionsstellen lokalisierte Efflorescenzen und Conjunctivitis unter Temperaturanstieg knapp nach der Bestrahlung mediastinaler Lymphknoten. Auch CAMERINI sah bei einem 31jährigen Kranken ein mehr erythematöses, multiformeartiges Exanthem. Es darf wohl angenommen werden, daß die

Grundkrankheit im Sinne eines Realisationsfaktors zum Auftreten dieser unspezifischen Reaktion führte. Eine Eigenbeobachtung zeigt Abb. 5.

Nicht so eindeutig gesichert scheint der genetische Zusammenhang von *Erythema nodosum* und Lymphogranulomatose. Die beiden einschlägigen Beschreibungen stammen von BEZECNY und von FULLER. Im ersten Fall traten die Knoten an den Unterschenkeln 2 Jahre nach Feststellung der Lymphogranulomatose auf, im anderen 8 Wochen vor den ersten Lymphknotenschwellungen. Mehrere Monate später stellte sich ein Rezidiv ein.

Über *poikilodermatische Hautveränderungen* bei Lymphogranulomatose liegen drei Publikationen vor. Bei einer Beobachtung von GRAHAM-LITTLE traten nach intensiver Sonneneinwirkung netzförmige Pigmentationen, heftiger Pruritus, später auch kleinste Blutungen und Teleangiektasien auf, so daß zunächst eine Poikilodermia vascularis atrophicans diagnostiziert wurde. Erst später lenkten Lymphknotenschwellungen und Hämorrhagien der Mundschleimhaut den Verdacht auf eine Systemerkrankung. Obwohl die Lymphknotenbiopsie einem „retikulären Endotheliom vom malignen Typ" entsprach, nimmt der Autor an, daß eine Lymphogranulomatose vorlag. TRITSCH und KIESSLING berichten von einem 50jährigen Patienten, der seit 27 Jahren an

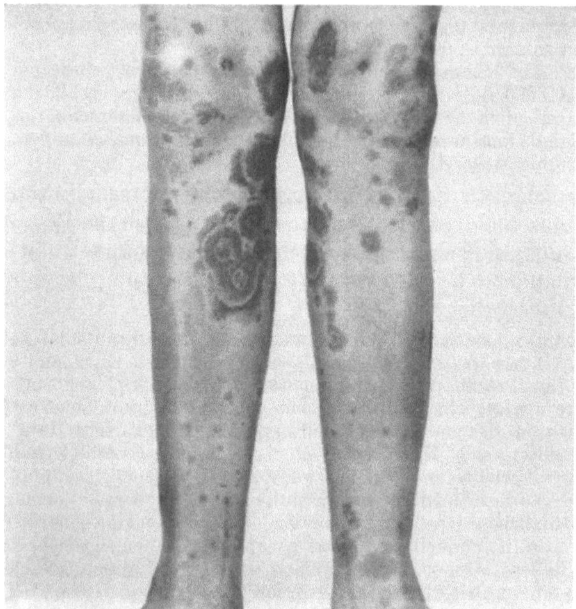

Abb. 5. Unspezifische Erythema multiforme-artige Hautbegleiterscheinungen beim Lymphogranulom Paltauf-Sternberg

Ichthyosis vulgaris litt. Im Alter von 48 Jahren trat eine desquamative Erythrodermie auf, die allmählich zu retikulären Pigmentverschiebungen, Teleangiektasien und Hämorrhagien bei unspezifischem histologischem Befund führte, so daß die Diagnose einer Poikilodermia vascularis atrophicans gestellt wurde. 15 Monate später zeigten sich Lymphknotenschwellungen sowie zerfallende Knoten im Gesicht und am linken Unterschenkel. Eine Biopsie ergab das Bild einer malignen Reticulogranulomatose. Der Verdacht auf Lymphogranulomatose wurde erst einige Monate später durch die Autopsie bestätigt, bei der sich ausgedehnter Befall vorfand. Schließlich demonstrierte OPPENHEIM einen 35jährigen Patienten, der zuerst Hautveränderungen vom Typ der Poikilodermia vascularis atrophicans Jacobi aufwies. Später entwickelte sich ein Knoten am Abdomen, der histologisch aus spezifischem lymphogranulomatösem Gewebe aufgebaut war. CURTIS, BLAYLOCK, HARRELL und ARBOR weisen darauf hin, daß sich bei Hauterscheinungen vom Typ der Poikilo-Dermatomyositis nicht so selten maligne Tumoren, in einem Fall auch Morbus Hodgkin nachweisen ließen.

Sehr fraglich scheint uns die von LONGUET und DUPERRAT zur Diskussion gestellte Annahme, daß auch eine *Panniculitis non suppurativa* als unspezifisches

Frühsymptom des Lymphogranuloms oder anderer Retikulosen auftreten kann. Die Autoren beobachteten eine 55jährige Patientin mit entsprechenden subcutanen, unter Fieberschüben rezidivierend auftretenden Knoten. Ein Jahr nach dem Einsetzen der Weber-Christianschen Erkrankung wurde die Lymphogranulomatose diagnostiziert, die nach foudroyantem Verlauf zum letalen Ende führte.

Mit Reserve möchten wir auch die Möglichkeit eines genetischen Zusammenhanges von Morbus Hodgkin und Lichen ruber planus bzw. *Lichen ruber planusartigen Hautveränderungen* betrachten. WEIDMAN und LUDY beobachteten einen 41jährigen Mann mit entsprechenden Efflorescenzen an Integument und Mundschleimhaut. In der Diskussion vertrat GREENBAUM die Ansicht, daß unspezifische Begleiterscheinungen in Form eines Lichen ruber planus vorlägen. WEIDMAN selbst zog eine -id-Reaktion in Erwägung. Über die feingewebliche Struktur der Knötchen ist nichts gesagt. Die Lymphogranulomatose wurde bioptisch und durch die Autopsie gesichert.

Eine Eigenbeobachtung, für die wir in der Literatur keine Parallele finden konnten, bei der es aber im Ablauf der lymphogranulomatösen Erkrankung zur Entwicklung einer *psoriasiformen Exanthems* kam, sei noch kurz mitgeteilt:

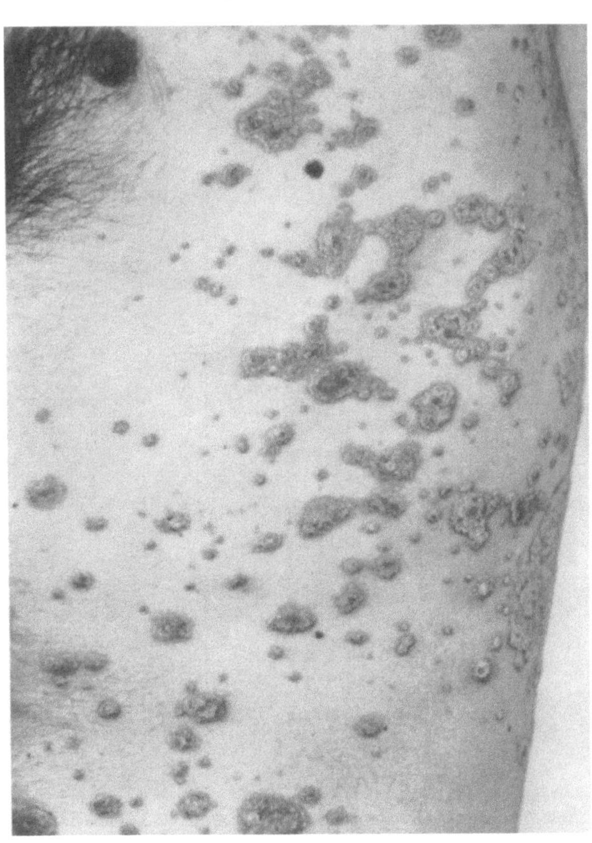

Abb. 6. Unspezifische Hautbegleiterscheinungen bei Lymphogranulomatose unter dem Bilde einer Psoriasis punctata

Der 23jährige Patient, der 1944 eine Gelbsucht, 1949 eine Mittelohrentzündung beiderseits und 1952 eine Tonsillektomie mitmachte, erkrankte im Frühjahr 1953 an Drüsenschwellungen am Hals rechts. An der internen Klinik wurde durch histologische Untersuchung einer Drüse die Diagnose Lymphogranulom gestellt. Anfangs September 1953 trat eine nässende Hautentzündung im Genitalbereich, in den Axillen und später auch am Stamm auf. Die Schleimhaut der Nase und die Bindehäute erschienen gerötet und geschwollen. Die follikulär entzündlichen Herde am Stamm, die z. T. Pusteln darstellten, entwickelten sich zu bis fingernagelgroßen, z. T. konfluierten und unregelmäßig begrenzten, schuppenden Herden von psoriatischem Charakter (Abb. 6). Nach Abheben der Schuppen punktförmige Basisblutung. Im Bereich des Genitale und perianal flächenhaft gerötete, infiltrierte, von eitrigen Krusten bedeckte Herde. Auch die Haut des Capillitiums, scharf mit der Haargrenze abschneidend, gerötet, infiltriert, nässend und von Krusten bedeckt. An beiden Handtellern und Fußsohlen fleckige, z. T. netzartige entzündliche Erytheme (Abb. 7). Veränderungen im Sinne einer chronischen Paronychie an den Händen und Füßen. Im Laufe von 4 Wochen wesentliche Rückbildung unter Entwicklung anulärer Formen mit z. T. großflächiger Konfluenz. Die Randpartien entzündlich infiltriert, von schuppenden Knötchen eingenommen

(Abb. 8). Nach vorübergehendem, fast völligem Abklingen unter Arsenkur und Bluttransfusionen traten wiederholt neue gleichartige Schübe auf.

So stellt diese Beobachtung einer exsudativ-psoriasiform verlaufenden Dermatose eine weitere Manifestation der unspezifischen Hautbegleiterscheinungen beim Lymphogranulom dar, die in die Reihe der eben erwähnten Hautreaktionen einzuordnen ist. Der pathogenetische Konnex zwischen Hautveränderungen und Grundleiden steht auf Grund des Verlaufes wohl außer Frage.

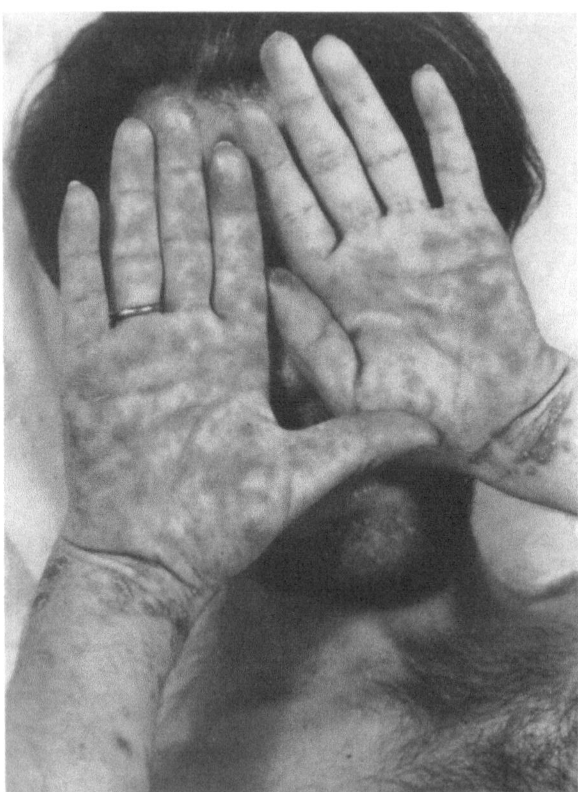
Abb. 7. Unspezifische netzartige Erytheme an den Handflächen bei Morbus Hodgkin

Die Veränderungen der *dritten Gruppe* unspezifischer Begleiterscheinungen werden durch den *Druck vergrößerter Lymphknoten* oder durch *Obliteration von Lymphgefäßen* im Gefolge des granulomatösen Prozesses ausgelöst.

Während wir in dem uns zugänglichen Schrifttum der letzten 30 Jahre keine Angaben über trophische Störungen des Integuments durch Behinderung der Blutzirkulation finden konnten, sind Beobachtungen mit Lymphstauungen und Ödemen verhältnismäßig häufig. Der allgemeinen Pathologie des Lymphogranuloms entsprechend, manifestieren sich die Schwellungen gewöhnlich an den Extremitäten oder am Genitale. Meist sind sie bei Befall der regionären Lymphknoten mit Pruritus, pruriginösen und ekzematösen Begleiterscheinungen oder mit Melanodermien, manchmal auch mit spezifischen Infiltraten kombiniert. Ein Zusammenhang mit dem Malignitätsgrad des Morbus Hodgkin scheint nicht zu bestehen, da elephantiastische Veränderungen sowohl bei langsam verlaufenden wie auch bei foudroyanten Formen beschrieben wurden.

So beobachtete COTTINI eine Patientin mit Elephantiasis der unteren Extremitäten, deren Lymphogranulomatose offenbar dem Typ des Hodgkin-Sarkoms zuzuordnen ist. FEJER sah Elephantiasis der Hände gleichzeitig mit den schon früher referierten pruriginös ekzematösen Begleiterscheinungen. Auch bei FREIs 29jährigem Patienten fand sich neben Pruritus und pruriginösen Efflorescenzen ein mächtiges Scrotalödem, während TAPPEINER in einem Fall über Lymphstauung der rechten Extremitäten, in einem anderen über konsekutive Schwellung der Beine und des Genitales berichtet. FUHS demonstrierte eine 61jährige Frau mit unspezifischen juckenden Knötchen und ekzemartigen Plaques, xerotischer, blasser Haut und Elephantiasis des rechten Armes und Beines. GUSZMANS 52jähriger Patient litt seit 12 Jahren an Lymphogranulomatose. Zuerst bestanden unspezifische Veränderungen, später spezifische Knoten. Die Extremitäten zeigten ein elephantiasisartiges, straffes Ödem.

In der *vierten Gruppe* wären jene Hautbegleiterscheinungen zusammenzufassen, die *durch den Befall innerer Organe oder durch die allgemeine Erkrankung* ausgelöst werden. Zunächst sind hier *Änderungen des Hautkolorits* zu erwähnen. Bei entsprechender Lokalisation lymphogranulomatöser Herde kann es zum *Ikterus* kommen. Erreicht die Anämie höhere Grade, so fällt die *Blässe* auf. EBBEHØJ wies an Hand von 55 Beobachtungen darauf hin, daß das Integument zu Beginn der Erkrankung oft eine „eigentümliche Durchsichtigkeit bei stark geröteten Wangen" zeigt.

Nicht allzu selten kommt es zu mehr oder weniger ausgebreiteter oder universeller sepiabrauner bis grauschwarzer Verfärbung der Haut, die der *Melanodermie* bei Morbus Addison ähnelt oder gleicht und mit jenen sekundären Pigmentationen nicht verwechselt werden darf, die bei unspezifischen Begleiterscheinungen mit Pruritus, Kratzeffekten und oberflächlichen Infektionen auftreten können. Es handelt sich in diesen Fällen um Melanineinlagerungen, die mit lymphogranulomatösen Veränderungen der inneren Organe zusammenhängen dürften. Bei manchen derartigen Beobachtungen ist die Entscheidung

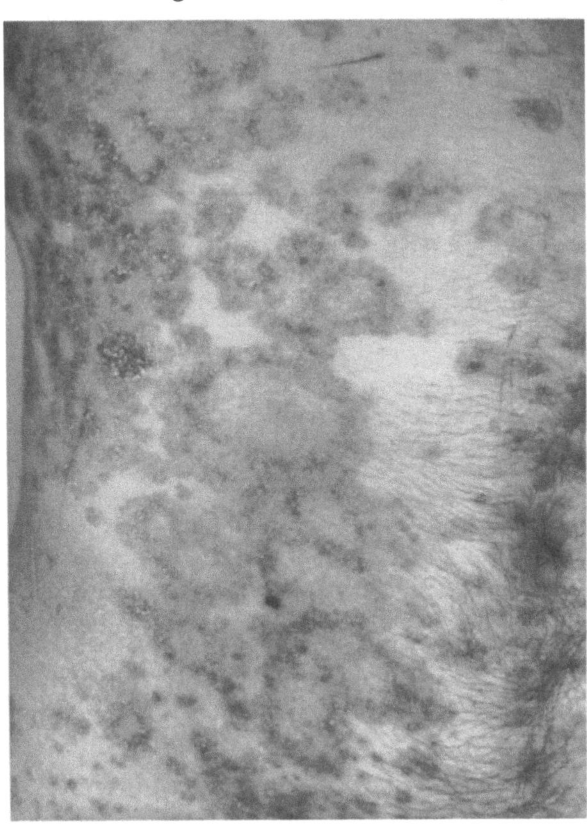

Abb. 8. Anuläre, entzündliche, großflächig konfluierende Herde mit schuppenden Knötchen in den Randpartien

schwierig, ob die Melanodermie nicht auf vorangegangene Arsenkuren oder Bestrahlungen bezogen werden muß.

ETIENNE, DROUET, FLORENTIN und LOUYOT sahen eine 35jährige Patientin mit exulcerierten spezifischen Infiltraten, Pruritus und universeller brauner Verfärbung des Integuments. Auch FÜLLENBAUM und HAMPEL demonstrierten Frauen mit pruriginösen bzw. urticariellen Begleiterscheinungen und Melanodermie. MOLFINO beobachtete einen Fall, bei dem neben der Pigmentverschiebung Hypotension und Adynamie nachzuweisen waren. Dem Addisonschen Syndrom entsprach die autoptisch festgestellte Nebennierenatrophie. Hingegen fehlten bei NISBETs, RIEHLs und bei PESETTIs Patienten anderweitige Symptome einer adrenalen Insuffizienz. POPPER berichtete über eine besonders intensiv ausgeprägte Melanodermie bei einem 56jährigen Patienten, der an einer okkulten, erst nach dem letalen Ende diagnostizierten Lymphogranulomatose litt. Bei einem 26jährigen Kranken von RIMBAUD, CAZAL und IZARN traten zuerst Hautveränderungen auf, die klinisch und histologisch als Parapsoriasis en plaques imponierten. Im Laufe von 2 Jahren kam es zur Ausbildung einer Melanodermie. Während SIMONS ausdrücklich betont, daß die Hyperpigmentierung bei einer einschlägigen Beobachtung nicht durch Bestrahlungen oder Arsenmedikation ausgelöst wurde, zieht WILE bei seiner 24jährigen Patientin, die an quälendem Pruritus litt, die Provokation der Melanose infolge Bestrahlung nach der Teschendorfschen Technik in Erwägung.

Wir haben schon erwähnt, daß die Haut des Lymphogranulomkranken zur *Trockenheit* und Ekzematisation neigt, wie dies z.B. der von FUHS demonstrierte Fall mit Xerose, Blässe und plaqueförmiger Ekzembildung beweist. In manchen Fällen kommt es darüber hinaus zu *atrophischen Veränderungen* mit mehr oder weniger ausgeprägten ichthyosisartigen Verhornungsstörungen und herabgesetztem Haarwuchs. Diese sog. *ichthyosiforme Atrophie* wird als Begleiterscheinung des Morbus Hodgkin auf krankheitsbedingte, allgemeine Ernährungs- und Stoffwechselstörungen des Integuments bezogen. Hier wäre zunächst POÓRs 39jähriger Patient mit senil-atrophisch verdünnter Haut, weißlicher Schuppung, stellenweise dicker Hornlamellenbildung und spärlicher Behaarung zu erwähnen. Ähnliche ichthyosiform-atrophische Veränderungen wurden von RONCHESE, SNEDDON und von WELCH und EPSTEIN beschrieben. Der von GLAZEBROOK und TOMASZEWSKI beobachtete 39jährige Mann zeigte neben geringem Ikterus starke Schuppung und an den Sohlen hyperkeratotische Auflagerungen, die an das Bild der Keratosis blenorrhagica erinnerten. Außerdem kam es zum Ausfall der Kopfhaare und Augenbrauen, zu streifenförmigen Wachstumsstörungen der Nägel und zu völliger Nachtblindheit. Hingegen ist der von O'LEARY, MONTGOMERY und BRUNSTING beschriebene Fall sicher nicht in diese Gruppe einzureihen. Der 13jährige Knabe litt an kongenitaler ichthyotischer Erythrodermie, während das Lymphogranulom erst im 6. Lebensjahr diagnostiziert wurde.

Die sichtbaren *Schleimhäute und Hautanhangsgebilde* werden im Rahmen unspezifischer Begleiterscheinungen nur sehr selten in Mitleidenschaft gezogen.

Der von ARZT beschriebene Patient mit Erythema exsudativum multiformeartigen Veränderungen zeigte Erosionen der Mucosa oris und Bindehautkatarrh, während COCCHI neben polymorphen Efflorescenzen am Integument nur eine Conjunctivitis feststellen konnte. GRAHAM-LITTLE beobachtete bei seinem Patienten mit poikilodermatischen Begleiterscheinungen Hämorrhagien an der Mundschleimhaut. Der von LUDY und WEIDMAN geschilderte Fall mit Lichen ruber planus und Lymphogranulomatose wies auch im Munde die typische Streifenzeichnung dieser Dermatose auf, doch wurde bereits darauf eingegangen, daß die Zuordnung dieser Beobachtung zu den unspezifischen Begleiterscheinungen fraglich ist.

Störungen des Haarwuchses treten bei den erythrodermatischen Veränderungen auf (JAEGER und DELACRÉTAZ, SPICCA). GLAZEBROOK und TOMASZEWSKI sahen Haarverlust und Nageldystrophien mit wechselnder heller und dunkler Querstreifung im Rahmen einer ichthyosiformen Atrophie. LANDOLT wies auf ähnliche, den Fieberschüben parallel ablaufende Wachstumsstörungen der Nägel hin. Hingegen beschrieb TAPPEINER einen schon früher von ARZT demonstrierten Fall, bei dem infolge ekzematöser Begleiterscheinungen Paronychien mit totaler Onycholyse aufgetreten waren.

Es ist bekannt, daß *Herpes zoster* bei Morbus Hodgkin, Leukämie und Lymphogranulomatose gehäuft vorkommt. Zwar handelt es sich nicht um unspezifische Begleiterscheinungen im Sinne des Wortes, doch muß man die entsprechenden Beobachtungen an diese Stelle einordnen. CRAVER und HAAGENSEN stellten fest, daß bei 4,5% ihrer 72 Lymphogranulomkranken Herpes zoster auftrat. Auch HOFFMANN sah bei 57 Patienten mit Morbus Hodgkin dreimal Gürtelrose. Einschlägige Beobachtungen wurden unter anderem von KWIATKOWSKY, MADDEN und von PIERI, SARDOU und BATTESTI publiziert.

2. Spezifische Hautveränderungen

In den letzten drei Jahrzehnten wurden zahlreiche Lymphogranulomkranke mit spezifischen Hautveränderungen beobachtet. So stehen den 52 von SCHOEN-

HOF referierten Berichten mehr als 100 Publikationen im neueren Schrifttum gegenüber. Diese Zunahme hängt sicher nicht mit einem Ansteigen der Erkrankungsrate zusammen. Sie ist einerseits auf die Verbesserung der allgemeinen Lymphogranulom-Diagnostik, andererseits auf genauere Beobachtung und Erkennung der Hauterscheinungen zurückzuführen.

Die spezifischen lymphogranulomatösen Veränderungen des Integuments zeigen den charakteristischen feingeweblichen Aufbau des Morbus Hodgkin. Diesem histologischen Substrat entspricht die in ihrer Grundform einheitliche Morphe, das spezifische Infiltrat. Je nach Ausdehnung, Lokalisation und Verbreitung, Ausgangspunkt, Alter und sekundärer Veränderung der Efflorescenzen variiert das klinische Bild. Die Polymorphie des Krankheitsgeschehens wird dadurch vergrößert, daß spezifische Efflorescenzen in fließendem Übergang aus zunächst unspezifischen Läsionen hervorgehen können (TAPPEINER). Die Diagnose kann dabei auf Schwierigkeiten stoßen, vor allen dann, wenn neben den spezifischen Herden unspezifische Begleiterscheinungen mit ihrem Formenreichtum vorhanden sind.

Man kann im Prinzip *zwei Gruppen* spezifischer lymphogranulomatöser Hautveränderungen zusammenfassen, die sich in ihrer Genese grundlegend unterscheiden. Die *autochthonen* Herde entstehen im Corium oder in der Subcutis. Die *allochthonen* Infiltrate kommen sekundär durch Einwucherung granulomatösen Gewebes von benachbarten Organen in das Integument zustande.

Autochthone Veränderungen manifestieren sich in Form von Knötchen, Knoten oder plattenartigen Infiltraten.

Papulös-tumoröse Efflorescenzen sind stecknadelkopf- bis hühnereigroß. Je nach Situation und Ausdehnung im Corium oder in der Subcutis erscheinen sie mehr oder weniger halbkugelig vorgewölbt, mitunter zentral gedellt, manchmal von Gefäßreiserchen umgeben. Die Farbe kann vor allem bei tiefer liegenden Erscheinungen dem Kolorit der Haut entsprechen oder bei cutanem Sitz mehr rötlich, braunrot oder auch lividrot imponieren. In diesem Fall wird unter dem Diaskop meist ein braunrötliches Eigeninfiltrat erkennbar. Die Oberfläche zeigt mitunter Schuppung, eventuell auch sekundäre Borkenbildung, wenn die Veränderungen von Pruritus begleitet sind. Größere Knoten neigen nicht selten zum Zerfall, kleinere Papeln unterliegen dieser Regression nur ausnahmsweise. Die Konsistenz ist derb. Cutane Formen sind im Integument fixiert, während die Haut über subcutanen Tumoren bewegt werden kann. Autochthone Knoten können im Gegensatz zu allochthonen Veränderungen über der Unterlage verschoben werden. Die Anzahl der Efflorescenzen schwankt weitgehend. Größere Knoten treten meist vereinzelt auf, während papulöse Veränderungen zur multiplen Entstehung neigen. Die Erscheinungen sind dementsprechend entweder singulär, gruppiert oder exanthemartig disseminiert angeordnet. Durch Konfluenz entstehen größere unregelmäßige Tumoren oder knotige Infiltrationen (Abb. 9 und 10).

Plattenartige Infiltrate werden bis handflächengroß (Abb. 11). Sehr selten dehnen sie sich über weitere Körperpartien aus, so daß bei folgender Konfluenz der Eindruck einer Erythrodermie erweckt werden kann. Die Farbe derartiger Veränderungen ist lividrot, die Konsistenz meist derb, die Anordnung singulär oder gruppiert. Auch hier kommt es zur Schuppung und mitunter zu oberflächlicher Erosion, Krustenbildung oder zur Exulceration. Im allgemeinen treten diese Erscheinungen nur vereinzelt auf, oft in Kombination mit knotenförmigen, manchmal korymbiform angeordneten Satelliten (Abb. 12).

Im Initialstadium des Hautbefalles wird mitunter das Auftreten „pigmentierter" oder bräunlicher Maculae beobachtet, aus denen sich bei fortschreitender Infiltration die erwähnten Veränderungen entwickeln.

Durch Zerfall papulöser, tumoröser oder plattenartiger Infiltrate bilden sich nicht selten kleinere oder größere Ulcerationen. ARZT hat derartige Erscheinungen unter der Bezeichnung Ulcus lymphogranulomatosum zusammengefaßt. Sie sind von Geschwürsbildungen in allochthonen Herden abzugrenzen. Im allgemeinen fehlt ihnen jede Heilungstendenz, selbst dann, wenn die Systemerkrankung Zeit zur Vernarbung ließe. Nur in einzelnen Fällen wurde Rückbildung und Epithelisierung beobachtet, die spontan oder nach lokaler Bestrahlung einsetzte. Die Ulcera sind meist schmierig belegt, bluten leicht und zeigen je nach Ausdehnung und Form der Infiltrate wallartige oder flache, scharf abgesetzte oder auch unterminierte Ränder.

Über cutane und subcutane Knotenbildungen, die zum Teil mit unspezifischen Begleiterscheinungen kombiniert waren, haben ARZT, CERUTTI, CHOLEWIUS, FUHS, GUSZMAN, HERZ, VAN DER MEIREN, SENEAR und WIEN, SHAPIRO und TAPPEINER berichtet. Die Veränderungen waren teils am Stamm, seltener an den Extremitäten, im Gesicht oder an der Kopfhaut lokalisiert. Eine besonders ausgedehnte Geschwulstbildung, die einen Umfang von $28 \times 25 \times 15$ cm aufwies, wurde von MILIAN und BAUSSAN beobachtet. Da der Tumor jedoch in der seitlichen Halsgegend lokalisiert war, liegt die Annahme einer allochthonen Entstehung nahe. Ähnlich konnte bei TAPPEINERS erster Patientin mit Knoten in der Inguinalgegend und bei seinem zweiten schon von FUHS demonstrierten Fall mit Tumoren an Hals und Unterschenkeln keine endgültige Entscheidung darüber getroffen werden, ob autochthone Erscheinungen allein oder in Kombination mit allochthonen Veränderungen vorlagen. OSTROWSKI sah einen 36jährigen Patienten mit nußgroßen lividen Tumoren am Rücken und einem handgroßen harten Infiltrat über dem Sternum.

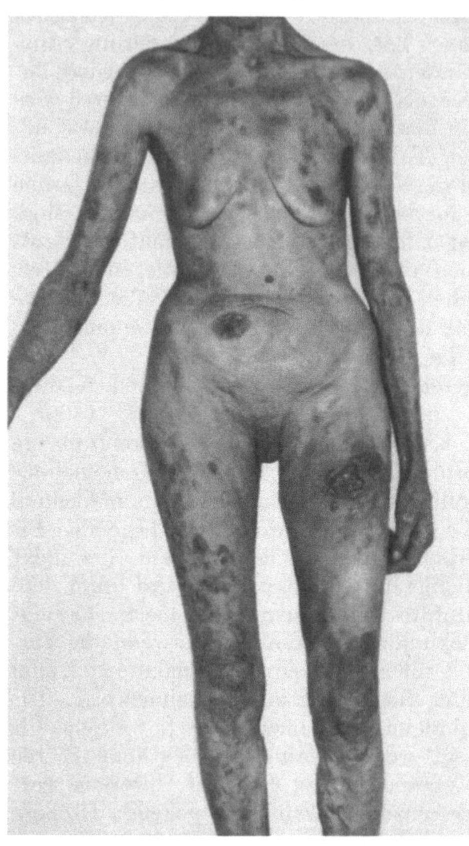

Abb. 9. Exulceration eines knotigen, spezifisch lymphogranulomatösen Infiltrates am linken Oberschenkel

Den multiplen Knotenbildungen stehen einige Beobachtungen gegenüber, bei denen sich singuläre Tumoren entwickelten, oder eine große Geschwulst von mehr oder weniger zahlreichen papulösen Efflorescenzen begleitet war. So sah DUPONT einen roten Knoten über der Brust, daneben Knötchen mit tuberkuloider Struktur. Auch bei dem 26jährigen Patienten von PARAF, FISCHGOLD, ABAZA und LEWI und bei dem 32jährigen Mann von FANIELLE und NEUJEAN bildeten sich Tumoren über dem Sternum. Bei der schon erwähnten Beobachtung OPPENHEIMS, die zuerst als Poikilodermia vascularis atrophicans Jakobi in Erscheinung trat, führte erst die Entwicklung eines einzelstehenden spezifischen Knotens am

Abdomen zur richtigen Diagnose. LOUSTE, LÉVY-FRANCKEL und CAILLIAU sahen eine Patientin mit singulären Tumoren an der Nasenwurzel und über den Ellenbogen.

Bei einem von FUHS demonstrierten 57jährigen Mann war die Haut im Gesicht und an der Kopfhaut blaurot infiltriert. In den veränderten, leicht schuppenden Gebieten fanden sich disseminierte bis nußgroße Knoten, über denen die Haare fehlten.

BRÜCK publizierte einen Fall, bei dem sich subcutane Infiltrate ausgebildet hatten. Obwohl der Patient erst 17 Jahre alt war, zeigte das Integument neben feinschuppenden, craquelierten erythrodermatischen Veränderungen zahlreiche Striae atrophicae.

Spezifische knötchenförmige Exantheme im Sinne des Lymphogranuloma papulosum disseminatum wurden seltener festgestellt. Durch Kombination mit anderen spezifischen und unspezifischen Erscheinungen kommen verschiedenartigste Krankheitsbilder zustande, so daß fast jede Beobachtung eigenartig erscheint. So beschrieb BOTTER lichenoide Veränderungen in vorwiegend follikulärer Anordnung, RICHTER mehr pruriginöse Efflorescenzen. Papulöse Exantheme wurden neben Elephantiasis der Extremitäten, exulcerierten großknotigen Infiltraten und Pigmentationen (GUSZMAN), aber auch neben unspezifisch erythrodermatischen Begleiterscheinungen (KEINING) beobachtet. Sie können

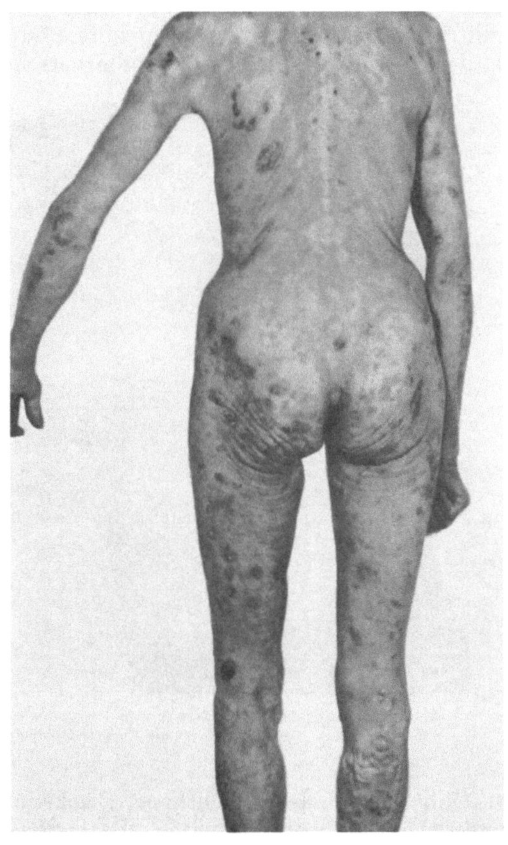

Abb. 10. Spezifisch lymphogranulomatöse Tumoren und Infiltrationen

sich aus oder nach ekzematösen Veränderungen entwickeln (IRANZO-PRIETO und SENTIS-MONTAGUT). NOBL sah einen 7jährigen Knaben, bei dem eine besonders dichte Aussaat bromoderma- oder lepraähnlicher bis haselnußgroßer, teils konfluierter Knoten mit stellenweise tiefgreifender Exulceration vorhanden war. Im Gesicht war die Anordnung so dicht, daß der Eindruck einer Facies leontina entstand. RULISONs Fall zeigt, daß das Erscheinungsbild auch einem papulonekrotischen Tuberkulid ähneln kann. Weiter sei auf die Beobachtungen von URBACH, SENEAR, CARO und WEICHSELBAUM, SWEITZER, SWEITZER und WINER, SZODORAY und von WLASSICS hingewiesen, bei denen sich aus kleineren und größeren, zerfallenden Knoten aufgebaute Exantheme fanden. Bei SCHUERMANNs Patientin bestand gleichzeitig Melanodermie, während ein auf einer Sitzung der Dermatologischen Gesellschaft der Universität Berlin demonstrierter Kranker neben den schubweise auftretenden, stecknadelkopf- bis kastaniengroßen autochthonen Papeln nummuläre Plaques und allochthone, plattenartige, sklerodermieähnliche

Infiltrate über den axillären Lymphknoten aufwies. Flache oder leicht erhabene, münzen- bis handflächengroße Infiltrate, die meist am Stamm lokalisiert waren und mehr oder weniger ausgeprägte Schuppung aufwiesen, wurden von VAN DER MEIREN, TAPPEINER, DUPONT, GOTTRON und MEZZADRA beschrieben. MÜLLER beobachtete derartige Veränderungen an der Vulva und an den Oberschenkeln. Bei HALTERs 44jähriger Patientin fand sich über den Lymphknoten an der rechten Halsseite ein 10×2 cm großes, derbes, braunrotes cutan-subcutan gelegenes Infiltrat, über dem die straff gespannte Haut reichlich Teleangiektasien aufwies. Da der Herd über den Lymphknoten verschoben werden konnte, dürfte es sich

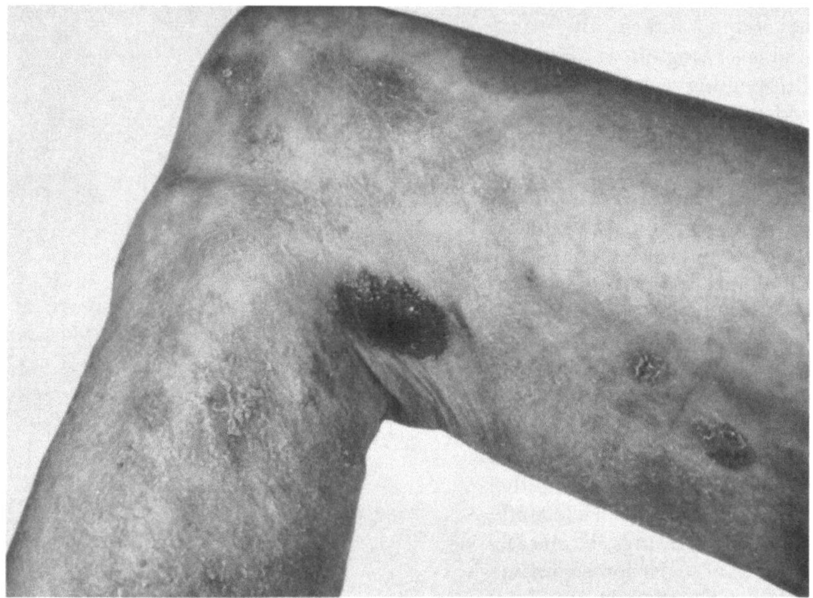

Abb. 11. Plattenartige spezifisch lymphogranulomatöse Infiltration und einzelne Tumoren am linken Oberschenkel

tatsächlich um eine autochthone Erscheinung gehandelt haben. Infiltrative spezifische lymphogranolomatöse Veränderungen im Gesicht ähneln den entsprechenden Erscheinungen bei lymphatischer Leukämie (HERZ, BURROW, RULISON). Bei dieser Lokalisation kann der Eindruck einer Facies leontina (HERZBERG) entstehen.

Recht häufig kommt es in spezifisch lymphogranulomatösen Hautveränderungen zum Zerfall und zur Ausbildung der bereits erwähnten Ulcerationen. Die Geschwürsbildung dürfte durch Ernährungsstörung infolge ungenügender Gefäßversorgung ausgelöst werden und manifestiert sich naturgemäß zumeist in größeren Infiltraten oder in Herden, die durch Konfluenz kleinerer Tumoren (RIEHL) entstanden sind. Die Ulcera lymphogranulomatosa erreichen mitunter beachtliche Ausdehnung (JORDAN, SCHAMSCHIN und STAROFF). So konnten MEZZADRA, FABRY, MARGAROT, RIMBAUD und RAVOIRE, MORIAME, MOUSSON, REIMAN, HAVENS und HERBUT, WOLFRAM, BERSACK, HUGUENIN, DELARUE und BARBET und O'LEARY den Zerfall von knotigen oder plattenartigen Infiltraten beobachten. SENEAR und WIEN beschrieben ulcerierte Tumoren an Ohr und Hals, CHEVALIER und BERNARD sahen analoge Veränderungen am Perineum. Selten geht der Exulceration Blasenbildung (CATINELLA) oder Abszedierung mit Fluktuation

(PESSIN und POHLE, JORDAN, SCHAMSCHIN und STAROFF) voraus. Bei einer 33jährigen Patientin ,die von LAEDERICH, MAMOU und BEAUCHESNE beobachtet wurde, traten zuerst papulöse Herdchen an der rechten Brust auf. Durch Konfluenz und Zerfall bildete sich allmählich ein fast handflächengroßes Geschwür. Auch knötchenförmige Efflorescenzen zeigen mitunter zentrale Ulcusbildung, wie dies von LEVIN, RICHTER und auch von TAPPEINER beschrieben wurde.

Die Möglichkeit einer primären Lymphogranulomatose der Haut wurde im Schrifttum wiederholt erörtert und auch von SCHOENHOF eingehend diskutiert. Naturgemäß ist im konkreten Fall die Entscheidung darüber, ob tatsächlich die erste Manifestation des Morbus Hodgkin vor dem Befall von Lymphknoten oder inneren Organen im Integument aufgetreten ist, schwierig, um nicht zu sagen unmöglich. Bis heute gibt es ja keine Untersuchungsmethoden, mit denen okkulte Herde mit Sicherheit festgestellt oder ausgeschlossen werden könnten. Das Ausbleiben der Allgemeinerkrankung durch Jahre und Jahrzehnte kann allerdings in einzelnen Fällen, bei denen nur Hauterscheinungen aufgetreten waren, als schwerwiegendes Argument für die Möglichkeit

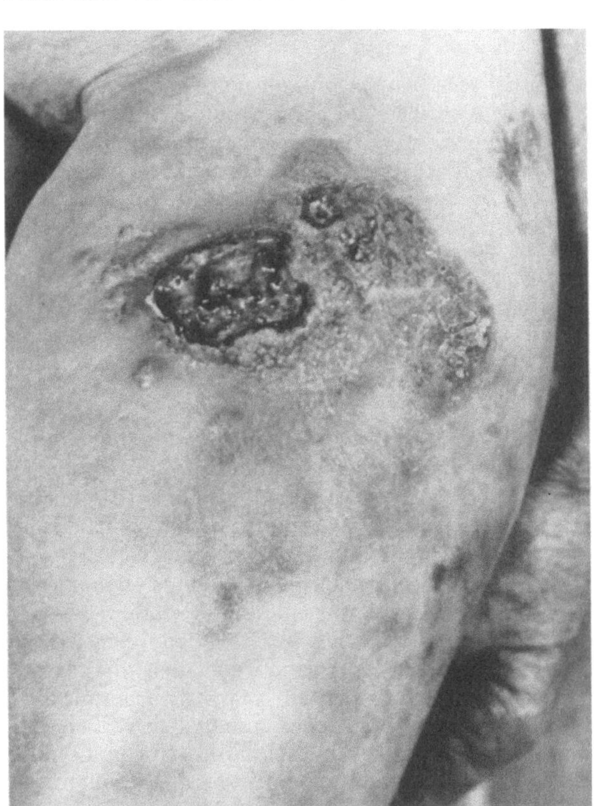

Abb. 12. Exulcerierte spezifisch lymphogranulomatöse Tumoren mit kleinen Knoten in der Umgebung

einer primären Lymphogranulomatose der Haut ins Treffen geführt werden. In der neueren Literatur scheinen nur wenige einschlägige Publikationen auf. So fand SZODORAY bei einer 71jährigen Patientin spezifische Knötchen an Hals, Brust und Rücken; andere Manifestationen eines Morbus Hodgkin konnten nicht nachgewiesen werden. Auf eine parallele Beobachtung mit multiplen ecthymaartigen Ulcerationen wurde von ORMSBY und MONTGOMERY hingewiesen. Hingegen ist die Diagnose Morbus Hodgkin bei einer Beobachtung von GOECKERMAN und MONTGOMERY, die im Original unter dem Titel „Cutaneous Lymphoblastoma" publiziert und von ORMSBY und MONTGOMERY später als primäre Lymphogranulomatose der Haut referiert wurde, nicht eindeutig sichergestellt. WRONG sah einen 14jährigen Patienten, bei dem an der Kopfhaut Papeln mit typischer Histologie aufgetreten waren. Erst $1^1/_2$ Jahre später bildeten sich große tumoröse Infiltrate bei gleichzeitigem Befall von drei Halslymphknoten. Die Erscheinungen besserten sich nach Bestrahlung und kamen schließlich zur Rückbildung. Bei einer Untersuchung nach 5 Jahren war der Patient rezidiv- und beschwerdefrei. Wenn man den

44*

Standpunkt vertritt, daß die Diagnose eines Lymphogranuloms allein auf Grund eines typischen histologischen Befundes gestellt werden darf, dann scheint der von Favre, Nicolas und Croizat publizierte Fall die Möglichkeit eines primären Morbus Hodgkin der Haut zu beweisen. Hier entwickelte sich nach einem Insektenstich ein Tumor, der klinisch als Sarkom, feingeweblich aber als Lymphogranulom imponierte. Nach Totalexcision kam es zur Abheilung. Während der folgenden 20 Jahre traten keine weiteren Erscheinungen eines Morbus Hodgkin auf.

Spezifische lymphogranulomatöse autochthone Veränderungen an den sichtbaren Schleimhäuten scheinen extrem selten zu sein. In dem uns zugänglichen Schrifttum fanden wir zunächst eine von Fuchs publizierte Beobachtung. Sie betraf einen 42jährigen Patienten, bei dem zuerst Wucherungen an der Mucosa der Nase aufgetreten waren. Später entwickelten sich lymphogranulomatöse Infiltrate im Hals, im Bereich der Nebenhöhlen und des Septums, am Naseneingang und am Gaumen. Lymphknotenschwellungen fanden sich submandibulär, terminal auch in inguine und in der Axillarregion. Der Fall bereitete größte differentialdiagnostische Schwierigkeiten und wurde zuerst als Tuberkulose, später als Lues, als Lupus vulgaris und als Carcinom gedeutet. Erst die Autopsie führte zur Aufklärung des Morbus Hodgkin. Bersack konnte flache Knoten an Haut, Schleimhäuten und Peritoneum beobachten.

Die allochthone Lymphogranulomatose der Haut kommt sekundär durch Einwucherung spezifischen Gewebes ins Integument von anderen Organen aus zustande. Sie ist verhältnismäßig selten, da dem Morbus Hodgkin im allgemeinen die Tendenz zu aggressivem Wachstum fehlt. Die Veränderungen manifestieren sich in Form mehr oder weniger ausgedehnter, zu Zerfall neigender Infiltrate, denen dieselbe Morphologie zukommt wie den autochthonen Herden. Als klinische Unterscheidungsmerkmale wären einerseits die Fixierung der Herde an der primär erkrankten Unterlage, andererseits die Lokalisation über befallenen Lymphknoten hervorzuheben, wobei meist die cervicalen, axillären und thorakalen Regionen betroffen werden. Trotzdem kann die Differenzierung auf größte Schwierigkeiten stoßen oder unmöglich werden, da auch autochthone Veränderungen in unmittelbarer Nachbarschaft von Lymphknoten entstehen und durch Tiefenwachstum unverschieblich werden können.

Auf entsprechende Beobachtungen von Milian und Baussan und von Tappeiner und auf die Demonstration in einer Sitzung der Dermatologischen Gesellschaft bei der Universität Berlin wurde bereits hingewiesen. Um die Variationsbreite lymphogranulomatöser Hauterscheinungen vor Augen zu stellen, ist es notwendig, die weiteren einschlägigen Beschreibungen einzeln anzuführen.

Bei Gadrats Patienten fand sich ein „pseudogummöser" exulcerierter Tumor, der an ein Ulcus rodens erinnerte und von den submaxillären Lymphknoten ausging. Fuhs beschrieb allochthone, zerfallene, an Hals und Nacken angeordnete Herde neben disseminierten autochthonen Knoten. Ein 16jähriges, von Pick demonstriertes Mädchen litt an einer Halsfistel, die nach der Lymphknotenpunktion aufgetreten war. Um die Fistelbildung manifestierte sich ein spezifisches, exulceriertes Infiltrat. Senear und Caro sowie Zil'Bergol'c und Kolupaeva sahen ähnliche Veränderungen über axillären, Linser über pectoralen Lymphknoten. Schließlich beschrieben Ruhrmann und Hartmann einen Fall, bei dem es durch kontinuierliche Einwucherung von mediastinalen Lymphknoten aus zur Infiltration und Exulceration im Bereich der vorderen Brustwand gekommen war.

3. Unausgereifte Übergangsformen

Als unausgereifte Übergangsformen werden Hautveränderungen bezeichnet,
die im Rahmen einer lymphogranulomatösen Allgemeinerkrankung auftreten,
klinisch als papulöse, tumoröse oder flächenhafte spezifische Infiltrate imponieren,
aber im histologischen Substrat einen granulomatösen Aufbau zeigen, in welchem
die charakteristischen Hodgkin-Zellen und Sternbergschen Riesenzellen fehlen.
Es handelt sich um Erscheinungen, die sich im Übergang vom unspezifischen
zum spezifischen Stadium befinden und deren Entwicklung noch nicht abgeschlossen ist. Dementsprechend kann die Differenzierung verschieden weit ge-
diehen sein. Bei entsprechend langer Beobachtung tritt die schließliche Reife
mit charakteristischem histologischem Bild eindeutig in Erscheinung. In biolo-
gischer Hinsicht sind die Übergangsformen als spezifisch zu betrachten. Sie manifestieren sich der pathogenetischen Entwicklung des Morbus Hodgkin entsprechend, naturgemäß nicht nur im Integument, sie können, wie schon früher
erwähnt wurde, auch in Lymphknoten und anderen lymphogranulomatös erkrankten Organen beobachtet werden.

Unausgereifte Übergangsformen zeigen makroskopisch die gleiche Morphologie
wie spezifische Veränderungen. Es kommt zur Ausbildung papulöser, tumor-
förmiger und flächenhaft-plattenartiger Infiltrate. Die Neigung zur Exulceration
ist deutlich ausgeprägt und wird vor allem durch die Röntgentherapie ausgelöst.
Nach TAPPEINERs Ausführungen ist das ohne weiteres verständlich, wenn man
bedenkt, daß unreifzellige, in Entwicklung begriffene Veränderungen unter der
Bestrahlung leichter zum Zerfall kommen als ältere Infiltrate, die bereits bindegewebig durchsetzt sind.

Obwohl sich im Schrifttum verhältnismäßig wenige einschlägige Beobachtungen finden, zeigt sich auch hier die große Variationsbreite, die den dermatologischen Krankheitsbildern im Rahmen der Lymphogranulomatose ganz allgemein zukommt. So beschrieb ARZT an Hand mehrerer Fälle nicht nur follikulär
angeordnete papulo-pustulöse Efflorescenzen, knotige Infiltrate, schuppende,
exulcerierte und verkrustete Herde, sondern auch mehr erythematöse Infiltrate.
Entsprechende papulöse und tumorförmige Veränderungen mit und ohne Geschwürsbildung wurden ferner von BAUM, DOBES und WEIDMAN, EVANS und von
FREEMAN, infiltrative Erscheinungen im Gesicht von RULISON beobachtet. TAPP-
EINER publizierte einen von KERL demonstrierten Fall mit einer kleinpapulösen
Aussaat, papillomatösen Efflorescenzen am Hals, zahlreichen bis münzengroßen,
disseminierten, seichten Ulcerationen, ekzematösen nässenden Begleiterscheinun-
gen und Erosionen und Substanzverlusten an der Mundschleimhaut. Ein zweiter
Patient zeigte ein kleinknotiges Exanthem, Excoriationen, Furunkulose und
Paronychien sowie Blasenbildung und Erosionen an Mundschleimhaut und Glans,
so daß eine gewisse Ähnlichkeit mit den Erscheinungen eines Erythema exsudativum multiforme bestand. Auch SJÖGREN beschrieb polymorphe Hautveränderungen mit schmerzhafter, teils hämorrhagischer Blasenbildung an Händen und
Füßen, rötlichen Flecken, Erosionen und lividen oder bräunlichen infiltrierten
Plaques. Histologisch fand sich ein Granulationsgewebe, das dem Bild unaus-
gereifter Übergangsformen entsprach. VOLKs 57jähriger Patient zeigte ebenfalls
uncharakteristische maculo-papulöse, später dicht disseminierte Efflorescenzen
und polycyclische Infiltrate neben Ulcerationen an der Mund- und Rachen-
schleimhaut.

Die Beobachtungen von BRAIN und GORDON sind wegen der fraglichen feingeweblichen Befunde nicht eindeutig zu klassifizieren, während die als „Lichen
scorbuticus bei Hodgkinscher Krankheit" publizierten Veränderungen bei MAE-
HARAs Patienten wohl den unausgereiften Formen zuzuordnen sind.

Rothman und Spurr, Loveman und Jones und Alden sahen Lymphogranulomkranke mit mehr oder weniger universell ausgeprägten erythrodermatischen Erscheinungen bei uncharakteristisch granulomatöser Histologie. Bei Gottrons 79jährigem Patienten fanden sich in erythrodermisch veränderter Haut unausgereifte Knoten.

Auf Schleimhautveränderungen wurde bereits hingewiesen (Tappeiner, Sjögren, Volk). Sharlitt beschrieb eine Beobachtung, bei der die Haut frei war, während an der Mucosa der Zunge, der Lippen und der Wangen und an der Glans penis „schupppige" Herde auftraten, deren feingewebliches Substrat auf lymphogranulomatöse Infiltration verdächtig erschien.

4. Histologie

In histologischer Hinsicht ist den Ausführungen Schoenhofs im Jadassohnschen Handbuch der Haut- und Geschlechtskrankheiten aus dem Jahre 1929 kaum etwas Neues hinzuzufügen. *Die unspezifischen Begleiterscheinungen* des Integuments bei Lymphogranulomatose zeigen in ihrem feingeweblichen Aufbau keine charakteristischen Elemente. Im allgemeinen entspricht das histologische Substrat jenen Dermatosen, unter deren Bild sie in Erscheinung treten. Neben mehr oder minder ausgeprägter ödematöser Durchtränkung des Papillarkörpers und der oberen Teile des Coriums findet man wechselnd starke polymorphzellige Infiltration, die vorwiegend um erweiterte Gefäße angeordnet und im wesentlichen aus Lymphocyten, einzelnen Plasmazellen, neutrophilen und eosinophilen Granulocyten und Mastzellen aufgebaut ist. Vesiculöse oder bullöse und hämorrhagische Erscheinungen zeigen entsprechende subepidermale Auflockerung und Blasenbildung bzw. Erythrocytenextravasate. Bei Erythema nodosum und Panniculitis-ähnlichen Veränderungen finden sich tiefer liegende Infiltrationen, bei Poikilodermie und Addison-artigen Pigmentierungen sind Melaninverschiebungen nachzuweisen.

Der ichthyosiformen Atrophie kommen auch feingeweblich entsprechende mit Gewebsschwund verbundene Verhornungsstörungen zu, auf die hier nicht näher eingegangen werden muß.

Die spezifische Lymphogranulomatose der Haut zeigt all jene charakteristischen cellulären Elemente, die bereits bei der Besprechung der allgemeinen Histologie des Morbus Hodgkin ausführlich abgehandelt wurden. Die Infiltrate setzen sich vorwiegend aus Lymphocyten, Plasmazellen und Reticulumzellen zusammen, neben denen polymorphkernige Leukocyten, Eosinophile und Mastzellen vorhanden sind. Epitheloidzellen und Langhanssche Riesenzellen können auftreten. Sie sind mitunter knötchenförmig angeordnet, so daß stellenweise typische tuberkulide Struktur erkennbar wird (Dupont).

Die Diagnose spezifischer Hautveränderungen wird wie bei allen lymphogranulomatösen Herden durch den Nachweis von Hodgkin-Zellen und Sternbergschen Riesenzellen ermöglicht. Im Gegensatz zu Lymphknotenpräparaten ist bei Beurteilung von Biopsien aus dem Integument nur die Feststellung Sternbergscher Riesenzellen als eindeutiges Kriterium zu betrachten. Hier haben Hodgkin-Zellen und strukturelle Merkmale nur Wahrscheinlichkeitsbedeutung, ohne definitive Entscheidungen zu ermöglichen.

Auf das Vorkommen von lipidhaltigen Schaumzellen in lymphogranulomatösen Hautinfiltraten haben Arzt, Tappeiner und Shapiro hingewiesen.

Mit der Entwicklung lymphogranulomatöser Herde im Integument haben sich Dobes und Weidman befaßt. In frühen Stadien ist das Gewebe außerordentlich zellreich, wobei Eosinophile vorherrschen, und von einem feinen kollagenen

Netzwerk und reichlich argyrophilen Fasern durchzogen. Später zeigt sich zunehmende Bindegewebsvermehrung und weitgehender Elasticaschwund. Die Gefäße sind meist stark erweitert. GOTTRON wies auf eine Verdickung und Verquellung der Intima kleiner Arterien hin.

Die Infiltrate treten in überwiegender Mehrzahl im Corium auf. Sie sind verhältnismäßig scharf begrenzt, aber nicht bindegewebig abgekapselt. Die celluläre Durchsetzung beginnt meist um die Hautanhangsgebilde. Talgdrüsen und Follikel gehen bald zugrunde. Die Infiltration kann gegen die Subcutis und gegen die Epidermis zu fortschreiten. Umschriebene Herde im Unterhaut-Zellgewebe allein sind selten. Beim Vordringen gegen die Oberfläche zeigt sich im Stratum papillare zunehmende ödematöse Auflockerung. In der Epidermis kommt es zur Akanthose, Spongiose und Parakeratose. Rundzellen und Leukocyten dringen zwischen die Epithelzellen vor. Abhebung und Blasenbildung kann folgen. Häufiger kommt es zu oberflächlichem Substanzverlust mit Ausbildung von Erosionen und Ulcerationen. Der Zerfall wird durch nekrotische Vorgänge im lymphogranulomatösen Infiltrat unterstützt. Der Gewebsuntergang manifestiert sich in erster Linie in Arealen mit Anhäufung Sternbergscher Riesenzellen und ist neben ungenügender Durchblutung eventuell auch auf die Regressionstendenz dieser Zellform zurückzuführen.

Im Hinblick auf die von JACKSON und PARKER aufgestellte, im allgemeinen Teil ausführlich besprochene Unterteilung in Paragranulom, Hodgkin-Granulom und Hodgkin-Sarkom kann man wohl die meisten publizierten Beobachtungen von Lymphogranulomatose der Haut dem typischen Hodgkin-Granulom zuordnen. Hingegen konnten wir in dem uns zugänglichen Schrifttum keine Beschreibung finden, in denen ein rein paragranulomatöser Aufbau der Infiltrate im Integument geschildert wird. Dies ist ohne weiteres verständlich, wenn man bedenkt, daß das Paragranulom als eine gutartigere, auf regionäre Lymphknoten beschränkte Abart aufgefaßt wird. Dem Typus des Hodgkin-Sarkoms sind wahrscheinlich die Beobachtungen von COTTINI, DUPONT, WOLFRAM und CATINELLA zuzuordnen.

Die sog. unausgereiften Veränderungen bieten ein histologisches Substrat, das in Lokalisation und Ausdehnung demjenigen spezifischer Erscheinungen weitgehend gleicht. Der celluläre Aufbau der Infiltrate setzt sich aus Lymphocyten, Plasmazellen, Granulocyten, Epitheloidzellen, Fibroblasten und wechselnd zahlreichen großen Mononucleären oder hellkernigen Reticulumzellen zusammen. Hingegen fehlen die charakteristischen Sternbergschen Riesenzellen und mehr oder weniger eindeutige, weitgehend pathognomonische Hodgkin-Zellen, so daß der Eindruck eines Granulationsgewebes entsteht, das zwar nicht als lymphogranulomatös, aber auch nicht als unspezifisch bezeichnet werden kann.

5. Diagnose und Differentialdiagnose

Die Erwägung eines lymphogranulomatös bedingten Hautleidens wird kaum auf Schwierigkeiten stoßen, wenn die Erscheinungen bei Patienten auftreten, deren Erkrankung an Morbus Hodgkin bereits bekannt ist. Spezifische und unausgereifte Veränderungen werden sich durch histologische Untersuchungen mehr oder minder rasch aufklären lassen. Auch unspezifische Begleiterscheinungen können in diesen Fällen unschwer mit dem Grundprozeß in Zusammenhang gebracht werden. Allerdings muß man bei jenen Formen, die definierten Dermatosen gleichen, und bei jenen, die durch den Befall innerer Organe ausgelöst werden, auch an die Möglichkeit eines zufälligen Zusammentreffens denken. Längere Beobachtung und weiterer Verlauf können weitgehende Klarheit bringen, doch liegt es in der Natur unspezifischer Begleiterscheinungen, daß ihr genetischer Zusammenhang mit dem Grundprozeß zwar außerordentlich wahrscheinlich gemacht, aber beim derzeitigen Stand unseres Wissens nicht restlos gesichert werden kann. Hingegen ist die richtige diagnostische Assoziation und Erkennung weit schwieriger, wenn die Allgemeinerkrankung noch unbekannt ist und sich die Hautveränderungen als Initialsymptom oder als erstes dem Patienten auffälliges Krankheitszeichen manifestieren. Bei unspezifischen Begleiterscheinungen wird sich der Dermatologe nach Ausschluß lokaler Ursachen meist mit der Erwägung einer möglichen Lymphogranulomatose und einer eingehenden Palpation der oberflächlichen Lymphknoten begnügen und eine entsprechende interne Durchuntersuchung veranlassen müssen. Die bioptische Examination kann bei spezifischen Efflorescenzen zur schlagartigen Aufklärung führen, während sie bei unspezifischen Läsionen versagt und bei unausgereiften Formen nur dann Beweiskraft hat, wenn die Grundkrankheit bereits diagnostiziert worden ist.

Es ist selbstverständlich, daß in jedem einschlägigen Fall, bei dem der Verdacht auf Hautveränderungen im Zusammenhang mit Morbus Hodgkin gegeben ist, die Fahndung nach der allgemeinen Lymphogranulomatose eingeleitet und einer möglichst weitgehenden Sicherung mit folgender Therapie zugeführt werden muß. Das gilt naturgemäß auch dann, wenn die Diagnose bei spezifischen Efflorescenzen nach dem Ergebnis der Biopsie aus dem Integument bereits feststeht.

Die Differentialdiagnose lymphogranulomatöser Hautveränderungen ist nicht immer einfach. Auch bei Anwendung aller einschlägigen Untersuchungsmethoden kann die Abgrenzung mitunter unmöglich bleiben. In solchen Fällen werden nur der weitere Verlauf oder die schließliche Autopsie Klärung bringen.

Da die drei Manifestationsarten bei sog. Mischformen gleichzeitig oder in knappem Nacheinander auftreten und in einzelnen Varianten beträchtliche klinische Ähnlichkeit aufweisen können, kommen sie manchmal auch untereinander zur Abgrenzung. Die histologische Befundung wird Klärung bringen, doch ist zu beachten, daß eventuell mehrere Biopsien an verschiedenen Stellen erforderlich sind.

Leukämische Systemerkrankungen können nahezu dieselben Hautveränderungen auslösen wie der Morbus Hodgkin. Hier führt die allgemeine Durchuntersuchung und in einem Teil der Fälle die feingewebliche Examination zur Klärung.

Ähnliches gilt für die tumorösen Entartungen und für die reaktiven Hyperplasien des RHS. Gottron hat darauf hingewiesen, daß die Abgrenzung jener seltenen Formen, die mit ausgeprägter Gewebseosinophilie inhergehen, besondere Schwierigkeiten bereiten kann.

Im übrigen sind die differentialdiagnostischen Erwägungen verschieden, je nachdem ob unspezifische, spezifische oder unausgereifte Erscheinungen vorliegen.

Bei Pruritus sind zunächst lokale Ursachen auszuschließen. Im Rahmen der Durchuntersuchung werden andere kausale Möglichkeiten, die zu Juckreiz führen, etwa Diabetes mellitus oder okkulte Carcinombildung, hormonelle, neurovegetative, fokal-allergische oder senile Störungen abzugrenzen sein.

Bei den Begleiterscheinungen, die definierten Dermatosen gleichen, gilt dieselbe Differentialdiagnostik, die den jeweiligen Hautkrankheiten selbst zukommt. Wie bereits erwähnt wurde, ist die Möglichkeit eines zufälligen Nebeneinanders von Lymphogranulomatose und Hautkrankheit nicht restlos auszuschließen. Wir möchten hier nur auf die Erythrodermie näher eingehen, im übrigen aber auf die entsprechenden Abschnitte über die speziellen Dermatosen verweisen. Die histologische Untersuchung wird die Abgrenzung unspezifischer Begleiterythrodermien von ähnlichen ausgedehnten spezifischen oder unausgereiften lymphogranulomatösen Infiltrationen und den Ausschluß einer leukämischen Genese oder einer Retikulose (POMPEN und RUITER, JARRETT und KELLETT) ermöglichen. Die Annahme einer rein ekzematösen erythrodermatischen Veränderung des Integuments wird sofort unwahrscheinlich, sobald die Allgemeinerkrankung an Lymphogranulom festgestellt worden ist.

Universelle Pigmentationen sind in erster Linie von Morbus Addison abzugrenzen. Ähnliche Melanodermien können durch As-Kuren oder durch Bestrahlungen nach der Teschendorfschen Technik hervorgerufen werden.

Hautveränderungen bei Lymphogranulomatose können der Mycosis fungoides weitgehend ähneln, ja sogar völlig gleichen. Während unspezifische Begleiterscheinungen in erster Linie das Stadium der Prämykose imitieren, können spezifische Hautinfiltrate, vor allem bei Exulceration, den Tumoren der Mycosis fungoides entsprechen (DURAND, COTTENOT und MAMOU). Meist führt die feingewebliche Untersuchung von Haut und Lymphknoten zur Klärung. So sahen z. B. DUJARDIN und VAN DER MEIREN Veränderungen, die makroskopisch als Mycosis fungoides imponierten, histologisch aber als Morbus Hodgkin erkannt wurden. GINGIO und MEZZADRA beschrieben ein Krankheitsbild, das klinisch einer Mykosis fungoides à tumeur d'emblée glich; der celluläre Aufbau der Knoten war uncharakteristisch, aber in den Lymphdrüsen fanden sich Sternbergsche Riesenzellen.

In manchen Fällen ermöglicht weder die bioptische noch die interne Untersuchung eine eindeutige Abgrenzung, so daß das Vorliegen eines Morbus Hodgkin erst bei der Autopsie eindeutig erkannt werden kann. LÖVGREN und WESTMAN beschrieben einen Fall, bei dem die Differenzierung zwischen Morbus Hodgkin und Mycosis fungoides auch in tabula undurchführbar war. Im übrigen wird aber die von ZIEGLER vor 40 Jahren erwogene Möglichkeit, daß Morbus Hodgkin und Mycosis fungoides identisch wären und die Mycosis fungoides eine Abart der Lymphogranulomatose mit einseitigem Befall der Haut darstelle, heutzutage allgemein abgelehnt. MILIAN und NETHERTON und CURTIS sahen zwar Patienten, bei denen die Erkrankung zuerst das Bild der Mycosis fungoides zeigte, später aber als Lymphogranulom erkannt wurde. Aber schon CAILLAU bezweifelte in der Diskussion zu MILIANs Fall, daß man aus dieser Beobachtung auf eine Identität beider Krankheitsbilder schließen dürfe. In einer recht interessanten Statistik weist HAZEN nach, daß die Mycosis fungoides bei Negern genauso häufig ist wie bei Weißen, während die Lymphogranulomatosis cutis bei der schwarzen Rasse extrem selten vorkommt. Als Unterscheidungsmerkmale beider Erkrankungen werden im modernen Schrifttum folgende klinische und histologische Charakteristika angeführt (WERTHEIM und SMITH, FLARER, GADRAT, LAPIÈRE): Die Mycosis fungoides beginnt regelmäßig im Integument, zeigt drei differenzierte Stadien und befällt nur ausnahmsweise Lymphknoten und innere Organe. Fieber zeigt sich erst terminal. Blutbildveränderungen und Miterkrankung hämatopoetischer Organe sind ungewöhnlich. Hingegen tritt die Lymphogranulomatose fast immer zuerst in den Lymphknoten auf, Hautbefall wird nur in 25 bis 50% der Fälle, spezifische Erkrankung des Integuments noch seltener beobachtet. Innere Organe werden häufig einbezogen. Die Hautveränderungen zeigen keinen Ablauf in bestimmten Stadien, und meist ist Fieber vom Pel-Ebstein-Typ als markantes Symptom durch längere Zeit vorhanden. Blutbildveränderungen und Knochenmarksbeteiligung ist häufig. Im histologischen Substrat zeigen beide Erkrankungen initial unspezifische reticulohistiocytäre Reaktionen. Später bilden sich bei der Mycosis fungoides Mykosiszellen, die häufiger typische Mitosen aufweisen, während dem Morbus Hodgkin Sternbergsche Riesenzellen und Hodgkin-Zellen mit vorwiegend atypischen Teilungsformen entsprechen. Nach diesem Zeitpunkt sind beide Prozesse scharf getrennt (LAPIÈRE). Nach GADRAT tritt der bindegewebige Anteil der Tumoren bei Mycosis fungoides mehr passiv gegen die celluläre Fraktion zurück, während sich beim Lymphogranulom aktive BG-Proliferation findet. Kommt es bei der Mycosis fungoides in Ausnahmefällen zur Lymphknotenbeteiligung, so zeigt sich eine diffuse Retikulose, der die typischen Elemente der Lymphogranulomatose mangeln.

Auf die Tatsache, daß spezifische Hautveränderungen bei Morbus Hodgkin mit luischen Exanthemen in Differentialdiagnose kommen können, ist schon SCHÖNHOF ausführlich eingegangen. Umgekehrt kann eine Lues in der Sekundärperiode klinisch und sogar histologisch in den Lymphknoten ein Lymphogranulom vortäuschen, wie das von CLODFELTER beschrieben wurde.

Papulöse und knotige Hautveränderungen kommen ferner mit Sarkomen, Carcinomen und metastatischen Tumoren in Differentialdiagnose. Bei Ulcerationen wird meist auch eine Lues III oder eine Pilzerkrankung abgegrenzt werden müssen, vor allem dann, wenn nur einzelne Efflorescenzen vorhanden sind. Die feingewebliche Untersuchung wird meist Klärung bringen (CATINELLA, GREENHOUSE und VAN ALSTYNE). Mitunter sind auch tuberkulöse Ulcerationen auszuschließen (SENEAR und CARO). Papulöse Exantheme könnten eventuell mit dem Spiegler-Fendtschen (WRONG) oder dem Boeckschen Sarkoid (MANNHEIMER, VOLK) oder auch mit follikulären Lymphomen verwechselt werden. Schließlich wäre noch zu erwähnen, daß ausgedehntere plattenartige Infiltrate zu einer sklerodermieartigen Verhärtung weiterer Hautgebiete führen können (DOBES und WEIDMAN).

Über die Schwierigkeiten einer diagnostischen Abgrenzung von Lymphogranulom der Haut und cutaner Torulose bzw. Histoplasmose berichteten TORREY, MILLER, KEDDIE, JOHNSTONE und BOSTICK, PARSONS und ZARAFONETIS. Diese Autoren sahen Fälle, bei denen der Morbus Hodgkin mit den Pilzerkrankungen kombiniert war. Sie weisen darauf hin, daß eine Differentialdiagnose sowohl klinisch wie auch bioptisch unmöglich sein und in entsprechenden Fällen die Koexistenz beider Erkrankungen erst autoptisch gesichert werden kann.

Die diagnostischen Schwierigkeiten, die lymphogranulomatöse Schleimhautveränderungen bereiten können, zeigt eine von FUCHS publizierte Beobachtung mit Granulationsbildung an der Nasenmucosa und Nasenspitze. Die Erkrankung wurde zuerst für eine Tuberkulose angesehen, dann auf Grund einer Biopsie für Syphilis, später für Lupus vulgaris gehalten. Schließlich griff der Prozeß auf den Gaumen über. Eine Probeexcision gab Anhaltspunkte für ein Carcinom. Erst die Autopsie klärte die Erkrankung im Sinne eines Morbus Hodgkin auf.

6. Pathogenese der Hautveränderungen

Die Theorien über die Entstehung von Hautveränderungen bei Lymphogranulomatose tragen durchwegs hypothetischen Charakter und sind genauso unbewiesen wie die geschilderten Erwägungen über die Ätiologie des Morbus Hodgkin. Beim Pruritus und bei den unspezifischen Begleiterscheinungen unter dem Bilde definierter Dermatosen wird im allgemeinen an einen toxischen oder allergischen Entstehungsmechanismus gedacht. So erwogen ROSENFELD und STRAUMFJORD eine Provokation der Veränderungen durch Toxine, die mitunter schon monatelang vor dem Auftreten spezifischer Manifestationen wirksam werden könnten. WOLF wies anläßlich einer Demonstration SPIEGELs darauf hin, daß unspezifische Hautsymptome oft nach Röntgenbestrahlungen mit folgendem

Abbau und Bildung toxischer Substanzen einsetzen. Auch Cocchi führt diese Beobachtung als Argument für die Toxintheorie ins Treffen. Brack stellte bei Lymphogranulomkranken mit Pruritus eine Verschiebung des K-Ca-Quotienten zugunsten des K fest. Gleichzeitig konnte er eine Besserung des Juckreizes nach Atropinmedikation und Diät feststellen. Er glaubt, daß beim Morbus Hodgkin Toxine in die Blutbahn gelangen, die den Vagus reizen. Da er keine Vermehrung der Cholinverbindungen finden konnte, müßte es sich um andere Substanzen handeln. Auch Borovansky lehnt die Möglichkeit einer nervösen Reizung durch Cholin oder Histamin, das in lymphogranulomatösen Herden frei werden könnte, ab und hält eine dispositionsbedingte Hautnervenüberempfindlichkeit für wahrscheinlich. Favre betont, daß die Toxintheorie ebenso unbewiesen ist, wie die von Milian erwogene Möglichkeit einer Entstehung von Hautbegleiterscheinungen infolge Veränderung der Lumbalflüssigkeit oder Bildung lymphogranulomatöser Läsionen im Bereich der Nervenwurzelgebiete. Richter hält die Symptome des Morbus Hodgkin am Integument für allergisch bedingt. Je nach der Reaktionslage der Haut des Patienten sollen sich unspezifische oder spezifische Efflorescenzen entwickeln. Arzt, Senear, Caro und Weichselbaum und Wagner betrachten die Kombination von Hautbegleiterscheinungen und Eosinophilie bei Lymphogranulomatose als typisches Charakteristikum, das auf die allergische Genese hindeutet. Hingegen stellte Schier bei 33 Lymphogranulomkranken eine cutane Anergie gegen Mumps-Virus, Soor, Trichophytin und gereinigtes Tuberkulin fest. Er erwog daher die Möglichkeit, daß bei diesen Patienten Antikörper in verringerter Menge gebildet werden. Tappeiner nimmt an, daß bei den unspezifischen Ausschlägen eine entsprechende Reaktionslage des Integuments vorhanden ist. Durch die Einwirkung der lymphogranulomatösen Noxe treten latente Anlagen urticarieller, ekzematöser oder anderer Art in Erscheinung. Rimbaud, Cazal und Izarn glauben schließlich, daß die Begleiterscheinungen als Reaktion auf eine beginnende reticuläre Proliferation in der äußeren Decke aufzufassen wären, ähnlich wie dies von Gates und von Wodniansky bei unspezifischen lymphatischen Leukämien erwogen wurde.

Die Entstehung der Zirkulationsstörungen und Lymphstauungen ist wesentlich einfacher zu erklären. Hier findet sich als pathologisch-anatomisches Substrat die Vergrößerung der Lymphknoten oder die Obliteration der Lymphbahnen mit konsekutiver Strömungsbehinderung.

Die Addison-artigen Melanodermien werden wahrscheinlich durch Beeinträchtigung der Nebennierenfunktion oder durch Druck auf retroperitoneale parasympathische Nervenplexus ausgelöst. Direkte lymphogranulomatöse Zerstörung der Nebennieren konnte allerdings nicht nachgewiesen werden. Molfino fand Atrophie der Nebennieren mit Bindegewebsvermehrung und Lymphocytenanhäufungen. Pessetti denkt an eine Störung der neuro-endokrinen Relation durch das Lymphogranulom, die zur funktionellen Nebenniereninsuffizienz führen soll, während Rimbaud, Cazal und Izarn eine Irritation dieser inkretorischen Drüse in Erwägung ziehen. Popper diskutiert die Möglichkeit einer ungeklärten Schädigung des hormonellen Geschehens im Zusammenhang mit dem Melanin-Adrenalin-Stoffwechsel; er hält aber auch eine Störung durch Druck vergrößerter Lymphknoten auf den Plexus coeliacus für denkbar, wie sie von Riehl beobachtet wurde. Richter weist auf die von Bramwell, Bauer und von Laignel-Lavastine beobachteten Melanodermien hin. Während Bramwell und auch Bauer Druck auf den Plexus coeliacus durch Lymphknoten- bzw. Pankreastumoren für die Entstehung der Pigmentierung verantwortlich machen, hält Laignel-Lavastine eine toxische Schädigung für wahrscheinlich.

Die Verhornungsstörungen im Rahmen der ichthyosiformen Atrophie wären nach SNEDDON und nach GLAZEBROOK und TOMASZEWSKI auf eine Störung des Vitamin A-Haushaltes zurückzuführen, die in einer durch den Morbus Hodgkin bedingten Leberschädigung begründet sein könnte. GLAZEBROOK und TOMAS-ZEWSKI stellten gleichzeitig mit den Hautveränderungen auch Nachtblindheit und Verminderung des Vitamin A-Spiegels im Serum fest.

Die Zusammenhänge zwischen Morbus Hodgkin und Herpes zoster sind völlig ungeklärt. PIERI, SARDOU und BATTESTI diskutieren zwar die Möglichkeit, daß lymphogranulomatöse Herde in den Spinalganglien auftreten und die Anfälligkeit für das Zostervirus auslösen, doch finden sich in dem uns zugänglichen Schrifttum keine Angaben über Beobachtungen mit entsprechenden pathologisch-anatomisch gesicherten Untersuchungsergebnissen.

Während allochthone spezifische Veränderungen des Integuments durch Ein-wucherung lymphogranulomatösen Gewebes aus benachbarten Organen zustande kommen, bilden sich spezifische und unausgereifte autochthone Infiltrate offenbar durch Proliferation präexistenter reticulohistiocytärer Elemente im Integument. Die ätiologischen Möglichkeiten wurden bereits im allgemeinen Teil eingehend besprochen. Über die pathogenetischen Momente, die bei der Entstehung autochthoner Hautherde eine Rolle spielen, wurden im Schrifttum nur vereinzelte Erwägungen angestellt. So denkt RICHTER auch hier an einen allergischen Vorgang. Bei entsprechender Reaktionslage des Hautorgans sollen sich spezi-fische Veränderungen ausbilden. FUHS weist auf die mögliche Bedeutung des verschieden häufigen Vorkommens reticulohistiocytärer Anhäufungen (vom Autor der älteren Nomenklatur entsprechend als „Lymphknötchen" bezeichnet) und der Virulenz supponierter Erreger hin. TAPPEINER fand, daß knotige Infiltrate fast ausschließlich im Einzugsgebiet großer lymphogranulomatös veränderter Lymphknoten-Gruppen entstehen. Er hält daher eine retrograd-lymphogene Einschwemmung von Erregern, die durch den Fortfall der normalen Lymph-strömung begünstigt wird, für möglich. SHAPIRO glaubt, daß auch die Bildung von Schaumzellen in Hautherden durch die Lymphstauung ausgelöst wird, weil der normale Abtransport von Zerfallslipiden blockiert ist.

7. Die Therapie der Hautveränderungen

Über die Behandlung der Hautveränderungen bei Lymphogranulomatose ist nur wenig zu sagen. Sie ist aufs engste mit der Therapie der Allgemeinerkrankung verknüpft.

Unspezifische Begleiterscheinungen bessern sich meist, wenn geeignete Maß-nahmen zur Regression der Lymphknoten- oder Organgranulome geführt haben. So beobachteten z. B. FISCHER, FÜLLENBAUM, MICHELSON und auch CORNBLEET, COHEN und KAGAN nach der Lymphknotenbestrahlung weitgehende Rückbildung von Pruritus bzw. pruriginösen oder ekzematösen Veränderungen. Die Allgemein-therapie führt jedoch nicht in jedem Fall zur Besserung der Hauterscheinungen. Der Pruritus ist vielfach nicht zu beeinflussen (ERDOS-BROWN, WARZECHA und GOES) und auf die Tatsache, daß Begleiterscheinungen mitunter gerade nach Einleitung der Röntgenbehandlung erstmalig in Erscheinung treten, wurde be-reits hingewiesen.

Auch medikamentöse Allgemeinmaßnahmen können sich auf Hautläsionen günstig auswirken. So sah SCHULTZE Besserung von Pruritus und Dermatitis herpetiformis-artigen Efflorescenzen während einer Arsenkur. Ähnlich kam eine von KUMER beobachtete Erythrodermie unter dieser Therapie zur Regression. Auch die Urethanbehandlung (WOLFRAM und REIMER) oder die Verabreichung von Colchicin (MUGLER und KEMPF) kann zur Milderung des Juckreizes führen. Eine von FUCHS beschriebene Erythrodermie besserte sich nach ACTH und Cortison in niedriger Dosierung.

Auf die erfolgreiche Anwendung von Actinomycin C bei Morbus Hodgkin haben im dermatologischen Schrifttum vor allem FUNK und KRÖBER hingewiesen. Das Präparat bewirkt nicht nur eine Regression der Granulome, es führt auch zur Milderung des quälenden Pruritus und zur Besserung des Allgemeinzustandes. Bei den mit Sanamycin behandelten Patienten (BÖHM, JOHNE und KROHER) heilten die Hauterscheinungen gleichzeitig mit der allgemeinen Rückbildung des Lymphogranuloms ab.

Erwähnenswert wäre noch die Beobachtung RICHTERs, daß der Pruritus bei einem Patienten nach Zahnsanierung fast vollkommen abklang.

Es ist selbstverständlich, daß man neben der Allgemeinbehandlung versuchen wird, die Begleiterscheinungen durch unspezifische lokale Maßnahmen zu bessern oder den quälenden Juckreiz durch dämpfende Medikamente erträglicher zu machen.

Bei lokaler Röntgentherapie erweisen sich spezifische Infiltrate nach Ansicht der meisten Autoren als nahezu strahlenrefraktär. Tritt auch vorübergehende Besserung ein, so kommt es doch meist über kurz oder lang zu einem durch Bestrahlung unbeeinflußbaren Rezidiv (z. B. LEVIN). MORIAME beobachtete Vernarbung mehrerer exulcerierter Knoten nach der Röntgentherapie. FUCHS sah rapide Involution lymphogranulomatöser Infiltrate im Bereich des Gaumens, des Nasenraumes und der Kieferhöhlen nach Strahlenbehandlung, die unter der Verdachtsdiagnose eines Carcinoms durchgeführt worden war. LINSER wies auf weitgehende Rückbildung eines allochthonen Herdes nach Spickung mit Thorium-X-Nadeln hin. Bei einem Patienten mit unausgereiften Knötchen sah TAPPEINER rapiden Zerfall mit Geschwürsbildung nach Röntgenbestrahlung.

Über eine mögliche Erhöhung der Strahlenempfindlichkeit spezifischer Hautveränderungen nach N-Lost-Applikation konnten wir im Schrifttum keine konkreten Angaben finden. PODESTÁ, PRECERUTTI, QUIROGA und BALIÑA konnten Abheilung eines exulcerierten Knotens nach Allgemeinbehandlung mit N-Lost beobachten. Auch die von URBACH versuchte Therapie mit Sulfanilamid führte zur Besserung spezifischer Hautinfiltrate.

Schließlich ist noch daran zu erinnern, daß die Excision eines Herdes im Integument bei einer primären Lymphogranulomatose der Haut zur dauernden Heilung führen kann. Da bereits im allgemeinen Teil einige einschlägige Fälle erwähnt wurden, sei hier nur auf die Beobachtung CATINELLAs hingewiesen. Bei der 34jährigen Patientin handelte es sich um ein flaches Ulcus, das histologisch als Hodgkin-Sarkom gedeutet wurde. Da anderweitige lymphogranulomatöse Veränderungen nicht nachgewiesen werden konnten, wurde eine Totalexcision mit Nachbestrahlung durchgeführt, die offenbar zu einem befriedigenden Resultat führte.

Literatur

I. Allgemeiner Teil

ACKERMAN, G. A., R. A. KNOUFF u. H. A. HOSTER: Cytochemistry and morphology of neoplastic and nonneoplastic human lymph node cells with special reference to Hodgkins's disease. J. nat. Cancer Inst. 12, 465 (1951). — ALBAHARY, C.: La ponction ganglionnaire dans la maladie de Hodgkin. Essai d'interprétation physiologique. Presse méd. 1942 II, 515. — ALBERTINI, A. v.: Histologische Geschwulstdiagnostik. Stuttgart: Georg Thieme 1955. — ALDER, A.: Erfahrungen bei der Behandlung von Lymphogranulom und Leukämie mit Senfgasverbindungen. Schweiz. med. Wschr. 78, 729 (1948). — ALDER, A., u. F. ZBINDEN: Therapie des Lymphogranuloms (M.H.). Schweiz. med. Wschr. 1953, 924. — AP, THOMAS, M. I. R., u. H. CULLUMBINE: Nitrogen mustards in Hodgkin's disease. Lancet 1947 I, 899. —

Arndt, A.: Zit. L. Heilmeyer u. H. Begemann, Handbuch der inneren Medizin, Bd. II, S. 662. Berlin-Göttingen-Heidelberg: Springer 1951. — Diss. Med. Jena 1940. — Arzt, L.: Zur Kenntnis der Lymphogranulomatosis (Paltauf-Sternberg) der Haut. Verh. dtsch. path. Ges. **19**, 247 (1923). — Mycosis fongoïde (Alibert) et lymphogranulomatose (Paltauf-Sternberg), leur pathogénèse et leur diagnostic différentiel. Ann. Derm. Siph. (Paris) **6**, 205 (1947). — Die Mycosis fungoides in der europäischen und amerikanischen Forschung. Hautarzt **2**, 519 (1951). — Aubertin, Ch., P. Thoyer-Rozat et R. Lévy: La radiothérapie de la maladie de Hodgkin. (Lymphogranulomatose maligne.) Aperçu clinique. J. Radiol. Électrol. **14**, 145 (1930). — La radiothérapie de la maladie de Hodgkin. (Lymphogranulomatose maligne.) J. belge Radiol. **19**, 116 (1931).

Baker, C., and W. N. Mann: Hodgkin's disease. Lancet **1940I**, 23. — Baldridge, C. W., and C. D. Awe: Lymphoma. A study of one hundred and fifty cases. Arch. intern. Med. **45**, 161 (1930). — Baumgartner, W.: Über eine ungewöhnliche, isolierte Lymphogranulomatose des Magens und xanthomatöse Umwandlung der Gekrösewurzel. Virchows Arch. path. Anat. **290**, 97 (1933). — Bergh, van den: Presse méd. **1945**, 505. Zit. Graeflin, Dermatologica (Basel). **95**, 106 (1948). — Bernard, J., et B. Ossipowski: Le traitement chirurgical de la maladie de Hodgkin. Sem. Hôp. Paris **25**, 3503 (1949). — Bersack, S. R.: Hodgkin's disease. J. Amer. med. Ass. **126**, 1025 (1944). — Beyreder, J., u. H. Rettenbacher-Däubner: Die Serumproteine bei Erkrankungen des lymphatischen Apparates. Wien. Z. inn. Med. **34**, 323 (1953). — Bock, H. E., u. B. Frenzel: Splenogene Knochenmarkshemmung. Klin. Wschr. **17**, 1315 (1938). — Böhm, C.: Lymphogranulomatosis maligna (Hodgkin-Sternberg). Zbl. Haut- u. Geschl.-Kr. **91**, 223 (1955). — Börnstein, R., u. F. Stein: Anatomische Heilung einer Lymphogranulomatose nach Actinomycintherapie. Ärztl. Wschr. **1954**, 896. — Bohnenkamp, H.: Zur Frage der Hodgkinschen Lymphogranulomatose. I. Klin. Wschr. **1936II**, 1025. — Bohnenkamp, H., P. Uhlenhuth u. K. Wurm: Zur Frage der Hodgkinschen Lymphogranulomatose. Klin. Wschr. **1936II**, 1025. — Boland, J.: The reticuloses. Symposium. Part. III. Clinical experience with nitrogen mustard in Hodgkin's disease. Brit. J. Radiol. **24**, 513 (1951). — Bostick, W. L., u. L. Hanna: Characteristics of a virus isolated from Hodgkin's disease lymph nodes. Cancer Res. **15**, 650 (1955). — Braitenberg, H. v.: Über angeborene Lymphogranulomatose. Beitr. path. Anat. **101**, 301 (1938). — Lymphogranulomatose mit hämolytisch-anämischem Syndrom. Frankfurt. Z. Path. **51**, 515 (1938). — Brandt, M.: Beitrag zur pathologischen Anatomie der Lymphogranulomatose. Virchows Arch. path. Anat. **272**, 400 (1929). — Brugsch, T.: Lymphogranulomatose. Z. ges. inn. Med. **5**, 521—547 (1950). — Brun, C.: Acquisitions récentes sur la maladie de Hodgkin (granulomatose maligne). Presse méd. **1947**, 148. Zit. Graeflin, Dermatologica (Basel) **96**, 328 (1948). — Busny, N.: Über die Verwandtschaft der Mycosis fungoides und der Lymphogranulomatose. (Darstellung von Mikroorganismen in Geweben bei experimentellen Granulomen.) Virchows Arch. path. Anat. **280**, 626 (1931).

Carboncini, G., e D. de Carolis: Sulla classificazine della affezioni sistemiche linfogliandolari e sul concetto anatomo-clinico di paragranuloma e di sarcoma di Hodgkin. Arch. Path. Clin. med. **26**, 334 (1948). — Cazal, P.: La reticulose histiomonocytaire. Paris 1946. — Chapman, E. M.: Hodgkin's disease. I. Negative skin reactions to gland extracts. Proc. Soc. exp. Biol. (N.Y.) **31**, 575 (1934). — Chilla, A.: Di alcune tra le più importanti modificazioni del sistema neurovegetativo ed endocrino nella linfogranulomatosi. Folia med. (Napoli) **18**, 3 (1932). — Cicale, P.: Contributo alla sintomatologia nervoso del morbo di Hodgkin. Progr. med. (Napoli) **10**, 449 (1954). — Cornbleet, T., D. Cohen and E. Kagan: Hodgkin's disease. Arch. Derm. Syph. (Chicago) **54**, 753 (1946). — Cottenot, P.: Les résultats de la radiothérapie dans la maladie de Hodgkin. Bull. Acad. Méd. (Paris) **124**, 443 (1941). — Craxi, P.: Contributo alla conoscenza del linfogranuloma maligno atipico e del granuloma eosinofilo benigno della linfogliandole. Hematologica **34**, 241 (1950). — Cristofanetti, P.: La roentgenterapia del linfogranuloma maligno. Ann. Radiol. Fisica med. **12**, 547 (1938).

Damashek, W., L. Weisfuse and L. Steint: Nitrogen mustard therapy in Hodgkin's disease. Analysis of fifty consecutive cases. Blood **4**, 338 (1949). — Danulescu, C., u. A. Condasce: Die Röntgenbehandlung des malignen Lymphogranuloms. Spital **60**, 55 (1940). Ref. Zbl. Haut- u. Geschl.-Kr. **66**, 164 (1944). — Dell'Acqua, J.: Beobachtungen zur Klinik der Lymphogranulomatose. Schweiz. med. Wschr. **76**, 541 (1946). — Dobes, W. L., and F. D. Weidman: Granulomatous Hodgkin's disease of the skin with extreme eosinophilia (eosinophilie granuloma of the skin). Arch. Derm. Syph. (Chicago) **55**, 212 (1947). — Donati, A.: Istiociti nel sangue circolante loro significato e valore diagnostico in varie affezioni del S.R.I., specialmente nella linfogranulomatosi maligna, morbo die Hodgkin. (Contributo alla patologia del S.R.I.) Arch. Ist. biochim. ital. **10**, 55 (1938). — Driessen, Lemaitre u. Herbaut: Presse méd. **1945**, 484. Zit. Graeflin, Dermatologica (Basel) **95**, 106 (1948). — Dubois-Ferrière, H.: Essai de traitement des hemopathies malignes par la cortisone, le tri-éthylène mélamine et les oligométaux. Schweiz. med. Wschr. **81**, 1235 (1951). — Essai de traitement du lymphogranulome de Hodgkin par la cortisone, associée au tri-éthylène mélamine et aux metaux ionisés. Sang **22**, 180 (1951). — DYES, O.: Lymphogranulomatose und Schwangerschafts-unterbrechung. Münch. med. Wschr. **1939**I, 605.

EDWARD, D. G.: Observations on the cellular basis of the Gordon test for lymphadenoma. Lancet **1938**I, 936. — ÉMILE-WEIL, P.: Die Diagnose der Hodgkinschen Krankheit mittels Lymphdrüsenpunktion. Nord. med. T. **1937**, 1262. — ÉMILE-WEIL, P., P. ISCH-WALL et S. PERLÈS: Diagnostic de la maladie de Hodgkin par la ponction ganglionnaire. Presse méd. **1936**II, 1540. — EPSTEIN, E.: Die generalisierten Affektionen des histiozytären Zellsystems. (Histiomonozytosen). Med. Klin. **21**, 1505, 1542 (1925). — Sex as a factor in the prognosis of Hodgkin's disease. Amer. J. Cancer **35**, 230 (1939). — EWING, J.: Neoplastic diseases. Philadelphia: Saunders 1928.

FAVRE, M., u. P. CROIZAT: La lymphogranulomatose (maladie de Paltauf-Sternberg). II. Characteres généraux du granulome malin, tirés de son étude anatomo-clinique. Ann. anat. path. **8**, 838 (1931). — FAVRE, M., J. NICOLAS u. P. CROIZAT: (siehe Seite 709). — FERRARA, A.: E il morbo di Hodgkin una malattia da infravirus? Inclusioni clamidozoo — simili nel granuloma di Sternberg. Pathologica **41**, 18 (1949). — FISCHER, W.: Schwer erkennbare Formen der Lymphogranulomatose. Tumor oder Lymphogranulomatose? Arch. Geschwulstforsch. **1**, 318 (1949). — FISSENEWERT, H.: Leistung und Leistungs-grenzen des Röntgentherapieverfahrens bei den verschiedenen Formen der Lymphogranulo-matose. Ergebnisse der Verlaufsanalyse von 105 Fällen. Strahlentherapie **87**, 352 (1952). — FLEISCHHACKER, H., u. R. KLIMA: Zellbilder von Lymphknotenpunktaten und ihre diagno-stische Verwertbarkeit. Münch. med. Wschr. **84**, 661 (1937). — FLEISCHHACKER, H., u. V. LACHNIT: Ergebnisse von Lymphknotenpunktionen mit besonderer Berücksichtigung entzünd-licher Lymphome. Wien. klin. Wschr. **52**, 645 (1939). — FOOT, V. C.: Pathology in surg. Philadel-phia 1945. — FRANKE, R., u. W. BEPPERLING: Progressive Entwicklung sarkomähnlicher Ge-websbilder im Verlaufe der Hodgkinschen Erkrankung. (Darstellung eines Entwicklungsganges. Berücksichtigung des Nuclealapparates und der Dehydrasenaktivität.) Klin. Wschr. **1952**, 558. — FREIFELD, H.: Lipoidzellige Hyperplasie bei Lymphogranulomatose. Virchows Arch. path. Anat. **277**, 595 (1930). — FRESEN, O.: Die retothelialen Hämoblastosen. Virchows Arch. path. Anat. **323**, 312 (1953). — FRIEDEMANN, U., and A. ELKELES: Studies on the aetiology of blood diseases. Brit. med. J. **1933**II, 1110. — FRIEDMAN, L. J.: Hodgkin's disease. Radio-logy **31**, 354 (1939). — FUNK, C. F., u. F. KRÖBER: Therapeutische Beeinflußbarkeit von Systemerkrankungen durch Actinomycin C. Arch. klin. exp. Derm. **206**, 666 (1957).

GADRAT, J.: A propos d'un cas de mycosis fongoide avec autopsie. Considérations sur l'histogénèse comparée du mycosis fongoide et de la lymphogranulomatose. Ann. Derm. Syph. (Paris) **10**, 398 (1939). — GADRAT, J., et P. FABRE: L'intradermo-réaction à la tuber-culine dans la maladie de Hodgkin. Étude des lésions histologiques. Bull. Soc. franç. Derm. Syph. **43**, 703 (1936). — GÄNSSLEN, M.: Eine erfolgreiche Behandlung der Lymphogranulo-matose. Verh. dtsch. Ges. inn. Med. **44**, 398 (1949). — GÄNSSLEN, M., u. H. MARTIN: Behand-lung der Lymphogranulomatose. Ther. d. Gegenw. **1951**, 201. — GALL, E. A., and T. B. MALLORY: Amer. J. Path. **18**, 381 (1942). — GAUPP jr., R.: Untersuchungen zum Problem der Hodgkinschen Krankheit. III. Die histopathologischen Veränderungen im Kaninchen-gehirn beim Gordon-Test. Z. ges. exp. Med. **105**, 255 (1939). — GEBAUER, A.: Blutbild-veränderungen bei Lymphogranulomatose. Dtsch. Arch. klin. Med. **185**, 273 (1940). — GELIN, G.: Sarcome de Hodgkin et lymphomes malines. Bull. Soc. méd. Hôp. Paris **4**, 259 (1954). — GERLACH, F.: Nachweis von Mikromyceten in je einem Fall von Lymphogranulo-matose und Mycosis fungoides. Krebsarzt **4**, 226 (1949). — GIL Y GIL, C.: Sur le traitement de la maladie de Hodgkin par la radiothérapie profonde associée à l'azotoypérite. J. Radiol. Électrol. **31**, 437 (1950). — GILBERT, R.: Le traitement de la granulomatose maligne par la radiothérapie. (Bases anatomo-clinique, princips directeurs, résultats.) J. Radiol. Électrol, **22**, 577 (1938). — Radiotherapy in Hodgkin's disease (malignant granulomatosis). Anatomie and clinical foundations; governing principles; results. Amer. J. Rcentgenol. **41**, 198 (1939). — Die Strahlenbehandlung der Lymphogranulomatose. Anatomisch-klinische Grund-lagen; Richtlinien für ihre Durchführung; Resultate. Strahlentherapie **64**, 377 (1939). — Le traitementde la granulomatose maligne par la radiothérapie. Bases anatomo-clinique, principe directeurs résultats. J. belge Radiol. **28**, 327 (1939). — Résultats éloignés du traitement de la granulomatose maligne par la roentgenthérapie. Rev. méd. Suisse rom. **64**, 602 (1944). — The problem of pregnancy in Hodgkin's disease. Acta radiol. (Stockh.) **35**, 71 (1951). — GILBERT, R., et F. SLUYS: La radiotherapie de la granulomatose maligne. J. Radiol. Électrol. **17**, 129 (1933). — GINSBURG, S.: Lymphosarcoma and Hodgkin's disease: Biologie Characteris-tics. Ann. intern. Med. **8**, 14 (1934). — GOIA, I.: Le sang dans la lymphogranulomatose maligne. Sang **7**, 354 (1933). — GOLDMAN, R.: The effect of aureomycin upon Hodgkin's disease. Amer. J. med. Sci. **221**, 195 (1951). — GONIN, P. M.: La maladie de Hodgkin dans le cadre des lym-phomes malins. Diss. Lausanne 1956. — GORDON, M. H.: Rose research on lymphadenoma. Bristol: John Wright & Sons 1932. — Remarks on Hodgkin's disease: A pathogenic agent in the glands and its application in diagnosis. Brit. med. J. **1933**I., 641. — GORDON, M. H.,

A. E. Gow, W. M. Levitt and F. P. Weber: Recent advences in the pathology and treatment of lymphadenoma. Proc. roy. Soc. Med. 27, 1035 (1933/34). — Gottron, H. A.: Retikulosen der Haut. Im Handbuch der Dermatologie und Venerologie von Gottron und Schönfeld, Bd. IV, S. 501. Stuttgart: Georg Thieme 1960. — Gottron, H. A., u. W. Nikolowski: Sarkom der Haut. Im Handbuch der Dermatologie und Venerologie von Gottron u. Schönfeld, Bd. IV, S. 407. Stuttgart: Georg Thieme 1960. — Gräff, S.: Zur Pathogenese der Lymphogranulomatose. Dtsch. med. Wschr. 61, 450 (1935). — Graeflin, G.: Granulomatosen noch ungeklärter Natur. Lymphogranuloma malignum Hodgkin-Sternberg. Dermatologica (Basel) 96, 328 (1948). — Grand, C. G.: Cytoplasmic inclussions and the characteristics of Hodgkin's diseased lymph nodes in tissue culture. Cancer Res. 9, 183 (1949). — Gros, W., u. E. Zieschak: Über den immunbiologischen Nachweis von pathologischen Eiweißkörpern. Dtsch. med. Wschr. 74, 293 (1949). — Gunsett, A., et D. Sichel: 202 cas de lymphogranulomatose maligne traités de 1922 à 1937. Bull. Soc. Électro-Radiol. méd. France 27, 235 (1939).

Haas, E.: Beitrag zum Morbus Hodgkin und seiner Stadieneinteilung. Klin. Wschr. 1953, 694. — Haefen, K. v.: Zur Behandlung der Lymphogranulomatose. Bruns' Beitr. klin. Chir. 169, 663 (1939). — Haensch, R.: Ergebnisse der Serumelektrophorese bei schweren Dermatosen. Z. Haut- u. Geschl.-Kr. 17, 40 (1954). — Elektrophoretische Serumuntersuchungen bei Lymphogranulomatose. Z. Haut- u. Geschl.-Kr. 21, 119 (1956). — Hansen, P. B., and J. Bichel: Triethylene melamine therapy in Hodgkin's and other malignant diseases. Acta radiol. (Stockh.) 36, 469 (1951). — Hauck, G.: Ein Beitrag zur Kenntnis der Lymphogranulomatose. Zbl. allg. Path. path. Anat. 29, 225 (1918). — Heilmeyer, L., u. H. Begemann: In Handbuch der inneren Medizin, Bd. II: Blut und Blutkrankheiten, S. 661. Berlin-Göttingen-Heidelberg: Springer 1951. — Henning, N., u. H. Keilhack: Die Ergebnisse der Sternalpunktion. Ergebn. inn. Med. Kinderheilk. 56, 372 (1939). — Hövelborn, C.: Die isolierte Lymphogranulomatose der Haut. Arch. Derm. Syph. (Berl.) 166, 136 (1932). — Hoffmann, G. T., A. Rottino and K. G. Stern: Demonstration by the nadi reaction of cytochrome oxidase activity in cells of the lymphoid and myeloid series obtained from normal individuals and patients suffering from Hodgkin's and other disease. Blood 5, 74 (1950); 6, 1051 (1951). — Hohl, K., P. Sarasin u. W. Bessler: (s. Seite 710). — Holzknecht, K.: Über Eosinophilie bei Lymphogranulomatose. Münch. med. Wschr. 79, 295 (1932). — Hoster, H. A., J. W. Riddle and M. D. Heise: Ohio St. med. J. 43, 721 (1947). Ref. J. Amer, med. Ass. 135, 385 (1947). Zit. Graeflin, Dermatologica (Basel) 96, 328 (1948). — Hueck, W.: Zur morphologischen Pathologie der Lymphogranulomatose. Klin. Wschr. 1936 II, 1337.

Iwama, Mikio: Beiträge zur Kenntnis von Lymphogranuloma malignum (Hodgkinsche Krankheit). Jap. J. Derm. 47, 71 (1940). Ref. Zbl. Haut- u. Geschl.-Kr. 66, 553 (1941).

Jackson jr., H.: The classification and prognosis of Hodgkin's disease and allied disorders. Surg. Gynec. Obstet. 64, 465 (1937). — Jackson jr., H., and F. Parker jr.: Hodgkin's disease and allied disorders. New York: Oxford University Press 1947. — Jacquez, J. A., and K. R. Porter: Electron-microscopy observations on Hodgkin's material. Cancer (Philad.) 2, 853 (1949). — Jaeger, H., and J. Delacrétaz: Erythrodermie dans une lymphogranulomatose maligne de Hodgkin. Dermatologica (Basel) 106, 307 (1953). — Janssen, W., u. G. Wüst: Zur Frage Hodgkinsarkom oder Retothelsarkom. Virchows Arch. path. Anat. 329, 453 (1956). — Johne, H. O., u. A. Kroher: Über die Behandlung der Lymphogranulomatosis maligna (Hodgkin-Sternberg) mit Aktinomycin C. Dermatologica (Basel) 109, 286 (1954). — Jones, J. W., and H. S. Alden: Generalized lymphogranulomatosis of the skin report of a case in a negro. Arch. Derm. Syph. (Chicago) 20, 212 (1929). — Journoud, R.: A propos du traitément chirurgical précoce de la maladie de Hodgkin. Presse méd. 1949 II, 993.

Kaufmann, E., u. M. Staemmler: Lehrbuch der speziellen pathologischen Anatomie. Berlin: W. de Gruyter & Co. 1955. — Kessel, M., u. I. Kessel: Elektrophoretische Verlaufsuntersuchungen bei Tumoren. Z. klin. Med. 151, 526 (1954). — Klima, R.: Über Blutbefunde bei Lymphogranulomatose. Wien. klin. Wschr. 1931, 445. — Zur klinischen Problematik und Therapie der Lymphogranulomatose. Wien. klin. Wschr. 1954, 895. — Klima, R., u. J. Beyreder: Die lymphatische Reaktion als morphologisches Substrat bei entzündlichen Vorgängen und beim Lymphogranulom. Wien. klin. Wschr. 65, 775 (1953). — Köhn, K.: Blastomatöses Lymphogranulom oder Retothelsarkom? (Ein Beitrag zur Frage der atypischen Lymphogranulomatose.) Zbl. allg. Path. path. Anat. 87, 220 (1951). — Die Stellung der Lymphogranulomatose im System. Ärztl. Wschr. 1951, 702. — Korovina, U. P.: Lymphogranulomatose. Probl. Tuberk. 10, 156 (1938). Ref. Zbl. Haut- u. Geschl.-Kr. 61, 475 (1939).

Landolt, R. F.: Eosinophiles Leukämoid und Lymphogranulomatose. Schweiz. med. Wschr. 74, 1071 (1944). — Lauda, E.: Lehrbuch der inneren Medizin. Wien: Springer 1949. — Lennert, K.: Die Morphologie der Urethanwirkung bei Leukämien, malignen Tumoren des lymphatischen Systems und der Lymphogranulomatose. Frankfurt. Z. Path. 61, 339 (1950). — Histologische Studien zur Lymphogranulomatose. I. Die Cytologie der Lymphogranulomzellen. Frankfurt. Z. Path. 64, 209 (1953). — Studien zur Histologie der Lymphogranulomatose. II. Die diagnostische Bedeutung der einzelnen Zellelemente im lymphogranulomatösen Lymphknoten. Frankfurt. Z. Path. **64**, 343 (1953). — Über die Berechtigung der Unterscheidung von drei Lymphogranulomformen von Jackson und Parker. Verh. dtsch. Ges. Path. **37**, 174 (1954). — LENNERT, K., u. A. M. HIPPCHEN: Zur Prognose der Lymphogranulomatose. Abhängigkeit von histologischem Bild, Alter und Geschlecht. Frankfurt. Z. Path. **65**, 378 (1954). — LETTERER, E.: Aleukämische Reticulose. Frankfurt. Z. Path. **30**, 377 (1924). — Über eine xanthöse Lymphogranulomatose mit besonderer Beteiligung des Skeletts. Jena: Gustav Fischer 1934. — LEVER, W. F.: Histopathology of the skin. Philadelphia: J. B. Lippincott Company 1949. — LEVIN, I.: Lymphoma malignum (Hodgkin's disease) and lymphosarcoma. Pathogenesis, radiotherapy and prognosis. J. Amer. med. Ass. **96**, 421 (1931). — LÉVY-FRANCKEL, A., et F. CAILLIAU: A propos de la communication de Mm. Touraine, lépagnole et Mme Néret: (leucémides cutanées): Formes de passage entre les granulomatoses et les leucémies. Bull. Soc. franç. Derm. Syph. **46**, 10 (1939). — LIEBEGOTT, G.: Untersuchungen zum Problem der Hodgkinschen Krankheit. II. Über die Beziehungen zwischen histologischem Bild und Gordon-Test bei der Lymphogranulomatose. Z. ges. exp. Med. **105**, 241 (1939). — Histologisches Bild und Gordon-Test bei der Lymphogranulomatose. Zbl. allg. Path. path. Anat. **71**, 459 (1939). — LIMARZI, L. R., and J. T. PAUL: Sternal marrow studies in Hodgkin's disease. A review of the literature and a report of thirty-five cases. Amer. J. clin. Path. **19**, 929 (1949). — LONGSWORTH, L. G., T. SHEDLOVSKY and D. A. MAC-INNES: Electrophoretic patterns of normal and pathological human blood serum and plasma. J. exp. Med. **70**, 399 (1939). — LOUSTE, C. et R.: Lymphogranulomatose infectieuse maligne. (Syndrome de Hodgkin.) Bull. Soc. franç. Derm. Syph. **36**, 1225 (1929). — LUETSCHER, J. A.: Electrophoretic analysis of the proteins of plasma and serous effusions. J. clin. Invest. **20**, 99 (1941). — LUNDBÄCK, H., and S. LÖFGREN: Isolation of virus strains from three cases of malignant lymphoma (Hodgkin's disease and lymphosarcoma). Acta med. scand. **138**, 460 (1950). — LUSCHTSCHITZKY, W.: Neue Daten zur Klinik und Ätiologie der Lymphogranulomatose. Sovet. Klin. **20**, 677 (1935). Ref. Zbl. Haut- u. Geschl.-Kr. **51**, 420 (1935).

MAJOR, R. H., and L. H. LEGER: J. Amer. med. Ass. **112**, 2606 (1939). — MALCANI, L.: L'evolutione fibrosclerotica del linfogranuloma. Rif. med. **1942**, 1143. — MALLET, L., G. MARCHAL et G. DUHAMEL: Arsenic radioactif dans le traitément de la maladie de Hodgkin et du mycosis fongoide. Presse méd. **1952**, 4. — MARCHAL, G., L. MALLET et G. DUHAMEL: L'arsenic radioactif dans le traitement de la maladie de Hodgkin et du mycosis fungoide. Bull. Soc. méd. Hôp. Paris **67**, 1354 (1951). — MARCHAL, G., L. MALLET et H. LE LOCH: La téléroentgenthérapie totale dans le traitement de la maladie de Hodgkin. Sang **13**, 897 (1939). — MARTIN, H.: Erfahrungen bei der Behandlung der Lymphogranulomatose mit Actinomycin C. Klin. Wschr. **1954**, 518. — MASOUREDIS, S. P., B. V. A. LOW-BEER, H. R. BIERMAN, L. S. CHERNEY and M. B. SHIMKIN: The partition of radiophosphorus (P^{32}) in blood, urine, and tumor tissue in patients with Hodgkin's disease and lymphosarcoma before and after treatment with nitrogen mustard (methylbis [betachloroethyl]amine). J. nat. Cancer Inst. **11**, 289 (1950). — McCAFFERTY, L. K., and G. F. MACHACEK: Lymphoblastoma. A report of two cases. Arch. Derm. Syph. (Chicago) **21**, 595 (1930). — McCARTHY, L.: Dermatological considerations of the lymphoblastoma. Urol. cutan. Rev. **35**, 273 (1931). — McNAUGHT, J. B.: The Gordon-test for Hodgkin's disease. A reaction to eosinophils. J. Amer. med. Ass. **111**, 1280 (1938). — MEDLAR, E. M.: An interpretation of the nature of Hodgkin's disease. Amer. J. Path. **7**, 499 (1931). — MEDLAR, E. M., and K. T. SASANO: An interpretation of the nature of Hodgkin's disease. III. Report of a neoplasm in the rabbit which corresponds closely to Hodgkin's disease in man. Amer. J. Cancer **29**, 102 (1937). — MEER, P. VAN DER, u. I. ZELDENRUST: Reticulosis und reticulosarcomatosis. Leiden 1948. MERNER, T. B., and K. W. STENSTROM: Roentgentherapy in Hodgkin's disease. Radiology **48**, 355 (1947). — MEYER, O. O.: Treatment of Hodgkin's disease and the lymphosarcomas. J. Amer. med. Ass. **154**, 114 (1954). — MOESCHLIN, S.: Die Milzpunktion. Basel 1947. — Beitrag zur Morphologie der reticuloendothelialen Zellen des intravitalen Lymphknotenpunktats. Folia haemat. **65**, 181 (1942). — MOESCHLIN, S., E. SCHWARZ und H. WANG: Die Hodgkinzellen als Tumorzellen. Schweiz. med. Wschr. **80**, 1103 (1950). — MOLINA, L.: Bull. Soc. med.-chir. Pavia **2**, 231 (1933). Zit. K. LENNERT, Frankfurt. Z. Path. **64**, 209 (1953).

NEWMAN, B., u. W. PUSHKIN: (s. S. 711). — NICOLOV, N.: Radiumbehandlung der Lymphogranulomatose. Wien. med. Wschr. **1952**, 1000.

O'BRIEN, F. W.: The X-ray treatment of Hodgkin's disease. Radiology **17**, 1197 (1931).

PALTAUF, R.: Über die Eintrittspforte des Virus der Lymphogranulomatose. Wien. klin. Wschr. **1929** I, 437. — PATERSON, R., and E. PATERSON: Hodgkin's disease. Brit. med. J. **1954**, No 4900, 1315. — PAUTRIER, L. M.: Comment se pose la question des granulomatoses. Définition de ce que l'on peut comprendre sous ce terme. Bull. Soc. franç. Derm. Syph. **44**, 1187 (1937). — PERETZ, L., A. NEWLER et L. FUNSTEIN: De l'étiologie de la lymphogranulomatose. Acta med. scand. **92**, 445 (1937). — PESSOA CÔRREA, C.: S. Paulo méd. **3**, 79 (1929). — PETZETAKIS, M.: Nouveautest: la kératite hodgkinienne experimentale et meningo-encéphalite provoquée après injektion sous-conjonctivale de sang. Presse méd. **1946**, 819. — PICARD, R., J. HOREAU et J. KERNÉIS: L'intéret des frottis des ganglions biopsiés dans la maladie de Hodgkin. Confrontation de ses résultats avec ceux des coups histologiques. Bull. Soc. med. Hôp. Paris **63**, 879 (1947). — L'intéret des frottis des ganglions biopsiés dans la maladie de Hodgkin. Confrontation de ses resultats avec ceux des coupes histologiques. Presse méd. **1947**, 794. Zit. GRAEFLIN, Dermatologica (Basel). **96**, 328 (1948). — PITTALUGA, G.: Cellules de Sternberg et mégacaryocytes. Sang **13**, 833 (1939). — POTTER, E. L.: Hodgkin's disease. With special reference to its differentiation from other diseases of lymph nodes. Arch. Path. (Chicago) **19**, 139 (1935).

RATKÓCZY, N.: Herdvernichtungsdosen in der Röntgentherapie der Lymphogranulomatose. Strahlentherapie **56**, 325 (1936). — Pathologie und Therapie der Lymphogranulomatose. Leipzig 1940. — REIMER, E.: Ein Fall von Lymphogranulomatose. Wien. klin. Wschr. **60**, 136 (1948). — RENFER, H. R., C. MAIER u. J. H. MÜLLER: Frühergebnisse der Isotopenbehandlung bei Blutkrankheiten. Schweiz. med. Wschr. **81**, 1237 (1951). — REVERDY, J., et A. DESMERGERS: Resultats du traitement de la lymphogranulomatose maligne par la télécuriethérapie. J. Radiol. Électrol. **23**, 444 (1940). — RICHTER, W.: Lymphogranulomatose (Sternberg-Paltauf) mit gleichzeitig bestehenden Hauterscheinungen unter dem Bilde einer Urticaria papulosa perstans. Klin. Wschr. **1939 II**, 1105. — RIORDAN, D. J.: Use of radiogold. Brit. med. J. **1952 II**, 220. — RITTER, L.: Die Lymphogranulomatosebehandlung aus chirurgischer Blickrichtung. Münch. med. Wschr. **1954**, 1484. — ROBB-SMITH, A. H. T.: Reticulosis and reticulosarcoma: A histological classification. J. Path. Bact. **47**, 457 (1938). — Recent advances in clin. Pathol. London: Churchill 1947. — RÖSSLE, R.: Das Retothelsarkom der Lymphdrüsen. Seine Formen und Verwandtschaften. Beit. path. Anat. **103**, 385 (1939). — ROHR, K.: Das menschliche Knochenmark. Stuttgart: Georg Thieme 1949. — ROMIEU, CL., THIBAUD et POURQUIER: Tumeurs malignes et phosphore radio-actif. Presse méd. **1952 II**, 1542. — ROSENFELD, A. S., and J. V. STRAUMFJORD: Lymphoblastoma cutis. Report of a case with autopsy. Arch. intern. Med. **57**, 758 (1936). — ROTTER, W., u. W. BÜNGELER: Lehrbuch der speziellen pathologischen Anatomie, Bd. I. Berlin: W. de Gruyter & Co. 1955. — ROTTINO, A., and A. HOLLENDER: In vitro studies of lymph nodes involved in Hodgkin's disease. I. Liquefaction of culture medium. Arch. Path. (Chicago) **47**, 317 (1949). — ROUSSY, I., A. E. LEROUX et C. OBERLING: Précis d'anatomie pathologique. Paris: Masson & Cie. 1950. — RÜTTNER, J. R.: Zur pathologischen Anatomie der Lymphogranulomatose, mit besonderer Berücksichtigung ihrer nosologischen Stellung. — Schweiz. Z. Path. **16**, 1 (1953).

SAHYOUN, P. F., and S. J. EISENBERG: Hodgkin's disease. A histopathological and clinical classification with radiotherapeutic response. Amer. J. Roentgenol. **61**, 369 (1949). — SARASIN, R., et B. THOMMEN: Essai de traitement de la lymphogranulomatose par l'actinomycine. Radiol. clin. (Basel) **23**, 376 (1954). — SCHALLOCK, G.: Zur Frage der nosologischen Stellung einiger Retikulosen. Verh. dtsch. Ges. Path. **35**, 257 (1952). — SCHRÖDER, W.: Dosierungsfragen bei der Strahlenbehandlung der Lymphogranulomatose. Strahlentherapie **70**, 632 (1941). — SCHULTE, G.: Erfahrungen mit neuen cytostatischen Mitteln. Z. Krebsforsch. **58**, 500 (1952). — SCHULTEN, H.: Die Sternalpunktion. Leipzig: Georg Thieme 1937. — STAHEL, R.: Diagnostische Drüsenpunktion. Leipzig: Georg Thieme 1949. — STEWART, H. L.: Etiologic studies in Hodgkin's disease. J. Lab. clin. Med. **18**, 281 (1932). — STOJALOWSKI, K.: Beitrag zur Frage der Lymphogranulomatose. Virchows Arch. path. Anat. **302**, 176 (1938). — STRAUBE, G.: Über das Blutbild bei Lymphogranulomatose. Folia haemat. **44**, 125 (1931). — SULMAN, W. R.: Cortone in lymphoblastoma; a case report. Ann. intern. Med. **34**, 1062 (1951). — SWEITZER, S. E., and L. H. WINER: Ulcerative Hodgkin's disease and lymph. Node imprints. Arch. Derm. Syph. (Chicago) **51**, 229 (1945). — SYMMERS, D.: Lymphoid diseases. Arch. Path. (Chicago) **45**, 73 (1948). — Splenomegaly. Arch. Path. (Chicago) **45**, 384 (1948).

TAPPEINER, J.: Zur Lymphogranulomatose (Paltauf-Sternberg) der Haut. Arch. Derm. Syph. (Berl.) **181**, 720 (1941). — TAYLOR, S. G., J. P. AYER and R. S. MORRIS: Cortical steroids in treatment of cancer. J. Amer. med. Ass. **144**, 1058 (1950). — TERPLAN, K., u. M. MITTELBACH: Beiträge zur Lymphogranulomatose und zu anderen eigenartigen, verallgemeinerten Granulomen der Lymphknoten. Virchows Arch. path. Anat. **271**, 759 (1929). — TISCHENDORF, W.: Klinische und morphologische Betrachtungen zur Lymphogranulomatose. Dtsch. Arch. klin. Med. **186**, 98 (1940). — TURNER, J. C., H. JACKSON jr. and F. PARKER jr.: The etiologic relation of the eosinophil to the gordon phenomenon in Hodgkin's disease. Amer. J. med. Sci. **195**, 27 (1938).

UDDSTRÖMER, M.: On occurrence of lymphogranulomatosis (Sternberg) in Sweden 1915—1931 and some considerations as to its relation to tuberculosis. Copenhagen: Levin u. Münksgaard 1934. — UEHLINGER, E.: Über Knochen-Lymphogranulomatose. Virchows Arch. path. Anat. **288**, 36 (1933). — UHLENHUT, P., u. K. WURM: Untersuchungen zum Problem der Hodgkinschen Krankheit. I. Experimentelle Untersuchungen zur Ätiologie der

Hodgkinschen Krankheit. J. exp. Med. **105**, 205 (1939). — Derzeitiger Stand unserer Kenntnisse über die Ätiologie und Epidermiologie der Lymphogranulomatose. Dtsch. med. Wschr. **1940 II**, 785. — URBACH, E.: Lymphogranulomatois (Hodgkin's disease). Treatement with sulfanilamide. Arch. Derm. Syph. (Chicago) **41**, 181 (1940).

VELASCO MONTES, F.: Über die hämatologische Diagnose der Lymphogranulomatose (Hodgkinsche Krankheit). Münch. med. Wschr. **1939 I**, 255. — VOLK, G.: Ungewöhnliche Hauterscheinungen bei Lymphogranulomatose. Z. Haut- u. Geschl.-Kr. **15**, 180 (1953).

WÄTJEN, J.: Reticuloendotheliales System und Reticuloendotheliose. Z. ges. inn. Med. **5**, 500 (1950). — WAGNER, O.: Die Eosinophilie und das Hautjucken bei Lymphogranulomatose. Schweiz. med. Wschr. **78**, 745 (1948). — WALTHARD, B.: Pathologische Anatomie des Lymphogranuloms, Lymphosarkoms und Reticulosarcoms. Radiol. clin. (Basel) **20**, 224 (1951). — WARTHIN, A. S.: The genetic neoplastic relationship of Hodgkin's disease, aleukemic and leukemic lymphoblastoma and mycosis fungoides. Ann. Surg. **93**, 153 (1931). — WERTHEMANN, A.: Das Bild der Lymphogranulomatose auf Grund der in Basel von 1922 bis 31. März 1938 obduzierten Fälle. Schweiz. med. Wschr. **1938 II**, 868. — WIEDING, S.: Neuere Möglichkeiten der klinischen Erfassung der Lymphogranulomatose. Z. ges. inn. Med. **1948**, 324. — WILE, U. J., and F. STILES jr.: Clinical mutations in lymphoblastomas. J. Amer. med. Ass. **104**, 532 (1935). — WILLIS, R. A.: Pathology of tumors. London: 1948. — WINTROBE, M. M., G. E. CARTWRIGHT, P. FESSAS, A. HAUT and S. J. ALTMANN: Chemotherapy of leukemia, Hodgkin's disease and related disorders. Ann. intern. Med. **41**, 447 (1954). — WRIGHT, C. J. E.: Hodgkin's paragranuloma. Cancer (Philad.) **9**, 773 (1956). — WUHRMANN, F., u. C. WUNDERLY: Die Bluteiweißkörper des Menschen. Basel: Benno Schwabe & Co. 1952. — WÜST, G., u. W. JANSSEN: Klinische und morphologische Befunde beim Übergang von Lymphogranulomatose in Sarkom unter Berücksichtigung der Therapie. Dtsch. Arch. klin. Med. **202**, 559 (1955).

ZADEK, J., u. H. RICHTER: Beitrag zur Ätiologie der Lymphogranulomatose. Verh. dtsch. Ges. inn. Med. **1953**, 225.

II. Hautveränderungen bei Lymphogranulomatose

ABRAMOWITZ, E. W.: Hodgkin's disease with eczematoid lesions. Arch. Derm. Syph. (Chicago) **43**, 868 (1941). — ALDO, G., e G. MEZZADRA: Su un caso di zinfogranulomatosi maligna a probabile inizio primitivo cutaneo. G. ital. Derm. Sif. **87**, 282 (1946). — AMBLER, J. V.: Hodgkin's disease. Arch. Derm. Syph. (Chicago) **25**, 1149 (1932). — ANDREWS jr., G. C.: Hodgkin's disease. Arch. Derm. Syph. (Chicago) **22**, 544 (1930). — ARZT, L.: Zum klinischen Erscheinungsbild der Lymphogranulomatose der Haut. Derm. Wschr. **90**, 1145 (1930). — Das klinische Bild der Hautlymphogranulomatose. Orv. Hetil. **1931 II**, 987. — Lymphogranulomatose (Paltauf-Sternberg). Derm. Wschr. **94**, 692 (1932). — Lymphogranulomatöse Drüsenveränderungen im Anschluß an ein generalisiertes Erythema multiformeartiges Exanthem. Zbl. Haut- u. Geschl.-Kr. **49**, 586 (1935). — Hautorgane und Blutkrankheiten. Wien. med. Wschr. **1936 I**, 201, 231. — Zur Kenntnis der Lymphogranulomatosis cutis (Paltauf-Sternberg). Wien. med. Wschr. **1936 I**, 677. — Lymphogranulomatose der Haut? Zbl. Haut- u. Geschl.-Kr. **57**, 642 (1937). Demonstration. Lymphogranulomatose der Haut und der inneren Organe. Zbl. Haut- u. Geschl.-Kr. **59**, 381 (1938). Demonstration. — Lymphogranulom mit unspezifischen Hautbegleiterscheinungen. Zbl. Haut- u. Geschl.-Kr. **76**, 407 (1950). Demonstration. — AUST: Lymphogranulomatose. Zbl. Haut- u. Geschl.-Kr. **55**, 102 (1937).

BALDRIDGE, C. W., and C. D. AWE: Lymphoma. A study of one hundred and fifty cases. Arch. intern. Med. **45**, 161 (1930). — BARBIER, G.: Un cas de lymphogranulomatose maligne rélévé par un prurit simplex. Disc. et Comm. div. Congr. Dermatologistes Langue franç. 1930, p. 155. Ref. Zbl. Haut- u. Geschl.-Kr. **36**, 317 (1931). — BAUM, P.: Über atypische Hauterscheinungen bei Lymphogranulomatose. Arch. Derm. Syph. (Berl.) **176**, 418 (1938). — BERSACK, S. R.: Hodgkin's disease. J. Amer. med. Ass. **126**, 1025 (1944). — BEZECNY, R.: Lymphogranulomatose mit Prurigo und Erythema nodosum. Derm. Wschr. **94**, 112 (1932). — BÖHM, C.: Lymphogranulomatosis maligna (Hodgkin-Sternberg). Zbl. Haut- u. Geschl.-Kr. **91**, 223 (1955). — BOHNSTEDT, R. M.: Lymphogranulomatose der Haut. Derm. Wschr. **94**, 31 (1932). — BOROVANSKY, M.: Pathogenese des Pruritus bei M. Hodgkin und nach Radium- oder Röntgenbestrahlung. Čas. lék. čes. **1930 I**, 638. Ref. Zbl. Haut- u. Geschl.-Kr. **36**, 317 (1931). — BOTT, H. P.: Pruritus als charakteristisches Symptom der Lymphogranulomatose. Med. Welt **1941**, 639. — BOTTER, A. A.: Lymphogranuloma malignum Hodgkin. Dermatologica (Basel) **99**, 56 (1949). — BRACK, W.: Zur Ätiologie und Pathogenese von Pruritus und Prurigo bei Hodgkinscher Lymphogranulomatose. Klin. Wschr. **1931 I**, 307. — BRAIN, R. T.: Hodgkin's disease with dermal and subdermal nodules and purpura. Brit. J. Derm. **42**, 445 (1930). — BREZOVSKY, E.: Lymphogranulomatosis cutis, Prurigo lymphatica. Lymphogranulomatosis cutis, Erythrodermia lymphatica. Zbl. Haut- u. Geschl.-Kr. **67**, 657 (1941). BRILL, E.: Pityriasis rubra Hebrae mit Lymphogranulomatose. Arch. Derm. Syph. (Berl.)

168, 349 (1933). — Brück, C.: Ein Fall von Lymphogranulomatosis maligna (M. Sternberg) mit eigenartigen Hautveränderungen. Acta derm.-venerol. (Stockh.) 20, 593 (1939). — Burckhardt, W.: Hodgkinsche Krankheit der Haut, Mycosis fungoides?. Dermatologica (Basel) 102, 339 (1951). — Burrows, A.: Hodgkin's disease of the skin. Brit. J. Derm. 45, 361 (1933).

Cailliau, F.: Les formes locales de la granulomatose maligne. Sang 6, 472 (1932). — Camerini, G.: Granulomatosi maligna ossea precoce. Clinica (Bologna) 7, 539 (1941). Ref. Zbl. Haut- u. Geschl.-Kr. 69, 478 (1943). — Catinella, P. J.: Hodgkin's disease of the skin. Arch. Derm. Syph. (Chicago) 60, 951 (1949). — Cerutti, P.: Les manifestations cutanées dans la granulomatose maligne de Paltauf-Sternberg. Bull. Soc. franç. Derm. Syph. 44, 1454 (1937). — Chevallier, P., et J. Bernard: La maladie de Hodgkin. Lymphadénie aleucémique. Lymphosarcome pseudo-leucémique de Bonfils. Morbus Hodgkini de Wilks. Adénie de Trousseau. Granulome malin de Benda. Lymphogranulome malin. Lymphogranulomatose maligne, etc., p. 293. Paris: Masson & Cie. 1932. Ref. Zbl. Haut- u. Geschl.-Kr. 42, 195 (1932). — Cholewius: Hautveränderungen bei Lymphogranulomatose (Hodgkin). Zbl. Haut- u. Geschl.-Kr. 49, 411 (1935). — Christiansen, A.: Lymphogranulomatosis cutis. Dän. Dermatol. Ges. vom 3. II. 1932. Zit. Warzecha u. Gols. Z. Zaut- u. Geschl.-Kr. 15, 182 (1953). — Clodfelter, H. M.: Syphilis presenting a clinical picture of Hodgkin's disease. Arch. Derm. Syph. (Chicago) 33, 535 (1936). — Cocchi, U.: Ein Fall mit Erythema exsudativum multiforme-artigen Haut- und Augenerscheinungen bei Lymphogranulom (Hodgkin). Radiol. clin. (Basel) 10, 3 (1941). Ref. Zbl. Haut- u. Geschl.-Kr. 67, 603 (1941). — Cornbleet, T., D. Cohen and E. Kagan: Hodgkin's disease. Arch. Derm. Syph. (Chicago) 54, 753 (1946). — Cornbleet, T., and H. Rattner: Hodgkin's disease. Arch. Derm. Syph. (Chicago) 41, 783 (1940). — Cornell: Hodgkin's disease of the skin. Arch. Derm. Syph. (Chicago) 21, 477 (1930). — Costello, M. J.: Hodgkin's disease complicated by unusual type of erythema multiforme following blood transfusion. Arch. Derm. Syph. (Chicago) 67, 225 (1953). — Cottini, G. B.: Sul quadro cutaneo e glandolare in un caso di linfogranuloma maligno varietà inguinale. Arch. ital. Derm. 13, 644 (1937). — Craver, L. F., and C. D. Haagensen: A note on the occurrence of herpes zoster in Hodgkin's disease, lymphosarcoma and in leukämia. Amer. J. Cancer 16, 502 (1932). Ref. Zbl. Haut- u. Geschl.-Kr. 42, 196 (1932). — Craxi, P.: Contributo alla conoscenza del linfogranuloma maligno atipico e del granuloma eosinofilo benigno della linfogliandole. Haematologica 34, 241 (1950). Ref. Zbl. Haut- u. Geschl.-Kr. 79, 57 (1952). — Curtis, A. C., H. C. Blaylock, E. R. Harrell and A. Arbor: Malignant lesions associated with dermatomyositis. J. Amer. med. Ass. 150, 844 (1952). — Czarnota-Bojarska: Lymphogranulomatosis maligna. Zbl. Haut- u. Geschl.-Kr. 55, 259 (1937). — Czezowska, S., et H. Mierzecki: Manifestations cutanées diffuses dans la lymphogranulomatose maligne. Acta derm.-venereol. (Stockh.) 15, 501 (1934).

Dabrowski, K., J. Gackowski u. W. Sznajder: Maligne Granulomatose mit Hautveränderungen und bedeutender Eosinophilie im Blute. Gruzlica 8, 239 (1933). Ref. Zbl. Haut- u. Geschl.-Kr. 47, 54 (1934). — Dahmen, O.: Universelle Erythrodermie bei Lymphogranulomatosis. Derm. Wschr. 94, 289 (1932). — Debrè, R., P. Chevallier, R. Grumbach et R. Mathé: Maladie de Hodgkin précédée de plusieurs années par un syndrome hémorrhagique gueri par la splénectomie. Présence de cellules de Sternberg dans la rate, autrement saine; structure hodgkinienne d'un petit ganglion du hile splénique. Sang 22, 315 (1951). — Dell'Acqua, J.: Beobachtungen zur Klinik der Lymphogranulomatose. Schweiz. med. Wschr. 76, 541 (1946). — *Dermatol. Ges. bei der Universität Berlin vom 26. I. 1952:* Lymphogranulomatosis cutis sarcomatosa. Ref. Zbl. Haut- u. Geschl.-Kr. 83, 306 (1953). — *Dermatol. Ges. bei der Universität Berlin vom 26. I. 1952:* Lymphogranulomatosis cutis non specifica. Zbl. Haut- u. Geschl.-Kr. 83, 307 (1953). — Dittrich, O.: Lymphogranulomatosis der Haut. Nordwest.-dtsch. Dermatol. Ver.igg Kiel 1. V. 1932. Zit. W. Richter, Arch. Derm. Syph. (Berl.) 169, 50 (1934). — Dobes, W. L., and F. D. Weidman: Granulomatous Hodgkin's disease of the skin with extreme eosinophilia (Eosinophilic granuloma of the skin?). Arch. Derm. Syph. (Chicago) 55, 212 (1947). — Dujardin, P., u. L. van der Meiren: Lymphogranulomatose maligne à manifestations cutanées prédominantes, préludant aux adénopathies: Forme simulant le mycosis fongoide. Bull. Soc. franç. Derm. Syph. 44, 1451 (1937). Ref. Zbl. Haut- u. Geschl.-Kr. 58, 359 (1938). — Dupont, A.: Lymphogranulomatose maligne avec localisations cutanées et viscérales. Coexistence de formations lymphogranulomateuses atypiques et de nodules tuberculoides dans les lésions cutanées. Ann. anat. path. 8, 929 (1931). — Association de lésions de granulomatose maligne et de formations tuberculoides dans une localisation cutanée de la maladie de Paltauf-Sternberg. Bull. Soc. franç. Derm. Syph. 44, 1467 (1937). — Durand, H., P. Cottenot et H. Mamou: Les formes cutanées ulcéreuses de la maladie de Hodgkin. Presse méd. 46, 1723 (1938).

Ebbehøj, K.: Über Lymphogranulomatose. Hospitalstidende 1936, 253. Ref. Zbl. Haut- u. Geschl.-Kr. 56, 310 (1937). — Émile-Weil, P.: Manifestations cutanées des leucémies et des granulomatose. Bull. Soc. franç. Derm. Syph. **44**, 1209 (1937). — ERDOS-BROWN, M.: Hodgkin's disease with pruritus. Arch. Derm. Syph. (Chicago) **52**, 194 (1945). — ETIENNE, G., P. L. DROUET, P. FLORENTIN et P. LOUYOT: Obersation d'un cas de forme cutanee ulcéreuse de la lymphogranulomatosa maligne. Bull. Soc. med. Hôp. Paris **49**, 1144 (1933). Ref. Zbl. Haut- u. Geschl.-Kr. **47**, 316 (1934). — EVANS, T. G.: A case of ulcerating Hodgkin's disease. Brit. med. J. **1954**, No 4854, 136.

FABRY, H.: Atypische Lymphogranulomatose der Haut. Zbl. Haut- u. Geschl.-Kr. **85**, 119 (1953). — FANIELLE, et NEUJEAN: Forme cutanée ulcéreuse de la lymphogranulomatose maligne. Liège méd. **27**, 889 (1934). — FAVRE, M.: Prurit et prurigo lymphodéniques. Rapp. Congr. Dermatologi tes Langue franç. p. 199, 1929. Ref. Zbl. Haut- u. Geschl.-Kr. **33**, 793 (1930). — FAVRE, M., J. NICOLAS et P. CROIZAT: Lymphogranulomatose maligne cutanee primitive d'inoculation; guérison sans récidive ni généralisation. C. R. Soc. Biol. (Paris) **108**, 75 (1931). Ref. Zbl. Haut- u. Geschl.-Kr. **40**, 340 (1932). — FEJÉR, A.: Beiträge zur Kenntnis der Lymphogranulomatose vom dermatologischen Standpunkt (Falldemonstration). Zbl. Haut- u. Geschl.-Kr. **47**, 459 (1934). — FISCHER, C.: Pruritus universalis bei Lymphogranulomatose des linken Mediastinums. Derm. Wschr. **109**, 1268 (1939). — FLARER, F.: Sui rapporti tra micosi fungoide e linfogranuloma maligno. (Note differenziali cliniche, istologiche, ematologiche.) G. ital. Derm. Sif. **71**, 1072 (1930). Ref. Zbl. Haut- u. Geschl.-Kr. **37**, 209 (1931). — FRASER, J. F., and H. J. SCHWARTZ: Neoplastic disease of the reticuloendothelial system. Arch. Derm. Syph. (Chicago) **33**, 1 (1936). — FREEMAN, H. E.: Hodgkin's disease with blood-picture of myelogenosis leukemia. Arch. Derm. Syph. (Chicago) **40**, 332 (1939). — Hodgkin's disease. Arch. Derm. Syph. (Chicago) **53**, 431 (1946). — FREI, C.: Lymphogranulomatosis (Paltauf-Sternberg) mit starker Lymphogranuloma inguinale-ähnlicher Iliakaldrüsenschwellung. Derm. Wschr. **95**, 1771 (1932). — FREUND, H.: Akute Lymphogranulomatosis mit spezifischen Hauterscheinungen. Derm. Wschr. **94**, 29 (1932). — FRÜHWALD, R.: Lymphogranulomatose. Derm. Wschr. **95**, 1034 (1932). — FUCHS, E.: Erythrodermie bei Lymphogranulomatose. Derm. Wschr. **130**, 1022 (1954). — FUCHS, E.: Zur Diagnostik der Lymphogranulomatose. Derm. Wschr. **94**, 557 (1932); **95**, 1329 (1932). — FÜLLENBAUM, L.: Lymphogranuloma maligna. Zbl. Haut- u. Geschl.-Kr. **51**, 162 (1935). — FUHS, H.: Knoten- und tumorförmige Lymphogranulomatose der Haut. Zbl. Haut- u. Geschl. Kr. **63**, 403 (1940). — Hauterscheinungen bei Lymphogranulomatosis (Paltauf-Sternberg). Zbl. Haut- u. Geschl.-Kr. **65**, 4 (1940). — Tumorbildung bei Lymphogranulomatosis (Paltauf-Sternberg). Zbl. Haut- u. Geschl.-Kr. **68**, 147 (1942). — Über Hauterscheinungen bei chronischen Leukosen und der Lymphogranulomatosis (Paltauf-Sternberg). Wien. klin. Wschr. **1942** I, 121. — Lymphogranulomatose. Derm. Wschr. **118**, 145 (1944). — FULLER, C. J.: Hodgkin's disease with erythema nodosum. Brit. J. Derm. **2**, 1172 (1934). — FUNK, C. F., u. F. KRÖBER: Therapeutische Beeinflußbarkeit von Systemerkrankungen durch Actinomycin C. Arch. klin. exp. Derm. **206**, 666 (1957).

GADRAT, J.: Vaste ulcération gangréneuse sous-maxillaire d'origine lympho-granulomateuse (Paltauf-Sternberg). Ann. Derm. Syph. (Paris) **3**, 917 (1932). — Über einen Fall von Mycosis fungoides mit Autopsie. Betrachtungen über die vergleichende Histogenese der Mycosis fungoides und der Lymphogranulomatose. Ann. Derm. Syph. (Paris) **10**, 398 (1939). GATES, O.: Cutaneous tumors in leukemia and lymphoma. Arch. Derm. Syph. (Chicago) **37**, 1015 (1938). — GINGIO e G. MEZZADRA: Zit. GRAEFLIN. — GLAZEBROOK, A. J., and W. TOMASZEWSKI: Ichthyosiform atrophy of the skin in Hodgkin's disease. Arch. Derm. Syph. (Chicago) **50**, 85 (1944). — GOECKERMAN, W. H., and H. MONTGOMERY: Cutaneous lymphoblastoma. Report of two unusual cases. Arch. Derm. Syph. (Chicago) **24**, 383 (1931). — GÖLDNER, H.: Erythrodermie bei Lymphogranulomatose mit Elephantisis einzelner Extremitätenanteile. Derm. Wschr. **117**, 673 (1943). — GOLDMAN, L. B.: Hodgkin's disease. An analysis of 212 cases. J. Amer. med. Ass. **114**, 1611 (1940). — GOLDSTEIN, L.: Hodgkin's disease of the skin without demonstrable systemic involvement. Arch. Derm. Syph. (Chicago) **55**, 594 (1947). — GORDON, H.: Hodgkin's disease with skin infiltration. Brit. J. Derm. **48**, 207 (1936). — GOTTRON, H. A.: Erythrodermie bei Lymphogranulomatosis und gleichzeitig bestehendem Diabetes mellitus. Derm. Wschr. **95**, 993 (1932). — Derm. Z. **64**, 184 (1932). — Lymphogranulomatosis cutis mit einem Erscheinungsbild, das am ehesten an das der Brocqschen Krankheit erinnert. Derm. Wschr. **110**, 443 (1940). — Lymphogranulomatose der Haut unter dem Bilde einer unspezifischen, universellen Hautlichenifikation und weiterhin von unausgereiften Hautknoten. Derm. Wschr. **113**, 845 (1941). — Lymphogranulomatose mit Werlhofschen Syndromen und generalisierter Urticaria papulosa. Derm. Wschr. **113**, 847 (1941). — GRAEFLIN, G.: Granulomatosen noch unabgeklärter Natur. Dermatologica (Basel) **94**, 106 (1947); **96**, 327 (1948); **98**, 378 (1949); **100**, 397 (1950). — GRAHAM-LITTLE, E.: Lymphogranulomatosis. Proc. roy. Soc. Med. **25**, 1550 (1932). — Brit. J. Derm. **44**, 500 (1932). — Derm. Wschr. **95**, 1583 (1932). — GREENHOUSE, C. A., and H. VAN ALSTYNE: Lymphoblastoma (Hodgkin's disease) of the scalp. Report of a case. Arch. Derm. Syph. (Chicago) **29**, 569 (1934). — GRÜTZ, O.: Lymphogranulomatose (Hodgkin) mit sekundären Hauterscheinungen. Zbl. Haut- u. Geschl.-Kr. **49**, 299 (1935). — Guichard, A.: La granulomatose maligne de Paltauf-Sternberg et ses limites. Trévoux: G. Patissier 1932. — Guszman, J.: Lymphogranulomatosis cutis. Derm. Wschr. **102**, 468, 555 (1936). — Lymphogranulomatosis cutis (Hodgkin). Zbl. Haut- u. Geschl.-Kr. **53**, 375 (1936). Demonstration.

Halter, K.: Lymphogranulomatose mit spezifischen Hautveränderungen. Zbl. Haut- u. Geschl.-Kr. **69**, 620 (1943). — Derm. Wschr. **116**, 335 (1943). — Hamann, H.: Erythrodermie bei Lymphogranulomatose. Zbl. Haut- u. Geschl.-Kr. **68**, 270 (1942). — Derm. Wschr. **114**, 318 (1942). — Hampel, K. H.: Lymphogranulomatose mit unspezifischem Exanthem. Zbl. Haut- u. Geschl.-Kr. **69**, 58 (1943). — Derm. Wschr. **115**, 909 (1942). — Urticaria papulosa bei Lymphogranulomatose. Derm. Wschr. **117**, 671 (1943). — Hauptmann, E., and M. Premužič: Hodgkin's disease. A review of 170 cases. Acta med. iugosl. **4**, 139 (1950). Ref. Zbl. Haut- u. Geschl.-Kr. **83**, 389 (1953). — Hazen, H. H.: Mycosis fungoides and similar conditions in the negro. Arch. Derm. Syph. (Chicago) **55**, 111 (1947). — Heilmeyer, L., u. H. Begemann: Handbuch der inneren Medizin. Bd. II: Blut und Blutkrankheiten, S. 661. Berlin-Göttingen-Heidelberg: Springer 1951. — Herz, A.: Klinische Beobachtungen bei der Lymphogranulomatose. Wien. Arch. inn. Med. **24**, 427 (1934). — Herzberg, J. J.: Ausgedehnte Lymphogranulomatose der Haut, der Lymphknoten und der Milz. Derm. Wschr. **131**, 527 (1955). — Hörbst, L., u. H. Ebster: Zur Lymphosarkomatose der Haut. Beitr. path. Anat. **87**, 41 (1931). — Hövelborn, C.: Die isolierte Lymphogranulomatose der Haut. Arch. Derm. Syph. (Berl.) **166**, 136 (1932). — Hoffmann, K.: Zoster bei Leukämien, Lymphogranulomatose, Lymphosarkom und Plasmozytose. Münch. med. Wschr. **98**, 1693 (1956). — Hohl, K., P. Sarasin u. W. Bessler: Therapie und Prognose der Lymphogranulomatose. Zürcher Erfahrungen von 1922—1950. Oncologica (Basel) **4**, 1 (1951). Ref. Zbl. Haut- u. Geschl.-Kr. **84**, 218 (1953). — Huguenin, R., J. Delarue et J. Barbet: Sur quelques formes ulcérées et suppurees de la lymphogranulomatose maligne. Ann. anat. path. **14**, 847 (1937). Ref. Zbl. Haut- u. Geschl.-Kr. **60**, 146 (1938).

Iranzo-Prieto, V., u. V. Sentis-Montagut: Ein Fall von primärer Haut-Lymphogranulomatose. Acta dermo-sifiliogr. (Madr.) **40**, 429 (1949).

Jackson jr., H., and F. Parker jr.: Hodgkin's disease and allied disorders. New York: Oxford University Press 1947. — Jaeger, H., et J. Delacrétaz: Erythrodermie dans une lymphogranulomatose maligne de Hodgkin. Dermatologica (Basel) **106**, 307 (1953). — Jansen, L. H.: Granulomatosen noch ungeklärter Natur. Dermatologica (Basel) **104**, 430 (1952); **106**, 339 (1953). — Jarrett, A., and H. S. Kellett: The association of generalized erythrodermia with superficial lymphadenopathy. Brit. J. Derm. **63**, 343 (1951). — Johne, H. O., u. A. Kroher: Über die Behandlung der Lymphogranulomatosis maligna (Hodgkin-Sternberg) mit Aktinomycin C. Dermatologica (Basel) **109**, 286 (1954). — Jones, J. W., and H. S. Alden: Generalized lymphogranulomatosis of the skin. Report of a case in a negro. Arch. Derm. Syph. (Chicago) **20**, 212 (1929). — Jordan, A., Schamschin u. Staroff: Schwierigkeiten bei der Diagnose der Hodgkinschen Krankheit. Derm. Wschr. **93**, 1361 (1931).

Kaploun, M.: Un cas de lesion cutanée dans la lymphogranulomatose. Vestn. Vener. Derm. **6**, 50 (1939). Ref. Zbl. Haut- u. Geschl.-Kr. **64**, 210 (1940). — Keining, E.: Exfoliierende Erythrodermie mit eingestreuten erbsengroßen spezifisch gebauten Knötchen bei Sternberg-Paltaufscher Krankheit. Z. Haut- u. Geschl.-Kr. **6**, 218 (1949). — Kerl, W.: Lymphogranulomatose (Fall-Demonstration). Zbl. Haut- u. Geschl.-Kr. **48**, 1 (1934). — Kierkland, R. R., and H. Montgomery: Hodgkin's disease. Proc. Mayo Clin. **16**, 124 (1941). — King-Smith, D., E. J. Trow and H. A. Dixon: Hodgkin's disease. Arch. Derm. Syph. (Chicago) **25**, 170 (1932). — Koller, L.: Lymphogranulomatose (M. Hodgkin). Zbl. Haut- u. Geschl.-Kr. **57**, 581 (1937). — Lymphogranulomatosis. Zbl. Haut- u. Geschl.-Kr. **58**, 326 (1938). — Kraindel, I.: Zur Diagnose der Mycosis fungoides und Lymphogranulomatosis. Venerologija 8, 64 (1931). Ref. Zbl. Haut- u. Geschl.-Kr. **42**, 478 (1932). — Kumer, L.: Universelle Erythrodermie bei Lymphogranulomatose. Zbl. Haut- u. Geschl.-Kr. **64**, 571 (1940); **66**, 296 (1941). — Kwiatkowski, S. L.: Lymphogranuloma malignum. Herpes zoster gangraenosus. Zbl. Haut- u. Geschl.-Kr. **53**, 596 (1936).

Laederich, L., H. Mamou et H. Beauchesne: Lymphogranulomatose maligne cutanée à forme ulcereuse. Bull. Soc. franç. Derm. Syph. **39**, 1357 (1932). — Landolt, R. F.: Eosinophiles Leukämoid und Lymphogranulomatose. Nagelveränderungen. Schweiz. med. Wschr. **74**, 1071 (1944). — Lapiere, S.: Etude comparative du mycosis fungoide et de la maladie de Hodgkin. Rev. belge Sci. méd. **10**, 159 (1938). — Lavender: Hodgkin's disease. Arch. Derm. Syph. (Chicago) **23**, 1127 (1931). — Lengyel, J.: Sur les lésions cutanées accompagnant la lymphogranulomatose de Paltauf-Sternberg. Börgyógy vener. Szle **4**, 156 (1950). Ref. Zbl. Haut- u. Geschl.-Kr. **77**, 313 (1951). — Levin, O.: Hodgkin's disease. Arch. Derm. Syph. (Chicago) **27**, 147 (1933). — Levin, O. L.: Hodgkin's disease. Arch. Derm. Syph. (Chicago) **49**, 75 (1944). — Lindsay, H. C. L., and W. F. Schwartz: Primary cutaneous Hodgkin's disease. Arch. Derm. Syph. (Chicago) **42**, 500 (1940). — Linser, K.:

Lymphogranulomatose der Haut. Derm. Wschr. **94**, 885 (1932). — LISA, J. R.: Hodgkin's disease of the skin. Report of a case. Arch. Derm. Syph. (Chicago) **26**, 268 (1932). — LISI, F.: Interessanti lesioni reticulo-endoteliali della cute. Boll. Sez. region. Soc. ital. Derm. **5**, 290 (1932). Ref. Zbl. Haut- u. Geschl.-Kr. **46**, 186 (1933). — LÖHE, H.: Universelle Erythrodermie bei Hodgkinscher Krankheit. Zbl. Haut- u. Geschl.-Kr. **42**, 563 (1932). — LÖVGREN, O., and C. WESTMAN: On the etiology of and the supposed relations between lymphogranulomatosis maligna and mycosis fungoides. Acta med. scand. **108**, 387 (1941). — LONGUET, Y. J., et B. DUPERRAT: Maladie de Weber-Christian terminée par une lymphogranulomatose maligne. Bull. Soc. franç. Derm. Syph. **60**, 22 (1953). — LOUSTE, C., et R. LOUSTE: Lymphogranulomatose infectieuse maligne (syndrome de Hodgkin). Bull. Soc. franç. Derm. Syph. **36**, 1225 (1929). Ref. Zbl. Haut- u. Geschl.-Kr. **33**, 794 (1930). — LOUSTE, C., A. LÉVY-FRANCKEL et F. CAILLIAU: Lymphogranulomatose maligne à début cutané puis sous-cutané. Bull. Soc. franç. Derm. Syph. **38**, 439 (1931). Ref. Zbl. Haut- u. Geschl.-Kr. **38**, 348 (1931). — LOVEMAN, A. B.: Cutaneous manifestations of the lymphoblastomas. Report of a case of Hodgkin's disease. J. Amer. med. Ass. **104**, 1583 (1935). — LUDY, J. B., and F. WEIDMAN: Hodgkin's disease. Arch. Derm. Syph. **22**, 739 (1930).

MADDEN, J. F.: Gangrenous herpes zoster associated with Hodgkin's disease. Arch. Derm. Syph. (Chicago) **39**, 788 (1939). — MARKOWITZ, B.: Theories of mycosis fungoides, Hodgkin's disease, etc. With two case reports. Amer. J. Surg. **16**, 113 (1932) Ref. Zbl. Haut- u. Geschl.-Kr. **42**, 92 (1932). — MAEHARA, H.: Der sogenannte Lichen scorbuticus bei Hodgkinscher Krankheit. Jap. J. Derm. **47**, 78 (1940). — MANNHEIMER, E.: A case of skin tumours with a doubtful diagnosis, probably lymphogranulomatosis cutis. Acta derm.-venereol. **13**, 570 (1932). — MARGAROT, J., P. RIMBAUD et J. RAVOIRE: Maladie de Hodgkin à localisation inguinale avec tumeur cutanée ulcérée. Bull. Soc. franç. Derm. Syph. **46**, 341 (1939). — McCAFFERTY, L K., and G. F. MACHACEK: Lymphoblastoma. A report of two cases. Arch. Derm. Syph. (Chicago) **21**, 595 (1930). — McCARTHY, W. C.: A cytologic study of Hodgkin's disease, lymphosarcoma and lymphatic leukemia. J. Cancer Res. **14**, 394 (1930). — McCORMAC, H.: Hodgkin's disease with unusual eruption. Brit. J. Derm. **43**, 247 (1931). — MEIREN, L. VAN DER: Trois cas de Hodgkin cutané, dont la nature à été établie par l'histologie. Ann. Derm. Syph. (Paris) **7**, 37 (1947). — MELCZER, M.: Zur Histologie und Histogenese der lymphogranulomatösen Elephantiasis. Mag. orv. Arch. **38**, 303 (1937). Ref. Zbl. Haut- u. Geschl.-Kr. **61**, 474 (1939). — MEZZADRA, G.: Linfogranuloma maligno ad inizio primitivamente cutaneo: reazione leucemoide e sua importanza nella differenziazione della mucosi fungoide. Minerva derm. (Torino) **28**, 1 (1953). Ref. Zbl. Haut- u. Geschl.-Kr. **86**, 56 (1953). — MICHELSON, H. E.: Prurigo in Hodgkin's disease. Arch. Derm. Syph. (Chicago) **22**, 152 (1930). — MIERZECKI, H.: Lymphogranulomatosis maligna mit Hauterscheinungen. Lemberg. Dermatol. Ges. 14. IV. 1932. Zit. W. RICHTER, Arch. Derm. Syph. (Berl.) **169**, 50 (1934). — MILIAN, G.: Mycosis fongoide et maladie de Hodgkin. Bull. Soc. franç. Derm. Syph. **39**, 241 (1932). Ref. Zbl. Haut- u. Geschl.-Kr. **42**, 92 (1932). — MILIAN, G., et BAUSSAN: Maladie de Hodgkin à tumeur énorme. Bull. Soc. franç. Derm. Syph. (Paris) **39**, 381, 241, 1362 (1932). Ref. Zbl. Haut- u. Geschl.-Kr. **42**, 93 (1932). — MILLER, H. E., F. M. KEDDIE, H. G. JOHNSTONE and W. L. BOSTICK: Histoplasmosis, cutaneous and mucomembranous lesions, mycologic and pathologic observations. Arch. Derm. Syph. (Chicago) **56**, 715 (1947). — MOLFINO, F.: Sulle sindromi addisoniene de linfogranuloma maligno. (Contributo clinico et anatomo-patologico.) Rif. med. **1932**, 899. Ref. Zbl. Haut- u. Geschl.-Kr. **43**, 55 (1933). — MORIAME, G.: Un cas de Hodgkin cutané ulcéré. Arch. belges Derm. **5**, 234 (1949). Ref. Zbl. Haut- u. Geschl.-Kr. **76**, 82 (1951). — MOURIQUAND, G., P. SÉDALLIAN et L. WEILL: Adénie éosinophilique prurigene chez une fillette de 12 ans. Lyon méd. **1930 I**, 84. Ref. Zbl. Haut- u. Geschl.-Kr. **33**, 794 (1930). — MOUSSON, G. L.: Generalisierte Lymphogranulomatose von ungewöhnlicher Ausdehnung, unter dem klinischen Bilde der Mycosis fungoides verlaufend. (Ein Beitrag zur Frage der Verwandtschaft beider Krankheiten.) Acta derm.-venereol. (Stockh.) **10**, 186 (1929). — MÜLLER, W.: Hautinfiltrate bei Morbus Hodgkin-Sternberg. Derm. Wschr. **136**, 778 (1957). — MUGLER, A., et I. KEMPF: Action remarquable de la coclhicine dans un cas de prurit hodgkinien prolongê. Strasbourg méd. **4**, 601 (1953). Ref. Zbl. Haut- u. Geschl.-Kr. **88**, 289 (1954). — MUMFORD, P. B.: A case of Hodgkin's disease. Brit. J. Derm. **46**, 326 (1934).

NETHERTON, E. W.: A case for diagnosis (Hodgkin's disease?). Arch. Derm. Syph. (Chicago) **23**, 179 (1931). — NETHERTON, E. W., and G. H. CURTIS: Granuloma fungoides. Arch. Derm. Syph. (Chicago) **40**, 848 (1939). — NEWMAN, B., and W. PUSHKIN: Acute fulminating Hodgkin's disease. J. Amer. med. Ass. **146**, 335 (1951). Ref. Zbl. Haut- u. Geschl.-Kr. **79**, 357 (1952). — NICOLAS, J., G. MASSIA et J. ROUSSET- Un cas d'adénie éosinophilique prurigène (maladie de Paltauf-Sternberg). Bull. Soc. franç. Derm. **40**, 369 (1933). Ref. Zbl. Haut- u. Geschl.-Kr. **45**, 199 (1933). — NISBET, T. W.: Hodgkin's disease. Arch. Derm. Syph. (Chicago) **39**, 360 (1939). — NOBL, G.: Juvenile tuberöse Lymphogranulomatose. Wien. klin. Wschr. **1933 I**, 717.

O'Donovan, W. J.: Hodgkin's disease of the skin. Proc. roy. Soc. Med. **26**, 1305 (1933). — O'Leary, P. A.: Hodgkin's disease, cutaneous and glandular. Arch. Derm. Syph. (Chicago) **41**, 756 (1940). — O'Leary, P. A., H. Montgomery and L. A. Brunsting: Congenital ichthyosiform erythroderma, Hodgkin's disease. Arch. Derm. Syph. (Chicago) **31**, 406 (1935). — Oliver, E. A.: Hodgkin's disease. Arch. Derm. Syph. (Chicago) **20**, 378 (1929). — Oppenheim, M.: Lymphogranulomatose der Haut. Initialstadium: Poikilodermia vascularis atrophicans, Typus Jacobi. Zbl. Haut- u. Geschl.-Kr. **59**, 374 (1938). — Ormsby, O. S., and H. Montgomery: Diseases of the skin. Philadelphia: Lea and Febiger 1954. — Ostrowski, S.: Lymphogranulomatosis maligna. Zbl. Haut- u. Geschl.-Kr. **50**, 275 (1935).

Paraf, J., H. Fischgold, A. Abaza et S. Lewi: Maladie de Hodgkin à localisation osseuse et cutanée (données de la ponction sternale). Sang **13**, 797 (1939). — Parsons, R. J., and C. J. D. Zarafonetis: Histoplasmosis in man. Report of cases and a review of 27 cases. Arch. intern. Med. **75**, 1 (1945). — Pastinszky, S.: Lymphogranulomatosis Paltauf-Sternberg. Zbl. Haut- u. Geschl.-Kr. **68**, 613 (1942). — Pautrier, L. M., et F. Woringer: Granulomatose ayant débuté par des lésions cutanées à type d'érythéme annulaire centrifuge et se terminant deux ans plus tard par des lésions viscérales entraînant la mort. Bull. Soc. franç. Derm. Syph. **44**, 1566 (1937). — Perschmann, G.: Lymphogranulomatose mit Urticaria papulosa. Zbl. Haut- u. Geschl.-Kr. **69**, 164 (1943). — Derm. Wschr. **116**, 91 (1943). — Pessano, J., u. D. Mosso: Maligne Lymphogranulomatose (Hodgkin) mit Hautveränderungen unter dem Bilde des akuten Prurigo. Rev. argent. Dermatosif. **23**, 135 (1939). — Pessetti, M.: Cute e linfogranulomatosi. Folia med. (Napoli) **16**, 1640 (1930). Ref. Zbl. Haut- u. Geschl.-Kr. **38**, 348 (1931). — Pessin, S. B., and E. A. Pohle: Hodgkin's disease with ulcerative involvement of the skin. Amer. J. Cancer **34**, 220 (1938). — Pick, W.: Lymphogranulom. Derm. Wschr. **97**, 1082 (1933). — Pieri, J., Sardou et Battesti: Coexistance de zona et de lymphogranulomatose au cours d'une petite épidérmie de varicelle. Bull. Soc. méd. Hôp. Paris **53**, 1490 (1937). — Podestá, L. D., A. S. Precerutti, E. Quiroga e L. M. Baliña: Linfogranuloma de Hodgkin con lesiones cutáneas especifices. Rev. argent. Dermatosif. **37**, 211 (1953). Ref. Zbl. Haut- u. Geschl.-Kr. **90**, 357 (1955). — Pompen, A. W. M., u. M. Ruiter: Beitrag zur Differentialdiagnose der erythrodermiscben Form der Hodgkinschen Krankheit. Acta med. scand. **111**, 414 (1942). — Poór, F.: Fall von Lymphogranulomatose mit eigentümlicben Verhornungsstörungen der Haut. Orv. Hetil **1929 II**, 1210. Ref. Zbl. Haut- u. Geschl.-Kr. **33**, 794 (1930). — Popper, L.: Subakute Lympbogranulomatose knter dem Bilde der Simmondschen Kachexie. Med. Klin. **49**, 1644 (1933).

Raagaard, O.: 19 Fä.le von Lymphogranulomatose (Sternberg). Ugeskr. Laeg. **1936**, 759. Ref. Zbl. Haut- u. Geschl.-Kr. **55**, 218 (1937). — Ramel, E.: Maladieide Paltauf-Sternberg à localisation inguinale prédominante simulant l'ulcère venerien adénogène. Bull. Soc. franç. Derm. Syph. **44**, 1446 (1937). — Prurit et dystonie neurovégétative cutanée, révélateurs, d'une lymphogranulomatose (Paltauf-Sternberg). Dermatologica (Basel) **83**, 118 (1941). — Reiman, H. A., W. P. Havens and P. A. Herbut: Hodgkin's disease with specific lesions appearing frist in the skin. Arch. intern. Med. **70**, 434 (1942). — Resl, V.: Lymphogranulomatosis cutis. Česka Derm. **17**, 127 (1937). Ref. Zbl. Haut- u. Geschl.-Kr. **59**, 287 (1938). — Richter, W.: Lymphogranulomatosis (Paltauf-Sternberg) mit E;scheinungen an Haut und Tonsillen. Arch. Derm. Syph. (Berl.) **169**, 50 (1934). — Lymphogranulomatose (Sternberg-Paltauf) mit gleichzeitig bestehenden Hauterscheinungen unter dem Bilde einer Urticaria papulosa cbronica perstans. Klin. Wschr. **1939 II**, 1105. — Beitrag zur Klinik und Ätiologie der Lymphogranulomatosis (Hodgkin). Arch. Derm. Syph. (Berl.) **181**, 1 (1941). — Riehl jr., G.: Exulcerierter Hauttumor bei Lympbogranulomatosis (Paltauf-Sternberg). Zbl. Haut- u. Geschl.-Kr. **56**, 5 (1937). — Rimbaud, P., P. Cazal et P. Izarn: Mélanodermie au cours d'une maladie de Hodgkin d'évolution subaigue. Bull. Soc. franç. Derm. Syph. **61**, 148 (1954). — Ronchese, F.: Ichthyosiform atrophy of the skin in Hodgkin's Disease. Arch. Derm. Syph. (Chicago) **47**, 778 (1943). — Rosenfeld, A. S., and J. V. Straumfjord: Lymphoblastoma cutis. Report of a case with autopsy. Arch. intern. Med. **57**, 758 (1936). Ref. Zbl. Haut- u. Geschl.-Kr. **54**, 236 (1937). — Rosti, F.: Granuloma maligno cutaneo primitivo a tipo tumorale. G. ital. Derm. Sif. **87**, 29 (1946). — Rothman, S., and C. L. Spurr: Hodgkin's disease of the skin. Arch. Derm. Syph. (Chicago) **51**, 347 (1954). — Ruhrmann, H., u. P. Hartmann: Über einen ungewöhnlichen Fall von Lymphogranulomatose. Medizinische **17**, 659 (1956). — Rulison, R. H.: Hodgkin's disease of the skin. Arch. Derm. Syph. (Chicago) **20**, 570 (1929); **22**, 389 (1930). — Hodgkin's disease of the lymphatic system and of the skin. Arch. Derm. Syph. (Chicago) **35**, 1202 (1937).

Sabetta, A.: Hodgkin's disease of the skin. Arch. Derm. Syph. (Chicago) **49**, 289 (1944). — Sanchez-Covisa, J., y Cuesta, L. dela: Act. dermo-sifiliogr. (Madr.) **28**, 686 (1936). Ref. Zbl. Haut- u. Geschl.-Kr. **54**, 371 (1937). — Schier, H. W.: Cutaneous anergy and Hodgkin's disease. New Engl. J. Med. **250**, 353 (1954). — Schmidla, W.: Unspezifische Hauterscheinungen bei Lymphogranulomatose. Derm. Wschr. **102**, 86 (1936). — Schmidt, W.: Lymphogranulomatose — Erythrodermie. Zbl. Haut- u. Geschl.-Kr. **56**, 513 (1937). —

SCHREIBER, H.: Lymphogranulomatose. Zbl. Haut- u. Geschl.-Kr. **58**, 507 (1938). — SCHUERMANN, H.: Lymphogranulomatosis mit spezifischen Hauterscheinungen. Derm. Wschr. **104**, 677 (1937). — SCHULTZE, W.: Lymphogranulomatose. Derm. Wschr. **108**, 79 (1939). — SCOTTI, D. R., e P. G. SILVANO: Contributo alla conoscenza della linfogranulomatosi cutanea. Arch. Med. e Chir. 8, 313 (1939). — SENEAR, F. E., and M. R. CARO: Ulcerative Hodgkin's disease of the skin. Arch. Derm. Syph. (Chicago) **35**, 114 (1937). — SENEAR, F. E., M. R. CARO and P. K. WEICHSELBAUM: Lymphoblastoma. Arch. Derm. Syph. (Chicago) **55**, 140 (1947). — SENEAR, F. E., and M. WIEN: Hodgkin's disease of the skin. Arch. Derm. Syph. (Chicago) **22**, 1092 (1931). — SHAPIRO, P. F.: Changes of the spinal cord in Hodgkin's disease. Report of two cases, with an anusual skin manifestation in one. Arch. Neurol. Psychiat. (Chicago) **24**, 509 (1930). — SHARLIT, H.: Hodgkin's disease. Surface lymphogranulomatosis confined to the oral and the penile mucosa. Report of a case. Arch. Derm. Syph. (Chicago) **24**, 288 (1931). — SHAW, H. C.: Hodgkin's disease. Arch. Derm. Syph. (Chic3go) **24**, 506 (1931). — SIMARRO PUIG, J., R. ROCA DE VINALS u. J. GUASCH: Lymphogranulomatosis mit Lues sclerogummosa splenohepatica. Rev. clin. esp. 4, 197 (1942). Ref. Zbl. Haut- u. Geschl.-Kr. **69**, 332 (1943). — SIMONS, R. D. G. P.: Melanosis bei M. Hodgkin. Derm. Wschr. **104**, 617 (1937). — SJÖGREN, G.: Lymphogranulomatosis maligna (Sternberg's disease) with skin lesions resembling erythema multiforme as predominant symptom. Report of a case. Acta derm.-venereol. (Stockh.) **33**, 518 (1953). — SKEER, J.: Hodgkin's disease with cutaneous manifestations. Arch. Derm. Syph. (Chicago) **48**, 106 (1943). — SNEDDON, I. B.: Acquired ichthyosis in Hodgkin's disease. Brit. med. J. **1955**, No 4916, 763. — SPICCA, G.: Di un caso di linfogranuloma Paltauf-Sternberg (Eritrodermia pitiriasica tipo Hebra). Policlinico, Sez. med. **36**, 385 (1929). Ref. Zbl. Haut- u. Geschl.-Kr. **32**, 461 (1930). — SPIEGEL, L.: Hodgkin's disease. Arch. Derm. Syph. (Chicago) **20**, 894 (1929). — STAMMER, A.: Ausgedehntes Ekzem als unspezifische Hauterscheinung bei Lymphogranulomatosis Paltauf-Sternberg. Derm. Wschr. **94**, 563 (1932). — STERNBERG, C.: Lymphogranulomatose und Reticuloendotheliose. Ergebn. allg. Path. path. Anat. **30**, 1 (1936). — STOPCZYK, J., u. H. TOMASZEWSKA: Maligne Lymphogranulomatose gleichzeitig mit Lues und Tbc. Gruzlica 9, 349 (1934). — *Südwestdeutsche Dermatologen-Tagung:* Lymphogranulomatose. Zbl. Haut- u. Geschl.-Kr. **61**, 5 (1938). — SWEITZER, S. E.: Hodgkin's disease of the skin. Arch. Derm. Syph. (Chicago) **33**, 901 (1936). — Ulcerative Hodgkin's disease. Arch. Derm. Syph. (Chicago) **48**, 104 (1943). — SWEITZER, S. E., and L. H. WINER: Ulcerative Hodgkin's disease and lymph node imprints. Arch. Derm. Syph. (Chicago) **51**, 229 (1945). — SZODORAY, L.: Lymphogranulomatosis Hodgkin. Derm. Wschr. **102**, 806 (1936). — Lymphogranulomatosis cutis nodosa. Zbl. Haut- u. Geschl.-Kr. **64**, 3 (1940). Demonstration.

TAPPEINER, J.: Zur Lymphogranulomatose (Paltauf-Sternberg) der Haut. Arch. Derm. Syph. (Berl.) **181**, 720 (1941). — THEODORESCOU, S.: Un cas de maladie de Hodgkin avec prurit chez un tuberculeux pulmonaire. Bull. Soc. roum. Derm. 1, 198 (1930). — THORNE, N. A.: Hodgkin's disease with collagenous nodules. Proc. roy. Soc. Med. **47**, 654 (1954). — TORREY, F. A.: Hodgkin's disease complicated by a squamous cell epithelioma of the neck. Arch. Derm. Syph. (Chicago) **55**, 574 (1947). — Cutaneous torulosis in a patient with Hodgkin's disease. Arch. Derm. Syph. (Chicago) **55**, 738 (1947). — TRITSCH, H., u. W. KIESSLING: Poikilodermia atrophicans vascularis bei maligner Lymphogranulomatosis Paltauf-Sternberg. Arch. klin. exp. Derm. **202**, 10 (1955/56).

URBACH, E.: Lymphogranulomatosis (Hodgkin's disease): Treatment with sulfanilamide. Arch. Derm. Syph. (Chicago) **41**, 181 (1940).

VOLK, G.: Ungewöhnliche Hauterscheinungen bei Lymphogranulomatose. Z. Haut- u. Geschl.-Kr. **15**, 180 (1953).

WAGNER, O.: Die Eosinophilie und das Hautjucken bei Lymphogranulomatose. Schweiz. med. Wschr. **78**, 745 (1948). — WALLHAUSER, A.: Hodgkin's disease. Arch. Path. (Chicago) **16**, 522, 672. Zit. S. E. SWEITZER u. L. H. WINER, Arch. Derm. Syph. (Chicago) **51**, 229 (1945). — WARZECHA, G. H., u. M. GOES: Ein Beitrag zur Lymphogranulomatose der Haut. Z. Haut- u. Geschl.-Kr. **15**, 182 (1953). — WAUGH, G. F.: Hodgkin's disease. Arch. Derm. Syph. (Chicago) **21**, 125 (1930). — WEIDMAN. F. D.: Hodgkin's disease. Complicated by lichen planus. Arch. Derm. Syph. (Chicago) **23**, 11 38 (1931); **26**, 560 (1932). — WEIDMAN, F. D., and R. P. CUSTER: The scope of the so-called "cutaneous lymphoblastomas" in relation to lesions of the haematopoietic system. Verh. 9. internat. Kongr. Dermatol. 2, 91 (1936). Ref. Zbl. Haut- u. Geschl.-Kr. **54**, 592 (1937). — WEISMANN-NETTER, R.: A propos des suppurations dans la lymphogranulomatose maligne. Bull. Soc. méd. Hôp. Paris **53**, 1535 (1937). Ref. Zbl. Haut- u. Geschl.-Kr. **59**, 494 (1938). — WELCH, J. L., and E. EPSTEIN: Acquired ichthyosis in Hodgkin's disease. J. Amer. med. Ass. **148**, 1221 (1952). — WERTHEIM, L., and G. S. SMITH: Mycosis fungoides. Arch. Derm. Syph. (Chicago) **57**, 625 (1948). WIGLEY, J. E. M.: Hodgkins Disease with erythrodermia.' Proc. roy. Soc. Med. **31**, 81 (1937). — Brit. J. Derm. **50**, 41 (1938). — WILDE, U. J.: Hodgkins' disease (with prurigolike nodules). Arch. Derm. Syph. (Chicago) 22, 566 (1930). — Wile, U. J., and F. Stiles jr.: Clinical mutations in lymphoblastoma. J. Amer. med. Ass. 104, 532 (1935). Ref. Zbl.Haut- u. Geschl.-Kr. 51, 276 (1935). — Wilhelmi, W. G.: Lymphogranulomatose. Z. Haut- u. Geschl.-Kr. 6, 86 (1949). — Wittmann, A. L.: Lymphogranulomatose. Derm. Wschr. 133, 629 (1956). — Wlassics, T.: Lymphogranulomatosis cutis (Paltauf-Sternberg). Zbl. Haut- u. Geschl.-Kr. 57, 86 (1937). — Wodniansky, P.: Über die Spezifität der Leukämide. Wien. klin. Wschr. 68, 440 (1956). — Wolf, H. F. de: Lymphosarcoma (?); Hodgkin's disease. Arch. Derm. Syph. (Chicago) 24, 341 (1931). — Wolfram, S.: Lymphogranulom der Haut. Derm. Wschr. 110, 20 (1940). — Wolfram, S., u. E. Reimer: Urethanbehandlung des lymphogranulomatösen Pruritus. Klin. Med. 17, 693 (1948). — Wrong, N. M.: Hodgkin's disease of the scalp, Report of a case. Arch. Derm. Syph. (Chicago) 33, 259 (1936).

Zil'Bergol'c, M. L., u. S A. Kolupaeva: Zum Problem der nekrotischen Zersetzung lymphogranulomatöser Knoten mit Ulceration der darüberliegenden Haut. Vestn. Vener. Derm. 4, 45 (1950). Ref. Zbl. Haut- u. Geschl.-Kr. 77, 401 (1951).

Mycosis fungoides

Von

Günter Stüttgen - Düsseldorf

und

Walther Meisterernst - Saarbrücken

Mit 6 Abbildungen

Einleitung

Die Mycosis fungoides stellt eine Erkrankung dar, deren Manifestationen sich in der Mehrzahl der Fälle zunächst am Hautorgan abspielen. Eingeleitet wird sie in der Regel von mehr oder weniger uncharakteristischen Hautveränderungen, die sich als Einzelherd oder in exanthematischen oder auch erythrodermischen Bildern zeigen. Ihnen folgen nach wechselnder Latenzzeit eigentümliche Granulationen in Form von infiltrativen Prozessen und „fungoiden Tumoren", die persistieren, zerfallen oder sich spontan zurückbilden können; analoge Entwicklungsmöglichkeiten sind allen Stadien eigen. Prinzipiell die gleichen Veränderungen können sich, lediglich durch das Terrain modifiziert, an den Lymphknoten und weiterhin praktisch an allen Systemen und Organen des Körpers abspielen. Die einzelnen Phasen können sich miteinander mischen und fließende Übergänge bilden. Die Aneinanderreihung von solchen Stadien ist nicht obligat. Im ganzen ist die Mycosis fungoides ein fortschreitendes, an- und abschwellendes Leiden, das durch Remissionen unterbrochen werden kann, an Ausdehnung und Ausmaß stetig zunimmt und schließlich, zumeist mit einer hochgradigen Kachexie verbunden, zum tödlichen Ende führt. Der letale Ausgang tritt gewöhnlich in den Spätstadien ein, er kann aber auch nicht selten durch interkurrente Erkrankungen beschleunigt werden. Ein „galoppierender" Verlauf mit raschem Ende ist ebenfalls bekannt.

Im ganzen scheint sich die nosologische Einordnung der Mycosis fungoides bei der Mehrzahl der Dermatologen wieder den Anschauungen von HERXHEIMER und MARTIN zu nähern, die 1928 in ihrem Handbuchbeitrag die Mycosis fungoides als unbestrittene Krankheitseinheit und ihr Wesen als ein wahrscheinlich infektiöses entzündliches Granulom ansahen, eine Ansicht, die KÖBNER schon 1864, später vor allem PALTAUF, v. ZUMBUSCH und AUSPITZ vertraten. Doch ist diese Auffassung nicht unbestritten. So wird besonders im amerikanischen Schrifttum bis in die jüngste Zeit hinein die Mycosis fungoides nur als Ausdruck pathogenetisch vielfältiger Erkrankungen angesehen und der Gruppe der sog. Lymphoblastome zugeordnet (FRASER, LEVER u. v. a.), nachdem 1932 SYMMERS die Mycosis fungoides als „a clinical and pathological nonexistentity" beschrieb. (LEVER hebt jedoch hervor, daß zwar alle Formen der Lymphome miteinander verwandt sind, daß darin aber kein Grund gesehen werden dürfe, jegliche Unterteilung zu unterlassen.) Diese Einordnung geschieht mit gleichzeitiger Hervorhebung eines primär blastomatösen Charakters des

Mycosis fungoides-Syndroms. In der Tat scheinen manche Beobachtungen eine solche Auffassung, die letztlich auf KAPOSI später allerdings von ihm selbst wieder aufgegebene Darstellung der Mycosis fungoides als Sarcomatosis cutis zurückgeht, zu stützen. Ganz in diesem Sinne sprechen im europäischen Raum HERZBERG und UEBERSCHÄR (1951) von verschiedenen Malignitätsgraden der Mycosis fungoides, die grundsätzlich und praktisch nicht von anderen neoplastischen Reaktionen abzutrennen seien und sich zu den leukämischen bzw. aleukämischen Hämatoblastosen hinneigen, da sich nicht selten eine Ausschwemmung reticulärer, insbesondere monocytärer Elemente ins Blut und deren Absiedlung in innere Organe feststellen ließe. Wenngleich eine solche primär maligne Natur der Mycosis fungoides von den meisten anderen Beschreibern abgelehnt wird, so wird vielerorts — in Konkordanz mit HERXHEIMER und MARTIN — die Möglichkeit anerkannt, daß sich auf dem Boden der granulomatösen Proliferation sekundär ein neoplastischer Prozeß abwickeln kann. Der Begriff „sekundär" bedarf hier einer besonderen Erläuterung. Grundsätzlich beinhaltet er nachfolgende Veränderungen im Verlaufe einer pathogenetisch einheitlichen Kontinuität (HERZBERG 1959), oder eine Transformation der hochdifferenzierten granulomatösen Retikulose in ein monomorphes Reticulosarkom anderer nosologischer Prägung, oder auch die unabhängig von der reticulohistiocytären Differenzierung der Grundkrankheit auftretende Tumorbildung gesonderter Provenienz. Mit ihm soll also über die jeweils aktuell vorliegende Entwicklung keine präjudizierende Aussage gemacht werden.

In der Zeit seit dem letzten Handbuchbeitrag konnte die ätiologische Aufklärung der Mycosis fungoides nicht wesentlich vorangetrieben werden, doch scheint die Annahme einer infektiösen, wahrscheinlich virusbedingten Verursachung immer mehr an Boden zu gewinnen.

Das Wesen der ätiologisch also nicht eindeutig abgeklärten Erkrankung besteht in einer isolierten, multilokulären oder generalisierten Reaktion des reticuloendothelialen Systems (RES) in Form eines entzündlichen granulomatösen Prozesses. Damit ist gegenüber den Erkenntnissen des letzten Handbuchbeitrags ein wichtiger Fortschritt erzielt worden. Der Tradition entsprechend wird noch von einer „lymphadénie cutanée" bzw. einer „diathèse lymphatique" (DARIER) und im angloamerikanischen Kreis von einem Lymphoma gesprochen, doch ist in diesen Begriff die Vorstellung eingegangen, daß der Ursprung der proliferativen Veränderung das reticulo-histiocytäre System ist. Der Begriff Lymphoma in Zusammenhang mit dem Zusatz maligne, wie er in der amerikanischen Literatur üblich ist, beinhaltet allerdings eine Neoplasie der reticulo-lymphatischen Zellreihe und ordnet damit die Mycosis fungoides in die Gruppe primär neoplastischer reticulärer Zellproliferationen unter dem Bilde eines Reticulogranuloms ein (MONTGOMERY, WINCKELMANN).

Vom histiogenetischen Gesichtspunkt erhoben sich im französischen Raum Stimmen, die von der Mycosis fungoides als einer Neubildung oder Proliferation hämatopoetischen embryonalen Gewebes sprachen (CAILLIAU): Ein Begriff, der den modernen Verhältnissen einer granulomatösen reticulo-endothelialen Genese der Mycosis fungoides mit Beginn in der subendothelialen und adventitiellen Indifferenzzone (FRESEN), also des embryonalen Mesenchyms, sehr nahe kommt.

Wir haben diese Gedankengänge vorangestellt, um den Anschluß an den Handbuchbeitrag von HERXHEIMER-MARTIN zu gewinnen und zugleich die Gesichtspunkte zu markieren, um die sich heute das Problem der Bewertung der Mycosis fungoides im wesentlichen dreht. Bei der ordnenden Beschreibung der Mycosis fungoides in ihrer verwirrenden Mannigfaltigkeit erscheint es uns zweckmäßig, uns im wesentlichen an die Einteilung zu halten, die HERXHEIMER und MARTIN in ihrem damaligen Handbuch vornahmen. Nach einigen Bemerkungen über Häufigkeit, geographische, Alters- und Geschlechtsverteilung soll also mit der Klinik der Mycosis fungoides im weitesten Sinne begonnen werden, wobei zunächst die Veränderungen an der Haut, dann diejenigen an den Schleimhäuten, an den Lymphknoten und dem hämopoetischen System sowie an den inneren Organen besprochen werden. Daran schließen sich Bemerkungen zur pathologischen Anatomie und zur Todesursache, sowie die Erörterung der Dauer und Prognose und die Therapie an. Es folgt das Kapitel über Histologie. Den Abschluß bilden die Betrachtungen zur Ätiologie und Pathogenese. Dieses Vorgehen rechtfertigt sich nicht nur aus historischen, sondern auch aus Zweckmäßigkeits- und didaktischen Gründen.

A. Häufigkeit, geographische, Alters- und Geschlechtsverteilung

Die Mycosis fungoides gehört zweifelsohne zu den seltenen Hauterkrankungen. Statistische Daten fehlen in der Literatur mit Ausnahme einer Angabe von HAZEN (1947), der die Mycosis fungoides bei 14000 Dermatosen bei Negern in 0,1% der Fälle fand, eine Zahl, die etwas unter dem Durchschnitt bei der weißen Bevölkerung Amerikas liegt.

Auf den ersten Blick scheint die Erkrankungshäufigkeit in den letzten Jahren, besonders im westlichen Raum, zugenommen zu haben (in Berlin von 1920 bis 1937 48 Fälle (BENNEK), ebenda von 1947—1951 39 Fälle; Würzburg von 1948 bis 1953 30 Fälle (AUST); Jena von 1906—1945 13 Fälle (STENZEL); von 1945—1949 drei weitere Fälle (HELMKE). CARVALHO berichtet 1959, daß bis 1935 546 Fälle publiziert seien, wohingegen von 1935—1941 bereits 256 neue Fälle hinzugefügt werden müßten. Hingegen fällt auf, daß in den Hautkliniken Lodz (CHECINSKI), Breslau und Prag (PETRÀČEK), Utrecht (ZOON), Heidelberg (SCHILLING), Münster (HEITE, mündliche Mitteilung) und Düsseldorf im Zeitraum der letzten 15 Jahre annähernd gleich viele Erkrankungen, nämlich 15—20, und relativ gleichmäßig über diese Jahre gestreut, beobachtet wurden. HERXHEIMER und MARTIN nennen das Auftreten der Mycosis fungoides launisch, GERWIG will es als phasenhaft erklären, wobei aber dahingestellt sei, ob nicht — und das könnte auch für die oben verzeichneten Häufigkeitszunahmen in Jena, Würzburg und Berlin gelten — die ärztliche Erfassung der Bevölkerung und das jeweilige Interesse der Beobachter nebst mancherlei anderen, der Mycosis fungoides nicht immanenten Momenten hierfür eine zwanglosere Erklärung bietet. BINDER weist auf die gestiegene allgemeine Lebenserwartung und ihre Auswirkung auf eine Erkrankung hin, die wie die Mycosis fungoides gerade das höhere Lebensalter bevorzugt; wir möchten bezüglich der unstrittigen Zunahme der kasuistischen Mitteilungen darauf hindeuten, daß die Mitteilungsfreudigkeit insgesamt und verständlicherweise besonders hinsichtlich unklarer Erkrankungen angestiegen ist, vor allem, wenn solche Krankheiten Verbindung zu allgemein medizinischen Problemen anbieten, die der jeweiligen Zeitströmung innewohnen. Wir sind einstweilen von einer echten Morbiditätszunahme nicht überzeugt.

Ähnliche Überlegungen gelten der diskutierten Frage, ob die scheinbare Zunahme in Westdeutschland durch Einfluten von Flüchtlingen aus den Ostgebieten hervorgerufen ist (HEITE, mündliche Mitteilung).

Aus einer Zusammenstellung von GERWIG geht hervor, daß bezüglich der geographischen Verteilung offenbar Kliniken des osteuropäischen Raumes wie

Leningrad, Breslau, Wien u. a., besonders hohe Erkrankungsziffern veröffentlichten. Effektiv folgen aber andere Universitäten, wie Frankfurt, Paris usw. dicht auf, zudem sind die Zahlen nicht nach dem Geburts-, sondern nach dem Veröffentlichungsort aufgestellt. Gegen ein östliches Vorwiegen spricht neben anderem, daß WILÉN bis 1933 in Finnland erst 10 Fälle bekannt waren. Auch das Düsseldorfer Krankengut zeigt kein Überwiegen östlicher Herkunft. Wenn in Brasilien 1931 der erste Fall (FRAGA), in Uruguay 1930 der dritte (VIGNALE) vorgestellt wurde, möchten wir nicht an ein seltenes Vorkommen in Südamerika denken, sondern solche Angaben unbedingt mit der Entwicklung der dermatologischen Erkenntnisse und dem Interesse an der Mycosis fungoides erklären. Es war in den USA lange der Eindruck herrschend, daß die Neger seltener als die weiße Bevölkerung an Mycosis fungoides litten; SIGEL glaubte später auf Grund eines kleinen Krankengutes gerade das Umgekehrte, bis HAZEN (s. oben) an Hand einer großen Statistik dartun konnte, daß sich die Morbidität der beiden Rassen ungefähr gliche.

Auffallend ist vielleicht, daß offenbar in Japan wenig Fälle von Mycosis fungoides bekannt wurden, und daß MIODEK noch 1944 meinte, die gelbe Rasse sei nie von der Mycosis fungoides befallen; ebenso sei die Verbreitung im malaischen Archipel gering (BUCK), was nach DESAI (mündliche Mitteilung) in gewissem Grade auch für Indien zutrifft. Eine Klärung dieser Frage muß der Zukunft überlassen bleiben.

Altersverteilung

Der Ansicht von HERXHEIMER und MARTIN, daß die Mycosis fungoides bevorzugt eine Erkrankung des höheren Alters sei, muß auch nach der seitherigen Literatur zugestimmt werden.

Statistiken

	Altersgruppe (in %)							
	10 Jahre	—20	—30	—40	—50	—60	—70	über 70 Jahre
HEITE und SOCHA (398 Fälle)	1,1	5	15,6	18,4	21,1	21	12	5,8[1]
Eigene Literatur-Übersicht 1928—1957[2]	1,5	7,4	12,2	18,9	18,5	22,3	15,1	4,1
Männer	0,9	8,4	9,3	20,3	16,0	21,7	19,0	4,4
Frauen	2,1	6,3	15,7	17,3	21,5	23,0	10,5	3,6

[1] Davon 1,1% über 80 Jahre.

[2] Absolutzahlen: 226 Männer, 191 Frauen; zusammen 417 Mycosis fungoides-Fälle, bei denen das Alter *bei Krankheitsbeginn* angegeben war.

Bis zum 30. Lebensjahr waren also nach unserer Statistik etwa 21% (Männer etwa 19, Frauen etwa 24%; HEITE u. SOCHA 22%), bis zum 60. Lebensjahr weitere 60% (Männer 58, Frauen 62%; HEITE u. SOCHA 60,6%) aller Mycosis fungoides-Kranken an der Mycosis fungoides erkrankt, bei 4,1% (Männer 4,4, Frauen 3,6%; HEITE u. SOCHA 5,8%) lag das Erkrankungsalter über 70 Jahre. Das ergibt im großen und ganzen einen übereinstimmenden Gipfel der Häufigkeit des Krankheitsbeginns im 4.—6. Lebensjahrzehnt, wobei innerhalb dieser drei Dezennien keines signifikant bevorzugt befallen ist. Die Altersverteilung ist wohl als geschlechtsunabhängig zu bezeichnen, wie auch HEITE-SOCHA herausgestellt haben.

Ganz analoge Bilder, die lediglich infolge der kleinen Fallzahl geringfügige Abweichungen aufweisen, ergeben Angaben aus Veröffentlichungen einzelner Kliniken über ihre Fälle (JORDAN, MEYER, POULSEN, PETRÁČEK, STENZEL, SCHILLING, ZOON, SEEBERGER).

Wenn HERXHEIMER und MARTIN anführen, daß das männliche Geschlecht bevorzugt befallen würde, so könnte das auch aus unseren Zahlen (308:237) hervorgehen, die sich nur auf Erkrankungen beziehen, die einzeln auf Sitzungen usw. vorgestellt oder in Arbeiten erwähnt werden, nicht aber auf zusammenfassende Kliniksangaben. HEITE und SOCHA hingegen fanden bei 488 Fällen eine Relation von 233:255 zugunsten des weiblichen Geschlechts; das Überwiegen der Frauen ist jedoch statistisch nicht gesichert. Nun sind die wenigen Literaturangaben über Fälle, die im Laufe bestimmter Zeiträume an einer Klinik behandelt wurden, zwar jeweils numerisch klein, ergeben aber gleichfalls ein leichtes bis starkes Überwiegen der Männer (außer Heidelberg 7:9), so daß die Vermutung, daß mehr Männer als Frauen erkranken, einen echten Tatbestand zu spiegeln scheint. Es sei noch auf ORMSBY und MONTGOMERY verwiesen, die 1955 in Amerika ein leichtes Überwiegen der männlichen Mycosis fungoides-Kranken feststellten, sowie auf PAUTRIER und WORINGER, die 1939 bei einer kritischen Literaturübersicht 60 sichere Mycosis fungoides d'emblée-Fälle anerkennen, von denen $^3/_5$ Männer betrafen.

B. Klinik der Mycosis fungoides

I. Symptomatologie der Hauterscheinungen

Bei aller Vielfalt der Hauterscheinungen im Ablauf einer Mycosis fungoides lassen sich doch im ganzen typische Verlaufsformen herausschälen, denen man immer wieder begegnet und die traditionsgemäß mit dem Namen ihrer Erstbeschreiber belegt werden. Das ist einmal die klassische Form nach ALIBERT-BAZIN, die mit den sog. prämykotischen Veränderungen der verschiedensten Art beginnt, dann Bildung von mykosiden Tumoren aufweist und schließlich zum Tode führt. Zum zweiten findet man die erythrodermische (HALLOPEAU) oder diffuse (LEREDDE) Form, die initial vor dem Auftreten von Tumoren eine Erythrodermie zeigt, und schließlich die Form der Tumeurs d'emblée (VIDAL-BROCQ), die nur fungoide Tumoren aufweist. Letzterer ist als Unterform der *Typus inversus* zuzurechnen, bei dem primär Tumoren erscheinen, denen dann eine Erythrodermie oder die uncharakteristischen prämykotischen Erscheinungen der Alibert-Bazinschen Form folgen.

1. Alibert-Bazinsche Verlaufsform

Gegenüber früheren Versuchen, den außerordentlich variablen Ablauf der Alibert-Bazinschen Form schematisierend in eine Vielzahl von Phasen aufzutrennen (Stadium erythematosum, ekzematosum, lichenoides, der flachen Infiltrate und der fungoiden Geschwülste, das wiederum in das rein fungoide Stadium, das der Ulcerationen und schließlich der Kachexie unterteilt wurde), glauben wir mit den meisten der heutigen Beschreiber der Mycosis fungoides, daß die nicht präjudizierende Einteilung in ein „prämykotisches" und ein „mykotisches" Stadium dem Verlauf der Alibert-Bazinschen Form gerecht wird. Diese Einteilung findet sich schon bei HERXHEIMER und MARTIN, die sich aber auch schon bewußt waren, daß die Namen ebenso wie der des pleonastischen Oberbegriffs Mycosis fungoides der strengen sprachlichen Logik entbehren: die Mycosis fungoides ist keine Pilzerkrankung, und die Prämykose geht nicht der eigentlichen Mycosis fungoides voraus, sondern bildet einen integrierenden Bestandteil dieser Erkrankung. Doch sollte man die weitgehend und international eingebürgerten

Bezeichnungen nur dann zu ändern versuchen, „wenn grundlegende Umwälzungen der Anschauung eine Umbenennung erforderlich und erfolgversprechend machen", und sie so lange anerkennen, als mit dem Namen ein richtiger Begriff und Inhalt mitschwingt.

a) Morphologie der Symptome

Versucht man, die *Morphologie der Symptome* bei der Alibert-Bazinschen Form zu fassen, so lassen sich, wie vorwegnehmend zu sagen ist, im Grunde nur häufigkeitsstatistische Aussagen machen. Im allgemeinen treten in der *prämykotischen Phase* zuerst Erytheme flüchtiger, gelegentlich auch urticarieller Natur auf. Sie haben verschiedene Konfiguration, wenn auch ovaläre, ringförmig-trichophytoide und scheibenförmig-kreisrunde Herde, eventuell mit prononciertem Rand, überwiegen. Von vornherein oder einige Zeit später zeigt sich eine Schuppenbildung von verschiedenartigem Charakter, so daß die Bezeichnung seborrhoisch, pityriasi-, psoriasi- und parapsoriasiform naheliegt. Auffällig ist oft schon jetzt ein gelblich- bis braun-rötlicher Farbton, der auch im späteren Verlauf immer wieder beobachtet werden kann. Dann zeigen sich mehr knötchenförmige Efflorescenzen, die aber auch die Prämykose einleiten können, so daß Verwechslungen mit einem Lichen ruber in all seinen Abarten oder einer Pityriasis rubra pilaris verständlich werden. Weiter sieht man ekzematöse und neurodermitische Veränderungen mit oder ohne deutliche Bläschen- und sogar Blasenbildung, womit wiederum Verwechslungsmöglichkeiten, sei es mit banalen oder mykotischen Ekzemen, sei es mit einem Morbus Duhring oder mit einem Pemphigus gegeben sein können. Der frühere Streit, ob den ekzematösen Bildern immer ein erythematöses Stadium vorangegangen sein muß, ist kaum zu entscheiden und, wie schon HERXHEIMER und MARTIN darlegen, mehr oder weniger müßig. Andere, sicher *sekundäre* Veränderungen wie Excoriationen, Erosionen, Rhagaden, Hyperkeratosen und Krustenbildung werden vielfach beschrieben und können nicht zu den Ausnahmen gerechnet werden. Das scheint auch für die häufigen Störungen im *Pigmentapparat* (flecken- oder flächenhafte Hyper- und Depigmentierungen, Vitiligo-ähnliche Bilder) zu gelten, vielleicht auch für die etwas seltener beobachtete Neigung zu petechialen oder mehr profus flächenhaften *Blutungen*, falls sie nicht durch Mycosis fungoides-fremde Einflüsse (Thrombopenie, Agranulocytose, Leukämie usw.) hervorgerufen sind. Außer den hier kursorisch angedeuteten Manifestationen kann es auch im Ablauf der Alibert-Bazinschen Form zu einer universellen Erythrodermie kommen, sei sie nun akut einsetzend und dann nur wenige Tage anhaltend, oder sei sie von längerer Dauer. Gelegentlich besitzt diese Erythrodermie sogar eine Persistenz bis ins Tumorstadium, ja sogar bis zum tödlichen Ausgang; in solchen Fällen scheint es fast eine Sache der persönlichen Einstellung zu sein, ob man den gesamten Krankheitsablauf der klassischen oder aber der erythrodermischen Form zuordnet (vgl. hierzu den folgenden Abschnitt „Erythrodermische Form der Mycosis fungoides"). Alle Erscheinungen unterliegen meist einem ständigen Kommen und Gehen, sei dieses nun spontan oder durch therapeutische Maßnahmen erzeugt. Dieses Auf und Ab kann, insbesondere da es auch in allen späteren Stadien einer Mycosis fungoides gefunden wird, den Verdacht auf das Vorliegen einer Prämykose wecken, eine sichere Diagnose ist aber klinisch noch nicht zu stellen. Wahrscheinlicher wird sie eigentlich erst, wenn die sog. *flachen Infiltrate* in Gestalt von teigig-luftkissenartig bis derben Plaques von hellroter oder später mehr blau- bis bräunlich-roter Tingierung hinzukommen. Ihre Oberfläche ist glatt oder gefältelt-schuppend, ihre Konfiguration bogig oder circinär-serpiginös. Ab und zu findet man schon hier — wie bei den späteren Tumoren — das Unna'sche Untertauchphänomen: ein rötlich-bläulicher, durch eine freie Zone vom Infiltrat getrennter Saum, der seinerseits die schon genannten Veränderungen oder doch zumindest eine tastbare Konsistenzvermehrung aufweist. Hier kann auch schon die Tendenz zu dem später so charakteristischen

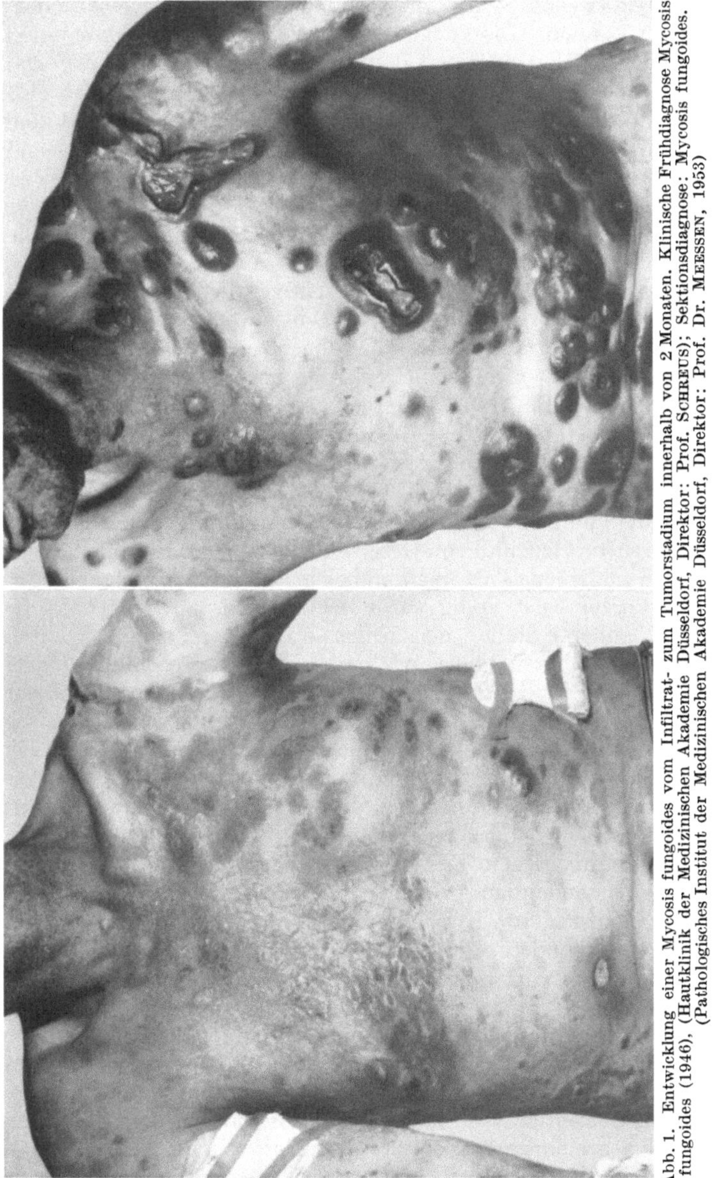

Abb. 1. Entwicklung einer Mycosis fungoides vom Infiltrat- zum Tumorstadium innerhalb von 2 Monaten. Klinische Frühdiagnose Mycosis fungoides (1946). (Hautklinik der Medizinischen Akademie Düsseldorf, Direktor: Prof. SCHREUS); Sektionsdiagnose: Mycosis fungoides. (Pathologisches Institut der Medizinischen Akademie Düsseldorf, Direktor: Prof. Dr. MEESSEN, 1953)

ulcerösen Zerfall einsetzen. Ein wichtiges Symptom ist der zu jedem Zeitpunkt der bisher geschilderten Entwicklung einsetzen könnende, oft außerordentlich stark quälende *Juckreiz*. Er kann mit den faßbaren Veränderungen kommen und gehen, aber auch ihnen als alleiniges Krankheitszeichen vorangehen, persistieren oder auch nicht selten völlig fehlen, was ausdrücklich schon hier betont sei.

Nach einiger Zeit (vgl. hierzu das Kapitel Dauer und Prognose) pflegt dann das eigentliche *mykotische Stadium* einzusetzen, das durch das Auftreten von Tumoren in der Ein- oder Mehrzahl charakterisiert ist. Diese entwickeln sich aus prämykotischen Veränderungen oder schießen auf scheinbar gesunder Haut auf, wobei die prämykotischen Symptome schwinden, bestehen bleiben oder sich gar noch vermehren können. Die fungoiden Tumoren hat man gern mit Tomaten verglichen; in der Tat haben sie oft deren Konsistenz, Farbe und Form. Neben prallelastischen, glatten, violett-bräunlich oder auch lebhaft rot gefärbten Tumoren findet man mehr teigig-ödematöse, oft gefurchte Geschwülste. Sie können sich aneinanderlagern oder konfluieren, auch Mischarten dieser beiden Formen kommen vor. Eine weitere Mannigfaltigkeit kommt in das Bild dadurch, daß sie sich nicht nur spurlos zur Gänze, sondern auch nur stellenweise, meist im Zentrum, rückbilden können, so daß anulär-serpiginöse Gebilde resultieren — ähnlich wie das bei prämykotischen Erscheinungen bekannt ist. Auf der — gesunden oder infiltrierten — Unterlage sitzen sie breitbasig, gelegentlich auch gestielt auf. Ihre Größe schwankt zwischen der einer Erbse und eines Kopfes, meist sind sie zwischen walnuß- und kleinapfelgroß. Die Neubildungen sind nur selten ausgesprochen derb, gewöhnlich erscheinen sie schon dem Auge als vulnerabel und besitzen dann auch eine typische Neigung zu abruptem Zerfall von der Tiefe oder von der Oberfläche her, wobei nun eine außerordentlich große Schmerzhaftigkeit einsetzen kann. Hierbei kann die Ulcerierung weit über das Tumorgebiet fortschreiten. Durch Sekundärinfektion bei Ulceration können sie natürlich ihre originäre Gestalt völlig verändern. Kleine und große Tumoren haben eine Eigenschaft, die sie im Regelfall von Geschwülsten anderer Herkunft, insbesondere von den meisten malignen Blastomen, abheben: sie können sich spontan und oft in unerwartet kurzer Frist völlig zurückbilden, aber auch ebenso oft an der gleichen oder an anderer Stelle, gelegentlich sogar generalisiert, wieder auftreten. Bei diesem Wechsel gehören ebenso wie in der Prämykose echte *Narbenbildungen* nicht zum Bilde der Mycosis fungoides (Ausnahmen: sekundär infizierte Erosionen oder Ulcerationen). In Ergänzung der Tumorenbeschreibung seien noch einige, der Kasuistik entnommene Besonderheiten erwähnt: Auf die Neigung zu nur stellenweiser Resorption und die dadurch erzeugten ringförmigen (WOLFRAM) oder hufeisenförmig-serpiginös-luiformen (BOHNSTEDT) Erscheinungsformen wurde schon hingewiesen. GUY und JACOB sprechen von weichen, granulomatös-ulcerierenden, z. T. gummaartigen Massen, GATÉ von warzig-vegetierenden, LINSER von warzenartig-nässenden hervorquellenden Tumoren. Während nach K. HERXHEIMER ihr Sitz bevorzugt am Kopf ist, sah CAWLEY sie meist am Stamm. Häufig findet man sie, insbesondere die teigig-weiche Form, an intertriginösen Stellen oder jedenfalls Stellen mit weicherer Haut (Achselhöhlen, Leisten, Mammae: KUSKE; um die Brustwarzen: LINSER; Augenlid und Lippe: GENNER). GÖLDNER sah sie besonders im Capillitium entstehen, aber auch am übrigen Körper, sie ulcerierten nie, während JAJA von einer fast völligen Zerstörung des Penis durch einen zerfallenden Tumor und HALTER von einer handtellergroßen Freilegung des Schädelknochens berichten (zwei analoge Fälle). An der Vulva ahmte eine Neubildung ein Vulvacarcinom nach, so daß es beinahe zur Vulvektomie gekommen wäre (JUNG). MATRAS stellt einen Patienten mit einem mannskopfgroßen Tumor am Gesäß vor, der excidiert wurde und lange Zeit nicht rezidivierte, während WHITTLE von mehreren Tumoren einen 20 Jahre lang unverändert bestehen sah. BOUVIER schildert, daß ein ulcerierter Tumor sich völlig zurückbildete, wonach dann aber unzählige neue Geschwülste aufschossen. Auch SCHÄFER sah einen fast lückenlosen Tumorbefall des ganzen Integuments. Jahrelange Tumorschübe mit Spontanremission unter Hinterlassung bräunlicher Narben sah LAFRENIÈRE, bei SILCOCK war das Auf und Ab 20 Jahre, bei MacKEE, wo es sich jeweils nur um 1—2 Tumoren handelte, 17 Jahre lang zu beobachten. Schließlich sei noch BERGGREEN genannt, der glaubt, daß ante finem infolge des Marasmus nur selten Tumorneubildungen entstünden. Wenn weiter unten bei der Beschreibung der publizierten prämykotischen Verlaufs- und Erscheinungsweisen das Fazit gezogen wird, daß es in diesen Phasen keinerlei Charakteristikum gibt, das rein klinisch absolut beweisend für die Diagnose Mycosis fungoides ist, so trifft eine solche resignierende Feststellung bezüglich der fungoiden Tumorphase nicht in gleicher Ausschließlichkeit zu. Trotz der variablen Form der Geschwülste kann man sie recht häufig schon klinisch als mykotisch ansprechen, vor allem dann, wenn sie mehrere oder alle der besonders charakteristischen Einzelzüge aufweisen: wechselnde Größe, prallelastische, anfangs mehr teigige, später meist weichere Konsistenz, zunächst glatte, später gefurchte Oberfläche, die nicht selten Blasen oder Hyperkeratosen aufweist, breitbasig aufsitzend oder steil hervorragend, gegen die Unterlage verschieblich, cutane Entstehung, lebhaft rote, später mehr fahle violett- bis bräunlichrote Farbe, unvermitteltes Aufschießen und ebenso unvermittelte Spontanremission, die auch nur teilweise stattfinden und dann zu serpiginös-polycyclischen Bildern führen kann, Tendenz zum Zerfall aus der Tiefe oder von der Oberfläche her, hohe Strahlensensibilität.

Immerhin ist auch bei mykotischen Tumoren die Möglichkeit zu diagnostischen Verwechslungen mit Gebilden anderer Reticulosen, Hämatoblastomen, Sarkomen aller Art, Melanomen oder dem Morbus Hodgkin groß, so daß die Diagnose nur unter Berücksichtigung aller Faktoren, wie Anamnese, Beteiligung anderer Organsysteme einschließlich des Blutes, vor allem aber der histologisch-pathologischen Bilder gesichert werden kann. Diese Erkenntnis, die auch früher immer wieder vertreten worden ist (ZUMBUSCH, PALTAUF, RIEHL u. v. a.), wird durch die Auswertung der großen Kasuistik seit dem Erscheinen des Herxheimer-Martinschen Handbuchbeitrages eindeutig gestützt. Hierzu sei auch auf die Kasuistik im Kapitel „Mycosis fungoides d'emblée" verwiesen.

b) Vegetative Symptome

Von mancher Seite wird der *Juckreiz* als besonders hervorstechend und geradezu pathognomonisch bezeichnet. In der Tat fällt er oft bei Krankheitsbildern auf, die einer anderen Dermatose täuschend gleichen, bei denen er normalerweise fehlt oder nur geringgradig in Erscheinung tritt. So wies bei scheinbar banalen Erythemen der unerträgliche Pruritus auf das eventuelle Bestehen einer Mycosis fungoides hin, die dann auch histologisch verifiziert werden konnte (REYNAERS). Er kann parallel zum klinischen Bild wechseln (SULZBERGER), trotz stetig fortschreitenden Hautbefalls Remissionen aufweisen (GRANZOW-IRRGANG), kontinuierlich anhalten (LOUSTE), krisenhaft auftreten (LANE) und sich bis ins Unerträgliche steigern wie bei einer Erythrodermie, die GADRAT demonstrierte, bei der er aber schlagartig mit der Bildung von Tumoren aufhörte. PIERINI schildert Beginn mit einer Urticaria, die völlig abklang; ihr folgte ein Jahr lang ein symptomloser unstillbarer Pruritus vulvae und dann erst bei Anhalten des Juckreizes typische Zeichen einer Mycosis fungoides. Offenbar ist hier der Juckreiz eine echte Manifestation der Mycosis fungoides, was retrospektiv auch angenommen werden muß, wenn er übrigen klinischen Erscheinungen prämonitorisch vorangeht, wie schon HERXHEIMER und MARTIN festhalten (GOUGEROT 4 Monate, DUGOIS 6 Monate, PAUTRIER längere Zeit vor einer Erythrodermie; BAZEX, LANE jeweils 2 Jahre, GOTTRON 4 Jahre, RINSEMA viele Jahre, BELZ kurze Zeit vor einer Alibert-Bazinschen Prämykose, KERL sogar 15 Jahre lang vor erkennbaren

Hautveränderungen). Im Gegensatz dazu findet man aber nicht selten die Angabe, daß nie Juckreiz bestand (ARNDT, BERGGREEN, BOLDT, DAVIES, DÖRING,
HARRIS, LINSER, LÖHE, MONTGOMERY, RAJKA, CHWATT) oder daß er jedenfalls
lange Jahre vermißt wurde (BOŠNJAKOVIĆ, HIRSZBERG 10 Jahre, LÖHE 2 Jahre,
GOUGEROT 18 Jahre, LINSER 10 Jahre bei Alibert-Bazinscher Form, z. T. mit
Tumorentwicklung, GOUGEROT zweimal 10 Jahre und einmal 12 Jahre, DAVIES
ohne Angabe der Dauer bei Erythrodermien). SEEBERGER stellte bei 18 Fällen
der Tübinger Hautklinik siebenmal völliges Fehlen des Pruritus fest (40%),
STENZEL fand im Jenaer Krankengut von 13 Kranken drei, die nie über Juckreiz klagten, SCHILLING in Heidelberg von 16 Kranken einen; hier fand sich
übrigens zweimal ein prämonitorischer Juckreiz. HEITE-SOCHA erfassen in ihrer
umfangreichen Statistik zwar die Fälle ohne Pruritus nicht, machen aber die
Angabe über Pruritus als initiales Alleinsymptom in 13% ihrer gesammelten
Fälle.

Im ganzen muß man aber mit MONTGOMERY sagen, daß der Juckreiz bei der
Mycosis fungoides so oft vermißt wird, daß man in ihm kein sicheres Kriterium
besitzt.

LANE erwähnt bei dem oben angeführten Fall mit übrigens prämonitorisch
aufgetretenen Juckkrisen die Verknüpfung mit gleichzeitiger profuser Transpira-
tion. In diesem Zusammenhang sei hier eingefügt, daß auch ORHEL profuse
Schweißausbrüche sah und STENZEL wie auch PAUTRIER bei der Mycosis fungoides
heftiges Schwitzen beobachten konnten, letzterer zugleich mit erheblichem
Nässen und (konsekutiver ?) Oligurie. Häufiger aber liest man Feststellungen von
verminderter bis aufgehobener Funktion der Schweißdrüsen, so HALLAM und
SULZBERGER, der darauf hinweist, daß das spezifische Infiltrat frühzeitig um die
Schweißdrüsen liegend gefunden wird und diese zerstört. Der histologische Befund
mag vielleicht auch erklären (s. dort), daß andere *Sensationen vegetativ-nervöser
Art* wie Brennen, auffallende Empfindlichkeit auf Berühren und Kratzen (E. HOFF-
MANN) selten angeführt werden.

c) Nagel- und Haarveränderungen

Daß bei langfristigem heftigem Juckreiz die *Nägel* als glatt, glänzend oder
usuriert beschrieben werden, ist erklärlich. Sie werden aber offenbar auch
unmittelbar durch den Krankheitsprozeß verändert; so spricht ARZT von einer
Nageldystrophie, GOTTRON von grob lamellös gespaltenen, nicht polierten,
PLOTKINA von verdickten Nägeln, ebenso MUSGER, der die Eigenschaften grau,
verdickt und wie angenagt hervorhebt. Schließlich wäre noch von den Hautanhangsgebilden das *Haar* zu erwähnen. Eine Alopecie, sei sie herdförmig — dann
wohl unmittelbare Infiltratfolge (LEWIS) — oder total (BERMAN, BOLDT — erst bei
der Abheilung auftretend—, CORMIA) wird so häufig mitgeteilt (so auch LANGE,
LEIDEL, LINSER, NOBL, PLOTKINA, RODRIGUÉZ, ROBB-SMITH, ARZT), daß FRÜH-
WALD und DARIER äußerten, Haarverlust stelle geradezu die Regel bei längerem
Verlauf dar. Es muß auch nach den Ermittlungen aus der letzten Literatur gesagt
werden, daß Nagel- und Haarveränderungen offenbar bei Mycosis fungoides-
Erythrodermien jeder Art häufiger verzeichnet sind als bei den anderen Verlaufsformen, was sich auch mit unseren Düsseldorfer Beobachtungen deckt. Vorwegnehmend sei kurz STÜHMER zitiert, der im Anfang von Erythrodermien fast
immer behaarte Stellen ausgespart sah.

d) Begleiterkrankungen allgemeiner Natur

Bis auf den subjektiv oft quälenden und zu langdauernder Schlaflosigkeit
führenden Juckreiz ist das *Allgemeinbefinden* der Mycosis fungoides-Kranken offen-

bar sehr lange unbeeinträchtigt, wie schon HERXHEIMER und MARTIN feststellen konnten (ALMKVIST, ARNDT, ARZT — erst bei Eintritt septischer Temperaturen Verschlechterung —, AUB — erst nach Erwerb einer „mexikanischen Fußinfektion rapide schlecht" —, BERDAL 20 Jahre, DÖRING mehr als 17 Jahre trotz generalisierten Hautbefalls mit Zungentumor und Lymphknotenveränderungen, GRACIANSKY, JADASSOHN seit Jahren so unbelästigt, daß keinerlei Wunsch nach Therapie, PINKUS, dessen Patient sogar 35 Jahre lang „praktisch ohne Behandlung" blieb, SILCOCK unverändert guter Allgemeinzustand trotz 20jährigen Bestehens von kommenden und gehenden Tumoren). Diese Beobachtungen werden von der Feststellung, daß bis zum ersten Aufsuchen des Arztes der Krankheitsbeginn von einem Monat bis zu 10 Jahren zurückliegt (DORSEY, MEYER), unterstrichen. Gegenteilige Darlegungen sind bei weitem in der Minderzahl, so COSTELLA, dessen Kranker bei generalisierten ulcerösen Infiltraten in einem sehr schlechten Allgemeinzustand war, der aber die Prognose offenbar nicht verschlechterte, denn er wurde wenig später völlig erscheinungsfrei und blieb lange „geheilt". So ferner GILJE, dessen Fall von 15jähriger Mycosis fungoides 13 Jahre im Hospital zubringen mußte, GERTLERs Patient, der 8 Jahre lang ununterbrochen arbeitsunfähig war, auch SAMITZ und URBACHs Kranker war schon früh nicht mehr arbeitsfähig, HALLAM berichtet von einer Verschlechterung des Befindens bei Generalisierung der Prämykose und Entwicklung zur Erythrodermie unter grippeähnlichen Symptomen, ganz ähnlich GOUGEROT in zwei Fällen. Aber im allgemeinen gilt, daß erst bei zunehmender Kachexie ante finem eine, und dann meist rapide Verschlechterung des Befindens eintritt, häufig begleitet von Beschwerden durch unstillbare Diarrhoen, Lungenkomplikationen und Fieber, aber auch rheumatischen Beschwerden und Bewegungsstörungen (LUTZ) oder aber von sonstigen schweren Erscheinungen durch Befall innerer Organe (s. dort) oder schließlich noch infolge einer zufälligen *Begleiterkrankung*.

Hierzu sei auf die späteren Kapitel (innere Organe, pathologische Anatomie, bezüglich Erysipel und Mycosis fungoides auch auf die Therapie) verwiesen. Hier sei nur erwähnt, daß GARB einen Fall mit gleichzeitiger *Coccidioidomykose* sah, die — anscheinend durch Cortisontherapie gefördert — die Todesursache darstellte; GARB meint, daß die früheren Fälle (WERNICKE 1892 und ZEISLER 1932) wohl reine Coccidioidomykosen und niemals Mycosis fungoides waren. VAYRE sah einen Kranken mit einem erythrodermieähnlichen, histologisch verifizierten Bild und zugleich einer Biermerschen Anämie. HEITE und SOCHA sammelten an Begleiterkrankungen fünfmal ein Herz-, viermal ein Leberleiden, dreimal Basedow, zweimal einen Diabetes bzw. „Rheuma", fünfmal Neuritiden, ferner fünfmal eine Tuberkulose und 21mal eine Lues. Hierzu wäre zu bemerken, daß es fast auffällig ist, daß die Lues und die Tuberkulose nicht häufiger gefunden wurden, darf man doch annehmen, daß diese, früher mit der Ätiologie der Mycosis fungoides in Verbindung gebrachten Erkrankungen sorgfältig registriert sind. BEHR sah eine Miliar-Tbc, CALAS und KREN eine kavernöse Phthise, letzterer bei ausgesprochen benignem, langjährigem Mycosis fungoides-Ablauf, LÖHE eine offene, CANNON eine exsudativ-proliferative Tbc, MAZZANTI eine „angeborene" Tbc mit gleichzeitiger Lues; seine Kranke starb an der Mycosis fungoides. RAMEL fand bei seinem Kranken keine, wohl aber in der Familie eine ausgesprochene Häufung von tuberkulösen Erkrankungen; er meint, daß die hereditäre Neigung zur Tbc der Mycosis fungoides den Weg bahne. Schließlich besaß ein Kranker von SULZBERGER eine Lungentuberkulose. Ein gleichzeitiges Vorkommen einer Hauttuberkulose ist bis auf den fraglichen Fall von CAMPBELL („vorübergehend histologisch Lupus vulgaris") nie beschrieben. Es seien in diesem Zusammenhang noch ROSENTHAL und MARTENSTEIN genannt, die 1928 bei der Mehrzahl der Mycosis fungoides-Kranken eine negative *Reaktion auf Tuberkulin* feststellen konnten, was sie als positive Anergie deuten zu müssen glaubten. Sie wurden so veranlaßt, die Mycosis fungoides als eine bestimmte, konstitutionell-hereditär bedingte Reaktionsart auf eine Tuberkuloseinfektion anzusprechen. Seitdem ist aber außer bei FREUND, JACOBY und STENZEL (einmal unter 13 Kranken!) nie mehr von der Tuberkulinreaktion oder von einer tuberkulösen Art der Mycosis fungoides gesprochen worden. Interessant erscheint im Rahmen dieser Erwägungen noch, daß GÖTZ bei 86% aller Tuberkulösen aber auch bei 84% aller sicher Nichttuberkulösen einen positiven Tuberkulintest beobachtete, sowie endlich, daß ROSTENBERG und BLUEFARB in der gesamten Lymphoblastomgruppe (vgl. Pathogenese-Kapitel) eine verminderte Empfindlichkeit der Haut nicht nur auf Tuberkulin eruierten, sondern auch auf Trichophytin, Histoplasmin, Oidomycin usw.; diese Befunde erklären die Autoren mit einer funktionellen Störung des Reticulumzellensystems in Form einer mangelnden Enzymadaption auf Antigene überhaupt und werfen nun die später zu erörternde Frage auf, ob die Mycosis fungoides durch eine besondere Abwehrlage gekennzeichnet ist.

e) Begleitende und der Prämykose äquivalente Hauterkrankungen

Zur *Lues* seien an Besonderheiten die Schilderungen von COVISA zitiert, der, wie er meint als erster, 1932 berichtet, daß sich auf einer Lues III-Narbe eine Mycosis fungoides entwickelte, und so der Lues als Erkrankung des RES eine prädisponierende Rolle für die Mycosis fungoides zuschreibt; weiter WENDT und KALKOFF, die bei einer Tabes bzw. Neurolues eine Mycosis fungoides auftreten sahen, und schließlich BECKER und OBERMAYER, die nach einer Bismogenolbehandlung, JAFFÉ, der während der dritten, KOGOJ, der während der zweiten Lueskur eine Mycosis fungoides beobachtete, PAROUNAGIAN, der eine Mycosis fungoides anscheinend durch eine Syphilisbehandlung sich verschlimmern sah, schließlich aber SCHIRREN, RECHTER, NASEMANN und besonders MAZZANTI, die keinerlei Einfluß einer bestehenden Lues, letzterer auch nicht einen solchen durch eine fast 30jährige, kaum unterbrochene antiluische Behandlung, auf die Entwicklung und den Verlauf der Mycosis fungoides beobachteten. Von diesen Erwägungen unabhängig ist natürlich, daß mehrfach erwähnt wird, daß die Mycosis fungoides einmal tuberkulöse (unter anderem GOTTRON, BERGGREEN) oder luische (AMSCHEL, BERGGREEN, BLUEFARB, BOHNSTEDT, COSTELLO, FREUND, GERTLER, GOTTRON, GUY und JACOB: gummaartig) Hauterscheinungen nachahmen kann, so daß etwa eine Lues ernsthaft in Erwägung gezogen wurde, wie auch LOUSTEs Fall erhellt: Beginn mit einem torpiden Ulcus, dann weitere serpiginös-ulceröse Herde mit seropurulentem Grund und Ausbildung von Rupiaherden, sowie Plaques muqueuses nebst Tonsillenvergrößerungen, bis zum Tode als Lues III diagnostiziert und erst durch die Sektion als Mycosis fungoides-Manifestationen entlarvt. Verwechslungen mit einer Lepra (AMSCHEL, TULIPAN, CARRILLO: bei einem d'emblée-Fall 15 Jahre als Lepra verkannt) kommen hierzulande wohl nur selten vor.

Wenn man gelegentlich einen *Erythematodes* als Begleiterkrankung oder Vorläufer der Mycosis fungoides vermerkt findet, so erhebt sich die Frage, ob nicht die Mycosis fungoides dieses Bild nur nachahmte, ein Gedanke, der naheliegt, wenn man berücksichtigt, daß erythemato-squamöse Bilder besonders häufig im prämykotischen Stadium anzutreffen sind, daß ferner die Mycosis fungoides eine Tendenz zur Atrophie und — folgt man TELLER und REICH — auch zur Ausprägung von Hyperkeratosen aller Art besitzt. BECKER berichtet, daß 15 Jahre lang ein typischer Erythematodesherd bestand, der sich dann in eine echte Mycosis fungoides umwandelte; GOTTRON beschreibt eine Prämykose als ,,angeordnet wie ein Erythematodes", auch GOUGEROT sah aus einem solchen Herd nach Jahren eine Mycosis fungoides entstehen. CAMPBELL fand passager ein histologisches Bild des Erythematodes. FEIT schließlich beobachtete erst nach Jahren das Hinzutreten von Mycosis fungoides-Erscheinungen, HALLOPEAU wiederum verzeichnet ein Hinzutreten eines Erythematodes zu einer Mycosis fungoides.

Einen *Morbus Kaposi* neben einer Mycosis fungoides sahen CORMIA, ROBB-SMITH, ferner LANE und GREENWOOD, wobei letzterer ausdrücklich vermerkt, daß dieser von den Schwannschen Scheiden ausging, was wiederum zur Erwägung veranlassen kann, ob es sich nicht doch um besondere Ausprägungen der Mycosis fungoides handeln könne, besonders wenn man — s. u. — die Neigung zur Gefäßsprossung und zu Blutungen in Rechnung stellt. Derartige Fragen sind natürlich angesichts der meist etwas dürftigen Beschreibung der Kasuistik, die sich fast immer auf Vorstellungen bei Tagungen bezieht, schwer zu entscheiden. Das gilt vielleicht auch für die Angaben über einen *Morbus Bowen* trotz dessen von der Mycosis fungoides an sich abweichenden Histologie, wobei an die Verwechslungsmöglichkeit des Bowen mit Arsenkeratosen und die Tatsache, daß durch As-Therapie ein Bowen entstehen kann (GREITHER), erinnert sei. REICH spricht geradezu von ,,multiplen Bowen-ähnlichen" Manifestationen der Mycosis fungoides, so auch SCHIMPF; in einem Fall von ARZT entwickelte sich aus einem als Morbus Bowen angesehenen Herd allmählich unter Generalisierung rupiaartige psoriasiforme Mycosis fungoides-Veränderungen. PASTINSZKY endlich sah bei einer langjährigen Mycosis fungoides (As-Therapie?) die Entwicklung eines Bowen am Glutaeus. Dieser Fall wies übrigens gleichzeitig ein Basaliom am Nasenrücken auf. *Basaliome* und *Spinaliome* sind ziemlich häufig bei Mycosis fungoides-Kranken festgestellt worden (GORDON, HUGHES, JORDAN — multiple Basaliome — LEAVELL, MARMELZAT, MONTGOMERY, TULIPAN). GOTTRON sah im gleichen Tumor histologisch Mycosis fungoides und ein Basaliom, RIEHL ebenso ein Spinaliom. AUB, GARB sowie GARTMANN weisen darauf hin, daß die Chronizität der Mycosis fungoides zuzüglich der wiederholten Röntgenbehandlung vielleicht die Ursache solcher epidermalen Malignome — ähnlich wie beim Lupus — sein können. GOECKERMANNs diesbezügliche Beobachtung wird von MONTGOMERY nicht anerkannt, der meint, daß es sich um in die Epidermis eingewanderte Mycosis fungoides-Strukturen handelt. POPOFF sah ein Spinaliom und schließt aus diesem einen Fall, daß pathogenetisch epitheliale Faktoren unabdinglich zur Mycosis fungoides gehören, da das RES nie zu malignen, in der Epidermis liegenden Tumoren entarten könne. Ähnliche Konsequenzen zieht auch KETRON, der sogar soweit geht, die Mycosis fungoides als ausschließlich epidermalen Prozeß aufzufassen, eine Ansicht, die allerdings von MONTGOMERY u. a. sogleich entschieden abgelehnt wurde; GARB hält Befunde von epithelialen Malignomen bei der Mycosis fungoides für reine Koinzidenz, ebenso die relativ seltenen Beobachtungen *anderer epithelialer Neoplasmen* (BEERMAN: Uterus-Carcinom, geheilt, später an metastasiertem Rectum-Carcinom gestorben, gleichzeitig Ovarialcyste, Uterus-Myom, Thyreoidea-Adenom bei ichthyosiformer kongenitaler Erythrodermie, die sich zur typischen Mycosis fungoides wandelte; BERGGREEN: Magen-Adenocarcinom; BLUEFARB et al.: einmal Cervix-, einmal Colon-Carcinom, fand von 136 Literaturfällen keinen mit einem Exitus an einem Carcinom; FESSLER: Uterus-Carcinom; GOLD: Scrotum-Carcinom bei einem Schornsteinfeger; SKEER: Sigmoid-Adeno-Carcinom; SKLARZ: Tod an allgemeiner Carcinose). Nicht hier, sondern im Pathogenese-Kapitel sollen die Entwicklungen zu bösartigen Verläufen, die mit anderen Retikulosen oder Leukämien in Beziehung stehen, abgehandelt werden.

Wohl aber sollen die *Dermatosen* (*Parapsoriasis, Poikilodermie* u. a.) verzeichnet werden, die einesteils mit einer Mycosis fungoides *verwechselt* werden, andererseits aber auch in eine solche transformieren oder — wie viele glauben — echte Vorläufer einer Mycosis fungoides seien und nur die Disposition zur Entstehung einer Mycosis fungoides in sich bergen können. Wir entschlossen uns hierzu, obgleich sich dabei verschiedene pathogenetische Probleme ergeben, weil derartige Fragen bei der mangelnden ätiologischen Kenntnis heute noch nicht zu lösen sind und uns der dieserhalb entbrannte, zeitweise sehr heftige Streit zumindest in dieser Schärfe heute noch müßig erscheint; für das klinische Bild und die rein klinische Verdachtsdiagnose sind die entsprechenden Beobachtungen jedoch von großer Wichtigkeit.

Die schon im bisherigen Handbuchbeitrag genannten Beobachtungen, daß die ersten Erscheinungen der Prämykose „psoriasiform" sein können, bestätigen sich auch in der seitherigen Literatur (Arzt, Andrews, Appel — später Parapsoriasis, schließlich Pityriasis rubra pilaris, ehe eine Mycosis fungoides bewiesen werden konnte — Borza, Dore — 16 Jahre lang eintöniges Bild vor dem Auftreten echter mykosider Tumoren —, Gougerot — mehrere Fälle, darunter eine Weiterentwicklung zur Parapsoriasis Brocq, ehe das Bild einer Mycosis fungoides erkannt werden konnte — Jacob, Lutz, Sundt). Noch häufiger wurde lange Zeit an eine echte *Psoriasis* geglaubt (Bennek 5 Jahre, Berggreen, Bluefarb, Bruchholz 6 Jahre, Cormia 8 Jahre — 16 Jahre, davon 8 Jahre „Mycosis fungoides-verdächtig" — Dégos — 7 Jahre —, Döllken 10 Jahre, Ebert 5 Jahre, Epstein, Fessler — im Gegensatz zu den anderen mit einem feingeweblichen Bild, das einer echten Psoriasis entsprach, was auch Lomholt, Post und Lincoln, Murphy-Montgomery und Wise 30 Jahre, Waterhouse 10 Jahre berichten — Fox, Grüneberg — einmal mit in der Familie des später an Mycosis fungoides-Erkrankten weit verbreiteter Psoriasis — Bering 2 Jahre, Harris 12 Jahre, Hübschmann, Jaeger, Kisemeyer 11 Jahre, Nasemann 17 Jahre, Oliver-Zeisler 18 Jahre, Wile-Ormsby, Petràček 30 Jahre, Reich, Schonberg 34 Jahre, Traub, Urbach, Whitehouse, Fox 27 Jahre). Wenn auch mit Degos gesagt werden kann, daß der Streit als eine etwas blasse theoretische Frage erscheint, ob sich die Mycosis fungoides auf eine Psoriasis aufpfropft (Bluefarb im Sinne eines Locus minoris resistentiae), nur hinzugesellt, wie der Fall von Lomholt oder derjenige von Murphy-Montgomery zu beweisen scheint, bei dem beide Diagnosen gleichzeitig histologisch verifiziert wurden, oder aber ob die Psoriasis sich in eine Mycosis fungoides umwandelt (wie das viele, besonders Amerikaner — Whitehouse, Wile, Ormsby, Fox — annehmen zu müssen glauben), so muß doch auffallen, wie oft bei diesen als Psoriasis angesprochenen Fällen schon frühzeitig, unausgesprochen oder ausgesprochen, der Verdacht auf eine Mycosis fungoides aufgetaucht ist: atypischer Sitz und Verlauf (Jaeger), erhabene verruköse Ränder (Nasemann) oder eigentümlich bräunliche Tingierung der Herde, beginnende Polymorphie, ungewöhnlich starker oder auch im freien Intervall persistierender Juckreiz sind erste Warnzeichen. Beachtenswert erscheint die Beobachtung von Traub, der eine jahrelange Psoriasis sah, bei der erst kurz ante finem sich sämtliche Herde in typische Mycosis fungoides-Erscheinungen umwandelten, andererseits auch der Befund von Urbach, der jahrelang, auch histologisch, als typische Mycosis fungoides verlief, dann abheilte und danach eine typische Psoriasis darbot. Berggreen verweist darauf, daß die Psoriasis so häufig ist, daß sie wahrscheinlichkeitsstatistisch auch bei Mycosis fungoides-Kranken gleichzeitig gefunden werden müsse. Stenzel sah von 13 Mycosis-fungoides-Fällen einmal, Heite von 134 elf, wir sammelten von etwa 800 Mycosis fungoides-Fällen 44mal die Diagnose „Psoriasis", also in grob 5—6%.

Die Berggreensche Ansicht kann aber sicher keine Gültigkeit haben für die häufigste aller Diagnosen, die bezüglich des Erscheinungsbildes prämykotischer Veränderungen gestellt wird, die *Parapsoriasis en plaques*, von uns 67mal in der Literatur gefunden, wozu noch viele Fälle von KEIL kommen. HEITE und SOCHA allerdings sahen in ihren aus der Literatur gesammelten Fällen von 134 nur sechsmal eine Parapsoriasis. KEIL meint, daß schließlich alle solche Fälle, wenn sie nur genau verfolgt und lange genug leben würden, zur Mycosis fungoides werden, und zwar die Parapsoriasis en plaques, die Parakeratosis variegata (die auch oft genannt wird, vgl. GOTTRON, WADDINGTON, ROST — 52 Jahre lang! — SCHIMPF, BERGGREEN, BINDER — zweimal — COHN, FREI, GOUGEROT = Xanthoerythrodermia perstans) und ähnliche Varianten der Parapsoriasis-Gruppe, nicht aber die en-gouttes-Form und die Mucha-Habermannsche Abart. Wenn diese Entwicklung nicht immer gesehen oder erkannt würde, läge das an unserem noch mangelhaften diagnostischen Können oder an vorschnellem Urteil, wie es nach seiner Meinung MONTGOMERY abgab, der 20 Fälle von Parapsoriasis, davon fünf nur brieflich verfolgt, nie zur Mycosis fungoides werden sah. Die meisten Autoren, die sich mit diesem Problem befassen, schließen sich KEIL an, allerdings nicht immer in dieser paradigmatischen Aussageform, so APPEL, der klinisch Parapsoriasis sowie eine Psoriasis nebst einer Pityriasis rubra pilaris sah, histologisch aber in allen Bildern eindeutig Mycosis fungoides-Strukturen nachwies, weiter CIVATTE, BECHET, FOX, INGRAM — gilt nur, falls der jeweilige Fall nicht in die Untergruppe der Parapsoriasis als fixe toxische Eruption gehört — McCARTHY, ORFUSS. Ausführlich sei noch LAPIÈRE genannt, der auch auf Grund histologischer Studien glaubt, daß die Parapsoriasis und die Mycosis fungoides die hyperbzw. anergische Phase derselben Krankheitseinheit seien, wobei die Ausprägung zur anergischen (unter anderem tuberkulinnegativen) Phase durch Resistenzverminderung infolge Stoffwechselstörungen bei höherem Alter oder einer schweren Allgemeinerkrankung gesehen wird. Dem schließen sich HIGHMAN und BASSET an, die diese Entwicklung auch für jedes chronische Ekzem infolge einer stärkeren RES-Reizung als möglich ansehen. Kriterien für einen solchen Übergang werden in einer abnormen Lymphknotenbeteiligung (NANTA), Befallensein des Kopfes (BINDER, LAPIÈRE), Ausdehnung zu flächenhaften, runzligen oder tiefergefurchten Plaques (v. RABEN), tieferer Infiltration (VEIEL, HERXHEIMER, GANS, VILANOVA, SKEER), wallartigen, polycyclischen Rändern (MITCHELL, MILIAN-LEREBOULLET), zunehmender gröberer Abschuppung (WORINGER), Auftreten von Tumoren in den Parapsoriasis-Plaques (CARPENTIER) oder einer Erythrodermie (GADRAT, LAPIÈRE), hämorrhagischen Säumen (COHN) oder auch starkem Juckreiz (CASABIANCA, LAPIÈRE) gesehen. Letzterer wird aber von MONTGOMERY als Vorbote einer Mycosis fungoides abgelehnt, da sowohl sichere Parapsoriasis mit, wie auch gesicherte Mycosis fungoides-Erkrankungen ohne Juckreiz einhergehen könnten (s. oben unter Pruritus). Frühzeitig kann die Histologie den Verdacht auf eine Mycosis fungoides entstehen lassen, wenn nämlich die im diesbezüglichen Kapitel noch zu besprechenden Befunde auftauchen, von denen nur die Nids cellulaires und die bei einer Parapsoriasis nie vorkommenden Kerndegenerationen genannt seien (MONTGOMERY, CIVATTE, GOUGEROT u. a.).

Beobachtungen, daß die ersten Mycosis fungoides-Herde, die als solche gesichert werden konnten, oft in von Parapsoriasis-Veränderungen freien Stellen gefunden werden — ähnlich wie das bei der Psoriasis der Fall ist —, wechseln mit Befunden, wo sich gerade Parapsoriasis-Stellen in auch klinisch „typische" Mycosis fungoides-Symptome wandeln, was Hauptanlaß dafür ist, daß manche an eine Transformation bei an sich sauber zu trennenden nosologischen Einheiten glauben (ROLLIER, GOUGEROT, MILIAN, ROUX, WORINGER, CHWATT). Letzterer meint, daß Pruritus, Lymphknotenbeteiligung und Blutbild keine Hilfsmittel zur Unterscheidung zwischen Mycosis fungoides und Parapsoriasis seien, ebenso nur selten die Histologie, die sehr häufig nur quantitative Unterschiede und erst in den letzten, klinisch schon eindeutigen Stadien einwandfreie Charakteristika aufweise. Suspekt auf Mycosis fungoides seien bei einer klinischen Parapsoriasis Blutungen und Remissionen mit kurzem Intervall sowie ein rasches Ansprechen auf Strahlentherapie, womit er sich mit BINDER und BERGGREEN trifft, die beide meinen, daß die Diagnose Parapsoriasis zu oft zuungunsten der in Wahrheit schon vorliegenden Mycosis fungoides gestellt würde.

Schließlich sei noch die Meinung erwähnt, die Umwandlung einer Mycosis fungoides könne durch äußere Momente (Reizung durch Waschmittel: ABRAMOWITZ oder durch die Therapie — N-Lost —: v. RESL) propagiert werden, daß andererseits LAPIÈRE einmal bei der N-Lost-Behandlung beobachtete, daß klinisch als Mycosis fungoides imponierende Herde verschwanden, während anscheinende Parapsoriasis-Stellen unbeeinflußt blieben, wohingegen GERTLER gerade allein die scheinbaren Brocq-Erscheinungen unter Thorium X abklingen sah. Übrigens werden auch Übergänge von *Parapsoriasis-guttata*-Bildern in Mycosis fungoides beschrieben (GERTLER, KEIL, SCHUERMANN), auch in der Mucha-Habermannschen Form (KEIL, CAROL)

Wenn die Parapsoriasis oft als Erstsymptom der Alibert-Bazinschen Form geschildert wird, so wird die Diagnose *Poikilodermie* (meist in Form der Poikilodermia vascularis atrophicans JACOBI-PETGES) verständlicherweise erst im Laufe einer schon länger bestehenden, mehr-weniger bunten Entwicklung genannt (BERGAMASCO ante finem, MILBRADT, ROSEN, PINKUS — Jadassohnscher Fall u. a.). Die Benennung Poikilodermie fanden wir in der Literatur seit 1928 insgesamt 29 mal (BÄFVERSTEDT, BERGAMASCO, BERGGREEN, CHAMBERS, CIVATTE, CROSTI, DEGOS — fraglicher Fall — DOSTROVSKY, DUVERNE, GARTMANN, GATÉ, GILMOUR, LAPIÈRE, LEAVELL, LINSER, LUTZ, MARMELZAT, McCARTHY, MUSSO, OLIVER, OPPENHEIM, ROSEN — ,,wie nicht selten beobachtet" — SENEAR, TRITSCH u. ENDRES, SZODORNY, ZINA, WADDINGTON, WILE, PINKUS). Die Vorläufer können die mannigfachsten ,,Masken" der Mycosis fungoides gewesen sein, besonders häufig die Parapsoriasis, insbesondere ihre mit netzförmigen und atrophischen Bildern einhergehenden Unterformen. Diese wird gelegentlich als ,,unter dem Bilde einer Poikilodermie abheilend" beschrieben (GARTMANN, SCHUERMANN, SIPOS und DEME). Immerhin findet man auch Schilderungen wie ,,10 Jahre lang Poikilodermie" (OLIVER), beginnend mit eigentümlich trockener Haut an den Unterschenkeln, ,,14 Jahre lang Poikilodermie" (DOSTROVSKY) oder ,,seit frühester Kindheit Poikilodermie" (GATÉ). Hierbei kann die Poikilodermie ausgedehnt oder isoliert (etwa nur an den Mammae — LINSER) sein. Ohne daß hier zum Poikilodermie-Problem Stellung genommen werden soll, sei doch kurz angedeutet, daß heute wohl die meisten Sachkenner diesem Bild den Wert einer eigenen Krankheitseinheit absprechen und sie als Endstadium einer großen Zahl von Dermatosen ansehen (LUTZ, OPPENHEIM, OLIVER, ZINA, WADDINGTON). Die Poikilodermie gilt als Maske der Mycosis fungoides bzw. als Zwischenstadium, bedingt durch eine der Mycosis fungoides eigentümliche Neigung zur Abheilung mit Atrophie, wobei als Förderer noch die Therapie, insbesondere die Strahlenbehandlung, genannt wird, wennzwar sie (BÄFVERSTEDT) bei niemals ionisierenden Strahlen ausgesetzten Kranken auch in Erscheinung tritt. Es sei erlaubt einzufügen, daß CIVATTE die von ihm als eigene Krankheit beschriebene Poikilodermie reticulaire pigmentée später nicht mehr anerkannt, sondern als Vorläufer insbesondere der Mycosis fungoides angesehen wissen will.

Weit häufiger als das Bild einer Poikilodermie kommen gewissermaßen Teil-komponenten dieses Bildes vor, und zwar als wichtigste *Atrophie-* und *Pigment-verschiebungen*. Man kann sich beim Studium der Literatur und unserer eigenen Fälle des Eindrucks nicht erwehren, daß diese Tendenzen nicht nur iatrogen her-vorgerufen sein können, sondern eine charakteristische Eigenart der Mycosis fungoides darstellen. Häufig liest man Beschreibungen — um nur die Extrem-fälle herauszugreifen — wie: ausgedehnte Atrophie mit hell- bis schmutzig-braunem Rand (BERGGREEN), Abheilung mit schlaffer Atrophie bzw. Anetodermie (GERTLER), weites Ausmaß von Atrophie mit Pigmentnetz (KÖNIGSTEIN), aus-gedehnte Atrophie (MILBRADT) oder bezüglich der Pigmentbeteiligung: generali-sierte Bräune (BERMAN), Abheilung stark pigmentiert (BOLDT), seit 15 Jahren schubweise Remissionen mit follikulärer Pigmentierung und Depigmentation (GARTMANN), starke Hyperpigmentierung (GERTLER, HÖFS), starke Pigmentbil-dung an den unteren Extremitäten, Leukomelanodermie mit Atrophie nach sekun-därer Erythrodermie (GOUGEROT), intensive flächenhafte Melanose (HABERMANN), überpigmentierte Haut bei Alibert-Bazinscher Form, als Tumoren aufgeschossen (HESSE, LINSER), 8 Jahre lang im Sommer Spontanremission mit Pigmentation (OMENS), alle Erscheinungen unter Hinterlassung einer Vitiligo verschwunden (GOUGEROT) u. ä., wobei gelegentlich ausdrücklich hervorgehoben wird, daß weder eine Röntgen- noch eine Arsentherapie vorwegging. GERTLER beobachtete weiße und kreisrunde rote Flecken mit diffusem schwarzbraunem Pigment, das mit der Hornschicht abgestoßen wurde, sich aber ständig „von unten her erneuer-te". Es sei betont, daß bezüglich des Beginns oder der Stärke der Pigment-verschiebungen, die ZINA und BONU als Störungen des Keratinstoffwechsels erklären, keine Festlegung möglich ist und daß weder diese noch eine etwaige Atrophie einen sicheren Hinweis auf das Bestehen einer Mycosis fungoides er-lauben. Immerhin sollte eine Atrophie oder auffällige Beteiligungen des Pigment-apparates, wenn sie nicht recht zur bisherigen Diagnose irgendeiner Dermatose passen, die als Vorläufer der Mycosis fungoides bekannt ist, stutzig machen und Anlaß geben, die Ursprungsdiagnose in Frage zu stellen. Wir glauben, daß die angeführten Beobachtungen so gehäuft und so eindeutig in ihrer Aussage sind, daß unser Hinweis gerechtfertigt ist, wenngleich von HERXHEIMER und MARTIN eine Atrophie so selten gefunden wurde, daß sie ihr nun eine ganz unter-geordnete Bedeutung beimessen.

MICHEL sah eine Parapsoriasis mit erheblicher Atrophie, die klinisch von einer Akrodermatitis chronica atrophicans nicht zu unterscheiden war und auf deren Boden sich später Mycosis fungoides-Tumoren entwickelten — eine interes-sante Angabe angesichts der Beobachtung von KNOTH, der auf dem Boden eines M. HERXHEIMER eine Retikulose aufschießen sah, die von GOTTRON als lympho-reticuläre Hyperplasie gedeutet wurde.

Bei der Durchsicht der Literatur fällt noch eine Beobachtung ins Auge, nämlich das Vorkommen von *keratotischen* und *hyperkeratotischen Verände-rungen*, so daß man geneigt sein kann, hierin in gewissem Grade eine weitere Eigentümlichkeit der Mycosis fungoides zu erblicken. Auch auf diese, früher offenbar selten gefundene Manifestation legten HERXHEIMER und MARTIN noch keinen besonderen Akzent. Die Schuppenbildung als solche, sei sie pityriasiform (was zur Verwechslung führt mit einer Pityriasis rosea — BERGGREEN, LÖWEN-BERG, MONCORPS, MUSGER, NØRHOLM-PEDERSEN und SANTLER, dessen Fall zwar nicht anerkannt, histologisch aber doch der Gansschen Beschreibung analog ist), mehr seborrhoid (exzessive Pityriasis capitis Lutz, GATÉ) oder psoriasiform, sei sie in Oblaten-ähnlicher Auflagerung oder ähnlichen, zur Verwechslung mit einer Parapsoriasis-Arten gebenden Ausprägung (s. oben) bis hin zu groblamellöser oder generalisierter Exfoliation (B. S. Gordon, Senear, vgl. insbesondere unter Erythrodermie), wurde von uns weiter oben schon hervorgehoben. Sie nimmt in Einzelherden oft so abnorme Ausmaße an, daß von rupia-ähnlichen Gebilden gesprochen wird (Louste, Arzt, Ebert). Hier könnten auch die Fälle von Pemphigus vegetans (Vayre) oder foliaceus-ähnlicher (Parounagian) Mycosis fungoides genannt werden. Eine andere Reihe der Verhornungsstörungen betrifft kleinste Verhornungen bis zu mächtigen oft vegetierenden Hyperkeratosen. So stößt man nicht selten auf den Vergleich Follikelschwellungen (Binder), reibeisenartig (Gertler), Keratosis pilaris-ähnlich (Lutz, Kerl, Gottron — hier mit „leichter Atrophie im Zentrum der Erhebung") oder gar die Diagnose Keratosis spinolosa (Binder, Becker, Shaffer, Veiel, Korting — der diese Bilder geradezu als Maske der Mycosis fungoides charakterisiert), weiterhin Lichen ruber acuminatus (Kreibich — später konfluierend und mit Kollodium-artigen einreißenden Häutchen —, Samek — aber schon früh der Verdacht auf Prurigo-lymphadenique bzw. Mycosis fungoides —, Sevin, Veiel), in ausgedehnteren Fällen sogar Pityriasis rubra pilaris (Appel, Gartmann, Gilmour — gleichzeitig Lichen nitidus —, Linser, Sibley, Schuermann, Sneddon — der 1953 allerdings glaubte, den ersten derartigen Fall zu veröffentlichen —). Die übrigen von uns zitierten Beobachtungen liegen jedoch alle früher, der erste Beschreiber seit dem Handbuch (in dem diese Variante aber bereits erwähnt wird, Bernhardt 1923) dürfte jedoch Sibley sein, bei dessen Kranken die Herde allmählich abblaßten, bis andere prämykotische Symptome und dann Tumoren sich hinzugesellten und so die richtige Diagnose ermöglichten. Diese follikulären Keratosen können persistieren, aber auch verschwinden und später rezidivieren, selbst noch im Stadium der Infiltrate und Tumoren (Becker). Piper weist 1960 auf follikulär-papulöse und acneiforme Bilder der Mycosis fungoides hin, eine Beobachtung, die ihre Parallele allgemein bei Retikulosen besitzt (Lichen pilaris-ähnliche Veränderungen, u.a. Gottron). Stärkere Verhornungsanomalien werden beschrieben in Form warzenartiger Gebilde (Linser, Netherton, Venturi, Ketron, Gottron, Schimpf, Asel, Duperrat — Differentialdiagnose: Syndrom von Lewandowsky — Lutz, Acanthosis Hopf, vulgäre oder juvenile Warzen? bei einer Erythrodermie — Grüneberg, dessen Fall wie derjenige von Degos schon Übergänge zur Papillomatosis bot — Kerl, Miedzinsky, Nasemann, Stenzel — zwei Fälle — Schuermann). Am auffallendsten sind endlich die Angaben über teils sehr mächtige, an Mal de Meleda erinnernde Hyperkeratosen an Palmae und Plantae (Wiedmann, Oliver-Zeisler, Wise, Grüneberg, Hampel, Beerman und Thomas: bei kongenitaler ichthyosiformer Erythrodermie nach 42 Jahren verrukös-hyperkeratotische Flächen an den Extremitäten vor dem noch später liegenden Auftreten von Tumoren; Costello: hier heilten die Palmar- und Plantar-Hyperkeratosen im Gegensatz zu den anderen Erscheinungen der Mycosis fungoides ab). Baader, Göldner, Gottron, besonders aber Reich und Teller lösen nun gewissermaßen als Extrem solcher Verhornungsanomalien eine Form heraus, die sie „hyperkeratotisch-vegetierend" nennen und bei denen besonders die unteren Extremitäten, nach caudal zunehmend, von mächtigen hyperkeratotischen Massen bedeckt sind, oft mit tiefen Furchen, oft rupia-ähnlich oder in dicken Hornlamellen sich abstoßend. Reich rechnet außer drei Fällen im früheren Handbuch (Jeanselme und Bloch, Milian und Perin, Jeanselme und Burnier) nur noch den Rosenthalschen Fall hierher, so daß Tellers Kranker der fünfte Casus dieser Gruppe wäre. Bei Teller bestand gleichzeitig ein hyperkeratotischer Naevus, so daß er schließt, die Tendenz zur Hyperkeratose sei der Mycosis fungoides zwar wesenseigen, es müsse aber noch ein verstärkender konstitutioneller Faktor hinzukommen. Er verweist auch auf

die Neigung der Mycosis fungoides-Tumoren zur verrukös-hyperkeratotischen
Entwicklung hin. An Sonderfällen dieses Kapitels seien noch kurz erwähnt:
DÖRING: Teilbilder in ichthyosis-serpentina-ähnlicher Form am Stamm, RIN-
SEMAs Fall, der seit Jugend an einer Ichthyosis litt, mit 60 Jahren Pruritus und
bald darauf eine typische Mycosis fungoides Alibert-Bazinscher Prägung mit
Tumoren bekam, EBERT: ichthyosiforme Schuppung am Stamm mit Atrophie;
GERTLERs Fall, der im bunten Phänotypus mehrere hyperkeratotische, um-
schriebene Herde aufwies; KOCHS: tubero-verrukös; LINSER: warzenartige
Tumoren perimammillär bei einer Graviden und bei einem anderen Fall schmut-
zige Hornmassen perimamillär, THOMSEN: Beginn mit stark juckender Papillomatosis der Areola mammae; SCHIMPF: feste Hyperkeratosen, zum Teil wie ein
M. Bowen.

Mag diese Vielzahl von Befunden mit groben Verhornungsanomalien angesichts
der Tatsache noch überraschen, daß der Mycosis fungoides primär im wesentlichen
unbestreitbar eine Reaktion des RES zugrunde liegt, so kann man eine weitere
Eigenart, die ebenfalls im alten Handbuchbeitrag nur wenig betont wurde, aus der
Histogenese eher ableiten (s. Kapitel Histologie), die Vorliebe nämlich zu *Blutungen*
aller Art. Schon HERXHEIMER und MARTIN glaubten, daß ein „pathogenetischer
Zusammenhang infolge Mitbeteiligung der Gefäße nicht von der Hand zu weisen"
sei. Das spezifische Mycosis fungoides-Infiltrat geht, wie heute allgemein anerkannt, unter anderem von den periadventitiellen Indifferenzzonen aus; von hier
aus entwickelt sich eine Beteiligung der gesamten Gefäßwände (s. Histologie).
Hinzu kommt, daß im Infiltrat nicht selten eine beträchtliche Neusprossung
von Gefäßen sichtbar ist (so KÖNIGSTEIN, KÜHL), die so massiv sein kann, daß
Verwechslungen mit angiomatösen (z. B. M. Kaposi) Prozessen naheliegen;
hierbei kommt es dann leicht zu kleineren oder größeren Blutungen, die als
petechiale Blutungen (GORDON: 3 Jahre lang nur Purpura und Hämorrhagien,
dann Prämykose + Tumoren; HÜBSCHMANN, WATRIN, WEISSENBACH, VERNIER,
ZINCK) oder als Blutungsstellen (EBERT), Erytheme mit Blutungsneigung (GOLD),
Infiltrate mit hämorrhagischem Saum (COHN), hämorrhagische Knötchen (GOT-
TRON, ROBERT), hyperämische Haut mit hämorrhagischen Plaques übersät
(SZILÀGYI), oder Knoten (RAJKA — entstanden nach Tuberkulin-Impfung, dann
rasch Exitus), oder auch als Poikilodermie mit hämorrhagischer Komponente
(OLIVER), oder einfach als Blutungen in die Haut (GOUGEROT, FISCHER, HOCHE,
GARTMANN) imponieren. Die meisten solcher Befunde stellen sich im prämykoti-
schen Stadium ein (RASSAU), die eigentlichen tumoralen Blutungen (HÜBSCH-
MANN, LÖHE, siehe auch RASSAU) sind sekundär durch Zerfall bedingt oder
Gefäßerosion durch Nekrose (so beschreibt CANELLI tödliche profuse Blutungen
aus einem Tumor am Thorax). Daß die Blutungsursache manchmal in vorangegangener Strahlentherapie zu suchen sei, glauben KÜHL, HOCHE und WATRIN
(Auftreten nach Tele-Rö.). Nicht selten zeigen sich Blutungen ante finem, sei
es durch eine Thrombopenie = M. Werlhof (BENNEK), durch eine Agranulocytose (NANTA und BAZEX), BENNEK, durch eine so diagnostizierte lymphatische
Leukämie (s. später), PAUTRIER und HOERNER sowie WORINGER und MALHURET oder
durch unbekannte bzw. ungenannte Ursache (BENNEK in Tumoren und in nicht-
befallene Haut, BERGGREEN Purpura, haemorrhagische Tumoren und Knötchen).
NOESKE erklärt solche Befunde durch Gefäßwandeinbeziehung, durch Gefäß-
nervenreizung infolge der Kachexie, wobei sich ein interstitielles Ödem bilde, das
übrigens auch die Ursache der oft sich einstellenden Diarrhoen sein könne, oder
durch toxische bzw. therapeutische Einflüsse. GOTTRON ist überzeugt, daß insbesondere bei Erythrodermien die Blutungen durch einen cutanen Reflexvorgang
ausgelöst werden können. Kasuistisch sei noch ergänzt, daß FISCHER nach

Blutungen in Erytheme eine spontane Remission sah und Bergamasco galoppierende Schübe beobachtete, die jeweils spontan mit hämorrhagischen Suffusionen abklangen. Es sei noch betont, daß Blutungen begreiflicherweise ebenso an den inneren Organen stattfinden können (Buschke: Nasenbluten; Eschweiler aus einem Zungentumor; Poulsen blutiger Auswurf und aus Hypopharynxtumor bei autoptisch gefundenen Lungeninfiltraten; Ledermann: Nierenbluten; Leidel: massive Hämaturie; Peyri: tödliche Darmblutung; Gartmann: Kaffeesatzerbrechen bei perforiertem Magentumor; Gawalowski u. v. a.: blutige Stühle). Nur histologische Anzeichen für Blutungen im Gewebe — sei dieses spezifisch erkrankt oder scheinbar gesund — oder in inneren Organen, auch in seröse Häute, Skleren, Gehirn sahen Noeske, Gaté, Rosenthal, Frei — hier war allerdings klinisch eine allgemeine Gelbfärbung der Haut aufgefallen —, Poulsen, Pautrier, Woringer). Zusammengefaßt gesehen, sind Blutungen offenbar so häufig, daß man Rassau zustimmen kann, der sie, wenn sie bei einer bislang als banale Dermatose aufgefaßten Erkrankung eintreten, als auf Mycosis fungoides verdächtiges Warnzeichen aufgefaßt haben will.

Seltener als vor 1928 findet man Angaben, daß eine Prämykose als *Ekzem* verkannt wurde, obwohl die Diagnose „Mykose" sicherlich in den uncharakteristischen Vorstadien oft gestellt wird, dies insbesondere, weil sich gar nicht selten Bläschen, z. B. in Form einer Dyshidrosis pedum et manuum finden (Siemens, Wile und Knerler). Solche Bilder überraschen nicht, wenn man die Histologie heranzieht. So hebt neuerdings wieder Gottron als Kriterium gegenüber anderen Retikulosen hervor, daß epidermale Strukturänderungen in exsudativer Ausprägung erwarten lassen, daß nässende ekzematöse Bilder als Ausdruck des mykosiden Infiltrats auftreten (vgl. Böhm, Linser, Hallam, Kuske, Sézary, Gabriel, Wendt, Arzt, Cavalieri, Ebert, Fischer, Laubàl). Im gleichen Sinne sind auch die relativ zahlreichen Darlegungen von *Blasen* und *Bläschen* zu bewerten (Stühmer — durch Germanin? —, Bergamasco: schlaffe hämorrhagische Blasen; Berggreen, Bosco, Civatte: unter den Blasen tiefe Geschwürkrater; Cohn: Blasen bis Apfelgröße, unter denen sich Tumoren entwickelten; Frei: der die Blasen als Folge des Kratzens erklärt; Gertler: gleichzeitig Milien und cystische Gebilde; Gougerot: auf d'emblée-Herden ante finem Blasen; Cawley und Curtis, Lange: 4 Jahre lang blasige Geschwüre bei gleichzeitigem Diabetes; Musger, Paillard: bei raschem fieberhaftem Verlauf; Spillmann und Watrin, Seeberger, Stenzel). Garb sah im Blasengrund typisches Mycosis fungoides-Gewebe, und Serum mit Verteilung der Leukocyten wie im peripheren Blut. Gougerot fand den Inhalt von Blasen auf Tumoren klar, steril und frei von Eosinophilen, Jacoby dagegen in ihnen reichlich Eo (ebenso im mykosiden Infiltrat und im Blut), so daß Gottron diesen Fall als Granulomatosis eosinophilica atrophicans chronica (Gartmann beschrieb kürzlich einen ähnlichen Fall) vorstellte; erst später konnte das Vorliegen einer Mycosis fungoides verifiziert werden. Blasen und Bläschen können so prävalieren, daß irrigerweise zunächst an ein Erythema exsudativum multiforme (Hollander) oder an einen M. Duhring gedacht wurde: Cohn, Gertler; Gougerot glaubte, sein Fall — 1929 — sei der erste in der Literatur, doch wiesen schon Herxheimer und Martin auf diese Verwechslungsmöglichkeit hin; Lewis hob in einer Diskussion zu Bluefarbs Fall 1950 hervor, daß bis 1926 acht Fälle mit blasigen Veränderungen beschrieben wurden; weiter auch Grütz, Jacoby, der sogar eine positive Jodkaliprovokation auslösen konnte, die aber Neisser schon früher bei anderen Mycosis fungoides-Kranken ohne Blasenbildung nachwies. Peyri, Sainz de Aja, Wile, Basset, Kusnitzky sind in dieser Hinsicht weiter zu nennen, was angesichts des polymorphen Bildes, das die Mycosis fungoides wie den Duhring auszeichnet, nicht erstaunt. KUSNITZKY und JADASSOHN geben der Meinung Ausdruck, daß sich ein Duhring gerne im Gefolge aller möglichen Dermatosen (Erysipel, Spinaliom) oder sonstiger Erkrankungen (Mediastinaltumoren, Leukämie) oder nach Gravidität einstelle. Da die Blasen oft auf unveränderter Haut aufschießen und gelegentlich einziges Symptom an der Haut sein können, kann auch die Abgrenzung gegenüber einem Pemphigus (NIETHAMMER, COHN, NØRHOLM, WILE, WISE) einmal schwierig sein. BLUEFARB sieht in einer Störung der Lymphzirkulation eine Ursache der Blasenbildung.

An Verwechslungsmöglichkeiten der so über die Maßen bunten Prämykose mit anderen Dermatosen findet sich in der Literatur sonst noch der *Lichen ruber planus* (die verruköse und die acuminierte Form wurden schon oben erwähnt, ebenso der Lichen nitidus und Lichen sclerosus), und zwar von BONNEVIE, FREI, GERTLER, HELMKE, KOCHS, SAMEK, SCHMITZ und URBACH, STENZEL, GOTTRON: Lichen ruber planus atrophicans.

Es bleibt noch die Aufzählung von *besonderen Einzelbeobachtungen* aus der verwirrenden Vielfalt des mykosiden Phänotypus. Es sei erwähnt: ARZT, der ein pustulöses Bild beschrieb; ANDREWS: Granuloma anulare, das sich bis in die Tumorphase erhielt, bzw. ein Erythema elevatum diutinum; GOLDSMITH: Granuloma anulare giganteum (Tod nach 9 Monaten); BORDA und ABULAFIA: Granulomatosis disciformis chronica MIESCHER; GATÉ, der unter einer Scabies eine Mycosis fungoides verborgen sah; GOTTRON: unter dem Bild einer Neurodermitis alba; CHERIDJIAN, GOUGEROT und auch TOURAINE, die eine Sklerodermie im Beginn bzw. im Tumorstadium erwähnen; BENNEK: urticaria-pigmentosa-ähnlich; PASINI: Erytheme mit zentraler Abblassung; MARGAROT: Beginn mit einem Kerion Celsi. LINSER wie auch FREUND beschreiben das Bild eines Arzneimittelexanthems, dem sich KOGOJ und NÉKÁM anreihen, die jeweils aus einer Salvarsandermatitis eine Mycosis fungoides entstehen sahen, wobei bezüglich der ersteren dahingestellt bleiben muß, ob nicht wirklich ein Arzneimittelexanthem gegeben war, was sich — so auch PAROUNAGIAN — bis zur Blasenbildung bei einer Mycosis fungoides auswirken kann. In diesem Zusammenhang sei vorweggenommen, daß MACKEE meint, daß das Arsen therapeutisch erst dann voll zur Wirkung kommt, wenn die Dosierung bis zum Entstehen einer Arsen-Dermatitis hochgetrieben wird. Eine mögliche Allergie besteht auch im BASSETschen Fall; dieser beschrieb einen Kranken mit einem nachgewiesenen Chromekzem, das auch nach Fernhalten des Allergens nicht schwand und sich allmählich als Mycosis fungoides ausprägte. Ähnlich auch DUPERRAT: aus einem Zementekzem entstand eine mykotische Erythrodermie (zu pathogenetischen Fragen der Allergie bei der Mycosis fungoides siehe unter Pathogenese). Die Neurodermitis wird öfter erwähnt (so GERTLER, GABRIEL, GOTTRON, OELSNER, SENEAR, SKEER, WISE). NEUBER sah prurigoähnliche Knötchen in großer Ausdehnung am Stamm, ROEDERER, LUTZ, ASCH 2 Jahre lang linsengroße rote breitbasige indolente Knötchen, die dann rasch ulcerierten und schmerzhaft wurden ohne Juckreiz und ohne Lymphknotenbeteiligung, BEZECNY beschrieb vier konzentrische Kreise, auch SCHUBERT sah wie LÖWENBERG irisartig ineinandergeschachtelte Scheiben, GOUGEROT ein jahrelanges Erythema anulare centrifugum (Mycosis fungoides oder Hodgkin). Diese Befunde lassen im Zusammenhang mit den zentral abblassenden oder atrophisierenden Erythemen und den übrigen atrophischen Bildern an Parallelen zu anderen Hauterkrankungen denken, bei denen immunbiologische Faktoren die pathogenetische Basis bilden, wie sie PROPPE bei der Betrachtung des Perinomodieproblems unter anderem für das Erythema centrifugum Darier ableitete.

Bei den bisherigen Beschreibungen stießen wir gelegentlich schon auf Probleme pathogenetischer Art besonders dann, wenn man kasuistische Beschreibungen zusammenstellt, bei denen *nervale, hormonale, traumatische* oder *klimatische Faktoren* eine Rolle zu spielen scheinen. Da aber solche Fragen weit von einer möglichen Klärung stehen, die Einzelfälle bei der nicht kleinen Zahl auch eine statistische Vermutungsaussage nicht zulassen und zudem das Morphologische und der Krankheitsablauf manches Interessante bieten, seien die entsprechenden Beobachtungen hier angeführt und so Doppelanführungen vermieden.

Wenn man die nachfolgenden Befunde liest, so sucht man nach dem Gemeinsamen, das offenbar nur in *nervalen* Einflüssen bestehen könnte, ohne daß natürlich damit schon ein Beweis gegeben ist. BLUM und LANOS zeigten von der 3.—12. Rippe eine zoniforme Prämykose, bei der auch die Tumorbildung nur in diesem Gebiet stattfand, ferner FRASER-SCHWARTZ: lineare Schwellung der Haut, später dort Hyperkeratosen und Tumoren (Befall innerer Organe); FUCHS, bei dessen Fall nur die linke, SCHIMPF, wo 4 Jahre lang nur die rechte untere Körperhälfte befallen blieb, STORCK, der ein symmetrisches Ergriffensein der Region zwischen Thorakalis XI und Lumbalis I schilderte, oder SCHREUS mit einem 15 Jahre dauernden ausschließlichen Ergriffensein des Rückens auch bei den Rezidiven nach vorheriger Abheilung durch Röntgenstrahlen, oder schließlich BARBER (Erytheme umgriffen den Rumpf zirkulär) und DUPERRAT: Erscheinungen, die er als „hémithoracique en bande liliacée arciforme" darstellt, und letztens die Angabe von OPFER, wo sich eine Mycosis fungoides der Alibert-Bazinschen Form nebst Tumoren im Anschluß an einen Zoster in eben dem Gebiet des Zosters zeigte. NEWMAN beobachtete nach einem Zoster in diesem Gebiet allein eine Mycosis fungoides; hier war der zugehörige Wirbelkörper übrigens zerstört (ein schon spezifisch mykosider Prozeß?).

Für eine Reihe weiterer Krankheitsfälle könnte man als gemeinsamen, obgleich auch hier hypothetischen Nenner *Lichteinflüsse* postulieren. Besserungen bis völlige Erscheinungsfreiheit nach Sonneneinwirkung beschreiben BRAUER, FISCHER, STENZEL; Remissionen, die sich teilweise 8 Jahre lang im Sommer bei (Sonnenbädern einstellten (OMENS), führen auch O'LEARY sowie BERMAN an FITZPATRICK: Besserung auch im Winter auf UV-Licht) oder RUSCH, wo die Rezidive nach Erscheinungsfreiheit im Frühling immer im Herbst einsetzen. LINSER hob die Besserung der Mycosis fungoides auf Sonnenlichteinwirkung in großen Höhen- oder Meereslagen 1959 an Hand von sieben Fällen nochmals hervor. Zur Frage der dabei vermutlich wirksamen Strahlenqualität hat LANGHOF einen bevorzugten Einfluß des UV-A nachgewiesen, also des Anteils des UV-Spektrums, welcher keine primär entzündungserregende Komponente besitzt. Der Kranke von BELZ hingegen war deutlich sonnenempfindlich, BEHAEGEL demonstrierte eine Kranke mit alljährlicher Sonnendermatitis, die zuletzt bestehen blieb und zur Mycosis fungoides wurde, URBACH eine Mycosis fungoides, die im Frühjahr seit 39 Jahren sich regelmäßig verschlechterte. SEEBERGER schließlich fand im Tübinger Krankengut einmal „Verschlimmerung durch Kälte".

Die Frage, ob weiterhin *Traumen* einen, vielleicht auslösenden Einfluß ausüben können, ist gleichfalls nicht zu entscheiden, doch seien kursorisch diesbezügliche Beobachtungen festgehalten: Beginn nach Trauma sahen McVAIL, MURRAY, CROCKER, LÖVGREN, GOUGEROT (auf Kriegsverletzung), HAMANN (auf Sportverletzung), HOFFMANN (unmittelbar nach Sturz auf die Nase dort Tumor d'emblée). STENZEL sah eine Mycosis fungoides aufschießen nach Incision eines großen Karbunkels, der allerdings keinen Eiter enthielt; der Kranke wurde vor 30 Jahren wegen eines Ekzems klinisch behandelt (spez. Tumor — also Typus inversus?). Auch BERLINGIERIs Fall ist dubiös: Er incidierte einen Absceß, aus dem sich dann ein Tumor entwickelte, der histologisch als Mycosis fungoides angesprochen wurde; ein Lymphknotentumor (nicht regionär) erwies sich aber als Reticulosarkom. ELLER und REIN schreiben von einem Insektenstich, aus dem sich ein Karbunkel entwickelte, der incidiert wurde und Mycosis fungoides-Erscheinung enthüllte; die Krankheit führte in kurzer Frist zum Tode. Auch LIVINGOOD sowie RUSCH stellten eine Mycosis fungoides d'emblée vor, die sich nach Insektenstich entwickelt habe. Dazu sei ALLEN zitiert, der darauf hinweist, daß Insektenstich-Granulome (insbesondere verschiedener Arthropoden-Arten) bis zu einer Dauer von 2 Jahren bestehen und histologisch mit einer Mycosis fungoides verwechselt werden können. DEGOS, DELORT, CIVATTE und PUISSANT beschreiben das Auftreten einer Mycosis fungoides nach einer Messerstichverletzung in das Hautfeld einer psoriasiformen Poikilodermie.

Ein Terraineinfluß scheint sich auch aus den Angaben von BOSNJAKOVIC abzuleiten, der nach intracutanen Testungen verschiedener Art an den Einstichstellen typische Mycosis fungoides-Infiltrate entstehen sah, ähnlich einem *Köbner-Phänomen*, ferner vielleicht aus dem Verlauf einer Mycosis fungoides, die sich auf einer Bauchwandbruchoperation entwickelte (KNAPP), so auch PLOTKINA nach Campherinjektionen mit Abszedierungen, die sich als Mycosis fungoides-Manifestation erwiesen, und ähnlich OWEN-JONES (Operation wegen perforierten — spezifischen? Ref. — Duodenalulcus mit Mycosis fungoides-Herden in der Narbe). GREITHER erwähnt einen mykosiden Tumor an der Lippenschleimhaut, der nach seiner Meinung durch einen vorstehenden Zahn mitausgelöst worden war.

Als Anmerkung seien noch BENNEK, SEEBERGER, BODE hinzugefügt, die jeweils Verschlimmerungen bzw. Generalisierungen nach naturheilkundlicher Behandlung mit Solbädern, Lehmganzpackungen und Kneipp-Therapie beschreiben.

Zum Schluß sei berichtet, daß eine Reihe von Autoren deutliche Zusammenhänge mit *hormonalen* Vorgängen herausstellen. Beginn post bzw. intra graviditatem sahen COHN, COLE, MATRAS, SEEBERGER, LEVIN; GERTLER einen völligen Rückgang, aber nach der Geburt ein Rezidiv mit rapidem tödlichem Verlauf (sarkomatöse Entartung der vorher einwandfreien Mycosis fungoides?), GRANZOW-IRRGANG in der Gravidität, vor allem aber nach der Geburt eine Generalisierung mit Nässen, ähnlich auch LINSER sowie PEYRI, dessen Patientin vor der Schwangerschaft erscheinungsfrei war und an dem Rezidiv rasch zu Tode kam. BENNEK konnte Verschlimmerung durch Gravidität bei einer Mycosis fungoides viermal beobachten; er erörtert dabei Einflüsse der Nebennieren, auf die im übrigen auch GARB hinweist, der in einem Fall ausgedehnte funktionelle Störungen seitens der Nebenniere (Mark und Rinde) nachweisen konnte; Testosteron, Nebennierenextrakt, Hypophysenpräparate und Vitamin C brachten hier deutliche Besserung. GOLDSMITH beobachtet zwar autoptisch eine totale Zerstörung der Nebenniere, aber keinerlei Funktionsausfall intra vitam, im Gegensatz zum ähnlich gelagerten Fall von MIURA. GRÜNEBERG, MORIAME geben einen Beginn in der Menopause, KERL einen Fall bekannt, wobei 15 Jahre lang immer ante menses juckende Knötchen aufschossen, ehe sich eine typische Mycosis fungoides darbot. SICILIA sah nach Sturz sowohl Amenorrhoe als auch den Beginn einer Prämykose, die rasch zur Erythrodermie mit Tumoren fortschritt. Beachtlich erscheint auch die Kranke von GRIVEAUD, die dreimal nur während des Stillens prämykotische Erscheinungen bekam, beim vierten Mal schwanden diese Veränderungen nach dem Abstillen nicht, dehnten sich vielmehr unter Auftreten auch von Tumoren aus und führten rasch zum Tod. Eine Italienerin, die von CANELLI vorgestellt wurde, stillte ihr Kind im 11. Monat, als sich plötzlich unter Milchversiegen an der linken Brust perimamillär Infiltrate, bald auch ekzematöse Veränderungen und schließlich Tumoren zeigten, die mit Fieber und rapider Abmagerung einhergingen und histologisch als Mycosis fungoides geklärt werden konnten.

Diese Fälle unterstützen doch eher die Ansicht PETRACEKs, daß hormonale Faktoren für Entwicklung und Verlauf einer Mycosis fungoides eine Bedeutung hätten, als diejenige ZINCKs, der meint, das Inkretorium sei ebenso wie die Nerven stets völlig unbeteiligt.

Gibt es absolut *pathognomonische Einzelsymptome, Verlaufsweisen* oder *Lokalisationen?* Überblickt man die bisher niedergelegten Einzelbeobachtungen, so ergibt sich, daß kein *Einzelsymptom* und auch kein Symptomenkomplex herauszuschälen ist, der allen Fällen oder doch ihrer Mehrzahl eigen und eine Prämykose schlechthin zu charakterisieren geeignet ist. Es ist wohl die Aussage gestattet, daß eine Neigung zur Erythembildung besteht, gelegentlich urticarieller Art bis zur reinen Urticaria (ZURHELLE) im Beginn — eine Urticaria als Anfangssymptom sah STÜTTGEN aber auch bei einer Retikulose —, oder daß häufig eine Ähnlichkeit mit seborrhoischen Dermatosen vorhanden ist, wobei aber auch lokalisatorisch gesehen gerade die hintere und vordere Schweißrinne ausgespart bleibt (SCHIRREN). Hinzu kommt eine Tendenz zur Schuppenbildung bis hin zu hyperkeratotischen Veränderungen, die beispielsweise psoriasiforme oder parapsoriasiforme Bilder entstehen läßt. Ferner ist eine Tendenz zur Atrophie und zur Beteiligung des Pigmentapparates und zu Blutungen in die Haut oder in die Organe festzustellen, zur Exsudation und Blasenbildung, zur Ausprägung kleiner Papeln, sei es diffus oder gruppiert, so daß Verwechslungen auch mit lichenoiden Erkrankungen ermöglicht werden. Schließlich findet man häufig ringförmig-polycyclische oder serpiginöse Konfigurationen und eine eigenartige ins Bräunliche spielende Tingierung der Herde. Auch der Juckreiz zieht sich wie ein roter Faden durch viele, aber eben nicht alle kasuistischen Beschreibungen. Doch ist unbestreitbar, daß mit diesen eigentlich mehr oder weniger vagen Bildern diagnostisch nicht viel gewonnen ist, denn fast jedes dieser Symptome fehlt, wenn man die Gesamtzahl von vielen hundert erfaßten Alibert-Bazin-Fällen betrachtet, für sich genommen beinahe ebensooft oder gar häufiger als daß es vorhanden ist. Erinnert sei nur, daß der Vergleich oder die Diagnose, die numerisch am häufigsten in der Initialphase gestellt wird, die Parapsoriasis nämlich, nur in grob 5—6% der Fälle angetroffen wird.

In gleicher Weise ist festzuhalten, daß auch im bunten Wechsel der prämykotischen Bilder kein diagnostisches Kriterium gefunden werden kann. Neben der meist gegebenen Flüchtigkeit der Erscheinungen gibt es auch genügend Fälle, die ein konstantes Bild bieten (PAUTRIER 30 Monate lang nur nässende-Ekzem, SANTLER 20 Jahre lang nur münzen- bis kleinhandtellergroße pityriasisforme Herde vor dem Auftreten von Tumoren, KERL 15 Jahre nur stark juckende, rezidivierende Knötchen, BRENN 6 Jahre nur juckende Knötchen, dann Erytheme). BINDER wie auch ZOON konstatieren ausdrücklich, daß die Erscheinungen der Prämykose längst nicht so flüchtig sind, wie allgemein geglaubt wird. Auch die Reihenfolge der wechselnden Bilder unterliegt keinerlei Gesetzmäßigkeit. Von Abläufen, die in kein Schema passen wollen und die bislang noch nicht gezeichnet wurden, seien noch erwähnt der Wechsel vom Ekzematösen über eine Psoriasis zur Parapsoriasis und zur Pityriasis rubra pilaris, bis endlich durch das Aufschießen von Tumoren das Bild der klassischen Alibert-Bazinschen Form komplettiert wird (APPEL u. a.). Oder man findet jahrelang nur stark juckende urticarielle Veränderungen, dann aber rasche Generalisierung mit Infiltraten und Ödemen, großflächige Veränderungen mit schlaffer, zu weiter Haut (GRANZOW-IRRGANG); 2 Jahre bestehen nur Pruritus, dann in rascherer Folge Erytheme, Infiltrate, schließlich derbe Ödeme aller Extremitäten und des Scrotums mit starkem Nässen und einer Facies leontina mit nun typischer Histologie (PAU-TRIER) oder Beginn mit braunroten, juckenden flächenhaften Herden, stellenweise mit Randwall oder beetartig ausgeprägt, dann flache Ulcerationen, Tumoren; die ganze Entwicklung spielte sich innerhalb von 6 Monaten ab (RIEHL).

Es ist wohl deutlich geworden, daß das Bild der Prämykose sich zwar im allgemeinen durch eine Buntheit der Erscheinungen, durch ein Auf und Ab der Veränderungen und einen oftmals vollständigen Wechsel der jeweiligen Querschnittszeichnungen kennzeichnet, daß aber auch darin keine pathognomonische Regel gesehen werden darf.

Diese Feststellung trifft schließlich auch auf die *Lokalisation* der *Ersterscheinungen* und der Veränderungen der Prämykose in ihrer Blütezeit zu.

BERGGREEN fand in seiner Übersicht insbesondere den unteren Stamm und das Gesicht befallen; ein typischer Beginn sei mit juckenden, weißlich-blaßblauen papulösen Infiltraten im unteren Sacralbereich gegeben; Hände und Fußsohlen seien immer frei. Gegen die letzte Behauptung sprechen allerdings manche Beobachtungen. An Handtellern und Fußsohlen sahen WILE und KNERLER: Bläschen; CIPOLLARO: Rhagaden sowie psoriasiforme oder epidermophytieähnliche Herde; FÖLDVARI: Beginn; SIEMENS: Infiltrierung und daneben dyshidrosiforme Herde; HELMKE: geschwulstartige Prominiszenzen; HOPF: gar nicht selten infiltrierte Plaques; NIETHAMMER: teigige, braunrote, schmerzhafte Herde mit sterilen Blasen; STENZEL: zweimal dort Beginn, einmal rasch verrukös; SCHILLING: schließt sich zwar BERGGREEN an, beschreibt aber selber zwei Fälle mit Beteiligung von Palmae et Plantae ante finem. — HEITE und SOCHA errechnen statistisch eine deutliche Bevorzugung von Kopf, Hals und Gesicht bezüglich der Erstlokalisation, POULSEN sah das Erstsymptom in sechs von 13 Fällen an der Scapula, dann Gesicht, dann Stamm und am wenigsten an den Extremitäten, SCHILLING stellte in 75% der Fälle eine Erstlokalisation an Stamm und Extremitäten, in 25% an Kopf und Hals fest. Was die Zahl der Anfangsherde betrifft, kommen HEITE und SOCHA zu dem Ergebnis, daß fast $^3/_4$ der Fälle mit einem Solitärherd beginnen, das erste Symptom war in 13% ein Juckreiz, 53% verschiedenartig uncharakteristische Veränderungen, polymorphe Manifestationen oder Infiltrate, der Rest verteilt sich auf Erythrodermien (8%) und Tumeurs d'emblées (16%), Zahlen, die mit unseren, überschlagsmäßig gesehen, übereinstimmen. Die primären Einzelherde können rasch generalisieren, sie können aber auch lange persistieren: HUTSEBAUT sah 8 Jahre lang ein isoliertes, KETRON 8 Monate lang und LINSER 10 Jahre lang ein markstückgroßes nicht juckendes Erythem, dann Ausbreitung und erst nach weiteren 29 Jahren Tumoren, O'LEARY 10 Jahre brauner Fleck, SEVIN 5 Jahre eine rote Platte, dann generalisiert, über Lichen ruber acuminatus- und parapsoriasisähnliche Bilder zur fungoiden Form der Mycosis fungoides. Als besondere Verlaufsart sei der Fall von O'DONOVAN genannt, bei dem 12 Jahre lang die Herde (Form nicht beschrieben) ausschließlich am Rumpf hin- und herwanderten, sowie der Fall von LAUBÀL mit starkem Ödem des Gehörgangs und der Ohrmuschel und endlich LINSER, bei dem sich als Anfangssymptom nur eine Schwellung an Praeputium und Hoden zeigte, dem nach Monaten abrupt Tumoren und Infiltrate folgten.

Abschließend sei noch die Ansicht von FROMER zitiert, der den Befall der hinteren Achselfalte und der Axillen für typisch und diese Herde auch für besonders therapieresistent hält. Man erkennt, daß es eine absolut für Mycosis fungoides sprechende Erstlokalisation nicht gibt, selbst die häufigsten Befunde lokalisatorischer Art, etwa Kopf- und Scapulabefall, können höchstens als wichtige Verdachtsmomente angesprochen werden.

Will man als Abschluß dieses Kapitels den Kern aller Schilderungen herausschälen, so läßt sich zur Wesenserfassung der Mycosis fungoides nur aussagen, daß das unverwechselbar Eigenständige dieser Erkrankung nur darin besteht, daß sie ein buntes klinisches Bild von insgesamt uncharakteristischen Prozessen zu einer Krankheitseinheit zusammenfaßt (Gertler). Symmers meint, daß "the condition familiarly known as mycosis fungoides is one of the most confused and confusing to be encountered with in the domaine of medicine". Marchionini faßt seine Meinung hierzu in dem geflügelten Wort „Toujours y penser, jamais en parler" zusammen. Riehl ließ nach Arzt die Diagnose Mycosis fungoides erst retrospektiv nach dem Auftreten typischer Tumoren zu — eine Haltung, die auch heute noch im wesentlichen gültig sein darf.

Es wurde aber oben schon dargelegt, daß auch das Vorhandensein von Geschwülsten eine rein klinische Diagnose nicht immer ermöglicht, daß vielmehr sehr oft andere Kriterien wie Anamnese, Befall anderer Organsysteme, Blutbefunde und vor allem die Histologie zur einwandfreien Aufklärung herangezogen werden müssen. Befolgt man dies, so kann auch schon im prämykotischen Stadium öfters das Krankheitsbild als Mycosis fungoides erkannt werden.

2. Die erythrodermische (Hallopeau-Besnier) oder diffuse (Leredde) Verlaufsform

Wenn für den klassischen Alibert-Bazinschen Ablauf der Mycosis fungoides das nicht in ein Schema zu pressende Multiforme und der fast launenhafte Wechsel der Erscheinungen bezeichnend ist, so hebt sich die hier zu schildernde zweite Variante gerade durch eine gewisse Uniformität heraus, uniform in bezug auf die Dauer, das morphologische Bild wie auch das Ergriffensein des ganzen Integuments. Es ist ohne weiteres einleuchtend, daß dieser erythrodermischen Form nur Beobachtungen zugeteilt werden sollten, die auch wirklich eine universelle Erythrodermie bieten, nicht hierin gehören schon nach Herxheimer und Martin Fälle von konfluierten großflächigen Erythemen oder universelle Ekzematisationen, wie man das aber bis in die neueste Literatur, vor allem der französischen und amerikanischen, gelegentlich findet. Strenggenommen sollte auch nur die primäre Erythrodermie einbezogen werden. Es ist wohl unbestritten, daß eine Erythrodermie, die im Verlauf einer Alibert-Bazinschen Verlaufsform akut auftaucht, einem Arzneimittelexanthem ähnelt oder ein solches ist und meist schon nach 3—4 Tagen, jedenfalls aber in kurzer Frist wieder verschwindet, nicht die Aufstellung einer gesonderten erythrodermischen Verlaufsform rechtfertigt. Hier handelt es sich zweifellos nur um eine Episode innerhalb des bunten klassischen Geschehens. Schwieriger ist das Einordnungsproblem aber bei der dritten Gruppe von mykosiden Erythemen, der sog. sekundären Erythrodermie, die sich nach meist längerem Stadium polymorpher prämykotischer Erscheinungen einstellt und dann das Bild mehr oder weniger lange beherrscht. Daß eine Erythrodermie wie ein Blitz aus heiterem Himmel ein bisher erscheinungsfreies Hautorgan gleichmäßig überfällt und in voller Stärke ausgebildet ist („homme rouge" von Darier), wird nur selten eintreffen. Wenn in den Literaturangaben, die in der Mehrzahl nur recht dürftig sind, da sie oft Kongreß- oder Tagungsvorstellungen sind, schon Angaben über die ersten Entwicklungsstufen zu finden sind, dann liest man wohl auch vom raschen, meist aber allmählichen Entstehen aus anfänglichen Erythemen (Bezecny in kürzester Frist, Davies flüchtige Erytheme, „später" 43 Jahre lang universelle Erythrodermie, dann ein als Sarkom aufgefaßter Tumor, der zur Armamputation veranlaßte; als darauf weitere Tumoren auftraten, konnte die Diagnose Mycosis fungoides gesichert werden, Gougerot Beginn an Händen und Füßen, allmählich Erythrodermie, KOGOJ 3 Jahre Erytheme, KORTING Entwicklung in 3 Monaten, LOUIS zunächst anuläre Erytheme, später Erythrodermie, MACKENNA 15 Jahre Erytheme, dann Erythrodermie, STENZEL 5 Jahre Erytheme, SWARTZ in 4 Monaten aus Erythemen, TELLER in 14 Tagen, WIEDMANN aus stufenförmigen Rötungen bald Erythrodermie). Echte sekundäre Erythrodermie beschreiben bewußt BASSET (5 Jahre „Maurerekzem"), GERTLER (aus exsudativer, inverser Psoriasis unter Chaoulbestrahlung und Arsengaben), GOTTRON nach 22 Jahren, HALLAM, LIDMAN (kurzfristig, da auf Cortison abklingend, nachdem vorher ein „numuläres Ekzem" völlig zurückgebildet war), LINSER (nach 25 Jahren), NANTA (nach 12 Jahren), RABITO, SAMEK-FEUEREISEN (1 Jahr intertriginöses Ekzem), WISE (1 Jahr Neurodermitis; und $^1/_2$ Jahr zunächst Arme gerötet, $1^1/_2$ Jahre frei, dann Erythrodermie), TENCHIO (abgeheiltes Ekzem, 7 Jahre später Erythrodermie), VENTURI (in 40 Jahren allmählich Erythrodermie), GADRAT (15 Jahre Erytheme, dann Parasporiasis, danach Erythrodermie).

Dem Nachlesenden scheint die Grenzziehung, von wann ab präkurrierende Erytheme oder kurzfristige mehr polymorphe Vorläufer die Einreihung der Fälle in die Alibert-Bazinsche Form fordern, bzw. zur anderen Seite hin, von wann ab ohne Zweifel eine primäre Hallopeausche Form angenommen werden kann, im ganzen nur eine Ermessensfrage zu sein; besonders dann, wenn man prämonitorischen Pruritus vor einer Erythrodermie (DUGOIS 6 Monate, PAUTRIER ungenannte Spanne) schon als wesensgleiche Manifestation der Mycosis fungoides ansieht. Falls dann noch kleinste Knötchen oder flache Infiltrate gleichzeitig bestehen (GOUGEROT dabei noch sklerodermieartige Veränderungen an Nasen und Ohren, erhebliche Atrophie, LINSER, SWARTZ zudem noch „andere Veränderungen der Alibert-Bazinschen Phase" und Plaques, TELLER Infiltrate, allmählich Facies leontina, VENTURI verruköse Efflorescenzen), wird das Bild wie auch der wechselhafte Verlauf so bunt, daß eine Zuordnung zur Alibert-Bazinschen Form gerechtfertigt scheint (vgl. hierzu den Abschnitt „Mycosis fungoides d'emblée").

Die äußere Erscheinungsform der mykosiden Erythrodermie differiert von der Erythrodermie anderer Genese nicht (DARIER, ROSENTHAL, in neuerer Zeit wieder LUTZ). Die Haut ist insgesamt in ihrer Konsistenz vermehrt, weist feine bis gröbere Fältelung auf und erscheint manchmal ödematös (GOUGEROT) oder als „zu weit" oder gar in größeren Hautfalten lappig herabhängend. Die Farbe schwankt zwischen hell- und mehr schmutzig-braunrot, oft mischt sich durch Beteiligung des Pigmentapparates ein bräunlicher Ton hinein, gelegentlich findet man auch nur kleinere pigmentierte Flecke oder Bezirke, wie überhaupt die Farbe an verschiedenen Körperstellen variieren kann (GOUGEROT: starke Pigmentierung der Extremitäten); häufig ist z. B. an den Beinen ein mehr bläulich-violetter Ton. Charakteristisch soll das Vorhandensein von kleinen, oft dreieckigen ausgesparten, gedellten und dann weißlichen Stellen sein (BERGGREEN, GOTTRON, GREEN, HALLAM, DARIER, ROSENTHAL), doch werden sie in vielen Berichten nicht erwähnt bzw. ausdrücklich als fehlend angegeben (BARBER, KOGOJ, der bei seinem Fall von einer „bronzeroten Erythrodermie mit dünn-weißlichen Schuppen" spricht). STÜHMER sah behaarte Stellen oft frei. Sekundäre Veränderungen, die teilweise durch das erhebliche Kratzen verursacht sind, werden häufig beschrieben, vorwiegend als Exfoliation; aber auch nässend-erosive (LUTZ), krustöse (WIEDMANN) und ekzematöse Bilder (SCHILLING) wurden beobachtet. Die fast allgemein angetroffene Hautverdickung an Handtellern und Fußsohlen, eventuell mit Rhagenbildung, geht nicht selten bis zu hyperkeratotischen Veränderungen (RAMEL, WIEDMANN, WISE, KOGOJ). PAUTRIER stellt einen an Angiome erinnernden Gefäßreichtum heraus. Wenn auch bei der Erythrodermie fast konstant ein oft unerträglicher Juckreiz angegeben wird, so kann er (s. o.) auch fehlen (Davies, Gougerot). Nagelveränderungen seien nur durch ständiges Kratzen hervorgerufen und fänden sich nur in Gestalt von Usurierungen (Darier, Rosenthal). Beschrieben werden aber auch alle im Abschnitt Alibert-Bazinsche Form angeführten Erscheinungen an den Nägeln, ferner sehr häufig Alopecien diffusen, oft totalen Charakters (Rosenthal, Degos, Green u. a.). Daß es nie zu atrophischen Veränderungen käme, wie Herxheimer und Martin noch meinen, kann nach der späteren Literatur nicht mehr aufrechterhalten werden (Gottron, Gougerot, Hirszberg, Rosenthal, Wartin mit hochgradiger, in eine Acrodermatitis atrophicans einmündender Atrophie, Berggreen und Zina stellten als Ausgang einer Erythrodermie jeweils eine Poikilodermie fest, ebenso Linser eine solche an den Mammae). Fast immer aber ist eine, oft erhebliche oder universelle Beteiligung der Lymphknoten vorhanden, meist unspezifischer Natur. Pautrier allerdings glaubt 1939, als erster eine Schwellung mykosiden Charakters aller Hautlymphknoten gefunden zu haben. Nur Leisten-Lymphknotenbefall sahen Green, Mienicki (paketartig), Korting, Gadrat. Aus dem Befall der Lymphknoten, der die Ursache einer Bakteriämie sei, und positiven Meerschweinchenüberimpfungen meint Cottini, die tuberkulöse Ätiologie zumindest der Erythrodermie erklären und nachweisen zu können; Rosenthal und auch Martenstein fanden gerade bei der Hallopeauschen Form die Tuberkulin-Anergie besonders häufig. Von einer Änderung der Allergielage allgemein sprechen auch Delcourt (später „aufgepfropftes Berufsekzem mit Furunkulose") und Basset. Über Terraineinflüsse berichtet Dugois, der bei einem Fall eine Paraplegie erlebte, nach der in ihrem Bereich die Erythrodermie ihren sonst exfoliativen Charakter verlor. Blutungen wurden ebenso wie bei der Alibert-Bazinschen Form gefunden und von Gottron als cutan-reflektorisch erklärt, wie schon dargelegt. Daß auch bei der Erythrodermie die Tendenz zur stellenweisen Abheilung und damit zur Bildung von anulären, zentral depigmentierten Einsprengseln hinneigt, sei schließlich noch hinzugefügt, da damit in gewissem Sinne ein allgemeines Charakteristikum der Mycosis fungoides gefaßt wird. Völlige Abheilung wird in der Literatur nach dem Handbuchbeitrag nur noch ante finem von Berggreen und von Samek angegeben. Es handelte sich bei letzterem aber um eine kongenitale ichthyosiforme Erythrodermie. Rasche Rezidive und Remissionen über Jahre sah Barber, bis sich schließlich Tumoren entwickelten, die im strengen Sinne erst die Diagnose Mycosis fungoides erlauben (Lutz), wenngleich von verschiedenen Beschreibungen angegeben wird, daß schon bei der Erythrodermie die histologische Struktur charakteristisch sein kann (Berggreen, Darier, Graciansky usw., vgl. Kapitel Histologie). Die Existenz einer echt mykosiden Erythrodermie leugnen Bluefarb und Cleveland völlig; sie sahen bei ihren zahlreichen in Amerika gesammelten Fällen stets einen Ausgang in ein Lymphoblastom verschiedener Art oder einen Morbus Hodgkin. Auch wir verfügen über einen einschlägigen Fall, der sich bei der Autopsie überraschend als Hodgkin erwies. Was nun die Tumoren anbelangt, so unterscheiden sie sich nicht wesentlich von denjenigen, die oben beschrieben wurden (vgl. Alibert-Bazin-Kapitel). Gelegentlich aber findet man, öfter als bei der klassischen Form, uncharakteristische glatte Tumoren oder Knoten, oft auch Knoten an den inneren Organen (Derot, Mienicki, Rabito, Samek). Der Tod kann aber auch ohne ihr Auftreten an Kachexie eintreten (Venturi). Überhaupt ist im Gegensatz zur Alibert-Bazinschen Verlaufsform der Allgemeinzustand meist früh und erheblich beeinträchtigt, was nicht nur Folge des Pruritus sein kann. Es werden Schüttelfröste und unstillbare Diarrhoen und früher Marasmus beobachtet (Degos u. a.). In diesem Zusammenhang sei noch angeführt, daß Louste nach einem unklaren Infekt, Netherton-Hubler nach einer Milzextraktinjektion eine Erythrodermie aufschießen sahen, letztere führte rasch zu

eitrig-serösen Granulationsgeweben mit Rupiaschuppenauflagerung. Auch GOUGE-
ROT schildert einen akuten fieberhaften Beginn einer primären Erythrodermie.

Abgetrennt von der erythrodermischen Form der Mycosis fungoides muß wohl
das leukämoide *Sézary-Syndrom* werden, welches als eine Erythrodermie vom
Typ einer lymphocytären Reticulose aufzufassen ist. Diese Erkrankung zeigt
eine Ausschwemmung atypischer monocytärer Zellen aus den Hautinfiltraten ins
Blut. Als differentialdiagnostisches Merkmal empfiehlt sich die cytologische Differenzierung der Gewebszellen (Gewebsausstrich nach MONTGOMERY). Klinisch ist
diese Erythrodermie durch einen letalen Verlauf nach etwa 5 Jahren, durch
Pruritus, Lymphdrüsenvergrößerung, Leberschwellung, Facies leontina, Alopecie,
Nägeldystrophie und Hyperkeratosen der Fußsohlen und Handflächen gekennzeichnet (TASWELL und WINKELMANN).

Zum Abschluß einige Angaben über die Häufigkeit des Vorkommens der
erythrodermischen Form der Mycosis fungoides in ihren drei Arten überhaupt:
ROSENTHAL konnte bis 1929 33 Fälle sammeln, SEEBERGER fand von 18 Fällen
der Gottronschen Klinik vier sekundäre und eine intermediäre Erythrodermie,
SCHILLING in Heidelberg zwei Erythrodermien bei 16 Mycosis fungoides-Fällen,
WOLFRAM zwei bei 17. BÖHMER und HEITE fanden sie in 4% ihres Materials, das
auch Fälle aus der Zeit vor dem letzten Handbuch erfaßt; ähnliche Zahlen geben
HEITE und SOCHA bei anders zusammengestelltem Krankengut (17 von 337 Fällen = etwa 5%) an. BÖHMER und HEITE fanden übrigens die Literaturfälle
im ganzen so unklar bezüglich der Unterscheidung in „echte" und fälschlicherweise so benannte Erythrodermien, daß sie keine näheren statistischen Aus-
wertungen machen zu können glaubten und die Fälle numerisch in die Alibert-
Bazinschen Zahlen hineinnahmen. Zu der Ansicht, ob die Hallopeausche Form
eine eigenständige Gruppe der Mycosis-fungoides-Varianten darstellt, vgl. die
im nächsten Abschnitt über die d'emblée-Form dargelegten Schlußfolgerungen.

3. Mycosis fungoides d'emblée (VIDAL-BROCQ)

Unter dem Namen „variété à tumeurs primitifs, type des tumeurs mycosiques
d'emblée" sonderten VIDAL und BROCQ eine dritte Verlaufsvariante der Mycosis
fungoides aus, die mit der primären Entstehung von einem oder mehreren Tumoren
beginnt. Diese Geschwülste gleichen in ihrer Form dem cutanen Sitz, ihrem unvermittelten Aufschießen, ihrem Farbspiel und der Neigung zu ulcerösem Zerfall
oder zur völligen oder teilweisen Spontanregression mehr oder minder denjenigen,
die bei der Alibert-Bazinschen Form in der Schlußphase auftreten, vielleicht mit
Ausnahme des fast stets fehlenden Juckreizes und einer ab und zu beobachteten
größeren Derbheit. Stützt man sich nur auf klinische Kriterien, so ist im Einzelfall
naturgemäß die Entscheidung, ob es sich wirklich um eine Mycosis fungoides
handelt, schwer oder gar nicht zu treffen. Aber auch die Histologie kann bezüglich
der Differentialdiagnose zu Manifestationen anderer Retikulosen oder maligner
Geschwülste verschiedener Art angesichts der gelegentlich beobachteten Tendenz
klassischer Alibert-Bazinscher Tumoren zur Monomorphie einmal im Stich lassen
(s. Kapitel Histologie). Dennoch bleibt die Klärung der Histologie im Verein
mit der Forderung nach engster Zusammenarbeit zwischen Kliniker und Pathologen (ARZT, FUHS, GOUGEROT, KÜHL u. v. a.) oberstes Gebot. Um die einwandfreie Lösung dieser bis in die jüngste Zeit immer wieder umstrittenen Frage nicht
zu verwirren, sollte man nicht eher von einer Mycosis fungoides d'emblée sprechen,
als nicht das Vorliegen eines primären Blastoms, einer Hämatoblastose wie
Leukosen oder einer nichtmykosiden Retikulose ausgeschlossen wurde.

Eine Skepsis bezüglich der grundsätzlich möglichen Zugehörigkeit von
d'emblée-Fällen zur Mycosis fungoides kann nicht — es sei denn, man bezweifelt

eine Krankheitseinheit „Mycosis fungoides" überhaupt — aufrechterhalten werden, da klinisches und feingewebliches Bild genügend positive Kriterien bieten und die klassischen prämykotischen Erscheinungen nicht immer vermißt werden, sondern in nicht wenigen Beobachtungen den Tumoren nachfolgen. So sahen Löhe und Millberger einen isolierten Zungentumor, der nach Excision rezidivierte und zunächst als chronisch-hyperplastische Tuberkulose gedeutet wurde; 9 Monate später folgten ihm aber Hauttumoren und gleichzeitig ekzematöse Veränderungen mit universellem Pruritus, die die Diagnose Mycosis fungoides sicherten. Über ähnliche posttumoröse ekzemähnliche Veränderungen berichten Mitchell sowie auch Canelli, bei dessen Fall der Primärtumor nach 11monatigem Stillen unter plötzlichem Versagen der Milchproduktion an der Mamma auftrat, gefolgt von prämykotischen Erscheinungen am Thorax. Payenneville beobachtete einen Primärtumor, der als Sarkom aufgefaßt wurde und auf Röntgenstrahlen schwand. Erst die sich 6 Jahre später zeigenden, multiformen, teilweise infiltrierten juckenden Plaques konnten mit typischem klinischem und histologischem Bild die Anfangsdiagnose richtigstellen. Ähnliche Schilderungen in neuerer Zeit verdanken wir Bezecny, der allerdings nur von späteren, peritumorösen Infiltrationen spricht, sowie Freund, Cormia und Louste. In den letzten beiden Fällen trat der Primärherd auf einer Lues-Narbe bzw. unter dem Bilde eines Gummas auf, erst post mortem entfiel durch die in nachfolgenden Tumoren und rupiaähnlichen, z. T. ulcerierenden sowie serpiginösen, polycyclisch erhabenen Infiltraten gefundene mykoside Histologie der Verdacht einer Luesakquisition. Daß auch im Gegensatz zur Meinung von Berggreen eine Erythrodermie den d'emblée-Tumoren folgen kann, beweisen die Fälle von Höltkermeier und Schuurman. Der Verlauf des Schuurmanschen Falles ist insoweit noch interessant, als hier vor 8 und vor 4 Jahren je ein Tumor entstand, der sich zurückbildete, es folgte 2 Jahre danach eine Erythrodermie, der sich ihrerseits wieder Tumoren anschlossen, die ulcerierten. Der Fall von Weissenbach, Lévy-Franckel, wo sich nach einem Leistentumor eine histologisch als Mycosis fungoides angesprochene Erythrodermie zeigte und bei dem der Primärtumor nur in den oberen Schichten das Bild einer Mycosis fungoides, in der Tiefe aber neoplastische Züge zeigte, wird vom Referenten Martin als zweifelhaft bezeichnet. Die Beobachtung von Bazex von einem 1 Jahr isoliert bestehenden Pruritus, dem Tumoren und noch später wieder die verschiedensten prämykotischen Veränderungen folgten, könnte nicht nur, wie Bazex es tat, als Typus inversus, sondern auch, wenn man den Pruritus als echten Ausdruck verbreiterter klinisch latenter mykosider Vorgänge ansieht, ebensogut der Alibert-Bazinschen Gruppe subsummiert werden. Insgesamt ist dieser schon von Herxheimer-Martin als *Typus inversus* beschriebene Verlauf von uns in der Literatur seit 1929 etwa 20mal gefunden worden, wobei die Fälle von Helmke (von 16 Mycosis fungoides-Fällen aller Art der Jenaer Klinik zwei) und Poulsen (von 13 sogar fünf) nicht einbezogen sind. Flarer vertritt übrigens die Ansicht, daß alle d'emblée-Fälle, denen nicht etwa prämykotische Erscheinungen unvermerkt vorangegangen seien, dem inversen Typ zugehören, daß manche von ihnen die Postmykose (Herxheimer) lediglich nicht mehr erlebten. Es ergibt sich aus diesen inversen Fällen, daß das Auftreten von Tumoren nicht das Endstadium einer sich in eine bestimmte Richtung entwickelnden Gewebsproliferation darstellt, wie es etwa bei den Reihen Präcancerose-Carcinom oder retothelialer Proliferation-Retothelsarkom gegeben ist. Letzten Endes ist sie ein eindrucksvoller Hinweis dafür, daß die Mycosis fungoides immunbiologischen Steuerungen unterliegen könnte, die Tumorentwicklung also an eine bestimmte Konstellation geweblicher und übergeordneter Systeme gebunden ist. Wenngleich die weitaus meisten Fälle in gewissermaßen typischer Abfolge verlaufen, so sei doch daran erinnert, daß auch bei der Alibert-Bazinschen Form noch nach dem Erscheinen von Geschwülsten oder auch gleichzeitig prämykotische Manifestationen aller Art aufschießen können einschließlich einer sekundären Erythrodermie. Man kann sich der Schlußfolgerung nicht erwehren, daß es schließlich „dem Zufall unterworfen" bleibt, ob den Tumoren prämykotische Zeichen vorangehen oder postmykotische folgen. Man gelangt damit zur Frage, ob die Eigenständigkeit der d'emblée-Form überhaupt berechtigt bzw. so grundsätzlich, wie das in den Publikationen noch geschieht, aufrechtzuhalten ist, ob also nicht, analog den oben dargelegten Erwägungen bei der Erythrodermie, diese Variante in der klassischen Form aufgehen könnte und ob man nicht höchstens bei zeitlichem oder quantitativem Überwiegen einzelner Symptomausprägungen Untergruppen der einen und einzigen, nämlich der Alibert-Bazinschen Verlaufsform, anerkennen sollte. Wenn HERXHEIMER-MARTIN die Rechtfertigung, mit dem Typus d'emblée eine von der Alibert-Bazinschen Verlaufweise streng zu trennende gleichberechtigte Form aufzustellen, weniger in dem Fehlen der Prämykose und in dem unvermittelten Aufschießen primärer Tumoren sahen, als vielmehr in der diesen eigenen Stabilität und der circumscripten Lokalisation, so könnte man dem entgegenhalten, daß der Alibert-Bazinschen Form gerade diese beiden Kriterien längst nicht mehr fehlen. Das hat die ständig anschwellende Kasuistik (s. o.) erwiesen: sowohl die Alibert-Bazinschen Tumoren als auch die Prämykose können über Jahre und Jahrzehnte monoton und stabil bleiben und Prämykose wie auch die ihr folgenden Geschwülste können sich auf kleinstem, oft als segmentär imponierendem Raum abspielen. Das unvermittelte Aufschießen ist auch den prämykotischen und tumorösen Efflorescenzen des klassischen Ablaufs eigen. Ein weiterer Hinweis darauf, daß eine allzu strenge Schematisierung und Gruppeneinteilung dem Hauptcharakteristikum der Mycosis fungoides, ihrer großen Variabilität nämlich, nicht gerecht zu werden vermag, ist die Tatsache, daß eine Vielzahl von in die d'emblée-Variante rubrizierten Fällen möglicherweise der Prämykose gar nicht ermangelt. BÖHMER und HEITE folgern aus rein mathematisch-statistischen Wahrscheinlichkeitsgründen, daß bis auf Extremfälle ihrer Statistik, die vermutlich gar keine echte Mycosis fungoides gewesen seien, die Mycosis fungoides d'emblée nur eine gewissermaßen „dekapitierte" Alibert-Bazinsche Verlaufsweise sei, bei der die Prämykose bei Arzt oder Kranken nur übersehen oder aber latent geblieben sei. Hierfür findet sich ein auch in anderer Hinsicht instruktiver Hinweis in der ausführlichen, sorgfältigen Studie von KÜHL. Ihr Kranker zeigte Jahre hindurch einzeln oder multipel auftretende Tumoren verschiedener Prägung; es waren aber schon vorher und auch im Verlauf des Prozesses urticarielle und andere Exantheme aufgetreten, die von den Klinikern nicht recht gewertet, übersehen oder zumindest den Histopathologen, die Probeschnitte untersuchten, nicht mitgeteilt wurden. Unter den differentesten pathologischen Diagnosen, wie solides Carcinom mit starker entzündlicher Komponente, polymorphzelliges Sarkom, Kaposi-Tumoren, Seminom und — als Schlußdiagnose bis zum Exitus — Retothelsarkom kam es zur Armamputation und Semikastration. Die Pathologin KÜHL konnte aber, in Kenntnis der erwähnten Exantheme, post mortem in allen Schnitten einwandfrei mykoside Struktur nachweisen und so die Diagnose klären. Wir möchten diesen Fall nicht in die d'emblée-Gruppe, sondern in die Alibert-Bazinsche Form einreihen. Wenn man zustimmt, daß auch der prämonitorische Pruritus ein echtes Symptom der Mycosis fungoides ist, so müßte man auch die d'emblée-Fälle, die vor dem Auftreten der Tumoren einen Juckreiz (KLABER 3 Monate, KLIEGEL kurze Zeit) aufwiesen, der Alibert-Bazinschen Form zuordnen. WILLS reiht seinen Fall in die

Mycosis fungoides d'emblée ein, obwohl er schildert, daß die Tumoren bei seinem 83jährigen Kranken auf Lichen ruber-ähnlichen Prägungen (einem nicht seltenen Bestandteil der Alibert-Bazinschen Prämykose) entstanden. Ähnlich schildert URBAN bei seinem d'emblée-Fall wie auch KLIEGEL den Tumoren vorausgehende Knötchengruppen. WEISSENBACH glaubt allerdings zu der Aussage berechtigt zu sein, daß eine vorherlaufende Psoriasis keine Prämykose war. VIGNE-DUSAN beschreiben dem d'emblée-Tumor vorangelaufene Erytheme, ebenso FUHS, bei dem ein längere Zeit bestehender roter Fleck sich innerhalb von 2 Jahren allmählich infiltrierte, dann ulcerierte und tumorös bis doppelhandgroß wurde, wobei im Zentrum Narben entstanden. NEUMANN stellte auf einer Frankfurter Tagung einen Kranken vor, der 3 Jahre lang eine Rötung aufwies, der dann eine Schwellung folgte, auf der sich eine traumatische Ulceration mit Tumorentwicklung zeigte. Die wegen eines angenommenen Sarkoms vorgesehene Amputation konnte verhindert werden; in der Aussprache wurde die Diagnose Mycosis fungoides allerdings von einigen bezweifelt. Weiter ist POPOFF zu nennen, der vor dem Auftreten von „wellenartigen Tumoren" bei einem als d'emblée deklarierten Fall 2 Monate eine allgemeine Verdickung und Unebenheit, später eine disseminierte Pachydermie mit violetter Verfärbung sah. Von einer schmerzlosen Schwellung des Fußes 6 Monate lang vor der Ausbildung eines zerfallenden Knotens spricht MATRAS; es folgten dann zahllose seichte Ulcerationen mit peripherer Pigmentverschiebung.

Von d'emblée-Fällen, bei denen der Tumor oder die Tumoren auf scheinbar unveränderter Hau taufschießen (Typus Geschwulst nach ARZT), gibt es zu den hier angeführten Fällen mit präkursorischen Erscheinungen, die man der Alibert-Bazinschen Prämykose zurechnen muß, Übergänge, die ARZT schon früh seinem Geschwulst- als Plaquestyp gegenübergestellt hat. Während bei den Neubildungen des Typs Geschwulst klinisch und meist auch histologisch Anzeichen für eine entzündliche Komponente fehlen, erkennt man in den Plaques, auf denen sich später — aber nicht immer — Tumoren zeigen, schon äußerlich ein entzündliches Infiltrat, das auch Veränderungen „prämykosider" Art wie Schuppung, Blasenbildung und Ausprägung von Hyperkeratosen unterworfen sein kann. Der Plaques-Typ kommt nach MEYER fünfmal so häufig wie der Typ Geschwulst vor, beide Formen kommen gelegentlich beim gleichen Kranken gleichzeitig vor, ebenso wie Übergänge zwischen ihnen. Eine Entzündung ist aber (FRESEN u. a., vgl. Kapitel Pathogenese) ein Charakteristikum der Anfangsstadien der Alibert-Bazinschen Mycosis fungoides.

Es ergibt sich als Fazit der bisherigen Darstellungen, daß man zumindest einen nicht unwesentlichen Teil der Beobachtungen, die unter dem Begriff Mycosis fungoides d'emblée liefen, mit Recht der Alibert-Bazinschen Verlaufsform zuschlagen muß. Ob ein solches Vorgehen in jedem Fall gerechtfertigt ist, wie das oben zur Debatte gestellt wurde und wie das BÖHMER und HEITE aus statistischen wahrscheinlichkeitsanalytischen Gründen für möglich halten, wird sich wahrscheinlich erst nach weiterer Berücksichtigung dieser Gedankengänge entscheiden lassen. Es sei aber nochmals betont, daß in der Austauschbarkeit der Reihenfolge, in der die verschiedenen Symptomenkomplexe der Mycosis fungoides ablaufen, ein der Mycosis fungoides-Erkrankung offenbar grundlegend wesenseigener Zug liegt. Daß die Reihenfolge der Manifestationsweisen prinzipiell eine beliebige sein kann, wird im Kapitel „innere Organe" nochmals demonstriert werden, wobei als erstes, gelegentlich auch einziges Symptom ein Ergriffensein innerer Organe in nicht wenigen Fällen geschildert wird, denen Hauterscheinungen nicht nur in tumoröser, sondern auch „prämykotischer" Art folgten.

Zur Vervollständigung muß noch auf die übrige, bisher nicht erwähnte Kasuistik der Mycosis fungoides d'emblée eingegangen werden.

MEYER führt in einer Dissertation aus, daß im allgemeinen Männer häufiger als Frauen eine Mycosis fungoides d'emblée aufweisen und daß in hohem Alter die Alibert-Bazin-Form öfter auftritt. Lokalisatorisch seien Kopf, Hals, Brust und Scapularegion bevorzugt (CROSTIS sieben Fälle begannen sämtlich in der Schulterblattgegend). Die Konfiguration und die Gestalt sei den Alibert-Bazin-Tumoren gleich, man fände jedoch häufig eine höckerig-verrukös-papillomatöse, oft aber auch glatte Oberfläche mit Blasen und Ulcerierungen, die bei langsamem, langfristigem Verlauf häufig fehle. Die Entwicklung sei, so ergäbe sich aus der Übersicht über 45 gesammelte Fälle, anfangs meist langsam, bis dann plötzlich ein rapider Verlauf, sei es bezüglich des Wachsens des jeweiligen Tumors, sei es der Ausbreitung nach, einsetze. In nur 11% sei ein Lymphknotenbefall angegeben, was im Gegensatz zum differentialdiagnostisch hauptsächlich in Frage kommenden Retothelsarkom stehe. Bei letzterem sei auch in 60% der Rumpf, in je 16% Arme und Beine befallen, auch sei die Mycosis fungoides nach BONSE noch strahlensensibler als jene. Diese Übersicht wird durch die erwähnten Literaturberichte im großen und ganzen bestätigt. Bezüglich der Größe der Tumoren seien. BUSSALAI und RADAELI genannt, die walnußgroße, aber auch orangengroße Tumoren sahen, während SEEBERGER von kindskopfgroßen spricht. GENNER sah die Tumoren an der Oberlippe und am Lid, GOTTRON an der Mamma; in einem der hier grobknotig-warzigen Geschwülste fand sich histologisch zugleich ein Basaliom und typische Mycosis fungoides-Struktur, bis sich nach 4 Jahren weitere Infiltrate entwickelten. KEINING hebt den Befall des Capillitiums mit weichen, aber nie ulcerierenden Tumoren hervor, die auf Glasdruck lupoide Gebilde zeigten (Diagnose per exclusionem). An einen M. Boeck — vorher 15 Jahre an einen Erythemathodes — dachte auch PAUTRIER vor der Diagnosenklärung. Erwähnt sei, daß SERRA u. Mitarb. als jüngsten Kranken mit einer Mycosis fungoides d'emblée einen wenige Monate alten Säugling vorstellen; auch KOIKE-YOSINO schildern einen Befall mit einem Tumor d'emblée bei einem jungen Säugling. CAROL, BEHR, JONKHOFF, KRAUS, SCHMALIX und besonders GREIFENSTEIN heben eine besondere Verlaufsform mit gangränösem Zerfall von Teilen bzw. nahezu des gesamten Gesichtsschädels mit Riesendefekten und Arrosionen der Hirnschädelknochen und der großen Gefäße an, die in allen Fällen schließlich — zum Teil nach Ausprägung anderer Mycosis fungoides-Erscheinungen am Stamm — zum Tode führten, nachdem sie durch Strahlenbehandlung nur passager beherrscht werden konnten. Eine besondere Konfiguration findet sich bei einem Kranken von SÉZARY, der einen roten abgeheilten Fleck am Bauch hatte; 5 Jahre danach zeigten sich dort 15 rote infiltrierte erhabene ovoide Herde in halbkreisförmiger Anordnung auf sonst unveränderter Haut, ein Fall, der wohl auch der Alibert-Bazin-Form zugerechnet werden dürfte. Ein anderer Kranker bot einen Tumor dar, der als Epitheliom excidiert wurde; es trat ein rasches Rezidiv auf, eigroß, hart, mit kollateralem Ödem und mit harten herabziehenden Strängen nebst Lymphknotenbeteiligung; feingeweblich wurden die Gebilde als Mycosis fungoides erkannt. Strangartige Gebilde, die an Lues III erinnerten, beschreibt weiter UGAZIO am Oberarm. Raschen Verlauf geben GOUGEROT — mit Blasenbildung —, PORTNOY und ferner WIEDMANN an, wo nach einer Angina gruppierte ulcerierende und mächtige geschichtete Krustenbildung aufweisende Knoten festgestellt wurden; bald darauf trat unter Schluckbeschwerden der Tod ein. Daß, wie bei SÉZARY und auch von MARTIN früher schon beschrieben, eine Exstirpation den Verlauf einer Mycosis fungoides d'emblée nicht aufhalten kann, ergibt sich auch aus der Beobachtung von KÖNIGSTEIN, wo trotz Ausschneidung weit im Gesunden bald beetartige, polycyclische, glatte, erhabene Infiltrate folgten. Ähnliche Feststellungen finden sich bei MATRAS (Excision eines mannskopfgroßen Tumors, wonach auch die Infiltrate sich spontan zurückbildeten; nach Jahren war aber doch ein Narbenrezidiv entstanden, das später Zeichen von Malignität bot) und CRAPS (nicht ganz klar, ob Mycosis fungoides d'emblée; Excision, plastische Deckung, Rezidiv aus der Tiefe). CARILLOS Fall wurde 15 Jahre lang als Lepra verkannt, während umgekehrt ein als Mycosis fungoides d'emblé angesehener Tumor bei GAMMELS sich als Tularämie erwies. MIEDZINSKI schließlich beobachtete eine sich über 2 Jahre erstreckende ständig neue Aussaat von Tumoren, die jeweils unter Temperaturanstieg aufschossen und dann zur Kachexie führten. CHECINSKI und MALDYK beschreiben einen bemerkenswerten Fall einer Mycosis fungoides d'emblée eines 72jährigen Patienten. 3 Monate nach einer raschen Entwicklung und auch Rückbildung von Tumoren an Stamm und Extremitäten kam der Patient ad exitum. Die Obduktion deckte multizentrisch entstandene Herde in Herz, Lunge, Nieren, Schilddrüse, Nebennieren, Zunge, Zwerchfell, Pleuren, Lymphknoten, Knochenmark und Darmschleimhaut auf. Histologisch zeigte sich ein recht monotones Infiltrat kleiner Rundzellen und großer Mykosis-Zellen mit Zeichen einer malignen Entartung des lymphoreticulären Gewebes. Die Einordnung dieses Falles in die d'emblée-Form einer Mycosis fungoides wurde in der Überzeugung vorgenommen, daß der Begriff der Mycosis fungoides für eine Vielzahl von Erkrankungen mit verschiedenem Ursprung gebraucht wird. Reaktive Proliferationen, gutartige oder maligne Tumoren des reticuloendothelialen Systems werden in dem allumfassenden Begriff „Mycosis fungoides" untergebracht. Eine Abgrenzung der d'Emblée-Form von dem Retothelsarkom oder der Retikulosarkomatose ist notwendig (s. GOTTRON).

Die Schilderungen von BARBERA, BERGGREEN, BERTHOLD, JOULIA, KÄRCHER, KERL, LOMHOLT, RECHTER, ROTNES und STORCK ergänzen das klinische Bild im erwähnten Rahmen. Bemerkenswert sind nur noch die Angaben über die Häufigkeit des Vorkommens der Mycosis fungoides d'emblée. PAUTRIER und WORINGER erkennen 1938 nur 60 Fälle der Weltliteratur seit 1800 als echte Vidal-Brocq-Varianten an, SEEBERGER stellte bei 18 Tübinger Fällen je eine d'emblée- und eine inverse Erkrankung fest, SCHILLING in Heidelberg unter 16 Fällen zwei, HELMKE in Jena von 16 Kliniksbeobachtungen zwei inverse Verlaufsformen. HEITE und SOCHA weisen eine Relation 53 von 337 = 15,7% d'emblée-Formen einschließlich des inversen Typs nach, eine erstaunlich hohe Zahl. Wir selbst kommen auf etwa 68 Fälle von rund 800 Mycosis fungoides-Erkrankungen überhaupt, also nicht einmal 10% (eine genaue statistische Auswertung haben wir, da Doppelerfassungen durch mehrmaliges Vorstellen oder Sammelübersichten nicht sicher auszuschließen sind, nicht vorgenommen; unsere Zahl dürfte also eher noch zu hoch gegriffen sein).

II. Symptomatologie anderer Organe und Organsysteme

1. Schleimhautbefall (einschließlich Augenbefall)

An dieser Stelle soll nur aus didaktischen Gründen die Beteiligung der Schleimhaut der dermatologischen Grenzgebiete der Augen, der Nase, des Mundes, Rachen und Kehlkopfes sowie des unteren Rectums beschrieben werden; Befall der Urethra oder der Vagina werden unseres Wissens merkwürdigerweise in der Literatur nicht angeführt. Alle übrigen Schleimhautbeteiligungen suche man im Kapitel „Innere Organe".

HERXHEIMER-MARTIN halten einen Befall der Schleimhäute noch für ein seltenes und ungewöhnliches Ereignis, eine Ansicht, die LUTZ auch 1957 noch vertritt. Demgegenüber meint BERGGREEN, daß der Schleimhautbefall nicht nur imponierender, sondern häufiger als beispielsweise derjenige der Lymphknoten sei; nicht selten würde er aber übersehen. Klinische Symptome: Höltkermeier und Bennek Salivation, Bluefarb, Seeberger, Rodrigues: Laryngo-Pharyngitiden, Heiserkeit bis zur Aphonie und Husten, Pautrier, Seeberger, Wiedmann, Cheridjian: Schluckbeschwerden; Buschke: Nasenbluten; Kren, Schuermann: Zungenbeläge; Stenzel: sogar Zahnausfall; Wiedmann: Anginen würden oft als zufällig oder begleitend abgetan, seien aber ebensooft schon Ausdruck spezifischer Prozesse. Die Schleimhaut beteilige sich erst mit dem zweiten Stadium, und zwar auch dann nur hautnahe Schleimhautregionen (so auch Keller, nicht aber Greither, Schuermann u. a.). Es besteht kein Zweifel, daß im Tumorstadium oder beim Typ d'emblée die Symptome häufiger sind bzw. häufiger entdeckt werden (Schuermann); im allgemeinen geht die Art der Manifestationen mit derjenigen der Haut parallel, was besonders kraß ein Fall von Linser erhellt, der an der Haut wie an der Zunge verruköse Gebilde sah. Die Variationsbreite der Schleimhautreaktionen ist gering (Greither), deshalb bieten die mykosiden Veränderungen klinisch leicht Anlaß zu Verwechslung mit anderen Erkrankungen, falls nicht Hauterscheinungen den rechten Weg weisen. Sie reichen von schmutzigen Belägen über Trübungen, perlmutterfarbenen Plaques, leukoplakischen Bildern, oberflächlichen Exfoliationen, flachen Ulcera mit Verdickung der Umgebung bis zu tumorösen (Appel), dann oft linsen- (Gartmann, Kühl), erbs- (Rodriguez) bis kirschgroß (Gottron), werden als blau-schimmernd erodiert, scharfrandig-derb (Kern, bei einem 86jährigen Mann) mit plattenartigem Grund (Gottron) oder als hyaline Knoten (De Feo) beschrieben und weisen insbesondere die von der Haut her bekannte Tendenz zum Zerfall auf, der oft geradezu monströs sein kann (vgl. die von der Nase ausgehenden Zerstörungen, die zu großen Gesichtsdefekten mit Arrosionen der Schädelknochen, Durchbruch in die Schädelhöhle und tödliche Arrosionsblutungen — Greifenstein, Behr, Carol, Kraus, Schmalix, Jonkhoff — führen und weiter oben schon beschrieben wurden). Schönfeld erwähnt eine Atrophie mit Lingua plicata nebst Tumoren und flächenhafte erodierte Infiltrate, Weidman eine Schwellung der Zunge, Greither spricht von weichen zerfallenden Knoten an der Zunge; Seeberger stellte eine höckerige Zunge fest, zugleich sah er am Uterus polypöse Tumoren. Uterus- und Ovariumtumoren und Infiltrate fand weiterhin Höltkermeier. Die Reihenfolge der Befallshäufigkeit stellt Berggreen mit Lippe, weichem Gaumen (der harte Gaumen würde nie ergriffen, Schönfeld sah dort aber ein erodiertes Infiltrat, Stenzel eine Perforation), Wange, Zunge, Rachen, Tonsillen, Epiglottis und Kehlkopf, dann Trachea-Oesophagus, Augen dar. Ähnliche Lokalisationshäufigkeiten geben auch Keller, Greither und Schuermann an, nur daß die letzteren — was auch durch unsere Literaturbefunde bestätigt zu werden scheint — am häufigsten die Zunge beteiligt sahen (Bluefarb, Cawley, Döring, Gottron — hier handelt es sich um eine ausschließlich an der Mundschleimhaut, nämlich Zungenmitte, Wange, Unter- und Oberlippe, aufgetretene Mycosis fungoides, die histologisch gesichert war — Hölzer, Keller, Kern, Kühl, Noeske, Pautrier — Zungentumor bei Infiltrat-Stadium der Haut —, Weidmann — bei siebenjähriger Erythrodermie ohne Hauttumoren —, Seeberger, Lausecker — bei galoppierendem Verlauf mit Zungen-, Kehlkopf- und Oesophagus-Tumoren). Beteiligung von Uvula, Wange und weichem Gaumen sah Bluefarb bei ebenfalls galoppierendem Verlauf, während bis auf De Feos Kranken (weicher Gaumen) die anderen Beobachtungen erst bei längerem Bestehen einer Haut-Mycosis fungoides beschrieben werden.

Befall der Augen scheint doch häufiger zu sein (Herzberg), als allgemein angenommen wird. So führt Gaté Tumoren der Conjunctiva (histologisch nicht einwandfrei gesichert), NOESKE Befall der Skleren, TELLER ein Ulcus corneae, ROSSI Retinalvenektasien, Hämorrhagien, verwaschene Papille, weißgelbliche periphere Flecke im Fundus nebst Lid- und Conjunctiva-Ödem an, die schließlich eine Erblindung verursachten, LÖHE und SCHMIDT eine Conjunctivitis mit Cornea-Infiltraten und Defekten, die sich parallel zur Haut besserten, PASCHEFF einen symmetrischen granulomatösen Befall beider Bindehäute und RAJKA eine Iridocyclitis an. OBERSTE-LEHN stellte einen Patienten mit einer Mycosis fungoides und einem Sjögren-Syndrom vor (Keratoconjunctivitis sicca mit punktförmigen Veränderungen, Stenosierung der Tränenwege). HERMANN publiziert einen Fall, wo eine Keratitis parenchymatosa bestand, einige Jahre später war eine Mycosis fungoides der Haut eingetreten, nunmehr wurde die Keratitis, die anfangs als luisch angesehen wurde, operiert und plastisch gedeckt. Im Excisionsstück wurde histologisch eine typische Mycosis fungoides nachgewiesen. Ähnlich weist auch LOUSTE auf die Irrtumsmöglichkeit einer Lues-Diagnose bei Plaques muqueuses hin, die sich als Mycosis fungoides herausstellten, und umgekehrt KELLER, dessen Fall für Mycosis fungoides gehalten worden war, der sich aber als Lues entpuppte. KELLER glaubt, aus der Ähnlichkeit der Schleimhautbilder bei diesen beiden Erkrankungen, die auch serologisch bestünde, wenn nicht auf eine Verwandtschaft, so doch zumindest bezüglich der Mycosis fungoides auf eine infektiöse Ätiologie schließen zu dürfen. Bei dem Kranken von JONKHOFF führte fortschreitendes tumoröses Ergriffenwerden der Orbitalgewebe von Nase und Sinus maxillaris her zum Bulbusbefall mit erzwungener Enucleation. FRANCESCHETTI sah zweimal Retina-Herde mit Papillenödemen. DEGOS demonstrierte eine Protrusio bulbi, die anscheinend durch spezifische, röntgenologisch erkennbare retrobulbäre und retroorbitale Massen hervorgerufen war; zugleich bestand Hirndruck und Benommenheit; auf 2000 Röntgeneinheiten trat Restitutio ad integrum ein. Ähnlich publiziert PAILLARD Augenhintergrundveränderungen, die auf Urethan schwanden. Auch die Fälle von KUGELBERG mit Hemianopsie und Stauungspapille bei einem mykosiden Occipitallappen-Tumor und von MONCORPS mit Oculomotoriuslähmung und Stauungspapille mögen statt im Kapitel „Innere Organe" schon hier genannt werden und schließlich noch die Veröffentlichung von NEXMAND, der bei einer Prämykose spezifisch gedeutete Katarakte sah.

Analog zum Degosschen Fall wäre noch SEEBERGERs Beschreibung einer Vorwölbung des Bulbus zu erwähnen, die mit einer sulzigen Schwellung der blutunterlaufenen Conjunctiven einherging. Ob die Stauungspapille, die von einem Ausfall mehrerer Hirnnerven begleitet war, im Fall von TOR auf spezifischen Hirnprozessen basierte, konnte, da der Patient bei der Demonstration noch lebte, nicht aufgeklärt werden. Hingegen soll der Fall von HERZBERG mit einem gewissen Vorbehalt angeführt werden. Dieser wurde bewußt als Mycosis fungoides d'emblée mit metastatischem Befall des Uvealtraktes publiziert; es handelte sich aber wohl von Anfang an um eine unreife Retothelsarkomatose, die zeitweilig zur Rubrizierung als Mycosis fungoides Anlaß bot.

Zur Vervollständigung der Kasuistik seien noch genannt: WIEDMANN (Ulcerationen an der Epiglottis mit fibrinösen Belägen bei einer Mycosis fungoides d'emblée), CHERIDJIAN (Pharynx bei zusätzlicher Sklerodermie), RODRIGUES (Larynx enorm infiltriert, Nasenschleimhaut, Epiglottistumor mit Vergrößerung der regionären Lymphknoten), GREITHERs Fall eines aufgeworfenen Tumors an der Unterlippenseite, bei dem er eine Auslösung durch einen vorstehenden Zahn diskutiert, BLUEFARB (Uvula), KOCHS (Mundschleimhaut mit vegetierendhyperkeratotischer Ausprägung, die sich gleicherweise an der Haut zeigte), BOHNSTEDT (Lippe und Mund), NOESKE (neben narbig verheilter Nasenschleimhautbeteiligung Schorfe und Infiltrate im unteren Rectum), BRANSCHEID konnte offenbar den Gottronschen Fall mit isolierter Mundschleimhaut-Mycosis fungoides weiter verfolgen. Der Kranke starb nach 8 Jahren mit Ergriffensein innerer Organe, aber ohne Beteiligung der Haut. Hierhin gehört auch die Schilderung von CAWLEY mit isoliertem Befall der Mundschleimhaut, der Zunge, Speicheldrüsen und Tonsillen (Bläschen). ESCHWEILER: Alibert-Bazinsche Hauterscheinungen schwanden unter der Therapie; Monate später Ödem und Infiltrate im Rachen, kirschgroßer blaß-rötlicher, höckeriger, schmierig belegter, aufgeworfener Tumor an der Zungenmitte, Ulcerationen an Ohrmuschel und Gehörgang, nässendes Trommelfell, Innenohrschwerhörigkeit. Autoptisch erwiesen sich alle diese Herde als spezifisch, befallen war auch der Kehlkopf und das Felsenbein, wohingegen das Innenohr ohne Befund war, weshalb die Innenohrschwerhörigkeit als toxisch erklärt wurde. BENNEK sah tiefe Nekrosen an Kehlkopf, Tonsillen, Uvula und Gaumenbögen, BASU einen Tonsillentumor (d'emblée-Fall), BERGGREEN einen zerfallenden Zungentumor nebst einer unspezifischen Rachenschwellung, LÖHE einen schmerzhaften, PAUTRIER einen indolenten Knoten an der Zunge, der lediglich beim Schlucken Beschwerden bereitete. Schließlich fand VOSS eine Atresie des linken Ohres mit Taubheit, wobei die Knochen weich und spongiös waren und stellenweise durch cholesteatomähnliche Massen ersetzt wurden, Mittelohrknochen einschließlich der Tabula vitrea waren zerstört und durch blaurote Infiltrate ersetzt; alle Erscheinungen besserten sich auf Röntgentiefenbestrahlungen. Zur Frage der *Häufigkeit des Schleimhautbefalles* sei schließlich noch darauf verwiesen, daß HELMKE von 16 Fällen einmal, SCHILLING von 16 Fällen zweimal, SEEBERGER von 18 Fällen ihrer Kliniken zweimal einen gesicherten Mycosis fungoides-Schleimhautbefall in den Krankenblättern verzeichnet fanden, bei SEEBERGER kommen noch vier Fälle mit klinischem Verdacht hinzu. Eine größere Statistik kann SCHUERMANN anführen, der in 700 Fällen insgesamt 40mal = 6% einen Schleimhautbefall ausfindig machte.

Wir fanden derartige Angaben in 47 Fällen (in Sammelreferaten oder Dissertationen aufgeführte Fälle nicht mitgerechnet), sind aber der Meinung, daß eine Beteiligung der Schleimhaut sicherlich öfter vorkommt und, sei es, weil nicht daran gedacht wird, sei es, weil es sich um manchmal nur diskrete Befunde ohne besondere subjektive Beschwerden handelt, lediglich bei den Fallvorstellungen übersehen oder nicht erwähnt ist. Auch SCHUERMANN, der bei aller Vorsicht aus seiner Übersicht der Weltliteratur meint, daß die Lippe bevorzugter Sitz von Mycosis fungoides-Erscheinungen sei und die Schleimhäute in höherem Alter relativ häufiger befallen seien, unterstreicht ausdrücklich das Kursorische und Dürftige in den Literaturbeschreibungen.

Zusammenfassend ergibt sich, daß eine Beteiligung der Schleimhäute wahrscheinlich häufiger ist als bisher angenommen, grundsätzlich dem bunten Bild der Hauterscheinungen in seiner klinischen Ausprägung entspricht und von Belägen, Verhornungsanomalien, Infiltraten bis zu Tumoren mit — oft schmerzhaftem — ulcerösem, gelegentlich monströsem Zerfall reicht. Eine allgemein gültige Beschreibung kann daher kaum gegeben werden, Verwechselung mit anderen Schleimhauterkrankungen ist wegen der geringen Variationsbreite der Schleimhautreaktionen sehr häufig gegeben; zur Diagnose sind alle übrigen Befunde und Möglichkeiten erforderlich.

2. Lymphknoten und Milz

Sieht man in der Mycosis fungoides eine gestaltliche Äußerung des RES (FRESEN), die zwar, von Ausnahmen abgesehen, primär an die Haut gebunden ist,

aber sich prinzipiell an allen gefäßführenden Körperorganen ausprägen kann, so
darf vorausgesetzt werden, daß typische Veränderungen der Mycosis fungoides
auch an Milz und Lymphknoten erwartet werden können. Da die Mycosis fungoides aber keine Systemerkrankung des RES darstellt und Lymphknotenveränderungen bei Hauterkrankungen vielfältiger Natur sein können, kann die
Frage mit Recht diskutiert werden, ob auch der bei der Mycosis fungoides beobachtete Befall des lymphatischen Systems spezifischen Charakters oder nur
sekundärer Art ist. Diese Erörterungen haben in den vergangenen Jahrzehnten
bereits einen breiten Raum eingenommen. Es darf der folgenden Übersicht und
auch dem histologischen Kapitel vorweggenommen werden, daß aus der feingeweblichen Struktur des reticulo-lymphocytären Systems viele Möglichkeiten
einer unterschiedlichen Entwicklung herauszulesen sind; sie betreffen einmal den
Sektor der Lymphocytengenese und zum anderen die Entwicklung rein reticulärer
Anteile und besitzen zwar Assoziationen miteinander, können sich aber prinzipiell
in verschiedener Richtung entwickeln (s. S. 794).

Es besteht kein Zweifel, daß ein Teil der aufgetretenen Lymphknoten-
Schwellungen nur ein „*symptome de voisinage*" ist, also durch Sekundärinfektionen
oder bei nässenden Flächen und infolge Abtransport von Zelldetritus bei Gewebs-
einschmelzungen, wie HERXHEIMER meint, erzeugt wird. Ein weiterer Teil gehört
zum Syndrom der lipomelanotischen Retikulose, einer unspezifischen Reaktion,
die — wie wir durch PAUTRIER und WORINGER seit 1937 wissen — bei großflächigen Hautveränderungen vorkommt, die ihrerseits pathogenetisch verschiedene
Dermatosen zur Grundlage haben können. Wie diese beiden Autoren, so fand auch
BLUEFARB in mehreren Fällen eine lipomelanotische Reaktion bei der Mycosis
fungoides, zweimal davon entwickelte sich aber im weiteren Verlauf ein spezifisch
mykosides Infiltrat; ähnlich schreibt ROBERT, daß anfangs nur Melanin, später
Reticulumzellwucherungen und noch später echte, der Mycosis fungoides eigene
histologische Strukturen festgestellt worden seien; in allen diesen Fällen hat es
sich stets um Erythrodermien (primär oder sekundär) gehandelt. Solche Befunde
können nur histologisch erhoben werden, und die Histologie kann auch allein bei
der Entscheidung helfen, ob der Lymphknotenbefall bei der Mycosis fungoides
spezifisch oder unspezifisch ist; denn klinisch bieten Art und Ausdehnung der
Lymphknotenveränderungen nichts Charakteristisches. Die Größe der Knoten
schwankt von Bohnengröße bis zu exzessiver Größe (MIENICKI: paketartig).
Sie sind weich bis derbelastisch, auf der Unterlage wie auch gegen die bedeckende
Haut, die ihrerseits glatt und bis auf gelegentlich beschriebene Durchbrüche und
Eiterungen (KOGOJ) unbeteiligt ist, verschieblich. Bezüglich der Hautlymphknoten gilt, daß nur ein Knoten, mehrere oder alle generalisiert beteiligt sein
können, wobei nicht immer zunächst die den Hautprozessen benachbarten (so bei
POULSEN: in 50% der Fälle mit Lymphknotenbefall regionär und RODRIGUEZ bei
Rachen- und Nasen-Mycosis fungoides), sondern auch oft fern liegende Gruppen
beteiligt sein können. Ihre Veränderungen können das Auf und Ab der Hautprozesse mitmachen (BERGGREEN, PAUTRIER), meist aber verlaufen diese unabhängig von der Ausprägung der Hautmanifestationen (WILE: bei Prämykose
erst spät generalisiert, GARTMANN: 6 Jahre lang ununterbrochen neue Infiltrate,
erst im 6. Jahr allgemeine Lymphknoten, wobei deren histologische Struktur
aufgehoben war durch ein buntes Zellgemisch mit narbiger Kapselverdickung, so
daß an einen Morbus Hodgkin gedacht wurde (s. hierzu weiter unten auch FLARER),
GOUGEROT: bei primärer Erythrodermie erst nach Jahren, als auch Hauttumoren
auftraten, HESSE: ebenfalls erst, als bei Alibert-Bazinschem Verlauf Tumoren
erschienen, MILIAN: bei subakutem Verlauf nie Lymphknoten, NEUBER: nach
5 Jahren). Die Lymphknoten können auch, wie dies von den Hauterscheinungen

schon erwähnt wurde, ante finem verschwinden, nachdem sie vorher generalisiert waren (GABRIEL-NEUHOLD), oder spät auftreten und dann ohne Parallele zum Schweregrad der Hautsymptome bis zum Tod persistieren (GRIVEAUD, WILE und KNERLER); ARZT berichtet von auffallend frühem Befallensein zahlreicher Lymphknoten bei einem Alibert-Bazinschen Typus, FLARER schildert einen Fall, der isoliert mit einer universellen Lymphknoten-Schwellung begann und so zur Verwechslung mit einem Morbus Hodgkin Anlaß bot, insbesondere da auch die Histologie Hodgkin-ähnlich war, bis später eine einwandfreie Alibert-Bazinsche Mycosis fungoides nachgewiesen werden konnte. Vielleicht ist noch bezüglich der Lokalisation erwähnenswert, daß mehrfach gerade ein Befall der Achsel (DUGOIS: bei Erythrodermie; SPILLMANN und WATRIN: bei Duhring-ähnlicher Prämykose plus Infiltraten) oder der Leistendrüsen (im erwähnten Fall bei SPILLMANN und WATRIN, ferner bei Erythrodermien GADRAT, GOUGEROT) hervorgehoben wird, wie das übrigens bei der Pautrier-Woringerschen Lipomelanosis erfahrungsgemäß häufig der Fall ist; man könnte also hierin einen Hinweis auf die Berechtigung der Skepsis sehen, mit der von mancher Seite die Möglichkeit einer spezifischen, mykosiformen Lymphknoten-Beteiligung angesehen wird. In der Tat findet man, falls überhaupt ein Hinweis auf die Struktur der Veränderungen gegeben wird, sehr oft das Epitheton „unspezifisch" (BERGGREEN meist, DORSEY immer, in 13 Fällen; FUHS: unspezifische Entzündung bei Erythrodermie; GABRIEL und NEUHOLD ventilieren, ob die uncharakteristische Struktur therapiebedingt sein könne, da sie eine für Urethan-Wirkung sprechende zentrale Kollagenisierung des Reticulums, ein eosinophiles Balkenwerk und Zellen mit bizarren chromatinarmen Kernen sahen, ebenso gleichartige Veränderungen in der Milz; GOODMAN: unspezifische Entzündung mit starker Fibrosis; GRACIANSKY, BOULLE: meist Lipomelanosis; KIESSLING, LEVER: meist nichtmykosid, so auch ORMSBY und MONTGOMERY sowie DARIER, POULSEN in 13 und ZOON in 20 Fällen uncharakteristisch; HEITE: bezüglich neun Milzveränderungen in vier Fällen unspezifisch; ROBB-SMITH: Milz und Lymphknoten nur reticuläre Hyperplasie; BLUEFARB: Milz unspezifisch, desgleichen NOESKE). Es sei angefügt, daß solche uncharakteristischen Befunde, die ROSENTHAL schon 1929 veranlaßten, die lymphatische Genese der Mycosis fungoides entschieden abzulehnen, besonders bei Erythrodermien gefunden werden; allerdings ist ein Lymphknotenbefall generell bei der Erythrodermie am häufigsten, und er wird, schon aus differentialdiagnostischen Gründen, bei ihr sicher auch am häufigsten intra vitam feingeweblich untersucht. WIEDMANN diskutiert gerade bei der Erythrodermie den Begriff der Adenopathie, ARZT sah bei mehreren dieser Verlaufsformen eine Reticulumvermehrung bei Rückgang der Zahl der Keimzentren. Er kommt zu dem Schluß, daß bei der Erythrodermie fast immer ein Lymphknotenbefall vorhanden sei, wie das Fälle von BASSET (sekundäre Erythrodermie), DARIER, DÉROT, FUHS, GOUGEROT, GADRAT, MIENICKI, TENCHIO (einmal unspezifisch, einmal Anzeichen für maligne Entartung), FLARER u. a. zu beweisen scheinen. Daß aber bei Erythrodermien eine Lymphknotenbeteiligung auch einmal gänzlich vermißt oder erst nach Jahren gesehen werden kann, wurde schon erwähnt.

Solchen Betrachtungen stehen nun, besonders in neuerer Zeit, eine nicht geringe Zahl von Angaben über *spezifisch mykoside Bilder* von vergrößerten Lymphknoten gegenüber, so AUB, WILE und KNERLER, PAUTRIER und WORINGER, RABITO, SZODORNY (bei Sektion), ROBERT, ROEDERER, WIEDMAN (bei d'emblée), POST und LINCOLN und HEITE, ferner bei BERMAN, FISCHER, SAMEK, BENNEK, BERGGREEN, FABER, HÖLTKERMEIER, NIETHAMMER, RABITO, RAJKA, FRASER (die letzten elf Zitate beziehen sich zugleich auf spezifische Infiltrate bzw. Tumoren in der Milz).

Bezüglich einer Milzbeteiligung, die außer von den genannten Autoren noch von TOURAINE (spezifisch?), POULSEN („nur selten"), KÜHL (unspezifisch), KUGELBERG („Splenitis septica") und GRACIANSKY (nicht selten beteiligt), CORMIA (nur klinisch vergrößert, ging parallel zur Haut zurück), BOSCO (Splenomegalie) u. a. gesehen wurde, ist zu sagen, daß sie bei Autopsien überwiegend vermißt wurde. Im Verein mit den Feststellungen, daß bei der Mehrzahl der Fälle ein Lymphknotenbefall völlig fehlt oder doch offenbar so geringfügig ist, daß er in den Publikationen gar nicht erwähnt wird, spricht die relative Seltenheit einer spezifischen Milzbeteiligung gegen die pathogenetische These eines primären Systembefalls des lymphoreticulären Apparates bei der Mycosis fungoides. Diese Befunde aus der Kasuistik seit dem letzten Handbuchbeitrag scheinen auch gegen die vor allem im amerikanischen Schrifttum zu findende Annahme zu sprechen, die Beteiligung des lymphatischen Systems im eigentlichen Sinne sei, wenn schon nicht primär („Lymphoblastom"), so doch den Veränderungen des reticulo-histiocytären Systems der Haut zeitlich und dem pathogenetischen Rang nach gleichwertig.

Auf diese Fragestellung wird kurz im Kapitel „Innere Organe" und insbesondere bei der Abhandlung der Pathogenese noch einmal eingegangen werden.

Ergänzend soll bezüglich eines Milzbefalles bei der Mycosis fungoides noch grundsätzlich darauf aufmerksam gemacht werden, daß angesichts der häufigen bakteriellen Komplikationen eine Milzvergrößerung natürlich auch einen nur infektiösen Charakter besitzen kann und daß andererseits sowohl klinisch wie auch pathologisch-anatomisch die Milz vollkommen unauffällig sein kann, sich aber doch bei genauer mikroskopischer Durchmusterung spezifisch mykoside Infiltrate finden lassen (HÖLTKERMEIER). Es liegt die Vermutung nicht fern, daß bei aufmerksamer Beobachtung eine Beteiligung am Krankheitsprozeß öfter registriert werden könnte, als es nach den Literaturberichten der Fall zu sein scheint. Wenn man aber die offensichtlich sorgsam erhobenen Befunde größerer Sektionsreihen betrachtet, bei denen prozentual überwiegend die Milz und auch die Lymphknoten als frei von Krankheitserscheinungen angegeben sind, wird man an der Aussage festhalten, daß von einer regelmäßigen oder gar primären Beteiligung des lymphatischen Apparates sensu strictiori an der Mycosis fungoides heute nicht die Rede sein kann und daß mit hoher Wahrscheinlichkeit eine umwälzende Korrektur dieser Anschauung auch in Zukunft nicht zu erwarten ist. Prinzipiell ist also festzuhalten, daß, wie FRESEN betont, die Mycosis fungoides keine Systemerkrankung darstellt.

Es bleibt noch darauf hinzuweisen, daß gelegentlich außer den cutanen auch die inneren Lymphknoten am Mycosis fungoides-Geschehen beteiligt sind, sei es spezifisch (WILE, BERGGREEN, KOLFF, BRANSCHEID u. a.) oder unspezifisch, und daß in Einzelfällen eine maligne Entartung angeführt wird. Über die Frage einer malignen Entartung der Mycosis fungoides wird im umfassenden Rahmen des Pathogenese-Kapitels noch einmal ausführlich zu sprechen sein. Eine neoblastomatöse Umwandlung von Lymphknoten bei einer Mycosis fungoides, bedingt durch einen Erbfaktor, hält BLUEFARB prinzipiell für möglich, während ARZT darauf hinweist, daß die Klinik, oft auch die Histologie eine Unterscheidung, ob sich ursprünglich mykoside Lymphknoten maligne transformiert haben oder ob solche Fälle von Anfang an ein Malignom gewesen seien, nicht immer zuläßt. DUGOIS spricht bei einer mykosiden Erythrodermie von einer malignen Retikulosis der Lymphknoten, TENCHIO sah in einem ähnlich gelagerten Fall ein Durchwandern reticulärer Elemente in die Umgebung, besonders längs der Gefäße, was er als Zeichen beginnender neoplastischer Umwandlung deutet; FRASER erwähnt, daß er in einem Fall histologisch Strukturen einer Mycosis fungoides, eines Hodgkin und eines Lymphosarkoms zugleich gesehen habe, REICH und BONSE entdeckten bei sicherer Mycosis fungoides der Haut in einem nie röntgenbestrahlten inguinalen Lymphknotentumor ein Retothelsarkom. Auch ein Fall von BERGGREEN wurde später als Retothelsarkom entlarvt, nachdem SCHUERMANN schon vorher auf diese Möglichkeit hinweisen konnte, da nach seiner Erfahrung ein — in diesem Fall gegebenes — frühzeitiges Ergriffensein der Lymphknoten den Verdacht auf einen malignen Prozeß wecken muß. Zum Schluß sei noch der Fall von BERLINGIERI referiert; hier war ein histologisch typischer Tumor d'emblée am Rücken entstanden, dem sich einige Zeit später eine Schwellung eines supraviculären Lymphknotens hinzugesellte. Dieser Lymphknoten stand also in keiner Lymphgefäßverbindung mit dem Primärtumor. Die Drüse erwies sich bioptisch als ein destruierendes Lymphosarkom. Über das weitere Schicksal dieses Kranken konnte leider nichts ermittelt werden.

3. Blut

Bestrebungen nach differentialdiagnostischer Abgrenzung der Mycosis fungoides von Leukosen, später auch Retikulosen aller Art, ferner nach möglicher Aufdeckung ätio-pathogenetischer Zusammenhänge haben schon seit langem Veränderungen der Blutbestandteile und der blutbildenden Organe besondere Aufmerksamkeit zuwenden lassen. Obwohl aber auch in der Zeit nach dem Erscheinen des alten Handbuches eine Fülle von diesbezüglichem Material zusammengetragen wurde, ist man, grob geurteilt, nicht um wesentliche Schritte über die Erkenntnisse von HERXHEIMER und MARTIN hinausgelangt. Obgleich, wie unten dargelegt, die verschiedensten Abweichungen der Blutzellenzusammensetzung bei der Mycosis fungoides in allen Stadien der Entwicklung beschrieben werden, gilt doch, daß die meisten Fälle bis zum Tode ohne besondere Verschiebungen der corpusculären Blutbestandteile verlaufen, wenn man von Veränderungen absieht, die im Gefolge vieler chronischer Erkrankungen laufen oder durch sekundäre Prozesse oder auch durch die Therapie (Röntgenbestrahlungen, Arsen, Cytostatica) bedingt sind. Dies trifft auch für Änderungen der hämopoetischen Organe im Knochenmark, für die Relationen des Bluteiweißes und anderer chemischer Blutbestandteile zu.

Wenn zunächst Art, Relation und Zahl der Blutkörperchen abgehandelt werden sollen, so ist hervorzuheben, daß Autoren die Blutformel ausdrücklich als „uncharakteristisch", „unspezifisch", „normal" oder „im Rahmen der Norm" bezeichnen: ARZT, BOŠNJAKOVIĆ, CALAS, FREI, BENNEK, FLEISCHHACKER, GADRAT, GAMMEL, GERTLER, GRACIANSKY und PARAF, HELMKE, HERZBERG, KOGOJ, JAEGER, MONTGOMERY, ORMSBY, PAUTRIER, STENZEL, SEEBERGER, ZOON, MATRAS, PLOTKINA, VILANOVA. Betrachtet man unseren Erfahrungen nach den Gesamtverlauf der Erkrankungen im Hinblick auf eine regelmäßige Erfassung des *Blutstatus*, so ist doch eine Tendenz zur Monocytose und Eosinophilie zu erkennen, wenn man unter diesen Veränderungen einen mindestens 10%igen Anteil solcher Zellelemente versteht. An quantitativen Veränderungen findet man auch bei anderen Autoren eine Vermehrung der Eosinophilen angegeben, die schon seit jeher beobachtet und zeitweise für pathognomonisch gehalten wurde. HEITE-SOCHA fanden bei ihrer Übersicht in mehr als einem Drittel Prozentzahlen von mehr als 10%, GRACIANSKY und BOULLE führen ein Ergebnis von 60% mit mehr als 3% Eosinophilen an, betonen aber, wie hier vorwegnehmend schon gesagt sei, daß oft im Blut eine hohe Zahl gefunden werde, während im Sternalmark keine Vermehrung festzustellen sei, und daß im Zusammenhang mit der naheliegenden Vermutung über eine Entstehung der

Eosinophilen im Gewebe auch zwischen Blut- und Gewebseosinophilie keine gleichsinnige Korrelation (ZOON) gegeben sei. Die Vermehrung der Eosinophilen im strömenden Blut ist offenbar nur ein fakultatives Vorkommen und muß im Sinne eines reaktiven Geschehens allgemeiner Art, provoziert durch eosinotaktische Reize, bewertet werden. LEREBOULLET versuchte, die Tendenz zur eosinophilen Reaktion durch einen diagnostischen Test als absolut charakteristisches Kriterium zu verwerten. Bei Adrenalininjektion fielen die Eosinophilen zunächst, um dann zu einer beträchtlichen Höhe anzusteigen, dabei würde sich gleichzeitig eine Vermehrung aller reticuloendothelialen Elemente, insbesondere auch der Monocyten zeigen, während beispielsweise beim Morbus Duhring lediglich die Eosinophilen, und zwar ohne vorherigen Abfall, ansteigen würden. JAUSSION und TZANCK bezweifeln allerdings diese Ergebnisse und fordern eine Nachprüfung. In der Literatur fanden wir hierzu nur noch eine Arbeit von MIURA, der auf Adrenalin bei der Mycosis fungoides stets einen Eosinophilensturz beobachtet haben will, was aber keinen spezifischen Charakter haben dürfte, sondern nur auf die Reaktionsfähigkeit der Hypophysen-Nebennierenrinde— entsprechend dem Thorn-Test — hinweist.

Eine *Eosinophilie* kann schon sehr frühzeitig (GOUGEROT), aber auch erst ante finem einsetzen (DÉZOT 78%, MIEDZINSKI 2 Jahre d'emblée und 10 Jahre Erythrodermie mit Tumoren), bei galoppierenden Formen vorkommen (MATRAS), passager sein oder mit neuen Schüben der Hauterscheinungen parallel in Erscheinung treten (BERGGREEN). WINER ist der Überzeugung, daß die Eosinophilie um so geringgradiger sei, je maligner der klinische Prozeß ablaufe. Über eine mäßige Vermehrung berichten AGOSTINI, ARZT, BOŠNJAKOVIĆ, BUSCHKE, DUGOIS, HELMKE, KREN, LAUBAL, LUTZ, MIENICKI, MILIAN, EBERT, LOUSTE, PAUTRIER, SPILLMANN, NEUBER, PASTINSZKY, RIEHL. Extreme Werte sahen: LOUSTE 83%, DÉROT 78%, KOGOJ 47%, POST 45% — der Kranke starb wenig später und wies beim Tod, wie das ähnlich auch BERGGREEN anführt, keine Eo, nur 91 Neutrophile und 9 Lymphocyten auf —, PAUTRIER 40% und GOTTRON 39%. LUTZ und GRACIANSKY vertreten die Meinung, daß die Eosinophilen im Blut manchmal, öfters aber die Monocyten erhöht seien. (Übrigens fand SCHILLING bei den Fällen der Heidelberger Klinik gerade ein umgekehrtes Verhältnis.) Aus der Kenntnis heraus, daß einerseits die Mycosis fungoides als proliferative Erkrankung im reticuloendothelialen System aufgefaßt wird, andererseits physiologischerweise diesem System die Bildung von Monocyten obliegt, könnte man erwarten, daß nicht nur im histologischen Substrat mykoside Veränderungen, sondern auch im Blut häufiger Monocyten und monocytoide Elemente gefunden werden. BERGAMASCO sieht in der oft gefundenen Monocytose zwar einen wichtigen Hinweis, das Vorliegen einer Mycosis fungoides ernsthaft in Erwägung zu ziehen, sieht aber auf Grund seiner Literaturstudien und insbesondere der Arbeiten der italienischen Hämatologenschule von Padua, auf deren Wert für die Erforschung der Mycosis fungoides GOTTRON besonders hingewiesen hat, darin nichts zwingend Spezifisches. In der Tat wird eine Steigerung der Monocytenzahlen zwar oft angeführt (ARZT, BLUM, COTTINI), besonders ein Auffinden von anormalen Formen aller Art unterstrichen, die aber beim Typ d'emblée regelmäßig fehlen sollen; FREUND, GREEN-UNDERWOOD: erst nach 20jährigem Verlauf 15%; KREN, ORMSBY, MONTGOMERY, MIEDZINSKI, MILIAN, SEEBERGER: bis 20%; FLEISCHHACKER, BEERMAN, EBERT, GENNER, JAFFÉ, LOUSTE: schon frühzeitig in zwei Fällen; PAUTRIER, RUSCH, SÉZARY, SPILLMANN, WADDINGTON, WHITTLE, WIEDMAN, NEUBER, PASTINSZKY, ROBB-SMITH, PASCHEFF, SZEP und KINDLE, der mit 27% die höchste von uns gefundene Zahl angibt; doch bleiben auch diese Beobachtungen in der Minderzahl und stehen, analog

zur Eosinophilie, in keiner sichtbaren Relation zu histologischen oder Sternal-
markbefunden oder zur Schwere bzw. Phase des Krankheitsablaufs. Diese Schlußfolgerung aus der Literaturübersicht steht mit histopathogenetischen Erkenntnissen durchaus im Einklang, nach denen die Monocytose auf einer Vermehrung
retothelialer Elemente in der Haut und einer Ausschwemmung („Cytodiabase" der
Franzosen) ins Blut beruht, aber auch aleukämische Formen im Rahmen einer
reticulohistiocytären Proliferation analog einer aleukämischen Form einer Monocytenleukämie durchaus bekannt sind. Nicht selten geht übrigens die Monocyten-
vermehrung im gleichen Schritt mit einer Eosinophilie, doch finden sich auch
beide Veränderungen isoliert oder umgekehrt proportional, so daß eine Gesetzmäßigkeit nicht sicher auszumachen ist.

Diese Aussage hat auch bezüglich der *Lymphocyten* und der Vermehrung der
Leukocyten ganz allgemein Gültigkeit. Meist hört man von einer Lymphopenie,
falls überhaupt die Lymphocytenzahl tangiert ist (SÉZARY, SPILLMANN, PASCHEFF,
PAUTRIER, POST und LINCOLN, AGOSTINI, FLEISCHHACKER: oft Lymphopenie;
MILIAN: nur noch ein Lymphocyt; MIEDZINSKI), doch werden auch erhöhte
Werte angegeben (BERMAN: 72%, davon ein Drittel unreif oder anormal; FLARER:
Lymphocytose mit Bevorzugung der Lymphocyten, geringer auch der Monocyten,
oft mit pathologischem Kern und Tendenz zur Amitose; GOUGEROT, GRACIANSKY,
der darauf hinweist, daß Veränderungen der Lymphocytenzahl, ebenso wie solche
der Neutrophilen zentral in den hämopoetischen Organen hervorgerufen werden,
also nicht wie bei den Monocyten unmittelbar Folge als Anteil cutaner Vorgänge
zu deuten seien; HELMKE, LAUBAL, KERL, PAUTRIER, MIENICKI). Einen Zusammenhang mit einer klinisch erfaßten Beteiligung der Lymphknoten oder der Milz zu
eruieren, ist uns infolge der meist kursorischen Literaturangaben nicht gelungen.

Anmerkenswert ist, wenngleich vereinzelt dastehend, die Angabe von WIED-
MAN, der in einem Fall im Blut Lymphoblasten nachweisen konnte und so die
Möglichkeit zur Diskussion stellt, ob eine Mycosis fungoides in eine lymphatische
Leukämie münden, sich in eine solche umwandeln oder gar, wie bis vor einigen
Jahrzehnten noch hie und da geglaubt wurde, Ausdruck einer Leukose sein kann.
Dieses Problem gilt auch bezüglich einer Monocytenleukämie, ist doch bekannt,
daß die monocytäre Leukose die leukämische Variante der reticulär-histiocytären
Monocytopoese sein kann. Obwohl es sich hier um ein pathogenetisches Problem
handelt, sei es wegen der formalen Zugehörigkeit dieser Frage zum hier behandelten
Geschehen am hämopoetischen System bereits jetzt abgehandelt. Nach FRESEN
lassen die gewöhnlichen Leukosen keine formalgenetische Beziehung zum orts-
ständigen Retothel erkennen. Allerdings ist es nach dem heutigen Wissen so,
daß das reticuloendotheliale System als der undifferenziert gebliebene Rest des
embryonalen Mesoderms vielseitige prospektive Potenz besitzt und eine myeloische,
lymphatische, plasmazellige und erythroblastische Differenzierung von Retikulosen als systematisierte neoplastische Wucherung des RES nachgewiesen
werden konnte; assoziierte reticuläre Reaktionen bei Hämatoblastose sind bekannt.
Wie schon erwähnt, haben italienische Hämatologen im Rahmen der histo- und
hämatopathogenetischen Erforschung der Mycosis fungoides besondere Verdienste
um die Abgrenzung von echten hämatoblastischen Veränderungen. BERGA-
MASCO, COTTINI, FLARER vor allem, aber auch CAVALLAZZI u. a. konnten erweisen,
daß echte Veränderungen im Sinne eines leukämischen Geschehens der Mycosis
fungoides nicht eigen sind, was insbesondere aus Studien der Vorgänge im Sternalmark hervorgeht. Das steht nicht im Widerspruch zu Befunden anderer Beschreiber von Leukocytosen (DÉROT, FREI, FLEISCHHACKER, AUB: bei einem Röntgeno-
logen der Jahre 1897—1908; LANE und GREENWOOD: von 18 Fällen fünf mit „milder
lymphatischer Leukämie"; KOCH: scheinbare Zeichen einer Monocytenleukämie;

Lutz, Cailliau, Woringer: Erythrodermie mit Milz- und Lymphknotenbeteiligung, 120000 Leukocyten mit 92% Lymphocyten; das Sternalmark war jedoch völlig normal, und schließlich noch Pautrier, der eine Leukocytose von ebenfalls 120000 Leukocyten beobachtete mit 86% Lymphocyten, wobei sogar eher eine Hypoplasie der Hämopoese festgestellt werden konnte), denn gerade in diesen Fällen wurde stets ein normales, nichtleukämisches Sternalmark nachgewiesen, ebenso fehlten auch sonstige Zeichen einer echten Leukose. Andererseits sind Berichte in der Literatur über Bilder zu finden, die als echte Leukämien diagnostiziert wurden, nachdem vorher Klinik und Laboratoriumsbefunde keinen Zweifel am ursprünglichen Vorliegen einer Mycosis fungoides ließen: Wile spricht von einem wahrscheinlichen Übergang in eine lymphatische Leukämie bei 23000 Leukocyten; Gougerot, Meyer-Heine und Dreyfus auch autoptisch gesichert bei 43700 Leukocyten mit 92% Lymphocyten, wobei später ein ähnlicher Fall mit ebenfalls 42700 Leukocyten und 92% Monocyten von Gougerot und Varay dargestellt wird; Longchampt: Mycosis fungoides d'emblée mit mäßiger peripherer Leukocytose, aber „lymphatischer Leukämie" im Sternalmark bei der Autopsie; weitere Fälle bei Tappeiner, Whittle und Herzberg. Hubler und Netherton stellten eine Monocytenleukämie vor, die anfangs klinisch vollauf das Bild einer Mycosis fungoides darbot; sie weisen darauf hin, daß auch die histologischen Bilder einer Mycosis fungoides und einer Monocytenleukämie sich anfangs völlig gleichen sollen, daß eine Mycosis fungoides aber nie die typischen Knochenmarksbefunde einer Leukose aufwies. Dennoch meinte Winer 1947 in der Diskussion dieses Falles, daß er glaube, daß mit fortschreitender Erkenntnisfähigkeit eines Tages die Mycosis fungoides als aleukämische Monocytenleukämie angesprochen werden würde. Es seien noch Degos, Le Donne und Touraine kurz genannt, die jeweils bei ihren Kranken eine myeloische, in den letzten beiden Fällen zum Tode führende Leukämie gefunden haben; die klinische Annahme einer vorangegangenen Mycosis fungoides sei trügerisch gewesen. Mezzadra erklärt sogar, daß schon eine myeloisch-leukämoide Reaktion die Diagnose Mycosis fungoides schlechthin ausschließe. Willis, Lane und Greenwood und viele andere Amerikaner (so auch Maikowski) glauben zumindest an eine so nahe Verwandtschaft der Mycosis fungoides mit Leukämie und Lymphosarkomen, daß Übergänge möglich seien; die Krankheit begänne im lymphoiden Gewebe, von dort würden Tumorzellen verschleppt, gegebenenfalls auch ins Knochenmark, wo sie dann die leukämische Entwicklung hervorriefen. Die Mehrzahl der Autoren, die sich mit dieser Problemstellung befassen, trennen aber die einzelnen Gruppen mehr oder weniger streng auf und sprechen bezüglich der Entwicklung zu Leukosen nur von scheinbaren Leukämien, so von den Amerikanern unter anderem Montgomery und im Endergebnis schließlich auch Lane, der einstweilen die Mycosis fungoides als Krankheitseinheit von den echten Leukosen abgetrennt wissen will. Rosenthal warnt davor, leukämoide Reaktionen mit einer wahren Leukämie zu verwechseln, auch Winer bringt zum Ausdruck, daß die lymphatische Leukämie bei einer Mycosis fungoides nur ein Epiphänomen sei. Sézary faßt in einer grundlegenden Arbeit seine Untersuchungen so zusammen, daß er bei einer Mycosis fungoides nie eine Hämatoblastose im echten Sinne gefunden habe; es handele sich nur um eine reticuläre Bindegewebsmetaplasie. Wenn Maderna 1935 meint, daß die Mycosis fungoides eine ursprüngliche Erkrankung des hämatopoetischen Organs sei mit erst nachfolgender Hautlokalisation, so spricht die italienische Schule besonders später als Maderna grundsätzlich von einer cutanen Hämohistioblastose; Cottini hebt die Entwicklungsmöglichkeit von der entzündlich-granulomatösen Form mit einer Beziehung zur Alibert-Bazinschen und Hallopeauschen Verlaufsform hin zur neubildenden Form hervor, bei welcher die

Blutformel unverändert bliebe; Veränderungen der Blutformel zugunsten eines Prävalierens bestimmter weißer Blutkörperchen, so besonders der Lympho- und Monocyten, seien allein durch cutane Ausschwemmung verursacht. Er befindet sich mit dieser Deutung in Übereinstimmung mit DE FEO, FLARER, MARCUSSEN, WORINGER, PAUTRIER und GRACIANSKY.

Das Hauptargument für die heute von der Mehrzahl übereinstimmend verfochtene These, daß die leukämoiden Veränderungen Folge einer Cytodiabase vom proliferierten Reticuloendothel mit der Potenz insbesondere der Elemente der Indifferenzzone (FRESEN) zur cutanen Hämatopoese und nicht wahres leukämisches Geschehen sei, sind neben subtilen histologisch-hämatologisch-klinischen Untersuchungen die normalen Befunde des Knochenmarks. Es sind nur einige wenige Angaben über pathologische Befunde im *Sternalmark* in der Literatur auszumachen, dies aber meist dann, wenn klinisch-histopathologisch ein maligner Prozeß erkannt wurde; GERTLER sah eine herabgesetzte Erythropoese und eine gesteigerte pathologische Myelogenese mit Linksverschiebung; klinisch handele es sich um eine sarkomatöse Umwandlung einer Mycosis fungoides. Hierzu gehört auch die Arbeit von WILE und KNERLER, bei deren Kranken im Sternalmark autoptisch eine neoplastische Proliferation mit ungeheuer vielen Myelocyten — reifen und unreifen — und Eosinophilen gefunden wurde. Es handelt sich hier um die Tochter im „Mutter-Tochter-Fall" von CAMERON; ob bei der Tochter überhaupt eine Mycosis fungoides vorlag, erscheint zweifelhaft (vgl. Kapitel Pathogenese). Die weit überwiegende Zahl der Autoren ist sich aber einig in der Angabe, daß die Knochenmarksbefunde völlig uncharakteristisch und meist sogar völlig normal sind (BEERMAN: aktiv, aber ohne Befund; BERMAN: zellreich, aber normal; BLUEFARB: einige Makrophagen, sonst ohne Befund; CALAS, COTTINI: uncharakteristisch; DE FEO: hypoplastisch; DÉROT, DORSEY, GERTLER, JAEGER, HERZBERG, KÜHL: etwas vermehrte Leukopoese, sonst ohne Befund; LEVER: immer normal; TOURAINE: erhebliche Vermehrung der Eosinophilen in einem Fall, aber sonst normal; VILANOVA, GOUGEROT, DÉROT, GADRAT: nichts Signifikantes.) Mehrmals findet man Angaben über eine der Haut gleichsinnige Vermehrung der reticulo-histiocytären Elemente: Verschiebung zugunsten der *Knochenmarks-stroma-Elemente* wie bei allen Reticulodermien (BOSCO), Vermehrung der Reticulocyten im Tumorstadium — im Ekzemstadium Sternalmark immer unbeteiligt (CAVALLAZZI) —, beträchtliche Vermehrung der lymphatischen Reticulumelemente, geringer der Eosinophilen (DITTMANN), in der Alibert-Bazin-Form mit und ohne Tumorentwicklung sowie bei Erythrodermien, wechselnd starke Vermehrung aller reticuloendothelialen Elemente (LAPIÈRE), oder auch von einer leichten Vermehrung der Hämohistioblasten (AGOSTINI) bei Verringerung der lymphocytären Elemente. Wenn TILLEY und SMITH berichten, daß sie in sechs Fällen nie irgendein Zeichen einer reticuloendothelialen Reaktion, immer aber eine geringe Steigerung der Lymphocyten, gelegentlich auch der Eosinophilen, ab und zu degenerierte Lymphoide ausmachen konnten, so ist das in dieser Form ein Einzelbefund, der erwähnt sei, weil die Verfasser den Schluß ziehen, daß bei der Varianz ihrer Befunde wahrscheinlich sei, daß die Mycosis fungoides keine Krankheitseinheit darstellt. Der Vollständigkeit halber sei noch angefügt, daß SWILLER bei Sternalpunktion mit besonders einfacher Technik die gleiche, als Mykosiszelle angesprochene Zellform fand wie im Blut; zugleich fand er aber auch andere reticuläre Proliferationsformen; TZANCK, DREYFUS und LEVY glauben, in dem von ihnen beobachteten Histiocyten mit zwei Nucleolen, einmal in Kommaform, einmal mit zwei Anschwellungen, ein für die Mycosis fungoides typisches Kriterium vor sich zu haben, doch wird der Wert dieser Entdeckung von GRACIANSKY stark bezweifelt.

Endlich soll noch Urtubey genannt werden, der reichlich Basophile und Hämocytoblasten im Sternalpunktat ausmachte, sowie Vayre, der eine plasmo-cytäre Reaktion neben abartigen hämopoetischen Zellen nachwies, ein Befund, der sich bezüglich der Plasmazellenvermehrung mit solchen von Ebert und Otsuka deckt.

Zu den Veränderungen der corpusculären Blutzusammensetzung ist noch ergänzend zu sagen, daß gelegentlich eine Mastzellenvermehrung beobachtet wurde, was Hauser als möglichen Ausdruck einer reticulohistiocytären Abwehr deutet, daß Lapière die Feststellung über ein initial oft inflammatorisches Blut-bild als Beweis für die entzündliche Natur des mykosiden Granuloms nimmt (Gougerot: leichte Leuko- und Poikilocytose; Gabriel, Gertler: Links-verschiebung). Schließlich sei nochmals darauf hingewiesen, daß ganz allgemein Blutbefunde zwielichtig sein können, weil nicht selten schwer zu entscheiden ist, ob sie nicht Folge interkurrenter oder aufgepfropfter Erkrankungen oder thera-peutischer Maßnahmen sind. Das wird sicherlich für einen Teil der Agranulo-cytosen zutreffen, vielleicht auch für manche aplastische Anämie. Bezüglich der Blutungsneigung sei auf das im Abschnitt „Alibert-Bazin" Ausgeführte ver-wiesen, hinsichtlich der gelegentlich beschriebenen finalen Anämie ergänzend auf Sternalpunktatsbefunde von Agostini (Verschiebung der Relation Granulo-cyten zu Erythroblasten auf ein Verhältnis von 2:1) und Chevallier (ähnlich wie Agostini) und Lapière (im vorgeschrittenen Stadium öfter Reifungshem-mung der Metamyelocyten und Reifungsstörung der Erythroblasten) aufmerksam gemacht.

Wenn Cavallazzi darlegt, daß die Mycosis fungoides hämocyto- und hämo-plasmo-pathologische Veränderungen setzen kann, so meint er damit einmal die erfaßten Veränderungen der Blutzellen als auch Verschiebungen der *Serumeiweiße*, die sich analog zur Reticulo- und Plasmocytenvermehrung im Knochenmark auch im Blut änderten. In der Prämykose seien lediglich einige Kolloidreaktionen pathologisch, nach Amorati konstant in der Thymolprobe und an der BKS abzulesen, während die Takata-Ara-, Cadmiumsulfat-Reaktion und das Weltmann-Band unregelmäßige Veränderungen zeigen sollen. In ähnlichem Sinne äußern sich hinsichtlich der Serumlabilitätsproben Engel, Leinbrock, Tirschek und Panconesi. Elektrophoretisch scheint ziemlich übereinstimmend eine Hypo-Albuminämie und ein Ansteigen der Gamma-, geringer auch der Alpha-2-Globu-line gefunden worden zu sein (Boslet, Engel, Funk, Leinbrock, Fischer, Gartmann, Herzberg, Panconesi). Nach Leinbrock gibt es aber kein spezi-fisches Bild, wohl können die Eiweißveränderungen einen Einblick in die Schwere der Mycosis fungoides-Erkrankung bieten. Engel glaubt, gewisse prognostische Schlüsse ziehen zu können; so sei bei anhaltender Dysproteinämie trotz klinischer Heilung mit einem baldigen Rezidiv zu rechnen. Er erwähnt noch, daß nach seinen Untersuchungen Röntgenbestrahlung anscheinend die Tendenz zur Gam-ma- und Alpha-2-Vermehrung auf Kosten der Albumine verstärkt, und möchte darin eine unspezifische Stimulierung der Abwehrkraft des RES sehen. Der-artige Schlußfolgerungen seien mit aller Skepsis wiedergegeben, wie überhaupt ein klares Bild über die Änderungen der Serumeiweiße nach den wenigen bis jetzt vorliegenden Befunden noch nicht gewonnen werden kann. Beobachtungen wie die von Amorati über eine Hyperalbuminämie und eine Verminderung der Globulinfraktion stehen im Widerspruch zu den Schilderungen anderer Autoren — von Ebert und Otsuka über normale Albumin-Globulin-Quotienten und von Post und Lincoln über eine Verminderung des Gesamteiweißes bei normaler Relation der Fraktionen mit rasch folgendem tödlichem Rezidiv. Sie sind nur schwer einzu-ordnen. Die spärlichen Wiedergaben von Abweichungen der Blutkörperchensenkungsgeschwindigkeit (meist extrem erhöht) können ohne die meist fehlenden exakten Schilderungen von Fakten wie Sekundärinfektionen, Begleiterkrankungen usw. als mögliche Ursache ebenfalls nicht ohne weiteres der Mycosis fungoides als solcher zur Last gelegt werden. Vor einem wertenden Urteil müssen erst weitere Untersuchungen abgewartet werden.

Das gilt schließlich auch bezüglich der wenigen Aussagen über die chemische Zusammensetzung des Blutes, wie diejenige von FREI (Zucker, Cholesterin, Bilirubin, Rest-N, Harnsäure im Rahmen der Norm), MATRAS (Zucker und Rest-N ohne Befund), OBERMAYER und auch BEERMAN (zeitweise Hypercholesterinämie mit histologisch freiem intercellulärem Cholesterin), SANTOIANNI (Cholesterin und Phosphotide im Blut erhöht), und GARB (flache Blutzuckerbelastungskurve, Kochsalzverminderung, Viscositätserhöhung, Harnsäurevermehrung, woraus der Autor auf eine Hypophysen-Nebennieren-Insuffizienz schließen will).

4. Innere Organe

Ohne Zweifel tritt die überwiegende Zahl der Mycosis fungoides-Erkrankungen primär an der Haut auf und ist mehr oder weniger eindeutig einer der drei Verlaufsformen zuzuordnen. Folgt man den Beschreibungen in der Literatur, muß man darüber hinaus feststellen, daß die Mehrzahl der Prozesse sich sogar ausschließlich am Hautorgan manifestiert. Daß die Mycosis fungoides aber den Charakter einer Allgemein- oder gar systematisierten Erkrankung haben könne, war jedoch bereits aus der Mitbeteiligung anderer Organsysteme (Blut, Lymphapparat, Schleimhaut) zu vermuten und ergibt sich eindeutig aus den vielen Beobachtungen über den Befall innerer Organe in den letzten Jahrzehnten. HERXHEIMER und MARTIN meinen, ein solches Ereignis sei zwar unbestreitbar, aber doch auf einzelne Fälle beschränkt, dies vor allem, wenn man die ganz alten Darstellungen sowie die, in ihrer Zugehörigkeit zur Mycosis fungoides oft zweifelhaften d'emblée-Fälle mit der gebotenen Skepsis bewerte (ARZT). ZINCK meint 1936, daß die inneren Organe nur selten und dann nur ante finem, wenn der Körper geschwächt sei, spezifische Veränderungen aufweisen, auch MONCORPS sucht als Ursache der an sich seltenen Organbeteiligungen Schädigungen sekundärer Art, die zur Schwächung der Organe führten. DEGOS bezeichnet in seinem Lehrbuch noch 1953 die Beteiligung innerer Organe als selten und banal. Diese Ansichten muten angesichts der Vielzahl der einschlägigen publizierten Fälle seltsam an, doch ist eine Erklärung vielleicht darin zu sehen, daß die Organmanifestationen oft klinisch stumm verlaufen, weil gesund gebliebene Organteile die ausgefallene Funktion mit übernehmen (NOESKE), daß sie oft durch rein funktionelle Beeinträchtigungen (etwa analog der Stress-Insuffizienz der Nebennieren bei Verbrennungen usw.) oder durch sekundäre Begleiterkrankungen erklärbar sind und so ihre Spezifität verkannt bleibt; schließlich zeitigt selbst eine pathologisch-anatomische, makroskopische Betrachtung innerer Organe manchmal negative Ergebnisse, und erst die feingewebliche Untersuchung deckt geringe oder mehr diffuse mykoside Infiltrationen auf (ARZT, BENNEK, GOTTRON, UNNA). Schließlich ist noch auf das zunehmende Interesse an reticulären Proliferationen in der jüngsten Zeit hinzuweisen, die entsprechende klinische und autoptische Untersuchungen nach sich ziehen. Hier soll das besondere Verdienst der Wiener Schule unter ARZT hervorgehoben werden, die durch systematische Untersuchungen in diesem Sinne verstärkt die Aufmerksamkeit auf Organmanifestationen bei der Mycosis fungoides gelenkt hat. Begreiflicherweise kann derzeit eine genaue Angabe über die prozentuale Häufigkeit einer Affizierung von anderen Organen als der Haut nicht schlüssig gemacht werden. Wenn aber aus der numerisch kleinen Zahl von

Mycosis fungoides-Erkrankungen ausschließlich an den inneren Organen (KOLFF: vier Fälle nur Magen, Darm; Tod an Perforationssyndrom oder Ileus, einmal fand sich ein vorangehender und begleitender Pruritus universalis; GOTTRON: nur Zunge, Wange und Lippen unter dem Bild einer Lues; BRANSCHEID: 8 Jahre nur Kehlkopf, Mund, Rachen, Coecum [offenbar der Gottronsche Fall]; v. FABER: Muskelschwund, Tod an Lebercirrhose und Nebenniereninsuffizienz, atypische Leber-, Milz-, Knochenmark-Mycosis fungoides) der Schluß gezogen wird, die Hautbeteiligung sei möglicherweise rein sekundärer Natur (FABER), so muß zunächst einmal gesagt werden, daß die zugrunde liegenden Fälle mit Zurückhaltung betrachtet werden müssen; die Mycosis fungoides stützt sich als nosologische Einheit sowohl auf klinische als auch auf histologische Daten und die Abgrenzung gegenüber den eigentlichen Retikulosen geschieht von vorherrschend dermatologischen Gesichtspunkten aus; aus dem histologischen Substrat allein eine Diagnose stellen zu wollen, ist unzulänglich, wie später noch erörtert werden muß. Ferner führen auch sorgfältige pathologische Untersuchungen, wie sie sich aus der Literatur ergeben, in vielen Fällen zu der Feststellung, daß eine Beteiligung innerer Organe nicht stattgefunden hat. Die klinisch-dermatologische Erfahrung macht schon unwahrscheinlich, daß sich selbst bei subtilster Verfeinerung der pathologisch-histologischen Diagnosestellung ein Primat der inneren Organe bezüglich der Erstlokalisation der Mycosis fungoides herauskristallisieren ließe (vgl. unsere Ausführungen über die Milzbeteiligung im Absatz 2 dieses Kapitels). Wir möchten auch den Schluß ziehen, daß Gleiches bezüglich der Hypothese gilt, die Mycosis fungoides könne eine Systemerkrankung des reticulo-endothelialen Systems im Sinne einer gleichzeitigen omnilokulären Affizierung aller Teile dieses Systems sein, ohne hier auf die Problematik der begrifflichen Umreißung des RES eingehen zu wollen, die an anderer Stelle dieses Handbuchs abgehandelt wird.

Aus der Deutung der Mycosis fungoides als einer vorzugsweise reticulo-endothelialen Reaktion fanden die Organe, denen dabei eine besondere Bedeutung zugemessen wird, nämlich Lymphknoten, Milz und Leber ein gesteigertes Interresse. Wie aber schon bezüglich der Milz und der Lymphknoten dargelegt ist, so ist auch die Leber relativ und numerisch nicht so häufig beteiligt, daß man von einer Gesetzmäßigkeit sprechen könnte. Wird aber eines dieser Organe spezifisch erkrankt gefunden, so sind keineswegs immer alle drei Organe bzw. Systeme gleichzeitig befallen. Intestinum, Respirationstrakt und das Nervensystem stehen vielleicht sogar im Vordergrund, zumindest gleichwertig neben Milz-, Leber- und Lymphknotenbeteiligung, so daß man zu dem Schluß kommen muß, die Ausbreitung der Mycosis fungoides auf dem Wege einer subendothelialen granulomatösen Proliferation oder auch in der adventitiellen Indifferenzzone nach FRESEN stelle die hervorstechende Schiene dar, auf der die Mycosis fungoides sich fortpflanzt bzw. gleichzeitig mit den Hautmanifestationen entsteht.

Was die *Morphe und die klinisch erzeugten Symptome der Veränderungen an den inneren Organen* betrifft, so hat sich im großen und ganzen seit dem früheren Handbuchbeitrag nichts umwälzend Neues ergeben; man könnte die Schilderung der Symptomatologie von HERXHEIMER und MARTIN hier wörtlich übernehmen und nur einige neue Mosaiksteinchen hinzufügen.

Grundsätzlich finden sich morphologisch wie histologisch die gleichen Erscheinungen wie am Hautorgan; sie reichen von fast unmerklicher Vermehrung einzelner reticulo-histiocytärer Elemente bis zur diffusen Infiltration und schließlich bis zur ausgesprochenen Granulombildung, eventuell dann analog zur Haut mit einer Tendenz zum mehr Monomorphen. Morphologisch gesehen sind diskrete Veränderungen an der Organoberfläche oder im Schnitt mit möglicher Konsistenzvermehrung zu beobachten, die sich an Schleim- und serösen Häuten in Gestalt von fibrinösen Auflagerungen, Änderungen der Farbnuancen oder Schorfen und Belägen äußern, weiterhin diffuse oder mehr umschriebene Infiltrate bis hin zu ulcerierenden oder nekrotisierenden Tumoren der verschiedensten Größen. Sie gleichen in allem denen der Haut und sind nur durch das Terrain des jeweilig betroffenen Organs modifiziert. KOLFF will die Parallelität sogar so weit anerkannt wissen, daß im lichenoiden Hautstadium auch an den inneren Organen lichenoide, im Tumorstadium dort nur Tumoren vorhanden seien. Das trifft oft zu, doch gibt es genug anders lautende Beobachtungen, wo etwa an der Haut nie Tumoren auftraten, aber bei der Autopsie beispielsweise eine kleinknotige Leber und zugleich auch Lungenknoten (GÖLDNER) oder Pleuratumoren (SAMEK) entdeckt wurden. Auch GOTTRON stellte eine Diskrepanz in den Erscheinungsarten an Haut und inneren Organen fest, wobei die inneren Organe gewissermaßen der Haut voraus waren; er wirft dabei die Frage auf, ob nicht gelegentlich die Mycosis fungoides an den inneren Organen beginnen könne. Wenn BENNEK unterstreicht, daß meist mehrere Organe gleichzeitig ergriffen seien, so ist dem anhand der Gesamtliteratur zuzustimmen; es ist aber nicht möglich, feste Korrelationen von Organen ausfindig zu machen, die gehäuft miteinander erkranken, wenngleich man sich des Eindrucks nicht erwehren kann, daß oft ein ganzes System, etwa der Respirationstrakt oder das Intestinum, an vielen Stellen verändert ist und daß sogar nicht selten eine gewisse absteigende Reihenfolge des Befalls gegeben ist. Solche Beobachtungen haben vereinzelt dazu geführt, Theorien über Beginn und Fortschreiten der Mycosis fungoides aufzustellen — Ausbreitung der Mycosis fungoides beispielsweise von einem Primärherd in der Lunge aus (KUSNITZKY) kontinuierlich hämatogen oder lymphogen auf andere Teile des Respirationstraktes und schließlich auf die Haut, oder allgemein hämatogen; zu solchen Theorien ist schon von HERXHEIMER und MARTIN Stellung genommen worden. Die Häufigkeit des Befalls der Organe wird von BENNEK in folgender Reihenfolge angegeben: Lunge (23), Leber (15), Milz, Darm (je 10), Herz (9), Kehlkopf und Umgebung (8), Magen, Niere (je 7), Nebenniere (6), Pankreas, Schilddrüse (je 3), Gehirn und Hirnhäute (2) und Trachea, Parotis, Uterus, Rückenmark, periphere Nerven je einmal. Diese Statistik von 1938, die auch alle Fälle des alten Handbuches einschließt, entspricht in der Ordnung und auch numerisch fast genau den Angaben, die HEITE und SOCHA 1951 anhand eines offenbar kleineren Materials, das ebenfalls die Zeit vor dem letzten Handbuchbeitrag mit umfaßt, gewonnen haben. Sie stützen sich auf 52 Autopsien, wobei gegenüber BENNEK lediglich auffällt, daß sie sechsmal eine Gehirn-, zweimal eine Meningen- und nur ein einziges Mal eine Magenbeteiligung fanden. Die Statistik von BENNEK wird in neuerer Zeit von HERZBERG anhand von 50 eigenen Fällen bestätigt; er glaubt, daß in etwa 20% aller Mycosis-fungoides-Erkrankungen innere Organe beteiligt seien. BERMAN, der bei 18 Sektionen 16mal einen Organbefall ausmachen konnte, nennt die Reihenfolge so: Milz, Leber, Lunge, Darm, Nebennieren; GRACIANSKY stellt Herz- und Magenveränderungen an die Spitze, solche des Darmes ans Ende seiner Reihe, die außerdem noch Milz, Leber, Thyreoidea, Niere, Muskeln und Periost enthält. Daß der Darm zu den seltenen Manifestationen gehört, ist sicherlich irrig, wie auch aus unseren Zahlen ersichtlich ist. In unserer Literaturübersicht seit 1928 fand sich der *Häufigkeit* nach geordnet folgende Reihe: Leber 20, Milz 20 (davon vier sicher unspezifisch, weitere zwei unklar), Lunge und Pleura 20 (16 + 4), Herz 11, Hoden und Uterus-Ovar (8 + 2), Niere 9, Magen 8; „Intestinum" 8, Duodenum 7, Nebennieren 7, Coecum-Colon-Rectum 5 (faßt man die letzten drei Lokalisationen zu „Darm" zusammen, so ergibt sich die Zahl 20, rangmäßig also gleich hoher

Befall wie bei Leber und Milz. Nimmt man noch Magen — 8 — und Oesophagus — 3 — hinzu, so liegt der Gastrointestinaltrakt mit 31 weit voraus an der Spitze). Nebennieren 7, Zentralnervensystem 7 plus Rückenmark (jeweils einschließlich der Hirnhäute) 4 = zusammen 11, dem Herzbefall gleichkommend, Oesophagus 3, Pankreas, Thyreoidea, Knochen je 2, Muskeln, Hypophyse und Parotis je einmal. Kehlkopf und Mundschleimhaut sind hier nicht mit angeführt, da solche Manifestationen fast immer schon klinisch erkannt werden, was ihre relative Häufigkeit erklärt; die Zahlen liegen aber im Überschlag nicht wesentlich höher als etwa diejenigen des Lungen-, Pleura-, Leber- oder Milzbefalls. Aus dem klinischen Bereich sei lediglich eine Angabe gemacht: wir fanden 16mal einen Befall der Augen einschließlich der Bindehaut geschildert .— Bei allen Zahlen sind, soweit möglich, unklare Fälle und solche mit etwaiger maligner Entwicklung nicht berücksichtigt.

Zur Kasuistik sei zunächst darauf verwiesen, daß das optische Organ und seine Adnexe sowie die Beteiligung der Mundschleimhaut, Zunge, Tonsillen, Uvula, des Kehlkopfes und auch der Ohren bereits im Schleimhautkapitel abgehandelt wurden und die Beobachtungen über eine Milzbeteiligung im Kapitel Lymphknoten zu finden sind.

Wenden wir uns zunächst den *autoptisch erhobenen Organbefunden* zu, so fand in der *Lunge* BERMAN ein buntes Bild von Infiltrationen und Knoten, MICHEL einen zum Tode führenden Knoten, BENNEK mehrfach mykoside Veränderungen am Bindegewebe und längs der Gefäße, was mit den später zu besprechenden klinisch-röntgenologischen Symptomen in Einklang steht; Tumoren sahen KOVACS (schon röntgenologisch), PEYRI, POST, LINCOLN, POULSEN, ROBB-SMITH, SZEGÖ (haselnußgroß), NOESKE (erbsgroß), nur von einer Lungenbeteiligung sprechen BRANSCHEID, CECCHIERI und ESTEVES; diese Beobachtungen betreffen Alibert-Bazinsche Verlaufsformen; bei — meist sekundären — Erythrodermien stellte BERGGREEN kleine, GÖLDNER große und PETRACEK nicht näher beschriebene Tumorenbildung fest. BERGGREEN weist auch auf Einengung der Bronchien mit kraterförmig exulcerierten Tumoren hin sowie auf eine bindegewebige Abkapselung, die offenbar der Spontanregression vorausging. CORMIA hält übrigens eine Spontaninvolution bei inneren Organen für extrem selten, ohne für diese Ansicht eine Begründung anzugeben.

Daß die *Pleura* häufig befallen ist, mögen mehrere Fälle von BERGGREEN demonstrieren, der kleinere Tumoren und Infiltrate beschreibt; es sei vorwiegend der costale und pulmonale, selten der mediastinale Anteil ergriffen, selbständig oder von der Lunge fortgeleitet; die Infiltrate werden, wie das bei serösen Häuten verständlich erscheint und auch vom Peritoneum und dem Perikard geschildert ist, als beetartig oder diffus ausgebreitet beschrieben, aber auch knollenartige Tumoren kommen vor. PEYRI stellte eine adhäsive Pleuritis und Perikarditis vor, die sich histologisch als spezifisch erwies, ähnlich POST und LINCOLN. SAMEK sah bei einer sekundären Erythrodermie, bei der keine Hauttumoren aufgetreten waren, große Tumoren an der Pleura.

*Herz*symptome werden klinisch oft angegeben; ein Teil von ihnen ist sicherlich auf spezifische Veränderungen zurückzuführen, die nicht allzu selten in tabula aufgedeckt werden (AUB, ARZT, CECCHIERI, GARTMANN — ausgedehnt —, KÜHL — großer Tumor auch im Perikard — und ROEDERER beschreiben Myokardveränderungen, die im Fall von ESTEVES besonders das Hissche Bündel ergriffen hatten. DE FEO spricht von Ödem, trüber Schwellung und spezifischer Infiltration; so auch HÖLTKERMEIER, bei dessen Fall eine enorme, bis zur Brustwand reichende Dilatation schon klinisch aufgefallen war, von einer diffusen Infiltration, BERG-

GREEN von kleinen Knoten im Vorhof, PAUTRIER von granulomatösen Veränderungen auch am Endokard.

Am *Oesophagus* sah GARTMANN linsengroße Granulome, NOESKE Verschorfung und Infiltrate, ähnlich auch LAUSECKER. Sehr häufig ist der Magen-Darmtrakt befallen (BERGGREEN in fünf von 48 Fällen Magen), darunter hämorrhagische Erosionen, kinderhandtellergroßer, ulcerierender Knoten nebst kleinen, zentral nekrotischen Tumoren an der kleinen Kurvatur; BENNEK, GARTMANN sahen erodierte bzw. perforierte Ulcerationen auf Tumoren, GOTTRON, MILEWSKI, NOESKE, WIEDMANN Knoten und Knötchen, letzterer auch in den Magenligamenten.

Am *Duodenum* werden überwiegend ulcerierende und perforierende, zur Peritonitis führende Knoten aufgedeckt, aber auch Infiltrate und kleinste Tumoren (ARZT, GOLDSMITH, GOTTRON, BERGGREEN, KÜHL, PEYRI, WIEDMANN, letzterer Fall war eine Mycosis fungoides d'emblée der Haut). Die gleichen Befunde ergeben sich am Coecum (BRANSCHEID) und Colon (NOESKE, BENNEK — 18 Granulome —, BERGGREEN). Nur von einer intestinalen und mesenterialen Beteiligung sprechen AUB, BEHR, BENNEK, CECCHIERI, BERGGREEN, MILEWSKI, PEYRI und RABITO).

Die *Leber* sei nach POULSEN selten mitergriffen, was offenbar nicht zutrifft, denn einen Leberbefall in Gestalt von kleinen, großen oder auch ulcerierten oberflächlichen Knoten, die bei SAMEK die ganze Leber, bei GOLDSMITH nur den Hilus betraf, beschreiben unter anderem AUB, BEHR, BENNEK, BERMAN, BLUEFARB, FABER, GÖLDNER, BASA, BERGGREEN, KÜHL, PAUTRIER, PEYRI, RAJKA, ROEDERER; HÖLTKERMEIER sah bei einer makroskopisch normalen Hepar eine diffuse feingewebliche Infiltration. BERMANs Tumor sah aus wie eine lymphatische Leukämie, war aber eine einwandfreie Mycosis fungoides. BENNEK stellte einen Befall der Glissonschen Scheide fest. GOLDSMITHs Fall wies zusätzlich eine Beteiligung des Pankreas auf, HÖLTKERMEIER zeigte bei scheinbar gesunder Parotis auch dort histologisch ein spezifisches Infiltrat.

Die Befunde an den *Nieren* reichen von unspezifischen Infiltraten (KÜHL) über Ödem, trübe Schwellung und spezifische Infiltration (DE FEO, GOLDSMITH), die teilweise nur die Rinde ergriffen (GARTMANN), aber auch das perirenale Fett und periurethrales Gewebe einbeziehen können (POST und LINCOLN) bis zu Tumoren (GOTTRON, BERGGREEN, PAUTRIER). Während sich für einen Befall des weiblichen Genitales außer den oben erwähnten polypösen Uterusveränderungen seit dem Handbuch kein weiterer Fall finden ließ, ist eine Manifestierung der Mycosis fungoides am *Hoden* nicht ganz selten beschrieben worden, wenngleich zum Teil in retrospektiv nicht einwandfrei der Mycosis fungoides zugehörigen Fällen (MONCORPS: klinisch ohne Befund, autoptisch ausgeprägte Infiltration, HELMKE, KÜHL, ESTEVES: Tumoren, STENZEL; Infiltrat, DE FEO: zwei Knoten, hyalines Bindegewebe, diffuse histiocytäre Infiltration, die bei CECCHIERI auch Prostata und Samenblasen umschloß). Der Hodentumor im Falle von RAJKA ist histologisch nicht untersucht worden.

POST und LINCOLN schildern weißliche Infiltrate in den Muskeln, POULSEN einen Knochentumor, ESCHWEILER und VOSS Knochenveränderungen am Mittelohr. Daß auch die endokrinen Drüsen nicht unbeteiligt bleiben, kann nicht erstaunen. DE FEO glaubt, als erster Veränderungen der Hypophyse mit spezifischen Infiltraten, Vergröberungen im Hinter- und Zwischenlappen, mehr als im Vorderlappen, mit Cystenbildungen beschreiben zu können, KÜHL fand einen faustgroßen spezifischen Knoten in der Schilddrüse, CECCHIERI dort spezifische Veränderungen. Relativ am häufigsten erscheinen aber Angaben über *Nebennieren-*

Tumoren (BERMAN, BLUEFARB, GOTTRON), die in Form von Knötchen bei BERG-GREEN die linke Nebenniere durchsetzen, in Form von derben faustgroßen rötlichen Tumoren bei GOLDSMITH und von über faustgroßen Tumoren bei RAJKA sogar beide Nebennieren zersetzt hatten; auch im Fall KÜHL war die Nebenniere durch einen Tumor zerstört, ohne daß aber klinische Symptome schon intra vitam einen entsprechenden Verdacht ausgelöst hätten. Es bleibt noch das *Nervensystem* zu erwähnen. BUSCHKE, SIMONS, ANDERS demonstrierten massive, von den Gefäßen unabhängige Tumoren vor allem in der Capsula interna, MONCORPS polymorphe Infiltrate in sämtlichen Hirnmembranen, den Hirnnervenkernen, im Vierhügelgebiet und im Nucleus caudatus, BERMAN sah vor allem die Hirngefäße und deren Gefäße betroffen, PAUTRIER die Hirnhäute, PETRACEK degenerative Ganglienzellschäden im Großhirn, wohingegen DUPERRAT anhand seiner Untersuchungen der Ansicht ist, daß die in seinem Fall ohne Hauttumoren zum Tode führenden Tumoren im Gehirn nebst den mehr diffuseren Infiltraten besonders perivaskulär und in der Neuroglia lokalisiert seien, aber erst ganz zuletzt die Ganglienzellen einbezögen. KUGELBERG stellte schließlich eine letal ausgegangene Mycosis fungoides-Erkrankung vor mit großen, nekrotischen und sekundär infizierten Tumoren im Occipitallappen.

Eine *Rückenmarksbeteiligung* sah RABITO; NEWMAN bei klinisch abgeheiltem Alibert-Bazin einen Zoster aufschießen, bei dem der zugehörige Brustwirbel komprimiert war; da sich aus dem Zoster typische Mycosis fungoides-Symptome entwickelten, glaubt er an eine spezifische Wirbelbeteiligung. Ganz ähnliche Befunde veröffentlicht DUGOIS bei einem Fall, dessen Zugehörigkeit zur Mycosis fungoides allerdings nicht sicher erscheint („in den Lymphknoten maligne Retikulose"), mit einer Paraplegie bei röntgenologisch zusammengesintertem Wirbelkörper. BOUVIER schließlich publiziert einen Tod an einer Querschnittslähmung, die durch einen intraarachnoidalen, extraduralen Rückenmarkstumor hervorgerufen war (identisch mit dem Fall von MICHEL?).

Der Vollständigkeit halber seien noch die Fälle erwähnt, bei denen es lediglich heißt: vielfacher Befall innerer Organe ohne nähere Spezifizierung (CAROL, GOTTRON, WERTHEIM) und die Fälle, bei denen eine maligne Entwicklung angegeben wurde und die ohne weiteres nicht mit Sicherheit der Mycosis fungoides zu subsummieren sind. Es handelt sich da um eine Demonstration von FRASER und SCHWARTZ, bei der histologisch „Mycosis fungoides und Lymphosarkom zugleich" diagnostiziert wurde (befallen innere Lymphknoten, Pleura, Trachea, Bronchien, Milz, Colon, Magen, Rectum, Niere), WILE und KNERLER (die Tochter im Falle „Mutter und Tochter" betreffend, worauf im Kapitel Pathogenese noch einzugehen ist, und bei der sich neoplastische Formationen in Knochen und Knochenmark, ferner Beteiligung der Lymphknoten der Aorta und des Mediastinums, weiter der Lunge, Pleura, Leber und Milz fanden). CORMIA, wo auch an den — nicht näher genannten — inneren Organen autoptisch ein Morbus Kaposi festgestellt wurde (vielleicht doch Mycosis fungoides?), GARB mit einer ausgedehnten Coccidioidomykose der inneren Organe, die auch Todesursache war, GERTLER mit einer Sarkomatose der Mammae, Nieren, Ureter, Pleura, Bauchmuskeln und des Thymusgewebes, Pankreas und Epikards, ein weiterer Fall von GERTLER mit einer Mycosis fungoides, bei der aber ein tumorös enorm gewucherter, nie röntgenbestrahlter Leistenlymphknoten histologisch sich als ein Retothelsarkom erwies und bei dem sich Metastasen in Lunge, Thyreoidea, Herz, Milz, Niere, Nebenniere, Femur und Sternum zeigten und im Jejunum ein perforierter ulcerierender Tumor gefunden wurde, HEMMINGSON, wo nach 6jähriger typischer Mycosis fungoides bei der Autopsie die Befunde als polymorphzelliges Sarkom gedeutet wurden, obwohl die Haut nach wie vor echte mykoside Strukturen aufwies (befallen

Myokard, Lunge, Peritoneum, Muskeln, Milz, Thyreoidea, Niere, perirenales Gewebe), schließlich noch REICH und BONSE mit röntgenologisch nachgewiesenen Spontanfrakturen des Sitzbeins, bei dem aber später ein Lymphknoten feingeweblich einen Aufbau wie ein Retothelsarkom besaß. CAWLEY läßt seine Fälle mit vielfachem Befall innerer Organe zwar unter der Überschrift Mycosis fungoides laufen, sagt aber, daß nur einmal diese Diagnose bis zum Tode aufrechterhalten werden konnte. ARZT wiederum gibt zu erwägen, ob nicht die von ihm festgestellte, an ein Lymphosarkom erinnernde histologische Struktur eine maligne Entartung nur vortäuschte, in Wahrheit aber mit der auch bei der Mycosis fungoides zu beobachtenden Tendenz zur Monomorphie interferieren könne (perf. Ulcus duodeni, Pankreas-Tumor). In diesem Sinne beschreibt auch GABRIEL einen typischen Mycosis fungoides-Verlauf mit Magentumoren, einem perforierten Darmulcus, das eine tödliche Peritonitis hervorrief, und wobei autoptisch weiter Verwachsungen zwischen Magen und Darm, unspezifische siderotische Leberinfiltrate periportal, unspezifische Reticulumhyperplasie in Milz und Lymphknoten sowie tumoröses Gewebe im Pankreaskopf und im Orbitalgewebe aufgedeckt wurde; Pankreas und Orbitaveränderungen wiesen eine sehr monomorphe, unscharf in die Umgebung wachsende Infiltration auf.

Offensichtlich ergibt sich aus dieser Kasuistik die Richtigkeit der Stimmen, die bei allen, nicht unmittelbar durch den Hautbefund erklärten klinischen Symptomen ein Forschen nach spezifischer Beteiligung innerer Organe verlangen. Solche *klinischen Symptome* sind aus den Möglichkeiten der Beteiligungsformen der inneren Organe ohne weiteres abzuleiten. Am häufigsten werden anginöse oder Schluckbeschwerden, Heiserkeit bis zur Aphonie, Atemnot, Asphyxie, Auswurf und Hämoptoe seitens des Respirationstraktes angeführt. Vermehrte Salivation (Reizung) bzw. Speichellosigkeit (Zerstörung der Speicheldrüsen) kann spezifischer Lokalisation entsprechen, Nahrungsverweigerung bis zur Anorexie, Magendruck, Krämpfe, Erbrechen, Schneiden in den Därmen können Ausdruck eines mykosiden Befalls des Intestinums ebenso sein wie die so sehr häufigen, oft unstillbaren oder choleraartigen (WERTH) Diarrhoen, Teerstühle, Bauchauftreibungen, Darmfisteln, peritonitische und Ileussymptome, Leber- und Milzschwellungen mit Ikterus und Subikterus (GOLDSMITH, HOTTENROTH) oder ein Ascites (NOESKE, SAMEK, GARTMANN) oder Addison-ähnliche Syndrome. Von seiten des Herzens hört man von Oppressionsgefühlen, Rhythmusstörungen aller Art, Herzschwäche, Dyspnoe und Herzerweiterung, allgemeiner Ödembildung, Anasarka und pathologischen Herzgeräuschen. Erscheinungen des ZNS liegen auf der Hand, ebenso Augen- und Ohrensymptome. Aber auch Muskelschmerzen, rheumatische Beschwerden und Bewegungseinschränkungen (LUTZ) sind nicht ganz selten. BERGGREEN hält alle Diarrhoen bei der Mycosis fungoides, besonders die präterminalen, für spezifisch; SIMONS will sogar Juckreiz und Kopfschmerzen, Paraesthesien, auf denen psychische Alterationen anscheinend gelegentlich basieren (BUSCHKE), und die Kachexie allein auf spezifische zentralnervöse Infiltrationen zurückführen. Lungenbeteiligung kann röntgenologisch offenbar nur vermutet, nicht gesichert werden. CAWLEY hält Röntgenbefunde an den Lungen diagnostisch für wertlos, CAVALIERI sah in 10 Fällen unspezifische Veränderungen mit Hilus- und perihilären Verdichtungen, Streifenzeichnung besonders basal mit gelegentlicher Pleurabeteiligung; am ehesten sähe das Bild aus wie die Veränderungen beim Morbus Boeck, ein Vergleich, der — neben der Ähnlichkeit mit einer Lymphangitis carcinomatosa — auch von WERTH anhand von 31 Fällen gebraucht wird. SAMEK konnte den bei einer Pleuritis aufgetauchten Verdacht auf Vorliegen einer spezifischen Manifestation bestätigen, ebenso GATÉ, der röntgenologisch einen orangegroßen Schatten sah, der autoptisch einem mykosiden Tumor entsprach — ähnlich auch POST und LINCOLN. Daß das Wissen um spezifische Organbeteiligung auf die richtige Diagnose hinweisen kann, wurde schon erwähnt beim Fall von CHEVALLIER, wo ein gastroskopischer Befund bei einer Parapsoriasis GOTTRON veranlaßte, eine Mycosis fungoides anzunehmen, die sich später auch bestätigte. Auch BERGGREEN sah eine circumscripte Schwellung am Magen, die verdächtig auf ein mykosides Infiltrat war, TOURAINE eine atrophische Gastritis. Erhöht wird die Wahrscheinlichkeit oft dann, wenn sich die klinischen Symptome mit der Haut bessern oder verschlimmern (ALIBERT und BAZIN: Geschmacksverlust; CORMIA: Hepatosplenomegalie; REICH und BONSE: Ischialgie mit röntgenologischen Beckenknochenveränderungen; SÉZARY: Neuralgie, Atonie, Veränderung der Tiefensensibilität, Pyramidenbahnzeichen; WERTH: Durchfälle, Fieber, Ödeme). Klinischen Verdacht auf eine Mycosis fungoides faßte schließlich noch SCHUERMANN (Knochen, Lunge, ZNS in zwei Fällen) und FRÜHWALD (Paraesthesien, Ataxie, Stehen unmöglich; neurologisch Rückenmarkssystemerkrankung, spezifischer Rückenmarkstumor?), KUGELBERG (Hemiplegie, Par- und Anaesthesie, Exitus; keine Sektion), BLUEFARB bei einem Fall mit Blasenbeschwerden, LEIDEL bei einer Hämaturie und Albuminurie, die aber auch auf die Urethanbehandlung zurückzuführen wäre, LEDERMANN bei Nierenblutungen passagerer Art.

Zusammenfassend kann gesagt werden, daß eine Beteiligung der inneren Organe an der Mycosis fungoides häufiger ist als früher erkannt und so der Allgemeincharakter der Mycosis fungoides unterstrichen wird, daß aber mit einiger Sicherheit geäußert werden kann, daß ein Organbefall nicht die Regel ist und bei vielen Fällen trotz entsprechender Untersuchung vermißt wird. Primäres Befallensein innerer Organe scheint eine Ausnahme zu bilden. Der Charakter der Veränderungen entspricht, durch den Organboden modifiziert, ganz und oft auch parallelgehend den Hautveränderungen. Klinische Symptome müssen infolge Kompensation durch nicht mitergriffene Organteile nicht immer vorhanden sein. Klinische Beschwerden, die nicht durch den Hautbefall zwanglos erklärt sind, sollten immer dazu auffordern, genaue Untersuchungen im Hinblick auf einen spezifischen Organbefall anzustellen.

Todesursache

Als Todesursache wird überwiegend der Tod infolge einer Kachexie angegeben, wobei mit NOESKE dahingestellt sein mag, ob diese nun geweblich-toxisch bedingt ist oder eine allgemeine Resistenzverminderung gegen Infektion darstellt. Der Eindruck von HERXHEIMER und MARTIN, daß die Widerstandskraft des Organismus im Kampf gegen die allmählich überhandnehmenden Tumoren versiege, könnte durch die Erkenntnis des Wesens der Mycosis fungoides als Erkrankung des reticulo-endothelialen Systems einerseits und über die Wertstellung dieses Systems im Organismus andererseits ein wenig konkreter unterbaut werden, doch erklärt diese Vorstellung — abgesehen davon, daß wie dargelegt nicht wenige Fälle zu Tode kommen, ohne daß je Tumoren auftraten — nicht ganz das Erlöschen des Lebens bei den galoppierenden Verlaufsfällen. Erklärlicherweise finden sich oft Hilfsursachen für den Exitus letalis in Gestalt von sekundären Prozessen, seien es Lungenkomplikationen, Kreislaufbeeinträchtigungen oder Superinfektionen bis zur echten Sepsis, wobei auch Veränderungen des Blutes im Sinne einer Anämie oder Agranulocytose genannt sein sollen. Weitere Todesursachen sind aus den Schilderungen über den oft massiven Befall innerer Organe abzuleiten. Einige bemerkenswerte Besonderheiten mögen noch hinzugefügt werden. Wie schon im Abschnitt über die Blutungsneigung der Mycosis fungoides dargestellt, ist es hier und da zu tödlichen Blutungen gekommen. Eine Lungen-

embolie als Todesursache können FISCHER, KREUTZBERG (nach Tumoreinbruch
in die V. femoralis) und NOESKE (nach Thrombosen) anschuldigen, Beschleunigung
des tödlichen Ausgangs durch iatrogene Maßnahmen führen unter anderem
FREUND (übermäßige Röntgenbestrahlungen und offenbar schnelle Resorption
zerfallenden Gewebes) und ganz ähnlich GÖLDNER, DE MICHELI, DUVERNE,
MARQUES u. a. (nach Röntgenbestrahlung) an, ferner JORDAN (s. u.). GARB
nennt eine generalisierte Coccidioidomykose, die durch ACTH-Therapie provoziert
sei, als Ursache, und auch SCHUPPLI sah in zwei Fällen nach Cortison eine tödliche
Sepsis, einmal durch ein Decubitalulcus mit Phlegmonen- und Absceßbildung,
einmal begleitet von einem schweren Leberparenchymschaden.

Die einzige aufzufindende größere Statistik der Todesursachen stammt von
JORDAN, der von 38 Todesfällen zehnmal eine Kachexie, viermal spezifischen
Befall innerer Organe, fünfmal Komplikationen seitens innerer Organe (Lunge,
Herz, Hirn, Endokrinium), einmal eine interkurrente, nicht auf die Mycosis
fungoides zurückzuführende Erkrankung, zehnmal Beschleunigung durch Röntgenbestrahlungen ursächlich nennt und bei den restlichen acht Fällen von einem
„unvermuteten Tod" spricht. SCHILLING gibt am wesentlich kleineren Krankengut der Heidelberger Klinik sechsmal eine Kachexie plus Kreislaufversagen, einmal
eine Apoplexie, einmal eine Lungentuberkulose, einmal Altersschwäche und zweimal eine unbekannte Ursache an.

Insgesamt wird man sagen dürfen, daß die Kachexie, interkurrente oder sekundäre meist septische Erkrankungen und Auswirkungen von Veränderungen an
inneren Organen die wesentlichsten Ursachen des deletären Ausgangs der Mycosis fungoides darstellen und unbedachte therapeutische Maßnahmen diesen Ausgang nicht ganz so selten wie allgemein angenommen wird beschleunigen oder auch
herbeiführen mögen und daß schließlich mancher Tod, der bislang unter der
Rubrik „Kachexie" oder „komplizierende Begleiterkrankung" lief, bei fortschreitender Erkenntnis und exakterer Untersuchung mit einem mykosiden Befall
innerer Organe in Zusammenhang zu bringen sein wird.

C. Histologie

1. Zellulation

Wenngleich die Mycosis fungoides ein zunächst oder überwiegend klinisch bestimmtes Krankheitsbild ist, wobei die große Mehrzahl der Fälle den klassischen
Ablauf aufweist und schon klinisch mit hoher Wahrscheinlichkeit als Mycosis
fungoides angesprochen werden kann, so dürfte doch aus der bisherigen Übersicht
deutlich geworden sein, daß es genügend unklare Bilder mit einer Reihe von
diagnostischen Irrtumsmöglichkeiten gibt. Die von vielen Seiten erhobene
Forderung, die histologische Untersuchung als richtungweisenden Weg zur
Diagnosenbestimmung nie zu verabsäumen, ist also wohlbegründet und gerechtfertigt. Die Mycosis fungoides schließt eine reticuloendotheliale Proliferation mit
ein, dadurch wird die Deutung im Hinblick auf nosologische Belange kompliziert,
da die reticulohistiocytären Elemente grundsätzlich Entwicklungsmöglichkeiten
zur granulomatös-entzündlichen, zur neoplastischen wie auch zu einer dem embryonalen Mesenchym zukommenden hämatopoetischen Hyperplasie besitzen
(FLARER u. a.). Es herrscht bei der weit überwiegenden Zahl der Autoren kein
Zweifel, daß die wesentlichen *Elemente des mykosiden Infiltrats* dem reticulo-
endothelialen System entstammen, wie schon angeführt wurde. MOSTO stellt den
Allgemeinbegriff der Reaktion des embryonalen Mesenchyms auf, SANTOIANNI
spricht von einer Vermehrung aller reticulo-histiocytären Elemente, ähnlich

äußerten sich schon 1930 BERGER und VALLÉE. CAILLIAU nähert sich dem Fresen-schen Begriff der perivasculären Indifferenzzone, wenn er von einer Proliferation des ruhenden embryonalen RES berichtet, COTTINI hebt gleichfalls die Beteili-gung von Reticulo-endothel-Abkömmlingen aller Art hervor, DE FEO betont die Reaktion sowohl der visceralen histiocytären wie der cutanen lymphocytären Reihe. Ganz analoge Ansichten finden sich bei APLAS, ARZT, CANELLI, CROSTI, GOTTRON, GRACIANSKY, LEVER, ORMSBY und MONTGOMERY, SÉZARY, BERMAN, BLUEFARB, FLARER, WILE, WINER, ferner DEGOS, LAMANNA, LUTZ, WOLFRAM, ZINCK u. v. a. NANTA hält nur die reticulären Zellen für spezifisch und stellt ihnen diejenigen des strömenden Blutes gegenüber.

Angesichts dieser hier nur grob umrissenen Problematik kann es nicht über-raschen, daß je nach der historisch oder gelegentlich auch subjektiv bedingten Erkenntnismöglichkeit gerade histologische Kriterien den Ausgangspunkt für die divergierenden Anschauungen und Schlußfolgerungen über das Wesen der Mycosis fungoides und ihre nosologische Einordnung gebildet haben. Als Bei-spiele sei aus älterer Zeit der Begriff der „Lymphadénie cutanée" der alten fran-zösischen Schule, aus jüngerer Zeit das von vielen Amerikanern (auffallenderweise meist Pathologen) verfochtene Prinzip genannt, die Mycosis fungoides innerhalb einer reticulo-lymphocytären Proliferation in die Gruppe der Lymphoblastome einzureihen. Von diesen amerikanischen Autoren wird vielfach auch die lymphati-sche und auch Monocytenleukämie in die differenten Entwicklungsmöglichkeiten des Mycosis fungoides-Syndroms einbezogen. HERZBERG und UEBERSCHÄR heben auf Grund ihrer klinischen, nicht zuletzt aber histologischen Studien einen primär blastomatösen Charakter der Mycosis fungoides mit verschiedenen Malignitäts-graden heraus.

Fragestellungen der hier angeschnittenen Art, wie sie sich aus der heutigen Erkenntnis histologischer und histopathogenetischer Deutungen ergeben, waren für HERXHEIMER und MARTIN in ihrem damaligen Handbuchbeitrag noch von durchaus zweitrangiger Natur; sie sahen gerade in der Histologie das sicherste und eindeutigste Hilfsmittel zur Bestimmung der Mycosis fungoides und ihrer durchaus erreichbaren Abgrenzung von klinisch ähnlichen Erkrankungen wie infektiösen Granulomen, Sarkomen oder Leukämien.

Zur Erhellung der heutigen Situation im Rahmen histopathologischer Pro-bleme erscheint es zweckmäßig, zunächst eine Übersicht der Literatur seit dem alten Handbuchbeitrag zu geben, wobei die das mykoside Infiltrat zusammen-setzenden Einzelelemente der Reihe nach durchgesprochen werden sollen, und dann die Berichte über Gestalt und Entwicklung der Infiltrate in Relation zum klini-schen Verlauf zu referieren, wobei zwanglos die histogenetische Deutung, die für Ätiologie und Pathogenese von oft entscheidendem Gewicht ist, mit-erfaßt wird.

Als roter Faden findet sich bei HERXHEIMER und MARTIN die Auffassung, daß das mykoside Infiltrat in der Lage sei, das präexistente Bindegewebe aufzuspalten und auseinanderzudrängen, womit sich die Einbrüche in die Gefäße wie auch in die Organe des lymphatischen Apparates bzw. die analogen Vorgänge an inneren Organen erklärten. Diese Verdrängung, besonders der Intercellularsubstanz, sei jedoch weniger ausgeprägt als bei Malignomen, eine für die Autoren wichtige, aber nicht ganz zwingende Beweisführung der nicht-neoplastischen Natur der Mycosis fungoides. Diese Tendenz sei insbesondere auch verantwortlich für eines der nur früher für wichtig gehaltenen histologischen Symptome, nämlich die Entwicklung des Fasernetzes, in welches das spezifische Infiltrat eingelagert sei; dieses Fasernetz sei nichts anderes als aufgespaltenes Kollagen, das mit zunehmender Neigung zur klinischen Ausprägung von Tumoren zunächst deutlicher, schließlich aber auch zerstört und gar nicht mehr oder nur noch schleierartig erkennbar würde.

Es ist das Verdienst von ZINCK und später WOLFRAM, dieses *argentaffine Fasernetz* als Neubildung, und zwar als Produkt histiocytärer Elemente des mykosiden Infiltrates erkannt und damit einen wichtigen Baustein für die heutige Auffassung der reticulo-histiocytären Abstammung der spezifischen Infiltratzellen geliefert zu haben. ZINCK konnte dieses dreidimensionale Netz in allen echt mykosiden Strukturen der Haut, Schleimhaut, Lymphknoten und der inneren Organe nachweisen; es ist vom kollagenen Gewebe, das bräunlich anfärbbar nicht selten die Granulome noch kapselartig umgibt, durch seine Silberimprägnation unterschieden, und die Fasern lassen sich bis in die aus dem Reticulum stammenden Zellen, die ihnen weidenkätzchenartig aufsitzen, verfolgen; es findet sich auch an Stellen, die wie das subcutane Fettgewebe, das Fett des Herzens und der Nebenniere, die Lymphknoten oder die Lungenalveolen frei von Kollagen sind; es kann die kollagenen Fibrillen zerstören oder auch einmal Anschluß an sie gewinnen, nachdem letzteres verschwindet und das Bindegewebe zum Stadium des fetalen Syncytialnetzes zurückgekehrt ist. Das mit Silber imprägnierbare reticuläre Netz entstammt somit gefäßnahen mesenchymalen Reserven. Diese Befunde werden heute allgemein übernommen (CAILLIAU, GOTTRON, GRACIANSKY, REICH, SATENSTEIN, SÉZARY, ORMSBY und MONTGOMERY u. a.; ferner LEVER, der lediglich von ZINCK insofern abweicht, als er reife Reticulumzellen, nämlich Histiocyten und nicht unreife wie die Mykosiszelle nach seiner Nomenklatur als Produzenten der Argentumfasern nennt; ähnlich auch GANS und STEIGLEDER, die meist vom Bindegewebsfasernetz sprechen, das Gitterfasernetz aber auch den reiferen histiocytären Elementen zuordnen). Diese reticulären Fasern werden in Infiltraten wie in Tumoren gefunden, oft aber auch schon in frühesten prämykosiden Veränderungen, wie übereinstimmend berichtet wird, ebenso wie von relativ frühzeitiger Zerstörung des elastischen und etwas späterem Abbau der kollagenen Fasern. Solche Befunde können, wie GERTLER bei einer scheinbaren Parapsoriasis unterstreicht, im Frühstadium pathognostischen Wert besitzen. Bei der spontanen oder therapeutisch induzierten Regression bekommt das Bindegewebe allmählich wieder ein Übergewicht und formiert sich, eventuell bündelweise das schwindende Infiltrat durchziehend, neu (vgl. Kapitel Therapie: BERTLICH GRAUL, HEITE, HENSTELL-TOBER, JOHNE, OSBORNE, REHAK, SCHMITZ, SCHULZE und BRAUNER, SCHUPPLI, TOURAINE). Solche Bilder legen die Vorstellungen einer Konkurrenz zwischen spezifischem Infiltrat und Bindegewebe nahe. In diesem Zusammenhang sei BERGAMASCO zitiert, der im Längsschnitt zunehmende Bindegewebsproliferation sah und darauf die bis zum Tode fehlende Tumorbildung zurückführen möchte; auch ROSENTHAL meint, daß das Bindegewebe bei Erythrodermien so reaktionsgierig sei, daß dort deshalb keine Tumorbildung aufkäme. CRAP, der auf Transplantationsnarben aus der Tiefe her ein Rezidiv sah, erwähnt, daß Carcinommetastasen nie auf Narben aufträten; letzteres führt er auf die Abwehrkraft des Bindegewebes gegen Malignome epidermaler Provenienz zurück; er spricht also gerade dem Bindegewebe bei der mesenchymalen Mycosis fungoides keine Abwehrkraft im Sinne der Tumorverhütung zu. Echte Narbenbildung kommt übrigens der Mycosis fungoides nicht zu, ausgenommen natürlich bei Ulcerationen oder sekundären Eiterungen (GANS, KÜHL u. a.).

Das in das Gitterfasernetz eingelagerte Infiltrat wird einheitlich als polymorph gekennzeichnet. Als mit gewissen Einschränkungen pathognomonisches Einzelelement dieser bunten Galerie von Zellen wird vielfach die sog. Mykosis-Zelle angesehen. Doch verneinen schon HERXHEIMER und MARTIN die Berechtigung,

allein auf ihr Vorkommen die Diagnose Mycosis fungoides zu stützen, so auch
CAILLIAU u. a., dies schon ihrer großen Variabilität wegen, die durch Übergangsformen zu anderen Infiltratzellen und durch ihre große Hinfälligkeit (COTTINI)
bedingt ist. Auf einen häufig schon sehr früh einsetzenden Zerfall dieser Zellart
führen KETRON und auch WINER die klinische Zerfallsneigung der Tumoren und
überhaupt die Spontanregression mykosider Erscheinungen zurück. Die unterschiedliche Bewertung der Einzelzellen und ihrer histogenetischen Deutung zeigt
sich besonders prägnant in divergierenden Beschreibungen der *Mykosiszelle.*

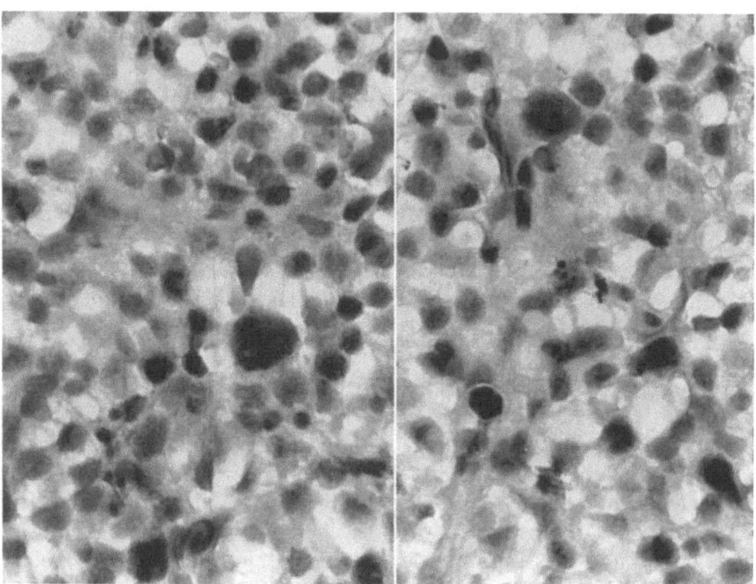

Abb. 2. Buntes polymorphes Infiltrat einer Mycosis fungoides einer 45jährigen Frau (aus einem infiltrativ-
tumorösen Herd). Typische M.f.-Zellen in verschiedenartiger Ausprägung. Vergr. 640mal

Während die Wiener Schule in ihr eine protoplasmareiche Zelle mit hellem, oft
wabig aufgelockertem Kern und mehreren Nucleoli sieht, beschreibt sie GRACIANS-
KY mit einem stärker gefärbten, unregelmäßigen und größeren Kern, als ihn
Histiocyten aufweisen, mit 1—2 Nucleoli und feinem Chromatinnetz sowie mit
reichlichem Cytoplasma, das mit zunehmender Zellgröße blasser würde; manchmal
sei sie abnorm groß mit mehreren Kernen, ähnlich einer Sternbergschen Zelle, oft,
aber nicht immer, seien Mitosen zu erkennen. Je älter die Zelle, um so mitosen-
reicher sei sie in der Regel, wobei meist normale Mitosen (KETRON, PAUTRIER u.
v. a.), gelegentlich aber auch pathologische Mitoseformen (CAILLIAU, HERZBERG,
POULSEN, ZURHELLE) festgestellt wurden. Ganz ähnlich wie GRACIANSKY lautet
auch die Beschreibung der Mykosiszelle durch LEVER; er nimmt mit ihm und den
meisten Autoren eine Abstammung aus unreifen Reticulumzellen an. GANS,
der das Problem der Mykosiszelle nicht in extenso aufwirft, spricht von Zellen
mit wechselnd färbbarem Kern, in späteren Stadien von epitheloidähnlichen
Elementen mit reichlich Mitosen, unregelmäßig, unscharf begrenzt (WINER:
„fading out") und mit großem, farbreichen Kern. APLAS schildert ein granuliertes, SWILLER, der die gleiche Zelle auch aus dem Knochenmark aspirierte, ein nur
scheinbar granuliertes Chromatin. AUST, der in einer Dissertation 1953 eine Übersicht über die Schilderungen in der Literatur gibt, stellte 43mal Ein- und 16mal
zugleich Ein- und Mehrkernigkeit in den Beschreibungen fest, in der Mehrheit

fand er die Angabe von hellen Kernen, oft aber auch von gleichzeitigem Auffinden von Zellen mit hellem und dunklem Kern. Meist wird der Kern als auffallend groß gekennzeichnet. HERZBERG beschreibt die Mycosis fungoides-Zelle
als eine große, vielgestaltige Reticulumzelle mit ovalären oder nierenförmigen
Bläschenkernen und einem miteinander verzahnten Cytoplasma. Weiterhin liest
man Darstellungen, wie granulärfädiges Protoplasma oder Vacuolisierung (APLAS);
meist wird das Protoplasma aber als homogen (SWILLER, GOTTRON) oder zart
(WINER) beschrieben. Die Fähigkeit der Phagocytose (ARZT, ZINCK, PAUTRIER,

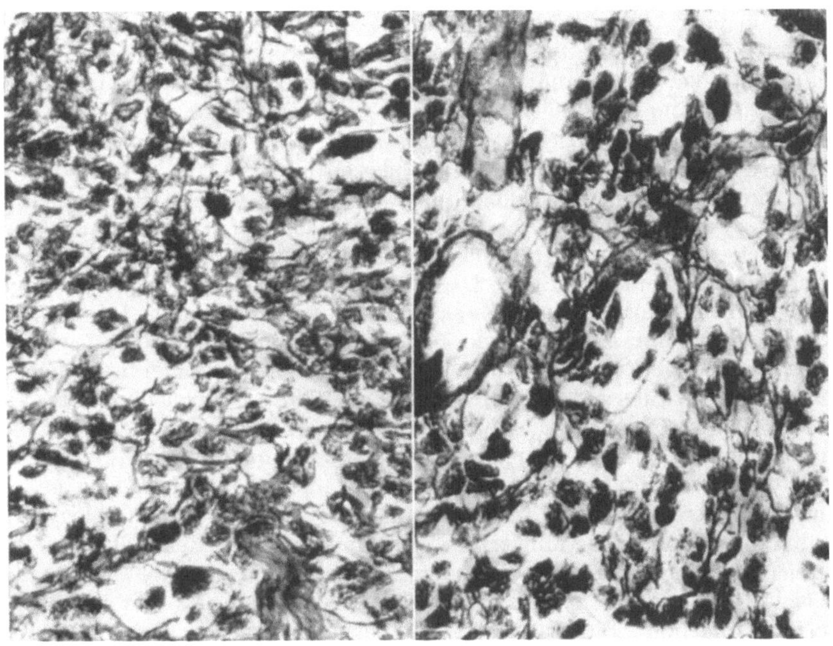

Abb. 3. Darstellung des argentophilen Fasernetzes bei der gleichen Patientin wie Abb. 2. Vergr. 640mal.
Besonders ausgeprägte reticuläre Faserbildung im Bereiche der M.f.-Zellen

HERZBERG) wird nur von COTTINI verneint, eine Lokomotilität ausdrücklich von
CAILLIAU hervorgehoben, reticuläre Provenienz wird allgemein angenommen.
Phagocytäre Eigenschaften sind eine allgemeine Fähigkeit der verschiedenen
Formen reticulohistiocytärer Zellen und somit kein Specificum für eine Mycosis
fungoides. Von STEIGLEDER und LAUCKNER wurden Einlagerungen doppelt-
brechender Lipoide bei einer Reticulosarkomatose unter dem klinischen Bild der
Mycosis fungoides beobachtet. REHAK wirft die Vermutung einer Abstammung
von Plasmazellen auf, TZANCK spricht einfach von histiocytärer Herkunft;
sein für charakteristisch gehaltener Befund von zwei Nucleolen in Kommaform bzw. mit zwei Längsschwellungen ist nicht unbestritten geblieben
(GRACIANSKY). Trotz aller Verschiedenheit in der Beschreibung, die offenbar
mit dem Vorhandensein von mannigfachen Entwicklungs- und Regressionsstadien
zusammenhängt, bildet das Vorkommen der Mykosiszelle doch einen nahezu
konstanten, ins Auge springenden Befund (Ausnahmen: CROSTI, der dem Vorhandensein der Mykosiszelle keinerlei diagnostischen Wert beimißt, und SZÉP,
der ihr Fehlen allerdings auf vorherige Röntgeneinwirkung zurückführt, während
alle übrigen Untersucher gerade ihre Stabilität jeglicher Therapie gegenüber
hervorheben). Dieser Befund wird dadurch noch hervorstechender, daß die

Mykosiszelle im Laufe der klinischen Entwicklung so prävalieren kann, daß man fast von einer Monomorphie des Infiltrats zu sprechen geneigt ist; außer ihrer schon erwähnten Potenz zur Hervorbringung des Gitterfasernetzes und der so erzeugten Vortäuschung einer syncytialen Bildung (SÉZARY) ist noch hervorzuheben, daß sie oft das einzige, auf einen mykosiden Prozeß hinweisende Überbleibsel in klinisch abgeheilten Herden, sei die Abheilung spontan, durch ionisierende Strahlen oder durch Cytostatika bewirkt, ist. Sie wird auch in scheinbar gesunder, noch nie befallener Haut gefunden. Solche Beobachtungen lassen sich prima facie schwer mit der Annahme eines malignen Charakters der Mycosis fungoides vereinen; doch ist diese Schlußfolgerung nicht absolut zwingend, da beispielsweise die Beeinflußbarkeit oder Nichtbeeinflußbarkeit eines Infiltrates durch Cytostatika, die bekanntlich nicht nur Tumorzellen, sondern auch physiologischerweise teilungsfreudige Zellelemente, wie Blutzellen und Generationsgewebe beeinflussen, kein sicheres differentialdiagnostisches Kriterium für verschiedenartige Proliferationen oder Hyperplasien ist.

Was eine zweite, im mykosiden Infiltrat zu findende Zellart, nämlich die *Lymphocyten*, angeht, so wird ihr Vorkommen schon seit jeher und auch heute noch von eigentlich allen Untersuchern betont, so daß eine Namensanführung sich erübrigt. Genannt sei lediglich DARIER, der 1949 noch von „lymphomartigem Aufbau" spricht. GOTTRON und EBERT sahen jeweils im bunten Infiltrat auch Lymphoblasten, ohne daß diese ein Anzeichen für eine maligne Entwicklung gewesen waren. DE FEO nimmt die cutane Provenienz auch der Lymphocyten und lymphoiden Zellen als gesichert an, SÉZARY läßt die Möglichkeit ihrer Herkunft aus dem strömenden Blut offen. Ihre cutane Herkunft oder noch allgemeiner gesprochen ihre Abstammung aus reticulo-endothelialem Gewebe der mesenchymalen Indifferenzzonen (FRESEN) scheint auch fast allgemein angenommen zu werden. Diese Auffassung ist insbesondere dann einleuchtend, wenn man als gemeinsame Mutterzelle der lymphocytären Reihe auf der einen, der reticulo-histiocytären auf der anderen Seite mit LEVER die sog. stem-cell bejaht. An dieser Stelle ist einzufügen, daß die vielfach beobachtete Lymphopenie im strömenden Blut (s. Kapitel Blut) zumindest in einigen Fällen mit histologischen Befunden an den Lymphknoten erklärt werden könnte. So sahen neben anderen ARZT, GOLDMAN, GRACIANSKY, ROBB-SMITH, ROBERT — letzterer im Verein mit besonders starker Gitterfaserbildung — eine vermehrte reticuläre Wucherung, wobei die Keimzentren vermindert waren (GARTMANN: Lymphknotenstruktur aufgehoben).

Schon früh war eine Beteiligung von *Eosinophilen* am mykosiden Infiltrat aufgefallen. PAUTRIER erinnerte kürzlich daran, daß er 1907 als erster derartige Befunde publizierte. Doch sind sie keineswegs regelmäßig vorhanden (SPILLMANN und WATRIN, STORCK; CASABIANCA: nie Eosinophile). Viele bis zahllose Eosinophile sahen neben vielen anderen ARZT, BLUEFARB, CAILLIAU, KOCHS, KERL, KÜHL, RIEHL; GOTTRON und GARTMANN diskutieren in ihren Fällen differentialdiagnostisch ein eosinophiles Granulom, worauf im klinischen Teil schon eingegangen wurde. Auch ihre Lokalisation und der Zeitpunkt ihres Auftretens scheint bis jetzt keinen erkennbaren Gesetzmäßigkeiten zu folgen. KÜHL glaubt, daß sie in den Frühstadien häufiger seien, KERL fand sie auch in der Epidermis — doch stehen solchen als Beispiel herausgegriffenen Befunden eine Fülle von Aussagen gegenüber, die das Gegenteil zu beweisen scheinen. Auf die fehlende Parallelität von Gewebs- und Bluteosinophilie wurde schon im Blut-Kapitel hingewiesen.

Wenn HERXHEIMER und MARTIN die Vermutung anführen, daß Vorkommen oder Fehlen der Eosinophilen kein signifikantes Ereignis und daß Häufigkeit und Grad der Eosinophilie am ehesten noch auf gewisse Zustände des Granulationsgewebes — etwa Zerfall- und Abbauprodukte — ohne spezifische positive Chemotaxis zurückzuführen sei, so muß man einstweilen dieser These zustimmen; über eine unspezifische Eosinotaxis hinausgehende beweiskräftige Beobachtungen sind in der neueren Literatur nicht zu finden.

Ein weiterer, gleichfalls keiner Regel unterworfener Bestandteil des mykosiden Infiltrates sind *Plasmazellen*, deren Vorhandensein unter anderem von CAILLIAU, GOTTRON, KETRON und RIEHL hervorgehoben wird. LAUGIER beobachtete einen abnorm hohen Anteil der Plasmocyten, die ihn veranlaßten, an die Möglichkeit eines Plasmocytoms zu denken. Um an den Einfluß sekundärer Ereignisse (z.B. der Therapie) und die Gebotenheit zu erinnern, in der Deutung histologischer Befunde möglichst alle etwaigen Ursachen zu berücksichtigen, sei an dieser Stelle eingeschoben, daß auch bei einer Agranulocytose, wie sie ja bei der Mycosis fungoides ante finem nicht selten gefunden wird, eine oft zahlenmäßig erhebliche plasmacelluläre Reaktion bekannt ist.

Gelegentlich wird als weiterer Bestandteil des Infiltrates die *Mastzelle* genannt, die HAUSER meist im Verein mit einer Eosinophilie, und zwar in allen klinischen Stadien der Mycosis fungoides fand; sie stellt nach ihm ein reticulo-histiocytäres Element dar, dem möglicherweise durch den Gehalt an Heparin und Histaminsubstanzen eine gewisse Abwehrbedeutung zukommt. Sie sei histologisch von der Blutplasmazelle wohl zu unterscheiden. Dagegen sind die Blut- und Gewebemonocyten identisch (FLARER), was nach RADAELI eindeutig für ihre reticuloendotheliale Herkunft und den — nach HERZBERG besonders terminal zu beobachtenden — Übertritt der geweblichen monocytoiden Elemente ins Blut spricht. GOTTRON fand sie mehr in den tieferen, die Plasmazellen dagegen mehr in den oberen Coriumschichten.

In allgemeiner Übereinstimmung werden schließlich *Histiocyten* aller Art und Reifegrade als obligater Infiltratsbestandteil entsprechend dem reticulohistiocytären Infiltratcharakter, wobei der Histiocyt als Abkömmling der Reticulumzelle zu deuten ist, beschrieben (COTTINI, DE FEO, FUHS, GANS, GOTTRON, GRACIANSKY, KÜHL, MIEDZINSKI, LEVER, ORMSBY und MONTGOMERY, SÉZARY u. v. a.), während echte Fibroblasten, d.h. fixe Bindegewebszellen, zumindest in vorgeschrittenen Stadien weniger zahlreich sind, aber doch nicht selten erwähnt werden (COTTINI, FUHS, GOTTRON, LEVER, GANS; KÜHL unterstreicht ausdrücklich, daß Fibroblasten ebenso wie bindegewebige Organisationen nur wenig beteiligt sind).

Zwischen allen diesen Zellen werden Misch- und Übergangsformen beschrieben, wodurch das variable Bild des mykosiden Infiltrates noch bunter und verwirrender wird. In diesen Übergangsformen könnte zwanglos ein Hinweis darauf gesehen werden, daß die Ansicht der überwiegenden Autorenzahl zu Recht besteht, die charakteristischen Elemente des Granulationsgewebes würden sich fortlaufend aus einer Ursprungszelle mit pluripotenten Eigenschaften differenzieren. Hierauf wird weiter unten nochmals zurückzukommen sein.

Verständlich erscheint bei der Hinfälligkeit des mykosiden Infiltrates mit seinem Auf und Ab, insbesondere den regressiven Vorgängen an Zelle und Zellkern das Auftreten von *Riesenzellen* vom Typ der Fremdkörperriesenzellen (GOTTRON), die nach AUB vom Endothel ausgehen, nach BLUEFARB besonders in Tumoren vorkommen und bis zu 20 Kernen nebst Plasmavacuolen enthalten können, deren Kerne nach DE FEO meist zentral, nach anderen aber auch peripher gelegen sind, nach FRIART und GOTTRON oft an Langhans-Zellen erinnern, nach GANS sehr häufig aufgefunden werden und normales oder schaumiges Protoplasma aufweisen, nach GRACIANSKY sich aus den Mykosiszellen entwickeln und nicht selten den Charakter der Sternberg-Reedschen Zellen aufweisen — so auch Gottron, Lever und Ormsby und Montgomery —, auch von Kerl, Peyri und Kochs beschrieben werden, wohingegen Kühl ihr Vorkommen bestreitet; Robert beobachtete in ihnen eigentümlich gelappte Kerne, Satenstein beschreibt sie als atypisch. Im Verein mit Acanthose, Cutisinfiltrat mit Plasma-, Rund- und eosinophilen Zellen neben epitheloiden Elementen können solche Riesenzellen, wenn sie vom Langhans-Typ sind, zur Verwechslung mit einem Morbus Boeck führen (Gottron, Hellerström). Das Auftreten der Riesenzellen wird von vielen mit der Hinfälligkeit der reticulären Elemente in Zusammenhang gebracht, weil die Riesenzellen nicht selten mit allerlei Einschlüssen gesehen wurden, die als Kern- oder Zelltrümmer gedeutet wurden. Diese, bei anderen Dermatosen und auch Retikulosen graduell weit zurückstehenden degenerativen Prozesse an den Zellen werden mit ihren nach Auflösung des Protoplasmaleibes nackten Kernen, den Kerntrümmern und Bröckeln, dem „Zelldetritus" (Cawley, Cottini, Graciansky: Pyknosis, Karyorrhexis, Verklumpung, Agglutination, so auch Lever, ferner Satenstein mit körnigem Zerfall des Zelleibs; Winer deutet diesen degenerativen Zerfall als Folge der Neigung zur Colliquationsnekrose, wie sie unter anderem auch von Ormsby, Lever, Gans und Kühl beschrieben wird) geradezu als Charakteristikum der Mycosis fungoides herausgestellt. Hierin kann etwa bei unklaren klinischen Bildern, die zunächst als Psoriasis, Parapsoriasis oder Lichen ruber angesehen werden mußten, ein oft entscheidender Hinweis auf das Vorliegen einer Mycosis fungoides gesehen werden. Als Einzelbefund wird auf das Vorkommen von Myeloblasten bei einer Mycosis fungoides d'emblée von Gammel hingewiesen; Netherton hielt allerdings diesen Fall für eine Tularämie.

Als letzte Zellart sollen die *Leukocyten* genannt werden. Um sie bzw. um ihre Deutung besteht ein pathogenetisch wichtiger Streit. Die eine Richtung, als deren Exponenten etwa Herzberg und Fraser zu nennen wären, sieht in den besonders im frühen Stadium gehäuft beobachteten Leukocyten eine Reaktion auf die eigentlich neoplastischen Zellen des mykosiden Infiltrats, vorwiegend also auf die Mykosiszelle; sie verweisen auf die reaktive Leukocytenbeteiligung bei carcinomatösen Prozessen. Daß überhaupt Leukocyten am Infiltrat beteiligt sind, wird von fast allen Untersuchern ausdrücklich bestätigt (Arzt, Cailliau, Casabianca, Cottini, Flarer, Fuhs, Gans, Gottron, Kerl, Kühl, Lutz, Montgomery, Gougerot, Pautrier, Reich, Fraser, Herzberg, Urtubey u. v. a.); daß sie gegen das Tumorstadium und mit zunehmender Geschwulstentwicklung seltener werden oder verschwinden, falls nicht sekundär eitrige Prozesse sich aufpfropfen, scheint gleichfalls unbestritten. Fresen, für den nach seinen eingehenden Untersuchungen der Granulomcharakter des Mycosis fungoides-Geschehens feststeht, sieht im Vorhandensein der Neutrophilen im Verein mit anderen, nur als entzündlich zu deutenden Vorgängen (unter anderem Ödembildung, Kollagenverquellung, erweiterte prall gefüllte Capillaren) einen Beweis für den primär entzündlichen Charakter des Prozesses. Von der Vielzahl derer, die hierin Fresen nachfolgen, sei hier nur Aplas genannt und ferner Urtubey. Wenn auch im allgemeinen die Zahl der Leukocyten nicht sehr groß ist und jedenfalls gegenüber dem Morbus Hodgkin an Auffälligkeit zurücktritt, so gehören die Neutrophilen doch zum Bild, besonders in der exanthematischen (Casabianca) aber auch der erythrodermischen Form (Rosenthal).

Orfanos und Stüttgen haben 1962 bei einer *elektronenmikroskopischen* Studie der mykosiden Zellen solche retotheliale Abstammungen beobachten können, die Veränderungen des endoplasmatischen Reticulums, Vermehrung der Golgi-Zone und charakteristische Vesikulationen der caryoplasmatischen Membran zeigen, welche im Zusammenhang mit randständigen Aussparungen des Kernchromatins als Kernmaterialverlust zum Cytoplasma hin gedeutet werden. Interessant erscheint das Auftreten von 140—850 mμ großen, scharf begrenzten,

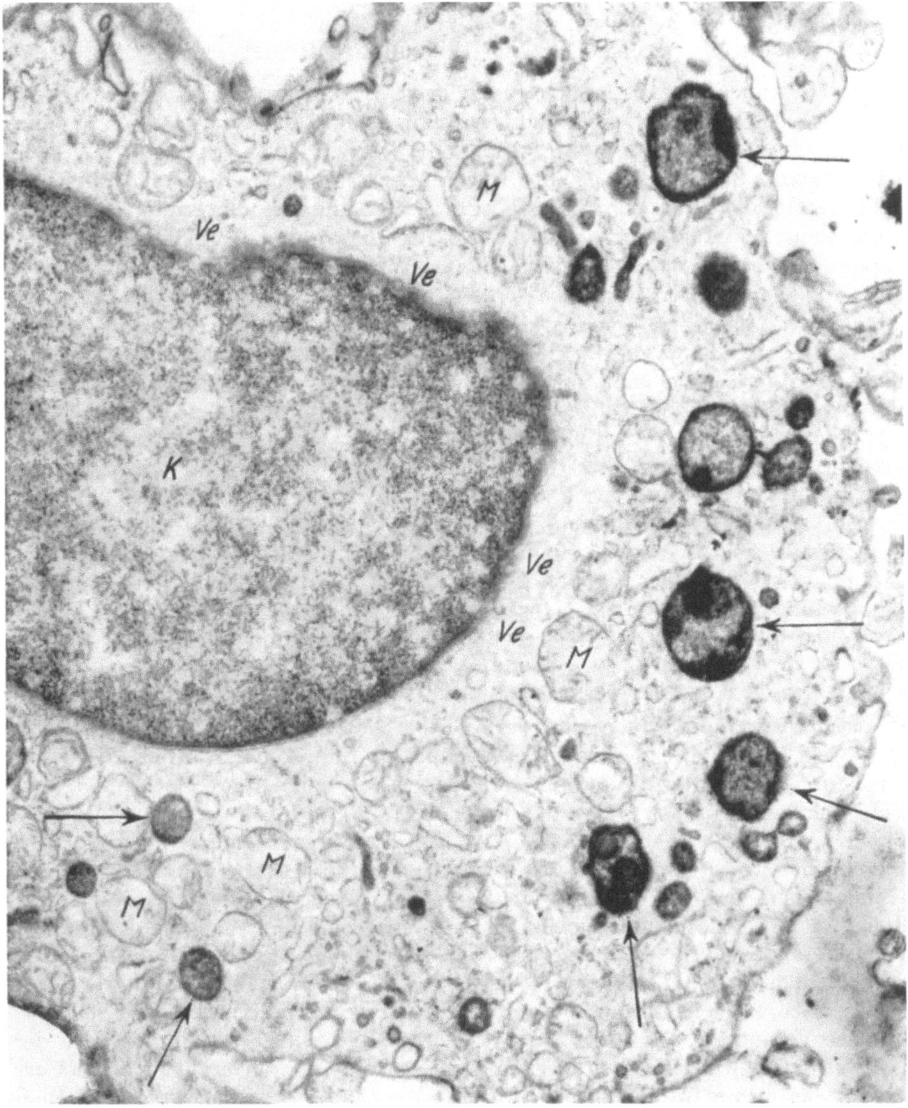

Abb. 4. Retotheliale Zelle mit den charakteristischen Zelleinschlüssen aus dem Zellinfiltrat einer Mycosis fungoides im infiltrativen Stadium. (Elektronenmikroskopische Aufnahme 5000:1, bei 60 kV. Endvergrößerung 20000:1, Vestopal W-Einbettung.) *K* Zellkern. Vacuoliger Chromatinschwund im randständigen Kernbereich, paranucleäre Vesikulationen (*Ve*), helle perinucleäre Cytoplasma-Zone, geschwollene Mitochondrien (*M*). In der abgebildeten Zelle sind mehrere osmiophile, polymorphe, virusähnliche „Zelleinschlüsse" (Pfeile) zu sehen. (Nach C. ORFANOS und G. STÜTTGEN)

rundlichen, mit einer Doppelmembran und Kernäquivalenten versehenen „Zelleinschlüssen", die einzeln oder in Kolonien vorkommend im Cytoplasma der genannten Zellen zu beobachten sind (Abb. 4). Diese „Zelleinschlüsse" zeigen weitgehende Ähnlichkeiten mit den sog. *großen Viren* der Lymphogranuloma inguinale-Psittakosis-Gruppe und können von der morphologischen Seite her in diesem Sinne diskutiert werden. Die Frage des ätiologischen Zusammenhangs mit der Mycosis fungoides wird dabei offengelassen.

2. Die Entwicklung des Infiltrats

Der Beginn der Infiltratentstehung liegt in den perivasculären Zonen, was einheitlich bestätigt wird, aber auch in der Umgebung der Adnexe der Haut und der Nerven (GABRIEL, BERGER, CAILLIAU, GRACIANSKY, HALLAM, KETRON, KREUTZBERG, SULZBERGER). Vom wachsenden Infiltrat werden allmählich die Gefäßwände, die Drüsen und Nerven durchsetzt, auseinandergedrängt und zerstört, womit in bezug auf die Blutgefäße die schon erwähnte Cytodiabase und das Vorkommen spezifischer Gewebszellen im Blut zu einem Teil erklärt werden kann. Es verdient erwähnt zu werden, daß GOTTRON schon im Jahre 1928 gezeigt hat, daß auf dem Boden einer Proliferation in der Haut selbst und nicht durch hämatogene Einschwemmung die Entwicklung von Blutzellen im Gewebe vor sich gehen kann, die dann sekundär in die Blutwege einwandern und zu Blutbildveränderungen führen können. Bezüglich der Gefäßwandbeteiligung finden sich Angaben wie Endothelschwellung (APLAS, AUB, FRESEN, BERGER, der auch feststellte, daß die Gefäßscheiden als Infiltratmutterboden aufgelockert waren, wobei sich eine Mobilisierung der Adventitiazellen zeigte, GOTTRON, GRACIANSKY, FRESEN — zugleich Verquellung der gesamten Wand, wie auch APLAS beschreibt). Zugleich kommt es, wie schon im klinischen Teil erwähnt, zu erheblicher Capillarerweiterung, wobei die Gefäße oft strotzend gefüllt sind, und zu Blutungen ins Gewebe (FUHS, REICH u. a.). CANELLI sah durch spezifische Infiltrate regelrecht thrombosierte und auch zerstörte Gefäße, ein im übrigen fast regelmäßiger Befund im typischen Mycosis fungoides-Infiltrat. APLAS wirft die Frage auf, ob die Gefäßwanddestruktion die Eintrittspforte für das von ihm vermutete schädliche Agens (Viren, Rickettsien?) sein könne. Die Bevorzugung der übrigen Adnexe der Haut erklärt deren Zerstörung durch das mykoside Infiltrat, was bezüglich der Schweißdrüsen (vgl. auch den klinischen Teil) unter anderem HALLAM, SULZBERGER, GRACIANSKY und KETRON hervorheben; KETRON sieht in dieser Aufsplitterung und dem schließlichen Untergang der Anhangsgebilde und der Gefäße eine aktiv-destruierende Eigenschaft des Infiltrats und leitet daraus einen Beweis für die primäre Malignität der Mycosis fungoides ab. In diesem Zusammenhang sind die kürzlichen Befunde von KREUTZBERG und von SARTER bemerkenswert, die sie an den Nerven im mykosiden Infiltrat erhoben: In der Infiltratmitte waren die vegetativen Nerven verschwunden, in der Peripherie körnig-vacuolig degeneriert, ähnliche Veränderungen zeigten marklose Nerven, die im Zentrum wie auch die dünnen markhaltigen Nerven Verknäuelungen und Aufsplitterungen mit Faserbildung bis in die Infiltratzellen aufwiesen. Dicke markhaltige Nerven blieben unbeeinflußt. Die besondere Anfälligkeit der vegetativen Nerven erklärt KREUTZBERG mit ihrer nahen Verwandtschaft zum Bindegewebe. SARTER wies pathologische Veränderungen am Grenzstrang und an Vagus-Ganglien nach; solche Befunde sind aber nicht für die Mycosis fungoides spezifisch, sondern auch bei Sklerodermie und bei chronischen Entzündungen zu erheben.

Was nun die *Anordnung des Infiltrats* im Gewebe anbelangt, so ist zunächst darzulegen, daß die Ausbreitung überwiegend oder lange Zeit sogar ausschließlich entlang der Gefäße vor sich geht, wobei zunächst vor allem der subpapilläre Raum betroffen ist. Hier findet sich lange Zeit das polymorphe Infiltrat in band- oder streifenförmiger Anordnung mit einer mehr oder weniger scharfen Abgrenzung nach unten und einer allmählich deutlicher werdenden Einbeziehung der Papillen selbst und früher oder später auch der unteren Epidermislagen (ARZT, FUHS, GANS, GRACIANSKY, LEVER, POULSEN, REICH, WILLS, WITTELS, WOLFRAM u. v. a.). LÖHE fand bei einer Mycosis fungoides d'emblée allerdings gerade den subpapillären Raum vom Infiltrat ausgespart. HERZBERG hebt besonders den freien Raum zur Subcutis hervor, der bei Retikulosen anderer Genese meist schon frühzeitig mitergriffen sei. Schreitet die Proliferation in die Subcutis fort, so sieht man dort noch deutlich entlang den Gefäßen, aber auch in reticulären Fettinfiltraten eine Fähigkeit zur Phagocytose (GOTTRON), die im übrigen, wie schon dargelegt, an jeder Stelle nachgewiesen wurde und sich nicht nur auf Zell- und Kerntrümmer, sondern auch auf Pigment (NEWIADOMSKY, SANTLER, CANELLI, REICH, KOCHS) oder zugleich auf Lipoide und Kolloide (GRACIAN-SKY) erstreckt und, wie bereits hervorgehoben, eine allgemeine Eigenschaft des RES ist.

Die Zusammensetzung des *Frühinfiltrats* ist meist unspezifisch (ARZT, BRUCH-HOLZ, GRACIANSKY, LEVER, LUTZ, PAUTRIER, RABITO, WORINGER) in dem Sinne, als die bunte Polymorphie noch nicht so ausgesprochen ist und auch die Mykosis-zelle in ihren verschiedenen Stadien oft fehlt oder nur unsicher als solche erkannt werden kann. ORMSBY und MONTGOMERY allerdings glauben, daß die Spezifität schon sehr früh einsetzt. Verdächtig ist, wenn das Infiltrat ausgesprochen streifig verläuft und tief ins Corium reicht (LEVER). REICH führt als weitere suspekte Zei-chen noch die Hyperämie, das Ödem, die epidermale Hyperplasie, die Erweiterung und eventuelle Neubildung von Gefäßen und eine frühzeitige Bildung von einzelnen Granulomen an; beweisend seien dann, wenn die Proliferation über das entzünd-liche Stadium hinausgegangen sei, die argentaffinen Fasern in den Granulomen mit einem Pseudosyncytium der Mykosiszellen. Solche Befunde werden in der Tat häufig erst im Tumorstadium erhoben, man findet sie aber auch schon in frühen Stadien der Prämykose. Ganz allgemein läßt sich aussagen, daß das histologische Substrat eine gewisse Wandelbarkeit aufweist, die nicht mit den klinischen Stadien parallel zu gehen braucht, sich aber auch darin äußert, daß das feingewebliche Bild aus Krankheitsherden, die klinisch, zeitlich und morphologisch gesehen gleiche Entwicklung zeigen, selbst beim gleichen Kranken ganz verschiedene Zusammensetzung und morphologische Gestalt besitzen kann (KÜHL). Somit haben Angaben über die Entwicklung des Infiltrats vom Banalen zu zuneh-mender Mannigfaltigkeit mit verstärkter Akzentuierung der Mykosiszellen, Ausbreitung anfangs längs der Gefäße, später mehr unabhängig von diesen, zu Beginn diffus, dann bandförmig mit scharfer unterer Grenze, dann nach oben und unten an Ausdehnung gewinnend, schließlich mehr und mehr knöt-chenförmig, wie dies besonders GANS dargestellt hat, im Überblick gesehen nur einen, allerdings nicht geringen Wahrscheinlichkeitswert. MONTGOMERY sah bei einer klassischen Alibert-Bazinschen Verlaufsform mit Tumorbildung 20 Jahre lang eine vollkommen identische Histologie, ähnliche Veröffentlichungen machten SENEAR und CARO sowie GOUGEROT. Wenn auch im allgemeinen mit fort-schreitender Ausprägung der Tumorphase eine gewisse Tendenz zur Uniformität vorhanden zu sein scheint, so ist auch hierin keine Gesetzmäßigkeit zu sehen. PAUTRIER publiziert einen d'emblée-Fall, wo das zunächst fast monomorphe Infiltrat nach einer Röntgenbestrahlung einem typisch polymorphen, eindeutig als Mycosis fungoides erkennbaren Infiltrat Platz machte, ohne daß sich post-mykosiforme Symptome an anderen Hautstellen zeigten. Das unberechenbar Wechselhafte des klinischen Verlaufs findet also im histologischen Bild seine Parallelität. WORINGER und BIEBER vermochten in einem Fall bis zum Tode in der Haut nur ein „cutanes Histiocytom" zu diagnostizieren, erst autoptisch fanden

sich, nun auch in den inneren Organen, typisch polymorphe Strukturen, die das
Krankheitsbild als Mycosis fungoides entlarvten. An dieser Stelle sei eingeschoben,
daß die histologischen Veränderungen an den inneren Organen sich in nichts von
denjenigen der Haut unterscheiden und — der Klinik entsprechend oder von ihr
abweichend — von banalen unspezifischen über mehr diffuse bis hin zu herdförmigen polymorph-granulomatösen Erscheinungen gehen, die auch den gleichen
regressiven Prozessen unterworfen sein können, wie sie an der Haut beschrieben
wurden. Das gilt, wie schon ausgeführt, gleichfalls bezüglich der Schleimhaut
und des lymphatischen Apparates.

Epidermale Alterationen wurden bisher nicht erwähnt. Damit soll aber nicht
der Meinung von HERXHEIMER und MARTIN beigepflichtet werden, die sie nur
als sekundär und untergeordnet und diagnostisch völlig unverwertbar bezeichnen.
Die eigentlichen Veränderungen sind ihrer Art nach allerdings unspezifisch in dem
Sinn, daß sie oft banal sind oder ebenso bei anderen Dermatosen vorkommen
können, so besonders bei Ekzemen, der Psoriasis und der Parapsoriasis. Sie
bestehen in einer Hyper-, Parakeratose oder Acanthose oder einer Kombination
verdickter oder auch verschmächtigter Epidermis, oft verbunden mit einem
Ödem, das besonders in der Basalis frühzeitig nachgewiesen werden kann (so
GANS, FUHS, GOTTRON, ARZT, GRACIANSKY, LEVER u. a.). CAWLEY hält Acanthose, die Pautrierschen Mikroabscesse, Auflösung der Basalschicht und die
eventuelle epidermale Atrophie, die sich besonders über den Tumoren einstellt,
für zweitrangig, doch möchten wir epidermalen Erscheinungen der oben referierten Art, wenn sie über einem polymorphen Infiltrat auftreten, doch zumindest einen diagnostischen Wert beimessen, das insbesondere dann, wenn sich
neben dem Einwandern von Infiltratzellen (APLAS, LUTZ, MONTGOMERY, PINKUS,
ROBERT, VILANOVA, ARZT, GOTTRON, GRACIANSKY) noch die sog. Mikroabscesse
zeigen. Hierbei finden sich in einer Höhlenbildung (nicht etwa in spongiotischen
Bläschen, wie ROBERT anführt) einige Mykosiszellen (BEZECNY, DARIER, RUSCH)
oder Zellen, die als „kleine Lymphknoten" (HELLERSTRÖM), mykosides Gewebe
(RUSCH), Lymphocyten (ROBERT), Rundzellen (GOUGEROT) oder lympho-histo-
cytäre Elemente (GRACIANSKY) bezeichnet werden. ORMSBY und MONTGOMERY
halten diese Höhlenbildungen, die keine Flüssigkeit enthalten (APLAS), ebenso
wie die epidermalen Alterationen ganz allgemein für durchaus typisch und pathc-
gnomonisch, der gleichen Ansicht sind SPIER, GOUGEROT, DARIER, HELLER-
STRÖM u. a. Eine besondere Form epidermaler Reaktion beschreiben REICH
und TELLER; diese beobachteten sie bei der von ihnen erneut herausgestellten
hyperkeratotisch-vegetierenden Form der Mycosis fungoides. Sie sei gewissermaßen eine Vergröberung von Tendenzen, die vielleicht den mykosiden histologischen Formationen grundsätzlich immanent sein könnten. Sie besteht in der
Entwicklung von breiten papillomatösen Epidermiszapfen bis tief ins Corium mit
dem klinischen Bild entsprechender Veränderungen der Hornschicht; daneben zeigt
sich eine endo- und periendotheliale pigmentzellige Proliferation, verbunden mit
Gefäßerweiterung und Blutung; die zellige und faserige Mesenchymaktivierung
entspricht den Strukturen einer Mycosis fungoides morphologisch anderer Gestalt.
Es erscheint bemerkenswert, daß VAYRE nahezu die gleichen Veränderungen fand
bei einer Mycosis fungoides ohne die in den Fällen von JEANSELME, BLOCH, MILIAN,
ROSENTHAL, REICH und TELLER gleichermaßen ausgeprägten hyperkcratotischen
klinischen Erscheinungsformen. Es versteht sich von selbst, daß die klinisch oft
auffallende Atrophie (vgl. im Alibert-Bazin-Kapitel) auch histologisch zum Ausdruck kommt. BERGAMASCO meint, daß die epidermale Atrophie durch den Druck
der Bindegewebsproliferation bei Spontanremissionen verursacht sei. CIVATTE
fand Riesenhistiocyten nur in der Epidermis, während sie sonst ausschließlich

im typischen cutanen Infiltrat zu sehen seien. HALLAM hält die epidermalen Veränderungen für so allgemein und wichtig, daß er in einem Fall ausdrücklich hervorhebt, daß das Rete Malpighi zwar wenig aktiv und auch in der Epidermis das gewohnte Infiltrat vermißt worden sei, es sich aber doch um eine Mycosis fungoides gehandelt habe. MONTGOMERY erwägt, ob das Wandern von lymphoiden Zellen in die Epidermis ein Zeichen von hoher Abwehrkraft sein könne, wie das etwa beim Morbus Paget angenommen werde. Er lehnt eine solche Deutung des Epidermotropismus ab, weil er diese Befunde gerade bei Fällen mit besonders raschem fatalem Verlauf sah, was von PINKUS bestätigt wird, der allerdings ein auffallend starkes typisches Epidermisinfiltrat auch bei einem 40jährigen, sehr benignen Verlauf feststellen konnte. Erwähnt sei noch CROSTI, der epidermale Veränderungen als das Primäre ansieht; Wesen der Mycosis fungoides sei eine Proliferation des Reticulo-Endothels als Folge einer chronischen epidermalen Affektion. Weil bei einer Mycosis fungoides nicht selten epidermale Carcinome und Epitheliome als Begleitbefund beobachtet worden seien, andererseits aber das RES niemals zu epidermalen Malignomen degenerieren könne, fordert POPOFF (1948) ein Angreifen des hypothetischen ursächlichen Faktors an RES und Epidermis zugleich (vgl. hierzu im Kapitel ALIBERT-BAZIN neben anderen GOTTRON und RIEHL, bei denen Basaliomstrukturen sich mit dem Mycosis fungoides-Infiltrat vermengten).

Von eigentümlichen Einzelbefunden der Histologie erscheinen noch erwähnenswert die Beobachtungen von KORTING: schleimig-metachromatische Massen in erweiterten Follikeln, und RUSCH: Höhlenbildung in den Follikelscheiden.

Was schließlich die Möglichkeit einer *malignen Entartung der Mycosis fungoides* betrifft, so ist auszuführen, daß derartige Umwandlungen auch histologisch dargestellt werden. Grundsätzlich ist zunächst FLARER, FRASER u. a. zuzustimmen, die dem embryonalen Mesenchym theoretisch die Potenz zur Proliferation mit einer Ausdifferenzierung vom Lymphoblasten und Lymphocyten als auch Reticulumzellen aller Reifegrade bis zu Histiocyten, Monocyten, Epitheloidzellen und schließlich Fibroblasten zubilligen, zum anderen das Wiederaufleben hämatopoetischer Funktionen; hierbei können die Zellwucherungen entzündlichen oder neoplastischen Charakter annehmen. In den Einzelfällen wurde zunächst ein typisches polymorphes granulomatöses Gewebe beobachtet, das höchstens frühzeitig durch einen abnormen Reichtum an mehr und mehr pathologisch werdenden Mitosen auffiel und allmählich invasives Wachstum bekam, den granulomatösen Charakter verlor und schließlich rein monomorph-homogen wurde (GABRIEL: sichere Mycosis fungoides bis ins Spättumorstadium, auch noch autoptisch, doch zeigte sich an Pankreas und Orbita beginnende Uniformität von Zellen mit verschieden großen Kernen, denen sich einige Plasmocyten zugesellten; unscharfes Eindringen in die Umgebung; CAWLEY: bei klinischen Alibert-Bazin- oder auch Erythrodermie-Bildern, die der Hallopeauschen Beschreibung völlig glichen, Entwicklung zu sarkomatösen Strukturen mit Lymphoblasten, oder auch zu zahlreichen Sternberg-Zellen, also zu einem Morbus Hodgkin; so auch SYMMERS, MONTGOMERY u. v. a.; MATRAS: Entwicklung zu monomorphen Lympho- bzw. Reticulosarkomen, wobei anfangs allergische Gefäßreaktionen eine Rolle zu spielen schienen; TENCHIO: Durchwanderung reticulärer Infiltrate polymorpher Art aus Lymphknoten invasiv in die Umgebung als Zeichen eines Übergangs in eine neoplastische Retikulose bei einer Erythrodermie; LONDON: echte neoplastische Infiltrierung wie in den Fällen von FRASER und SYMMERS; LIDMAN, und auch MONTGOMERY: allgemein Mycosis fungoides, aber ein Tumor zeigte syncytiale, mitosereiche, einförmige Zellen mit Kernvariabilität und erzeugte den Verdacht auf ein Reticulosarkom; HERZBERG u. a. mit ähnlichen Befunden, worauf noch im Kapitel Pathogenese einzugehen sein wird.

An allgemeinen Bemerkungen zu dieser Frage soll zunächst die Meinung von SÉZARY zitiert sein, der davor warnt, syncytiale Entwicklungen anzunehmen und ihnen den Charakter des Malignen zuzuordnen, da ein Syncytium nur durch die Gitterfasern produzierenden Mykosiszellen vorgetäuscht sein könne, ferner WILLS, der unter intakter Epidermis ein polymorphes Infiltrat vorfand, den pathologischen Mitosen aber nicht die Beweiskraft für einen neoplastischen Charakter zubilligt und folgerichtig seinen diesbezüglichen Fall als Mycosis fungoides veröffentlicht, WOLFRAM, der prinzipiell, wie auch RABITO, eine sarkomatöse Entwicklung einräumt, und BLUEFARB, der Eintönigkeit der Infiltratzusammensetzung als nicht selten ansieht und fordert, vor der Anerkennung als Neoplasma immer wieder — bei klinischer Diagnose Mycosis fungoides — neue Probeexcisionen vorzunehmen; nur wenn das Bild niemals im Verlauf typisch würde, dürfe man eine Mycosis fungoides ablehnen. Ganz ähnlich schreibt schließlich BRUCHHOLZ, daß in seinem Fall an mehreren Stellen Lymphocyten ausgesprochen beherrschend gewesen seien, an einem Gewebeschnitt aber ein typisches polymorphes Bild bewiesen habe, daß nicht ein Lymphosarkom, sondern eine Mycosis fungoides vorgelegen habe.

Zusammenfassend ist der Ansicht von KÜHL beizupflichten, die trotz aller Charakteristika des histologischen Bildes der Mycosis fungoides meint, daß insbesondere bei Beschränkung auf ein einzelnes Querschnittsbild die Möglichkeit einer irrigen feingeweblichen Diagnosestellung nicht abzuleugnen sei, und die deshalb ein enges Zusammengehen von Dermatologen und Pathologen — und, so möchten wir noch hinzufügen, nach Möglichkeit auch des Hämatologen — fordert. Das histologische Bild sei, für sich allein betrachtet, oft geradezu ein Muster für eine ätiologische Vieldeutigkeit.

Ein Querschnitt durch das gesamte Krankheitsbild läßt bei histogenetischer Betrachtung aber doch eine gewisse Aneinanderreihung von Stadien erkennen, deren erstes wohl dem einer entzündlichen Reaktion nahekommt, während in den letzten Stadien sicherlich häufig sich ein Bild entwickelt hat, welches mit Struktur und Aufbau sowie Zelltyp anderer Proliferationen reticulären Typs interferiert. Wir haben diese Ansicht weitgehend im Sinne von FRESEN zitiert, wobei wir allerdings infolge der engen Beziehungen zu den hauseigenen Pathologen durch wechselseitige Beeinflussung nicht frei von einer gewissen Voreingenommenheit sein mögen. Doch hat sich diese Anschauung auch GOTTRON zu eigen gemacht und nachdrücklich auf das primär entzündliche granulomatöse Infiltrat der Mycosis fungoides hingewiesen.

D. Dauer und Prognose

Die Dauer der Mycosis fungoides-Erkrankung — also bis zum Exitus letalis — wird anhand kleinerer Statistiken von GATES mit 5—7 Jahren, MACKEE mit durchschnittlich 15 Jahren, HELMKE (Jenaer Krankengut) mit von 18 Monaten bis zu 35 Jahren, MEYER (Würzburger Klinik) mit „galoppierend bis 15 Jahren", SCHILLING (Heidelberg) mit 1—15 Jahren und SEEBERGER (Tübingen) mit 1—25 Jahren, POULSEN mit 2 Jahren, im Durchschnitt mit etwa 8 Jahren angegeben. BERGGREEN errechnete eine Durchschnittsdauer von 6 Jahren bei der Prämykose, von 3 Jahren im Tumorstadium, die Einzelfälle schwankten zwischen 1 und 32 Jahren (3—10 Jahre prä-, $^1/_2$—9 Jahre mykotische Phase). Im allgemeinen stimmen diese Angaben mit den Ergebnissen von BÖHMER und HEITE, die sie an 135 letalen Fällen der Literatur nach statistischen Gesichtspunkten gewannen, überein. Diese Verfasser errechnen einen Durchschnitt von etwa 8 Krankheitsjahren, wobei mit 6 Jahren und 5 Monaten die Prämykose etwa $^4/_5$ der

Spanne einnimmt. Die Summenlinien im logarithmischen Wahrscheinlich-
keitsnetz ergaben eine Gerade mit zufallsbedingter Streuung, von der nur die
Extremwerte des abnorm kurzen (d'emblée-Fälle) und des ungewöhnlich langen
Verlaufs (von der Mycosis fungoides unabhängige Vorkrankheiten) ausgenommen
waren. Vom statistischen Gesichtspunkt müsse der Krankheitsbeginn etwa
$1/2$—1 Jahr vor dem Sichtbarwerden der ersten Symptome liegen und den d'emblée-
Fällen ein nicht notiertes, übersehenes oder latentes Vorstadium vorausgegangen
sein; auch von dieser Seite ein Grund, die d'emblée-Fälle als echte Bilder der
Mycosis fungoides anzuerkennen, sie aber doch nicht grundsätzlich von den
Alibert-Bazinschen Verlaufsweisen abzutrennen. Das Tumorstadium der Mycosis
fungoides d'emblée dauert ebenso lange wie dasjenige der Alibert-Bazinschen
Form. Eine Relation zwischen der Dauer der Prämykose und des Tumorstadiums
ist nicht zu eruieren (so auch Schilling); dagegen scheint eine ausgesprochene
Zerfalltendenz der Tumoren eher zu einer etwas kürzeren Dauer zu neigen. Die
kontinuierlich verlaufenden Prozesse lassen nur $1/3$ der Lebensdauer erwarten wie
diejenigen mit Spontanremission (3,1:8,8), sie entsprechen etwa der Ablaufzeit
der remittierenden Fälle seit der letzten Remission. Die Dauer der Spontanremissionen ist im Schnitt etwa dreimal so lang wie die durch Röntgenbehandlung
bewirkte und schwankt zwischen einigen Wochen und 8 Jahren. Von einer Heilung
dürfe man also, strenggenommen, erst nach 8jähriger Erscheinungsfreiheit
sprechen. Erwähnt sei noch, daß immerhin 15% aller Fälle vom Typus d'emblée
länger als 5 Jahre leben. Aus dem Kapitel Therapie sei noch vorweggenommen,
daß röntgenbestrahlte Fälle keine statistisch zu sichernde höhere Lebenserwartung aufweisen als nichtbestrahlte, daß aber Fälle mit anscheinend kontinuier-
lichem Verlauf durch diese Therapie sich bezüglich der Lebensdauer der Gruppe
von nichtbestrahlten remittierend ablaufenden Krankheitsfällen nähern und daß
eine Arsentherapie keinen, wenn nicht gar einen schlechten Einfluß auf die
Ablaufgeschwindigkeit hat.

Unsere Ermittlungen stützen die Resultate von Böhmer und Heite recht gut,
vor einer zusammenfassenden Bewertung seien aber zunächst kurz einige Besonderheiten der Verläufe, unter dem zeitlichen Gesichtspunkt gesehen, angeführt.

Remissionsdauer

Mycosis fungoides-Kranke mit einer kontrollierten Erscheinungsfreiheit von
18 Jahren sah Cameron, von 8, $7^1/2$ und 4 Jahren Garb, von 11 Jahren Helmke;
P. Herxheimer kannte drei Kranke mit 16-, 17- und 24jähriger Symptomlosigkeit,
Jessners Fall zeigte eine 7jährige Remission, ehe der Tod durch ein Rectus-
Carcinom erfolgte, Seeberger publizierte Remissionen von 5 und 8 Jahren,
Stenzel von 10 Jahren, Whittle von 18 Jahren, während der im Handbuch
erwähnte Fall von Dore nach 23jähriger Erscheinungsfreiheit ein echtes Rezidiv
aufwies. Damit dürften die Anschauungen von Eller (1929), der keine Mycosis
fungoides mit über einjähriger Remission, und Catinella (1957), der bei einer
Remission von über zwei Jahren das Vorliegen einer Mycosis fungoides ablehnte,
als irrig erwiesen sein. Auf die Beobachtung einer $3^3/4$jährigen „Heilung" nach
Excision eines Tumeur d'emblée von Audry wird im Kapitel Therapie noch einzugehen sein.

An sog. „*galoppierenden" Fällen* ermittelte Berggreen in umfangreichem
Material zwei, sie scheinen aber doch nicht ganz selten zu sein, selbst wenn man
die Vidal-Brocq-Fälle aus den schon dargelegten Gründen außer Betracht läßt.
Es seien von derartigen Verlaufsformen in unvollständiger Aufzählung heraus-
gehoben: Milian (5 Monate, Alibert-Bazin + Tumoren + innere Organe),
Pautrier (9 Monate bei gleicher Form, allerdings mit vorauseilendem Pruritus

von 2 Jahren), Bouvier (9 Monate), Binder (3 Monate), Willis (6 Monate),
ferner De Feo (10 Monate, primäre Erythrodermie, dann Tumoren), Eller-
Rein (Tumor nach Mückenstich, dann Exantheme, „rascher Tod"), Louste
(9 Monate, inverser Verlauf), Höltkermeier (16 Monate, invers mit post-
mykotischer Erythrodermie), Bluefarb (2 Monate Erytheme, dann 3 Monate
dazu Befall innerer Organe), Bezesny („in kürzester Frist Exitus", nur Erythrodermie), Klaber (9 Monate, davon drei nur Pruritus, dann Tumoren + Postmykose) und Wills (6 Monate, Beginn mit Lichen ruber-ähnlichen Knötchen,
denen Tumoren folgten, z. T. aus diesen Knötchen, z. T. an anderen Stellen;
als Todesursache wird eine Bronchitis angegeben).

Extrem langen Verlauf enthüllen die Veröffentlichungen von Beerman
(kongenitale ichthyosiforme Erythrodermie bei einer Negerin, bei der sich im
7. Lebensjahr rasch generalisierte erythemato-squamöse Flecke bildeten, die erst
nach 42 Jahren eine Umwandlung hyperkeratotischer Art und dann allmählich
mehr und mehr Tumoren zeigte; beim Tod nach 49 Jahren war die Haut frei
von mykosiden Veränderungen; interimistisch waren Ovarialcysten, Thyreoidea-
adenom, ein Uterus-Carcinom nach Myomen — 19 Jahre lang geheilt — und
schließlich ein zum Tode führendes Rectum-Carcinom aufgetreten), Gottron
(33 Jahre Pruritus, dann 20 Jahre andere prämykotische Erscheinungen),
Nanta (Dauer insgesamt 58 Jahre), Louis (Beginn vor 43 Jahren), O'Leary
(nach 36 Jahren erst Plaques), Montgomery (51 Jahre), Ledermann (jahrzehntelanger Verlauf), Santler (15, 18 und 25 Jahre Prämykose, zusammen vorgestellt),
Urbach (39 Jahre), Venturi (40 Jahre, nie Tumoren, Tod an Pneumonie).
Weiter Fälle vom d'emblée-Typus: Barbera (13 Jahre *ein* Tumor), Freund
(15 Jahre, zwischenzeitlich auch flüchtige postmykotische Symptome), Carrillo
(15 Jahre). Montgomery kann von einem 10 Jahre isoliert bestehenden ekzematösen Herd, Pautrier von einem 30 Monate allein vorhandenen nässend-ekzema-
tösen „Primäreffekt" sprechen. Außer den schon erwähnten Erkrankungen mit
langjährigem, tumorlosem Verlauf sollen noch angeführt werden: Arzt (20 Jahre),
Duperrat (40 Jahre, dann 4 Jahre Erythrodermie, keine Hauttumoren, Tod an
spezifischem Knoten im Gehirn), Duverne (Tod nach 15jähriger Prämykose),
Ormsby (ebenso nach 12 Jahren), Pinkus (40 Jahre), Rinsema (bei einem 75jäh-
rigen seit Jugend Ichthyosis — vgl. Beerman weiter oben —, seit 60 Jahren
Pruritus, seit einigen Jahren sonstige Prämykose), Samek (ein Jahr „Ekzem",
5 Jahre Erythrodermie, Tod am Befall innerer Organe), Schonberg (34 Jahre),
Schuermann (30 Jahre), Venturi (40 Jahre, Tod an Pneumonie). Es bleibt zu
überlegen, ob nicht alle diese Kranken, falls sie nicht an einer interkurrenten
Erkrankung verstarben, noch das Tumorstadium erlebt haben würden; sehr spät
auftretende Tumoren wurden jedenfalls öfter festgestellt, so von Börlin (nach
20 Jahren), Gadrat (nach 23 Jahren, davon 8 Jahre Erythrodermie), Lange
(16 Jahre), Lapière (nach 29, 30 und 40 Jahren vorangehender „Parapsoriasis
Brocq"), Davies (nach 43jähriger Erythrodermie!), Lyons (30 Jahre), Mac-
Kenna (nach 31 prämykotischen Jahren Erythrodermie plus Tumoren, als Typ
Hallopeau-Besnier vorgestellt. Petracek (36 Jahre), Stokes (9 Jahre Erythrodermie), Sainz de Aja (nach 28 Jahren). Im Gegensatz dazu sahen schon frühzeitig
Tumoren aufschießen: Silcock, Sklarz, Schamberg, Pillokat, Agostini (nach
Wochen bis 6 Monaten), wobei unter anderem Agostini angibt, daß das Tumor-
stadium sehr lange anhielt, Silcock spricht von nach einem Monat auftretenden
und dann 20 Jahre lang kommenden und gehenden Tumoren.

Zusammenfassend ist die Ansicht von Heite zu unterstreichen, nach der keine
zeitliche Relation zwischen Prämykose und Dauer des fungoiden Stadiums ausgemacht werden kann; auch wir fanden Fälle, wo sich die Stadien über Jahre

hinziehend die Waage halten, das Tumorstadium die Prämykose an zeitlicher Ausdehnung um ein Vielfaches übertrifft (1:6, ja 1:8 Jahre) oder nur einen Bruchteil der Prämykose dauert (43 Jahre, Tod nach 5 Monaten Geschwulstphase, oder 12 Jahre Prämykose, dann „rasch und kurzdauernd Tumoren", die den Körper lückenlos bedecken, Exitus mit tumoröser Beteiligung innerer Organe, oder 36 Jahre Prämykose, nur kurzfristig Tumoren bis zum Tode).

Extremwerte der dem Manifestwerden von Geschwülsten vorangehenden Phase liegen bei 43 und 50 Jahren, die überwiegende Dauer der Prämykose vor Tumorerscheinen zwischen 2 und 11 Jahren, das Tumorstadium dauert in der Masse 1—2, nur selten länger als 6 Jahre (nur letale Fälle berücksichtigt). Die Lebenserwartung der Kranken mit Erscheinungen vom Typ Vidal-Brocq liegt zwischen einem und 4 Jahren, Extremzahl 13 Jahre, bei den bei der Demonstration noch Lebenden werden Höchstzahlen von 11, 13, 15 und 19 Jahren angegeben. Die meisten Erythrodermien liegen bis zum Erscheinen von Tumoren unter einem Jahr, was überrascht; rechnet man aber die Zeit der Infiltrate und Tumoren bei bestehenbleibender Erythrodermie hinzu, so ist die Dauer solcher Erscheinungsbilder wesentlich ausgedehnter, nämlich bis zu 14 Jahren und länger. Prämykotische Alibert-Bazinsche Symptome vor Beginn einer Erythrodermie erstrecken sich auf eine Spanne von — meist — wenigen Monten über — sehr häufig — 2—5 Jahre bis hin zu 22, 24, 35 und 40 Jahren. Einwandfrei primäre Erythrodermien, von denen wir nur 10 Fälle ausmachen konnten, persistierten 2, 4 und 8—10 Jahre, bei weiteren offenbar primären Erythrodermien war deren Dauer nicht eindeutig dargelegt.

Wenngleich unsere Ermittlungen aus der Kasuistik seit 1928 die statistisch ausgewerteten Ergebnisse von BÖHMER und HEITE bestätigen, so sehen wir die Berechtigung unserer Darstellung von Besonderheiten im Verlauf und insbesondere von extrem von Mittelwerten abweichenden Abläufen darin, daß, wie schon im klinischen Abschnitt so auch hier die fast unübersehbare und verwirrende Mannigfaltigkeit und Buntheit der Einzelfälle aufleuchtet. Wenn auch die Prognose der Mycosis fungoides im ganzen durchaus infaust ist, so sollte man doch jede Erkrankung individualisierend und mit aller Vorsicht bewerten, sei dies nun bezüglich der Abfolge der Bilder innerhalb einer der Phasen, der Reihenfolge dieser Phasen (eigentliche Prämykose, Erythrodermie, Tumoren, Beteiligung von Schleimhaut oder innerer Organe), der gesamten klinischen und auch zeitlichen Entwicklung oder sei es allgemein hinsichtlich der jeweiligen Lebenserwartung; gerade bei der Prognose quoad vitam sei noch einmal hervorgehoben, daß Beobachtungen von jahre- und jahrzehntelanger Erscheinungsfreiheit die prinzipielle Möglichkeit einer Heilung nicht ganz von der Hand weisen lassen.

E. Therapie

Angesichts der ungeklärten Ätiologie der Mycosis fungoides wurde verständlicherweise im Laufe der Zeit bei dieser Erkrankung eine Flut von therapeutischen Maßnahmen versucht, auch wenn der Angriffspunkt beim Mycosis fungoides-Prozeß nicht immer deutlich abgeklärt war. Eine chronologische Zusammenstellung würde geradezu ein Spiegelbild der allgemein in der Dermatologie jeweilig vorherrschenden therapeutischen Strömung abgeben. Nicht zuletzt deshalb, weil die Ursache und weitgehend auch die Pathogenese im letzten unerkannt blieb, ist es aber, im ganzen gesehen, nicht gelungen, den fatalen Ablauf der Mycosis fungoides entscheidend zu ändern. Es verwundert nicht, daß mit Ausnahme der ionisierenden Strahlen nahezu alle Behandlungsversuche, die im früheren Handbuchbeitrag aufgezählt sind, wieder von der Bildfläche verschwanden,

ein Schicksal, das auch viele der seither hinzugekommenen Therapieversuche
getroffen hat oder noch treffen wird, wie man ohne große prophetische Gaben
voraussagen kann. Deshalb, und weil es unseres Erachtens dem Wesen eines
wahrscheinlich doch längerlebigen Handbuchs nicht entsprechen kann, auf dem
Gebiet der Therapie lückenlos auch offenbar passagere Bestrebungen ausführlich zu besprechen, möchten wir Einzelbeobachtungen nur kursorisch streifen.
    Negative oder nur in Einzelfällen positive bzw. passagere und zweifelhafte
Erfolge werden berichtet von *Eigenblut-* (FUHS, NEKAM, NEUBER, RIEHL) oder
Vaccineinjektionskuren (NEUBER, LANE, ROUX, PEYRI — letzterer bewertete
Erscheinungsfreiheit der Haut sogar unmittelbar vor dem Tod als positiv; spon-
tanes Schwinden der Hautsymptome ante finem ist aber, wie schon erwähnt,
nicht selten), von naturheilkundlichen oder *Kneipp-Kuren* (Verschlimmerungen: BENNECK, BODE, SEEBERGER). Angeregt durch die Beobachtungen von
LINSER, haben wir im eigenen Krankengut gute Erfahrungen mit der Sonnen- und
Klimatherapie in über 1600 m ü. d. M. machen können. Die Besserungen betreffen
vornehmlich das prämykotische Stadium und gelegentlich auch stärker entwickelte
Infiltrate. Die Remissionen aber dürften angesichts der spontanen Evolutions-
möglichkeit bzw. dem phasenhaften Ablauf der Mycosis fungoides nicht immer in
eine gesicherte Ursache-Wirkung-Kette gebracht werden (vgl. LINSER 1959
München). Bestrahlungen mit künstlicher *Höhensonne* oder Finsen-Kohlen-
bogenlampen sind offenbar auch von gewissem Einfluß, wenn anamnestisch
eine günstige Einwirkung von Sonne und Licht bekannt ist (BERING, FITZ-
PATRICK). LINSER und HARNACK empfehlen 1962 dringend die Heliotherapie
(Beobachtungen an 25 Fällen). *Künstliches Fieber* wird unterschiedlich beurteilt
(interkurrentes Erysipel soll besser als physikalische Hyperthermie sein —
MACCORMAC, weiter BRANSCHEID, PEYRI, RUSCH; VOHWINKEL sah nur starke
Pigmentierung, keinen Effekt BERGGREEN, HEITE, SAMEK, VOSS), physi-
kalische Hyperthermie oder Malariaimpfung (CORSON, O'LEARY, LEVIN, PEYRI,
MONTGOMERY gut, negativ FIELDS, PASTINSZKY, SEMON: aplastische Anämie).
Gutes von *diätetischen Maßnahmen* glauben HESSE (Milchkur, Weimar 1956;
AUB, KONRAD kohlenhydratarme bzw. bei Diabetes antidiabetische Diät; PETRA-
CKE, GAWALOWSKY: Rohleber, Leberextrakte — SÉZARY sah nichts davon).
Cytotoxisches (AYRES, FRIEDMAN) bzw. antireticuläres Serum (NEWMAN) erwies
sich als Versager, *Gamma-Globulin* erfuhr widersprechende Bewertung (RHEIN-
DORF: empfehlenswert; CARRIÉ: ohne Wirkung), ebenso *Methionin* (BLAICH,
HESSE, STÜTTGEN: gut; KALKOFF: negativ). *Ultraschall* scheint gelegentlich
einzelne Tumoren zur Regression anzuregen (MOEHRS, HOELZER). *p-Amino-
benzoesäure* sei besonders in Form des Kaliumsalzes bei hoher langdauernder
Dosierung empfehlenswert und könne zur Abheilung führen (CURTIS, GOLDBERG,
SCHILLING), was BLOCH und MURPHY nicht bestätigen. WHITTLE glaubt eine
siebenjährige Remission auf *Euflavin* und Besserungen des klinischen Bild
auf Megakrin zurückführen zu können. Wegen der postulierten Ähnlichkeit mit
Lupus vulgaris und einiger angeblich positiver Züchtungsversuche probierte
HÜBSCHMANN Mittel, die bei Hauttuberkulosen angewandt wurden (Ol. gyno-
cardium + Cu und Sn: gut, Gold gut). Von den *Schwermetallen* sagt HEITE in
seiner statistischen Arbeit, daß sich Erfolg und Mißerfolg die Waage hielten
(gut: NÉKÁM, NEUBER, ROSENSTOCK, RUETE, ZOON; schlecht: GOUGEROT,
SEVIN). Zu den beim Lupus ausgeführten Maßnahmen sei noch erwähnt, daß
Isoniacid versagte (BRENN), *Vitamin D_2* negativ von ROBERT, aber auch mehrfach
günstig beurteilt wurde — auch im Tumorstadium (AUB, BÖRLIN, POHLNER).
Ähnliche Urteile sind über das *Vitamin B_{12}* in hoher Dosierung wiederzugeben
(STRATHMANN, GOLLNICK; letzterer glaubt bei genügender „Erhaltungsdosis"

von täglich 30 γ eine prophylaktische Wirkung gesehen zu haben). Auch die *Sulfonamid-* und *Antibiotica-Ära* findet in der Mycosis fungoides-Literatur ihren Niederschlag: Die Sulfonamide werden einstimmig schlecht (BERGAMASCO, GARB, TAPPEINER; PASINI: bedeutende und tiefgreifende Besserung, unmittelbar gefolgt aber vom Tod; vgl. hierzu weiter oben bei Vaccine PEYRI), Antibiotica anfangs optimistisch (LÖHE, GARTMANN, BÖHM: Penicillin), später skeptischer beurteilt (BRUNS, SCHIRREN, TENCHIO: Penicillin-, MEMMESHEIMER Aureomycin- und Streptomycinversager). Im amerikanischen Schrifttum wird die Antibioticamedikation oft genannt, ein Einfluß aber offenbar nur via Bekämpfung von Begleit- und Sekundärinfektionen zugestanden; von echten Erfolgen liest man jedenfalls nichts. GARB und neuerdings wieder OTTOLENGHI setzen sich für die *Antimontherapie* ein, die von LANE und REEVES inauguriert und von SEROWY, der allerdings eine echte, noch mit homöopathischen Dosen von Antimon D 6 reproduzierbare Allergie sah, empfohlen wird, während HÜBSCHMANN, REEVES, SEVIN, SWILLER und SCHÄFER keine Wirkung sahen. GARB selbst hatte bei elf Fällen sieben Versager, was er zum Anlaß nimmt, die Krankheitseinheit der Mycosis fungoides zu bezweifeln; die mit der kurmäßig bis zur Erreichung der toxischen Grenze durchzuführenden Therapie verbundenen Komplikationen (Herz, Hustenparoxysmen, Leber, Niere) seien weniger gefährlich als die Mycosis fungoides. Bis zur toxischen Grenze bzw. darüber hinaus bis zur Toxicodermie will bezüglich der schon früher umstrittenen *Arsentherapie* auch MACKEE gehen, im allgemeinen wird zwar vor den gewebestimulierenden Spätwirkungen (LEVIN, BEHRMAN) oder der Eigenschaft des Arsens als Mitosegift gewarnt (HEITE, der — 1951 — diese Therapie energisch ablehnt und eine entsprechende Änderung übernommener Lehrbuchmeinungen fordert), doch finden sich bis in die letzte Zeit noch viele bejahende Stimmen (JADASSOHN: besonders anorganische Verbindungen; LUTZ 1957, LOMHOLT: Neosalvarsan). Auch HEITE (1953) will offenbar das Arsen nicht ganz eliminieren, schließt er doch in seiner Übersicht, daß die anscheinend erfolgreichste Therapie kombinierte Anwendung von Röntgenstrahlen und Arsen sei, wie sie HERXHEIMER und MARTIN als sog. „Intervallbehandlung" unter Innehaltung der beim Arsen gebotenen Kautelen empfahlen. Dem Arsen allein spricht HEITE jede echte, insbesondere lebensverlängernde Wirkung bei der Mycosis fungoides ab. Analog wird heute wohl allgemein Germanin verworfen (STÜHMER: Reizerscheinungen, vermehrte Tendenz zur Tumorneubildung; so auch BENNEK: sieben gute, 21 Mißerfolge, HEITE, SEVIN, ZOON). Um die vor dem letzten Krieg so umstrittene Behandlung mit *Antileprol,* das früher auch beim Lupus vulgaris angewandt wurde, ist es auch in der Mycosis fungoides-Therapie still geworden; LOMHOLTS Anregung (1936), feiner suspendierte Präparate herzustellen und die Einzeldosis nicht über 0,5 cm³ zu steigern, geriet offenbar in Vergessenheit. Im klinischen Kapitel hatten wir bereits Versuche erwähnt, bei denen Mycosis fungoides d'emblée durch *Exstirpation* der Tumoren zu Abortivheilungen gelangen (BUCHAL); hierbei mußten CRAPS und auch KÖNIGSTEIN rasche Narbenrezidive feststellen. Der Fall von MATRAS, der einen mannskopfgroßen Tumor abtrug, aber auch ein Narbenrezidiv sah, gehört nur bedingt hierher, da das Rezidiv sarkomatösen Charakter trug. KERL veröffentlicht eine Beobachtung, wo nach einer Probeexcision der Tumor gute Rückbildungsneigung aufwies; zum völligen Verschwinden mußte jedoch eine Radiumbestrahlung angeschlossen werden.

Daß im Reigen der therapeutischen Versuche die Hormone nicht fehlen, nimmt nicht wunder; ihre Anwendung wird aber auch durch schon zitierte Beobachtungen über den möglichen Einfluß inkretorisch gesteuerter Vorgänge in nicht seltenen Fällen nahegelegt. Mit *Sexualhormonen* erlebten POST und LINCOLN einen Mißerfolg,

WILSON rasches Verschwinden der Hauterscheinungen, GARB zweifelhafte Erfolge. GARB dachte schon 1944 an Beeinträchtigungen des Hypophysen-Nebennieren-Systems, die er durch entsprechende Untersuchungen in einem Fall für bewiesen ansah. Entsprechende Therapie mit *Corticosteroiden* und *Hypophysenhormonen* brachte Erfolg. Aber erst seit Entdeckung und Gewinnung der Glucocorticosteroide erlebte die Steroidtherapie eine erhebliche Verbreitung. Die ersten einschlägigen Mitteilungen beziehen sich auf das *ACTH*, das von MITCHELL 1951 bei der Mycosis fungoides in den USA erstmals angewandt wurde, aber zweimal versagte. Auch GARTMANN und DÉROT berichten von Mißerfolgen, von nur symptomatischem Effekt spricht RIEHL, von auffallender aber passagerer Besserung LEWIS, ebenso DEGOS, der überhaupt ACTH und Cortison nur bei Röntgenresistenz und mit Vorsicht angewandt wissen will. Die bemerkenswerteste Wirkung ist wohl die auf den Pruritus (TULIPAN), die gelegentlich auch über die Medikationsdauer bei kleinen Erhaltungsdosen anhält. Im übrigen geht, wie RAVAULT-MICHEL sich ausdrücken, der „sowieso nur ephemere und sehr relative Erfolg in wenigen Wochen wieder verloren" (der in ihrem Fall von ihnen als auch auf einer Infektion nach einem Spritzenabsceß beruhend diskutiert wird). Von einem durchgreifenden Erfolg berichten nur KOCHS und TOLMAN (lange Remission, auch nach Absetzen der Therapie). Cum grano salis gilt wie beim ACTH auch beim Cortison und seinen Derivaten, daß nur ein symptomatischer Effekt zu erwarten ist, daß aber in sonst therapierefraktären Krankheitsfällen unter Umständen zumindest eine mehrmonatige Lebensverlängerung (ALT-SACREZ) erwartet werden kann. Die Beeinflussung des Juckreizes wird öfter hervorgehoben, im übrigen ist die Wirkung auf prämykotische (GARB, TAPPEINER — Zustandserhaltung bei bis jetzt insgesamt 11 000 mg —, GATÉ, GOLDSMITH — der sogar eine tumorbeschleunigende Wirkung erwägt —, HURIEZ — hebt auch die oft wertvolle Besserung des Allgemeinzustandes und, wie KÄRCHER, diejenige auf die Psyche hervor) und erythrodermische Erscheinungen (DAUBRESSE, LIDMAN) augenfälliger als die auf die fungoiden Geschwülste, die aber nach Cortison ab und an ihre Röntgensensibilität zurückgewinnen (GARB, BUREAU). PILLSBURY sah unter Cortison — das in neuerer Zeit mit gleichem Effekt durch Cortisonderivate, von denen dem Dexamethason vielleicht der zur Zeit günstigste Effekt zugeschrieben wird, ersetzt wird — eine Verschlechterung, MIESCHER nur mäßige Erfolge, DOMONSKY keinen Effekt. GARB, der eine Coccidioidomykose mit letalem Ausgang und SCHUPPLI, der einen tödlichen Leberparenchymschaden sowie in einem weiteren Fall eine Sepsis durch rapide zerfallendes altes Decubitalulcus sahen, wurden schon zitiert. SCHUPPLI warnt grundsätzlich vor der Anwendung von Glucocorticoiden oder ACTH bei schlechtem Allgemeinzustand. Bemerkenswert ist, daß er ähnlich wie KALKOFF feingeweblich einen Ersatz des spezifischen Gewebes durch Bindegewebe nachweisen konnte, was doch auf eine gewisse spezifische Wirkung hinzudeuten scheint; doch wird eine etwaige gute Anfangswirkung, ebenso wie dies von anderen therapeutischen Maßnahmen berichtet wird, allmählich von einer Nichtmehransprechbarkeit abgelöst (GATÉ, ALT, TIRSCHEK). Letzterer diskutiert daher, ob vielleicht primär eine Involution, später aber und bei hohen Dosen eine Stimulierung des reticulo-histiocytären Gewebes bewirkt werde. Anhangsweise sei noch GOLD-MAN genannt, der bei intradermaler und intratumoraler Injektion von 9-alpha-Fluorhydrocortison einen „lohnenden Stillstand", und SHEARD der „just as experiment" im Terminalstadium eines desolaten Falles mit täglichen Gaben von 800—900 mg (!) Prednisolon, die völlige Erscheinungsfreiheit und Wohlbefinden erzielte, was er noch bei „vielen Fällen" reproduzieren konnte. Immerhin erscheint die Therapie mit Cortison bzw. seinen Derivaten nach nun etwa zehnjähriger Erfahrung von wesentlichem symptomatischem Nutzen. Besonders im Stadium der Prämykose bzw. geringer Infiltratbildung sind unter relativ geringer Dosierung und Dauer der Medikation mit Cortisonabkömmlingen langfristige Besserungen gesehen worden. Im Tumorstadium dürften diese Präparate in Verbindung mit Cytostatica bzw. Strahlentherapie durchaus zu empfehlen sein, zumal die Toleranz gegenüber derartig eingreifenden Behandlungsmaßnahmen wie Cytostatica und ionisierenden Strahlen durch die Cortison-Derivate erhöht wird.

Eine Gruppe von *cytostatischen* Medikamenten verdankt ihre Anwendung bei der Mycosis fungoides den ihnen nachgesagten Erfolgen bei Malignomen (Cholin: SCHILLING dreimal negativ, TELLER einige Zeit Stillstand) oder bei Leukosen. Die Erfahrungsberichte mit TEM (SAMITZ, KALKOFF negativ, NASEMANN, PILLSBURY, HERGER mäßig bis gut), Tepa (GOLDMAN intradermal und intratumoral kein Effekt), *Chloräthylamin* (CRAPS negativ) und mit *Colchicin* (CAVALIERI guter Effekt auf Pruritus und Prämykose, Tumoren unbeeinflußt; GRACIANSKY, MADERNA, RABITO, LEONE: mit neuen, angeblich besser verträglichen Derivaten: gute Wirkung) sind so wenig, daß sie kein abschließendes Urteil erlauben. *Sanamycin*-Erfolge sahen COSTELLA, SANTLER und NIEBAUER. Erwähnt sei schließlich noch CAWLEY, der eine Therapie mit *Folsäureantagonisten* für erfolgversprechend, aber noch nicht genügend abgeklärt hält. Beobachtungen mit N-Lost und mit Urethan hingegen sind so zahlreich, daß sie alle aufzuführen unmöglich erscheint. Grundsätzlich gilt, daß wie bei allen Cytostatica mit teilweise erheblichen Nebenwirkungen zu rechnen ist, die vielleicht beim Urethan noch am wenigsten zu fürchten sind, aber doch dazu zwingen, sie nur wohlüberlegt anzuwenden. Ob die weitere Entwicklung der „Chemotherapie von Malignomen" auch zu Erfolgen bei der Mycosis fungoidesführen wird, bleibt abzuwarten.

Zusammengefaßt soll aus der umfangreichen *Urethan*-Literatur wiedergegeben werden, daß die Erfolge offenbar beträchtlich schwanken (ASTUNKAL, BARBERA, HÄMEL, KOCH, KOCHS, LÖHE, PAILLARD, SEROWY, TAPPEINER, WOLFRAM: gut, nur über passagere Besserung mit raschen Rückfällen, Neuauftreten von Tumoren noch während der Therapie oder keinen Erfolg berichten: BELZ, CARRIÉ, GABRIEL, GADRAT, JOHNE, LANGE, LEIDEL, LEINBROCK, MAIKOWSKI, MUSGER, MOEHRS, MUSSO, STÜTTGEN, SCHÄFER, SCHILLING, SCHUPPLI), auch beim gleichen Patienten ist die Ansprechbarkeit zu verschiedenen Zeiten, sogar an verschiedenen Körperregionen verschieden (SCHUERMANN), wobei im großen ganzen Tumoren besser als flache infiltrative Veränderungen beeinflußt werden. Die Dosierung scheint ziemlich einheitlich vorgenommen zu werden: ansteigend bis 4 g je Tag, mit dieser Dosis Fortsetzung bis zu Gesamtdosen von manchmal weit über 150 g, falls nicht die bekannten Nebenerscheinungen zum vorzeitigen Absetzen zwingen und so den sich anbahnenden Erfolg verhindern (JADASSOHN). Die histologischen Befunde nach Urethananwendung widersprechen sich: BELZ, MAIKOWSKI status quo ante, REHAK, WOLFRAM Rückgang des Infiltrats bei Restieren größerer Mengen von Mykosiszellen. Anführenswert erscheint noch eine Mitteilung von KORTING über eine Gynäkomastie nach 74 g Urethan bei — z.T. schon vorher — pathologischen Serumlabilitäts- und Leberfunktionsproben, weshalb KORTING schließt, daß vielleicht der Abbau des Follikelhormons in der Leber gestört gewesen sei. Ceteris paribus gilt das vom Urethan Gesagte auch bezüglich der *Stickstoff-Lostbehandlung*. Immerhin bleibt nicht zu übersehen, daß mit diesen Medikamenten ein Mittel vorliegt, das, als ultima ratio angewandt, gelegentlich zu überraschenden Erfolgen führt, oft bei röntgenrefraktären Fällen gute Dienste leistet, vielleicht sogar eine Ansprechbarkeit auf ionisierende Strahlen nach sich zieht oder auch die Anwendung der Strahlentherapie, die (s. u.) immer noch die wirkungsvollste ist, aber auch auf die Dauer versagt bzw. immer höhere Dosen verlangt, hinausschieben kann. Die Röntgen-sensibilisierung wird übrigens von BLAICH u. a. bestritten. Gute Erfolge publi-zieren: ALLINGTON, BUREAU, GANDOLA, KIERLAND, WATKINS und SCHULLEN-BERGER, — HENSTEL und TOBER, die das N-Lost in die Mycosis fungoides-Therapie einführten, — LAPIÈRE, LE DONNE, OLIVIER, SANTOS-SILVA, SCHÄFER, SCHILLING, SCHUERMANN und BINDER, TOURAINE; rasche, oft dramatischere Erfolge als eine Röntgenbestrahlung (GOLDBERG), aber ebenso rasche Rezidive geben an: DESAIRE, GADRAT, GILJE, NEWMAN, BLOCH, MURPHY, KOCK, MICHEL, PEREZ, PILLSBURY, SCHREINER und TIRSCHEK; nur passagere Wirkung mit Dichloren LEIDEL sowie SCHIMPF; keinen Effekt, Verschlimmerung bis zum Tod, der z.T. unerklärt, z.T. auf die Nebenwirkungen, die dem *N-Lost* wie allen Cytostatica anhaften, zurückzuführen ist, schildern KAMINSKY, LEIDEL, OWEN, BLAICH, DUVERNE, EVANS, FRIEDMAN, GABRIEL, JOHNE, KUSKE, LAUGIER, LONGCHAMPT, MIURA, MONTGOMERY: „Anwendung nicht erlaubt", PHILPOTT, REHAK, ROTH-MAN, SAMITZ, SCHULZE und BRAUNER und TAFFEL. In einer allgemeinen Übersicht von BERTLICH, GRAUL und HEITE kommen diese zum Urteil, daß zwar die Theorie der Anwendung fundiert, die Praxis aber ein Mißerfolg und wegen der oft fatalen, immer aber bedrohlichen Nebenwirkungen eine „ausgesprochene Quälerei für die Kranken" sei und das Stickstofflost wieder aus der Therapie der Mycosis fungoides gestrichen werden solle, was nach unserer und anderer Erfahrung für den N-Lost-Phosphamidester (Endoxan) nicht zutrifft. FÖLDVARI und NÉKÁM diskutierten, ob das Vorübergehende der Wirkung auf einer zu niedrigen Dosierung basieren könne, TAFFEL hingegen tritt für eine Verringerung der Dosis bzw. Verkürzung der Zeit ein; heute gibt man wohl allgemein nur noch an vier aufeinanderfolgenden Tagen je 0,1 mg, nur VAČATKO plädiert für noch höhere Dosen bei allerdings ver-längerten Intervallen; die bald erforderlichen Wiederholungen des viertägigen Stoßes sind allerdings immer mit größeren Gefahren und fast immer mit abklin-gender bis fehlender Wirkung verbunden. Gelegentlich wird auch die Kombination mit einer Röntgenbehandlung empfohlen, die offenbar grundsätzlich nicht zur Summierung der toxischen Wirkungen führt. Über die histologischen Verände-rungen herrscht keine Einmütigkeit. HENSTELL-TOBER berichten wie SCHULZE-BRAUNER von einem Verschwinden des spezifischen Infiltrats, so auch OSBORNE-JORDON, denen aber anhand der beigegebenen Histophotogramme von BERTLICH-HEITE nachgewiesen wird, daß noch deutliche celluläre Infiltrate mit reichlich Mykosis-Zellen sichtbar blieben. Keinerlei Wirkung auf die feingewebliche Struktur stellten BLOCK und MURPHY, GOLDBERG, NEWMAN, REHAK, GABRIEL fest. Ab-schließend sei noch eine These von SCHÄFER wiedergegeben, der nach N-Lost alle Hauterscheinungen (lückenloses Übersätsein mit Tumoren) schwinden sah, auch histologisch die Mycosis fungoides nicht mehr nachweisen konnte, bald aber zeigte sich ein unbeeinflußbares Rezidiv mit tödlichem Ausgang. Die inneren Organe waren ohne Befund, den unerklärlichen Tod möchte der Autor analog zu einer beschriebenen Urethan-Wirkung durch eine funktionelle Störung des RES mit mangelhafter Phagocytose und fehlender Speicherungsfähigkeit als Urethanfolge erklären.

Zusammengefaßt neigen wir trotz negativen Erfolges in einem eigenen Fall dazu, die Meinung von GILJE zu unterstreichen, der das N-Lost als ultimum refugium nicht missen möchte, solange keine gefahrloseren und wirkungsvolleren Mittel gegeben seien, dies insbesondere dann, wenn sich Anzeichen für einen Befall innerer Organe einstellen, oder wenn die Generalisierung der Hauterscheinungen so ausgeprägt ist, daß eine Röntgenbehandlung nutzlos oder kontraindiziert ist.

An der Ansicht, daß die Therapie mit ionisierenden Strahlen, hier besonders die *Röntgenbestrahlung*, nach wie vor die Therapie der Wahl ist (LUTZ), hat die

Entwicklung seit dem früheren Handbuchbeitrag nichts ändern können. MÜLLER sah 1962 von der Röntgenbestrahlung in allen Stadien mehr als vom kaum wirkungsvollen Arsen und mehr als von der Behandlung mit Cortisonderivaten, die ihrerseits jedoch einer gewissen guten Beeinflussung besonders der Prämykose nicht entbehrten. Wenngleich vor kurzem BÖHMER und HEITE bei ihren schon referierten statistischen Analysen zu dem Ergebnis kommen, daß die Strahlentherapie gegenüber konstitutionellen und der Mycosis fungoides immanenten Faktoren nur von untergeordneter Bedeutung sei und die allgemeine Lebenserwartung nicht erhöhe, eine Meinung, die ähnlich auch DOCKX schon 1948 ausspricht, ist doch an der segensreichen klinischen objektiven wie subjektiven Wirkung kein Zweifel erlaubt. Sie vermag unbestreitbar passagere Verringerung bis Verschwinden aller Hautmanifestationen, in geeigneten Fällen unter Tiefentherapiebedingungen auch solche der inneren Organe zu bewirken und bringt so den Kranken zeitweilige Linderung der Beschwerden. HEITE glaubt, daß der Ablauf der Mycosis fungoides zumindest insofern beeinflußt werden kann, daß aus einem „kontinuierlichen" ein „remittierender" Verlauf wird (vgl. Kapitel Dauer). Ansichten wie die von BRANSCHEID, daß die Röntgenstrahlen zur Metastasierung und zur raschen Ausbreitung mykosider Erscheinungen führen, stehen isoliert da im unüberhörbaren Chor der Stimmen, die von der Therapie mit X-Strahlen Erfolge berichten. Diese Stimmen hier

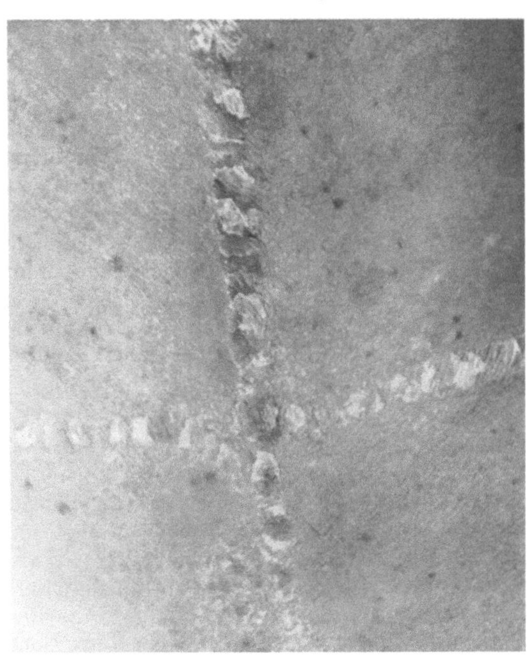

Abb. 5. Bestrahlungseffekt auf ein erythrodermisches Infiltrat. Die vier Bestrahlungsfelder wurden durch einen 2 cm breiten, ausgesparten Raum voneinander getrennt. Dermopan-Stufe III, 30 0 r. (Hautklinik der Medizinischen Akademie Düsseldorf)

aufzuzählen, erscheint eine unnötige Arbeit und praktisch unmöglich. Allgemeine Erkenntnisse aus den Erfahrungen seit der ersten Bestrahlung einer Mycosis fungoides durch SCHOLZ und SACHS in Breslau 1901 sind: Es gibt primäre röntgenrefraktäre Erscheinungen, im allgemeinen ist jedoch die Sensibilität so hervorstechend, daß sie geradezu als pathognostisches Kriterium angesehen werden kann (DORE, BENNEK, MacKEE, SCHAMBERG u. v. a.). GOTTRON erwägt, ob die Schwankung der primären Sensibilität terrainabhängig ist. Erfahrungsgemäß ändert sich die Empfindlichkeit im Laufe der Zeit, meist in dem Sinne, daß immer höhere Dosen und immer kürzere Intervalle erforderlich werden, wie schon JORDAN in einer Übersicht hervorhebt. Wenngleich merkwürdigerweise echte Röntgenschädigungen relativ selten zur Beobachtung gelangen (der Fall von LEVIN und BEHRMAN diene als Paradigma: ihr Kranker erhielt insgesamt 67 000 r in 9 Jahren ohne Hautschäden, der Patient erfreute sich der „besten Gesundheit"), sollte doch die Tatsache der zunehmenden Resistenz dazu mahnen, so spät wie möglich mit der Strahlentherapie einzusetzen und mit den kleinstmöglichen Dosen auszukommen. Eine Rezidivverhütung ist nicht möglich, wie das früher (so noch POULSEN) geglaubt wurde, was zu Forderungen wie „prophylaktische Dauerbestrahlungen mit kleinen Dosen" — die praktisch gesehen schon daran scheitern, daß die ganze Haut fortlaufend Strahlen ausgesetzt werden müßte — oder „Einsetzen mit massivsten Dosen, die auch noch über die Heilung hinaus fortzusetzen sind", führte (POULSEN, ORMSBY und FINNERUD und SAMEK: Tumorenentstehung durch ständige Bestrahlung der Prämykose verhindert?). In bestrahlten Stellen scheint allerdings ein Rezidiv etwas seltener zu sein als in bisher unbehandelten Regionen. Ob diese „Erfahrung" aber unter Einbeziehung der Größenrelation der — kleinen — bestrahlten zu den — großen — noch nicht bestrahlten Flächen Wahrscheinlichkeitserwägungen standhält, steht zur Diskussion. Bezüglich der Dosierung herrscht wohl allgemeine Übereinstimmung, daß die gerade noch ausreichende Dosis die beste ist. Einheitlich gültige Angaben zu machen, ist nicht möglich (KALTHOFF), doch lassen sorgfältige Dosierungsstudien von FRIEDMAN mit dem Resultat einer „tumorvernichtenden Dosis" von etwa 250 r bei flachen Infiltraten und etwa 800 r bei Tumoren (Malignome erforderten eine Wirkungsdosis von mindestens 2200 r) nicht nur Zweifel an einem malignen Charakter der Mycosis fungoides aufkommen, sondern auch erkennen, daß in der Tat stets versucht werden sollte, mit einigen 100 r zu beginnen und eine Steigerung von nicht zu kurz fristigen klinischen Beobachtungen abhängig zu machen. Die Qualität der Strahlen richtet sich nach der ergriffenen Hautschicht, also nach dem Absorptionsquotienten (PROPPE) der Strahlen in Relation zur Tiefenausdehnung des Bestrahlungsobjektes. Daß aber nicht zu selten auch weichste Strahlen Tumoren zur Einschmelzung bringen, die sicherlich tiefer liegen als die Strahlenabsorption, ist bekannt. CERNOHORSKY glaubt in diesem Zusammenhang, daß die Heilung der oberen Schichten es den Strahlen erlaubt, tiefer einzudringen, was rein physikalisch-biologisch gesehen nur unter einem Einschmelzen des Tumors denkbar erscheint. Doch ist beispielsweise vom Thorium X bekannt, daß sich strahleninduzierte Veränderungen histologisch noch in 5—6 mm Gewebstiefe nachweisen lassen.

Ergänzend soll noch eine Beobachtung von LENASTOWICZ hinzugefügt werden, der einen unerträglichen Juckreiz auf eine Bestrahlung der Wirbelsäule (Grenzstrang) schwinden sah, und die allerdings nicht unbestrittene Meinung von BENNEK, BÖHMER und GOTTRON, daß Arsen die Röntgenempfindlichkeit der Mycosis fungoides erhöhe. Auf die Eventualität, durch ungezielte Bestrahlung und unvernünftige Dosierung gewissermaßen iatrogen den tödlichen Ausgang anstatt aufzuschieben zu beschleunigen, worauf JORDAN u. a. hinweisen, wurde schon im Kapitel „Dauer" hingewiesen. Diese Gefahr gilt vor allem für die einige Zeit viel geübte Methode der Tele-, Ganz- oder Totalbestrahlung:

TESCHENDORF: Methode nach BODE abzulehnen; Todesfälle sahen FREUND, DE MICHELI, DUVERNE, GÖLDNER; FUHS, GAWALOWSKY, GORDON, NEXMAND; POST und LINCOLN sahen zwar keine bedrohliche Blutbildverschlechterung, aber auch keine Erfolge; COTTENOT will nur eine Bestrahlung in Intervallen und in großen Feldern zulassen, MEMMESHEIMER sah bei Kombination von Ganz- und Tiefenbestrahlung dennoch ein Fortschreiten der Mycosis fungoides, GATÉ beobachtete bei mehrmaliger Distanzbestrahlung jedesmal guten Effekt, ebenso HOCHE und WATRIN; KÄRCHER — schlechter Allgemeinzustand, psychische Depression — und MARQUÈS — Agranulocytose — wie auch BELZ — Leukopenie, Sepsis — lehnen diese Verfahren ab. Ob die neu entwickelten Methoden von SCHIRREN-NASEMANN-CANEGHEM (50 kV ohne Filter, 25 mA, FHD 2 m bei einer Gewebehalbwertstiefe von 2 mm, jeden 2. Tag 100 r bis zu einer Gesamtdosis von etwa 1400 r: Rückbildung aller flachtumorösen Veränderungen, leichte Pigmentierung, Blutbild usw. ohne Befund) bzw. von PROPPE und WAGNER („Großfeldbestrah-

lungstechnik" mit dem Dermopan Stufe IV — 50 kV 25 mA ohne Filter, 90 cm
FHD, das ergibt bei 600 r Oberflächen- eine Schichtdosis an der Prozeßbasis
von etwa 300 r, in den Überschneidungszonen ungefähr 14% mehr; am günstigsten erwiesen sich dreimal wiederholte Serien mit jeweils 400—500 r, oder eine
Einzeitbelastung von 100 r OD; keine Nebenwirkung, Wiederholungen möglich)
sich bewähren und neue Wege bei großräumigen Prozessen eröffnen, muß
abgewartet werden (s. CABRÉ).

Zum Abschluß des Kapitels über die Röntgentherapie der Mycosis fungoides
soll noch gesagt werden, daß die Anwendung von *Thorium* X, *Doramad* oder
Mesothorium in jüngster Zeit nur noch sehr selten beschrieben wird. BENNEK
empfiehlt diese Methode auch bei Tumoren, ebenso BUCHAL, CIPOLLARO, GART-
MANN, GERTLER, HALTER, KÄRCHER und REBER. GREEN behandelte bei einer
Erythrodermie mit Tumoren, die auf Röntgenstrahlen schlecht ansprach, bei
gutem Erfolg mit Thorium-X-Pinselungen sowie mit intravenösen Gaben von 100
bzw. 200 E pro Woche 12 Wochen lang (1947), FEENY u. a. warnen jedoch wegen
der bekannten Anreicherung im Knochenmark vor jeder innerlichen Anwendung
von Thorium X. Auch die früher ab und an mit Radiumemanation durchgeführten Inhalationen (GAWALOWSKY, SCHUBERT) oder Bäderbehandlung mit Emana-
tionszusatz (FUHS) scheinen verlassen zu sein, wohingegen gelegentlich noch eine
Radiumanwendung (LINSER, MATRAS, GADRAT) vorgenommen wird. HEITE
mißt statistisch dem Radium einen guten Effekt zu.

Die Meinung über den Gebrauch von *radioaktiven Isotopen* — verwandt wird
meist ^{32}P und ^{76}As — gehen noch auseinander (negativ GATÉ, GAY-PRIETO,
MARINELLI-GOLDSCHMIDT — DUVERNE, GOLDECK — lehnen auch Radiogold
ab, da nur Bruchteile in der Haut gespeichert werden — MONACELLI, SAMITZ,
SCHMITZ, passager bzw. teils negativ, teils befriedigende Erfolge: GADRAT,
LOW-BEER — unter den Geheilten einer mit fünfjähriger Rezidivfreiheit —; gut
bis sehr gute Erfolge: MARGAROT, BARBERA, BAZEX — in Tumoren angereichert,
untoxisch und bequem — MARQUES, MacNEAL, LARSSON, MALLET — ^{76}As —
PIERQUIN). POST und LINCOLN sahen nach radioaktivem Na (14,8 Std Halb-
wertszeit) in einem desolaten Fall raschen Tod (1948). Es scheinen die günstigen
Erfolge etwas zu überwiegen. Die Behandlung der Mycosis fungoides mit
energiereichen Elektronen zeigt gegenüber der üblichen Röntgenbestrahlung
offenbar keine wesentlichen Unterschiede oder besondere Vorteile (SCOTT, AN-
DREWS u. EDGCOMB). Die genannten Autoren fanden übrigens eine Verkleinerung
der Hautinfiltrate nach 1000 rad Oberflächendosis; in von den Elektronen nicht er-
faßten tieferen Schichten bestand jedoch das histologische Infiltrat unverändert
weiter; das steht übrigens in einem gewissen Gegensatz zu den Befunden, wo nach
Röntgenstrahlen geringer Eindringtiefe oder gar Grenzstrahlen selbst tiefreichende
Tumoren klinisch und histologisch verschwanden. SAMITZ, FROMER und DOMON-
KOS sahen sehr gute Erfolge, CYR aber bei zunächst zufriedenstellenden Resultaten
Rezidive und bei 75% eine Lymphopenie, bei 25% sogar ausgesprochene
Knochenmarksschädigungen.

Es muß zum Abschluß noch einmal betont werden, daß bis heute keine
Behandlungsart bekannt ist, die das bedauerliche Schicksal der Mycosis fungoides-
Kranken grundlegend wenden könnte; die Mycosis fungoides bleibt nach wie vor
ein progressives, unaufhaltsam dem Tode zueilendes Leiden.

F. Pathogenese

Es liegt in der Natur der Dinge, daß bereits in den vorangehenden Kapiteln
pathogenetisch-ätiologische Fragen berührt werden mußten. Dabei ergab sich

schon andeutungsweise, daß die Deutung der Mycosis fungoides in ihrer Pathogenese wie in ihrer nosologischen Stellung seit jeher einer differenten Beurteilung unterliegt. Die Gründe für die verschiedenen Auffassungen scheinen uns, abgesehen von der Tatsache der nicht oder nur ungenügend abgeklärten Ätiologie, weniger in den effektiven Gegebenheiten zu liegen, als in den verschiedenen Plattformen, von denen aus zum Problem der Pathogenese der Mycosis fungoides Stellung genommen wird. So dürften aus klinisch-dermatologischer Sicht andere Schwerpunkte ins Gewicht fallen als aus pathologisch-anatomischem

Schema[1] unter Berücksichtigung der cytologischen (Fresen) und geweblichen Einteilung (Gottron)

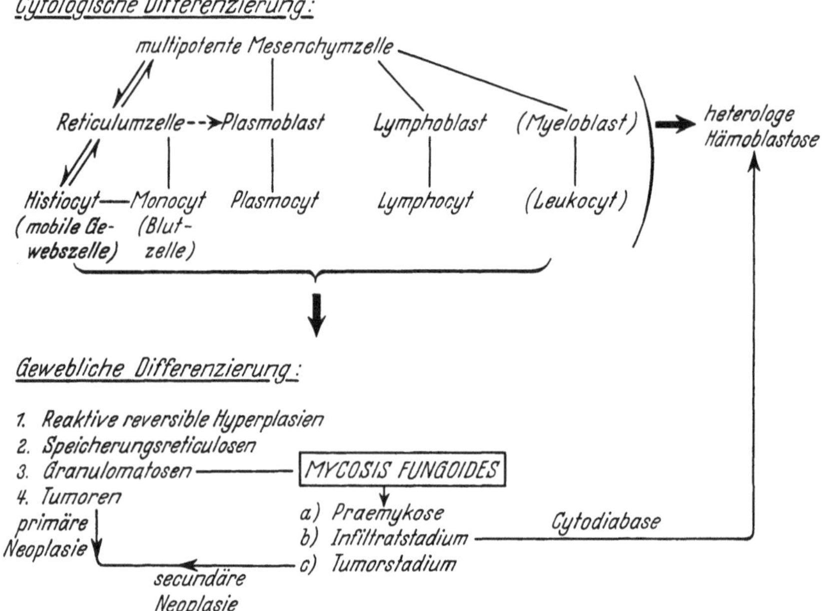

Abb. 6. Die Stellung der Mycosis fungoides im Retothelialen System (sog. RES 1962)

oder hämatologischem Blickwinkel (Civatte: „Die Mycosis fungoides der Kliniker ist der Hodgkin der Pathologen und die Leukämie der Hämatologen"). Herzberg bemerkt mit Recht, daß die histo- und pathogenetische Deutung zur vorläufigen Einordnung ätiologisch unbekannter Krankheiten ihre besondere Berechtigung hat, aber mit der Aufdeckung der Ursache auf den zweiten Platz zurückfällt. Im zusammenfassenden Überblick gesehen, finden sich zwei divergierende Anschauungen, die auch im dermatologischen Lager jeweils ihre hervorragenden Verfechter gefunden haben. Die eine Gruppe sieht in der Mycosis fungoides eine primär maligne Erkrankung, wobei sie sich vor allem auf pathologische Befunde, insbesondere autoptischer Art beruft, die ein Geschehen neoplastischer Natur und eine Einordnung des nur klinisch als Einheit imponierenden Mycosis fungoides-„Syndroms" in die sog. Lymphoblastomgruppe nahezulegen scheinen; hierbei ergeben sich enge Beziehungen zu hämatoblastomatösen Erkrankungen. Die andere Gruppe faßt die Mycosis fungoides

---

[1] Herrn Dozent Dr. Poche, Oberarzt im Pathologischen Institut der Medizinischen Akademie Düsseldorf, danken wir für freundliche Mitarbeit.

als primär entzündliche Hyperplasie des RES im Rahmen heterogener Reizbeantwortungen auf, wobei sich aus dem polymorph-granulomatösen Charakter dieser RES-Reaktion vor allem die Frage einer Abgrenzung zur Lymphogranulomatose ergibt. Die gelegentliche Isomorphie, z.B. mit einem Reticulosarkom, ist nach Gottron mehr der Ausdruck einer produktiven Phase eines primären Granuloms als der Beleg für ein neoplastisches Endstadium.

Tabelle 1. *Die Stellung der M.f. im retikulo-histiocytären System nach* Winkelmann *1962*

Retikulosen	*Maligne Lymphome*
1. Primitive oder Stammzellretikulose (Eine Proliferation primitiver retikulärer Zellen, die Haut, Blut und Eingeweide befällt; charakteristische Zelle: primitive retikuläre Zelle im Knochenmark und im Gewebsausstrich)	1. Retikuläre Granulomatosen (Proliferation neoplastischer retikulärer Zellen, die von einer polymorphen, entzündlichen Reaktion begleitet sind) a) Hodgkinsche Erkrankung (typische Zellen: Sternberg-Reedsche Zellen im Gewebsausstrich) b) M.f. (typische Zellen: retikuläre Monocyten im Gewebsausstrich)
2. Lymphocytäre Retikulose (Proliferation lymphocytärer Zellen, ausschließlich in der Haut = Sézary-Syndrom. Lymphocytäre Zellen im Blut)	2. Retikulumzellsarkom (ein Tumor neoplastischer Zellen, der bei alleinigem Hautbefall protrahiert verläuft) a) Stammzellentyp b) monocytärer Typ Beide Formen zeichnen sich durch differente Zellulation aus
3. Monocytäre Retikulose (Diffuse hyperplastische Proliferation von Monocyten und histiocytären Retikulumzellen, die sich vom Retikulumzellsarkom unterscheiden. Typische Zellen: Monocyten im Blut und Knochenmark)	3. Lymphosarkom (primär neoplastischer Tumor von Lymphocyten und Lymphoblasten) a) unreifer Typ (lymphoblastisches Lymphosarkom) b) reifer Typ (lymphocytäres Lymphosarkom) Beide Zelltypen zeichnen sich vornehmlich durch unterschiedliche Chromatindarstellung der Zellen aus

Diese Darstellung ist der wissenschaftlichen Ausstellung von Winkelmann gelegentlich des Internat. Dermatologen-Kongresses in Washington in ihren Grundzügen entnommen und deckt sich im wesentlichen mit der Meinung von Baer, Montgomery u.a. (pers. Mitt.).

1. Die Mycosis fungoides als entzündliche Granulomatose

Es wurde schon dargelegt, daß heute eine fast lückenlose Übereinstimmung darin besteht, daß das mykoside Infiltrat, als deren Prototyp die sog. Mykosiszelle gilt, aus dem RES stammt. Über die formale Genese ist im Kapitel Histologie bereits ausführlich berichtet, hier sei lediglich als Beispiel der nur noch in Nuancen abweichenden Deutungen nochmals auf der einen Seite Pautrier genannt, der die Mykosiszellen als mobilisierte Histiocyten aus lymphopoetischen Organen ansieht; in diesem Zusammenhang ist Darier zu erwähnen, der nach mancherlei Wechsel seiner Auffassungen 1949 wieder von einem „rein lymphomartigen Aufbau" des Infiltrats spricht, ferner eine Beobachtung von Cipollaro mit „starkem perivasculärem lymphocytärem" Infiltrat und vielleicht noch die Meinung von Urtubey, der als primäre Erscheinung eine lymphoide Hyperplasie annimmt, der dann sekundär eine reticulo-endotheliale granulomatöse Entwicklung folge; die Vielfalt der klinischen Bilder erkläre sich aus einer vielfältigen Mischungsmöglichkeit dieser beiden Prozesse. Am anderen Pol der Reihe wäre etwa Wiedmann zu nennen, der die Mykosiszelle als Entwicklungsstufe emigrierter Endothelien ansieht (Kiu hält die Mykosiszelle für medullärer Herkunft und die Mycosis fungoides für die Hautmanifestation der Kahlerschen Krankheit, was er an einem, anscheinend aber dubiösen Mycosis fungoides-Fall mit Plasmocytomcharakter deduziert; mit dieser Vermutung steht er im Schrifttum isoliert). Eine gleichsam vermittelnde Stellung im Streit, ob die Mykosiszelle, ihre Entwicklungsformen und Abarten der lymphocytären oder der reticulo-histiocytären Reihe entstamme, nimmt LEVER ein, der in Konkordanz mit der überwiegenden Zahl der Autoren der jüngsten Zeit eine Differenzierung aus der sog. stem-cell, der Mutterzelle embryonal ruhenden Charakters für beide Zellreihen, postuliert. Auf dieser Basis kann die Entstehung der Mycosis fungoides-Zelle und der lymphoiden Elemente erklärt werden, wobei es fraglich ist, ob die eosinophilen Granulocyten (Eosinotaxis), die Plasmazellen (falls diese nicht, wie es den Anschein hat, auch histiocytärer Genese sind) und die Leukocyten auf diese Weise entstehen oder hämatogen eingeschwemmt werden. Kennzeichnend für das Infiltrat ist neben dem zunächst perivasculären Auftreten und der bandförmigen Anordnung die Polymorphie und das argentaffine Fasernetz, das — wie ZINCK als erster nachwies — ein Produkt reticulärer Elemente ist.

Schon auf Grund der Infiltratpolymorphie liegt eine Verwechslung mit der Lymphogranulomatose nahe, die ebenfalls als eine Granulomatose gilt, bei deren Aufbau in hervorstechender Weise das reticulo-histiocytäre Gewebe beteiligt ist oder sein kann (GOTTRON). Beide Erkrankungen sind in der Einteilung nach GOTTRON nicht den eigentlichen Tumoren des reticulo-histiocytären Gewebes zuzuordnen. Auch GRACIANSKY teilt beide Erkrankungen seiner dritten Gruppe der Hämatodermien zu (die erste Gruppe sind die Leukosen einschließlich der Speicherkrankheiten, die zweite die Retikulosen, die dritte die granulomatösen Hämatodermien, deren einzige Vertreter die Mycosis fungoides und der Hodgkin sind); beide Erkrankungen seien aber nahezu immer reinlich voneinander zu scheiden. Als Kriterien für diese Trennung führen FRASER und SCHWARTZ an, daß die Mycosis fungoides vorwiegend die Haut befalle, der *Hodgkin* an den Lymphknoten beginne (so auch BLUEFARB, DE FEO, WINER, SCHMALIX). SCHUERMANN konnte bei einem als Mycosis fungoides vorgestellten Fall auf die Erfahrung hinweisen, daß ein frühzeitiger und ausgedehnter Lymphknotenbefall stets für einen Morbus Hodgkin spräche; der Fall erwies sich in der Tat später als Lymphogranulomatose. Ein weiteres Unterscheidungsmerkmal sei in der beim Hodgkin selten zu findenden Tendenz zur Monomorphie zu sehen (WINER). BLUEFARB meint, ein Beginn in der frühen Jugend spräche entschieden gegen eine Mycosis fungoides, auch sei beim Hodgkin die Haut häufig, bei der Mycosis fungoides nie exkoriiert, was beides, wie aus dem klinischen Teil ersichtlich, nicht immer zutrifft; Bosco hebt die reticuläre Hyperplasie und die fibrocytäre-hämopoetische Proliferation und die Sklerose hervor, die nie bei der Mycosis fungoides gefunden würde; auch GADRAT unterstreicht die Bindegewebsbeteiligung beim Hodgkin, HENKEL die für Mycosis fungoides charakteristische Bildung von Gitterfasern und von Mykosiszellen, MEZZADRA bei seinem Fall die bei der Mycosis fungoides nie anzutreffende leukämoide Reaktion myeloischen Typs, ORMSBY und FINNERUD und MONTGOMERY in Übereinstimmung mit KÜHL, WINER, SATENSTEIN und GOTTRON das Vorkommen von Zell- und Kern-Detritus bei der Mycosis fungoides und die Tatsache, daß bei der Lymphogranulomatose eine käsige, bei der Mycosis fungoides lediglich eine kolliquative Nekrose entstehe, und daß schließlich bei aller scheinbaren Ähnlichkeit die Riesenzellen der Mycosis fungoides nie alle Kriterien einer echten Sternberg-Reedschen Zelle besäßen. Auf letzteres weist auch LAPIÈRE hin, der bei beiden Erkrankungen eine völlig identische histologische Ausprägung darstellt bis zu dem Moment, wo sich entweder in aller Deutlichkeit die Mykosis- oder die Sternberg-Zelle erkennen ließe. Die Sternberg-Zelle besitzt nach WINER schließlich keine Phagocytoseeigenschaft. Im Endstadium seien allerdings beide Krankheiten nicht mehr zu differenzieren, da bei gemeinsamer Ableitung aus der Stammzelle schon die Therapie identische Bilder provoziere. CHEVALLIER will besonders den Knochenmarksbefund mit Sternberg-Zellen beim Hodgkin und eine Verschiebung der Relation der weißen und roten Blutzellen differentialdiagnostisch herangezogen wissen. GADRAT, SÉZARY und FLARER räumen bei aller grundsätzlichen Verschiedenheit ein, daß es in der Praxis oft unmöglich ist, sich für die eine oder die andere Erkrankung zu entscheiden, insbesondere da — nach FLARER — dem histologischen Bild im Einzelfall nie anzusehen sei, ob die jeweiligen Zellen reticulärer oder endothelialer Herkunft seien; auch WERTHEIM und SMITH weisen auf die derzeit noch gegebenen Mängel unserer histogenetischen Erkenntnisfähigkeit als Ursache dafür hin, daß wir trotz der prinzipiellen Unterschiede nicht immer eine klare Diagnose treffen können. Sie glauben mit BLUEFARB, LÖVGREN und GADRAT, daß die stimulierenden Faktoren bzw. die Erreger bei beiden Erkrankungen nahe verwandt aber nicht identisch seien. Ähnlich äußern sich MOUSSON, BOSCO, ARZT; ein endgültiger Entscheid sei wohl erst nach Abklärung der Ätiologie zu treffen. POULSEN, der in einem der Fälle eine „Mycosis fungoides der Haut" und einen „Hodgkin der inneren Organe" sah, will daraus nicht eine Identität konstruieren. MIESCHER, der wie GOLDSMITH, MAZZANTI, MACCORMAC, ARZT und wir einen Fall beobachtete, der bis zum Tode klinisch und histologisch als Mycosis fungoides imponierte, autoptisch aber einwandfreie lymphogranulomatöse Strukturen aufwies, warnt vor voreiligen Diagnosen. CAILLIAU konnte in zwei ähnlichen Fällen von MILIAN jedoch nachweisen, daß die posthume Deutung als Hodgkin histologisch irrig war und es sich doch um eine Mycosis fungoides gehandelt hatte. Auch OLIVIER möchte sich nicht durch an Hodgkin erinnernde, aber eben doch nicht vollständig identische histologische Strukturen zur Diagnose einer Lymphogranulomatose verleiten lassen. WIEDMANN bringt ein Beispiel für den umgekehrten Verlauf, wie aus einem ursprünglichen Hodgkin sich allmählich eine einwandfreie Mycosis fungoides entwickelte. Für eine Identität beider Krankheiten treten eigentlich uneingeschränkt nur diejenigen Amerikaner ein, die die Krankheitseinheit der Mycosis fungoides überhaupt leugnen und sie mit der malignen Lymphogranulomatose in die Gruppe der allerdings vieldeutigen Lymphoblastome einrangieren (WILE, STILES, KEIM, CUSTER und BERNHARD, POST und LINCOLN, SYMMERS, CHIALE, CLEVELAND, GINSBURG: letzterer sagt, daß es kein Merkmal gäbe, das nicht für sich genommen bei beiden Krankheiten vorkommen könne). All diese differentialdiagnostischen und pathogenetischen Erörterungen über Mycosis fungoides und Morbus Hodgkin sind geeignet, den Charakter der Mycosis fungoides als entzündliche Granulomatose zu unterstreichen und auch von einer reaktiven Retikulose reversibler Natur, die von GOTTRON mit dem Begriff „reticuläre Hyperplasie" belegt wird, abzugrenzen.

Folgt man der pathogenetischen Deutung, wonach die Zellen des spezifischen Infiltrats bei der Mycosis fungoides aus ruhendem embryonalem Mesenchym stammen, so erklären sich zwanglos auch Beobachtungen, die zeitweise zu heftigen Diskussionen geführt haben, nämlich die Vermehrung von Zellen im strömenden Blut und die scheinbaren oder echten Übergänge in Leukosen. Den ruhenden Zellen der perivasculären Indifferenzzone (FRESEN) kommt ohne Zweifel die Potenz zu, wieder hämopoetische Funktionen zu entwickeln, wie es FRESEN am Beispiel der retothelialen Hämoblastosen zeigte und wie dies namentlich die italienische Schule von Padua herausgestellt hat (FLARER, BOSCO, COTTINI, BERGAMASCO, SANTOIANNI, RABITO u. a.; auch GRYNFELTT, SÉZARY,

Woringer, Urtubey, Wayson, Berman nebst dem amerikanischen Kreis, die
im übrigen der Mycosis fungoides einen primär blastomatösen Charakter zuschreiben, sprechen sich in diesem Sinne aus). Nach Graciansky ergeben sich
folgende wichtige Eigenschaften der wiederauflebenden Mesenchymzelle: a) Metaplasie in lymphoide, myelo-erythropoetische (sehr selten), reticuläre und angiomatöse Gebilde; b) Cytodiabase (Permeationsfähigkeit durch intakte oder zerstörte Gefäßwände) und c) gewisse Stoffwechselfunktionen, wie Phagocytose,
Bindung von Fetten und Kolloiden, Fermentaktivität, Vitaminspeicherung.
Auch ohne daß eine Aufsplitterung und Zerstörung der Gefäßwände vor sich
gegangen sein muß, kann man sich eine Ausschwemmung lympho- und insbesondere monocytärer Elemente aus den adventitiellen Ursprungsstätten ins Blut
vorstellen, wobei der Begriff der Cytodiabase, wie ihn Graciansky beschreibt,
geeignet ist, die gedankliche Erfassung solcher Mechanismen zu stützen, insbesondere da beispielsweise bei der Monocytenleukämie öfters bewiesen wurde, daß
sie die leukämische Entartung der normalen, an das RES gebundenen Monocytopoese darstellt, die ihrerseits ihren Ausgang von retothelialen Wucherungen der
Haut hat (Poche und Stüttgen). Es ergeben sich somit auch Beziehungen zu den
rein auf die Haut beschränkten sog. Reticulohistiocytosen mit leukämoidem
(Baccareda) oder aleukämischem (Neuhold und Wolfram) Verlauf. Im
ganzen sind Entwicklungen zu echten Leukosen, bei denen auch entsprechende
Vorgänge an haemopoetischen Organen im Knochenmark beobachtet wurden,
außerordentlich selten in der Literatur geschildert. Es sei zu diesem Fragen-
komplex auf die ausführlichen Darlegungen im Kapitel Blut verwiesen und hier
nur zusammengefaßt die Meinung geäußert, daß man sich bei solchen Fällen zu
fragen hat, ob nicht von Anfang an Leukosen vorgelegen haben könnten und eine
Mycosis fungoides nur fälschlich angenommen wurde. So glaubt beispielsweise
Kühl, daß es sich in den Fällen von Herzberg und Ueberschär um wahrscheinlich
primär leukämische oder subleukämische Retikulosen gehandelt habe. In der
Bilanz gesehen neigen wir dazu, dem Urteil von Sézary beizupflichten, der leukämoide Erscheinungen im Verlauf einer Mycosis fungoides nur als Epiphänomene
aufgefaßt haben will.
   Im Grunde ähnlich gelagerte Fragen sind mit den Befunden von Gottron,
Gartmann und Gertler aufgeworfen, die ungewöhnlich hohe Beteiligung von
Eosinophilen am Infiltrat bei Mycosis fungoides-Fällen aufdeckten, so daß vorübergehend ernstlich an das Vorliegen eines eosinophilen Granuloms gedacht werden
mußte, ehe der weitere Verlauf die Diagnose Mycosis fungoides sicherte. Gottron
hebt hervor, daß das eosinophile Granulom histologisch gesehen eine Mycosis
fungoides ist, bei der nur die Eosinophilen mehr als gewöhnlich im Vordergrund
stehen, und Gertler hält das oft benutzte Kriterium der Strahlenresistenz des
eosinophilen Granuloms für nicht zwingend, da es auch röntgensensible Fälle
beim eosinophilen Granulom und röntgenrefraktäre bei der Mycosis fungoides
gibt.
   Während die Ansichten über die bisher abgehandelten Fragen im allgemeinen
keine unüberbrückbaren Gegensätze darstellen, scheiden sich die Auffassungen
über den primär malignen oder primär benignen Charakter der Mycosis fungoides
grundsätzlich. Mit dieser Frage ist eng verknüpft das prinzipielle Problem, ob
die Mycosis fungoides eine eigenständige nosologische Einheit ist oder nicht.
   Wie schon mehrfach herausgestellt, scheint das Urteil über eine immanente
Malignität der Mycosis fungoides letzten Endes das Resultat widersprechender
Auslegungen der feingeweblichen Veränderungen im Frühstadium der Mycosis
fungoides zu sein. Als Exponenten der beiden Richtungen möchten wir Fraser
(nur die Mykosiszelle ist spezifisch, sie trägt blastomatösen Charakter, die übrigen

Infiltratbestandteile einschließlich der Leukocyten sind nur Ausdruck einer Kampfreaktion) und auf der anderen Seite FRESEN nennen, der die leukocytär-ödematösen Veränderungen im Initialstadium als Zeichen eines primär entzündlichen Vorganges deutet, womit er der alten Auffassung von KÖBNER, PALTAUF, V. ZUMBUSCH u. a. wieder sehr nahekommt. Ihm schließt sich die Wiener Schule, an der Spitze ARZT, heute an, ferner die Mehrzahl der europäischen Dermatologen und Pathologen. AUB spricht von einer geschwulstartigen Umwandlungsmöglichkeit, FLARER hebt einen entzündlich-proliferativen Charakter hervor und begründet die, wenngleich seltene Möglichkeit einer malignen Umwandlung mit der Omnipotenz des RES, eine Ansicht, die in Italien weitestgehende Zustimmung gefunden hat. BERGAMASCO: Klinik und Histologie sprechen eindeutig gegen einen ursprünglichen Tumorcharakter, DE FEO, CHIALE, BUSSALAI, RADAELI, SANTOIANNI u. v. a., vor allem COTTINI, der zwei Entwicklungsreihen annimmt: einmal zur entzündlich-granulomatösen mit Beziehungen zur Blutbildung, die sich klinisch vor allem im klassischen Alibert-Bazinschen Verlauf und in der Erythrodermie nach HALLOPEAU ausdrücke, wobei eine Entwicklung zur Leukämie ausgeschlossen, zum Neoplastischen nicht zum Grundcharakter der Erkrankung gehöre; die andere Entwicklungsmöglichkeit sei die zum Neoplastischen hin, das aber trotz der Befunde bei manchen d'emblée-Fällen nicht vorgegeben, sondern nur Folge der entsprechenden Potenz des RES sei, die unter noch unbekannten Reizeinflüssen durchschlagen könne. MOSTO hebt drei Reaktionstypen des embryonalen Mesenchyms heraus: die undifferenzierte, die bindegewebig und die cytogen differenzierte, wobei die Mycosis fungoides zur letzten Gruppe gehöre und vorwiegend lymphoid-granulomatösen Charakter annähme, womit er sich DARIERs Auffassung nähert; neoplastische Züge seien keine Grundeigenschaft des mykosiden Infiltrats. Hier ist auch noch BOSCO zu zitieren, der in seiner ausführlichen Monographie zu ähnlichen Schlüssen kommt. Auf Grund klinischer und histologischer Gemeinsamkeiten sei die Mycosis fungoides den Reticulodermien beizuordnen (Hodgkin, Histioleukämien, Lymphosarkom, Lymphadenosis cutis benigna Bäfverstedt, Reticulohistiocytom; SANTOIANNI fügt, angeregt durch Befunde von erhöhten Fett- und Lipoidspiegeln bei der Mycosis fungoides noch die Lipoidosen als der Mycosis fungoides verwandte Erkrankungen zu). Obwohl eine grundsätzliche Trennung dieser Bilder möglich sei, sei man zur Annahme von Übergangsformen gezwungen; in der Praxis sei eine säuberliche Scheidung sowieso nicht immer durchführbar, gerade auch bezüglich der malignen Angehörigen dieser Gruppe, der CAZAL noch die Monocytenleukämie und das eosinophile Granulom zurechnet. Hauptgrund für die mangelhafte Abgrenzbarkeit sei die ungeklärte Ätiologie, pathogenetisch die gemeinsame histogenetische Ableitung der Infiltratzellen von einer Urform, dem Hämohistioblast. Aus dessen hämopoetischer Potenz leiteten sich die leukämoiden Züge ab, die gelegentlich gefunden und in seltenen Fällen sogar eine Verwechslung mit einer echten Leukämie verständlich machen würden. Trotz dieser hämohistioblastischen, hämohistiocytären (BERGER und VALLÉE), granulomatösen oder auch neoplastischen Züge müsse die Mycosis fungoides als Krankheitseinheit im Sinne einer klinisch-morphologischen Variante der Reticulodermien angesehen werden, bei der eine maligne oder leukämische Entwicklung wohl durch Eigenschaften des histologischen Substrats vorgegeben, aber nicht zwangsläufig sei.

An weiteren Autoren, die einen ursprünglichen und immanenten Neoplasie-Charakter der Mycosis fungoides ablehnen, seien angeführt: BERGAMASCO: Klinik und Histologie sprechen eindeutig gegen einen ursprünglichen Tumorcharakter; CROSTI hebt die fehlende invasive Tendenz und die Abwesenheit von patho-

logischen Mitosen im Anfang nebst dem polymorphen granulomatösen Infiltrat-
aufbau hervor, die eine primäre Bösartigkeit ausschlössen, ähnlich äußert sich
CECCHIERI; DEGOS, CIVATTE und TOURAINE halten eine maligne Entwicklung für
außerordentlich selten, wenngleich sie in ihrer etwas unverbindlichen Arbeit den
patho-physiologischen Mechanismus bei der Mycosis fungoides und bei malignen
Retikulosen anderer Ausprägung für identisch halten; GOTTRON lehnt gleichfalls
ein von Beginn an tumoröses Geschehen bei der Mycosis fungoides ab, obwohl
das Apitzsche Kriterium eines autonomen, von äußeren Reizen unabhängigen
Wachstums gegeben sei; ein eindeutiger Beweis, daß bei einer gesicherten Mycosis
fungoides ein prae-retothelsarkomatöser Zustand gegeben sei, fehle, wenn man die
Herzbergschen Arbeiten, die von der These eines ab initio blastomatösen Charakters der Mycosis fungoides ausgingen, ausnähme; beim heutigen Wissensstand
könne man nicht umhin, Mischfälle anzunehmen, doch seien sicherlich manche,
wenn nicht alle Retothelsarkomatosen im Anfang nur fälschlich unter der Flagge
Mycosis fungoides gelaufen; GRYNFELTT legt dar, daß der Grundvorgang bei der
Mycosis fungoides eine entzündliche Reaktion des adventitiellen postembryonalen
Mesenchyms mit einheitlicher Entwicklung über Histiocyten bis zur Mykosiszelle,
die in den frühesten Stadien noch nicht gefunden würden, darstelle; man müsse
vielleicht zusätzlich eine Neubildung von RES-Zellen annehmen, was aber niemals ein Beweis für ein Neoplasma sei, eine etwaige maligne Entartung sei nur so
wie bei vielen chronischen Prozessen, die den verschiedensten Reizen ausgesetzt
blieben, möglich; HÖLTKERMEIER, LINDNER und MEYER lehnen die Berechtigung
ab, aus den destruktiven Eigenschaften des spezifischen Infiltrats bezüglich des
Bindegewebes und der Gefäße, die FRUHLING als Grundlage für seine Zuordnung
der Mycosis fungoides zu den destruierend-malignen RES-Hyperplasien heranzieht, eine primäre Bösartigkeit der Erkrankung abzuleiten; derartige Gefäß-
zerstörungen seien auch von anderen chronisch-granulomatösen und sicherlich
nicht malignen Erkrankungen wie der Tuberkulose hinlänglich bekannt; echte
Metastasen seien bei der Mycosis fungoides an den inneren Organen nie nachgewiesen; auch LA MANNA entscheidet sich für die Annahme eines entzündlichen
Beginns des polymorphen granulomartigen Infiltrates; die Neigung zu mehr
homogeneren Bildern könnten zwar Verwechslungen mit sarkomatösen Prozessen
nahelegen, bei aufmerksamer Durchmusterung der histologischen Präparate und
unter Berücksichtigung aller sonstigen Anhaltspunkte würde aber der nicht-
neoplastische Charakter immer eindeutig erkennbar werden; LUTZ unterstreicht,
daß das Grundgewebe nur verdrängt würde und echte Metastasierung im Sinne
von BORST nie vorkäme; der entzündlich-granulomatöse Aufbau aus reticuloendothelialen Elementen sei gesichert, allerdings könne er die Möglichkeit eines Übergangs zu anderen Retikulosen — auch maligner Art — vorläufig nicht von der
Hand weisen; MIEDZINSKI will ein endgültiges Urteil verschieben, bis weitere
Untersuchungen stattgefunden hätten; einstweilen könne man nur sagen, daß
noch nie neoplastische Züge im entzündlichen, später proliferativ-granulomatösen
RES-Infiltrat nachgewiesen seien; gegen eine primäre Malignität sprächen die
Remissionen und die Tatsache des milderen Verlaufs im Alter; eine maligne
Entartung wolle er nicht ableugnen, da diese eine Eigenschaft jedes chronisch
gereizten und zerfallenden Gewebes sei. Auch KÜHL bestreitet die prinzipielle
Fähigkeit des reticulohistiocytären Gewebes, zumindest seines embryonal-
mesenchymalen Anteils zur malignen Entartung nicht; sie fand aber wie
MIEDZINSKI in der ihr zugänglichen Literatur keinen unumstößlich-beweis-
kräftigen Fall mit einer neoplastischen Transformation, womit auch sie sich der
oben zitierten Gottronschen Ansicht nähert. Weiterhin sollen noch BERGER und
VALLÉE, PAUTRIER und WORINGER, PEYRI, SPILLMAN und WATRIN, WOLFRAM,

ZOON, MARKOWITZ und CAILLIAU genannt werden, die alle ausdrücklich eine schicksalhaft-primäre Malignität der Mycosis fungoides ablehnen, schließlich noch APLAS, der sich voll FRESEN anschließt, sowie SÉZARY, der zwar angibt, daß heute noch Mischformen anerkannt werden müßten, daß aber dennoch Bilder, bei denen sich blastomatöse Züge herausstellen, fast immer von der Mycosis fungoides im eigentlichen Sinne abgetrennt werden könnten. Auch ARZT und GABRIEL-NEUHOLD halten die RES-Proliferation bei der Mycosis fungoides nicht für primär neoplastisch; eine maligne Tendenz entwickle sich erst auf dem Boden chronisch-produktiver Prozesse, wie sich dies beispielhaft vor allem an entsprechenden Lungenbefunden ablesen lasse (vgl. die Befunde von WERTH, WURM u. a.). Die Ansicht von REHAK, daß Cytostatica gerade in den Endstadien oft versagen — so auch GABRIEL —, die Mycosis fungoides also kein neoplastischer Prozeß sein könne, ist allerdings nicht absolut zwingend, da die Beeinflußbarkeit durch Cytostatica nicht nur malignen Zellen zukommt und ein Versagen von therapeutisch verwandten Mitosegiften auch bei sicher neoplastischen Erkrankungen, besonders im terminalen Zustand, bekannt ist. Das trifft auch für die These von FRIEDMAN zu, der in umfangreichen Messungen die für die Vernichtung von Mycosis fungoides-Tumoren erforderliche Röntgendosis ermittelte; diese lag weit niedriger als bei echten Neoplasmen, was er als Beweis gegen eine primäre Malignität der Mycosis fungoides auslegt (vgl. Histologie und Therapie).

In diesem Zusammenhang sei auf die diesbezüglichen Darlegungen im Kapitel Histologie verwiesen und ergänzend aus der Kasuistik noch angeführt: JOULIA (Entwicklung zum Retothelsarkom), ebenso BÖHM und HOPF, der den histologischen Befund allerdings nur mit den Worten: zunehmende Monomorphie, pathologische Mitosen, reticuläre Zellelemente vorherrschend niederlegt. HEMMINGSON sah bei einer Mycosis fungoides auch nach dem Tod an der Haut nur eine für Mycosis fungoides sprechende feingewebliche Struktur, die inneren Organe boten jedoch das Bild eines polymorphzelligen, metastasierenden Sarkoms, auch REICH und BONSE halten an Hand ihres Falles die Möglichkeit eines Umschlagens der Mycosis fungoides in ein einförmiges Retothelsarkom grundsätzlich für gesichert, SWEITZER den Umschlag in ein Lymphosarkom, TRITSCH Übergang und Kombination mit Neoplasien verschiedener Form, wie das bei allen progressiven Hyperplasien der RES möglich sei, wobei diese Thesen auf ROULET fußen, der 1930 den Begriff des Retothelsarkoms aufstellte und grundsätzliche Übergangsmöglichkeit von hyperplastischen zu geschwulstmäßigen Systemerkrankungen ebenso wie einen Rückschlag in weniger differenzierte Zelltypen bei Lymphknotenhyperplasien nachweisen konnte. Die gleiche Ansicht vertritt auch bezüglich der Mycosis fungoides MATRAS, der im Gegensatz zu anderen, die davor warnen, aus der Neigung der Mycosis fungoides zur Monomorphie auf eine Neigung zur Ausprägung neoplastischer Züge zu schließen, glaubt, daß eine solche Tendenz häufiger als angenommen sei; oft würde eine Monomorphie übersehen und noch ein polymorphes Bild unterstellt, obwohl dieses infolge Kernvariabilität einer einzigen Zellart nur scheinbar vorhanden sei. Demgegenüber ist auf die Veröffentlichungen von PAUTRIER und WORINGER hinzuweisen, die ein klinisch und histologisch als Sarkom imponierendes Bild sahen, das sich nach fünfmaligem Rezidiv als einwandfrei polymorphe Mycosis fungoides entpuppte, und auf GARTMANN, bei dessen Fall ein ulcerierender Hauttumor histologisch als in ein Rundzellsarkom übergehend angesprochen wurde; bei der Autopsie konnten jedoch an Haut und inneren Organen nur typische Mycosis fungoides-Strukturen ausgemacht werden. Schließlich ist LAPIÈRE anzuführen, der 1937 anhand eigener und Literaturbeobachtungen zwei Unterformen der Mycosis fungoides postuliert: an dem einen Ende steht das rein entzündliche reticuloendotheliale

Granulom, von ihm Granuloma mycosique genannt, das klinisch durch Pruritus, rheumaartige Schmerzen, Fieber, schubartigen Verlauf, inflammatorisches Blutbild und unspezifische Lymphknotenschwellungen, histologisch durch progressiv undifferenzierte und reticuloendotheliale Zellen gekennzeichnet sei, die sich allmählich zu einem mehr polymorphen, adenoiden Gewebe differenzieren würden; am anderen Pol stehe das sog.Sarcoma fongoïde mit monomorph-neoplastischen Eigenschaften ohne Differenzierung und ohne Reticulum und Metastasenbildung. Diese Anschauung und Namensgebung hat in dieser Form allerdings keinen Nachfolger gefunden.

Als Abschluß müssen noch einige amerikanische Stimmen besonders herausgehoben werden, die sich eindeutig gegen einen primär malignen Charakter der Mycosis fungoides aussprechen. So will MacCormac die Mycosis fungoides von sarkomatösen Prozessen scharf trennen, vor allem wegen der Spontanremissionen und der therapeutisch erzielten Heilung bei der Mycosis fungoides; Montgomery setzt sich von Ormsby insofern ab, als er den entzündlichen Beginn hervorhebt und die oft lange Dauer, die gegen einen durchgehend neoformativen Charakter spräche; durch die stetigen Reize könne wohl auf dem Boden der chronischen Proliferation eine maligne Transformation sekundär hervorgerufen werden. Beerman pflichtet Cottini bei; die Unsicherheit bezüglich der Abgrenzung gegenüber dem Morbus Hodgkin und der Leukämie, deren Verschiedenartigkeit von der Mycosis fungoides besonders Highman 1926 erschöpfend dargetan habe, sei nur durch die Konfusion entstanden, die durch die nun schon seit 125 Jahren zu beobachtende Nachlässigkeit in den Literaturangaben hervorgerufen worden sei. Auch Hueper und Beeson halten eine scharfe Trennung zwischen der Mycosis fungoides und blastomatösen Prozessen durch Klinik und Histologie für möglich. Es ist ohne weitere Darlegungen klar, daß alle oben genannten Autoren in der Mycosis fungoides dadurch eine eigenständige und einheitliche Krankheit anerkennen, daß sie ihr einen spezifischen, entzündlich-granulomatösen reticuloendothelialen Charakter zubilligen, der einerseits mit der Erweckung hämatopoetischer Potenzen des histologischen Substrats Veränderungen der Blutformel nur als Folge der cutanen Bildung von Blutzellen und deren Ausschwemmung ins Blut, andererseits mit der Möglichkeit zur späteren Differenzierung neoplastischer Strukturelemente maligne Züge nur als aufgepfropft ansehen läßt. Besonders erwähnt werden soll in diesem Zusammenhang lediglich Bluefarb, der zwar grundsätzlich ein Urteil von der zu klärenden Ätiologie abhängig machen will, aber doch in der Mycosis fungoides eine klinisch-histologische Einheit sieht; das gilt vor allem für die Verlaufsform nach Alibert-Bazin; die d'emblée-Fälle seien fast immer primär keine Mycosis fungoides, worauf auch Crosti, Fuhs und Degos und Gottron hinweisen; echte Hallopeausche Erythrodermien habe er in der Literatur keine gefunden, es habe sich einheitlich um sekundäre Erythrodermien der Alibert-Bazinschen Verlaufweise oder aber um primär leukämische bzw. lymphosarkomatöse Erythrodermien gehandelt. Auch Degos und Civatte räumen der Mycosis fungoides im Ursachenbündel einer Erythrodermie nur einen geringen Platz ein. Cailliau will die Vidal-Brocq-Fälle in die Krankheitseinheit einbeziehen, fordert aber — wie Arzt — erschöpfende Untersuchungen, damit nicht Fälle als Mycosis fungoides deklariert würden, die nicht in dieses Bild gehörten; Arzt bedauert, daß durch das Einbeziehen von unklaren oder gar sicher nicht mykosiden d'emblée-Erkrankungen die histologische Eindeutigkeit verwischt und so manche pathogenetische Fehldeutung erst entstanden sei. Um diesen Unsicherheiten zu entgehen, will Ormsby 1932 nur die Klinik entscheiden lassen, ähnlich äußerte sich auch Fraser, der grundsätzlich die Mycosis fungoides zwar nur als Erscheinungsform verschiedener Krankheiten ansieht, deren histologische Differenzierung in Frühstadien jedoch oft noch unmöglich sei; bis zur endgültigen Erkennung der Grundkrankheit sei der klinische Begriff Mycosis fungoides nützlich und unumgänglich. Die gleiche Auffassung vertreten POST und LINCOLN und stehen damit im Gegensatz zu KEIM, der die Dermatologen auffordert, ihren falschen Konservatismus aufzugeben und von Anfang an vom obsoleten, nur noch von ihnen gebrauchten Begriff Mycosis fungoides endlich abzulassen.

2. Die Mycosis fungoides als primär maligner Vorgang

Die Zahl der publizierten Fälle mit neoplastischen Endbildern ist im Hinblick auf die hohe Anzahl von Mycosis fungoides-Erkrankungen relativ klein, insbesondere wenn man fordert, daß Beobachtungen, die nur klinisch an eine Mycosis fungoides erinnerten, histologisch aber nie eine Struktur zeigten, die nach mehrheitlicher Meinung als typisch mykosid angesprochen werden muß, ausgeschaltet werden. Mit einiger Wahrscheinlichkeit müssen also eine Reihe von in den USA publizierten Fällen außer Ansatz bleiben, die nur passager klinisch einer Mycosis fungoides ähnelten, histologisch aber nie eindeutige, sondern höchstens einmal suspekte Züge aufwiesen. KÜHL will, wie erwähnt, auch die Herzbergschen Fälle nicht als Mycosis fungoides anerkennen. An dieser Überzeugung ändert auch der etwaige Einwand nichts, daß nicht immer entsprechende feingewebliche Untersuchungen angestellt worden seien. Zum einen kann damit gerechnet werden, daß bei klinischem Verdacht auf maligne Entartung doch in den meisten Fällen eine Bi- oder Autopsie vorgenommen werden konnte, zum anderen werden wohl mit einiger Sicherheit Fälle, bei denen histologisch neoformative Tendenzen vermutet wurden veröffentlicht oder vorgestellt, was vermutlich nicht für alle Mycosis fungoides-Fälle mit „normalem" Ablauf gilt. Das bedeutet, daß die Korrelation in Wahrheit noch mehr zuungunsten der Erkrankung mit malignen Entwicklungen verschoben sein wird. Sucht man aber nach einer pathogenetischen Deutung, die auch die Fälle mit einem Ausgang als Malignom mit einzubeziehen erlaubt, so wird diese von der möglichst frühzeitigen Erfassung der histologischen Gewebsbilder abhängig gemacht werden müssen. Während einerseits die Anwesenheit von Leukocyten im Frühinfiltrat im Verein mit anderen histologischen Veränderungen (Ödem, Verquellung usw.) als Beweis für eine entzündliche Reaktion und diese im Verein mit der Polymorphie als Beleg für den granulomatösen Charakter genommen wird, wird auf der anderen Seite in der Tat manchmal schon frühzeitig erkennbaren Mykosiszelle das eigentliche Substrat der Mycosis fungoides gesehen und ihr ein primär blastomatöser Charakter zugeschrieben; die übrigen polymorphen Zellelemente gruppieren sich nach dieser, namentlich von HERZBERG und vor ihm von FRASER vertretenen Anschauung gewissermaßen als Ausdruck einer Abwehrreaktion um diese neoplastische Mykosiszelle. Im Vergleich zum Carcinom sei aber hervorgehoben, daß dort, wo eine Trennung zwischen Parenchym und Stroma gut vorzunehmen ist, die Abwehrreaktion lymphocytären Charakter besitzt; erst bei Nekrosen treten Leukocyten deutlich hervor. HERZBERG rangiert 1951 die Mycosis fungoides zwischen den Morbus Hodgkin und die Leukosen; die Entwicklung sei von einem von Anfang an gegebenen, graduell aber abgestuften Malignitätsgrad abhängig und verlaufe grundsätzlich in vier typischen Reihen: einmal in Richtung auf die lymphosarkomatöse Abart nach SYMMERS, zweitens auf den lymphogranulomatösen Typ mit frühzeitiger Beteiligung der Lymphknoten (das sei die häufigste Verlaufsform), dann auf den Typ Fraser (1926) zu mit leukämischer Ausschwemmung von Tumorzellen in der Endphase — ein seltener Ablauf — und endlich in Richtung auf eine Reticulosarkomatose mit echter Metastasierung; dieses träfe meist auf die sog. d'emblée-Fälle zu. Als Prototypen beschreibt er Fälle, die klinisch als Mycosis fungoides imponierten, und sich retrospektiv als „subleukämische Reticulosarkomatose", als „leukämische Retikulose der hämopoetischen Organe mit metastatischer Ausschwemmung in die Haut" auswiesen, oder bereits intra vitam in den Lymphknoten neoplastische Züge einer destruierend-infiltrativ sich ausbreitenden Retikulose oder schließlich eine terminale leukämische Monocytenausschwemmung mit neoplastischer Metastasierung zeigten. Er spricht ferner von syncytialen Zellverbänden mit allen Anzeichen abgearteten Gewebes. HERZBERG leugnet (1956) nicht die Möglichkeit einer Restitutio ad integrum; er zieht daraus den Schluß, daß die argentaffinen Reticulumfasern keine Neubildungen sein könnten; in der gleichen Arbeit spricht er nicht mehr ausdrücklich von einem primär malignen Charakter der Mycosis fungoides, sondern davon, daß die Mycosis fungoides in destruierende Retothelsarkome mit leukämischer Ausschwemmung abartiger monocytoider, oft bizarrer Tumorzellen übergehen könne; entzündlich-granulomatöse und primär-blastomatöse Reticulumzellansammlungen seien mithin nahe verwandt.

Die Zuerkennung neoformativer, von Anfang an bestehender Eigenschaften ist besonders im amerikanischen Raum weit verbreitet. Dort geht sie letztlich — wenn man von KAPOSIs, von ihm selbst wieder aufgegebener Deutung als Sarcomatosis cutis absieht — auf FRASER zurück, der auch 1936 nochmals seine Ansicht anhand eines eigenen Falles bestätigt fand. Der Kampf der Entzündungszellen gegen die neoplastisch-malignen Zellelemente sei auch von anderen carcinomatösen Prozessen her bekannt. Spezifisches Substrat sei die Mykosis-Zelle bzw. verschiedene Differenzierungsarten dieser Zelle oder ihrer Mutterzelle. Immer sei eine Entwicklung zu Lympho- oder Reticulosarkomen oder zum Morbus Hodgkin zu verzeichnen. In seinem 1936 veröffentlichten Fall fanden sich Anzeichen für alle drei Entwicklungsmöglichkeiten zugleich. Ihm schließen sich vor allem WARTHIN und KEIM an, letzterer meint, daß letztlich alle Symptome der Lymphoblastomgruppe, zu der die Mycosis fungoides gehöre, untereinander austauschbar seien, was die nahe Verwandtschaft bewiese; der Begriff Mycosis fungoides habe keine Daseinsberechtigung mehr, wie SYMMERS schon 1930 nachgewiesen habe. SYMMERS sah in der Mycosis fungoides nur ein cutanes Syndrom als Ausdruck von mindestens drei Krankheiten: Lymphogranulomatose, Rundzellensarkom mit Ausgang vom Bindegewebe oder Reticulum der Lymphknoten, oder Lymphosarkom, das von den Lymphzellen des Lymphknotens oder sonstwoher ausgehe. Er belehnte die Mycosis fungoides mit dem berühmt gewordenen Titel „non-existent". Im Grunde schließen sich dieser Auffassung, zumindest der Meinung, die Mycosis fungoides solle in die Lymphoblastomgruppe eingereiht werden und könne klinisch-histologisch in praktisch jedes der Einzelbilder dieser Gruppe übergehen oder gar mehrere Bilder zugleich aufweisen, folgende Autoren an: CUSTER und BERNHARD, die bei 1500 klinisch verschiedenen Fällen histologisch identische Bilder in dem Sinne sahen, daß nur graduelle Unterschiede in den Differenzierungstypen der Ursprungszelle (= Stammzelle nach LEVER) bestünden; die Strukturen könnten ineinander übergehen, die Mycosis fungoides sei also keine Krankheitseinheit, lediglich der neoplastische Charakter sei von Anfang an gegeben; genauso äußern sich FRASER und SCHWARTZ. Weiter ist anzuführen CLEVELAND, der jedoch die klinische Diagnose noch zulassen will, obwohl alle Mycosis fungoides-Fälle als Lymphoblastom oder Morbus Hodgkin (im Verhältnis 50:50) enden würden. LANE und GREENWOOD, CAWLEY, POST und LINCOLN, GINSBURG, HERBUT und MILLER, ORMSBY und MONTGOMERY, WILE, ROBB-SMITH, STILES, MacGOVERN,

Wayson und Wiedman, Checinski u. Maldyk, und — aus dem südamerikanischen Raum — Vignale schließen sich mit Lever der Überzeugung einer einheitlichen Gruppe von Hodgkin, Mycosis fungoides, Lympho- und Reticulosarkom, Leukosen und einigen weiteren Vertretern der sog. Lymphoblastome an, wobei die Mycosis fungoides nur ein klinisches Bild sei und sich grundsätzlich zu jedem beliebigen Glied dieser Gruppe entwickeln könne. Gottron publiziert in Bestätigung dieser Ansicht 1951 einen Fall, der histologisch typische Zeichen einer Mycosis fungoides, einer Retikulose, eines Lymphosarkoms und eines Morbus Hodgkin zugleich bot. Während Hubler und Netherton die klinisch und histologisch im Anfang oft identischen Züge der Monocytenleukämie und der Mycosis fungoides, gleichzeitig aber auch hervorheben, daß bei der Mycosis fungoides im Knochenmark nie Monocyten oder deren Vorstufen zu finden seien, meint Winer in einer Diskussionsbemerkung, daß in Zukunft vielleicht erkannt werden könne, daß die Mycosis fungoides nichts anderes als eine aleukämische Monocyten- leukämie sei.

Hier wäre auch noch Fruhling zu nennen, der in einer Klassifizierung der Retikulosen die Mycosis fungoides der destruierend-malignen Untergruppe, ähnlich der Ansicht von Stordeur u. Kessler, zuordnet, sowie die Anschauung von Willis, der von Variationen mit verschiedenen Malignitätsgraden bei der gleichen Grundkrankheit spricht.

Als Abschluß der Darlegungen über die Auffassungen, die Mycosis fungoides sei ab initio maligne und müsse in die Gruppe der Lymphoblastome eingeordnet werden oder gar in ihren Einzelvertretern aufgehen, sei nochmals Fresen wieder- gegeben. Dieser möchte das Lymphosarkom grundsätzlich von der Mycosis fungoides abtrennen, da es einen irreversiblen Verlauf und insbesondere keine unmittelbaren Beziehungen zum reticuloendothelialen System habe. Weiter sagt Fresen, daß gerade die Mycosis fungoides ein phasisches Geschehen sei. Zur pathogenetischen Deutung sei die Erfassung von Querschnitten über die gesamte Krankheitsdauer unter Einbeziehung der Klinik erforderlich, ein ein- maliges Bild eines monomorphen retothelsarkomähnlichen Bildes könne weder für die Pathogenese noch für die Diagnose maßgebend sein. Monomorphie sei auch benignen Prozessen eigen, so dem spontan heilenden Histiocytom, die Mycosis fungoides habe nie dem Hautbefall adäquate Beteiligung der inneren Organe, von einer Metastasenbildung könne nicht die Rede sein, da den Tumoren an den Organen stets infiltrativ-proliferative Phasen vorangingen. Wenn auch prinzipiell eine kataplastisch-maligne Entartung möglich sei, so sei sie doch nie bewiesen. Für die Beurteilung entscheidend seien die Bilder der Prämykose, die Symmers zu Unrecht als uncharakteristisch und unwesentlich abtue.

Eine letzte und eindeutige Entscheidung dieser Fragen dürfte aber erst die Klärung der Ätiologie bringen. Bevor jedoch die Ätiologie abgehandelt werden soll, möge der Vollständigkeit halber noch Belz erwähnt werden, der anhand einer ausführlichen Analyse eines Falles die Mycosis fungoides aus regulations- pathologischer Sicht (nach Ricker) deutet, sowie Lerner, der die primäre Maligni- tät der Mycosis fungoides als durch den Atavismus der Substratzellen deutet, den er an Tierstudien bis herab zum Einzeller nachgewiesen zu haben glaubt. Schließlich seien noch Ketron, Goodman und Goeckermann sowie Mazzanti angeführt, die nicht an einen reticuloendothelialen Ursprung des mykosiden Infiltrates glauben, den Beginn der Mycosis fungoides vielmehr in epidermalen Vorgängen sehen, wozu sie unter anderem die Beobachtungen über das Entstehen von Haut- carcinomen auf dem Boden einer Mycosis fungoides heranziehen. Crosti zweifelt zwar nicht an der reticuloendothelialen Proliferation, vermutet aber, daß das unbekannte Agens zunächst an der Oberhaut angreife und die reticulo-histiocytären Vorgänge nur die Folge einer chronischen Dermatose oder einer Dermatitis seien. Faber hinwiederum legt den Beginn der Mycosis fungoides-Erkrankung in die inneren Organe, die Haut sei möglicherweise immer nur sekundär ergriffen.

G. Ätiologie

Das Problem der Ätiologie der Mycosis fungoides liegt trotz aller, schon von Herxheimer und Martin erhofften Fortschritte auf dem Gebiet der biologisch-experimentellen Forschung auch heute noch ungelöst vor uns. Im ganzen gesehen, scheint aber die Annahme einer infektiösen Verursachung mehr und mehr an Wahrscheinlichkeit zu gewinnen. Das Auffinden anderer Ursachen ist über Vermutungen, die sich meist nur auf Einzelbeobachtungen stützen können, nicht hinausgekommen.

Degos und Touraine glauben 1961, daß durch chronische oder rezidivierende Dermatosen einschließlich lokaler und medikamentöser Reize sich primäre reticulo-histiocytäre Proliferationen bilden können, die der Ausgangspunkt für celluläre Modifikationen sind und in sich die Möglichkeit tragen, sich zur Granulomatose oder histio-monocytären oder lymphocytären Leukosen zu entwickeln.

Auf die wenigen Befunde, die eine Auslösung der Mycosis fungoides durch Traumen, unter anderem auch Insektenbisse oder klimatische Einflüsse für möglich halten lassen, wurde ebenso wie über die Einwirkung hormonal-endokrinologischer und nervaler Faktoren schon im Kapitel Alibert-Bazin zusammenhängend eingegangen. Ihre Beweiskraft ist schon im Einzelfall nicht allzu hoch einzuschätzen, im Grundsätzlichen bringen sie die ätiologische Frage nicht vorwärts. Beobachtungen über familiäres Auftreten der Mycosis fungoides (Bennek: Bruder und Schwester; Cameron und Wile und Knerler: Mutter und Tochter, wobei aber die Erkrankung der Tochter in ihrer primären Zugehörigkeit zur Mycosis fungoides zweifelhaft erscheint; Cavalieri: Mutter und Tochter) sind so selten, daß sie eher gegen als für eine hereditär-konstitutionelle Ursache oder Belastung sprechen. Auch im Hinblick auf eine infektiöse Verursachung ist ihr Gewicht gering, der Fall von Gougerot, Burnier und Salmon, wo die Freundin der Ehefrau eines an Mycosis fungoides Erkrankten, die diesen oft zu besuchen pflegte, ebenfalls an einer Mycosis fungoides erkrankte, ist desgleichen nur mit Skepsis zu verwerten.

Eine weitere ätiologische Möglichkeit wäre auf dem Gebiet der Allergie zu suchen. Richter berichtet 1936 an versteckter Stelle von einer ungewöhnlich raschen Heilung nach einer Appendektomie und regt dabei die Erforschung dieser Frage an, doch lassen sich in der Literatur nur wenige dahin zielende Bemerkungen finden. Es sei zunächst nochmal an die Ansichten von Rosenthal und Martenstein erinnert, die Ende der zwanziger Jahre, wie schon im klinischen Teil berichtet, bei der Mehrzahl ihrer Fälle eine Tuberkulin-Negativität feststellten und diese als positive Anergie deuteten; sie meinen, daß die Mycosis fungoides eine bestimmte, konstitutionell-hereditär bedingte Reaktionsweise auf eine Tuberkulose-Infektion darstellen könne. Auf die Götzschen Befunde einer weit überwiegenden positiven Reaktion auf Tuberkulin bei Hautkranken wurde schon hingewiesen, ebenso auf die Darlegungen von Rostenberg und Bluefarb, die in der gesamten Lymphoblastomgruppe eine verminderte Empfindlichkeit der Haut auf Tuberkulin, Histoplasmin, Trichophytin usw. nachwiesen und sie auf eine Störung im Reticulumzellsystem mit mangelhafter Adaption der Enzyme auf Antigene zurückführten, darin also eine allgemeine Eigenschaft der Erkrankungen des RES sehen wollen. Matras erwägt in einem Einzelfall als Ursache

der Mycosis fungoides bzw. der malignen Umwandlung eine allergische Gefäßreaktion, SPILLMAN und WATRIN sahen Beginn nach akutem Gelenkrheuma und
manche andere nach unklaren Infekten. SCHILLING, KLINGE und WÄTHJEN
glauben an ein infektionsallergisches Geschehen bei der Mycosis fungoides, KÜHL
erinnert daran, daß hyperplastisch-reticuloendotheliale Granulomatosen bei
Infektionen bekannt sind, so beim Typhus oder auch nach rheumatischen
Erkrankungen (reizstärkeabhängige Retikulosen: KUGELMEIER). Ähnliches sah
auch FRESEN bei chronisch-rezidivierenden Krankheiten. Hierbei kann auch
HOFF angeführt werden, der nach Injektionen von Bakterienstoffen (Pyrifer)
eine Ausschwemmung endothelialer Elemente nachwies.

KÜHL wirft die Vermutung auf, ob nicht auch in der Mycosis fungoides eine
Infektionskrankheit gesehen werden dürfe, da ihr feingewebliches Bild den
Granulomen ätiologisch geklärter Krankheiten (Lues, Tuberkulose) ähnelt. Auch
PALITZ hält wie WERTH eine Virusinfektion für wahrscheinlich. Von einer Infek-
tion mit einem noch nicht eruierten Agens sprechen schließlich CECCHIERI,
CABRÉ und CLARAMUNT, NÉKÁM und NEUBER — Schlußfolgerung aus der
therapeutischen Beeinflußbarkeit mit Goldgaben — und KRAUSKOPF — ungeklärte Fieberschübe bei Patienten, die im Zimmer lagen, in dem vorher ein
Mycosis fungoides-Kranker untergebracht war (!) — sowie HÜBSCHMANN, der
sich ebenfalls auf klinische Beobachtungen wie Fieber bei einzelnen Schüben,
Abgeschlagenheit u. dgl. stützt; er meint, daß die postulierten Erreger ähnlich
wie bei der Lues und der Tuberkulose in den Granulomen schwer zu finden seien,
eine Suche in prämykotischen Veränderungen sei praktisch unmöglich, da man
eine Prämykose erst retrospektiv erkennen könne. Im Experiment gelang ihm,
im Gegensatz zu HISSARD, die Reproduktion der Versuche von BODIN und
CHEVREL; er züchtete aus dem Blut und aus Gewebsflüssigkeit gewonnene,
dem Pseudotuberkel ähnliche Coccobacillen, die bei Tieren tuberkuliforme Veränderungen erzeugten und mit denen er auch positive Agglutination und Kom-
plementbindung erzielte. MILIAN und JAUSION wiesen jedoch darauf hin, daß
diese Coccobacillen bei vielen chronischen Dermatosen aufzufinden seien. Gleiches
gilt wohl auch bezüglich der von BAUMANN und WIRTH — die übrigens bei
Hunden eine Mycosis fungoides diagnostizierten, die HOFSTRA auch bei Kühen
und HEMMET-HALSWICK bei Schweinen fand — aus Tumoren dieser Hunde-
Mycosis fungoides gezüchteten säurefesten Stäbchen, die außer ihm auch HENKEL
(Fall BRANSCHEID) nachwies. FISCHER wie auch HÄMEL machen darauf aufmerksam, daß solche säurefesten Stäbchen bei vielen Dermatosen nachweisbar
seien, sie seien vermutlich rein saprophytär. COTTINI wies im Venenblut und
Lymphgewebe einer Mycosis fungoides-Kranken im Tierversuch Tuberkelbakterien
nach und schließt, daß vielleicht das Tbc-Toxin die Ursache der Mycosis fungoides
sein könne (1934). BRÜNAUER konnte seine tierexperimentellen Resultate (Mycosis
fungoides-Knoten in Leber, Milz und Sternum bzw. Niere) reproduzieren, BUSNY
fand bei 140 Hodgkin- und fünf Mycosis fungoides-Kranken säurefeste Stäbchen
besonderer Art, die sich in Kokken umwandelten, nach Überimpfen auf Meerschweinchen wieder zu säurefesten Stäbchen wurden und typische Granulome
erzeugten, die von einer Tuberkulose verschieden waren; sie glaubt, daß alle
vorher gezüchteten Erreger immer nur die von ihr gefundenen gewesen seien, da
diese die beschriebenen Metamorphosen durchmachten; eben wegen dieser Vielgestaltigkeit sei natürlich ein Erreger auch schwer nachzuweisen und auch eine
Reproduktion ihrer Versuche sehr schwierig. NIETHAMMER fand in hoffnungs-
voll begrüßten Versuchen Erreger, die sich als gramlabile Streptokokken erwiesen; er zog daraus therapeutische Schlüsse und will mit Diseptal hervorragende
Erfolge gesehen haben. MONCORPS berichtet 1930 von Versuchen, bei denen durch

Überimpfung von Mycosis fungoides-Tumorteilen bei Meerschweinchen Haaraus-
fall, Ulcerationen und Tumoren erzielt worden seien; histologische oder kulturelle
Resultate wollte er später veröffentlichen, was aber nicht geschah. RESTA,
CANELLI wie auch PLOTKINA berichten von negativen Experimenten, ZURHELLE
verwirft in einer kritischen Betrachtung seiner Untersuchungen deren Beweiskraft
selbst (wahrscheinlich Paratyphus B oder Pseudotuberculum rodentium). PETRA-
CEK beobachtete in vielfacher Versuchsanordnung lediglich bei intrakranieller
Impfung von Tumorteilen auf Kaninchen eine lymphocytäre Meningoencephalitis
und lyssaähnliche Veränderungen, eine Weiterverimpfung verlief negativ, weshalb
er folgert, daß kein spezifischer Erreger zu finden sei; er gibt zu bedenken, ob
die von GORDON entdeckten „elementar corpuscles", die er nicht finden konnte,
vielleicht durch Autolyse befreite Mastzellengranula gewesen sein könnten.

Mehr versprechend erscheinen die inzwischen mehrfach von STRATTON
reproduzierten Befunde einer reticuloendothelialen Reaktion bei weißen Mäusen,
die STRATTON — obwohl sie nur bei einem Bruchteil der Tiere gelangen — für
beweisend für eine Virusätiologie hält, ferner diejenigen von GERLACH, der neben
Mikromyceten, die man bei allen malignen Tumoren sähe, granulierte Elementarkörperchen anfärben konnte, die bei Überimpfung auf Kaninchen eine subdural
aufgetretene fadenziehende Flüssigkeit erzeugten mit Veränderungen, die „mikroskopisch dem Ausgangsmaterial — es handelte sich um Hodgkin- und Mycosis
fungoides-Tumoren — glichen". LEONE schildert bei intrakranieller Überimpfung von Mycosis fungoides-Gewebsemulsionen diffuse degenerative Veränderungen im Gehirn, die insgesamt für ein neurotropes Virus sprechen. TORNACK
und KLEIN beobachteten histologisch kokkenähnliche Gebilde in Gefäßwandzellen,
die sie jedoch als eventuelle Streptokokkenreste deuten, ferner im Tupfpräparat
aus dem Abflußgebiet geheilter und vernarbter Lymphknotenherde bei einer
Mycosis fungoides größere, fein- bis grobschollige blau-grün anfärbbare Gebilde
in Makrophagen, die bei Zerfall der Zellen zu transparenten bzw. gelblichen
extracellulären kristallinen Gebilden umgewandelt waren; diese halten sie für
Pigmentvorstufen; einiges spräche auch dafür, daß es sich um Viren handele,
die aber möglicherweise ihrerseits wieder Pigmentvorstufen sein könnten.

Zu erwähnen sind schließlich noch die Untersuchungen und Tierexperimente,
über die APLAS in jüngster Zeit in drei ausführlichen kritischen Arbeiten berichtet.
Er konnte eine sterile Tumoremulsion auf die Chorio-Allantois von Hühner-
embryonen überimpfen und in sechs Passagen jeweils die gleichen ekto- und mesodermalen Wucherungen mit Cytoplasma- und Kerndegeneration und Einschlußkörperchen in den Zellen der so erzeugten Knötchen nachweisen; die histologischen
Veränderungen seien für virusbedingte Veränderungen typisch; bei Weiterimpfung dieser Knötchen auf weiße Mäuse ergaben sich passagere Organveränderungen retikulären Charakters nebst deutlichen Zellschäden, die APLAS als Folge
einer Virusabwehr durch das reticulo-endotheliale System deutet; immer seien
die Gefäßwände geschädigt, darin könne man vielleicht die Eintrittspforte für
die Viren sehen. Bei Rückimpfung dieser Veränderungen auf die Allantois
traten wieder die gleichen Veränderungen auf wie ursprünglich. Weitere histologische Beobachtungen lassen es dem Verfasser als gesichert erscheinen, daß
es sich bei dem von ihm nachgewiesenen Erreger der Mycosis fungoides um eine
Rickettsienart handeln müsse. Der schlüssige Beweis einer Vermehrung dieser
Erreger in der Kultur steht aber noch aus.

Zusammenfassend muß gesagt werden, daß zwar seit dem damaligen Handbuchbeitrag einige neue tierexperimentell-züchterische Versuche vorliegen, einen
supponierten Erreger der Mycosis fungoides zu finden, daß aber eine gesicherte
und allgemein anerkannte Abklärung der Ätiologie bisher noch nicht gelungen ist.

Literatur

Abele, D. C., and R. L. Dobson: The treatment of mycosis fungoides with a new agent, Cyclophosphamide (Cytoxan). Arch. Derm. 82, 725 (1960). — Abramowitz, E. W.: Mycosis fungoides? Arch. Derm. Syph. (Chicago) 20, 892f. (1929). — Early stage of mycosis fungoides following parapsoriasis. Arch. Derm. Syph. (Chicago) 36, 200 (1937). — Agostini, A.: Nota sul comportamente de mielogramma nella micosi fungoide. Atti Soc. ital. Derm. Sif. 3, 501—506 (1940). — Allen, A. C.: Persistent "insect bites" (dermal eosinophilic granulomas) simulating lymphoblastomas, histiocytosis, and squamous cell carcinomas. Amer. J. Path. 24, 367—373 (1948). — Allington: Diskussionsbemerkung zu F. A. Torrey. Arch. Derm. Syph. (Chicago) 60, 1046—1049 (1949). — Almkvist: Mycosis fungoides. Acta derm.-venereol. (Stockh.) 12, 378 (1931). — Alt, J., et A. Sacrez: Effects de la cortisone à la phase terminale d'un mycosis fongoïde. Bull. Soc. franç. Derm. Syph. 61, 397 (1954). — Amorati, A., A. Longhi e L. Roversi: Ricerche sul compostamento della crasi proteica, l'eucolloidità e la crasi ematica in alcune reticuloistiocitosi della cute (micosi fungoide — angioendothelioma di Kaposi). Rass. clin. ter. Fisiopat. 22, 615—621 (1950). — Amshel, F.: Mycosis fungoides. Arch. Derm. Syph. (Chicago) 40, 660 (1939). — Andrews, G. L.: Mycosis fungoides. Arch. Derm. Syph. (Chicago) 62, 458f. (1950). — Aplas, V.: Experimentelle Untersuchungen zur Virusätiologie der Mycosis fungoides. Arch. klin. exp. Derm. 204, 93—102 (1957). — Tierexperimentelle Untersuchungen zur Virusätiologie der Mycosis fungoides. Arch. klin. exp. Derm. 204, 345—360 (1957). — Untersuchungen zur Histo- und Pathogenese der Mycosis fungoides. Arch. klin. exp. Derm. 204, 472—482 (1957). — Neue Ausblicke in der Therapie der Mycosis fungoides. Derm. Wschr. 137, 544 (1958). — Appel, B.: Mycosis fungoides. Arch. Derm. Syph. (Chicago) 72, 384f. (1955). — Mycosis fungoides. Arch. Derm. 81, 305 (1960). — Arndt: Mycosis fungoides. Berliner Dermatol. Ges. 8. 1. 1929. Ref. Derm.Z. 56, 46 (1929). — Artunkal, S., u. K. H. Önen: Bit mycosis fungoides vak'asi ve arethanla tedavisi hak Kinda. Istanbul Univ. Tip. Fak. Mec. 15, 904—914 (1952). Ref. Excerpta med. (Amst.), Sect. XIII 8, 192 (1954). — Arzt, L.: Mycosis fungoides — ekzematöse Prämykose. Wiener Dermatol. Ges. 22. 12. 1928. Ref. Zbl. Haut- u. Geschl.-Kr. 30, 437 (1929). — Mycosis fungoides im infiltrativen Stadium. Wiener Dermatol. Ges. 23. 5. 1929. Ref. Zbl. Haut- u. Geschl.-Kr. 32, 36 (1930). — Mycosis fungoides — tumorartig infiltrierende Form. Wiener Dermatol. Ges. 11. 11. 1930. Ref. Zbl. Haut- u. Geschl.-Kr. 37, 426 (1931). — Mycosis fungoides im praemykotischen Stadium. Wiener Dermat. Ges. 20. 10. 1932. Ref. Zbl. Haut- u. Geschl.-Kr. 44, 504 (1933). — Mycosis fungoides — 2. Demonstration, teilweise vom Typus des Stadium praemycoticum, teils tumorbildende Form mit ulcerösem Zerfall der Knoten. Wiener Dermatol. Ges. 19. 1. 1933. Ref. Zbl. Haut- u. Geschl.-Kr. 45, 148 (1933). — Mycosis fungoides. Österr. Dermatol. Ges. 14. 11. 1935. Ref. Zbl. Haut- u. Geschl.-Kr. 53, 157 (1936). Die Mycosis fungoides in der europäischen und amerikanischen Forschung. Hautarzt 2, 519—523 (1951). — Besteht die dermatologische Diagnose Mycosis fungoides heute noch zu Recht? 10. Internat. Dermatol. Kongr., London 21.—27. 7. 1952. Ref. Hautarzt 4, 91 (1953) u. Zbl. Haut- u. Geschl.-Kr. 89, 312 (1954). — Diskussionsbemerkung zu C. F. Funk. Ver.igg Südwestdtsch. Dermatol. Regensburg 9.—10. 10. 1954. Ref. Zbl. Haut- u. Geschl.-Kr. 91, 231 (1955). — Arzt, L., u. Nobl: Mycosis fungoides. Dtsch. Dermatol. Ges. Tschechoslow. Republ., Prag 14. 12. 1930. Ref. Zbl. Haut- u. Geschl.-Kr. 37, 325 (1931). — Asel, N. D., W. F. Spiller and P. v. Chivington jr.: Mycosis fungoides with verrucous lesions. Report of a case. Arch. Derm. Syph. (Chicago) 63, 635—638 (1951). — Aub, J. C., S. B. Wolbach, B. J. Kennedy and O. T. Bailey: Mycosis fungoides followed for 14 years. The case of Dr. W. B. Cannon. Arch. Path. (Chicago) 60, 535—547 (1955). — Audry, C.: Sur un cas de mycosis fongoïde à tumeur d'emblée, opéré et resté guéri depuis quatre ans. Bull. Soc. franç. Derm. Syph. 35, 432f. (1928). — Aust, I.: Über die sogenannte Mykosis-Zelle der Mycosis fungoides. Med. Diss. Würzburg 1953. — Ayres jr.: Diskussionsbemerkung zu F. A. Torrey. Arch. Derm. Syph. (Chicago) 60, 1046—1049 (1949).

Baader, H.: Über das verruköse Erscheinungsbild der Mycosis fungoides. Med. Diss. Würzburg 1952. — Baccareda, A.: Arch. Derm. Syph. (Berl.) 179, 209 (1939). — Bäfverstedt, B.: Mycosis fungoides with features of poikilodermia. Acta derm.-venereol. (Stockh.) 31, 486 (1951). — Barber, H. W.: Mycosis fungoides. Proc. roy. Soc. Med. 23, 810f. (1930). — Pre-mycosic erythrodermia. Proc. roy. Soc. Med. 26, 497f. (1933). — Barbera, L.: Sulla micosi fungoide pseudotumorale d'emblée. Presentazione di un caso clinico a decorso straordinariamente lento ed evoluzione terminale reticulosarcomatosa. Medicina (Parma) 3, 101 (1953). — Basset, A., J. Monfort et M. B. Duperrat: Prémycosis au cours d'une dermite chronique chez un cimentier. Bull. Soc. franç. Derm. Syph. 63, 358 (1956). — Basu, P. N. T., T. B. Menon and K. G. Pandalai: Mycosis fungoides. Brit. J. Dermat. 41, 50 (1929). — Baumann, R.: Zur Klärung der Ätiologie der Mycosis fungoides des Hundes. Zbl. Bakt., I. Abt. Orig. 138, 241 (1937). — Bazex, Bru, Dupré et Parant: Essai de traitement par le ^{32}P d'un mycosis fongoide et d'une érythrodermie Wilson-Brocq. Bull. Soc. franç. Derm. Syph. 62, 429 (1955). — Bazex, A.: Mycosis fongoïde. Bull. Soc. franç. Derm. Syph. **63**, 75 (1956). — BAZEX, A., A. DUPRÉ et M. PARANT: Mycosis fungoïde à tumeurs d'emblée. Bull. Soc. franç. Derm. Syph. **67**, 374 (1960). — BECHET, B.: Diskussionsbemerkung zu A. C. CIPOLLARO: Arch. Derm. Syph. (Chicago) **38**, 656f. (1938). — BECKER, F. T.: Mycosis fungoides; lupus erythematous. Arch. Derm. Syph. (Chicago) **43**, 432 (1941). — BECKER, S. W., and M. E. OBERMAYER: Mycosis fungoides. Arch. Derm. Syph. (Chicago) **29**, 774 (1934). — Mycosis fungoides. Arch. Derm. Syph. (Chicago) **30**, 296 (1934). — BEERMAN, H., and L. E. TAVS: A case for diagnosis (Mycosis fungoides, Congenital ichthyosiform erythrodermia ?). Arch. Derm. Syph. (Chicago) **44**, 1168 (1941). — Mycosis fungoides (Relationship to congenital ichthyosiform erythroderma). Arch. Derm. Syph. (Chicago) **49**, 366 (1944). — BEERMAN, H., and C. C. THOMAS: Mycosis fungoides developing in a patient with congenital ichthyosiform erythrodermia. J. invest. Derm. **7**, 271—284 (1946). — BEHAEGEL, T.: Urticulaire solaire aboutissant à un mycosis fongoïde. Arch. belges Derm. **2**, 157—159 (1946). — BEHR, E.: Ulcerationen an der Nase und im Gesicht durch Mycosis fungoides. Ned. T. Geneesk. **1934**, 2197—2207. Ref. Zbl. Haut- u. Geschl.-Kr. **48**, 705 (1934). — BELZ, C.: Ein Beitrag zur Klinik der Mycosis fungoides aus regulationspathologischer Sicht. Hautarzt **3**, 252—257 (1952). — BENNEK, J.: Mycosis fungoides unter besonderer Berücksichtigung der Beteiligung innerer Organe. Med. Diss. Breslau 1937.— Mycosis fungoides — zwei Fälle. Schlesische Dermatol. Ges., Breslau 22. 1. 1938. Ref. Zbl. Haut- u. Geschl.-Kr. **59**, 11 (1938). — Mycosis fungoides innerer Organe. Zbl. Haut- u. Geschl.-Kr. **60**, 1—21 (1938). — Mycosis fungoides — erneute Demonstration. Schlesische Dermatol. Ges., Breslau 2. 7. 1938. Ref. Zbl. Haut- u. Geschl.-Kr. **60**, 378 (1938). — BERDAL, T.: Mycosis fungoides. Acta derm.-venereol. (Stockh.), 474 (1952). — BERGAMASCO, A.: Osservazioni sulla formula leucocitaria nella micosi fungoide. Arch. ital. Derm. **17**, 178—188 (1941). — Contributo alla conoscenza della forma eritrodermica della micosi fungoide. Arch. ital. Derm. **17**, 389—440 (1941). — Tentativi terapeutici vari in due casi di micosi fungoide. Atti Soc. ital. Derm. Sif. **4**, 187—190 (1941). — BERGER, L., et A. VALLÉE: Le mycosis fongoïde: une réticuloendothéliose de la peau. Presse méd. **1930** I, 177—179. — BERGGREEN, P.: Verlaufsweisen der Mycosis fungoides unter besonderer Berücksichtigung der Atypien. Arch. Derm. Syph. (Berl.) **178**, 501—549 (1939). — BERING: Mycosis fungoides. Gemeinsame Tagg Niederländ. Ver.igg Dermatol. Ver-igg. Rhein.-Westf. Dermatol., Den Haag-Leiden 16. 4. 1932. Ref. Zbl. Haut- u. Geschl.-Kr. **43**, 260 (1933). — Diskussionsbemerkung zu O. GRÜTZ. Ver.igg Rhein.-Westf. Dermatol., Wuppertal 27. 5. 1934. Ref. Zbl. Haut- u. Geschl.-Kr. **49**, 300 (1935). — BERLINGIERI, A., y J. ABULAFIA: Réticulosarcomatosis. Arch. argent. Derm. **2**, 251—254 (1952). — Ref. Zbl. Haut- u. Geschl.-Kr. **86**, 56 (1953/54). — BERMAN, L.: Pathologic nature of mycosis fungoides. Arch. Path. (Chicago) **29**, 530—540 (1940). — BERNSTEIN, E. T., and L. A. GOLDBERGER: a) Mycosis fungoides simulating parapsoriasis. b) Mycosis fungoides (tumor stage). Arch. Derm. Syph. (Chicago) **49**, 74f. (1944). — BERTHOLD: Mycosis fungoides d'emblée. Ver. Dresdner Dermatol. 10. 2. 1937. Ref. Zbl. Haut- u. Geschl.-Kr. **58**, 84 (1938). — BERTLICH, W., E. H. GRAUL u. H. J. HEITE: Zur Stickstoff-Lost-Behandlung der Mycosis fungoides. Nordwestdtsch. Dermatol. Ges., Hannover 11. 6. 1950. Ref. Hautarzt **2**, 189 (1951). — BERTLICH, W., u. H. J. HEITE: Über die Stickstoff-Lost-Behandlung der Mycosis fungoides. 2. Mitt. Histologische Untersuchungen an N-Lost-behandelten Mycosis fungoides-Kranken. Derm. Wschr. **123**, 481—497 (1951). — BEZECNY: Mycosis fungoides d'emblée. Dtsch. Dermatol. Ges. Tschechoslow. Republ. Prag 13. 7. 1931. Ref. Zbl. Haut- u. Geschl.-Kr. **40**, 453 (1932). — Mycosis fungoides. Dtsch. Dermatol. Ges. Tschechoslow. Republ., Prag 14. 2. 1932. Ref. Zbl. Haut- u. Geschl.-Kr. **41**, 418 (1932). — BINDER, E.: Nimmt die Mycosis-fungoides-Morbidität zu ? Derm. Wschr. **123**, 577—579 (1951). — BLAICH, W.: Mycosis fungoides und N-Lost. Ver.igg Rhein.-Westf. Dermatol., Münster 26. u. 27. 5. 1951. Ref. Derm. Wschr. **125**, 250 (1952). — BLOCH, M., and J. C. MURPHY: Effect of nitrogen mustard in mycosis fungoides. Arch. Path. (Chicago) **46**, 819 (1948). — BLUEFARB, S. M.: Is mycosis fungoides an entity ? Arch. Derm. Syph. (Chicago) **71**, 293—302 (1955). — BLUEFARB, S. M., and R. IHRKE: Psoriasis and mycosis fungoides. Quart. Bull. Northw. Univ. med. School **26**, 93—95 (1952). — BLUEFARB, S. M., R. IHRKE and H. S. STEINBERG: Association of carcinoma and mycosis fungoides. Arch. Derm. Syph. (Chicago) **66**, 76—92 (1952). — BLUEFARB, S. M., P. LAZAR, F. DUNLAP and R. LEWIS: Mycosis fungoides with bullous lesions. Arch. Derm. **81**, 282 (1960). — BLUEFARB, S. M., and J. R. WEBSTER: Lipomelanotic reticulosis. Report of two cases in which the condition developed into mycosis fungoides. Arch. Derm. Syph. (Chicago) **61**, 830—841 (1950). — BLUM, P., et LANOS: Mycosis fongoïde zoniforme. Bull. Soc. franç. Derm. Syph. **42**, 603—606 (1935). — BODE, H. G.: Über Röntgentotalbestrahlungen bei Leukämie und Mycosis fungoides. Derm. Wschr. **103**, 1335—1341 (1936). — Mycosis fungoides, z.T. Tumor-, z.T. erythrodermisches Stadium. Schlesische Dermatol. Ges., Breslau 23. 4. 1938. Ref. Zbl. Haut- u. Geschl.Kr. **59**, 635 (1938). — Über die praktische Anwendung der Röntgen- und Radiumstrahlen bei Hautkrankheiten. 19. Tagg Dtsch. Dermatol. Ges., Breslau 18.—21. 8. 1939. Ref. Arch. Derm. (Berl.) **180**, 131—150 (1940). —

BODIN, E., et M. L. CHEVREL: Note sur un cocco-bazille isolé d'un cas de mycosis fongoïde. Bull. Soc. franç. Derm. Syph. 33, 491—498 (1926). — BÖHM, C.: Mycosis fungoides und Retothelsarkom. Münchener Dermatol. Ges. 26. 5. 1954. Ref. Hautarzt 6, 185 (1955). — Mycosis fungoides — Sanamycin. Ver.igg Südwestdtsch. Dermatol., Regensburg 9. u. 10. 10. 1954. Ref. Zbl. Haut- u. Geschl.-Kr. 91, 223 (1955). — BÖHMER, E., u. H. J. HEITE: Über die Krankheitsdauer bei Mycosis fungoides. Arch. Derm. Syph. (Berl.) 196, 1—21 (1953). — Über den Einfluß der Strahlentherapie auf die Lebensdauer von Mycosis fungoides-Kranken. Strahlentherapie 92, 203—211 (1953). — BÖRLIN, E.: Mycosis fongoïdes, type Alibert-Bazin. Dermatologica (Basel) 92, 276—279 (1946). — BOHNSTEDT, R. M.: Mycosis fungoides. Ver.igg Südwestdtsch. Dermatol. München 26. 4. 1930. Ref. Zbl. Haut- u. Geschl.-Kr. 34, 668 (1930). — Mycosis fungoides und Schleimhaut. Münchener Dermatol. Ges. 15. 12. 1932. Ref. Zbl. Haut- u. Geschl.-Kr. 46, 8 (1933). — BOLDT: Mycosis fungoides. Berliner Dermatol. Ges. 18. 2. 1938. Ref. Zbl. Haut- u. Geschl.-Kr. 59, 249 (1938). — BONNEVIE: Mycosis fungoides mit ekzematös-lichenoidem Vorstadium. Dänische Dermatol. Ges., Kopenhagen 5. 10. 1938. Ref. Zbl. Haut- u. Geschl.-Kr. 65, 321 (1940). — BORDA, J. M., y J. ABULAFIA: Micosis fungoide con carácter de Granulomatosis disciforme crónica de Miescher. Arch. argent. Derm. 4, 173—176 (1954). — Ref. Zbl. Haut- u. Geschl.-Kr. 92, 339 (1955). — BORZA, G.: Mycosis fungoides. Ungarische Dermatol. Ges., Budapest 14. 2. 1936. Ref. Zbl. Haut- u. Geschl.-Kr. 53, 668 (1936). — Bosco, J.: Die Mycosis fungoides und verwandte Retikulodermie-Syndrome. Ann. ital. Derm. Sif. 2. monograph. Sonderbd. 1953. — BOSLET jr.: Mycosis fungoides (prämykotische Erythrodermie). Ver.igg Mannheim.-Ludwigsh. Dermatol. Ges., Ludwigshafen 27. 1. 1954. Ref. Z. Haut- u. Geschl.-Kr. 17, 253 (1954). — BOŠNJAKOVIĆ: Mycosis fungoides. Dermatol. Venereol. Sekt., Zagreb 4. 2. 1931. Ref. Zbl. Haut- u. Geschl.-Kr. 39, 143 (1932). — BOUDET, P.: Parapsoriasis lichénoïde ayant évolué cliniquement vers un mycosis. Bull. Soc. franç. Derm. Syph. 58, 580 (1951). — BOUVIER, J., P. J. MICHEL, M. CHATAIN et DEYRIEUX: Mycosis fongoïde à tumeurs d'emblée, à évolution rapide. Ann. Derm., Syph. (Paris), VIII. sér. 4, 136 f. (1947). — BRANSCHEID, F.: Mycosis fungoides des Verdauungskanals ohne Miterkrankung der Haut. Derm. Wschr. 121, 319—324 (1950). — BRAUER: Mycosis fungoides. Nordost-Dtsch. Dermatol. Ges., Danzig 26. 5. 1927. Ref. Derm. Wschr. 89, 1619 (1929). — BRENN: Mycosis fungoides. Münchener Dermatol. Ges. 28. 2. 1953. Ref. Hautarzt 5, 238 (1954). — BRODTHAGEN, H.: Mycosis fungoides. Acta derm.-venereol. (Stockh.) 39, 132 (1959). — BRUCHHOLZ: Mycosis fungoides. Ver. Dresdener Dermatol. 10. 1. 1934. Ref. Zbl. Haut- u. Geschl.-Kr. 48, 274 (1934). — BRÜNAUER, S. R.: Zum Problem der Mycosis fungoides. Wien. klin. Wschr. 65, 704—706 (1953). — BRUNEAU, G.: Parapsoriasis en plaques se transformant en mycosis fongoïde. Arch. belge Derm. 7, 292 f. (1952). — BRUNS, W.: Diskussionsbemerkung zu ROST. Gemeinsame Stzg Ver.igg Nordwestdtsch. Dermatol., Hamburger Dermatol. Ges. 2.—4. 4. 1948. Ref. Zbl. Haut- u. Geschl.-Kr. 72, 257 (1949). — BUCHAL: Drei Fälle von Mycosis fungoides. Schlesische Dermatol. Ges., Breslau 28. 2. 1940. Ref. Zbl. Haut- u. Geschl.-Kr. 65, 134 (1940). — BUCK, A. A., u. S. J. W. TANAMAL: Retothelsarkom vom Typ der Mycosis fungoides d'emblée mit sekundärer Moniliasis. Hautarzt 7, 363 (1956). — BUDLOVSKY: Mycosis fungoides. Dtsch. Dermatol. Ges. Tschechoslow. Republ., Prag 11. 3. 1933. Ref. Zbl. Haut- u. Geschl.-Kr. 47, 393 (1934). — BUREAU, Y.: La deltacortisone en dermatologie. Concours méd. 39, 4131 f. (1957). — BUREAU, Y., DELAUNAY, JARRY et BARRIÈRE: Mycosis fungoides — wesentliche Besserung auf N-Lost. Bull. Soc. franç. Derm. Syph. 60, 391 (1953). — BUREAU, Y., JARRY, BARRIÈRE et CHARPENTIER: Réticulose cutanée ou mycosis fungoides. Bull. Soc. franç. Derm. Syph. 67, 788 (1960). — BUSCHKE, SIMONS u. ANDERS: Mycosis fungoides mit Beteiligung des Zentralnervensystems. Berliner Dermatol. Ges. 13. 12. 1932. Ref. Zbl. Haut- u. Geschl.-Kr. 43, 723 (1933). — BUSNY, N.: Ein Beitrag zur Ätiologie der Lymphogranulomatose. 1. Mitteilung. Virchows Arch. path. Anat. 268, 614—628 (1928). — Über die Verwandtschaft der Mycosis fungoides und der Lymphogranulomatose (Darstellung von Mikroorganismen im Gewebe bei experimentellen Granulomen). Virchows Arch. path. Anat. 280, 626—639 (1931). — BUSSALAI, L.: Micosi fungoide a tumori d'emblée. Boll. Sez. reg. Soc. ital. Derm. 4, 220—223 (1931).

CABRÉ, J.: Mykosis fungoides. Derm. Wschr. 145, 19 (1962). — CABRÉ-CLARAMUNT, G.: Über die Ätiologie der Mycosis fungoides. Ecos esp. Derm. 8, 35—42 (1932). Ref. Zbl. Haut- u. Geschl.-Kr. 43, 662 (1933). — CAILLIAU, F.: Diskussionsbemerkung zu G. MILIAN. Bull. Soc. franç. Derm. Syph. 39, 241—243 (1932). — A propos de l'histogenèse du mycosis fongoïde. Ann. Derm. Syph. (Paris), VII. sér. 9, 857—874 (1938). — CALAS, E., et A. STAHL: Mycosis fongoïde sur parapsoriasis en plaques. Bull. Soc. franç. Derm. Syph. 62, 452 f. (1955). — CAMERON, O. J.: Mycosis fungoides in mother and daughter. Arch. Derm. Syph. (Chicago) 27, 232—236 (1933). — CAMPBELL, W. J.: Mycosis fungoides. Arch. Derm. Syph. (Chicago) 62, 766 (1950). — CANELLI, A. F.: Considerazioni sopra una osservazione di micosi fungoide in una nutrice. Pediatria (Napoli) 35, 832—841 (1927). — CANNON, A. B.: Mycosis fungoides. Arch. Derm. Syph. (Chicago) 28, 901—903 (1933). — Diskussionsbemerkung zu

E. F. Traub. Arch. Derm. Syph. (Chicago) **44**, 509f. (1941). — Mycosis fungoides; pulmonary tuberculosis. Arch. Derm. Syph. (Chicago) **46**, 330f. (1942). — Carol, W. L. L.: Granuloma (fungoides?) gangraenescens. Ned. T. Geneesk. **1931** I, 1319—1327. Ref. Zbl. Haut- u. Geschl.-Kr. **38**, 55 (1931). — Mycosis fungoides. Geneesk. T. Ned.-Ind. **1936**, 2314—2324. Ref. Zbl. Haut- u. Geschl.-Kr. **55**, 545 (1937). — Carol, W. L. L., J. R. Prakken and W. Stigter: Parakeratosis variegata. Acta derm.-venereol. (Stockh.) **24**, 1—27 (1943). Ref. Zbl. Haut- u. Geschl.-Kr. **70**, 515 (1943). — Carpentier, E.: Parapsoriasis en plaques avec tumeurs mycosiques. Arch. belges Derm. **11**, 73 (1955). — Carrera, J. L., y F. Doreski: Micosis fungoide de forma eritrodermica. Rev. Asoc. argent. Derm. **30**, 115—121 (1946). Ref. Excerpta med. (Amst.), Sect. XIII **2**, 947 (1948). — Carrié, C.: Mycosis fungoides — zwei Fälle. Ver.igg Düsseldorfer Dermat. 11. 2. 1953. Ref. Zbl. Haut- u. Geschl.-Kr. **86**, 102 (1953/54). — Carrillo, F. P.: A proposito de un caso de micosis fungoide. Rev. argent. Dermatosif. **30**, 161 (1946). Ref. Excerpta med. (Amst.), Sect. XIII, 1, 454 (1957). — Carvalho, A. I.: Mycosis fongoide. Arch. agent. Derm. **9**, 143 (1959). Ref. Ann. Derm. Syph. (Paris) **88**, 704 (1961). — Casabianca, J., A. Stahl, J. N. Blanc et A. Florens: Dégénérescence mycosique sur parapsoriasis en plaques. Bull. Soc. franç. Derm. Syph. **59**, 499 (1952). — Castelló. Pardo, Mestre u. Rosell: Mycosis fungoides und tertiäre Lues. Bol. Soc. cubana Derm. Sif. **2**, 222—224 (1931). Ref. Zbl. Haut- u. Geschl.-Kr. **41**, 606 (1931). — Castermans-Elias, S.: Mycosis fungoides. Arch. belges Derm. **14**, 109 (1958). — Catinella, P. J.: Diskussionsbemerkung zu M. M. Tolman. Arch. Derm. Syph. (Chicago) **75**, 147 (1957). — Cavalieri, R.: La colchicina endovena nella micosi fungoide. Cron. I. D. I. (Roma) **9**, 5—14 (1954). Ref. Ann. Derm. Syph. (Paris), VIII. sér. **15**, 217 (1955). — La radiografia polmonare nella micosi fungoide. Cron. I. D. I. (Roma) **9**, 30—40 (1954). Ref. Ann. Derm. Syph. (Paris), VIII. sér. **15**, 215 (1955). — Epidemiologia della micosi fungoide. Cron. I. D. I. (Roma) **9**, 135—138 (1954). — Cavallazzi, A., R. Curletto e C. Meneghini: Studio protidemico e midollare in alcuni casi di reticulo-istiocitosi cutanea (micosi fungoide). G. ital. Derm. Sif. **90**, 401—413 (1949). — Cawley, E. P., A. C. Curtis and J. E. K. Leach: Is mycosis fungoides a reticuloendothelial neoplastic entity? Arch. Derm. Syph. (Chicago) **64**, 255—272 (1951). — Cecchieri, E.: Su di un caso di micosi fungoide con localizzazione negli organi interni. Arch. ital. Derm. **8**, 137—173 (1932). — Černohorský, J.: Mycosis fungoides a Buckyho paprsky. Česká Derm. **23**, 49—59 (1948). Ref. Excerpta med. (Amst.), Sect. XIII **3**, 671 (1949). — Chambers, S. O., S. C. Anderson and M. N. Rosenberg: Mycosis fungoides. Arch. Derm. Syph. (Chicago) **37**, 904 (1938). — Charpy, J., et E. Calas: Mycosis fongoïde après parapsoriasis. Bull. Soc. franç. Derm. Syph. **63**, 105 (1956). — Checinski, T., and E. Maldyk: A case of macosis fungoides. Haring a feature of malignant proliferation of the reticular cells of the skin and internal organs. Dermatologica (Basel) **124**, 420 (1962). — Chéridjian, Z.: Mycosis fongoïde au pharynx et rhinopharynx latéral chez un sclérodermique. Pract. oto-rhinolaryng. (Basel) **8**, 540—545 (1948). — Mycosis fungoides bei Sklerodermie. Schweiz. med. Wschr. **77**, 366 (1947). — Chester, B. J. W., and J. Rapaport: Mycosis fungoides. Arch. Derm. Syph. (Chicago) **76**, 517f. (1957). — Chevallier, P., R. Moutier et R. Moline: Plaques gastriques du mycosis fongoïde. Bull. Soc. franç. Derm. Syph. **42**, 1417f. (1935). — Chevallier, P., F. Moutier et W. Stewart: Erythrodermie pityriasique chronique en plaques disséminées (parapsoriasis en plaques). Lésions spéciales de la muqueuse gastrique. Bull. Soc. franç. Derm. Syph. **41**, 1643—1645 (1934). — Chiale, G. F.: Micosi fungoide e linfosarcoma. G. ital. Derm. **79**, 343—364 (1938). — Chwatt, L.: Les rapports entre parapsoriasis en plaques, parapsoriasis lichénoïde et mycosis fongoïde. Bull. Soc. franç. Derm. Syph. **44**, 1354—1365 (1937). — Cipollaro, A. C.: Parapsoriasis with beginning mycosis fungoides. Arch. Syph. Derm. (Chicago) **38**, 636f. (1938). — Mycosis fungoides. Arch. Derm. Syph. (Chicago) **52**, 58 (1945). — Diskussionsbemerkung zu Scheer: Arch. Derm. Syph. (Chicago) **54**, 365—367 (1946). — Cipollaro, A. C., and A. W. Young: Mycosis fungoides. Arch. Derm. Syph. (Chicago) **72**, 192f. (1955). — Civatte, A.: Diskussionsbemerkung zu Gaté u. Michel, Bull. Soc. franç. Derm. Syph. **36**, 839—851 (1929). — Diskussionsbemerkung zu G. Milian u. Lereboullet, Bull. Soc. franç. Derm. Syph. **37**, 1292—1294 (1930). — Parapsoriasis en plaques transformé en mycosis fongoïde à éléments bulleux. Bull. Soc. franç. Derm. Syph. **47**, 320—324 (1940). — Cleveland: Diskussionsbemerkung zu F. A. Torrey, Arch. Derm. (Chicago) **60**, 1046—1049 (1945). — Cohn, F.: Mycosis fungoides — Fall Birnbaum. Schlesische Dermatol. Ges., Breslau 22. 2. 1930. Ref. Zbl. Haut- u. Geschl.-Kr. **38**, 443 (1931). — Cole, H. N., and J. R. Driver: Mycosis fungoides. Arch. Derm. Syph. (Chicago) **23**, 593 (1931). — Combes, F. C.: Mycosis fungoides. Arch. Derm. Syph. (Chicago) **55**, 271f. (1947). — Cormia, F. E.: Lymphoblastoma — Mycosis fungoides? Arch. Derm. Syph. (Chicago) **66**, 658f. (1952). — Lymphoblastoma (mycosis fungoides?). Arch. Derm. Syph. (Chicago) **68**, 614 (1953). — Mycosis fungoides. Arch. Derm. Syph. (Chicago) **71**, 548 (1955). — Case for diagnosis. Mycosis fungoides? Arch. Derm. Syph. (Chicago) **75**, 452 (1957). — Corson, E. F.: Diskussionsbemerkung zu J. V. Klauder, J. Amer. med. Ass. **106**, 201—206 (1936). — Costella, E.: Tentativo di trattamento della micosi fungoide con actinomicina C

(Sanamycin). Rif. med. **1956**, 243—246. — Costello, M.: Diskussionsbemerkung zu S. Peck, Arch. Derm. Syph. (Chicago) **73**, 629f. (1956). — Cottenot, P., et A. Liquier: Roentgenthérapie de la totalité du corps. Paris méd. **1943** I, 65—68. — Cottini, G.: Tuberculosi e micosi fungoide. Boll. Soc. med.-chir. Pavia **48**, 435 (1934). — Aspects hématologiques et histopathologiques de trois cas de mycosis fongoïde. Ann. Derm. Syph. (Paris), VII. sér. **8**, 15—44 (1937). — Coulant, P. le, L. Texier et J. Maleville: Le mycosis fongoïde existe-t-il? Bull. Soc. franç. Derm. Syph. **67**, 406 (1960). — Covisa u. Bejarano: Mycosis fungoides und Lues. Act. dermosifiliogr. (Madr.) **25**, 152—154 (1932). Ref. Zbl. Haut- u. Geschl.-Kr. **44**, 430 (1933). — Craig, G. E.: Diskussionsbemerkung zu D. P. Roberts u. I. Zeligman, Arch. Derm. Syph. (Chicago) **63**, 663f. (1951). — Craps, M., et L. van der Meiren: Récidive de mycosis fongoïde au sein de greffes après exérèse totale d'une tumeur ulcérée traiteé par chloréthylamine. Arch. belges Derm. **5**, 210—216 (1949). — Crocker: Diskussionsbemerkung zu J. J. Eller u. C. R. Rein, Arch. Derm. Syph. (Chicago) **27**, 807—811 (1933).—Crosti, A.: Micosi fungoide e reticulo-istiocitomi cutanei maligni. Minerva derm. (Torino) **26**, 1—11 (1951). — Mycosis fongoïde et réticulo-histiocytomes cutanés malins. Ann. Derm. Syph. (Paris), VIII. sér. **11**, 576—578 (1951). — Curtis, A.: Diskussionsbemerkung zu J. H. Mitchell, Arch. Derm. Syph. (Chicago) **60**, 786 (1949). — Custer, R. P., R. Philipp and W. S. Bernhard: Lymphoblastoma. Zit. bei L. Arzt, Hautarzt **2**, 519—523 (1951). — Cyr, D. P.: Le traitement du mycosis fongoïde par rayons cathodiques. Observations hématologiques. Rev. belge Path. **24**, 296—301 (1955).

Darier, J., A. Civatte et A. Tzanck: Dermatologie. Dtsch. Übersetzung der 5. Auflage. Bern: Hans Huber 1949. — Daubolt, N.: Mycosis fungoides (?) with peculiar net-like and striped configurations. Acta derm.-venereol. (Stockh.) **37**, 396 (1957). — Daubresse, E., et A. Gérain: Trois cas de mycosis fongoïde. Arch. belges Derm. **10**, 223f. (1954). — Davies, J. H. T.: A case of mycosis fungoides. Brit. J. Derm. **42**, 324—326 (1930). — De Feo, G.: Su di un caso di micosi fungoide con infrequenti localizzazioni viscerali. G. ital. Derm. Sif. **96**, 153—169 (1955). — De Giorgio, A.: La liquor-terapia in alcune dermatosi. Rif. med. **1933**, 823—829. Ref. Zbl. Haut- u. Geschl.-Kr. **46**, 308 (1933). — Degos, R.: Dermatologie. Editions médicales. Paris: Flammarion 1953. — Corticothérapie en dermatologie. Rev. Prat. (Paris) **5**, 481 (1955). — Degos, R., F. Cottenot et R. Touraine: Nouveau cas de mycosis fongoïde après psoriasis (ou prémycosis psoriasiforme). Association d'une nappe de poïkilodermie. Bull. Soc. franç. Derm. Syph. **62**, 137f. (1955). — Degos, R., J. Delort, J. Civatte et A. Puissant: Mycosis fongoïde post-traumatique sur parapsoriasis poikilodermique. Resorption spontanée et évolution itérative. Bull. Soc. franç. Derm. Syph. **67**, 852 (1960). — Degos, R., J. Delort, B. Ossipovski et J. M. Pernot: Leucose myeloïde terminant l'évolution d'un mycosis fongoïde, précession d'un psoriasis. Bull. Soc. franç. Derm. Syph. **62**, 476—478 (1955). — Degos, R., J. Delort, R. Touraine et J. Durand: Mycosis fongoïde et réticulose maligne, précédés par des lésions psoriasitiques. Bull. Soc. franç. Derm. Syph. **61**, 122f. (1954). — Degos, R., G. Garnier et Mlle. Dobkévitch: Mycosis fongoïde. Bull. Soc. franç. Derm. Syph. **52**, 467 (1947). Ref. Derm. Wschr. **119**, 188 (1947/48). — Degos, R., G. Garnier et Lortat-Jacob: Effets de l'ACTH et de la cortisone sur quelques dermatoses. Bull. Soc. franç. Derm. Syph. **59**, 77 (1952). — Degos, R., B. Ossipovski, J. Civatte et R. Touraine: Réticuloses cutanées. Ann. Derm. Syph. (Paris), IX. sér. **2**, 125—152 (1957).—Degos, R., R. Rabut, G. Garnier, G. Desgrez et J. Guilaine: Mycosis fongoïde (succédant à un eczèma de longue durée?) avec hypogammaglobulinémie. Bull. Soc. franç. Derm. Syph. **64**, 259f. (1957). — Degos, R., et R. Touraine: Mycosis fongoïde et réticuloses cutanées précédés de dermatoses chroniques. Ann. Derm. Syph. (Paris) **88**, 705 (1961). Ref. Minerva Derm. **34**, 161 (1959). — Delcourt, R.: Mycosis fongoïde et taxisme microbienne. Arch. belges Derm. **2**, 200—205 (1946). — De Micheli, G.: Possibilità e limiti della roentgenterapia nella micosi fungoide (a proposito di un caso a rapida evoluzione). Radiologia (Roma) **12**, 145—157 (1956). — Dérot, M.: Mycosis fungoides und Sternalmark. Bull. Soc. franç. Derm. Syph. **49**, 219 (1944). — Dérot, M., M. Goury-Laffont, M. Arthuys et G. Lagrue: Considérations sur un cas de mycosis fongoïde et un cas de réticulo-endothéliose maligne: essai de traitement par l'exsanguino-transfusion et l'ACTH. Bull. Soc. méd. Hôp. Paris **67**, 253—256 (1951). — Desai, S. C. (Bombay): Mycosis fungoides in India. Persönliche Mitteilung. 1957 u. 1960. — Desaire, G. van Steenacker et A. Hervé: Un cas de mycosis fongoïde traité par injections intraveineuses d'ypérite à l'azote. Arch. belges Derm. **4**, 226—239 (1948). —Dittmann: Mycosis fungoides. Fortbild.kurs Hautklinik Frankfurt 1. u. 2. 3. 1952. Ref. Derm. Wschr. **126**, 1079 (1952). — Dockx, L.: Un cas de mycosis fongoïde. Arch. belges Derm. **4**, 8f. (1948). Ref. Excerpta med. (Amst.), Sect. XIII **3**, 680 (1949). — Dölcher: Mycosis fungoides. 21. Tagg Dtsch. Dermatol. Ges., Heidelberg 10. 10. 1949. Ref. Arch. Derm. (Berl.) **191**, 704 (1950). — Döllken: Mycosis fungoides — Antileprolbehandlung. Nordostdtsch. Dermatol. Ver.igg, Königsberg 9. 12. 1934. Ref. Zbl. Haut- u. Geschl.-Kr. **51**, 330 (1935).—Döring: Mycosis fungoides mit Drüsentumoren und Lappenelephantiasis (Dermatolysis Alibert), sowie Ichthyosis-serpentina-ähnlichen Herden am Stamm; Zungentumor. Ges. Dermatol. Venerol. Mecklenburg, Rostock 29. 9. 1951. Ref. Derm. Wschr. **126**, 909 (1952). —DOMONKOS, A.: Mycosis fungoides — cathode ray therapy. Arch. Derm. [Syph. (Chicago) **76**, 144 (1957). — DORE, S. E.: Mycosis fungoides. Proc. roy. Soc. Med. **21**, 1766f. (1928). Ref. Zbl. Haut- u. Geschl.-Kr. **29**, 510 (1929). — DORSEY, J. F., and E. W. NETHERTON: Mycosis fungoides, an analysis of 13 cases. Cleveland Clin. Quart. **17**, 19—21 (1950). — DOSTROVSKY and SAGHER: Mycosis fungoides. Arch. Derm. Syph. (Chicago) **51**, 182 (1945). —DUGOIS, P., et J. LEDRU: Mycosis fongoïde compliqué de paraplégie par compression médullaire. Bull. Soc. franç. Derm. Syph. **61**, 64f. (1954). — DUPERRAT et DE SABLET: Prémycosis de topographie hémithoracique avec érythème liliacé en bande linéaire arciforme. Bull. Soc. franç. Derm. Syph. **58**, 50 (1951). — DUPERRAT, B., et J. CHASSIGNEUX: Éruption verruciforme au cours d'une érythrodermie prémycosique. Bull. Soc. franç. Derm. Syph. **62**, 472f. (1955). — DUPERRAT, B., GRUNER et NALLET: La localisation cérébrale du mycosis fongoïde. Bull. Soc. franç. Derm. Syph. **62**, 499f. (1955). — DUVERNE et BONNAYME: Agranulocytose mortelle au cours d'un traitement téléradiothérapique pour érythème prémycosique. J. Méd. Lyon **27**, 614 (1946). — DUVERNE, J., R. BONNAYME et R. MOUNIER: Agranulocytose mortelle survenue dans l'évolution d'un érythème prémycosique traité par téléradiothérapie. Ann. Derm. Syph. (Paris), VIII. sér. **4**, 130 (1947). — DUVERNE, J., R. BONNAYME, B. MOYNE et L. MOLINE: Réticulose à aspect de mycosis fongoïde, à début poïkilodermique avec apparition de cellules réticulaires sanguines. Bull. Soc. franç. Derm. Syph. **59**, 386f. (1952).

EBERT, M. H.: Mycosis fungoides. Arch. Derm. Syph. (Chicago) **26**, 530 (1932). — Mycosis fungoides. Arch. Derm. Syph. (Chicago) **41**, 583 (1940). — EBERT, M. H., and M. OTSUKA: Mycosis fungoides in a negro. Arch. Derm. Syph. (Chicago) **52**, 63f. (1945). — EBERT, M. H., and A. SLEPYAN: Lymphoblastoma. Arch. Derm. Syph. (Chicago) **39**, 581—583 (1939). — EBNER, E., u. G. SALZER: Mycosis fungoides. Dtsch. Zschr. Chir. **239**, 765f. (1933). Zit. P. BERGGREEN, Arch. Derm. Syph. (Berl.) **178**, 501—549 (1939). — EDGCOMBS, J. H., E. J. VAN SCOTT u. J. R. ANDREWS: Histopathologische Veränderungen der Haut von Patienten mit Mycosis fungoides im Anschluß an eine Behandlung mit energiereichen Elektronen. Proc. 11. internat. Congr. Dermat. Stockholm 1957. Acta dermat.-venereol. (Stockh.) **2**, 457 (1960). — ELLER, J. J.: Diskussionsbemerkung zu Parounagian, Arch. Derm. Syph. (Chicago **19**, 304f. (1929). — ELLER, J. J., and C. R. REIN: Mycosis fungoides „à tumeur d'emblée solitaire". Report of a case. Arch. Derm. Syph. (Chicago) **27**, 807—811 (1933). — ENDRES: Mycosis fungoides mit Schleimhautbeteiligung. Ver.igg. Südwestdtsch. Dermatol., Mannheim 8. u. 9. 5. 1954. Ref. Zbl. Haut- u. Geschl.-Kr. **88**, 350 (1954). — ENGEL, J.: Untersuchungen über die Zusammensetzung der Serumeiweißkörper bei der Mycosis fungoides, bei lepromatöser und tuberkuloider Lepra und bei einem Fall von extracellulärer Cholesterinose mit Hilfe der Papierelektrophorese. Med. Diss. Hamburg 1954. — EPSTEIN, E.: Mycosis fungoides. Arch. Derm. Syph. (Chicago) **64**, 225 (1951). — A case for diagnosis: Reticulum cell sarcoma? Mycosis fungoides? Arch. Derm. Syph. (Chicago) **64**, 226 (1951). — ESCHWEILER, H.: Seltene Erkrankung der Schleimhäute und der Ohren bei Mycosis fungoides. Z. Hals-, Nas.- u. Ohrenheilk. **41**, 222—234 (1937). — ESTEVES, J.: Micosi fungoide con lesões vescerais. Gaz. méd. portug. **4**, 877—890 (1951). Ref. Zbl. Haut- u. Geschl.-Kr. **81**, 186 (1952). — EVANS, T. S., A. P. CIPRIANO and E. O. HIRSCH: Mycosis fungoides with „tumor d'emblée": Report of a case treated with nitrogen mustard. Ann. intern. Med. **33**, 1294—1302 (1950).

FABER, V.: Mycosis fungoides in den inneren Organen ohne Hautbefund. Ungarische Path. Ges., Budapest 3. 6. 1938. Ref. Zbl. allg. Path. path. Anat. **72**, 152 (1939). — FEENY: Diskussionsbemerkung zu GREEN. Brit. J. Derm. **59**, 384 (1947). — FEIT: Diskussionsbemerkung zu E. W. ABRAMOVITZ. Arch. Derm. Syph. (Chicago) **20**, 892 (1929). — Lupus erythematosus and mycosis fungoides. Arch. Derm. Syph. (Chicago) **21**, 478 (1930). — FELKE: Diskussionsbemerkung zu M. SCHUBERT. Frankfurter Dermatol. Ver.igg 18. 6. 1935. Ref. Zbl. Haut- u. Geschl.-Kr. **52**, 6f. (1936). — FERGUSSON, A. G.: Parapsoriasis en plaques (Brocq) progressing to the premycotic stage of mycosis fungoides. Brit. J. Derm. **65**, 285 (1955). — FESSLER: Mycosis fungoides. Wiener Dermatol. Ges. 19. 1. 1933. Ref. Zbl. Haut- u. Geschl.-Kr. **45**, 145 (1933). — FIELDS, J. R.: Mycosis fungoides. Report of a case treated by fever therapy with malaria. Urol. cutan. Rev. **40**, 262f. (1936). — FINCKE: Mycosis fungoides d'emblée. Frankfurter Dermatol. Ges., Mainz 13. 5. 1953. Ref. Derm. Wschr. **128**, 960 (1953). — FINNERUD: Diskussionsbemerkung zu L. W. KETRON u. M. H. GOODMAN. Arch. Derm. Syph. (Chicago) **24**, 758—785 (1931). — FISCHER, F. v.: Mycosis fungoides und Schizophrenie. (Dermatologica) Basel **98**, 35—38 (1949). — FISCHER, W.: Mycosis fungoides. Berliner Dermatol. Ges. 17, 6. 1930. Ref. Zbl. Haut- u. Geschl.-Kr. **35**, 723 (1931). — Diskussionsbemerkung zu HENKEL, Ges. Dermatol.-Venereol. Thüringen, Jena 2. u. 3. 4. 1949. Ref. Derm. Wschr. **122**, 681 (1950). — FITZPATRICK: Diskussionsbemerkung zu H. MONTGOMERY, Arch. Derm. Syph. (Chicago) **75**, 771 (1957). — FLARER, F.: Su alcuni interessanti reperti nella micosi fungoide. G. ital. Derm. Sif. **71**, 229 (1930). —

Sui rapporti tra micosi fungoide e linfogranuloma maligno (note differenziali cliniche, istologiche, ematologiche). G. ital. Derm. Sif. **71**, 1072—1084 (1930). — Sull'istogenesi della micosi fungoide e della eritrodermia linfadenica. Monografia. Tipogr. cooperat., Pavia 1930. — Reticulo-endoteliosi cutanee. Atti Soc. ital. Derm. Sif. **5**, 188—389 (1942). — FLEISCHHACKER: Blutbild bei Mycosis fungoides. 1948. Zit. L. ARZT, Hautarzt **2**, 519—523 (1951). — FÖLDVARI, F.: Mycosis fungoides. Ungarische Dermatol. Ges. Budapest 9. 10. 1931. Ref. Zbl. Haut-u. Geschl.-Kr. **40**, 461 (1932). — FÖLDVARI, F., et L. NÉKÁM jr.: Deux cas de mycosis fongoïde traités par la moutarde azotée. Ann. Derm. Syph. (Paris), VIII. sér. **10**, 31—34 (1950). — FOLAN jr., D. W.: Mycosis fungoides. Arch. Derm. **81**, 306 (1960). — FOX, H.: Diskussionsbemerkung zu F. WISE, Arch. Derm. Syph. (Chicago) **29**, 627—630 (1934). — Diskussionsbemerkung zu A. C. CIPOLLARO, Arch. Derm. Syph. (Chicago) **38**, 656f. (1938). — FRAGA, A.: Betrachtung eines Falles von Mycosis fungoides. An. bras. Derm. Sif. **6**, 107—112 (1930). Ref. Zbl. Haut- u. Geschl.-Kr. **37**, 621 (1931). — FRANCESCHETTI, A.: Mycosis fungoides mit Augenbeteiligung. Ann. Ottal. **76**, 413. Zit. bei J. HERZBERG, Z. Haut- u. Geschl.-Kr. **14**, 180—187 (1933). — FRASER, J. F.: Diskussionsbemerkung zu L. W. KETRON u. M. H. GOODMAN: Arch. Derm. Syph. (Chicago) **24**, 758—785 (1931). — Diskussionsbemerkung zu F. WISE, Arch. Derm. Syph. (Chicago) **29**, 627—630 (1934). — FRASER, J. F., and H. J. SCHWARTZ: Neoplastic disease of the reticulo-endothelial system. Arch. Derm. Syph. (Chicago) **33**, 1—11 (1936). — FREI, W.: Mycosis fungoides mit atrophischen Veränderungen. Berliner Dermatol. Ges. 12. 7. 1932. Ref. Zbl. Haut- u. Geschl.-Kr. **42**, 569 (1932). — FRENCK, G.: Mycosis fongoides succédant à un parapsoriasis en plaques. Arch. belges Derm. **14**, 126 (1958). — FRESEN, O.: Pathologische Anatomie und Abgrenzung der Hämoblastosen und Reticulosen. Strahlentherapie **91**, 1 (1953). — Bemerkungen zur Nosologie der Mycosis fungoides. Hautarzt **6**, 111—115 (1955). — FREUND, E.: Sopra un caso di micosi fungoide. Arch. ital. Derm. **5**, 403—425 (1930). — Sur un cas de mycosis fongoïde d'emblée à marche extrêmement bénigne. Ann. Derm. Syph. (Paris), VII. sér. **3**, 689—707 (1932). — FRIART, G.: Mycosis fongoïde (?) à cellules géantes. Bull. Soc. franç. Derm. Syph. **44**, 1407—1412 (1937). — FRIEDMAN, M., and A. W. PEARLMAN: Time-dose studies in irradiation of mycosis fungoides. Isoeffect curve and tumor lethal dose. Radiology **66**, 374—379 (1956). — FRIEDMAN, M., and STRITZER: Mycosis fungoides. J. invest. Derm. **10**, 227 (1948). — FROMER, J. L.: Mycosis fungoides treated with cathode ray. Arch. Derm. Syph. (Chicago) **70**, 688f. (1954). — Diskussionsbemerkung zu B. APPEL, Arch. Derm. Syph. (Chicago) **72**, 384 (1955). — FROMMEYER, L.: Beitrag zur Klinik und Epidemiologie der unter der Bezeichnung Parapsoriasis zusammengefaßten Krankheitsbilder. Med. Diss. Tübingen 1953. — FRÜHWALD, R.: Mycosis fungoides. Chemnitzer Hautärzte 12. 5. 1933. Ref. Zbl. Haut- u. Geschl.-Kr. **45**, 297 (1933). — Mycosis fungoides. Chemnitzer Hautärzte 11. 5. 1934. Ref. Zbl. Haut- u. Geschl.-Kr. **48**, 439 (1934). — FRÜHWALD, R., u. W. HÖFER: Argyrophile Fasern bei Hautkrankheiten (speziell bei Erythrodermien). Arch. klin. exp. Derm. **205**, 79—92 (1957). — FRUHLING, L., et Y. LE GAL: Principes d'une classification rationelle des affections malignes du système réticulaire, basée sur l'histopathologie. Acta paediat. Belg. **8**, 283—292 (1954). — FUCHS: Einseitige Mycosis fungoides (prämykotisches Stadium). Ges. Dermatol. Leipzig, Tocht.-Ges. Zwickau 18. 1. 1950. Ref. Derm. Wschr. **122**, 913 (1950). — FUHS, H.: Zur Röntgen-Allgemeinbestrahlung mit kleinsten Strahlendosen bei Hautkrankheiten. Strahlentherapie **34**, 862—867 (1929). — Beitrag zu den blastomatösen Erkrankungen (Sarkome) unter dem klinischen Bild einer Mycosis fungoides d'emblée. Verh. 9. Internat. Dermatol. Kongr., Budapest **2**, 821—823 (1936). — Ref. Zbl. Haut- u. Geschl.-Kr. **54**, 514 (1937). — Mycosis fungoides d'emblée (Typus Plaques). Wiener Dermatol. Ges. 1. 6. 1939. Ref. Zbl. Haut- u. Geschl.-Kr. **64**, 403 (1940). — Mycosis fungoides (Stadium praemycoticum et infiltrativum). Wiener Dermatol. Ges. 30. 1. 1941. Ref. Zbl. Haut- u. Geschl.-Kr. **67**, 1 (1941). — Mycosis fungoides. Wiener Dermatol. Ges. 22. 10. 1942. Ref. Zbl. Haut- u. Geschl.-Kr. **69**, 591 (1943). — Mycosis fungoides. Wiener Dermatol. Ges. 11. 3. 1943. Ref. Zbl. Haut- u. Geschl.-Kr. **70**, 400 (1943). — FUNK, C. F.: Casus pro diagnosi (Mycosis fungoides ?). Ver.igg Südwestdtsch. Dermatol., Regensburg 9. u. 10. 10. 1954. Ref. Zbl. Haut- u. Geschl.-Kr. **91**, 231 (1955). — FUNK, C. F., W. GRASSMANN, H. WALTHER u. K. HANNIG: Zur Bedeutung der Papierelektrophorese für die Dermatologie. Arch. Derm. (Berl.) **195**, 208—224 (1952/53).

GABRIEL, H., u. R. NEUHOLD: Ein Beitrag zum Mycosis-fungoides-Problem. Arch. Derm. Syph. (Berl.) **196**, 445—464 (1953). — GADRAT, J.: A propos d'un cas de mycosis fongoïde avec autopsie. Considérations sur l'histogénèse comparée du mycosis fongoïde et de la lymphogranulomatose. Ann. Derm. Syph. (Paris), VII. sér. **10**, 398—409 (1939). — Mycosis fungoides. Bull. Soc. franç. Derm. Syph. **49**, 63 (1944). — GADRAT, J., et A. BAZEX: Erythrodermie prémycosique traitée par les moutardes nitrées. Bull. Soc. franç. Derm. Syph. **57**, 356f. (1950). — GADRAT, J., A. BRU et R. SALVADOR: Essai thérapeutique du phosphor radioactif ^{32}P dans un cas de mycosis fongoïde. Bull. Soc. franç. Derm. Syph. **58**, 466—468 (1951). — GALEWSKY: Mycosis fungoides. Ver. Dresdner Dermatol. 2. 12. 1931. Ref. Zbl. Haut- u. Geschl.-Kr. **40**, 453 (1932). — GAMMEL, J. A.: Mycosis fungoides d'emblée. Arch. Derm. Syph. (Chicago) **37**, 873f. (1938). — Gandola, M.: Mycosis fungoides — Behandlung mit Stickstofflost. Minerva med. (Torino) **40**, 155 (1949). — Gans, O., u. G. K. Steigleder: Histologie der Hautkrankheiten, 2. Aufl., Bd. I. Berlin-Göttingen-Heidelberg: Springer 1955. — Garb, J.: Mycosis fungoides with bullous lesions; special tests and laboratory datas indicating adrenal insufficiency. Arch. Derm. Syph. (Chicago) **49**, 315—320 (1944). — Dyskeratosis congenita with pigmentation, dystrophia ungium, and leukoplakia oris. Patient with evidence suggestiv of Addison's disease. Arch. Derm. Syph. (Chicago) **55**, 242—250 (1947). — Mycosis fungoides. J. invest. Derm. **10**, 43 (1948). — Antimony preparations in the treatment of mycosis fungoides. J. invest. Derm. **13**, 295—308 (1949). — Long remission in mycosis fungoides treated with antimonials. Arch. Derm. Syph. (Chicago) **62**, 757f. (1950). — Mycosis fungoides — further report on cases of successful treatment with antimonials. Arch. Derm. Syph. (Chicago) **67**, 463—466 (1953). — Seven-and-a-half-years' cure with tartar emetic and other antimonials of a case of mycosis fungoides that was originally in the tumor stage. Arch. Derm. Syph. (Chicago) **75**, 282 (1957). Diskussionsbemerkung zu V. Orenteich, A. A. Fisher u. S. Blau, Arch. Derm. Syph. (Chicago) **76**, 797f. (1957). — Mycosis fungoides complicated by cirrhosis of the liver. Arch. Derm. Syph. (Chicago) **76**, 798 (1957). — Garb, J., and H. Field: Mycosis fungoides associated with prickle-cell epithelioma. Arch. Derm. Syph. (Chicago) **73**, 400 (1956). — Garb, J., and O. B. Miller: Mycosis fungoides, tumor stage, coexistent with disseminated coccidioido-mycosis. Arch. Derm. Syph. (Chicago) **71**, 59—65 (1955). — Garb, J., and Silverberg: Mycosis fungoides, tumor stage, treated with corticotropin and cortisone. Arch. Derm. Syph. (Chicago) **69**, 112—114 (1954). — Garb, J., and C. F. Sims: Die Beziehung reticulo-endothelialer Zellhyperplasien zur Reaktion der Mycosis fungoides auf Antimonverbindungen. 10. Internat. Dermatol. Kongr., London 21.—27. 7. 1952. Ref. Hautarzt **4**, 90f. (1953) u. Excerpta med. (Amst.), Sect. XIII **6**, 1527 (1952). — Garb, J., and F. Wise: Mycosis fungoides with bullous lesions. Report of a case resistant to Roentgen and arsenical therapy; effects of empiric therapy, partly based on laboratory investigations. Arch. Derm. Syph. (Chicago) **48**, 359—368 (1943). — Gardner-Hopkins, J.: A case for diagnosis (extracellular cholesterinosis ? Granuloma fungoides ?). Arch. Derm. Syph. (Chicago) **45**, 814f. (1942). — Gartmann: Mycosis fungoides. Ges. Dermatol., Leipzig 8. 7. 1950. Ref. Derm. Wschr. **122**, 616f. (1950). — Mycosis fungoides mit Beteiligung innerer Organe sowie Karzinom- und Sarkomentwicklung im Bereich ulcerierter Hauttumoren. Ges. Dermatol., Leipzig 12. 12.1953. Ref. Derm. Wschr. **130**, 1121 (1954). — Mycosis fungoides mit generalisierter Lymphknotenbeteiligung. Ges. Dermatol., Leipzig 25. 2. 1956. Ref. Derm. Wschr. **134**, 823 (1956). — Gaté, J., D. Colomb et A. Tissot: Mycosis fongoides fransformé par le purinéthol. Bull. Soc. franç. Derm. Syph. **64**, 411 (1957). — Gaté, J., M. Berger, J. Pellerat et J. Vayre: Radiophosphor et mycosis fongoïde. Bull. Soc. franç. Derm. Syph. **59**, 477f. (1952). — Gaté, J., et J. Durand: Un cas de poïkilodermie de Petges-Jacobi. Évolution vers le mycosis fongoïde. Bull. Soc. franç. Derm. Syph. **44**, 474—478 (1938). — Gaté, J., et P. Michel: Tumeurs mycosiques multiples développées sur une poïkilodermie. Bull. Soc. franç. Derm. Syph. **36**, 378—741 (1929). — A propos d'un cas de poïkilodermie. Évolution clinique vers le mycosis fongoïde. Bull. Soc. franç. Derm. Syph. **36**, 839—851 (1929). — Gaté, J., J. Goudert, R. Moindrot et M. Nevic: Mycosis fungoides, anormale nekrotische und ulceröse Form. Bull. Soc. franç. Derm. Syph. **54**, 218 (1947). — Gaté, J., R. Vachon, J. Delbral et J. Vayre: Réflexions sur quelques essais poursuivis avec l'ACTH et la cortisone en dermatologie. Bull. Soc. franç. Derm. Syph. **59**, 90f. (1952). — Gaté, J., J. Vayre et M. Guilliet: (1) Mycosis fongoïde avec vastes ulcérations de la paroi abdominale. (2) Mycosis fongoïde à tumeurs ulcérées. J. méd. Lyon **885**, 843f. (1956). — Gates, O.: Cutaneous tumors in leukaemia and lymphoma. Arch. Derm. Syph. (Chicago) **37**, 1015—1030 (1938). — Gawalowski, K.: Bemerkung zur Leberextrakttherapie der Mycosis fungoides. Tschechoslow. Dermatol. Venerol. Ges., Prag 15. 3. 1936. Ref. Zbl. Haut- u. Geschl.-Kr. **56**, 597 (1937). — Sur le traitement de „granulomatoses" par des radiations diverses. Bull. Soc. franç. Derm. Syph. **44**, 1420—1426 (1937). — Gay Prieto, Jacqueto y Otte: Micosis fungoide, forma tumoral, en trattamiento con ^{32}P. Act. dermo-sifiliogr. (Madr.) **46**, 588f. (1955). — Geist, I.: Betrachtung zur Nosologie der Mykosis fungoides unter Zugrunde-legung von 22 Retikulose-Fällen der Düsseldorfer Hautklinik in der Zeit von 1946—1957. Med. Diss. Düsseldorf 1958. — Genner: Recidiv einer Mycosis fungoides. Dänische Dermatol. Ges., Kopenhagen 3. 10. 1928. Ref. Zbl. Haut- u. Geschl.-Kr. **29**, 154 (1929). — Gerlach, F.: Nachweis von Mikromyceten in je einem Fall von Lymphogranulomatose und Mycosis fungoides. Krebsarzt **4**, 226f. (1949). — Gertler, W.: Erythrodermische Form der Mycosis fungoides. Schlesische Dermatol. Ges., Breslau 22. 4. 1938. Ref. Zbl. Haut- u. Geschl.-Kr. **59**, 638 (1938). — Mycosis fungoides. Schlesische Dermatol. Ges., Breslau 22. 4. 1939. Ref. Zbl. Haut- u. Geschl.-Kr. **62**, 454 (1939). — Mycosis fungoides, während Gravidität in Sarkom übergehend. Ges. Dermatol., Leipzig 24. 2. 1951. Ref. Derm. Wschr. **124**, 1105 (1951). — Mycosis fungoides maculo-papulosa. Ges. Dermatol., Leipzig 26. u.

27. 9. 1952. Ref. Derm. Wschr. **128**, 672 (1953). — Strahlenresistente Mycosis fungoides und eosinophiles Granulom. Derm. Wschr. **130**, 1320—1326 (1954). — Mycosis fungoides und eosinophiles Granulom. Dermatol. Ges., Leipzig 14. 5. 1955. Ref. Derm. Wschr. **133**, 110 (1956). — Mycosis fungoides mit metastasierendem Retothelsarkom. Ges. Dermatol., Leipzig 14. 5. 1955. Ref. Derm. Wschr. **133**, 114f. (1956). — Praefungoides Stadium der Mycosis fungoides unter den Erscheinungsbildern der Brocqschen Krankheit, der Pityriasis lichenoides chronica und des seborrhoischen Ekzems. Ges. Dermatol., Leipzig 25. 2. 1956. Ref. Derm. Wschr. **134**, 814 (1956). — GERWIG, A.: Über das örtliche Vorkommen der Mycosis fungoides. Arch. Derm. Syph. (Berl.) **156**, 677—683 (1928). — GILJE, O.: Mycosis fungoides, behandlet med kvelstoffsennepgass. Nord. Med. **40**, 2175f. (1948). Ref. Excerpta med. (Amst.), Sect. XIII **3**, 1643 (1949). — Mycosis fungoides treated with N-mustard-gas. Acta derm.-venereol. (Stockh.) **31**, 449 (1951). — GILMOUR: Mycosis fungoides. Arch. Derm. Syph. (Chicago) **17**, 862f. (1928). — GINSBURG, S.: Lymphosarcoma and Hodgkin's disease: biologic characteristics. Ann. intern. Med. **8**, 14—36 (1934/35). — GISS, G.: Mycosis fungoides, Prostata-Neoplasma. Hamburger Dermatol. Ges., 10. u. 11. 11. 1956. Ref. Derm. Wschr. **136**, 790 (1957). — GOECKERMANN, W. H., and H. MONTGOMERY: Cutaneous Lymphoblastoma. Arch. Derm. Syph. (Chicago) **24**, 385—395 (1931). — GÖLDNER: Mycosis fungoides. Schlesische Dermatol. Ges., Breslau 12. 12. 1936. Ref. Zbl. Haut- u. Geschl.-Kr. **57**, 4 (1938). — GOETZ, H., u. W. THIES: Über den praktischen Wert des Trichophytintestes. Derm. Wschr. **124**, 1193—1199 (1951). — GOLD, S.: Mycosis fungoides. Brit. J. Derm. **62**, 179 (1950). — GOLDBERG, L. C., and L. M. MASON: Treatment of cutaneous blastomas and other diseases with nitrogen mustard. Arch. Derm. Syph. (Chicago) **60**, 181—189 (1949). — GOLDECK, H., u. W. HORST: Die Bedeutung des Radiophosphats (^{32}P) in der Behandlung chronischer Blutkrankheiten. Therap. Ber., Bayer, Leverkusen 1956, S. 237—244. — GOLDMAN and E. B. HEISEL: Mycosis fungoides — investigative studies with local injections of TEPA, Fluorohydrocortisone, and local applications of ^{90}Sr. Arch. Derm. Syph. (Chicago) **72**, 474f. (1955). — GOLDSMITH, W. N.: Specimens from a case of mycosis fungoides of internal organs. Proc. roy. Soc. Med. **24**, 1362f. (1931). — Klinisch Mycosis fungoides — autoptisch M. Hodgkin. Brit. J. Derm. **56**, 107 (1944). — Cortison and Corticotropin in dermatology. Practitioner **175**, 569—576 (1955). — GOLLNICK, N.: Neue therapeutische Möglichkeiten bei der Mycosis fungoides. Z. Haut- u. Geschl.-Kr. **18**, 51—53 (1955). — GORDON: Praemycose. Brit. J. Derm. **57**, 22 (1945). — GORDON, B. S., and S. M. ARONSON: Mycosis fungoides with lesions also typical of Hodgkin's disease, reticulum cell sarcoma and lymphosarcoma. Brooklyn Hosp. J. **9**, 61—64 (1951). — GORDON, H. W.: Mycosis fungoides. Proc. roy. Soc. Med. **40**, 700f. (1947). — Brit. J. Derm. **60**, 19f. (1948); **62**, 177 (1950). — GOTTRON, H. A.: Mycosis fungoides. 17. Kongr. Dtsch. Dermatol. Ges., Berlin 10. 10. 1934. Ref. Arch. Derm. Syph. (Berl.) **172**, 140 (1935). — Bemerkung im Referat der Arbeit von CHEVALIER, MOUTIER et STEWART. Zbl. Haut- u. Geschl.-Kr. **50**, 475 (1935). — Granulomatosis eosinophilica atrophicans chronica. 17. Kongr. Dtsch. Dermatol. Ges., Berlin 10. 10. 1934. Ref. Arch. Derm. Syph. (Berl.) **172**, 147 (1935). — Mycosis fungoides mit parakeratosis-variegata-artigem Erscheinungsbild beginnend. Schlesische Dermatol. Ges., Breslau 3. 5. 1941. Ref. Zbl. Haut- u. Geschl.-Kr. **67**, 474 (1941). — Mycosis fungoides, 20 Jahre als Neurodermitis aufgefaßt und behandelt. Schlesische Dermatol. Ges., Breslau 29. 9. 1941. Ref. Zbl. Haut- u. Geschl.-Kr. **68**, 266 (1942). — Isolierte Mycosis fungoides der Mundschleimhaut. Schlesische Dermatol. Ges., Breslau 24. 1. 1942. Ref. Zbl. Haut- u. Geschl.-Kr. **68**, 614 (1942). — Mycosis fungoides — zwei Fälle. Schlesische Dermatol. Ges., Breslau 9. 9. 1942. Ref. Zbl. Haut- u. Geschl.-Kr. **69**, 618 (1943). — Basalzellenepitheliom und Mycosis fungoides d'emblée im gleichen Herd. Schlesische Dermatol. Ges., Breslau 7. 11. 1942. Ref. Zbl. Haut- u. Geschl.-Kr. **70**, 3 (1943). — Sarkome der Haut. Hautarzt **4**, 1—11, 49—56 (1953). — Diskussionsbemerkung zu Falldemonstration aus der Marburger Hautklinik: „Eosinophiles Gesichtsgranulom": Ver.igg Südwestdtsch. Dermatol., Marburg 18. u. 19. 4. 1953. Ref. Derm. Wschr. **129**, 82 (1954). — Diskussionsbemerkung zu C. F. FUNK, Ver.igg Südwestdtsch. Dermatol., Regensburg 9. u. 10. 10. 1954. Ref. Zbl. Haut- u. Geschl.-Kr. **91**, 231 (1955). — Mycosis fungoides. Ver.igg Württembergischer Dermatol., Tübingen 18. 6. 1955. Ref. Zbl. Haut- u. Geschl.-Kr. **94**, 372 (1956). — GOTTRON, H. A.: Reticulosen der Haut. In GOTTRON/SCHÖNFELD, Dermatologie und Venerologie, Bd. IV, S. 501. Stuttgart: Georg Thieme 1960. — GOTTRON, H. A., u. JAKOBI: Papulöse und plaquesartige Mycosis fungoides. Berliner Dermatol. Ges. 11. 6. 1929. Ref. Derm. Z. **56**, 420 (1929). — GOUGEROT, H.: Mycosis fungoides — Myelogramm uncharakteristisch. Bull. Soc. franç. Derm. Syph. **49**, 72 (1944). — GOUGEROT, H., et A. BASSET: Mycosis à tumeurs d'emblée, bulleux, à marche galopante, mortelle. Bull. Soc. franç. Syph. **48**, 133 (1941). — GOUGEROT, H., et P. BLUM: Érythrodermie prémycosique généralisée à tendance atrophique et nodules naissants sans prurit. Bull. Soc. franç. Derm. Syph. **36**, 362 (1929). — GOUGEROT, H., P. BLUM et O. ELIASCHEFF: Deux cas de prémycosis fongoïde sans prurit. Arch. derm.-syph. (Paris) **1**, 604—610 (1929). — GOUGEROT, H., et BURNIER: Érythrodermie prémycosique avec pigmentation.

Bull. Soc. franç. Derm. Syph. **36**, 69f. (1929). — Mycosis fongoïde polymorphe végétant et suppuré, érythémato-squameux et lichénoïde. Arch. derm.-syph. (Paris) **8**, 99—102 (1936). — Érythème annulaire centrifuge disparaissante à l'apparition d'un mycosis fongoïde à tumeurs d'emblée. Bull. Soc. franç. Derm. Syph. **48**, 201f. (1941). — GOUGEROT, H., BURNIER et O. ELIASCHEFF: Parapsoriasis en plaques avec poïkilodermie; transformation ultérieure en mycosis fongoïde. Bull. Soc. franç. Derm. Syph. **41**, 1528—1535 (1934). — GOUGEROT, H., BURNIER et J. SALMON: Deux observations pour servir à la discussion de la contagiosité du mycosis fongoïde. Bull. Soc. franç. Derm. Syph. **38**, 50f. (1931). — GOUGEROT, H., A. CARTEAUD et O. ELIASCHEFF: Prémycose à forme de parakératose. Parakératose prémycosique. Bull. Soc. franç. Derm. Syph. **38**, 1337f. (1932). — Prémycosis à forme de parakératose (parakératose prémycosique), puis de parapsoriasis. Arch. derm.-syph. (Paris) **8**, 113—117 (1936). — GOUGEROT, H., et R. COHEN: Érythème prémycosique avec phase bulleuse de dermatite douleureuse de Brocq-Duhring. Bull. Soc. franç. Derm. Syph. **36**, 253 (1929). — GOUGEROT, H., et O. ELIASCHEFF: Mycosis fongoïde atypique ulcéro-végétant non prurigineux apparu sur le territoire d'une blessure de guerre. Arch. derm.-syph. (Paris) **8**, 103—106 (1936). — GOUGEROT, H., GAUTHIER et P. UHRY: Prémycosis à début brusque et fébrile. Bull. Soc. franç. Derm. Syph. **36**, 363 (1929). — Prémycosis fongoïde à début fébrile aigu. Arch. derm.-syph. (Paris) **1**, 611f. (1929). — GOUGEROT, H., J. MEYER et O. ELIASCHEFF: Parapsoriasis et mycosis fongoïde. Bull. Soc. franç. Derm. Syph. **36**, 1029f. (1929). — Parapsoriasis et mycosis fongoïde. Arch. derm.-syph. (Paris) **8**, 107—112 (1936). — GOUGEROT, H., A. MEYER-HEINE et A. DREYFUS: Mycosis fongoïde et leucémie. Arch. derm-syph. (Paris) **8**, 118—124 (1936). — GOUGEROT, H., A. VARAY et O. ELIASCHEFF: Aspect clinique de mycosis fongoïde typique; formule leucémique du sang; structure histologique de leucémie. Arch. derm.-syph. (Paris) **11**, 251—259 (1939). — Mycosis fongoïde leucomélanodermique et atrophique. Mycosis fongoïde hyperchromiant et achromiant. Arch. derm.-syph. (Paris) **5**, 245—254 (1933). — GRACIANSKY, P. DE, et S. BOULLE: Atlas der Dermatologie. Dtsch. Übersetzg. von E. GOTTRON. Stuttgart: S. Fischer o. J. — GRACIANSKY, P. DE, S. BOULLE et M. BALTER: Parapsoriasis lichénoïde généralisé. Bull. Soc. franç. Derm. Syph. **57**, 287f. (1950). — GRACIANSKY, P. DE, et C. GRUPPER: Résultats immédiats du traitement par un nouveau dérivé de la colchicine dans un mycosis fongoïde à forme tumorale et ulcéreuse. Bull. Soc. franç. Derm. Syph. **61**, 491—493 (1954). — GRACIANSKY, P. DE, et A. PARAF: Les corrélations médullo-sanguines dans les hématodermies, et en particulier dans les granulomatoses. Sem. Hôp. Paris **26**, 2112—2121 (1950). — GRANZOW-IRRGANG, D.: Mycosis fungoides. Schlesische Dermatol. Ges., Breslau 7. 7. 1928. Ref. Zbl. Haut- u. Geschl.-Kr. **29**, 769 (1929). — GRAUL, E. H., u. H. J. HEITE: Über die N-Lost-Behandlung der Mycosis fungoides. I. Mitt. Pharmakologische Grundlagen und klinische Wirksamkeit. Derm. Wschr. **122**, 1071—1076, 1095—1103 (1950). — GREEN, B.: Mycosis fungoides treated with thorium X. Brit. J. Derm. **59**, 384 (1947). — GREEN, W. S., and L. J. UNDERWOOD: Mycosis fungoides. Arch. Derm. Syph. (Chicago) **66**, 413 (1952). — GREENBAUM, S. S.: Mycosis fungoides. Arch. Derm. Syph. (Chicago) **26**, 560 (1932). — GREIFENSTEIN, A.: Dauerheilung eines „malignen Granuloms" nebst einem differential-diagnostischen Beitrag zur Mycosis fungoides der Schleimhäute. Arch. Ohr.-, Nas. u. Kehlk.-Heilk. **143**, 315—329 (1937). — GREITHER, A.: Dermatologie der Mundhöhle und der Mundumgebung. Stuttgart: Georg Thieme 1955. — GREITHER, A., u. H. TRITSCH: Die Geschwülste der Haut. Stuttgart: Georg Thieme 1957. — GRIVEAUD, E.: Un cas de mycosis fongoïde. Bull. Soc. franç. Syph. **39**, 818—822 (1932). — GRÜNEBERG, T.: Mycosis fungoides. Ges. Dermatol. Venerol. Sachsen-Anhalt, Halle 1. 3. 1953. Ref. Derm. Wschr. **129**, 140 (1954). — Psoriasis vulgaris partim verrucosa (Mycosis fungoides ?). Ges. Dermatol. Venerol. Sachsen-Anhalt, Halle 1. 3. 1953. Ref. Derm. Wschr. **129**, 141 (1954). — GRÜTZ, O.: Diskussionsbemerkung zu KASSENBERG, Nordwestdtsch. Dermatol. Ges., Hamburg 13. 11. 1927. Ref. Derm. Wschr. **86**, 580 (1928). — Mycosis fungoides. Ver.igg Rhein.-Westf. Dermatol., Wuppertal 27. 5. 1934. Ref. Zbl. Haut- u. Geschl.-Kr. **49**, 300 (1935). — GRYNFELTT, E., J. MARGAROT et P. RIMBAUD: Remarques sur l'histogénèse et sur l'étiologie de mycosis fongoïde. Bull. Soc. franç. Derm. Syph. **44**, 1389—1394 (1937). — GÜRTLER, W.: Mycosis fungoides als Vorstadium einer Hautretikulose. Derm. Wschr. **136**, 1325—1331 (1957). — GUY and JACOB: Granuloma fungoides. Arch. Derm. Syph. (Chicago) **21**, 705 (1930).

HABERMANN, R.: Mycosis fungoides mit ungewöhnlich starker Pigmentierung fast der ganzen Haut (Arsen-Wirkung ? Röntgen-Pigmentierung ? Nebennierenschädigung ?). Gemeinsame Sitzg der Dermatol. Ges. Hamburg-Altona u. der Nordwestdtsch. Dermatol. Ver.igg, Hamburg 24. 11. 1929. Ref. Zbl. Haut- u. Geschl.-Kr. **32**, 561 (1930). — HÄMEL, J.: Diskussionsbemerkung zu HENKEL, Ges. Dermatol. Venerol. Thüringen, Jena 2. u. 3. 4. 1949. Ref. Derm. Wschr. **122**, 681 (1950). — Mycosis fungoides. Ges. Dermatol. Venerol. Thüringen, Jena 11. 5. 1952. Ref. Derm. Wschr. **127**, 398 (1953). — HALLAM: A case of the premycosic-stage of mycosis fungoides. Brit. J. Derm. **42**, 290f. (1930). — HALTER: Mycosis fungoides; Tumorstadium mit tiefgreifendem geschwürigem Zerfall. Schlesische Dermatol.

Ges., Breslau 29. 8. 1941. Ref. Zbl. Haut- u. Geschl.-Kr. **68**, 268 (1942). — Mycosis fungoides — 10 Jahre ohne Pruritus. Berliner Dermatol. Ges. 10. 10. 1956. Ref. Z. Haut- u. Geschl.-Kr. **23**, 277 (1957). — HAMANN: Mycosis fungoides d'emblée. Schlesische Dermatol. Ges., Breslau 29. 9. 1941. Ref. Zbl. Haut- u. Geschl.-Kr. **68**, 270 (1942). — HAMPEL: Mycosis fungoides und Arsen-Hyperkeratosen. Schlesische Dermatol. Ges., Breslau 5. 6. 1943. Ref. Zbl. Haut- u. Geschl.-Kr. **70**, 475 (1943). — HARDING, W. F. B., and R. N. SCHNEIDERMAN: Mycosis fungoides treated with potassium p-amonibenzoate. Arch. Derm. Syph. (Chicago) **76**, 264f. (1957). — HARRIS: Mycosis fungoides. Arch. Derm. Syph. (Chicago) **18**, 616—618 (1928). — HAUSER, W.: Zur Kenntnis der Gewebsmastzelle im Knochenmark unter besonderer Berücksichtigung ihres Vorkommens bei Dermatosen (Urticaria pigmentosa, Lymphadenose, Mycosis fungoides, Erythrodermien, Acrodermatitis chronica atrophicans usw.). Arch. Derm. Syph. (Berl.) **195**, 514—524 (1953). — HAXTHAUSEN, H.: Mycosis fungoides mit Antileprol behandelt. Dänische Dermatol. Ges., Kopenhagen 5. 12. 1934. Ref. Derm. Wschr. **103**, 1409 (1936). — HAZEN, H.: Mycosis fungoides in the negroes. Arch. Derm. Syph. (Chicago) **55**, 111 (1947). — HEILMEYER, C., R. MERK u. J. PIWITZ: Klinik und Pharmakologie des Urethans und anderer zytostatischer Stoffe. Stuttgart: Georg Thieme 1948. — HEITE, H. J.: Zur Frage des Wertes der Arsenbehandlung bei Mycosis fungoides. Arch. Derm. Syph. (Berl.) **193**, 150—160 (1951). — Zur Frage des Wertes der Röntgenstrahlentherapie bei der Mycosis fungoides. Z. Haut- u. Geschl.-Kr. **13**, 174—178 (1952). — HEITE, H. J., u. P. SOCHA: Häufigkeitsanalytische Untersuchungen zur Symptomatologie der Mycosis fungoides. Arch. Derm. Syph. (Berl.) **193**, 118—142 (1951). — HELLERSTRÖM: Fall von Mycosis fungoides (forme érythrodermique vraie) bzw. Lymphogranuloma benignum (forme érythrodermique [Schaumann]). Dermatol. Ges., Stockholm 10. 10. 1934. Ref. Zbl. Haut- u. Geschl.-Kr. **51**, 2f. (1935). — HELMKE, R.: Über die Heilungsaussichten der Mycosis fungoides. Derm. Wschr. **120**, 142—145 (1949). — HEMMERT-HALSWICK, A.: Mycosis fungoides beim Schwein. Berl. tierärztl. Wschr. **1931**, 130f. — HEMMINGSON, H.: Ein Fall von Mycosis fungoides mit Metastasierung als polymorphzelliges Sarkom. Acta radiol. (Stockh.) **22**, 602—619 (1941). Ref. Zbl. Haut- u. Geschl.-Kr. **69**, 88 (1943). — HENKEL: Mycosis fungoides des Rachens und der Schleimhäute des Verdauungstraktes. (1) Ges. Dermatol. Venerol. Thüringen, Jena 2. u. 3. 4. 1949. Ref. Derm. Wschr. **122**, 681 (1950). — (2) Zbl. allg. Path. path. Anat. **86**, 29—40 (1950). — HENSTELL, H. H., and J. N. TOBER: Mycosis fungoides and N-mustard. J. invest. Derm. **8**, 183 (1947). — HERBUT, P. A., F. R. MILLER and L. A. ERF: The relation of Hodgkin's disease, Lymphosarcoma and reticulum cell sarcoma. Amer. J. Path. **21**, 233—254 (1945). — HERGER: Diskussionsbemerkung zu FINCKE, Frankfurter Dermatol. Ges., Mainz 13. 5. 1953. Ref. Derm. Wschr. **128**, 960 (1953). — HERMANN, P.: La kératite du mycosis fongoïde. Arch. Ophtal. (Paris), N. sér. **11**, 39—45 (1951). Ref. Zbl. Haut- u. Geschl.-Kr. **79**, 360 (1952). — HERXHEIMER, K., u. H. MARTIN: Mycosis fungoides. In J. JADASSOHNS Handbuch der Haut- und Geschlechtskrankheiten. Berlin: Springer 1929. — HERXHEIMER, P.: Mycosis fungoides — drei geheilte Fälle. Vers. Südwestdtsch. Dermatol., Frankfurt 25. u. 26. 10. 1930. Ref. Zbl. Haut- u. Geschl.-Kr. **36**, 535 (1931). — HERZBERG, J. J.: Die Stellung der Mycosis fungoides im Rahmen der Retikulosen. Derm. Wschr. **140**, 1231 (1959). — Die moderne Auffassung der Mycosis fungoides. Dermatol. Ges. Univ. Berlin 15. 11. 1950. Ref. Derm. Wschr. **123**, 155 (1951). — Die Stellung der Mycosis fungoides im System der Hautkrankheiten. Hamburger Dermatol. Ges. 27. u. 28. 10. 1951. Ref. Derm. Wschr. **125**, 422 (1952). — Mycosis fungoides d'emblée mit metastatischem Befall des Uvealtraktes. Z. Haut- u. Geschl.-Kr. **14**, 180—187 (1953). — Mycosis fungoides. Ver.igg Path. Anatom. Hamburgs 15. 6. 1956. Ref. Zbl. allg. Path. path. Anat. **95**, 560f. (1956). — HERZBERG, J. J., u. K. H. UEBERSCHÄR: Die Mycosis fungoides als neoplastische Erkrankung des erweiterten reticulo-endothelialen Systems. Derm. Wschr. **123**, 316—328, 337—354 (1951). — HESSE, P. G.: Mycosis fungoides. Ges. Dermatol. Venerol. Thüringen, Jena 11. 5. 1952. Ref. Derm. Wschr. **127**, 401 (1953). — Mycosis fungoides. Dermatol. Ges. Weimar 3. 12. 1955. Ref. Z. Haut- u. Geschl.-Kr. **21**, 262 (1956). — HEWITT, J., et J. J. MEYER DE SCHMID: Mycosis fongoïde à tumeurs d'emblée. Première image histologique à type de plasmome périvasculaire, plasmocytaire syphiloïde. Bull. Soc. franç. Derm. Syph. **64**, 172—174 (1957). — HIGHMAN, W. J.: Diskussionsbemerkung zu L. W. KETRON u. M. H. GOODMAN, Arch. Derm. (Chicago) **24**, 758—785 (1931). — Diskussionsbemerkung zu F. WISE, Arch. Derm. Syph. (Chicago) **29**, 627—630 (1934). — HIRSZBERG: Mycosis fungoides. Warschauer Dermatol. Ges. 11. 1. 1933. Ref. Zbl. Haut- u. Geschl.-Kr. **47**, 291 (1934). — HISSARD, A.: Contribution au recherches de M. Bodin et de Mme. Chevrel sur l'étiologie du mycosis fongoïde. Bull. Soc. franç. Derm. Syph. **36**, 87—95 (1929). — HOCHE, WATRIN, JACOB et COCHARD: La téléroentgenthérapie du mycosis fongoïde. Bull. Soc. franç. Derm. Syph. **44**, 1429—1432 (1937). — HÖFS, W.: Mycosis fungoides mit ausgedehnten primären Pigmentverschiebungen. Derm. Wschr. **144**, 1377 (1961). — HÖLTKERMEIER, H.: Zur Kenntnis der Mycosis fungoides. Arch. Derm. Syph. (Berl.) **169**, 13—28 (1933). — HÖLZER, L.: Mycosis fungoides. Frankfurter Dermatol. Ver.igg 7. 12. 1949. Ref. Zbl. Haut- u. Geschl.-Kr. **75**, 93

(1950/51). — Hövelborn: Mycosis fungoides — Vergleich verschiedener Röntgen - Qualitäten und - Quantitäten. Ver.igg Südwestdtsch. Dermatol., Freiburg 4. u. 5. 5. 1935. Ref. Zbl. Haut- u. Geschl.-Kr. 52, 198 (1936). — Hoffmann, C. A.: Mycosis fungoides d'emblée. Berliner Dermatol. Ges. 28. 5. 1940. Ref. Zbl. Haut- u. Geschl.-Kr. 65, 585 (1940). — Hoffmann, E.: Diskussionsbemerkung zu Löwenberg, Ver.igg Rhein.-Westf. Dermatol., Düsseldorf 30. 12. 1932. Ref. Zbl. Haut- u. Geschl.-Kr. 40, 578 (1932). — Hofstra, L.: Mycosis (granuloma) fungoides. T. Diergeneesk. 71, 283 (1946). Ref. Excerpta med. (Amst.), Sect. XIII 1, 161 (1947).— Hollander, L.: Granuloma fungoides. Arch. Derm. Syph. (Chicago) 21, 706 (1930). — Hollander, L., and A. Fisher: Mycosis fungoides. Arch. Derm. Syph. (Chicago) 37, 159 (1938). — Hopf, G.: Diskussionsbemerkung zu H. W. Siemens, Gemeins. Sitzg Ver.igg Nordwestdtsch. Dermatol. u. Ver.igg Dermatol. Groß-Hamburg, Hamburg 3. 11. 1940. Ref. Zbl. Haut- u. Geschl.-Kr. 67, 116f. (1941). — Retothelsarkom, aus einer Mycosis fungoides hervorgehend. Hamburger Dermatol. Ges. 28. u. 29. 11. 1953. Ref. Derm. Wschr. 129, 523 (1954). — Hottenroth, H.: Mycosis fungoides. Frankfurter Dermatol. Ver.igg 15. 2. 1939. Ref. Zbl. Haut- u. Geschl.-Kr. 62, 166 (1939). — Hubler, W. R., and E. W. Netherton: Cutaneous manifestations of monocytic leukaemia. Arch. Derm. Syph. (Chicago) 56, 70—89 (1947). — Hübschmann, K.: Mycosis fungoides. Tschechoslow. Dermatol. Venerol. Ges., Prag 3. 2. 1929. Ref. Zbl. Haut- u. Geschl.-Kr. 35, 52 (1931). — Essais thérapeutiques du mycosis fongoïde. Bull. Soc. franç. Derm. Syph. 44, 1426—1429 (1937). — Hueper, W. L., and B. B. Beeson: Primary multiple sarcomatosis of the skin (the case of F. R. Schmidt). Arch. Derm. Syph. (Chicago) 19, 794—799 (1929). — Hughes, P.: Mycosis fungoides and epithelioma. Brit. J. Derm. 62, 414 (1950). — Huriez, C., Dusausoy, Voirin, Fabre et Milbled: Considérations sur l'application des hormones corticotropes à une première centaine de malades. Bull. Soc. franç. Derm. Syph. 59, 94f. (1952). — Hutsebaut, A.: Mycosis fongoïde. Arch. belges Derm. 8, 302 (1952). — Hynes, J. F., and C. K. Wintrup: Mycosis fungoides. Delaware St. med. J. 18, 83 (1946). Zit. bei S. M. Bluefarb, R. Ihrke and H. S. Steinberg, Arch. Derm. Syph. (Chicago) 66, 76—92 (1952).

Iclaramunt and Audry: Diskussionsbemerkung zu J. J. Eller and C. R. Rein: Arch. Derm. Syph. (Chicago) 27, 807—811 (1933). — Ingram, J. T.: Pityriasis lichenoides and parapsoriasis. Brit. J. Derm. 65, 293—299 (1953).

Jacob, F. M.: Diskussionsbemerkung zu L. Hollander, Arch. Derm. Syph. (Chicago) 37, 159 (1938). — Jacoby: Mycosis fungoides mit Blasenbildung? Schlesische Dermatol. Ges., Breslau 7. 7. 1928. Ref. Zbl. Haut- u. Geschl.-Kr. 29, 771 (1929). — Prämykose. Schlesische Dermatol. Ges., Breslau 11. 5. 1929. Ref. Zbl. Haut- u. Geschl.-Kr. 31, 599 (1929). — Jadassohn, W.: Quelques remarques sur le traitement des dermatoses et des maladies vénériennes. Praxis 36, 23—27 (1947). — Communications en style télégraphique: Mycosis fongoïde traité à l'uréthane. Dermatologica (Basel) 96, 274 (1948). — Jadassohn, W., et R. Paillard: Mycosis fongoïde. Dermatologica (Basel) 98, 325 (1949). — Mycosis fungoides. Dermatologica (Basel) 106, 287 (1953). — Jaeger, H., J. Delacretaz et H. Chapuis: Mycosis fongoïde. Dermatologica (Basel) 110, 382 (1955). — Jaffé, K.: Mycosis fungoides und Lues. Berliner Dermatol. Ges. 11. 11. 1930. Ref. Zbl. Haut- u. Geschl.-Kr. 36, 152 (1931). — Jaffé: Handbook of hematology, vol. 2, p. 1105—1107. New York: Paul B. Hoeber 1938. — Jaja: Rara manifestazione di micosi fungoide. G. ital. Derm. Sif. 70, 1374 (1929). Ref. Zbl. Haut- u. Geschl.-Kr. 33, 575 (1930). — Jausion, H.: Diskussionsbemerkung zu J. Lereboullet, Bull. Soc. franç. Derm. Syph. 37, 1313—1315 (1930). — Jausion, H., P. Bénard, A. Roussel et C. Nadal: A propos d'un cas de mycosis fongoïde. Action curieuse de la mycostatine. Bull. Soc. franç. Derm. Syph. 63, 432—434 (1956). — Jessner, M.: Diskussionsbemerkung zu J. Garb, Arch. Derm. Syph. (Chicago) 62, 757f. (1950). — Johne, H. O.: Mißerfolg mit N-Lost und Äthyl-Urethan bei Mycosis-fungoides-Fällen. Z. Haut- u. Geschl.-Kr. 8, 99—103 (1950). — Jonkhoff: Mycosis fungoides mit großen zerstörenden Veränderungen im Gesicht. Ned. T. Geneesk. 1930, 5756—5759. Ref. Zbl. Haut- u. Geschl.-Kr. 37, 209 (1931). — Jordan, A., u. W. Areschewa: Das Schicksal der Kranken mit Mycosis fungoides. Derm. Z. 74, 126—135 (1937). — Joulia, P., P. le Coulant, L. Texier et Fruchard: Sarcoma fongoïde. Bull. Soc. franç. Derm. Syph. 60, 2 (1954). — Joulia, P., P. le Coulant, L. Texier, J. Maleville et Gaggini: Mycosis fongoïde (Alibert-Bazin). Bull. Soc. franç. Derm. Syph. 67, 51 (1961). — Joulia, P., P. le Coulant, L. Texier, J. Maleville et Labouche: Mycosis fongoïde. Bull. Soc. franç. Derm. Syph. 67, 972 (1960). — Joulia, P., Fruchard et Régnier: Mycosis fongoïde à tumeurs d'emblée. Bull. Soc. franç. Derm. Syph. 63, 206 (1956). — Jung: Mycosis fungoides, Tumorstadium, ein Vulvakarzinom nachäffend. Ges. Dermatol. Venerol. Mecklenburg, Rostock 29. 9. 1951. Ref. Derm. Wschr. 126, 908 (1952).

Kärcher jr., K. H.: Mycosis fungoides d'emblée. Ver.igg Südwestdtsch. Dermatol., Mannheim 8. u. 9. 5. 1954. Ref. Z. Haut- u. Geschl.-Kr. 18, 371 (1955). — Granuloma fungoides. Ver.igg Mannheimer-Ludwigshafener Dermatol., Mannheim 28. 11. 1956. Ref. Z. Haut- u. Geschl.-Kr. 22, 387 (1957). — Kalkoff, K. W.: Mycosis fungoides. Ver.igg

Südwestdtsch. Dermatol., Marburg 18. u. 19. 4. 1953. Ref. Derm. Wschr. **129**, 95 (1954). Diskussionsbemerkung zu FINCKE, Frankfurter Dermatol. Ges. 13. 5. 1953. Ref. Derm. Wschr. **128**, 960 (1953). — KALTHOFF, E.: Mycosis fungoides; Wirkung von Röntgenstrahlen verschiedener Dosen und Härten. Ver.igg Düsseldorfer Dermatol. 30. 7. 1952. Ref. Zbl. Haut- u. Geschl.-Kr. **82**, 408 (1953). — KALZ, F.: Zur Grenzstrahlenbehandlung der Mycosis fungoides. Dermatologica (Basel) **79**, 79—83 (1939). — KAMINSKY, A., P. BUMASCHNY, A. PESELMAN y P. J. BOSQ: Consideraciones sobre „granuloma fungoides". Ses. Dermat. Homen. Prof. L. E. PIERINI, Buenos Aires 11.—13. 11. 1949. **5**, 367—369 (1950). Ref. Zbl. Haut- u. Geschl.-Kr. **78**, 177 (1952). — KASSENBERG: Lymphadenosis circumscripta, aleukämische Leukämie oder Mycosis fungoides. Nordwestdtsch. Dermatol. Ges., Hamburg 13. 11. 1927. Ref. Derm. Wschr. **86**, 580 (1928). — KATZ: Mycosis fungoides, behandelt nach BUCKY. Dtsch. Dermatol. Ges. Tschechoslow. Republ., Prag 19. 6. 1932. Ref. Zbl. Haut- u. Geschl.-Kr. **43**, 130 (1933). — KEIL, H.: Parapsoriasis en plaques disséminées and incipient mycosis fungoides. A critical review with a report of an illustrative case. Arch. Derm. Syph. (Chicago) **37**, 465—494 (1938). — Parapsoriasis en plaques disséminées and incipient mycosis fungoides. Supplementary data on their relationship. Arch. Derm. Syph. (Chicago) **38**, 545—554 (1938). — Relation of parapsoriasis to mycosis fungoides. Correspondence. Answer to Montgomery-Burckhart: Arch. Derm. Syph. (Chicago) **46**, 950f. (1942). — KEIM, H. L.: The lymphoblastomas — their interrelationship. Arch. Derm. Syph. (Chicago) **19**, 533—594 (1929). — Diskussionsbemerkung zu L. H. WINER, Arch. Derm. (Chicago) **56**, 480—498 (1947). — KEINING, E.: Granuloma fungoides d'emblée (?) am behaarten Kopf. Ver.igg Dermatol., Groß-Hamburg 7. 2. 1937. Ref. Zbl. Haut- u. Geschl.-Kr. **57**, 571 (1938). — KELLER, F.: Über die Mycosis fungoides der Schleimhaut und ihre Differentialdiagnose gegenüber Lues. Med. Diss. Frankfurt 1931. Ref. Zbl. Haut- u. Geschl.-Kr. **42**, 728 (1933). — KERL, W.: Mycosis fungoides d'emblée. Wien. klin. Wschr. **1928**II, 1761. — Mycosis fungoides d'emblée. Wiener Dermatol. Ges. 14. 3. 1929. Ref. Zbl. Haut- u. Geschl.-Kr. **31**, 564 (1929). — Prurigo nodularis Hyde und Mycosis fungoides d'emblée. Wiener Dermatol. Ges. 16. 3. 1933. Ref. Zbl. Haut- u. Geschl.-Kr. **45**, 553 (1933). — KETRON, L. W., and M. H. GOODMAN: Multiple lesions of the skin, apparently of epithelial origin, resembling clinically mycosis fungoides. Arch. Derm. Syph. (Chicago) **24**, 758—785 (1931). — KIERLAND, R. R., C. H. WATKINS and C. C. SHULLENBERGER: The use of nitrogen mustard in the treatment of mycosis fungoides. J. invest. Derm. **9**, 195—201 (1947). — KIESSLING: Mycosis fungoides. Ver.igg Südwestdtsch. Dermatol., Mannheim 8. u. 9. 5. 1954. Ref. Z. Haut- u. Geschl.-Kr. **18**, 345 (1955). — KINDLE: Mycosis fungoides — Monocytose. Brit. J. Derm. **56**, 96 (1944). — KISEMEYER: Mycosis fungoides. Dänische Dermatol. Ges., Kopenhagen 1. 10. 1930. Ref. Zbl. Haut- u. Geschl.-Kr. **36**, 273 (1931). — KIU, SHO-SEI: Beitrag zur Kenntnis der Kahlerschen Krankheit mit Mycosis fungoides, besonders über die Genese der Geschwulstzellen. Arch. jap. Chir. **16**, 79—107 (1939). Ref. Zbl. Haut- u. Geschl.-Kr. **62**, 662 (1939). — KLABER, R.: Mycosis fungoides d'emblée. Proc. roy. Soc. Med. **26**, 131f. (1932). — KLAUDER, J. V.: Fever therapy of mycosis fungoides. J. Amer. med. Ass. **106**, 201—206 (1936). — KLEVANSKY, H.: Persistierende kerionartige ekzematöse Dermatitis in Weiterentwicklung zur Mycosis fungoides. Brit. J. Derm. **72**, 195 (1960). — KLIEGEL: Mycosis fungoides d'emblée. Schlesische Dermatol. Ges., Breslau 16. 10. 1940. Ref. Zbl. Haut- u. Geschl.-Kr. **66**, 293 (1941). — KLINGE, F., u. J. WÄTJEN: Zit. nach KÜHL. — KLINGMÜLLER: Diskussionsbemerkung zu KASSENBERG, Nordwestdtsch. Dermatol. Ges., Hamburg 13. 11. 1927. Ref. Derm. Wschr. **86**, 580 (1928). — KLÜKEN, N., u. U. PREU: Zur Histomorphologie einer Retikulose mit besonderer Beteiligung der Haut. Beitr. path. Anat. **112**, 470 (1952). — KNAPP, H.: Mycosis fungoides (prämykotisches Stadium). Frankfurter Dermatol. Ver.igg 12. 7. 1939. Ref. Zbl. Haut- u. Geschl.-Kr. **64**, 259 (1940). — KNOTH, W.: Retikulosarkomatose auf dem Boden von Akrodermatitis chronica atrophicans. Hautarzt **9**, 456 (1958). — KOCH, F.: Äthyl-Urethanbehandlung der Mycosis fungoides. Derm. Wschr. **119**, 713 (1947/48). — KOCHS, A. G.: Mycosis fungoides, tuberoverrukös. Ver.igg Südwestdtsch. Dermatol., Frankfurt 20. u. 21. 10. 1951. Ref. Zbl. Haut- u. Geschl.-Kr. **78**, 407 (1952). Mycosis fungoides — facies leontina — beträchtliche Remission unter ACTH. Derm. Wschr. **128**, 942 (1953). — KOCK: Mycosis fungoides, Behandlung mit Sina-Lost. Ver.igg Südwestdtsch. Dermatol., Frankfurt 28. 4. 1951. Ref. Zbl. Haut- u. Geschl.-Kr. **78**, 401 (1952). — KÖNIGSTEIN: Mycosis fungoides d'emblée oder Sarkom. Wiener Dermatol. Ges. 10. 3. 1932. Ref. Zbl. Haut- u. Geschl.-Kr. **41**, 679 (1932). — Mycosis fungoides. Österr. Dermatol. Ges., Wien 8. 11. 1934. Ref. Zbl. Haut- u. Geschl.-Kr. **50**, 546 (1935). — Mycosis fungoides mit eigenartigem Verlauf. Österr. Dermatol. Ges., Wien 14. 1. 1937. Ref. Zbl. Haut- u. Geschl.-Kr. **57**, 9 (1938). — KOGOJ, F.: Mycosis fungoides. Dermatol. Venerol. Sekt., Zagreb 30. 3. 1933. Ref. Zbl. Haut- u. Geschl.-Kr. **49**, 407 (1935). — Granuloma fungoides; Lues latens. Dermatol. Venerol. Sekt., Zagreb 22. 2. 1938. Ref. Zbl. Haut- u. Geschl.-Kr. **60**, 200 (1938). — Granuloma fungoides, typus erythrodermaticus Hallopeau-Besnier. Liječn. Vjesn. **69**, 200 (1947). Ref. Excerpta med. (Amst.), Sect. XIII **3**, 675 (1949). — KOIKE, T., u. SYUNGO YOSINO: Mycosis fungoides d'emblée „Typus Geschwulst" bei einem jungen Säugling. Okayama, Igakkai Zasshi **51**, 2506 (1939). Ref. Zbl. Haut- u. Geschl.-Kr. **65**, 44 (1940). — Kolff, W. J.: Ein Fall von Granuloma (Mycosis) fungoides im Dünndarm. Ned. T. Geneesk. **1936**, 3738—3744. Ref. Zbl. Haut- u. Geschl.-Kr. **55**, 287 (1937). — Darmverengerungen und Perforationsperitonitis, hervorgerufen durch Mycosis fungoides des Darmes. Geneesk. Bl. **38**, 241—268 (1941). Ref. Zbl. Haut- u. Geschl.-Kr. **68**, 85 (1942). — Konrad: Diskussionsbemerkung zu Fuhs, Wiener Dermatol. Ges. 22. 10. 1942. Ref. Zbl. Haut- u. Geschl.-Kr. **69**, 591 (1943). — Korting, G. W.: Gynäkomastie als Urethan-Nebenwirkung bei einem Fall von Mycosis fungoides. Z. Haut- u. Geschl.-Kr. **8**, 480—486 (1950). — Diskussionsbemerkung zu Mussler, Alopecia areata-Demonstration. Ver.igg Südwestdtsch. Dermatol., Freiburg 7. u. 8. 5. 1955. Ref. Zbl. Haut- u. Geschl.-Kr. **92**, 391f. (1955). — Mycosis fungoides. Ver.igg Württemb. Dermatol., Tübingen 1. 12. 1956. Ref. Derm. Wschr. **135**, 569 (1957). — Kovacs, S.: Mycosis fungoides of the lungs. Ed. Univ. clin. skin-venerol. Budapest **1**, 150 (1946). Ref. Excerpta (Amst.), Sect. XIII **2**, 982 (1948). — Kraindel: Zur Diagnose der Mycosis fungoides und der Lymphogranulomatose. Vemerol. i Derm. (Mosk.) **1931**, Nr 6/7. Ref. Derm. Wschr. **94**, 175 (1932). — Krantz, W.: Mycosis fungoides. Kölner Dermatol. Ges. 28. 6. 1929. Ref. Zbl. Haut- u. Geschl.-Kr. **31**, 683 (1929). — Mycosis fungoides — Wiedervorstellung. Kölner Dermatol. Ges. 14. 4. 1930. Ref. Zbl. Haut- u. Geschl.-Kr. **34**, 137 (1930). — Kraus, E. J.: Über ein eigenartiges Granulom der Nasen-, Rachen- und Mundhöhle. Zbl. allg. Path. path. Anat. **46**, Erg.-H. 43—57, 73f. (1929). — Krauskopf, J.: Interesting observations concerning mycosis fungoides. Česká Derm. **26**, 250—253 (1951). Ref. Zbl. Haut- u. Geschl.-Kr. **81**, 76 (1952). — Kreibich: Lichen ruber acuminatus. Dtsch. Dermatol. Ges. Tschechoslow. Republ., Prag 23. 2. 1929. Ref. Zbl. Haut- u. Geschl.-Kr. **30**, 178 (1929). — Prurigo lymphadénique. Dtsch. Dermatol. Ges. Tschechoslow. Republ., Prag 26. 2. 1930. Ref. Zbl. Haut- u. Geschl.-Kr. **33**, 778 (1930). — Kren: Mycosis fungoides und kavernöse Phthise. Österr. Dermatol. Ges., Wien 16. 5. 1935. Ref. Zbl. Haut- u. Geschl.-Kr. **52**, 281 (1936). — Mycosis fungoides, alle Stadien zugleich; Zungenknoten. Österr. Dermatol. Ges., Wien 17. 6. 1937. Ref. Zbl. Haut- u. Geschl.-Kr. **58**, 1 (1938). — Kreutzberg, B.: Über das Verhalten des peripheren Nervensystems in der Haut bei Mycosis fungoides. Arch. klin. exp. Derm. **205**, 34—48 (1957). — Kühl, I.: Zur Nosologie und Pathogenese der Mycosis fungoides. Franfurt. Z. Path. **66**, 268—289 (1955). — Kühl, I., u. G. Hartmann: Ein Beitrag zur Klinik und Pathogenese der Mycosis fungoides. Bruns' Beitr. klin. Chir. **192**, 58—68 (1956). — Kugelberg, E.: Mycosis fungoides mit Granuloma cerebri. Nord. Med. **1941**, 1655—1657. Ref. Zbl. Haut- u. Geschl.-Kr. **68**, 689 (1942). — Kugelmeier, L. M.: Atypische monocytäre Reaktionsformen. 5. Kongr. Europ. Ges. Haemat. (Freiburg 20. 10. 1955) 1956, S. 349—352. — Kuske, H.: Mycosis fungoides-Tumoren nur an der rechten Mamma. Dermatologica (Basel) **91**, 254 (1945). — Granuloma (Mycosis) fungoides. Dermatologica (Basel) **104**, 337 (1952). — Kusnitzky: Diskussionsbemerkung zu Jacoby, Schlesische Dermatol. Ges., Breslau 7. 7. 1928. Ref. Zbl. Haut- u. Geschl.-Kr. **29**, 771 (1929). — Kveim, A.: Mycosis fungoides. Norsk. Mag. Laegevidensk. **1938**, 99. Ref. Zbl. Haut- u. Geschl.-Kr. **62**, 59 (193).

Lafrenière, E. A.: Mycosis fungoides. Arch. Derm. Syph. (Chicago) **55**, 718f. (1947). — La Manna, S.: Su alcune questioni istopatogenetiche nella micosi fungoide. Tumori **13**, 65—84 (1939). — Lane, C. G.: Diskussionsbemerkung zu G. D. Reeves, Arch. Derm. Syph. (Chicago) **22**, 351f. (1930). — Diskussionsbemerkung zu J. V. Klauder, J. Amer. Med. Ass. **106**, 201—206 (1936). — Diskussionsbemerkung zu M. H. Ebert u. M. Otsuka: Arch. of Dermat., Chicago **52**, 63f. (1945). — Diskussionsbemerkung zu E. A. Lafrenière: Arch. of Dermat., Chicago **55**, 718f. (1947). — Lane, C. G., and A. Greenwood: Lymphoblastoma (mycosis fungoides) and hemorrhagic cavernoma of Kaposi in the same person. Arch. Derm. Syph. (Chicago) **27**, 643—657 (1933). — Lange, S.: Diskussionsbemerkung zu Dölcher, 21. Tagg Dtsch. Dermatol. Ges., Heidelberg 10. 10. 1949. Ref. Arch. Derm. Syph. (Berl.) **191**, 704 (1950). — Zur Behandlung der Mycosis fungoides mit Äthylurethan. Z. Haut- u. Geschl.-Kr. **9**, 415—421 (1950). — Langer, E.: Mycosis fungoides (Zustand nach Röntgenbestrahlung und Lostbehandlung). Berliner Dermatol. Ges. 16. 12. 1953. Ref. Z. Haut- u. Geschl.-Kr. **18**, 249f. (1955). — Lapière, S.: Considérations générales concernantes le classement du mycosis fongoïde. Bull. Soc. franç. Derm. Syph. **44**, 1412—1420 (1937). — Étude comparative du mycosis fongoïde et de la maladie de Hodgkin. Rev. belge Sci. méd. **10**, 159—171 (1938). — Zusammenhang zwischen Parapsoriasis en plaques und Mycosis fungoides. Brux.-méd. **26**, 535 (1946). — Évolution et prognostic du parapsoriasis en plaques. Ann. Derm. Syph. (Paris) VIII. sér., **9**, 609—622 (1949). — Ancien parapsoriasis en plaques datant de 29 ans compliqué de mycosis fongoïde, forme mixte, depuis quatre ans. Arch. belges Derm. **7**, 138f. (1951). — A propos de deux nouveaux cas de parapsoriasis en plaques et lichénoïde compliqués de mycosis fongoïde. Arch. belges Derm. **9**, 237—248 (1952). — Lapière, S., van Runckelen et Dussart: Parapsoriasis, poïkilodermie et mycosis fongoïde. Scalpel (Brux.) **99**, 354—356 (1946). — Un cas de mycosis fongoïde à tumeurs d'emblée chez une femme de 60 ans. Scalpel (Brux.) **99**, 447 (1946). — Parapsoriasis en plaques, datant de 13 ans évoluant vers une érythrodermie parapsoriasitique prémycosique. Arch. belges Derm. **4,** 216f. (1948). — Mycosis fongoïde développé après 40 ans sur une érythrodermie parapsoriasitique faisant suite à un psoriasis en plaques. Arch. belges Derm. **4,** 217f. (1948). — LAPIÈRE, S., et W. DE WEERDT: L'aspect de la moëlle osseuse dans le mycosis fongoïde. Sang **13,** 393—400 (1939). — LARSSON, L. G.: Internal treatment of mycosis fungoides with ^{32}P. Acta radiol. (Stockh.) **37,** 577—582 (1952). Ref. Zbl. Haut- u. Geschl.-Kr. **83,** 339 (1953). — LAUBÀL, S.: Mycosis fungoides. Ungarische Dermatol. Ges., Budapest 11. 10. 1929. Ref. Zbl. Haut- u. Geschl.-Kr. **32,** 790 (1930). — LAUGIER, P.: Mycosis fongoïde ou plasmocytome? Cas pour diagnostic. Bull. Soc. franç. Derm. Syph. **58,** 324f. (1951). — Mycosis fongoïde; échec de la radiothérapie et de la moutarde azotée. Bull. Soc. franç. Derm. Syph. **60,** 332f. (1953). — LAUSECKER, H.: Mycosis fungoides (galoppierende Form). Klin. Med. (Wien) **3,** 68f. (1948). — LEAVELL, W. W., J. J. STEWART and J. G. THOMSEN: Poikilodermia vasculare atrophicans with changes of mycosis fungoides, basal cell epithelioma, squamous cell epithelioma. Arch. Derm. Syph. (Chicago) **61,** 529 (1950). — LEDERMANN, R.: Diskussionsbemerkung zu BUSCHKE SIMON u. ANDERS, Berliner Dermatol. Ges. 13. 12. 1932. Ref. Zbl. Haut- u. Geschl.-Kr. **43,** 723f. (1933). — LE DONNE, J. E.: Mycosis fungoides. Report of a case terminating in myelogenous leukemia. New Engl. J. Med. **250,** 240—242 (1954). — LEIDEL, H. J.: Zur Behandlung der Mycosis fungoides mit zytostatischen Stoffen. Derm. Wschr. **121,** 169—177 (1950). — LEINBROCK, A.: Mycosis fungoides. Veränderungen des elektrophoretischen Serum-Eiweiß-Spektrums, der Serum-Labilitätsreaktionen und des Blutbildes unter Urethan und anderen Chemotherapeutika. Arch. Derm. Syph. (Berl.) **192,** 385—401 (1951). — LENASTOWICZ: Mycosis fungoides. Lemberger Dermatol. Ges. 5. 12. 1929. Ref. Zbl. Haut- u. Geschl.-Kr. **34,** 144 (1930). — Mycosis fungoides. Lemberger Dermatol. Ges. 6. 3. 1930. Ref. Zbl. Haut- u. Geschl.-Kr. **35,** 55 (1931). — LEONE, R.: Esperimenti d'inoculazione nel coniglio di nodi della „Micosi fungoide". G. ital. Derm. Sif. **89,** 349—362 (1948). — LEREBOULLET, J.: L'épreuve de l'adrénaline dans deux cas de mycosis fongoïde. Bull. Soc. franç. Derm. Syph. **37,** 1313—1315 (1930). — L'épreuve de l'adrénaline dans le mycosis fongoïde. Rev. franç. Derm. Venér. **7,** 28—35 (1931). — LERNER, G.: Tracing skin malignancies back to the amoeba. Urol. cutan. Rev. **61,** 688—691 (1947). — LEVER, W. F.: Histopathology of the skin. Philadelphia: J. B. Lipincott Company 1949. — Diskussionsbemerkung zu D. P. ROBERTS and I. ZELIGMAN, Arch. Derm. Syph. (Chicago) **63,** 663f. (1951). — LEVIN, O. L.: Diskussionsbemerkung zu E. T. BERNSTEIN u. L. A. GOLDBERGER, Arch. Derm. Syph. (Chicago) **49,** 474f. (1944). — LEVIN, O. L., and H. T. BEHRMAN: Roentgen ray therapy of mycosis fungoides. Arch. Derm. Syph. (Chicago) **51,** 307f. (1945). — LEVINE, B.: Mycosis fungoides. Arch. Derm. Syph. (Chicago) **52,** 420f. (1945). — LEWIS, G. M.: Diskussionsbemerkung zu D. P. ROBERTS u. I. ZELIGMAN, Arch. Derm. Syph. (Chicago) **63,** 663f. (1951). — Mycosis fungoides; remission after corticotropintherapy. Arch. Derm. Syph. (Chicago) **68,** 609—611 (1953). — LIDMAN, HJ., and H. GENTELE: Case of sarcoma on the basis of mycosis fungoides. Acta derm.-venereol. (Stockh.) **35,** 82 (1955). — LINDNER, H., u. R. MEYER: Zum Problem der Retikulosarkomatosen. Arch. klin. exp. Derm. **203,** 409—432 (1956). — LINSER, K.: Mycosis fungoides. Ver.igg Südwestdtsch. Dermatol., Frankfurt 11. 3. 1927. Ref. Zbl. Haut- u. Geschl.-Kr. **26,** 658 (1928). — Mycosis fungoides. Ver.igg Dresdner Dermatol. 6. 5. 1931. Ref. Zbl. Haut- u. Geschl.-Kr. **38,** 724 (1931). — Diskussionsbemerkung zu GALEWSKY, Ver.igg Dresdner Dermatol. 2. 12. 1931. Ref. Zbl. Haut- u. Geschl.-Kr. **40,** 453 (1932). — Prämykotisches Exanthem und deuteropathische Poikilodermie. Dermatol. Ges. Univ. Berlin 14. 3. 1951. Ref. Derm. Wschr. **124,** 1060 (1951). — Mycosis fungoides. Dermatol. Ges. Univ. Berlin 27. 6. 1951. Ref. Derm. Wschr. **125,** 210 (1952). — Prämykose, teils eine Pityriasis rubra pilaris, teils eine Parapsoriasis en plaques imitierend. Dermatol. Ges. Univ. Berlin 28. 11. 1953. Ref. Derm. Wschr. **131,** 38 (1955). — Die Beeinflussung der Hautveränderungen bei der Mycosis fungoides durch Heliotherapie. Z. Haut- u. Geschl.-Kr. **27,** 319 (1959). — LINSER, K., u. K. HARNACK: Heliotherapie der Mycosis fungoides. Arch. klin. exp. Derm. **215,** 105 (1962). — LIVINGOOD, C. S., and J. P. SCULLY: Mycosis fungoides d'emblée. Arch. Derm. Syph. (Chicago) **60,** 831 (1949). — LÖHE, H.: Mycosis fungoides. Berliner Dermatol. Ges. 5. 12. 1936. Ref. Derm. Wschr. **105,** 865 (1937). — Diskussionsbemerkung zum Vortrag von ROST, Neue Indikationen für Penicillinbehandlung. Gemeinsame Sitzg Ver.igg Nordwestdtsch. Dermatol. u. Hamburger Dermatol. Ges., Hamburg 2.—4. 4. 1948. Ref. Zbl. Haut- u. Geschl.-Kr. **72,** 257 (1949). — Mycosis fungoides und Tbc pulmonum. Dermatol. Ges. Charité-Berlin. Dermatol. Ges. 9. 3. 1949. Ref. Z. Haut- u. Geschl.-Kr. **6,** 523 (1949). — Diskussionsbemerkung zu DÖLCHER, 21. Tagg Dtsch. Dermatol. Ges., Heidelberg 10. 10. 1949. Ref. Arch. Derm. Syph. (Berl.) **191,** 704 (1950). — LÖHE, H., u. MILLBERGER: Mycosis fungoides. 6 Fälle. Berliner Dermatol. Ges. 14. 6. 1950. Ref. Hautarzt **2,** 332 (1951). — LÖHE, H., u. W. SCHMIDT: Augenbeteiligung bei Mycosis fungoides. Derm. Wschr. **104,** 1329f. (1936). — LÖWENBERG: Mycosis fungoides. Rhein.-Westf. Dermatol. Düsseldorf 8. 11. 1931. Ver.igg Ref. Zbl. Haut- u. Geschl.-Kr. **40,** 578 (1932). — Mycosis fungoides — 2. Vorstellung. Ver.igg Rhein.-Westf. Dermatol., Düsseldorf 30. 12. 1932. Ref. Zbl. Haut- u. Geschl.-Kr. **44,** 134 (1933). — LOM-

HOLT, S.: Diskussionsbemerkung zu KISSMEYER, Dänische Dermatol.Ges., Kopenhagen 1. 10. 1930. Ref. Zbl. Haut- u. Geschl.-Kr. **36**, 273 (1931). — Antileprolbehandlung bei Mycosis fungoides. Arch. Derm. Syph. (Berl.) **170**, 467—472 (1934). — Antileprolbehandlung von Mycosis fungoides. Hospitalstidende **1935**, 79—84. Ref. Zbl. Haut- u. Geschl.-Kr. **51**, 351 (1935). — Mycosis fungoides. Dänische Dermatol. Ges., Kopenhagen 4. 3. 1936. Ref. Zbl. Haut- u. Geschl.-Kr. **53**, 378 (1936). — Mycosis fungoides d'emblée. Dänische Dermatol. Ges., Kopenhagen 6. 5. 1936. Ref. Zbl. Haut- u. Geschl.-Kr. **54**, 4 (1937). — Diskussionsbemerkung zu TIETZEN, Ver.igg Dermatol. Groß-Hamburg 15. 11. 1936. Ref. Zbl. Haut- u. Geschl.-Kr. **56**, 355 (1937). — Mycosis fungoides, mit Salvarsan behandelt. Dänische Dermatol. Ges., Kopenhagen 6. 10. 1937. Ref. Zbl. Haut- u. Geschl.-Kr. **61**, 243 (1939). — LOMMEN, A.: Unusual case of mycosis fungoides. Ned. T. Geneesk. **90**, 1073—1076 (1946). Ref. J. Amer. med. Ass. **133**, 354 (1947). — LONDON, I. D.: The cutaneous manifestations of lymphoblastomas. J. med. Ass. Ala. **18**, 300—303 (1949). — LONGCHAMPT, DUPERRAT et BELLONC: Mycosis fongoïde à évolution leucémique; échec de la moutarde à l'azote. Bull. Soc. franç. Derm. Syph. **57**, 538f. (1950). — LORTAT-JACOB: Diskussionsbemerkung zu GOUGEROT, J. MEYER u. ELIASCHEFF, Bull. Soc. franç. Derm. Syph. **36**, 1029f. (1929). LOUIS: Mycosis fungoides. Ver.igg Südwestdtsch. Dermatol., Freiburg 11. 6. 1939. Ref. Zbl. Haut- u. Geschl.-Kr. **63**, 477 (1940). — LOUSTE: Syphilis maligne ou mycosis fongoïde ? Congr. Dermat. Langue Franc. 1930, p. 247—249. — LOUSTE: Cailliau et Ducourtioux: Mycosis fongoïde. Bull. Soc. franç. Derm. Syph. **33**, 182—185 (1929). Zit. bei NIETHAMMER, Arch. Derm. Syph. (Berl.) **179**, 484—499 (1939). — LOUSTE, THIBAUT et CAILLIAU: Un cas de mycosis fongoïde hyperkératosique. Bull. Soc. franç. Derm. Syph. **39**, 179—181 (1932). LOW-BEER,: ^{32}P-Therapie bei Mycosis fungoides (1950). Zit. bei BAZEX, BRU, DUPRÉ et PARANT, Bull. Soc. franç. Derm. Syph. **62**, 429—431 (1955). — LÖVGREN, O., and C. WERTHMANN: On the etiology of and the supposed relations between lymphogranulomatosis and mycosis fungoides. Acta med. scand. **108**, 387—397 (1941). Ref. Zbl. Haut- u. Geschl.-Kr. **68**, 297 (1942). — LUTZ, W.: Keratosis-pilaris-ähnliche Prämykose. Dermatologica (Basel) **96**, 264 (1948). — Mycosis fungoides. Dermatologica (Basel) **102**, 317f. (1951). — Lehrbuch der Haut- und Geschlechtskrankheiten, 2. Aufl. Basel: S. Karger 1957. — LYNCH, F. W.: Diskussionsbemerkung zu F. E. SENEAR, M. R. CARO u. C. H. STUBENRAUCH, Arch. Derm. Syph. (Chicago) **51**, 351 (1945). — LYONS, M.: Mycosis fungoides. Arch. Derm. Syph. (Chicago) **26**, 166 (1932).

MACCORMAC: H.: Erysipelas and mycosis fungoides. Proc. roy. Soc. Med. **26**, 495 (1933). — Erysipelas and mycosis fungoides. Brit. J. Derm. **45**, 237—240 (1933). — Mycosis fungoides treated with malaria. Proc. roy. Soc. Med. **27**, 1365f. (1934). — Mycosis fungoides treated with malaria. Proc. roy. Soc. Med. **29**, 288f. (1936). — Mycosis fungoides treated by malaria, terminating in Hodgkin's disease. Brit. med. J. **56**, 107 (1944). — MACKEE, G. M.: Diskussionsbemerkung zu WILLIAMS, Arch. of Derm. (Chicago) **20**, 396 (1929). — Diskussionsbemerkung zu PAROUNAGIAN, Arch. Derm. Syph. (Chicago) **20**, 915f. (1929). — Diskussionsbemerkung zu F. WISE, Arch. Derm. Syph. (Chicago) **29**, 627—630 (1934). — MACKENNA, R. M. B., and L. G. R. WAND: Mycosis fungoides of the Hallopeau-Besnier-type. Brit. J. Derm. **61**, 382 (1949). — MADERNA, C.: Micosi fungoide (contributo clinico, istologico e terapeutico). Rif. med. **1934**, 923—935. Ref. Zbl. Haut- u. Geschl.-Kr. **49**, 338 (1935). — MAIKOWSKI, A.: Urethantherapie der Mycosis fungoides. Med. Klin. **45**, 834—836 (1950). — MALLET, L.: Emploi de l'arsénic 76, isotope radio-actif, dans le traitement de certaines affections malignes cutanées. Bull. Acad. Méd. (Paris) **134**, 638—640 (1950). Ref. Excerpta (Amst.) Sect. XIII 5, 1292 (1951). — MALLET, L., G. MARCHAL et G. DUHAMEL: L'arsénic radio-actif dans le traitement de la maladie de Hodgkin et du mycosis fongoïde. Acta haemat. (Basel) **7**, 27—38 (1952). — MARCHAL, G., L. MALLET et G. DUHAMEL: L'arsénic radio-actif dans le traitement de la maladie de Hodgkin et du mycosis fongoïde. Bull. Soc. méd. Hôp. Paris, IV. sér. **67**, 1354—1358 (1951). — MARCHIONINI, A.: Diskussionsbemerkung zu C. F. FUNK, Ver.igg Südwestdtsch. Dermatol., Regensburg 9. u. 10. 10. 1954. Ref. Zbl. Haut- u. Geschl.-Kr. **91**, 231 (1955). — MARCUSSEN: Systemic proliferation of lymphoid and reticular cells with benign changes in skin, lymph glands, and blood. Acta derm.-venereol. (Stockh.) **25**, 464—475 (1945). — MARGAROT, J., P. LAMARQUE, E. THIBAUT, P. IZARN et C. COMBIER: Le traitement du mycosis fongoïde par le phosphor radioactif. Ann. Derm. Syph. (Paris) VIII. sér. **15**, 217 (1955). — MARGAROT, J., et H. SABATIER: Remarques sur le polymorphisme clinique initial du mycosis fongoïde du type Alibert-Bazin. A propos d'une forme folliculaire suppurée rapellant le kérion de Celse. Bull. Soc. franç. Derm. Syph. **44**, 1297—1302 (1937). — MARINELLI u. GOLDSCHMIDT: ^{32}P-Therapie bei Mycosis fungoides. Zit. bei BAZEX, BRU, DUPRÉ u. PARANT. Bull. Soc. franç. Derm. Syph. **62**, 429—431 (1955). — MARKOWITZ, B.: Theories of mycosis fungoides, Hodgkin's disease, etc., with two case reports. Amer. J. Surg., N.s. **16**, 113—117 (1932). — MARMELZAT, W., and A. E. WALKER: Poikilodermia atrophicans vasculare with changes of mycosis fungoides, basal cell and squamous cell epithelioma. Arch. Derm. Syph. (Chicago) **60**, 908 (1949). — MARQUES, P., A. BRU et R. Salvador: Utilisation du ³²P dans un cas de mycosis fongoïde. Bull. Ass. franç. Cancer 38, 86 (1951). Ref. Zbl. Haut- u. Geschl.-Kr. 80, 77 (1952). — Martenstein: Zur Tuberkulinanergie bei Mycosis fungoides. Arch. Derm. Syph. (Berl.) 154, 198f. (1928). — Martin, H.: Zbl. Haut- u. Geschl.-Kr. 51, 551 (1935). — Matras, A.: Mycosis fungoides d'emblée. Wiener Dermatol. Ges. 20. 3. 1941. Ref. Zbl. Haut- u. Geschl.-Kr. 67, 426 (1941). — Mycosis fungoides. Österr. Dermatol. Ges., Wien 18. 10. 1951. Ref. Zbl. Haut- u. Geschl.-Kr. 80, 111 (1952). — Mycosis fungoides. Österr. Dermatol. Ges., Wien 26. 6. 1952. Ref. Derm. Wschr. 126, 1198 (1952). — Contribution to the clinical and histological study of mycosis fungoides. Proc. 10th Internat. Congr. Dermat. 1952, London 1953, p.326. — Mycosis fungoides mit maligner Geschwulstbildung. Hautarzt 4, 113—118 (1953). — Mayer, J.: Mycosis fungoides; Urethanbehandlung. Tagg Dermatol. Schlesw. Holsteins, Kiel 16. u. 17. 7. 1949. Ref. Zbl. Haut- u. Geschl.-Kr. 74, 351 (1950). — Mayer, J., u. S. Wolfram: Zur Kenntnis der Reticulosarkomatose. Arch. Derm. Syph. (Berl.) 181, 327—356 (1940). — Mazzanti, C.: Sopra un caso di micosi fungoide. G. ital. Derm. Sif. 71, 249f. (1930). — Contributo allo studio della micosi fungoide. Dermosifilografo 7, 481—508 (1932). — McCarthy, L.: Histopathology of skin diseases. London: Henry Kimpton 1931. — Differential diagnosis of parapsoriasis. Arch. Derm. Syph. (Chicago) 45, 81—102 (1942). — McGovern, V. J.: The pathological nature of mycosis fungoides. Aust. J. Derm. 1, 152—156 (1952). — The pathological nature of mycosis fungoides. Aust. J. Derm. 3, 153 (1953). — McVail: Diskussionsbemerkung zu J. J. Eller u. C. R. Rein, Arch. Derm. Syph. (Chicago) 27, 807—811 (1933). — Memmesheimer, A. M.: Mycosis fungoides. Essener Dermatol. Ges. 2. 12. 1953. Ref. Derm. Wschr. 129, 397 (1954). — Mycosis fungoides. Essener Dermatol. Ges. 27. 7. 1955. Ref. Z. Haut- u. Geschl.-Kr. 21, 56 (1956). — Meyer, H. H.: Mycosis fungoides d'emblée. Med. Diss. Würzburg 1951. — Mezzadra, G.: Linfogranuloma maligno ad inizio primitivamente cutaneo: reazione leucemoide e sua importanza nella differenziazione dalla micosi fungoide. Minerva derm. (Torino) 28, 1—4 (1953). Ref. Zbl. Haut- u. Geschl.-Kr. 86, 56 (1953/54). — Mian, E. U.: Contributo alla conoscenza della „micosa fungoide". Anthol. med. Santoriana 56, 46 (1960). — Michel, J., B. Morel et J. J. Moreteau: Essai de traitement soutenu par les moutardes azotées d'un mycosis fongoïde au stade pré-tumoral. Bull. Soc. franç. Derm. Syph. 59, 46—48 (1952). — Michel, P. J., J. Coudert, M. Pruniéras, M. Girard et M. Vial: Parapsoriasis lichénoide ancien de type atrophodermique simulant au jambe une maladie de Pick-Herxheimer, avec évolution tumorale actuelle pseudo-mycosique. Bull. Soc. franç. Derm. Syph. 61, 51—53 (1954). — Michel, P. J., J. Coudert, M. Pruniéras, Monnet et M. Vial: Parapsoriasis lichénoide ancien, ayant abouti à un processus tumoral pseudo-mycosique. Évolution rapidement mortelle avec fièvre élevée et importante localisation tumorale pulmonaire. Bull. Soc. franç. Derm. Syph. 61, 384f. (1954). — Michel, P. J., A. Manhes et Mlle. Trévoux: Mycosis fongoïde à tumeurs d'emblée, à évolution rapidement mortelle. Bull. Soc. franç. Derm. Syph. 64, 317—319 (1957). — Michelson, E.: Mycosis fungoides. Arch. Derm. Syph. (Chicago) 52, 286f. (1945). — Midana, A., e F. Ormea: Tentativi di trattamento della „Mycosis fungoides" con un preparato colchicinico (12669 A) per vià parenterale. Nota preventiva. Minerva derm. (Torino) 29, 69—74 (1954). — Miedzinski, F., and J. Golebiowska: Mycosis fungoides im Lichte des klinischen Verlaufs. Dermatologica (Basel) 112, 119—129 (1956). — Mienicki, M.: Ein Fall von Mycosis fungoides. Przegl. Derm. Wener. 24, 186—198 (1929). Ref. Zbl. Haut- u. Geschl.-Kr. 32, 76 (1930). — Miescher, G.: Mycosis fungoides; Grenzstrahlenbehandlung. Dermatologica (Basel) 91, 229 (1945). — Lymphogranulomatosis. Dermatologica (Basel) 92, 311f. (1946). — Expérience avec la cortisone et l'ACTH. Praxis 4, 64 (1952). — Milbradt, W.: Mycosis fungoides atrophicans nach einem prämykotischen Stadium unter dem Bilde eines Pruritus cum lichenificatione. Derm. Wschr. 107, 923—927 (1938). — Milewski, B., R. Walcowa and S. Starzynski: Case of mycosis fungoides of the gastrointestinal tract. Pol. Tyg. lek. 9, 1005—1011 (1954). — Ref. Zbl. Haut- u. Geschl.-Kr. 91, 328 (1955). — Milian, G.: Diskussionsbemerkung zu H. Gougerot, J. Meyer u. O. Eliascheff: Bull. Soc. franç. Derm. Syph. 36, 1029f. (1930). — Mycosis fongoïde à forme subaiguë. Rev. franç. Derm. Syph. 7, 67—73 (1931). — Mycosis fongoïde et maladie de Hodgkin. Bull. Soc. franç. Derm. Syph. 39, 241—243 (1932). — Milian, G., et Launay: Biotropisme radiothérapeutique promicrobien à l'occasion du traitement de tumeurs mycosiques. Bull. Soc. franç. Dermat. Syph. 35, 611—613 (1928). — Milian, G., et Lereboullet: Erythrodermie pityriasique en plaques et mycosis fongoïde. Bull. Soc. franç. Derm. Syph. 37, 1292—1294 (1930). — Milian, G., et Jaussion: Diskussionsbemerkung zu E. Bodin u. M. L. Chevrel: Bull. Soc. franç. Derm. Syph. 33, 491—498 (1926). — Miller, J. L., J. T. Hearin and J. P. Fields: Mycosis fungoides, selected lesions treated with topically applied radioactive phosphorus. Arch. Derm. 81, 1033 (1960). — Miodek, S.: Die erythrodermische Form und Verlaufsweise der Mycosis fungoides. Med. Diss. Breslau 1944. — Miskijan, H. G.: Diskussionsbemerkung zu J. A. Gammel, Arch. Derm. Syph. (Chicago) 37, 873f. (1938). — Mitchell, J. H.: Mycosis fungoides treated with sodium para-aminobenzoic acid. Arch. Derm. Syph. (Chicago) 60, 885—889 (1949). —

Mycosis fungoides treated with sodium para-aminobenzoic acid; second demonstration. Arch. Derm. Syph. (Chicago) **60**, 900 (1949). — Diskussionsbemerkung zu E. P. CAWLEY, A. C. CURTIS u. J. E. K. LEACH. Arch. Derm. Syph. (Chicago) **64**, 255—272 (1951). — MITCHELL-HEGGS, G. B., and M. FEIWEL: Mycosis fungoides. Proc. 10th Internat. Congr. Dermat. 1952, London 1953, p. 540f. — MIURA, M., and T. SHIMA: Malignant reticulosis ot the skin I. Two cases of mycosis fungoides. Jap. J. Derm. **64**, 419—436 (1954). Ref. Zbl. Haut- u. Geschl.-Kr. **92**, 168 (1955). — MOEHRS: Mycosis fungoides. Ver.igg Südwestdtsch. Dermatol., Stuttgart 4. u. 5. 3. 1950. Ref. Zbl. Haut- u. Geschl.-Kr. **75**, 305 (1950/51). — MONACELLI, M.: L'isotopo radioattivo ^{32}P nella cura della micosi fungoide. Atti Soc. ital. Derm. Sif. Sez. reg. [Minerva derm. (Torino) **30**, H. 4] Suppl. **2**, 114—116 (1955). — MONCORPS, C.: Mycosis fungoides Alibert-Köbner mit Metastasen an der Gehirnbasis. Münchener Dermatol. Ges. 20. 6. 1928. Ref. Zbl. Haut- u. Geschl.-Kr. **28**, 517 (1929). — Überimpfung von Mycosis fungoides-Material auf Meerschweinchen. Münchener Dermatol. Ges. 16. 1. 1930. Ref. Zbl. Haut- u. Geschl.-Kr. **33**, 783 (1930). — Mycosis fungoides. Ver.igg Rhein.-Westf. Dermatol., Münster 27. 9. 1947. Ref. Derm. Wschr. **119**, 538 (1947/48). — MONCORPS, C., u. G. BORGER: Mycosis fungoides mit mykosiden Veränderungen im Gehirn und in den Gehirnnerven. Virchows Arch. path. Anat. **286**, 157—166 (1932). — MONTGOMERY, H.: Mycosis fungoides-duration 51 years; generalized plaques. Arch. Derm. Syph. (Chicago) **75**, 770f. (1957). — MONTGOMERY, H., and A. J. BURCKHART: Parapsoriasis — its relation to mycosis fungoides and tuberculosis. Arch. Derm. Syph. (Chicago) **46**, 673—690 (1942). — MONTGOMERY, H., and P. O'LEARY: Mycosis fungoides and cutaneous lymphoblastomas. Rev. argent. Dermatosif. **23**, 181—189 (1939). Ref. Zbl. Haut- u. Geschl.-Kr. **64**, 43 (1940). — MONTGOMERY, H., u. G. PEASE: Haut-Smears als diagnostische Hilfe bei Mycosis fungoides und anderen Lymphoblastosen. Proc. 11. internat. Congr. Dermat. Stockholm 1957. Acta derm.-venereol. (Stockh.) **2**, 103 (1960). — MONTGOMERY, H., and C. H. WATKINS: Mycosis fungoides, an essentially neoblastomatous processus. Arch. intern. Med. **60**, 51f. (1937). Zit. bei L. BERMAN, Arch. Path. (Chicago) **29**, 530—540 (1940). — Mycosis fungoides. Minn. Med. **21**, 636—641 (1938). Zit. bei L. H. WINER, Arch. Derm. Syph. (Chicago) **56**, 480—498 (1947). — MORIAME, G.: Un cas d'éry thème prémycosique. Arch. belges Derm. **11**, 140f. (1955). — MOSTO, D., J. PESSANO y J. C. RADICE: Über Mycosis fungoides. Rev. argent. Dermatosif. **21**, 454—483 (1937). Ref. Zbl. Haut- u. Geschl.-Kr. **60**, 50 (1938). — Histopathologie der Mycosis fungoides. An. Fac. Med., Montevideo **24**, 129—138 (1939). Ref. Zbl. Haut- u. Geschl.-Kr. **63**, 285 (1940). — MOUSSON, G. L.: Generalisierte Lymphogranulomatose von ungewöhnlicher Ausdehnung, unter dem klinischen Bild der Mycosis fungoides verlaufend (ein Beitrag zur Verwandtschaft beider Krankheiten). Acta derm.-venereol. (Stockh.) **10**, 186—228 (1929). Ref. Zbl. Haut- u. Geschl.-Kr. **32**, 462 (1930). — MÜLLER, J.: Untersuchungen zur Prognose und Therapie der Mycosis fungoides. Dermatologica (Basel) **124**, Nr 2, 81 (1962). — MURPHY, J. L., and H. MONTGOMERY: Psoriasis and mycosis fungoides occuring in the same patient, both conditions proved histologically. J. invest. Derm. **11**, 245 (1948). — MURRAY and ATKINSON: Diskussionsbemerkung zu J. J. ELLER u. C. R. REIN, Arch. Derm. Syph. (Chicago) **27**, 807 bis 811 (1933). — MUSGER, A.: Zur Kenntnis der Reticulohistiocytosen der Haut. Hautarzt **5**, 56—62 (1954). — Zur Morphogenese und Differentialdiagnose einer Hautretikulose, die unter dem Bild einer eigenartigen Erythrodermie ohne Melanodermie verlief. Wien. klin. Wschr. **66**, 749—752 (1954). — Erythrodermatische Retikulose der Haut mit feingeweblichen Veränderungen der hautnahen Lymphknoten und subleukämischem Blutbild. Wien. klin. Wschr. **68**, 403—405 (1956). — Zum Problem der Retikulosen in dermatologischer Sicht. Hautarzt **7**, 466—473 (1956). — Mycosis fungoides. In GOTTRON/SCHÖNFELD, Dermatologie und Venerologie, Bd. III, S. 1246. Stuttgart: Georg Thieme 1959. — MUSSLER: Mycosis fungoides. Ver.igg Südwestdtsch. Dermatol., Freiburg 7. u. 8. 5. 1955. Ref. Zbl. Haut- u. Geschl.-Kr. **92**, 393 (1955). — MUSSO, E.: A propos de quatre cas de mycosis fongoïde traités par l'uréthane. Oncologia (Basel) **2**, 149—160 (1949).

NANTA, A.: Nouvelle practique dermatologie, 5. p. 539—578. Paris: Masson et Cie. 1936. — NANTA, A., et BAZEX: Erythrodermie mycosique avec tumeurs, longtemps bien tolerée, qui, après s'être montrée très résistante à l'irradiation, à l'arsénic, s'est terminée brusquement par un syndrome d'agranulocytose avec hémorrhagie. Bull. Soc. franç. Derm. Syph. **44**, 1433—1437 (1937). — NANTA, A., BAZEX et PARANT: Parapsoriasis en plaques avec adénopathie. Bull. Soc. franç. Derm. Syph. **61**, 291 (1954). — NANTA, A., et VIEU: Alternance de radiorésistance et d'hypersensibilité aux rayons au cours d'une érythrodermie mycosique localisée. Bull. Soc. franç. Derm. Syph. **44**, 1437—1446 (1937). — NASEMANN, TH.: Psoriasiforme mycosis fungoides. Münchener Dermatol. Ges. 5. 12. 1953. Ref. Hautarzt **5**, 558 (1954). — NEAL, F.: Some experiences with radioactive phosphorus in the treatment of mycosis fungoides. Proc. roy. Soc. Med. **47**, 859—864 (1954). — NÉKÁM jr., M.: Mycosis fungoides. Ungarische Dermatol. Ges., Budapest 11. 2. 1939. Ref. Zbl. Haut- u. Geschl.-Kr. **64**, 530 (1940). — NETHERTON, E. W.: Diskussionsbemerkung zu J. A. GAMMEL: Arch. Derm. Syph. (Chicago) **37**, 873f. (1938). — NETHERTON, E. W., and W. R. HUB-

LER: Mycosis fungoides (2 cases). Arch. Derm. Syph. (Chicago) 51, 220 (1945). — NEUBER, E.: Mycosis fungoides. Ungarische Dermatol. Ges., Budapest 11. 3. 1938. Ref. Zbl. Haut- u. Geschl.-Kr. 60, 476 (1938). — NEUBER, E., u. E. SZÉP: Mycosis fungoides. Ungarische Dermatol. Ges., Budapest 13. 12. 1941. Ref. Zbl. Haut- u. Geschl.-Kr. 68, 509 (1942). — NEUHOLD, R., u. S. WOLFRAM: Schweiz. Z. allg. Path. 13, 206 (1950). — NEUMANN: Mycosis fungoides d'emblée? Frankfurter Dermatol. Ver.igg 27. 11. 1934. Ref. Zbl. Haut- u. Geschl.-Kr. 50, 285 (1935). — NEWIADOMSKI: Mycosis fungoides (Stadium der Prämykose). Ges. Dermatol. Venerol. Mecklenburg, Rostock 29. u. 30. 5. 1954. Ref. Derm. Wschr. 131, 552 (1954). — NEWMAN, B. A.: Mycosis fungoides (with vertebral involvement, treated with nitrogen mustard). Arch. Derm. Syph. (Chicago) 60, 1215 (1949). — NEXMAND, P. H.: Discussion of diagnosis (mycosis fungoides with exfoliative erythrodermia or psoriasis with exfoliative erythrodermia and roentgen-dermatitis?). Acta derm.-venereol. (Stockh.) 35, 248f. (1955). — NIEBAUER: Mycosis fungoides. Österr. Dermatol. Ges. Wien 23. 2. 1956. Ref. Hautarzt 7, 474 (1956) u. Derm. Wschr. 134, 775 (1956). — NIETHAMMER, M.: Beitrag zur Frage der Aetiologie und zur Therapie der Mycosis fungoides. Arch. Derm. Syph. (Berl.) 179, 484—499 (1939). — NOESKE, H. D.: Die Beteiligung der inneren Organe bei der Mycosis fungoides. Med. Diss. Tübingen 1947. — NONDERCY, E., et P. DELLENBACH: Un cas de mycosis fungoïde à tumeur d'emblée. Bull. Soc. franç. Derm. Syph. 63, 499f. (1956). — NØRHOLM-PEDERSEN, A.: Pityriasis simplex eczematisata? Mycosis fungoides? Acta derm.-venereol. (Stockh.) 35, 204f. (1955).

OBERMAYER, M. E.: A case for diagnosis (Mycosis fungoides? Extracellular cholesterosis?). Arch. Derm. Syph. (Chicago) 47, 446—448 (1943). — OBERSTE-LEHN, H.: Mycosis fungoides mit Sjögren-Syndrom. Nordwestdtsch. Dermatol. Ges., Kiel 14. u. 15. 7. 1951. Ref. Z. Haut- u. Geschl.-Kr. 12, 532 (1952). — O'DONOVAN, W. J.: Case of mycosis fungoides, treated by radon seeds. Proc. roy. Soc. Med. 24, 1649 (1931). — OELSNER, K.: Mycosis fungoides. Frankfurter Dermatol. Ver.igg 16. 2. 1937. Ref. Zbl. Haut- u. Geschl.-Kr. 56, 291 (1937). — O'LEARY, P.: Diskussionsbemerkung zu J. V. KLAUDER, J. Amer. med. Ass. 106, 201—206 (1936). — Diskussionsbemerkung zu E. SWEITZER, Arch. Derm. Syph. (Chicago) 54, 585—587 (1946). — O'LEARY, P. A., H. MONTGOMERY and L. A. BRUNSTING: Mycosis fungoides. Arch. of Derm. Syph. (Chicago) 47, 723f. (1943). — OLIVEIRA, G. DE: Über die Stellung der Retothelsarkome im System der Lymphdrüsengeschwülste. Virchows Arch. path. Anat. 298, 464—514 (1937). — OLIVER, E. A., and E. P. ZEISLER: Mycosis fungoides. Arch. Derm. Syph. (Chicago) 18, 308f. (1928). — Granuloma fungoides. Arch. Derm. Syph. (Chicago) 27, 848 (1933). — Mycosis fungoides with poikiloderm-like symptoms. Arch. Derm. Syph. (Chicago) 33, 267—290 (1936). — OLIVIER, J.: Mycosis fongoïde à tumeurs d'emblée (rémission depuis 3 ans 1/2). Arch. belges Derm. 7, 131f. (1951). — Mycosis fongoïde à tumeurs d'emblée. Arch. belges Derm. 7, 132f. (1951). — OMENS, D. V., and H. D. OMENS: Mycosis fungoides. Arch. Derm. Syph. (Chicago) 53, 546 (1946). — OPFER, H.: Mycosis fungoides. Frankfurter Dermatol. Ver.igg 22. 10. 1935. Ref. Zbl. Haut- u. Geschl.-Kr. 52, 488 (1936). — OPPENHEIM, M.: Mycosis fungoides. Wiener Dermatol. Ges. 11. 2. 1932. Ref. Zbl. Haut- u. Geschl.-Kr. 41, 563 (1932). — Diskussionsbemerkung zu F. E. SENEAR, M. R. CARO u. C. H. STUBENRAUCH: Arch. Derm. Syph. (Chicago) 51, 351 (1945). — ORBANEJA, J. G.: Unausdifferenzierte Granulomatose der Haut oder tumorartige Mycosis fungoides? Act. dermo-sifiliogr. (Madr.) 31, 433—439 (1940). — Ref. Zbl. Haut- u. Geschl.-Kr. 68, 85 (1942). — ORENTEICH, N., A. A. FISHER and S. BLAU: Mycosis fungoides — evolution over 25 years. Arch. Derm. Syph. (Chicago) 76, 797f. (1957). — ORFANOS, C., u. G. STÜTTGEN: Elektronenmikroskopische Studien bei der Mycosis fungoides. (In Vorbereitung.) — ORFUSS, A. J.: Parapsoriasis en plaques. Arch. Derm. Syph. (Chicago) 73, 171 (1956). — ORHEL, J.: Granuloma fungoides. Liječn. Vjesn. 69, 200 (1947). Ref. Excerpta (Amst.), Sect. XIII 3, 678 (1949). — ORMSBY, O. S.: Diskussionsbemerkung zu E. A. OLIVER u. E. P. ZEISLER, Arch. Derm. Syph. (Chicago) 18, 308f. (1928). — Diskussionsbemerkung zu M. H. EBERT, Arch. Derm. Syph. (Chicago) 26, 530 (1932). — Mycosis fungoides. Arch. Derm. Syph. (Chicago) 54, 622 (1946). — ORMSBY, O. S., C. W. FINNERUD and C. APFELPASS: Mycosis fungoides; report of a case with autopsy. Arch. Derm. Syph. (Chicago) 27, 613—643 (1933). — ORMSBY, O. S., and H. MONTGOMERY: Diseases of the skin, 8. Aufl. Philadelphia: Lea and Febiger 1955. — OSBORNE, E. D., J. JORDON, W. HOAK and F. J. PSCHIERER: Nitrogen mustard therapy in cutaneous blastomatous diseases. J. Amer. med. Ass. 135, 1123—1128 (1947). — OTTOLENGHI, F.: Die Behandlung der Mycosis fungoides mit einem Antimon-Präparat. Atti Soc. ital. Derm. Sif. 1959, 570 — OWEN, J. R.: Mycosis fungoides. Proc. roy. Soc. Med. 40, 505 (1947). — OWEN-JONES, R.: Mycosis fungoides, following laparotomy. Brit. med. J. 1931, No 3664, 537.

PAILLARD, R.: Deux cas de mycosis fongoïde traités par l'uréthane. Colloqu. Dermat., Bern 7. 3. 1948. Ref. Dermatologica (Basel) 98, 49 (1949). — Mycosis fungoides und Urethan. Praxis 1948, 21. — PALITZ, L. L.: Reticular cell sarcoma. Arch. Derm. Syph. (Chicago) 74, 437f. (1956). — PANCONESI, E.: Alterazioni della composizione proteica del siero nella micosi fungoide. Rass. Derm. Sif. 6, 209—214 (1953). — PAROUNAGIAN: Mycosis fungoides.

Arch. Derm. Syph. (Chicago) **19**, 304f. (1929). — Mycosis fungoides. Arch. Derm. Syph. (Chicago) **20**, 915f. (1929). — PASCHEFF, C.: Granulomatöse, symmetrische Hyperplasien der Bindehaut bei der fungoiden Mykose (granuloma fungoides). Klin. Mbl. Augenheilk. **99**, 64—74 (1937). — PASINI, A.: Intorno ad un caso di micosi fungoide — scomparsa delle manifestazioni con terapia sulfamidica. Atti Soc. ital. Derm. Sif. **3**, 700—713 (1941). — PASTINSZKY, S.: Mycosis fungoides. Ungarische Dermatol. Ges., Budapest 9. 10. 1936. Ref. Zbl. Haut- u. Geschl.-Kr. **55**, 612 (1937). — Mycosis fungoides, Epithelioma, M. Bowen. Ungarische Dermatol. Ges., Budapest 11. 3. 1938. Ref. Zbl. Haut- u. Geschl.-Kr. **60**, 477 (1938). — PAUTRIER, L. M.: Diskussionsbemerkung zu J. GATÉ u. P. MICHEL, Bull. Soc. franç. Derm. Syph. **36**, 839—851 (1929). — Mycosis fongoïde à forme érythrodermique évoluant depuis 19 ans et s'accompagnant d'adénopathie généralisée. Absence de spécifité des lésions ganglionaires. Bull. Soc. franç. Derm. Syph. **44**, 1302—1307 (1937). — A propos de l'anatomie pathologique du mycosis fongoïde. Bull. Soc. franç. Derm. Syph. **44**, 1365—1371 (1937). — Deux cas de mycosis fongoïde: (1) Variabilité du mode de début des lésions et difficulté du diagnostic initial. (2) Survie de 23 ans d'un mycosis fongoïde par la radiothérapie. Bull. Soc. franç. Syph. **56**, 86f. (1949). — Mycosis fongoïde à allure rapide avec tumeurs de la face réalisant un léontiasis impressionant et oedème considérable de tous les membres et de l'abdomen. Bull. Soc. franç. Derm. Syph. **56**, 321—323 (1949). — PAUTRIER, L. M., et R. CAMUS: Erythrodermie pré-mycosique avec infiltrat à forme angiomateuse. Bull. Soc. franç. Derm. Syph. **35**, 975—977 (1928). — PAUTRIER, L. M., G. HOERNER et F. WORINGER: Résultat fournis par l'autopsie d'un cas de mycosis fongoïde avec tumeurs. Bull. Soc. franç. Derm. Syph. **47**, 8—14 (1940). — PAUTRIER, L. M., et A. ULLMO: Mycosis fongoïde s'accompagnant de tumeur linguale. Bull. Soc. franç. Derm. Syph. **61**, 67—69 (1954). — Mycosis fongoïde en tumeurs avec tumeur linguale. (Deuxième présentation). Bull. Soc. franç. Derm. Syph. **61**, 255 (1954). — PAUTRIER, L. M., et F. WORINGER: Contribution à l'étude de l'histophysiologie cutanée. 4⁰ mémoire: A propos d'un aspect histopathologique nouveau du ganglion lymphatique: La réticulose lipomélanique accompagnant certaines dermatoses généralisées. Les échanges entre la peau et le ganglion. Ann. Derm. Syph. (Paris), VII. sér. **8**, 257—273 (1937). — PAUTRIER, L. M., et F. WORINGER: Tumeurs récidivantes de la jambe droite, évoluant depuis trois ans, ayant présenté initialement une histologie de lymphosarcome et paraissant aller vers un mycosis fongoïde en tumeurs. Bull. Soc. franç. Derm. Syph. **45**, 1909—1918 (1938). — Mycosis fongoïde en tumeurs du nez, ayant été diagnostiqué initialement lupus érythémateux, puis sarcoïde de Besnier-Boeck. Bull. Soc. franç. Derm. Syph. **45**, 1924—1931 (1938). — Mycosis fongoïde généralisé, forme érythrodermique et tumorale. Le ganglion mycosique. Bull. Soc. franç. Derm. Syph. **46**, 498—505 (1939). — PAUTRIER, L. M., F. WORINGER et T. CHOSAZECK: Le mycosis fongoïde à tumeurs d'emblée. Bull. Soc. franç. Derm. Syph. **44**, 1323—1339 (1937). — PAYENNEVILLE: Tumeur initiale du dos diagnostiqué „sarcome" complètement guéri par la radiothérapie; suivie 6 ans après d'une éruption en plaques infiltrées et prurigineuses, cliniquement et histologiquement „mycosis fongoïde". Bull. Soc. franç. Derm. Syph. **44**, 1348—1351 (1937). — PECK, S.: Mycosis fungoides? Arch. Derm. Syph. (Chicago) **73**, 629f. (1956). — PEISER, B., u. W. BRANDENBURG: Beitrag zur Klinik und Histopathologie der Mycosis fungoides: Granulomatöse Reticulo-Histiocytose mit Übergang in Reticulosarkom. Z. Haut- u. Geschl.-Kr. **26**, 61 (1959). — PELLERAT, J., et R. LAGIER: Essais de l'ACTH dans deux cas d'érythème prémycosique. Bull. Soc. franç. Derm. Syph. **59**, 167f. (1952). — PEREZ, G., and P. A. QUIÑONES-CARAVIA: Un caso di micosis fungoide tratado con mostaza nitrogenada. Act. dermo-sifiliogr. (Madr.) **42**, 885—888 (1951). Ref. Excerpta med. (Amst.), Sect. XIII 6, 2153 (1952). — PERLS, u. JADASSOHN: Diskussionsbemerkung zu JACOBY, Schlesische Dermatol. Ges., Breslau 7. 7. 1928. Ref. Zbl. Haut- u. Geschl.-Kr. **29**, 771 (1929). — PETRÁČEK, E., u. J. ČECH: Beitrag zum Problem der Mycosis fungoides. Klinische und experimentelle Studie. Sborn. lék. **41**, 277—313 (1939). Ref. Zbl. Haut- u. Geschl.-Kr. **65**, 622 (1940). — PEYRI, J.: Quelques commentaires à notre casuistique de mycosis fongoïde. Ann. Derm. Syph. (Paris), VII. sér. **6**, 481—495 (1935). — PHILPOTT, O. S., A. R. WOODBURNE and G. A. WALDRUFF: Mycosis fungoides and nitrogen mustard. J. Amer. med. Ass. **135**, 631 (1947). — PIERINI, L. E., y V. PARISI: Micosis fungoide. Arch. argent. Dermatosif. **2**, 226f. (1952). Ref. Zbl. Haut- u. Geschl.-Kr. **87**, 368 (1954). — PIERQUIN, B., J. ABBATUCCI et M. TUBIANA: Étude sur la fixation cutanée de l'arsénic 76 dans certaines érythrodermies malignes. Bull. Ass. franç. Cancer **41**, 414—422 (1954). — PILLOKAT: Mycosis fungoides. 17. Kongr. Dtsch. Dermatol. Ges., Berlin 8.—10. 10. 1934. Ref. Arch. Derm. (Berl.) **172**, 153 (1935). — PILLON, M., MARMIER et P. J. MICHEL: Mycosis fongoïde à tumeurs d'emblée de la jambe. Bull. Soc. franç. Derm. Syph. **39**, 359—361 (1932). — Note rectificative à propos d'un cas de mycosis fongoïde à tumeurs d'emblée de la jambe. Métastase récente du sein de nature sarcomateuse. Bull. Soc. franç. Derm. Syph. **40**, 1181f. (1933). — PILLSBURY, D. M., and F. URBACH: Mycosis fungoides; recrudescence after treatment with nitrogen mustard. Arch. Derm. Syph. (Chicago) **68**, 436f. (1953). — PINKUS:

Diskussionsbemerkung zu U. J. WILE, Arch. Derm. Syph. (Chicago) 36, 898—900 (1937). — Diskussionsbemerkung zu H. MONTGOMERY, Arch. Derm. Syph. (Chicago) 75, 771 (1957). — PIPER, H. G.: Follikulärpapulöse und akneiforme Bilder der Mycosis fungoides. Hautarzt 11, 462 (1960). — PLOTKINA, M., and M. ROSSIJANSKAJA: Zwei Fälle von Mycosis fungoides. Venerol. vestn. (Mosk.) 7, 19—25 (1930). Ref. Zbl. Haut- u. Geschl.-Kr. 38, 623 (1931). — POHLNER: Die Beeinflussung der Mycosis fungoides durch alkoholische Vitamin-D_2-Lösung. Münchener Dermatol. Ges. 5. 12. 1952. Ref. Hautarzt 4, 572 (1953). — POLLITZER: Diskussionsbemerkung zu L. W. KETRON u. M. H. GOODMAN, Arch. Derm. Syph. (Chicago) 24, 758—785 (1931). — POPOFF, L.: Mycosis fungoides à tumeurs d'emblée. Bulgarische Dermatol. Ges., Sofia 20. 12. 1929. Ref. Zbl. Haut- u. Geschl.-Kr. 35, 460 (1931). — Mycosis fongoïde et épithélioma spino-cellulaire. Rev. méd., Sofia 1948, o. S. Ref. Ann. Derm. Syph. (Paris), IX. sér. 1, 357f. (1956). — PORTNOY, B.: Mycosis fungoides d'emblée. Lancet 1937 II, 1015—1017. — POST, C. F., and C. S. LINCOLN: Mycosis fungoides; report of two unusual cases with autopsy findings. J. invest. Derm. (Baltimore) 10, 135—153 (1948). — POULSEN, A.: Über Mycosis fungoides. Ugeskr. Laeg. 1940, 971—985. Ref. Zbl. Haut- u. Geschl.-Kr. 67, 262 (1941). — Mycosis fungoides. Acta derm.-venereol. (Stockh.) 21, 365—400 (1940). — PROPPE, A.: Generalisierte psoriasiforme Mycosis fungoides. Ver.igg Schlesw. Holstein. Dermatol., Kiel 14. 2. 1954. Ref. Zbl. Haut- u. Geschl.-Kr. 87, 296 (1954). — Die Technik der Totalbestrahlung bei Mycosis fungoides. Ver.igg Schlesw. Holstein. Dermatol., Kiel 12. 12. 1954. Ref. Zbl. Haut- u. Geschl.-Kr. 91, 128 (1955).

QUIROGA, M. I., M. A. MAZZINI, J. O. AGNETA y A. M. MORA: Parapsoriasis poikilodermia y micosi fungoide. Rev. argent. Dermatosif. 34, 170f. (1950). Ref. Excerpta med. (Amst.), Sect. XIII 5, 2006 (1951).

RABEN, V.: Morbus Brocq (beginnende Mycosis fungoides). Ver.igg Württemb. Dermatol., Stuttgart 20. 11. 1954. Ref. Zbl. Haut- u. Geschl.-Kr. 91, 126 (1955). — RABITO, C.: Considerazioni clinico-istologiche su due casi di micosi fungoide con reperto autoptico. Minerva derm. (Torino) 29, 84—88 (1954). — RABITO, C., e A. LEONI: Insuccesso del trattamento per via parenterale con preparato 12669 A (Colcemid CIBA) in un caso di micosi fungoide. Minerva derm. (Torino) 30, 187—189 (1955). — RADAELI, F.: Sopra un caso di micosi fungoide. Boll. Sez. region Soc. ital. Derm. 4, 223—227 (1931). — RAJCEV, R., et R. LAZAROV: Sur la question de la transformation du mycosis fongoïde en reticulosarcome. Un cas. Ann. Derm. Syph. (Paris) 88, 706 (1961). — RAJKA, E.: Mycosis fungoides — Iridocyclitis. Ungarische Dermatol. Ges., Budapest 30. 3. 1928. Ref. Zbl. Haut- u. Geschl.-Kr. 26, 654 (1928). — Mycosis fungoides — Wiedervorstellung. Ungarische Dermatol. Ges., Budapest 4. 5. 1928. Ref. Zbl. Haut- u. Geschl.-Kr. 28, 21 (1929). — RAMEL, E.: D'une bactériurie tuberculeuse transitoire, révélatrice du rôle joué par le terrain tuberculeux dans 'évolution d'un mycosis fongoïde. Bull. Soc. franç. Derm. Syph. 44, 1371—1388 (1937). — RASSAU, H.: Zum Moment der Blutung in der Klinik und Histologie der Mycosis fungoides. Med. Diss. Würzburg 1952. — RATTNER, H., and M. E. BROWN: Premycosis fungoides. Arch. Derm. Syph. (Chicago) 52, 287 (1954). — RAUSCHKOLB, R. R.: Mycosis fungoides. Arch. Derm. 83, 217 (1961). — RAVAULT, P. P., et P. J. MICHEL: Un cas d'érythrodermie prémycosique traité par l'ACTH. Bull. Soc. franç. Derm. Syph. 59, 92f. (1952). — REBER: Therapieerfolg bei Mycosis fungoides mit Thorium-X-Lack. Ges. Dermatol., Leipzig 12. 12. 1948. Ref. Derm. Wschr. 120, 266 (1949). — RECHTER, M., y A. C. DEGOUD: Micosis fungoide a tumores d'emblée. Rev. argent. Dermatosif. 31, 124f. (1947). Ref. Excerpta (Amst.), Sect. XIII 2, 984 (1948). — REEVES, G. D.: Mycosis fungoides. Arch. Derm. Syph. (Chicago) 22, 349f. (1930). — Two cases of mycosis fungoides. Arch. Derm. Syph. (Chicago) 22, 351f. (1930). — REHAK, A.: Die Wirkung von Urethan in einem Fall von Mycosis fungoides. Dermatologica (Basel) 98, 163—173 (1949). — REICH, H.: Zur histologischen Früherfassung der Mycosis fungoides. Ver.igg Südwestdtsch. Dermatol., Frankfurt 20. u. 21. 10. 1951. Ref. Zbl. Haut- u. Geschl.-Kr. 78, 404 (1952). — Über die vegetierend-hyperkeratotische Form der Mycosis fungoides. Arch. Derm. Syph. (Berl.) 194, 450—460 (1952). — REICH, H., u. G. BONSE: Über Skeletbeteiligung bei Mycosis fungoides. Zugleich ein Beitrag zum röntgenologischen und bioptischen Nachweis hautnaher Lymphknoten. Arch. Derm. Syph. (Berl.) 196, 176—182 (1953). — RESL, V.: Přísjêvk k otázce vztahu parapsoriasis en plaques k mycosis fungoides. Čsl. Derm. 25, 317—326 (1950). — Ref. Excerpta med. (Amst.), Sect. XIII 5, 1356 (1951). — RESTA, V.: Ricerche sperimentali sulla etiologia della micosi fungoïde. G. ital. Derm. Sif. 92, 366—368 (1951). — REYNAERS, H.: Érythème prémycosique. Arch. belges Derm. 8, 87f. (1952). — Paraspsoriasis en plaques évoluant vers le mycosis fongoïde. Arch. belges Derm. 11, 152f. (1955). — RHEINDORF: Diskussionsbemerkung zu SCHUERMANN (Dem.), Ver.igg Südwestdtsch. Dermatol., Würzburg 25. u. 26. 10. 1952. Ref. Zbl. Haut- u. Geschl.-Kr. 86, 95 (1953/54). — RICHTER, W.: Dermatologie und Chirurgie. Leipzig: Leopold Voss 1936. — RIEHL jr., G.: Eigenblutbehandlung bei Mycosis fungoides. Wiener Dermatol. Ges. 12. 12. 1940. Ref. Zbl. Haut- u. Geschl.-Kr. 66, 581 (1941). — Eigenblutbehandlung bei Mycosis fungoides. Zweite Demonstration. Wiener Dermatol. Ges. 20. 3. 1941. Ref. Zbl. Haut- u. Geschl.-Kr. 67, 427 (1941). — RIEHL,

G.: Mycosis fungoides. Österr. Dermatol. Ges., Wien 12. 2. 1953. Ref. Zbl. Haut- u. Geschl.-Kr. 85, 242 (1953). — Mycosis fungoides psoriasiformis mit zum Teil exulcerierter Tumorbildung, kombiniert mit Spinaliom. Österr. Dermatol. Ges., Wien 9. 12. 1954. Ref. Derm. Wschr. 131, 603 (1954). — Ringrose, E. J.: Diskussionsbemerkung zu W. F. B. Harding u. R. N. Schneiderman, Arch. Derm. Syph. (Chicago) 76, 264f. (1957). — Rinsema, P. G.: Mycosis fungoides. Ned. T. Geneesk. 1929 II, 3322—3324. Ref. Zbl. Haut- u. Geschl.-Kr. 32, 462 (1930). — Robb-Smith, A. H. T.: The reticular tissue and the skin. Brit. J. Derm. 56, 151—177 (1944). — Robert, P.: Mycosis fungoides mit parapsoriasiformem Exanthem. Dermatologica (Basel) 104, 344—346 (1952). — Roberts, D. P., and J. Zeligman: Granuloma fungoides. Arch. Derm. Syph. (Chicago) 63, 663f. (1951). — Rodríguez, A. S., u. R. Bartual: Mycosis fungoides mit Larynxlokalisation. Rev. esp. amer. Laring. 23, 123—132 (1932). Ref. Zbl. Haut- u. Geschl.-Kr. 44, 176 (1933). — Roederer, J., et P. Hée: Mycosis fongoïde. Bull. Soc. franç. Derm. Syph. 58, 337f. (1951). — Mycosis fongoïde (addendum à la communication du 11 mars 1951). Bull. Soc. franç. Derm. Syph. 58, 592 (1951). — Roederer, J., C. Lutz et L. Asch: Un cas de mycosis fongoïde atypique. Bull. Soc. franç. Derm. Syph. 59, 485f. (1952). — Rollier, R., F. Polbois, E. Witz et J. Hervieux: Parapsoriasis en plaques avec papules. Transformation en mycosis fongïde. Bull. Soc. franç. Dermat. Syph. 60, 368f. (1953). — Ronchere, F.: A case for diagnosis: Mycosis fungoides? Arch. Derm. Syph. (Chicago) 76, 147f. (1957). — Rosen, I.: Diskussionsbemerkung zu F. Wise, Arch. Derm. Syph. (Chicago) 28, 121f. (1933). — A case for diagnosis (Poikiloderma vasculare atrophicans?). Arch. Derm. Syph. (Chicago) 55, 706 (1947). — Rosenstock, H.: Über einen Fall von Mycosis fungoides (klassischer Fall nach Alibert-Bazin). Med. Diss. Marburg 1931. — Rosenthal, S. K.: Erythrodermia leucaemica. Arch. Derm. Syph. (Berl.) 154, 1—15 (1927). — Tuberkulinanergie bei Mycosis fungoides. Arch. Derm. Syph. (Berl.) 154, 196f. (1928). — Beiträge zur Kenntnis der exfoliativen generalisierten Erythrodermien. II. Erythrodermische Form der Mycosis fungoides (nebst Bemerkungen über die Tuberkulin-Anergie bei Mycosis fungoides). Arch. Derm. Syph. (Berl.) 164, 82—99 (1931). — III. Über die Beziehungen der Erythrodermia leucaemica zur Mycosis fungoides. Arch. Derm. Syph. (Berl.) 164, 565—572 (1931). — Rossi, V.: Mycosis fungoides mit Augenbeteiligung. Arch. Ottal. 50, 16. Zit. bei J. J. Herzberg, Z. Haut- u. Geschl.-Kr. 14, 180—187 (1953). — Rost: Parakeratosis variegata mit Übergang in Mycosis fungoides. Berliner Ges. Dermatol. 30. 6. 1948. Ref. Z. Haut- u. Geschl.-Kr. 5, 352 (1948). — Rostenberg jr., A., and S. M. Bluefarb: Cutaneous reactions in the lymphoblastomas. Arch. Derm. Syph. (Chicago) 69, 195—205 (1954). — Rothman, S.: Diskussionsbemerkung zu F. E. Senear, M. R. Caro u. C. H. Stubenrauch: Arch. Derm. Syph. (Chicago) 51, 351 (1945). — Diskussionsbemerkung zu E. Sweitzer, Arch. Derm. Syph. (Chicago) 54, 585—587 (1946). — Rothman, S., and E. H. Ferguson: Mycosis fungoides. Arch. Derm. Syph. (Chicago) 72, 80 (1955). — Rotnes: Mycosis fungoides d'emblée. Norwegische Dermatol. Ver.igg., Oslo 6. 12. 1928. Ref. Zbl. Haut- u. Geschl.-Kr. 30, 570 (1929). — Roulet, F.: Das primäre Retothelsarkom der Lymphknoten. Virchows Arch. path. Anat. 277, 15—47 (1930). — Weitere Beiträge zur Kenntnis des Retothelsarkoms der Lymphknoten und anderer lymphoider Organe. Virchows Arch. path. Anat. 286, 702—732 (1932). — Rousset, J., J. Coudert u. A. Appeau: Auftreten von Tumoren vom Typ Mycosis fungoides auf einer histiomonocytären Reticulose. Bull. Soc. franç. Derm. Syph. 67, 819 (1960). — Rousset, J., et Racouchot: Mycosis fongoïde. Traitement par la téléradiothérapie. Bull. Soc. franç. Derm. Syph. 45, 185—188 (1938). — Roux, J.: Parapsoriasis lichénoïde, évocation histologique de transformation en mycosis fongoïde; amélioration rapide mais transitoire par le vaccin de Vaudremer. Bull. Soc. franç. Derm. Syph. 58, 420f. (1951). — Ruete: Mycosis fungoides und Goldtherapie. Gemeinsame Tagg Niederländischer Ver.igg Dermatol. u. Ver.igg Rhein.-Westf. Dermatol., Den Haag u. Leiden 16. 4. 1932. Ref. Zbl. Haut- u. Geschl.-Kr. 43, 260 (1933). — Rusch: Mycosis fungoides. Wiener Dermatol. Ges. 21. 6. 1928. Ref. Zbl. Haut- u. Geschl.-Kr. 28, 758 (1929). — Mycosis fungoides. Österr. Dermatol. Ges., Wien 19. 4. 1934. Ref. Zbl. Haut- u. Geschl.-Kr. 49, 291 (1935).

Sainz de Aja, E. A.: Duhring als Prämykose. Act. dermo-sifiliogr. (Madr.) 39, 572 (1948). Ref. Brit. J. Derm. 60, 349 (1948). — Samek, J.: Mycosis fungoides. Dtsch. Dermatol. Ges. Tschechoslow. Republ., Prag 8. 2. 1931. Ref. Zbl. Haut- u. Geschl.-Kr. 38, 161 (1931). — Samek, J., u. W. Feuereisen: Mycosis fungoides der inneren Organe. Arch. Derm. Syph. (Berl.) 164, 375 (1931). — Samitz, M. H., and F. Urbach: Mycosis fungoides. Arch. Derm. Syph. (Chicago) 69, 392f. (1954). — Santler, R.: Mycosis fungoides. Österr. Dermatol. Ges., Wien 12. 2. 1953. Ref. Zbl. Haut- u. Geschl.-Kr. 85, 251 (1953). — Mycosis fungoides. Österr. Dermatol. Ges., Wien 27. 5. 1956. Ref. Z. Haut- u. Geschl.-Kr. (Berl.) 22, 357 (1957). — Santoianni, G.: Contributo alle moderne concezioni sull'istogenesi della micosi fungoide. Ricerche anatomo- ed isto-patologiche, ematologiche e biochimiche a proposito di un caso di micosi fungoide; con reperto autopsico. Arch. Ist. biochim. ital. 8, 99 (1936). — Santos-Silva, M.: Fungoides lymphom (fungoide Mykose). Rev. bras. Med. 9, 381 (1952). Ref. Zbl. Haut- u. Geschl.-Kr. 84, 339 (1953). — Sarter, J.: Dtsch. Z. Nervenheilk. 175, 471

(1957). — Satenstein: Disk. zu Gilmour, Arch. Derm. Syph. (Chicago) 17, 862f. (1928). — Schäfer, R.: Mycosis fungoides, stadium exanthematicum. 21. Tagg Dtsch. Dermatol. Ges., Heidelberg 10. 10. 1949, Ref. Arch. Derm. Syph. (Berl.) 191, 723 (1950). — Kasuistische Beiträge zur N-Lost-Behandlung der Mycosis fungoides und der Lymphomatosis granulomatosa. (Nach Hodgkin.) Hautarzt 1, 85f. (1950). — Schäfer, R., und H. Lehner: Zur N-Lost-Behandlung der Mycosis fungoides. Med. Klin. 44, 1274—1277 (1949). — Schamberg: Granuloma fungoides. Arch. Derm. Syph. (Chicago) 19, 524 (1929). — Schamberg, I. L., P. Repetto u. H. C. Maguire: Lichen planus hypertrophicus oder Mycosis fungoides. Arch. Derm. 81, 637 (1960). — Scharmann: Mycosis fungoides. Ver.igg Württemberg. Hautärzte, Stuttgart 19. 10. 1938. Ref. Zbl. Haut- u. Geschl.-Kr. 54, 65 (1937). Scheer: Neurodermatitis with the histological picture of mycosis fungoides. Arch. Derm. Syph. (Chicago) 54, 365—367 (1946). — Scherber, G.: Die Anwendung des Antileprols bei Pemphigus-vulgaris-Formen, bei Mycosis fungoides, Lichen ruber planus, Erythema exsudativum multiforme und Lupus erythematodes. Wien. klin. Wschr. 1938 II, 1006—1009. — Schilling, A.: Über den Verlauf der Mycosis-fungoides-Fälle der Heidelberger Universitäts-Hautklinik in den Jahren 1936—1952 mit besonderer Berücksichtigung der neuzeitlichen Therapie. Med. Diss. Heidelberg 1953. — Schimpf: Zwei Mycosis-fungoides-Fälle. Ges. Dermatol. Leipzig 24. 2. 1951. Ref. Derm. Wschr. 124, 1108 (1951). — Halbseitig angeordnete Mycosis fungoides. Ges. Dermatol., Leipzig 8. 12. 1951. Ref. Derm. Wschr. 125, 538 (1952). — Schirren: Mycosis fungoides im Stadium der flachen Infiltrate. Hamburger Dermatol. Ges. 3.—5. 7. 1953. Ref. Derm. Wschr. 128, 1230 (1953). — Schirren, C. G., u. van Caneghem: Zur Beeinflussung einer generalisierten, flachtumorösen Mycosis fungoides durch Röntgen-Fernbestrahlung mit Weichstrahlröhren. Münchener Dermatol. Ges. 15. 2. 1956. Ref. Hautarzt 7, 430 (1956). — Schirren, C. G., u. Th. Nasemann: Psoriasiforme Mycosis fungoides. Zur Technik der Rö.-Fernbestrahlung bei einem FHA von 2 m. Münchener Dermatol. Ges. 2. 3. 1955. Ref. Hautarzt 6, 430 (1955). — Schmalix, J.: Beitrag zur Frage des Granuloma gangraenescens. Arch. Ohr.-, Nas.- u. Kehlk.-Heilk. 150, 368—380 (1941). — Schmidt, F. R.: Multiple tumors of the skin resembling mycosis fungoides. Arch. Derm. Syph. (Chicago) 18, 231—236 (1928). — Schmitz, R.: Die geschichtliche Entwicklung der Röntgen-Bestrahlung bei Mycosis fungoides. Med. Diss. Tübingen 1948. — Schönfeld, W.: Mycosis fungoides mit Atrophie der Zungenpapillen. Ver.igg Südwestdtsch. Dermatol., Heidelberg 14. u. 15. 11. 1936. Ref. Zbl. Haut- u. Geschl.-Kr. 57, 246 (1938). — Schonberg, I. L.: Generalized exfoliative psoriasis and mycosis fungoides. Arch. Derm. Syph. (Chicago) 41, 119f. (1940). — Schreiner, K.: Mycosis fungoides — Tumorstadium. Gemeinsame Sitzg Nordw.-Dtsch. Dermatol. u. Hamburger Dermatol. Ges., Hamburg 3.—5. 7. 1953. Ref. Derm. Wschr. 128, 1232 (1953). — Schreiner, K., u. J. Wendberger: Über das reticulo-endotheliale System. Zbl. Haut- u. Geschl.-Kr. 47, 369—384 (1934). — Schreus, H. Th.: Mycosis fungoides, auf den Rücken begrenzt. Gemeinsame Tagg Niederländ. Ver.igg Dermatol. u. Ver.igg Rhein.-Westf. Dermatol., Bonn 16. 5. 1931. Ref. Zbl. Haut- u. Geschl.-Kr. 39, 33 (1932). — Schubert, M.: Mycosis fungoides (Stadium der flachen Infiltrate). Frankfurter Dermatol. Ver.igg 18. 6. 1935. Ref. Zbl. Haut- u. Geschl.-Kr. 52, 6f. (1936). — Mycosis fungoides. Frankfurter Dermatol. Ver.igg 11. 2. 1936. Ref. Zbl. Haut- u. Geschl.-Kr. 53, 440 (1936). — Schuermann, H.: Mycosis fungoides. Berliner Dermatol. Ges. 16. 12. 1938. Ref. Zbl. Haut- u. Geschl.-Kr. 61, 631 (1939). — Diskussionsbemerkung zu P. Berggreen. — Mycosis fungoides. Berliner Dermatol. Ges. 16. 5. 1939. Ref. Zbl. Haut- u. Geschl.-Kr. 62, 614 (1939). — Mycosis fungoides — fünf Fälle. Ver.igg Südwestdtsch. Dermatol., Würzburg 26. 10. 1952. Ref. Zbl. Haut- u. Geschl.-Kr. 86, 96 (1953/54). — Krankheiten der Mundschleimhaut und der Lippen. München u. Berlin: Urban & Schwarzenberg 1955. — Schuermann, H., u. E. Binder: Urethanbehandlung der Mycosis fungoides. Med. Klin., Berlin 44, 635 und 955—957 (1949). — Schujman, Salomón u. Ocaña: Mycosis fungoides mit Tumoren d'emblée. Sem. méd. (Paris) 1932 II, 1505—1515. — Schulze, W., u. H. Brauner: Beitrag zur Stickstoff-Lost-Behandlung von Hauttumoren. Arch. Derm. Syph. (Berl.) 192, 144—163 (1951). — Schuppli, R.: Über die Wirkung von Cortison in zwei Fällen von Mycosis fungoides. Dermatologica (Basel) 103, 209—211 (1951). — Schuurman, N. E.: Mycosis fungoides. Ned. T. Geneesk. 1933, 2126. Ref. Zbl. Haut- u. Geschl.-Kr. 45, 469 (1933). — Schwartz and Busman: Granuloma fungoides. Arch. Derm. Syph. (Chicago) 21, 702 (1930). — Schwertlick: Organveränderungen bei Mycosis fungoides. Ver.igg Path. Anat. Groß-Hamburgs 14. 11. 1952. Zbl. allg. Path. path. Anat. 90, 143 (1953). — Scott, E. J., J. R. Andrews u. J. H. Edgcomb: Therapie der Mycosis fungoides mit energiereichen Elektronen. Proc. 11. internat. Congr. Dermat. Stockholm 1957. Acta derm.-venereol. (Stockh.) 2, 451 (1960). — Seeberger, I.: Der Wandel in der Auffassung der pathogenetischen und ätiologischen Bedingtheit der Mycosis fungoides. Med. Diss. Tübingen 1948. — Seemann: Mycosis fungoides. Ungarische Dermatol. Ges., Budapest 13. 10. 1933. Ref. Zbl. Haut- u. Geschl.-Kr. 47, 460 (1934). — Semon: Diskussionsbemerkung zu H. MacCormac: Proc. roy. Soc. Med. 29, 288f. (1936). Ref. Zbl. Haut- u. Geschl.-Kr. 54, 110 (1937). — Senear, F. E., and M. R. Caro: Mycosis fungoides. Arch. Derm.

Syph. (Chicago) **28**, 446f. (1933). — SENEAR, F. E., M. R. CARO and C. H. STUBENRAUCH: Mycosis fungoides. Arch. Derm. Syph. (Chicago) **51**, 351 (1945). — SENEAR, F. E., and I. NEUHAUSER: Lymphoblastoma of undetermined type. Arch. Dermat. Syph. (Chicago) **63**, 148f. (1951). — SEROWY: Mycosis fungoides, Tumorstadium. Ges. Dermatol. Venerol. Mecklenburg, Rostock 29. u. 30. 5. 1954. Ref. Derm. Wschr. **131**, 562 (1955). — SERRA, J. B., A. VENUTI y D. CASTAÑE: Micosis fungoide en una lactante. Rev. argent. Dermatosif. **30**, 163 (1946). Zit. bei E. P. CAWLEY, A. C. CURTIS and J. E. K. LEACH, Arch. Derm. Syph. (Chicago) **64**, 255—272 (1951). — SERRI, F.: Considérations sur l'emploi de la prednison et de la prednisolone dans le traitement des affections cutanées. Rass. med. (Milano) **33**, 4 (1956). — SEVIN: Mycosis fungoides. Ver.igg Württemberg. Hautärzte, Stuttgart 17. 2. 1934. Ref. Zbl. Haut- u. Geschl.-Kr. **50**, 273 (1935). — SÉZARY, A.: Les réticuloses cutanées. Ann. Derm. Syph. (Paris), VIII. sér. **12**, 378—386 (1952). — Conception générale des réticuloses et de leurs formes cutanées. Press. méd. **56**, 593f. (1954). — SÉZARY, A., M. DÉSOT et M. GUÉDÉ: Mycosis fongoïde à tumeur d'emblée, forme pseudo-épitheliomateuse. Bull. Soc. franç. Derm. Syph. **36**, 1202—1204 (1929). — SÉZARY, A., et M. KIPFER: Mycosis fongoïde et troubles nerveux. Bull. Soc. franç. Dermat. Syph. **45**, 250—254 (1938). — SÉZARY, A., et E. SCHULMANN: Forme figurée en nappes du mycosis fongoïde à tumeurs d'emblée. Bull. Soc. franç. Derm. Syph. **36**, 1208—1210 (1929). — SÉZARY, A., M. BOLGERT, M. LE SOURD et HARME-TOURNEUR: Rétuculose métaplasique simulant le mycosis fongoïde. Bull. Soc. franç. Derm. Syph. **50**, 309 (1945). — SHAFFER, L. W.: Mycosis fungoides treated with urethan. Arch. Derm. Syph. (Chicago) **62**, 754f. (1950). — SHEARD, C.: Diskussionsbemerkung zu M. TOLMAN. Arch. Derm. Syph. (Chicago) **75**, 146f. (1957). — SHULLENBERGER, C. C., C. H. WATKINS and R. R. KIERLAND: Nitrogen mustard in mycosis fungoides. J. Amer. med. Ass. **139**, 77 (1949). Zit. bei HJ. LEIDEL, Derm. Wschr. **121**, 169—177 (1950). — SIBLEY, K.: Mycosis fungoides. Proc. roy. Soc. Med. **15**, 12 (1927). — SICILIA: Micosis fungoide. Act. dermo-sifiliogr. (Madr.) **33**, 361f. (1942). Ref. Zbl. Haut- u. Geschl.-Kr. **69**, 192 (1943). — SIEMENS, H.: Zwei Fälle von Mycosis fungoides. Gemeinsame Tagg Niederländ. Ver.igg Dermatol. u. Ver.igg Rhein.-Westf. Dermatol., Den Haag u. Leiden 16. 4. 1932. Ref. Zbl. Haut- u. Geschl.-Kr. **43**, 260 (1933). — Mycosis fungoides. Gemeinsame Sitzg Ver.igg Nordwestdtsch. Dermatol. u. Dermatol. Ver.igg Groß-Hamburg, Hamburg 3. 11. 1940. Ref. Zbl. Haut- u. Geschl.-Kr. **67**, 116f. (1941). — SIGEL, H.: Mycosis fungoides in the negro. Arch. Derm. Syph. (Chicago) **52**, 18—20 (1945). — SILCOCK, F. A. E.: Mycosis fungoides. Proc. roy. Soc. Med. **30**, 364—366 (1937). — SIPOS, K., u. I. DEME: Über einen Fall von Mycosis fungoides mit Parapsoriasis und Poikilodermie. Derm. Wschr. **141**, 669 (1960). — SKEER, J.: Parapsoriasis en plaques — beginning mycosis fungoides. Arch. Derm. Syph. (Chicago) **44**, 1135 (1941). — Mycosis fungoides in a patient with carcinoma of the colon. Arch. Derm. Syph. (Chicago) **47**, 860 (1943). — SKLARZ, E.: Mycosis fungoides. Derm. Wschr. **130**, 797f. (1954). — SNEDDON, J. B.: Mycosis fungoides. Brit. J. Derm. **65**, 412 (1955). — SOCHA, P.: Statistische Untersuchungen über Geschlechtsverteilung, Altershäufigkeitsverteilung und Symptomatologie der Mycosis fungoides. Med. Diss. Münster 1953. — SØRENSEN, E.: Mycosis fungoides with numerous tumor-like infiltrations. Acta derm.-venereol. (Stockh.) **36**, 183 (1956). — SPIER: Diskussionsbemerkung zu C. F. FUNK, Ver.igg Südwestdtsch. Dermatol., Regensburg 9. u. 10. 10. 1954. Ref. Zbl. Haut- u. Geschl.-Kr. **91**, 231 (1955). — SPILLMANN, WATRIN, WEIS et DURAND: Mycosis fongoïde en plaques infiltrées. Bull. Soc. franç. Derm. Syph. **38**, 73—77 (1931). — STEIGLEDER, G. K., u. H. G. LAUCKNER: Ungewöhnliche histologische Veränderungen bei Reticulosarkomatosen unter dem klinischen Bilde der Mycosis fungoides. Arch. klin. exp. Derm. **209**, 327 (1959). — STENZEL, A.: Über Mycosis fungoides (Beobachtungen an dreizehn Kranken). Med. Diss. Jena 1945. — STOKES, J. H.: Mycosis fungoides in the fungating stage. Arch. Derm. Syph. (Chicago) **23**, 1146 (1931). — STORCK, H.: Mycosis fungoides d'emblée. Dermatologica (Basel) **112**, 566 (1956). — STORDEUR, K., u. F. KESSLER: Die Mycosis fungoides als Reticulose. Hautarzt **9**, 169 (1958). — Die Mycosis fungoides. Hautarzt **9**, 169 (1958). — STRATHMANN: Diskussionsbemerkung zu A. M. MEMMESHEIMER, Essener Dermatol. Ges. 27. 7. 1955. Ref. Derm. Wschr. **133**, 284 (1956). — STRATTON, E. K.: Mycosis fungoides, report of a case, with clinical, post mortem and experimental observations. Arch. Derm. Syph. (Chicago) **48**, 179 (1943). — Mycosis fungoides. J. invest. Derm. **11**, 307 (1948). — Diskussionsbemerkung zu F. A. TORREY, Arch. Derm. Syph. (Chicago) **60**, 1046—1049 (1949). — STREMPEL, R.: Mycosis fungoides im Tumorstadium — Erfolg der Corticosteroidtherapie. Persönliche Mitteilung 1958. — STÜHMER, A.: Mycosis fungoides mit spontanen, pemphigusähnlichen Blasen. Gemeinsame Tagg Niederländ. Ver.igg Dermatol. u. Ver.igg Rhein.-Westf. Dermatol., Den Haag u. Leiden 16. 4. 1932. Ref. Zbl. Haut- u. Geschl.-Kr. **43**, 260 (1933). — Mycosis fungoides. In ARZT-ZIELER, Die Haut- und Geschlechtskrankheiten, Bd. II, S. 1166—1192. Berlin u. Wien: Urban & Schwarzenberg 1935. — STÜTTGEN, G.: Mycosis fungoides — Methioninbehandlung. Ver.igg Düsseldorfer Dermatol. 17. 1. 1951. Ref. Zbl. Haut- u. Geschl.-Kr. **81**, 402 (1952). — Mycosis fungoides. Ver.igg Düsseldorfer Dermatol. 5. 12. 1951. Ref. Zbl. Haut- u. Geschl.-Kr. **81**, 406

(1952). — STURMANS, S.: Diskussionsbemerkungen zu MICHELSON, E., Arch. of Derm. Syph. (Chicago) 52, 286f. (1945). — SULZBERGER, M. B.: Diskussionsbemerkung zu HALLAM, Brit. J. Derm. 42, 290f. (1930). — SUNDT, C. G.: Mycosis fungoides. Acta derm.-venereol. (Stockh.) 32, 386f. (1952). — SWARTZ, J. H.: Mycosis fungoides. Arch. Derm. Syph. (Chicago) 45, 420f. (1942). — Diskussionsbemerkung zu F. E. CORMIA, Arch. Derm. Syph. (Chicago) 75, 452 (1957). — SWEITZER, E.: Mycosis fungoides. Arch. Derm. Syph. (Chicago) 29, 440 (1934). — Mycosis fungoides. Arch. of Derm. Syph. (Chicago) 52, 286f. (1945). — Mycosis fungoides. Arch. Derm. Syph. (Chicago) 54, 585—587 (1946). — SWILLER, A. I., F. FELDMAN and M. MORRISON: Mycosis fungoïdes. Diagnosis by aspiration technique; observations in skin and bone marrow. Arch. Derm. Syph. (Chicago) 67, 403—406 (1953). — SYMMERS, D.: Mycosis fungoides as a clinical and pathological nonexistent. Arch. Derm. Syph. (Chicago) 25, 1—5 (1932). — SZEGÖ, L., F. GERLEI und L. MEZÖ: Mycosis fungoides. Dermat. Wschr., Leipzig 132, 950 (1955). — SZÉP, E.: Mycosis fungoides. Ungarische Dermatol. Ges., Budapest 5. 6. 1943. Ref. Zbl. Haut- u. Geschl.-Kr. 70, 640 (1943). — SZILÁGYI, S.: Mycosis fungoides. Ungarische Dermatol. Ges., Budapest 13. 3. 1931. Ref. Zbl. Haut- u. Geschl.-Kr. 39, 136 (1932). — SZODORNY: Diskussionsbemerkung zu E. NEUBER: Ungarische Dermatol. Ges., Budapest 11. 3. 1938. Ref. Zbl. Haut- u. Geschl.-Kr. 60, 476 (1938). — SZYMANSKI, F. A., and M. L. GECHT: Mycosis fungoides? Arch. Derm. 81, 282 (1960).

TAFFEL, M.: Experiences in the treatment of neoplastic diseases with nitrogen mustard. Yale J. Biol. Med. 19, 971—977 (1947). — TAPPEINER, J.: Mycosis fungoides mit Cortison behandelt. Österr. Dermatol. Ges., Wien 10. 12. 1953. Ref. Zbl. Haut- u. Geschl.-Kr. 88, 363 (1954). — Übergang einer seit 11 Jahren bestehenden Mycosis fungoides in eine lymphatische Leukämie. Österr. Dermatol. Ges., Wien 23. 6. 1955. Ref. Z. Haut- u. Geschl.-Kr. 20, 408 (1956). — Mycosis fungoides. Österr. Dermatol. Ges., Wien 27. 5. 1956. Ref. Z. Haut- u. Geschl.-Kr. 23, 26 (1957). — TASWELL, H. F., and R. K. WINKELMANN: Sézary syndrome. J. Amer. med. Ass. 177, 75 (1961). — TELLER, H.: Zur vegetierend-hyperkeratotischen Form der Mycosis fungoides. Derm. Wschr. 127, 529—534 (1935). — Mycosis fungoides. Berliner Dermatol. Ges. 25. 1. 1956. Ref. Z. Haut- u. Geschl.-Kr. 22, 324 (1957). — (a) Mycosis fungoides, verrukös. (b) Mycosis fungoides — Röntgen-Distanzbestrahlung. Berliner Dermatol. Ges. 4. 7. 1956. Ref. Z. Haut- u. Geschl.-Kr. 23, 90, 92 (1957). — TENCHIO, F.: Micosi fungoide eritrodermatica con passaggio in reticulosarcoma. Dermatologica (Basel) 104, 272—276 (1952). — THOMSON, M. S.: Mycosis fungoides with papillomatosis of the areolae. Proc. roy. Soc. Med. 24, 679—682 (1931). — TILLEY, R. F., and D. C. SMITH: Bone marrow changes in mycosis fungoides. J. invest. Derm. 14, 387—390 (1950). — TIRSCHEK: Mycosis fungoides. Österr. Dermatol. Ges., Wien 23. 2. 1956. Ref. Hautarzt 7, 475f. (1956) u. Derm. Wschr. 134, 777f. (1956). — TOLMAN, M. M.: Mycosis fungoides. Remission following steroid therapy. Arch. Derm. Syph. (Chicago) 75, 146f. (1957). — Mit Cortisonsteroiden behandelte Mycosis fungoides. Arch. Derm. 82, 443 (1960). — TOR, S.: Mycosis fungoides im Tumorstadium mit Gehirnmetastasen. Türk. Dermat. Abd., Ankara 21. 3. 1939. Ref. Zbl. Haut- u. Geschl.-Kr. 62, 261 (1939). — TORNACK, J. H., u. H. KLEIN: Zur Frage des Erregers der Mycosis fungoides; histologischer Nachweis von kokkenähnlichen Gebilden in Endothelzellen mykosider Infiltrate von Haut und Lymphknoten. Arch. Derm. Syph. (Berl.) 182, 571—580 (1941). — TORREY, F. A.: Mycosis fungoides: pruritic infiltrated patches. Arch. Derm. Syph. (Chicago) 60, 1046—1049 (1949). — TOTTIE, M.: Mycosis fungoides. Dermatol. Ges., Stockholm 11. 5. 1938. Ref. Zbl. Haut- u. Geschl.-Kr. 61, 332 (1939). — TOURAINE, A.: Les „moutardes azotées" en dermatologie. Bull. Soc. franç. Derm. Syph. 55, 21 (1948). — TOURAINE, A., F. MOUTIER et SOULIGNAC: Mycosis fongoïde avec gastrite atrophique, splénomégalie et forte éosinophilie sanguine. Bull. Soc. franç. Derm. Syph. 44, 417—421 (1937). — TOURAINE, A., RIMÉ et C. RIBADEAU-DUMAS: Mycosis fongoïde et sclérodermie en bandes. Histologie d'un élément de mycosis dix mois après radiothérapie. Bull. Soc. franç. Derm. Syph. 40, 235—238 (1933). — TOURAINE A., GOLÉ, PICHON et CARREAUD: Senfgas bei 6 Fällen von Mycosis fungoides, 1 Kaposi, 1 Morbus Hodgkin: Mycosis fungoides und Senfgas. Bull. Soc. franç. Derm. Syph. 55, 224 (1948). — TOURAINE, A., GOLÉ, ETIENNE: Reticulo-Histiozytose vom Typ der Mycosis fungoides, schließliche acute Leukämie. Bull. Soc. franç. Derm. Syph. 55, 411 (1948). — TRAUB, E. F.: Diskussionsbemerkung zu F. WISE, Arch. Derm. Syph. (Chicago) 29, 627—630 (1934). — Mycosis fungoides (the infiltrative type, of sixteen years' duration. Arch. Derm. Syph. (Chicago) 44, 509f. (1941). — TRINÇÃO, R.: Algumas considerações sobre a disponsiçõo topográfica e as reacções do sistema histoconjunctivo da pele e seus anexos. Arq. pat. geral (Coimbra) 34, 137—147 (1949). Ref. Excerpta med. (Amst.), Sect. XIII 4, 1349 (1950). — TRITSCH, H., u. W. KIESSLING: Beitrag zu den geschwulstartigen Erkrankungen des reticulären Bindegewebes der Haut. Arch. Derm. Syph. (Berl.) 203, 83—100 (1956). — Über Geschwülste und geschwulstartige Krankheiten mit Ausgang vom reticulären Bindegewebe der Haut. Hautarzt 8, 1—4, 49—54 (1957). — TRITSCH, H., u. H. J. ENDRES: Poikilodermia atrophicans bei M. F. Derm. Wschr. 137, 544 (1958). — TULIPAN, L.: A case for diagnosis (Lepra? Mycosis fungoides? Syphilis?). Arch. Derm. Syph. (Chicago) 40, 283 (1939). — Failure of ACTH in the treatment of a case of mycosis fungoides. J. invest. Derm. 15, 349 (1950). — TZANCK, A.: Diskussionsbemerkung zu LEREBOULLET, Bull. Soc. franç. Derm. Syph. 37, 1313—1315 (1930). — TZANCK, A., A. DREYFUS et F. LÉVY: La ponction sternale dans le mycosis fongoide. Sang 12, 110 (1938). Zit. bei S. M. BLUEFARB, Arch. Derm. Syph. (Chicago) 71, 293—302 (1955).

UGAZIO, D. A., y O. EGUIA: Micosis fungoide a tumores d'emblée (Vidal-Brocq). Arch. argent. Dermatosif. 4, 197—200 (1954). Ref. Zbl. Haut- u. Geschl.-Kr. 92, 339 (1955). — UNNA, P.: Granuloma fungoides. 8. Internat. Dermatol. Kongr., Kopenhagen 5.—9. 8. 1930. Ref. Zbl. Haut- u. Geschl.-Kr. 37, 702 (1931). — URBACH: Mycosis fungoides — zwei Fälle. Österr. Dermatol. Ges., Wien 20. 5. 1937. Ref. Zbl. Haut- u. Geschl.-Kr. 57, 655f. (1938). — URBAN: Mycosis fungoides d'emblée. Wiener Dermatol. Ges. 20. 3. 1941. Ref. Zbl. Haut- u. Geschl.-Kr. 67, 425 (1941). — URTUBEY, L.: Zum cytologischen Studium und zur Erklärung der sogenannten „Mycosis fungoides". Arch. esp. Oncol. 2, 365—380 (1932). Ref. Zbl. Haut- u. Geschl.-Kr. 42, 197 (1933).

VACÁTKO, S.: Mycosis fungoides treated with nitrogen mustard. Čsl. Derm. 25, 63 (1950). Ref. Brit. J. Derm. 63, 82 (1951). — VAYRE, J., et M. GUILLOT: Erythème prémycosique chez une malade atteinte d'une anémie de Biermer. Bull. Soc. franç. Derm. Syph. 63, 249 (1956). — VAYRE, J., P. MOREL et D. GERMAIN: Mycosis fongoïde avec plasmocytose médullaire. Bull. Soc. franç. Derm. Syph. 59, 296—298 (1952). — VAYRE, J., P. MOREL et M. TREPPOZ: Un cas de mycosis fongoïde très amélioré par la 6-mercaptopurine. Bull. Soc. franç. Derm. Syph. 63, 189f. (1956). — VEIEL: Mycosis fungoides? Parapsoriasis? Ver.igg Südwestdtsch. Dermatol., Stuttgart 10. 5. 1931. Ref. Zbl. Haut- u. Geschl.-Kr. 38, 736 (1931). — VENTURI, T.: Contributo alla conoscenza della premicosi. Dati clinici ed anatomo-patologici. Policlinico, Sez. prat. 34, 817—820 (1927). — VERNIER, P., J. VINARD, FOUCHÉ et DUPERRAT: Ein Fall von Mykosis fungoides. Bull Soc. franç. Derm. Syph. 54, 172 (1947). — VERNIER, PICARD et DUPERRAT: Disseminierte kleinknotige Mycosis fungoides, durch Röntgenbehandlung unbeeinflußt. Presse méd. 55, 546 (1947). — VIGNALE, B., et J. MALET: Considérations sur le mycosis fongoïde en Uruguay (étude clinique et anatomo-pathologique). (Premier cas publié.) Rev. sudamér. Méd. (Paris) 1, 1139—1150 (1930). — VIGNE, P., et DUSAN: Mycosis fongoïde à tumeurs d'emblée et à évolution rapide. Bull. Soc. franç. Derm. Syph. 40, 56—61 (1933). — VILANOVA, X., y A. FONTI-COSTA: Parapsoriasis en placas, evolucionando hacia la micosis fungoide. Act. dermo-sifiliogr. (Madr.) 41, 365—367 (1950). Ref. Zbl. Haut- u. Geschl.-Kr. 76, 263 (1951). — VOHWINKEL: Mycosis fungoides. Ver.igg Südwestdtsch. Dermatol., Stuttgart 9. u. 10. 5. 1931. Ref. Zbl. Haut- u. Geschl.-Kr. 38, 737 (1931). — VOSS, O.: Mitbeteiligung beider Ohren an Mycosis fungoides. Arch. Ohr.-, Nas.- u. Kehlk.-Heilk. 129, 82—90 (1931).

WADDINGTON, E.: Poikilodermia and mycosis fungoides. Proc. roy. Soc. Med. 44, 674—676 (1951). — Die Beziehungen zwischen der Poikilodermia atrophicans vascularis und der Mycosis fungoides. Hautarzt 4, 282—286 (1953). — WAGNER, G.: Die Großfeldtechnik in der dermatologischen Strahlentherapie. Z. Haut- u. Geschl.-Kr. 22, 267—281 (1957). — WANDERER: Mycosis fungoides. Österr. Dermatol. Ges., Wien 4. 10. 1937. Ref. Zbl. Haut- u. Geschl.-Kr. 59, 370 (1938). — WARTHIN, A. S.: Genetic neoplastic relationship of Hodgkin's disease, aleukemic and leukemic lymphoblastomas and mycosis fungoides. Ann. Surg. 93, 153—161 (1931). — WATERHOUSE, L. M.: Mycosis fungoides in a patient with psoriasis. Arch. Derm. Syph. (Chicago) 60, 854 (1949). — WATRIN, J.: Mycosis fongoïde à forme érythrodermique initiale et à évolution atrophique. Bull. Soc. franç. Derm. Syph. 44, 8—10 (1937). — WAYSON, J. T., and F. D. WEIDMAN: Aleukemic reticulosis: an additional member of group of so-called cutaneous lymphoblastomes. Arch. Derm. Syph. (Chicago) 34, 755—774 (1936). — WEIDMAN, F. D.: Mycosis fungoides. Arch. Derm. Syph. (Chicago) 21, 691f. (1930). — WEIDMAN, F. D., and R. P. CUSTER: The scope of the so-called "cutaneous lymphoblastomas" in relation to lesions of the haematopoetic system. Verh. 9. Internat. Dermat. Kongr., Budapest 2, 91—96 (1936). Ref. Zbl. Haut- u. Geschl.-Kr. 54, 592 (1937). — WEISSENBACH, R. J., G. BASCH et J. MARTINEAU: A propos d'un cas de mycosis fongoïde à tumeurs d'emblée ulcérées. Les trois types évolutifs du mycosis fongoide à tumeurs d'emblée. Bull. Soc. franç. Derm. Syph. 44, 1339—1347 (1937). — WEISSENBACH, R. J., A. LÉVY-FRANCKEL, F. CAILLIAU, J. MARTINEAU et M. LACHTER: Mycosis fongoïde interverti. Bull. Soc. franç. Derm. Syph. 42, 247—251 (1935). — WEISSENBACH, R. J., A. LÉVY-FRANCKEL et J. MARTINEAU: Mycosis fongoïde à tumeurs d'emblée. Bull. Soc. franç. Derm. Syph. 44, 1835—1838 (1937). — WENDT: Mycosis fungoides. Acta derm.-venereol. (Stockh.) 14, 203 (1934). — WERNICKE, R.: Mycosis fungoides und Coccidioidomycosis. Zbl. Bakt., I. Abt. Orig. 12, 859 (1892). Zit. bei J. GARB u. O. B. MILLER, Arch. Derm. Syph. (Chicago) 71, 59—65 (1955). — WERTH, J.: Über Lungenröntgenbefunde bei Mycosis fungoides. Arch. Derm. Syph. (Berl.) 181, 299—314 (1940). — WERTHEIM, L., and G. S. SMITH: Mycosis fungoides. Arch. Derm. (Chicago) 57, 625—635 (1948). — WERTHER: Praemykotisches Erythem mit ungewöhnlicher schwarzbrauner Pigmentierung. Ver.igg Dresdner Dermatol. 2. 10. 1929. Ref. Zbl. Haut- u. Geschl.-Kr. 32, 678 (1930). — WEZEL: Mycosis fungoides. Ver.igg Württemberg. Dermatol., Stuttgart 20. 11. 1954. Ref. Zbl. Haut- u. Geschl.-Kr. 91, 125 (1955). — WHITEHOUSE and WILLIAMS: Diskussionsbemerkung zu HARRIS, Arch. Derm. Syph. (Chicago) **18**, 616—618 (1928). — WHITTLE: Mycosis fungoides d'emblée. Brit. J. Derm. **60**, 337 (1948). — Mycosis fungoides — cured since 18 years. Brit. J. Derm. **61**, 383 (1949). — Acridines in the treatment of mycosis fungoides. Brit. J. Derm. **66**, 324—326, 361 (1954). — WIEDMANN, A.: Beiträge zur Kenntnis des Granuloma fungoides. Derm. Wschr. **94**, 777—787 (1932). — WIETHE, C.: (1) Mycosis (granuloma) fungoides laryngidis. (2) Diskussionsbemerkung. Mschr. Ohrenheilk. **81**, 501—504, 674 (1947). — WILE, U. J.: Diskussionsbemerkung zu E. A. OLIVER u. E. P. ZEISLER, Arch. Derm. Syph. (Chicago) **18**, 308f. (1928). — Diskussionsbemerkung zu L. W. KETRON u. M. H. GOODMAN, Arch. Derm. Syph. (Chicago) **24**, 758—785 (1931). — Mycosis fungoides. Arch. Derm. Syph. (Chicago) **33**, 387 (1936). — Mycosis fungoides with poikiloderma-like changes. Arch. Derm. Syph. (Chicago) **36**, 898—900 (1937). — Mycosis fungoides in mother and daughter. Arch. Derm. (Chicago) **36**, 900f. (1937). — WILE, U. J., and C. W. KNERLER: Mycosis fungoides in mother and daughter. Further report. Arch. Derm. Syph. (Chicago) **38**, 939—942 (1938). — WILE, U. J., and F. STILES jr.: Clinical mutations in lymphoblastomas. J. Amer. med. Ass. **104**, 532—537 (1935). WILÉN, N. E.: Neun Fälle von Mycosis fungoides. Finska Läk.-Sällsk. Handl. **75**, 1144—1157 (1933). Ref. Zbl. Haut- u. Geschl.-Kr. **48**, 39 (1934). — WILLIAMS: Mycosis fungoides. Arch. Derm. Syph. (Chicago) **20**, 396 (1929). — WILLIS, R. A.: Pathology of tumors. London: Butterworth & Co. 1948. — WILLS, W. K.: Mycosis fungoides (à tumeurs d'emblée) at 83 years of age. Brit. J. Derm. **46**, 184f. (1934). Ref. Zbl. Haut- u. Geschl.-Kr. **48**, 569 (1934). — WILSON: Mycosis fungoides. Arch. Derm. Syph. (Chicago) **54**, 622 (1946). — WINER, L. H.: Diskussionsbemerkung zu M. H. EBERT u. M. OTSUKA, Arch. Derm. Syph. (Chicago) **52**, 63f. (1945). — Mycosis fungoides — benign and malignant reticulum cell dysplasia. Arch. Derm. Syph. (Chicago) **56**, 480—498 (1947). — Diskussionsbemerkung zu W. R. HUBLER u. E. W. NETHERTON, Arch. Derm. Syph. (Chicago) **56**, 70—89 (1947). — WIRTH, D., u. R. BAUMANN: Ein weiterer Fall von Mycosis fungoides beim Hund und Darstellung des vermutlichen Erregers. Virchows Arch. path. Anat. **286**, 651—655 (1932). — WISE, F.: Diskussionsbemerkung zu PAROUNAGIAN, Arch. Derm. Syph. (Chicago) **19**, 304f. (1929). — Mycosis fungoides, resistant to arsen- and X-ray-therapy. Arch. of Derm. Syph. (Chicago) **24**, 711 (1931). — Mycosis fungoides (?). Arch. Derm. Syph. (Chicago) **28**, 121f. (1933). — Mycosis fungoides (?). Arch. Derm. Syph. (Chicago) **29**, 627—630 (1934). — A case for diagnosis (mycosis fungoides — homme rouge?). Arch. Derm. Syph. (Chicago) **34**, 914f. (1936). — Mycosis fungoides with bullous lesions. Arch. Derm. Syph. (Chicago) **46**, 773 (1942). Mycosis fungoides preceded by psoriasis vulgaris of 30 years' duration. Arch. Derm. Syph. (Chicago) **49**, 143 (1944). — WITTELS: Mycosis fungoides. Österr. Dermatol. Ges., Wien 9. 12. 1954. Ref. Derm. Wschr. **131**, 606 (1955). — WOLF, C.: Mycosis fungoides d'emblée. Arch. Derm. Syph. (Chicago) **43**, 748f. (1941). — Diskussionsbemerkung zu J. GARB, Arch. Derm. Syph. (Chicago) **62**, 757f. (1950). — WOLF, J.: Mycosis fungoides. Arch. Derm. Syph. (Chicago) **69**, 521 (1954). — WOLFRAM, S.: Mycosis fungoides. Österr. Dermatol. Ges., Wien 14. 1. 1937. Ref. Zbl. Haut- u. Geschl.-Kr. **57**, 12 (1938). — Mycosis fungoides; 2. Vorstellung. Österr. Dermatol. Ges., Wien 20. 5. 1937. Ref. Zbl. Haut- u. Geschl.-Kr. **57**, 646 (1938). — Über den Nachweis von Retikulumfasern im Granulationsgewebe der Mycosis fungoides. Wien. klin. Wschr. **61**, 931—935 (1949). — Urethanwirkung auf Hauterscheinungen bei Systemerkrankungen. Hautarzt **1**, 359—366 (1950). — Mycosis fungoides mit Beteiligung der Darmschleimhaut. Perforation eines exulcerierten Knotens, Perforationsperitonitis und sarkomatöser Entartung. Österr. Dermatol. Ges., Wien 25. 1. 1951. Ref. Derm. Wschr. **123**, 231 (1951). — WORINGER, F., et P. BIEBER: Mycosis fongoïde ou granulomatose histiocytaire cutanée maligne à forme tumorale. Bull Soc. franç. Derm. Syph. **60**, 117—119 (1953). — WORINGER, F., et P. HÉE: Évolution d'un cas de parapsoriasis, présenté il y a quelques mois. Bull. Soc. franç. Derm. Syph. **58**, 69 (1951). — WORINGER, F., et R. MALHURET: Mycosis fongoïde avec leucémie lymphoïde. Bull. Soc. franç. Derm. Syph. **56**, 319f. (1949). — WORINGER, F., et R. RENARD: Un cas de mycosis fongoïde, rétablissement de la formule sanguine parallèlement à la guérison radiothérapeutique des lésions cutanées. Bull. Soc. franç. Derm. Syph. **56**, 87—89 (1949). — WURM, H.: Lungenveränderungen bei Mycosis fungoides. Westdtsch. Path., Köln 29. 7. 1951. Ref. Zbl. allg. Path. path. Anat. **90**, 241 (1953). — WYSS-CHODAT, F.: La transmissibilité à l'animal du parasite du mycosis fongoïde. C. Rend. Soc. Phys. Hist. natur. **45**, 35—38 (1928). Ref. Zbl. Haut- u. Geschl.-Kr. **28**, 283 (1929).

ZARAFONETIS, C. J. D., A. C. CURTIS and L. W. KIRKMAN: Paraaminobenzoic acid therapy in lymphoblastoma cutis and mycosis fungoides. Cancer (Philad.) **7**, 190—201 (1954). — ZEISLER, E. P.: Chronic coccidioidal dermatitis. Arch. Derm. Syph. (Chicago) **25**, 53 (1932). — ZINA, G., e G. BONU: Sui rapporti fra stati poikilodermici e micosi fungoide. A proposito di un caso clinico. Minerva derm. (Torino) **30**, 120—126 (1955). — ZINCK, K. H.: Die Neubildung lymphoiden Gewebes bei der Mycosis fungoides. Virchows Arch. path. Anat. **296**, 319—342 (1935). — ZOON, J. J.: Notes diagnostiques et thérapeutiques au sujet du mycosis fongoïde. Bull. Soc. franç. Derm. Syph. **44**, 1282—1290 (1937). — ZURHELLE, E.: Kritischer Beitrag zur experimentellen Übertragung der Mycosis fungoides. Derm. Z. **69**, 65—84 (1934).

Psoriasis vulgaris

Zusammenfassung der Arbeiten von 1927—1960

Von

Josef Vonkennel und Margret Zingsheim-Köln

I. Geschichte

Eine kurze historische Übersicht von BECHET deckt sich inhaltlich im wesentlichen mit der Geschichte der Psoriasis NOBLs im Jadassohnschen Handbuch. NARDELLI verfolgt die Geschichte der Psoriasis von den Babyloniern, Assyrern, Ägyptern, Arabern, Hebräern, Indern und Chinesen angefangen über HIPPOKRATES, HERODOT, PLUTARCH, CELSUS und GALENUS bis hinauf ins Mittelalter und weiter über HEBRA und KAPOSI bis in unsere Tage.

II. Klinik

Die klinischen Erscheinungen der Schuppenflechte, ihre Efflorescenzen und ihre Lokalisation sind so charakteristisch, daß zu diesem Thema nichts Neues publiziert werden konnte. Betont wurde nur von RUSSELL, daß die typischen Zeichen der „silberglänzenden Rötung" bei der Psoriasis zuerst von VILLAN (1808) und PLUMBE (1824) beschrieben wurden und deshalb das Syndrom nach ihnen zu benennen sei. KRAFKA entwickelte eine Methode zur Beurteilung der Hautveränderungen, indem er mit einer Flamme berußtes Glanzpapier auf die Hauterscheinungen rieb, es entfernte und mit Schellack überzog. Dies wurde von Zeit zu Zeit wiederholt, um den Grad der Abheilung zu beurteilen. Zahlreiche Veröffentlichungen sind dem isomorphen Reizeffekt oder Koebnerschen Phänomen gewidmet. BIZZOZERO stellte fest, daß die artifizielle Auslösung an die Phasen des Fortschreitens der Ausbrüche gebunden ist. Analoge Hautveränderungen im Sinne des isomorphen Reizeffektes sah KEINING bei den Psoriatikern und Lichen ruber-Fällen. DEPAOLI fand, daß bei ausgedehnter Psoriasis bzw. Lichen nach 8—10 Tagen an scarifizierten Stellen auf gesunder Haut ein erythematöser Strich festzustellen war, der nach 15—25 Tagen spontan verschwand. Die Histologie von drei dieser Fälle ergab nach 27—33 Tagen das Bild einer abortiv ausgebildeten Psoriasis bzw. Lichen. Artifiziell hervorgerufene „Blüten" sind nicht nur an vorher scheinbar normalen Stellen, sondern auch an in Involution begriffenen Plaques und deren unmittelbarer Nachbarschaft auszulösen. Von 26 Fällen war bei 16 das Köbnersche Phänomen nicht auslösbar (LEVI). REINERSTON sah an 20 Patienten in unveränderter Haut nach Absaugen bis zur Bildung von Petechien keine Köbnersche Reaktion, sie wurde nach Scarifikation positiv, ebenfalls nach Entfernung von Lagen des Stratum corneum bis zum Stratum granulosum durch Abriß. Ein Trauma an den oberflächlichen Gefäßen genügt zur Auslösung also nicht. Ein positives Kratzphänomen fanden GATÉ u.a. bei Syphilis, ein negatives bei typischer Psoriasis. UCHIN spritzte bei progredienter Psoriasis Psoriasisserum in scheinbar gesunde Hautstellen, scarifizierte diese und stellte an entfernten Stellen Kontrollscarifikationen an. Hier entstand nach 7—16 Tagen die übliche isomorphe Reaktion. An den unterspritzten Stellen dagegen verlängerte sich die Inkubationszeit (25—30 Tage), oder es zeigte sich überhaupt keine Reaktion. Mit dem Serum Gesunder trat keine Verzögerung ein und auch selten bei stationärer Psoriasis. Der Verfasser glaubt, daß im Psoriasisserum virulicide Stoffe vorhanden sind, die noch nicht infizierte Zellen vor dem Psoriasisvirus abschirmen. GOUGEROT und BROUET kontrollierten abgeheilte Psoriasisherde und sahen hier das zwar nicht konstante Fehlen von Rezidiven und denken an einen lokalen Antikörper oder eine spezifische Immunisierung. In Vitiligoherden sich entwickelnde Psoriasisknötchen beobachtete TROXELL, während PHOTINOS und PHOTINOS dies in ihrem Fall nicht bestätigen konnten. Eine Hypertrichosis an Stellen abgeheilter Psoriasis wird von HERMANS und SCHOKKING sowie KOGOJ berichtet. Letzterer sieht als Grund den mechanischen Reiz bei einer zur Hypertrichosis neigenden Person an. Den „strahlenden Saum" der Psoriasis-Efflorescenz (WORONOFF) beschreiben BERNHARDT sowie MIDANA. BERNHARDT erblickt in ihm den Ausdruck der vollkommenen Efflorescenzenausbildung und nicht einer Einbuße des peripheren Wachstums. MIDANA glaubt, daß der Rand hauptsächlich einer zirkulatorisch-metabolischen Veränderung zugeschrieben werden muß, in Beziehung mit den Axonreflexen, die von der zentralen, entzündeten Zone ausgehen. Die Papillarleistenzeichnungen an den Händen von Psoriatikern kontrollierte KRIEGER. NARDELLI schreibt eine Abhandlung über den Juckreiz bei der Schuppenflechte.

Der atypischen *Lokalisation* der Psoriasis sind verschiedene Arbeiten gewidmet, die meisten davon dem Typus inversus. Sie sind zu zahlreich, um sie einzeln aufzuführen. Selten sind die Fälle von Trommelfellpsoriasis, über die LEICHER sowie PASTINSZKY berichten. Eine familiär gleiche Lokalisation an den Handinnenflächen und Fußsohlen bei Bruder und Schwester beobachtete OETTER. Über segmentär angeordnete Psoriasis berichtet JERSILD, über halbseitig lokalisierte Psoriasis vulgaris acuta des Rückens, bedingt durch Pleuraerkrankung, OPPENHEIM. Der Patient von RENTROP zeigte am rechten Bein, das als Kinderlähmungsfolge atrophisch war, Freisein von Psoriasisherden. Psoriasis-Efflorescenzen im Bereich einer Hautatrophie durch Acrodermatitis atrophicans Herxheimer wurden von PAUTRIER und WORINGER in einem Fall beobachtet. Die atypische *Anordnung* von Efflorescenzen beschreiben eine Vielzahl von Autoren, z.B. eine Strichdermatose nach Psoriasis WIRZ, bandförmig angeordnete Efflorescenzen PLASAJ, eine naevusartig lokalisierte Psoriasis RACINOWSKI u.a.

HOFFMANN beobachtete „Kastendeckel- oder Doppelkantennägel" bei Gesunden und besonders bei Psoriatikern. Sie sollen bei Japanern häufiger sein und bei manchen Affen normalerweise vorkommen. Eine *Nagelpsoriasis* unter dem Bilde einer chronischen Nagelbetteiterung beschreibt KLODT. BERGER sah einen Patienten, der vor einem halben Jahr eine universelle Erythrodermie durchmachte, und bei dem der Krankheitsverlauf an den Nägeln aufgezeichnet war. Etwa $^3/_5$ der Fingernägel war frei außer einer geringen Rillenbildung und Tüpfelung; dann zeigte sich eine etwa 2 mm breite Zone, in der der Nagel graugelb verfärbt und brüchig war. Die Lunula war wieder frei. Ausführlicher erörtern WEBER, FUNK sowie LINSER den „psoriatischen Ölfleck" (GOTTRON), ein wenig bekanntes Symptom der Psoriasis. Aus einer psoriatischen Efflorescenz des Nagelbettes entwickelt sich ein roter Fleck, der unter gelblicher Abblassung im Zentrum allmählich tropfenförmig auseinanderfließt. Differentialdiagnostische Erwägungen stellen KEINING und HASSENPFLUG an. Sie unterscheiden das Nagel-

ekzem (nach Verff. besser Nagelfalzekzem), die Nagelmykose und die Nagelpsoriasis, deren kennzeichnende Veränderungen Tüpfelnägel (Erkrankung der
Nagelmatrix) und der psoriatische Ölfleck (Erkrankung des Nagelbettes) sind.
Sie schätzen die Häufigkeit psoriatischer Nagelveränderungen nach der Literatur
auf 2—20%. Schließlich erwähnen sie noch die Nagelfalzpsoriasis, die zu Quer-
wulstungen oder Längsriffelungen des Nagels an den Rändern Anlaß gibt. Eine
Nagelpsoriasis unter dem Bild einer Skleronychie, die einer Nageltrichophytie
bzw. Syphilis ähnlich sieht, beschreibt Behdjet. Unter 132 Psoriasiskranken
fand Crawford bei der Hälfte Nagelveränderungen. Die Fingernägel waren
doppelt sooft befallen wie die Zehennägel.

Da die *Schleimhautpsoriasis* sehr selten und ihre Diagnose schwierig ist,
wurden viele Beobachtungen darüber mitgeteilt. Sie birgt gegenüber der Leuko-
plakie unüberwindliche diagnostische Schwierigkeiten. Eine stattliche Reihe von
Autoren glaubt daran, fast ebenso viele lehnen sie ab. Die Histologie ist schwierig.
Die Diagnose ist leicht, wenn es sich um den Übergang von Haut zu Schleimhaut
handelt (Schlosser). Über Fälle von Lippenpsoriasis berichten Zinsser, Wirz,
Schmidt-Labaume; über Mundschleimhautaffektionen bei Psoriasis Laun,
Dreyer, Westphalen u.a. Bei einem Teil der Fälle wurde versucht, durch die
Histologie die Diagnose Psoriasis zu erhärten. Redaelli kontrollierte 193 Psoriatiker und konnte lediglich bei 8 Männern, die alle Raucher waren, Veränd-
rungen feststellen. Nur in drei Fällen von diesen wurde histologisch eine Parakeratose, Schwund des Stratum granulosum und Papillenverlängerung nachgewiesen. Eine Psoriasis des Hypopharynx beschrieben Zak und Cisneros, eine
Leukokeratose der Mundschleimhaut bei einem Psoriatiker Hoffmann, ausgedehnte leukoplakische Veränderungen der Zunge und Wangenschleimhaut bei
einem starken Raucher Fessler, eine Psoriasis mit Leukoplakie und schwarzer
Haarzunge bei starkem Raucher Barber. Dittert kontrollierte bei drei Fällen
mit Leukoplakie-ähnlichen Veränderungen der Mundschleimhaut bei gleichzeitig
bestehender Psoriasis den histologischen Befund. Er erwähnt 29 ähnlich liegende
Fälle aus dem Schrifttum und berichtet, daß diese Veränderungen bei Kindern
und weiblichen Personen beobachtet wurden, die nie rauchten. Mit der Frage
der Miterkrankung der Hornhaut bei der Schuppenflechte (Keratitis psoriatica)
beschäftigt sich Pillat. Fünf Fälle wurden nach ihm bisher beschrieben. Ismet
Gözcü beobachtete eine Xerophthalmie durch Psoriasis. Das Auge mußte entfernt werden, da jede Behandlung erfolglos war. Unter 90 Psoriatikern konnte
Kaldeck bei elf eine Beteiligung des Auges feststellen. Bei zwei Patienten wiesen
Ukhin und Fine durch die Urethroskopie im oberen Drittel der Pars cavernosa
auf der Urethralschleimhaut psoriatische Veränderungen und bei der cysto-
skopischen Untersuchung psoriatische Herde an der Blasenschleimhaut nach.

Die Abheilung der Psoriasis unter Ausbildung eines *Leukoderm* ist bekannt.
Es liegen Berichte darüber vor von Runtova, Frühwald, Doctor u.a. Samberger sieht im Leukoderm eine geschwächte Vitalität der Epidermiszellen, die
nicht in jedem Psoriasisfalle gleich intensiv ist, so daß sowohl die Keratinisation
als auch die pigmentbildende Funktion das eine Mal schneller, das andere Mal
langsamer regenerieren können. Narbige Abheilung einer Psoriasis beobachtete
Racinowski.

Sklarek bringt eine ausführliche Literaturübersicht über *atypische* Formen
der Psoriasis vulgaris. Ingram äußert sich über die verschiedenen Reaktionstypen, die mit der Schuppenflechte kombiniert sind, und zwar die toxische,
erythematöse, seborrhoische, lichenoide und ekzematöse. Beobachtungen ver-
ruköser Psoriasis werden mitgeteilt von Bommer, Goldschlag, Hince und
Merlin u.a. Arsen wird in einigen Fällen als Ursache dafür angesehen. Von

anderen Verfassern werden die Psoriasis ostracea (HULUSI-BEHZET, THEODORESCU), die Psoriasis rupioides (MILIAN, SANO), die Psoriasis bullosa (RASCH, BUHL u.a.), die Psoriasis exsudativa (RIVELLONI, HARDT u.a.), die Psoriasis haemorrhagica (WIRZ), eine ekzematisierte Psoriasis (WALZER), vegetierende Psoriasis (STILL-MANS, BREZOVSKY u.a.) usw. erwähnt. *Erythrodermien* im Verlauf einer Psoriasis sind verschiedenen Autoren im Hinblick auf ihre Ursache mitteilenswert. Das Auftreten einer Dermatitis exfoliativa bzw. Erythrodermie bei unbehandelter Psoriasis konnten FELDMANN, NICOLAS u.a. beobachten. Bei dem Fall von BRUHNS war eine reizende Behandlung als Ursache nicht nachweisbar. Auch KALZ sah nach blander Therapie die Entwicklung einer diffusen generalisierten Erythrodermie. Als Ursache für ihre Entstehung glaubt WARTEMANN an eine zu starke Lokalbehandlung, ABRAMOVIC an die ursächliche Bedeutung einer vorher-gehenden Arsenbehandlung, COHEN an das ACTH als eventuell auslösendes Agens. BETTMANN berichtet über einen Patienten, bei dem die Erythrodermie gleichzeitig mit einer hoch fieberhaften Pneumonie auftrat und das Verschwinden der Hautveränderungen nach Heilung der Pneumonie festzustellen war. Eine psoriatische Erythrodermie, die vergesellschaftet war mit Hautfibromen, konnte CHARGIN beobachten.

Die Frage, ob es ein echtes *Psoriasiscarcinom* gibt, ist Gegenstand einer Reihe von Mitteilungen. Zu diesem Thema äußern sich GOLDSMITH (Symbiose Bowen-Psoriasis), BURGENER (er bezweifelt das Vorkommen von echten Psoriasis-carcinomen unter epitheliomatöser Umwandlung eines Psoriasisherdes ohne äußeren Einfluß, d.h. Therapie) sowie HAHN, CHEEVER u.a. Es handelt sich meist um Plattenepithelcarcinome. Über fragliche Zusammenhänge von Behandlung und Carcinombildung werden im Rahmen der Psoriasistherapie weitere Arbeiten aufgeführt werden.

Die *Psoriasishäufigkeit* im Vergleich zu anderen Hauterkrankungen wurde in verschiedenen Ländern statistisch erfaßt. Bei 10000 „inländischen" Patienten beobachtete VERBUNT nur siebenmal eine psoriasiforme Dermatose, von denen es sich wahrscheinlich in vier Fällen noch um eine psoriasiforme Frambösie handelte. Er glaubt, daß die Psoriasis bei der Bevölkerung Batavias selten ist. Statistische Angaben und geographische Verteilung der Psoriasis in Spanien bringen SANZ und BENITEZ. Unter 29000 Hautkranken fanden sich 1,2—2% Psoriatiker. Bei 16% fand der Ausbruch in den ersten Lebensjahren statt. 4% aller Hautkranken sind nach der Statistik von KISLOWA von Psoriasis befallen. Die Morbidität der Schuppenflechte betrug nach FORSSMAN in Finnland 1,44± 0,45% unter Miterfassung aller symptomarmen, nicht behandlungsbedürftigen Patienten. Bei 20000 Untersuchten des westlichen Washington wurde ein Befall von 0,27% festgestellt (BERESTON). Von 11000 Personen der Färöer-Inseln hatten nach LOMHOLT 2,8% eine Psoriasis. In nur 15,5% der Fälle war die Er-krankung ausgebreitet, 72,9% zeigten nur geringe Symptome. In 34 Fällen war die Psoriasis bereits in fünf Generationen manifest. Statistische Erhebungen in Italien ergaben, daß 2,14% der Hautkranken Psoriatiker waren. JANSSON fand unter 4574 Hautkranken 4,4% Psoriatiker. Das tropische Klima in Indien scheint die Häufigkeit der Schuppenflechte nach den Angaben von THAMBIAH nicht zu beeinflussen. 5,5—7% der dermatologischen Patienten waren Psoriatiker. Die Psoriasis ist nach UCHIDA in Japan relativ selten. Unter 3892 Hautfällen waren nur elf Psoriasiskranke. TOYAMA sah die Psoriasis in Japan seltener bei den Ein-heimischen (nur 0,3%, davon 70% Männer und 30% Frauen) als bei den Weißen. ARIMOTO konnte in Korea unter 14000 Hautkranken nur 0,28% Psoriatiker nachweisen. Die Koreaner erkrankten dort doppelt so häufig an Psoriasis wie die Japaner. In Ägypten bietet die Schuppenflechte nach EL-NASR und EL-ZAWAHRY

ein abnormes klinisches Bild. Die Psoriasis der Handflächen und Fußsohlen ist
dort häufig, die exfoliative Dermatitis taucht spontan auf und ist gewöhnlich
therapieresistent, die psoriatische Arthropathie ist selten. Sehr selten ist die
Psoriasis bei Negern. Über je einen Fall berichten Valade, Noel, Wright u. a.
Feit sah typische Psoriasisplaques bei einem Mulatten. Petrarca de Mesquita
beobachtete unter 2000 Patienten bei rein Weißfarbigen häufiger eine Psoriasis
als bei Brasilianern und nur selten bei Mestizen und Schwarzen. In Java ist nach
Simons das Verhältnis in bezug auf die Psoriasis zwischen Eingeborenen und
Weißen 1:30. Die Erkrankungen bei den Weißen in den Tropen sind nach seiner
Meinung nicht so häufig wie in Europa.

Die Psoriasis kann schon im frühen Kindesalter auftreten. So konnte Cauwen-
berge bereits im ersten Lebensjahr, Halle bei einem 5 Wochen alten Säugling,
Graham-Little bei einem Kind von 2 Monaten, Haxthausen bei einem 3 Monate
alten, Silvestri bei einem 8 Monate alten Kind eine Psoriasis beobachten. Nach
Sainz de Aja und Alvarez ist die Psoriasis beim Kind nicht ein so schweres
Leiden wie beim Erwachsenen. Der Anteil der kindlichen Psoriasis unter 5527
Psoriatikern betrug nach Canelli 7%, nach Nardelli unter 1367 Beobachtungen
etwa 12% (Ersterkrankung bis zum 12. Lebensjahr). Nardelli glaubt, daß
andere Hauterkrankungen bei Kindern der Schuppenflechte vorausgehen. Auch
Basset konnte häufig einen atypischen Beginn als monosymptomatische Form
am behaarten Kopf und mykose-ähnliche Nagelveränderungen feststellen. Die
Efflorescenzen zeigten nicht das Zeichen des „blutigen Taus".

Andererseits konnte Cornbleet das erste Auftreten einer Psoriasis im Alter
von 82 Jahren beobachten.

III. Psoriasis arthropathica und Psoriasis pustulosa

Diagnose — Ätiologie — Therapie

Bei der Psoriasis arthropathica handelt es sich um ein seltenes Krankheitsbild,
von dem immer noch nicht klar ist, ob es sich um eine für die Psoriasis spezifische
Erkrankung handelt. Von vielen Autoren wird an Hand von beobachteten Fällen
versucht, differentialdiagnostisch Klarheit zu bekommen. Es fällt die Häufigkeit
der gleichzeitigen Nagelveränderungen auf. Petracek fand sie in 50% seiner
Fälle von Psoriasis arthropathica, Guszman in 100%. Das Verhältnis des Befallen-
seins von Männern zu Frauen betrug nach letzterem 5:2. Colomb beschreibt eine
Psoriasis mit einer „acropathie ulcéro-mutilante" bei einem Patienten, der gleichzeitig einen Diabetes insipidus hatte. Er glaubt an keine gemeinsame pathogenetische Ursache. Heller stellt eine schwere Psoriasis arthropathica vor. In
der Aussprache zu diesem Fall weist Buschke darauf hin, daß russische Autoren
in einem erheblichen Prozentsatz bei Psoriatikern Gelenkveränderungen, besonders an Fingerphalangen feststellten, die nur röntgenologisch nachweisbar
waren, ohne besondere klinische Erscheinungen zu machen. In den meisten Fällen
treten die Haut- und Gelenkerscheinungen gemeinsam auf. Der Beginn der
Psoriasis liegt oft Jahre bis Jahrzehnte zurück. Epstein beschreibt einen Fall
mit Reiterscher Erkrankung und erläutert die charakteristischen Erscheinungen
der drei Krankheitsbilder: Morbus Reiter, Keratosis blenorrhagica und Psoriasis
arthropathica. Zellner hatte elf Fälle in Beobachtung, die an Psoriasis mit
gleichzeitiger Gelenkerkrankung litten, für welche die ätiologische Zusammengehörigkeit beider Prozesse vertreten werden konnte. Gougerot und Coste erwähnen, daß unter 4000 Fällen von Rheumatismus mit allen Arten von Polyarthritis nur 20 Fälle von Psoriasis waren. Dagegen zeigten sich bei fünf von

23 Psoriatikern deutliche Zeichen von Rheumatismus mit Gelenkbeteiligung. Eine Psoriasis arthropathica bei Zwillingen wird von WEBER-PARKES beschrieben. Das gleichzeitige Auftreten der Exacerbationen von Psoriasis und Gelenkrheumatismus läßt nach KERTESZ an eine gemeinsame Pathogenese denken. DAVSON und TYSON fanden nach CLARKE unter 1000 Patienten mit Arthritis rheumatica in 2,6% eine Psoriasis, dagegen unter einer Kontrollgruppe von 300 Patienten nur in 0,7% eine Schuppenflechte. KONRAD und RAVELLI glauben, zwischen rheumatischer Ursachenreihe und der psoriatischen eine weitgehende Übereinstimmung feststellen zu können, die zur Annahme gleicher Ursachenverkettung verführt. Sie betrachten die Psoriasis als eine allergisch-hyperergische (gleich rheumatische) Reaktion und stellen die Bedeutung eines Fokalherdes in den Vordergrund. Eine noch weitergehendere ätiologische Zusammengehörigkeit von Gelenkrheuma und Psoriasis versucht STAPINSKI mittels der Uropräcipitationsreaktion nach HIRSZ-FELDOWA und SLOMSKA, die sich als Diagnosetest bei Rheumatismus bewährt hat, nachzuweisen. Er untersuchte 50 Psoriatiker, darunter drei mit Arthropathien, und fand bei 38 Patienten den Test positiv, der Rest war negativ. Die Untersuchungsergebnisse bekräftigen nach dem Verfasser die Vermutung des pathogenetischen und vielleicht auch des ätiologischen Zusammenhangs zwischen Psoriasis und Rheumatismus. Auf diagnostische Unterschiede bei der Arthritis psoriatica (Veränderungen der distalen interphalangealen Gelenke, Nagelveränderungen, parallele Schwankung der Gelenkveränderung zum Hautbefund) gegenüber der Polyarthritis progressiva weisen LAVIĚKA und BLAHOŠ hin. Von 1050 Erkrankungen an Polyarthritis progressiva hatten 1,4% zusätzlich eine Psoriasis, von 217 Bechterew-Erkrankungen nur 1,38%. Nach Ansicht von LIÈVRE und BREUZARD gibt es eine Verbindung zwischen Schuppenflechte und Rheumatismus, die von genetischen Faktoren abhängig ist. BAUER und VOGT konnten in mehreren Familien Psoriasis- und Gelenkleiden, zum Teil isoliert, zum Teil kombiniert, beobachten und halten die Vererbbarkeit für beide sicher. WASSMANN erfaßte ein größeres Krankenmaterial und stellte bei 10000 Patienten 4,3% Psoriatiker fest. Er fand bei 1000 Patienten mit rheumatischer Arthritis in 3,1% eine Psoriasis.

Die von verschiedenen Autoren vorgetragenen *ätiologischen* Faktoren sind sehr vielgestaltig. PERACCHIA nimmt eine parasitäre Auslösung der eng zusammengehörigen Haut- und Gelenkerscheinungen an. TAGER ist der Ansicht, daß die Psoriasis eine pluriglanduläre Erkrankung des endokrinen Systems, die Arthritis psoriatica eine von ihr unabhängige, aber aus gemeinsamer Wurzel, der pluriglandulären Affektion, entstandene Erkrankung ist. Auf Grund von interferometrischen Untersuchungen nach ABDERHALDEN ist die Arthropathia psoriatica eine Dysfunktion im hormonalen System, besonders im Nebennierenapparat (RICHTER). Nach SPILLMANN besteht bei seinem Fall ein Zusammenhang mit einer Lungentuberkulose. Auch MARGAROT und RIMBAUD vertreten die Hypothese, daß zwischen psoriatischer Arthropathie und tuberkulösem Rheumatismus verwandtschaftliche Beziehungen bestehen. MILIAN sah bei Behandlung seiner Fälle Herdreaktionen an den Gelenken nach subcutanen Tuberkulininjektionen Die ,,Beziehung Psoriasis—Rheumatismus ist nicht zwangsläufig. Auf der Psoriasishaut müssen sich Mikroorganismen ansiedeln, deren Toxine die Arthropathien auslösen''. (CARRERA). KESSENS konnte bei einem Fall nach Sanierung mehrerer Zahnherde eine Abheilung erreichen. Bei einem Rezidiv waren erneut Granulome nachweisbar. TIEDEMANN stellt ausgehend von 24 Fällen eine Theorie über die Ätiologie der Psoriasis arthropathica vom Standpunkt der Vererbungslehre auf. Nach ihm leiden 2% aller Psoriatiker an Arthropathie, Männer dreimal häufiger als Frauen. Es besteht ein unregelmäßig dominanter Erbgang wie bei

Psoriasis. Die Psoriasis arthropathica ist nach ihm keine eigene Gelenkerkrankung, sondern sie stellt die oberste Grenze der Variationsbreite der Psoriasis vulgaris dar. Matsuo, Hirabayashi und Okamoto beschreiben eine Psoriasis rupioides arthropathica mit tödlichem Ausgang. Sie erörtern ausführlich die autoptischen und mikroskopischen Befunde und gelangen zum Schluß, daß die Ursache der Arthropathie in einer Störung des Fettstoffwechsels zu suchen ist. Benedek glaubt an kein zufälliges Zusammentreffen von Psoriasis und Arthropathie. Sie haben beide als gleiche Ursache den B. endoparasiticus Benedek.

Mehrere Autoren beschreiben die Kombination von *Psoriasis pustulosa* und *arthropathica* (Löhe und Rosenfeld, Cole und Driver, Hunt u. a.). Gougerot bringt an Hand eines Falles differentialdiagnostische Erwägungen und unterscheidet 1. eine gonorrhoische Keratose, 2. eine hyperkeratotische, nicht pustulöse Psoriasis ohne Gelenkveränderungen, 3. eine Psoriasis pustulosa mit Gelenkveränderungen. Der von Kessens beschriebene Fall entwickelte sich aus einer Psoriasis mit Psoriasis pustulosa und arthropathica in eine Erythrodermie. Nach Tonsillektomie klangen alle Haut- und Gelenkerscheinungen ab. Schümmer sah bei seinem Patienten neben typischen Psoriasisherden Auftreten von Pusteln, deren Inhalt steril war. Hadida und Béranger, Michel u. Mitarb. berichten über den tödlichen Ausgang ihres Psoriasis pustulosa arthropathica-Falles.

Bei der *Psoriasis pustulosa* handelt es sich ebenfalls um ein seltenes und ätiologisch unklares Krankheitsbild. Es ist immer noch nicht sicher, ob sie zur Psoriasis zu rechnen ist. Viele Autoren berichten über ihren meist einmaligen Psoriasis pustulosa-Fall (Werther, Feit, Finnerud u. a.). Fast immer sind außer Extremitäten und Acren Zehen- und Fingernägel mitbefallen. Viele histologische Untersuchungen liegen vor, die nach Degos u. a. in den meisten Fällen die psoriatische Natur der Veränderungen einwandfrei erhärten. Morphologisch wechseln typische Psoriasis-Efflorescenzen mit solchen pustulösen Charakters (Milian). Touraine und Soulignac teilen mit, daß eine bisher einfache Psoriasis sich plötzlich unter Temperaturanstieg zu einer Psoriasis pustulosa entwickelte. Auch Ramel, Kedrov sowie Zurhelle berichten über hohe Temperaturen bei der plötzlichen Aussaat. Streitmann gibt außer der Beschreibung einer eigenen Beobachtung einen ausführlichen Überblick über die bisher beschriebenen Fälle. Histologisch fand sich in seinem Fall eine im Stratum spinosum beginnende spongiforme Pustelbildung im Sinne von Kogoj. Über eine „pustular psoriasis" mit sekundärer Infektion durch Staphylokokken berichten Sibley und Knowsley. Pastinszky konnte aus Pusteln Staphylococcus albus züchten. Kuske beschreibt eine Psoriasis pustulosa bei Vater und Tochter.

Barber unterscheidet drei Typen: 1. mit Befallensein der Palmae und Plantae (Typus Barber), 2. mit Pusteln am ganzen Körper (Typus Zumbusch), 3. mit Auftreten von Pusteln als Übergang zwischen gewöhnlicher Psoriasis und generalisierter exfoliativer Dermatitis. Hellerström glaubt, daß durch Bucky-Bestrahlung eine Umstimmung des Gewebes stattgefunden hat, wodurch die vorher typische Psoriasis in die pustuläre Variante umgewandelt wurde. Auf die Häufigkeit der Fokalinfektion weisen Ingram, Barber und Kärcher hin. Schuppener und Kober halten die Psoriasis pustulosa, Typ Zumbusch, für eine besonders akut verlaufende psoriatische Reaktion und die höchste Intensitätsstufe der Psoriasis exsudativa. Prakken beobachtete zwei Fälle von Psoriasis pustulosa mit psoriatischen Erscheinungen über Jahre und sah einen cyclischen Verlauf.

Nach Ansicht von Barber bestehen zwischen *Acrodermatitis continua Hallopeau* und pustulöser Variante der Psoriasis weitreichende Unterschiede. Gougerot und Eliascheff weisen auf die Ähnlichkeit der Psoriasis pustulosa mit der Acrodermatitis continua hin. Bernhardt erwägt die Beziehung der Psoriasis pustulosa zu der Acrodermatitis continua und der *Impetigo herpetiformis*. Verfasser kommt zu dem Ergebnis, daß diese drei Krankheitsbilder zu einer dermatologischen Einheit zusammenzuschweißen sind. Sie wären in die Gruppe der Psoriasis, insbesondere in deren atypische Formen, einzufügen. Die Beweisführung beruht auf einer eigenen Beobachtung und Literaturstudium. FRÜHWALD u. Mitarb. unterscheiden drei selbständige Krankheitsbilder. Auch KOGOJ sieht grundlegende Unterschiede zwischen einer Acrodermatitis continua und einer Psoriasis pustulosa. Erstere habe einen charakteristischen, klinischen und histologischen Befund. DANBOLT beschreibt eine Impetigo herpetiformis in der Gravidität, die sich post partum zu einer Psoriasis pustulosa entwickelte. Casus pro diagnosi werden hierzu von vielen Autoren publiziert. SACHS verlangt, daß sich der Ausdruck „Psoriasis pustulosa" nur für die Pustelbildung bei klinisch und histologisch eindeutiger Psoriasis eignet. Diese Auffassung wird an Hand von elf Krankengeschichtsauszügen erläutert. Über die Identität von Impetigo herpetiformis, Psoriasis pustulosa und Psoriasis vulgaris berichtet KOCH. Er erwähnt die Ansicht von GOTTRON, daß die genannten Krankheitsbilder nichts weiter sind als morphologische Varianten der Psoriasis vulgaris. Die Ursache sieht der Verfasser vor allem in endokrinen Störungen oder Änderungen. Er schlägt vor, die Bezeichnung Impetigo herpetiformis durch Psoriasis pustulosa zu ersetzen. Auch SCHOUWEN faßt die Impetigo herpetiformis als ein Erscheinungsbild der Psoriasis pustulosa auf. INGRAM faßt die Acrodermatitis continua suppurativa perstans, bakterielle pustulöse Dermatitis, Psoriasis pustulosa in dem Sammelbegriff „Psoriasis pustulosa" zusammen. SOLTERMANN schließt sich der Meinung an, daß die Impetigo herpetiformis und die Psoriasis pustulosa eine Einheit bilden. Die histologische Untersuchung des Falles von SACHS und SACHS ergibt in den Herden am Ellenbogen Psoriasis, in denen der Fußsohle Acrodermatitis pustulosa perstans. LUNDT berichtet einen Fall von Acrodermatitis Hallopeau, der in eine Impetigo herpetiformis übergeht und anschließend in eine Erythrodermie mit stecknadelkopfgroßen Pusteln, die er im weiteren Verlauf als Psoriasis pustulosa mit tödlichem Ausgang beschreibt.

In älteren Arbeiten werden zur *Behandlung* der *Psoriasis arthropathica*, es handelt sich meist um Berichte über einzelne Fälle, folgende Vorschläge gemacht: Injektionen eines Jodpräparates (LANTERI), Sonnenbestrahlungen (LEVI), „Myarsenol" (GNOUZDEV), Solganol B-Injektionen und Dragées (LANGER), Chrysarobinsalbeneinreibungen, subcutane Tuberkulinbehandlung, intravenöse Verabreichung von Goldsalzen (MILIAN), Vitamin A und D (KÄRCHER). Unter Penicillinbehandlung konnte LAPIÈRE Abheilung der Hauterscheinungen und der Arthropathie beobachten; nach PAVIČ war die gleiche Behandlung erfolglos bei zwei Patienten. Nach insgesamt 70 g Streptomycin verschwanden die arthropathischen Erscheinungen, die Psoriasis heilte ebenfalls ab (COULANT, SOURREIL u. Mitarb.). Über sehr gute Beeinflussung einer *Psoriasis pustulosa et arthropathica* nach Hormodyn-, später Sulfactinbehandlung, berichtet MOERS-MESSMER. SCHMIDT teilt eine Heilung einer schweren Psoriasis arthropathica nach Gebißsanierung mit. Nach ULBRICHT versagte bei seinen sieben Fällen eine Hormonbehandlung (ACTH-Nebennierenrindenhormon) in etwa der Hälfte der Fälle. Dagegen beeinflußte Irgapyrin bzw. Butazolidin regelmäßig die Gelenkbeschwerden. Auch KAMADA sah nach ACTH-Cortison und Antibiotica keine Besserung, erst 3 Monate lange Behandlung mit Irgapyrininjektionen kombiniert mit Plasma-Traubenzuckerinfusionen und Polyvitamintabletten heilte seine Patienten. Bei dem von SAUER berichteten Fall war zunächst ACTH von Erfolg und später ohne Wirkung. GRÜNEBERG vertritt den Standpunkt, daß die ACTH-Behandlung in allen Fällen von Arthritis versucht werden sollte. Besserung erzielte Sulzberger bei einem Fall mit einem Nebennierenrindenpräparat in Verbindung mit innerlichen Gaben von Salicyl und Salicyl in Salbenform. Bureau u. Mitarb. behandelten ihre Patienten im akuten Schub mit täglich 100 mg Cortison und später mit einer Erhaltungsdosis von 50 mg. Sie gaben in $1^1/_2$ Jahren insgesamt 35 g Cortison. Auf die psoriatischen Hauterscheinungen war diese Therapie ohne Wirkung. Die zwei Psoriasis arthropathica-Fälle von Carrier exacerbierten mit wechselnden Hauterscheinungen, bei dem jüngeren wirkte therapeutisch günstig Cortison, bei dem älteren Colchicin.

A.T. 10 wird von Vohwinkel als erfolgreiche Therapie bei *Psoriasis pustulosa* angegeben. Über Behandlungserfolge bei acht Patienten mit einer „Staphylo-Serobacterin"-Mischvaccine berichtete Baird. Cyren A brachte bei einer Patientin von Schreus jedesmal die Hauterscheinungen zur Abheilung. Einen überzeugenden therapeutischen Erfolg mit Cortison bei einem Fall von Psoriasis pustulosa mit Arthropathien beobachtete Ruhrmann, sowie Marson bei einer Psoriasis pustulosa. Cortison und ACTH verabreichte Warin, Prednison und ACTH Sevin. Weitere Angaben zur Corticoidbehandlung der Psoriasis arthropathica sind in dem Kapitel über die Therapie der Psoriasis angeführt.

IV. Diagnose und Differentialdiagnose der Psoriasis

Kombinationen der Psoriasis mit anderen Hauterkrankungen kommen vor. Es ergeben sich dabei häufig *differentialdiagnostische* Schwierigkeiten. Ravaut und Rabeau berichten über einen Fall mit ausgedehnten Hauterscheinungen, deren Typus zwischen Psoriasis und Ekzem schwankt. Bernhardt vertritt den Standpunkt, daß das seborrhoische Ekzem zu den atypischen Formen der großen Psoriasisgruppe gehört. Becker und Obermayer halten es für fraglich, ob es sich bei ihrem Fall von ekzematoider Psoriasis nicht doch um eine Dermatitis seborrhoides handelt. Sprafke kommt auf Grund langjähriger Erfahrung in der Praxis zu dem Schluß, daß Ekzem und Psoriasis dieselbe Erkrankung ist. Die morphologische Verschiedenheit ist in der unterschiedlichen Reaktionslage der Haut begründet. Nach Bernhardt ist in typischen Fällen die Diagnose leicht, schwierig sind nur die Grenzfälle zwischen Psoriasis und seborrhoischem Ekzem, sowie Psoriasis und Parapsoriasis. Eine Psoriasis vom Charakter eines seborrhoischen Ekzems stellt Fischer vor. Frühwald sah bei einem Patienten die Entwicklung einer Psoriasis vulgaris nach einem angeblich früher bestehenden seborrhoischen Ekzem. Pillsbury u. Mitarb. beschreiben eine seborrhoische Psoriasis, Kloeppel eine Psoriasis auf seborrhoischer Basis, Michalowski eine Kombination von Dermatitis acuta und Psoriasis, Sagher eine besonders an den unteren Extremitäten typische Psoriasis mit Ekzem am Stamm. Bei einem 19jährigen, der in der Kindheit wiederholt Attacken eines nässenden Ekzems aufwies, konnte Tarantelli ein Kombinationsbild von Schuppenflechte und Ekzem angeblich klinisch einwandfrei diagnostizieren. Ein gleichzeitiges Vorkommen von *Ichthyosis* und Psoriasis beschreiben Fritzsche, Konrad, Gerke u.a.

Die Differentialdiagnose zwischen Psoriasis und *Mycosis fungoides* kann schwierig sein. Urbach sah eine Psoriasis, die jahrelang für eine Mycosis fungoides gehalten wurde, während Degos u. Mitarb. bei einem Fall eine Mycosis fungoides diagnostizierten, die 30 Jahre für eine Psoriasis gehalten wurde. Die Diagnose „psoriasiforme Prämykose" gebraucht Berggreen. Unklar ist die Diagnose bei einem Fall von Müller. Nexmand stellt in seiner Mitteilung eine Mycosis fungoides mit exfoliativer Erythrodermie oder Psoriasis mit exfoliativer Erythrodermie und Röntgendermatitis zur Diskussion, Haxthausen in seinem Fall eine universelle Erythrodermie oder ein prämykotisches Ekzem. Eine lange bestehende

Erythrodermie bei der Patientin von MERKLEN ergab histologisch eine Mycosis fungoides, ebenso die von SCHONBERG beschriebene generalisierte exfoliative Psoriasis.

ANDREWS stellt bei seinem Patienten eine Psoriasis, die einer Dermatophytosis gleicht, fest. Im Falle von KARCHER besteht wahrscheinlich eine Blastomykose des Halses mit einer an anderen Stellen typischen Psoriasis.

Über die fragliche Diagnose Psoriasis oder *Lues* und die Kombination beider Erkrankungen berichten WALZER, VERO, STURM, LILIENSTEIN, BUSCHKE, GÜLDEN, KLÜVER, ROSZMANITZ, BUHL u. a.

Die Differentialdiagnose *Pemphigus* bzw. Dermatitis herpetiformis Duhring dürfte weniger Schwierigkeiten bereiten. Es liegen nur wenige Mitteilungen zu diesem Thema vor (KREIBICH, BLOOM, SMITH u. a.).

Lichen ruber und Psoriasis können leichter miteinander verwechselt werden; sie kommen zusammen vor. Neben anderen Autoren konnte CHARGIN durch die Histologie beide Diagnosen beim gleichen Patienten bestätigen. LINSER sah einen Fall von Psoriasis und isoliertem Lichen der Mundschleimhaut.

Die Psoriasis kann einen *Lupus erythematodes* vortäuschen (RITTER, JAMIESON). GATÉ u. Mitarb. berichten über eine Psoriasis der Hände, die zu Beginn einem Lupus erythematodes sehr ähnlich sah. Patienten mit einer Psoriasis in Lupus erythematodes-ähnlicher Lokalisation wurden verschiedentlich beobachtet, wobei die Diagnose besonders schwierig war. Gleichzeitiges Vorkommen von Lupus erythematodes und Psoriasis wird von BECHET, CHRIST u. a. beschrieben. SCHAUMANN hält die Möglichkeit eines inneren Zusammenhanges zwischen Psoriasis und Erythematodes für nicht ausgeschlossen.

Gewisse Schwierigkeiten entstehen bei tuberkulösen Hautveränderungen und gleichzeitiger Schuppenflechte. Hierzu werden Beispiele angeführt von TOSCHKOFF, SCHMIDT (Lupus vulgaris am Ellenbogen mit aufsitzender typischer, histologisch gesicherter Psoriasis), MIESCHER (atypische lupoide Affektion mit intra- und extracellulärer Lipoidose neben typischer Psoriasis), KOBORI (Fall von Lupus miliaris disseminatus faciei mit Psoriasis), FEIT (papulonekrotische Tuberkulide bei einem Patienten mit Psoriasis).

VAN DER MEIREN sah profuse Eruptionen eines *Granuloma anulare* der oberen Extremitäten bei einem Psoriatiker.

Verwechslungsmöglichkeiten gibt es mit der *Pityriasis* rubra pilaris (GAY-PRIETO, CURTH, DAVIES u. a.). WIGLEY diagnostizierte eine Psoriasis, die angeblich einer Pityriasis rubra pilaris folgte. Pityriasis rosea-ähnliche Psoriasisherde beobachtete MARINOV; KOSMÜTZKY eine fragliche Überlagerung einer Pityriasis rosea durch eine Psoriasis punctata.

*Pilz*erkrankungen der Haut können einer Psoriasis ähnlich sehen. Casus pro diagnosi zu diesem Thema berichten WISE, TRAUB sowie OPPENHEIM. Die Aufpfropfung einer Soormykose bei einer Schuppenflechte ist möglich (ENGELHARDT, REINICKE, ZÜNDEL). OPPENHEIM glaubt, daß bei seinem Fall von Trichophytia follicularis vielleicht die Basis des akuten Auftretens der Psoriasis ein Trichophytid ist.

Außer den angeführten Hauterkrankungen gibt es noch eine Reihe anderer, die weniger wahrscheinlich differentialdiagnostisch mit einer Psoriasis verwechselt werden können, z. B. eine Parapsoriasis, eine Periarteriitis nodosa (FALK), eine exfoliative Dermatitis (SWEITZER u. WINER) und viele andere Casus pro diagnosi, die nicht alle erwähnt werden können.

Über die Schwierigkeiten der Diagnose einer *Schleimhaut*psoriasis wurde bereits in dem Kapitel „Klinik" berichtet. Einige Fälle von Leukoplakie sollen hier noch angeführt werden. So beschreibt MERELENDER eine gewöhnliche Leuko-

plakie bei einem Psoriasispatienten, BUCHHOLZ berichtet in seiner Dissertation
über die Schwierigkeiten der Differentialdiagnose von Psoriasis der Mundschleimhaut und Leukoplakie. Die Diagnose sei in den meisten Fällen nur histologisch
möglich. BECKER und RITCHIE diagnostizierten bei ihrem Patienten aus dem
histologischen Befund eine Leukoplakie der Wangenschleimhaut. Bei einem
Pfeifenraucher mit alter Lues und Psoriasis beobachtete MEIROWSKY eine Leukoplakie, die nach seiner Meinung wahrscheinlich keine Schleimhautpsoriasis war.
Über eine Aphthosis, Uveitis, Parotitis, Arthritis und Periarteriitis nodularis,
kombiniert mit Psoriasis, berichtet CARPENTIER. HUDELO u. Mitarb. beobachteten eine Patientin, die seit 15 Jahren eine Kombination von hyperkeratotischer Psoriasis mit Papillomatose, Cornu cutaneum und Veränderungen an der
Zungenschleimhaut von unbestimmtem Charakter aufwies. DARIER war der Anschauung, daß es sich hier um zwei voneinander unabhängige Erkrankungstypen
handelte.

V. Pathologische Anatomie

Über die pathologische Anatomie der Psoriasis liegen Veröffentlichungen vor
von VIGNALE und MALET. Die Verfasser sehen in der Schuppenflechte eine zuerst
trophische, bei chronischem Verlauf neurotrophische Hauterkrankung. Sie fanden
in der Epidermis bei der Schuppenflechte Zellen, welche dem Typus der Langerhansschen Zellen entsprechen, zahlreicher als normal. Untersuchungen an der
normalen und der pathologischen Menschenhaut innerhalb seiner chemischen
Studien an der menschlichen Haut machte NADEL. Nach McKEE und FOSTER
wurden 150 Psoriasisfälle histologisch untersucht, bei 50 fanden sie eine typische,
bei 100 eine abweichende Histologie. Sie beschreiben die Unterschiede und kommen zu dem Ergebnis, daß die Psoriasis nicht allein auf Grund histologischer
Untersuchungen diagnostiziert werden kann.

ORR beschreibt die charakteristische Histopathologie der Psoriasis und erwähnt
CIVATTE, der beim seborrhoischen Ekzem ein Psoriasis-ähnliches histologisches
Bild sah. Das Fehlen von Melanin weist nach Verfasser auf ein Abflauen des
Oxydationsprozesses hin, der durch verschiedene lokal angewandte Mittel wieder
angefacht werden kann. KARTAMICHEFF fand in klinisch intakter Haut bei der
Schuppenflechte histologisch dieselben Veränderungen, wenn auch nur andeu-
tungsweise, wie in der manifest kranken Haut. Nach ihm ist also die gesamte
Hautoberfläche verändert. ALLEN stellte 8000 spezifische Hautuntersuchungen
an, unterteilt sie unter anderem in solche, die rein histologisch, ohne jeden
klinischen Kommentar, verifizierbar sind. Hierunter fallen auch Erythemathodes,
Psoriasis usw. Nach SANTOIANNI erlauben die Rückschlüsse von der Struktur auf
die Pathogenese noch nicht die Annahme einer einheitlichen Ätiologie bei der
Psoriasis. Sie lassen eher an mehrere Faktoren für ihre Pathogenese denken.
OBERSTE-LEHN wandte die Macerationsmethode von HORSTMANN unter Verwendung der Hyaluronidase als Abbauferment an, die das Herauslösen epidermaler
Anhangsgebilde ermöglicht. Die Darstellung des epidermo-cutanen Hautreliefs
erbringt auch am geheilten Psoriasisherd noch ein charakteristisches Grenzflächenbild. Die Hautanhangsgebilde sind danach nicht an der Induktion der psoriatischen Efflorescenzen beteiligt. VRABEC beschreibt die histologischen Befunde von
Psoriasisherden auf der Cornea und Conjunctiva bulbi. Das histologische Bild
entsprach dem einer Schuppenflechte. Geringfügige Abweichungen werden als
terrainbedingt angesehen. SELISSKIJ und SIMANOVIC untersuchten in histologischen Schnitten von 22 Psoriatikern besonders den Nervenapparat der Haut.
Bei der exsudativen Psoriasis waren die morphologischen Veränderungen an den

Nervenfasern und Langerhansschen Zellen mehr ausgeprägt als bei der ruhenden Psoriasis.

Die sehr zahlreichen Arbeiten zur pathologischen Physiologie der psoriatisch veränderten Haut mittels histochemischer und anderer Untersuchungsmethoden werden im Kapitel „Ätiologie und Pathogenese" aufgeführt.

VI. Ätiologie und Pathogenese

Die Ursache der Psoriasis ist nach wie vor unklar. Die Schuppenflechte als Krankheitsbegriff ist nach SAINZ DE AJA nicht in der Einzahl sondern in der Mehrzahl zu fassen. Sie hat eine Vielheit der Ätiologie, Morphologie und Therapie. Die Entstehung der Psoriasis ist immer das Ergebnis des Zusammentreffens mehrerer Faktoren. Der Mechanismus der Genese ist noch unbekannt. Insgesamt umfaßt nach seiner Meinung die Ätiologie folgende Momente: toxische, chemische, endokrine, bakterielle Einflüsse, Störungen in der biologischen Chemie der Haut, äußere Einflüsse physiologischer und pathologischer Art. Nach GANS scheint, kurz zusammengefaßt, eine Voraussetzung für das, was zu einer psoriatischen Eruption führt, zu sein: a) ein potentiell psoriatisches Individuum und b) ein innerer oder äußerer Anstoß, der veranlaßt, daß dieses Potential manifest wird. BERING unterscheidet verschiedene Reaktionslagen der Haut, eine erbbedingte dauernde, worunter die Psoriasis zu rechnen ist, und eine vorübergehende.

Die *Vererbung* der Schuppenflechte wird als sicher angenommen. DÉR u. Mitarb. konnten eine regelmäßig dominante Vererbung an einem Stammbaum, LEVEN an zwei Stammbäumen einen dominanten Erbgang in vier Generationen nachweisen. ROCHLIN u. Mitarb. sprechen von einer Konstitutionsanomalie, die sich in gleicher Weise als dominantes Symptom auf beide Geschlechter vererbt. HECHT hält eine endgültige Heilung durch eugenetische Auslese bei der Fortpflanzung für möglich. Weitere Stammbäume von Psoriatikerfamilien berichten SCHMIDT, MARCUSE, ZIELER sowie FREISE. MICHELSON konnte bei Mutter und drei Kindern typische Erscheinungen von Psoriasis feststellen, FEIT bei Mutter, zwei Söhnen und einer Tochter und OPPENHEIM eine gleiche Lokalisation der Hauterkrankung bei Vater und Sohn. HOEDE kontrollierte 539 Stammtafeln und fand in 39% eine familiäre Psoriasis. Sie ist nach ihm unregelmäßig dominant vererbbar. TOURAINE erfaßte 32 Stammbäume und konnte in 59% elterliche, in 66,4% geschwisterliche und in 35,1% verwandtschaftliche Zusammenhänge feststellen. Eine unregelmäßig dominante Vererbung der Schuppenflechte bestand nach DORN in 41%, bei Beobachtung an 312 Psoriatikern. Nach ROMANO hängt die Vererbung der Psoriasis in 20% der Fälle von einem halb-dominierenden Gen ab. Die Vererbung scheint unabhängig vom Geschlecht. Außerdem liegen noch zahlreiche Mitteilungen über die Vererbbarkeit der Schuppenflechte vor, die wegen der Vielzahl nicht alle erwähnt werden können.

Die *Zwillingsforschung* ist wichtig zur Klärung der Frage einer erblichen Psoriasis. Über je ein eineiiges Zwillingspaar mit Schuppenflechte berichten VOHWINKEL, MAYR sowie LIEBENAM. VOGEL erfaßte 20 eineiige Zwillinge. PFAENDLER sah unter 16 eineiigen Zwillingen bei elf Erkrankungen beider Teile, bei fünf war nur ein Teil erkrankt. Er stellte diesen eine aus dem Schrifttum bekannte Untersuchungsreihe gegenüber, es handelte sich um zwölf zweieiige Zwillingspaare; bei zehn davon hatte nur ein Teil psoriatische Erscheinungen, bei zwei Paaren waren beide Teile erkrankt. Nach Ansicht der meisten Autoren sprechen alle Sippenbefunde für einen autosomal-dominanten Erbgang mit sehr wechselnder Penetranz und Expressivität.

Fast alle Organe *innerer Sekretion* werden als Psoriasisursache angeschuldigt. Über die Bedeutung der Schwangerschaft für den Ablauf der Schuppenflechte gehen die Meinungen auseinander. Lane und Marshall konnten 204 Gravide mit Psoriasis statistisch erfassen und sahen in 72% keinen Einfluß auf die Erkrankung, während Grüneberg an 433 Schwangerschaften in der Mehrzahl eine günstige Beeinflussung feststellen konnte. Nardelli beobachtete bei 58 Frauen mit insgesamt 175 Schwangerschaften bei 45—50% Spontanrückgang. An einen Zusammenhang zwischen Psoriasis und Ovarialfunktion glauben Vogt, Stümpke, Werther u.a.

Eine günstige Beeinflussung der Psoriasis konnte Grüneberg nach Injektionen von *Nebennieren*rindenextrakt und eine noch günstigere nach corticotropem Hormon des *Hypophysen*vorderlappens beobachten. Die zahlreichen Arbeiten aller Autoren, die sich hierzu positiv oder negativ äußern, anzuführen, ist unmöglich. Noguer-Moré machte therapeutische Versuche mit Cortison. Bei Patienten mit Psoriasis arthropathica gingen die Gelenkbeschwerden völlig zurück, die Hauterscheinungen besserten sich erheblich. Bei den übrigen Psoriatikern waren die Ergebnisse nicht einheitlich. Das Erythem bildete sich weitgehend zurück, Schuppung und Parakeratose blieben. Verfasser glaubt, daß das Cortison die für die physiologische Verhornung notwendigen Sulfhydrylgruppen bindet und hemmt. Neben Kontrolle des klinischen Bildes wurde der Thorn-Test, Ausscheidung der 17-Ketosteroide und der Harnstoff-Kreatininquotient im Harn während der Cortisongaben bestimmt. Bei allen Patienten wurde eine Verlangsamung der Blutsenkungsgeschwindigkeit, Vermehrung des Blutzuckers, vermehrte Ausscheidung der 17-Ketosteroide, Anstieg des Harnstoff-Kreatininkoeffizienten, Vermehrung der Blutcholesterine und relative Vermehrung der übrigen Ester festgestellt. Schmidt und Baade gelang der Nachweis eines Zusammenhangs zwischen Psoriasis und Nebennierenstörung nach Anwendung einer Reihe von internistischerseits ausgearbeiteter diagnostischer Methoden in 27 von 28 Fällen nicht. Magnusson und Jensen bestimmten die 17-Ketosteroidausscheidung bei 13 männlichen Patienten und fanden nur in zwei Fällen (Psoriasis generalisata und Psoriasis arthropathica) pathologisch niedrige Werte. Die Ergebnisse von Boncinelli und Trimigliozzi (Thornsche Probe und Ausscheidung der 17-Ketosteroide) bei 24 Psoriatikern erlauben nicht von einer Funktionsänderung der Nebennierenrinde bei Psoriasis zu sprechen. Csermely prüfte bei 14 männlichen und sechs weiblichen Patienten die 17-Ketosteroidausscheidung im Urin. In zehn Fällen waren die Werte erniedrigt, in vier Fällen erhöht, in sechs Fällen im Bereich der Norm. Verfasser zieht keine Schlüsse hieraus auf die Funktion der Nebennierenrinde.

Leszczynski glaubt die Psoriasis verursacht durch eine Dysfunktion der Thyreoidea, der Thymusdrüse oder Hypophyse. Nach Buschke hat bei Psoriatikern die *Hypophysen*größe in 16%, nach Karlin in 10,1% höhere Werte als das wahrscheinliche Mittelmaß. Navarro und Pardal beobachteten zwei Fälle von Psoriasis mit hypophysärem Symptomenkomplex, Spillmann u. Mitarb. sahen bei einer zwölfjährigen Psoriatikerin eine Dysfunktion des Hypophysenvorder- und -hinterlappens. Auch Dosa befaßt sich mit der Frage des Zusammenhangs zwischen Hypophyse und Psoriasis.

Stoffwechseluntersuchungen an 19 Psoriasispatienten mit normalem *Grundumsatz* ergaben regelmäßig eine spezifisch-dynamische Eiweißwirkung zwischen 16—21%. Die Befunde von Nothhaas besagen, daß der Typ der Pykniker für die Psoriasis disponiert ist. Gorbulev kontrollierte 452 Fälle von Psoriasis und fand, daß der größere Teil der Beobachtungen für eine thyreoidale Theorie der Psoriasis spricht. Stümpke u. Mitarb. fanden den Grundumsatz verändert, wenn Kompli-

kationen im Sinne von Erythrodermien und Dermatitiden auftraten. GRZYBOWSKI
stellte bei 45 Psoriatikern in 41 Fällen einen normalen, in vier einen von der Norm
abweichenden Grundumsatz fest. Weitere Grundumsatzbestimmungen liegen vor
von PILAU und SCHERNHARDT, STÜMPKE, PILAU und SZENTKLARAY. MICHON
behandelte eine Psoriasis mit Hyperthyreoidismus nach Angina mit zwölf Thymus-
extraktinjektionen. Die Psoriasis und der Basedow verschwanden. STÜMPKE
erwähnt eine Psoriasis bei gleichzeitigem Basedow, WECKER einen Kropf und
Psoriasis, wo nach operativer Entfernung eines cystisch-entarteten Schilddrüsen-
lappens eine jahrelang bestehende Psoriasis sich gänzlich zurückbildete. DÉR
unterscheidet zwei Gruppen von Psoriatikern, die eine mit dicken, schwer abheb-
baren Schuppen und einer Hypofunktion der Schilddrüse, eine andere mit wenig
adhärenten, schnell entstehenden Schuppen mit einer Hyperfunktion.

26 Psoriatiker erbrachten nach VURCHIO keinen Beweis für die Ätiologie der
Psoriasis als Dysfunktion der *Nebenschilddrüse*.

Auch die *Pankreas*funktionen wurden bei Psoriatikern kontrolliert. KÖNIG-
STEIN u. Mitarb. fanden nach wiederholter Zuckerbelastung bei Psoriasis keine
Störung der Pankreastätigkeit. MIDANA konnte bei 31 Psoriatikern das gleiche
Verhalten des lipolytischen Pankreasenzyms wie bei Gesunden feststellen und
hatte ähnliche Ergebnisse bei Bestimmungen des aminolytischen Fermentes und
des Erepsins. Die proteolytische Tätigkeit des Trypsins war leicht mangelhaft.
FARBER, JOHNSEN und SCHWACHMAN untersuchten 30 Psoriatiker und zehn
Normalkontrollen. Sie fanden keine signifikanten Unterschiede im Pankreas-
Enzymspiegel beider Untersuchungsgruppen.

BRUUSGAARD sah niemals eine Wirkung von Röntgenbestrahlungen der
Thymus, ebensowenig lassen Stoffwechseluntersuchungen einen Zusammenhang
zwischen Psoriasis und Hypofunktion dieser Drüse vermuten. Weitere Angaben
über Erfolge bzw. Mißerfolge von Bestrahlung und Substitutionstherapie endokriner Organe folgen unter „Therapie".

Bei der Prüfung der Zusammenhänge zwischen Psoriasis und *Nervensystem*
kontrollierte LESZCYNSKI das Chvosteksche Symptom und fand es in 29,3% der
Psoriasisfälle, VURCHIO in nur zwei von 26 Fällen positiv. NIKOLSKIJ hält die
Psoriasis und Ichthyosis für eine sekretorisch-vasomotorische Neurose der Muskeln
und Härchen. ORZALESI denkt an einen möglichen Zusammenhang einer Neuritis
optica mit einer Psoriasis bei seinem Fall. An *psychosomatische* Relationen im
Ablauf der Psoriasis denken BOLGERT u. Mitarb. In 33 Fällen beobachteten sie
bei 20 Patienten eine spontane Heilung ihrer Schuppenflechte, sobald ein Konflikt
behoben war. In einer weiteren Arbeit berichten BOLGERT und SOULÉ über
200 Patienten, von denen mehr als die Hälfte unfragliche Psychastheniker und
16% reine Angstneurotiker waren. Sie halten die *psychogene* Entstehung der
Psoriasis und ihre Heilung für möglich. BORY lehnt diese Theorie der Psoriasis
vollkommen ab. ROMANO teilt 35 Psoriasispatienten in bestimmte psychische
Reaktionsformen und Reaktionslagen ein. Er untersuchte sie nach dem Rohr-
schach-Test und anderen neuropsychiatrischen Kontrollen und fand häufig Gleich-
gewichtsstörungen im affektiven Leben, welche bei vorheriger Belastung durch
die langdauernde und rezidivierende Dermatose bedingt waren. Von den untersuchten Patienten waren 15% normal, 35% Neurotiker, 50% zeigten Anomalien
der Persönlichkeit. SABATINI wandte ebenfalls bei 32 Patienten den Rohrschach-
Test an. Bei fast allen konnte er neurotische Züge, des weiteren Angstzustände
mit hypochondrischem Kolorit, Anzeichen einer Labilität und Unreife des Gefühls-
lebens vermerken. BONMATI sah Psoriasisschübe im Anschluß an psychische
Alterationen.

Bei 90 Psoriatikern wurde die Chronaxie und die aufeinanderfolgenden Reaktionen der Haut bei Behandlung beurteilt. Sych kommt auf Grund der Ergebnisse zum Schluß, daß in der Entwicklung und im Verlauf des pathologischen Prozesses der Psoriasis nicht nur das periphere Nervensystem, sondern auch das zentrale beteiligt sind. Huriez u. Mitarb. sahen als häufigste Anomalie eine Zunahme des orthosympathischen Reflexes, der nicht nur erhöht, sondern auch variabel war. Bei 50 Patienten war der Solärreflex in 84%, der oculokardiale Reflex bei 64% der Fälle positiv, der „Maximatest" in 32%. Szodoray excidierte bei 15 Patienten an eruptionsfreien Hautgebieten nach verschiedenen mechanischen Reizen Hautstücke, die er histologisch untersuchte. Er fand Acetylcholin in Psoriasisherden in erhöhter Menge, so daß die Gefäßdilatation der Haut bei Psoriasis als cholinergisch bedingt anzusehen ist. Der günstige Effekt zentralnervös lähmender Mittel ist nach Verfasser ein weiterer Beweis der für die Pathogenese wichtigen Rolle pathologischer cortico-vasculärer Reflexe.

Streitmann fußt auf der Beobachtung Hebras, der feststellte, daß Hautstellen von Psoriatikern, die im Spital starben, bei der mikroskopischen Untersuchung keine Abweichungen von der Norm erkennen ließen, und den gleichartigen Beobachtungen von Wiedmann. Er betonte den Standpunkt Kerls, daß beim Auftreten einer schweren Erkrankung die Psoriasis spontan remittiere. Er selbst konnte drei Fälle beobachten, bei denen auffallende regressive Veränderungen der Psoriasis im Anschluß an *cerebrale Insulte* auftraten. Die theoretisch möglichen Zusammenhänge werden erörtert. Aguilera-Maruri beschreibt fünf Fälle, in denen Hautveränderungen von kongenitalen Abnormitäten begleitet waren. Das Studium dieser Fälle läßt nach seiner Meinung die Existenz eines eutrophischen, möglicherweise hypothalamischen Zentrums, welches die Harmonie im Organismus steuert, erkennen. Fabre u. Mitarb. unterscheiden zwei Formen der Psoriasis: 1. eine Psoriasis „per se" und 2. eine psoriasiforme Dermatitis, die als Adaptierungssyndrom oder als psychisch bedingte Dermatose aufgefaßt werden könnte. In einer weiteren Arbeit fand Fabre in annähernd 80% *Störungen* des Elektroencephalogramms. Die Veränderungen betreffen die subcorticalen Zentren, die subthalamische Region, die Gegend des Infundibulums und das Tuber cinereum. Charpy sieht die Psoriasisursache in einer angeborenen oder erworbenen Störung in den Zentren des Diencephalons. Gougerot u. Mitarb. beobachteten zwei Fälle von Psoriasis mit reflektorischen Störungen im Bereich der Hände (vasomotorische, thermische, trophische Anomalien). Hellerström ist der Ansicht, daß auch bei unkomplizierter Psoriasis häufiger Liquorveränderungen vorzukommen scheinen.

Zu der Frage, ob es sich bei der Schuppenflechte um eine *allergische* Krankheit handelt, stellten Gram und Lebedev Untersuchungen an. Sie injizierten intracutan aus psoriatischen Papeln hergestellte Emulsionen, worauf 75% der Patienten lokal reagierte, bei 50% entstanden an den Injektionsstellen neue Herde. Auf Emulsionen gesunder Haut reagierten nur 8%. Andere Dermatosen waren gleich oft positiv auf beide Emulsionen. Zeidler beobachtete vier Patienten, die zugleich mit der Psoriasis einen Heuschnupfen hatten. Nach Injektionen von Pollenextrakten zur Desensibilisierung zeigte sich ein ebenfalls günstiger Einfluß auf die Bestände der psoriatischen Aussaat, während Fasal bei seinen vier Fällen mit Pollenextrakten keinen Erfolg sah. Mienicki und Ryll-Nardzewski konnten bei einem Psoriatiker mit intracutan eingeführtem Antigen (als Allergen Dmelcos-Vaccine und Kulturen von Staphylococcus aureus) einen deutlichen anaphylaktischen Schock beobachten. Adamson spritzte Schuppenpulverlösung intracutan, die an normaler Haut keine, an psoriatischer stets eine positive Reaktion erzeugte.

Daß echte Ekzeme bei Psoriasis selten sind, vermerkt NAEGELI. Er hält eine Allergisierung für möglich. BERING berichtet über Sensibilisierungsversuche mit Ammoniumpersulfat. Mittels Intracutan-Testen durchgeführte Experimente sprechen nach FRANCHI gegen die allergische Natur der Psoriasis. Bei einem Fall konnte CADRECHA, mit einem analogen Schuppenextrakt intradermal injiziert, desensibilisieren. BALOG konnte in der Psoriasis keine Krankheit allergischer Natur nachweisen auf Grund seiner Untersuchungen mittels intracutan und zu therapeutischen Zwecken intramuskulär gespritzten Schuppenextrakten bei Psoriatikern und Meerschweinchen. Nach MIDANA ergab die intracutane Einspritzung von Extrakten aus floriden Psoriasisherden bei Hautgesunden keine stark abweichende Reaktion im Vergleich zu Psoriasiskranken.

An eine *bakterielle* Allergie glaubt BAIRD. ILIESCOU u. Mitarb. denken an das Endotoxin des B. C. G. als Antigen. VIANI sieht in der Psoriasis die Äußerung einer allergischen Gewebsreaktion gegenüber einem Erreger, wahrscheinlich einem Streptococcus. JAUSION und GUILLAUD-VALÉE glauben an eine Allergie gegenüber den Extraktstoffen der verschiedensten Pilzmycelien. JUST erklärt die Eruption bei der Psoriasis als Folge eines Einbruches von *Pilzelementen* in die Blutbahn im negativ-anergischen Stadium bei negativen Trichophytinreaktionen. RICCIARDI stellte Hautteste mit Bakterien und Pilzen an. Bei letzteren fand er zahlenmäßig weitaus häufiger positive Reaktionen, während die mit verschiedenen Kokken und Vaccinationen negativ ausfielen. Nahrungsmittel, am häufigsten Aminosäuren, ergaben negative Hautproben, auch Lipoide, Hormonextrakte usw. BARBER ist der Anschauung, daß die Schuppenflechte eine unspezifische cutane Reaktion auf viele innere und äußere Reize darstellt und stützt sich dabei auf SELLYE. Ihm gelang eine Sensibilisierung der Haut von Psoriatikern mit Dinitrochlorbenzol. Psoriasiskranke reagierten im Ruhezustand in gleicher Weise wie Gesunde, die Latenzzeit ist im Ruhezustand gegenüber Gesunden etwa verdoppelt. Im floriden Stadium besteht kein Unterschied gegenüber Gesunden.

Von vielen Autoren wird die Psoriasis als eine *Virus*erkrankung angesehen. WLASSICS kontrollierte das Verhalten der verschiedenen einschlußkörperartigen Gebilde in psoriatischen Herden während der Behandlung und sah sie nach Abheilung verschwinden. Diese basophilen Kerneinschlüsse sind nach ihm als echte Einschlußkörper anzusehen und haben bei der Psoriasis pathogenetische Bedeutung. DESAUX und PRÉTET schließen auf Grund der Erfolge mit filtrierten Psoriasisschuppenextrakten auf ein Ultravirus als Ursache. HIGOUMENAKIS glaubt an ein dem Pockenerreger verwandtes dermato-epitheliotropes, STEIN an ein dermatotropes und arthrotropes Virus. Von LINDENBERG liegen eine Reihe von Veröffentlichungen vor über die Übertragung von Schuppenflechte auf Tiere. Er injizierte Blutserum von Psoriatikern in die Hoden oder Bauchhöhle von Meerschweinchen. Nach 8—40 Tagen Inkubation traten Hautveränderungen vom Aussehen einer Psoriasis auf, die spontan wieder verschwanden. Von 52 Tieren wurden 22 ohne, 30 mit Erfolg gespritzt. Die Weiterimpfung von Tier zu Tier ergab in 100% positive Resultate. Verfasser schließt daraus, daß bei der Psoriasis ein Virus im Blut zirkuliert, und es sich also um eine echte Infektionskrankheit handelt. VERSARI, GANDOLA, BENETAZZO und STERZI kontrollierten die Lindenbergschen Experimente und konnten sie nicht bestätigen. VENKEI führte intracerebrale Impfungen mit Berkefeld-N-Filtrat von Psoriasispapeln an Kaninchen, Meerschweinchen, weißen Mäusen und Schmalnasenaffen durch und konnte durch die Komplementbindungsreaktion Antikörper nachweisen. Verfasser glaubt, daß die Psoriasisantigene als spezifisch zu betrachten sind, eine stumme Infektion bei Überimpfung stattfindet, die aber nur serologisch nachweisbar ist. Die Schuppen-

flechte ist also nach seiner Meinung eine Infektionskrankheit durch filtrierbare
Keime. WERTH prüfte ebenfalls die Arbeiten von LINDENBERG am Versuchstier
nach und kommt nach Einspritzung von Berkefeld-Filtrat und Brei von Psoriasis-
papelmaterial, das er intracutan, subcutan, intracerebral, intraperitoneal und in die
Placenta der Tiere injizierte, sowie mit Einspritzung von Psoriasisserum, zu völlig
negativen Ergebnissen. Auch Züchtungsversuche von filtriertem Psoriasismaterial
auf Chorionallantois des Hühnchens sind negativ. DOGLIOTTI u. a. konnten mittels
Überpflanzung von Psoriasis-Efflorescenzen die Virusätiologie nicht wahrscheinlich machen. BERGAMASCO und RASPONI sind über die Bedeutung der bei der
Psoriasis nachgewiesenen Körperchen noch im Zweifel. KRICEVSKIJ u. Mitarb.
konnten in 497 Abschabpräparaten in 84,3% die Elementarkörperchen UCHINS
nachweisen. Mit Psoriasisblut geimpfte Kaninchen hatten nachweislich 36 Std.
post infectionem vor allem im Gehirn und in der Leber kugelförmige Gebilde in
Kern und Plasma der Zellen. Mittels der Komplementbindungsreaktionen nach
JOFFE konnte in 70,2% der Fälle bei Psoriasis im Blut das Antigen nachgewiesen
werden, aber auch Pemphigus und Duhring hatten ähnliche Ergebnisse. DVOZDOV
u. Mitarb. versuchten mittels einer Fällungsreaktion die Virusätiologie der
Psoriasis zu klären. MONACELLI u. Mitarb. heben in einer Monographie hervor,
daß der Nachweis eines Erregers bisher nicht geglückt ist, daß es sich aber wahrscheinlich um ein Virus handelt. Die mögliche Virusätiologie der Psoriasis vertreten weiter LOZA, CSOKA, ISOBE. Auf Grund neuester Kenntnisse der karyo-
logischen Bilder versucht MURTULA bei Hautkrankheiten ungeklärter Natur Veränderungen darzustellen, welche als Beweis einer viralen Ätiologie in Betracht
gezogen werden können.

Der Zusammenhang zwischen einer *fokalen* Infektion und einer Psoriasis wurde
häufig erörtert. RÖMER konnte bei 23 von 40 Patienten einen primären Infekt vor
Ausbruch der Psoriasis nachweisen. Vielfach trat 2—3 Wochen nach einer Angina
eine kleinpapulöse psoriatische Aussaat auf. Verfasser hält einen Mikroorganismus
für den auslösenden Reiz. GUNDERSEN glaubt, daß die Primärfoci durch die Blutbahn bakteriell oder toxisch das Zentralnervensystem affizieren und sekundär
Hauterscheinungen zur Folge haben. Auch FRENZL kommt zum Schluß, daß
Anginen sowie andere Krankheiten und besonders verschiedene Kokkeninfek-
tionen indirekte Ursache eines Psoriasisausbruches sein können. LOVELL sah
einen erstaunlichen Umschwung bei einem Fall nach Mandelentfernung. FRANKL
und KORANYI beobachteten eine stärkere Reaktion auf Staphylokokkenvaccine
bei Psoriatikern als bei Gesunden. An einen Zusammenhang zwischen Psoriasis
und Streptokokkeninfektion glauben FUGA, NORRLIND, NORHOLM-PEDERSEN u.a.
Nach GRÜNEBERG und CONRADI wiesen vorwiegend nordische Länder auf diesen
Zusammenhang hin. Guttata-Fälle haben einen erhöhten Antistreptolysintiter.
Verfasser berichten über die Erfassung von 139 Patienten mit Psoriasis guttata,
bei denen in 42 Fällen eine Angina höchstens 3—4 Wochen vorausgegangen war.

Pyodermien bei Psoriatikern sind selten und gaben verschiedenen Autoren
Anlaß zur Veröffentlichung einschlägiger Fälle (PARL, PÉRIN, MILIAN u.a.).
WARTEMANN fand bei 67 Psoriatikern nur 10 Patienten mit Pyodermien. Er
lehnt die Theorien SAMBERGERs und WORONOFFs über das Bestehen von Wechsel-
beziehungen zwischen Psoriasis und Pyodermien ab. FRENZL erläutert die von
SAMBERGER vertretene Theorie, nach welcher Psoriasis-Efflorescenzen eine
Staphylodermie auf dem Boden einer angeborenen, nicht konstanten Diathese
darstellen. LIPSCHITZ glaubt ebenfalls an eine Infektionskrankheit und sieht als
Beweis dafür die Symmetrie der Erscheinungen, die Munroeschen Abscesse und
das Koebnersche Phänomen an. Nach ESSEVELD ergaben Rachenabstriche von
Psoriatikern und Kontrollen, daß β-Streptokokken in 18,2% bei ersteren und

9,1% bei letzteren nachweisbar waren. Der β-hämolytische Streptococcus nimmt nach HURIEZ u. Mitarb. nur an der Superinfektion der Psoriasis teil und spielt sonst keine entscheidende Rolle. AASER fand bei fünf Fällen von Psoriasis guttata stets dieselben Coccobacillen im Blut und glaubt an einen Zusammenhang mit der Schuppenflechte. JAKUBOWITSCH konnte seine Ergebnisse nicht bestätigen. GRECO und GUNCHE sehen in der Psoriasis eine chronische, durch Cryptococcus oder Saccharo-cryptococcus hervorgerufene, Hämatodermie. Über die Rolle der Corynebakterien bei der Psoriasis äußerten sich JAUSION u. Mitarb. Bakterioskopische und bakteriologische Untersuchungen von Psoriasisschuppen liegen von POLETAEV vor. MILIAN glaubt, daß ein Krankheitskeim im Blut zirkuliert, an die Hautoberfläche dringt und die Psoriasis auslöst. BENEDEK hält den „ständigen Endoparasitismus des „Schizosaccharomyces hominis" für die Ursache der Psoriasis.

Den Keimgehalt von Darm und Blut bei Psoriatikern untersuchten TORREY und SCHWARTZ, das Vorkommen von Darmparasiten POOMAN und KESERÜ und ROBINSON die Bedeutung des Streptococcus faecalis für die Ätiologie der Psoriasis. KATER konnte bei einem Patienten eine *Monilia* isolieren, WACHOWIAK u. Mitarb. wiesen bei 32 Patienten in 90% in den Faeces, in 10% im Blut und in 29% in Hautschuppen Monilia nach. KEYES konnte den Pilz im Blut und unter den Schuppen der Efflorescenzen feststellen. JAUSION sieht als Grundursache der Psoriasis eine parakeratotische Diathese an und ein Sensibilisieren durch verschiedene parasitäre Einflüsse trichophytischer, epidermophytischer, mikrosporieller und bakterieller Art. Desensibilisierung mit polyvalenter Trichophytonvaccine führte mehr oder weniger zu vollständiger Abheilung. Nach DANDA haben Mykosen die Bedeutung eines der möglichen ursächlichen Faktoren.

Über den *Masernschutz* bei Psoriasis ist viel diskutiert worden. KLEIN und STEINER bejahen ihn, HOEDE und BEEK lehnen ihn ab. Provokationen einer Psoriasis werden berichtet von SCHMIDT-LABAUME nach Ponndorf-Impfung, von FERRABOUC nach Impfung gegen Pocken, Typhus, Paratyphus, Diphtherie und Tetanus, von DE MIENICKI nach Pocken- und Ponndorf-Impfung, von RAASCHOU-NIELSEN nach Influenzaschutzimpfung. HIGOUMENAKIS schuldigt ein unbekanntes epitheliotropes Gift als Ursache des Hautexanthems bei Psoriasis an.

Über den fraglichen Zusammenhang der Psoriasis mit der *Tuberkulose* liegen Veröffentlichungen vor von NICOLAS, MARCERON, SOWINSKI u.a. WERNSDÖRFER erwähnt eine Psoriasis arthropathica mit anschließender Osteomyelitis tuberculosa.

Der Versuch von SCARPA bei der nummulären, ohne Gelenkerscheinungen einhergehenden Psoriasis, die L. E.-Zellen zu provozieren, war in fünf untersuchten Fällen negativ.

Auf Beziehungen zwischen Psoriasis und *Syphilis* schließen SANTOIANNI sowie JAUSION und PECKER aus dem günstigen Einfluß antiluischer Psoriasisbehandlung. HULÛSI-BEHZET und NIHAT beobachten eine psoriatische Erythrodermie auf syphilitischem Boden. BORY sah in 40jähriger Praxis nie eine primäre oder sekundäre Lues bei Psoriatikern. Bei der Nachprüfung des Vorgehens von LENNHOFF, das SCHUPPLI mit zweifelhaftem, TOSTI mit negativem Erfolg anwandte, ließen sich nach SCARPA weder in Psoriasisschuppen, noch in Kulturen, noch in Filtraten Spirochäten nachweisen.

Über die Versuche, die Schuppenflechte auf Tiere zu übertragen, wurde bereits berichtet. Eine Psoriasis bei der Katze glaubt KIRK festgestellt und durch mikroskopische Untersuchungen gegenüber anderen Dermatosen differentialdiagnostisch gesichert zu haben. In der Publikation von BORY soll es sich in acht Fällen von Hunden, zum Teil klinisch, zum Teil histologisch, um eine Psoriasis handeln. Darunter waren zwei Rattenpinscher vom gleichen Wurf, deren Besitzerin ebenfalls eine Psoriatikerin war.

Das Auftreten von Psoriasis-Efflorescenzen in *Narben* wurde häufig beobachtet. MATRAS sowie KISSMEYER sahen in einer älteren Tätowierung frische Psoriasisplaques auftreten, GRANZOW-IRRGANG provozierte typische Psoriasisplaques in Reizproben auf Chrysarobinpaste. GOUGEROT u. Mitarb. sahen traumatische Psoriasis an Stelle aufgesetzter Schröpfköpfe, in Operationsnarbe 4 Jahre post operationem und an den Saugstellen von Blutegeln, HUET an Stellen in Abheilung begriffener Furunkel, MENDES DA COSTA um erythematöse Efflorescenzen und ihre Narben bei Syphilis, MEYER in Handinnenflächen nach anstrengender Krankenpflege, WINTERNITZ einen Psoriasisausbruch im Anschluß an Varicellen, SEIER strichförmig an Bauch und Oberschenkel durch mechanischen Reiz eines Gummiverschlusses, KNOCHE auf Pernionen, KEINING durch den Einfluß verschiedener Hautprozesse z.B. Verbrennung, Herpes zoster, Scabies usw., SEGER im Bereich venöser Stauung durch Unterschenkelvaricen, HAMPEL an den Stellen einer Urticaria, FRENZL im röntgenbestrahlten Gebiet eines Portiokrebses, ZINGSHEIM nach indirekter Röntgenbestrahlung im Bereich der Radiatio, STÜTTGEN einen durch Lues provozierten, erstmaligen Schub einer Psoriasis, SCHMIDT die traumatische Entstehung nach Steckschuß. THIERS u. Mitarb. sahen eine Psoriasis der Nägel, Finger und Zehen, mit Verschonen des durch Verwundung versteiften linken Daumens, nach Erfrierung der Extremitäten im ersten Weltkrieg.

Die Frage Psoriasis und Unfall diskutierten WEBER sowie NARDELLI. BORN weist an Hand klinischer Beobachtungen auf die Möglichkeit hin, daß die Psoriasis in besonderen Fällen auch einmal berufsbedingt sein kann, zumindest im Sinne der Verschlimmerung eines bestehenden Leidens oder einer bestehenden Prädisposition, z.B. im Gesicht eines Wäschers in Gestalt eines isomorphen Reizeffektes.

Zahlreich sind die Versuche, über Veränderungen des *Hautstoffwechsels* und des *allgemeinen Stoffwechsels* bei Psoriatikern, die Ätiologie und Pathogenese dieser Hauterkrankung zu klären.

Der Hautstoffwechsel ist mit den verschiedensten histochemischen Methoden untersucht worden. STEIGLEDER konnte in Übereinstimmung mit Befunden von GANS, BUHMANN, GANS und v. GLASENAPP mittels der Nadi-Reaktion einen vermehrten Sauerstoffverbrauch im Epithel von Psoriasispapeln nachweisen. Nach GANS u. Mitarb. erwies sich, mit der Warburg-Apparatur geprüft, der Sauerstoffverbrauch der Psoriasishaut nach 3 Std 2,6mal, die anaerobe Glykolyse dreimal höher als in normaler Haut. STEIGLEDER versuchte mit Triphenyltetrazoliumchlorid (TTC) den Sitz des vermehrten Sauerstoffverbrauches und den aus der beschleunigten Entfärbung der Methylenblauquaddeln ersichtlichen erhöhten Reduktionsprozeß der Psoriasishaut näher zu bestimmen. ZINGSHEIM konnte mittels der Formazanreaktion (TTC) ein erhöhtes Reduktionsvermögen in der psoriatisch veränderten Haut feststellen. BUHMANN kontrollierte Atmung und Glykolyse in normaler und pathologisch veränderter Haut, insbesondere im Hinblick auf die Psoriasis. Er sah die Ursache des erhöhten Sauerstoffverbrauches in einem größeren prozentualen Gehalt der Psoriasis-Efflorescenz an lebender Epidermis. Die anaerobe Glykolyse ist nach ihm um 22% erhöht. Auch LANGHOF sowie EBERHARTINGER und NIEBAUER stellten Untersuchungen über die Reduktionskraft der Haut an. BOMMER sieht in der Hypoxydose einen ursächlichen Faktor der Hautkrankheiten. MURTULA kontrollierte die oxydationsreduzierenden Phänomene von Dermatosen mit verschiedenen Reaktionen. SAMBERGER sieht in der Psoriasis eine Abschwächung der Vitalität der Epidermiszellen bei einer a priori kongenital geschwächten Vitalität der Haut. VAN KERCKHOFF folgert, daß Störungen im Verlauf des oxydativen Metabolismus der Epithelzelle und ein Defizit der oxydationsfördernden Wirkungen in der Haut Faktoren einer ursächlichen Konstellation der Psoriasis darstellen. MONACELLI und RIBUFFO fanden den Hautzuckergehalt bei Psoriasiskranken erhöht. MURTULA prüfte die histochemischen Störungen des Kohlenhydratstoffwechsels in den Geweben der psoriatischen Haut. POMUS publizierte über Melanin und Lipoidumsatz der Haut, WORRINGER und LEWIS über Pigmentuntersuchungen am Psoriasisherd mittels der Dopareaktion. GANS stellte eine p_H-Verschiebung bei der Psoriasis fest. Nach LEVI war der p_H an gesunden Hautstellen der Psoriasis ungefähr normal, der der psoriatischen Flecken inkonstant und an gekratzten Psoriasisstellen höher als in der gesunden Umgebung. Ein saures Glykoproteid konnten WEBER und BRAUN-FALCO in Psoriasisschuppen nachweisen, flüchtige biogene Amine in den Schuppenkrusten ZORN, der aus ihrer Zusammensetzung Anhaltspunkte für die chemischen Vorgänge bei der Psoriasis zu finden versuchte. Vom gleichen Verfasser liegen Untersuchungen vor über die Ausscheidung von Schlackenstoffen (Phenol- und Kresolverbindungen) durch die Haut bei der Schuppenflechte. Den Mechanismus der Verhornung bei Parakeratosen, insbesondere bei der Psoriasis, untersuchte LIGTERINK, das Verhalten der Mucopolysaccharide in der psoriatischen Haut ALLEGRA, das Verhalten der Acetalphosphatide BRAUN-FALCO u. Mitarb. Nach GAUL und STAUD konnte durch biospektrometrische Analyse die Retention von Nickel bei allen Psoriatikern in verschieden hoher Quantität festgestellt werden. Histochemische Untersuchungen über das Verhalten von Zink in der Haut bei Psoriasis und anderen Hauterkrankungen stellten BRAUN-FALCO und RATHJENS an. PERUTZ und GUTZMANN prüften das Verhalten der Haut von Psoriatikern gegenüber intracutanen Einspritzungen kristalloider und kolloider Lösungen, KASABAKAS die Quaddelresorptionszeit. STEIGLEDER fand, daß der Glykogengehalt der Epidermis nicht von einer bestimmten Dermatose, sondern von der Ausbildung der Acanthose abhängig ist.

SZODORAY und SOVARI untersuchten die *Gewebeenzyme* der Haut bei der Schuppenflechte. PASCHOUD u. Mitarb. bestimmten die Peptidasen in der gesunden und befallenen Haut von Psoriatikern, HELMECZI, KISS und SZÜCS den Acetylcholinesterasegehalt, BRAUN-FALCO und RATHJENS die Bernsteinsäuredehydrogenaseaktivität der Haut bei der Schuppenflechte. Weitere Arbeiten von BRAUN-FALCO liegen über folgende Themen vor: „Über das Verhalten der β-Glucuronidase-Aktivität bei Psoriasis, Basaliom und spinocellulärem Carcinom", „Histochemische Aminopeptidase-Darstellung in normaler Haut, bei Psoriasis, Dermatitis, Basaliom, spinocellulärem Carcinom und Molluscum sebaceum", „Beitrag zum histochemischen Nachweis von Esterasen in normaler und psoriatischer Haut", „Zur Histotopographie der Phosphorylase bei Basaliom und Psoriasis". NARDELLI sieht in seiner Hypothese über die Ätiopathogenese der Psoriasis das ursächlich wesentlichste Moment in einer noch nicht vollständig geklärten enzymatischen Stoffwechselstörung der Epidermis.

LENTI bestimmte den isoelektrischen Punkt sowie die Stickstoff- und Schwefelverteilung in dem aus Psoriasisschuppen stammenden Keratin, STRICKLER den Stickstoff und Schwefelgehalt in Schuppen von Psoriasis und exfoliativer Dermatitis. FRIEDRICH untersuchte intravital entnommene Nägel, Schuppen, Schwielen, verhornte Oberhaut und Gesamthaut von Gesunden und Hautkranken, und zwar vorwiegend Psoriatikern, auf ihren *Schwefel*gehalt. Diese quantitativen mikroanalytischen Bestimmungen des Schwefels nach FRIEDRICH werden von GRÜNEBERG eingehend nachgeprüft und für gewebsanalytische Untersuchungen verwendet. Die Bilanzprüfung des Schwefelstoffwechsels hat bei der Psoriasis genau so wenig wie die Bestimmung des Blut- und Urinschwefels nach Verfasser etwas Besonderes ergeben. VONKENNEL und SCHÖBERL sind der Ansicht, daß es sich bei der Schuppenflechte um eine qualitative Verhornungsanomalie, also eine

Störung des determinierten Übergangs der Sulfhydrylgruppen der unteren Epidermisschichten in die Disulfidgruppen des Stratum corneum handelt. ZINGSHEIM konnte mit verschiedenen Methoden (Reduktionsindicator Triphenyltetrazoliumchlorid, BENNETs rotes SH-Reagens, jodometrische SH-Bestimmung) quantitativ den vermehrten SH-Gehalt in der psoriatisch veränderten Haut und in Psoriasisschuppen nachweisen. Auf Grund von Serienuntersuchungen konnte Verfasserin die Auffassung bestätigen, daß die determinierte Oxydation der Sulfhydryl- in die Disulfidgruppen bei der Psoriasis gestört ist. GRÜNEBERG untersuchte den Gehalt an Schwefel und wasserlöslichen Bestandteilen in der verhornten Epidermis bei normaler und pathologischer Verhornung. SH-Bestimmungen nach FLESCH und KUHN an Schuppen- und Hornmaterial ergaben nach MAGNUS, daß die höchsten SH-Werte die Psoriasis aufzuweisen hat, dann die seborrhoische Dermatitis und die psoriasiforme Dermatitis der Unterschenkel. Aus den Untersuchungen von PASCHOUD und SCHMIDLI ergibt sich, daß in psoriatischer Haut die gefundene Menge von Aminosäuren im Mittel derjenigen normaler Personen entspricht, dagegen eine Verminderung der wasserlöslichen Polypeptide um mehr als die Hälfte festzustellen ist. HÄHNEL bestimmte in Normalhorn und Psoriasisschuppen N-endständige Aminosäuren. FLESCH und ESODA kommen bei Untersuchungen an 20 Psoriatikern zu dem Ergebnis, daß die wasserlösliche Fraktion der Psoriasisschuppen abnorme physikalische und chemische Eigenschaften aufweist. Erstere bestehen in einem verlangsamten Flüssigkeitsdurchlauf durch eine pulverisierte Schuppensäule und einem verminderten Wasserbindungsvermögen, letztere in einem verminderten freien Aminostickstoff- und einem hohen Sulfhydrylgehalt. Diese Eigenschaften eignen sich zum quantitativen und objektiven Test der Psoriasis. Die Ursache für dieses veränderte Verhalten scheint nach Ansicht der Verfasser eine fehlerhafte proteolytische Enzymaktivität in der psoriatischen Epidermis zu sein.

GOUGEROT prüfte den Hautwiderstand gegenüber Wechselstrom niederer Frequenz im Verlauf verschiedener Dermatosen. Die Untersuchungen an Psoriasiskranken ergaben, daß die Haut beim Psoriatiker wie die des Lupösen einen erhöhten Widerstand zeigt. INGRAM weist auf den überwiegend epidermalen Charakter der Psoriasis hin und hält Untersuchungen über ihren Entstehungsmechanismus für erforderlich. Bei Eosinaufpinselungen auf Psoriasisherde konnten GOUGEROT sowie GOUGEROT, DEGOS und VARAY eine schnellere Resorption, d.h. Entfärbung an der erkrankten Stelle und einem 1—2 mm breiten peripheren Hof feststellen, ebenfalls an einem klinisch und histologisch normalen, 18 Monate vorher betroffenen Hautbezirk. Extrakte von Ekzemhaut konnten am enucleierten Froschauge Mydriasis hervorrufen, Extrakte von Psoriasishaut verursachten dagegen eine Myosis, oder sie hatten eine indifferente Wirkung (MEINERI). SERCHI und GARDENGHI wiesen in Psoriasisschuppen das 16-Keto-Oestron und das 16-Keto-α-Oestradiol nach.

Das Onychodiagramm der Psoriatiker läßt nach PFISTER und WEIRICH deutliche pathologische Abweichungen im Wachstums- und Gestaltungsgeschehen des *Nagels* erkennen und gestattet differentialdiagnostische onychometrische Vergleiche. BETTMANN führte Reaktionsprüfungen im Bereich von Psoriasis-Efflorescenzen durch. PATERSON fand nach der Prüfungsmethode von LEWIS mittels Histamin, Adrenalin und Kompression bei Psoriasis weitreichende Übereinstimmung des Verhaltens der Capillaren mit anderen entzündlichen Dermatosen. Nach NARDELLI war die Gefäßreaktion — auf gesunder Haut untersucht — mit großer Regelmäßigkeit entweder nicht vorhanden oder auf $^1/_4$ des Normalen herabgesetzt. Die pharmakodynamischen Cutireaktionen gaben eine viel schwächere Antwort als normal. Suskind kontrollierte die Schweißabsonderung an psoriatischer Haut. Die Blutzirkulation an den Fingerphalangen mit dem photoelektrischen Pletysmographen prüften Huff und Taylor bei Psoriatikern und Gesunden. Nach Graham hatten zehn Psoriatiker im Gegensatz zu anderen Hautkranken eine höhere Hyperämieschwelle. Veränderungen des thermoregulatorischen Reflexes sah Kolpakov bei 91,1% der Psoriasispatienten im Vergleich zu Gesunden.

Burnett und Lovell glauben nach Studien von Verdauung, Absorption und Assimilation der Nahrung bei normaler Ernährung, daß das Ekzem und die Psoriasis *Stoffwechsel*erkrankungen sind. Bei Kontrolle des *Fett*stoffwechsels konnte Barbaglia eine restlose Fettverdauung verfolgen, der Fettsäuregehalt des Blutes war bei vier Kranken gegenüber der Norm herabgesetzt. Nach Schreiner und Bilger liegt der Lipoidquotient im allgemeinen bei Psoriatikern etwas niedriger als bei Gesunden. Grütz und Bürger sehen in den psoriatischen Veränderungen entzündliche Reaktionserscheinungen auf die Zufuhr von Lipoidstoffen, d.h. die durch Überschußbildung aus dem Blut in das Capillarsystem abgegebenen, in die Epidermis einströmenden Fettstoffe. Mit verfeinerten Fettfärbungsmethoden gelang es Grütz, den oft „erstaunlich großen" Lipoidgehalt der Psoriasishaut im Papillarkörper und auch in der Epidermis färberisch zu erfassen. Marchionini, Manz und Huss untersuchten gemeinsam den Cholesteringehalt der Hautoberschicht bei der Seborrhoe und Psoriasis. Sie konnten bei der Schuppenflechte weder in klinisch gesunder Haut noch im Krankheitsherd nennenswerte Erhöhungen des Cholesterinanteiles feststellen, die etwa mit den Werten bei den seborrhoischen Hautkrankheiten verglichen werden könnten. Del Guasta konnte bei Anwendung der Grützschen und Zweibaumschen Methode in zwei Psoriasisfällen die Gegenwart von Fettkörnchen in der Haut weder deutlich noch reichlich beobachten, wohl bei der entzündlichen Form. Santori u. Mitarb. konnten bei Untersuchung des Cholesteringehaltes der Schuppen von Psoriatikern, der nicht sichtbar erkrankten Haut und von Hautblaseninhalt, die Annahme, daß es sich bei der Psoriasis um eine Lipoidosis handelt, nicht bestätigen. Gross und Kesten stellten Hautproben von zwei Patienten mit ausgedehnter Schuppenflechte und vier Normalindividuen an. Sie fanden keine Zunahme im Gesamtlipoidgehalt der Psoriasishaut im Vergleich zu der Haut der Kontrollen. Die Gesamtlipoide der Psoriasishaut enthielten 3,6mal soviel Cholesterin wie die Lipoide der normalen Haut. Da beide Patientenarten niedrige Cholesterindurchschnittswerte im Serum hatten, scheint die Störung des cellulären Fettstoffwechsels weit komplizierter als diejenige, welche zur Xanthombildung bei Hypercholesterinämie führt. Es liegt nach ihnen der Schluß nahe, daß die psoriatische Hautläsion das Ergebnis einer chemischen Reaktion der Hautlipoide ist. Nach Untersuchungen von Rothman zeigte das esterlösliche Material der Oberfläche intakter Haut von Psoriatikern wesentlich niedrigere Säurewerte und Jodzahlen wie entsprechendes Material bei Hautgesunden. Histochemische Befunde von Dogliotti ergeben nach Färbung der Hautschnitte mit Sudan-Schwarz B, daß lipophile Zellen eindeutig auf die psoriatischen Efflorescenzen beschränkt bleiben, und die gesunde Haut von Psoriatikern keinen Unterschied zu gesunden Kontrollpersonen zeigt. Weitere Untersuchungen über den Cholesterin- und Gesamtlipoidgehalt in Psoriasisschuppen liegen von Tello und Macola vor. Der Gesamtfettgehalt der Psoriasisschuppen ist nach Melczer u. Mitarb. beinahe 1,8mal größer als der der Psoriasispapeln.

In zahlreichen Arbeiten berichtet Grütz über die Psoriasis als Lipoidose und ihre diätetische Behandlung, sowie über das Psoriasisproblem im Lichte ätiologischer Forschungen und klinisch-diätetischer Erfahrungen. Er heilte mit seiner

Diät schwerste Psoriasisfälle. Rezidive traten selbstverständlich auf, da nach ihm diese Fettstoffwechselstörung latent bleibt. Bürger machte 119 Serumanalysen bei Psoriatikern und fand in 45% Cholesterinwerte, die weit über 2 g-$^o/_{oo}$ lagen. Engelhardt und Cordes sahen im Einfluß der schlechten Ernährung in Kriegs- und Nachkriegszeit und im Zurückgehen der Psoriasiserkrankungen eine Bestätigung der Theorie Grütz-Bürger. Hering prüfte ihre Untersuchungen nach und fand diese Fettstoffwechselstörung nur bei einem Teil der Psoriatiker. Er sieht die Erfolge der fettarmen Diät nicht in einer ätiotropen Heilung, sondern in einer Umstimmungstherapie. Weitere Untersuchungen über die Psoriasis als Lipoidstoffwechselstörung und Bestimmungen der verschiedenen Lipoidfraktionen nach Fettbelastung im Serum liegen vor von Versari, Schaaf und Obtulowitz, Gallego Burin. Im Elsaß ist die Psoriasis wegen des hohen Fettkonsums häufig (Hufschmitt und Mayer). Ein Ansteigen der Psoriasiserkrankungen in Japan führt Ito auf den in letzter Zeit reichlichen Genuß von Tierfleisch, besonders von Schweinefleisch, zurück. Rosen, Rosenfeld, Krasnow fanden gemeinsam die Gesamtcholesterinwerte im Psoriasisserum gegenüber der Norm erniedrigt und glauben zusammenfassend, daß die Psoriasis, und zwar zunehmend bei akuten Erscheinungen, eher eine Hypo- als eine Hypercholesterinämie ist. Im Gegensatz zu Grütz und Bürger sowie Marquardt konnten sie auch keinen wesentlichen Einfluß der Cholesterinbelastung auf den Lipoidhaushalt feststellen. Eine Störung des Lipoidstoffwechsels kann nach ihnen bei der Schuppenflechte nicht angenommen werden. Zu einem ähnlichen Ergebnis kommen Weissenbach u. Mitarb. Sartory u. Mitarb. stellten eine Verschiebung im Lipoid-Proteinverhältnis im Serum fest. Das Ziel der Therapie sei es, das normale Verhältnis wieder herzustellen. Gaté u. Mitarb. halten die Störungen im Cholesterinhaushalt nicht für die Ursache der Krankheit, sondern eine Nebenerscheinung, welche mit den Hautausschlägen parallel läuft. Vergleichende Untersuchungen zwischen Kohlenhydrat- und Cholesterinstoffwechsel bei Psoriasis stellten Incedayi u. Mitarb. an. Incedayi und Ottenstein sehen auf Grund von Untersuchungen in der Psoriasis eine wahrscheinlich auf Leberfunktionsstörungen beruhende Cholesterinstoffwechselstörung. Die Ausnutzungsfähigkeit für Fette erscheint bei Psoriatikern sogar höher zu sein als bei Gesunden. Midana stellte Untersuchungen an über den Fettstoffwechsel im Darm mittels der sog. Ausnutzungsbilanz — nach passender Diät — und andererseits mittels der Ausscheidungsformel der Fette im Stuhl und der verschiedenen damit verbundenen Koeffizienten. Er fand bei der Psoriasis eine ausgesprochen niedrige Ausscheidung. Leonhardi und Krause machten auf der Fettbelastungsprobe von Grütz und Bürger basierende Versuche. In Übereinstimmung mit den Ergebnissen von Schaaf und Obtulowicz, wonach die Mittelwerte vom Schwankungsbereich des Gesunden nicht deutlich genug abweichen, ist bei der Psoriasis eine Fettstoffwechselveränderung nicht ohne weiteres abzuleiten. Belastungsproben mit Cholesterin bei Psoriasis und Erythematodes stellte Nagy an. Eine Fülle weiterer Arbeiten sind über die Beziehungen des Lipoidstoffwechsels zur Pathogenese der Psoriasis veröffentlicht worden, für deren Generalübersicht auf Monacellis Referat auf dem Italienischen Dermatologenkongreß 1951 verwiesen wird (Pozzo, Meneghini und Levi). Vergleichende Untersuchungen von Lipoidschwankungen im Blutplasma nach oraler Lebertranbelastung und intravenöser Lecithinzufuhr liegen von Ito mit Igarashi und Katabira vor. Signifikante Korrelationen zwischen abnormen Serumlipoidspiegeln, Eiweißfraktionen und Lipoproteiden bei Psoriasis ergaben sich nach Lea u. Mitarb. nicht. Huriez u. Mitarb. werteten bei 26 Psoriatikern die stationär angefertigten Lipidogramme (Elektrophorese nach Methode Macheboeuf) aus und stellten fest, daß bei einer bis zu einem Jahr alten Psoriasis die α-Lipoproteide vermehrt, bei alter Psoriasis dagegen häufig normal und manchmal vermindert waren. Die Psoriasis inveterata hatte fast immer normale Werte. MENEGHINI u. Mitarb. stellten bei der Hälfte ihrer Psoriatiker eine Verringerung der α-Lipoproteine und eine relative Erhöhung der β-Proteine fest. Nach Heparingaben war im ganzen eine Tendenz zur Normalisierung der Papierelektrophorese-Werte festzustellen. Sie untersuchten 12 Psoriatiker unter 50 Jahren. Untersuchungen über die Serumcholinesterase-Aktivität und über die Wirkung von intravenösen Novocaingaben bei Psoriasiskranken stellten HELMESCZY und NAGY an 40 Patienten an und konnten bei 31 mit sehr hohen Anfangswerten ein zur Besserung der Hauterscheinungen parallel verlaufendes Absinken der Cholinesteraseaktivität feststellen. Novocain intracutan und Prostigmin hatten eine geringere Wirkung. HNAT mit JANKE und KAPPELMACHER machten Stoffwechselstudien bei Psoriatikern und folgerten auf Grund ihrer Befunde, daß die Veresterung, die teilweise auf die Wirkung der Cholinesterase zurückzuführen ist, bei der Psoriasis gestört zu sein scheint, und daß durch Linolsäurebehandlung eine verstärkte Aktivität der Cholinesterase herbeigeführt werden kann, wobei die dabei erreichte Veresterung des freien Cholesterins über den bei Gesunden gefundenen Grenzwert hinausgeht. MUSGER, ZIRM u. SCHAUENSTEIN fanden im Serum von 20 Psoriatikern die Werte für konjugiert ungesättigte Fettsäuren (*Diene*, *Triene* und *Tetraene*) mittels spektrographischem Nachweis deutlich herabgesetzt im Vergleich mit Gesunden. Peros bzw. intraglutäal einverleibte konjugiert-ungesättigte Fettsäuren führten zur Normalisierung der Absorptionskurven für Diene und Triene und Rückbildung der Krankheitserscheinungen bei der Mehrzahl der Fälle. Bestimmungen der Serumlipasen bei Psoriasis (zur Prüfung der Ergebnisse von REJSEK betreffend Lipasenvermehrung und -schwankungen im Blutserum von Psoriatikern) ergaben folgende Resultate: 1. Die Lipasenmenge in normalen Seren schwankte in ziemlich weiten Grenzen. 2. Die Werte bei Psoriatikern lagen in 8 von 14 Fällen unter dem Durchschnitt, in 5 oberhalb, 2 waren gleich. Bei anderen Dermatosen wichen sie in keinem Falle beträchtlich vom Durchschnitt ab (DURDELLO). NADEL sah zwischen den absoluten Lipasewerten im Serum und dem Zustand der Psoriasis keinen Zusammenhang, bei BATUNIN schwankten die Lipasewerte des Blutes bei 22 Psoriatikern in den Grenzen der Norm.

Untersuchungen des *Zuckerstoffwechsels* bei Psoriatikern liegen vor von LOJANDER, BARBAGLIA, BIBERSTEIN und LINKE u.a. Die Patienten von MÜLLER waren etwa zur Hälfte hyperglykämisch. BEEK fand nach Blutzuckerbelastungskurven bei 54 Psoriatikern und 50 Gesunden ein übereinstimmendes Ergebnis, im Gegensatz zu den hypoglykämischen Befunden von CHARPY. Anamnestische Erhebungen bei 29 Psoriasiskranken ergaben kein häufigeres Vorkommen von Diabetes in der Familie als in den Familien von ebenso vielen Patienten mit anderen Hautkrankheiten (GIBSON, S. H. und PERRY). Bei Untersuchung des Zuckerstoffwechsels konnte PEZZAROSSA in 80% seiner Fälle eine leichte Hypoglykämie sowie ein Ansteigen der Kurve nach einfacher Belastung feststellen. Studien über die Glykämie, Cholesterinämie und Lipämie bei Psoriasis liegen vor von VAYRE und HÉROIN. RIBUFFO untersuchte den Stoffwechsel des Fruchtzuckers bei der Schuppenflechte und bringt neuere Beiträge und aktuelle Probleme zum Zuckerstoffwechsel. PANTI stellte in eigenen Untersuchungen fest, daß bei der Psoriasis nicht die Erhöhung des Blutzuckers, sondern Veränderungen des Verhältnisses im Prozentsatz dieses zu dem der Hautglucose vorliegen. Den Zuckerstoffwechsel im Verlauf einer Chrysarobinbehandlung kontrollierten MONTAGNANI und ZANCHI.

REISS stellte bei der Schuppenflechte einen deutlichen *Vitamin C*-Mangel fest. Er prüfte in einer weiteren Arbeit die Beziehungen zwischen Vitamin C und Grundumsatz, Schwefel- und Stickstoffstoffwechsel. Nach Zufuhr von Vitamin C

konnten WELCKER und FRIEDRICH bei einem Drittel der untersuchten Patienten
eine hohe Ausscheidungsverzögerung, bei drei (schwere generalisierte Krankheitsformen) eine beträchtliche nachweisen. SWARS glaubt an eine Störung im *Salz-
stoffwechsel*. Stickstoff- und Salzumsatz kontrollierte ebenfalls PATKANJAN.
SIRJAEV fand beim *Wasser*versuch bei sämtlichen 60 Psoriatikern pathologische
Werte.

*Harnsäure*bestimmungen im Blut bei Patienten mit Schuppenflechte führten
durch HERRMANN, TEMESVARY, PILAU, ZORN (auch im Schuppenmaterial) u.a.
Harnsäure- und Kreatinwerte sind nach URBACH bei Ekzemen, Psoriasis, aber
auch bei künstlicher Dermatitis erhöht. ZORN fand auf Grund seiner Bestimmungen der Harnstoffausscheidung durch die Haut, daß es sich bei der Psoriasis
um eine krankhafte Durchlässigkeit der Psoriasispapel im Sinne einer serösen
Entzündung EPPINGERs handelt. KORTING und KAFFARNIK beobachteten drei
Kranke mit gichtischen Erscheinungen bei einer Psoriasis. Eine vermehrte Oxal-
säureausscheidung stellte LAYUS fest. Höhere Werte von Kreatin im Blut von
Psoriatikern im Vergleich mit Kreatinin wurden von PECORA beobachtet. Be-
stimmungen des Restkohlenstoffes im Blut ergab bei Ekzem eine erhebliche, bei
Psoriasis und Pyodermie nur eine geringe Erhöhung im Vergleich zum Gesunden
(KOLJADA).

Erniedrigungen des *Glutathion*gehaltes des Blutes bei Ekzem und Psoriasis
fanden MOREL, GATÉ und DORCHE; GALLEGO BURIN eine deutliche Verminderung,
bei ausgedehnten Eruptionen in stärkerem Ausmaß als bei isolierten kleinen
Herden. Mit den Beziehungen zwischen Grundumsatz und Schwefelstoffwechsel
bei der Schuppenflechte beschäftigte sich TZY-CHING. Nach JOFFE wird bei der
Psoriasis viel Schwefel durch die abgestoßenen Schuppen ausgeschieden. Eine
Stickstoffretention konnten BLOCK u. Mitarb. bei zwei Psoriatikern nicht nachweisen. Ebenso bestanden keine wichtigen Unterschiede bei zwei Patienten in der
Schwefelausscheidung im Urin nach Zufuhr einer bestimmten Menge Schwefel.

Bei Studien des Blutchemismus der Psoriatiker fand ZIMMER, daß das bei
Gesunden bestehende Gleichgewicht zwischen diphosphorischer Adenosinsäure
und triphosphorischer *Adenosinsäure* bei Psoriatikern zugunsten der letzteren verschoben ist. Den anorganischen Phosphor im Blut Psoriasiskranker bestimmte
BATUNIN, den anorganischen und enzymatisch hydrolysierbaren organischen Phosphor SEMMOLA. Nach SCHAMBERG weichen die *anorganischen* Bestandteile des
Blutes bei der Psoriasis nicht von der Norm ab.

Bestimmungen der *Wasserstoffionen*konzentration im Blut bei einigen entzündlichen und nichtentzündlichen Dermatosen liegen von PREININGER vor, der
p_H-Werte des Speichels von MAYR, der *Alkali*reserve von GRAF.

Serumeiweißanalysen wurden bei Psoriatikern durchgeführt von AMORATI u.a.,
POZZO u. Mitarb. (vor und nach Heparingaben, die sich im Sinne einer Regulation
des Lipoproteinstoffwechsels auswirkten), REISS und KOWARZ, BOLGERT u. Mitarb.
(keine charakteristische Kurve bei Psoriasis), SCHNEIDER (charakteristisches Ei-
weißbild konnte nicht beobachtet werden; dagegen bei Erythrodermien anderer
Genese in etwa 50% Leberbeteiligung) u.a. SCHUSTER u. Mitarb. fanden bei allen
Mitgliedern einer Psoriatikerfamilie die Serumeiweißfraktionen normal.

Bei *Leberfunktions*prüfungen waren nach VACHON u. Mitarb. die Teste nur in
einem Fall von 17 bei notorischem Trinker positiv. 80 Patienten von KRAUS und
MÜLLER zeigten klinisch wie laboratorisch keine Störung des Leberparenchyms.
Bei einem Patienten mit einer lokalisierten Psoriasis ergaben sich nur geringe Abweichungen von der Norm, die sich bei Abheilung normalisierten (IL'INA). Ein
Fall von GERTLER entwickelte gleichzeitig mit zweiter Gelbsucht eine generalisierte Psoriasis mit schwer pathologischen Leberfunktionsproben und Eiweiß-

fraktionen. Bei Leberpunktions*biopsie* wiesen 19 Psoriatiker sämtlich Leberschädigungen auf (HURIEZ, DESMONS u. Mitarb.).

WATRIN u. Mitarb. bestimmten bei sieben Psoriatikern die Blutmenge und die interstitielle Flüssigkeitsmenge. Das Gesamtbild entsprach dem einer Plethora. Den funktionellen Zustand des Herzgefäßsystems untersuchte CUCELIN.

Nach PALDROCK und POOMAN sind die *Lymphocyten* bei Psoriasispatienten manchmal um 100% vermehrt. Die Zunahme während der Behandlung soll prognostisch günstig sein. STÜTZEL-GERNECK verglich die normale Leukocytenformel (NAEGELI) mit der von Psoriatikern. CUILLERET u. Mitarb. halten eine Koppelung zwischen Anämie und Psoriasis für zufällig.

*Blutgruppen*kontrollen wurden von PREININGER, POEHLMANN (Psoriasiskranke doppelt so häufig die Blutkörpercheneigenschaft 0 wie A), FERRARI (keine spezielle Blutgruppe), POMUS (wenn nicht Blutgruppe 0, dann ist die Psoriasis günstiger zu beeinflussen), DORN (200 Patienten — keine Prädisposition einer Blutgruppe) durchgeführt.

Im Sternalpunktat fand DYCHNO bei jeder Form von Psoriasis eine Eosinophilie. Er hält daher die Schuppenflechte für eine allergische Krankheit. Das Überwiegen der plasmacellulären Elemente und großer lymphoider Zellen bei Knochenmarksuntersuchungen von Psoriasispatienten halten LAGERHOLM u. Mitarbeiter für das Zeichen einer Affektion des reticulohistiocytären Systems.

Der Eiweißgehalt im *Liquor* war bei sechs von sieben Kranken erhöht (NEEL).

*Magensäure*bestimmungen bei 19 Psoriatikern ergaben bei 52% eine Hypo-, bei 2% eine Hyper- und bei 10% eine Normacidität (AYRES). Nach Operation einer gastrointestinalen Erkrankung verschwanden Ekzem und Psoriasis bis auf Reste (DRAPER). Eine Ernährungsstörung unter dem Bild einer Psoriasis konnte CARRIÉ bei einem 3 Monate alten Säugling beobachten, bei Besserung des Ernährungszustandes verschwand auch die Hauterkrankung. Bei einem Patienten mit Ulcus ventriculi ging die Psoriasis auf Ulcusbehandlung zurück, bei einem zweiten Patienten mit Ulcus duodeni trat die Psoriasis auf einen Gemütsschock mit einem gleichzeitigen epigastrischen Schmerz auf. Nach M'UZAN und BONFILS liegt bei diesen beiden Leiden eine psychologisch regressive Struktur vor. Bei Prüfung der Intestinalflora bei 20 Psoriatikern bestanden nach SCHWARTZ u. Mitarb. keine Sonderverhältnisse in der Keimsymbiose des Intestinaltraktes. ANWANDER und JANKE werteten das Duodenalsekret von Psoriatikern aus. Bei einer Reihe dieser Patienten fanden sie eine gegen die Norm schwächere Amylase- und Trypsinwirkung, einen um mindestens 50% verminderten Bilirubingehalt sowie Verzögerung der Auslösung und des Abklingens des Ölreizes.

VII. Therapie

Eine große Zahl neuer interner Psoriasis-Heilmittel werden im folgenden Abschnitt aufgeführt. Aber die Lokaltherapie ist nach wie vor die zuverlässigste Methode geblieben.

Einen Vorteil in der ambulanten Behandlung der Psoriasis sehen MERKIN u. Mitarb. in einem sog. Psoriasorium durch die billigere Therapie und das Arbeitsfähigbleiben des Patienten. Verabfolgt werden dort *Bäder*, Duschen, Salben und innere Mittel. In $2^1/_2$monatiger Behandlung trat bei 22 von 103 Patienten eine vollständige Rückbildung der Schuppenflechte ein. STEINER verordnete seinen Psoriatikern Sodabäder. SZENTKIRALYI bestätigt die Erfolge mit sodahaltigem Wasser. GOUIN und BIENVENUE sind für Zutritt von Licht und Luft zu den abgeseiften Läsionen. LEONI bevorzugt Thermalbäder. FRÜHWALD legte einen

Patienten mit einer Sa.-Dermatitis in ein Dauerbad und heilte damit gleichzeitig seine Psoriasis. Stein sah nach 15—20 Sulfanthren-Moorsalzbädern einen vollen Erfolg. Nach Salaroli war eine Besserung der Hautveränderungen durch Bäder mit Schwefel-Calcium-Kohlensäure-Heilwässern die Regel. Popov untersuchte die histologischen Veränderungen der Haut nach Schwefelwasserstoffbädern. Scudero mit Petragnani fanden die radioaktiven Schwefelbäder in Catania nützlich in der Behandlung vieler Hautleiden, auch der Psoriasis.

Seale besserte einen Fall mit intravenösen Injektionen von 20% Na-Salicylat. Haas verglich die intravenösen *Salicyl*injektionen in Verbindung mit lokaler Chrysarobinbehandlung mit einer intramuskulären Injektion von Bory-Lösung (Sulf. praecip. 1,0, Guajacol 5,0, Campher 10,0, Eucalyptol 20,0, Sesam. ad 100,0). Mit dieser letzten Therapie erfolgte in mehr als 50% in durchschnittlich 29 Tagen eine glatte Abheilung, mit der ersten heilten 59 von 93 Fällen in durchschnittlich 26 Tagen. Lancha-Fal behandelte bis zur Heilung mit peroralen Salicyl- und Jodgaben. Schubert teilte seine Erfahrungen mit über das Psoriasal, ein Kombinationspräparat aus einer intravenös applizierbaren 20% Na-Salicylat-Lösung und einer Paste mit $^{1}/_{4}$% Zusatz von Chrysarobin. Bedeutende Besserung erzielte Frühwald mit äußerer Anwendung von Salicylsäure in Verbindung mit Dauerbädern und fettarmer Diät nach Grütz. Bei den 18 Patienten von Schweitzer traten binnen 3 Monaten keine Rezidive auf nach Lokalbehandlung mit Pittilactin, einer Emulsion, die Teer, Milch und 5% Salicylsäure enthält. Sidi u. Mitarb. behandelten zwei Fälle von psoriatischer Erythrodermie lokal mit 10% Salicylsäure, die in ein Gemisch von zum Teil veresterten, zum Teil hydrierten pflanzlichen und tierischen Triglyceriden inkorporiert war. Beide Fälle wiesen starke Nebenerscheinungen auf. Ein Patient kam zum Exitus. Im Urin konnten größere Mengen von Salicylsäure nachgewiesen werden. Gougerot und Albeaux-Fernet beobachteten nach 10%iger Salicylpaste ein scarlatiniformes Exanthem. Bei dem Fall von Peruccio war nach 2%iger Salicylsalbe die ganze Haut mit einer vesicopustulösen Eruption bedeckt.

Jassnitskij und Berson behandelten ihre Patienten mit intramuskulären Injektionen von Ichthyol, täglichen Bädern und *Schwefel*salbeneinreibungen, Veyières mit Kaliseifenwaschungen und Schwefelkaliumsalbe, Lassueur mit Injektionen von Cystein-Chlorhydrat, kombiniert mit Cystintabletten, Tramier, Peyron und Murisasco mit Cystein und Vitamin C. Gallego Burin empfiehlt intramuskuläre Injektionen von kolloidalem Schwefel, Klauder Natriumthiosulfat intravenös und Eigenblut intramuskulär, Bory subcutane Schwefelinjektionen, Stefanoff intramuskuläre Injektionen der Schwefelmischung nach Bory, die nach ihm schlecht vertragen werden. Nach Sanchez del Val stehen Mangel an Schwefel oder Störungen in seinem Stoffwechsel in enger Beziehung zur Psoriasis. Er heilte alle Patienten mit Schwefelinjektionen. Hanaoka hatte Erfolg mit einer intramuskulären Injektion einer 0,5%igen Lösung von Sulfur. praecip. in Ol. olivar., einmal wöchentlich verabfolgt. Deutliche antipsoriatische Wirkung konnten Böhm und Johne durch intramuskuläre Verabreichung von Psorosulf (Schwefelöl) und gleichzeitiger keratolytischer Lokalbehandlung feststellen. Da nach Vonkennel und Schöberl bei der Psoriasis eine Störung des determinierten Übergangs der Sulfhydrylgruppen der unteren Epidermisschichten in die Disulfidgruppen des Str. corneum besteht, behandelten sie die Schuppenflechte mit *thiolopriven* Substanzen. Unter anderem konnten sie mit einer Alloxansalbe auf psoriatischen Herden eine Murexidreaktion erzeugen und die Psoriasis beeinflussen.

Chrysarobin intravenös und per os wird von Pieltain als gefahrlos bezeichnet. Nach de Medina ist bei der internen Anwendungsweise der therapeutische Erfolg gering. Sézary empfiehlt ein Kombinationspräparat, das Chrysarobin, Pyrogallol, Ichthyol, Holzteer, Schmierseife, Salicylsäure, Lanolin und Vaseline enthält. Nach Nanasi und Kocsis ergaben Versuche, daß für den therapeutischen Effekt des Chrysarobins sowohl die phenolischen OH-Gruppen wie seine reduzierenden Eigenschaften eine Rolle spielen. Siemens prüfte im Verlauf üblicher Chrysarobinbehandlung mittels eines Behandlungsfensters die Mitreaktion unbehandelter Krankheitsherde. Ochrosil-Chrysarobinpaste verwandten Schirner sowie Schindler. Narben auf den Schienbeinen glaubt Saunders durch Chrysarobinbehandlung verursacht. Eine generalisierte, exfoliative Erythrodermie nach Chrysarobinsalbe beobachtete Abramovic.

Das *Cignolin* oder Dioxyanthranol, ein synthetisch hergestelltes Chrysarobin, hat dieses in der Behandlung der Psoriasis bei uns weitgehend verdrängt. Die gute Wirkung und relativ saubere Anwendungsweise des Cignolins ist so bekannt, daß sich nur wenige Autoren wie Wolter sowie Boldt und Söchting veranlaßt sahen, sich hierzu zu äußern.

Die *Quecksilber*behandlung ist meist eine äußere Therapie außer bei Pieri, der ein kolloidales S-Hg-Präparat (Mercol) seinen Patienten intramuskulär und intravenös injizierte, aber in keinem Fall eine günstige Beeinflussung der Schuppenflechte erzielen konnte. Riasol, ein 0,45%iges Hg-Präparat, mit Carbol und Kresol, an Seife gebunden, ist ein Mittel zur lokalen Behandlung und hat sich nach Voss auch bei alten Fällen gut bewährt. Metzger wandte es in erster Linie bei der Psoriasis des behaarten Kopfes an und erreichte hier bei 39% der Patienten vollständige Erscheinungsfreiheit. Bralium ist eine Hg-Lösung mit 0,5—5%igem Quecksilbergehalt in pflanzlichen Ölen. Berichte über dieses Therapeuticum liegen vor von Kiessling sowie Borelli. Die Quecksilberabsorption nach äußerer Anwendung kontrollierten Inman u. Mitarb. Sie konnten nach sechswöchentlicher Behandlung bei 22 von 24 Patienten erhöhte Urinwerte feststellen. Die Rückkehr zur Norm zog sich über Monate hin. Kalomel war besonders toxisch. Nach Meinung der Autoren sind Hg-Salben kontraindiziert bei Kindern unter 5 Jahren, Graviden und Nierenkranken. Bezecny glaubt, daß eine Psoriasis nach Behandlung chronischer Ellenbogenherde mit Hg-Präcipitat und Arsen akut geworden ist; Greuer berichtet über eine längere Psoriasisbehandlung mit Hg. praecip. flav. und tödlichem Ausgang. Bei einem Kind mit lokalisierter Psoriasis trat dreimal nach Applikation von weißer Präcip.-Salbe eine Psoriasis pustulosa auf mit jedesmal dubiöser Prognose. Der Hg-Läppchentest war hier stark positiv.

Delbanco empfiehlt zur Psoriasisbehandlung Einreibungen mit reinem *Teer*, anschließend Ganzbäder und Salbennachbehandlung, Kissmeyer Mischungen von Buchenholzteer und 60%igem Alkohol, zu gleichen Teilen, zur Einpinselung mit anschließendem Bad. Nach R. Kantor hat sich in 143 therapieresistenten Fällen die Behandlung mit Falipsoryl (eine Kombination von Steinkohlenteer mit 0,012% Sublimat in Aceton) bewährt, nach Bory die Therapie mit Schwerölen, die Anthracen enthalten und zu gleichen Teilen mit Paraffinöl verdünnt werden. Ayres u. Mitarb. bevorzugen eine Lokalbehandlung mit Steinkohlenteersalbe und UV-Licht, Church Teerbäder mit anschließender UV-Bestrahlung. Downing u. Bauer machten besonders gute Erfahrungen mit Teeren, die unter hohen Hitzegraden gewonnen wurden. Nach Nanasi und Kocsis war das 2%ige 1-2-Dioxynaphthalin wirksamer als Chrysarobin und Pyrogallol. Erfolge mit Psorimed, Stärke 1—3, eine Mischung von Steinkohlenteer, Salicylsäure und Dioxyanthranol, berichten Köhler sowie Bruck, mit Dermäthyl (10% Chloräthyl, Pix Lithanthracis, 1% Resorcin und Ol. ricini)Lohmann sowie Köhn. 1-2-Dioxyanthranol oder Anthrarobin in 3%iger alkalischer Lösung, kombiniert mit 4% Tumenol, ergab nach Colomb und Charleux keine zufriedenstellenden Ergebnisse. Siemens

schlägt vor, aus dem Dreuwschen Salbenrezept Salicyl und Seife wegzulassen, da
sie die Heilwirkung mindern und die Reizwirkung steigern. Fast völlige Abheilung
der Hände und Finger bei pustulöser Psoriasis sahen ROTHMAN und CREARY nach
Handbädern in Tabaksaft. 1—25% Zusatz von Podophyllin zu Teersalben,
Salicylsalben usw. empfehlen DANDA sowie DAINOW. Ein Spindelzellcarcinom
konnte OPFER, ein Plattenepithelcarcinom ALEXANDER und MACROSSON als wahrscheinliche Folge einer Teerbehandlung beobachten. Mit der Eichhoffschen Teer-
pinselung trat bei einem Patienten nach 2 Tagen ein schwerer lebensbedrohlicher
Zustand ein, der als Phenolvergiftung durch Salicylsäure und Teeranwendung,
vorwiegend zentraler Symptomatik, aufgefaßt wurde (RODER).

Die histologischen Veränderungen der Psoriasis-Efflorescenzen nach alleiniger
Pyrogallusbehandlung teilte RACINOWSKI mit.

O. SCHULZE hatte bei zwei Psoriatikern nach Einreibungen mit 2%iger *Hydrochinon*salbe gute Ergebnisse.

GOUGEROT und DEGOS berichten über sehr günstige Erfolge einer *Eosin*-
behandlung der Schuppenflechte in Verbindung mit Bädern und fettfreier Diät.
WERNSDÖRFER findet die lokale Eosinbehandlung wirksamer in Kombination mit
UV-Bestrahlung. GOUGEROT und MEYER-HEINE verwandten Methylenblau-Injek-
tionen. GOUGEROT beobachtete zusammen mit DEGOS wiederholt eine schnelle
Besserung der Psoriasis durch verschiedene andere *Farbstofflösungen,* die auf die
Haut aufgepinselt wurden, wie Kristallviolett, „verte lumière", Fuchsin u.a.

Über die Abheilung einer schweren Psoriasis mit *Analgit*-forte-Pinselungen
(acht Flaschen) berichtet GRÜNEBAUM (Analgit = Isothiocyansäureester, Extr.
Capsic., Extr. Arnic., Salicylate). *Chloräthyl*vereisungen wurden zur Behandlung
benutzt von MELLER und TSCHOFEN sowie KÄFERLEIN. ZUCKERKANDLOWA behandelte mit *Ätzmitteln.* LAPTEV inkorporierte eine zur Gruppe des Chloräthyl-
amins gehörige Substanz in eine Salbengrundlage.

Die *Arsen*therapie ist immer eine innere Behandlung und wird meist in Ver-
bindung mit anderen Psoriasisheilmitteln angewandt. SIEMENS beobachtete
Spontanheilung der Psoriasis in 30—40% der Fälle. Bei Arsentherapie erreichte
er in 36%, bei Salbenbehandlung allein in 100% eine Abheilung. Die Gebert-Kur
(Arsenpillen in Kombination mit Sol. fowleri und Tinct. ferri pomati) ergibt
nach FISCHER, IGELMUND, BEUC sowie KÖRNER gute Erfolge. RUETE sah bei einer
Arsentherapie häufiger Hyperkeratosen und Leukoderm, an Nebenerscheinungen
Melanosen und gastrointestinale Störungen. SIMONS konnte mit der Gebert-Kur
eine dauernde Heilung erzielen. Bei SIEMENS hatten nur in 2,5% der Fälle die
Heilungen über $1^1/_2$ Jahre Bestand. Über Erfolge einer eigenen Arsentherapie
berichten HÜBSCHMANN (Psorigallol), NADEL (Acetylorsan), DEBUCQUET, JAUSION
und PECKER (Arsen und Wismut), JAUSION, LUBAC und KOUCHNER (sog. Chemo-
Vaccine-Therapie: 1. Mischung von As, Bi, Pyridiumpillen, 2. Tabletten von
Epidermophytonkulturen). BURNIER, JAUSION, DEBUCQUET und PECKER injizierten ein Gemisch von Wismut, Arsen und Pyridin (Psothanol). Ein ebenfalls
intravenös applizierbares Psoriasisheilmittel, das Psorason, ein Jod-Campher-
Arsenpräparat soll nach BREZOVSKY, HORVATH sowie KETZAN zur Abheilung der
Psoriasis beitragen. Die Methode von CASABIANCA besteht in innerlichen Gaben
von Cystin und „Bémarsal". Hiermit behandelten erfolgreich BONNET, FLORENS,
CASABIANCA u.a. Über ein neueres deutsches Arsenpräparat, das Psor-intern
(eine Arsenphenollösung), die oral gegeben wird, berichten WILD, BUTTERMANN,
CACCIALANZA, GÖTZ und SIXT. Sie stellten diese Therapie der Behandlung
mit Liqu. kalii arsenic. und einer wäßrigen Phenollösung gegenüber. Die geringste
Versagerquote von 16% hatte die Psor-intern-Therapie. Eine akute Exacer-
bation sah KALTHOFF bei einem Patienten wenige Tage nach Psor-intern-Ein-

nahme. WEITGASSER gab zur Vermeidung von Nebenwirkungen eine vitaminreiche Diät. SCHULZE nimmt kritisch Stellung zu den zahlreichen, für die innere Behandlung der Psoriasis empfohlenen, Behandlungsmethoden und geht näher auf die Arsenbehandlung ein. Ellpsoral enthält ein Desoxycorticosteronacetat, eine Mischung von Arsen und Phenol und eine Kombination von Vitamin A, D und Lecithin sowie Aminosäuren. Von 57 Patienten, über die NEUHAUS berichtet, war diese Behandlungsmethode bei 51 erfolgreich. ZINZIUS bestätigte diese günstigen Ergebnisse. Viele Autoren konnten eine günstige Wirkung des Salvarsans auf die Schuppenflechte beobachten. MÜLLERN-ASPEGREN gab Salvarsan wegen einer Lues bei einer gleichzeitig bestehenden universellen Psoriasis. Bei Ausbruch einer Salvarsandermatitis heilte die Schuppenflechte ab. ROSENBAUM konnte bei zwei chronischen Psoriasisfällen, bei einem Patienten bestand gleichzeitig eine Lues, eine prompte Wirkung des Salvarsans feststellen. Negative Berichte über die Arsentherapie bei Psoriasis liegen vor von JAKAC (Provokation einer *Psoriasis* durch Neosalvarsan?), HAMPEL (nach 200 As-Tabletten innerhalb 4 Wochen generalisierte, exsudative As-Dermatitis), HAMPEL (Erythrodermie nach Spirocidbehandlung), LENARTOWICZ (Toxicodermia arsenicalis nach mehrjähriger Behandlung mit Sol. fowleri), KERL (Pseudotabes arsenica), VALENTOVA (bei einigen Fällen Paresen der Capillaren in abgeheilten Herden und Teleangiektasien), GOCKELL (Arsenpemphigus), OPPENHEIM (exfoliative Erythrodermie bei Psoriatikern, durch arsenhaltigen Maueranstrich hervorgerufen), MERENLENDER (provozierte Psoriasis generalisata nach Novarsenobenzol) und DAHMEN (Arsenzoster bei Psoriasis). Zahlreich sind die Berichte über Arsenkeratosen bei der Schuppenflechte (SIBLEY, STÖCKER, HOTTENROTH, SCHMIDT, BRAUNER, RAMEL).

Ob es echte Psoriasiscarcinome gibt, d.h. Krebsentwicklung auf Psoriasisherden ohne eine carcinogene Therapie, ist nicht sicher. Um so häufiger wird *Carcinom*bildung nach Arsenbehandlung berichtet. So sah HOLTZ Keratosen und Übergangsepitheliome infolge Arsenbehandlung einer Psoriasis auftreten. GOTTRON glaubt, daß in einem Teil der Fälle auch der Morbus Bowen mit einer Arsenschädigung in Beziehung zu bringen ist. MAYER beschreibt einen Psoriasispatienten, bei dem sich am Unterschenkel ein schnell wachsendes Spinaliom entwickelte. Er war viel mit Röntgenstrahlen und Arsen behandelt worden. HOFMANN beobachtete multiple Arsencarcinome nach jahrelanger Behandlung, RASCH einen „cancer arsenicalis", STILLIANS multiple Epitheliome und Arsen-Dyskeratosen bei einem Patienten, der 30 Jahre vorher zwei Jahre mit Fowlerscher Lösung behandelt worden war. Es liegen noch weitere Berichte vor über Carcinombildung nach Arsentherapie, so von BLUMENTHAL (in seinem Fall aber auch hohe Röntgenstrahlenbelastung), FISCHER (längere Zeit Arsentropfen), KROMAYER (22 Jahre nach geringer Arsengabe Entwicklung von multiplen Carcinomen aus Psoriasisherden), WARREN (Röntgen und Arsen, ätiologische Rolle?), HANNAY (mehrere Jahre Arsenmedikation). Wenn auch das Arsen als Therapeuticum abzulehnen ist, so wird sich doch seine Verordnung als internes Psoriasismittel nicht vermeiden lassen. Der Patient ist überzeugt, daß sein Leiden intern behandelt werden müßte, und der Arzt fühlt sich verpflichtet, diesem Bedürfnis nachzukommen, besonders wenn ihm uralte Rezepturen als „eine neue kausale Therapie der Psoriasis" angeboten werden. Unbedingt abzulehnen ist die interne Arsenbehandlung bei Patienten mit Leberleiden, besonders bei Alkoholikern. Die Kombination der beiden Lebergifte führt unweigerlich zur Lebercirrhose.

Über sehr gute Erfolge ohne äußere Behandlung und keinerlei Rückfälle nach einer Therapie mit präcipitiertem, metallischem *Wismut* berichtet THOREL. PETRACEK behandelte drei Fälle von Psoriasis bis zur fast vollkommenen Ausheilung mit Quimby (Bi, Jod, Chininpräparat). MÜLLER publizierte über „Die

Heilbarkeit auch schwerster rheumatischer Gelenkveränderungen und schwerer Psoriasis durch Behandlung mit Metallkolloiden und gleichzeitiger Verwendung von *Antituberculosa*". Als Metallkolloide verwandte er Trimetalon, Auro-Meol-Depot, als Antituberculosum Thiosemicarbazon oder Isonicotinsäurehydracid. Er glaubt, daß es sich bei diesen Erkrankungen um allergische Reaktionen auf eine Mischinfektion mit Tuberkelbacillen und Streptokokken handelt. Eine weitere Mitteilung darüber liegt vor von HÖLLER, ROITNER und MÜLLER. Kein einziger Patient, der außer der Polyarthritis an Psoriasis litt, blieb unter der Behandlung ungebessert. Die Wirkung von Kupfertartrat intravenös bei Psoriasis versuchte GREENBAUM. PETGES berichtet über einen Exitus an Miliartbc. vier Wochen nach Behandlungsbeginn mit Titansalbe.

Die *Gold*behandlung der Psoriasis war als Injektionstherapie lange Zeit beliebt. NICOLAS, MOLLARD und LEBEUF erreichten bei sieben von 20 Patienten mit intravenösen „Chrysalbine"-Injektionen eine vollständige Abheilung. Verfasser weisen darauf hin, daß das deutsche Präparat Solganal-B geringer giftig und wirksamer sei. Solganal-B ist eine Aurothioglucose, die in Öl suspendiert von VONKENNEL als Solganal B oleosum in die Therapie eingeführt wurde. Zur Behandlung der Psoriasis kann es nicht empfohlen werden. Bei einem Fall von GATÉ trat bei einer universellen Psoriasis nach Goldbehandlung eine schwere Dermatitis auf. Eine generalisierte Erythrodermie, die EICHHORN mit dem Goldsalz Triphal behandelte, starb an Lungenödem, während bei den zwei Fällen von STEFANOFF intravenöse Injektionen des gleichen Präparates erfolgreich waren. Auch TAKAHASHI berichtet über eine Dermatitis exfoliativa generalisata nach Goldtherapie. PIUKOVIC stellt eine möglicherweise durch Solganalinjektionen provozierte Psoriasis generalisata vor. Neuerdings wird „Aurubin", ein perorales Therapeuticum auf Gold-Rubidiumbasis zur Behandlung der Schuppenflechte empfohlen.

Die *Mangan*therapie der Psoriasis ist nach KERCKHOFF imstande, die oxydative Tätigkeit der Epidermiszellen zu steigern. BOHNSTEDT behandelte 20 Fälle mit intravenösen Injektionen von Psorimangan. Kein einziger kam durch diese Therapie allein zur Abheilung. Nach ABRAMSON unterstützt das Psorimangan in sehr deutlicher Weise die Wirkung der üblichen Lokalbehandlung. SZEGÖ und LUKO erreichten in 59% ihrer Fälle mit dieser Therapie eine Abheilung. MÜLLER sah neben überraschenden Erfolgen komplette Versager. SPITZ hatte mit einer peroralen Therapie mit kolloidalem Mangan keinen Erfolg, mit intramuskulären Injektionen waren die Ergebnisse bei einzelnen Patienten günstig. Am besten war die Kombination mit anderen Standardmethoden. Nebenerscheinungen wurden bei der Mangantherapie nicht beobachtet.

KERCKHOFF sieht in der Psoriasis eine „*Lichthunger*krankheit" und in den Psoriasis-Efflorescenzen ein Defizit der oxydativen Prozesse innerhalb der Epidermiszellen. Eine Naturheilbehandlung der Psoriasis vertritt PEZOLD und sieht einen Erfolg durch das Zusammenwirken natürlicher Heilfaktoren wie Licht, Luft, *Sonne*, Wasser, Erde, Bewegung und Ernährung. Für eine Sonnenbestrahlung der Schuppenflechte setzten sich ein BERGER, LEVI (gute Erfolge bei Sonnenbestrahlung in symptomfreier Zeit), ROLDAN TAPIA sowie BOMMER (Ernährung, Sonnen- bzw. UV-Lichtbestrahlung, Bäder). MARCERON sieht als notwendig die Hervorrufung eines starken Erythems an und empfiehlt die Quecksilberquarzlampe. Die Arbeiten hierüber sind sehr zahlreich. Sie können nicht alle angeführt werden. HUFSCHMITT sowie STÜMPKE sahen nach Bestrahlungen umschriebener Herde mit UV-Licht auch solche an nicht bestrahlten Körperstellen abheilen. LEIGHEB konnte nach Strahleneinwirkung (Jesioneck, Sollux), bei Psoriatikern häufiger als bei Gesunden, eine Fermentabnahme (Katalase) im Blut feststellen. LEVI glaubt, daß das Sonnenlicht den p_H der Hautoberfläche zu weniger sauren

Werten führt und damit die intercellulären Oxydationen und pigmentbildenden Funktionen fördert. NARDELLI schlägt für Kinder psoriatischer Eltern als prophylaktische Maßnahme periodische Ultraviolett- und Ultrarotbestrahlungen vor. SIMONS bezweifelt die heilende Wirkung des Tropenklimas. Er sah doppelt so häufiges Auftreten der Schuppenflechte bei Holländern gegenüber Indoeuropäern. GOUGEROT beobachtete bei einem Psoriatiker und einer Ekzematikerin einen Krankheitsausbruch nach Besonnung, der aber nur auf die besonnten Stellen lokalisiert war. Einen ähnlichen Fall konnte GERTLER mitteilen. Ebenfalls negativ zur Sonnen- und UV-Bestrahlung äußern sich an Hand einzelner Fälle ZINSSER, GOUGEROT u. a. Eine *Lichtsensibilisierung* durch Trypaflavin intravenös und anschließender Quarzlichtbestrahlung ist bei der Psoriasis häufig angewandt worden (OSTROWSKI, JOHANSSON u. a.). Nach MASCHKILLEISON sollen vorhergehende UV-Bestrahlungen die Haut nicht nur vor Chrysarobindermatitis, sondern auch vor Hautreizungen schützen und einen größeren therapeutischen Effekt erzielen. MASSON empfiehlt zur Behandlung eine von DARIER beschriebene Chrysarobinsalbe und UV-Bestrahlungen, DAUBRESSE-MORELLE Höhensonnenganzbestrahlungen und Einpinselungen mit Steinkohlenteer. Die Erfolge sollen gut sein. Eine ähnliche Therapie empfehlen GOECKERMANN, CHORAZAK, NIEMEYER u. a. SILVER injizierte eine Hämatoporphyrinlösung intramuskulär oder gab sie per os und bestrahlte anschließend mit der Höhensonne. FORNBACHER behandelte die Psoriasisherde mit Chloräthyl und Bestrahlungen mit der Quarzlampe (Methode MELLER-TSCHOFEN). Zur Photosensibilisierung benutzte TULIPAN das Prontalbin und lokale Einpinselungen mit 10%iger Steinkohlenteerlösung, ALT und NONCLERCQ eine 3%ige Eosinlösung. OPPENHEIM berichtet über einen Todesfall nach intravenöser Injektion von Trypaflavin. Selbst mit Kurzwellenbestrahlungen wurde die Psoriasis angegangen (HALBERG, BÄFVERSTEDT). Nach Elektrokoagulation einzelner Psoriasis-Efflorescenzen trat zunächst Rückbildung und danach langsame Abheilung der übrigen Krankheitsherde ein (MARGAROT, GOUDARD und DUFOIX). Auch Kathodenstrahlen sollen gute Effekte bei lokalisierten Herden erzielen (BAENSCH).

Die *Röntgen*therapie wird heute für die Psoriasisbehandlung nur noch wenig angewandt. Es handelt sich um eine zu differente Behandlung bei einer doch immer wieder rezidivierenden Hauterkrankung. Ältere Mitteilungen über direkte und indirekte Röntgenbestrahlungen der Schuppenflechte liegen vor. Schon 1931 schreibt HOEDE: „Die Röntgenbehandlung der Psoriasis ist eine Gefahrenquelle für Ärzte und Kranke." Er warnt vor der Bestrahlung und will sie nur dann angewandt sehen, wenn jede andere Therapie vergebens versucht wurde. Über die Erfolge einer Ganzkörperbestrahlung nach der Methode von GAWALOWSKI berichten KAUCZYNSKI sowie JANKOVIC. COFANO bringt in Sammelreferatform eine kritische Zusammenstellung der physikalischen Therapie. HARBER vergleicht die Röntgenoberflächentherapie mit der Grenzstrahlenbehandlung bei 76 Psoriatikern. Die Therapieeffekte ergeben keine statistisch signifikanten Unterschiede. Von FRATICELLI, BUSCHKE, BORKOWSKI u. a. wurde die Bucky-Bestrahlung bei der Psoriasis häufig angewandt. FRAIN-BELL und BETTLEY sahen nach Grenzstrahlentherapie nur bei einer beschränkten Anzahl von Patienten eine zeitweilige Besserung. KLEM berichtet über 15 Jahre Erfahrung mit der Bucky-Strahlenbehandlung. Nach Vorbehandlung mit sensibilisierend wirkendem reinem Steinkohlenteer konnte Verfasser angeblich die Strahlenmenge um einen wesentlichen Betrag reduzieren. Zur Prüfung der Strahlentoleranz gibt er zunächst eine Testdosis und braucht auf diese Weise nur in wenigen Fällen die Einzeldosis von 200 r zu überschreiten. CHRIST sah 2 Wochen nach Grenzstrahlbehandlung an den bestrahlten Partien eine stark nässende Hautentzündung mit neuer Aussaat von Psoriasis,

HAXTHAUSEN sowie DERZAVIS beobachteten Rezidive nach Bucky-Bestrahlung. WAGNER beschreibt einen Fall, den er im Anschluß an eine Cignolinbehandlung mit 750 r „Bucky" bestrahlte, und der nach 3 Wochen schwer rezidivierte.

Bei der Nagelpsoriasis ist in einzelnen Fällen trotz aller Abneigung gegen die Röntgentherapie der Psoriasis die Bestrahlung mit weichen bis mittelharten Strahlen das ultimum refugium (DIETEL, FUSS, KONRAD u. a).

Multiple Stachelzell*carcinome* nach häufiger Röntgenbestrahlung werden von GOODMAN und PRICE mitgeteilt. FUSS beobachtete eine carcinomatöse Entartung nach 30—40 Röntgenbestrahlungen einer Psoriasis.

Intramuskuläre Injektionen von *Thorium-X* werden von LÉRI und LIÈVRE als nicht ungefährlich angesehen. Die alkoholische Lösung des Thorium-X zur äußeren Anwendung wird von KISSMEYER, KENEDY, HÖHLE für die Psoriasis angewandt, Radiogensalbe von MAY, Radoninjektionen von DELBOS.

Für die Röntgenbestrahlung der *Thymus*drüse setzten sich eine Reihe von Autoren ein. FISCHMANN hatte nur in zwei von zehn Fällen günstige Erfolge. Er schließt daraus auf die nicht endokrine Störung seitens der Thymusdrüse bei der Psoriasis. Nach JAMIESON wurden von 50 Kranken fünf geheilt. BUSCHKE sah Rückbildung einer Erythrodermie nach Thymusbestrahlung, während OLLEN-DORF sich danach eine Erythrodermie entwickeln sah. SPEIERER schreibt über zehnjährige Erfahrungen bei der Thymusbestrahlung und lehnt die Theorie der Psoriasisbeeinflussung durch die Thymusbestrahlung ab. FREESE konnte nach dieser Therapie 59% Heilung bzw. Besserungen feststellen. Diathermierung der Thymusgegend brachte bei einem Fall von BLATT nach 3 Monaten Heilung.

Röntgenbestrahlung von Thymus und *Schilddrüsen*region wurden von D'AMORE sowie SLUYS und STOUPEL durchgeführt. WALLON beobachtete das Zurückgehen eines Exanthems nach Radiumbestrahlung der *Milz*gegend. In Strahlenrichtung auf die *Sella turcica* versuchten LEPENNETIER u. Mitarb., mit Röntgenstrahlen die Psoriasis zu beeinflussen. Nach ihren Angaben erzielten sie bei drei von 22 Patienten sofortige Heilung. 42 meist ausgedehnte Psoriasisfälle wurden mit schwach dosierten Röntgenreizdosen auf die *Nebennieren*gegend von GRÜNEBERG behandelt; neun davon heilten vollständig ab. Verfasser zweifelt, ob bei dem rezidivierenden Charakter der Psoriasis diese Therapie für die allgemeine Praxis zu empfehlen ist, da durch wiederholte Bestrahlungen Schaden zugefügt wird.

Nach GRÜTZ ist die Psoriasis eine *Fettstoffwechselstörung*. Ihre erfolgreiche Therapie besteht in einer entsprechenden *Diät*. Über Erfolge mit dieser fettarmen Diät bei Psoriasispatienten berichten: PFISTER (1 Fall), GRÜTZ (16 ausschließlich mit fettarmer Diät behandelte Fälle), SEMON (3 in Verbindung mit Lokalbehand-lung), SATO (1 Fall), AGOSTINO (7 Patienten behandelt mit dreimal wöchentlich 10 cm³ Methylenblau, fettarmer Diät, Seifentherapie), GRÜTZ (gute Erfolge bei nunmehr 200 Fällen), TANIMURA, YANO und HIRAMATSU (bei den meisten Pa-tienten nach 6—8 Wochen Heilung oder beinahe Wiederherstellung), TAKENOUTI (3 Fälle; histochemische und blutchemische Untersuchungen während der Diät-kur bestätigten die Befunde von GRÜTZ), PHOTINOS (4 Patienten mit sehr gutem Resultat), BAUER, YANO sowie RENTROP (mit je 1 Fall). VON DER AHE konnte in ihrer auf statistischer Grundlage aufgebauten Arbeit eine bedeutende Abnahme der Schuppenflechte in den Kriegsjahren feststellen. Weniger eindrucksvolle Resul-tate mit der fettarmen Diät stammen von IWASHITA, der bei zwei Fällen unter 30 Jahren recht gute Erfolge hatte, vier Fälle über 30 Jahre waren refraktär. Bei den fünf Patienten von OKUNO war nur bei einem die Diätkur erfolgreich. MILBRADT stellte die verschiedenen Arten der diätetischen Behandlung der Schuppenflechte zusammen und unterscheidet: 1. die Verbotstherapie (SPIETHOFF), 2. die streng vegetarische Kost (BROCQ und DUNCAN-BULKLEY), 3. die eiweißarme

Kost (SCHAMBERG), 4. die fettarme Diät (BÜRGER-GRÜTZ), 5. die Fasten- und Schrotkur. Die Grützsche Theorie ist nach seiner Ansicht nicht genügend bewiesen. Bei dem Vergleich aller Diätschemata brachte eine kohlenhydrat- und vitaminreiche, gewürzlose, leicht verdauliche Grundkost bei extremer Einschränkung von Eiweiß, Fett und Salz Rückgang oder Abheilung der Hauterscheinungen. GROSS und KESTEN behandelten 235 Patienten mit Diät, Sojabohnen-Lecithin und ergänzender Therapie (übliche Lokalbehandlung); 23 davon heilten ab, 66 wurden gebessert. Die Behandlung dauerte durchschnittlich ein Jahr. DENECKE empfiehlt die Bürger-Grütz-Diät oder strengere Bommersche Diät je nach Schwere des Falles. TOBIAS kombiniert ebenso wie BUSACCA die fettfreie Kost mit allgemeiner Lokalbehandlung.

Durch *kaliumarme* Diät und Nebennierenrindenextrakt versuchen INCEDAYI und OTTENSTEIN sowie ROST die Psoriasis zu beeinflussen. Auch HAGGENMÜLLER sieht in dieser Diätform in Verbindung mit anderer Therapie eine wesentliche Stütze in der Behandlung entzündlicher Hautkrankheiten. BOERICKE sah hiermit nur eine vorübergehende Besserung. PINETTI behandelte seine Patienten mit Acetazolamid und führt seine Wirksamkeit auf eine gesteigerte Kaliumausscheidung zurück. Kochsalzfreie Diät gaben ihren Patienten LÖHE sowie LEVIN und SILVERS, während CAPPELLI mit NaCl per os oder intravenös gute Erfolge bei der Psoriasis erzielen konnte. ODDOZE sah die gute Wirkung einer diuretischen Kur.

EPSTEIN und GLICK konnten nach Gaben von Leinöl in kleinen Dosen keine Einwirkung auf den Gehalt des Blutserums an *ungesättigten Fettsäuren* und keine Besserung der Hautausschläge feststellen. Undecylensäure war bei einer Gruppe von Hautkrankheiten nach WARSHAW von fraglichem Erfolg. PERLMANN berichtete über günstige Ergebnisse mit einer oralen Undecylensäuretherapie. Die Erfolge von HAND und WILKINSON waren mit gleicher Behandlung bei einer kleinen Patientenzahl durchaus nicht ermutigend. GOLDBERG konnte gegenüber einer Kontrollgruppe mit der üblichen Therapie keinen Unterschied feststellen. FELKE beobachtete bei fünf Psoriasisfällen eine ausreichend günstige Beeinflussung durch Fettsäuren mittlerer Kettenlänge. CROTTY und WEISS fanden diese Therapie anderen Behandlungsarten nicht überlegen. TENCHIO ließ fünf Fälle täglich drei- bis viermal mit gereinigtem Leinöl einreiben. Bei drei trat in der 6.—8. Woche völlige Heilung ein. Unbeeinflußt durch die Behandlung mit Undecylensäure waren nach WRONG 10 von 19 Patienten, bei fünf trat Verschlechterung des Zustandes ein. Unverträglichkeitserscheinungen waren fast bei jedem Kranken zu beobachten. SCARPA konnte bei einem unter 16 Fällen eine vollkommene Heilung, bei fünf eine wesentliche Besserung erreichen. SCHIFF berichtete über einen Patienten, der nach 3 Wochen langer Behandlung mit täglich neun Kapseln Undecylensäure eine generalisierte, exfoliative Erythrodermie entwickelte. Weitere Mitteilungen über diese Therapie liegen noch vor von H. WAGNER sowie TRIMIGLIOZZI. Eine Rundfrage bei 38 Dermatologen ergab, daß die Mehrzahl diese Behandlung als wertlos ablehnten (RATTNER u. RODIN). SCHADE ließ bei 50 Psoriatikern die gesamte Haut zweimal täglich mit einer Mischung von 80% *Linolen-*, 20% *Linol*säure einreiben. Hinzu kamen Höhensonnenbestrahlungen, orale Vitamintherapie, Salbenbehandlung und Aderlaß. RICCIARDI gab mit befriedigenden Ergebnissen hochkonzentrierte Linol-Linoleinsäure per os in Kapsel- oder Tropfenform und die gleiche Substanz in Salben inkorporiert. BUCCELLATO glaubt, daß Vitamin F 99 (Linol-Linoleinsäure) um so vollkommener die Wiederherstellung der Keratogenese bei der Psoriasis begünstigt, je höher die tägliche und die Gesamtdosis des Medikamentes liegt.

Auf die rechtsdrehende *Milchsäure* (verwandt wurde ein Racemat mit leicht überwiegender Rechtsdrehung) sprachen 27 Patienten von STEFL bei oraler

Therapie gut an; die linksdrehende allein war wirkungslos. KOPECKA-AVRATOVA
bestätigte die günstigen Ergebnisse von STEFL. GÖTZ gab die Milchsäure statio-
nären Patienten zusätzlich zur Lokalbehandlung und erreichte eine Verkürzung
der Krankheitsdauer um etwa 30%. DIETZs therapeutische Effekte blieben hinter
denen STEFLs deutlich zurück. Nach ihm kann die Ansicht STEFLs, der im Mangel
einer rechtsdrehenden Milchsäure die Ursache der Psoriasis sieht und ihr somit
einen spezifisch antipsoriatischen Effekt zubilligt, nicht unwidersprochen bleiben.
Nach SCHUPPLI hat die Rechtsmilchsäure praktisch in den meisten Fällen versagt.
WEIRICH verwandte das Buttermilchkonzentrat *Eledon* mit etwa 5% Milchsäure
(4,7% RMS). Bei den damit behandelten Patienten konnte er bei gleichzeitiger
Lokaltherapie mit Salicyl- und Cignolin-Externa eine Verkürzung der Behand-
lungsdauer von 6 Wochen auf im Mittel 3,5 Wochen feststellen. Nach VOGEL ist
eine Dauertherapie mit Espritin, einem Milchsäurepräparat, das 65% rechtsdrehende und 35% racemische Milchsäure enthält, notwendig, da es sonst nach
einer Pause von etwa 3 Monaten zu einem Rezidiv kommt. Er läßt seine Patienten
zusätzlich zweimal täglich mit einer 5%igen Lösung einreiben. Nach unseren Erfahrungen ist die d-Milchsäure bei der Schuppenflechte unwirksam.

Die Versuche durch Beeinflussung des Zuckerstoffwechsels mit *Insulin* liegen
viele Jahre zurück (RAVAUT, LORTAT u.a.). Die Erfolge waren nur gering. In
den letzten Jahren wurde eine Serie von oralen Medikamenten in die Diabetes-
therapie eingeführt. Ihr Gemeinsames ist ihre Abkunft von den Sulfonamiden.
Es handelt sich um *Sulfonylharnstoffe*. Auch sie wurden bei der Psoriasis zur Anwendung gebracht. NEUMANN behandelte 19 Psoriatiker mit Invenol. Bei zwei
Patienten kam es zur totalen Abheilung; 14 wurden deutlich gebessert. KABELITZ
konnte bei 17 von 25 Psoriatikern ohne Diabetes mit Artosin eine wesentliche
Besserung bzw. Abheilung erzielen. FRANKL behandelte 3 Wochen lang mit täglich drei Tabletten Bucarban. Von zehn besserten sich drei, sieben blieben unbeeinflußt. Auch von BONMATI liegt eine Arbeit zum gleichen Thema vor. HANU-
SOWICZ gab mehrmals 10 cm³ einer 20%igen *Glucose*lösung intravenös und sah
danach Abblassen und Abschuppen der Poriasisherde. ISAAK beobachtete wiederholt, daß Psoriasis-Efflorescenzen nach Varicenverödung mit Zuckerlösung zurückgingen. Versuche mit Injektionen einer 35%igen Caloroselösung waren aber
ohne Erfolg.

SCHWECKENDIEK stellte im Eigenversuch die ausgezeichnete Wirkung einer
peroral verabreichten *Fumar*säure mit gleichzeitigen Vollbädern mit derselben
Substanz fest. Für die Ursache der Psoriasis als Stoffwechselkrankheit wird von
ihm ein gestörter Fumarsäurecyclus nach SZENT-GYÖRGYI diskutiert.

Eine *Hormon*therapie wurde bei der Schuppenflechte mit verschiedenen Organextrakten und Hormonpräparaten früher häufig durchgeführt. Auf Grund seiner
Theorie der Somatotropinhemmung verwandte CHARPY Thyroxin und Oestrogene.
NOBL führte die Wirkung der Thyreoideaextrakte auf ihren Jodgehalt bzw. auf
den Einfluß des Thyroxins auf den Jodstoffwechsel zurück. HASHIMOTO erreichte
mit kleinen Jodmengen bei zwölf Fällen eine Heilung bzw. beträchtliche Besserung. SWARTZ gab intravenös Injektionen von Orthojodoxybenzoesäure. LUTZ
empfiehlt die Medikation von Androgenen bei älteren Psoriatikern. NOBL sah
weder von den Oestrogenen noch von den Androgenen irgendwelche Heilwirkung.
TRAMIER u. Mitarb. gaben Dihydroergotamin ohne nennenswerten Erfolg. Corticotropin und *Nebennierenrinden*extrakt wurden schon vor 25 Jahren von GRÜNE-
BERG zur Psoriasistherapie verwendet. Die Schuppenflechte wurde in jedem Fall
günstig beeinflußt. RIEHL besserte mit einem Nebennierenrindenextrakt drei
Fälle. Die Wirkung von Ecortan, einem Nebennierenrindenhormon, war nach
KISSMEYER, CHROM und JACOBSEN bei akuten Fällen und Jugendlichen mehr oder

weniger eindeutig. Auf Grund der Erfahrungen von INCEDAYI und OTTENSTEIN, die Psoriasis mit Nebennierenschonkost und Injektionen von einem Nebennierenrindenauszug zu beeinflussen, gab ROST Pancortex mit Redoxon forte. Die Lokalbehandlung schien danach manchmal schneller anzusprechen. CHARPY berichtet über eine günstige, direkte Wirkung der in enormen Dosen angewandten trinkbaren Gesamtextrakte der Nebennierenrinde und des ACTH auf die Psoriasiseruption und den psoriatischen Rheumatismus. Nach Cortisoninjektionen konnte ZINGSHEIM eine deutliche Abnahme der Sulfhydrylgruppen in den Schuppen einer psoriatischen Erythrodermie, die durch die Therapie sichtbar aufhellte, feststellen. ZINZIUS empfiehlt, Nebennierenrindenextrakt mit „Hepaticum Medice" zu kombinieren, da bei Psoriatikern häufig überstandene oder noch bestehende Lebererkrankungen eine Rolle spielen. Unter den Corticosteroiden erwies sich das Triamcinolon, ein 9α-Fluoro-16α-Hydroxy-Prednisolon, bei der Psoriasis am wirksamsten. HOLLANDER sah eine günstige Wirkung bei Patienten mit psoriatischer Polyarthritis, wobei bei 8 von 14 unter der Triamcinolonbehandlung auch eine fast vollständige Abheilung der Hauterscheinungen eintrat. Nach Absetzen der Behandlung muß mit Rückfällen gerechnet werden. Die örtliche Anwendung einer 0,5- und 1%igen Triamcinolonsalbe war bei Psoriasis ohne Erfolg. Therapeutisch günstig war bei einem jungen Patienten von CARRIER Cortison, bei einem älteren Colchicin. SHELLEY u. Mitarb. behandelten 60 Psoriatiker mit 12—16 mg Triamcinolon täglich. Bei 36 Patienten kam es zu einer prompten und unzweifelhaften Abheilung der psoriatischen Erscheinungen. Beim Absetzen der Therapie oder Verminderung der Dosis rezidivierten sie regelmäßig. Auch BUREAU u. Mitarb. fanden das Ergebnis der Corticosteroidtherapie ohne Zweifel hervorragend. Jedoch konnte nur bei einem Patienten die Medikation nach Abheilung endgültig abgesetzt werden. Die Patienten von BOSCH sprachen auf 11 mg täglich sehr gut an. ROBINSON sah dramatische Besserungen bei Patienten mit psoriatischer Arthritis. MC GAVACK konnte mit 8 mg täglich die Schuppenflechte einer Krankenschwester zur Abheilung bringen, die bisher nie in ihrem Leben frei von Hauterscheinungen war. CHAMPION glaubt, daß die Steroidbehandlung bei zwei Fällen einen gewissen Anteil bei der Umwandlung einer einfachen in eine pustulöse Form habe. Einen überzeugenden therapeutischen Effekt erzielten LOFFERER und PLASUN in 22 von 27 Fällen mit schwerer exsudativer Psoriasis, Psoriasis pustulosa, psoriatischer Erythrodermie und arthropathischer Psoriasis mit Triamcinolon. Nach ZIERZ spricht die Psoriasis auf hohe Dosen Prednison/Prednisolon unbefriedigend an, dagegen gut und vergleichbar mit anderen Dermatosen auf Triamcinolon. Auch WILLIAMS stellte die große therapeutische Wirkung des Triamcinolons fest, die bei der Psoriasis größer sei als jedes andere Steroid. Bei 9 der 12 Patienten von WALCH kam es zu einem Rezidiv unmittelbar nach Absetzen bzw. Unterschreiten der Schwellendosis zwischen 2—8 mg. 33% der Patienten von LODGE zeigten noch 10 Wochen nach Absetzen der Therapie keinerlei Hauterscheinungen. KÜRNER dagegen sah keine besondere spezifische Wirkung des Triamcinolons. Das Prednisolon erwies sich bei ihm als gleich gut. COHEN verglich Triamcinolon und Methylprednisolon. Oral war Triamcinolon den übrigen Cortisonpräparaten überlegen, intrafokal erzielte er hiermit ein völliges Verschwinden der Efflorescenzen bis zu 200 Tagen Dauer. PELZIG bezeichnet dieses als eine einfache, wirksame und schnelle Methode zur Behandlung lokalisierter hartnäckiger Psoriasis-Efflorescenzen. Bei 16% der Patienten von GERARD traten nach 11 Monaten Rezidive auf, die auf erneutes Unterspritzen wieder verschwanden. BRAUN-FALCO kontrollierte die histologischen und histochemischen Veränderungen in Psoriasisherden unter enteraler Triamcinolonbehandlung. Die Ergebnisse entsprachen einer Rückbildung der exsudativ-entzündlichen Vorgänge, einer deutlichen Hemmung der pathologisch gesteigerten Epidermopoese und der Normalisierung des pathologischen Verhornungsprozesses. „Die überwiegende Meinung ist heute, daß bei der Psoriasis die Anwendung bestimmter Hormone nur in Sonderfällen berechtigt und sinnvoll ist (Psoriasis erythrodermica, Psoriasis pustulosa, Psoriasis arthropathica). Naturgemäß entfalten die antiphlogistischen Hormone, d.h. Corticotropin und Glucocortine (Cortison, Hydrocortison, Prednison, Prednisolon, Methylprednisolon, Triamcinolon, Dexamethason) bei der hyperphlogistischen und bei der kollagenreaktiven (arthrotischen) Form der Psoriasis ihre bekannte symptomatische Wirkung. Sie bringen jedoch nur eben ein Symptom bzw. eine klinische Nebenkomponente des Leidens zum Verschwinden und keineswegs die Krankheit als solche." (WEIRICH.) Diese Tatsache ist bei der Psoriasis meist noch augenfälliger als z.B. bei der chronischen Polyarthritis (KUSCHINSKY u.a.). Auch ist bei dieser Therapie an Nebenwirkungen zu denken, angefangen beim sog. Cushing-Syndrom, das man beim schweren Pemphigus in Kauf nehmen muß, da hier die Corticoidtherapie im Gegensatz zur Psoriasis das Leben und in manchen Fällen sogar die Arbeitsfähigkeit erhält. Ein 68jähriger Patient von FISHER mit einer seborrhoischen Dermatitis und/oder Psoriasis bekam nach 500 Tabletten Cortison (je 25 mg) und 700 Tabletten Meticorten (je 5 mg) „Lumbago"-Schmerzen und 2 Monate später eine Osteoporose und eine Kompressionsfraktur im Bereich der Wirbelsäule.

BOMMER konnte mit der *Folsäure*therapie (dreimal täglich 5 mg oder 15 mg täglich als Injektion) von insgesamt 41 Patienten 39 völlig zur Abheilung bringen. STEINHOFF unterzog einen Psoriatiker mit gleichzeitiger Anämie einer Folsäurebehandlung und besserte damit ebenfalls seine Schuppenflechte. Daraufhin behandelte er 54 Patienten, von denen 40 geheilt, 11 wesentlich gebessert werden konnten. Sieben von 15 Kranken wurden nach BELTRANI mit Folsäure geheilt. Die Erfolge von KAMINSKY waren bei 80 Patienten mit gleicher Therapie nicht ermutigend. Er glaubt an keine spezifische Wirkung der Folsäure auf den psoriatischen Prozeß. Nach SCHUPPLI haben die Folsäure, Vitamin B_{12} in hoher Dosierung und sämtliche Cortisonderivate die Erwartungen nicht erfüllt.

WELSH gab *Riboflavin* oral und parenteral und kombinierte es mit Inosit. Die erzielten Erfolge waren gut. Nach SCHIFF ist Riboflavin von geringem Wert für die Psoriasistherapie. Bei täglich 1000 γ *Vitamin B_{12}* und durchschnittlich zwölf Injektionen sah GOLLNICK in fast allen Fällen weitgehende oder völlige Rückbildung. Erscheinungsfrei waren aber von 22 nach einem Jahr nur noch drei Patienten. LAGERHOLM kontrollierte die Knochenmarksbefunde bei 27 Psoriatikern vor und nach Behandlung mit Vitamin B_{12}. 21 davon hatten eine erhebliche Reticulopathie, die sich in 17 Fällen durch die B_{12}-Therapie normalisierte mit gleichzeitiger Besserung des Hautstatus. BUCCELLATO therapierte mit *Pyridoxin*injektionen. Einem Teil der Fälle gab er außerdem intramuskulär kolloidales Magnesium. Die Kombination beider Präparate hatte eine bessere Wirkung. TRAMIER u. Mitarb. kommentieren verschiedene therapeutische Versuche. Sie gaben unter anderem B_{12} subcutan und Cystein + *Vitamin C* subcutan. Beide Methoden hinterlassen nach Ansicht der Verfasser einen ungünstigen Eindruck bezüglich ihrer Wirkung auf die Schuppenflechte.

Die Behandlung der Psoriasis mit *Enterokokkenvaccine*, intracutan bzw. subcutan verabreicht, soll nach AZUA-DOCHAO, URIOSTE und VALERO-VIDAL sowie VILANOVA und ALVARADO erfolgreich gewesen sein. Nach BENEDEK ist die Schuppenflechte „eine der hämatogen-endogenen Hauterscheinungen des ständigen Endoparasitismus infolge der schweren Bakteriämie des Bact. endoparasiticus Benedek". Er stellte eine Vaccine des Bact. endoparasiticus zur Behandlung der Psoriasis her, desensibilisiert die Patienten mittels Injektionen, weist aber darauf hin, daß der Krankheitsprozeß nur arretiert, aber nicht geheilt werden kann, da der Endoparasit ständig vorhanden ist. Von 124 Psoriatikern, die mit der Originalvaccine von BENEDEK behandelt wurden, heilten nach JANOUSEK und ZALSKA 9% ab. Sie verwandten außerdem eine Vaccine von DVORAK aus grampositiven, sporenbildenden Mikroben und bei einer dritten Gruppe eine Mischvaccine (Benedek-Vaccine + Dvorak-Vaccine + Vaccine aus anderen sporenbildenden Mikroben). Verfasser hoffen durch Variation, Dosierung und Einstellung auf optimale Dosen bessere Resultate zu erzielen. GRECO und GUNCHE stellten auf Grund ihrer Anschauung, daß es sich bei der Psoriasis um eine generalisierte Cryptokokkenerkrankung bzw. eine durch Cryptokokken verursachte chronische Hämatodermie handelt, eine Vaccine aus Cryptococcus psoriasiferus und Cryptococcus ruber her. Intramuskuläre Injektionen beschleunigten zwar die Abheilung. Eine gleichzeitige Anwendung anderer Heilmittel war aber zusätzlich erforderlich.

Über die *Calmette*-Impfung bei Psoriasis liegt eine Publikation von EGUREN vor. RAIMONDI und SCHNEIDEWIND betrachten die Schuppenflechte als Tuberkulid und versuchten ihre Heilung mit einem Antigen. Nach *Conteben*behandlung sah KALKHOFF bei fast allen Fällen anfangs deutliche Besserung und später das Auftreten von Exanthemen und teils Umwandlung dieser in Psoriasis. Deshalb ist nach seiner Meinung das Conteben zur Behandlung nicht empfehlenswert. Positiv zur Contebentherapie äußern sich ARAMBURU sowie NOUSSITOU u. Mitarb. u. a. GOMEZ ORBANEJA u. Mitarb. behandelten mit wechselndem Erfolg eine psoriatische Erythrodermie mit Conteben. BERGER beobachtete drei Fälle mit ausgedehnter Psoriasis, bei denen 1—3 Wochen nach Contebentherapie plötzlich ein Exanthem auftrat und sich in eine Erythrodermie verwandelte. Zur Psoriasisbehandlung wurden ferner verwandt das Natriumsalz der Paraaminobenzoesäure (GRAYSON, STEINER) und das Marsilid, das Isopropylderivat des INH (MORIN u. PULT).

Ein Fall einer Psoriasis arthropathica und pustulosa heilte nach KOGOJ mit 300 000 E *Penicillin*. FREUND sah eine dramatische Heilung einer Erythrodermie nach 3 Mega Penicillin. Bei der Patientin von NORHOLM-PEDERSEN brachten 2,7 Mega und die Tonsillektomie Abheilung bis auf geringe Reste. WILDE beobachtete nach Penicillininjektionen wegen einer Lues latens in der Gegend der Einspritzstelle das Auftreten von Psoriasis-Efflorescenzen. STOKES u. FORD behandelten nach vergeblichen anderen Therapieversuchen zwei Patienten mit *Terramycin* und erreichten eine etwa 65%ige Besserung. NARDELLI kontrollierte 200 Fälle, die wegen verschiedener Krankheitszustände Antibiotica bekommen hatten. Er konnte keinerlei Wirkung auf die gleichzeitig bestehende Schuppenflechte feststellen. BOLGERT u. BLAMOUTIER behandelten zehn Patienten mit intramuskulären Injektionen eines Extraktes von Saccharomyces cerevisiae und sahen bei zwei eine vorübergehende, partielle Abblassung.

Berichte über die Behandlung der Psoriasis mit *Pollen*extrakten nach ZEIDLER liegen von SCHERBER u. LUTTENBERGER vor.

*Eigenserum*injektionen bei 50 Fällen führten nach BUSQUET bei fast allen zur Abheilung. CASASSA u. FRANCHI verwandten Cytolysin (cytotoxisches Serum) zu intravenösen Injektionen. GOLDBERG gab *Lysin* per os ohne Beeinflussung der Schuppenflechte. Mit Injektionen von sog. Clasine (sulfurierte Lysate von Pilzen und Bakterien) und Diasto-Clasine (durch diastatische, tryptische und sonstige Verdauung aufgeschlossene Lysate) erreichte JAUSION Aufhellungen der Psoriasisherde. Er schließt daraus, daß die Mehrzahl der Psoriasisfälle eine mykotische bzw. eine allergisch-mykotische Ursache haben.

KWIATKOWSKI beobachtete bei einem Tabiker das Verschwinden ausgebreiteter psoriatischer Veränderungen nach Einleitung einer *Fieber*therapie. JESSNER

u. Mitarb. berichteten über auffallend gute therapeutische Erfolge nach Pyriferbehandlung, MUSGER sowie GOUGEROT über die Rückbildung psoriatischer Hauterscheinungen nach interkurrenten Infekten, NORDMANN sowie KLEMPERER über
die Abheilung einer Psoriasis nach Malariabehandlung einer Lues. Mit Dmelcos-
Vaccine erzeugte Fiebertherapie wird von MIENICKI und RYLL-NARDZEWSKI für
die Schuppenflechte günstig beurteilt. Nach BLOCH ist ein gewisser Prozentsatz
der Psoriatiker relativ leicht unspezifisch therapeutisch beeinflußbar (Fieber-,
speziell Malaria-, Protein- und Goldtherapie). Die Zittmann-Kur (Sarsaparillatee
bzw. Sarsaparillatabletten) wird von MICHALOWSKI, REINER, BERNHARDT u.a.
angewandt. MAIRE, MALARD und WORINGER sahen Verschwinden einer Psoriasis
nach starkem Fieber, BANKER u. Mitarb. nach Milcheinspritzung. JAUSION hält
auf Grund seiner Therapie mit Milcheinspritzungen niedere Pilze für die Erreger
der Psoriasis. Von 54 Fällen erreichte LESSKO bei 35 nach 4—22 Injektionen von
abgekochter Milch Erscheinungsfreiheit. LEONTIEV und TELICHEVSKI injizierten
hochgereinigte Eiweißlösungen intramuskulär. GOLDSMITH gab oral Aminosäuren,
KLINCK sowie ALVAREZ-LOWELL spritzten γ-Globulin, letzterer in Verbindung
mit Dicumarin.

Die Behandlung der Psoriasis mit intramuskulären bzw. subcutanen Injektionen von *Schuppenextrakten* ist eine schon ältere, viel geübte Therapie. MIHAJ-
LOVIC, CAMPBELL u. Mitarb., TOMA u.a. berichten darüber. Die Extrakte werden
entweder in alkoholischer Suspension oder mit physiologischer Kochsalzlösung
und einem Zusatz von Formol versetzt. Die Ergebnisse sind unterschiedlich.
GOURVITCH injizierte einen Knötchen- und Schuppenextrakt von Psoriatikern und
konnte in fünf von 48 Fällen nach durchschnittlich 15 Injektionen eine klinische
Heilung erzielen. DE GREGORIO gab hohe Dosen von Vitamin D, Schuppen-
extrakte, Sulfanilamide zusammen mit Staphylococcus-Anatoxininjektionen,
Brompräparaten, Thiosemicarbazonen und einer endokrinen Therapie. RICCIARDI
und ROMANO injizierten Extrakte aus ausgestanzten Stücken der eigenen Haut.
Von 10 Patienten zeigten vier eine wesentliche, zwei eine mäßige Besserung.
Implantationen eines vom gleichen Patienten entnommenen Gewebsstückchens
aus einem Psoriasisherd benutzten BONNET und ODDOZE mit geringem Erfolg.

MURAYAMA, MIHAILESCU, MIENICKI u.a. führten bei ihren Patienten eine
*Autoserum*therapie durch. Über Blut*transfusionen* und ihren günstigen Einfluß
auf die Psoriasis berichten FRANCHI und CASASSA. Bei Psoriatikern, die mit
13—27 Transfusionen behandelt worden waren, kam es zu einem vorübergehenden
Rückgang der Hauterscheinungen. NARDELLI benutzte ein Lysat aus verschiedenen *tierischen Häuten* und injizierte dieses sog. „Psorial". Von 400 Fällen erzielte er bei 326 eine klinische Heilung. In einer weiteren Arbeit kombinierte er
diese Epidermislysate mit lipotropen Leberextrakten und B-Vitaminen und sah
hiermit eine über 80%ige Heilung. FARBER und SCHNEIDMAN fanden eine Therapie mit *Pankreas*extrakten nicht besser wirksam als die mit Placebos.

Eine Monographie über die *Gewebs*therapie der Schuppenflechte liegt von
GATÉ und VACHON, eine weitere Arbeit über dieses Thema von FUCHS und
SONNECK vor. Letztere implantierten konserviertes Hautgewebe von lebenden
Spendern und injizierten gruppengleiches Blut. Mit Bogomoletz-Serum konnten
TEMIME sowie SAMITZ keine therapeutischen Erfolge erzielen.

Fünf von 22 Patienten heilte WINTER mit intracutanen Injektionen von
Eigenurin.

Echinacin, einen nicht eiweißhaltigen Pflanzenextrakt aus Echinacea purpurea,
verwandte GOTTRON als zusätzliche Therapie, ebenso KORTING und RASP, die auf
Grund ihrer Erfahrungen zu dem Schluß kommen, daß auch mit Echinacin die
Psoriasis nicht zu heilen ist.

Subcutane *Pilocarpin*injektionen hält VENTURI zur Abheilung für notwendig, weil in der Haut Zucker stark vermehrt sei. BRUNATI scheint an Hand eines Falles der Zusatz von Spuren Histidin und *Histamin* zu Salben für die Heilung maßgebend. Wegen einer bei der Schuppenflechte angenommenen Capillarschwäche behandelten NIEDELMAN und HOROSCHAK etwa 60 Patienten mit *Hesperidin* und kombinierten es bei einem Teil mit Ascorbinsäure. Das Ergebnis war negativ. Eine günstige Wirkung hatten nach JEKEL intramuskuläre Injektionen von Hesperidin. CROSTI verwandte es vornehmlich zu intravenösen und intramuskulären Injektionen. Von 20 Fällen hatte er bei fünf ausgezeichnete Resultate. LE VAN verglich eine Patientengruppe, die Heparininjektionen bekam, mit einer Kontrollgruppe, die er mit physiologischer Kochsalzlösung behandelte. Der Vergleich ergab keine spezifische Wirkung des Heparins. EBERHARTINGER unterspritzte Psoriasisplaques bei 22 Patienten mit einem Depot-*Heparin*. Bei sechs Kranken hatte es eine ausgezeichnete Wirkung. BREMBACH will Gutes von einer Therapie mit *Rutin* und Kalzansuppositorien gesehen haben. OCHS kombinierte die herkömmliche Lokalbehandlung mit Rutinion und *Calcium*gaben.

HOFFMANN konnte einen Fall in kürzester Zeit durch *Atebrin* zur Abheilung bringen. CORMIA und NOUN erreichten bei drei Patienten mit Psoriasis pustulosa, nach 3 wöchiger Behandlung mit 100 mg bis dreimal 100 mg Atebrin täglich, Erscheinungsfreiheit. RACZ sah keine Vorteile einer Atebrinbehandlung. Von 86 Patienten, die innerlich Atebrin in Verbindung mit Teerzinkpasten und Höhensonne bekamen, trat bei vier eine Erythrodermie auf. WITTEN und SULZBERGER berichten über zwei Fälle mit schwerer exfoliativer Erythrodermie nach Atebrinbehandlung und betonen die Häufigkeit dieser Reaktion bei der Psoriasis im Gegensatz zum Erythematodes.

Noch eine Reihe anderer Heilmittel wurden innerlich und äußerlich bei der Schuppenflechte mit unterschiedlichem Erfolg angewandt. Sie lassen sich schwerlich in bestimmte Gruppen einordnen.

Bei einer mit *Aspirin* behandelten Psoriasis klangen die Gelenkerscheinungen schnell ab. An der Haut kam es zu einer leichten, fortschreitenden Besserung (VAN CAUWENBERGE u. VAN CAUWENBERGE). VIANI konnte mit *Butazolidin* von zwölf Patienten mit gleichzeitigen arthritischen Symptomen nur in einem Fall die Psoriasis bessern. Behandlung mit Acridine brachte nach STAUBER in 53 % seiner Fälle Besserung. BIAGINI u. GUIDI konnten mit 4—6 Eßlöffeln täglich einer Abkochung von Helichrysum italicum ein Drittel ihrer Fälle zur Abheilung bringen. Mit einem Fluor-Natriumpräparat wollte GAUL den Phosphorgehalt der psoriatischen Haut beeinflussen. Nach 8—10 Tagen kam es nur beim Psoriatiker regelmäßig zu einer pustulösen Follikulitis. REISS sah nach Therapie mit synthetischer Glucuronsäure kaum eine Beeinflussung der Psoriasis. Bei den Patienten von SCHWARZWALD war nach intradermalen Injektionen von Immenin nur die Psoriasis an den distalen Extremitätenenden resistent.

Nach lokalen Injektionen von *Stickstofflost* heilte nach JIMENEZ-DIAZ u. Mitarb. ein Fall von Psoriasis ab, nach SZODORAY folgte dem Auftragen von Stickstofflost enthaltender Salbe Rückbildung der Psoriasisherde. VILANOVA und PIÑOL sahen weder bei Psoriasis noch Erythrodermie durch diese Therapie eine günstige Beeinflussung. Ein Patient kam infolge einer akuten Leberinsuffizienz zum Exitus.

Der Anwendungsversuch von *Cytostatica* bei der Psoriasis ist nicht ganz abwegig, da die meisten dieser Präparate thioloprive Substanzen sind. So konnten auch wir mit Äthylenimino-benzochinon-haltigen Salben einen Effekt herstellen. Da es sich aber um den gleichen Wirkungsmechanismus wie bei den klassischen Psoriasismitteln handelt, sind die Präparate wegen ihrer Toxicität abzulehnen.

Aminopterin bewirkte bei einer Dosierung von 1—2 mg pro die Verschwinden der Hauterscheinungen (Levi). Die Therapie durfte aber auf Grund der toxischen Erscheinungen nicht über 2 Wochen ausgedehnt werden. Glänzende Erfolge wurden nach Zavarini in zehn Fällen von verschieden alter Psoriasis mit Aminopterin erzielt. Rees und Bennett behandelten 171 Patienten mit täglich 0,5 mg. In etwa 80% der Fälle trat zeitweise Heilung oder weitgehende Besserung der Psoriasis ein. Toxische Nebenerscheinungen waren in 13,5% festzustellen. Bei den Patienten von Callialanza u. Binazzi rezidivierte die Psoriasis nach Aminopterin im Abstand von 15 Tagen bis zu 8 Monaten. Edmundson und Guy behandelten 62 mittelschwere bis schwere Fälle mit Aminopterin und Amethopterin. Von 13 mit beiden Medikamenten Behandelten wurden elf gut bis ausgezeichnet beeinflußt. Mit Aminopterin allein erzielten sie bei 75% eine über 50%ige Besserung. Van Scott behandelte Psoriatiker mit verschiedenen krebs- und leukämiewirksamen chemotherapeutischen Mitosegiften wie Aminopterin, Actinomycin, 5-Fluoruracil und Colchicin, zum Teil innerlich, zum Teil lokal, und kontrollierte die dadurch bedingten histologischen Veränderungen.

Rupassov führte bei Psoriatikern einen *Novocain*nervenblock durch, indem er an verschiedenen Körperarealen $\frac{1}{4}$%ige Novocainlösung intracutan und subcutan bis zu einer Gesamtmenge von 100 cm³ injizierte. Günstige Resultate erzielte er bei zehn Patienten, ein Fall rezidivierte nach einem Jahr. Drozdov spritzte nach der Methode Speransky-Wischnewsky 80—100 cm³ einer $\frac{1}{2}$%igen Novocainlösung in die Lendengegend mit mäßigem Erfolg. Orsos kombinierte die Novocain- mit einer Lokalbehandlung und sah in allen 32 Fällen ein rasches Verschwinden der Hautausschläge. Eine Heilung ohne Lokaltherapie erreichte Roques mit sog. neuralen Psoriasisbehandlungen durch Novocaineinspritzungen des lumbalen Grenzstrangs. Deutlichen Rückgang, aber keine vollkommene Abheilung, erzielte Lohel mit Novocain und dem Blockademittel Tetraäthylammoniumbromid. Kurtes sah in einem großen Prozentsatz seiner mit intramuskulären Novocaininjektionen behandelten Patienten eine deutliche Besserung. Über Erfolge mit intravenös appliziertem Novocain berichten Riehl, Tello sowie Helmeczy.

Auch die *Hypnose*therapie (Wisch, Kartamischev) bzw. psychotherapeutische Maßnahmen (Bolgert, Egen, Janson) haben bei der Psoriasis zum Erfolg geführt. Das günstige Ergebnis einer Injektionsbehandlung mit Aqua dest. bei einem Patienten von Bolgert wird ebenfalls auf die gleichzeitige suggestive Beeinflussung zurückgeführt. De Gregorio behandelte seine Patienten mit Neosomatabletten, einem Na-, Ka-, NH_4-Bromat, Bolgert gab peroral Atropin. Wrong und Caldbick zweifeln den Wert einer Therapie mit Extrakten von Rauwolfia serpentina bei Psoriasis an, obschon sie bei einem Teil ihrer Patienten verblüffende Besserungen feststellten. Llano sah nach Reserpin bei 19 von 21 Psoriatikern eine restitutio ad integrum. Requet mit Mitarb. unterzogen 1000 Trinker einer Antabuskur. Bei drei davon mit einer gleichzeitigen Psoriasis kam diese zur Abheilung. Nach Angst, Oppenheim und Keller hatte Disulfiram keinen Einfluß auf die Psoriasis. In einem Fall trat eine schwere Psychose auf.

Bei Durchsicht dieses Kapitels über die Therapie der Schuppenflechte fällt die große Zahl der neu in die Behandlung eingeführten Heilmittel und die widersprechenden Angaben über ihre Erfolgsquoten auf. Wir haben uns die Mühe gemacht, einen großen Teil der vorgeschlagenen Behandlungsmethoden klinisch nachzuprüfen. Wir mußten eine gewisse Auswahl treffen, da es zu viele waren und die Zahl und Geduld unserer Patienten nicht für alle ausgereicht hätte. Es sind in der Hauptsache Therapievorschläge, die den größten Widerhall in zahlreichen Publikationen gefunden haben und zum Teil sogar ihren Niederschlag in Tageszeitungen und Illustrierten fanden. Der Prozentsatz der dadurch anzusprechenden Psoriatiker in der Gesamtbevölkerung ist groß.

Wir brauchen auf die Ergebnisse im einzelnen nicht näher einzugehen. Es würde die Psoriasis-Literatur unnötig bereichern. Alle Therapieversuche mit den neuen Heilmitteln schlugen fehl. Selbst die Corticoide haben versagt. Nach Rückbildung der Hauterscheinungen, wie es ja nach dieser rein symptomatischen Behandlung zu erwarten war, war der Rückfall oft um so hartnäckiger und der Hautbefall ausgedehnter. Wir haben den Eindruck, daß eine besonders resistente Form der Schuppenflechte resultiert. Die optimale Behandlung besteht bei uns nach wie vor in einer stationär durchgeführten Lokaltherapie. Wir benutzen dazu eine sog. Psoriasis-Körpersalbe (Acid. salicyl. 10,0, Cignolin. 0,1—2,0, Lanolin, Vaselin. āā ad 100,0 — nach PAUTRIER) und eine sog. Psoriasis-Kopfsalbe (Acid. salicyl. 5,0, Hydrarg. praecip. alb. 5,0, Liqu. carb. deterg. 10,0, Lanolin. Vaselin. āā ad 100,0). Für Kinder bevorzugen wir bei der kleinfleckigen, disseminierten Form eine Salicyl-Schwefel-Vaseline. Wöchentlich zwei Schmierseifenbäder verkürzen die Behandlungszeit. Wir erreichen hiermit in allen Fällen in etwa 4—6 Wochen eine Abheilung. Diese Behandlung kann durch kein inneres Mittel unterstützt und wesentlich abgekürzt werden.

Ein wichtiger Faktor bei der Behandlung der Psoriasis ist schließlich noch das psychologische Verständnis für die Situation des Psoriatikers im Beruf, in der Ehe und in der Gesellschaft. Es ist taktlos und paradox, die Psoriasis als die Hautkrankheit der gesunden Menschen zu deklarieren und sie damit banalisieren zu wollen, denn jeder Psoriatiker würde gerne etwas von seiner Gesundheit opfern, wenn er damit seine Psoriasis endgültig los würde.

Die Psoriasis zwingt uns auch nicht selten zur Aufgabe des Berufsgeheimnisses gegenüber den Mitmenschen, die von dem Patienten ein Zeugnis verlangen, daß seine Krankheit nicht infektiöser Natur und nicht ansteckend ist. Auch als Scheidungsgrund kann die Psoriasis angegeben werden, denn der Begriff „ekelerregend" läßt sich nicht definieren, und so sollte jeder Psoriatiker seinen Partner vor der Eheschließung von seiner Krankheit unterrichten.

Über die Ätiologie der Psoriasis wissen wir nichts und über die Pathogenese sehr wenig. HOEDE hat erst wieder auf die Erblichkeit der Schuppenflechte hingewiesen, was aber keine Aussage über die Causa im nosologischen Sinne ist und deshalb auch auf keinen Fall die weitere Forschung nach lokalpathogenetischen Faktoren und der Behandlung blockieren darf.

Schließlich wäre auch eine Arbeitsgemeinschaft mehrerer Kliniken zur Prüfung neuer Mittel und Methoden zur Behandlung der Schuppenflechte zu empfehlen, um den Ärzten und den Kranken Enttäuschungen und Kosten zu ersparen.

Literatur

I. Geschichte

BECHET, P.: Psoriasis. A brief historical review. Arch. Derm. **33**, 327—334 (1936).

NARDELLI, L.: La psoriasi nella storia della medicina. G. ital. Derm. **100**, 363—388 (1959).

II. Klinik

ABRAMOVIC, F.: Psoriasis vulgaris in generalisierte Erythrodermie übergehend. Kroat. Dermat. Ges. 26. 11. 1940. Ref. Zbl. Haut- u. Geschl.-Kr. **67**, 526 (1941). — ABRAMOVITCH, L. A., et D. B. SELKIND: Psoriasis des muqueuses. Vestn. Vener. Derm. **9**, 56—58 (1940) [Russisch]; Ref. Zbl. Haut- u. Geschl.-Kr. **67**, 91 (1941). — ABRAMOVITCH, W. E.: Psoriasis in a negro. Arch. Derm. Syph. (Chicago) **25**, 740—741 (1932). — ALMKVIST, J.: (a) Universelle Psoriasis unter dem Bilde von Dermatitis exfoliativa. Dermat. Ges. Stockholm 12. 10. 1927. Ref. Zbl. Haut- u. Geschl.-Kr. **26**, 131 (1928). — (b) Universelle Psoriasis.

Dermat. Ges. Stockholm 9. 11. 1927. Ref. Zbl. Haut- u. Geschl.-Kr. 26, 775 (1928). — (c) Fall von Nagelveränderungen bei Psoriasis. Dermat. Ges. Stockholm 14. 12. 1927. Ref. Zbl. Haut- u. Geschl.-Kr. 26, 776 (1928). — ARIMOTO, T.: (a) Klinische und experimentelle Untersuchung der Psoriasis vulgaris. Häufigkeit von Psoriasis in Korea (Chosen). Hihu-to-hirunyo 8, 540—544 u. dtsch. Zus.fass. 1940, 46—47 [Japanisch]. Ref. Zbl. Haut u. Geschl.-Kr. 68, 25 (1942). — (b) Klinische und experimentelle Untersuchung über Psoriasis vulgaris. Ein Fall von Psoriasis punctata unguium. Hihu-to-hirunyo 9, 1—3 u. dtsch. Zus.fass. 1941 [Japanisch]. Ref. Zbl. Haut- u. Geschl.-Kr. 68, 344 (1942). — (c) Statistische Beobachtung über Psoriasis vulgaris. Jap. J. Derm. 49, 8 (1941). Ref. Zbl. Haut- u. Geschl.-Kr. 68, 485 (1942). — ARRIGHI, G. F.: Glossite et psoriasis guttata (évolution synchrone). Bull. Soc. franç. Derm. Syph. 64, 753 (1957). — AUKEN, G.: Psoriasis linearis. Acta derm.-venereol. (Stockholm) 29, 159—162 (1949). Ref. Zbl. Haut- u. Geschl.-Kr. 73, 341 (1949).

BANDLER, C. G.: Erythrodermie nach Psoriasis. Dtsch. Dermat. Ges. Tschech. Rep. 15. 12. 1929. Ref. Zbl. Haut- u. Geschl.-Kr. 33, 20 (1930). — BARBER, H. W.: Psoriasis leucoplacia and black hairy tongue. Proc. roy. Soc. Med. 26, 834—835 (1933). — BASSET, A.: Le psoriasis chez l'enfant. Étude clinique. Presse therm. clin. 94, 67—68 (1957). — BECKER, J.: Die Hautkrankheiten des Kindesalters. In Handbuch der Kinderheilkunde, 4. Aufl., S. 13, 884. Berlin: Vogel 1935. — BECKER, S. W., and E. B. RITCHIE: Psoriasis buccalis? Arch. Derm. Syph. (Chicago) 22, 745—747 (1930). — BEHDJET, HULUSI: Ein Fall von Psoriasis der Nägel. Türkische Dermat. Ges. Stambul 4. 12. 1932. Ref. Zbl. Haut- u. Geschl.-Kr. 44, 526 (1933). — BEHRMANN, H. T.: The scalp in health and disease, S. 566. St. Louis: C. V. Mosby Comp. 1952. — BEJARANO, J., et J. G. ORBANEJA: Contribution à l'étude des syndromes cutanés-articulaires. Ann. Dermat. Syph. (Paris) 6, 994—1015 (1935). — BERESTON, E. S.: Incidence of psoriasis. Arch. Derm. Syph. (Chicago) 62, 716—717 (1950). — BERGER, F.: Psoriasis. Kölner Dermat. Ges. 25. 5. 1928. Ref. Zbl. Haut- u. Geschl.-Kr. 27, 583 (1928). — BERGGREEN, P.: (a) Psoriasis vulgaris nach Salvarsan-Dermatitis. 24. Sitzg Norddtsch. Dermat. Ver.igg, Danzig 15. 6. 1935. Ref. Zbl. Haut- u. Geschl.-Kr. 52, 626 (1936). — (b) Multiple Carcinome auf Psoriasis vulgaris. Berl. Dermat. Ges. 28. 2. 1941. Ref. Zbl. Haut- u. Geschl.-Kr. 67, 285 (1941). — BERING, F.: Psoriasis verrucosa. Kölner Dermat. Ges. 29. 7. 1932. Ref. Zbl. Haut- u. Geschl.-Kr. 43, 132 (1933). — BERKOWITZ, B. B.: Psoriasis. Arch. Derm. Syph. (Chicago) 16, 770—771 (1927). — BERNHARDT, R.: (a) Der strahlende Saum der Psoriasis-Effloreszenz. Arch. Derm. Syph. (Berl.) 164, 334—342 (1931). — (b) Vortrag über den strahlenförmigen Hof der Psoriasis-Effloreszenzen. Dermat. Verein, Warschau 23. 6. 1931. Ref. Zbl. Haut- u. Geschl.-Kr. 44, 270 (1933). — BETTMANN, S.: Psoriatische Erythrodermie. 57. Tagg Südwestdtsch. Dermat., Mannheim 5.—6. 3. 1932. Ref. Zbl. Haut- u. Geschl.-Kr. 41 (1932). — BEUC: Psoriasis vulgaris, Erythrodermia desquamativa. Dermato-venerol. Sekt., Zagreb 6. 5. 1934. Ref. Zbl. Haut- u. Geschl.-Kr. 50, 355 (1935). — BEZECNY, R.: Psoriasis des Lippenrots. Dtsch. Dermat. Ges. Tschech. Rep. 14. 12. 1930. Ref. Zbl. Haut- u. Geschl.-Kr. 37, 322 (1931). — BILTZ, G.: Beobachtung zur Frage des Psoriasiscarcinoms. Derm. Wschr. 128, 667—671 (1953). — BIRNBAUM, G. Akute „umgekehrte" Psoriasis. Rhein-Westf. Dermat., Dortmund 30. 10. 1932. Ref. Zbl. Haut- u. Geschl.-Kr. 44, 137 (1933). — BIZZOZERO, E.: Sur le phénomène de Koebner dans le psoriasis (psoriasis factice). Ann. Derm. Syph. (Paris) 3, 510—529 (1932). — BLAMBERG: Beugeseitenpsoriasis. 67. Tagg Ver.igg Südwestdtsch. Dermat., München 26. 5. 1940. Ref. Zbl. Haut- u. Geschl.-Kr. 66, 7 (1941). — BLUMENTHAL, F.: Psoriasis der Lippenschleimhaut. Berl. Dermat. Ges. 9. 2. 1932. Ref. Zbl. Haut- u. Geschl.-Kr. 41, 191 (1932). — BOARDMAN, W. P.: Psoriasis of the nails. Arch. Derm. Syph. (Chicago) 23, 1187 (1931). — BÖHM, W.: Nagelpsoriasis. Dtsch. Dermat. Ges. Tschech. Rep., Prag 15. 10. 1933. Ref. Zbl. Haut- u. Geschl.-Kr. 47, 116 (1934). — BÖTTGER: Leukoderma psoriaticum. Demonstr. Chemn. Hautärzte 4. 2, 1927. Ref. Zbl. Haut- u. Geschl.-Kr. 25, 523 (1928). — BOHNSTEDT, R. M.: Universelle Psoriasis. Münch. Dermat. Ges. 16. 12. 1931. Ref. Zbl. Haut- u. Geschl.-Kr. 41, 33 (1932). — BOLDT, A.: Psoriasis vulgaris isoliert an Handtellern und Fußsohlen. Berl. Dermat. Ges. 28. 2. 1932. Ref. Zbl. Haut- u. Geschl.-Kr. 62, 337 (1939). — BOMMER, S.: Psoriasis verrucosa. Hautarzt 3, 246—249 (1952). — BOROWSKI, J.: Psoriasis atypica. Dermat. Ver.igg Warschau 11. 6. 1932. Ref. Zbl. Haut- u. Geschl.-Kr. 49, 115 (1935). — BOŠNJAKOVIC: (a) Psoriasis vulgaris universalis. Dermato-venerol. Sekt. Zagreb 28. 5. 1931. Ref. Zbl. Haut- u. Geschl.-Kr. 39, 508 (1932). — (b) Psoriasis vulgaris gyrata. Dermato-venerol. Sekt., Zagreb 30. 5. 1939. Ref. Zbl. Haut- u. Geschl.-Kr. 64, 371 (1940). — BRAUN, M.: Psoriasis exsudativa mit Übergang zur Psoriasis pustulosa. Frankf. Dermat. Ver.igg. 11. 4. 1943. Ref. Zbl. Haut- u. Geschl.-Kr. 70, 289 (1943). — BREZOVSKY, E.: (a) Psoriasis mucosae oris. Ungar. Dermat. Ges., Budapest 9. 5. 1930. Ref. Zbl. Haut- u. Geschl.-Kr. 35, 337 (1931). — (b) Psoriasis vegetans. Ungar. Dermat. Ges. 9. 10. 1931. Ref. Zbl. Haut- u. Geschl.-Kr. 40, 436 (1932). — (c) Nagelpsoriasisfälle. Ungar. Dermat. Ges. 13. 11. 1931. Ref. Zbl. Haut- u. Geschl.-Kr. 40, 463 (1932). — BRUHNS, C.: Erythrodermie als Folge von Psoriasis. Berl. Dermat. Ges. 10. 7. 1928. Ref. Zbl. Haut- u. Geschl.-Kr. 29, 145 (1929). —

Buhl, F.: Psoriasis bullosa. Dän. Dermat. Ges. 4. 12. 1930. Ref. Zbl. Haut- u. Geschl.-Kr. 36, 730 (1931). — Buhmann, A.: Le syndrome de Vidal et psoriasis. Acta derm. venereol. (Stockh.) 17, 83—102 (1936). Ref. Zbl. Haut- u. Geschl.-Kr. 54, 318 (1937). — Burgener, J.: Gibt es ein „echtes" Psoriasiscarcinom? Dermatologica (Basel) 80, 86—97 (1939). — Burgess, J. F.: Psoriasis of the nails. Arch. Derm. Syph. (Chicago) 26, 380 (1932). — Buschke, A.: (a) Psoriasis mucosae oris. Berl. Dermat. Ges. 11. 12. 1928. Ref. Zbl. Haut- u. Geschl.-Kr. 29, 407 (1929). — (b) Psoriasis. Berl. Dermat. Ges. 8. 1. 1929. Ref. Zbl. Haut- u. Geschl.-Kr. 29, 489 (1929). — Busman, G. J., and A. R. Woodburne: Psoriasis of the palms. Arch. Derm. Syph. (Chicago) 24, 906 (1931)

Canelli zit. bei Nardelli, L.: La psoriasi nel bambino. Minerva derm. 32, 93—96 (1957). — Cannon, A.B.: (a) Extensive psoriasis occurring in a man aged 65. Arch. Derm. Syph. (Chicago) 16, 782 (1927). (b) Psoriasis of the palms and soles following an attack of arthritis. Arch. Derm. Syph. (Chicago) 30, 906—907 (1934). — Caro, M. R., and F. E. Senear: Psoriasis of the hands. Non pustular type. Arch. Derm. Syph. (Chicago) 56, 629 bis 633 (1947). — Cauwenberge, D. van: Naevus pigmentaire avec hémihypotrophie et psoriasis. Arch. belges Derm. 11, 55—56 (1955). — Cazac-Averbuch, L.: Un cas de psoriasis interverti et onychorexis chez un enfant scrofuleux. Bull. Soc. Pédiatr. Jassi 1932, 80—81. — Charache, H.: (a) Squamous cell epithelioma in psoriatic patches. Arch. Derm. Syph. (Chicago) 38, 241—244, 780 (1938). — Chargin, L.: Psoriasis limited to one finger-typ. Arch. Derm. Syph. (Chicago) 27, 870—872 (1933). — (b) Erythrodermia psoriatica with formation of fibromas. Arch. Derm. Syph. (Chicago) 28, 874 (1933). — Charpy, J.: Les réactions organiques non spécifiques en dermatologie. Paris: Masson & Cie. 1952.—Cheever, A.W.: Multiple epitheliomas. Arch. Derm. Syph. (Chicago) 23, 1189 (1931). — Cohen, D., and J. H. Distelheim: Generalized erythrodermia occurring in a case of psoriasis on treatment with adrenocorticotropic hormone (ACTH). J. invest. Derm. 17, 61 (1951). — Cole, H. N. and J. R. Driver: (a) Dermatitis exfoliativa secondary to psoriasis. Arch. Derm. Syph. (Chicago) 19, 150 (1929). — (b) Psoriasis of the nails. Arch. Derm. Syph. (Chicago) 20, 585 (1929). — Combes, F. C.: Psoriasis in a negress. Arch. Derm. Syph. (Chigago) 20, 741 (1929). — Coricciati, L.: Sull immunità locale nella psoriasi. Dermosifilografo 12, 369—374 (1937). — Cornbleet, T., and E. R. Pace: Psoriasis appearing at the age of 82 years. Arch. Derm. Syph. (Chicago) 28, 443—444 (1933). — Crawford, G. M.: Psoriasis of the nails. Arch. Derm. Syph. (Chicago) 38, 583—594 (1938). — Cubarova, A. S.: Dynamik der Entwicklung und Auflösung der Schuppen bei Psoriasis. Vracej imeni S. M. Kirova 12, 110—128 (1957) [Russisch]. Ref. Zbl. Haut- u. Geschl.-Kr. 102, 132 (1958/59). — Cuilleret, P., P. Morel et A. Tissot: Anémie aplastique chez un psoriasis gastrectomisé. Bull. Soc. franç. Derm. Syph. 64, 418—419 (1957).

Darier, J., H. Gougerot, G. Milian et L. M. Pautrier: Nouvelle pratique dermatologique, p. 686, tome 7. Paris: Masson & Cie. 1936. — Dasté et Saucas-Laramé: Cancers cutanés multiples primitifs chez un psoriasique ancien. Maroc méd. 35, 246 (1956). — Depaoli, M.: Ricerche sperimentali sul fenomeno della reazione isomorfa nella psoriasi e nel lichen ruber planus. Minerva derm. 28, 197—199 (1953). — Detroit Dermatol. Soc. 20. 4. 1938: (a) Psoriasis guttata of the skin and oral mucosa. Arch. Derm. Syph. (Chicago) 38, 808 bis 809 (1938). — (b) Psoriasis of the oral mucosa pigmented psoriasis. Arch. Derm. Syph. 38, 808 (1938). — Dittert, J.: Leukoplakie und leukoplakieähnliche Veränderungen der Mundschleimhaut bei gleichzeitig bestehender Psoriasis. Diss., Münster, S. 18, 1933. — Dittmann, H. J.: Psoriasis der Fingernägel. Frankf. Dermat. Ver.igg 7. 12. 1949. Ref. Zbl. Haut- u. Geschl.-Kr. 75, 96 (1950). — Doctor, E.: Leukoderma psoriaticum. Frankf. Dermat. Ver.igg 26. 2. 1931. Ref. Zbl. Haut- u. Geschl.-Kr. 39, 129 (1932). — Dollmann von Oye, W.: Psoriasis universalis. Rhein.-Westf. Ver.igg 23. 4. 1939. Ref. Zbl. Haut- u. Geschl.-Kr. 63, 108 (1940). — Downing, J. G.: Psoriasis localized on the fingers. Arch. Derm. Syph. (Chicago) 28, 751—752 (1933). — Dreyer: (a) Psoriasis mucosae oris. Kölner Dermat. Ges. 27. 1. 1928. Ref. Zbl. Haut- u. Geschl.-Kr. 27, 34 (1928). — (b) Psoriasis der Augenbindehautgrenze. Kölner Dermat. Ges. 31. 5. u. 28. 6. 1929. Ref. Zbl. Haut- u. Geschl.-Kr. 31, 683 (1929). — (c) Psoriasis. Kölner Dermat. Ges. 26. 7. 1929. Ref. Zbl. Haut- u. Geschl.-Kr. 32, 566 (1930). — (d) Psoriasis vulgaris linguae. Kölner Dermat. Ges. 25. 10. 1929. Ref. Zbl. Haut- u. Geschl.-Kr. 32, 787 (1932). — (e) Psoriasis. Kölner Dermat. Ges. 27. 6. 1930. Ref. Zbl. Haut- u. Geschl.-Kr. 35, 598 (1931). — Duperrat, B., et E. G. Goetschel: Troubles réflexes et psoriasis des mains. Bull. Soc. franç. Derm. Syph. 65, 235—237 (1958). — Dupré, A., et Bec: Kératite psoriasique. Bull. Soc. franç. Derm. Syph. 64, 113 (1957). Ref. Zbl. Haut- u. Geschl.-Kr. 101, 54 (1958).

Eichhoff: Psoriasis universalis. Südwestdtsch. Dermat. Ges. 10. 5. 1936. Ref. Zbl. Haut- u. Geschl.-Kr. 54, 300 (1937). — Engelhardt, W.: Psoriasis palmaris und plantaris. Rhein.-Westf. Ges. Düsseldorf 8. 11. 1931. Ref. Zbl. Haut- u. Geschl.-Kr. 40, 582 (1932). — Ereaux, L. P.: Two cases of psoriasis punctata. Arch. Derm. Syph. (Chicago) 26, 392 (1932).

Feit, H.: (a) Exfoliative dermatitis secondary to psoriasis. Arch. Derm. Syph. (Chicago) 20, 261 (1929). — (b) Psoriasis of the nails. Arch. Derm. Syph. (Chicago) 20, 257—258

(1929). — (c) Psoriasis in a mulatto. Arch. Derm. Syph. (Chicago) **20**, 741 (1929). — (d) Psoriasis of the mucocutaneous surface and vermilion of the lips. Arch. Derm. Syph. (Chicago) **30**, 599 (1934). — FELDMANN, S.: Dermatitis exfoliativa in a case of untreated psoriasis. Arch. Derm. Syph. (Chicago) 38, 121—122 (1938). — FERRABOUC, L., et G. DECANTE: Plaques lisses de la langue au cours de poussées psoriasiques. Bull. Soc. franç. Derm. Syph. 47, 234 (1940). — FESSLER, A.: Psoriasis vulgaris. Wien. Dermat. Ges. 1. 3. 1928. Ref. Zbl. Haut- u. Geschl.-Kr. **27**, 474 (1928). — FOOZ, G. DE: Erythrodermie d'origine psoriasique probable. Arch. belges Derm. **14**, 112—113 (1958). — FORSSMAN, H.: On the question of the frequency of psoriasis among the population at large. Acta derm. venereol. [Hels.] **27**, 492—496 (1947). Ref. Zbl. Haut- u. Geschl.-Kr. **72** (1948). — FRANCOVIC: Psoriasis vulgaris generalisata. Dermato-venereol. Sekt., Zagreb 15. 10. 1931. Ref. Zbl. Haut- u. Geschl.-Kr. **43**, 134 (1933). — FRANKL, J.: Psoriasis linguae. Ungar. Dermat. Ges. 15. 10. 1937. Ref. Zbl. Haut- u. Geschl.-Kr. **58**, 326 (1938). — FRANKS, A. G., and J. L. BARNER: Basal cell epithelioma in a psoriatic patch. Arch. Derm. Syph. (Chicago) **55**, 375—378 (1947). — FRIEDMANN, M.: a) Psoriasis mit Beteiligung des Unterlippenrots. Wirbelbildung der Hautlinien am linken Daumenballen und b) Dystrophia adiposo-genitalis, Morbus Tay-Sachs, Polydaktylie, Psoriasis, Keratosis follicularis. Südwestdtsch. Dermat., Mannheim 5. 3. 1932. Ref. Zbl. Haut- u. Geschl.-Kr. **41**, 542, 544 (1932). — FRÜHWALD, R.: Demonstr. Chemn. Hautärzte: (a) Psoriasis vulgaris. Sitzg 6. 5. 1927. Ref. Zbl. Haut- u. Geschl.-Kr. **25**, 524 (1928). — (b) Atrophie nach Psoriasis. Sitzg 4. 5. 1928. Ref. Zbl. Haut- u. Geschl.-Kr. **29**, 26 (1929). — (c) Leucoderma psoriaticum capillitii. Sitzg 12. 12. 1930. Ref. Zbl. Haut- u. Geschl.-Kr. **39**, 614 (1932). — (d) Psoriasis vulgaris. Sitzg 10. 2. 1933. Ref. Zbl. Haut- u. Geschl.-Kr. **45**, 294 (1933). — (e) Atypische Psoriasis. Sitzg 13. 1. 1933. Ref. Zbl. Haut- u. Geschl.-Kr. **45**, 292 (1933). — (f) Psoriasis vulgaris faciei. Sitzg 12. 5. 1936. Ref. Zbl. Haut- u. Geschl.-Kr. **53**, 670 (1936). — (g) Atypisch lokalisierte Psoriasis. Sitzg 11. 11. 1936. Ref. Zbl. Haut- u. Geschl.-Kr. **55**, 190 (1937). — (h) Psoriasis vulgaris. Sitzg 13. 10. 1937. Ref. Zbl. Haut- u. Geschl.-Kr. **58**, 10 (1938). — (i) Psoriasis. Sitzg 16. 3. 1938. Ref. Zbl. Haut- u. Geschl.-Kr. **59**, 387 (1938). — (k) Psoriasis mit seltener Lokalisation. Sitzg 23. 11. 1938. Ref. Zbl. Haut- u. Geschl.-Kr. **61**, 636 (1939). — (l) Psoriasis der Handteller. Ref. Zbl. Haut- u. Geschl.-Kr. **61**, 244 (1939). — FUNK, C. F.: (a) Atypische Psoriasis vulgaris. Südwestdtsch. Dermat. 9. 10. 1954. Ref. Zbl. Haut- u. Geschl.-Kr. **91**, 228 (1955). — (b) Psoriasis vulgaris des Nagelbettes. Südwestdtsch. Dermat. 10. 10. 1954. Ref. Zbl. Haut- u. Geschl.-Kr. **91**, 229 (1955).

GANS, O.: 4 Fälle von akut aufgetretener exanthematischer Psoriasis. Frankf. Dermat. Ges. 21. 1. 1932. Ref. Zbl. Haut- u. Geschl.-Kr. **41** (1932). — GATÉ, J., P. J. MICHEL et J. CHARPY: Valeur des signes du grattage méthodique. Bull. Soc. franç. Derm. Syph. **38**, 483—484 (1931). — GAWALOWSKI, K.: Kombination einer Psoriasis mit Verrucae planae juvenilis. Tschech. wiss. Dermat. Ges. Prag 5. 5. 1936. Ref. Zbl. Haut- u. Geschl.-Kr. **52**, 344 (1936). — GERHARDS, F.: Psoriasis inveterata. Düsseld. Dermat. 17. 5. 1933. Ref. Zbl. Haut- u. Geschl.-Kr. **45**, 549 (1933). — GERTLER, W., u. Mitarb.: Neuere Ergebnisse auf dem Gebiet der praktischen Dermatologie, VIII. Berlin: Volk und Gesundheit 1957. — GILMAN, R. L.: Psoriasis. Arch. Derm, Syph. (Chicago) **23**. 1139—1140 (1931). — GOCKOWSKI: Psoriasis vulgaris pratique faciei. Warsch. Dermat. Ges. 11. 2. 1937. Ref. Zbl. Haut- u. Geschl.-Kr. **58**, 610 (1938). — GÖTZ, H.: Dermatologisches Übersichtsreferat 1954. Münch. med. Wschr. **96**, 1101 (1954). — GOLDMAN, M. H., and J. BLOOM: Oral manifestations of psoriasis, case reports. Oral. Surg. **4**, 48—52 (1951). — GOLDSCHLAG: Psoriasis verrucosa. Lemberger Dermat. Ges. 10. 5. 1928. Ref. Zbl. Haut- u. Geschl.-Kr. **28**, 241 (1929). — GOLDSMITH, W. N.: Bowen's disease with prickle-celled carcinoma and associated with psoriasis. Proc. roy. Soc. Med. **25**, 1033—1034 (1932). — GORBOVITSKY, S. E., N. A. IVANOV and E. A. DOSYCHEV: The functional state of the nervous system in patients with excema and psoriasis and its significance in treatment. Vestn. Dermat. Vener. **31**, 3—6 u. engl. Zus.fass. 1957 [Russisch]. Ref. Zbl. Haut- u. Geschl.-Kr. **101**, 112 (1958). — GOTTRON, H. A.: (a) Ungewöhnlich stark ausgeprägte warzige Psoriasis vulgaris. Berl. Dermat. Ges. 12. 11. 1929. Ref. Zbl. Haut- u. Geschl.-Kr. **32**, 549 (1930). — (b) Psoriasis vulgaris der Mundschleimhaut. Berl. Dermat. Ges. 10. 1. 1933. Ref. Zbl. Haut- u. Geschl.-Kr. **44**, 370 (1933). — (c) Psoriasis mit Beteiligung der Lippenschleimhaut. Schles. Dermat. Ges., Breslau 29. 5. 1937. Ref. Zbl. Haut- u. Geschl.-Kr. **58**, 244 (1938). — GOTTSCHLAG, F.: Psoriasis linearis. Lemberger Dermat. Ges. 9. 5. 1935. Ref. Zbl. Haut- u. Geschl.-Kr. **51**, 529 (1935). — GOUGEROT, H., et BROUET: L'immunisation locale dans le psoriasis. Les modalités. Récidive réticulée. Arch. derm.-syph. (Paris) **7**, 489—502 (1935). — GRAHAM, J. C.: Psoriasis in a negro. Arch. Derm. Syph. (Chicago) **24**, 692 (1931). — GRAHAM-LITTLE, E.: Psoriasis in an infant aged 2 months. Proc. roy. Med. **26**, 1308 (1933). — GRASSI, A.: Idroadenoma eruttivo in soggetto psoriasico. Boll. Sez. region. Soc. ital. Derm. **2**, 154 (1936). — GRAU, J.: (a) Invertierte Psoriasis. Bol. Soc. cuba. Derm. Sif. **1**, 175—176 (1929) [Spanisch]. Ref. Zbl. Haut- u. Geschl.-Kr. **34**, 305 (1930); 1, 292—294 (1929). Ref. Zbl. Haut- u. Geschl.-

Kr. **36**, 33 (1931). — Gross, R.: Atypical psoriasis. Arch. Derm. **28**, 290 (1933). — Grütz, O.: (a) Psoriasis disseminata et verrucosa et linearis. Naevus verrucosus. Bonner Dermat. 25. 10. 1936. Ref. Zbl. Haut- u. Geschl.-Kr. **56**, 230 (1937). — (b) Psoriasis disseminata verrucosa et linearis. Rhein.-Westf. Dermat. 23. 4. 1939. Ref. Zbl. Haut- u. Geschl.-Kr. **63**, 108 (1940). — Guszman, I.: Psoriasis verrucosa. Ungar. Dermat., Budapest 13. 4. 1934. Ref. Zbl. Haut- u. Geschl.-Kr. **50**, 12 (1935).

Hahn, C. F.: Multiple Hautcarcinome bei Psoriasis. Dermat. Ges. Hamburg-Altona 1. 2. 1930. Ref. Zbl. Haut- u. Geschl.-Kr. **33**, 677 (1930). — Hahnemann, H.: Beitrag zur Statistik der Psoriasis vulgaris. Diss. Erlangen 1932. — Halle, H.: Säugling mit Psoriasis. Schles. Dermat. Ges. 11. 5. 1929. Ref. Zbl. Haut- u. Geschl.-Kr. **31**, 558 (1929). — Halter, Kl.: Psoriasis vulgaris mit ungewöhnlicher Begrenzung. Schles. Dermat. Ges., Breslau 29. 5. 1937. Ref. Zbl. Haut- u. Geschl.-Kr. **58**, 244 (1938). — Hardt, E.: Psoriasis exsudativa ? Frankf. Dermat. 16. 2. 1937. Ref. Zbl. Haut- u. Geschl.-Kr. **56**, 294 (1937). — Haxthausen, H.: (a) Psoriasis. Dän. Dermat. Ges. 7. 11. 1934. Ref. Zbl. Haut- u. Geschl.-Kr. **50** (1935) u. (b) Dän. Dermat. Ges. Kopenhagen 2. 10. 1935. Ref. Zbl. Haut- u. Geschl.-Kr. **52**, 407 (1936). — Hecht, E.: Psoriasis vulgaris. Wien. Dermat. Ges. 25. 4. 1929. Ref. Zbl. Haut- u. Geschl.-Kr. **31**, 688 (1929). — Hermans, E. H., u. C. Ph. Schokking: Hypertrichosis an Stellen geheilter Psoriasis. Ned. tschr. geneesk. **1936**, 1045 [Holländisch]. Ref. Zbl. Haut- u. Geschl.-Kr. **54**, 227 (1937). — Hesse, F.: Ungewöhnliche Psoriasis vulgaris. Schles. Dermat. Ges. Breslau 11. 12. 1937. Ref. Zbl. Haut- u. Geschl.-Kr. **59**, 5 (1938). — Hince, F., u. J. Meriin: Zur Klinik der Psoriasis verrucosa et papillomatosa. Russk. vestn. dermat. **7**, 796—805 (1929) [Russisch]. Ref. Zbl. Haut- u. Geschl.-Kr. **33**, 453 (1930). — Hodara, V.: 1. Psoriasiformes Syphilid. 2. Psoriasis circinata. Türk. Dermat. Ges., Stambul, 4. 12. 1932. Ref. Zbl. Haut- u. Geschl.-Kr. **44**, 526 (1933). — Hoffmann, E.: (a) Jconographia dermatologica, syph. et urol., Kyoto Inst. derm. univ. imp. **420**, 125—130 (1931) u. Kongreßsprachl. Zus.fass. [Japanisch]. Ref. Zbl. Haut- u. Geschl.-Kr. **42** (1932). — (b) Bemerkungen über das Psoriasisproblem und beobachtete Nagelveränderungen (Kastendeckel- oder Doppelkantennägel). Med. Klin. **1933**, 737—739. — (c) Über Psoriasis und das Köbnersche Phänomen. Z. Haut- u. Geschl.-Kr. **9**, 182—186 (1950). — Hoffmann, H.: Leukokeratose der Mundschleimhaut bei Psoriasis vulgaris. 50. Tagg Ver.igg Südwestdtsch. Dermat., Frankfurt 10.—11. 3. 1928. Ref. Zbl. Haut- u. Geschl.-Kr. **26**, 659 (1928). — Hopf, G.: Kalkeinlagerungen nach Psoriasis am linken Ohr. Dermat. Ges., Hamburg-Altona 23. 11. 1929. Ref. Zbl. Haut- u. Geschl.-Kr. **32**, 563 (1932). — Hottenroth, H.: Psoriasis. Eryhtrodermie. Frankf. Dermat. Ver.igg 27. 4. 1938. Ref. Zbl. Haut- u. Geschl.-Kr. **59**, 563 (1938). — Hulusi-Behzet: (a) Psoriasis ostracea. Türk. Dermat. Ges. 1. 10. 1933. Ref. Zbl. Haut- u. Geschl.-Kr. **48**, 353 (1934). — (b) Psoriasis vulgaris. Türk. Derm. Ges. 1. 10. 1933. Ref. Zbl. Haut- u. Geschl.-Kr. **48**, 353 (1934).

Incedayi, C. K.: Psoriasis mit atypischer Lokalisation. Türk. Dermat. Ges., Istanbul 14. 6. 1938. Ref. Zbl. Haut- u. Geschl.-Kr. **60**, 481 (1938). — Ingram, J. T.: (a) Some problems in psoriasis. Brit. med. J. **1938**, 4033, No 881—884. — (b) The significance and management of psoriasis. Brit. Med. J. **1954**, No 4892, 823—828. — Ismet Gözcü, N.: Ein Fall von Xerophthalmie durch Psoriasis. Türk. oftalm. gaz. **3**, 12—16 u. franz. Zus.fass. 60—61 (1939) [Türkisch]. Ref. Zbl. Haut- u. Geschl.-Kr. **64**, 603 (1940). — Ishitani K.: Über einen Fall von Carcinom bei einem Psoriasispatienten. Acta derm. (Kyoto) **22**, 59—60 (1933). Ref. Zbl. Haut- u. Geschl.-Kr. **48**, 568 (1934).

Jadassohn, J.: (a) Feinste Längsstreifen der Nägel bei Psoriasis fere generalisata. Schles. Dermat. Ges., Breslau 28. 5. 1927. Ref. Zbl. Haut- u. Geschl.-Kr. **25** (1928). — (b) Längsstreifige Grübchen-Psoriasis der Nägel. Schles. Dermat. Ges., Breslau 28. 5. 1927. Ref. Zbl. Haut- u. Geschl.-Kr. **25** (1928). — (c) Kleincircinäre Psoriasis. Schles. Dermat. Ges. 2. 7. 1927. Ref. Zbl. Haut- u. Geschl.-Kr. **25**, 400 (1928). — (d) Handbuch der Haut- und Geschlechtskrankheiten, herausgeg. v. J. Jadassohn, Bd. 7/1, VIII, S. 455. Berlin: Springer 1928. — Zoster, Herpes simplex, Psoriasis, Parapsoriasis, Erythrodermien, Pityriasis rosea. — (e) Kleincircinäre Psoriasis. Schles. Dermat. Ges. 24. 5. 1930. Ref. Zbl. Haut- u. Geschl.-Kr. **38**, 445 (1931). — Jansson, H.: Statistische Betrachtungen zur Anamnese von Psoriasiskranken. Z. Haut- u. Geschl.-Kr. **21**, 215—218 (1956). — Jersild, O.: Segmentär lokalisierte Hautleiden. Dän. Dermat. Ges. 2. 5. 1928. Ref. Zbl. Haut- u. Geschl.-Kr. **28**, 121 (1929).

Kaldeck, R.: Ocuarl psoriasis. Clinical review of eleven cases and some comments on treatment. Arch. Derm. Syph. (Chicago) **68**, 44—49 (1953). — Kalz, F.: Psoriatische Erythrodermie. Dtsch. Dermat. Ges. Tschech. Rep., Prag, 15. 10. 1933. Ref. Zbl. Haut- u. Geschl.-Kr. **47**, 114 (1934). — Keining, E.: (a) Analoge Hautveränderungen im Sinne des isomorphen Reizeffektes bei Psoriatikern und Lichen ruber-Fällen. 1. Tagg Dermat. Ver.igg Groß-Hamburg 15. 11. 1936. Ref. Zbl. Haut- u. Geschl.-Kr. **56**, 360 (1937). — (b) Diapositive. Kriegstagg Ver.igg Nordwestdtsch. Dermat. u. Dermat. Ver.igg, Hamburg 3. 11. 1940. Ref. Zbl. Haut- u. Geschl.-Kr. **67**, 118 (1941). — (c) Keining, E., u. K. Hassenpflug: Die Psoriasis des Nagelbereiches. Münch. med. Wschr. **1958**, 450—453,

458. — KERL, W.: Erythrodermia psoriatica. Wien. Dermat. Ges. 24. 10. 1929. Ref. Zbl. Haut- u. Geschl.-Kr. 33, 312 (1930). — KISLOWA, T. A.: Klinisch-statistischer Umriß der Psoriasis. Sovet. vestn. venerol. dermat. 1, 112—125 (1935) [Russisch]. Ref. Zbl. Haut- u. Geschl.-Kr. 52, 353 (1936). — KISSMEYER, A.: Psoriasis. Dän. Dermat. Ges., 6. 3. 1929. Ref. Zbl. Haut- u. Geschl.-Kr. 31, 165 (1929). — KLAUDER, J. N.: Psoriasis. Arch. Derm. Syph. (Chicago) 16, 237 (1927). — KLITZNER: Psoriasis punctata unguium isolata. Wien. Dermat. Ges. 11. 12. 1941. Ref. Zbl. Haut- u. Geschl.-Kr. 68, 410 (1942). — KLODT, W.: Nagelpsoriasis unter dem Bilde einer chronischen Nagelbetteiterung. Diss. Münster 1931. — KOGOJ, F.: Hypertrichosis an abgeheilten Psoriasisherden. Ref. Zbl. Haut- u. Geschl.-Kr. 56, 670 (1937). — KOHRS, TH.: Psoriasis guttata. Ver.igg Schlesw. Holst. Dermat., Kiel 24. 6. 1956. Ref. Zbl. Haut- u. Geschl.-Kr. 97, 310 (1957). — KONRAD, I.: Strichförmige follikuläre Psoriasis. Österr. Dermat. Ges., Wien 14. 11. 1935. Ref. Zbl. Haut- u. Geschl.-Kr. 53, 155 (1936). — KOPPEL, A.: Atypische Psoriasis. Schles. Dermat. Ges. 16. 11. 1929. Ref. Zbl. Haut- u. Geschl.-Kr. 38, 437 (1931). — KRAFKA jr., J.: „Skin prints". A simple technique for following individual lesions in chronic skin disease such as psoriasis. J Lab. clin. Med. 23, 72 (1937). — KRANTZ, W.: Der Psoriatiker im beruflichen Leben. Dermat. Gutachten 1, 129—134 (1952). — KRAUS, A.: Psoriasis. Dtsch. Dermat. Ges. Tschech. Rep. 18. 3. 1928. Ref. Zbl. Haut- u. Geschl.-Kr. 26, 772 (1928). — KREN, O.: (a) Psoriasis exsudativa cutis et mucosae oris. Wien. Dermat. Ges. 10. 3. 1932. Ref. Zbl. Haut- u. Geschl.-Kr. 41, 679 (1932). — (b) Die Psoriasis vulgaris der Mundschleimhaut. Arch. Derm. Syph. (Berl.) 166, 511—514 (1932). — KRIEGER, T.: Die Papillarleistenzeichnungen an Händen von Psoriatikern. Z. Anat. Entwickl.-Gesch. 102, 389—401 (1934). — KRUMEICH, R.: Nagelpsoriasis. Ver.igg Düsseld. Dermatol. 19. 7. 1934. Ref. Zbl. Haut- u. Geschl.-Kr. 49, 420 (1935). — KRUSPE, M.: Ungewöhnlicher Verlauf einer Psoriasis. Verein Dresdener Dermat. 12. 2. 1936. Ref. Zbl. Haut- u. Geschl.-Kr. 55, 102 (1937). — KUMER, L.: Dermatologie, 6.—10. verb. u. erw. Aufl., X, S. 615. Wien: Wilhelm Maudrich 1944. — KUNISS, H.: Über Leucoderma psoriaticum. Dermat. Klinik Diss. Leipzig 1931, S. 61. — KWIATKOWSKI, S.: Psoriasis vulgaris. Leucoderma psoriaticum. Lemberger Dermat. Ges. 10. 11. 1927. Ref. Zbl. Haut- u. Geschl.-Kr. 26, 471 (1928). — KWIESIELEWICZ, K.: (a) Ein atypischer Fall von Psoriasis. Przegl. derm. 32, 79—88 u. franz. Zus.fass. 1937, 86 [Polnisch]. Ref. Zbl. Haut- u. Geschl.-Kr. 57, 596 (1938). — (b) Über einen atypischen Fall von Psoriasis. Derm. Wschr. 2, 1117—1121 (1937).

LANGER, E. (Klinik): Psoriasis figurata et geographica. Berl. Dermat. Ges. u. Dermat. Ges. Uni Berlin 8. 3. 1950. Ref. Zbl. Haut- u. Geschl.-Kr. 76, 316 (1951). — LAPIÈRE, S., et H. VAN RUNCKELEN: Psoriasis, accompagné de psoriasis pustuleux de la langue et présentant par intervalles des poussées aigues d'impétigo herpétiforme. Arch. belges Derm. 14, 381 (1958). — LAUN, F.: Mundschleimhautaffektion bei einem Psoriatiker. Kölner Dermat. Ges., 29. 7. 1927. Ref. Zbl. Haut- u. Geschl.-Kr. 25, 526 (1928). — LEDERMANN, R.: (a) Psoriasis infantum. Leucoderma. Berl. Dermat. Ges. 12. 11. 1929. Ref. Zbl. Haut- u. Geschl.-Kr. 32, 546 (1930). — (b) Psoriasis gravis universalis. Berl. Dermat. Ges. 9. 12. 1930. Ref. Zbl. Haut- u. Geschl.-Kr. 37, 21 (1931). — LEICHER, H.: Über Psoriasis am Trommelfell. Z. Laryng. Rhinol. 24, 393—396 (1933). — LEIPOLD, W.: (a) Psoriasis vulgaris am Amputationsstumpf. 62. Tagg Ver.igg Südwestdtsch. Derm., Heidelberg, 15. 11. 1936. Ref. Zbl. Haut- u. Geschl.-Kr. 57, 247 (1938). — (b) Erythrodermie bei Psoriasis vulgaris. 62. Tagg Ver.igg Südwestdtsch. Dermat., Heidelberg 15. 11. 1936. Ref. Zbl. Haut- u. Geschl.-Kr. 57, 248 (1938). — (c) Psoriasis vulgaris und ektopische Talgdrüsen an beiden Wangenschleimhäuten. 62. Tagg Ver.igg Südwestdtsch. Dermat., Heidelberg 15. 11. 1936. Ref. Zbl. Haut- u. Geschl.-Kr. 57, 249 (1938). — LEON, R.: Psoriasis und Purpura. Bol. Soc. cuba. Derm. Sif.. 1, 188—189 (1929) [Spanisch]. Ref. Zbl. Haut- u. Geschl.-Kr. 34, 305 (1930). — LESLIE, G.: Linear psoriasis. Brit. J. Derm. 63, 262—263 (1931). — LESTRADE, B. DE: Constatation temporaire du signe de Nikolsky au cours d'une poussée érythrodermique compliquant un psoriasis pustuleux. Bull. Soc. franç. Derm Syph. 66, 796—798 (1959). — LESZCZYŃSKI, R. V.: Depigmentierung um die psoriatischen Efflorescenzen. Lemberger Dermat. Ges. 12. 2. 1931. Ref. Zbl. Haut- u. Geschl.-Kr. 38, 590 (1931). — LEVI, J.: Fenomeno di Köbner e patogenesi della psoriasi. G. ital. Derm. 72, 669—710 (1931). — LEVIN, O. L., and J. A. TOLMACH: Psoriasis with Bullae. Report of a case. Arch. Derm. Syph. (Chicago) 32, 718—725 (1935). — LINSER, K.: (a) Psoriasis der Fingerspitzen bei einem Kind. Ver.igg Dresd. Dermat. 7. 11. 1928. Ref. Zbl. Haut- u. Geschl.-Kr. 29, 610 (1929). — (b) Psoriasis en bande bei rheumatischen Beschwerden. Dermat. Ges., Berlin 8. 11. 1953. Ref. Zbl. Haut- u. Geschl.-Kr. 88, 195 (1954). — (c) „Ölflecke" bei Nagelpsoriasis. Dermat. Ges. Univ. Berlin 28.11. 1953. Ref. Zbl. Haut- u. Geschl.-Kr. 89, 369 (1954). — LOEWENTHAL, L. J. A.: Streifige Punktblutungen bei Nagelpsoriasis. Hautarzt 9, 92 (1958). — LOMHOLT, G.: Psoriasis on the Faroe Islands. A preliminary report. Acta derm.-venereol. (Stockh.) 34, 92 (1954). Ref. Zbl. Haut- u. Geschl.-Kr. 89, 180 (1954). — LOUIS, K. W.: Universelle Erythrodermie bei Psoriasis. 66. Tagg Ver.igg Südwestdtsch. Dermat., Freiburg 11. 6. 1939. Ref. Zbl. Haut-

u. Geschl.-Kr. **63**, 497 (1940). — LOUSTE, A., et A. LÉVY-FRANCKEL: Psoriasis des ongles. Bull. Soc. franç. Derm. Syph. **37**, 100—103 (1930). — LUTZ, W.: Réactions cutanées (Brocq). III. Psoriasis. Dermatologica (Basel) **116**, 435—442 (1958).

MAIRE, H., R. BLOCH et A. MEYER: Un cas de psoriasis à localisation uniquement palmaire et plantaire. Bull. Soc. franç. Derm. Syph. **42**, 401—402 (1935). — MANGANOTTI, G.: Nota clinica su un caso di psoriasi gigante del capillizio. Dermosifilografo 8, 550—553 (1933). — MARKOVIC: Psoriasis nigra. Kroat. Dermat. Venerol. Ges. 30. 1. 1940. Ref. Zbl. Haut- u. Geschl.-Kr. **67**, 521 (1941). — MATRAS, A.: Ca scroti auf Psoriasis vulgaris. Österr. Dermat. Ges. 31. 1. 1952. Ref. Zbl. Haut- u. Geschl.-Kr. **80**, 118 (1952). — MAY, H.: (a) Leukoderma psoriaticum. Dermat. Abende Chemn. Hautärzte 8. 12. 1933. Ref. Zbl. Haut- u. Geschl.-Kr. 48, 436 (1934). — (b) Psoriasis ungium. Dermat. Abende Chemn. Hautärzte 9. 2. 1934. Ref. Zbl. Haut- u. Geschl.-Kr. 48, 437 (1934). — MAYER, H.: Psoriasis inversa. Dermat. Schlesw.-Holsteins, Kiel, Tagg 16.—17. 7. 1949. Ref. Zbl. Haut-u. Geschl.-Kr. 74, 350 (1950). — MERCADAL, P. J., A. VALLS u. F. DULANTO: Gleichzeitiges Vorkommen von Psoriasis und Darierscher Krankheit mit typischen Läsionen der letzteren in der Schleimhaut des Oesophagus und des Rektums. Act. dermo-sifiliogr. (Madr.) **32**, 608—616 (1941) [Spanisch]. Ref. Zbl. Haut- u. Geschl.-Kr. **68**, 289 (1942). — MICHELSON, H. E.: The unusual in psoriasis. Arch. Derm. Syph. (Chicago) **78**, 9—13 (1958). — MIDANA, A.: Contributo alla conoscenza dell' „orlo atrophico di Woronoff" nella psoriasi. G. ital. Derm. **76**, 1461—1472 (1935). — MIENICKI, M.: (a) Bemerkungen zur Klinik der Psoriasis. Przegl. derm. **31**, 443—448 u. franz. Zus.fass. **1936**, 449 [Polnisch]. Ref. Zbl. Haut- u. Geschl.-Kr. **56**, 180 (1937). — (b) MIENICKI, M., u. Cz. RYLL-NARDZEWSKI: Über provozierte Psoriasis. Przegl. derm. **28**, 527—535 u. franz. Zus.fass. **1933**, 535 [Polnisch]. — MIERZECKI, H.: Psoriasis vulgaris und Dystrophia musculorum progressiva juvenilis. Lemberger Dermat. Ges. 16. 5. 1929. Ref. Zbl. Haut- u. Geschl.-Kr. **31**, 297 (1929). — MILIAN, G.: (a) Psoriasis rupioïde (musée de l'hôspital Saint Louis). Bull. Soc. franç. Derm. Syph. **39**, 238 (1932). — (b) Psoriasis des ongles. Rev. franç. Derm. Vénér. **12**, 201—210 (1936). — MONTILLI, G., e M. PISANI: Rilievi statistici su 941 casi di psoriasi osservati presso la clinica dermatologica di Napoli durante il quinquennio 1952—1956. Dermatologia (Napoli) 8, 268—272 (1957). — MÜLLER, A. CH.: Zur Statistik der Psoriasis vulgaris auf Grund der von 1926—1930 in der Dermat. Klinik Univ. Leipzig behandelten Krankheitsfälle. Diss. Leipzig 1933, S. 59. — MÜLLER, F.: Psoriasis. Ungar. Dermat. Ges., Budapest 11. 11. 1939. Ref. Zbl. Haut- u. Geschl.-Kr.**64**, 241 (1940). — MÜLLER, M.: Über das Köbnersche Phänomen bei der Psoriasis. Diss. Lausanne 1934, II, S. 54. — MÜLLER, W.: Psoriasis vulgaris. Frankf. Dermat. Ver.igg 29. 6. 1938. Ref. Zbl. Haut- u. Geschl.-Kr. **60**, 299 (1938).

NARDELLI, L.: (a) Il prurito nella psoriasi. Dermatologica (Basel) 6, 1—7 (1955). — (b) La psoriasi. S. 148. VIII Roma: Abruzzini 1955. — (c) Esperienze con la reazione di Köbner. Minerva Derm. **13**, 3—16 (1956). — (d) La psoriasi nel bambino. Minerva Derm. **32**, 93—96 (1957). — (e) Haare und Nägel bei der Psoriasis. Hautarzt 9, 138 (1958). — (f) Le alterazioni delle unghie nella psoriasi. G. ital. Derm. **99**, 257—268 (1958). — EL-NASR, H. S., and M. EL-ZAWAHRY: Psoriasis. Its abnormal clinical picture in Egypt. J. Egypt. med. Ass. **36**, 793—810 (1953). Ref. Zbl. Haut- u. Geschl.-Kr. **89**, 179 (1954). — NÉKÁM, L.: Corpus iconum morborum cutaneorum. Pars I—III c. 4566 ill. Leipzig: Johann Ambrosius Barth 1938. — NEUMANN, H.: Psoriasis vulgaris. Ulcerationen der Mundschleimhaut. Frankf. Dermat. Ver.igg 29. 6. 1938. Ref. Zbl. Haut- u. Geschl.-Kr. **60**, 298 (1938). — NICOLAS, J., M. PILLON, F. LEBEUF et P. MICHEL: Erythrodermie exfoliante spontanée au cours d'un psoriasis. Bull. Soc. franç. Derm. Syph. **57**, 336—337 (1930). — NOEL, P.: Psoriasis chez un noir. Ann. Derm. Syph. (Paris) 9, 37—42 (1928). — NORINS, A., and H. YAFFEE: Psoriasis of the hard palate. Report of a case. Arch. Derm. Syph. (Chicago) **76**, 357—358 (1957).

OBERSTE-LEHN, H.: (a) Atypische Psoriasis. Ver.igg Schleswig-Holst. Dermat. Kiel 24. 2. 1952. Ref. Zbl. Haut- u. Geschl.-Kr. **81**, 392 (1952). — (b) Psoriasis verrucosa. Ver.igg Schleswig-Holst. Dermat., Kiel 24. 2. 1952. Ref. Zbl. Haut- u. Geschl.-Kr. **81**, 392 (1952). — (c) Psoriasis palmaris et plantaris. Ver.igg Schleswig-Holst. Dermat., Kiel 15. 3. 1953. Ref. Zbl. Haut- u. Geschl.-Kr. **85**, 120 (1953). — OCHS, B.: (a) Psoriasis ostracea. Arch. Derm. Syph. (Chicago) **18**, 630 (1928). — (b) Psoriasis guttata. Arch. Derm. Syph. (Chicago) **22**, 924 (1930). — (c) Guttate psoriasis in a negress. Arch. Derm. Syph. (Chicago) **22**, 1143 (1930). — OETTER: Familiär gleichmäßige Lokalisation bei Psoriasis vulgaris. Schles. Dermat. Ges., Breslau 19. 11. 1938. Ref. Zbl. Haut- u. Geschl.-Kr. **61**, 325 (1939). — OPPENHEIM, M.: (a) Psoriasis vulgaris der Zunge und Wangenschleimhaut. Wien. Dermat. Ges. 20. 3. 1930. Ref. Zbl· Haut- u. Geschl.-Kr. **35**, 33 (1931). — (b) Halbseitig lokalisierte Psoriasis vulgaris acuta des Rückens, bedingt durch Pleuraerkrankung, 12. 3. 1936. Ref. Zbl. Haut- u. Geschl.-Kr. **54**, 69 (1937). — OTTO, A.: Psoriasis der Mundschleimhaut. Diss. Freiburg i. Br., 1932, S. 20.

PALMGREN: Psoriasis capillitii et labii inferioris. Verh. Dermat. Ges. Stockholm 11. 2. 1931. Ref. Zbl. Haut- u. Geschl.-Kr. **38**, 39 (1931). — PAROUNAGIAN, M. B.: (a) Psoriasis of hands and pubis region. Arch. Derm. Syph. (Chicago) 19, 987—988 (1929). — (b) Psoriasis of unusual distribution. Arch. Derm. Syph. (Chicago) 22, 924 (1930). — (c) Psoriasis in a negress. Arch. Derm. Syph. (Chicago) 22, 1147 (1930). — (d) Psoriasis of the hands. Arch. Derm. Syph. (Chicago) 26, 1140 (1932). — PASCHER, F., and W. S. WOOD: Erythrodermic psoriasis in children. A report of two cases. Arch. Derm. Syph. (Chicago) 74, 173—176 (1956). — PASTINSZKY, ST. V.: Über seltene Fälle von Trommelfellpsoriasis. Derm. Wschr. 1940 II, 1103—1106. — PAUTRIER, L. M., et FR. WORINGER: Psoriasis signé sur le corps avec lésions des membres inférieurs développées au niveau d'un Pick-Herxheimer. Bull. Soc. franç. Derm. Syph. 45, 1315—1316 (1938). — PECK, S. M., and N. SOBEL: Psoriasis. Arch. Derm. Syph. (Chicago) 26, 553—554 (1932). — PETRÁČEK, E..: Dermatitis exfoliativa universalis bei Psoriasis vulgaris. Tschech. wiss. Dermat.-venerol. Ges., Prag 5. 5. 1929. Ref. Zbl. Haut- u. Geschl.-Kr. 35, 224 (1931). — PETRARCA DE MESQUITA, A.: Vorkommen von Psoriasis auf der dermatologischen Abteilung der Gaffrée-Guinle-Stiftung. An. bra. Derm. Sif. 16, 35—44 u. franz. Zus.fass. 1941, 40 [Portugiesisch]. Ref. Zbl. Haut- u. Geschl.-Kr. 68, 391 (1942). — PHOTINOS, G., u. P. PHOTINOS: (a) Vitiligo und Psoriasis. Griech. Dermat.-venerol. Ges., Athen 3. 12. 1933. Ref. Zbl. Haut- u. Geschl.-Kr. 48, 601 (1934). — (b) Lokalisierte Psoriasis. Griech. Dermat.-venerol. Ges., Athen 10. 5. 1936. Ref. Zbl. Haut- u. Geschl.-Kr. 57, 21 (1938). — (c) PHOTINOS, G., u. A. SOUVATZIDES: Atypische Form von Psoriasis. Griech. Dermat.-venerol. Ges. Athen. Ref. Zbl. Haut- u. Geschl.-Kr. 59, 115 (1938). — (d) PHOTINOS, G., u. P. PHOTINOS: Psoriasis palmaris und plantaris. Griech. Dermat.-venerol. Ges., Athen 19. 12. 1937. Ref. Zbl. Haut- u. Geschl.-Kr. 59, 117 (1938). — (e) Psoriasis palmaris und plantaris. Griech. Dermat.-venerol. Ges., Athen 27. 3. 1938. Ref. Zbl. Haut- u. Geschl.-Kr. 61, 618 (1939). — PILLAT, A.: Zur Frage der Miterkrankung der Hornhaut bei Psoriasis (Keratitis psoriatica). Klin. Mbl. Augenheilk. 93, 751—765 (1934). — PILLSBURY, D. M., M. B. SULZBERGER and C. S. LIVINGOOD: Manual dermatology. XVI, S. 421. Philadelphia u. London: W. B. Saunders Company 1942. — PLASAJ: Psoriasis vulgaris. Dermat. Sekt., Zagreb, Jugosl., 25. 2. 1932. Ref. Zbl. Haut- u. Geschl.-Kr. 43, 263 (1933). — POEHLMANN, A.: Psoriasis verrucosa. Münch. Dermat. Ges. 27. 5. 1932. Ref. Zbl. Haut- u. Geschl.-Kr. 44, 258 (1933). — POPCHRISTOFF, P.: Psoriasis atypica (verrucosa et exsudativa)? Bulgar. Dermat. Ges. 27. 12. 1934. Ref. Zbl. Haut- u. Geschl.-Kr. 52, 10 (1936). — PÜRCKHAUER, R.: (a) Psoriasis und Alopecia pseudoareata. Ver.igg Dresd. Dermat. 3. 12. 1930. Ref. Zbl. Haut- u. Geschl.-Kr. 37, 161 (1931). — (b) Psoriasis und Alopecia pseudoareata. Ver.igg Dresd. Dermatol. 2. 12. 1931. Ref. Zbl. Haut- u. Geschl.-Kr. 40, 454 (1932).

RACINOWSKI: (a) Psoriasis vulgaris naevusartig lokalisiert. Warsch. Dermat. Ges. 11. 4. 1934. Ref. Zbl. Haut- u. Geschl.-Kr. 54, 1 (1937). — (b) Psoriasis vulgaris mit narbigen Veränderungen. Warsch. Dermat. Ges. 10. 6. 1936. Ref. Zbl. Haut- u. Geschl.-Kr. 55, 260 (1937). — RASCH: Psoriasis bullosa. Dän. Dermat. Ges. 7. 11. 1928. Ref. Zbl. Haut- u. Geschl.-Kr. 29, 257 (1929). — REDAELLI, E.: Compartecipazione della mucosa orale nella psoriasi. Boll. Sez. reg. Soz. ital. dermat. 3, 422—423 (1937). — REIF, F.: Psoriasis palmaris et plantaris. 55. Tagg Ver.igg Südwestdtsch. Dermat., Stuttgart 9.—10. 5. 1931. Ref. Zbl. Haut- u. Geschl.-Kr. 38, 738 (1931). — REINERTSON, R. P.: Vascular trauma and the pathogenesis of the Koebner reaction in psoriasis. J. invest. Derm. 30, 283—286 (1958). — RENTROP, P. A.: Psoriasis vulgaris (Zustand nach Poliomyelitis). Rhein.-Westf. Dermat., Bonn, Frühj.-Tagg 24. 4. 39. Ref. Zbl. Haut- u. Geschl.-Kr. 63, 110 (1940). — RIVELLONI, G.: Psoriasi essudativa a sede anomale. G. ital. Derm. 72, 789—794 (1937). — ROHRBACH-STÜMPKE, G.: Die Hautkrankheiten. Ein Buch für Ärzte und Studierende, XII, S. 483. Dresden u. Leipzig: Theodor Steinkopff 1949. — ROSENTHAL, F.: Onycholysis bei Psoriasis. Berl. Dermat. Ges. 8. 11. 1932. Ref. Zbl. Haut- u. Geschl.-Kr. 43, 615 (1933). — ROSMARIN, H.: Psoriasis unilateralis. Neurodermitis. Lemberger Dermat. Ges. 5. 1. 1933. Ref. Zbl. Haut- u. Geschl.-Kr. 45, 20 (1933). — ROST, G. A. (Klinik): Psoriasis. Berl. Dermat. Ges. u. Dermat. Ges. Univ. Berlin 8. 3. 1950. Ref. Zbl. Haut- u. Geschl.-Kr. 76, 315 (1951). — RUNCKELEN, H. VAN: Psoriasis vulgaire, associé à la forme pustuleuse des extrémités. Arch. belges Derm. 14, 381 (1958). — RUNTOVA, M.: Leukoderma bei Psoriasis. Tschech. wiss. Dermat.-venerol. Ges. 15. 12. 1929. Ref. Zbl. Haut- u. Geschl.-Kr. 35, 226 (1931). — RUSSELL, B.: (a) Psoriasis zosteriformis. Brit. J. Derm. 62, 314—316 (1950). — (b) Lepra, psoriasis, or the Willan-Plumbe syndrome? Brit. J. Derm. 62, 358—361 (1950).

SAINZ DE AJA u. E. ALVAREZ: Die Psoriasis beim Kind. Arch. esp. Pediat. 18, 641—646 (1934) [Spanisch]. Ref. Zbl. Haut- u. Geschl.-Kr. 50, 662 (1932). — SAMBERGER, F., u. K. HÜBSCHMANN: Jkonographia dermato-venereologica. III. Atlas der Haut- und Geschlechtskrankheiten, H. 9. Psoriasis. Prag: Česk. graf. un. 1929. — SAMEK, I.: Psoriasis der Hände und Füße. Dtsch. Dermat. Ges. Tschech. Rep., Prag 16. 6. 1929. Ref. Zbl. Haut- u. Geschl.-Kr. 31, 551 (1929). — SANNICANDRO, G.: Psoriasis atipica emorragica. Boll. Sez. reg. Soc. ital. dermat. 2, 129—132 (1935). — SANO, M.: Un caso di psoriasi rupioide e squamocrostosa. Dermosifilografo 11, 228—240 (1936). — SANZ u. BENITEZ: Statistische Angaben und geographische Verteilung der Psoriasis in Spanien. Actas dermo-sifilogr. (Madr.) **28**, 242—249 (1935) [Spanisch]. Ref. Zbl. Haut- u. Geschl.-Kr. **53**, 453 (1936). — SAUCAZ, M., et DASTE: Cancers cutanés multiples primitifs chez un psoriasis anciens. Bull. Soc. franç. Derm. Syph. **63**, 197—198 (1956). — SCHLOSSER, K.: Gibt es eine Psoriasis der Schleimhaut? Derm. Wschr. **1935** I, 387—390. — SCHMIDT, P. W.: Psoriasis der Mundschleimhaut. 61. Tagg Südwestdtsch. Dermat. Ver.igg, Freiburg 10. 5. 1936. Ref. Zbl. Haut- u. Geschl.-Kr. **54**, 296 (1937). — SCHMIDT-LABAUME, F.: Psoriasis mit Beteiligung der Lippen. 52. Tagg Ver.igg Südwestdtsch. Dermatol. 2. 3.—3. 3. 1929. Ref. Zbl. Haut- u. Geschl.-Kr. **30**, 562 (1929). — SCHÖNFELD, E.: Lehrbuch für Haut- und Geschlechtskrankheiten, IV. Aufl. Stuttgart: Georg Thieme 1947. — SCHOENHOF, S.: Psoriasis mit seltener Lokalisation. Dtsch. Dermat. Ges. Tschech. Rep., Prag 24. 4. 1932. Ref. Zbl. Haut- u. Geschl.-Kr. **41**, 765 (1932). — SCHOLZ, O.: Psoriasis verrucosa. Ungar. Dermatol. Ges., Budapest 13. 12. 1941. Ref. Zbl. Haut- u. Geschl.-Kr. **68**, 510 (1942). — SCHREINER, K.: Atypische Psoriasis mit Beteiligung der Mundschleimhaut. Derm. Wschr. **1**, 237—240 (1931). — SCHREUS, H. TH.: Striäre Psoriasis am linken Arm. Düsseld. Dermat. Ges. 6. 7. 1955. Ref. Zbl. Haut- u. Geschl.-Kr. **93**, 63 (1955). — SCHUPPENER, H. J.: Psoriasis, ihre Klinik, Pathogenese und Therapie in neuerer Sicht. Dtsch. Gesundh.-Wes. **1956**, 36—44. — SCHUPPLI, R.: (a) Acne vulgaris, Seborrhoe, Rosacea, Psoriasis vulgaris, Parapsoriasis, Lupus erythematodes. Literaturübersicht von 1943 bis Ende 1945. Dermatologica (Basel) **95**, 91—101 (1948). — (b) Literaturübersicht 1946 und 1947. Dermatologica (Basel) **96**, 290—301 (1948). — (c) Literaturübersicht 1948. Dermatologica (Basel) **98**, 350—359 (1949). — (d) Literaturübersicht 1949. Dermatologica (Basel) **100**, 189—195 (1950). — (e) Literaturübersicht 1950. Dermatologica (Basel) **102**, 173—185 (1951). — (f) Literaturübersicht 1952. Dermatologica (Basel) **106**, 327—335 (1953). — (g) Literaturübersicht 1953. Dermatologica (Basel) **109**, 37—46 (1954). — SCHUURMANN, N.: Erythrodermie. Psoriasis generalisata. Ned. T. Geneesk. 1933, 2126 [Holländisch]. Ref. Zbl. Haut- u. Geschl.-Kr. **45**, 455 (1933). — SENEAR, F. E., and STAFF: Nonpustular psoriasis of the hands. Arch. Derm. Syph. (Chicago) **61**, 1042—1043 (1950). — SILVESTRI, U.: La psoriasi infantile (contributo casistico e statistico). Atti Soc. ital. Derm. Sif. **3**, 275—287 (1940). — SIMONS, R. D.: Additional studies on psoriasis in the tropics and in starvation camps. J. invest. Derm. **12**, 285—294 (1949). — SKLAREK, B.: Atypische Formen der Psoriasis vulgaris. Zbl. Haut- u. Geschl.-Kr. **32**, 1—2 (1930). — SNIDER, M. C.: Infantile Psoriasis. Arch. Derm. Syph. (Chicago) **21**, 144 (1930). — SOLOWJEW, L. M.: Schuppenflechte des äußeren Ohres. Vestn. Oto-rino-laring. **2**, 206—209 (1938). Ref. Zbl. Haut- u. Geschl.-Kr. **63**, 60 (1940). — SPILLMANN, L., J. WATRIN et WEIS: Psoriasis verruqueux et infiltré au cours du diabète. Bull. Soc. franç. Dermat. Syph. **38**, 79—82 (1931). — SPITZER, E.: Psoriasis der Fingernägel. Typische Veränderungen. Wien. Dermat. Ges. 24. 10. 1929. Ref. Zbl. Haut- u. Geschl.-Kr. **33**, 309 (1930). — STANIC-ROKOTOV: Psoriasis guttata universalis. Dermato-venerol. Sekt., Zagreb 29. 11. 1933. Ref. Zbl. Haut- u. Geschl.-Kr. **49**, 411 (1935). — STILLMANS: Psoriasis vegetating (vegetans). Arch. Derm. Syph. (Chicago) **21**, 668 (1930). — STREMPEL, R.: Universelle Erythrodermie nach Psoriasis vulgaris mit eigenartigen flächenhaften Pigmentierungen größerer Hautbezirke. Gem. Tagg Niederl. Ver.igg Dermat. u. Ver.igg Rhein.-Westf. Dermat., Köln 25.—26. 5. 1929. Ref. Zbl. Haut- u. Geschl.-Kr. **32**, 26 (1930). — STÜHMER, A.: Universelle Psoriasis. Münch. med. Wschr. **74**, 1256 (1927). — STÜMPKE, G.: (a) Psoriasis und Atheromatose. Ver.igg Nordwestdtsch. Dermat., Hannover 19. 11.—20. 11. 1938. Ref. Zbl. Haut- u. Geschl.-Kr. **62**, 85 (1939). — (b) Psoriasis und Adipositas. Ver.igg Nordwestdtsch. Dermat., Hannover 19. 11.—20. 11. 1938. Ref. Zbl. Haut- u. Geschl.-Kr. **62**, 85 (1939). — (c) Psoriasis, Parapsoriasis, Lichen ruber. Hautarzt **1**, 337—346 (1950). — STÜTING, J.: Psoriasis mutilans. Tagg Ver.igg Rhein.-Westf. Dermat., Münster 26.—27. 10. 1929. Ref. Zbl. Haut- u. Geschl.-Kr. **33**, 326 (1930). — SUTTON, R. L.: Diseases of the skin, XIV, 1549 S.. St. Louis: C. V. Mosby Comp. 1939. — SWEITZER, S. E.: Dermatitis exfoliativa following psoriasis. Arch. Derm. Syph. (Chicago) **25**, 1128 (1932). — SZODORAY, L., u. A. SELÉNYI: Ein Fall von Psoriasis linearis. Börgyógy. verner. Szle **8**, 158—159 (1954) [Ungarisch]. Ref. Zbl. Haut- u. Geschl.-Kr. **91**, 91 (1955).

TAITZA, u. E. KEINING: Psoriasis guttata, an Pityriasis erinnernd. Dermat. Ges. Hamburg-Altona 13. 11. 1932. Ref. Zbl. Haut- u. Geschl.-Kr. **43**, 729 (1933). — TENCHIO, F.: Psoriasis ipercheratotica. Dermatologica (Basel) **110**, 44 (1955). — THAMBIAH, S.: Psoriasis. J. Indian med. Ass. **7**, 547—549 (1938). — THEISEN, H.: Über einen Fall von Psoriasis follicularis spinulosa. Derm. Wschr. **134**, 1326—1329 (1956). — THELEN, L.: Psoriasis atypica. 67. Tagg Ver.igg Südwestdtsch. Dermatol., München 26. 5. 1940. Ref. Zbl. Haut- u. Geschl.-Kr. **66**, 5 (1941). — THEODORESCU, S.: Ein Fall von Psoriasis ostracea. Rumän. Dermat. Ges., Bukarest 4. 4. 1936. Ref. Zbl. Haut- u. Geschl.-Kr. **55**, 514 (1937). — THIES, K. H.: Nagelpsoriasis. Demonstr. Chemn. Hautärzte. Zbl. Haut- u. Geschl.-Kr. **61**, 244 (1939). — TIMMERMANN: Psoriasis mit eigenartigen ödematösen Schwellungen im Gebiet des Unterschenkels. Tagg Dermat. Ver.igg Groß-Hamburg 7. 2. 1937. Ref. Zbl. Haut- u. Geschl.-Kr.

57, 572 (1938). — TOTH, Z.: Psoriasiseffloreszenz am Lidrand. Klin. Mbl. Augenheilk. 114, 562 (1949). — TOTTIE, M.: Psoriasis universalis (exfoliative Dermatitis). Verh. Dermat. Ges., Stockholm 13. 10. 1937. Ref. Zbl. Haut- u. Geschl.-Kr. 58, 404 (1938). — TOYAMA, J.: Über die Psoriasis vulgaris. Jap. J. Derm. 28, 67 (1928). Ref. Zbl. Haut- u. Geschl.-Kr. 30, 57 (1929). — TRIMIGLIOZZI, S.: Un caso di psoriasi vegetante. Acad. med. 66, 56—60 (1951). — TROXELL, E.: Psoriasis developing in areas of vitiligo. Arch. Derm. Syph. (Chicago) 26, 1152 (1932).

UCHIDA, SH.: On psoriasis vulgaris and lupus erythematosus. Jap. J. Derm. 27, 14 (1927). Ref. Zbl. Haut- u. Geschl.-Kr. 25 (1928). — UCHIN, A. F.: Das Phänomen der Unterdrückung der isomorphen Reaktion bei Psoriasis. Vestn. Vener. Derm. 3, 31—33 (1952) [Russisch]. Ref. Zbl. Haut- u. Geschl.-Kr. 83, 391 (1953). — UHLMANN: (a) Erythrodermie nach Psoriasis. 52. Tagg Ver.igg Südwestdtsch. Dermat. 2. 3.—3. 3. 1929. Ref. Zbl. Haut- u. Geschl.-Kr. 30, 564 (1929). — (b) Erythrodermie nach Psoriasis. Frankf. Dermat. Ver.igg 13. 12. 1928. Ref. Zbl. Haut- u. Geschl.-Kr. 31, 681 (1929). — UKHIN, A. F., and A. E. FINE: Lesions of the mucous membranes of the uretra and urinary bladder in psoriasis. Vestn. vener. Derm. 32, 32—34 u. engl. Zus.fass. [Russisch]. Ref. Zbl. Haut- u. Geschl.-Kr. 101, 3 (1958). — UMEDA, T.: Fall von Psoriasis bei einem Kinde. Acta derm. venereol. (Stockh.) 10, 619 (1927). — USHER, B.: Psoriasis of the mucous membranes. A report of two cases with a review of the literature. Arch. Derm. Syph. (Chicago) 28, 488—496 (1933).

VAJDA, E.: Psoriasis verrucosa. Ungar. Dermat. Ges., Budapest 12. 10. 1934. Ref. Zbl. Haut- u. Geschl.-Kr. 50, 356 (1935). — VALADE, J. P.: Psoriasis in a negro. Arch. Derm. Syph. (Chicago) 18, 782 (1928). — VERBUNT: Psoriasis vulgaris. Geneesk. T. Ned.-Ind. 69, 1125—1126 (1929) [Holländisch]. Ref. Zbl. Haut- u. Geschl.-Kr. 34, 305 (1930).

WAGNER, R.: Psoriasis universalis. Dtsch. Dermat. Ges. Tschech. Rep., Prag 19. 6. 1932. Ref. Zbl. Haut- u. Geschl.-Kr. 43, 129 (1933). — WALZER, A.: Psoriasis (eczematized). Arch. Derm. Syph. (Chicago) 22, 748—749 (1930). — WARTEMANN, O.: Universelle Erythrodermie nach Psoriasis. Diss. Bonn 1931, S. 37. — WATANABE, S., S. NIMONIYA, S. MINAGAWA and S. ARAI: Statistics on psoriasis vulgaris during recent 17 years. Acta derm. (Kyoto) 54, 7 (1959) [Japanisch]. Ref. Zbl. Haut- u. Geschl.-Kr. 105, 45 (1959). — WATRIN, J., et M. PIERSON: Psoriasis palmo-plantaire. Bull. Soc. franç. Derm. Syph. 58, 606 (1951). — WEBER, G.: Der „psoriatische Ölfleck" (Gottron), ein wenig bekanntes Symptom der Psoriasis. Derm. Wschr. 128, 739—741 (1953). — WEINBERGER,: Zwei Fälle von Leukoderma psoriaticum. Dtsch. Dermat. Ges. Tschech. Rep. 4. 11. 1928. Ref. Zbl. Haut- u. Geschl.-Kr. 29, 254 (1929). — WEISSENBACH, R. I., et LÉVY-FRANCKEL: Psoriasis avec onychomycose. Bull. Soc. franç. Derm. Syph. 42, 1758—1760 (1935). — WENDT, H.: Psoriasis der Hohlhände und Fußsohle. Verh. Dermat. Ges., Stockholm 13. 11. 1929. Ref. Zbl. Haut- u. Geschl.-Kr. 34, 30 (1930). — WERTHEIM, L.: Über Veränderungen der Mundschleimhaut bei Psoriasis vulgaris. Wien. med. Wschr. 1933 II, 765—767. — WESTPHALEN, H.: Geschichtlicher und kasuistischer Beitrag zur Frage der Psoriasis der Mundschleimhaut und der Zunge. Derm. Z. 54, 402—407 (1928). — WHITE, CL.: Psoriasis of the nails. Urol. cutan. Rev. 42, 592—596 (1938). — WILLARD, L.: Psoriasis limited for two years to the hands and feet. Arch. Derm. Syph. (Chicago) 21, 698—699 (1930). — WILLNERS: Psoriasis universalis. Verh. Dermat. Ges., Stockholm 9. 10. 1929. Ref. Zbl. Haut- u. Geschl.-Kr. 33, 155 (1930). — WIRZ, F.: (a) Strichdermatose nach Psoriasis. Münch. Dermat. Ges. 27. 11. 1930. Ref. Zbl. Haut- u. Geschl.-Kr. 37, 587 (1931). — (b) Lippenpsoriasis. (Vorweisung von Fotos.) Münch. Dermat. Ges. 24. 7. 1928. Ref. Zbl. Haut- u. Geschl.-Kr. 28, 756 (1929). — (c) Psoriasis haemorrhagica. Arch. Derm. 167, 667—670 (1933). — WISNIEWSKI, I.: Atypischer Fall von Psoriasis. Verslg Poln. Dermat. Ges. 5. 5. 1927. Ref. Zbl. Haut- u. Geschl.-Kr. 27, 39 (1928). — WOLF, CH.: Psoriasis unilateralis. Arch. Derm. 24, 1108 (1931). — WORINGER, FR.: Psoriasis zoniforme. Bull. Soc. franç. Derm. Syph. 43, 851—855 (1936). — WORINGER, FR., PEYRON et CH. HIRSCH: Erythrodermie psoriasique à la suite d'un traumatisme palmaire. Bull. Soc. franç. Derm. Syph. 66, 826—827 (1959). — WORONOFF, D. L.: Periphere Veränderungen der Effloreszenzen der Psoriasis und Syphilis. Derm. Wschr. 82, 249 (1926). — WRIGHT, C.: Psoriasis. Arch. Derm. Syph. (Chicago) 19, 524—525 (1929). — WRIGHT, C. S., and R. J. FRIEDMAN: Psoriasis and multiple superficial epithelioma. Arch. Derm. Syph. (Chicago) 27, 70—77 (1933).

ZAK, F. G., and F. CISNEROS: Psoriasis of the hypopharynx. Arch. Derm. Syph. (Chicago) 58, 241—247 (1948). — ZINSSER, F.: (a) Leucoderma psoriaticum. Kölner Dermat. Ges. 30. 3. 1928. Ref. Zbl. Haut- u. Geschl.-Kr. 27, 344 (1928). — (b) Periorale Psoriasis. Kölner Dermat. Ges. 31. 5. u. 28. 6. 1928. Ref. Zbl. Haut- u. Geschl.-Kr. 31, 683 (1929). — Psoriasis mit Knochenerscheinungen, an der Haut abgeheilt. 64. Tagg Ver.igg Süddtsch. Dermat., Gießen 21. 5. 1938. Ref. Zbl. Haut- u. Geschl.-Kr. 61, 4 (1939).

III. Psoriasis arthropathica und Psoriasis pustulosa

AMBLER, I.: Pustular psoriasis associated with dermatitis repens. Arch. Derm. Syph. (Chicago) 25, 1158 (1932).

BÄFVERSTEDT, B.: Fall von Psoriasis pustulosa. Verh. Dermat. Ges., Stockholm 13. 9. 1939. Ref. Zbl. Haut- u. Geschl.-Kr. 65, 515 (1940). — BAIRD, K. A.: Pustular psoriasis. Arch. Derm.

Syph. (Chicago) **61**, 485—488 (1950). — BARBER H. W.: (a) Pustular psoriasis. Proc. roy. Soc. Med. **23**, 1637 (1930). — (b) Acrodermatitis continua vel perstans and psoriasis pustulosa. Brit. J. Derm. **42**, 500—518 (1930). — (c) Psoriasis arthropathica. Proc. roy. Soc. Med. **24**, 513—515 (1931). — (d) Acrodermatitis continua vel perstans and psoriasis pustulosa. Čsl. Derm. Samberger Festschr. **1931**, 20—32, Ref. Zbl. Haut- u. Geschl.-Kr. **44**, 445 (1933). — (e) Pustular psoriasis of the extremities. Proc. roy. Soc. Med. **26**, 329—333 (1933); **27**, 1029—1030 (1934). — Guy's Hosp. Rep. **86**, 108—119 (1936). — Internat. Kongr. Dermat. **2**, 665—671 (1936). — (f) Psoriasis arthropathica. Proc. roy. Soc. Med. **43**, 553—555 (1950). — BAUER, J., u. A. VOGT: Psoriasis und Gelenkleiden. Wien. klin. Wschr. **1931** I, 818—819, 1700—1705. — BECKER, S. W., and D. G. LINDSAY: Case for diagnosis: acrodermatitis continua (Hallopeau)? Pustular psoriasis? Arch. Derm. Syph. (Chicago) **75**, 757—758 (1957). — BEEK, C. H.: Eine eigenartige Entstehungsart von Psoriasis. Ned. T. Geneesk. **1951**, 3591 bis 3595 [Holländisch]. Ref. Zbl. Haut- u. Geschl.-Kr. **81**, 77 (1952). — BELACHOV: Psoriasis arthropathica. Moskauer Dermat.-venerol. Ges. 4. 2. 1926. Ref. Zbl. Haut- u. Geschl.-Kr. **26**, 36 (1928). — BENEDEK, T.: Rheumatoid arthritis and psoriasis vulgaris, XII. Chicago: Med. Book Comp. 1955. — BERNHARDT, R.: Psoriasis pustulosa (L. Zumbusch). Beziehungen zu der Acrodermatitis continua (Hallopeau) und der Impetigo herpetiformis (Hebra). Arch. Derm. **174**, 190—212 (1936). — BEZECNY, R.: (a) Psoriasis pustulosa und (b) Psoriasis pustulosa arthropathica. Dtsch. Dermat. Ges. Tschech. Rep. Prag 7. 2. 1937. Ref. Zbl. Haut- u. Geschl.-Kr. **56**, 518 (1937). — BIRNBAUM, G.: Psoriasis arthropathica. Ver.igg Rhein.-Westf. Dermat., Dortmund 30. 10. 1932. Ref. Zbl. Haut- u. Geschl.-Kr. **44**, 137 (1933). — BLAZEK: Psoriasis vulgaris et arthropathica. Tschech. Dermat. Ges., Prag 5. 11. 1933. Ref. Zbl. Haut- u. Geschl.-Kr. **51**, 390 (1935). — BLOOM, D.: (a) Pustular psoriasis of the palms and soles. Report of 4 cases. Arch. Derm. Syph. (Chicago) **32**, 90—101 (1935). — (b) Pustular psoriasis. Arch. Derm. Syph. (Chicago) **29**, 757—760 (1934); **31**, 889—891 (1935); **38**, 664—666 (1938). — BÖNI, A.: Die Psoriasis-Arthritis. Dermatologica (Basel) **115**, 467—476 (1957). — BOGATYREVA, A. V., and A. A. GOLOVINA: The exsudative-arthropathic form of psoriasis in combination with visceral, endocrinic and nervous disturbances. Klin. Med. (Mosk.) **37**, 144—146 (1959) [Russisch]. Ref. Zbl. Haut- u. Geschl.-Kr. **105**, 47 (1959). — BOSNJAKOVIC: (a) Psoriasis arthropathica. Dermato-venerol. Sekt., Zagreb 15. 3. 1931. Ref. Zbl. Haut- u. Geschl.-Kr. **39**, 143 (1932). — (b) Psoriasis vulgaris (Acrodermatitis continua generalisata Hallopeau)? Dermato-venerol. Ges., Zagreb 30. 5. 1939. Ref. Zbl. Haut- u. Geschl.-Kr. **64**, 371 (1940). — BOUWENS VAN DER BOIJEN, G.: Le rhumatisme psoriasique. Diss. Paris 1939. — BRANDT: Psoriasis mit Gelenkerkrankung bei interesessanten Erbverhältnissen. Wien. Dermat. Ges. 10. 12. 1931. Ref. Zbl. Haut- u. Geschl.-Kr. **41**, 295 (1932). — BROSENS et VANDAELE: Psoriasis pustuleux des mains à allure d'acrodermatite de Hallopeau. Arch. belges Derm. **13**, 269 (1957). — BRUCHHOLZ: Psoriasis arthropathica. Ver.igg Dresd. Dermat. 8. 2. 1933. Ref. Zbl. Haut- u. Geschl.-Kr. **44**, 625 (1933). — BRUNER, E., u. K. WINNICKA: Über Gelenk- und Knochenveränderungen im Verlaufe der Psoriasis. Przegl. Derm. **22**, 271—280 u. franz. Zus.fass. (1927) [Polnisch]. Ref. Zbl. Haut- u. Geschl.-Kr. **25** (1928). — BÜSCHER, B.: Über das Röntgenbild des psoriatischen Gelenkleidens. Röntgenpraxis **11**, 288—291 (1939). — BURAWSKI: Psoriasis pustulosa. Warsch. Dermat. Ges. 14. 1. 1937. Ref. Zbl. Haut- u. Geschl.-Kr. **58**, 609 (1938). — BUREAU, Y., W. BARRIÈRE, BRONSARD et DE FERRON: Psoriasis pustuleux des deux mains ayant succédé à une piqure d'une pouce. Bull. Soc. franç. Derm. Syph. **66**, 761—762 (1959). — BUREAU, Y., A. JARRY et W. BAR-RIÈRE: Psoriasis arthropathica traité depuis 18 mois par la cortisone. Bull. Soc. franç. Derm. Syph. **61**, 288—289 (1954). — BURGOON, C. F., E. KARAMANOUKIAN and P. COONEY: Pustular psoriasis? Acrodermatitis continua? Dermatitis herpetiformis lymphoblastoma? Zbl. Haut- u. Geschl.-Kr. **94**, 209 (1956). — BUSCHKE zit. bei HELLER: Schwere Arthropathia psoriatica. Berliner Dermat. Ges. Sitzg 11. 12. 28. Ref. Zbl. Haut- u. Geschl.-Kr. **29**, 411 (1929).

CARRERA, L.: Die Haut bei den rheumatischen Gelenkerkrankungen. Betrachtungen zu einem Fall von „Psoriasis arthropathica". Therapeutische Folgerungen. Med. esp. 8, 22—30 (1942) [Spanisch]. Ref. Zbl. Haut- u. Geschl.-Kr. **70**, 418 (1943). — CARRIER, J. W.: Psoriasis arthritis. Amer. J. Roentgenol. **79**, 612—617 (1958). — CARUSO, M.: Su di un caso di artropatia in psoriasico. Boll. Sez. reg. Soc. ital. dermat. **3**, 226—227 (1935). — CERUTTI, P.: Sul problema diagnostico della psoriasi pustulosa tipo Barber. Atti Soz. ital. Derm. Sif. **1**, 75—77 (1955). — CIPOLLARO, A. C.: Psoriasis with secondary infection. Arch. Derm. Syph. (Chicago) **73**, 186—188 (1956). — CLARKE, O.: Arthritis mutilans associated with psoriasis. Lancet **1950** I, 249—251. — COLE, H. N., and I. R. DRIVER: (a) Psoriasis and arthritis. Arch. Derm. Syph. (Chicago) **23**, 385—386 (1931). — (b) A case for diagnosis. Arch. Derm. Syph. (Chicago) **24**, 342—344 (1931). — (c) Pustular psoriasis with arthritis of the fingers. Arch. Derm. Syph. (Chicago) **26**, 587 (1932). — COLOMB, D., et J. CHARLEUX: Psoriasis et acropathie ulcéro-mutilante chez un sujet présentant un diabète insipide. Bull. Soc. franç. Derm. Syph. **62**, 68 (1955). — COMEL, M.: Psoriasis pustulosa. G. ital. Derm. **77**, 577—588 (1936). — CORICCIATI, L.: Contributo clinico e inquadramento nosologico di una speciale forma di psoriasi arthropatica. Minerva derm. **34**, 739—745 (1959). — CORNBLEET, T.: Painful, recurrent onychomadesis of thumb with psoriasis. Arch. Derm. Syph. (Chicago) 74, 217—218 (1956). — COULANT, P. LE, SOURREIL, SARRAT et MULON: Psoriasis arthropathica chez une fille de 18 ans infant du type Lorrain. Bull. Soc. franç. Derm. Syph. 5, 493 (1953). — COSTELLO, M.: Psoriasis pustulosa. Arch. Derm. Syph. (Chicago) 40, 296—297 (1939). — CRHA: Psoriasis arthropathica. Tschech. wiss. Dermat. Ges., Prag 3. 4. 1927. Ref. Zbl. Haut- u. Geschl.-Kr. 25 (1928). — CYTRYNIK: Psoriasis arthropathica. Warsch. Dermat. Ges. 1. 4. 1936. Ref. Zbl. Haut- u. Geschl.-Kr. 55, 258 (1937).

DAHLENBURG: Drei Fälle von Psoriasis arthropathica mit atypischer Lokalisation der Psoriasisherde. Schles. Dermat. Ges., Breslau 19. 11. 1938. Ref. Zbl. Haut- u. Geschl.-Kr. 61, 326 (1939). — DANBOLT, N.: Kasuistischer Beitrag zur Frage Psoriasis pustulosa—Impetigo herpetiformis. Acta derm. venereol. (Stockh.) 18, 149—164 (1937). Ref. Zbl. Haut- u. Geschl.-Kr. 57, 268 (1938). — DAVSON and TYSON zit. bei CLARKE, O.: Arthritis mutilans associated with psoriasis. Lancet 1950 I, 249—251. — DEGOS, R., G. GARNIER et J. GUILAINE: Psoriasis pustuleux généralisé de pustules isolées avec staphylocoques pathogènes. Bull. Soc. franç. Derm. Syph. 64, 155—157 (1957). — DEGOS, R., G. GARNIER, J. HEWITT et J. PY: Psoriasis pustuleux généralisé. Bull. Soc. franç. Derm. Syph. 60, 51—52 (1953). — DEGOS, R., G. GARNIER et R. TOURAINE: Psoriasis pustuleux généralisé. Bull. Soc. franç. Derm. Syph. 61, 302—303 (1954). — Dermat. conf. Missisipi valley, Rochester, Minn. 26. 10. 1929. Psoriasis, arthropathy psoriatica. Arch. Derm. Syph. (Chicago) 22, 153—154 (1930). — DEGOS, R., E. LORTAT et J. DURAND: Psoriasis pustuleux généralisé. Bull. Soc. franç. Derm. Syph. 5, 449—450 (1953). — DIETZL, L.: Arthropathia psoriatica Ungar. Dermat. Ges., Budapest 13. 2. 1931. Ref. Zbl. Haut- u. Geschl.-Kr. 39, 137 (1932). — DIHLMANN, W.: Untersuchungen über die Giftigkeit von Extrakten und Dialysaten von Psoriasis-Effloreszenzen. Arch. klin. exp. Derm. 205, 186—195 (1957). — DITTMANN, H. I.: (a) Psoriasis arthropathica mit schweren multiplen Gelenkstörungen, sekundäre Erythrodermie. Verslg Südwestdtsch. Dermat., Frankfurt 4. 2. 1950. Ref. Zbl. Haut- u. Geschl.-Kr. 75, 303 (1950). — (b) Psoriasis arthropathica mit sekundärer Erythrodermie bei einem 47jährigen Mann. Verslg Frankf. Dermat. 11. 1. 1950. Ref. Zbl. Haut- u. Geschl.-Kr. 75, 311 (1950). — DÖLCHER, W.: Psoriasis arthropathica. Ver.igg Dermat., Heidelberg 5. 10. 1949. Ref. Zbl. 74, 43 (1949). — DUCKWORTH, G.: A case of pustular psoriasis with conspicuous involvement of the nails. Lancet 1936 II, 914—915.

EBERT, M. H.: (a) Pustular psoriasis? Arch. Derm. Syph. (Chicago) 26, 1107—1108 (1932). — (b) Pustular psoriasis. Arch. Derm. Syph. (Chicago) 33, 934—936 (1936). — EBERT, M. H., and D. v. OMENS: Arthropatic psoriasis. Arch. Derm. Syph. (Chicago) 40, 827—829 (1939). — EICHHOLZ: Psoriasis arthropathica. Ver.igg Dresd. Dermat. 5. 10. 1932. Ref. Zbl. Haut- u. Geschl.-Kr. 43, 253 (1933). — ELLIS, A.: Pustular psoriasis. Its relation to acrodermatitis continua vel perstans. Arch. Derm. Syph. (Chicago) 33, 963—966 (1936). — EPSTEIN, E.: (a) Differential diagnosis of keratosis blenorrhagica and psoriasis arthropathica. Arch. Derm. Syph. (Chicago) 40, 547—559 (1939). — (b) Reiter's disease. A comparison with keratosis blenorrhagica and with psoriasis arthropathica. Arch. Derm. Syph. (Chicago) 56, 191—196 (1947)

FAHLBUSCH, W.: Psoriasis arthropathica. Münch. Dermat. Ges. 12. 12. 1936. Ref. Zbl. Haut- u. Geschl.-Kr. 56, 513 (1937). — FALK, C. A.: Fall von Psoriasis pustulosa. 53. Verh. Dermat. Ges. Stockholm 14. 5. 1941. Ref. Zbl. Haut- u. Geschl.-Kr. 67, 572 (1941). — FEIT, H.: (a) Psoriasis pustulosa. Arch. Derm. Syph. (Chicago) 28, 116 (1933). — (b) Pustular psoriasis. Arch. Derm. Syph. (Chicago) 31, 104 (1935). — FINNERUD, C. W.: Pustular psoriasis with involvement of the nails. Arch. Derm. Syph. (Chicago) 35, 336—338 (1937). — FIOCCO, S.: Psoriasi artropatica e reumatismo muscolare. Boll. Sez. reg. Soc. ital. dermat. 3, 244—247 (1935). — FISCHER, H.: Psoriasis arthropathica. Kölner Dermat. Ges. 31. 7. 1931. Ref. Zbl. Haut- u. Geschl.-Kr. 39, 265 (1932). — FLETCHER, E., and C. ROSE: Psoriasis spondylitica. Lancet 1955 I, 695—696. — FOX, H., and E. R. MALONEY: (a) Pustular psoriasis. Arch. Derm. Syph. (Chicago) 32, 956 (1935). — (b) Pustular psoriasis. Arch. Derm. Syph. (Chicago) 32, 957—959 (1935). — (c) Psoriasis associated with arthritis deformans. Arch. Derm. Syph. (Chicago) 39, 369 (1939). — FRANCK, G.: Psoriasis pustuleux suraigu. Rev. méd. Suisse rom. 56, 615—616 (1936). — FRANÇON, F.: (a) Qu'est-ce que le psoriasis arthropathica? Ann. Méd. phys. 32, 78—88 (1939). — (b) Le psoriasis arthropathica. Rev. belges Sci. méd. 11, 109—118 (1939). — FRÖHLICH: Arthritis psoriatica. Schles. Dermat. Ges. 12. 7. 1930. Ref. Zbl. Haut- u. Geschl.-Kr. 38, 450 (1931). — FRÜHWALD, R.: (a) Dermatologie und Rheumatismus. Der Rheumatismus. Dresden u. Leipzig: Theodor Steinkopff 1938. — (b) Psoriasis arthropathica. Demonstr. Chemn. Hautärzte 26. 4. 1939. Ref. Zbl. Haut- u. Geschl.-Kr. 62, 610 (1939). — FRÜHWALD, R., E. RAMEL, A. MATRAS u. E. RIECKE: Wie sind die Abgrenzungen zwischen Psoriasis pustulosa, Impetigo herpetiformis und Acrodermatitis continua zu beurteilen? Derm. Wschr. 1936 I, 322—328. — FUGA, G. C.: Considerazioni a proposito di un particolare quadro di psoriasi artropatica. Dermatologia (Napoli) 9, 9—14 (1958). — FUSS: Psoriasis vulgaris mit Gelenkveränderungen. Wien. Dermat. Ges. 17. 11. 1927. Ref. Zbl. Haut- u. Geschl.-Kr. 26, 351 (1928).

GADRAT, I., et AVERSENG: Psoriasis arthropathique et aortite. Bull. Soc. franç. Derm. Syph. **40**, 629—630 (1933). — GALEWSKI-LINSER: Arthritische Psoriasis. Mitteldtsch. Dermat., Dresden 28. 6. 1930. Ref. Zbl. Haut- u. Geschl.-Kr. **35** (1931). — GATÉ, J., et D. COLOMB: Psoriasis pustuleux. Bull. Soc. franç. Derm. Syph. **61**, 376 (1954). — GATÉ, J., TREPPOZ et J. CHARPY: Psoriasis arthropathique avec déformation des doigts. Caractères atypiques de certains des éléments. Bull. Soc. franç. Derm. Syph. **38**, 128—130 (1931). — GENNERICH, W.: Psoriasis vulgaris arthropathica. Ver.igg Südwestdtsch. Dermat., Frankf. 24. 11. 1931. Ref. Zbl. Haut- u. Geschl.-Kr. **40**, 177 (1932). — GIORDANO, C.: Psoriasis e arthropathie. Riv. clin. med. **40**, 238—244 (1939). — GNOUZDEV, G. N.: Fall von Psoriasis arthropathica rupioides mit Erfolg mit Myarsenol behandelt. Vestn. Vener. Derm. **12**, 1173—1176 (1937) [Russisch]. Ref. Zbl. Haut- u. Geschl.-Kr. **59**, 482 (1938). — GOCKELL, W.: Acrodermatitis chronica atrophicans Herxheimer mit deformierenden Gelenkveränderungen bei gleichzeitig bestehender Psoriasis. Ein kasuistischer Beitrag. Derm. Wschr. **128**, 1093—1097 (1953). — GOTTRON, H. A.: (a) Psoriasis pustulosa der Fingerendglieder. Schles. Dermat. Ges., Breslau 2. 7. 1938. Ref. Zbl. Haut- u. Geschl.-Kr. **60**, 376 (1938). — (b) Psoriasis pustulosa nach Entbindung. Schles. Dermat. Ges., Breslau 2. 7. 1938. Ref. Zbl. Haut- u. Geschl.-Kr. **60**, 376 (1938). — GOUGEROT, H.: Forme nouvelle de psoriasis. Forme de transition entre le psoriasis microcircinata de Jadassohn et le psoriasis pustuleux, forme localisée et fixée. Bull. Soc. franç. Derm. Syph. **39**, 1623—1624 (1932). — GOUGEROT, H., et A. CARTEAUD: Arthropathia psoriasique tabétiforme. Bull. Soc. franç. Derm. Syph. **42**, 445—446 (1935). — GOUGEROT, H., et E. COSTE: Les psoriasis arthropathiques. Arch. derm. syph. (Paris) 7 (1935). — GOUGEROT, H., et TH. DESMONS: (a) Psoriasis pustulosa. Bull. Soc. franç. Derm. Syph. **45**, 1347—1352 (1938). — (b) Psoriasis pustulosa arthropathica. Arch. derm. syph. (Paris) **11**, 331—347 (1939). — GOUGEROT, H., et O. ELIASCHEFF: (a) Cas pour discussion. Lésions érythématosquameuse et pustuleuse de l'éminence thénar, pouce, index: Acrodermatite? Psoriasis? Dermoépidermite pustuleuse. Bull. Soc. franç. Derm. Syph. **39**, 1196—1199 (1932). — (b) Forme nouvelle de psoriasis. Forme de transition ou mieux associant le «psoriasis microcircinata de Jadassohn» et le «psoriasis pustulosa». Forme localisée et fixée. Arch. derm. syph. (Paris) **5**, 193—211 (1933). — (c) Acrodermatite d'Hallopeau et psoriasis pustuleux. Bull. Soc. franç. Derm. Syph. **42**, 447—449 (1935). — GOUGEROT, H., et A. PATTE: «Acrodermatite.» Psoriasis atypique cliniquement sec et à début douloureux, histologiquement pustuleux. Bull. Soc. franç. Derm. Syph. **43**, 1788—1791 (1936). — GRÄFINGHOFF, H.: Psoriasis arthropathica. Frankf. Dermat. Ges. 17. 2. 1937. Ref. Zbl. Haut- u. Geschl.-Kr. **56**, 294 (1937). — GRAHAM, T.: Generalized pustular psoriasis. Report of a case. Arch. Derm. Syph. (Chicago) **32**, 208—217 (1935). — GREITHER, A.: Psoriasis arthropathica. Dtsch. Dermat. Heidelberg 5. 10. 1949. Ref. Zbl. Haut- u. Geschl.-Kr. **74**, 43 (1949). — GROSS, P.: (a) Psoriasis arthropathica. Arch. Derm. Syph. (Chicago) **18**, 928—930 (1928). — (b) Pustular psoriasis of the soles. Arch. Derm. Syph. (Chicago) **36**, 447—448 (1937). — GRÜNEBERG, TH.: (a) Fieberhafte Gelenkaffektion bei Psoriasis. Derm. Z. **61**, 170—179 (1931). — (b) ACTH-Behandlung der Psoriasis arthropathica. Z. Haut- u. Geschl.-Kr. **12**, 89—94 (1952). — GRÜTZ, O.: Psoriasis universalis arthropathica und sekundäre exfoliative Erythrodermie. Rhein.-Westf. Dermat., Elberfeld 12. 10. 1930. Ref. Zbl. Haut- u. Geschl.-Kr. **36**, 720 (1931). — GUSZMAN, J.: (a) Psoriasis arthropathica. Ungar. Dermat. Ges. 11. 6. 1933. Ref. Zbl. Haut- u. Geschl.-Kr. **47**, 459 (1934). — (b) Demonstration pathologisch-anatomischer Präparate von Psoriasis arthropathica. Ungar. Dermat. Ges., Budapest 12. 10. 1934. Ref. Zbl. Haut- u. Geschl.-Kr. **50**, 357 (1935). — (c) Klinik und Pathologie der Psoriasis arthropathica. Orv. Hetil. **1935**, 1331—1335 [Ungarisch]. Ref. Zbl. Haut- u. Geschl.-Kr. **53**, 249 (1936). — (d) Beitrag zur Klinik und Pathologie der Psoriasis arthropathica. Internat. Kongr. Dermat. 2, 659—665 (1936).

HADIDA, E., et J. BÉRANGER: Psoriasis pustuleux géneralisé arthropathique Bull. Soc. franç. Derm. Syph. **63**, 40—41 (1956). — HALTER, KL.: Psoriasis pustulosa. Schles. Dermat. Ges., Breslau 25. 4. 1942. Ref. Zbl. Haut- u. Geschl.-Kr. **69**, 57 (1943). — HAMMER, FR.: Psoriasis pustulosa. Ver.igg Südwestdtsch. Dermat., Stuttgart 9. 5. 1931. Ref. Zbl. Haut- u. Geschl.-Kr. **38**, 738 (1931). — HAMPEL, K. H.: (a) Psoriasis pustulosa. Schles. Dermat. Ges., Breslau 20. 5. 1939. Ref. Zbl. Haut- u. Geschl.-Kr. **63**, 349 (1940). — (b) Psoriasis eczematosa bzw. pustulosa. Schles. Dermat. Ges. 24. 1. 1942. Ref. Zbl. Haut- u. Geschl.-Kr. **68**, 618 (1942). — (c) Psoriasis pustulosa. Schles. Dermat. Ges. 9. 9. 1942. Ref. Zbl. Haut- u. Geschl.-Kr. **69**, 621 (1943). — HARDENBERG, B. A.: Psoriasis arthropathica. Ned. T. Geneesk. **1933**, 4838. Ref. Zbl. Haut- u. Geschl.-Kr. **47**, 48 (1934). — HEINILD, S.: Bibl. læger **134**, 313—314, 345—352 (1942) [Dänisch]. Ref. Zbl. Haut- u. Geschl.-Kr. **70**, 580 (1943). — HELLER: Schwere Arthropathia psoriatica. Berl. Dermat. Ges. 11. 12. 1928. Ref. Zbl. Haut- u. Geschl.-Kr. **29**, 411 (1929). — HELLERSTRÖM, S.: (a) Acrodermatitis continua and psoriasis pustulosa. Urol. cutan. Rev. **36**, 809—813 (1932). — (b) Beitrag zur Frage Acrodermatitis continua Hallopeau und Psoriasis. Dermat. Ges. Stockholm 8. 9. 1937. Ref. Zbl. Haut- u. Geschl.-Kr. **58**, 403 (1938). — HEROLD, TH.: (a) Psoriasis pustu-

losa. Schles. Dermat. Ges., Breslau 12. 12. 1936. Ref. Zbl. Haut- u. Geschl.-Kr. **57**, 4 (1938).—
(b) Psoriasis pustulosa. Schles. Dermat. Ges. 29. 5. 1937. Ref. Zbl. Haut- u. Geschl.-Kr.
58, 247 (1938). — HIEMCKE, H. C.: Psoriasis arthropathica. Ned. T. Geneesk. **1935**, 4427.
Ref. Zbl. Haut- u. Geschl.-Kr. **52**, 354 (1936). — HINTZELMANN: Haut und Rheumatismus.
Nordwestdtsch. u. Hamb. Dermat. Ges. 2. 4. 1948. Ref. Zbl. Haut- u. Geschl.-Kr. **72**
(1948/49). — HIRSZBERG: Psoriasis arthropathica. Warsch. Dermat. Ges. 10. 5. 1933. Ref.
Zbl. Haut- u. Geschl.-Kr. **47**, 293 (1934).—HOLLANDER, L., and A. FISHER: Pustular psoriasis ?
Unusual epidermophytosis with dermatophytids. Arch. Derm. Syph. (Chicago) **26**, 769,
(1932). — HOLLANDER, L, LESTER and J. HECHT: Pustular psoriasis. Arch. Derm. Syph.
(Chicago) **28**, 288—289 (1933). — HORÁČEK, J.: Contact hypersensitivity as a cause of
generalised psoriasis pustulosa. Čs. Derm. **32**, 233—236 u. engl. Zus.fass. (1957) [Tschechisch].
Ref. Zbl. Haut- u. Geschl.-Kr. **100**, 135 (1958). — HUNT, E.: (a) Two cases of pustular
psoriasis with arthropathy. Proc. roy. Soc. Med. **25**, 1034—1037 (1932). — (b) Psoriasis
and rheumatism. A comparison. Lancet **1933 II**, 351—352.

INGRAM, J. T.: (a) Pustular psoriasis. Review of 32 cases. Lancet **1936 II**, 13—15. —
(b) Acrodermatitis perstans and its relation to psoriasis. Brit. J. Derm. **42**, 489—499 (1930). —
(c) Pustular psoriasis. Review of 32 cases. Internat. Kongr. Dermat. **2**, 671—674 (1936). —
(d) Pustular psoriasis. Arch. Derm. Syph. (Chicago) **77**, 314—318 (1958).

JANSEN, E. M. J.: Psoriasis pustulosa. Ned. T. Geneesk. **1934**, 4903—4904 [Holländisch].
Ref. Zbl. Haut- u. Geschl.-Kr. **50**, 215 (1935).

KÄRCHER, K. H.: (a) Psoriasis vulgaris cum arthropathie. Tagg Südwestdtsch. Dermatol.-
Mannheim 8. 5. 1954. Ref. Zbl. Haut- u. Geschl.-Kr. **88**, 350 (1954). — (b) Zur Symptomato.
logie und Ätiologie der Psoriasis pustulosa. Derm. Wschr. **135**, 133—140 (1957). — KAMADA,
S.: A case of psoriasis arthropathica completely cured with Irgapyrin. Jap. J. Derm. **63**,
508—514 (1953) u. engl. Zus.fass. [Japanisch]. Ref. Zbl. Haut- u. Geschl.-Kr. **89**, 74 (1954). —
KEDROV, S.: Ein Fall von Psoriasis suppurativa Zumbusch. Russk. Vestn. Derm. 8, 633—638
u. dtsch. Zus.fass. (1930) [Russisch]. Ref. Zbl. Haut- u. Geschl.-Kr. **37**, 589 (1931). — KER-
TESZ, G.: Psoriasis und Gelenkrheumatismus. Ungar. Dermat. Ges., Budapest 17. 4. 1936.
Ref. Zbl. Haut- u. Geschl.-Kr. **54**, 562 (1937). — KESSENS: Psoriasis arthropathica.
Dermat. Schlesw.-Holst., Kiel 16. 7. 1949. Ref. Zbl. Haut- u. Geschl.-Kr. **74**, 350 (1950). —
KETZAN, J.: Psoriasis arthropathica. Ungar. Dermat. Ges. Budapest 11. 2. 1939. Ref.
Zbl. Haut- u. Geschl.-Kr. **63**, 529 (1940). — KING, A.: Pustular psoriasis. Arch. Derm. Syph.
(Chicago) **36**, 172—173 (1937). — KING-SMITH, D., E. J. TROW and H. A. DIXON: Psoriasis
pustulosa. Arch. Derm. Syph. (Chicago) **25**, 178 (1932). — KOCH, F.: Zur Frage der Identität
von Impetigo herpetiformis, Psoriasis pustulosa und Psoriasis vulgaris. Hautarzt 3, 165—168
(1952). — KOGOJ, FR.: Acrodermatitis continua Hallopeau und Psoriasis pustulosa. Derm.
Z. **75**, 252—270 (1937). — KOJOUHAROFF: Psoriasis pustulosa. Bulg. Dermat. Ges. 25. 1.
1930. Ref. Zbl. Haut- u. Geschl.-Kr. **37**, 329 (1931). — KOKIC-DESPOTOVIC, O.: L'arthrite
rhumatoide avec psoriasis. Srpski Arkh. tselok. Lek. **83**, 397—400 u. franz. Zus.fass. (1955)
[Serbisch]. Ref. Zbl. Haut- u. Geschl.-Kr. **94**, 208 (1956). — KONRAD, J., u. A. RAVELLI:
Psoriasis und Arthritis psoriatica. Hautarzt **6**, 395—397 (1955).—KOSCHUCHAROFF: Psoriasis
pustulosa ? Bulg. Dermat. Ges., Sofia 2. 5. 1930. Ref. Zbl. Haut- u. Geschl.-Kr. **38**, 301
(1931). — KREIBICH: Psoriasis pustulosa. Dtsch. dermat. Ges. Tschech. Rep., Prag 16. 6.
1929. Ref. Zbl. Haut- u. Geschl.-Kr. **31**, 551 (1929).—KUDRJAVZEV: Atrophia cutis idiopathica
progressiva nebst Psoriasis arthropathica und Lungentuberkulose. Moskauer Dermat.-
venerol. Ges. 4. 3. 1926. Ref. Zbl. Haut- u. Geschl.-Kr. **26**, 38 (1928). — KUNTZ: Psoriasis
arthropathica. Ver.igg Dresd. Dermat. 15. 1. 1936. Ref. Zbl. Haut- u. Geschl.-Kr. **55**, 102
(1937). — KUSKE, H.: (a) Psoriasis pustulosa. Dermatologica (Basel) **110**, 397—398 (1955). —
(b) Psoriasis pustulosa. Dermatologica (Basel) **112**, 512 (1956). — KWAZEBART: Psoriasis
arthropathica. Dermat. Ver.igg Warschau 25. 4. 1931. Ref. Zbl. Haut- u. Geschl.-Kr. **44**,
267 (1933). — KYSER, R.: Psoriasis pustulosa arthropathica. Frankf. Dermat. Ver.igg
24. 5. 1939. Ref. Zbl. Haut- u. Geschl.-Kr. **62**, 619 (1939).

LANGER, E.: (a) Psoriasis arthropathica mit Solganal behandelt. Berl. Dermat. Ges.
14. 6. 1932. Ref. Zbl. Haut- u. Geschl.-Kr. **42**, 570 (1932). — (b) Psoriasis pustulosa der
Hände und Füße, Psoriasis sämtlicher Zehen und Fingernägel. Berl. Dermat. Ges. 26. 10. 1949.
Ref. Zbl. Haut- u. Geschl.-Kr. **76**, 312 (1951). — LANTERI, G.: Su di un caso psoriasi arthro-
patica. Soc. ital. derm. sif. Sez. Pugliese, Bari 15. 5. 1931. Ref. Zbl. Haut- u. Geschl.-Kr.
42 (1932). — LAPIÈRE, M. S.: Psoriasis aigu febrile. Arch. belges Derm. **1949**, 327—333. —
LAVIĚKA, J., u. J. BLAHOŠ: Die Beziehungen der Psoriasis zu der Polyarthritis progressiva.
Z. ges. inn. Med. 12, 667—668 (1957). — LAYMON, C. W.: Pustular psoriasis. Urol. cutan.
Rev. **38**, 311—316 (1934). — LENARTOWICZ: Arthropathia psoriasis gravis. Lemberger
Dermat. Ges. 12. 3. 1931. Ref. Zbl. Haut- u. Geschl.-Kr. **38**, 592 (1931). — LEVI, J.: (a) Caso
di grave psoriasi arthropatica generalizzata note volmente migliorata con l'elioterapia. Boll.
Ass. med. triest. **25**, 125 (1934). — (b) Sopra un caso non commune di psoriasi arthropatica
trattato con l'elioterapia. Boll. Sez. reg. Soc. ital. dermat. **3**, 220 (1934). — LEWINSKA:

Psoriasis arthropathica. Warsch. Dermat. Ges. 8. 4. 1937. Ref. Zbl. Haut- u. Geschl.-Kr. 58, 611 (1938). — LEWIS, G. M.: (a) Pustular psoriasis. Arch. Derm. Syph. (Chicago) 69, 127—128 (1954). — (b) Pustular psoriasis. Arch. Derm. Syph. (Chicago) 60, 1019—1021 (1949). — LIÈVRE, J. A., et J. BREUZARD: Le problème du rhumatisme psoriasique. Rev. Rhum. 23, 549—566 (1956). — LINSER, K.: Psoriasis pustulosa Typ Zumbusch, zur Zeit unter dem Bilde einer exfoliierenden Erythrodermie. Dermat. Ges. Univ. Berlin 12. 5. 1956. Ref. Zbl. Haut- u. Geschl.-Kr. 98, 316 (1957). — LODIN, A., H. GENTELE, B. LAGERHOLM and N. KARLTORP: Psoriatic arthritis and elevated E.S.R. Acta derm.-venereol. (Stockh.) 37, 459—464 (1957). — LÖHE, H.: (a) Psoriasis pustulosa. Berl. Dermat. Ges. 12. 6. 1928. Ref. Zbl. Haut- u. Geschl.-Kr. 28, 416 (1929). — (b) Psoriasis pustulosa arthropathica, Balanitis circinata, Psoriasis der Mundschleimhaut. Berl. Dermat. Ges. 8. 3. 1932. Ref. Zbl. Haut- u. Geschl.-Kr. 41 (1932). — (c) Psoriasis arthropathica. Berl. Dermat. Ges. 14. 6. 1932. Ref. Zbl. Haut- u. Geschl.-Kr. 42, 563 (1932). — LÖHE, H., u. H. ROSENFELD: Klinische und physiologisch-chemische Untersuchungen über die Hyperkeratosenbildung bei Gonorrhoe und bei Psoriasis pustulosa arthropathica. Derm. Z. 55, 355—374 (1929). — LOTZE, H.: Psoriasis und Arthropathia psoriatica. Derm. Wschr. 1933 I, 389—394. — LUNDT: Psoriasis pustulosa mit tödlichem Ausgang. Schles. Dermat. Ges., Breslau 22. 5. 1940. Ref. Zbl. Haut- u. Geschl.-Kr. 65, 329 (1940).

MACKEE, G.: (a) Psoriasis pustulosa. Arch. Derm. Syph. (Chicago) 27, 1045—1047 (1933). — (b) Psoriasis pustulosa (Slide). Arch. Derm. Syph. (Chicago) 30, 161—162 (1934). — MADDEN, J. F.: Psoriasis arthropathica. Arch. Derm. Syph. (Chicago) 30, 303 (1934). — MADDEN, J. F., and I. M. KARON: Pancreatic function and x-ray studies in psoriasis. Arch. Derm. Syph. (Chicago) 67, 66—76 (1953). — MANABE, KUITI u. HIDETAKU KURODA: Nachtrag eines Falles von Psoriasis arthropathica. Jap. J. Derm. 47, 25 (1940) [Japanisch] u. dtsch. Zus.fass. Ref. Zbl. Haut- u. Geschl.-Kr. 65, 678 (1940). — MANGANOTTI, G.: Considerazioni sulla psoriasi con artropatie. Atti Accad. Fisiocr. Siena 11, 51—52 (1941). — MARGAROT, J., et LONJON: Psoriasis pustuleux zoniforme. Bull. Soc. franç. Derm. Syph. 36, 193—198 (1929). — MARGAROT, J., et P. RIMBAUD: Transformation d'arthropathies psoriasiques en arthrites tuberculeuses suppurées. Bull. Soc. franç. Derm. Syph. 42, 1494—1497 (1935). — MARKOWIC: Psoriasis arthropathica. Dermato-venereol. Sekt., Zagreb 25. 11. 1939. Ref. Zbl. Haut- u. Geschl.-Kr. 64, 373 (1940). — MARSON, G.: Contributo allo studio della psoriasi pustulosa. Minerva derm. 30, 398—401 (1955). — MARTON, K.: Durch Antistin verursachtes Erythroderma und provozierte Psoriasis pustulosa. Börgyögy. vener. Szle 9, 142—144 (1955) [Ungarisch]. Ref. Zbl. Haut- u. Geschl.-Kr. 94, 90 (1956). — MATSUO, R., I. HIRABAYASHI and S. OKAMOTO: Fatal case of psoriasis rupioides arthropathica. Jap. J. Derm. 66, 330—336 u. engl. Zus.fass. 336—337 (1956) [Japanisch]. Ref. Zbl. Haut- u. Geschl.-Kr. 97, 275 (1957). — MEANEY, T. F., and R. A. HAYS: Roentgen manifestations of psoriatic arthritis. Radiology 68, 403—407 (1957). — MICHEL, P. J., D. COLOMB, J. FAYOLLE et TRÉVOUX: Psoriasis sévère arthropathique avec poussées pustuleuses et érythrodermiques fébriles. Evolution mortelle en quelques années. Bull. Soc. franç. Derm. Syph. 64, 451—452 (1957). — MICHELSON, H. E.: A case for diagnosis (acrodermatitis continua, pustular psoriasis). Arch. Derm. Syph. (Chicago) 28, 266—267 (1933). — MIERZECKI, H.: Arthropathia psoriatica. Lemberger Dermat. Ges. 17. 11. 1927. Ref. Zbl. Haut- u. Geschl.-Kr. 26, 472 (1928). — MILIAN, G.: Traitement des arthropathies psoriasiques. Acta derm.-venereol. (Stockh.) 18, 552—555 (1937). Ref. Zbl. Haut- u. Geschl.-Kr. 58, 442 (1938). — MILIAN, G., et V. KATCHOURA: Psoriasis pusteux général. Bull. Soc. franç. Derm. Syph. 40, 851—853 (1933). — MITCHELL, I. H.: Blennorrhagic keratoses. Arthritis, psoriasis. Arch. Derm. Syph. (Chicago) 18, 979—980 (1928). — MOERS-MESSMER, V.: Psoriasis pustulosa et arthropathica. Dermat. Ges. Mannheim u. Ludwigshafen 29. 11. 1950. Ref. Zbl. Haut- u. Geschl.-Kr. 76, 424 (1951). — MONTANARO, E.: Un caso di psoriasi invertita e pustulosa. G. ital. Derm. 79, 677—684 (1938). — MÜLLER, W. G.: (a) Psoriasis arthropathica. Ver.igg Dresd. Dermat. 13. 10. 1937. Zbl. 58, 507 (1938). — (b) Psoriasis arthropathica. Dresd. Dermat. 8. 12. 1937. Ref. Zbl. Haut- u. Geschl.-Kr. 58, 510 (1938). — MUSGER, A.: (a) Psoriasis arthropathica. Wien. Dermat. Ges. 5. 6. 1930. Ref. Zbl. Haut- u. Geschl.-Kr. 35, (1931). — (b) Psoriasis arthropathica. Österr. Dermat. Ges. 17. 5. 1934. Ref. Zbl. Haut- u. Geschl.-Kr. 49, 586 (1935). — (c) Psoriasis universalis et arthropathica. Österr. Dermat. Ges. 8. 11. 1934. Ref. Zbl. Haut- u. Geschl.-Kr. 50, 548 (1935).

NETHERTON, E. W., and G. H. CURTIS: Pustular psoriasis. Arch. Derm. Syph. (Chicago) 40, 840—841 (1939). — NIEMAN, H.: Pustular psoriasis in a negress. Arch. Derm. Syph. (Chicago) 44, 907—910 (1941). — NORDIN, G.: Fatal case of psoriasis arthropathica. Acta derm.-venereol. (Stockh.) 15, 221—242 (1934).

OERTEL: Psoriasis arthropathica. Ver.igg Württemb. Dermat., Stuttgart 9. 12. 1950. Ref. Zbl. Haut- u. Geschl.-Kr. 78, 265 (1952). — OETTER: Psoriasis arthropathica mit annulären exsudativen Psoriasisherden. Schles. Dermat. Ver.igg Breslau 17. 12. 1938. Ref. Zbl. Haut- u. Geschl.-Kr. 62, 95 (1939). — OSTROWSKY, S.: Arthropathia psoriatica. Lemberger Dermat. Ver.igg 27. 10. 1928. Ref. Zbl. Haut- u. Geschl.-Kr. 30, 332 (1929).

Papée: Dermatitis herpetiformis Duhring? Psoriasis pustulosa? Lemberger Dermat. Ges. 7. 4. 1938. Ref. Zbl. Haut- u. Geschl.-Kr. 60, 603 (1938). — Pascher, F.., and S. Fried: Arthropathic psoriasis in a young boy. Arch. Derm. Syph. (Chicago) 74, 686 (1956). — Pastinczky, St.: (a) Psoriasis pustulosa. Ungar. Dermat. Ges. 8. 1. 1937. Ref. Zbl. Haut- u. Geschl.-Kr. 56, 599 (1937). — (b) Psoriasis arthropathica. Ungar. Dermat. Ges. 10. 12. 1937. Ref. Zbl. Haut- u. Geschl.-Kr. 59, 547 (1938). — Pautrier, L. M., et A. Ullmo: (a) Rhumatisme psoriasique à manifestations articulaires ayant précédé de 22 ans le psoriasis. Bull. Soc. franç. Derm. Syph. 45, 1319—1326 (1938). — (b) Psoriasis arthropathica. Bull. Soc. franç. Derm. Syph. 45, 1897—1900 (1938). — Pavic, R.: Contribution au problème du traitement de la psoriasis arthropathique. Srpski Arkh. tselok. 49, 829—834 (1951) [Serbisch]. Ref. Zbl. Haut- u. Geschl.-Kr. 82, 301 (1953). — Penner: Psoriasis arthropathica. Lemberger Dermat. Ver.igg Ges. 20. 1. 1938. Ref. Zbl. Haut- u. Geschl.-Kr. 59, 465 (1938). — Peracchia, L.: Sopra un caso di psoriasi con artropatia. Arch. ital. Derm. 3, 214—238 (1928). — Perschmann, G.: (a) Psoriasis pustulosa mit tödlichem Ausgang. Schles. Dermat. Ges., Breslau 8. 2. 1941. Ref. Zbl. Haut- u. Geschl.-Kr. 67, 125 (1941). — (b) Psoriasis pustulosa. Schles. Dermat. Ges., Breslau 29. 11. 1941. Ref. Zbl. Haut- u. Geschl.-Kr. 68, 272 (1942). — Petracek: Psoriasis arthropathica. Tschech. wiss. Dermat.-venerol. Ges., Prag 10. 3. 1935. Ref. Zbl. Haut- u. Geschl.-Kr. 51, 246 (1935). — Photinos, G., u. P. Photinos: Psoriasis pustulosa. Griech. Dermat. Ges., Athen 19. 12. 1937. Ref. Zbl. Haut- u. Geschl.-Kr. 59, 117 (1938). — Photinos, P.: Un cas rare de psoriasis pustuleux. Bull. Soc. franç. Derm. Syph. 45, 1041—1043 (1938). — Pilau, G.: (a) Psoriasis arthropathica. Ungar. Dermat. Ges., Budapest 13. 2. 1931. Ref. Zbl. Haut- u. Geschl.-Kr. 39, 134 (1932). — (b) Psoriasis arthropathica. Ungar. Dermat. Ges., Budapest 12. 1. 1934. Ref. Zbl. Haut- u. Geschl.-Kr. 48, 515 (1934). — Pinetti, P.: Contributo ad una miglior conoscenza della psoriasi pustulosa. G. ital. Derm. 77, 713—739 (1936). — Plenck, H.: Psoriatic arthritis. Report of a case. Amer. J. Roentgenol. 64, 635—639 (1950). — Prakken, J. R.: Rhythmisch verlaufende Eruptionen bei Psoriasis pustulosa. Dermatologica (Basel) 115, 616—622 (1957). — Preininger, T.: Psoriasis bullosa et vegetans. Ungar. Dermat. Ges., Budapest 11. 11. 1939. Ref. Zbl. Haut- u. Geschl.-Kr. 64, 241 (1940).

Ramel, E.: Psoriasis pustuleux (moulages). Kongr. Schweiz. Dermat. Ges. Basel 3. 6. 1928. Ref. Zbl. Haut- u. Geschl.-Kr. 30, 449 (1929). — Reed, W. B., and S. W. Becker: Psoriasis and arthritis. Arch. Derm. Syph. (Chicago) 81, 577—585 (1960). — Reinicke, H.: Sekundäre Moniliasis bei Psoriasis arthropathica. Hamb. Dermat. Ges. 18. 5. 1957. — Reisner, A.: Arthropathia psoriatica. Tagg Südwestdtsch. Dermat., Würzburg 22. 10. 1938. Ref. Zbl. Haut- u. Geschl.-Kr. 62, 9 (1939). — Reiter, F. H., and A. Nørholm-Pedersen: Relation between psoriasis and polyarthritis. Acta derm. venereol. (Stockh.) 33, 372—384 (1953). Ref. Zbl. Haut- u. Geschl.-Kr. 88, 298 (1954). — Remenovsky: Arthritis psoriatica. Wien. Dermat. Ges. 14. 1. 1932. Ref. Zbl. Haut- u. Geschl.-Kr. 41, 423 (1932). — Rétornaz, A.: Sur le psoriasis arthropathique. Dermatologica (Basel) 98, 302—303 (1949). — Reynaers, H.: Psoriasis pustuleux? Arch. belges Derm. 10, 34—35 (1954). — Richter, W.: (a) Über Arthropathia psoriatica. Dtsch. Z. Chir. 237, 13—30 (1932). — (b) Knochen- und Gelenkerkrankungen in der Dermatologie unter Berücksichtigung der Differentialdiagnose. Berl. Dermat. Ges. 14. 6. 1927. Ref. Zbl. Haut- u. Geschl.-Kr. 25 (1928). — Riehl jun., G.: (a) Psoriasis arthropathica. Österr. Dermat. Ges., Wien 12. 12. 1935. Ref. Zbl. Haut- u. Geschl.-Kr. 53, 291 (1936). — (b) Psoriasis pustulosa. Österr. Dermat. Ges. 11. 2. 1954. Ref. Zbl. Haut- u. Geschl.-Kr. 88, 369 (1954). — Robert, P.: Demonstrationen: Psoriasis pustulosa. (Beginn unter dem Bild einer Acrodermatitis continua Hallopeau.) Dermatologica (Basel) 94, 170 (1947). — Rodner, E.: Ein Fall von Psoriasis arthropathica. Derm. Wschr. 1934 II, 1438. — Rosen, I.: Pustular psoriasis. Arch. Derm. Syph. (Chicago) 33, 914. (1936). — Rostenberg, A.: (a) Psoriasis arthropathica. Arch. Derm. Syph. (Chicago) 26, 580—581 (1932). (b) Pustular psoriasis. Arch. Derm. Syph. (Chicago) 33, 937 (1936). — Roxburgh, A. C., and K. O. Black: A case of generalized pustular psoriasis. Brit. J. Derm. 48, 618 (1936). — Ruhrmann, H.: Überzeugender therapeutischer Erfolg mit Cortison bei einem Fall von Psoriasis pustulosa mit Arthropathien. Ärztl. Wschr. 1083—1085 (1955). — Ruiter, M.: Eine hartnäckige pustulöse Erkrankung von Handflächen und Fußsohlen. Ned. T. Geneesk. 477—483 (1937) [Holländisch]. Ref. Zbl. Haut- u. Geschl.-Kr. 56, 184 (1937). — Runckelen, H. v.: Psoriasis pustuleux. Arch. belges Derm. 10, 343 (1954).

Sachs, W., G. M. McKee and M. J. Rothstein: Acrodermatitis pustulosa perstans (so-called pustular psoriasis). Arch. Derm. Syph. (Chicago) 56, 766—770 (1947). — Sachs, W., and P. M. Sachs: Acrodermatitis pustulosa perstans and psoriasis. Arch. Derm. Syph. (Chicago) 65, 103—104 (1952). — Sauer, G. C.: Exfoliative psoriasis with arthritis. Arch. Derm. Syph. (Chicago) 64, 511—513 (1951). — Scerrato, R.: Psoriasi pustulosa generalizzata di Zumbusch (Caso clinico). Ann. ital. Derm. Sif. 12, 122—143 (1957). — Scheer, M.: Psoriasis pustulosa of the palms with typical psoriasis of the elbows. Arch. Derm. Syph. (Chicago) 33, 179 (1936). — Schipke, H.: Psoriasis artropathica. Demonstration. Chemn. Hautärzte 9. 12. 1936. Ref. Zbl. Haut- u. Geschl.-Kr. **56**, 81 (1937). — SCHLEIFF, P.: Psoriasis arthropathica bei Erythrodermia psoriatica. Derm. Wschr. **1938** I, 1—3. — SCHMIDT, P. W.: Bericht über Heilung einer schweren Psoriasis arthropathica nach Gebißsanierung. Nordwestdtsch. u. Hamb. Dermat. Ges. 2. 4. 1948. Ref. Zbl. Haut- u. Geschl.-Kr. **72** (1948/49). — SCHÖNFELD, W.: Psoriatische Erythrodermie und Gelenk-psoriasis. Tagg Ver.igg Südwestdtsch. Dermat., Frankfurt 9. 5. 1937. Ref. Zbl. Haut- u. Geschl.-Kr. **57**, 494 (1938). — SCHOUWEN, M. VAN: Acrodermatitis continua, Psoriasis pustulosa und Impetigo herpetiformis. Ned. T. Geneesk 79—85 u. engl. Zus.fass. (1953). Ref. Zbl. Haut- u. Geschl.-Kr. **85**, 325 (1953). — SCHREUS, H. TH.: Psoriasis pustulosa. Düsseld. Dermat. 30. 1. 1952. Ref. Zbl. Haut- u. Geschl.-Kr. **81**, 407 (1952). — SCHUBERT, M.: Psoriasis pustulosa. Frankf. Dermat. 7. 12. 1938. Ref. Zbl. Haut- u. Geschl.-Kr. **61**, 628 (1939). — SCHÜMMER, H.: Psoriasis pustulosa et arthropathica. Düsseld. Dermat. 21. 2. 1951. Ref. Zbl. Haut- u. Geschl.-Kr. **81**, 403 (1952). — SCHUPPENER, H. J.: Das klinische Bild der Schleimhautbeteiligung bei Psoriasis pustulosa. Arch. klin. Exp. Derm. **209**, 600 (1960). — SCHUPPENER, H. J., u. G. KOBER: Psoriasis pustulosa Typ Zumbusch. Derm. Wschr. **136**, 953—966 (1957). — SEIER: (a) Psoriasis pustulosa (Hallopeau-ähnliches Bild). Tagg Südwestdtsch. Dermat., Frankfurt 24. 11. 1931. Ref. Zbl. Haut- u. Geschl.-Kr. **40**, 174 (1932). — (b) Psoriasis pustulosa. Tagg Südwestdtsch. Dermat. 4. 3. 1933. Ref. Zbl. Haut- u. Geschl.-Kr. **48**, 104 (1934). — SEVIN, W.: (a) Psoriasis pustulosa. Ver.igg Südwestdtsch. Dermat., Stuttgart 4. 5. 1957. — (b) Psoriasis vulgaris et arthropathica. Ver.igg Südwestdtsch. Dermat., Stuttgart 4. 5. 1957. — SÉZARY, A., et A. DURUY: Psoriasis universalis arthropathique ayant evolué d'emblée sous la forme d'une erythrodermie exfoliante chronique. Bull. Soc. franç. Derm. Syph. **36**, 119—122 (1929). — SHERMAN, M. S.: Psoriatic arthritis. Observations on the clinical, roentgenographic and pathological changes. J. Bone Jt. Surg. A. **34**, 831—852 (1952). — SHLIONSKY, H., and G. BLAKE: Arthritis psoriatica. Report of a case. Ann. intern. Med. **10**, 538—546 (1936). — SIBLEY, W. K., and W. KNOWSLEY: Pustular psoriasis. Proc. roy. Soc. Med. **26**, 1000—1001 (1933). — SICKIN: Erythrodermie nach einer Psoriasis arthropathica. Moskauer Dermat.-venerol. Ges. 4. 3. 1926. Ref. Zbl. Haut- u. Geschl.-Kr. **26**, 38 (1928). — SIDELL, C. M.: Reiter's syndrome (psoriasis with arthropathy). Arch. Derm. Syph. (Chicago) **71**, 774—776 (1955). — SIENKO: Psoriasis arthropathica. Erythrodermia. Warsch. Dermat. Ges. 13. 5. 1936. Ref. Zbl. Haut- u. Geschl.-Kr. **55**, 260 (1937). — SIMONS, R. D.: Psoriasis arthropathica mit tödlichem Verlauf. Ned. T. Geneesk 5643—5646 u. dtsch. Zus.fass. 1935 [Holländisch]. Ref. Zbl. Haut- u. Geschl.-Kr. **53**, 249 (1936). — SOLTERMANN, W.: Familiäre Psoriasis pustulosa unter dem Bilde der Impetigo herpetiformis. (Kasuistische Beiträge zur Frage der Identität von Psoriasis pustulosa und Impetigo herpetiformis). Dermatologica (Basel) **116**, 313—330 (1958). — SOMOGYI, Z.: (a) Psoriasis arthropathica. Ungar. Dermat. Ges. 30. 3. 1928. Ref. Zbl. Haut- u. Geschl.-Kr. **26**, 654 (1928). — (b) Psoriasis arthropathica. Ungar. Dermat. Ges. 13. 2. 1931. Ref. Zbl. Haut- u. Geschl.-Kr. **39**, 134 (1932). — SPILLMANN, L., WATRIN, WEIS et SIMONIN: Psoriasis arthropathique. Bull. Soc. franç. Derm. Syph. **41**, 807—809 (1934). — SPILLMANN, L., et WEIS: Psoriasis généralisé et arthropathique. Bull. Soc. franç. Dermat. Syph. **38**, 82—84 (1931). — SPILLMANN, L., WEIS et ROSENTHAL: Psoriasis arthropathique avec tbc. discrète associée. Bull. Soc. franç. Derm. Syph. **40**, 1247—1248 (1933). — SPRAFKE, H.: Psoriasis pustulosa. Demonstr. Chemn. Hautärzte 6. 12. 1935. Ref. Zbl. Haut- u. Geschl.-Kr. **53**, 71 (1936). — STAPINSKI, A.: Rheuma as a factor in the aetiopathogenesis of psoriasis arthropathica. Przegl. derm. **6**, 225—231 u. engl. Zus.fass. (1956) [Polnisch]. Ref. Zbl. Haut- u. Geschl.-Kr. **96**, 321 (1956). — STERNE, E. H., and B. SCHNEIDER: Psoriatic arthritis. Ann. int. Med. **38**, 512—522 (1953). — STREITMANN, B.: Beitrag zur Klinik und Histologie der Psoriasis pustulosa. Z. Haut- u. Geschl.-Kr. **19**, 65—75 (1955). — STÜMPKE, G.: (a) Psoriasis. Nordwestdtsch. Dermat. Tagg, Hannover 16. 10. 1932. Ref. Zbl. Haut- u. Geschl.-Kr. **43**, 610 (1933). — (b) Psoriasis arthropathica. Nordwestdtsch. Dermat. Tagg, Hannover 16. 10. 1932. Ref. Zbl. Haut- u. Geschl.-Kr. **43**, 610 (1933). — STÜTTGEN, G.: Psoriasis arthropathica bei einem 24jährigen Mann. Düsseld. Dermat. 20. 5. 1953. Ref. Zbl. Haut- u. Geschl.-Kr. **86**, 102 (1953). — SULZBERGER, M. B.: (a) Psoriasis and an unusual form of psoriatic arthropathy. Arch. Derm. Syph. (Chicago) **34**, 336—337 (1936). — (b) Psoriasis and psoriatic arthropathy. Arch. Derm. Syph. (Chicago) **36**, 445—447 (1937). — SWEITZER, S. E.: Psoriasis (general) with arthritis. Arch. Derm. Syph . (Chicago) **24**, 1119 (1931). — SZODORAY, L.: (a) Psoriasis pustulosa. Ungar. Dermat. Ges., Budapest 13. 5. 1939; Ref. Zbl. Haut- u. Geschl.-Kr. **64**, 9 (1940). — (b) À propos du psoriasis pustuleux. Ann. Derm. Syph. (Paris) **7**, 344—347 (1947).

TAGER, J.: Über Arthropathia psoriatica. Vestn. Roentgenol. Radiol **6**, 241—251 (1928) [Russisch]. Ref. Zbl. Haut- u. Geschl.-Kr. **29**, 60 (1929). — TÉMIME, P.: Psoriasis «pustuleux». Bull. Soc. franç. Derm. Syph. **65**, 217—218 (1958). — TENLÉN, S.: Fall von Psoriasis pustulosa. Dermat. Ges. Stockh. 11. 12. 1935. Ref. Zbl. Haut- u. Geschl.-Kr. **55**, 104 (1937). — TIEDEMANN, G.: Symptomatologie und Ätiologie der Psoriasis arthropathica im Blickfeld der Vererbung und Umweltbeeinflussung. Z. menschl. Vererb.- u. Konstit.-Lehre **30**, 248—292 (1951). — TIETZEN, H. E.: Psoriasis arthropathica. Ver.igg Dermat. Hamburg 15. 11. 1936. Ref. Zbl. Haut- u. Geschl.-Kr. **56**, 355 (1937). — TORCHI, M.: Sopra un caso di psoriasi artropatica in un soggetto con gravi alterazioni nervose. Atti Soc. ital. Derm. Sif. **3**, 818—821 (1941). — TOURAINE, A., et H. BOUR: Psoriasis pustulosa. Bull. Soc. franç. Derm. Syph. **45**, 230—232 (1938). — TOURAINE, A., et SOULIGNAC: Psoriasis pustuleux. Bull. Soc. franç. Derm. Syph. **44**, 686—689 (1937). — TRAUB, E.: (a) A case for diagnosis (Pustular psoriasis? Dermatophytosis?). Arch. Derm. Syph. (Chicago) **32**, 980—981 (1935). — (b) Radiodermatitis superimposed on pustular psoriasis or dermatophytosis? Arch. Derm. Syph. (Chicago) **37**, 895 (1938). — TRYB, A.: Psoriasis pustulosa et vesiculosa. Arch. Derm. **170**, 383—388 (1934).

ULBRICHT, H.: Die Behandlung der Psoriasis arthropathica mit Irgapyrin und Butazolidin. Derm. Wschr. **126**, 1189—1191 (1952).

VIALKOWITSCH: Psoriasis arthropathica. Ver.igg Württembg. Dermatol. 7. 7. 1956. Ref. Zbl. Haut- u. Geschl.-Kr. **96**, 79 (1956). — VOHWINKEL, K. H.: (a) Psoriasis arthropathica und Alopecia totalis. Derm. Wschr. **1929 II**, 1236—1239. — (b) Psoriasis pustulosa und ihre Behandlung mit A.T. 10. Derm. Wschr. **1936 II**, 1373—1376.

WARIN, R. P.: Pustular psoriasis treated with cortison and ACTH. Brit. J. Derm. **67**, 112—113 (1955). — WASSMANN, K.: Rheumatoid arthritis and psoriasis. Statistical statements. Ann.rheum. Dis. 8, 70 (1949). — WEBER, F. PARKES: Psoriasis arthropathica in a woman whose twin sister was similarly affected. Proc. roy. Soc. Med. **27**, 589—590 (1934). — WEINBERGER: Psoriasis pustulosa. Dtsch. Dermat. Ges. Tschech. Rep., Prag 21. 6. 1931. Ref. Zbl. Haut- u. Geschl.-Kr. **39**, 264 (1932). — WEISSENBACH, R. J.: Le psoriasis arthropathique. Arch. derm.-syph. (Paris) **1938**, 13—26. — WENDT: Psoriasis pustulosa. Verh. Dermat. Ges. Stockholm 13. 1. 1932. Ref. Zbl. Haut- u. Geschl.-Kr. **41** (1932). — WERTHER: (a) Atypische Psoriasis unter dem Bilde einer Infektionskrankheit und (b) Demonstration von Hautkranken. Ver.igg Dresd. Dermat. 7. 12. 1927. Ref. Zbl. Haut- u. Geschl.-Kr. **26**, 556, 557 (1928). — (c) Psoriasis ostracea mit Gelenkbeschwerden und Nagelveränderungen. Ver.igg Dresd. Dermat. 1. 2. 1928. Ref. Zbl. Haut- u. Geschl.-Kr. **27**, 29 (1928). — WIEMERS: Psoriasis arthropathica mit Erythrodermie. Frankf. Dermat. 5. 7. 1950. Ref. Zbl. Haut- u. Geschl.-Kr. **76**, 422 (1951). — WIGLEY, I. E. M.: Pustular psoriasis. Proc. roy. Soc. Med. **29**, 920—923 (1936). — WINNICKA, K.: Arthropathia psoriatica. Pol. Przegl. radiol. **2**, 199—204 u. franz. Zus.fass. (1927) [Polnisch]. Ref. Zbl. Haut- u. Geschl.-Kr. **26**, 694 (1928). — WISE, F.: (a) Pustular psoriasis? Arch. Derm. Syph. (Chicago) **24**, 1111 (1931). — (b) Psoriasis associated with arthritis of the hands. Arch. Derm. Syph. (Chicago) **34**, 518 (1936). — WOLF, H. F. DE: (a) Pustular psoriasis. Arch. Derm. Syph. (Chicago) **24**, 1138 (1931). — (b) Pustular psoriasis. Arch. Derm. Syph. (Chicago) **25**, 1158—1159 (1932). — WRIGHT, V.: (a) Psoriasis and arthritis. Ann. rheum. Dis. **15**, 348—356 (1956). — (b) Psoriasis and arthritis. A study of the radiographic appearances. Brit. J. Radiol. **30**, 113—119 (1957). — (c) Psoriasis and arthritis. Brit. J. Derm. **69**, 1—10 (1957). — WRONG, N.: Pustular psoriasis. Arch. Derm. Syph. (Chicago) **28**, 682—687 (1933).

YOUNG jr., A. W.: Psoriasis with pustules. Arch. Derm. Syph. (Chicago) **76**, 673—674 (1957).

ZELLNER, E.: Arthropathia psoriatica und Arthritis bei Psoriatikern. Wien. Arch. inn. Med. **15**, 435—452 (1928). — ZIELER, K.: Pustulöse Psoriasis. Tagg Südwestdtsch. Dermat., Würzburg 22. 10. 1938. Ref. Zbl. Haut- u. Geschl.-Kr. **62**, 21 (1939). — ZIERZ, P.: Psoriasis arthropathica. Tagg Dtsch. Dermat., Heidelberg 5. 10. 1949. Ref. Zbl. Haut- u. Geschl.-Kr. **74**, 47 (1949). — ZÜNDEL, W.: Psoriasis arthropathica mit Sproßpilzbefund in allen Psoriasisherden. Berl. Dermat. Ges. 18. 2. 1938. Ref. Zbl. Haut- u. Geschl.-Kr. **59**, 248 (1938). — ZURHELLE, E.: Psoriasis pustulosa. Ned. T. Geneesk **1937**, 4752 [Holländisch]. Ref. Zbl. Haut- u. Geschl.-Kr. **58**, 347 (1938).

IV. Diagnose und Differentialdiagnose der Psoriasis

ANDREWS, G.: (a) Lupus erythematodes and psoriasis. Arch. Derm. Syph. (Chicago) **22**, 544 (1930). — (b) Psoriasis resembling dermatophytosis. Arch. Derm. Syph. (Chicago) **25**, 393 (1932). — (c) Psoriasis and granuloma annulare. Arch. Derm. Syph. (Chicago) **41**, 133 (1940). — ANDRUSZEWSKI: Casus pro diagnosi. Lemberger Dermat. Ges. 26.4.1928. Ref. Zbl. Haut- u. Geschl.-Kr. **27**, 593 (1928). — ASTVATSATOUROV, K. R.: Psoriasis vulgaris bei einem Kranken mit universeller Ichthyose. Vestn. Vener. Derm. **11**, 59 (1939). Ref. Zbl. Haut- u. Geschl.-Kr. **65**, 165 (1940).

BALINA, P. L., E. G. ALVARADO und G. BASOMBRIO: Ein Fall von Psoriasis und Krätze. Rev. argent. Dermatosif. **13**, 11—13 (1930) [Spanisch]. Ref. Zbl. Haut- u. Geschl.-Kr. **39**, 58 (1932). — BALOGH, G.: Psoriasis in Lupus erythematodes-ähnlicher Lokalisation. Ungar. Dermat. Ges., Budapest 7. 4. 1933. Ref. Zbl. Haut- u. Geschl.-Kr. **46** (1933). —

BANCROFT, I.: Abnormal psoriasis. Arch. Derm. Syph. (Chicago) 27, 1020 (1933). — BATSCH-WAROFF, B.: Psoriasis vulgaris mit Gelenkveränderungen vom Typus „Poncet". Bulg. Dermat. Ges., Sofia 13. 2. 1934. Ref. Zbl. Haut- u. Geschl.-Kr. 50, 193 (1935). — BECHET, P.: (a) Psoriasis and lichen planus. Arch. Derm. Syph. (Chicago) 16, 783 (1927). — (b) Tinea trichophytica corporis simulating psoriasis. Arch. Derm. Syph. (Chicago) 19, 985 (1929). — (c) Psoriasis and dermatitis venenata. Arch. Derm. Syph. (Chicago) 27, 536 (1933). — (d) Psoriasis and lupus erythematodes. Arch. Derm. Syph. (Chicago) 33, 774 (1936). — (e) Psoriasis and lupus erythematodes of the face resembling psoriasis. Arch. Derm. Syph. (Chicago) 34, 516 (1936). — BECKER, S. W., and E. M. OBERMAYER: Eczematoid psoriasis. Arch. Derm. Syph. (Chicago) 30, 135 (1934). — BECKER, S. W., and E. B. RITCHIE: Leukoplakia buccalis in a young patient with psoriasis. Arch. Derm. Syph. (Chicago) 22, 747 (1930). — BERGGREEN, P.: Psoriasiforme Prämykose. Berl. Dermat. Ges. 28. 2. 1941. Ref. Zbl. Haut-u. Geschl.-Kr. 67, 284 (1941). — BERNHARDT, R.: (a) Auf den Grenzgebieten der Psoriasis. Pol. gaz. lek. 2, 961—966 (1929) [Polnisch]. Ref. Zbl. Haut- u. Geschl.-Kr. 34, 173 (1930). — (b) Über das seborrhoische Ekzem und seine Beziehungen zu der Psoriasis. Acta derm. venereol. (Stockh.) 12, 301—315 (1931). Ref. Zbl. Haut- u. Geschl.-Kr. 40, 56 (1932). — (c) Die Unnasche Dermatose (Psoriasoid Jadassohn) als atypische Form der Psoriasis vulgaris. Arch. Derm. 171, 322 (1935). — BEZECNY, R.: Scabies und Psoriasis. Dtsch. Dermat. Ges., Prag 7. 2. 1937. Ref. Zbl. Haut- u. Geschl.-Kr. 56, 518 (1937). — BLOOM, D.: (a) Psoriasis with superimposed bullous eruption (pemphigus). Med. J. Rec. 130, 246 (1929). — (b) Bullous eruption in a psoriatic patient. Arch. Derm. Syph. (Chicago) 20, 254 (1929). — (c) Unilateral psoriasis or nevus unius lateralis. Arch. Derm. Syph. (Chicago) 19, 500 (1929). — (d) Psoriasis and lichen plan. Arch. Derm. Syph. (Chicago) 21, 878 (1930). — BÖTTGER: Lues I und Lues II. Demonstr. Chemn. Dermatologen 1. 10. 1926. Ref. Zbl. Haut- u. Geschl.-Kr. 25, 520 (1928). — BOLGERT, M., L. PÉRIN, R. POISSON et J. FESQUET: Nouveaux cas de psoriasis lichénoide. Bull. Soc. franç. Derm. Syph. 63, 320—322 (1956). — BOLGERT, M., et J. TABERNAT: Le problème du psoriasis et du lichen plan. associés. Bull. Soc. franç. Derm. Syph. 63, 154—157 (1956). — Boss: Psoriasis und Lichen beim selben Individuum. Berl. Dermat. Ges. 11. 1. 1932. Ref. Zbl. Haut- u. Geschl.-Kr. 41, 28 (1932). — BROCQ, L.: Contribution à l'étude des frontières du lichen plan. Ses relations avec le psoriasis et le parapsor. Bull. Soc. franç. Derm. Syph. 34, 507 (1927). — BRÜCK, C.: Fall von Psoriasis. Verh. Dermat. Ges., Stockholm 8. 12. 1937. Ref. Zbl. Haut- u. Geschl.-Kr. 58, 406 (1938). — BRUNS: Casus pro diagnosi. Dermat. Ges. Hamburg 26. 2. 1939. Ref. Zbl. Haut- u. Geschl.-Kr. 63, 343 (1940). — BUCHHOLZ, E.: Schwierigkeiten der Differentialdiagnose von Psoriasis der Mundschleimhaut und Leukoplakie. Diss. Münster 1933. — BUHL: Kombination von Psoriasis und Syphilis. Dän. Dermat. Ges., Kopenhagen 5. 5. 1931. Ref. Zbl. Haut- u. Geschl.-Kr. 38, 750 (1931). — BUSCHKE, A.: (a) Psoriasis und Acrodermatitis chronica atrophicans. Berl. Dermat. Ges. 14. 2. 1928. Ref. Zbl. Haut- u. Geschl.-Kr. 26, 769 (1928). — (b) Hirnlues. Atypische Psoriasis oder spezifisches Exanthem. Berl. Dermat. Ges. 12. 6. 1928. Ref. Zbl. Haut- u. Geschl.-Kr. 28, 414 (1929). — (c) Psoriasis und Lues II. Berl. Dermat. Ges. 12. 5. 1931. Ref. Zbl. Haut- u. Geschl.-Kr. 39, 503 (1932). — BUSCHKE, A., u. W. CURTH: Lichen ruber und Psoriasis. Derm. Wschr. 2, 1175—1180 (1928).

CARPENTIER, E.: Cas complexe. Aphthose, uvéite, parotite, arthrite et nodules périvascularites récidivantes avec psoriasis. Arch. belges Derm. 8, 103—104 (1952). — CARRIÉ, K.: Psoriasis vulgaris. Düsseld. Dermat. Ges. 5. 12. 1951. Ref. Zbl. Haut- u. Geschl.-Kr. 81, 406 (1952). — CHARGIN, L.: Lichen planus and psoriasis. Arch. Derm. Syph. (Chicago) 24, 1105 (1931). — CHEVALLIER, P., et J. BERNARD: Cas pour diagnostic. Homme atteint en même temps d'une éruption du type psoriasiforme et d'une paralysie partielle et variable de la troisième paire, sans aucun signe de syphilis. Bull. Soc. franç. Derm. Syph. 39, 1229 (1932). — CHRIST, N.: Erythematodes acutus und Psoriasis. Württemb. Hautärzte, Stuttgart 2. 6. 1934. Ref. Zbl. Haut- u. Geschl.-Kr. 50, 274 (1935). — CHRISTODOULOU, G.: Atypische Form und Lokalisation von Psoriasis. Griech. Dermat., Athen 10. 5. 1936. Ref. Zbl. Haut-u. Geschl.-Kr. 57, 21 (1938). — CORNELL, V.: Psoriasis? Arch. Derm. 31, 903 (1935). — CUESTA, y MARTINEZ: Psoriasis syphiloides. Actas dermo-sifiliogr. (Madr.) 20, 194 (1928) [Spanisch]. Ref. Zbl. Haut- u. Geschl.-Kr. 29, 115 (1929). — CURTH, H. O.: Pityriasis rubra pilaris (?) with psoriasis. Arch. Derm. Syph. (Chicago) 35, 542 (1937). — CUTRONE, P., e G. MARSON: Su di un caso di calcinosi associato a psoriasi. Minerva derm. 29, 211—216 (1954).

DARIER, J.: Nouvelle pratique dermatologique. Dermatoses microbiennes. Paris: Masson & Cie. 1936. — DARTSCH: Psoriasis vulgaris, Lichen ruber planus. Dtsch. Dermat. Ges., Heidelberg 5. 10. 1949. Ref. Zbl. Haut- u. Geschl.-Kr. 74, 42 (1949). — DAVIES, J.: Psoriasis? Pityriasis rubra pilaris. Case for diagnosis. Proc. roy. Soc. Med. 23, 415 (1930). — DEGOS, R., F. COTTENOT et R. TOURAINE: Nouveau cas de mycosis fungoide psoriasis (ou prémycosis psoriasiforme). Association d'une nappe de poikilodermie. Bull. Soc. franç. Derm. Syph. 62, 137—138 (1955). — DEGOS, R., J. DELORT, B. OSSIPOWSKI et J. M. PERNOT: Leucose myéloide terminant l'évolution d'un mycosis fungoide précession d'un psoriasis.

Bull. Soc. franç. Derm. Syph. **62**, 476—478 (1955). — DEPRECQ, M.: Coexistence du psoriasis et du lupus érythémateux. J. Méd. Bordeaux **116**, 365 (1939). — DOLLMANN v. OYE, W.: Psoriasis. Rhein. Westf. Dermat. 24. 4. 1939. Ref. Zbl. Haut- u. Geschl.-Kr. **63**, 108 (1940). — DREYER: (a) Psoriasis. Kölner Dermat. Ges. 31. 10. 1930. Ref. Zbl. Haut- u. Geschl.-Kr. **36**, 530 (1931). — (b) Fall zur Diagnose. Kölner Dermat. Ges. 28. 2. 1931. Ref. Zbl. Haut- u. Geschl.-Kr. **37**, 421 (1931).

EICHHORN, R.: Lues und Psoriasis. Demonstr. Chemn. Hautärzte 8. 11. 1935. Ref. Zbl. Haut- u. Geschl.-Kr. **52**, 409 (1936). — ENGELHARDT, W: Soormykose und Psoriasis vulgaris. Düsseld. Dermat. 20. 7. 1936. Ref. Zbl. Haut- u. Geschl.-Kr. **54**, 488 (1937).

FALK, C. A.: Fall von Psoriasis? Periarteritis nodosa? Dermat. Ges. Stockholm 11. 10. 1939. Ref. Zbl. Haut- u. Geschl.-Kr. **65**, 516 (1940). — FEIT, H.: Papulonecrotic tuberculide in a patient with psoriasis. Arch. Derm. Syph. (Chicago) **35**, 999—1000 (1937). — FERNANDEZ, A., u. L. JAPPALUCI: Psoriasis, klinisch eine Pityriasis rubra pilaris vortäuschend. Rev. Asoc. méd. argent. **49**, 800—807 (1935) [Spanisch] Ref. Zbl. Haut- u. Geschl.-Kr. **52**, 583 (1936). — FERNANDEZ DE LA PORTILLA, I.: (a) Psoriasis atypica? Actas dermo-sifiliogr. (Madr.) **22**, 243 (1929) [Spanisch]. Ref. Zbl. Haut- u. Geschl.-Kr. **38**, 479 (1931). — (b) Krustige Dermatose zweifelhafter Art. Actas dermo-sifiliogr. (Madr.) **22**, 647—652 (1930) [Spanisch]. Ref. Zbl. Haut- u. Geschl.-Kr. **38**, 478 (1931). — FESSLER, A.: Psoriasis vulgaris und Lupus erythematodes. Wien. Dermat. Ges. 4. 5. 1933. Ref. Zbl. Haut- u. Geschl.-Kr. **46** (1933). — FISCHER, E.: Syphilis III, Psoriasis vulgaris vortäuschend. Dtsch. Dermat. Ges., Prag 16. 6. 1929. Ref. Zbl. Haut- u. Geschl.-Kr. **31**, 551 (1929). — FISCHER, K.: Lues und Psoriasis. Dtsch. Dermat. Ges., Prag 4. 11. 1928. Ref. Zbl. Haut- u. Geschl.-Kr. **29**, 253 (1929). — FISCHER, W.: Psoriasis vom Charakter eines seborrhoischen Ekzems. Berl. Dermat. Ges. 8. 3. 1932. Ref. Zbl. Haut- u. Geschl.-Kr. **41**, 299 (1932). — FLESCH, P., and E. C. JACKSON ESODA: Pentoses in horny layers. A simple color test for the diagnosis of psoriasis. J. invest. Derm. **32**, 437—444 (1959). — FREI: Lupus erythematodes und Psoriasis. Berl. Dermat. Ges. 12. 7. 1932. Ref. Zbl. Haut- u. Geschl.-Kr. **42**, 569 (1932). — FRITZSCHE, W.: Kombination von Psoriasis und Ichthyosis. Diss. Leipzig 1932. Ref. Zbl. Haut- u. Geschl.-Kr. **46** (1933). — FRÜH-WALD, R.: (a) Psoriasis vulgaris. Demonstr. Chemn. Dermat. 4. 2. 1927. Ref. Zbl. Haut- u. Geschl.-Kr. **25**, 523 (1928). — (b) Fall zur Diagnose. Demonstr. Chemn. Dermat. 4. 5. 1928. Ref. Zbl. Haut- u. Geschl.-Kr. **29**, 25 (1929).

GATÉ, J., C. BOYER et P. CUILLERET: Psoriasis des mains ayant simulé à son debut un lupus érythémateux et revêtant actuellement dans les régions palmaires un aspect hyper-keratosique. Bull. Soc. franç. Derm. Syph. **38**, 1022—1024 (1931). — GATÉ, J., P. J. MICHEL, G. CHANIAL et H. BOUQUIN: Lichen obtusus récent des bras et des cuisses intriqué avec un psoriasis ancien. Bull. Soc. franç. Derm. Syph. **43**, 1412—1415 (1936). — GAWALOWSKI, K.: Psoriasis atypica. Przegl. derm. **31**, 334—339 u. franz. Zus.fass. (1936) [Tschechisch]. Ref. Zbl. Haut- u. Geschl.-Kr. **56**, 180 (1937). — GAY-PRIETO, J.: Beziehungen zwischen Psoriasis und Pityriasis rubra pilaris. Actas dermo-sifiliogr. (Madr.) **26**, 345—352 (1934) [Spanisch]. Ref. Zbl. Haut- u. Geschl.-Kr. **49**, 141 (1935). — GEIGER, R.: Psoriasis vulgaris? Wien. Dermat. Ges. 20. 2. 1930. Ref. Zbl. Haut- u. Geschl.-Kr. **34**, 411 (1930). — GERKE, J.: Über das gleichzeitige Vorkommen von Ichthyosis und Psoriasis. Arch. Derm. **169**, 485—493 (1934). — GILMOUR, A. J.: Lupus erythematodes and psoriasis. Arch. Derm. Syph. (Chicago) **22**, 923—924 (1930). — GOECKERMANN, W. H.: Psoriasis associated with lupus erythematosus. Med. Clin. N. Amer. **15**, 1491—1496 (1932). — GOLDSMITH, W. N.: Congenital ichthyosiform erythroderma or psoriasis. Proc. roy. Soc. Med. **23**, 1635—1636 (1930). — GOODMAN, H.: A case for diagnosis. Arch. Derm. Syph. (Chicago) **25**, 1114—1115 (1932). — GOUGEROT, H., et R. BURNIER: Éruption simultanée de psoriasis et lichen planus cutanéo-muqueux post-aurique. Bull. Soc. franç. Derm. Syph. **41**, 396—401 (1934). — GROSS: A case for diagnosis. Lichen planus? Arch. Derm. Syph. (Chicago) **19**, 838—840 (1929). — GROSS, P.: Lupus erythematosus and psoriasis. Arch. Derm. Syph. (Chicago) **44**, 281—282 (1941). — GÜLDEN, K.: Psoriasis und L III. Düsseld. Dermat. Ges. 17. 5. 1933. Ref. Zbl. Haut- u. Geschl.-Kr. **45**, 549 (1933). — GUSZMAN, J.: Toxisches Erythem. Carcinoma scroti et axillae. Psoriasis, Leucoplacia buccae. Lues latens. Ungar. Dermat. Ges., Budapest 12. 1. 1934. Ref. Zbl. Haut- u. Geschl.-Kr. **48**, 515 (1934).

HABER: Lues und Psoriasis. Dtsch. Dermat. Ges. Tschech. Rep., Prag 16. 12. 1928. Ref. Zbl. Haut- u. Geschl.-Kr. **30**, 9 (1929). — HALL-SMITH, S. P.: Psoriasis and .upus ery-thematosus. Brit. J. Derm. **67**, 227—229 (1955). — HAXTHAUSEN, H.: Psoriasis Dermat. Ges., Kopenhagen 6. 5. 1936. Ref. Zbl. Haut- u. Geschl.-Kr. **54**, 4 (1937). — HUDELO, M., G. GARNIER et E. CAILLIAU: Psoriasis hyperkératosique avec papillomatose et cornes cutanées, lésions linguales de nature indéterminée. Bull. Soc. franç. Derm. Syph. **34**, 389—394 (1927). — HULUSI-BEHZET: Psoriasis en gouttes. Türk. Dermat. Ges. 1. 10. 1933. Ref. Zbl. Haut- u. Geschl.-Kr. **48**, 353 (1934).

IRVINE, H. G., and D. D. TURNACLIFF: Psoriasis plus syphilis? Arch. Derm. Syph. (Chicago) **26**, 1134—1136 (1932). — ISHIKAWA, R.: Ein Fall von Psoriasis vulgaris mit Noma.

Mitt. med. Akad. Kioto **23**, 1051—1056 (1938). Ref. Zbl. Haut- u. Geschl.-Kr. **61**, 191 (1939).

JACOBSEN, H.: Extensive Psoriasis. Arch. Derm. Syph. (Chicago) **38**, 485—486 (1938). — JADASSOHN, J., u. K. ZIELER: Ikonographia dermatologica. Berlin u. Wien: Urban & Schwarzenberg 1932. — JAMIESON, R. C.: Psoriasis simulating lupus erythematosus. Arch. Derm. Syph. (Chicago) **16**, 245 (1927).

KARCHER, E. W.: Blastomycosis of the neck? Psoriasis? Arch. Derm. Syph. (Chicago) **22**, 549—550 (1930). — KARRENBERG, C. L. F.: (a) Sehr ausgesprochene Atrophia psoriatica. Dermat. Ges. Hamburg 26. 3. 1927. Ref. Zbl. Haut- u. Geschl.-Kr. **25**, 172 (1928). — (b) Leukokeratosisähnliche Erscheinungen am harten Gaumen bei einem Patienten mit Psoriasis. Dermat. Ges. Hamburg 26. 11. 1927. Ref. Zbl. Haut- u. Geschl.-Kr. **27**, 342 (1928). — KEINING, E., u. K. HASSENPFLUG: Die Psoriasis des Nagelbereiches. Münch. med. Wschr. **1958**, 450—453. — KISSMEYER, M. A.: Psoriasis bullosa? Dän. Dermat. Ges. 1. 5. 1935. Ref. Zbl. Haut- u. Geschl.-Kr. **51**, 367 (1935). — KLOEPPEL: Psoriasis vulgaris auf seborrhoischer Basis. Dresd. Dermat. 7. 3. 1928. Ref. Zbl. Haut- u. Geschl.-Kr. **27**, 345 (1928). — KLÜVER: Psoriasis vulgaris mit psoriasiformen Syphiliden. Dermat. Ges. Danzig 15. 6. 1935. Ref. Zbl. Haut- u. Geschl.-Kr. **52**, 626 (1936). — KOBORI, T.: Ein Fall von Lupus miliaris disseminatus faciei mit Komplikation von Psoriasis vulgaris. Jap. J. Derm. **39**, 26 (1936). Ref. Zbl. Haut- u. Geschl.-Kr. **54**, 610 (1937). — KONRAD, J.: Ichthyosis und Psoriasis. Österr. Dermat. Ges. 17. 5. 1934. Ref. Zbl. Haut- u. Geschl.-Kr. **49**, 583 (1935). — KOSMÜTZKY: Psoriasis punctata. Hämatogene Ausbreitung durch Mykid? Klin. Demonstr. Mannheim 30. 10. 1935. Ref. Zbl. Haut- u. Geschl.-Kr. **52**, 412 (1936). — KREIBICH: Dermatitis herpetiformis Duhring bei vorausgehender Psoriasis. Dtsch. Dermat. Prag 3. 11. 1928. Ref. Zbl. Haut- u. Geschl.-Kr. **29**, 250 (1929). — KWIATKOWSKI: Naevus lineraris. Psoriasis vulgaris. Lemberger Dermat. Ges. 15. 11. 1928. Ref. Zbl. Haut- u. Geschl.-Kr. **30**, 443 (1929).

LANGER, E.: Fall zur Diagnose: Kombination von Psoriasis und Lichen ruber? Berl. Dermat. Ges. 10. 2. 1931. Ref. Zbl. Haut- u. Geschl.-Kr. **37**, 583 (1931). — LAPOWSKI, B.: Psoriasis? Arch. Derm. Syph. (Chicago) **28**, 270 (1933). — LENARTOWICZ: Casus pro diagnosi. Lemberger Dermat. Ges. 31. 5. 1929. Ref. Zbl. Haut- u. Geschl.-Kr. **31**, 300 (1929). — LEONI, A.: Quadro a tipo di pemfigo foliaceo in corso di psoriasi. Minerva derm. **27**, 238—240 (1952). — LESZCYNSKI, R.: Lues papulosa et psoriasis vulgaris. Lemberger Dermat. Ges. 27. 10. 1927. Ref. Zbl. Haut- u. Geschl.-Kr. **26**, 470 (1928). — LILIENSTEIN: Fall zur Diagnose. (Rezidivlues oder Psoriasis?). Dermat. Ges. Hamburg 27. 4. 1928. Ref. Zbl. Haut- u. Geschl.-Kr. **31**, 25 (1929). — LINSER, K.: (a) Psoriasis vulgaris und isolierter Lichen ruber planus der Mundschleimhaut. Dermat. Ges. Berlin 8. 11. 1953. Ref. Zbl. Haut- u. Geschl.- Kr. **88**, 194 (1954). — (b) Dermatitis herpetiformis in Kombination mit Psoriasis vulgaris. Dermat. Ges. Berlin 8. 11. 1953. Ref. Zbl. Haut- u. Geschl.-Kr. **88**, 195 (1954). — LITTLE, E. G.: Lesions (psoriatic?) on palms. Case for diagnosis. Proc. roy. Soc. Med. **24**, 100 (1930). — LÖWENFELD: Vitiligo und Psoriasis. Wien. Dermat. Ges. 17. 11. 1932. Ref. Zbl. Haut- u. Geschl.-Kr. **44**, 506 (1933). — LOHMANN, W.: Fall zur Diagnose. Rhein.-West. Dermat. 13. 5. 1928. Ref. Zbl. Haut- u. Geschl.-Kr. **27**, 585 (1928). — LOUSTE, A., LEVY-FRANCKEL et CAILLIAU: Lupus érythémateux et psor. Bull. Soc. franç. derm. Syph. **40**, 250—252 (1933).

MALONEY, E. R.: Psoriasis resembling lupus erythematosus: Trichostasis spinulosa. Arch. Derm. Syph. (Chicago) **24**, 1135 (1931). — MARINOV: Psoriasis vulgaris. Kroat. Dermat. Ges. 19. 1. 1941. Ref. Zbl. Haut- u. Geschl.-Kr. **67**, 527 (1941). — MARTIN-SCOTT, J.: Dermatitis repens and psoriasis. Brit. J. Derm. **71**, 72—73 (1959). — MEIREN, VAN DER L.: Eruption profuse de granulome annulaire des membres supérieurs chez un psoriasique. Arch. belg. Derm. **6**, 150—151 (1950). — MEIROWSKY: Leukoplakie bei Psoriasis. Kölner Dermat. Ges. 31. 1. 1930. Ref. Zbl. Haut- u. Geschl.-Kr. **34**, 16 (1940). — MERENLENDER: Psoriasis buccalis? Warsch. Dermat. Ges. 5. 3. 1931. Ref. Zbl. Haut- u. Geschl.-Kr. **39**, 145 (1932). — MERKLEN, F. P., G. R. MELKI et J. COPHIGNON: Érythrodermie grave prémycosique sur psoriasis ancien. Bull. Soc. franç. Derm. Syph. **63**, 132 (1956). — MICHALOWSKI, B.: Dermatitis acuta und Psoriasis. Dermat. Ges. Warschau 9. 4. 1932. Ref. Zbl. Haut- u. Geschl.-Kr. **49**, 112 (1935). — MIESCHER, G.: Atypische lupoide Affektion mit intra- und extracellulärer Lipoidose neben Psoriasis. Schweiz. Med. Wschr. **2**, 920 (1936). — MILBRADT, W.: Über das gleichzeitige Auftreten von Psoriasis und Lichen ruber planus. Derm. Wschr. **1935**, 437—440. MILIAN, G.: Auride biotropique complexe: Mélange de lichen planus, de psoriasis, et d'eczéma craquelé. Rev. franç. Derm. Vénér. **9**, 518—527 (1933). — MITCHELL, I. H.: (a) Syphilid (psoriasif. type). Arch. Derm. Syph. (Chicago) **16**, 99 (1927). — (b) Psor. and lupus erythematosus. Arch. Derm. Syph. (Chicago) **17**, 894 (1928). — MÖSLEIN, P.: Impetigo herpetiformis, Psoriasis pustulosa, Acrodermatitis continua Hallopeau. Arch. klin. exp. Derm. **208**, 410 (1958). — MOON- ADAMS, S.: Psor.? Arch. Derm. **32**, 968 (1935). — MOYLE, R. D.: Psoriasis of the mucous membranes. Proc. roy. Soc. Med. **29**, 289 (1936). — MÜLLER, F.: Erythrodermia psoriatica et syphilis framboesiformis. Ungar. Dermat. Ges., Budapest 13. 3. 1943. Ref. Zbl.

Haut- u. Geschl.-Kr. **70**, 532 (1943). — MUSKATBLIT,: Psoriasis und Syphilis II. Frankf. Dermat. Ges. 23. 1. 1930. Ref. Zbl. Haut- u. Geschl.-Kr. **34**, 539 (1930).

NEXMAND, P. H.: Discussion of diagnosis. (Mycosis fungoides with exfoliative erythroderma or psoriasis with exfoliative erythroderma and roentgen dermatitis?) Acta derm. venereol. (Stockh.) **35**, 248—249 (1955). Ref. Zbl. Haut- u. Geschl.-Kr. **94**, 90 (1956). — NICOLAS, J. et J. ROUSSET: Coexistence chez le même malade de psor. et de lichen plan. Bull. Soc. franç. Derm. Syph. **42**, 377—378 (1935). — NOBL, G.: Figurierte Psoriasis in Kombination mit diffuser Acrodermatitis atrophicans, makulöser Anetodermie (Jadassohn) und Spätlues. Wien. Dermat. Ges. 22. 10. 1931. Ref. Zbl. Haut- u. Geschl.-Kr. **40**, 728 (1932).

OLIVER, E. L., and C. W. FINNERUD: A case of multiform erythema with psoriasis-like lesions. Arch. Derm. Syph. (Chicago) **15**, 743—744 (1927). — OPPENHEIM, M.: (a) Trichophytia follicularis und chronische Psor. Österr. Dermat. Ges. 19. 4. 1934. Ref. Zbl. Haut- u. Geschl.-Kr. **49**, 290 (1935). — (b) Oberflächliche vesiculöse Trichophytie oder Psoriasis pustulosa. Österr. Dermat. Ges. 13. 1. 1938. Ref. Zbl. Haut- u. Geschl.-Kr. **59**, 583 (1938).

PASKOV, B.: Klinische Formen, Ätiologie und Behandlung der Psoriasis nach den Materialen des Staatl. Inst. Korolenko während 10 Jahren. Sovet. Vestn. Vener. Derm. **3**, 140—154 (1934). Ref. Zbl. Haut- u. Geschl.-Kr. **48**, 387 (1934). — PERKEL, J., u. B. BEZPOZVANNAJA: Zur Kasuistik der Kombination von Lichen ruber planus und Psoriasis vulgaris. Russk. Vestn. Derm. **8**, 177—180 u. dtsch. Zus.fass (1930) [Russisch]. Ref. Zbl. Haut- u. Geschl.-Kr. **35**, 365 (1931). — PHOTINOS, G., u. P. PHOTINOS: Psoriasis und Scabies. Griech. Dermat. Ges., Athen 6. 5. 1934. Ref. Zbl. Haut- u. Geschl.-Kr. **52**, 340 (1936). — PICK, W.: Psor. vulg. Dtsch. Dermat. Ges. Prag 18. 5. 1930. Ref. Zbl. Haut- u. Geschl.-Kr. **35**, 213 (1931). — PILAU, G.: Psoriasis und psoriasiformes Syphilid. Ungar. Dermat. Ges. 9. 12. 1932. Ref. Zbl. Haut- u. Geschl.-Kr. **44**, 263 (1933). — PILLSBURY, D., and C. S. BROWN: Seborrheic psoriasis. Arch. Derm. Syph. (Chicago) **72**, 490—491 (1955). — PILLSBURY, D., and B. SHAFFER: Psor. associated with lichen-spinulosus-like eruption. Arch. Derm. Syph. (Chicago) **42**, 734—735 (1940). — POPOFF, L.: Morbus Duhring kombiniert mit Psoriasis vulgaris. Bulgar. Dermat. Ges., Sofia 13. 2. 1934. Ref. Zbl. Haut- u. Geschl.-Kr. **50**, 193 (1935). — POTRZOBOWSKI, K.: (a) Dermatitis herpetiformis Duhring, Neurodermitis circumscripta nodularis (Typus Prurigo nodularis Hyde), Psoriasis atypica (Typus Epidermomycosis psoriasiforme, Lichenisatio). Dermat. Ges. Warschau 4. 6. 1932. Ref. Zbl. Haut- u. Geschl.-Kr. **49**, 115 (1935). — (b) Pemphigus verus, Psoriasis. Pam. klin. szipit. Sw. Lazarza **4**, 18—20 (1936) [Polnisch]. Ref. Zbl. Haut- u. Geschl.-Kr. **56**, 672 (1937). — PROPPE, A.: Ekzem, Psoriasis und Diabetes. Düsseld. Dermat. Ges. 21. 1. 1935. Ref. Zbl. Haut- u. Geschl.-Kr. **51**, 83 (1935).

RAVAUT, P., et H. RABEAU: Réactions cutanées à type de parakératose et d'eczéma, provoquées par l'injection intradermique de levurine chez une malade atteinte depuis 14 mois d'intertrigo et d'eczéma. Bull. Soc. franç. Derm. Syph. **36**, 170—173 (1929). — REINICKE, H.: Sekundäre Moniliasis bei Psoriasis arthropathica. Tagg Hamburger Dermat. Ges. Sitzg 18. 5. 1957. — RITTER, H.: Psoriasis. Dermat. Ges. Hamburg 20. 2. 1938. Ref. Zbl. Haut- u. Geschl.-Kr. **60**, 207 (1938). — ROLLIER, R., et P. H. MAURY: Psoriasis lichenoide. Bull. Soc. franç. Derm. Syph. **57**, 333—334 (1950). — ROSZMANITZ, L.: Psoriasis und tertiäres tubero-serpiginöses Syphilid. Ungar. Dermat. Ges., Budapest 1. 3. 1929. Ref. Zbl. Haut- u. Geschl.-Kr. **31**, 779 (1929).

SAGHER, F.: Psoriasis und Ekzema pruriginosum. Dtsch. Dermat. Ges. Prag 21. 11. 1937. Ref. Zbl. Haut- u. Geschl.-Kr. **59**, 119 (1938). — SAINZ DE AJA, E. A.: Lichen und Psoriasis. Actas dermo-sifiliogr. (Madr.) **19**, 266 (1927) [Spanisch]. Ref. Zbl. Haut- u. Geschl.-Kr. **30**, 329 (1929). — SCHAUMANN, J.: Psoriasis et lupus erythémateux associés. Bull. Soc. franç. Derm. Syph. **35**, 278—282 (1928). — SCHEER, M.: (a) Nevus psoriasiformis or psoriasis? Arch. Derm. Syph. (Chicago) **19**, 305—306 (1929). — (b) Lichen planus of the buccal mucosa, psoriasis of the body. Arch. Derm. Syph. (Chicago) **33**, 922 (1936). — SCHMIDT, P. W.: (a) Psoriasis auf Lupus vulgaris. Südwestdtsch. Dermat. Ges., Freiburg 5. 5. 1935. Ref. Zbl. Haut- u. Geschl.-Kr. **52**, 196 (1936). — (b) Atypische Psoriasis? und Ichthyosis. Dermat. Freiburg 10. 5. 1936. Ref. Zbl. Haut- u. Geschl.-Kr. **54**, 296 (1937). — SCHNELLER: Psoriasis und Akromegalie. Südwestdtsch. Dermat., Frankfurt 5. 3. 1950. Ref. Zbl. Haut- u. Geschl.-Kr. **75**, 303 (1950). — SCHONBERG, J.: Generalized exfoliative psoriasis and mycosis fungoides. Arch. Derm. Syph. (Chicago) **41**, 119—120 (1940). — SCHREUS, H. TH.: (a) Fall zur Diagnose. Rhein.-Westf. Dermat., Essen 13. 5. 1928. Ref. Zbl. Haut- u. Geschl.-Kr. **27**, 585 (1928). — (b) Epitheliom, Psoriasis, Lues bei den gleichen Patienten. Düsseld. Dermat. Ges. 3. 7. 1939. Ref. Zbl. Haut- u. Geschl.-Kr. **63**, 649 (1940). — SELÉNYI, A.: Vitiligo und Psoriasis derselben Seite bei Syringomyelie. Börgyógy. vener. Szle **9**, 94—96 (1955) [Ungarisch]. Ref. Zbl. Haut- u. Geschl.-Kr. **93**, 141 (1955). — SENEAR, F. E.: Case for diagnosis. Arch. Derm. Syph. (Chicago) **17**, 434 (1928). — SIERADZKI, F. E.: Psoriasis vulgaris? Dermat. Ges. Warschau 16. 4. 1931. Ref. Zbl. Haut- u. Geschl.-Kr. **40**, 742 (1932). — SMITH, A. G.: Epidermolysis bullosa with psoriasis. Lancet **1934**, 1393. — SMITT: Lues II, Psoriasis. Demonstr. Chemn. Hautärzte 1. 7. 1927. Ref. Zbl. Haut- u. Geschl.-Kr. **25**, 526 (1928). —

SPRAFKE, H.: Das Psoriasis-Problem. Z. Haut- u. Geschl.-Kr. 9, 285—294 (1950). — STILES, F. E.: Psoriasis of cows. Vet. Med. 26, 309 (1931). — STURM, H.: Fall zur Diagnose. Demonstr. Chemn. Hautärzte 11. 4. 1930. Ref. Zbl. Haut- u. Geschl.-Kr. 35, 43 (1931). — SULZBERGER, M. B., C. D. BELL and L. RUBIN: A case for diagnosis (keratosis blenorrhagica ? Psoriasis ?). Arch. Derm. Syph. (Chicago) 60, 975—978 (1949). — SWEITZER, S. E., and L. H. WINER: Exfoliative dermatitis (Psoriasis ?). Arch. Derm. Syph (Chicago) 37, 728 (1938).

TARANTELLI, E.: A proposito delle reazioni cutanei del Brocq. Coesistenza di eczema e psoriasi. Arch. Soc. ital. Derm. 2, 506—512 (1927). — TAUBER, E. B.: A case of diagnosis. Arch. Derm. Syph. (Chicago) 23, 1124 (1931). — TOSCHKOFF, D.: Erythema induratum Bazin in psoriatico. Bulg. Dermat. Ges., Sofia 17. 2. 1933. Ref. Zbl. Haut- u. Geschl.-Kr. 47, 108 (1934). — TOTTIE, M.: Psoriasiformer Ausschlag bei Neger. Dermat. Ges. Stockholm 11. 3. 1942. Ref. Zbl. Haut- u. Geschl.-Kr. 69, 356 (1943). — TOURAINE, S., et P. RENAULT: Psoriasis avec plaques infiltrées. Bull. Soc. franç. Derm. Syph. 40, 238—241 (1933). — TRAUB, E. F.: (a) Unilateral psoriasis. Question of nevus ? Arch. Derm. Syph. (Chicago) 29, 626 (1934). — (b) Case for diagnosis. Psoriasis ? Fungous infection ? Contact dermatitis ? Arch. Derm. Syph. (Chicago) 71, 777—778 (1955).

URBACH: Psoriasis jahrelang für Mycosis fungoides gehalten. Österr. Dermat. Ges. 20. 5. 1937. Ref. Zbl. Haut- u. Geschl.-Kr. 57, 655 (1938).

VERO, F.: Psoriasis ? Arch. Derm. Syph. (Chicago), 32, 966—968 (1935).

WALZER, A.: Psoriasis in a negro. Arch. Derm. Syph. (Chicago) 24, 464 (1931). — WANDERER, E.: Psoriasis vulgaris bullosa ? Psoriasis vulgaris chronica kombiniert mit Pemphigus ? Dermat. Ges. Wien 14. 5. 1936. Ref. Zbl. Haut- u. Geschl.-Kr. 55, 187 (1937). — WATRIN, J.: Maladie de Raynaud chez un psorasis. Bull. Soc. franç. Derm. Syph. 40, 1259 (1933). — WIGLEY, J.: Pityriasis rubra pilaris followed by psoriasis. Proc. roy. Soc. Med. 22, 1011 (1929). — WILLIAMS, C. M.: Psoriasis and lichen planus in the same patient. Arch. Derm. Syph. (Chicago) 24, 709 (1931). — WIRZ, FR.: Psoriasis ? Münch. Dermat. Ges. 20. 6. 1928. Ref. Zbl. Haut- u. Geschl.-Kr. 28, 516 (1929). — WISE, F.: (a) A case for diagnosis. Psoriasis ? Arch. Derm. Syph. (Chicago) 20, 733—734 (1929). — (b) Lupus erythematodes disseminatus and psoriasis. Arch. Derm. Syph. (Chicago) 27, 1048 (1933). — (c) Lichen planus of the buccal mucosa and psoriasis of the body. Arch. Derm. Syph. (Chicago) 34, 517 (1936). — WISE, F., and C. S. WRIGHT: Unilateral acrodermatitis chronica atrophicans associated with psoriasis. Arch. Derm. Syph. (Chicago) 30, 877 (1934). — WRIGHT, C. S.: Extensive lichen planus or psoriasis. Arch. Derm. Syph. (Chicago) 22, 1151—1152 (1930).

ZISCH: Lues psoriasiformis und Psoriasis vulgaris. Lemberger Ges. Dermat. 17. 12. 1931. Ref. Zbl. Haut- u. Geschl.-Kr. 41, 430 (1932). — ZÜNDEL, W.: Psoriasis arthropathica mit Sproßpilzbefund in allen Psoriasis-Herden. Berl. Dermat. Ges. 18. 2. 1938. Ref. Zbl. Haut- u. Geschl.-Kr. 59, 248 (1938). — Acrodermatitis chronica atrophicans und Psoriasis. Ver.igg Rhein.-Westf. Dermat., Essen 14. 3., 1937. Ref. Zbl. Haut- u. Geschl.-Kr. 57, 166 (1938). — Parapsoriasis ? Psoriasis vulgaris ? Ver.igg Südwestdtsch. Dermat., Gießen 21. 5. 1938. Ref. Zbl. Haut- u. Geschl.-Kr. 61, 8 (1939).

V. Pathologische Anatomie

AKIMOCHKINA, R. G.: Vascular reactions in patients with psoriasis. Vestn. Derm. Vener. 33, 8—13 u. engl. Zus.fass. (1959) [Russisch]. Ref. Zbl. Haut- u. Geschl.-Kr. 106, 245 (1960). — ALLEN, A. C.: Survey of pathologic studies of cutaneous diseases during world war II. Arch. Derm. Syph. (Chicago) 57, 19—56 (1948).

FLESCH, P., and E. C. JACKSON ESODA: Defective epidermal protein metabolism in psoriasis. Chemical analysis of scales as a diagnostic test. Arch. Derm. Syph. (Chicago) 76, 393—401 (1957).

GANS, O.: Histologie der Hautkrankheiten, Bd. 1 u. 2. Berlin-Göttingen-Heidelberg: Springer 1955—1957. — GRÜNEBERG, TH., u. A. SZAKALL: Über das Verhalten der Pentosen und polarographisch reduzierbarer Substanzen in der verhornten Epidermis bei normaler und pathologischer Verhornung. Arch. klin. exp. Derm. 208, 402—409 (1959).

HERDENSTAM, C. G.: Digitale Plethysmographie bei Psoriasis. Acta derm. venereol. (Stockh.) 39, 41 (1959).

KARTAMICHEFF, A.: L'histopathologie de la peau présentant un aspect sain chez les psoriasiques. Vestn. Vener. Derm. 1, 30—34 (1939) [Russisch]. Ref. Zbl. Haut- u. Geschl.-Kr. 62, 562 (1939). — KLEINSCHMIDT, W.: Die Schweißabsonderung bei Psoriasis. Med. Klin. 1, 583—584 (1938).

McKEE, G., and P. FOSTER: Histopathogenesis of psoriasis and its aberrant lesions. Arch. Derm. Syph. (Chicago) 34, 35—56 (1936).

NADEL, A.: Chemische Studien an der menschlichen Haut. Untersuchungen an der normalen und pathologischen Menschenhaut. Arch. Derm. Syph. (Berl.) 165, 3 (1932). — NEUMANN, E., and S. KÚTA: Role of the skin adnexes in the pathogenesis of psoriasis. Dermatologia (Basel) 116, 400—408 (1958).

Oberste-Lehn, H.: Die psoriatische Effloreszenz im epidermocutanen Grenzflächenbild. Z. Haut- u. Geschl.-Kr. 11, 381—385 (1951). — Orr, H.: Psoriasis. Canad. med. Ass. J. 36, 165—168 (1937).

Piredda, A.: Ricerche sulla possibilità di separatione ed isolamento della „lamella cornea elementare“. Rass. Derm. Sif. 9, 291 (1956).

Reinberg, A., J. Bourgeois-Spinasse, M. Hincky and E. Sidi: Metabolic studies in psoriasis. Skin potassium and plasma potassium, chloride and alkaline values during clinical improvement. J. invest. Derm. 31, 231—235 (1958). — Rorsman, H.: Basophil leucocytes in asthma, atopic dermatitis and psoriasis. Acta derm. venereol. (Stockh.) 38, 175—179 (1958). Ref. Zbl. Haut- u. Geschl.-Kr. 102, 313 (1959).

Santoianni, G.: Istopatologia della psoriasi. Atti Soc. ital. Derm. Sif. 1, 266—307 (1951). — Selisskij, A. B., u. A. J. Simanovic: Die Hautnerven und die Langerhansschen Zellen bei Psoriasis. Vestn. Vener. Derm. 2, 32—36 (1954) [Russisch]. Ref. Zbl. Haut- u. Geschl.-Kr. 89, 316 (1954).

Vignale, B., u. J. Malet: (a) Die pathologische Anatomie der Psoriasis. Arch. Derm. Syph. (Berl.) 157, 700—705 (1929). — (b) Pathologische Anatomie der Haut bei Psoriasis. An. Fac. Vet. Urug. 15, 97—120 u. franz. Zus.fass. (1930). Ref. Zbl. Haut- u. Geschl.-Kr. 35, 491 (1931). — Vrabec, F.: Description histologique d'un cas du psoriasis à localisation conjunctivale, cornéenne et cutanée. Ophthalmologica (Basel) 124, 105—108 (1952).

Weber, G., u. O. Braun-Falco: Über das Vorkommen eines sauren Glykoproteids in Psoriasis-Schuppen. Derm. Wschr. 138, 789—793 (1958).

VI. Ätiologie und Pathogenese

Aaser, E.: (a) Psoriasis — Infektionskrankheit? Acta derm.-venereol. (Stockh.) 16, 77—81 (1935). Ref. Zbl. Haut- u. Geschl.-Kr. 50, 546 (1935). — (b) Der Psoriasisbacillus, ein Corynebacterium. Norsk. Mag. Lægevidensk. 99, 512—523 (1938) [Norwegisch]. Ref. Zbl. Haut- u. Geschl.-Kr. 60, 658 (1938). — Abderhalden, E., u. B. Zorn: Über die Zusammensetzung der Schuppen bei Psoriasis. Hoppe-Seylers Z. physiol. Chem. 120, 15 (1922). — Abramovic, F.: Psoriasis vulgaris bei Vater und Sohn. Kroat. Dermat.-venerol. Ges. 25. 6. 1940. Ref. Zbl. Haut- u. Geschl.-Kr. 65, 525 (1941). — Adamson, W. B.: Psoriasis as a possible allergic manifestation. J. Allergy 6, 294—297 (1935). — Aguilera-Maruri, C.: Psoriasis y bloque hipofisotalamico. Actas dermo-sifiliogr. (Madr.) 43, 19—42 (1951). Ref. Zbl. Haut- u. Geschl.-Kr. 81, 335 (1952). — Allegra, F.: Comportamento dei mucopolisaccaridi nella psoriasi. Arch. ital. Derm. 28, 36—48 (1956). — Amorati, A., A. Longhi e L. Roversi: Il quadro proteico e l'eucolloidità nella psoriasi. Margin. derm. (Firenze) 5, 63—69 (1950). — Anwander, H., u. R. G. Janke: Stoffwechselstudien bei Psoriatikern. I. Auswertung des Duodenalsekretes bei Psoriatikern. Derm. Wschr. 129, 440—443 (1954). — Aronstam, N. E.: A brief resumé of our knowledge of psoriasis. Urol. cutan. Rev. 31, 714—715 (1927). — Aubort, B.: Où en est la question du psoriasis? Praxis 1951, 727—729. — Ayres jr., S.: Gastric secretion in psoriasis, eczema and dermatitis herpetiformis. Arch. Derm. Syph. (Chicago) 20, 854—859 (1929).

Baccaredda, A., e A. Longo: Psoriasi e «diabete» florizinico. Nota II. Atti Soc. ital. Derm. Sif. 1, 61—63 (1955). — Baird, K. A.: Is psoriasis a bacterial allergy? Brit. J. Derm. 62, 129—131 (1950). — Balog, P.: Ricerche sulla questione dell'origine allergica della psoriasi. Arch. ital. Derm. 13, 99—106 (1937). — Barbaglia, V.: (a) Il ricambio dei grassi in alcuni casi di psoriasi. G. ital. Derm. 69, 991—1000 (1928). — (b) Alcune osservazioni sulla glicemia negli psoriasici. Rinasc. Med. 6, 257—258 (1929). — Barber, H. W.: (a) Psoriasis. Brit. Med. J. 4647, 219—223 (1950). — (b) Zur Ätiologie der Psoriasis. Hautarzt 2, 71—72 (1951). — Batunin, M. P.: (a) Anorganischer Phosphor im Blut Psoriasiskranker. Derm. Wschr. 1936 I, 587—589. — (b) Die Lipase des Blutes bei der Schuppenflechte. Derm. Wschr. 1936 I, 619—622. — Beek, C. H.: (a) Psoriasis und Masern. Ned. T. Geneesk 1935, 4157—4159 [Holländisch]. Ref. Zbl. Haut- u. Geschl.-Kr. 52, 213 (1936). — (b) Blood sugar tolerance tests in psoriasis vulgaris. Dermatologica (Basel) 104, 171—175 (1952). — Benedek, T.: (a) Über die parasitäre Ätiologie und Pathogenese der Psoriasis vulgaris. 9. Internat. Kongr. Dermat. 1, 735—738 (1935). — (b) Über die immunbiologischen Prozesse und deren Wechselbeziehungen während der spezifischen Vaccine-Behandlung der Psoriasis vulgaris. Z. Haut- u. Geschl.-Kr. 23, 99—106 (1957). — Benetazzo, G., e G. Sterzi: Controllo delle esperienze di Lindenberg sulla presunta transmissibilità della psoriasi agli animali. Atti Soc. ital. Derm. Sif. 3, 413 (1940). — Bergamasco, A., e L. Rasponi: Ricerche col microscopio elettronico nelle culture del sangue di caso di pemfigo volgare, di eritematode, di rheumatismo articolare acuto e di psoriasi. Arch. ital. Derm. 24, 81—88 (1951). — Bergman, S.: Distribution of gamma globulin groups in sera from patients with allergy and psoriasis. Acta allerg. (Kbh.) 11, 200—202 (1957). Ref. Zbl. Haut- u. Geschl.-Kr. 100, 40 (1958). — Bering, F.: Zum Psoriasisproblem. Zugleich einige Worte über die Reaktionslage der Haut. Hautarzt

1, 73—75 (1950). — BERNHARDT, R.: Einige Bemerkungen über Schuppenflechte. Erblichkeit. Stoffwechsel. Nervöse Einflüsse. Przegl. derm. 23, 1—12 (1928) [Polnisch]. Ref. Zbl. Haut- u. Geschl.-Kr. 27, 500 (1928). — BETTMANN, S.: (a) Reaktionsprüfungen an Psoriasis-Effloreszenzen. Derm. Wschr. 1929 I, 369—374. — (b) Psoriasis und Hautkonstitution. Arch. Derm. Syph. (Berl.) 165, 694—712 (1932). — BIBERSTEIN, H., u. H. LINKE: Blutzuckerbestimmung bei Ekzem, Psoriasis, Lichen Vidal und Ulcus cruris. Arch. Derm. Syph. (Berl.) 158, 199—201 (1929). — BIZZOZERO, E.: Expériences sur le signe de Koebner dans le psoriasis. Bull. Soc. franç. Derm. Syph. 38, 1047—1049 (1931). — BLOCK, W. D., W. A. LEA, A. C. CURTIS and E. F. CANNON: Nitrogen balance and sulfur excretion studies in psoriasis. J. invest. Derm. 30, 287—293 (1958). — BLOOM, D.: Alopecia, hypertrichosis, psoriasis and endocrine dysfunction. Arch. Derm. Syph. (Chicago) 28, 896 (1933). — BOHNSTEDT, R. M.: Herpes zoster als isomorpher Reizeffekt bei Psoriasis. Z. Haut- u. Geschl.-Kr. 22, 202—206 (1957). — BOLGERT, M.: Sur l'origine psychogène du psoriasis. Arch. belges Derm. 13, 441—455 (1957). — BOLGERT, M., J. BLAMOUTIER et MORET: Étude de l'électrophorèse dans treize cas de psoriasis. Ann. Derm. Syph. (Paris) 81, 616—620 (1954). — BOLGERT, M., R. POISSON et M. SOULÉ: (a) Le psoriasis est-il une affection psycho-somatique? Bull. Soc. franç. Derm. Syph. 57, 532—533 (1950). — (b) Le psoriasis est-il une psychodermatose? Ann. Derm. Syph. (Paris) 78, 273—291 (1951). — (c) Psycho-somatique et psoriasis. Ann. Derm. Syph. (Paris) 78, 570—571 (1951). — BOLGERT, M., et M. SOULÉ: (a) Théorie psychogène du psoriasis, hypothèses, arguments cliniques. Sem. Hôp. Paris 1261—1267 (1955). — (b) Théorie psychogène du psoriasis (à propos de 200 observations). Bull. Soc. franç. Derm. Syph. 62, 51—53 (1955). — (c) Origine psychogène du psoriasis. (À propos de l'étude de deux cents cas.) Ann. Derm. Syph. (Paris) 82, 252—266 (1955). — BOLGERT, M., M. SOULÉ et J. NOEL: À propos de l'étiologie psycho-somatique du psoriasis: étude d'un cas. Bull. Soc. franç. Derm. Syph. 62, 49—50 (1955). — BOMMER, S.: Hypoxydose als ursächlicher Faktor bei Hautkrankheiten. Hautarzt 7, 529—532 (1956). — BONCINELLI, U., e G. TRIMIGLIOZZI: Psoriasi e funzionalita corticosurrenale. Minerva derm. 28, 43—48 (1953). — BONELLI, M., e G. ARMUZZI: Le glicoproteine del siero nella psoriasi e nelle eczematidi. Minerva derm. 34, 112—114 (1959). — BONMATI, A.: Psoriasis y factores psiquicos. Actas dermo-sifiliogr. (Madr.) 47, 724—735 (1956). Ref. Zbl. Haut- u. Geschl.-Kr. 98, 148 (1957). — BORN, W.: Zur Kenntnis der exogenen Manifestationsmöglichkeit einer Schuppenflechte. Z. Haut- u. Geschl.-Kr. 18, 162—168 (1955). — BORY, L.: (a) Premiers essais d'étude étiologique expérimentale du psoriasis par la thérapeutique vaccinale. Bull. Soc. franç. Derm. Syph. 36, 603—607 (1929). — (b) Le psoriasis immunise-t-il contre la syphilis? Bull. Soc. franç. Derm. Syph. 45, 1838—1842 (1938). — (c) Du psoriasis chez l'animal. Bull. Soc. franç. Derm. Syph. 45, 1833—1838 (1938). — BRAUN-FALCO, O.: (a) Beitrag zum histochemischen Nachweis von Esterasen in normaler und psoriatischer Haut. Arch. klin. exp. Derm. 202, 153—162 (1956). — (b) Histochemische Untersuchungen über das Verhalten der β-Glucuronidase-Aktivität bei Psoriasis, Basaliom und spinocellulärem Carzinom. Arch. klin. exp. Derm. 203, 68—72 (1956). — (c) Histochemische Aminopeptidase-Darstellung in normaler Haut, bei Psoriasis, Dermatitis, Basaliom, spinozellulärem Carcinom und Molluscum sebaceum. Derm. Wschr. 134, 1341—1349 (1956). — (d) Zur Histotopographie der Phosphorylase bei Basaliom und Psoriasis. Arch. klin. exp. Derm. 204, 175—181 (1957). — BRAUN-FALCO, O., u. B. RATHJENS: (a) Über die Bernsteinsäuredehydrogenase-Aktivität der Haut bei Psoriasis. Arch. Derm. Syph. (Berl.) 199, 146—151 (1955). — (b) Histochemische Untersuchungen über das Verhalten von Zink in der Haut bei Psoriasis und anderen Hauterkrankungen. Derm. Wschr. 134, 837—841 (1956). — BRAUN-FALCO, O., u. K. SALFELD: Über den Gehalt wäßriger Extrakte von Callus und Psoriasis-Schuppen an freien Purinen und freiem Phosphat. Arch. klin. exp. Derm. 208, 395—401 (1959). — BRAUN-FALCO, O., H. THEISEN u. H. SECKFORT: Über das Verhalten der Acetalphosphatide bei Psoriasis vulgaris. Gleichzeitig ein Beitrag zur Frage der Psoriasis vulgaris als Lipoidose. Klin. Wschr. 36, 763—766 (1958). — BRITO, F. J.: Psoriasis und interkurrente Affektionen. Rev. argent. Dermatosif. 16, 344—349 (1932) [Spanisch]. Ref. Zbl. Haut- u. Geschl.-Kr. 45, 181 (1933). — BRUUSGAARD, E.: Über Hautkrankheiten bei Stoffwechselstörungen und endokrinen Leiden mit besonderer Berücksichtigung der Pathogenese der Sklerodermie. Med. Rev. (Edinb.) 65, 618—648 (1927) [Norwegisch]. Ref. Zbl. Haut- u. Geschl.-Kr. 27, 149 (1928). — BÜRGER, M.: (a) Chemische Blutbefunde bei Lipoidosen und Psoriasis. Verh. dtsch. Ges. Verdau.- u. Stoffwechselkr. 88—97 (1939). — (b) Chemische Blutbefunde bei Lipoidosen und Psoriasis. Zbl. allg. Path. path. Anat. 71, 88—97 (1939). — (c) Stoffwechsel und Hautkrankheiten. Arch. Derm. Syph. (Berl.) 191, 71, 99 (1950). — BUHMANN, A.: Atmung und Glykolyse in normaler und pathologisch veränderter Haut, insbesondere im Hinblick auf die Psoriasis. Biochem. Z. 287, 145—152 (1936). — BUREAU, Y., et TURON: Psoriasis vaccinal primitif consécutif à une vaccination triple associée. Bull. Soc. franç. Derm. Syph. 45, 1864—1867 (1938). — BURNETT, L.: The control of health after eczema and psoriasis. A study on the nutrition and health of the skin. New Engl. J. Med. 199, 321—332 (1928).

CACCIALANZA, P., u. M. F. HOFMANN: Quantitative Bestimmung der freien SH-Gruppen in Homogenaten menschlicher Haut unter normalen und pathologischen Bedingungen. Ann. ital. Derm. Sif. 11, 1—6 (1956). — CADEL, G.: Akute generalisierte Psoriasis mit pluri-glandulärer Dysfunktion. Boll. Sez. reg. Soc. ital. dermat. 2, 75—77 (1932). — CADRECHA, A.: Die Psoriasis in der Allergieklinik. Rev. clin. esp. 2, 250—253 u. dtsch. Zus.fass. 253 (1941) [Spanisch]. Ref. Zbl. Haut- u. Geschl.-Kr. 67, 495 (1941). — CĂJKOVAČ, S.: Zur Patho-genese der Psoriasis. Derm. Wschr. 1930 II, 1429—1437. — CARRIÉ, C.: Ernährungsstörung unter dem Bild einer Psoriasis bei einem 3 Monate alten Kind. Ver.igg Düsseld. Dermat. 13. 2. 1939; Ref. Zbl. Haut- u. Geschl.-Kr. 63, 646 (1940). — CHARPY, J.: (a) Das Psoriasis-problem. Presse méd. 58, 283—285 (1950). — (b) Recherches sur l'étiologie et le mécanisme du psoriasis. Bull. Soc. franç. Derm. Syph. 56, 460—462 (1949). — (c) Le problème patho-génique et thérapeutique du psoriasis. Maroc. méd. 306, 930—934 (1950). — (d) Étio-patho-génie du psoriasis. Proc. 10th Internat. Congr. Dermat. London 1952. 388—389 (1953). — CHEVALLIER, P., F. MOUTIER, R. MOULINES et A. SEVAUX: L'estomac des psoriasiques. Quatre cas sans lésions éruptives. Bull. Soc. franç. Derm. Syph. 41, 1938—1939 (1934). — CIACCIO, I.: Sui rapporti tra ormone cortico-surrenale e psoriasi. Policlinico, Sez. med. 46, 265—284 (1939). — CIARROCCHI, L. (a) Psoriasi e tuberculosi. G. ital. Derm. 80, 845—871 (1939). — (b) Psoriasi e gonadi. Arch. ital. Derm. 20, 19—29 (1947). — CODERO, A.: Considerazioni su tre casi di psoriasi famigliare grave. Arch. Soc. ital. Derm. Sif. 24, 125—131 (1951). — COLA-RUSSO, A.: (a) La psoriasi come malattia del metabolismo dei lipoidi. Rif. med. 1940, 271—275. (b) Ricerche sul metabolismo dei lipidi nella psoriasi. Rif. med. 1940, 435—441. — COPPOLINO: Psoriasi dermatosi parasitarie. Atti Soc. ital. Derm. Sif. 3, 111—119 (1940). — CORNISH, H. E., W. D. BLOCK u. W. A. LEA jr.: Über die Verteilung der Fette und freien Aminosäuren in psoriatischen Schuppen. J. invest. Derm. 32, 43 (1959). Ref. Derm. Wschr. 20, 141 (1960). — CSERMELY, E.: 17-chetosteroidi totali urinari neo psoriasici. Minerva derm. 29, 113—114 (1954). — CSOKA, A., u. L. BIRO: Ergebnisse bezüglich infektiöser Ätiologie der Psoriasis. Börgyógy. vener. Szle 9, 83—88 u. dtsch. Zus.fass. 88 (1955) [Ungarisch]. Ref. Zbl. Haut- u. Geschl.-Kr. 93, 127 (1955). — CUCELIN, G. N.: Der funktionelle Zustand des Herzgefäßsystems bei Psoriasis-Patienten. Vestn. Vener. Derm. 1, 10 (1955) [Russisch]. Ref. Zbl. Haut- u. Geschl.Kr. 92, 168 (1955). — CUILLERET, P., P. MOREL et A. TISSOT: Anémie aplastique chez un psoriasis gastrectomisé. Bull. Soc. franç. Derm. Syph. 64, 418 (1957). — CURTH, W.: Psoriasis und endokrines System. Derm. Z. 57, 362 (1930). — CZARNOTA, u. BOJARSKA: Psoriasis vulgaris. Warsch. Dermat. Ges. 15. 10. 1936. Ref. Zbl. Haut- u. Geschl.-Kr. 57, 241 (1938).

DANDA, J.: Die Mykosetheorie der Psoriasis. Čs. Derm. 26, 390—400 u. engl. Zus.fass. 400—401 (1951) [Tschechisch]. Ref. Zbl. Haut- u. Geschl.-Kr. 82, 70 (1953). — DEL GUASTA, F.: I lipidi nella pelle psoriasica. G. ital. Derm. 81, 651—661 (1940). — DEPAOLI, M.: Über die toxische Reaktion und die Sensibilisierung gegen 2,4-Dinitrochlorbenzol bei Psoriasis. Hautarzt 4, 319—320 (1953). — DÉR, O.: (a) Beitrag zur Frage der vererbten Psoriasis. Börgyógy. vener. Szle 5, 137—138 (1927) [Ungarisch]. Ref. Zbl. Haut- u. Geschl.-Kr. 25 (1928). — (b) Über den innersekretorischen Charakter der Psoriasis vulgaris mit besonderer Berücksichtigung der Gewebestruktur. Tagg Ungar. Dermat. Ges. 6. 6. 1931. Ref. Zbl. Haut- u. Geschl.-Kr. 40, 735 (1932). — DESAUX, A., R. GOIFFON et H. PRÉTET: Contribution à l'étude des protides du sérum dans le psoriasis. Bull. Soc. franç. Derm. Syph. 47, 50—55 (1940). — DESAUX, A., e H. PRÉTET: (a) Intradermo-réactions obtenues avec l'extrait, glycériné et filtré sur bougie, de squames d'un psoriasis. Bull. Soc. franç. Derm. Syph. 42, 167—173 (1935). — (b) À côté des parakératoses, dermatoses de sensibilisations n'existe-t-il pas des psoriasis-maladies à ultra-virus? Presse méd. 1935 II, 2050—2053. — (c) À côté des parakératoses, dermatoses de sensibilisation n'existe-t-il pas des psoriasis-maladies à ultra-virus? Presse méd. 1939 I, 283—284. — DIHLMANN, W.: Untersuchungen über die Giftigkeit von Extrakten und Dialysaten von Psoriasis-Effloreszenzen. Arch. klin. exp. Derm. 205, 186—195 (1957). — DOGLIOTTI, M.: Über Psoriasis und Gewebslipide. Hautarzt 4, 17—21 (1953). — DOGLIOTTI, M., S. C. ANGELA e F. DI NOLA: Ricerche sul presunto virus psoriasico mediante trapianto di efflorescenze psoriasiche su membrana corio-allantoidea. Minerva derm. 28, 50—55 (1953). — DORN, H.: (a) Psoriasis als Erbleiden unter besonderer Berücksichtigung der Mutationsrate. Dtsch. Dermat. Ges., Wien 23.—27. 5. 1956. Ref. Zbl. Haut- u. Geschl.-Kr. 97, 135 (1957). — (b) Blutgruppenverteilung bei Psoriasis vulgaris. Z. Haut- u. Geschl.-Kr. 21, 327—328 (1956). — (c) Psoriasis als Erbleiden unter besonderer Berück-sichtigung der Mutationsrate. Arch. klin. exp. Derm. 206, 517—525 (1957). — DOSA, A.: Zur Pathologie der Schuppenflechte. Tagg Ungar. Ges., Budapest 12. 6. 1942. Ref. Zbl. 70, 336 (1943). — DRAPER, J. W.: Psoriasis and eczema as symptoms of gastro-intestinal lesions. Urol. cutan. Rev. 34, 759 (1930). — DURDELLO, E.: Die Serumlipasen bei Psoriasis und manchen anderen Dermatosen. Čs. Derm. 8, 145—153 (1927) [Tschechisch]. Ref. Zbl. Haut- u. Geschl.-Kr. 25, 90 (1928). — DVOZDOV, V. V., u. N. V. POPOWA: Die Fällungs-reaktion bei Psoriasis. Vestn. Vener. Derm. 2, 10—15 (1953) [Russisch]. Ref. Zbl. Haut- u.

Geschl.-Kr. 88, 76 (1954). — Dychno, J. A.: Das eosinophile Symptom des Knochenmarks bei Psoriasis. Vestn. Vener. Derm. 2, 27—28 (1951) [Russisch]. Ref. Zbl. Haut- u. Geschl.-Kr. 81, 77 (1952).

Eberhartinger, C., u. N. Niebauer: Untersuchungen über das Reduktionsvermögen der Haut bei Psoriasis vulgaris. Arch. Derm. Syph. (Berl.) 199, 503—506 (1955). — Eberhartinger, C., u. F. Reinhardt: (a) Untersuchungen über das Verhalten der Knüchelschen Seroreaktion bei Psoriasis. Arch. klin. exp. Derm. 202, 317—324 (1956). — (b) Experimentelle Untersuchungen über die Heparinwirkung bei Psoriasis. Arch. klin. exp. Derm. 203, 343—348 (1956). — Ejiri, Isab.: Ein ätiologisch interessanter Fall von Psoriasis vulgaris. Jap. J. Derm. 40, 155 (1936). Ref. Zbl. Haut- u. Geschl.-Kr. 55, 536 (1937). — Engelhardt, W.: Schuppenflechte. Antworten auf zeitgemäße Fragen. Med. Klin. 1940 II, 911—914. — Engelhardt, W., u. W. Cordes: Der Einfluß der Kriegs- und Nachkriegszeit auf Psoriasis und Hauttbc. Derm. Z. 70, 321—327 (1935). — Esseveld, H.: On the frequent occurence of β-hemolytic streptococci belonging to the B-group in the throat of patients with psoriasis and some related diseases of the skin. Atti VI Congr. internaz. Microbiol. 6, 122—126 (1955).

Fabian: Schröpfglas provoziert in den Narben der Psoriasis. Tschech. Dermat. Ges., Prag 7. 5. 1935. Ref. Zbl. Haut- u. Geschl.-Kr. 51, 389 (1935). — Fabre, M., Pitot et Pitot-Muzard: Premières recherches du comportement diencéphalique dans le psoriasis. Bull. Soc. franç. Derm. Syph. 59, 182—183 (1952). — Fabre, U., Antonin et M. Susbielle: Comportement diencéphalique au cours du psoriasis. Bull. Soc. franç. Derm. Syph. 60, 105—106 (1953). — Farber, E. M., R. E. Johnsen and H. Schwachman: The exocrine function of the pancreas in psoriasis. Arch. Derm. Syph. (Chicago) 76, 236—238 (1957). — Fasal, P.: Zur Frage der allergischen Natur der Psoriasis vulgaris. Derm. Wschr. 1933 I, 369—373. — Feijóo, F. N.: Proteinemia en la psoriasis. Arch. argent. Derm. 7, 243—246 (1957). Ref. Zbl. Haut- u. Geschl.-Kr. 102, 131 (1958). — Feit, H.: Psoriasis familial. Arch. Derm. Syph. (Chicago) 24, 145 (1931). — Ferrabouc, L., J. Curveillé et P. Mozziconacci: Psoriasis vaccinalis. Bull. Soc. Méd. mil. franç. 31, 327—330 (1937). — Ferrari, A.: (a) Psoriasi e gruppi sanguigni. G. ital. Derm. 71, 1087—1089 (1930). — (b) Raffronto tra il contenuto in glucosio del sangue e del liquido di volla dopo la somministrazione di zucchero per via orale ad individui psoriasici ed eczematosi. Dermosifilografo 7, 605—634 (1932). — Fessler, A.: (a) Psoriasis vulgaris und Reizung. Wien. Dermat. Ges. 4. 5. 1933. — (b) Psoriasis vulgaris nach I. contagiosa und I. simplex. Derm. Z. 69, 24—27 (1934). — Finsen: Psoriasis provoziert mittels Alcockspflaster. Dän. Dermat. Ges. 8. 4. 1931. Ref. Zbl. Haut- u. Geschl.-Kr. 37, 794 (1931). — Flesch, P., and E. C. Jackson Esoda: (a) Defective epidermal protein metabolism in psoriasis. Chemical analysis of scales as a diagnostic test. Arch. Derm. Syph. (Chicago) 76, 383—401 (1957). — (b) Simple tests for the demonstration of the low free amino nitrogen content in psoriatic scales. J. invest. Derm. 29, 247—249 (1957). — Franchi, F., e C. de Gaudenzi: Sulla natura allergica della psoriasi. G. ital. Derm. 80, 911—920 (1939). — Frankl, I., u. B. Koranyi: Psoriasis und Pyodermie. Z. Haut- u. Geschl.-Kr. 8, 342—347 (1950). — Fréger, u. Mitacek: Biochemische Untersuchungen bei Ekzem und Psoriasis. Čs. Derm. Samberger Festschr. 374—378 u. dtsch. Zus.fass. 379 (1931) [Tschechisch]. Ref. Zbl. Haut- u. Geschl.-Kr. 44, 394 (1933). — Freise, F.: Psoriasis in mehreren Generationen. Med. Welt 1933, 1393—1394. — Frenzl, F.: (a) Zur Frage der Pyodermien bei Psoriasis. Derm. Wschr. 1937 I, 81—84. — (b) Beziehungen zwischen Tonsillitiden und Psoriasis vulgaris. Čas. Lék. čes. 1938, 1483—1485 [Tschechisch]. Ref. Zbl. Haut- u. Geschl.-Kr. 62, 210 (1939). — (c) Ein Fall von latenter Psoriasis, manifestiert durch Röntgenbestrahlung. Derm. Wschr. 1938 II, 1429—1435. — (d) Psoriasis vulgaris und angeborene biologische Minderwertigkeit der Haut. Čs. Derm. 18, 161—175, 199—215, 242—252; 19, 15—27, 33—44, 77—83, 89—100, 113—115 u. dtsch. Zus.fass. 115—121 (1939) [Tschechisch]. Ref. Zbl. Haut- ul Geschl.-Kr. 66, 460 (1941). — Friedrich, A.: Mikrochemie. Pregl-Festschrift 91 (1929) u. Z. anal. Chem. 89, 401 (1932). — Frühwald, R.: Psoriasis vulgaris. Demonstr. Chemn. Hautärzte 15. 2. 1939. Ref. Zbl. Haut- u. Geschl.-Kr. 61, 637 (1939). — Fuga, G.: Considerazioni a proposito di un particolare quadro di psoriasi artropatica. (Spondilite anchilosante con impegno artroperiferico.) Dermatologia Napoli 9, 9—14 (1958). — Fuss, S.: Psoriasis als Unfallfolge? Dermat. Gutachten 1, 139—143 (1952).

Gallego Burin, M.: (a) Glutathion und Psoriasis. I. Mitteilung. Act. dermo-sifiliogr. (Madr.) 26, 373—382 (1934) [Spanisch]. Ref. Zbl. Haut- u. Geschl.-Kr. 48, 388 (1934). — (b) Glutathion bei Psoriasis. Act. dermo-sifiliogr. (Madr.) 27, 29—33 (1934). Ref. Zbl. Haut- u. Geschl.-Kr. 50, 474 (1935). — (c) Fette, Lipoide und Psoriasis. Act. dermo-sifiliogr. (Madr.) 28, 366—378 (1936) [Spanisch]. Ref. Zbl. Haut- u. Geschl.-Kr. 55, 353 (1937). — Gandola, M.: Ricerche sull' etiologia della psoriasi e del lupus eritematoso in rapporto alle indagini di Lindenberg. Dermosifilografo 15, 591—599 (1940). — Gans, O.: (a) Zur Pathogenese der Psoriasis vulgaris. Derm. Wschr. 1929 I, 280—284. — (b) Zur Pathogenese der Psoriasis. Hautarzt 3, 193—198 (1952). — (c) Some observations on the pathogenesis of psoriasis. Arch.

Derm. Syph. (Chicago) **66**, 598—611 (1952). — GANS, O., et I. v. GLASENAPP: Contributi al
problema della psoriasi. I. Respirazione cutanea e glicolisi a livello delle chiazze di psoriasi.
Dermatologia (Napoli) **2**, 285—286 (1951). — GATÉ, J., G. CHANIAL, A. VALLET et P.
HUMBERT: Recherches sur la cholestérolémie dans le psoriasis. Ann. Derm. Syph. (Paris)
9, 465—482 (1938). — GATÉ, J., R. VACHON, J. COTTE, M. BOURGEOIS et SAUCAZ: Résultats
des tests de Thorn à l'adrénochrome dans quelques dermatoses. Soc. franç. Derm. Syph.
197—209 (1951). — GAUL, L. E., and A. H. STAUD: Clinical spectroscopy. The quantitative
retention of nickel in psoriasis. Observations on forty six cases. Arch. Derm. Syph. (Chicago)
30, 697—703 (1934). — GERTLER, H.: Kasuistischer Beitrag zur Psoriasis vulgaris bei Leberparenchymschaden. Derm. Wschr. **137**, 329—334 (1958). — GIBSON, S. H., and H. O. PERRY:
Diabetes and psoriasis. Arch. Derm. Syph. (Chicago) **74**, 487—488 (1956). — GODOR, et DES-
CLAUX: À propos des modifications de la cholestérolémie chez un psoriasique ayant présenté
une pleurésie sérofibrineuse tbc. Bull Soc. Méd. mil. franç. **33**, 372—376 (1939). — GORBU-
LEV, S.: 452 Fälle von Psoriasis vulgaris. Venerol. Derm. **5**, 342—347 (1928) [Russisch].
Ref. Zbl. Haut- u. Geschl.-Kr. **27**, 501 (1928). — GÖTZ, H.: Neuere Anschauungen über Entstehung und Behandlung der Psoriasis. Ärztl. Wschr. **1949**, 74—81. — GOUGEROT, H.:
(a) Phénomène de l'auréole invisible péri-eczémateuse, péri-psoriasique, décelée par l'injection
i.v. de colorants. Bull. Soc. franç. Derm. Syph. **48**, 729 (1941). — (b) Recherches sur
l'impédance cutanée en courant alternatif de basse frequence au cours de differentes dermatoses. Ann. Derm. Syph. (Paris) **7**, 101—111 (1947). — GOUGEROT, H., BARTHÉLEMY et
LOTTE: (a) Psoriasis sur ventouses scarifiées. Bull. Soc. franç. Derm. Syph. **35**, 810—811
(1928). — (b) Psoriasis posttraumatique précoce sur ventouses scarifiées. Arch. derm.-
syph. (Paris) **1**, 191—192 (1929). — GOUGEROT, H., et P. BLUM: (a) Psoriasis sur cicatrices.
Bull. Soc. franç. Derm. Syph. **35**, 909—910 (1928). — (b) Psoriasis post-traumatique tardif
sur cicatrices. Arch. derm.-syph. (Paris) **1**, 193—194 (1929). — GOUGEROT, H., G. BOUDIN
et P. DE GRACIANSKY: Psoriasis et troubles réflexes des mains. Bull. Soc. franç. Derm.
Syph. **44**, 1825—1827 (1937). — GOUGEROT, H., R. DEGOS et VARAY: Psoriasis invisible.
Résorption de l'éosine par une zone de peau cliniquement et histologiquement normale atteinte
de psoriasis 18 mois auparavant. Arch. derm.-syph. (Paris) **10**, 93—96 (1938). — GRAF, H.:
Beitrag zur Frage des Säure-Basengleichgewichts (Alkalireserve) im Blute bei Psoriasis,
Ekzem und einigen anderen Dermatosen. Arch. Derm. Syph. (Berl.) **158**, 768—774 (1929). —
GRAHAM, D.: The relation of psoriasis to attitude and to vascular reactions of the human
skin. J. invest. Derm. **22**, 379—388 (1954). — GRAM, S., u. O. LEBEDEV: Zur Frage der
Sensibilisation der Haut der Psoriatiker. Ukrain. med. Vist. **5**, 206—214 (1929) u. dtsch.
Zus.fass. 214—215 [Ukrainisch]. Ref. Zbl. Haut- u. Geschl.-Kr. **32**, 708 (1930). — GRANZOW-
IRRGANG, D.: Provozierte Psoriasis-Plaques. Schles. Dermat. Ges. **25. 2. 1928**. Ref. Zbl.
Haut- u. Geschl.-Kr. **27**, 471 (1928). — GRAYSON, L. D., and H. M. SHIAR: Psoriatic family tree.
Arch. Derm. Syph. (Chicago) **79**, 661—664 (1959). — GRECO, N., y F. GUNCHE: Psoriasis.
Nueva nota experimental sobre su etiologia micosica. J. med. B. Aires **6**, 486—494 (1952).
Ref. Zbl. Haut- u. Geschl.-Kr. **85**, 326 (1953). — GREENBAUM, S., and A. M. RULE: Ex-
perimental psoriasis (?) in two guinea pigs. Arch. Derm. Syph. (Chicago) **39**, 949—950
(1939). — GRIGOREV, P.: Ätiologie, Pathogenese und Therapie der Psoriasis. Sovet. klin.
15, 223 (1931) [Russisch]. Ref. Zbl. Haut- u. Geschl.-Kr. **39**, 638 (1932). — GROSS, P.:
The problem of psoriasis. Med. Clin. N. Amer. **43**, 903—915 (1959). — GROSS, P.: Die
Behandlung der Psoriasis als Fettstoffwechselstörung. N. Y. med. J. **1950**, 2683. —
GROSS, P., and B. M. KESTEN: The treatment of psoriasis as a disturbance of lipid metabolism.
N.Y. St. J. Med. **50**, 2683 (1950). — GROTE, L. R. v.: Hautveränderungen als Symptome von
Stoffwechselerkrankungen. In: Stoffwechselerkrankungen. Dresden u. Leipzig: Theodor Stein-
kopff 1940. — GRÜNEBERG, TH.: (a) Mikroanalytische Untersuchungen über den Schwefel-
gehalt normaler und krankhaft veränderter Haut unter besonderer Berücksichtigung der Psoriasis. Arch. Derm. Syph. (Berl.) **168**, 183—214 (1933). — (b) Psoriasis und Nebennierenrinde.
Kongr. Dtsch. Dermat. Ges., Berlin 8. 10. 1934. Ref. Zbl. Haut- u. Geschl.-Kr. **52**, 131 (1936). —
(c) Psoriasis und Schwangerschaft. Hautarzt **3**, 155—159 (1952). — (d) Die Psoriasis,
ihre Klinik und Problematik. Münch. med. Wschr. **101**, 1149—1152 (1959). — GRÜNE-
BERG, TH., u. A. SZAKALL: Über den Gehalt an Schwefel und wasserlöslichen Bestandteilen in der verhornten Epidermis bei normaler und pathologischer Verhornung. Arch.
klin. exp. Derm. **201**, 361—377 (1955). — GRÜNEBERG, TH., u. G. CONRADI: Psoriasis und
Tonsilleninfekt. Derm. Wschr. **135**, 470—471 (1957). — GRÜNEBERG, TH., R. HÄHNEL u.
J. THEUNE: (a) Bernsteinsäure-Dehydrogenase-Aktivität und Köbnersches Phänomen. Dtsch.
Dermat. Ges. Düsseldorf 1958. Ref. Zbl. Haut- u. Geschl.-Kr. **102**, 239 (1958). — (b) Über
eine Amino-Tripeptidase in der normalen Haut und im Psoriasisherd. Dtsch. Dermat. Ges.
Düsseldorf 1958. Ref. Zbl. Haut- u. Geschl.-Kr. **102**, 239 (1958). — GRÜTZ, O., u. M. BÜRGER:
Die Psoriasis als Stoffwechselproblem. Klin. Wschr. **1933**I, 373—379. — GRÜTZ, O.: (a) Das
Psoriasis-Problem im Lichte ätiologischer Forschungen und klinisch-diätetischer Erfahrungen.
Arch. Derm. Syph. (Berl.) **170**, 143—153 (1934). — (b) Über eine neue Pathogenese und Thera-

pie der Psoriasis. Dtsch. med. Wschr. 1934 II, 1039—1043. — (c) Die Psoriasis als Lipoidose und ihre diätetische Behandlung. Ver.igg Rhein.-Westf. Dermat., Wuppertal-Elberfeld 27. 5. 1934. Ref. Zbl. Haut- u. Geschl.-Kr. 49, 295 (1935). — Gleiches Thema: Dtsch. Dermat., Berlin 8. 10. 1934. — (d) Über das Psoriasis-Problem. Münch. med. Wschr. 1935 II, 1899— 1902. — (e) Neue histologische Beiträge zum Psoriasis-Problem. Tagg Dtsch. Dermat. Ges., Stuttgart 18. 9. 1937. Ref. Zbl. Haut- u. Geschl.-Kr. 57, 490 (1938). — (f) Die Stellung der Psoriasis im Rahmen der Lipoidosen. Verh. dtsch. Ges. Verdau.- u. Stoffwechselkr. 81—87 (1939). — (g) Psoriasis mit Leberstörung und Ikterus, in Abheilung nach Diätbehandlung. Ver.igg Rhein.-Westf. Dermat., Bonn 23. 4. 1939. Ref. Zbl. Haut- u. Geschl.-Kr. 63, 108 (1940). — Grzybowski, M. M.: (a) Über den Grundumsatz bei Psoriasis und seine Beziehung zu Anomalien endokriner Drüsen. Przegl. derm. 24, 353—394 (1929) [Polnisch]. Ref. Zbl. Haut- u. Geschl.-Kr. 33, 452 (1930). — (b) Le métabolisme de base dans le psoriasis. Acta derm. venereol. (Stockh.) 12, 381—398 (1931). Ref. Zbl. Haut- u. Geschl.-Kr. 40, 778 (1932). — Guida, A., e C. Sabatini: Osservazioni elettroencefalografiche ed elettro-dermagrafiche in soggetti psoriasici. Minerva derm. 32, 101—105 (1957). — Gundersen, E.: Hat Psoriasis eine Relation zur fokalen Infection? 8. Internat. Kongr. Dermat., Kopenhagen 5. 8. 1930. Ref. Zbl. Haut- u. Geschl.-Kr. 37, 703 (1931).

Hähnel, R.: Die N-endständigen Aminosäuren in der normalen Hornschicht und in Psoriasis-Schuppen. Arch. klin. exp. Derm. 205, 75—78 (1957). — Hammerschmidt, E.: Le traitement combiné de la psoriasis. Med. glasn. Belgrad 9, 414—421 u. engl. Zus.fass. 1955 [Kroatisch]. Ref. Zbl. Haut- u. Geschl.-Kr. 95, 359 (1956). — Hampel, K. H.: (a) Ausgedehnte exanthematische Psoriasis vulgaris im Anschluß an Urticaria nach Spargelgenuß. Schles. Dermat. Ges., Breslau 2. 7. 1938. Ref. Zbl. Haut- u. Geschl.-Kr. 60, 378 (1938). — (b) Pellagra und Psoriasis vulgaris. Schles. Dermat. Ges., Breslau 20. 5. 1939. Ref. Zbl. Haut- u. Geschl.-Kr. 63, 347 (1940). — Hanušova, S.: Psoriasis im Flächenbild. Arch. klin. exp. Derm. 210, 227—251 (1960). — Hargreaves, K. G., and F. F. Hellier: The association of psoriasis with blood groups. Arch. Derm. Syph. (Chicago) 78, 438—439 (1958). — Haxthausen, H.: Psoriasis bei einer Patientin mit abgelaufener Poliomyelitis. Dän. Dermat. Ges. 1. 5. 1929. Ref. Zbl. Haut- u. Geschl.-Kr. 31, 166 (1929). — Heaney, I. H.: The etiology and treatment of psoriasis. Brit. Med. J. 1927, No 3493, 1136—1137. — Hecht: Vererbung bei Psoriasis und der Keratodermie. Kongr. Dtsch. Dermat. Ges., Königsberg 4.—10. 8. 1929. Zbl. Haut- u. Geschl.-Kr. 31, 411 (1929). — Hedge, H. M.: The blood in psoriasis with special reference to calcium, phosphorus and potassium. Arch. Derm. Syph. (Chicago) 24, 204—217 (1931). — Hellerström, S.: Untersuchungen mit fraktionierter Eiweißbestimmung in der Rückenmarkflüssigkeit bei verschiedenen Stadien der Syphilis, u. a. Psoriasis. Dermat. Tagg, Hamburg 24. 9. 1948. Ref. Zbl. Haut- u. Geschl.-Kr. 73, 154 (1949). — Helmeczy, L., E. Kiss u. E. Szücs: Vom Acetylcholin-Cholinesterase-Gehalt der psoriatischen Haut. Derm. Wschr. 1956, 365—370. — Helmeczy, L., u. A. Nagy: Untersuchungen über die Serumcholinesteraseaktivität und über die Wirkung von intravenösen Novocaingaben bei Psoriasis-Kranken. Börgyógy. vener. Szle 7, 54—57 u. dtsch. Zus.fass. 64 (1953) [Ungarisch]. Ref. Zbl. Haut- u. Geschl.-Kr. 88, 299 (1954). — Herdenstain, C. G.: Biochemical aspects on the pathogenesis of psoriasis. Nord. Med. 60, 1233—1238 u. engl. Zus.fass. (1958) [Schwedisch]. Ref. Zbl. Haut- u. Geschl.-Kr. 102, 204 (1959). — Hering, H.: Experimentelle Beiträge zum Fettstoffwechsel der Psoriasis vulgaris. Derm. Wschr. 1938 I, 80—86, 109—114. — Hermans, E. H., u. C. Ph. Schokking: Hypertrichosis an Stellen geheilter Psoriasis. Ned. T. Geneesk. 1936, 1045 [Holländisch]. Ref. Zbl. Haut- u. Geschl.-Kr. 54, 227 (1937). — Herrmann, F.: Harnsäureuntersuchungen bei Psoriasis. Arch. Derm. Syph. (Berl.) 161, 114—126 (1930). — Higoumenakis, G.: (a) Étiologie et pathogénie du psoriasis. Ann. hellén. Derm. 1, 33—48 u. franz. Zus.fass. 79 (1939) [Griechisch]. Ref. Zbl. Haut- u. Geschl.-Kr. 63, 438 (1940). — (b) Über die Psoriasis als bakterielle Erkrankung und ihre Behandlung. Ann. hellén. Derm. 1, 81—89 u. franz. Zus.fass. 119 (1939). Ref. Zbl. Haut- u. Geschl.-Kr. 63, 594 (1940). — (c) Über die Ätiologie, Pathogenese und Behandlung der Psoriasis. Derm. Wschr. 1940 I, 297—306. — Hnat, A., R. G. Janke u. E. Kappelmacher: Stoffwechselstudien bei Psoriatikern. II. Untersuchungen über den Blut-Cholinesterasegehalt. Derm. Wschr. 130, 837—840 (1954). — Hoede, K.: (a) Psoriasis und innere Sekretion. Verh. phys.-med. Ges. Würzb. 55, 87—90 (1930). — (b) Über Beziehungen zwischen Psoriasis und Ovarialfunktion. Mschr. Geburtsh. Gynäk. 84, 346—356 (1930). — (c) Umwelt und Erblichkeit bei der Entstehung der Psoriasis. Leipzig: Kabitzsch 1932. — (d) Zur Frage des Masernschutzes gegen Schuppenflechte. Arch. Derm. Syph. (Berl.) 169, 295—298 (1933). — (e) Zur Frage der Erblichkeit der Psoriasis. Hautarzt 8, 433—438 (1957). — Hüllstrung, H.: (a) Psoriasis. (b) Isolierte Nagelpsoriasis. Ver.igg Düsseld. Dermat. 17. 1. 1938. Ref. Zbl. Haut- u. Geschl.-Kr. 59, 246 (1938). — Huet, L.: Pityriasis rosé, dermo-épidermite et éruption seconde, furoncles et psoriasis. Bull. Soc. franç. Derm. Syph. 37, 459—461 (1930). — Huff, St., and H. L. Taylor: Observations on peripheral circulation in psoriasis. Arch. Derm. Syph. (Chicago) 58, 385—388 (1953). — Hufschmitt, G., et J. Mayer: Psoriasis et métabolisme des corps gras. Bull. Soc. franç. Derm. Syph. **42**, 1441—1443 (1935). — HULÛSI-BEHZET, u. NIHAT: Psoriasis universalis. Türk. Dermat. Ges. 3. 12. 1933. Ref. Zbl. Haut- u. Geschl.-Kr. **48**, 354 (1934). — HURIEZ, CL.: Synthese ätiopathogenetischer Faktoren und aktueller therapeutischer Probleme der Psoriasis. Hautarzt **11**, 149—155 (1960). — HURIEZ, CL., F. DESMONS et P. AGACHE: Étude du lipidogramme dans le psoriasis. Bull. Soc. franç. Derm. Syph. **64**, 275—278 (1957). — HURIEZ, CL., F. DESMONS et BAELDEN: Étude du taux des antistreptolysines O et des antistreptolysines dans le sérum de malades atteints de diverses dermatoses. Ann. Derm. Syph. (Paris) **85**, 4—25 (1958). — HURIEZ, CL., F. DESMONS et P. MARTIN: Étude histo-patholog. du foie des psoriasiques. Bull. Soc. franç. Derm. Syph. **63**, 488—489 (1956). — HURIEZ, CL., M. FONTAN, F. DESMONS, P. MARTIN, M. BENOIT, P. AGACHE et H. DE SAINTE-MARESVILLE: À propos de quelques facteurs biologiques du psoriasis. Arch. belges Derm. **13**, 422—440 (1957). — HURIEZ, CL., M. FONTAN, F. DESMONS, H. DE SAINTE-MARESVILLE et G. CAULIER: Note prélimaire à une étude du système neuro-végétatif dans le psoriasis. Bull Soc. franç. Derm. Syph. **64**, 193—197 (1957). — HURLEY, H., and B. SHELLEY: The induction of Koebner's phenomenon in psoriasis with roentgen irradiation. Amer. J. Roentgenol. **73**, 984—985 (1955).

ILIESCOU, C., S. LONGHIN et D. POPESCOU: Sur l'étiologie et le traitement du psoriasis. Bull. Soc. roum. Derm. **2**, 60—63 (1931). Ref. Zbl. Haut- u. Geschl.-Kr. **39**, 393 (1932). — IL'INA, N. V.: Untersuchung einiger Funktionen der Leber bei Psoriasis und anderen Dermatosen. Vestn. Vener. Derm. **30**, 25—28 (1956) [Russisch]. Ref. Zbl. Haut- u. Geschl.-Kr. **95**, 358 (1956). — INCEDAYI, C. K., u. B. OTTENSTEIN: (a) Neuere Untersuchungen zur Frage des Cholesterinstoffwechsels bei Psoriasis. Türk. Dermat. Ges., Istanbul 14. 6. 1938. Ref. Zbl. Haut- u. Geschl.-Kr. **60**, 478 (1938). — (b) Diätbehandlung in der Dermatologie. Störungen des Kohlenhydrat-, Lipoid- und Säure-Basenhaushaltes (mit besonderer Berücksichtigung der experimentellen und statistischen Ergebnisse unserer Klinik). Neuere Untersuchungen zwischen Psoriasis und Lipoidosen. Deri Hast. Freng. Klinig. Ars. **5**, 29—30 (1938) [Türkisch]. Ref. Zbl. Haut- u. Geschl.-Kr. **63**, 222 (1940). — (c) Report on recent researches regarding the relationship between psoriasis and lipoidosis. Dermatologica (Basel) **80**, 18—26 (1939). — (d) Neuere Untersuchungen über die Beziehungen zwischen Psoriasis und Lipoidosen. Acta derm.-venereol. (Stockh.) **21**, 674—698 (1940). Ref. Zbl. Haut- u. Geschl.-Kr. **67**, 494 (1941).— (e) Vitamin C, Nebennierenrinde und Psoriasis. Dermatologica (Basel) **84**, 330—351 (1941). — INGRAM, J.: The approach to psoriasis. Brit. Med. J. **1953**, No 4836, 591—594. — ISOBE, G.: Some experimental researches on the viral etiology of psoriasis. Jap. J. Derm. **67**, 807—821 u. engl. Zus.fass. (1957) [Japanisch]. Ref. Zbl. Haut- u. Geschl.-Kr. **101**, 134 (1958).— ITO, M.: (a) Beitrag zum Einfluß der Ernährung auf Psoriasis. Hihu-to-hi-runyo **3**, 579—582 (1935) [Japanisch]. Ref. Zbl. Haut- u. Geschl.-Kr. **52**, 583 (1936). — (b) Jap. J. Derm. **39**, 80 (1936). Ref. Zbl. Haut- u. Geschl.-Kr. **54**, 228 (1937). — ITO, M., Y. IGARASHI u. Y. KATABIRA: Zur Pathogenese des Eczema seborrh. und der Psoriasis in bezug auf Stoffwechselstörung. Jap. J. Derm. **65**, 616—621 (1955). Ref. Zbl. Haut- u. Geschl.-Kr. **95**, 317 (1956).

JAKUBOWITSCH, Z. I., u. M. I. SAMOSUD: Zur Frage über die Mikrobiologie der Psoriasis. Vestn. Vener. Derm. **7**, 693—694 (1937) [Russisch]. Ref. Zbl. Haut- u. Geschl.-Kr. **59**, 270 (1938). — JANULA, J.: On the role of the internal environment and particularly of higher nervous activity in the aetiopathogenesis of psoriasis. Čs. Derm. **34**, 101—111 u. engl. Zus.fass. (1959) [Tschechisch]. Ref. Zbl. Haut- u. Geschl.-Kr. **105**, 46 (1959). — JARRETT, A., R. J. SPEARMAN u. J. A. HARDY: Die Histochemie der Keratinbildung. Brit. J. Derm. **71**, 277 (1959). Ref. Derm. Wschr. **141**, 24 (1960). — JAUSION, H., et I. GUILLAUD-VALÉE: (a) L'allergie mycosique dans les poriasis. Bull. Soc. méd. Hôp. Paris III **48**, 1599—1610 (1932). — (b) Le rôle des corynébactériacées dans le psoriasis. Bull. Soc. franç. Derm. Syph. **41**, 106—112 (1934). — (c) Le psoriasis, son unité pathogénique et sa diversité étiologique. Bull. Soc. franç. Derm. Syph. **41**, 112—122 (1934). — JAUSION, H., et A. PECKER: Simple remarque en faveur de l'origine syphilique du psoriasis. Bull. Soc. franç. Derm. Syph. **35**, 162—164 (1928). — JAUSION, H., SOLEIL, A. PECKER et PAGES: L'intradermo-réaction trichoépidermophytique des psoriasiques vrais. Bull. Soc. franç. Derm. Syph. **39**, 115—131 (1932). — JAUSION, H., VERNAZ et CAMPSAUR: De l'étiologie aux formes cliniques du psoriasis. Bull. Soc. franç. Derm. Syph. **41**, 1585—1613 (1934). — JOFFE, M.: (a) Der Sulfatstoffwechsel bei der Psoriasis. Sov. Vestn. Vener. Derm. **3**, 339—340 (1934) [Russisch]. Ref. Zbl. Haut- u. Geschl.-Kr. **49**, 213 (1935). — (b) Sulphate metabolism in psoriasis. Urol. Rev. **38**, 261—263 (1934).— JORDAN, A., DOBROFF, KEDROFF, MENTSCHIKOFF, MICHAILOFF, NIKOLAEW, POPOWA-BLUM, STAROFF u. CHATSCHATURJAN: Psoriasis vulgaris. Derm. Z. **62**, 221—237 (1931). — JUST, W.: Trichophytinreaktion bei Psoriasis vulgaris. Derm. Wschr. **1943 II**, 474—477.

KADISCH: Psoriasis auf Blinddarmnarbe. Berl. Dermat. Ges. 11. 1. 1932. Ref. Zbl. Haut- u. Geschl.-Kr. **41**, 31 (1932). — KALZ, F., J. H. QUASTEL, P. TELNER, A. SCHAFER and W. McINTYRE: Changes of the electrophoretic patterns of the sera of psoriatics under various forms of therapy. J. invest. Derm. **31**, 161—166 (1958). — KAMEI, Y.: Studies on redox-activity in the psoriatic skin. Jap. J. Derm. **68**, 157—158, 701—707 (1958). Ref.

Zbl. Haut- u. Geschl.-Kr. **104**, 260 (1959). — KARLIN, M.: (a) Zur Frage über die Sella turcica bei Psoriasiskranken. Fortschr. Röntgenstr. **38**, 868—873 (1928). — (b) Zur Untersuchung der Sella turcica bei Psoriasiskranken. Russk. Vestn. Derm. **6**, 778—785 u. dtsch. Zus.fass. 785—786 (1928) [Russisch]. Ref. Zbl. Haut- u. Geschl.-Kr. **30**, 207 (1929). — KASABAKAS, D.: Über die Quaddelresorptionszeit bei Psoriatikern. Arch. Derm. Syph. (Berl.) **162**, 25—26 (1930). — KATER, J.: Note on the structure of a Monilia isolated from a case of psoriasis. Univ. Calif. Publ. Bot. **14**, 301—306 (1928). — KEINING, E.: Über den Einfluß verschiedener Hautprozesse auf Psoriasis-Eruptionen. Verh. Internat. Kongr. Dermat. **2**, 657—658 (1936).— KERCKHOFF, I. H. P. VAN: (a) Beiträge zur Kenntnis der Psoriasis vulgaris und ihrer Behandlung. Leipzig: S. Hirzel 1929. — (b) Mitteilungen über Untersuchungen der Psoriasis. Niederl. Ver.igg Rhein.-Westf. Dermat., Köln 25.5.1929. Ref. Zbl. Haut-u. Geschl.-Kr. **32**, 24 (1930). — KERL zit. bei STREITMANN. — KESERÜ, ISTV.: Beiträge zur Ätiologie der Psoriasis vulgaris. Börgyögy. vener. Szle **16**, 181—183 (1938) [Ungarisch]. Ref. Zbl. Haut- u. Geschl.-Kr. **62**, 210 (1939). — KEYES, H.: Psoriasis and pilosis considered as moniliasis in homologous series. Urol. cutan. Rev. **34**, 436—439 (1930). — KIERLAND, R.: Attempts to prove the specificity of streptococci isolated from the naso-pharynx of patients with psoriasis. J. invest. Derm. **3**, 273—285 (1940). — KIRK, H.: Psoriasis in the cat. Vet. Rec. **1932**, 330—331. — KISSMEYER, A.: (a) Köbners Phänomen bei Psoriasis. Dän. Dermat. Ges., Kopenhagen 3. 10. 1934. Ref. Zbl. Haut- u. Geschl.-Kr. **49**, 481 (1935). — (b) Rôle du traumatisme antérieur et mémoire « cellulaire » dans le psoriasis. Ann. Derm. Syph. (Paris) **5**, 1085—1088 (1934). — KLEIN, H., u. K. STEINER: Zur Pathogenese der Psoriasis vulgaris. Arch. Derm. Syph. (Berl.) **167**, 114—122 (1932). — KNOCHE: Psoriasis auf Pernionen. Essener Dermat. Ges. 17. 6. 1933. Ref. Zbl. Haut- u. Geschl.-Kr. **46** (1933). — KÖNIGSTEIN, H., H. GOLDBERG u. D. RAPPAPORT: Über die angebliche Störung des Inselorgans bei Psoriasis vulgaris. Wien. klin. Wschr. **1930 I**, 125. — KOLJADA, F. E.: Die Bedeutung des Restkohlenstoffes im Blut bei Patienten mit Ekzem, Psoriasis und Pyodermie. Vestn. Vener. Derm. **3**, 20—22 (1950) [Russisch]. Ref. Zbl. Haut- u. Geschl.-Kr. **78**, 234 (1952). — KOLPAKOV, F. I.: The thermoregulatory reflex in patients with psoriasis. Vestn. Vener. Derm. **31**, 8 u. engl. Zus.fass. (1957) [Russ]. Ref. Zbl. Haut- u. Geschl.-Kr. **99**, 74 (1958). — KOROSSY, A., J. BÖSZÖRMÉNYI, M. GÓZONY u. E. FEJÉR: Untersuchungen bei an Psoriasis leidenden Patienten zur Feststellung der ätiologischen Rolle von tonsillären Herden und von hämolytischen Streptokokken. Börgyögy. vener. Szle **13**, 75 u. dtsch. Zus.fass. (1959) [Ungarisch]. Ref. Zbl. Haut- u. Geschl.-Kr. **105**, 45 (1959). — KORTING, G. W.: Welches ist die moderne Auffassung über die Ursache der Psoriasis vulgaris und was ist über die ihr möglicherweise zugrunde liegenden oder sie begleitenden nicht-endokrinen Stoffwechselstörungen bekannt? Dtsch. med. Wschr. **76**, 24 (1951). — KORTING, G. W., u. H. KAFFARNIK: Zur Frage der Serum-Harnsäureerhöhung bei Hautkranken, insbesondere bei Psoriatikern. Derm. Wschr. **138**, 1359—1362 (1958). — KRAL, F.: Veterinary Dermatology, XV. Philadelphia: J. B. Lippincott Company 1953. — KRANTZ, W.: Randbemerkung zur Frage der Ursache der Psoriasis. Derm. Wschr. **120**, 505 (1949). — KRAUS, Z., u. J. MÜLLER: Einige biochemische Untersuchungen über Psoriasis. Čs. Derm. **26**, 331—337 u. engl. Zus.fas. (1951) [Tschechisch]. Ref. Zbl. Haut- u. Geschl.-Kr. **81**, 336 (1952). — KRICEVSKIJ, A. M., P. V. MICHAILOVA, V. J. MURZINA, S. M. RATINA, A. J. POCHIL and A. S. NALBAT: Einiges über die Virusätioiogle der Psoriasis. Vestn. Vener. Derm. **4**, 11—15 (1951) [Russisch]. Ref. Zbl. Haut- u. Geschl.-Kr. **81**, 77 (1952). — KUTA, A., and E. NEUMANN: Koebner's phenomenon in a study concerning the primary epidermal pathogenesis of psoriasis. Dermatologica (Basel) **115**, 51—60 (1957).

LAGERHOLM, B., A. LODIN and H. GENTELE: (a) Plasma proteins in psoriasis vulgaris. Acta derm.-venereol. (Stockh.) **38**, 151—154 (1958). Ref. Zbl. Haut- u. Geschl.-Kr. **102**, 53 (1958). — (b) Bone marrow studies in psoriasis. Acta derm.-venereol. (Stockh.) **38**, 42—50 (1958). Ref. Zbl. Haut- u. Geschl.-Kr. **101**, 214 (1958). — LANE, C., and G. MARSHALL: Psoriasis. A statistical study of 231 cases. Arch. Derm. Syph. (Chicago) **35**, 1051—1061 (1937).— LANGHOF, H.: Untersuchungen über die Reduktionskraft der Haut. Derm. Wschr. **24**, 556—563 (1951). — LAYUS, P.: Zur Ätiopathogenese und Behandlung der Psoriasis. Rev. argent. Dermatosif. **19**, 182—185 (1935) [Spanisch]. Ref. Zbl. Haut- u. Geschl.-Kr. **53**, 248 (1936). — LEA jr., W. A., H. H. CORNISH and W. D. BLOCK: Studies on serum lipids, proteins and lipoproteins in psoriasis. J. invest. Derm. **30**, 181—185 (1958). — LE COULTRE, L.: Über die Bedeutung der Harnsäure in der Ätiologie der Psoriasis. Arch. Derm. Syph. (Berl.) **174**, 650—655 (1936). — LEDO, E.: Psoriasis und Schwangerschaft. Act. dermo-sifiliogr. (Madr.) **22**, 84—90 (1929) [Spanisch]. Ref. Zbl. Haut- u. Geschl.-Kr. **34**, 190 (1930). — LEIGHEB, V.: (a) L'azione delle irradiazioni combinate delle lampade Jesionek e sollux sopra l'attivita enzimatica della catalasi del sangue, in individui normali ed in individui affetti da psoriasi. G. ital. Derm. **71**, 226—227 (1930). — (b) Ricerche sull'azione delle irradiazioni Jesionek-sollux sopra la catalasi del sangue in individui affetti da psoriasi. G. ital. Derm. **72**, 361—390 (1931). — LEITMAN, D. S.: Reaktivität der Haut bei Ekzem und Psoriasis in der Nähe des Herdes und entfernt von demselben. Vestn. Vener. Derm. **7**, 687—692 (1937)

[Russisch]. Ref. Zbl. Haut- u. Geschl.-Kr. **58**, 428 (1938). — Lennhoff zit. bei Scarpa, C.: Contributo allo studio eziologico della psoriasi. Atti Soc. ital. Derm. Sif. **1**, 4—50 (1951). — Lenti, C.: Natura chimica della cheratina delle squame psoriasiche. Arch. Sci. biol. (Bologna) **28**, 60—74 (1942). — Leonhardi, G., e P. Krause: Contributi al problema della psoriasi. III. Ricambio lipidico e psoriasi. Dermatologia (Napoli) **2**, 287—290 (1951). — Leszczynski, R. v.: (a) Das Symptom von Chvostek bei der Psoriasis vulgaris. Derm. Wschr. **1929** II, 1535 bis 1538. — (b) Das Symptom von Chvostek bei der Psoriasis vulgaris. Derm. Wschr. **1931** II, 1774—1775. — (c) Psoriasis vulgaris. Lemberger Dermat. Ges. 4. 4. 1935. Ref. Zbl. Haut- u. Geschl.-Kr. **51**, 165 (1935). — (d) Pathogenese und Behandlung der Psoriasis vulgaris exsudativa. Wien. med. Wschr. **1936** I, 683—684. — Leven, L.: Zur Vererbung der Psoriasis. Arch. Rassenbiol. München **20**, 175—176 (1928). — Levi, J.: (a) Sui rapporti fra psoriasi e pigmento con speciale riguardo alle variazione del p_H alla superficie cutanea. Internat. Kongr. Dermat. **2**, 514—517 (1936). — (b) Il p_H alla superficie cutanea nei psoriasici. Boll. Sez. reg. Soc. ital. dermat. **1**, 44 (1936). — Levi, L., C. Meneghini e G. Pozzo: Ricerche sul metabolismo lipoproteico nella psoriasi. Nota 3: La curva chilomicronemica nella psoriasi. G. ital. Derm. **94**, 320—325 (1953). — Le Winn, E. B., and I. Zugerman: Fat tolerance tests in psoriasis. Amer. J. med. Sci. **201**, 703—711 (1941). — Liebenam, L.: Konkordantes Vorkommen von Psoriasis vulgaris bei einem eineiigen Zwillingspaar. Erbarzt **10**, 248—253 (1942). — Ligterink, J. H.: The mechanism of cornification in parakeratosis particularly in psoriasis. Dermatologica (Basel) **111**, 301—312 (1955). — Lindenberg, A.: (a) La transmission expérimentale du psoriasis. Folia clin. biol. (S. Paulo) **9**, 101—104 (1937). — (b) Quelques recherches tendant à établir l'étiologie du pemphigus et du psoriasis. Bull. Soc. franç. Derm. Syph. **44**, 1956—1961 (1937). — (c) Ätiologie der Psoriasis. Arch. Derm. Sif. S. Paulo **1**, 143—146 (1937) [Portugiesisch]. Ref. Zbl. Haut- u. Geschl.-Kr. **59**, 270 (1938). — Linser, K.: Psoriasis vulgaris mit durch Hosenträgerdruck verursachtem isomorphem Reizeffekt. Dermat. Ges. Berlin 28. 11. 1953. Ref. Zbl. Haut- u. Geschl.-Kr. **89**, 369 (1954). — Lipnik, M. J., and St. H. Levy: Altered L-methionine S³⁵ utilization in psoriasis. J. invest. Derm. **32**, 519—524 (1959). — Lipschitz, J.: Some observations on psoriasis. S. Afr. med. J. **1951**, 809—814 .— Lojander, W.: Untersuchungen über die alimentäre Glykämiereaktion bei einigen Hautkrankheiten. Forh. nord. Derm. For. 90—93 (1929). Ref. Zbl. Haut- u. Geschl.-Kr. **31**, 693 (1929). — Longhin, S.: (a) Sur l'étiologie, la pathogénie et le traitement du psoriasis. Internat. Kongr. Dermat. **2**, 674—681 (1935). — (b) Psoriasis und Tuberkuloide. Allergische Tuberkulosereaktion. Rev. sanit. milit. (Buc.) **38**, 447—455 u. franz. Zus.fass. 485—486 (1939) [Rumänisch]. Ref. Zbl. Haut- u. Geschl.-Kr. **64**, 397 (1940). — Lovell, L. A.: Psoriasis in Beziehung zu einem septischen Tonsillenherd. Act. dermo-sifiliogr. (Madr.) **33**, 861—873 (1942) [Spanisch]. Ref. Zbl. Haut- u. Geschl.-Kr. **69**, 647 (1943). — Loza, E.: Chemical basis of virus etiology of psoriasis. Pol. Tyg. lek. **8**, 660—663 (1953). Ref. Zbl. Haut- u. Geschl.-Kr. **89**, 73 (1954).

Macht, D. J.: Preliminary and short reports. Phytopharmacologic studies on the blood of psoriasis. J. invest. Derm. **13**, 1—3 (1949). — Madden, J. F.: Cholesterol balance and low fat diet in psoriasis. Arch. Derm. Syph. (Chicago) **39**, 268—277 (1939). — Magnus, J. A.: Observations on the thiol content of abnormal stratum corneum in psoriasis and other conditions. Brit. J. Derm. **68**, 243—251 (1956). — Magnusson, B., and C. Jensen: Urinary neutral 17-ketosteroids in psoriasis. With special reference to the dehydroisoandrosterone and closely related steroids and excretory changes during fever and ACTH-therapy. Acta derm.-venereol. (Stockh.) **32**, 149—158 (1952). Ref. Zbl. Haut- u. Geschl.-Kr. **82**, 192 (1953). — Malet, J.: Les altérations nerveuses dans le psoriasis. C. R. Soc. Biol. (Paris) **99**, 1450—1451 (1928). — Marceron, L., et L. Huet: Psoriasis et tuberculosis. Bull. Soc. franç. Derm. Syph. **35**, 120—122 (1928). — Marchionini, A., E. Manz u. F. Huss: Der Cholesteringehalt der Hautoberschicht bei der Seborrhoe und bei der Psoriasis. Beiträge zur Kenntnis der pathochemischen Hautkonstitution des Status seborrhoicus. Arch. Derm. Syph. (Berl.) **176**, 613—645 (1938). — Marchionini, A., e H. W. Spier: Su la patologia geografico-etnografica e su la eziologia e cura interna della psoriasi. Dermatologia (Napoli) **3**, 299—306 (1951). — Marcuse, M.: Zur Erblichkeit der Psoriasis und der Cholecystitis und über die Verbreitung beider Leiden in einer Familie. Arch. Rassenbiol. **22**, 50—51 (1929). — Marquardt zit. bei Nardelli, L.: La Psoriasi. Abbruzini, Editore, Roma 1955. — Maruri, C. A.: Psoriasis et anomalies congénitales. Ann. Derm. Syph. (Paris) **81**, 634—643 (1954). — Maschkilleison, L. N., u. L. A. Abramowitsch: Psoriasis vulgaris und Pyodermie. Derm. Wschr. **1936** I, 102—104. — Matras, A.: Psoriasis vulgaris auf Tätowierung. Wien. Dermat. Ges. 17. 11. 1927. Ref. Zbl. Haut- u. Geschl.-Kr. **26**, 351 (1928). — Mayr, J. K.: (a) Zur Pathologie der Psoriasis vulgaris. Arch. Derm. Syph. (Berl.) **159**, 598—604 (1930). — (b) Zur Vererbung bei der Psoriasis vulgaris. Derm. Wschr. **1938** I, 569—572. — Mayrhofer, H.: Die exsudative spezifische Pleuritis bei Psoriasis. Wien. klin. Wschr. **1930** II, 1149. — Meineke: Psoriasis. Dän. Dermat. Ges., Kopenhagen 4. 10. 1939. Ref. Zbl. Haut- u. Geschl.-Kr. **67**, 377 (1941). — Meineri, P. A.: (a) Esperienze su estratti di cute di individui affetti da eczema e da psoriasi. G. ital. Derm. **70**, 1225—1226 (1929). — (b) Il p_H di estratti di cute eczematosa e psoriatica, l'azione di esse sull'occhio di rana. Dermosifilografo 5, 73—91 (1930). — MEIROWSKY, E.: Clinical and experimental notes on the etiology of psoriasis. Exp. Med. Surg. 16, 99—115 (1958). — MELCZER, N., u. J. BODZAY: (a) Lecithinbelastungsversuche bei Psoriatikern. Derm. Wschr. 137, 608—611 (1958). — (b) Beiträge zur Ätiologie und Pathogenese der Psoriasis vulgaris. Hautarzt 9, 351—355 (1958). — MENDES DA COSTA, S.: Psoriasis localisé autour d'efflorescences ecthémateuses et de leurs cicatrices. Čs. Derm. Samberger Z., 224—228 (1931). Ref. Zbl. Haut- u. Geschl.-Kr. 44, 577 (1933). — MENEGHINI, C. L., L. LEVI e G. POZZO: Ricerche sul metabolismo lipo-proteico nella psoriasi. Nota 4. Ricerche sulle lipoproteine seriche con il metodo dell'elettroforesi su carta. G. ital. Derm. 94, 326—332 (1953). — MEYER, P. S.: Isolierte Psoriasis der Handfläche. Ver.igg Südwestdtsch. Dermat., Mannheim 5. 3. 1932. Ref. Zbl. Haut- u. Geschl.-Kr. 41 (1932). — MICHELSON, H. E.: Psoriasis vulgaris occurring in four members of the same family. Arch. Derm. Syph. (Chicago) 19, 328—329 (1929). — MICHON, P.: Poussées contemporaines de psoriasis et d'hyperthyroidie. Traitement thymique. Bull. Soc. franç. Derm. Syph. 38, 1085 à 1086 (1931). — MIDANA, A.: (a) Existe una reazione allergica specifica nella psoriasi. Dermosifilografo 12, 67—72 (1937). — (b) Il ricambio intestinale dei lipidi nella psoriasi. G. ital. Derm. 82, 959—987 (1941). — (c) Ricerche coprologiche sull'attività dei fermenti pancreatici ed intestinali nella psoriasi con particolare riguardo del fermento lipolitico. G. ital. Derm. 83, 1—17 (1942). — MIDANA, A., e L. DEL GRANDE: La curva uricemica dell'eczematoso e dello psoriasico dopo introduzione endovenosa di acido fenilchinolin carbonico. G. ital. Derm. 78, 201—213 (1937). — MIDANA, A., e M. DOGLIOTTI: Sul metabolismo dei lipidi nella cute psoriasica. Minerva Derm. 29, 235—242 (1954). — MIENICKI, M. DE, and H. PANUSZ: Attempts of detecting specific action of autoserum in the course of psoriasis on the basis of electrophoretic estimation of protein fractions. Przegl. derm. 6, 407—418 u. engl. Zus.fass. (1956) [Polnisch]. Ref. Zbl. Haut- u. Geschl.-Kr. 97, 274 (1957). — MIENICKI, M. DE, u. CZ. RYLLNARDZEWSKI: (a) Bemerkungen über Psoriasis als Allergiezustand. Derm. Wschr. 1933 II, 1686—1688. — (b) Du psoriasis provoqué. Ann. Derm. Syph. (Paris) 5, 499—508 (1934). — MILBRADT, W.: Diabetesdiagnose 3 Jahre vor der klinischen Manifestation auf Grund von Kohlehydratbelastungen bei einem Fall von Psoriasis vulgaris. Derm. Wschr. 1934 II, 1045—1049. — MILIAN, G.: (a) Le psoriasis est-il une maladie d'origine interne ou d'origine externe? Rev. franç. Derm. Vénér. 9, 174—177 (1933). — (b) Psoriasis généralisé avec fièvre et amaigrissement. Rev. franç. Derm. Vénér. 13, 308—310 (1937). — MILIAN, G., L. PÉRIN et MASSOT: Intertrigo retro-auriculaire streptococcique, psoriasis ou parakératose psoriasiforme. Bull. Soc. franç. Derm. Syph. 37, 690—694 (1930). — MONACELLI, M., A. R. COFANO, A. RIBUFFO, L. RICCIARDI, E. ROMANO, G. SANTOIANNI, C. SCARPA e G. SCOTTI: Psoriasis. Minerva med. 1952, 418. — MONACELLI, M., u. A. RIBUFFO: Der Hautzuckergehalt bei der Psoriasis. Hautarzt 3, 498—503 (1952). — MONCORPS, C., u. C. SPEIERER: Psoriasis und Kohlehydratstoffwechsel. Arch. Derm. Syph. (Berl.) 164, 3 (1931). — MONTAGNANI, A.: Determinazione cromatografica dell'acido piruvico e lattico nel liquido di bolla in individui sani ed in psoriasi prima e dopo trattamento crisarobinico. Atti Soz. ital. Derm. Sif. 1, 85 (1955). — MONTAGNANI, A., e M. ZANCHI: (a) Ricerche sul ricambio degli idrati di carbonio nella psoriasi in corso di trattamento crisarobinico. Dermatologia (Napoli) 4, 267—271 (1953). — (b) Ricerche sul ricambio degli idrati di carbonio nella psoriasi in corso di trattamento crisarobinico. Atti Soc. ital. Derm. Sif. 1, 5 (1955). — MOREL, A., J. GATÉ et J. DORCHE: Note préliminaire sur les variations du glutathion sanguin dans certaines dermatoses, en particulier dans l'eczéma et le psoriasis. Bull. Soc. franç. Derm. Syph. 39, 51—54 (1932). — MORRIS, G. E.: Psoriasis precipitated by minor trauma. Arch. Derm. Syph. (Chicago) 71, 635—636 (1955). — MÜLLER, A.: Über Blutzuckerwerte bei Hautkrankheiten. Arch. Derm. Syph. (Berl.) 157, 639—646 (1929). — MURTULA, G.: (a) Espressioni istochimiche del dismetabolismo glucidico tissulaire nei soggetti psoriasici. Minerva derm. 30, 151—158 (1955). — (b) Contributo cariologico ad una interpretazione eziopatogenetica di quadri morbosi cutanei di ancora incerta natura: lichen ruber planus, erythematodes, psoriasi. Minerva derm. 30, 412—418 (1955). — (c) Il metabolismo energetico nella cute sana e nella cute psoriasica nelle sue espressioni di apprezzamento istocromatico. Minerva derm. 30, 652—653 (1956). — MUSGER, A., E. SCHAUENSTEIN u. K. L. ZIRM: Zum Problem der Psoriasis. Münch. med. Wschr. 94, 1588 (1952). — MUSGER, A., K. L. ZIRM u. E. SCHAUENSTEIN: Konjugiert-ungesättigte Fettsäuren im Blut Gesunder und Psoriasiskranker. Österr. Dermat. Ges. 10. 5. 1951. Ref. Zbl. Haut- u. Geschl.-Kr. 78, 390 (1952) und Hautarzt 3, 170—172 (1952). — M'UZAN, M. DE, et S. BONFILS: À propos de deux cas d'association ulcère-psoriasis. Sem. Hôp. Paris 1957, 3847—3850.

NADEL, A.: Hautkrankheiten und Serumlipase (Tributyrase). I. Mitt.: Psoriasis, Lupus vulgaris, Tuberculosis colliquativa, Lupus erythematodes, Scabies, Gonorrhoe. Arch. Derm. Syph. (Berl.) 170, 253—262 (1934). — NAEGELI, O.: Resistenz gegen Ekzem und Pyokokkeninfektion bei allergischer Urticaria, Lichen ruber und Psoriasis, nebst Bemerkungen zum Ekzembegriff. Schweiz. med. Wschr. 1938 II, 841—843. — NAGY, E.: Belastungsproben mit Cholesterin bei Psoriasis und Erythematodes. Börgyögy. vener. Szle 6, 27—28 u. dtsch.

Zus.fass. 32 (1952) [Ungarisch]. Ref. Zbl. Haut- u. Geschl.-Kr. 84, 234 (1953). — NARANJO, R., M. BARBA RUBIO y L. PÉREZ SMÁREZ: Antimetabolitos en psoriasis. III. Congr. ib.-lat. amer. Derm. Mem., 267—269 (1959). Ref. Zbl. Haut- u. Geschl.-Kr. 106, 245 (1960). — NARDELLI, L.: (a) Esperienze con cutireazioni nella psoriasi. G. ital. Derm. 93, 236—239 (1952). — (b) Momenti patogenetici neuro-psichiei nella psoriasi. Minerva derm. 31, 3—15 (1956). — (c) Psoriasi e trauma da Lavoro. Rass. Med. industr. 25, 3f. (1956). — (d) Psoriasi e gravidanza. G. ital. Derm. 97, 610—632 (1956). — (e) Die Bedeutung der Verschlechterung der Psoriasis während der Schwangerschaft. Derm. Wschr. 136, 748—751 (1957). — (f) Ein Versuch, in das ätiopathogenetische Problem der Psoriasis etwas Klarheit zu bringen. Derm. Wschr. 136, 1235—1237 (1957). — (g) Ereditarietà della psoriasi e possibilità di cure preventive negli eredopsoriasici. Minerva derm. 34, 355—359 (1959). — NAVARRO, M. A., u. D. C. PARDAL: Zwei Fälle von Psoriasis mit hypophysärem Symptomenkomplex. Act. dermo-sifiliogr.(Madr.)22, 766—774 (1930) [Spanisch]. Ref. Zbl. Haut- u. Geschl.-Kr. 37, 750 (1931).— NEEL, A.: Über Veränderungen in der Cerebrospinalflüssigkeit bei Psoriasis und über die Normalwerte für den Eiweißgehalt der Cerebrospinalflüssigkeit. Hosp.tid. 836—840 (1936) [Dänisch]. Ref. Zbl. Haut- u. Geschl.-Kr. 56, 36 (1937). — NICOLAS, J., et F. LEBEUF: Psoriasis et tuberculosis. Ann. Derm. Syph. (Paris) 8, 601—607 (1927). — NIKOLSKIJ, P.: Pathogenesis und Behandlung der Psoriasis, Prurigo und Ichthyosis. Sov. Vestn. Vener. Derm. 4, 438—443 (1935) [Russisch]. Ref. Zbl. Haut- u. Geschl.-Kr. 51, 639 (1935). — NILES, H.: The role of heredity in psoriasis. Med. J. Rec. 133, 80—81 (1931). — NOGUER-MORÉ, S., y E. BASSAS-GRAU: Psoriasis y sindrome de adaptacion. Primeros ensayos clinicos con la cortisona. Act. dermo-sifiliogr. (Madr.) 44, 3—17 (1952). Ref. Zbl. Haut- u. Geschl.-Kr. 84, 234 (1953). — NORDMANN, I.: Psoriasis vulgaris. Demonstr. Chemn. Hautärzte 10. 2. 1933. Ref. Zbl. Haut- u. Geschl.-Kr. 45, 294 (1933). — NØRHOLM-PEDERSEN, A.: (a) Infections and psoriasis. A preliminary communication. Acta derm.-venereol. (Stockh.) 32, 159—167 (1952). Ref. Zbl. Haut- u. Geschl.-Kr. 82, 193 (1953). — (b) Streptococcal infections and psoriasis. A comparison between antistreptolysin values in a series of patients with psoriasis and a venereal "normal series" in 3 age-groups. Acta derm.-venereol. (Stockh.) 32, 245—251 (1952). Ref. Zbl. Haut- u. Geschl.-Kr. 84, 234 (1953). — NORRLIND, R.: (a) A contribution to the problem of the etiology and pathogenesis of psoriasis. Acta derm.-vener. (Helsinki) 28, 571—584 (1948). Ref. Zbl. Haut- u. Geschl.-Kr. 74, 323 (1950). — (b) Psoriasis following infections with hemolytic streptococci. Acta derm.-venereol. (Stockh.) 30, 64—72 (1950). Ref. Zbl. Haut- u. Geschl.-Kr. 75, 355 (1951). — (c) A case of psoriasis pustulosa after an angina tonsillaris. Acta derm.-venereol. (Stockh.) 34, 122—123 (1954). Ref. Zbl. Haut- u. Geschl.-Kr. 89, 180 (1954). — NOTHHAAS, R.: Stoffwechselbefunde bei Psoriasis. Verslg Dtsch. Naturforsch. u. Ärzte, Hamburg 20. 9. 1928. Ref. Zbl. Haut- u. Geschl.-Kr. 28, 401 (1929).

OPPENHEIM, M.: Psoriasis an Händen und Füßen bei Vater und Sohn. Wien. Dermat. Ges. 16. 11. 1933. Ref. Zbl. Haut- u. Geschl.-Kr. 47, 547 (1934). — ORZALESI, F.: Neurite ottica a sede prevalentemente retrobulbare e ad eziologia oscura nel corso di una psoriasi. Boll. Oculist. 17, 350—369 (1938).

PALDROCK, A., u. A. POOMAN: Leukozytenformel und vergleichende Daten bei Psoriasis in Estland. Derm. Wschr. 1933 II, 1807—1810. — PANTI, A.: Osservazioni sul contenuto in glucosio della cute e su la terapia insulinica intradermica nella psoriasi. Dermosifilografo 15, 713—725 (1940). — PANTI, A., e A. BATISTI: Ricerche sul metabolismo degli idrati di carbonico in dermatologia. Nota 2. Comportamento della piruvicemia dopo carico di zucchero e dopo ipoglicemia provocata nella psoriasi e in altre dermatosi. Rass. Derm. Sif. 7, 415—432 (1954). — PARHON, C. I., et A. BAKK: Virilisme pillaire et psoriasis. Bull. Soc. roum. endocrin. 5, 347—349 (1939).—PARHON, C. I., ST. M. MILCO et M. PITIS: Psoriasis et troubles endocriniens. Coexistence de cette dystrophie cutanée avec la constitution hypercortico-surrénale. Bull. Soc. roum. endocrin. 6, 18—23 (1940). — PARL, H.: (a) Zusammenfassender Überblick über die heutigen Theorien von der Psoriasis-Ätiologie. Zbl. Haut- u. Geschl.-Kr. 28, 641 (1929). — (b) Hyperkeratosen und Pyodermie bei Psoriasis vulgaris. Derm. Wschr. 1929 I, 637—643. — PASCHOUD, J. M., W. KELLER u. B. SCHMIDLI: Untersuchungen über Peptidasen in der gesunden und der befallenen Haut von Psoriasis-Kranken. Arch. klin. exp. Derm. 203, 203—216 (1956). — PASCHOUD, J. M., et B. SCHMIDLI: Acides aminés et polypeptides dans la peau atteinte de psoriasis. Dermatologica (Basel) 110, 323—331 (1955). — PATERSON, W.: The physiology of the superficial bloodvessels in psoriasis. Brit. J. Derm. 44, 310—315 (1932). — PATKANJAN, K.: Der Stickstoff- und Salzumsatz bei Psoriasis vulgaris. Russk. Vestn. Derm. 8, 229—242 u. dtsch. Zus.fass. 242 (1930) [Russisch]. Ref. Zbl. Haut- u. Geschl.-Kr. 36, 588 (1931). — PECORA, G.: Il ricambio creatinico nella psoriasi. Dermosifiligrafo 25, 620—625 (1951). — PELBOIS, E.: Psoriasis et uricémie. Bull. Soc. franç. Derm. Syph. 62, 457 (1955).— PÉRIN, L., et C. VRETTAKIS: (a) Impétigo et psoriasis. Bull. Soc. franç. Derm. Syph. 37, 226—229 (1930). — (b) Impétigo et psoriasis. Guérison du psoriasis par le vaccin strepto-staphylococcique. Bull. Soc. franç. Derm. Syph. 37, 375—377 (1930). — PERUTZ, A., u. ST. GUTZMANN: Das Verhalten der Haut von Psoriatikern gegenüber intracutanen Einspritzungen kristalloider und kolloider Lösungen. Arch. Derm. Syph. (Berl.) 158, 759—767 (1929). — PETRACEK, E.: (a) Ist die Psoriasis communis nur ein Hautleiden? Przegl. derm. 25, 196—209 u. franz. Zus.fass. (1930) [Polnisch]. Ref. Zbl. Haut- u. Geschl.-Kr. 36, 32 (1931). — (b) Pyodermie bei Rückbildung der Psoriasis. Tschech. wiss. Dermat. Ges., Prag 10. 3. 1935. Ref. Zbl. Haut- u. Geschl.-Kr. 51, 245 (1935). — PEZZAROSSA, G.: Il comportamento della doppia curva da carico di glucosio, della uricuria e della creatininuria nei psoriasici. G. ital. Derm. 97, 233—240 (1956). — PFAENDLER, U.: (a) L'importance de l'hérédité dans le psoriasis, mise en évidence par l'étude des souches et par la méthode des jumeaux. Ann. Derm. Syph. (Paris) 78, 445—451 (1951). — (b) Faut-il admettre pour le psoriasis une irrégulièrement dominante ou un conditionnement récessif bifactoriel?. J. génét. hum. 1, 235—241 (1952). — PFISTER, R., u. W. WEIRICH: Das funktionelle Geschehen an der Nagelmatrix bei Psoriasis-Patienten, dargestellt am Onychodiagramm. Arch. klin. exp. Derm. 201, 91—98 (1955). — PHOTINOS, G., u. SOUVATZIDES: Vier Fälle von kongenitaler Psoriasis. Griech. Dermat. Ges., Athen 26. 5. 1935. Ref. Zbl. Haut- u. Geschl.-Kr. 54, 387 (1937). — PILAU, G.: Blutharnsäurebestimmungen bei Psoriasis. Tagg Ungar. Dermat. Ges. 10. 6. 1932. Ref. Zbl. Haut- u. Geschl.-Kr. 44, 514 (1933). — PILAU, G., u. SCHERNHARDT: Grundumsatz bei Psoriasis. Ungar. Dermat. Ges. 10. 6. 1932. Ref. Zbl. Haut- u. Geschl.-Kr. 44, 514 (1933). — PILAU, G., u. I.. SZENTKLARAY: Grundumsatz Psoriasis-Kranker. Börgyögy. Vener. Szle 19, 1—5 (1941) [Ungarisch]. Ref. Zbl. Haut- u. Geschl.-Kr. 67, 260 (1941). — POEHLMANN, A.: Ergebnisse der Blutgruppenforschung und ihre Bedeutung für die Venerologie und Dermatologie. Zbl. Haut- u. Geschl.-Kr. 29, 7 (1929). — POLETAEV, A.: Bakterioskopische und bakteriologische Untersuchung von Psoriasis-Schuppen. Vener. Derm. 5, 352—355 u. dtsch. Zus.fass. (1928) [Russisch]. Ref. Zbl. Haut- u. Geschl.-Kr. 28, 680 (1929). — POMUS, B.: (a) Psoriasis vulgaris unter der Kontrolle der Blutgruppen. Vener. Derm. 8, 59—61 (1931) [Russisch]. Ref. Zbl. Haut- u. Geschl.-Kr. 42, 81 (1932). — (b) Melanin- und Lipoidumsatz der Haut. Arch. Derm. Syph. (Berl.) 1, 168 (1933). — POOMAN, A.: Psoriasis vulgaris und Darmparasiten. Tartu: Diss. 1937. Ref. Zbl. Haut- u. Geschl.-Kr. 61, 48 (1939). — POZZO, G., L. LEVI, C. L. MENEGHINI e G. PRATI: Ricerche sul metabolismo lipoproteico nella psoriasi. Nota II: Ricerche sulle lipoproteine seriche mediante ultracentrifugazione analitica prime e dopo somministrazione di eparina. G. ital. Derm. 94, 310—319 (1953). — POZZO, G., C. L. MENEGHINI e L. LEVI: Ricerche sul metabolismo lipoproteico nella psoriasi. Introduzione generale. G. ital. Derm. 94, 306—309 (1953). — PRAKKEN, J. R.: Ned. T. Geneesk. 3057—3041 u. dtsch. Zus.fass. 3041 (1942) [Holländisch]. Ref. Zbl. Haut- u. Geschl.-Kr. 70, 417 (1943). — PREININGER, T.: (a) Wasserstoffionenkonzentration im Blute bei einigen entzündlichen und nichtentzündlichen Dermatosen. Dermat. Wschr. 85, 1679—1684 (1927). — (b) Blutgruppe und Konstitution bei Fällen von kongenitaler Syphilis und Psoriasis. Börgyögy. vener. Szle 6, 1—3 (1928) [Ungarisch]. Ref. Zbl. Haut- u. Geschl.-Kr. 27, 202 (1928). — (c) Die Bluthydrogenkonzentration der Psoriasis, Dermatitis und des Ekzems. Orv. Hetil. 72, 151—153 (1928) [Ungarisch]. Ref. Zbl. Haut- u. Geschl.-Kr. 27, 361 (1928). — PROCHAZKA, K.: On the problem of the aetiology of psoriasis. Čs. Derm. 33, 249—253 u. engl. Zus.fass. (1958) [Tschechisch]. Ref. Zbl. Haut- u. Geschl.-Kr. 102, 310 (1959). — PULAY, E.: Zur Pathogenese und Therapie der Psoriasis. Dtsch. med. Wschr. 1929 II, 1175—1177.

RAASCHOU-NIELSEN, W.: Psoriasis vaccinalis. Report of two cases, one following B.C.G. vaccination and one following vaccination against influenza. Acta derm. venereol. (Stockh.) 35, 37—42 (1955). Ref. Zbl. Haut- u. Geschl.-Kr. 93, 320 (1956). — RÄDL, J., Z. KRAUS, M. TOUSEK u. B. SHRBENA: Studien über Blutlipide, Lipoproteine und Proteine bei Psoriasis. Derm. Wschr. 135, 609—612 (1957). — REINERTSON, R. P.: Vascular trauma and the pathogenesis of the Koebner reaction in psoriasis. J. invest. Derm. 30, 283—286 (1958). — REISS, F.: (a) Die Beziehungen zwischen Vitamin C und Grundumsatz, Schwefel- und Stickstoffstoffwechsel bei Psoriasis vulgaris. Derm. Wschr. 1937 II, 1418—1424. — (b) Psoriasis vulgaris and hypovitaminosis C. Acta derm. (Kyoto) 30, 1—3 (1937). Ref. Zbl. Haut- u. Geschl.-Kr. 59, 34 (1938). — (c) The relationship between vitamin C and basal-sulphur- and nitrogen metabolism of psoriasis vulgaris. China med. J. 53, 141—160 (1938). — (d) Psoriasis vulgaris and vitamin C-deficiency. Indian J. Vener. Dis. 3, 240—242 (1937). — (e) Psoriasis and adrenocortical function. A preliminary report on a possible steroid hormonal etiologic relationship. Arch. Derm. Syph. (Chicago) 59, 78—85 (1949). — (f) Psoriasis and stress. Dermatologica (Basel) 113, 71—78 (1956). — REISS, H., and H. KOWARZ-SOKOLOWSKA: On protein metabolism in psoriasis and psoriatic dermatoses. Influence of acidification and alcalisation. Przegl. derm. 3, 322—327 (1953) u. engl. Zus.fass. [Polnisch]. Ref. Zbl. Haut- u. Geschl.-Kr. 89, 315 (1954). — RIBUFFO, A.: (a) Metabolismo e psoriasi. Atti Soc. ital. Derm. Sif. 1, 51—111 (1951). — (b) Studio dei fattori microergici nella psoriasi. Atti Soc. ital Derm. Sif. 1, 112—132 (1951). — (c) Metabolismo del fruttosio negli psoriasici. Dermatologia (Napoli) 6, 187—196 (1955). — (d) Ricambio glicidico nella psoriasi (Contributo recenti e problemi attuali). G. ital. Derm. 98, 3—22 (1957). — RICCIARDI, L.: (a) Psoriasi e allergia. Atti Soc. ital. Derm. Sif. 1, 146—167 (1951). — (b) Comportamento della protidemia nella psoriasi. Studio elettroforetico. G. ital. Derm. 93, 154—161 (1952). —

RIEBLER, R.: Über ein gemeinsames familiäres Vorkommen von Psoriasis, Fettsucht und Struma. Klin. Wschr. 1936 I, 864—866. — ROBINSON, M.: The relationship of streptococcus fecalis to psoriasis. J. invest. Derm. 20, 455—459 (1953). — ROCHLIN, D., u. K. ZIRMUNSKAJA: Zur Pathogenese und Röntgentherapie der Psoriasis. Vestn. Rentgenol. Radiol. 6, 455—462 (1928) [Russisch]. Ref. Zbl. Haut- u. Geschl.-Kr. 30, 821 (1929). — RÖMER, B.: Psoriasis und Angina. Derm. Wschr. 1935 I, 505—509. — ROMANO, S.: (a) Su la interpretazione psicosomatica della psoriasi. Atti Soc. ital. Derm. Sif. 1, 168—191 (1951). — (b) Psicodiagnosi con il test di Rorschach negli psoriasici. Dermatologia (Napoli) 6, 102—116 (1955). — (c) Problemi di genetica in tema di ereditarità nella psoriasi. Dermatologia (Napoli) 6, 116—126 (1955). — ROSEN, I., H. ROSENFELD and F. KRASNOW: Studies in psoriasis. Arch. Derm. Syph. (Chicago) 35, 1093—1100 (1937). — ROTHMAN, ST.: Abnormalities in the chemical composition of the skin surface film in psoriasis. Arch. Derm. Syph. (Chicago) 62, 814—819 (1950). — RUNTOVA, M.: Beitrag zu dem veränderten Stoffwechsel der Kohlehydrate bei Psoriasis und seine Beziehungen zur Ausbreitung, Intensität und Dauer der Krankheit. Čs. Derm. Samberger Festschrift 523—529 (1931) u. franz. Zus.fass. [Tschechisch]. Ref. Zbl. Haut- u. Geschl.-Kr. 44, 418 (1933).

SABATINI, C., e P. M. MASCIANGELO: Risultati dell'impiego del test di Rorschach in soggetti psoriasici. Rass. Derm. Sif. 6, 37—42 (1953). — SACHARIEFF, B.: Psoriasis und pellagroides Erythem. Bulg. Derm. Ges., Sofia 14. 4. 1934. Ref. Zbl. Haut- u. Geschl.-Kr. 50, 195 (1935). — SAINZ DE AJA, E. A.: Vor dem Problem der Psoriasis. Act. dermo-sifiliogr. (Madr.) 38, 543—561 (1947) [Spanisch]. Ref. Zbl. Haut- u. Geschl.-Kr. 73, 247 (1949). — SAMBERGER, F.: (a) Neue klinische Beweise zu meiner Theorie über die Pathogenese der Psoriasis. Liječn. Vjesn. 50, 1462—1467 u. franz. Zus.fass. (1928) [Tschechisch]. Ref. Zbl. Haut- u. Geschl.-Kr. 31, 584 (1929). — (b) Neue Beweise meiner Psoriasis-Lichen ruber-Therapie. Čs. Derm. 10, 3—15 u. franz. Zus.fass. (1929) [Tschechisch]. Ref. Zbl. Haut- u. Geschl.-Kr. 32, 445 (1930). — (c) Neuere Erkenntnisse über das Wesen der Psoriasis. Derm. Wschr. 1930 I, 261—278. — SAMITZ, M. H., and J. J. ALBOM: Palmar psoriasis. Arch. Derm. Syph. (Chicago) 64, 199—204 (1951). — SAMITZ, M. H., and H. POMERANTZ: Electrophoretic patterns in psoriatic exfoliative erythroderma. Effects of gamma-globulin in treatment of psoriasis. Arch. Derm. Syph. (Chicago) 79, 641—643 (1959). — SANTOIANNI, G.: Psoriasis, sifilide ed endocrinopatie. Rinasc. med. 5, 60—61 (1928). — SANTORI, G., e F. CECCARINI: Ricerche sui rapporti tra psoriasi e ricambio lipidico. G. ital. Derm. 88, 205—218 (1947). — SANTORI, G., e A. VALENTI: Ricercha sulla funzionalità corticosurrenale negli psoriasici. Ann. ital. Derm. Sif. 77—81 (1952). — SARTORY, A., G. HUFSCHMITT et J. MEYER: Recherches sur l'étiologie et le pronostic du psoriasis par l'étude du déséquilibre protido-lipidique du sérum. Bull. Acad. Méd. (Paris) 119, 333—342 (1938). — SCARPA, C.: (a) Contributi allo studio eziologico della psoriasi. Atti Soc. ital. Derm. Sif. 1, 4—50 (1951). — (b) Fenomeno L. E. e psoriasi. Minerva derm. 27, 1 (1952). — (c) Sulla presunta eziologia spirochetica della psoriasi. Atti Soc. ital. Derm. Sif. 27, 1 (1952). — (d) Sul dosaggio dei 17-chetosteroidi nell'urina degli psoriasici. Progr. med. (Napoli) 9, 628—633 (1953). — SCARPA ANGELO,: (a) Psoriasi e acido urico. G. ital. Derm. 75, 1709—1729 (1934). — (b) Curva uricemica nella psoriasi. Dermosifilografo 9, 429—437 (1934). — SCHAAF, F., u. M. OBTULOWITZ: Lipidstoffwechsel und Psoriasis. Arch. Derm. Syph. (Berl.) 173, 200—221 (1935). — SCHAMBERG, J. F., and H. BROWN: Studies of inorganic salts of the blood in psoriasis. Arch. Derm. Syph. (Chicago) 21, 737—738 (1930). — SCHMIDT, P. W.: Universelle Psoriasis. Ver.igg Rhein.-Westf. Dermat., Münster 26.—27. 10. 1929. Ref. Zbl. Haut- u. Geschl.-Kr. 33, 322 (1930). — SCHMIDT, W.: Können Schußverletzungen eine Psoriasis auslösen? Medizinische 1952, 353—354. — SCHMIDT, W., u. W. BAADE: (a) Über Funktionsprüfungen der Nebennieren bei Psoriasis. Ver.igg Südwestdtsch. Dermat., Mainz 28. 4. 1951. Ref. Zbl. Haut- u. Geschl.-Kr. 78, 396 (1952). — (b) Über die Durchführung von Nebennierenfunktionsprüfungen bei Psoriasis. Z. Haut- u. Geschl.-Kr. 13, 106—112 (1952). — SCHMIDT-LA BAUME, F.: Psoriasis nach Ponndorf-Impfung. Frankf. Dermat. Ges. 27. 10. 1927. Ref. Zbl. Haut- u. Geschl.-Kr. 27, 31 (1928). — SCHNEIDER, R.: Elektrophoretische Untersuchungen bei der Psoriasis vulgaris, der psoriatischen Erythrodermie und der psoriatischen Arthropathie. Arch. klin. exp. Derm. 202, 110—119 (1956). — SCHOOG-LÜTZENKIRCHEN, A.: Zur Ätiologie und Therapie der Psoriasis. Med. Klin. 1957, 515—518. — SCHREINER, K., u. BILGER: Lipoidstoffwechseluntersuchung bei der Psoriasis. Derm. Wschr. 1932 I, 505—511. — SCHUPPLI, R.: Acne vulgaris und Seborrhoe, Rosacea, Psoriasis vulgaris, Parapsoriasis, Lupus erythematodes. Literatur-Übersicht von 1943 bis Ende 1945. Dermatologica (Basel) 95, 91—101 (1948). — SCHUSTER, D. S., W. A. LEA jr., W. BLOCK and A. C. CURTIS: Electrophoretic studies in psoriasis. Arch. Derm. Syph. (Chicago) 77, 713—714 (1958). — SCHWARTZ, H., J. TORREY and F. FRASER: Intestinal flora in psoriasis. Arch. Derm. Syph. (Chicago) 23, 70—73 (1931). — SEGER, E.: Psoriasis vulgaris. Dtsch. Dermat. Ges. Tschech. Rep., Prag 20. 6. 1937. Ref. Zbl. Haut- u. Geschl.-Kr. 58, 8 (1938). — SEIER: Psoriasis im Eruptionsstadium. Frankf. Dermat. Ges. 17. 11. 1932. Ref. Zbl. Haut- u. Geschl.-Kr. 45, 431 (1933). —

SELYE, H.: Cortisone. J. clin. Endocr. **6**, 117 (1946). — SEMMOLA, L.: Osservazioni sul ricambio del fosforo nei dermopazienti. Dermosifilografo **14**, 209—230 (1939). — SERCHI, G., e G. GARDENGHI: Gli ormoni steroidi nella cute normale e patologica. Rilievo di alcuni cheto-fenol steroidi nella squama psoriasica. Rass. Derm. Sif. **6**, 1—10 (1953). — SHAPIRO, E. M., J. M. KNOX and S. GRUNDY: Serum lipoproteins in psoriasis. J. invest. Derm. **31**, 215—217 (1958). — SHELLEY, W. B., and R. ARTHUR: Biochemical and physiological clues to the nature of psoriasis. Arch. Derm. Syph. (Chicago) **78**, 14—29 (1958). — SICILIA TRESPADERNE, F.: Consideraciones sobre psoriasis. Act. dermosifiliogr. (Madr.) **48**, 458—464 (1957). Ref. Zbl. Haut- u. Geschl.-Kr. **100** (1958). — SIRJAEV, F.: Über die funktionelle Leistung der Nieren bei Psoriasis. Sovet. Vestn. Vener. Derm. **9**, 685—689 u. dtsch. Zus.fass. (1931). Ref. Zbl. Haut- u. Geschl.-Kr. **42**, 80 (1932). — SOWINSKI, Z.: Die Tbc. als ätiologischer Faktor der Psoriasis. Przegl. derm. **23**, 127—131 (1928) [Polnisch]. Ref. Zbl. Haut- u. Geschl.-Kr. **28**, 680 (1929). — SPEIERER, C.: Psoriasis und Kohlehydratstoffwechsel. Dermat. Ges., München 19. 11. 1931. Ref. Zbl. Haut- u. Geschl.-Kr. **40**, 458 (1932). — SPILLMANN, L., DROUET et R. WEILLE: Psoriasis et dysfonctionnement hypophysaire. Bull. Soc. franç. Derm. Syph. **43**, 199—200 (1936). — SPINDLER, A.: Zur Vererbung der Psoriasis. Arch. Derm. Syph. (Berl.) **169**, 417—420 (1933). — SPRECHER, A., e E. STEFANETTI: L'ereditarietà nella psoriasi volgare. Policlinico, Sez. med. **47**, 488—504 (1940). — STEIGLEDER, G. K.: (a) Contributa al problema della psoriasi. Istochimica della chiazza psoriasica. Ricerche sull'ossidazioni sulla riduzione e sul ricambio lipoidico. Dermatologia (Napoli) **2**, 286—287 (1951). — (b) Histochemische Untersuchungen im Psoriasis-Herd über Oxydation, Reduktion, Lipoidstoffwechsel. Arch. Derm. Syph. (Berl.) **194**, 296—307 (1952). — (c) Zur Histochemie und Histologie der Psoriasis- und Neurodermitispapeln. Südwestdtsch. Dermat., Marburg 18. 4. 1953. Ref. Zbl. Haut- u. Geschl.-Kr. **87**, 291 (1954). — (d) Histochemische Untersuchungen bei Psoriasis, Neurodermitis und allergischer Kontaktdermatitis über oxydierende und reduzierende Fermente. Proc. Internat. Congr. Dermat. London 1952, 403—404 (1953). — STEIN, R. O.: Der Einfluß der Mangelkost auf Acne juvenilis und Psoriasis vulgaris. Wien. klin. Wschr. **1947**, 576—578. — STEINBERG, A. G., S. W. BECKER jr., T. B. FITZPATRICK and R. R. KIERLAND: A genetic and statistical study of psoriasis. Amer. J. hum. Genet. **3**, 267—281 (1951). — STEINER, K.: Zur Frage des Masernschutzes gegen Schuppenflechte. Arch. Derm. Syph. (Berl.) **169**, 543 (1934). — STREITMANN, B.: Psoriasis und pathologische cerebrale Veränderungen. Z. Haut- u. Geschl.-Kr. **20**, 273—278 (1956). — STRICKLER, AL., and PH. ADAMS: The nitrogen and sulphur content of scales in psoriasis and exfoliative dermatitis. Arch. Derm. Syph. (Chicago) **25**, 11—14 (1932). — STÜMPKE, G.: (a) Psoriasis und endokrines System. Derm. Wschr. **1930 II**, 1427—1429 und (b) Derm. Wschr. **1932 I**, 633—638. — (c) Psoriasis bei gleichzeitigem Basedow. Nordwestdtsch. Dermat., Hannover 16. 10. 1932. Ref. Zbl. Haut- u. Geschl.-Kr. **43**, 609 (1933). — STÜMPKE, G., u. G. SOIKA: Biochemische Untersuchungen bei Hautkrankheiten. Klin. Wschr. **1929 I**, 917—923. — STÜTTGEN, G.: Durch Lues provozierter erstmaliger Schub einer Psoriasis. Düsseld. Dermat. Ges. 30. 1. 1952. Ref. Zbl. Haut- u. Geschl.-Kr. **81**, 408 (1952). — STÜTZEL-GERNECK, I.: Schuppenflechte und Blutbild. Derm. Wschr. **1935 I**, 613—622, 645—653. — SUSKIND, R.: Eccrine function in psoriasis. J. investig. Derm. **23**, 345—357 (1954). — SWARS, P.: Psoriasis und Salzhaushalt. Nordostdtsch. Dermat. Ges., Königsberg 18. 11. 1928. Ref. Zbl. Haut- u. Geschl.-Kr. **30**, 294 (1929). — SYCH, L. T.: Changes of the functional condition of neuroreceptive apparatus of the skin in psoriasis-patients treated with antipsoriaticum and psoriasin. Vestn. Vener. Derm. **31**, 11 u. engl. Zus.fass. (1957) [Russ.]. Ref. Zbl. Haut- u. Geschl.-Kr. **100**, 4 (1958). — SZAKALL, A., u. M. WEBER: Über den Einbau von Phosphat in organischen Verbindungen der Hornschichtextrakte bei normaler und pathologischer Verhornung. Hautarzt **10**, 209 (1959). — SZODORAY, L.: (a) Über die neuralen Faktoren bei der Psoriasis. Börgyögy. vener. Szle 8, 10 u. dtsch. Zus.fass. 16 (1954) [Ungarisch]. Ref. Zbl. Haut- u. Geschl.-Kr. **90**, 143 (1955). — (b) Nervale Faktoren im Pathomechanismus der Psoriasis. Arch. klin. exp. Derm. **201**, 581—606 (1955). — SZODORAY, L., u. E. SOVARI: Untersuchungen der Gewebe-Enzyme der Haut bei Schuppenflechte. Acta morph. Acad. Sci. hung. **1953**, 311—319. Ref. Zbl. Haut- u. Geschl.-Kr. **87**, 56 (1954).

TELLO, E. E., y B. A. MACOLA: El contenido de colesterol y lipidos totales en las escamas de los psoriasicos. Arch. argent. Derm. 7, 39—43 (1957). — TEMESVARY, G.: Die Bedeutung der Harnsäure bei Psoriasis. Orv. Hetil. 1, 336—338 (1930) [Ungarisch]. Ref. Zbl. Haut- u. Geschl.-Kr. **35**, 490 (1931). — TÉMIME, P., et R. DEPIEDS: Analyse immuno-électrophorétique des sérums de six cas de psoriasis. Bull. Soc. franç. Derm. Syph. **65**, 174—175 (1958). — TÉMIME, P., H. ROUX, G. MILLER et A. TÉMIME-MORHANGE: Le test à l'iode radio-actif dans l'étude du psoriasis. Bull. Soc. franç. Derm. Syph. **66**, 164—169 (1959). — THIERS, H., D. COLOMB, J. FAYOLLE, G. MOULIN et A. CHASSARD: Un cas de psoriasis associé à un pseudo-kyste du pancréas. Bull. Soc. franç. Derm. Syph. **65**, 190—191 (1958). — THIERS, H., J. RACOUCHOT et J. THIVOLET: Psoriasis des extrémitées et des ongles après gelure. Bull. Soc. franç. Derm. Syph. **59**, 178 (1952). — THRONE, B., and C. MYERS: Psoriasis. A preliminary report of blood chemistry studies and indications for treatment as shown by these findings. N.Y. St. J. Med. 28, 914—920 (1928). — TICKNER, A., u. P. D. MIER: Cholesterin, Harnsäure und Proteine im Serum bei Psoriasis. Brit. J. Derm. 72, 131 (1960).—TORREY, J., and H. SCHWARTZ: Bacteriology of the intestine and blood in psoriasis. Arch. Derm. Syph. (Chicago) 26, 27—39 (1932). — TOSTI zit. bei SCARPA, C.: Sulla presunta eziologia spirochetica della psoriasi. Atti Soc. ital. Derm. Sif. 1, 25 (1952). — Minerva derm. 27, 1 (1952). — TOURAINE, A.: (a) Psoriasis familiaux. Bull. Soc. franç. Derm. Syph. 47, 219—221 (1940). — (b) Étude génétique du psoriasis. Ann. Derm. Syph. (Paris) 8, 121—128 (1942). — TURMANN, J.: Psoriasis, eine endokrine Störung? Wien. med. Wschr. 1937 II, 1093—1094. — TZY-CHING, S.: Die Beziehungen zwischen Grundumsatz und Schwefelstoffwechsel bei Psoriasis vulgaris. Derm. Wschr. 1935, 1624—1626.

URBACH, E.: Beiträge zu einer physiologischen und pathologischen Chemie der Haut. Über den Reststickstoffgehalt der Haut sowie den Stickstoffgehalt seiner Fraktionen bei mit Juckreiz vergesellschafteten Dermatosen sowie der Psoriasis. Arch. Derm. Syph. (Berl.) 163, 74—90 (1931).

VACHON, R., L. BOURGEOIS et PROCHETTE: Les tests hépatiques modernes dans le psoriasis. Bull. Soc. franç. Derm. Syph. 57, 231 (1950). — VAYRE, J., et P. HÉROIN: Étude statistique de la glycémie, de la cholestérolémie et de la lipémie dans le psoriasis. Bull. Soc. franç. Derm. Syph. 62, 353—354 (1955). — VENKEI, T.: (a) Übertragbarkeit der Psoriasis auf Tiere durch Impfung. Orv. Hetil. 1941, 4—8 [Ungarisch]. Ref. Zbl. Haut- u. Geschl.-Kr. 67, 130 (1941). — (b) Experimentelle Untersuchungen über die Verimpfbarkeit der Psoriasis auf einige Laboratoriumstierarten. Dermatologica (Basel) 82, 65—97 (1940). — (c) Versuche über die Verimpfbarkeit der Psoriasis in Passagen. Derm. Wschr. 2, 575—579 (1941). — (d) Experimentelle Untersuchungen über die Pathologie der Psoriasis. Ungar. Dermat. Ges., Budapest 3. 10. 1941. Ref. Zbl. Haut- u. Geschl.-Kr. 69, 127 (1943). — VENTURI, T.: Contributo di osservazioni sulla patogenesi e su una nuova terapia della psoriasi. Dermosifilografo 13, 335—360 (1938). — VERSARI, A.: (a) Sulla dieta povera di grassi e sul ricambio dei grassi nella psoriasi. G. ital. Derm. 76, 779—781 (1935). — (b) Il ricambio dei grassi e la dieta povera di grassi nella psoriasi. Arch. ital. Derm. 12, 639—652 (1936). — (c) Tentativi di inoculazione di psoriasi nella cavia. Riv. Pat. clin. sper. 20, 61—66 (1938). — VIANI, H.: A survey of psoriasis. J. Irish med. Ass. 39, 142—145 (1956). — VIGNALE, BARTOLOMÉ u. POULLIER: Psoriasis, eine neurogene Dermatose. Act. trabaj. congr. nac. med. 4, 362—365 (1927) [Spanisch]. Ref. Zbl. Haut- u. Geschl.-Kr. 28, 680 (1929). — VOGEL, F.: Dermatologische Beobachtungen an eineiigen Zwillingen: Vitiligo, Ichthyosis simpl., Psoriasis. Z. Haut- u. Geschl.-Kr. 20, 1—4 (1956). — VOGT, E.: Über Beziehungen zwischen Psoriasis und Ovarialfunktion. Mschr. Geburtsh. Gynäk. 81, 359, 385—388 (1929). — VOHWINKEL, K.: Beitrag zur Zwillingspathologie der Psoriasis. Derm. Wschr. 1932 I, 340—342. — VONKENNEL, J., u. A. SCHÖBERL: BAL und die Behandlung der Syphilis und Psoriasis mit thiolopriven Substanzen. Med. Wschr. 3, 561 (1949). — VURCHIO, G.: Psoriasi e paratiroidi. Dermosifilo- grafo 5, 704—708 (1930) u. Boll. Sez. reg. Soc. ital. dermat. 2, 70—71 (1931).

WACHOWIAK, M., M. STRYKER, S. V. MARX, I. BOCK, H. MOYER and S. FLEISHER: The occurrence of monilia in relation to psoriasis. Arch. Derm. Syph. (Chicago) 19, 713—731 (1929). — WARTEMANN, O.: Psoriasis und Pyodermien. Derm. Wschr. 1935 I, 289—291. — WATRIN, J.: Psoriasis et syndrome adiposo-génital. Bull. Soc. franç. Derm. Syph. 36, 558—559 (1929). — WATRIN, J., P. MICHON, C. MICHON et M. LAMARCHE: La masse sanguine et les liquides interstitiels dans le psoriasis. Bilan humoral et déductions thérapeutiques. Bull. Soc. franç. Derm. Syph. 59, 342—344 (1952). — WATRIN, J., P. MICHON, M. VERAIN, C. MICHON et M. LAMARCHE: Masse sanguine et bilan humoral dans le psoriasis. Déductions thérapeutiques. Sem. Hôp. Paris 1954, 2741—2750. — WEBER, G.: Psoriasis und Unfall. Berufsdermatosen 4, 242—246 (1956). — WEBER, G., u. O. BRAUN-FALCO: Über das Vorkommen eines sauren Glykoproteids in Psoriasis-Schuppen. Derm. Wschr. 138, 789—793 (1958). — WECKER, K.: Kropf und Psoriasis. Münch. med. Wschr. 1937 I, 532—533. — WEISSENBACH, R. J., I. MARTINEAU et G. BOUWENS: Lipidémie et cholestérolémie chez les psoriasiques avec ou sans arthropathies. Bull. Soc. franç. Derm. Syph. 44, 57—64 (1938). — WELCKER, A., u. H. FRIEDRICH: Untersuchungen über den Vitamin C-Haushalt bei Psoriasis vulgaris. Klin. Wschr. 1940 I, 565—567. — WERNSDÖRFER, R.: Psoriasis arthropathica mit anschließender Osteomyelitis tuberculosa. Arch. Derm. Syph. (Berl.) 190, 67—74 (1950).— WERTH, J.: Ist die Psoriasis eine Viruskrankheit? Derm. Wschr. 1942 II, 781—786. — WERTHER: Provokation der Psoriasis vulgaris. Dresd. Dermat. Ges. 7. 12. 1927. Ref. Zbl. Haut- u. Geschl.-Kr. 26, 556 (1928). — WIEDMANN zit. bei STREITMANN, B.: Psoriasis und pathologische cerebrale Veränderungen. Z. Haut- u. Geschl.-Kr. 20, 273—278 (1956). — WINTERNITZ, R.: Psoriasisausbruch im Anschluß an Varicella. Dtsch. Dermat. Ges. Tschech. Rep., Prag 20. 11. 1932. Ref. Zbl. Haut- u. Geschl.-Kr. 44, 619 (1933). — WLASSICS, T.: Das Verhalten der verschiedenen einschlußkörperartigen Gebilde in den Psoriasisherden während der Behandlung. Arch. Derm. Syph. (Berl.) 167, 185—191 (1933). — WORINGER, F., et B.

LEWIS: Étude des troubles pigmentaires dans la lésion du psoriasis. Ann. Derm. Syph. (Paris) 6, 601—605 (1935). — WORONOFF, D. L.: Über den Einfluß der Pyokokkeninfektion auf die Psoriasis vulgaris. Derm. Z. 67, 253—259 (1933).

ZEIDLER, R.: Psoriasis vulgaris eine Überempfindlichkeitskrankheit? Wien. med. Wschr. 1931 I, 877—879. — ZIELER, E.: Ergebnisse der Untersuchungen über die Erblichkeit der Psoriasis. Ver.igg Dtsch. Dermat. Ges., Königsberg 4. 8. 1929. Ref. Zbl. Haut- u. Geschl.-Kr. 31, 412 (1929). — ZIMMER, J.: Aspects métaboliques de la pathogénie du psoriasis. Bull. Soc. franç. Derm. Syph. 64, 222—224 (1957). — ZINGSHEIM, M.: (a) Paradoxe Wirkung der Röntgenbestrahlung auf Lichen ruber und Psoriasis. Hautarzt 1, 135—137 (1950). — (b) Die Rolle freier Sulfhydrylgruppen bei der Psoriasis. Dtsch. med. Wschr. 1952, 1630—1631. — (c) 1-(4-Chlormercuriphenylazo)-naphthol-2 zur Darstellung der Sulfhydrylgruppen bei Psoriasis. Z. Haut- u. Geschl.-Kr. 17, 71—72 (1954). — ZIPERSSON, D.: Köbner-Symptom an einer Nachoperationsnarbe bei einem Psoriasiskranken. Derm. Wschr. 1936 II, 1289—1290. ZORN, B.: (a) Das Problem der Psoriasis. Beitrag zur Rheumatismusfrage. In: Dermatologische Studien, Bd. 27. Leipzig: L. Voss 1932. — (b) Ein Beitrag zur chemischen Erforschung des Psoriasisproblems. Derm. Wschr. 1933 I, 89—96. — (c) Harnsäure, Psoriasis, Gicht. Derm. Wschr. 1933 I, 821—825. — (d) Über Harnstoffausscheidung durch die Haut bei Psoriasis. Derm. Wschr. 1940 I, 333—357. — (e) Über die Ausscheidung von Schlackenstoffen durch die Haut bei Psoriasis. Derm. Wschr. 1950, 481—486. — (f) Über den Lactoflavingehalt der Schuppenkrusten bei Psoriasis. Derm. Wschr. 123, 457—459 (1951). — (g) Flüchtige biogene Amine in den Schuppenkrusten bei Psoriasis. Arch. Derm. Syph. (Berl.) 197, 179—186 (1954).

VII. Therapie

ABERDAM, A.: Traitement du psoriasis par la chrysarobine à dose forte. Paris Diss. 1939. — ABRAMOVIC, F.: Psoriasis vulgaris, Dermatitis generalisata post Chrysarobin. Dermato-venerol. Sekt., Zagreb 26. 10. 1937. Ref. Zbl. Haut- u. Geschl.-Kr. 60, 198 (1938). — ABRAMSON, L.: Bisherige Erfahrungen mit Psorimangan. Dermat. Ges., Danzig 17. 5. 1931. Ref. Zbl. Haut- u. Geschl.-Kr. 38, 733 (1931). — ADAM: Milchsäuretherapie der Psoriasis. Hippokrates (Stuttg.) 179 (1961). — AGOSTINO, M., u. E. TORRES: Über Methylenblaubehandlung der Psoriasis. Semana méd. 2, 1080—1083 (1936) [Spanisch]. Ref. Zbl. Haut- u. Geschl.-Kr. 56, 36 (1937). — AHE, M. VON DER: Die während der letzten 25 Jahre in der Hautklinik zu Bonn zur Behandlung gekommenen Psoriasisfälle. Bonn Diss. 1933. — ALEXANDER, J., and K. J. MACROSSON: Squamous epithelioma probably due to tar ointment in a case with psoriasis. Brit. Med. J. 1954, No 4896, 1089. — ALLENDE, M. F., F. G. NOVY and J. H. BENNETT: Vitamin D$_2$ in the treatment of psoriasis. Arch. Derm. Syph. (Chicago) 63, 254—255 (1951). — ALT, J., et P. MANY: Forme inhabituelle d'une poussée de psoriasis chez un arthropathique traité récemment par la cortisone. Bull. Soc. franç. Derm. Syph. 60, 108—109 (1953). — ALT, J., et E. NONCLERCQ: Traitement du psoriasis par les ultraviolets et les photosensibilisateurs. Bull. Soc. franç. Derm. Syph. 60, 343—345 (1953). — ALVAREZ-LOWELL, L.: Nuevos aspectos del problema del psoriasis. Medicamenta (Madr.) 8, 87—89 (1950). Ref. Zbl. Haut- u. Geschl.-Kr. 76, 262 (1951). — AMOROSO, B.: Terapia della psoriasi secondo le indicazioni di Charpy. Rass. Derm. Sif. 6, 239—243 (1953). — ANGST, J., Y. OPPENHEIM u. R. KELLER: Disulfirampsychose bei der Psoriasis-Behandlung. Dermatologica (Basel) 119, 238—240 (1959). — APASSOVA, E. I., u. S. ALIBEKOV: Versuch der Behandlung des Ekzems und der Psoriasis mit Gravidan. Vestn. Vener. Derm. 1, 22—25 (1938) [Russisch]. Ref. Zbl. Haut- u. Geschl.-Kr. 59, 575 (1938). — ARAMBURU, N. D.: Thiozemicarbazona en psoriasis (Communication previa). Rev. argent. Dermatosif. 36, 153—157 (1952). Ref. Zbl. Haut- u. Geschl.-Kr. 85, 12 (1953). — ARON-BRUNETIÈRE, R.: Premiers résultats des implantations de gonadotrophine chorionique chez les malades atteints de psoriasis. Bull. Soc. franç. Derm. Syph. 60, 79—80 (1953). — AYRES jr., S., S. W. BECKER, L. CHARGIN, T. CORNBLEET, C. FOX, F. MADDEN and P. A. O'LEARY: Investigations concerning actual methods employed in the management of common dermatoses. 3. Symposium on the practical management of psoriasis. J. invest. Derm. 4, 399—428 (1941). — AYYANGAR, M., and C. RAMA: Psoriasis. Indian J. Vener. Dis. 16, 67—75 (1950). — AZUA: Die Behandlung der Psoriasis mit Enterokokken-Impfstoffen. Act. dermo-sifiliogr. (Madr.) 40, 437—438 (1949) [Spanisch]. Ref. Zbl. Haut- u. Geschl.-Kr. 78, 404 (1949). — AZUA-DOCHAO, L. DE, R. URIOSTE et J. VALERO-VIDAL: Contribucion à la terapeutica del psoriasis con vacuna enterococica. Act. dermo-sifiliogr. (Madr.) 41, 297—325. Ref. Zbl. Haut- u. Geschl.-Kr. 77, 169 (1951).

BÄFVERSTEDT, B.: Psoriasis pustulosa, mit Kurzwellen behandelt. Dermatol. Ges., Stockholm 9. 9 1936. Ref. Zbl. Haut- u. Geschl.-Kr. 55, 516 (1937). — BAENSCH, W., u. R. FINSTERBUSCH: Unsere klinischen Erfahrungen mit der therapeutischen Anwendung von Kathodenstrahlen. Münch. med. Wschr. 74, 2171—2174 (1927). — BANKER, SH.: The treatment of psoriasis by intramuscular injections of milk. Indian med. Gaz. 63, 322—323 (1928). — BAUER, H.: Psoriasis vulgaris universalis Ver.igg Rhein.-Westf. Dermat., Bonn Okt. 1936. Ref. Zbl. Haut- u. Geschl.-Kr. 56, 234 (1937). — BELACHOV, J., u. J. GUTINA: Die Methodik

der therapeutischen Anwendung des Ultravioletts bei Psoriasis. Sovet. Vestn. Vener. Derm.
3, 29—34 (1934) [Russisch]. Ref. Zbl. Haut- u. Geschl.-Kr. 48, 125 (1934). — Belosavic,
N., et N. Barjaktarovic: Nos résultats de la thérapeutique tissulaire (placentas) dans le
psoriasis vulgaris. Srpski Arkh. tselok. Lek. 49, 265—269 (1951) [Serbisch]. Ref. Zbl. Haut-
u. Geschl.-Kr. 82, 301 (1953). — Beltrani, G.: (a) L'acido folico nella terapia della psoriasi.
Nota preliminare. Dermatologia (Napoli) 7, 314—317 (1956). — (b) L'acido folico nella
terapia della psoriasi (parte e conclusioni). Dermatologia (Napoli) 8, 292—294 (1957). —
Benedek, T.: (a) Über die spezifische Vaccinetherapie der Psoriasis vulgaris, begründet in
ihrer Ätiologie und Pathogenese. Derm. Wschr. 131, 414—419 (1955). — (b) Psoriasis and its
specific vaccine therapy. Acta derm. venereol. (Stockh.) 35, 3—20 (1955). Ref. Zbl. Haut-
u. Geschl.-Kr. 93, 321 (1955/56). — (c) Rheumatoid arthritis and psoriasis vulgaris. Internal
and cutaneous manifestations of the permanent endoparasitism in the homo sapiens. Their
common etiology, pathogenesis and specific vaccine therapy, XII, p. 308. Chicago: Medical
Book Comp. 1955. — Berger, F.: Bericht über Psoriasis-Erythrodermie. Kölner Dermat.
Ges., 22. 2. 1929. Ref. Zbl. Haut- u. Geschl.-Kr. 31, 26 (1929). — Berger, J.: (a) Die
Psoriasis und ihre Behandlung mit Thiosemicarbazon. Wien. med. Wschr. 104, 511—514
(1954). — (b) Erwiderung auf die vorhergehende Richtigstellung des Artikels: „Die Psoriasis
und ihre Behandlung mit Thiosemicarbazon" von E. Müller. Wien. med. Wschr. 1954,
862—863. — Berna, P.: Squamo terapia nella psoriasi. Atti. Soc. ital. Derm. Sif. 3, 104—107
(1940). — Bernhardt, R.: Psoriasis nach Methode von Phillippson behandelt. Dermat.
Ver.igg, Warschau 20. 2. 1932. Ref. Zbl. Haut- u. Geschl.-Kr. 49, 111 (1935). — Beron, B.,
V. Klingmüller, E. Riecke, K. Schreiner, F. Veiel u. L. Zumbusch: Behandlung der
Psoriasis universalis. Derm. Wschr. 1931 II, 1076—1080. — Bessone, L.: Sulla cura della
psoriasi mediante autosieroterapia intradermica secondo De Mienicki. Dermosifilografo 17,
463—480 (1942). — Beuc: Zwei Fälle von Psoriasis. Dermato-venerol. Sekt., Zagreb
26. 1. 1933. Ref. Zbl. Haut- u. Geschl.-Kr. 49, 406 (1935). — Bezecny, R.: Psoriasis acuta.
Dtsch. Dermat. Ges., Prag 21. 6. 1931. Ref. Zbl. Haut- u. Geschl.-Kr. 39, 264 (1932). —
Biagini, E., e F. Guidi: L'elicrysium italicum nella terapia della psoriasi. Atti Soc. ital.
Derm. Sif. 1, 2 (1955). — Bizard, L., et Marceron: Psoriasis traité par les rayons ultra-
violets à hautes doses. Bull. Soc. franç. Derm. Syph. 34, 770 (1927). — Bizzozero, E.:
Psoriasi ed opoterapia. Boll. Sez. reg. Soc. ital. dermat. 5, 298—299 (1931). — Blatt:
Psoriasis universalis. Lemberger Dermat. Ges. 27. 10. 1927. Ref. Zbl. Haut- u. Geschl.-Kr.
26, 470 (1928). — Bloch: Zur therapeutischen Beeinflußbarkeit der Psoriasis. Schweiz.
Dermat. Ges. 15. 10. 1932. Ref. Zbl. Haut- u. Geschl.-Kr. 47 (1934). — Blumenthal, F.:
Psoriasis, Arsenmelanose und Basalzellen-Carcinom. Berl. Dermat. Ges. 12. 5. 1931. Ref.
Zbl. Haut- u. Geschl.-Kr. 39, 494 (1932). — Böhm, C., u. H. O. Johne: Zur inneren Behand-
lung der Psoriasis vulgaris. Z. Haut- u. Geschl.-Kr. 19, 141—145 (1955). — Boericke, H.:
Kritische Betrachtungen zu einer neuen Psoriasistherapie. Dtsch. Gesundh.-Wes. 1952,
919—922. — Bohnstedt, R.: (a) Psorimangantherapie bei Psoriasis. Münch. Dermat.
Ges. 16. 12. 1931. Ref. Zbl. Haut- u. Geschl.-Kr. 41, 33 (1932). — (b) Erfahrungen mit
Psorimangan bei der Psoriasisbehandlung. Münch. med. Wschr. 1932 II, 1150—1152. —
Bohnstedt, R., u. R. Baumann: (a) Progesteroneffekt bei Psoriasis. Südwestdtsch. Dermat.
Ges., Frankfurt 21. 10. 1951. Ref. Zbl. Haut- u. Geschl.-Kr. 78, 403 (1952). — (b) Progesteroneffekt bei Psoriasis. Hautarzt 3, 125—129 (1952). — Boldt, A.: Zur Behandlung der Psoriasis
vulgaris. Münch. med. Wschr. 1940 II, 1120. — Bolgert, M., et J. Blamoutier: À propos
d'un essai de traitement du psoriasis par la cérévisine. Bull. Soc. franç. Derm. Syph. 61,
153—154 (1954). — Bolgert, M., et L. Chiapponi: Guérison d'un cas de psoriasis généralisé
par injections intra-musculaires d'eau destillée. Bull. Soc. franç. Derm. Syph. 62, 50—51
(1955). — Bolgert, M., et G. Habib: Poussée psoriasique guérie après administration
d'atropine per os. Bull. Soc. franç. Derm. Syph. 56, 352—353 (1949). — Bolgert, M., et
Le Sourd: Le traitement actuel du psoriasis. Rev. Prat. (Paris) 407—413 (1952). —
Bommer, S.: Zur Behandlung der Psoriasis. Z. Haut- u. Geschl.-Kr. 19, 225—229 (1955). —
Bonmati Azorin, C.: Psoriasis. Act. dermo-sifiliogr. (Madr.) 49, 601 (1958). — Bonnet, J.:
(a) Blanchiment rapide de deux psoriasis par le traitement du Dr. Casabianca. Bull.
Soc. franç. Derm. Syph. 60, 382—383 (1953). — Bonnet, J., et L. Oddoze: Essai de traite-
ment du psoriasis par autoimplants échec. Bull. Soc. franç. Derm. Syph., 214—215
(1951). — Borelli, S.: Pathogenese und Therapie der Psoriasis. Münch. med. Wschr.
97, 1140—1143 (1955). — Borkowski: Behandlung der Psoriasis mittels Buckystrahlen.
Warsch. Dermat. Ges. 9. 12. 1937. Ref. Zbl. Haut- u. Geschl.-Kr. 60, 586 (1938). — Bory,
L.: (a) Nouvelles recherches sur l'introduction du soufre par la voie sous-cutanée. Les huiles
au thiophène et à la thiotoluidine (SC₄H₄). Application au traitement du psoriasis. Bull.
Soc. franç. Derm. Syph. 42, 958—962 (1935). — (b) Les huiles dites de débenzolage dans la
thérapeutique de guerre plus particulièrement dans le traitement de la gale et du psoriasis.
Bull. Soc. franç. Derm. Syph. 47, 59—61 (1940). — Bosch, S., O. Gracia-Morteo, A.
Porrini, R. Chanes y N. Quirno: Triamcinolona: su uso en la artritis reumatoidea y en la
asociada con psoriasis. Medicina 18, 103 (1958). — Boslet, W., u. P. D. Blandinn: Zur

externen Behandlung der Schuppenflechte mit einem neuartigen Wirkstoff. Z. Haut- u. Geschl.-Kr. **26**, 161—165 (1959). — BOTTOLI, A.: L'acido undecilenico nella terapia della psoriasi. Dermatologia (Napoli) **3**, 141—145 (1952). — BRAUN, W.: Die Behandlung der Psoriasis vulgaris mit Sulfonylharnstoffen. Med. Klin. **52**, 2327—2333 (1960). — BRAUN-FALCO, O.: Histologische und histochemische Veränderungen in Psoriasisherden unter enteraler Triamcinolon-Behandlung. Acta histochem. (Jena) 8, 350—370 (1959). — BRAUNER, F.: Psoriasis vulgaris. Arsenhyperkeratosen. Österr. Dermat. Ges. 10. 12. 1953. Ref. Zbl. Ref. Haut- u. Geschl.-Kr. **88**, 366 (1954). — BREMBACH, H.: Die Behandlung der Psoriasis und anderer Dermatosen mit Rutin und Kalzium. Münch. med. Wschr. **1952**, 1475—1478. — BREZOVSKY, E.: (a) Die Behandlung der Psoriasis vulgaris mit Psorason. Börgyögy. vener. Szle **19**, 99—102 (1941) [Ungarisch]. Ref. Zbl. Haut- u. Geschl.-Kr. **68**, 590 (1942). — (b) Die Heilung der Psoriasis vulgaris mit Psorason. Ungar. Ges., Budapest 3. 10. 1941. Ref. Zbl. Haut- u. Geschl.-Kr. **69**, 123 (1943). — BRUCK, C.: Die ambulante Behandlung der Schuppenflechte mit „Psorimed". Münch. med. Wschr. **1934 II**, 1728. — BRUHNS, C.: Unsere heutige Psoriasisbehandlung. Ther. d. Gegenw. **68**, 166—171 (1927). — BRUNATI, J.: Guérison d'un cas de psoriasis généralisé par la chimiothérapie associée à l'imidazolalanine. Influence des substances aminées acido-basiques. Bull. Acad. méd. Paris III, **126**, 352—355 (1942). — BUCCELLATO, G.: (a) La piridossina nella terapia delle psoriasi. Osservazioni clinico-istologiche: ricerche in vitro, nel siero di sangue e nelle urine. Dermatologia (Napoli) 4, 234—242 (1953). — (b) Il bromidrato di piridossina nella terapia della psoriasi. Dermatologia (Napoli) 4, 257—259 (1953). — (c) Ricerche istochimiche sull'azione dell acido linol-linoleico (vitamina F) nella psoriasi. Dermatologia (Napoli) 5, 14—25 (1954). — (d) Il bromidrato di piridossina nella terapia della psoriasi. Atti Soc. ital. Derm. Sif. 1, 8 (1955). — BUREAU, Y., JARRY et BARRIÈRE: Réflexions sur la corticothérapie prolongée des rhumatismes psoriasiques. À propos de cinq observations. Bull. Soc. franç. Derm. Syph. **65**, 330—331 (1958). — BURMEISTER, E. A.: Beobachtungen über Psoriasis und weibliche Genitalsphäre unter Mitteilung eines weiteren Falles. Derm Wschr. **86**, 831—832 (1928). — BURNIER, R. et COTTE: Essais de traitement du psoriasis par le psothanol. Bull. Soc. franç. Derm. Syph. **35**, 624—626 (1928). — BUSACCA, A.: La cura della psoriasi. Folia clin. biol. (S. Paulo) 9, 113—123 (1937). Ref. Zbl. Haut- u. Geschl.-Kr. **58**, 442 (1938). — BUSCHKE, A.: (a) Psoriasis generalisata. Berl. Dermat. Ges. 8. 1. 1929. Ref. Zbl. Haut- u. Geschl.-Kr. **29**, 489 (1929). — (b) Erfolgreiche Thymusbestrahlung bei Psoriasis. Berl. Dermat. Ges. 12. 3. 1929. Ref. Zbl. Haut- u. Geschl.-Kr. **31**, 19 (1929). — (c) Erythrodermie nach Psoriasis. Berl. Dermat. Ges. 9. 7. 1929. Ref. Zbl. Haut- u. Geschl.-Kr. **32**, 401 (1930). — (d) Psoriasis und Strahlenbehandlung. Berl. Dermat. Ges. 14. 6. 1932. Ref. Zbl. Haut- u. Geschl.-Kr. **42**, 561 (1932). — (e) Psoriasis-Grenzstrahlenbehandlung. Berl. Dermat. Ges. 14. 6. 1932. Ref. Zbl. Haut- u. Geschl.-Kr. **42**, 561 (1932). — BUSQUET, P.: L'autosérothérapie dans le traitement des dermatoses et particulièrement du psoriasis. Gaz. Hôp. (Paris) 2, 1085—1090 (1930). — BUTTERMANN, F.: Eine neue Möglichkeit der internen Psoriasisbehandlung. Medizinische **31/32**, 1008—1009 (1953).

CACCIALANZA, P.: Experimente mit einer Verbindung von Arsen-Phenol in der oralen Therapie der Psoriasis. Dermatologia (Napoli) 10, 40 (1959). — CACCIALANZA, P., u. M. BINAZZI: Therapie der Psoriasis mit Aminopterin. Dermatologia (Napoli) 10, 1 (1959). — CAMPBELL, H., and K. FROST: (a) A new form of therapy for psoriasis. A preliminary report. Arch. Derm. Syph. (Chic.) **22**, 685—686 (1930). — (b) A new form of therapy for psoriasis. Arch. Derm. Syph. (Chic.) **26**, 435—443 (1932). — CAPPELLI, E.: Tentativi di terapia della psoriasi con dieta iperclorurata in relazione alle piu recenti vedute patogenetiche. Atti Soc. ital. Derm. Sif. **3**, 730—733 (1941). — CARRIÉ, C.: Zur Therapie bei Psoriasisformen (,,Acrodermatitis suppurativa Hallopeau") mit differential-diagnostischen Bemerkungen. Derm. Wschr. **132**, 715—721 (1955). — CARRIER, J. W.: Psoriatic arthritis. Amer. J. Roentgenol. **79**, 612—617 (1958). — CASABIANCA, M. l.: Résultats du traitement de huit nouveaux cas de psoriasis. Bull. Soc. franç. Derm. Syph. **61**, 167 (1954). — CASASSA, P. M., e F. FRANCHI: (a) Il siero citotossico antireticolo-endotelio nella terapia della psoriasi. Dermatologia (Napoli) 4, 9—12 (1953). — (b) La transfusion de sang dans le traitement du psoriasis. Sangue **24**, 112—113 (1951). — CAUWENBERGE, D. VAN, et VAN CAUWENBERGE: Psoriasis traité par aspirine. Arch. belges Derm. 7, 147—148 (1951). — CEDER, E. T., and L. ZON: Treatment of psoriasis with massive doses of crystalline vitamin D and irradiated ergosterol. A preliminary report. Publ. Hlth Rep. (Wash.) **52**, 1580—1584 (1937). — CHAMPION, R. H.: Generalisierte Psoriasis pustulosa. Brit. J. Derm. **71**, 384 (1959). — CHANIAL, G., et P. DANIC: Guérison d'une érythrodermie psoriasique ancienne par un abcès de fixation. Bull. Soc. franç. Derm. Syph. **45**, 1369—1370 (1938). — CHARPY, J.: (a) Le problème de psoriasis. Presse. méd. **58**, 283—285 (1950). — (b) Une nouvelle méthode biologique de blanchiment du psoriasis. Méd. et Hyg. (Genève) 9, 61 (1951). — (c) Le thérapeutique du psoriasis, méthode biol. nouvelle de stimulation de la cortico-surrénale. Presse méd. **1951**, 487—490. — (d) Une nouvelle méthode biologique de blanchiment du psoriasis. Bull. Soc. franç. Derm. Syph. **58**, 30—33 (1951). — CHAVAROT, G.: Contribution au traitement du psoriasis. Paris Diss. 1939. —

CHORAZAK: Behandlung der Psoriasis mit Quarzlampenbestrahlung nach vorherigem Bestreichen der Hautstellen mit 5% Teersalbe. Lemberger Dermat. Ges. 17. 3. 1932. Ref. Zbl. Haut- u. Geschl.-Kr. 41, 434 (1932). — CHRIST, W.: Psoriasis vulgaris. Verschlimmerung nach Grenzstrahlenbehandlung. Ver.igg Württ. Dermat., Stuttgart 17. 2. 1934. Ref. Zbl. Haut- u. Geschl.-Kr. 50, 273 (1935). — CHROM, S. A.: Über die Behandlung der Psoriasis mit Nebennierenrindenhormon (Ecortan MCO). Nord. med. T. 1936, 18—23 [Dänisch]. Ref. Zbl. Haut- u. Geschl.-Kr. 53, 394 (1936). — CHURCH, R.: The prospect of psoriasis. Brit. J. Derm. 70, 139—145 (1958). — CIARROCCHI, L.: (a) Sull'auto ed etero-squamo-terapia della psoriasi. Rif. med. Roma 1933, 708—715. — (b) Sulla cura della psoriasi con iniezioni intradermiche di autosiero. G. ital. Derm. 83, 736—755 (1942). — CLARK: Psoriasis treated with a specific vaccine. Arch. Derm. Syph. (Chicago) 15, 623—624 (1927). — CLARKE, G. E.: Treatment of psoriasis with concentrated viosterol. Under the auspices of the Cincinnati Society of Dermatology and Syphilology. Arch. Derm. Syph. (Chicago) 41, 664—666 (1940). — COFANO, A. R.: Terapia fisica della psoriasi nelle tecniche e nelle interpretazioni. Atti Soc. ital. Derm. Sif. (Minerva dermat. Coll. monogr. 2) 1, 308—340 (1951). — COHEN, H. J., and R. L. BAER: Triamcinolone and methyl prednisolone in psoriasis. Comparison of their intralesional and systemic effects. J. invest. Derm. 34, 271—275 (1960). — COLOMB, D., et J. CHARLEUX: Essais d'un produit à base de dioxyanthranol 1—2 en solution alcoolique sur les intertrigos et le psoriasis. Première impressions. Bull. Soc. franç. Derm. Syph. 62, 77 (1955). — COMEL, M.: Studii di terapia della psoriasi. Sull'azione degli estratti di squama psoriasiche. G. ital. Derm. 74, 1003—1033 (1933). — COPPOLINO, A.: L'acido undecilenico nella terapia della psoriasi. Dermatologia (Napoli) 3, 72—76 (1952). — CORDIVIOLA, L.: Eine neue Art der Psoriasis-Behandlung. Rev. argent. Dermatosif. 15, 67—72 (1932). Ref. Zbl. Haut- u. Geschl.-Kr. 42, 607 (1932). — CORMIA, F., and M. NOUN: Treatment of pustular psoriasis and pustular bacterid with quinacrine (Atabrine). Arch. Derm. Syph. (Chic.) 68, 337—338 (1953). — CORNBLEET, TH.: Action of synthetic antimalarial drugs on psoriasis. J. invest. Derm. 26, 435—436 (1956). — CORRENTE-SERGIO, D.: Sugli innesti placentari alla Filatov nella psoriasi. Dermatologia (Napoli) 5, 40—42 (1954). — CORTELLA, E.: La vitamina F nel trattamento della psoriasi. Minerva derm. 27, 117—120 (1952). — CROSTI, A.: Esparina e psoriasi. Atti Soc. ital. Derm. Sif. 2, 316 (1953). — Minerva derm. 28, 12. — CROTTY, R., and S. WEISS: Preliminary and short reports. Undecylenic acid therapy in psoriasis and neurodermatitis. (Atopic dermatitis.) J. invest. Derm. 14, 313—317 (1950). — CSÓKA, J.: Die Symptome der Aminopterinüberdosierung bei Psoriatikern. Bőrgyőgy. vener. Szle 36, 216—218 (1960) mit dtsch. Zus.fass. [Ungarisch]. Ref. Zbl. 108, 325 (1961). — CUESTA-ALMONACID, L. DE LA: Zu einer neuen Psoriasis-Behandlung. Act. dermo-sifiliogr. (Madr.) 25, 186—190 (1932) [Spanisch]. Ref. Zbl. Haut- u. Geschl.-Kr. 45, 181 (1933).

DAHMEN: Arsenzoster bei Psoriasis. Ver.igg Dresd. Dermat. 6. 1. 1932. Ref. Zbl. Haut- u. Geschl.-Kr. 41, 196 (1932). — DAINOW, J.: Traitement du psoriasis par la podophylline. Dermatologica (Basel) 100, 256—257 (1950). — D'AMORE, F.: Il metodo di Brock nella terapia della psoriasi. Arch. Radiol. (Napoli) 3, 137—153 (1927). — DANDA, J.: Psoriasis and podophyllin. Čs. Derm. 27, 260—264 und engl. Zus.fass. (1952) [Tschechisch]. Ref. Zbl. Haut- u. Geschl.-Kr. 85, 189 (1953). — DAUBRESSE-MORELLE, E.: (a) L'actinothérapie générale associée aux applications de goudron dans le traitement du psoriasis. J. belge Radiol. 18, 336—339 (1929). — (b) DAUBRESSE-MORELLE, E., et A. THULLIEZ: Le traitement du psoriasis et les résultats des applications générales de rayons ultra-violets associées aux badigeonnages au coaltar. Rev. belge Sci. méd. 4, 425—440 (1932). — DAVIN, A.: Résultats du traitement du docteur Casabianca dans le psoriasis. Bull Soc. franç. Derm. Syph. 62, 219 (1955). — DEBUCQUET, H. JAUSION et A. PECKER: Essai de blanchiment des psoriasiques par un nouveau composé arsenical, «l'émétique arsenical de pyridine» associé en cure intraveineuse à «l'oxydiéthylo-dicarboxy-dimino-isobutyrate de bismuth». Bull. Soc. franç. Derm. Syph. 34, 756—761 (1927). — DELBANCO, E.: Beitrag zur Behandlung der Psoriasis. Derm. Wschr. 1, 426—430 (1934). — DELBOS, J.: Essai de traitement du psoriasis par le radon. Bull. Soc. franç. Syph. 44, 745—749 (1937). — *Demonstration:* Psoriasis arthropathica, Arsenmelanose, abgeheiltes Carcinom. Südwestdtsch. Dermat., Stuttgart 9. 5. 1931. Ref. Zbl. Haut- u. Geschl.-Kr. 38, 740 (1931). — DENECKE, TH.: (a) Zur Allgemeinbehandlung der Psoriasis. Dtsch. med. Wschr. 1, 337—341 (1936). — (b) Über die Diät bei Psoriasis. Z. ärztl. Fortbild. 37, 323—327 (1940). — DERZAVIS, J.: Grenzray therapy: a new and effective treatment for psoriasis. Med. Ann. D. C. 24, 23—24 (1955). — DESAUX, A., et H. PRÉTET: (a) Observations de deux malades atteints des psoriasis et blanchis à la suite d'injections d'extrait, glycériné et filtré sur bougie, de squames. Bull. Soc. franç. Derm. Syph. 42, 1392—1397 (1935). — (b) À côté des parakératoses, dermatoses de sensibilisation, n'existe-t-il pas des psoriasis, maladies à ultra-virus? 9. Internat. Dermat.-Kongr. 2, 683—689 (1936). — DIDIÉE et JAME: Téléroentgenthérapie et psoriasis. J. belge Radiol. 24, 532—536 (1935). — DIETEL, F.: Die Behandlung der Schuppenflechte. Dtsch.

med. Wschr. 1, 238—240 (1941). — Dietel, F., H. Fuss, I. Konrad, W. Leipold u. H. Th. Schreus: Therapeutische Umfrage: Die Behandlungsmethoden der Nagelpsoriasis. Derm. Wschr. 1, 316—317 (1935). — Dietz, O.: Ergebnisse der Psoriasisbehandlung mit Milchsäure. Med. Klin. 44, 1978—1979 (1960). — Dockx, L.: Le traitement du psoriasis par des injections d'extraits placentaire (Méthode de Filatov). Arch. belges Derm. 8, 358—365 (1952). — Doczy, G.: Über die Behandlung der Psoriasis vulgaris und des Lichen ruber planus mit innersekretorischen Präparaten. Derm. Wschr. 85, 1708—1710 (1927). — Orv. Hétil. 72, 42—43 (1928) [Ungarisch]. Ref. Zbl. Haut- u. Geschl.-Kr. 27, 502 (1928). — Dohnalova: Psoriasis und Thymusine. Tschech. wiss. Dermat. Ges. 6. 4. 1930. Ref. Zbl. Haut- u. Geschl.-Kr. 38, 307 (1931). — Downing, J., and C. W. Bauer: Low and high temperature coal tars in the treatment of eczema and psoriasis. Arch. Derm. Syph. (Chicago) 57, 985—990 (1948). — Drexler, F.: Hefe bei Psoriasis. Derm. Wschr. 2, 1450—1451 (1928). — Drozdov, V. v.: Versuch der Psoriasisbehandlung. Vestn. Vener. Derm. 9/10, 906—910 (1937) [Russisch]. Ref. Zbl. Haut- u. Geschl.-Kr. 59, 37 (1938). — Dulanto, F.: Die Behandlung der Psoriasis. Farmacol. y Terapeut. 3, 508—514 (1942) [Spanisch]. Ref. Zbl. Haut- u. Geschl.-Kr. 70, 690 (1943). — Dzafarov, A.: Die Opotherapie der Psoriasis vulgaris durch Diathermie. Vestn. Vener. Derm. 5, 1365—1368 u. dtsch. Zus.fass. 1368 (1928) [Russisch]. Ref. Zbl. Haut- u. Geschl.-Kr. 30, 478 (1929).

Eberhartinger, C.: Beitrag zur Heparintherapie der Psoriasis vulgaris. Derm. Wschr. 134, 1369—1374 (1956). — Edmundson, W., and W. Guy: Treatment of psoriasis with folic acid antagonists. Arch. Derm. Syph. (Chicago) 78, 200—203 (1958). — Efron, N.: Zur Lichtbehandlung der Schuppenflechte mit der Voltschen Bogenlampe (Projektor). Odesskij med. Z. 4, 503—504 (1929) u. dtsch. Zus.fass. [Russisch]. Ref. Zbl. Haut- u. Geschl.-Kr. 34, 174 (1930). — Egen, K.: Psychotherapie bei Psoriasis vulgaris. Ein Beitrag zur Behandlung nach neuesten Gesichtspunkten. Hippokrates (Stuttg.) 24, 691—693 (1953). — Eguren, A.: Psoriasis und Calmette-Impfung. Rev. argent. Dermatosif. 20, 695—703 (1936). Ref. Zbl. Haut- u. Geschl.-Kr. 58, 98 (1938). — Eichhorn: Cas de psoriasis traité par sel d'or. Mort par oedèma pulmonaire aigu à l'occasion d'une érythrodermie généralisée. Bull. Soc. franç. Derm. Syph. 40, 189—191 (1933). — Ellerbroek, U.: Über abwaschbare Kopfsalben. Hautarzt 1, 33—35 (1950). — Elson, L.: Treatment of psoriasis and allied dermatoses. Urol. cutan. Rev. 39, 408—410 (1935). — Epstein, N., and D. Glick: Unsaturated fatty acids in eczema: Observations on acne vulgaris, psoriasis, xanthoma tuberosum and xanthoma palpebrarum. Arch. Derm. Syph. (Chicago) 35, 427—432 (1937). — Ettinger, E.: Zur Therapie der Psoriasis vulgaris. Med. Klin. (Wien. Ausg.) 1, 25 (1935). — Etzler, W.: Zur Problematik der Psoriasis. Medizinische 4, 160—161 (1957).

Falchi, G.: Osservazioni sui risultati, ottenuti con la Röntgen-irradiazione della tiroide nella psoriasi. Boll. Soc. med.-chir. Pavia 44, 283 (1930). — Falk, A., and F. Hetreed: Psoriasis vulgaris treated with ACTH. (Dermat. Soc. Chicago 18. 10. 1950.) Arch. Derm. Syph. (Chic.) 60, 99 (1951). — Farber, E. M., and H. M. Schneidman: Pancreatic extracts in the treatment of psoriasis. An evaluation of entozyme and lipan. Arch. Derm. Syph. (Chic.) 76, 239—240 (1957). — Farnarier, G.: Guérison actuelle d'un psor. ancien par le traitement du Dr. Casabianca. Bull. Soc. franç. Derm. Syph. 62, 116 (1955). — Felke, H.: Über die Beeinflussung von Psoriasis-Effloreszenzen durch Fettsäuren mittlerer Kettenlänge. Hautarzt 1, 377—378 (1950). — Fényes, G.: Die Behandlung der Psoriasis vulgaris mit Trypaflavin und Quarzlichtbestrahlung. Bőrgyógy. vener. Szle 7, 173—178 (1929) [Ungarisch]. Ref. Zbl. Haut- u. Geschl.-Kr. 32, 710 (1930). — Fergusson, A., and W. Dewar: Observations on steroid therapy in psoriasis. J. Amer. med. Ass. 164, 932 (1957). — Ferreira Copes, C.: Behandlung der Psoriasis mit einem synthetischen Malariamittel (Chlorochin). J. bras. med. 1, 219 u. engl. Zus.fass. (1959). [Portug.] Ref. Zbl. 108, 325 (1961) — Ferreira-Marques, J., y A. Azar: Contribucion al estudio del tratamiento de la psoriasis por la novocaine. Arch. argent. Derm. 10, 1 (1960). — Fischer, W.: (a) Psoriasis mit carcinomatös entarteten Arsenkeratosen. Berl. Dermat. Ges. 9. 2. 1932. Ref. Zbl. Haut- u. Geschl.-Kr. 41, 194 (1932). — (b) Neuartige Psoriasis-Behandlung. Berl. Dermat. Ges. 10. 5. 1932. Ref. Zbl. Haut- u. Geschl.-Kr. 42, 38 (1933). — Fischmann, M.: (a) Zur Röntgentherapie und Ätiologie der Psoriasis. Ther. hung. 4, 335 (1927) [Ungarisch]. Ref. Zbl. Haut- u. Geschl.-Kr. 25, 664 (1928). — (b) Zur Röntgentherapie und Pathologie der Psoriasis. Fortschr. Röntgenstr. 36, 794—798 (1927). — Fisher, A. A.: Osteoporosis with compression fractures of the spine following steroid therapy for longstanding seborrhoic dermatitis and/or psoriasis. Arch. Derm. Syph. (Chicago) 77, 475—476 (1958). — Flandin, F.: Die Wirkung des Penicillins bei der Psoriasis. Bull. Soc. franç. Derm. Syph. 66, 495 (1959). — Fleck, F.: (a) Psoriasis vulgaris. Berl. Dermat. Ges. 8. 3. 1950. Ref. Zbl. Haut- u. Geschl.-Kr. 76, 316 (1951). — (b) Zur Arbeit Th. Grünebergs: Nebennierenrindenpräparate bei Psoriasis. Derm. Wschr. 123, 415—416 (1951). — Florens, A.: Blanchiment rapide de deux psoriasis par le traitement du Dr. Casabianca. Bull. Soc. franç. Derm. Syph. 60, 383—384 (1953). — Fooz, de G.: Erythrodermie d'origine psoriasique probable. Arch. belges Derm. 14, 112—113 (1958). —

FORNBACHER: Zwei Fälle von Psoriasis nach Meller-Tschofen behandelt. Dermato-venerol. Sekt., Zagreb 21. 6. 1938. Ref. Zbl. Haut- u. Geschl.-Kr. 60, 202 (1938). — FRAIN-BELL, W., u. F. R. BETTLEY: Die Behandlung der Psoriasis und des Ekzems mit Grenzstrahlen. Brit. J. Derm. 71, 379 (1959). — FRANCHI, F., et P. CASASSA: Traitement du psoriasis par les transfusions de sang. Bull. Soc. franç. Derm. Syph. 56, 401 (1949). — FRANKL, J., u. Z. VAZSONYI: Die Behandlung der Psoriasis mit Bucarban. Bőrgyőgy. vener. Szle 13, 88—90 u. dtsch. Zus.fass. (1959) [Ungarisch]. Ref. Zbl. Haut- u. Geschl.-Kr. 105, 48 (1959). — FRANKOVIC: Medikamentöse Überempfindlichkeit bei Behandlung einer generalisierten Psoriasis. Dermat. Sekt., Zagreb 28. 1. 1932. Ref. Zbl. Haut- u. Geschl.-Kr. 43, 263 (1933). — FRATICELLI, A.: Contributo alla terapia fisica della psoriasi. Arch. ital. Derm. 5, 596—602 (1930). — FREESE, K.: Thymusbestrahlung bei Psoriasis. Diss. Kiel 1931. Ref. Zbl. Haut- u. Geschl -Kr. 45, 182 (1933). — FREUND, E., e M. RAVALICO: (a) Esperienze col nuovo specifico contro la psoriasi. Il psorimangan. Arch. ital. Derm. 9, 252—267 (1933). — (b) Esperienze col nuovo specifico contro la psoriasi, il psorimangan. Boll. Sez. reg. Soc. ital. dermat. 5, 335 (1932). — FREUND, F.: Psoriatische Erythrodermie, geheilt durch Penicillinbehandlung. Österr. Dermat. Ges. 18.10.1951. Ref. Zbl. Haut- u. Geschl.-Kr. 80, 109 (1952). — FREY, J. R., u. M. A. SCHOCH: Therapeutische Versuche bei Psoriasis mit Vitamin A, zugleich ein Beitrag zur A-Hypervitaminose. Dermatologica (Basel) 104, 80—86 (1952). — FRÜHWALD, R.: (a) Erfolg des Wasserbettes bei Psoriasis. Demonstr. Chemn. Hautärzte 2. 12. 1927. Ref. Zbl. Haut- u. Geschl.-Kr. 29, 22 (1929). — (b) Höhensonnenreaktion bei Psoriasis. Demonstr. Chemn. Hautärzte 14. 3. 1930. Ref. Zbl. Haut- u. Geschl.-Kr. 35, 42 (1931). — (c) Höhensonnenreaktion bei der Psoriasis vulgaris. Demonstr. Chemn. Hautärzte 12. 12. 1930. Ref. Zbl. Haut- u. Geschl.-Kr. 39, 614 (1932). — (d) Psoriasisbehandlung. Demonstr. Chemn. Hautärzte 12. 10. 1934. Ref. Zbl. Haut- u. Geschl.-Kr. 50, 97 (1935). — (e) Sarsaparilla bei Psoriasis vulgaris. Demonstr. Chemn. Hautärzte 14. 10. 1936. Ref. Zbl. Haut- u. Geschl.-Kr. 55, 189 (1937). — (f) Ekzemylbehandlung bei Psoriasis. Demonstr. Chemn. Hautärzte 14. 10. 1936. Ref. Zbl. Haut- u. Geschl.-Kr. 55, 189 (1937). — (g) Sarsaparilla bei Psoriasis. Demonstration Chemn. Hautärzte 13. 1. 1937. Ref. Zbl. Haut- u. Geschl.-Kr. 56, 82 (1937). — (h) Sarsaparilla bei Psoriasis. Demonstr. Chemn. Hautärzte 10. 2. 1937. Ref. Zbl. Haut- u. Geschl.-Kr. 56, 83 (1937). — FUCHS, F., u. H. J. SONNECK: Psoriasis und Gewebstherapie. Hautarzt 5, 367—370 (1954). — FÜLÖP, G.: Behandlung des Lupus erythematodes, Lupus vulgaris und der Psoriasis mittels Goldpräparaten. Dermatologia (Budapest) 2, 340—348 (1928) u. dtsch. Zus.fass. 331—352 (1928) [Ungarisch]. Ref. Zbl. Haut- u. Geschl.-Kr. 30, 370 (1929). — FUSS, S.: Psoriasis, Radiodermie, Ca-Entartung. Südwestdtsch. Dermat., Mannheim 5. 3. 1932. Ref. Zbl. Haut- u. Geschl.-Kr. 41, 550 (1932).

GAHLEN, W.: Psoriasis vulgaris. Düsseld. Dermat. 6. 7. 1955. Ref. Zbl. Haut- u. Geschl.-Kr. 93, 64 (1955). — GALEWSKY, E.: Die Behandlung der kindlichen Psoriasis. Kinderärztl. Prax. 2, 108 (1931). — GALLEGO BURIN, M.: Glutathion y psoriasis. La medicación con azufre en psoriasis con hipothiemia. Act. dermo-sifiliogr. (Madr.) 27, 29—33 (1934). — GATÉ, J.: À propos de l'action sur le psoriasis des dermatites exfoliatrices et des chocs nerveux. Bull. Soc. franç. Derm. Syph. 40, 376—378 (1933). — GATÉ, J., et P. DUGOIS: Résultats obtenus par les clasoxines de Jausion dans un psoriasis très étendu. Bull. Soc. franç. Derm. Syph. 42, 359—360 (1935). Ref. Zbl. Haut- u. Geschl.-Kr. 51, 267 (1935). — (c) GATÉ, J., R. VACHON, M. A. BOURGEOIS et J. COTTE: Essais de traitement du psoriasis par les greffes tissulaires (tissus placentaires en particulier). Bull. Soc. franç. Derm. Syph. 56, 374—375 (1949). — (d) GATÉ, J., et R. VACHON: La thérapeutique tissulaire, 4, p. 144. Paris: Masson 1951. — GAUL, L.: Clinical spectroscopy. Report of a case of a pustular dermatitis following fluoride medication for psoriasis. Arch. Derm. Syph. (Chicago) 36, 26—30 (1937). — GAWALOWSKI, K.: (a) Röntgenulcus bei Psoriasis. Tschech. Ges. Dermat., Prag 8. 10. 1928. Ref. Zbl. Haut- u. Geschl.-Kr. 29 (1929). — (b) Röntgentherapie der Psoriasis. Lokale Methode nach BROCK und Allgemeinbestrahlung. Tschech. wiss. Dermat. Ges., Prag 5. 5. 1929. Ref. Zbl. Haut- u. Geschl.-Kr. 35, 224 (1931). — GENTELE, H., u. A. LODIN: Werden Corticosteroide (bzw. ACTH) bei Behandlung von Psoriasis mißbraucht? Svenska Läk.-Tidn., 704—708 (1957) [Schwedisch]. Ref. Zbl. Haut- u. Geschl.-Kr. 98, 222 (1957). — GERARD, G. A.: Treatment of psoriasis with subdermal infiltration of triamcinolone diacetate suspension. Arch. Derm. Syph. (Chicago) 81, 535—538 (1960). — GERTLER, W.: Durch Besonnung ausgelöste Psoriasis vulgaris bei Porphyrinurie. Schles. Dermat.-Ges., Breslau 13. 3. 1943. Ref. Zbl. Haut- u. Geschl.-Kr. 70, 474 (1943). — GEYER, H., u. G. WESENER: Über die Behandlung der Psoriasis mit Psorimangan. Derm. Wschr. 2, 1105—1109 (1934). — GOCKELL, W.: Arsenpemphigus als Komplikation der Psoriasisbehandlung. Derm. Wschr. 136, 1244—1247 (1957). — GOECKERMANN, W. H.: (a) Treatment of psoriasis. Arch. Derm. Syph. (Chicago) 24, 446—450 (1931). — (b) Tar and ultraviolet radiation in the treatment of psoriasis. Brit. J. phys. Med. 7, 215—217 (1933). — GÖTZ, H.: Fragekasten: Anfrage betreffs rechtsdrehender Milchsäure. Münch. med. Wschr. 100, 817 (1958). — GÖTZ, H., u. J. SIXT: Erfahrungen über die perorale Behandlung der Psoriasis mit Arsen-Phenol.

Münch. med. Wschr. **97**, 1155—1157 (1955). — GOLDBERG, H. C.: (a) Undecylenic acid in treatment of psoriasis. Arch. Derm. Syph. (Chicago) **61**, 661—662 (1950). — (b) Treatment of psoriasis with lysine. J. invest. Derm. **30**, 221 (1958). — GOLDSMITH, R. N.: Possible benefit from protein hydrolysates for exfoliative dermatitis. Arch. Derm. Syph. (Chicago) **55**, 397 (1947). — GOLLNICK, N.: Psoriasis und Vitamin B_{12}. Z. Haut- u. Geschl.-Kr. **23**, 325—330 (1957). — GOMEZ-ORBANEJA, J.: (a) Le traitement du psoriasis par les moutardes nitrogenées. Soc. franç. Derm. Syph., 308—319 (1951). — (b) GOMEZ-ORBANEJA, J., y A. LUCAS: Un caso de psoriasis. Actas dermo-sifiliogr. (Madr.) **45**, 800 bis 801 (1954). — GOODMAN, H., and CH. PRICE: Multiple x-ray carcinomas following psoriasis. Case report and comment. Arch. phys. Ther. (Omaha) **11**, 209—211 (1930). — GOTTRON, H. A.: Erfahrungen mit einer zusätzlichen Echinacinbehandlung der Psoriasis vulgaris. Hautarzt **3**, 11 (1952). — GOUGEROT, H.: (a) Psoriasis déclenchés par le soleil. Arch. derm.-syph. (Paris) **1**, 195—198 (1929). — (b) GOUGEROT, H., P. BLUM et J. MEYER: Psoriasis achromiant. Arch. derm.-syph. (Paris) **3**, 163—164 (1931). — (c) Influence heureuse de la fièvre sur le psoriasis. Bull. Soc. franç. Derm. Syph. **38**, 1139—1141 (1931). — (d) GOUGEROT, H., et DELAY: Influence heureuse d'un érythème arsénobenzolique sur un psoriasis grave généralisé puis récid. Bull. Soc. franç. Derm. Syph. **40**, 107—110 (1933). — (e) GOUGEROT, H., et A. PATTE: Influence heureuse d'une dermatite exfoliatrice sur un psoriasis grave universalis. Bull. Soc. franç. Derm. Syph. **40**, 106—107 (1933). — (f) GOUGEROT, H., et M. ALBEAUX-FERNET: Erythème salicylique chez un psoriasique fixant l'éosinate de césium et régression du psoriasis. Hypothèses pathogéniques. Bull. Soc. franç. Derm. Syph. **40**, 1386—1387 (1933). — (g) GOUGEROT, H., et A. MEYER-HEINE: Injections de bleu de méthylène chez les psoriasiques. Absence de fixation nette. Influence heureuse. Bull. Soc. franç. Derm. Syph. **42**, 441—444 (1935). — (h) GOUGEROT, H., et A. PATTE: Influence heureuse d'une dermatite exfoliatrice sur un psoriasis grave universalis. «Les défenses par la peau». Arch. derm.-syph. (Paris) **7**, 348—353 (1935). — (i) GOUGEROT, H., et R. DEGOS: Psoriasiques améliorés par les applications externes de colorants. Bull. Soc. franç. Derm. Syph. **43**, 625 (1936). — (k) Persistance de la résorption des colorants sur et autour de placards psoriasiques blanchis depuis une quinzaine de jours. Bull. Soc. franç. Derm. Syph. **43**, 1785—1786 (1936). — (l) L'éosine dans le traitement local du psoriasis. Bull. Soc. franç. Derm. Syph. **43**, 1784—1785 (1936). — (m) GOUGEROT, H., et PH. SERINGE: Psoriasis invétéré ancien, blanchi par une érythrodermie (toxique?). Suggestion thérapeutique: La défense cutanée dans le psoriasis. Arch. derm.-syph. (Paris) **33**, 123—126 (1937). — (n) GOUGEROT, H., et R. DEGOS: «Erythème brun» à la suite de psoriasis traités par l'éosine: Lèsions visibles et invisibles révélées par la lumière de Wood. Bull. Soc. franç. Derm. Syph. **46**, 287—288 (1939). — (o) GOUGEROT, H., et A. CIVATTE: Psoriasis pustuleux généralisé guéri par l'éosine. Bull. Soc. franç. Derm. Syph. **46**, 1448—1452 (1939). — (p) GOUGEROT, H., et R. COURTENAY: Psoriasis et eczèmes solaires avec porphyrinurie. Ann. Derm. Syph. (Paris) **8**, 462 (1942). — GOUIN, J., et A. BIENVENUE: (a) Traitement du psoriasis. Bull. Soc. franç. Derm. Syph. **41**, 678—690 (1934). — (b) Traitement du psoriasis par l'extériorisation et l'emploi simultané d'un antisyphilitique et d'un sel d'or préalablement étalonnés. Bull. Soc. franç. Derm. Syph. **46**, 55—62 (1939). — (c) Traitement du psoriasis. Paris méd. **1**, 18—24 (1940). — GOURVITCH, O. E.: Traitement de la psoriase par l'extrait de plaques et des squames. Vestn. Vener. Derm. **10**, 51—53 (1940) [Russisch]. Ref. Zbl. Haut- u. Geschl.-Kr. **68**, 530 (1942). — GRAM, H.: Zur Frage der Behandlung der Psoriatiker mit Bismut. Ukrain. med. vistn. **5**, 341—348 (1929) [Ukrainisch]. Ref. Zbl. Haut- u. Geschl.-Kr. **34**, 174 (1930). — GRAYSON, L. D., and K. STEINER: Sodium para-amino-benzoate ("PABA") in treatment of dermatoses. J. invest. Derm. **19**, 463—466 (1952). — GRECO, N., y F. GUNCHE: Tratamiento de la psoriasis por vacuna criptococcica. Sem. méd. (B. Aires) **3009**, 469—478 (1951). Ref. Zbl. Haut- u. Geschl.-Kr. **81**, 78 (1952). — GREENBAUM, S.: (a) Symposium on the treatment of skin diseases. The treatment of psoriasis. Penn. med. J. **32**, 321—324 (1929). — (b) Effects of copper tartrate intravenously on psoriasis. Arch. Derm. Syph. (Chicago) **20**, 555 (1929). — GREGORIO, E. DE: (a) Algo de nuestra experiencia en el tratamiento del psoriasis. Acta derm.-venereol. (Stockh.) **43**, 119—131 (1951). — (b) Una medicacion bromurada como terapeutica del psoriasis. Act. dermo-sifiliogr. (Madr.) **43**, 373 bis 375 (1952). — (c) Una medicacion bromurada como terapeutica del psoriasis. Act. dermo-sifiliogr. (Madr.) **47**, 387—401 (1956). — (d) El psoriasis y el problema de su tratamiento. Clin. y Lab. **62**, 410—421 (1956). Ref. Zbl. Haut- u. Geschl.-Kr. **100** (1958). — GREGORIO, E. DE, y T. CISNEROS: (a) Las thiosemicarbazonas como terapeutica del psoriasis. J. med. B. Aires **16**, 205—206 (1957). Ref. Zbl. Haut- u. Geschl.-Kr. **100** (1958). — (b) Las thiosemicarbazonas como terapeutica del psoriasis. Act. dermo-sifiliogr. (Madr.) **49**, 30—32 (1958). Ref. Zbl. Haut- u. Geschl.-Kr. **101** (1958). — GREUER, W.: Psoriasisbehandlung mit Hg praecipitat. flav. unter tödlichem Ausgang. Derm. Wschr. **2**, 939—940 (1940). — GRINDON, J.: Psoriasiseruption from the use of gold sodium thiosulphate. Arch. Derm. Syph. (Chicago) **18**, 958—959 (1928). — GROSS, P., and B. M. KESTEN: The treatment of psoriasis as a disturbance of lipid metabolism. N.Y. St. J. Med. **50**, 2683—2686 (1950). — GRÜNEBAUM, M.: Ein Fall von schwerer Psoriasis, geheilt mit Analgit-forte-Pinselungen. Münch. med. Wschr. **1**, 19 (1935). — GRÜNEBERG, T.: (a) Die Beeinflussung der Psoriasis durch Nebennierenrindenextrakt. Klin. Wschr. **2**, 1908—1909 (1933). — (b) Die Lebertherapie der Psoriasis. Derm. Wschr. **2**, 1793—1797 (1933). — (c) Psoriasis und Nebennierenrinde. 2. Mitt. Der Einfluß von Rindenextrakten und Vitamin C auf die psoriatischen Erscheinungen. Arch. Derm. Syph. (Berl.) **173**, 1—26 (1935). — (d) Über die Behandlung der Psoriasis mit Nebennierenrindenextrakt. Münch. med. Wschr. **1**, 561—563 (1936). — (e) Hormonbehandlung in der Dermatologie unter besonderer Berücksichtigung des Psoriasis-Problems. Med. Welt **1937**, 144—147. — (f) Psoriasis und Nebennierenrinde. 3. Mitt. Arch. Derm. Syph. (Berl.) **175**, 638—661 (1937). — (g) Unsere Erfahrungen mit Rindenextrakt, ACTH und Nebennieren-,,Reizbestrahlung" bei chronischem, mit Psoriasis kombiniertem Gelenkrheumatismus (Psoriasis arthropathica). Med. Klin. **1952**, 48—51. — (h) Nochmals Nebennierenpräparate bei Psoriasis. Schlußwort zu meiner Arbeit. Derm. Wschr. **1951**. — (i) Die Behandlung der Psoriasis in Theorie und Praxis. Med. Klin. **1952**, 1127—1130. — (k) Die Wirkung schwach dosierter Röntgenbestrahlungen der Nebennieren auf die Psoriasis. Hautarzt **3**, 228—230 (1952). — GRÜTZ, O.: (a) 16 ausschließlich mit fettarmer Diät behandelte Fälle von Psoriasis. Rhein.Westf. Dermat., Elberfeld 27. 5. 1934. Ref. Zbl. Haut- u. Geschl.-Kr. **49**, 295 (1935). — (b) Neuere Erfahrungen zur Klinik und Diätbehandlung der Psoriasis als Lipoidose. 9. Internat. Kongr. Dermat. **2**, 652—657 (1936). — GULDEN, K.: Die Milchsäurebehandlung der Schuppenflechte. Wien. med. Wschr. **110**, 1073 (1960). — GUNTHER, A.: Ein mit Trypaflavin und Quarzlichtbestrahlung behandelter Fall von Psoriasis. Svenska Läk.-Tidn. **2**, 1017—1027 (1931) [Schwedisch]. Ref. Zbl. Haut- u. Geschl.-Kr. **40**, 201 (1932).

HAAS, M.: Beiträge zur Behandlung der Psoriasis vulgaris. Diss. Erlangen 1930. — HAEHL, E.: Zur physikalischen und homöopathischen Behandlung der Psoriasis. Hippokrates (Stuttg.), 401—405 (1938). — HAGGENMÜLLER, F.: Beitrag zur Behandlung der Psoriasis. Hippokrates (Stuttg.) **22**, 159—161 (1951). — HAHN, R.: Zur Behandlung der Psoriasis vulgaris. Dtsch. med. Wschr. **2**, 1281 (1931). — HALBERG: Universelle Kurzwellentherapie als Psoriasistherapie. Dän. Dermat. Ges., Kopenhagen 5. 10. 1938. Ref. Zbl. Haut- u. Geschl.-Kr. **65**, 321 (1940). — HALDIN-DAVIS, H.: Some recent work on psoriasis. Practitioner **128**, 290—298 (1932). — HALLAM, R.: The prognosis of psoriasis. Brit. J. Derm. **46**, 221—223 (1934). — HAMMAARSKJÖLD, S.: Behandlung von Psoriasis mit Ditranol und Nobepyrol. Svenska Läk.-Tidn. **56**, 1591—1593 (1959) [Schwedisch]. Ref. Zbl. Haut- u. Geschl.-Kr. **104**, 261 (1959). — HAMPEL, K. H.: (a) Arsen-Dermatitis bei Psoriasis. Schles. Dermat. Ges., Breslau 29. 11. 1941. Ref. Zbl. Haut- u. Geschl.-Kr. **68**, 269 (1942). — (b) Erythrodermie nach Spirocidbehandlung bei Psoriasis vulgaris. Schles. Dermat. Ges., Breslau 22. 9. 1943. Ref. Zbl. Haut- u. Geschl.-Kr. **70**, 596 (1943). — HANAOKA, T.: Über die Schwefeltherapie der Psoriasis. Jap. J. Derm. **39**, 28 (1936). Ref. Zbl. Haut- u. Geschl.Kr. **54**, 228 (1937). — HAND, E. A., and F. WILKINSON: Preliminary and short reports. Toxic labyrinthitis following oral undecylenic acid treatment of psoriasis. Report of a case. J. invest. Derm. **14**, 227—228 (1950). — HANNAY, P. W.: Squamous cell epithelioma and psoriasis. Arch. Derm. Syph. (Chicago) **60**, 430—434 (1949). — HANUSOWICZ, B.: Le traitement du psoriasis par le glucose. Acta derm.-venereol. (Stockh.) **9**, 420—423 (1929). Ref. Zbl. Haut- u. Geschl.-Kr. **33**, 454 (1930). — HARBER, L. C.: Clinical evaluation of radiation therapy in psoriasis. Arch. Derm. Syph. (Chicago) **77**, 554—558 (1958). — HASHIMOTO, T.: Jodtherapie der Psoriasis. Jap. J. Derm. **32**, 48 (1932). Ref. Zbl. Haut- u. Geschl.-Kr. **42**, 343 (1932). — HAVEN, E.: Psoriasis et épithélioma. Arch. belges Derm. **11**, 235 (1956). — HAXTHAUSEN, H.: Psoriasisrecidiv, von Buckystrahlen provoziert. Dän. Dermat. Ges., Kopenhagen 3. 11. 1937. Ref. Zbl. Haut- u. Geschl.-Kr. **61**, 241 (1939). — HAYATA, H.: Mangantherapie bei Psoriasis und ein Fall von Leukoderma postpsoriatica. Jap. J. Derm. **33**, 41 (1933). Zbl. Haut- u. **45**, 182 (1933). — HAZEN, H.: Therapeutic results in psoriasis. Sth. med. J. (Bgham, Ala.) **22**, 932 (1929). — HÉE, P., et J. GRENIER: Psoriasis arthropathica traité par l'ACTH. Bull. Soc. franç. Derm. Syph. **58**, 601 (1951). —HELLERSTRÖM, S.: Psoriasis exfoliativa et arthropathica. Dermat. Ges., Stockholm 12. 9. 1934. Ref. Zbl. Haut- u. Geschl.-Kr. **50**, 104 (1935).— HELMECZI, L.: Therapeutische Versuche bei Psoriasis mit Novocain und Atropin. Dermatologica (Basel) **110**, 439 (1955). — HERDENSTAM, C. G.: Allantoin bei der Behandlung der Psoriasis, doppelter Blindversuch. Acta derm.-venereol. (Stockh.) **39**, 216 (1959). — HERXHEIMER, K.: Über einige neue dermatologisch-therapeutische Präparate. Dtsch. med. Wschr. **1**, 213—214 (1933). — HIPPLER, M.: Das Schicksal unserer Psoriasispatienten nach klinischer und ambulanter Behandlung. Diss. Münster 1932. — HOEDE, K.: Die Röntgenbehandlung der Psoriasis, eine Gefahrenquelle für Ärzte und Kranke. Dtsch. med. Wschr. **1**, 581—583 (1931). — HÖHLE, P.: Indikationsbereich und praktische Anwendung des Thorium X bei Hautkrankheiten. Med. Klin. **1950**, 297—299. — HÖLLER, TH., T. ROITNER u. E. MÜLLER: Erfolgreiche Behandlung der Psoriasis mit Metallkatalysatoren und Antituberkulosis. Wien. med. Wschr. **102**, 931 (1952). — HOFFMANN, C., u. L. VARGAS: Versuche mit Atebrin bei

Psoriasis und Erysipel. Derm. Wschr. 2, 1108 (1933). — HOFFMANN, E.: Die Behandlung der Haut- und Geschlechtskrankheiten mit kurzer Diagnostik. Berlin: Marcus u. Webers 1943. — HOFMANN, ED.: Multiple Arsencarcinome nach lange dauernder Arsenbehandlung bei Psoriasis. Südwestdtsch. Dermat. Ges., Frankfurt 11. 3. 1928. Ref. Zbl. Haut- u. Geschl.-Kr. 26, 664 (1928). — HOLLANDER, J. L., E. M. BROWN, R. A. JESSAR, N. M. SMUKLER, L. UDELL, J. R. SHANAHAN, C. R. STEVENSON and M. A. BOWIE: The effect of triamcinolone on psoriasis arthritis. Amer. Rheumat. Ass. int. meeting Bethesda 1957. — HOLTZ: Keratosen und Übergangsepitheliome infolge Arsenbehandlung einer Psoriasis. Südwestdtsch. Dermat. 7. 5. 1955. Ref. Zbl. Haut- u. Geschl.-Kr. 92, 387 (1955). — HOMBRIA: Psoriasis-Behandlung mit Ultraviolettlicht nach Sensibilisierung mit Acridingelb. Act. dermo-sifiliogr. (Madr.) 21, 504 (1929) [Span.]. Ref. Zbl. Haut- u. Geschl.-Kr. 32, 710 (1930). — HORACEK, J.: Contact hypersensitivity as a cause of generalised posriasis pustulosa. Čs. Derm. 32, 233 u. engl. Zus.fass. (1957) [Tschech.]. Zbl. Haut- u. Geschl.-Kr. 100, 2 (1958). — HORVATH, D.: Unsere Erfahrungen mit Psorason. Ungar. Dermat. Ges., Budapest 3. 10. 1941. Ref. Zbl. Haut- u. Geschl.-Kr. 69, 123 (1943). — HOTTENROTH, H.: Arsenkeratose bei Psoriasis vulgaris. Frankf. Dermat. Ges. 29. 6. 1938. Ref. Zbl. Haut- u. Geschl.-Kr. 60, 299 (1938). — HÜBNER: Die praktische Therapie der Psoriasis bei Tuberkulose. Dtsch. med. Wschr. 53, 1941 (1927). — HÜBSCHMANN: Psorigallol bei Psoriasis. Tschech. Dermat. Ges. 5. 5. 1929. Ref. Zbl. Haut- u. Geschl.-Kr. 35, 224 (1931). — HUFSCHMITT, G.: Photothérapy du psoriasis et déductions pathogéniques. Bull. Soc. franç. Derm. Syph. 38, 1164 (1931). — HURIEZ, CL.: (a) Le traitement du psoriasis. Journées Médicales des Hopitaux de Lille 30. 4. 1959. — (b) Synthese ätio-pathogenetischer Faktoren und aktueller therapeutischer Probleme der Psoriasis. Hautarzt 11, 4 (1960). — HURIEZ, CL., F. DESMONS et C. PONTE: Les possibilités limites et incidents du traitement du psoriasis par la nivaquine. Bull. Soc. franç. Derm. Syph. 61, 32—33 (1954). — HURIEZ, CL., A. LESPAGNOL, F. DESMONS et CL. DELTOUR: Étude du métabolisme de la quinacrine au cours du traitement du psoriasis. Bull. Soc. franç. Derm. Syph. 62, 321—323 (1955). — HUYBERECHTS, R.: (a) Bismuth-cortisone dans le traitement du psoriasis. Arch. belges Derm. 12, 221—224 (1956). — (b) Bismuth-cortisone dans le traitement du psoriasis. Arch. belges Derm. 12, 290—293 (1956). — HY, R.: Remarques sur la méthode des implantations placentaires dans le psoriasis. Bull. Soc. franç. Derm. Syph. 213—214 (1951).

IGELMUND, A.: Arsenbehandlung bei Psoriasis. Diss. Marburg 1932. — INCEDAYI, C. K., u. B. OTTENSTEIN: Zur Frage der Behandlung der Psoriasis mit kaliumarmer Diät und Nebennierenrindenextrakt. Dermatologica (Basel) 80, 65—81 (1939). — INGRAM, J. T.: (a) Modern treatment of psoriasis. Med. Press 224, 5—8 (1950). — (b) The significance and management of psoriasis. Brit. Med. J. 1954, No. 4892, 823—828. — INMAN, P. M., B. GORDON and P. TRINDER: Mercury absorption and psoriasis. Brit. Med. J. 1956, No. 5003, 1202—1206. — ISAAK, L.: (a) Zur Therapie der Psoriasis. Frankf. Dermat. 20. 11. 1930. Ref. Zbl. Haut- u. Geschl.-Kr. 38, 162 (1931). — (b) Bemerkungen zu dem in der Sitzung vom 20. 11. 30 vorgestellten Fall von Heilung der Psoriasis bei gleichzeitiger Varicenverödung. Frankf. Dermat. 15. 1. 1931. Ref. Zbl. Haut- u. Geschl.-Kr. 38, 300 (1931). — ISAL, P.: Le traitement externe du psoriasis par l'éosine et l'huile de cade associées. Diss. Paris 1939. — ITO, K., and M. TSUYOSHI: Use of 4-methyl-2-thiouracil in treatment of psoriasis vulgaris. Bull. pharm. Res. Inst. 6, 35—40 (1954). Ref. Zbl. Haut- u. Geschl.-Kr. 91, 196 (1955). — IWASHITA, K.: (a) Grützsche fettarme Diät von Psoriasis vulgaris. Jap. Dermat. Ges., Tokio 18. 5. 1935. Ref. Zbl. Haut- u. Geschl.-Kr. 53, 515 (1936). — (b) Grützsche fettarme Diätkur von Psoriasis vulgaris. Jap. J. Derm. 39, 71 (1936) [Japanisch]. Ref. Zbl. Haut- u. Geschl.-Kr. 54, 228 (1937).

JADASSOHN, J.: Psoriasis und Krankenversicherung. Soz. Med. 5, 66—75 (1932). — JAJA, G.: Autoterapia della tuberculosi cutanea della lebbra e della psoriasi. G. ital. Derm. 69, 846—875 (1928). — JAKAC: Psoriasis vulgaris. Dermato-venerol. Sekt., Zagreb 31. 1. 1939. Ref. Zbl. Haut- u. Geschl.-Kr. 63, 308 (1940). — JAMIESON, R. C.: Irradiation of the thymus gland in the treatment of psoriasis. Arch. Derm. Syph. (Chicago) 18, 109—118 (1928). — JANKOVIC, S.: Über die Behandlung der Psoriasis mit Röntgenstrahlen. Med. Pregl. 5, 349—351 (1930) [Serbokroatisch]. Ref. Zbl. Haut- u. Geschl.-Kr. 37, 751 (1931). — JANOUŠEK, B., and B. ŽASLKÁ: Desensibilisation treatment of psoriasis by the Benedek method. Čs. Derm. 33, 6—10 (1958) [Tschechisch] u. engl. Zus.fass. Ref. Zbl. Haut- u. Geschl.-Kr. 101, 215 (1958). — JANSON, PH.: Wo stehen wir heute in der Therapie der Psoriasis vulgaris? Hippokrates (Stuttg.) 27, 74—77 (1956). — JASSNITSKIJ, N., u. W. BERSON: (a) Die Ichthyolbehandlung der Schuppenflechte nach der Methode von Prof. Burgsdorf. Sovet. Vestn. Vener. Derm. 3, 960—965 (1934) [Russisch]. Ref. Zbl. Haut- u. Geschl.-Kr. 50, 662 (1935). — (b) Ichthyolbehandlung von Psoriasis nach der Methode von Prof. Burgsdorf. Acta derm.-venereol. (Stockh.) 16, 343—351 (1935). Ref. Zbl. Haut- u. Geschl.-Kr. 53, 92 (1936). — JAUSION, H.: (a) À propos du traitement du psoriasis par les injections de lait. Bull. Soc. franç. Méd. Paris, 696—698 (1933). — (b) 127 cas de psoriasis blanchis par les clasines et diastoclasines. Bull. Soc. franç. Derm. Syph. **42**, 1397—1401 (1935). — Jausion, H., Debuc-quet et A. Pecker: Recherches tbérapeutiques sur le psoriasis. La cure bismutho-arséno-pyridinique. Bull. Acad. Méd. (Paris) **101**, 447—457 (1929). — Jausion, H., A. Pecker, Gervais et Soleil: Psoriasis blanchis après cure mixte de pyridino-arséno-bismuth et de clasine polymycosique. Bull. Soc. franç. Derm. Syph. **39**, 131—148 (1932). — Jausion, H., Lubac et Kouchner: Essai de chimio-vaccinothérapie buccale du psoriasis. Bull. Soc. franç. Derm. Syph. **45**, 623—627 (1938). — Jekel, L. G.: Use of heparin in treatment of psoriasis. Arch. Derm. Syph. (Chicago) **68**, 80—82 (1953). — Jeliffe, A. M., P. B. Stewart and G. E. Beaumont: Preliminary communication. ACTH by intravenous infusion. Lancet **1951**, 1260—1261. — Jelkin, D.: Ein Versuch der Psoriasisbehandlung mit der Emulsion aus den Hautschuppen. Vrač. gaz. **4**, 223—226 (1932) [Russisch]. Ref. Zbl. Haut- u. Geschl.-Kr. **45**, 597 (1933). — Jersild, O.: Début de psoriasis avec localisation aux parties hallées de la peau. Ann. Derm. Syph. (Paris) **8**, 725—727 (1927). — Jessner, M., u. D. Granzow-Irrgang: Pyriferbehandlung der Psoriasis. Schles. Dermat. 11. 5. 1929. Ref. Zbl. Haut- u. Geschl.-Kr. **31**, 555 (1929). — Jimenez-Diaz, C., A. Merchante, J. Peria-nes y E. R. Garcia: Tratamiento del psoriasis por la mostaza nitrogeno. Rev. clin. esp. **39**, 341—342 (1950). Ref. Zbl. Haut- u. Geschl.-Kr. **79**, 64 (1952). — Johansson, B. A.: Behandlung der Psoriasis vulgaris mit Quarzlicht nach Hautsensibilisierung mittels Trypa-flavin. Finska Läk.-Sällsk. Handl. **72**, 85—91 (1930) [Schwedisch]. Ref. Zbl. Haut- u. Geschl.-Kr. **34**, 306 (1930). — Joltrain, E.: Remarques sur les sérums des malades atteints de psoriasis. Action de la lysathérapie. Bull. Soc. franç. Derm. Syph. **43**, 1522—1524 (1936).— Juster, M.: Psoriasis traité par les rayons ultraviolets à hautes doses. Bull. Soc. franç. Derm. Syph. **34**, 830—831 (1927).

Kaalund-Jörgensen: Buckybehandlung von Psoriasis. Dän. Dermat. Ges. 21. 1. 1942. Ref. Zbl. Haut- u. Geschl.-Kr. **70**, 562 (1943). — Kabelitz, G., u. W. Kappel: Sulfonyl-harnstoffderivate bei Psoriasis. Dtsch. med. Wschr. **83**, 1167 (1958). — Käferlein, H.: Über den Heilwert von Chloraethylvereisung bei der Psoriasis vulgaris nach Meller und Tschofen. Diss. Erlangen 1939. — Kalkoff, K. W.: (a) Psoriasis und Conteben. Südwest-dtsch. Dermat. Frankfurt 20. 10. 1951. Ref. Zbl. Haut- u. Geschl.-Kr. **78**, 403 (1952). — (b) Zur Wirkung des ACTH auf die Psoriasis arthropathica et ungium. Derm. Wschr. **123**, 361—367 (1951). Ref. Zbl. Haut- u. Geschl.-Kr. **79**, 161 (1952). — Kall, K.: Über Triphal-behandlung bei Lupus erythematodes und Psoriasis vulgaris. Dtsch. med. Wschr. **2**, 2060 (1928). — Kalthoff: Psoriasis vulgaris. Düssel. Ärzte 6. 7. 1955. Ref. Zbl. Haut- u. Geschl.-Kr. **93**, 64 (1955). — Kamienski, J.: Treatment of psoriasis by means of folic acid. Przegl. derm. **46**, 173—175 (1959) [Polnisch]. u. engl. Zus.fass. Ref. Zbl. Haut- u. Geschl.-Kr. **104**, 261 (1959). — Kaminsky, A., P. Bumaschny y J. Fisbein: (a) Conteben (Tb I/698) en el tratamiento de la psoriasis. Pren. méd. argent. **1953**, 1263—1265. Ref. Zbl. Haut- u. Geschl.-Kr. **86**, 26 (1953). — (b) Conteben (Tb I/698) in der Behandlung der Psoriasis. Rev. Prog. Thér. **22**, 35 (1953). — Kantor, A.: Zur Psoriasisbehandlung. Münch. med. Wschr. **1**, 634 (1935). — Kantor, R.: Zur Therapie der Psoriasis vulgaris. Wien. med. Wschr. **1**, 53—54 (1938). — Kapuscinski, St.: Psoriasis und ihre Behandlung. Lek. wojsk. **29**, 577—595, 653 (1937) [Polnisch]. u. franz. Zus.fass. Ref. Zbl. Haut- u. Geschl.-Kr. **58**, 97 (1937). — Karta-mischev, A. J.: Hypnosetherapie bei Psoriasis. Derm. Wschr. **1936**, 260. — Kartamischev, A. J., and V. A. Agzibekova: Aminopterin in the treatment of psoriasis. Vestn. Derm. Vener. **34**, 9 (1960) [Russ.]. Ref. Zbl. Haut- u. Geschl.-Kr. **103**, 115 (1961). — Kauczynski: Psori-asis vulgaris behandelt nach der Methode Gawalowski. Lemberger Dermat. Ges. 21. 11. 1929. Ref. Zbl. Haut- u. Geschl.-Kr. **33**, 151 (1930). — Keller, Ph.: Die Wirkung von Sexual-hormonen bei einem Fall von Psoriasis arthropathica. Derm. Wschr. **1931**, 1693. — Kelling, H. W., u. H. Eissner: Möglichkeiten und Aufgaben bei einer Lokalbehandlung der Psoriasis vulgaris mit einem Benzoxathiol-Derivat. Medizinische **1959**, 1298—1301. — Kenedy, D.: Die Behandlung der Psoriasis mit Thorium X. Therapia **11** (1932) [Ungarisch]. Ref. Zbl. Haut- u. Geschl.-Kr. **48**, 389 (1934). — Kerckhoff, J. P. H. van: Neue Beiträge zur Kenntnis der Psoriasis vulgaris und deren Behandlung. Internat. Kongr. Kopenhagen 5. 8. 1930. Ref. Zbl. Haut- u. Geschl.-Kr. **37**, 702 (1931). — Kerl, W.: Pseudotabes bei Psoriasis. Wien. Dermat. 28. 4. 1932. Ref. Zbl. Haut- u. Geschl.-Kr. **42**, 163 (1932). — Ketzan, L.: Die Behandlung der Psoriasis mit Psorason. Ungar. Dermat. Budapest 26. 4. 1941. Ref. Zbl. Haut- u. Geschl.-Kr. **67**, 658 (1941). — Kiessling, W.: Kritische Betrach-tungen der neuen Psoriasis-Therapie mit „Bralium". Z. Haut- u. Geschl.-Kr. **17**, 155 (1954). — Kindler, T.: Psoriasis treated with calciferol. Proc. roy. Soc. Med. **42**, 140 (1949). — Kiss-meyer, A.: Psoriasis mit Quarzlicht behandelt. Dän. Dermat. Ges., Kopenhagen 2. 12. 1931. Ref. Zbl. Haut- u. Geschl.-Kr. **40**, 465 (1932). — Kissmeyer, A.: (a) Quelques im-pressions sur l'actinothérapie du psoriasis. Bull. Soc. franç. Derm. Syph. **38**, 825—829 (1931).— (b) Le bain de goudron dans le traitement de psoriasis. Bull. méd. (Paris) 195—196 (1936). — (c) L'influence de la matière corticale des capsules surrénales sur le processus psoriatique. 9. Internat. Dermat. Kongr. **2**, 169—178 (1936). — (d) Kissmeyer, A., A. S.

Chrom, et E. Jacobsen: L'influence de la matière corticale des capsules surrénales sur le processus psoriatique. 9. Internat. Kongr. 1, 282—283 (1935). — Kittel, H.: Durch Höhensonne aktivierte Psoriasis. Frankf. Dermat. 26. 5. 1936. Ref. Zbl. Haut- u. Geschl.-Kr. 54, 213 (1937). — Kjerp, G.: Über Röntgenstrahlenbehandlung der Psoriasis und über Knochen- und Gelenkveränderungen bei dieser Krankheit. Finska Läk.-Sällsk. Handl. 74, 369—385 (1932) u. dtsch. Zus.fass. [Schwedisch]. Ref. Zbl. Haut- u. Geschl.-Kr. 42, 344 (1932). — Klander, H. W.: Über die Beziehungen zwischen Psoriasis und unspezifischem Reiz. Inaug.-Diss. Köln 1940. — Klauder, J.: Psoriasis. Arch. Derm. Syph. (Chicago) 36, 417—418 (1937). — Klem, A.: 15 years' experience with Bucky-ray-therapy. Acta derm.-venereol. (Stockh.) 31, 74 (1951). — Klemperer, G.: Verschwinden schwerer Psoriasis während einer Malariakur. Ther. d. Gegenw. 73, 46—47 (1932). — Klinck, G.: Reaction of psoriasis following use of gamma globulin. J. invest. Derm. 12, 261—262 (1949). — Kludas, M., u. R. Knoblauch: Placentaextrakt bei Psoriasis. Med. Klin. 47, 1459—1461 (1952). — Kocsis, A., u. P. Nanasi: Die Behandlung von Psoriasisherden durch atemsteigernde bzw. -hemmende Mittel. Derm. Wschr. 124, 1003—1007 (1951). — Köhler, G.: Die Behandlung der Psoriasis. Dtsch. Gesundh.-Wes. 2, 171—172 (1947). — Köhn, J.: Erfahrungsberichte über „Dermaethyl". Hippokrates (Stuttg.) 23, 518 (1952). — Körber, K.: Die Behandlung der Psoriasis mit Undecylensäure. Derm. Wschr. 125, 193—195 (1952). — Körner, E.: Psoriasisbehandlung ausschließlich mit inneren Mitteln. Dtsch. med. Wschr. 2, 1125—1127 (1933). — Kogoj, F.: Psoriasis arthropathica et pustulosa. Liječn. Vjesn. 67, 1—9 (1945) u. franz. Zus.fass. — Kogon, G. Ch., N. J. Protopopov, G. S. Sel'din u. G. M. Titar: Die Wirkung der Tonsillektomie bei Kranken mit Tonsillitis und Psoriasis. Vestn. Derm. Vener. 34, 52 (1960) [Russisch]. — Kopecka-Avratova, B.: Erfahrungen mit Milchsäure in der Therapie der Psoriasis. Med. Klin. 53, 1420 (1958). — Korting, G. W., u. K. F. Rasp: Erfahrungen mit einer zusätzlichen Echinacinbehandlung der Psoriasis vulgaris. Medizinische 45, 1504—1508 (1954). — Krafka, J.: A simple treatment for psoriasis. J. Lab. clin. Med. 21, 1147—1148 (1936). — Kreibich: Psoriasis nach Höhensonnenbestrahlung. Dtsch. Dermat. Ges. Tschech. Rep. 6. 11. 1927. Ref. Zbl. Haut- u. Geschl.-Kr. 26, 28 (1928). — Kritzmann, Z. S.: Neue Methode zur Therapie der Psoriasis. Vestn. Vener. Derm. 9/10, 911—917 (1937) [Russisch]. Ref. Zbl. Haut- u. Geschl.-Kr. 59, 36 (1938). — Krohn, A.: Treatment of various forms of ulcerations by the use of ultra violet ray. Arch. phys. Ther. (Omaha) 7, 84—93 (1926). — Kromayer, E.: Multiple Basalzellenkrebse auf dem Boden einer alten Psoriasis. Berl. Dermat. Ges. 16. 5. 1939. Ref. Zbl. Haut- u. Geschl.-Kr. 62, 612 (1939). — Kruspe, M.: Psoriasis durch Höhensonnenbestrahlung günstig beeinflußt. Dresd. Dermat. Ges. 2. 3. 1932. Ref. Zbl. Haut- u. Geschl.-Kr. 41. 560 (1932). — Kürner, H.: Aktueller Beitrag zur Therapie der Psoriasis vulgaris. Münch. med. Wschr. 3, 144—148 (1960). — Kurtes, K. M.: Nouvelles possibilités du traitement de la psor. Srpski Arkh. tselok. Lek. 49, 227—231 (1951). Ref. Zbl. Haut- u. Geschl.-Kr. 82, 301 (1953). — Kurtes in: Therapeutisches zur Psoriasis vulgaris. Med. Welt 29/30, 965 (1951). — Kuschinsky, G.: (a) Arzneimittel. Taschenbuch der praktischen Medizin, 3. Aufl. Stuttgart 1956. — (b) Moderne Arzneimittelbehandlung. Stuttgart 1956. — Kwiatkowski: Tabes dorsalis et Psoriasis vulgaris. Lemberger Dermat. Ges. 22. 12. 1927. Ref. Zbl. Haut- u. Geschl.-Kr. 26, 475 (1928). — Kylin, E.: Hypophysentransplantation bei Psoriasis. Svenska Läk.-Tidn. 1939, 1659—1664 [Schwedisch]. Ref. Zbl. Haut- u. Geschl.-Kr. 64, 208 (1940).

Lafitte, A., et G. Huret: Déséquilibre ovarien et dermatoses. Action thérapeutique de l'hormone male dans certaines varietés de psoriasis et d'eczémas. Presse méd. 1, 472—473 (1939). — Lagerholm, B., A. Lodin and H. Gentele: Bone marrow studies in psoriasis before and after Vitamin B_{12} treatment. Acta derm.-venereol. (Stockh.) 38, 145—150 (1958). Ref. Zbl. Haut- u. Geschl.-Kr. 102, 134 (1958/59). — Lanari, E. L., J. Cateula u. R. Balina: Ultraviolettstrahlen und Acridine bei der Behandlung der Psoriasis. Sem. méd. esp. 2, 330—333 (1937) [Spanisch]. Ref. Zbl. Haut- u. Geschl.-Kr. 59, 658 (1938). — Lancha-Fal, R.: Über Psoriasis-Behandlung. Ecos esp. Derm. 10, 67—70 (1934) [Spanisch]. Ref. Zbl. Haut- u. Geschl.-Kr. 50, 663 (1935). — Landes, E.: Psoriasis und Folsäure. Hautarzt 7, 333 (1956). — Landt, F.: Kombinierte Thorium X-Lichtbehandlung der Psoriasis. Dtsch. med. Wschr. 2, 1782 (1930). — Laptev, V. A.: Therapie der Psoriasis mit einer Antipsoriaticumsalbe. Vestn. Vener. Derm. 30, 11—13 (1956) [Russisch]. Ref. Zbl. Haut- u. Geschl.-Kr. 97, 275 (1957). — Lassueur, A.: Essai de traitement du psoriasis avec la cystine et le chlorydrate de cystéine. Rev. méd. Suisse rom. 62 465—474 (1942). — Leder, M.: Zur Behandlung der Psoriasis. Ther. Umsch. 5, 29—30 (1948). — Ledo, E.: Zwei Jahre Wismut-Therapie bei Lupus erythematodes und Psoriasis. Act. dermo-sifiliogr. (Madr.) 21, 428—435 (1929). Ref. Zbl. Haut- u. Geschl.-Kr. 32, 486 (1930). — Med. ibera 2, 286—290 (1929) [Spanisch]. Ref. Zbl. Haut- u. Geschl.-Kr. 32, 822 (1930). — Leeuwen, Th. M. van: Psoriasis-Behandlung. Ned. T. Geneesk. 1938, 5750—5754 u. dtsch. Zus.fass. [Holländisch]. Ref. Zbl. Haut- u. Geschl.-Kr. 52, 120 (1939). — Leibkind: Psoriasis und Schwangerschaftsunterbrechung. Dresd. Dermat. Ges. 6. 1. 1932. Ref. Zbl. Haut- u. Geschl.-Kr. 41, 197 (1932). —

LEIDEL, H.: Beitrag zur Folsäuretherapie der Psoriasis. Z. Haut- u. Geschl.-Kr. **22**, 342—346 (1957). — LENARTOWICZ: Psoriasis vulgaris. Toxicoderma arsenicalis nach mehrjährigem Arsengebrauch. Lemberger Dermat. 20. 10. 1932. Ref. Zbl. Haut- u. Geschl.-Kr. **44**, 16 (1933). — LENK, H.: Psoriasis vulgaris mit Trypaflavin-Höhensonne behandelt. Chemn. Hautärzte 14. 10. 1932. Ref. Zbl. Haut- u. Geschl.-Kr. **45**, 289 (1933). — LEONI, A.: Balneoterapia termale della psoriasi. Minerva derm. **28**, 58—60 (1953). — LEONTIEV, J., et J. TELICHEVSKY: Action curative des protéines sur le psoriasis. Acta derm.-venereol. (Stockh.) **19**, 331—342 (1938). Ref. Zbl. Haut- u. Geschl.-Kr. **60**, 329 (1938). — LEPENNETIER, F., M. BOLGERT, M. WEISS et S. SIGAL: Essais de traitement du psoriasis par la radiothérapie diencéphalique. Bull. Soc. franç. Derm. Syph. **62**, 285—286 (1955). — LÉRI, A., et J. A. LIÈVRE: L'action de la médication radioactive (Thorium X) sur le psoriasis et les arthropathies psoriasiques. Bull. Soc. méd. Hôp. Paris **45**, 1335—1339 (1929). — LESSKO, J.: Fieberlose Proteinbehandlung der Psoriasis. Orv. Hétil. **1937**, 320—321 [Ungarisch]. Ref. Zbl. Haut- u. Geschl.-Kr. **56**, 459 (1937). — LESZCZYNSKI, R.: (a) Über Entstehung und Behandlung der exsudativen Psoriasis. Przegl. derm. **31**, 127—130 (1936) [Polnisch]. Ref. Zbl. Haut- u. Geschl.-Kr. **55**, 202 (1937). — (b) Zur Anwendung von Parathyreoidea und des Präparates A.T. 10 bei der Behandlung der Impetigo herpetiformis und der Psoriasis vulgaris pustulosa. Derm. Wschr. **1**, 634 (1938). — LE VAN, P.: Heparin in treatment of psoriasis. Arch. Derm. Syph. (Chicago) **70**, 515—516 (1954). — LEVI, J.: (a) Alcune considerazioni sulla terapia della psoriasi con speciale riguardo all'azione dei raggi solari. Boll. Sez. reg. Soc. ital. dermat. **5**, 330—333 (1932). — (b) Conziderazioni sull'elioterapia della psoriasi con particolare riguardo ai rapporti con la pigmentazione cutanea ed alle modificazioni del pH alla superficie cutanea. Dermosifilografo **10**, 725—755 (1935). — LEVI, L.: Aminopterina e psoriasi. Nota preventiva. G. ital. Derm. **95**, 55—58 (1954). — LEVIN, O. L., and S. H. SILVERS: The treatment of psoriasis by means of a salt-free diet. Med. J. Rec. **134**, 179 (1931). — LIEBNER, E.: Heilung einer akuten Psoriasis-Eruption durch Thymusinjektionen. Ungar. Dermat. Ges., Budapest 10. 1. 1930. Ref. Zbl. Haut- u. Geschl.-Kr. **34**, 542 (1930). — LINDGREN, J. M.: Versuch der Anwendung von Vitamin B_1 bei Psoriasis. Vestn. vener. Derm. **2**, 51—52 (1951) [Russisch]. Ref. Zbl. Haut- u. Geschl.-Kr. **81**, 78 (1952). — LINDSAY, H. C. L.: Psoriasis accompanied by scars as a result of treatment by a caustic acid. Arch. Derm. Syph. (Chicago) **32**, 321—322 (1935). — LLANO, L.: Tratamiento de la psoriasis con reserpina. Orientacion méd. **6**, 1183 (1957). — LODGE, E.: Triamcinolone in chronic psoriasis. Lancet **1959**, 186—187. — LÖHE, H.: Psoriasis pustulosa universalis. Abheilung unter kochsalzfreier Diät. Berl. Dermat. 12. 11. 1929. Ref. Zbl. Haut- u. Geschl.-Kr. **32**, 544 (1930). — LOFFERER, O., u. R. PLASUN: Delphicort bei Psoriasis. Derm. Wschr. **140**, 750—756 (1959). — LOHEL, H.: TEAB in der Dermatologie. (Psoriasis vulgaris, Lichen ruber planus, Pruritus.) Dtsch. Gesundh.-Wes. **1951**, 335—336. — LOHMANN, W.: Diskussionsbemerkung. Therapiewoche 583 (1951). — LORTAT, I., LEGRAIN et PELLISSIER: Quelques résultats du traitment insulinique chez les psoriasis. Bull. Soc. franç. Derm. Syph. **33**, 101 (1926). — LUSCOMBE, H.: Riboflavin in psoriasis. Arch. Derm. Syph. (Chicago) **74**, 548—549 (1956). — LUTZ, W.: (a) Einige Beobachtungen über die Beeinflussungsmöglichkeit der Psoriasis durch Ascorbinsäure. Schweiz. med. Wschr. **2**, 1169 (1935). — (b) Réactions cutanées (Brocq). Psoriasis. Dermatologica (Basel) **116**, 435—442 (1958).

MacKEE, G. M.: Psoriasis. Permanent injury by the grenzray. Arch. Derm. Syph. (Chicago) **18**, 621 (1928). — MADDEN, J. F.: Treatment of psoriasis. J. Amer. med. Ass. **115**, 588 (1940). — MAGGIORA, A.: Alcune considerazioni sopra un possibile meccanismo di azione della vitamina D_2 nella terapia della psoriasi. Arch. ital. derm. **24**, 431—442 (1951). — MAGIULLI, G.: Sulla cura della psoriasi mediante una nuova associazione arseno-bismutica. Rif. med. **1**, 169 (1930). — MAIRE, MALARD et WORINGER: À propos d'un cas de psoriasis guéri par l'apparation d'une rougeole intercurrente. Bull. Soc. franç. Derm. Syph. **38**, 1429 (1931). — MARAMAROSI, G., u. G. SZONDI: Die Behandlung der Psoriasis mit Aminopterin. Börgyögy. vener. Szle **11**, 185—190 u. dtsch. Zus.fass. [Ungarisch]. (1957). Ref. Zbl. Haut- u. Geschl.-Kr. **100**, 327 (1958). — MARCERON, L.: (a) Le traitement du psoriasis par l'actinothérapie. Paris méd. **18**, 73 (1928). — (b) Actino-résistance des récidives de psoriasis traités par la lumière. Rev. actinol. **8**, 497 (1932). — MARCOZZI, A.: Sulla cura della psoriasi con iniezioni di alcool con squame psoriasis. G. ital. Derm. **74**, 441 (1933). — MARENGO, T.: Meticorten bei Arthritis rheumatica, Psoriasis und anderen allergischen und Kollagensystemkrankheiten. Rev. clin. esp. **59**, 224 (1956). — MARGAROT, I. P., P. GOUDARD et DUFOIX: Le traitement du psoriasis par l'électrocoagulation suivant la méthode du P. Ravaut. Arch. Soc. Sci. méd. et biol. Montpellier **9**, 106 (1928). — MARIN, A., et L. BOULAIS: Psoriasis et sels d'or. Bul. Soc. franç. Derm. Syph. **40**, 768 (1933). — Un. méd. Can. **63**, 634 (1934). — MARTENSTEIN, H. F. M.: Röntgenschädigung bei Psoriasis an beiden Händen. Dresd. Dermat. Ges. 13. 2. 1934. Ref. Zbl. Haut- u. Geschl.-Kr. **48**, 110 (1934). — MARTINS, R., and B. MACKENNA: Modern trends in dermatology, 14, p. 432. New York: Hoeber 1948. — MASCHKILLEISON, L. N., u. L. A. ABRAMOWITCH: Über prophylaktische Wirkung der UV-Strahlen gegen Chrysarobindermatitis bei Psoriasis vulgaris. Derm. Wschr. **99**, 1614 (1934). — MASSON: Une méthode pratique de traitement du psoriasis. Paris méd. **2**, 228 (1928). — MATANIC, V.: Ergebnisse der Behandlung von Psoriasis vulgaris mit Synkavit. Dermatologica (Basel) **114**, 26—38 (1957). — MATRAS, A.: Psoriasis-Eruption nach Sonnenbestrahlung. Wien. Dermat. Ges. 22. 6. 1933. Ref. Zbl. Haut- u. Geschl.-Kr. **46** (1933). — MAY, H.: Psoriasis vulgaris mit Radiogensalbe behandelt. Chemn. Dermat. 11. 5. 1934. Ref. Zbl. Haut- u. Geschl.-Kr. **48**, 440 (1934). — MAYER, R. L.: (a) Arsenkrebs bei Psoriasis. Schles. Dermat., Breslau 19. 11. 1927. Ref. Zbl. Haut- u. Geschl.-Kr. **27**, 249 (1928). — (b) Spinalzellenepitheliom bei arsenbehandelten Psoriasis-Patienten. Schles. Dermat., Breslau 25. 2. 1928. Ref. Zbl. Haut- u. Geschl.-Kr. **27**, 470 (1928). — MAYNARD, M. T. R.: Psoriasis treated by riboflavin. J. invest. Derm. **18**, 305—306 (1952). — McGAVACK, T. H., K. KUNG-YING TANG, D. A. LEAKE, H. G. BAUER and H. E. BERGER: Clinical experiences with triamcinolone in elderly men. J. Amer. med. Ass., 720 (1958). — MEDINA, G. R.: Resultate der Psoriasis-Behandlung mit Schuppeneinspritzungen. Act. dermo-sifiliogr. (Madr.) **28**, 169—172 (1935) [Spanisch]. Ref. Zbl. Haut- u. Geschl.-Kr. **53**, 394 (1936). — MEDINA-BARRIO, DE: (a) Zum Studium der Psoriasisbehandlung mit Chrysarobin. Act. dermo-sifiliogr. (Madr.) **23**, 37—39 (1930) [Spanisch]. Ref. Zbl. Haut- u. Geschl.-Kr. **37**, 479 (1931). — (b) Un caso de psoriasis tratado con ACTH. A dosis pequ. Act. dermo-sifiliogr. (Madr.) **44**, 556—558 (1953). Ref. Zbl. Haut- u. Geschl.-Kr. **88**, 169 (1954). — (c) Nueva presentation de un caso de psoriasis tratado con ACTH a pequenas dosis. Act. dermo-sifiliogr. (Madr.) **45**, 465 (1954). Ref. Zbl. Haut- u. Geschl.-Kr. **91**, 93 (1955). — MELLER, J., u. K. TSCHOFEN: Zur Behandlung der Psoriasis mit Chloraethyl. Wien. klin. Wschr. **20**, 559—560 (1938). — MERCADAL-PEYRI, J., y M. TARGA-JIMENEZ: Terapeutica del psoriasis por vacunas y vitamina F. Act. dermo-sifiliogr. (Madr.) **44**, 714—719 (1953). Ref. Zbl. Haut- u. Geschl.-Kr. **90**, 48 (1954). — MERENLENDER: Psoriasis vulgaris generalisata provocata. Warsch. Dermat. 16. 10. 1935. Ref. Zbl. Haut- u. Geschl.-Kr. **54**, 561 (1937). — MERKIN, J., e J. PEISSACHOVIC: Versuch einer ambulanten Behandlung der Psoriasis in einem Psoriasorium. Sovet. vrač. gaz. **8**, 290 (1933) [Russisch]. Ref. Zbl. Haut- u. Geschl.-Kr. **46** (1933). — METZGER, M.: Neue Möglichkeiten der lokalen Behandlung der Psoriasis mit organisch gebundenem Quecksilber. Münch. med. Wschr. **97**, 640—642 (1955). — MEYER, J.: Actinothérapie du psoriasis. Bull. méd. (Paris) **2**, 1361 (1929). — MICHALOWSKI, B.: Psoriasis vulgaris. Dermat. Ges., Warschau 11. 6. 1932. Ref. Zbl. Haut- u. Geschl.-Kr. **50**, 116 (1935). — MICHEL, P. J., et J. ST. PAUL: Résultats obtenus dans le traitement du psoriasis par la méthode de Filatov. Soc. franç. Derm. Syph. 210—213 (1951). — MIDANA, A., et M. DOGLIOTTI: Sur le traitement du psoriasis exsudatif par la vitamine D$_3$. Bull. Soc. franç. Derm. Syph., 194—195 (1951). — MIENICKI, M. DE: De l'effet de l'autosérum introduit par voie intradermique sur le psoriasis. Ann. Derm. Syph. (Paris) **10**, 1054—1063 (1940). — MIENICKI, M. DE., u. C. RYLL-NARDZEWSKI: (a) Reaktionen bei Psoriasis-Kranken in Verbindung mit der Fieberbehandlung. Przegl. derm. **27**, 143—175 u. franz. Zus.fass. (1932) [Polnisch]. Ref. Zbl. Haut- u. Geschl.-Kr. **43**, 420 (1933). — (b) Reaktionen bei Psoriasis-Kranken in Verbindung mit der Fieberbehandlung. Poln. Dermat., Lemberg 27. 6. 1932. Ref. Zbl. Haut- u. Geschl.-Kr. **44**, 144 (1933). — (c) Les réactions chez les psoriasiques par rapport à la pyrothérapie. Acta derm. venereol. (Stockh.) **14**, 137—164 (1933). — MIHAILESCU, C.: Über einen schweren Psoriasis-Fall, der mit einer antianaphylaktischen Methode behandelt war. Spitalul **58**, 187—189 [Rumänisch] u. dtsch. Zus.fass. (1938). Ref. Zbl. Haut- u. Geschl.-Kr. **60**, 657 (1938). — MIHAJLOVIC, V.: Über die Behandlung der Psoriasis mit dem Extrakt der psoriatischen Schuppen. Wien. klin. Wschr. **2**, 1192—1194 (1929). — Srpski Arkh. tselok. Lek. **31**, 635—644 (1929) [Serbokroatisch]. Ref. Zbl. Haut- u. Geschl.-Kr. **32**, 709 (1930). — MILBRADT, W.: Über die verschiedenen Arten der diätetischen Behandlung der Psoriasis vulgaris. Hippokrates (Stuttg.), 988—995 (1936). — MILIAN, G., et TERRASSE: Radio-dermite à la suite d'un traitement pour psoriasis. Bull. Soc. franç. Derm. Syph. **40**, 1684—1688 (1933). — MISCHKE, P.: Salicylsäureborylester in der Psoriasis-Therapie. Derm. Wschr. **2**, 2038—2039 (1929). — MOHRMANN, B.: Beitrag zur Behandlung von Dermatosen im Kriege. Dtsch. med. Wschr. **2**, 739 (1940). — MONACELLI, M.: Cura della psoriasi. Policlinico, Sez. prat. **2**, 1377—1381 (1930). — MONASH, S.: Viosterol in the treatment of psoriasis. N.Y. St. J. Med. **31**, 889 (1931). — MONTILLI, G., e M. PISANI: La vitamina B$_2$ nella cura della psoriasi. Atti Soc. ital. dermat. sif. **1**, 19 (1955). — MOREL, A., J. GATÉ et J. DORCHE: Note préliminaire sur les variations du glutathion sanguin dans certaines dermatoses, en particulier dans l'eczéma et le psoriasis. Bull. Soc. franç. Derm. Syph. **39**, 51—54 (1932). — MORIN, J., et N. PULT: Psoriasis et marsilid. Dermatologica (Basel) **110**, 170—173 (1955). — MORRIS, G. E.: Psoriasis precipitated by minor trauma. Arch. Derm. Syph. (Chicago) **71**, 635—636 (1955). — MOULY, R.: Réparation plastique par un grand tube cylindrique migrateur, d'une ulcération radionécrotique jambière chez un psoriasique arthropathique. Bull. Soc. franç. Derm. Syph. **64**, 706—708 (1957). — MÜLLER, A.: Über Blutzuckerwerte bei Hautkrankheiten. Arch. Derm. Syph. (Berl.) **157**, 639—646 (1929). — MÜLLER, E.: (a) Über die Heilbarkeit auch schwerster chronisch rheumatischer Gelenkentzündungen und schwerer Psoriasis durch Behandlung mit

Metallkolloiden und gleichzeitiger Verwendung von Antituberkulosa. Praxis **1952**, 1112 bis
1113. — (b) Eine Richtigstellung zum Artikel „Die Psoriasis und ihre Behandlung mit Thiosemi-
carbazon" von J. Gerger. Wien. med. Wschr. **1954**, 862. — MÜLLER, H.: Allgemeines und
Spezielles (Psorimangan, Psoryl) zur Behandlung von Psoriasis und Ekzem. Münch. med.
Wschr. **2**, 1823—1824 (1933). — MÜLLER, M.: Über das Koebnersche Phänomen bei der
Psoriasis. Diss. Lausanne 1934. — MÜLLERN-ASPEGREN, U.: Inveterierte, fast universelle
Psoriasis, geheilt während des Ausbruches einer Salvarsandermatitis. Dermat. Ges. Stock-
holm 14. 12. 1927. Ref. Zbl. Haut- u. Geschl.-Kr. **26**, 777 (1928). — MURAYAMA, M.: Über
biochemische Forschungen am Blutserum bei Bestrahlung mittels künstlichen Lichts. J. Orient.
Med. **22**, 3 u. dtsch. Zus.fass. 1935 [Japanisch]. Ref. Zbl. Haut- u. Geschl.-Kr. **51**, 481 (1935). —
MURTULA, G.: (a) Espressioni istachimiche del dismetabolismo glucidico tissulare nei soggetti
psoriasici. Minerva derm. **30**, 151—158 (1955). — (b) Contributo cariologico ad una interpretazione eziopatogenetica di quadri morbosi cutanei di ancora incerta natura: lichen ruber
planus, erythematodes, psoriasis. Minerva derm. **30**, 412—418 (1955). — (c) Il metabolismo
energetico nella cute sana e nella cute psoriasica nelle sue espressioni di apprezzamento istocromatico. Minerva derm. **30**, 652—653 (1956). — MUSGER, A.: Psoriasis pustulosa. Fieberbehandlung. Wien. Dermat. Ges. 5. 6. 1930. Ref. Zbl. Haut- u. Geschl.-Kr. **35**, 729 (1931). —
MUSGER, A., K. L. ZIRM u. E. SCHAUENSTEIN: (a) Konjugiert-ungesättigte Fettsäuren
im Blut Gesunder und Psoriasis-Kranker. Österr. Dermat. Ges. 10. 5. 1951. Ref. Zbl. Haut-
u. Geschl.-Kr. **78**, 390 (1952). — Hautarzt **3**, 170—172 (1952). — (b) Zum Problem der Psoriasis. Münch. med. Wschr. **94**, 1588 (1952). — M'UZAN, M. DE, et S. BONFILS: À propos de
deux cas d'association ulcère-psoriasis. Sem. Hôp. (Paris) **1957**, 3847—3850.

NADEL, A.: (a) Psoriasisbehandlung mit Acetylorsan. Lemberger Dermat. Ges. 26. 4.
1934. Ref. Zbl. Haut- u. Geschl.-Kr. **49**, 2 (1935). — (b) Hautkrankheiten und Serumlipase.
(Tributyrase), Psoriasis, Lupus vulgaris, Tbc. colliquativa, Erythematodes, Scabies, Gonorrhoe.
Arch. Derm. Syph. (Berl.) **170**, 253—262 (1934). — NANASI, P., u. A. KOCSIS: (a) Beitrag
zum Wirkungsmechanismus des Chrysarobins. Derm. Wschr. **124**, 41 (1951). — (b) Naph-
thalinabkömmlinge in der Psoriasisbehandlung. Börgyögy. vener. Szle **6**, 110—111 (1952)
(Ungarisch]. Ref. Zbl. Haut- u. Geschl.-Kr. **83**, 391 (1953). — NARDELLI, L.: (a) Esperienze
con cutireazioni nella psoriasi. G. ital. Derm. **93**, 236—239 (1952). — (b) Über eine neue
Therapie der Psoriasis. Hautarzt **6**, 418—419 (1955). — (c) La terapia della psoriasi. Ex-
perienze con lisati di epidermide. G. ital. Derm. **96**, 372—390 (1955). — (d) Gli antibiotici
nella terapia della psoriasi. Atti Soc. ital. Derm. **2**, 140 (1955). — (e) Sull'azione degli antibiotici nella psoriasi. Minerva derm. **30**, 3—7 (1955). — (f) Momenti patogenetici neuro-
psichiei nella psoriasi. Minerva derm. **31**, 3—15 (1956). — (g) Psoriasi e trauma da Lavoro.
Rass. Med. industr. **25**, 3 (1956). — (h) La dieta nella terapia della psoriasi. Attual. dietet. **1**,
5 (1956). — (i) Psoriasi e gravidanza. G. ital. Derm. **97**, 610—632 (1956). — (k) Ein Versuch,
in das ätiopathogenetische Problem der Psoriasis etwas Klarheit zu bringen. Derm. Wschr. **136**,
235—237 (1958). — (l) Ereditarietà della psoriasi e possibilità di cure preventive negli eredopsoriasici. Minerva derm. **34**, 355—359 (1959). — NAST, O.: Psoriasis. Norddtsch. Dermat.
26. 5. 1927. Ref. Zbl. Haut- u. Geschl.-Kr. **25**, 644 (1928). — NEBENFÜHRER, L.: Mit Psorimangan behandelte Psoriasis vulgaris. Ungar. Dermat. Ges. 17. 4. 1931. Ref. Zbl. Haut-
u. Geschl.-Kr. **39**, 611 (1932). — NEUHAUS, H.: Beitrag zur oralen Psoriasistherapie. Z. Haut-
u. Geschl.-Kr. **19**, 180—183 (1955). — NEUMANN, E.: Die Therapie der Psoriasis mit Invenol.
Dermatologica (Basel) **117**, 172—178 (1958). — Zuckerbestimmungen bei Psoriasis vor und
nach Medikation von oralen Antidiabetika. Dermatologica (Basel) **2**, 120 (1960). — NEX-
MAND, P. H.: Carcinoma in psoriasis, psoriasis and carcinoma in naevus pigmentosus and
atrophia emanatione radii. Acta derm. venereol. (Stockh.) **35**, 200 (1955). Ref. Zbl. Haut-
u. Geschl.-Kr. **93**, 319 (1956). — NICOLAS, J., et F. LEBEUF: Psoriasis et tuberculose. Ann.
Derm. Syph. (Paris) 8, 601—607 (1927). — NICOLAS, J., et MOLLARD: Psoriasiques traitées
par les sels d'or. Bull. Soc. franç. Derm. Syph. **38**, 1017—1022 (1931). — NICOLAU, S., u.
F. SARATEANU: Zur Behandlung der Psoriasis mit Schuppenmacerat-Injektionen. Rum.
Dermat. Ges., Bukarest 21. 12. 1936. Ref. Zbl. Haut- u. Geschl.-Kr. **56**, 436 (1937). —
NIEDELMAN, M. L., and ST. HOROSCHAK: Hesperidin and hesperidin with ascorbic acid in
treatment of psoriasis. Arch. Derm. Syph. (Chicago) **57**, 271—273 (1948). — NIEMEYER, A.:
Über einen neuen Modus der UV-Bestrahlung in der Behandlung der Psoriasis. An. bras.
Derm. Sif. **25**, 87—96 (1950) [Portugiesisch]. Ref. Zbl. Haut- u. Geschl.-Kr. **80**, 193 (1952). —
NIKOLOWSKI, W.: Diätschema bei Psoriasis. (Fragen aus der Praxis.) Dtsch. med. Wschr.
79, 3 (1954). — NIKOLSKIJ, P.: Pathogenesis und Behandlung der Psoriasis. Sovet. Vestn.
Derm. Vener. **4**, 438—443 (1935) [Russisch]. Ref. Zbl. Haut- u. Geschl.-Kr. **51**, 639 (1935). —
NOGUER-MORÉ, S., y E. BASSAS-GRAU: Psoriasis y sindrome de adaptacion, primeros ensayos
clinicos con la cortisone. Act. dermosifilogr. (Madr.) **44**, 3—17 (1952). Ref. Zbl. Haut- u.
Geschl.-Kr. **84**, 234 (1953). — NORDMANN, I.: (a) Psoriasis vulgaris durch Malaria geheilt.
Chemn. Hautärzte 11. 11. 1932. Ref. Zbl. Haut- u. Geschl.-Kr. **45**, 290 (1933). — (b) Psoriasis
vulgaris. Chemn. Hautärzte 10. 2. 1933. Ref. Zbl. Haut- u. Geschl.-Kr. **45**, 294 (1933). —

(c) Psoriasis vulgaris mit Psorimangan behandelt. Chemn. Hautärzte 7. 4. 1933. Ref. Zbl. Haut- u. Geschl.-Kr. **45**, 296 (1933). — (d) Psoriasis vulgaris. Chemn. Hautärzte 11. 1. 1935. Ref. Zbl. Haut- u. Geschl.-Kr. **50**, 361 (1935). — (e) Behandlung der Psoriasis. Chemn. Hautärzte 8. 3. 1935. Ref. Zbl. Haut- u. Geschl.-Kr. **50**, 653 (1955). — Nørholm-Pedersen, A.: (a) Infections and psoriasis. A preliminary communication. Acta derm. venereol. (Stockh.) **32**, 159—167 (1952). Ref. Zbl. Haut- u. Geschl.-Kr. **82**, 193 (1953). — (b) Streptococcal infections and psoriasis. A comparison between antistreptolysin values in a series of patients with psoriasis and a venereal „normal series" in 3 age-groups. Acta derm. venereol. (Stockh.) **32**, 245—251 (1952). Ref. Zbl. Haut- u. Geschl.-Kr. **84**, 234 (1953). — (c) Psoriasis vulgaris resistant to treatment. Partial abatement of elements under penicillin treatment and following tonsillectomy. Acta derm. venereol. (Stockh.) **35**, 196—197 (1955). Ref. Zbl. Haut- u. Geschl.-Kr. **93**, 319 (1956). — Norrlind, R.: (a) A contribution to the problem of the etiology and pathogenesis of psoriasis. Acta derm. venerol. (Helsinki) **28**, 571—584 (1948). Ref. Zbl. Haut- u. Geschl.-Kr. **74**, 323 (1950). — (b) Psoriasis following infections with hemolytic streptococci. Acta derm. venereol. (Stockh.) **30**, 64—72 (1950). Ref. Zbl. Haut- u. Geschl.-Kr. **75**, 355 (1951). — (c) A case of psoriasis pustulosa after an angina tonsillaris. Acta derm. venereol. (Stockh.) **34**, 122—123 (1954). Ref. Zbl. Haut- u. Geschl.-Kr. **89**, 180 (1954). — Noussitou, F., M. Seoane, D. Doreski, J. Goldstein y A. Mosto: (a) La tiosemicarbazona en el tratamento de la psoriasis. Rev. argent. Dermatosif. **37**, 163—164 (1953). Ref. Zbl. Haut- u. Geschl.-Kr. **89**, 74 (1954). — (b) Conteben (4-acetylamino-benzaldehyd-thiosemicarbazon) in der Behandlung der Psoriasis. Hautarzt **5**, 77—79 (1954).

Ochs, H.: Stand der Psoriasistherapie. Ther. d. Gegenw. **93**, 422—423 (1954). — Oddoze, L.: Le traitement du psoriasis à la Roche-Posay (expérience personele). Bull. Soc. franç. Derm. Syph. **62**, 466 (1955). — O'Donovan, W. J., F. Hernaman-Johnson, A. C. Roxburgh and E. Hunt: Ultra-violet light in the treatment of psoriasis. Brit. J. Actinotherapy **3**, 169 (1928). — Okuno, Y.: Über die Diätbehandlung der Psoriasis vulgaris. Jap. J. Derm. **47**, 121 (1940). Ref. Zbl. Haut- u. Geschl.-Kr. **66**, 47 (1941). — Oliver, E. L.: (a) Psoriasis. Arch. Derm. Syph. (Chicago) **16**, 342 (1927). — (b) Oliver, E. L., and G. M. Crawford: Manganese therapy for psoriasis. Arch. Derm. Syph. (Chicago) **35**, 1120 (1937). — Olivetti, L., e E. Ratto: Cura della psoriasi con vitamina D_2. G. ital. Derm. **90**, 187 (1949). — Ollendorf: Psoriasis-Erythrodermie. Kölner Dermat. Ges. 28. 6. 1929. Ref. Zbl. Haut- u. Geschl.-Kr. **31**, 683 (1929). — Opfer: Carcinoma spinocellulare scroti bei Psoriasis vulgaris. Frankf. Dermat. Ges. 29. 1. 1935. Ref. Zbl. Haut- u. Geschl.-Kr. **50**, 558 (1935). — Oppenheim, M.: (a) Sensibilisierung durch Trypaflavin und Quarzlichtbestrahlung einer ausgedehnten Psoriasis vulgaris. Wien. Dermat. Ges. 17. 11. 1927. Ref. Zbl. Haut- u. Geschl.-Kr. **26**, 351 (1928). — (b) Psoriasis vulgaris, behandelt mit Trypaflavin-Injektionen. Wien. Dermat. Ges. 26. 1. 1928. Ref. Zbl. Haut- u. Geschl.-Kr. **27**, 348 (1928). — (c) Trypaflavin-Quarzlichtbehandlung der Psoriasis vulgaris. Wien. Dermat. Ges. 1. 3. 1928. Ref. Zbl. Haut- u. Geschl.-Kr. **27**, 474 (1928). — (d) Zwei Fälle von Psoriasis vulgaris, behandelt mit Trypaflavin und Quarzlichtbestrahlung. Wien. Dermat. Ges. 29. 3. 1928. Ref. Zbl. Haut- u. Geschl.-Kr. **28**, 16 (1929). — (e) Erythrodermia exfoliativa subacuta bei Psoriasis vulgaris, hervorgerufen durch arsenhaltigen Maueranstrich. Wien. Dermat. Ges. 23. 10. 1930. Ref. Zbl. Haut- u. Geschl.-Kr. **37**, 34 (1931). — Oppenheim, M., u. A. Fessler: Über Schädigungen nach Behandlung mit Trypaflavin und dessen Indikationsgebiet bei Gonorrhoe und Psoriasis vulgaris. Wien. med. Wschr. **2**, 752—755 (1933). — Orbaneja, J. G.: Die Behandlung der Psoriasis mit Stickstoffsenf. Rev. clin. esp. **40**, 299 (1951). — Oro, A.: Primi resultati di terapia aurica nella psoriasi. Riv. ital. Ter. **1**, 8—16 (1927). — Orsos, J.: Behandlung von Psoriasis mit Novocainbelastung. Derm. Wschr. **2**, 333—336 (1941). — Ortoleva, G.: Considerazioni interpretative sull'attività terapeutica de fattore antisteatosico pancreatico nella psoriasi. Minerva med. **1952**, 1001 bis 1006. — Ostrowski, St.: (a) Behandlung der Schuppenflechte mit Trypaflavininjektionen und nachfolgenden Sonnenbestrahlungen. Lemberger Dermat. Ges. 5. 7. 1928. Ref. Zbl. Haut- u. Geschl.-Kr. **28**, 245 (1929). — (b) Lichtsensibilisierung mittels Acridinderivaten bei der Behandlung der Psoriasis. Przegl. derm. **25**, 428—441 (1931) [Polnisch]. Ref. Zbl. Haut- u. Geschl.-Kr. **36**, 300 (1931).

Pelzig, A., and R. L. Baer: Treatment of psoriasis with intralesional injections of triamcinolone. J. Amer. med. Ass. **1960**, 898—900. — Perlman, H. H.: Undecylenic acid given orally in psoriasis and neurodermatitis. A preliminary report. J. Amer. med. Ass. **139**, 444—447, 460 (1949). — Perlman, H. H., and L. Milberg: Peroral administration of undecylenic acid in psoriasis. J. Amer. med. Ass. **140**, 865—868 (1949). — Peruccio, L.: Su di una particolare forma di psoriasi pustulosa. G. ital. Derm. **78**, 65—69 (1937). — Pessano, J.: Therapeutische Versuche bei Psoriasis. Sem. méd. esp. **2**, 416—423 (1932) [Spanisch] Ref. Zbl. Haut- u. Geschl.-Kr. **43**, 419 (1933). — Rev. argent. Dermatosif. **16**, 646 (1932) [Spanisch]. Ref. Zbl. Haut- u. Geschl.-Kr. **44**, 182 (1933). — Petges, A.: Psoriasis qui semble avoir été déclenché par des injections d'extraits placentaires. Bull. Soc. franç. Derm. Syph. **61**, 186 (1954). — Petges, A., J. A. Labat et P. Le Coulant: Tuberculose aiguë à forme granulique et syndrome articulaire aigu déclenchés par l'emploi des sels de titane chez un malade atteint de psoriasis ancien, d'arthropathies graves multiples psoriasiques, tuberculeux latent ignoré. Toxicité des sels de titane à fortes doses. Ann. Derm. Syph. (Paris) 5, 457—468 (1934). — PETRACEK, E.: (a) Psoriasis vulgaris mit Bismut (Biol A) behandelt. Tschech. wiss. Dermat. Ges., Prag 5. 5. 1929. Ref. Zbl. Haut- u. Geschl.-Kr. 35, 224 (1931). — (b) Psoriasis mit Quimby behandelt. Tschech. wiss. Dermat. Ges., Prag 5. 5. 1929. Ref. Zbl. Haut- u. Geschl.-Kr. 35, 224 (1931). — PETROVA, O. V.: Essai du traitement de psoriasis par l'injection du sang hétérologue. Vestn. Vener. Derm. 6, 56—58 (1940) [Russisch]. Ref. Zbl. Haut- u. Geschl.-Kr. 66, 272 (1941). — PEZOLD, V.: Progynon bei Schuppenflechte. Fortschr. Ther. 9, 569—570 (1933). — PEZOLD, F.: Die Naturheilbehandlung bei Psoriasis vulgaris. Hippokrates (Stuttg.), 753—757 (1938). — PFISTER, W.: Ein Beitrag zur internen Behandlung der Psoriasis. Med. Welt 1933, 1394. — PHILLIPSON, A.: Ekzem und Psoriasisbehandlung nach eigener Methode. Derm. Wschr. 2, 1220 (1931). — PHOTINOS, P.: (a) Über die Behandlung der Psoriasis nach Grütz. Griech. Dermato.-venerol. Ges., Athen 17. 11. 1935. Ref. Zbl. Haut- u. Geschl.-Kr. 54, 387 (1937). — (b) Atypische Psoriasis. Griech. Dermat. Ges. 22. 3. 1936. Ref. Zbl. Haut- u. Geschl.-Kr. 57, 20 (1938). — (c) Bemerkungen über die Behandlung der Psoriasis. Griech. Dermat. Ges. 19. 12. 1937. Ref. Zbl. Haut- u. Geschl.-Kr. 59, 117 (1938). — (d) Die neue Behandlung der Psoriasis mit fettarmer Diät nach Grütz. Derm. Wschr. 2, 643—648 (1940). — PIELTA N, J.: Psoriasis und Chrysarobin endovenös und per os. Act. dermo-sifiliogr. (Madr.) 22, 3 (1929) [Spanisch]. Ref. Zbl. Haut- u. Geschl.-Kr. 34, 174 (1930). — PIELTAIN, J., u. R. PUYON: Dystyreoidismus, Grundumsatz und Dermatosen. Act. dermo-sifiliogr. (Madr.) 21, 602 (1929) [Spanisch]. Ref. Zbl. Haut- u. Geschl.-Kr. 32, 725 (1930). — PIERI, E.: Il mercol nella terapia della psoriasi. Boll. Sez. reg. Soc. ital. dermat. 3, 138 (1931). — PILLOKAT, A.: Über die Behandlung der Psoriasis vulgaris mit Arsen in Verbindung mit fettfreier Diät. Hautarzt 2, 138—139 (1950). — PINARD, M., et F. M. LEVY: Iodide géante de la paupière chez un malade ayant du parapsoriasis en plaques. Bull. Soc. franç. Derm. Syph. 45, 593 (1938). — PINETTI, P.: Primi risultati dell-impiego dell'acetazolamide nella cura della psoriasi. Dermatologia (Napoli) 9, 161—164 (1958). — PIUKOVIC: Psoriasis vulgaris generalisata. Kroatische Dermato-venerol. Ges. 19. 1. 1941. Ref. Zbl. Haut- u. Geschl.-Kr. 67, 527 (1941). — PLASAJ: Psoriasis, behandelt mit Solganal B. Dermat. Sekt., Zagreb 22. 1. 1930. Ref. Zbl. Haut- u. Geschl.-Kr. 35, 609 (1931). — PLATANIA, G.: Psoriasi e raggi ultravioletti. Raggi ultrav. 5, 203 (1929). — POLGAR, P., u. J. SPÄT: Über die Pathogenese und zeitgemäße Therapie der Psoriasis. Dermatologica (Basel) 119, 30 (1960). — PÓPCHRISTOFF, P.: (a) Zwei Fälle von Psoriasis vulgaris, geheilt mit dem bulgarischen Präparat Polichrome. Bulg. Dermat. Ges., Sofia 2. 10. 1934. Ref. Zbl. Haut- u. Geschl.-Kr. 51, 609 (1934). — (b) Über die Behandlung der Psoriasis vulgaris mit polichromkolloidalem Gold nach Prof. Wl. Alexieff. Jb. Univ. Sofia med. Fak. 16, 131—148 u. dtsch. Zus.fass. (1937) [Bulgarisch]. Ref. Zbl. Haut- u. Geschl.-Kr. 61, 192 (1939). — POPOV, A. S.: Au sujet des modifications dans la peau des psoriasiques sous l'action des bains de sulfure d'hydrogène. Vestn. Vener. Derm. 12, 49 (1940) [Russisch]. Ref. Zbl. Haut- u. Geschl.-Kr. 67, 47 (1941). — PRAKKEN, J. R.: Einiges über Psoriasis. Ned. T. Geneesk. 1951, 3462—3468 [Holländisch]. Ref. Zbl. Haut- u. Geschl.-Kr. 81, 76 (1952). — PRANGE, W.: Heilmittel und Behandlungsmethoden in der Psoriasistherapie. Diss. Köln 1958. — PREUX, R. DE: Psoriasis et lactoflavine. Schweiz. med. Wschr. 1, 596 (1942). — PRUSCIANO, F.: Sul trattamento radioterapico della psoriasi con l'irradiazione della pelle e con l'irradiazione indiretta. Arch. Radiol. (Napoli) 5, 452—456 (1929). — PULAY, E.: Le "psoriasis vulgaris" et son traitement. Bull. Soc. franç. Derm. Syph. 43, 1508—1521 (1936).

RACINOWSKI, A.: (a) Histologische Veränderungen der Psoriasis-Efflorescenzen nach Pyrogallusbehandlung. Przegl. derm. 23, 148 u. franz. Zus.fass. (1928) [Polnisch]. Ref. Zbl. Haut- u. Geschl.-Kr. 28, 682 (1929). — (b) Über Reduktionsmittel bei Psoriasis vulgaris. Warsch. Dermat. Ges. 11. 4. 1934. Ref. Zbl. Haut- u. Geschl.-Kr. 54 (1937). — RACZ, ST.: Beiträge zur Atebrinbehandlung der Psoriasis. Börgyógy. vener. Szle 8, 152 u. dtsch. Zus.fass. (1954) [Ungarisch]. Ref. Zbl. Haut- u. Geschl.-Kr. 92, 86 (1955). — RADAELI, A.: La terapia ultravioleta nella psoriasi. Arch. ital. Derm. 2, 473 (1927). — RAIMONDI, A. A., u. A. SCHNEIDEWIND: Die Psoriasis als Tuberkulid betrachtet und ihre Heilung mit Methylantigen. Rev. Soc. Med. int. B. Aires 7, 325 (1931) [Spanisch]. Ref. Zbl. Haut- u. Geschl.-Kr. 40, 780 (1932). — RAMEL, E.: Lichénification verruqueuse surplacards de pigmentation d'origine arsenicale apparatus sur l'emplacement de lésions de psoriasis. Schweiz. med. Wschr. 1, 132 (1939). — RASCH: Psoriasis. Cancer arsenicalis. Internat. Kongr. Kopenhagen 5. 8. 1930. Ref. Zbl. Haut- u. Geschl.-Kr. 37, 739 (1931). — RASCHKE, G.: Zur Behandlung der Psoriasis unter besonderer Berücksichtigung von Cortison und ACTH. Dtsch. med. J. 165—167 (1955). — RATTNER, H., and H. RODIN: Treatment of psoriasis with undecylenic acid by mouth. J. Amer. med. Ass. 146, 1113—1115 (1951). — REBAUDI, U.: Primi resultati sulla cura della psoriasi mediante un nuovo composto arsenbismutopiridinico (Psothanol). G. ital. Derm. 71, 230

(1930). — Rechter, E.: Zur Frage der Beeinflussungsmöglichkeit der Psoriasis durch interne Therapie. Dermatologica (Basel) 100, 168—175 (1950). — Rees, R. B., J. H. Bennett and L. Bostick: Aminopterin for psoriasis. Arch. Derm. Syph. (Chicago) 72, 133—143 (1955). — Rees, R. B., u. J. H. Bennett: Weitere Beobachtungen über Aminopterinbehandlung der Psoriasis. J. invest. Derm. 32, 61 (1959). — Derm. Wschr. 141, 533 (1960). — Reiner: Psoriasis vulgaris, Besserung nach Decoctum Sarsaparillae. Wien. Dermat. Ges. 16. 3. 1933. Ref. Zbl. Haut- u. Geschl.-Kr. 45, 550 (1933). — Reiss, F.: Glucuronic acid in the therapy of psoriasis. Arch. Derm. Syph. (Chicago) 69, 619 (1954). — Renold, A. E., Ph. Forsham, J. Maisterrena and G. W. Thorn: Intravenously administered ACTH; preliminary report. J. Med. N. Engl. 244, 796—798 (1951). — Rentrop, P.: (a) Psoriasis guttata. Rhein.-Westf. Dermat., Bonn 23. 4. 1939. Ref. Zbl. Haut- u. Geschl.-Kr. 63, 110 (1940). — (b) Psoriasis vulgaris. Rhein.-Westf. Dermat., Bonn 23. 4. 1939. Ref. Zbl. Haut- u. Geschl.-Kr. 63, 110 (1940). — Requet, Révol, Guillet et Enkin: Du blanchiment spectaculaire de 3 cas de psoriasis au cours de la cure d'Antabuse. Bull. Soc. franç. Derm. Syph. 62, 359—360 (1955). — Ricciardi, L.: (a) Terapia medicamentosa della psoriasi. Atti Soc. ital. Derm. Sif. 1, 341—395 (1951). — (Minerva derm., Coll. monogr. 2). — (b) L'acido linol-linoleico ad alta concentrazione nella cura della psoriasi. Dermatologia (Napoli) 4, 36 (1953). — (c) Ricciardi, L., e S. Romano: L'antigene tessutale e l'autoistio-terapia nel tratamento di alcuni casi di psoriasi. Dermatologia (Napoli) 2, 189—195 (1951). — Atti Soc. ital. Derm. Sif. 1, 23—24 (1951). — Minerva derm. 27 (1952). — Richter, W.: (a) Manganbehandlung der Psoriasis. Berl. Dermat. Ges. 17. 6. 1930. Referiert Zbl. Haut- u. Geschl.-Kr. 35, 723 (1931). — (b) Psoriasis mit Mangan geheilt. Berl. Dermat. Ges. 10. 2. 1931. Ref. Zbl. Haut- u. Geschl.-Kr. 37, 583 (1931). — Riehl jr., G.: (a) Solusalvarsandermatitis bei Psoriasis. Österr. Dermat. Ges. 15. 3. 1934. Ref. Zbl. Haut- u. Geschl.-Kr. 48, 451 (1934). — (b) Zur Therapie der Psoriasis mit Nebennierenrindenextrakt. Dtsch. Dermat. Ges., Stuttgart 22. 9. 1937. Ref. Zbl. Haut- u. Geschl.-Kr. 57, 491 (1938) u. Arch. Derm. 177 (1938), Kongr.-Ber. 252 (1937). — (c) Psoriasisheilung nach Uterusexstirpation. Österr. Dermat. Ges. Wien 17. 6. 1937. Ref. Zbl. Haut- u. Geschl.-Kr. 58, 2 (1938). — Riehl, G.: Coffein-Novocainchlorid bei Psoriasis. Österr. Dermat. Ges. 23. 4. 1953. Ref. Zbl. Haut- u. Geschl.-Kr. 85, 259 (1953). — Rimbaud, P., J. Ravoire et J. Rioux: Le traitement du psoriasis par la vitamine B_{12} à 1000 γ. Bull. Soc. franç. Derm. Syph. 62, 509—510 (1955). — Ritter, H.: Über die Behandlung der Psoriasis mit Sarsaparilla. Dtsch. med. Wschr. 2, 1629—1631 (1936). — Robinson, H. M., R. C. Robinson, J. Raskin and Baltimore: Triamcinolone in dermatologic therapy. Sth. med. J. (Bgham, Ala.) 52, 330 (1958). — Roder, H.: Lebensbedrohliche Vergiftung bei örtlicher Psoriasis-Behandlung. Z. Haut- u. Geschl.-Kr. 29, 175—180 (1960). — Roldan Tapia, D.: Spontanremissionen der Psoriasis. Act. dermo-sifiliogr. (Madr.) 29, 282 (1938) [Spanisch]. Ref. Zbl. Haut- u. Geschl.-Kr. 59, 657 (1938). — Roques, K. R. v.: Neurale Psoriasistherapie. Ärztl. Prax. 4 (1950). — Rosenbaum, M. G.: Beitrag zur Therapie der Psoriasis. Derm. Wschr. 2, 1697—1704 (1931). — Rosh, R.: Irradiation in the treatment of psoriasis. Amer. J. Roentgenol. 32, 82—86 (1934). — Rost, G. A., u. Ph. Keller: Einwirkung von Röntgenstrahlen verschiedener Qualität auf die Psoriasis. Strahlentherapie 42, 539—543 (1931). — Rost, G. A.: Fortschritte in der Behandlung der Psoriasis. Z. Haut- u. Geschl.-Kr. 4, 251—255 (1948). — Rothman, J.: Über die „moderne" Therapie der Psoriasis. Bőrgyőgy. vener. Szle 6, 271—272 (1928) [Ungarisch]. Ref. Zbl. Haut- u. Geschl.-Kr. 30, 58 (1929). — Rothman, St., and J. McCreary: (a) Pustular psoriasis, healed after tobacco juice soaks. Arch. Derm. Syph. (Chicago) 60, 896—897 (1949). — (b) Pustular psoriasis treated with tobacco juice soaks. Arch. Derm. Syph. (Chicago) 60, 897—898 (1949). — Ruedemann jr., R.: Treatment of psoriasis with large doses of vitamin B_{12}. 1,100 micrograms per ccm. Arch. Derm. Syph. (Chicago) 69, 738—739 (1954). — Ruete: Die Arsenbehandlung der Psoriasis. Niederl. u. Rhein.-Westf. Dermat., Haag 16. 4. 1932. Ref. Zbl. Haut- u. Geschl.-Kr. 43, 254 (1933). — Rupassov, N.: Novocain-Nervenblock bei Psoriasis. Kazan. med. Zh. 29, 227—229 (1933) [Russisch]. Ref. Zbl. Haut- u. Geschl.-Kr. 45, 597 (1933). — Rusch, P.: Wie behandelt man Psoriasis vulgaris? Wien. klin. Wschr. 40, 700 (1927). — Rybakov, N. F.: Ergebnisse der Psoriasistherapie mit St-Salbe. Vestn. vener. Derm. 6, 34—36 (1953) [Russisch]. Ref. Zbl. Haut- u. Geschl.-Kr. 89, 74 (1954).

Sáinz de Aja, E. A., u. Lowell: Von der Psoriasisbehandlung. Act. dermo-sifiliogr. (Madr.) 34, 11—14 (1942) [Spanisch]. Ref. Zbl. Haut- u. Geschl.-Kr. 70, 689 (1943). — Salaroli, A.: Le acque albule e loro azione terapeutica nella psoriasi. Rass. Ter. Pat. clin. 8, 417—439 (1936). — Samitz, M. H., and C. Stritzler: Clinical use of antireticular cytotoxic serum in dermatology. Arch. Derm. Syph. (Chicago) 59, 493—497 (1949). — Sanchez, F. Roca: Über eine neue Psoriasisbehandlung. Act. dermo-sifiliogr. (Madr.) 25, 689—693 (1933) [Spanisch]. Ref. Zbl. Haut- u. Geschl.-Kr. 46 (1933). — Sánchez Caballero, H. J.: Tratamientos de la psoriasis. Rev. argent. Dermato sif. 42, 87—91 (1958). Ref. Zbl. Haut- u. Geschl.-Kr. 107, 245 (1960). — Sanchez del Val: Interne Psoriasisbehandlung. Ecos esp. Derm. 5, 647—654 (1929) [Spanisch]. Ref. Zbl. Haut- u. Geschl.-Kr. 34, 305 (1930). —

SATO, K. K., TAKENOUCHI u. MUSHA: Über die Diättherapie der Psoriasis nach Prof. Grütz. Jap. Dermat. Ges., Tokio 18. 5. 1935. Ref. Zbl. Haut- u. Geschl.-Kr. 53, 515 (1936) u. Jap. J. Derm. 39, 72 (1936) [Japanisch]. Ref. Zbl. Haut- u. Geschl.-Kr. 54, 228 (1937). — SAUCAS, M., et DASTE: Cancers cutanés multiples primitifs chez un psoriasis ancien. Bull. Soc. franç. Derm. Syph. 63, 197—198 (1956). — SAUNDERS, W.: Psoriasis with scarring. Arch. Derm. Syph. (Chicago) 27, 361—362 (1933). — SCARPA, C.: L'acido undecilenico, nuovo rimedio contro la psoriasi. Dermatologia (Napoli) 1, 10—15 (1950). — SCHADE, W.: Zur Therapie der Psoriasis vulgaris. Hautarzt 3, 373—374 (1952). — SCHAMBERG, J. F.: The dictary treatment of psoriasis. J. Amer. med. Ass. 98, 1633 (1932). — SCHERBER, G.: (a) Mitteilung zur Behandlung der Psoriasis vulgaris mit Pollenextrakten nach Zeidler. Wien. med. Wschr. 1, 879 (1931). — (b) Zur Anwendung von Parathyreoidea (G. Richter) und des Präparates AT 10 bei der Behandlung der Psoriasis pustulosa und der Impetigo herpetiformis. Derm. Wschr. 1, 391—394, 635 (1938). — (c) SCHERBER, G., u. LUTTEN-BERGER: Mitteilungen über die Ergebnisse weiterer Behandlungsversuche von Psoriasis vulgaris-Kranken mit Pflanzenpollenextrakten. Derm. Wschr. 2, 1749—1753 (1932). — SCHIFF, B. L.: (a) Exfoliative dermatitis after undecylenic acid therapy for psoriasis. J. Amer. med. Ass. 144, 620 (1950). — (b) SCHIFF, B. L., u. A. B. KERN: Die Behandlung der Psoriasis mit Riboflavin. Arch. Derm. Syph. (Berl.) 78, 643 (1958). — SCHIFF, E.: Zur Ernährungstherapie der Psoriasis beim Kinde. Jb. Kinderheilk. 145, 299—305 (1935). — SCHINDLER, K.: (a) Die Behandlung der Psoriasis, der Ekzeme und pruriginösen Dermatosen mit Ochrosilpräparat. Derm. Wschr. 1, 861—868 (1930). — (b) Ein besonderer Fall von Psoriasis und dessen Heilung durch die Behandlung mit Ochrosil-Chrysarobinöl und Chrysarobinpaste. Ther. d. Gegenw. 71, 527 (1930). — SCHIPKE: Psoriasisbehandlung. Chemn. Hautärzte 13. 1. 1937. Ref. Zbl. Haut- u. Geschl.-Kr. 56, 82 (1937). — SCHIRNER, G.: Die Behandlung der Schuppenflechte mit Ochrosil-Chrysarobin. Dtsch. med. Wschr. 1, 648 (1933). — SCHLEGEL, O.: (a) Die arzneiliche Behandlung der Schuppenflechte. Hippokrates (Stuttg.) 358—363 (1937). — (b) Schuppenflechte und homöopathische Fragestellung. Hippokrates (Stuttg.) 712—714 (1938). — SCHMIDT, P. W.: (a) Über die Behandlung der Psoriasis mit Psorimangan. Münch. med. Wschr. 1, 1090 (1931). — (b) Arsenkeratose und Psoriasis. Südwestdtsch. Dermat., Freiburg 10. 5. 1936. Ref. Zbl. Haut- u. Geschl.-Kr. 54, 295 (1937). — SCHMIDT-LA BAUME, F., u. S. BOMMER: Behandlungsmöglichkeiten von Psoriasis bei Polyarthritis. Med. Welt 1951, 1492. — SCHMITZ, H. J.: Zur Theorie und Therapie der Psoriasis. Z. Haut- u. Geschl.-Kr. 6, 496—498 (1949). — SCHÖNFELD, W.: Die Behandlung der Psoriasis mit Cutaval, einem italienischen kolloidalen Manganpräparat. Derm. Wschr. 1, 209—212 (1942). — SCHOOG-LÜTZENKIRCHEN, A.: Zur Ätiologie und Therapie der Psoriasis. Med. Klin. 1957, 515—518. — SCHREINER, K.: Psoriasis und Thymus. Arch. Derm. Syph. (Berl.) 154, 444 (1928). — SCHREUS, H. TH.: (a) Psoriasis. Abheilung durch Methyltestosteron. Düsseld. Dermat. 21. 2. 1951. Ref. Zbl. Haut- u. Geschl.-Kr. 81, 404 (1952). — (b) Psoriasis vulgaris. Düsseld. Dermat. 20. 2. 1952. Ref. Zbl. Haut- u. Geschl.-Kr. 82, 405 (1953). — SCHUBERT, E.: Beitrag zur Therapie der Psoriasis. Erfahrungen mit „Psoriasal". Z. Haut- u. Geschl.-Kr. 16, 275—277 (1954). — SCHULZE, O.: Zur Behandlung der Schuppenflechte. Z. ärztl. Fortbild. 33, 699—700 (1936). — SCHULZE, W.: Die innere Behandlung der Psoriasis. Ver.igg Südwestdtsch. Dermat. 7. 5. 1955. Ref. Zbl. Haut- u. Geschl.-Kr. 92, 374 (1955) u. Hautarzt 7, 49—55 (1956). — SCHUPPLI, R.: Ist eine interne Psoriasisbehandlung aussichtsreich? Welche Medikamente kommen in Frage? Folsäure? Rechtsmilchsäure? Muß fettarme Diät eingehalten werden? Dtsch. med. Wschr. 41, 1818 (1960). — SCHWARTZ, F.: Erfahrungen mit einem neuen Antipsoriaticum. Med. Welt 1932, 782—783. — SCHWARZWALD: Psoriasis vulgaris behandelt mit Immenin. Dermat. Sekt., Zagreb 28. 1. 1936. Ref. Zbl. Haut- u. Geschl.-Kr. 53, 372 (1936) u. Dermat. Sekt., Zagreb 3. 3. 1936. Ref. Zbl. Haut- u. Geschl.-Kr. 53, 373 (1936) u. Dermat. Sekt., Zagreb 31. 3. 1936. Ref. Zbl. Haut- u. Geschl.-Kr. 55, 107 (1937). — SCHWECKENDIEK, W.: Heilung von Psoriasis vulgaris. Med. Mschr. 13, 103—104 (1959). — SCHWEITZER, A.: Beiträge zur Pathogenese und Therapie der Psoriasis. Börgyógy. vener. Szle 16, 79 (1938) [Ungarisch]. Ref. Zbl. Haut- u. Geschl.-Kr. 60, 535 (1938). — SCOTT, E. J. VAN, and R. P. REINERTSON: Morphologic and physiologic effects of chemotherapeutic agents in psoriasis. J. invest. Derm. 33, 357—369 (1959). — SCOTTI, G.: Su l'azione terapeutica degli impianti di placenta in alcuni casi di psoriasi. Dermatologia (Napoli) 4, 259—266 (1953). — SCUDERO, M., e G. PETRAGNANI: I bagni di Santa Venera nella cure della psoriasi. Atti Soc. ital. Derm. Sif. 1, 53—54 (1955). — SEALE, E. R.: Psoriasis (seborrheic type). Arch. Derm. Syph. (Chicago) 16, 212 (1927). — SELISSKY, A.: Zur Frage der Behandlung der arthropathischen Form von Psoriasis. Vestn. Vener. Derm. 8, 61. (1939) [Russisch]. Ref. Zbl. Haut- u. Geschl.-Kr. 64, 407 (1940). — SEMON, H. C.: Cow fat dietary treatment of psoriasis. Proc. roy. Soc. Med. 28, 507 (1935). — SENIGAGLIESI, S.: Contributo sulla terapia tissulare nella psoriasi. Atti Soc. ital. Derm. Sif. 2, 107—108 (1955). — SÉZARY, A.: Le traitement du psoriasis par les pommades réductrices composées. Presse méd. 1, 843 (1932). — SHELLEY, W. B., J. S. HARUN and D. M. PILLSBURY: The treatment of psoriasis and other dermatoses with triamcinolone (Aristocort). J. Amer. med. Ass. 167, 959—964 (1958). — SIBLEY, W. K., and W. KNOWSLEY: Psoriasis and syphilis with arsenical pigmentation. Proc. roy. Soc. Med. 23, 415 (1930). — SICILIA, D. F.: Behandlung der Psoriasis und der corneopityriasisartigen Dermatose. An. Acad. méd.-quir. esp. 17, 424 (1930) [Spanisch]. Ref. Zbl. Haut- u. Geschl.-Kr. 41, 222 (1932). — SIDI, E., A. REINBERG, M. HINCKY et J. BOURGEOIS-SPINASSE: Acidocétose grave survenant dans deux cas d'érythrodermie psoriasique traités par application cutanée d'acide salicylique inclus dans un corps gras pénétrant. Presse méd. 1958, 735—737. — SIEMENS, H. W.: (a) Arsenbehandlung bei Psoriasis. Ned. T. Geneesk 2399, 1935 [Holländisch]. Ref. Zbl. Haut- u. Geschl.-Kr. 51, 640 (1935). — (b) Fragen der Psoriasisbehandlung. Ned. T. Geneesk. 1938, 1290—1298. Ref. Zbl. Haut- u. Geschl.-Kr. 59, 658 (1938). — (c) Studien über die Behandlung der Psoriasis. Münch. med. Wschr. 1, 5—7 (1938). — (d) Die Psoriasis im Lichte der Literatur. Münch. med. Wschr. 1, 940—943 (1938). — (e) Studien über die Behandlung der Psoriasis. Ned. T. Geneesk 1938, 2470—2471. Ref. Zbl. Haut- u. Geschl.-Kr. 61, 50 (1939). — (f) Neue Untersuchungen über die Behandlung der Psoriasis. Ned. T. Geneesk 1938, 5815—5817. Ref. Zbl. Haut- u. Geschl.-Kr. 62, 388 (1939). — (g) Die Leistungsfähigkeit der Einseitenbehandlung in der experimentellen dermatologischen Therapie. Arch. Derm. Syph. (Berl.) 183 (1942/43). — (h) Die Methodik der Einseitenbehandlung. Arch. Derm. Syph. (Berl.) 183 (1942/43). — (i) Über das Behandlungsfenster bei der Psoriasis. Hautarzt 3, 453—456 (1952). — (k) Über das Verhalten einer nicht mitbehandelten Stelle bei der Psoriasis. Acta derm. venereol. (Stockh.) 34, 305—310 (1954). Ref. Zbl. Haut- u. Geschl.-Kr. 90, 143 (1955). — (l) Über das Verhalten einer unbehandelt gebliebenen Psoriasisstelle. Dermatologica (Basel) 109, 224—225 (1954). — (m) Über die „Mitreaktion" einer unbehandelten Stelle bei der Psoriasis. Arch. klin. exp. Derm. 202, 247—253 (1956). — (n) Die Praxis der Psoriasisbehandlung. Therapiewoche 6, 566—569 (1956). — SIEMENS, H. W., u. M. K. POLANO: Beiträge zur Kritik der dermatologischen Therapie: Arsen bei Psoriasis. Münch. med. Wschr. 1, 455—457 (1935). — SIEMENS, H. W., u. R. D. SIMONS: Studien über die Wirkung des Arsens auf die Psoriasis. Arch. Derm. Syph. (Berl.) 176, 114—119 (1937). — SILVER, H.: Psoriasis vulgaris treated with hematoporphyrin. Arch. Derm. Syph. (Chicago) 36, 1118—1119 (1937). — SIMONS, R.: (a) Arsenicum bei Psoriasis. Diss. Leiden 1937 [Holländisch] u. dtsch. Zus.fass. Ref. Zbl. Haut- u. Geschl.-Kr. 58, 98 (1938). — (b) Heilt die Psoriasis durch Übersiedlung in die Tropen? Münch. med. Wschr. 1, 288 (1940). — SLUYS, F.: Le psoriasis et son traitement. Soc. belge dermat., Bruxelles 17. 11. 1929. Ref. Zbl. Haut- u. Geschl.-Kr. 33, 454 (1930). — SLUYS, F., et STOUPEL: Quelques observations au sujet du psoriasis et de son traitement. Scalpel (Brux.) 2, 1369 (1929). — SMITH, M. S.: (a) AT 10 and eucortone in psoriasis arthropathica. Brit. J. dermat. 64, 300 (1952). — (b) Severe psoriasis treated with AT 10 and eucortone. Brit. J. Derm. 64, 473 (1952). — SOCHATZY, K.: Ein Fall von Psoriasisheilung durch Sistomensin. Münch. med. Wschr. 75, 775 (1928). — SÖCHTING, W.: Curtrosa-Trockensalbe bei der Behandlung der Psoriasis. Med. Welt 1941, 844. — SOETARTO, B.: Balnacid-Arsenstudie bei Psoriasis. Geneesk. T. Ned.-Ind., 811—816 (1939) [Holländisch]. Ref. Zbl. Haut- u. Geschl.-Kr. 63, 438 (1940). — SOLOMON, W. M., E. W. NETHERTON, P. A. NELSON and W. J. ZEITER: Treatment of psoriasis with Goeckerman technic. Arch. phys. Med. 36, 74—77 (1955). — SONNE, L. M.: Calciferol in dermatology. Ugeskr. Laeg. 1952, 109—113. — SOSSINKA: Behandlung der Psoriasis. Chemn. Hautärzte 10. 10. 1931. Ref. Zbl. Haut- u. Geschl.-Kr. 42, 43 (1932). — SPEIERER, K.: Zehnjährige Erfahrung bei der Thymusbestrahlung der Psoriasis. Münch. Dermat. Ges. 16. 1. 1930. Ref. Zbl. Haut- u. Geschl.-Kr. 33, 781 (1930) u. Strahlentherapie 40, 272 (1931). — SPENGLER, C.: Psoriasisrecidiv. Chemn. Hautärzte 7. 4. 1936. Ref. Zbl. Haut- u. Geschl.-Kr. 53, 670 (1936). — SPERRY, J. A.: The influence of Theelin on psoriasis in the female. West. J. Surg. 43, 224 (1935). — SPIER, H. W.: (a) Vitamin-D$_2$-Behandlung der Psoriasis. Therapeutische Ergebnisse und Untersuchungen über die Vitamin D$_2$-Wirkung auf den Blutspiegel von Cholesterin, Phosphor, Kalium und Glutathion bei Psoriasis-Kranken. Hautarzt 1, 205—216 (1950). — (b) SPIER, H. W., u. W. GÖRTZ: Zur Vigantolbehandlung der Psoriasis. Dtsch. Dermat. Ges., Heidelberg 5. 10. 1949. Ref. Zbl. Haut- u. Geschl.-Kr. 74, 17 (1949) u. Arch. Derm. Syph. (Berl.) 191, 379—384 (1950). — SPIETHOFF, B.: Erfahrungen mit der Lebertherapie bei Intoxikationszuständen nach Salvarsan, Wismut, bei Infektionen und Psoriasis. Münch. med. Wschr. 1, 577 (1929). — SPILLMANN, L., et R. WEILLE: Psoriasis blanchi par l'opothérapie thymique. Bull. Soc. franç. Derm. Syph. 43, 194 (1936). — SPITZ, J.: The use of colloidal manganese in psoriasis. General considerations. Urol. Rev. 40, 633—635 (1936). — STAUBER, M.: Observations on psoriasis treatment with acrichine. Przegl. derm. 5, 23—26 u. engl. Zus.fass. [Polnisch] (1955). Ref. Zbl. Haut- u. Geschl.-Kr. 93, 40 (1955). — STEFANOFF, W.: Zur Therapie der Psoriasis vulgaris. Clin. bulg. 2, 161—171 (1929) u. dtsch. Zus.fass. [Bulgarisch]. Ref. Zbl. Haut- u. Geschl.-Kr. 32, 709 (1930). — STEFL, J.: Zur Behandlung der Psoriasis. Med. Klin. 52, 1967—1969 (1957). — STEIN, R. O.: (a) Sulfanthren-Moorsalz-Badekuren bei hartnäckiger Schuppenflechte. Wien. klin. Wschr. 2, 1038—1040 (1935). — Internat. Dermat. Kongr. 2,

682 (1936). — (b) Hautkrankheiten und kosmetische Hautleiden. Mit besonderer Berücksichtigung der Therapie. Wien: Springer 1935. — STEINBERG, E.: Psoriasis and basal cell carcinoma following Röntgen-therapy. Arch. Derm. Syph. (Chicago) 32, 119—120 (1935). — STEINER, O.: Die Behandlung der Psoriasis mit Sodabädern. Derm. Wschr. 1, 909—915 (1933). — STEINHOFF, H.: Die Behandlung der Psoriasis vulgaris mit Folsäure. Z. Haut-u. Geschl.-Kr. 19, 229—231 (1955). — STEWART, C. D., D. E. CLARK, L. R. DRAGSTEDT and S. W. BECKER: The experimental use of lipocaic in the treatment of psoriasis. J. invest. Derm. 2, 219—230 (1939). — STIEGLER, J. P.: Traitement du psoriasis par la vitamine B$_{12}$. Bull. Soc. franç. Derm. Syph. 63, 510—511 (1956). — STILLIANS, A. W.: Psoriasis, arsenical dyskeratoses, multiple epitheliomas. Arch. Derm. Syph. (Chicago) 23, 377 (1931). — STÖCKER, H.: Arsenkeratose bei Psoriasis. Düsseld. Dermat. 23. 11. 1932. Ref. Zbl. Haut-u. Geschl.-Kr. 43, 506 (1933). — STOKES, J. H., and W. T. FORD: Observations on treatment mechanisms in psoriasis with special reference to terramycin. J. invest. Derm. 17, 171—176 (1951). — STÜMPKE, G.: (a) Psoriasis und Arsendermatitis mit Übergang in Erythrodermie. Nordwestdtsch. Dermat., Hannover 19. 11. 1938. Ref. Zbl. Haut- u. Geschl.-Kr. 62, 85 (1939). — (b) Über einen atypischen Verlauf von Psoriasis. Z. Haut- u. Geschl.-Kr. 7, 211—213 (1949). — SULLIVAN, M.: Manganese hydroxide in the treatment of acne vulgaris, pustular acne, furunculosis, sycosis vulgaris and psoriasis. J. Amer. med. Ass. 114, 246 (1940). — SWARTZ, J. H.: Psoriasis. Arch. Derm. Syph. (Chicago) 23, 794 (1931). — SZEGÖ, P., u. ST. V. LUKO: Über die Manganbehandlung der Psoriasis. Münch. med. Wschr. 2, 2122 (1931). — SZENTKIRALYI, S. v.: Die Behandlung der Psoriasis mit Sodabädern. Bemerkung zu der Mitteilung von O. STEINER in Derm. Wschr. I, 144 (1934). Ref. Zbl. Haut- u. Geschl.-Kr. 47, 688 (1934). — SZODORAY, L., u. A. KOROSSY: Über Wirkung des Nitrogensenfgases auf gesunde und kranke Haut. Dermatologica (Basel) 103, 36—42 (1951).

TAKAHASHI, K.: Über einige Fälle von Goldbehandlung. Jap. J. Derm. 33, 12—13 (1933). Ref. Zbl. Haut- u. Geschl.-Kr. 45, 182 (1933). — TAKENOUTI, K.: Diätbehandlung der Psoriasis vulgaris. Jap. J. Derm. 45, 32—33 u. dtsch. Zus.fass. [Japanisch] (1939). — Ref. Zbl. Haut- u. Geschl.-Kr. 63, 139 (1940). — TANCA MARENGO, J.: Meticortén en artritis reumatoide, psoriasis y otras afecciones alérgicas y del sistema colágeno. Rev. clin. esp. 59, 224—229 (1955). — Rev. argent. Reum. 20, 242—250 (1956). Ref. Zbl. Haut- u. Geschl.-Kr. 95, 359 (1956). — TANIMURA, T., M. YANO u. N. HIRAMATSU: Fettarme Nahrung bei Psoriasis vulgaris. Jap. J. Derm. 46, 40 (1939). Ref. Zbl. Haut- u. Geschl.-Kr. 64, 476 (1940). — TELLO, E.: Tratamiento de la psoriasis con novocaina inyectada por via intravenosa. Pren. méd. argent. 1953, 3161—3163. Ref. Zbl. Haut- u. Geschl.-Kr. 87, 371 (1954). — TEMIME, P.: À propos de nos premiers essais du sérum de type Bogomoletz en dermatologie. Bull. Soc. franç. Derm. Syph. 56, 496—497 (1949). — TÉMIME, P., J. BARRABINO u. Y. PRIVAT: Die Psoriasisbehandlung mit Disulfiram. Bull. Soc. franç. Derm. Syph. 66, 541 (1959). TENCHIO, F.: Ricerche sulla cura della psoriasi. Dermatologica (Basel) 100, 310—314 (1950). — THIERS, H.: Intérêt de l'association de la vitamine A synthétique et de petites doses d'arsenic dans les états séborrhéiques, les névrodermites avec asthme et dans certains psoriasis. Bull. Soc. franç. Derm. Syph. 59, 479—480 (1952). — THOREL, L.: Le plus fidèle médicament contre le psoriasis: le bismuthmétal. Bull. méd. (Paris) 53, 498 (1939). — THRONE, B.: Psoriasis treated with a gold compound. Arch. Derm. Syph. (Chicago) 17, 262 (1928). — TIEDEMANN, G.: Der heutige Stand von Prognose, Prophylaxe und Therapie der Psoriasis vulgaris und arthropathica. Neue med. Welt 1950, 346—352. — TOBIAS, N.: The modern management of psoriasis. New int. Clin. 3, 173—182 (1939). — TOMA, A.: Le traitement du psoriasis par les squames. Ann. Derm. Syph. (Paris) 2, 1110—1113 (1931). — TOOMEY, N.: (a) The gold therapy of psoriasis. A prelim. report. Urol. cutan. Rev. 31, 747 (1927). — (b) The gold therapy of psoriasis. Further observations. Urol. cutan. Rev. 32, 101—104 (1928). — (c) The gold treatment of psoriasis. Brit. J. Derm. 40, 445—450 (1928). — (d) Psoriasis under colloidal gold therapy. Arch. Derm. Syph. (Chicago) 18, 625—626 (1928). — TOTUSZYNSKI, S.: X-rays in treatment of psoriasis. Przegl. derm. 5, 37—42 u. engl. Zus.fass. 1955 [Polnisch]. Ref. Zbl. Haut- u. Geschl.-Kr. 91, 331 (1955). — TRAMIER, G., M. PEYRON et A. MURISASCO: Tentatives thérapeutiques dans le psoriasis à la clinique dermatologique universitaire. Bull. Soc. franç. Derm. Syph. 61, 167—169 (1954). — TRIMIGLIOZZI, G.: L'acido undecilenico nella terapia della psoriasi. Dermatologia (Napoli) 2, 7—10 (1951). — TULIPAN, L.: Treatment of psoriasis with photosensitizing agents. Results with sulfanilamide. Arch. Derm. Syph. (Chicago) 43, 99—102 (1941). — TZANCK, A., et M. CORD: Traitement du psoriasis par les injections de lait. Bull. Soc. franç. Derm. Syph. 40, 265—269 (1933).

URBACH, E.: Hautkrankheiten und Ernährung mit Berücksichtigung der Dermatosen des Kindesalters, S. 260. Wien: Maudrich 1932.

VACHON, R., J. COTTE et J. GATÉ: Parallélisme de l'évolution clinique et de la réponse surrénalienne au cours du traitement d'une érythrodermie psoriasis. Les implants tissulaires et le test de Thorn. Bull. Soc. franç. Derm. Syph. 58, 585 (1951). — VALENTOVA, O.: Atypische Heilung der Psoriasis. Čs. Derm., Samberger Festschr. 543—549 u. franz. Zus.fass. (1931)

[Tschechisch]. Ref. Zbl. Haut- u. Geschl.-Kr. 44, 419 (1933). — VAYRE, J., et P. HEROIN: Influence de l'hormone lipocaïque sur la glycémie, la cholestérolémie et la lipémie du psoriasis. Bull. Soc. franç. Derm. Syph. 62, 374 (1955). — VAYRE, J., P. HEROIN et M. CAJGFINGER: Premiers résultats de traitement du psoriasis par l'hormone lipocaic «seule ou associée» à la méthionine cystéine. Bull. Soc. franç. Derm. Syph. 61, 232—233 (1954). — VAYRE, J., P. HEROIN et M. TOMMASI: Essai de traitement du psoriasis par l'héparine associée au principe lipocaic. Bull. Soc. franç. Derm. Syph. 62, 180—181 (1955). — VENTURI, T.: Ulteriori osservazioni sulla cura della psoriasi pilocarpina. Dermosifilografo 15, 57—113 (1940). — VERMA, B. S.: A case of psoriasis treated with Vitamin B_{12} and Vitamin A. Indian J. vener. Dis. 20, 103—104 (1954). — VEYRIÈRES: Pommade antipsorique. Soufre et savon de potasse. Rev. franç. Derm. Vénér. 3, 164 (1927). — VIANI, H.: Butazolidin in the treatment of psoriasis. J. Irish med. Ass. 37, 345—347 (1955). — VILANOVA, X., y L. ALVARADO: El tratamiento del psoriasis con la vacuna enterococica (Methodo del profesor Azua Dochao). Act. dermo-sifiliogr. (Madr.) 41, 326—337 (1950). Ref. Zbl. Haut- u. Geschl.-Kr. 77, 169 (1951). — VILANOVA, X., y J. PIÑOL: El tratamiento del psoriasis, poiquilodermatomiositis y eritrodermia con mostazas nitrogenadas. Med. clin. (Barcelona) 18, 16—23 (1952). Ref. Zbl. Haut- u. Geschl.-Kr. 83, 391 (1953) u. Act. dermo-sifiliogr. (Madr.) 43, 366—367 (1952). Ref. Zbl. Haut- u. Geschl.-Kr. 85, 400 (1953). — VOGEL, H.: Rechtsmilchsäure und Psoriasis. Wien. klin. Wschr. 72, 30—32 (1960). — VOLPE, J.: Über mehrere Erfolge in der Psoriasis-Behandlung mit Vitamin C. Schweiz. med. Wschr. 1, 498—499 (1937). — VONKENNEL, J., u. A. SCHÖBERL: BAL und die Behandlung der Syphilis und Psoriasis mit thiolopriven Substanzen. Med. Mschr. 3, 561 (1949). — VOSS, F.: Zeitgemäße Psoriasis-Behandlung. Z. Haut- u. Geschl.-Kr. 14, 264—266 (1953).

WAGNER, G.: Psoriasis annularis nach Grenzstrahlenbehandlung. Hautarzt 4, 569—570 (1953). — WAGNER, H.: Welche Aussichten bietet die Behandlung der Psoriasis mit Undecylensäure? Z. Haut- u. Geschl.-Kr. 10, 326—329 (1951). — WALCH, J.: Zur Behandlung der Psoriasis mit 9α-Fluoro-16α-Hydroxy-Prednisolon. Dermatologica (Basel) 118, 244—248 (1959). — WALINSKI, F.: Über Versuche der Psoriasis-Behandlung mit Prolan. Dtsch. med. Wschr. 1, 833—834 (1930). — WALLON, E.: Psoriasis blanchi par une application de radium sur la région splénique. Bull. Soc. franç. Derm. Syph. 35, 401—406 (1928). — WALSH, E. N., D. E. CLARK, L. R. DRAGSTEDT and S. W. BECKER: Further observations on the use of lipocaic in the treatment of psor. J. invest. Derm. 4, 59—67 (1941). — WALTHER, H.: Hinweise zur zweckmäßigen Behandlung der Psoriasis vulgaris. Dtsch. med. Wschr. 2, 206—207 (1948). — WANDERER, E.: Allgemeines und Spezielles in der Behandlung der Psoriasis. Derm. Wschr. 1, 187—190 (1938). — WARD, F. F.: Psoriasis treated with hypodermic injections of thymus solution. Med. J. Rec. 126, 216 (1927). — WARREN, M.: Multiple carcinoma of the trunk in a case of psoriasis. Arch. Path. 30, 977 (1940). — WARSHAW, T. G.: Undecylenic acid by mouth of questionable benefit in a group of dermatoses. J. invest. Derm. 13, 209—211 (1949). — WEIRICH, E. G.: Die systemische Therapie der Psoriasis. Hautarzt 11, 193—201 (1960). — WEITGASSER, H.: Zur Allgemeintherapie der Psoriasis mit Psorintern. Wien. med. Wschr. 1958, 131—132. — WELCKER, A.: Günstige Wirkung von Vitamin C bei Erythrodermia psoriatica und Arthropathia psoriatica. Derm. Wschr. 2, 639—643 (1940). — WELSH, A. L., and M. EDE: An appraisal of the therapeutic effect of riboflavin in psoriasis. Arch. Derm. Syph. (Chicago) 76, 595—600 (1957). — WENDTLAND, G.: Biologische Wirkungen der Fettsäuren. Kosm. Mschr. 9, 17 (1952). — WERNSDÖRFER, R.: Das Eosin in der Lokalbehandlung der Psoriasis vulgaris. Münch. med. Wschr. 2, 965—967 (1941). — WIENER, K.: Systematic associations and treatment of skin diseases, p. 556. St. Louis: Mosby Comp. 1955. — WILD, O. E.: Neues zur internen Therapie der Psoriasis. Med. Klin. 48, 782—783 (1953). — WILDE, H.: Psoriasis nach Penicillinbehandlung. Essener Dermat. Ges. 23.11. 1949. Ref. Zbl. Haut- u. Geschl.-Kr. 75, 196 (1950). — WILLIAMS, G. T.: A comparative evaluation of never corticosteroids in the treatment of rheumatoid arthritis. Sth. med. J. (Bgham, Ala.) 52, 267—273 (1959). — WINTER, V.: Autourotherapy in psoriasis. Čs. Derm. 30, 219—225 u. engl. Zus.fass. 1955 [Tschechisch]. Ref. Zbl. Haut- u. Geschl.-Kr. 94, 93 (1956). — WISCH, J. M.: Anwendung der Hypnose bei Psoriasis. Derm. Wschr. 1, 234—236 (1935). — WITTEN, V., and M. B. SULZBERGER: (a) Psoriasis an interesting and perhaps distinctive response following quinacrine therapy. Arch. Derm. Syph. (Chicago) 73, 636—639 (1956). — (b) Psoriasis, an unusual response following atabrine. Arch. Derm. Syph. (Chicago) 74, 210—211 (1956). — WITTEN, V., M. B. SULZBERGER, C. MARCH and W. DVORINE: Iproniazid therapy of psoriasis. J. Amer. med. Ass. 169, 591—595 (1959). — WOLF, M., and C. SAUER: Treatment of recurrent pustular eruptions („pustular psoriasis") with cortisone. Arch. Derm. Syph. (Chicago) 64, 214—215 (1951). — WOLTER, A.: Zur Behandlung schuppender und parasitärer Hauterkrankung mit Curtrosa-Trockensalbe unter Berücksichtigung der Psoriasis. Ther. d. Gegenw. 81, 502—503 (1940). — WRONG, N. M.: (a) Treatment of psoriasis by the injection of scales. Brit. J. Derm. 45, 244 (1933). — (b) Undecylenic acid administered orally in the treatment of psoriasis. Canad. med. Ass. J. 63, 543—545 (1950). —

Wrong, N. M., and G. D. Caldbick: Treatment of psoriasis and other chronic dermatoses with extracts of Rauwolfia serpentina. Canad. med. Ass. J. 74, 829—830 (1956). — Wulf, K.: Wiederholte Arsenkuren bei Psoriasis. Med. Klin. 25, 858 (1952).

Yano, M.: Ein Fall von Psoriasis vulgaris universalis, der durch fettarme Diät fast geheilt war. Jap. J. Derm. 45, 38 (1939). Ref. Zbl. Haut- u. Geschl.-Kr. 63, 60 (1940).

Zakon, S. J.: Auftreten einer Psoriasis während einer langzeitigen Steroidtherapie. Arch. Derm. Syph. (Berl.) 80, 229 (1959). — Zaun, H.: Zur Behandlung der Psoriasis. Dtsch. med. Wschr. 2, 1073 (1938). — Zavarini, D. G.: L'aminopterina nella terapia della psoriasi. Atti Soc. ital. Derm. Sif. 2, 110—112 (1955). — Zierz, P., u. W. Kiessling: Erste Erfahrungen mit innerlichen Gaben eines neuen Prednisolon-Abkömmlings (Triamcinolon) in der Dermatologie. Z. Haut- u. Geschl.-Kr. 26, 39 (1959). — Zingsheim, M.: Die Rolle freier Sulfhydrylgruppen bei der Psoriasis. Dtsch. med. Wschr. 1952, 1630—1631. — Zinsser, F.: (a) Psoriasis. Verschlimmerung nach Quarzlichtbestrahlung. Kölner Dermat. Ges. 30. 3. 1928. Ref. Zbl. Haut- u.Geschl.-Kr. 27, 344 (1928). — (b) Psoriasis-Ausbruch nach Sonnenbestrahlung. Kölner Dermat. Ges. 27. 6. 1928. Ref. Zbl. Haut- u. Geschl.-Kr. 28, 753 (1929). — (c) Psoriasis. Kölner Dermat. Ges. 30. 1. 1931. Ref. Zbl. Haut- u. Geschl.-Kr. 37, 420 (1931). — Zinzius, J.: (a) Über ein neuartiges Behandlungsprinzip bei der Psoriasis vulgaris. Med. Mschr. 9, 814—815 (1955). — (b) Die Psoriasis, vom Dermatologen kosmetisch betrachtet. J. med. Kosmet. 48—50 (1956). — (c) Neue Wege in der Psoriasis-Therapie. Med. Mschr. 12, 26—27 (1958). — Ziprkowski, L., S. Haim and H. Bank: Atabrine in psoriasis. Acta med. orient. (Tel-Aviv) 13, 45—52 (1954). Ref. Zbl. Haut- u. Geschl.-Kr. 90, 360 (1955). — Zubiri-Vidal, A.: Tratamiento del psoriasis con dosis masivas de vitamina D. Act. dermo-sifiliogr. (Madr.) 42, 421—429 (1951). Ref. Zbl. Haut- u. Geschl.-Kr. 79, 161 (1952). — Zuckerkandlowa: Psoriasis behandelt mit Ätzmitteln. Lemberger Dermat. Ges. 3. 4. 1930. Ref. Zbl. Haut- u. Geschl.-Kr. 35, 56 (1931).

Pigmentierte papilläre Dystrophien
(Acanthosis nigricans-Gruppe)

Von

Hans-Joachim Heite-Freiburg i. Brsg.

und

Gudrun von der Heydt-Kassel

Mit 13 Abbildungen

Vorbemerkung

Unter „Acanthosis nigricans" wird ein Symptomenkomplex verstanden, charakterisiert durch drei Kardinalsymptome — Papillarhyperplasie, Hyperpigmentation, Hyperkeratose — und ein bestimmtes Lokalisationsbestreben mit Axillen, Nacken, Hals und äußeren Genitalien als wesentlichen Prädilektionsstellen. Entsprechend der Verlaufsform werden zwei Typen oder Spielarten unterschieden: die maligne Form, die mit einem bösartigen Tumor, meist einem Adeno-Carcinom, vergesellschaftet ist; und die benigne Form, bei der ein solcher Tumor fehlt.

Bis 1931 wurden etwa 204 Fälle von Acanthosis nigricans in der Weltliteratur beschrieben (MONCORPS 1931); darunter waren 62 = 30,4% als sicher und 49 = 24,1% als wahrscheinlich maligne anzusehen; 93 Fälle (= 45,5%) gehörten zur benignen Form. Das Bestehen etwaiger symptomatologischer Unterschiede zwischen der malignen und benignen Spielart wurde von MONCORPS (1931) noch verneint und die Beschreibung der Symptomatologie auf beide Formen bezogen. Wesentliche differentialdiagnostische Kriterien zwischen maligner und benigner Spielart waren der positive Tumorbefund und das Alter bei Beginn der Hauterscheinungen: Auftreten vor dem 20. Lebensjahr sollte für die benigne Spielart, nach dem 40. Lebensjahr für die maligne Form sprechen. Die Prognose der malignen Form ist absolut infaust. Die Prognose der benignen Form galt quoad vitam als günstig, hinsichtlich der Sanierung der Hauterscheinungen als ungünstig. Über die Ätiologie konnten keine befriedigenden Arbeitshypothesen vorgelegt werden. Ätiologische Deutungsversuche mit Einfügung *beider* Verlaufsformen in *eine* Arbeitshypothese nahmen von folgenden Fixpunkten ihren Ausgang: Sympathicusfunktion, endokriner Apparat und Keimplasma.

Die wissenschaftliche Erforschung der Acanthosis nigricans-Gruppe seit 1931 hat ergeben, daß die maligne Spielart als ein wohlumrissenes einheitliches Krankheitsbild mit eigener, von der benignen Verlaufsform deutlich unterscheidbarer Symptomatologie angesehen werden darf. In der Acanthosis nigricans benigna sammeln sich zweifellos verschiedene, wahrscheinlich hetero-ätiologische Krankheitsbilder, so daß es zweckmäßig ist, von einer Acanthosis nigricans benigna-*Gruppe* zu sprechen. Zur letzteren gehören neben der Acanthosis nigricans benigna im engeren Sinne die Pseudo-Acanthosis nigricans (H. O. CURTH 1951); ferner möchten wir dazu einige Krankheitsbilder zählen, deren enge Verwandtschaft zur Acanthosis nigricans-Gruppe allgemein anerkannt wird, die Parakeratose brillante (GOUGEROT 1926), die Papillomatose confluente et réticulée (GOUGEROT und CARTEAUD 1932) und die Pseudoatrophodermia colli (BECKER und MUIR 1934).

Trägt man diesen Ergebnissen der letzten Jahre Rechnung, so erscheint es nicht mehr gerechtfertigt, wie 1931 die maligne und benigne Spielart gemeinsam abzuhandeln, sondern eine Aufteilung in

1. das Krankheitsbild der Acanthosis nigricans maligna,

2. die Krankheitsgruppe der Acanthosis nigricans benigna

vorzunehmen.

A. Acanthosis nigricans maligna

I. Nomenklatur

Die alten Synonyma „Dystrophie papillaire et pigmentaire", „Melanodermie papillaire" und „Keratosis nigricans" werden in den letzten Jahren kaum noch verwendet. Der Name „Acanthosis nigricans" wird allgemein akzeptiert und benutzt, obwohl diese Namensgebung keine gute Beschreibung der Hautveränderungen darstellt — weder die Acanthose noch die Pigmentierung ist ein unabdingbarer Wesenszug — und auch begrifflich nicht korrekt ist — nicht die Hauterkrankung, sondern das Tumorleiden ist maligne. Gelegentlich gebrauchte Bezeichnungen wie „akute Acanthosis nigricans" (Ducuing 1936), womit die rasche Progredienz der Hauterscheinungen der malignen Form treffend gekennzeichnet würde, oder „Begleit-Acanthosis nigricans" (Johne, Dengler und Pratje 1955) konnten sich nicht durchsetzen. Im angelsächsischen Schrifttum findet sich häufig der Ausdruck „adult type" (z. B. Herold, Kaufman und Smith 1941; Hollander 1943) — im Gegensatz zum „juvenile type" der Acanthosis nigricans benigna. Es erscheint jedoch mit H. O. Curth (1949) zweckmäßig, an der eingebürgerten Bezeichnung „Acanthosis nigricans maligna" festzuhalten, da sie *die* Angabe enthält, die den Arzt an wesentlicher Information interessiert. Die begriffliche Unkorrektheit der Bezeichnung „Acanthosis nigricans maligna" und „Acanthosis nigricans benigna" läßt sich insofern rechtfertigen, als man unter *Acanthosis nigricans* nicht allein die Hautsymptome, sondern die Erkrankung in ihrer Gesamtheit verstehen darf, deren Erläuterung durch ein Adjektiv wie „maligna" durchaus korrekt wäre.

II. Häufigkeit des Vorkommens

Die außerordentliche Seltenheit des Krankheitsbildes wird bereits daran deutlich, daß die Zahl der in der Weltliteratur bekannt gewordenen Krankheitsfälle seit 1931 (Moncorps) von 111 (sichere *und* wahrscheinlich maligne Fälle) nur auf etwas über 200 angestiegen ist (vgl. H. O. Curth 1952, Fladung und Heite 1957, Knapp 1957). Die Häufigkeit der gesamten Acanthosis nigricans-Gruppe im dermatologischen Krankengut beträgt etwa 1:20000, wie eine Umfrage bei einigen deutschen Haut-Kliniken ergab (s. Tabelle 1). Auch unter den Carcinomträgern ist die Acanthosis nigricans sehr selten. Exakte Zahlenangaben sind allerdings

Tabelle 1. *Häufigkeit der Acanthosis nigricans im dermatologischen Klientel einiger Hautkliniken* (Ergebnis einer Umfrage)

Klinik	Gesamt-zahl der Patienten	Acanthosis nigricans	
		maligna	benigna
Hamburg .	136000	1	2
Frankfurt .	22000	—	2
Düsseldorf .	20600	2	—
Marburg . .	28000	1	2
Summen .	206000	4	6

nicht bekannt. Die sorgfältige Untersuchung von 116 Carcinomträgern (H. O. Curth 1952) durch Inspektion der Achselhöhlen und weiterer Prädilektionsstellen auf das Vorliegen auch geringer Zeichen einer Acanthosis nigricans verlief negativ.

In der Universitäts-Hautklinik Leipzig wurden von 1945—1956, also in 11 Jahren, sechs Kranke mit Acanthosis nigricans maligna beobachtet, während es in dem Zeitraum 1902—1928, also in 26 Jahren, nur zwei Fälle waren (Knapp 1957). Ob diese Zahlen eine

Tabelle 2. *Häufigkeit der Acanthosis nigricans maligna in der Acanthosis nigricans-Gruppe*

Autor	Acanthosis nigricans maligna	%	Gesamte Acanthosis nigricans-Gruppe
Knapp (1957)	100	45	228
Fladung und Heite (1957)	158	45	351*
H. O. Curth (1957)	207	47	442

* 86 nicht eindeutig zuzuordnende Fälle wurden nicht mitgezählt.

Zunahme der Erkrankungshäufigkeit, etwa infolge von Notzeiten, oder eine bessere diagnostische Erfassung im letzten Jahrzehnt widerspiegeln, muß wohl offen bleiben.

Die Häufigkeit der Acanthosis nigricans maligna innerhalb der Acanthosis nigricans-Gruppe beträgt etwa 45—47% (s. Tabelle 2).

III. Klinische Symptomatologie

1. Krankheitserscheinungen an der Haut

In etlichen Arbeiten wird die bekannte Symptomatologie der malignen und benignen Form gemeinsam abgehandelt und eine Trennung nicht mit wünschenswerter Prägnanz durchgeführt (z. B. WERKÖ 1945, MARAÑÓN und ALVAREZ

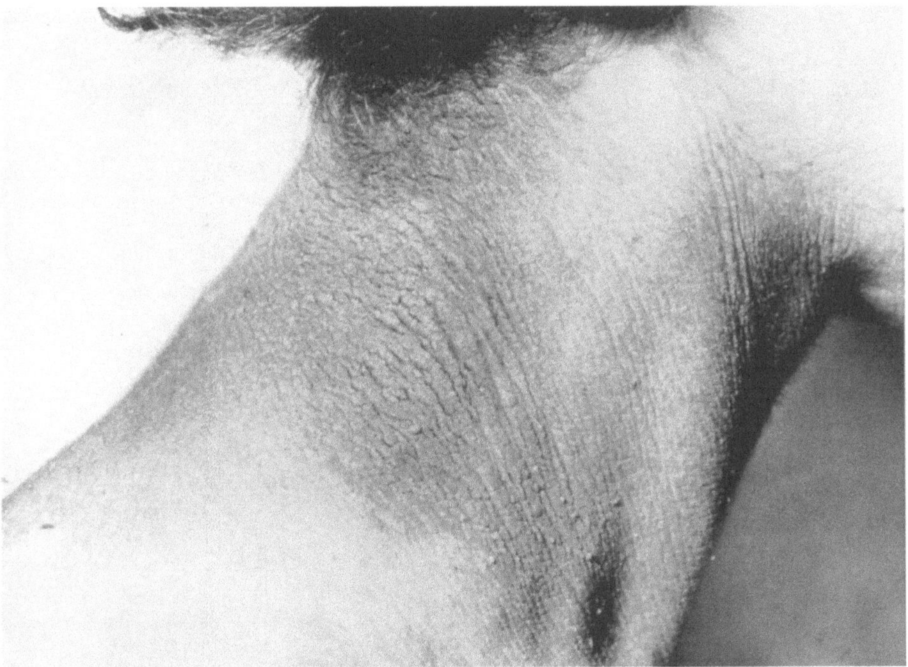

Abb. 1. Acanthosis nigricans maligna mit furchen- und leistenförmiger Papillomatose sowie Pigmentierung an der rechten Halsseite

CASCOS 1957 u. a.). Eine gute neuere Beschreibung ausschließlich der Acanthosis nigricans maligna geben BRATZKE, SUCHOWSKY und TRAUTMANN (1952). Die Erkrankung beginnt mit einer zunächst nur geringfügigen abnormen bräunlichen Verfärbung der Haut an den Prädilektionsstellen. Dies sind vorzugsweise die Körperstellen, die normalerweise einen vermehrten Pigmentgehalt haben (WERKÖ 1945), z. B. Achselhöhlen, Mamillen, Umbilicalgegend, äußere Genitalien, Analfalte. Aber auch andere Hautbezirke wie Hals, Nacken oder Gelenkbeugen (Leistenbeugen, Ellenbogen, Kniekehlen) können befallen sein.

Die vor Jahrzehnten publizierten „Frequenzskalen" über die Häufigkeit des Befalls einzelner Körperbezirke (COUILLAUD 1896, BOGROW 1909) sind erkenntnismäßig wenig brauchbar, da sie sich auf eine Mischung von verschiedenen Krankheitstypen der Acanthosis nigricans-Gruppe beziehen. Eine Trennung der Lokalisationshäufigkeit von maligner und benigner Form wurde von FLADUNG und HEITE (1957) vorgenommen. Dabei ergibt sich, daß die maligne Form bei Erkrankungsbeginn mit jeweils rund 20% Häufigkeit die Axillen, die Hände, die

Genitoanalgegend sowie die Lippen befällt. Auch an Hals und Nacken oder an den Armen, ferner an der Oberschenkelinnenseite oder am Rumpf sind die ersten Krankheitserscheinungen keineswegs selten lokalisiert, nämlich mit 6—8% Häufigkeit (vgl. auch Tabelle 4, S. 951).

Die Erscheinungen treten von Anfang an symmetrisch auf; einseitiges Auftreten wurde bei der Acanthosis nigricans maligna nicht beobachtet, allenfalls

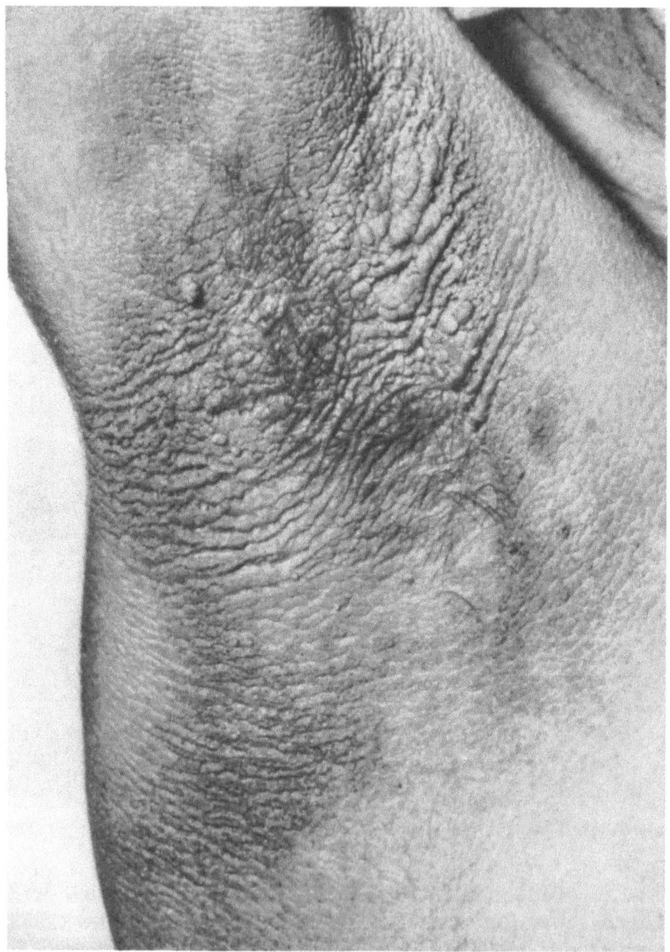

Abb. 2. Starke Papillomatose in Form von linsen- bis erbsgroßen grobhöckerigen Knoten; daneben Leisten- und Furchenbildung sowie braune Pigmentierung

eine gewisse Unsymmetrie der Ausprägung der Hauterscheinungen (Thomae 1935, Halty, Delgado und Volpé 1933).

Die Farbe der erkrankten Hautstellen läßt vom leichten Gelbbraun über schmutziges Graubraun bis zum deutlichen Braunschwarz alle Übergänge erkennen. Die Intensität der Hautfarbe sowie die Ausdehnung der erkrankten Körperbezirke zeigen von vornherein eine unverkennbare Progredienz. Sehr bald gesellt sich zu den bräunlich-schwarzen Verfärbungen eine Veränderung des Hautreliefs: Zunächst bilden sich feine grießkornartige Auflagerungen; alsbald erscheint die gesamte Haut verdickt mit deutlich sich abhebendem Leisten- und Furchensystem (s. Abb. 1 und 2), die Oberfläche wird rauh, spröde, chagrinlederartig.

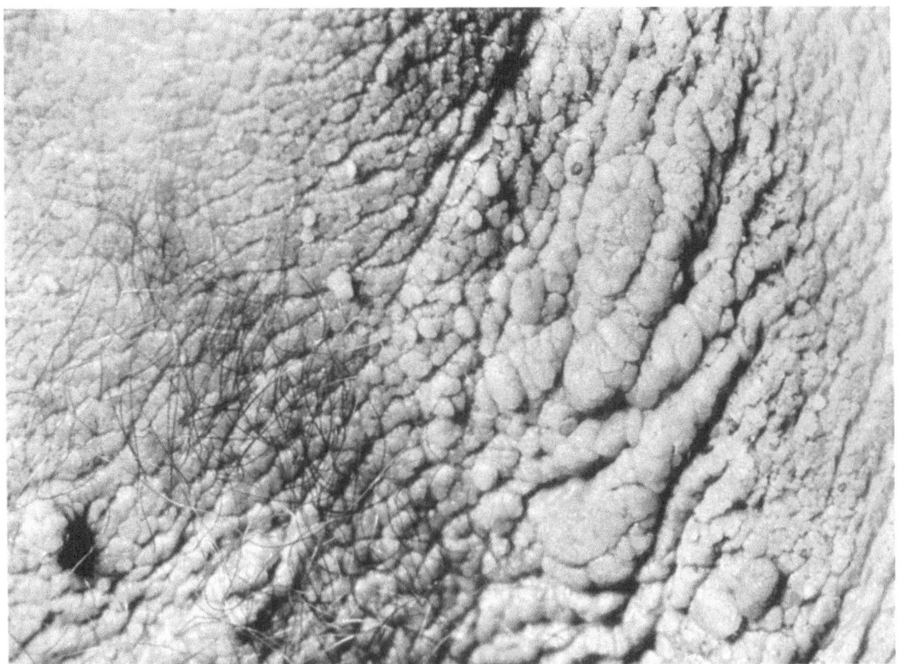

Abb. 3. An Condylomata acuminata erinnernde exzessive grobhöckerige Papillomatose in der Achselhöhle bei Acanthosis nigricans maligna

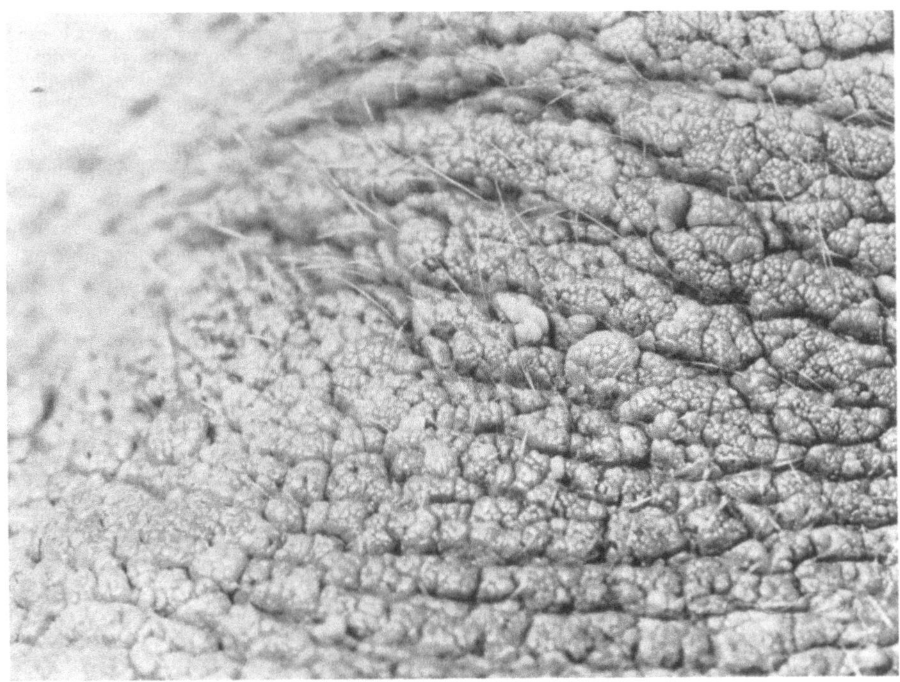

Abb. 4. Stark zerklüftete, baumrindenähnliche Nackenhaut, dunkelbraun-schwarz gefärbt, bei Acanthosis nigricans maligna

Weiterhin treten linsen- bis erbsgroße grobhöckerige Knoten auf, an vulgäre Warzen oder auch spitze Kondylome erinnernd (Abb. 3). Auf der Kuppe solcher papillomatösen Wucherungen findet man oft hyperkeratotische Auflagerungen, die der Haut in ausgeprägten Fällen ein stark zerklüftetes baumrindenähnliches Aussehen geben (Abb. 4).

Neben diesen typischen Hautveränderungen an den Prädilektionsstellen findet man in der Umgebung, aber auch an ferner gelegenen Hautarealen recht häufig isoliert stehende Papillome, Pigmentflecken, Pigmentnaevi oder warzenähnliche Veränderungen. Ferner ist das Auftreten von Hyperkeratosen an Palmae und Plantae zu erwähnen (Hrad 1943, Werkö 1945, H. O. Curth 1949, Ballin 1954 u. a.).

Ein wichtiges, vielfach schon sehr frühzeitig einsetzendes Symptom ist der Pruritus, der sowohl prämonitorisch vor Ausbruch sichtbarer Hautveränderungen auftreten als auch mit den Hauterscheinungen parallel gehen kann; in etlichen Fällen ist er nicht nur auf die erkrankten Hautstellen beschränkt, sondern universell.

2. Krankheitserscheinungen an der Mundschleimhaut

Das frühzeitige Auftreten von Krankheitserscheinungen an den Schleimhäuten, nicht selten zugleich mit den ersten Hauterscheinungen oder alsbald danach, ist ein charakteristisches Zeichen der Acanthosis nigricans maligna.

Dies wurde schon von Bogrow (1909) festgestellt, der ausgebreitete Schleimhauterscheinungen gerade bei den malignen Fällen beschrieb, bei der Acanthosis nigricans benigna dagegen vermißte. Später wurden Schleimhautveränderungen auch bei Fällen der Benigna-Gruppe beschrieben, so daß Moncorps (1931) meinte, daß aus dem Fehlen oder Vorhandensein von Schleimhautveränderungen keine Schlüsse auf die Zugehörigkeit zur malignen oder benignen Form gezogen werden könnten. Dieser Auffassung ist von Fladung und Heite (1957) widersprochen worden: nach Tabelle 4, S. 951, kommt das Auftreten von Mundschleimhautveränderungen *zu Beginn der Krankheit* in etwa 23% der Fälle von Acanthosis nigricans maligna vor, dagegen niemals bei der Benigna-Gruppe. *Im späteren Krankheitsverlauf* allerdings liegen die Verhältnisse ein wenig anders: Bei der Acanthosis nigricans maligna sind in 50% der Fälle Mundschleimhaut- und Lippenerscheinungen vorhanden, bei der Benigna-Gruppe nur in 14%. Der Beginn von Krankheitserscheinungen an der Mundschleimhaut ist also nach der Auffassung von Fladung und Heite (1957) diagnostisch von wesentlicher Bedeutung.

Recht charakteristisch für die Krankheitserscheinungen an den Schleimhäuten ist, daß hier die Pigmentierung meist fehlt und die Krankheitserscheinungen nur in Form polypöser Gewächse auftreten (Jordan, Schamschin u. Dobrow 1933, Masson und Montgomery 1936, Gottron 1942, Werkö 1945, Joulia und Dubarry 1954). Lediglich Ducuing (1936) und Degos und Sainrapt (1947) erwähnen Granulierungen an der Gaumenschleimhaut mit zahlreichen pigmentierten Vorsprüngen.

Die Intensität der Krankheitserscheinungen kann erheblich variieren:

An den Lippen können geringe Erscheinungen wie weißlich-graue Verfärbung (Thomae 1935), Vergröberungen des Reliefs (Gottron 1942) oder zarte papilläre Erhebungen hellroter Farbe (Matras 1940) vorhanden sein. Intensivere Krankheitserscheinungen bestehen in schwammartigen oder ausgesprochen papillären Wucherungen (Nadel 1931, Archangelskij 1937, Radaeli 1939, Kimmig 1950, Ballin 1954, Sevin 1955, Knapp 1957 u. a.), in vorspringenden warzigen Vegetationen (Hollander 1943, Cochrane und Alexander 1951), fibromartigen Tumoren, gestielten und ungestielten Papillomen, oder warzigen Gewächsen (Schröpl 1938, Burgess 1931), ja sogar in Condylomata acuminata-ähnlichen Veränderungen oder frambösieartigen Wucherungen (Berggreen 1938, Radaeli 1940). Auch schwere Deformierungen der Lippen werden berichtet, die auf das Dreifache angeschwollen, schwarz und zerklüftet erscheinen (Ducuing 1936). Gelegentlich finden sich blumenkohlähnliche Excrescenzen von rotbrauner Farbe (Hellerström 1936), ferner massive blutige Krusten mit tiefen Furchen (Herold, Kaufman und Smith 1941).

Auch die Veränderungen an der Zunge können zwischen geringfügigen Erscheinungen, wie vergröberten Papillen (v. FISCHER 1949), leichter Verdickung der Zungenschleimhaut (WANDERER 1938) oder hypertrophischer Verhornung mit Schwinden von Gefühl und Geschmack (COCHRANE und ALEXANDER 1951) und massiveren Veränderungen schwanken (vgl. Abb. 5). Letztere können in zahlreichen linsengroßen papillären Efflorescenzen (BODENSTEIN 1934) mit Furchen und Fissurierungen dazwischen (HISSARD 1933, HOLLANDER 1943, BALLIN 1954, KNAPP 1957) bestehen. Als offenbar stärkste Zungenveränderungen

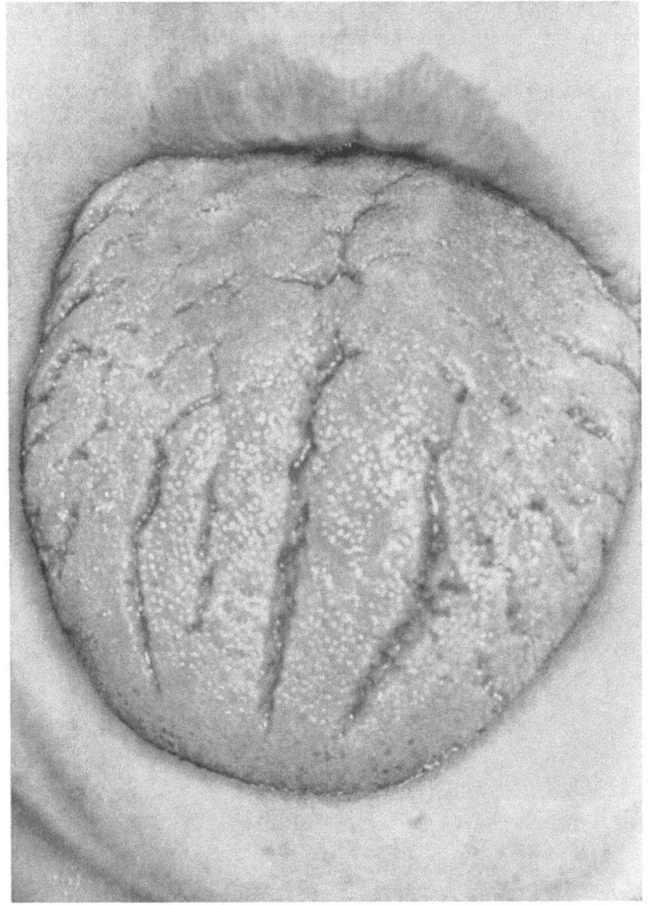

Abb. 5. Zungenveränderung geringeren Grades bei Acanthosis nigricans maligna: Verdickung der Zungenschleimhaut, Hypertrophie der Zungenpapillen und verstärkter Furchung mit Fissurierung

werden tief zerklüftete Papillome (HELLERSTRÖM 1936), ausgebreitete papilläre Wucherungen (ARCHANGELSKIJ 1938) und enorme Vergrößerung der Zunge durch dicht stehende Papillome (BECKMANN 1955) berichtet. Gelegentlich werden die Zungenränder (SCHWARTZ 1952), in anderen Fällen die Mittellinie bevorzugt.

In ähnlicher Weise können auch die übrigen Teile der Mundschleimhaut, harter oder weicher Gaumen, Wangenschleimhaut und Zahnfleisch erkranken:

Man kann trockene verhornte Veränderungen mit leichter Verdickung oder lichtgraue bis weißliche, gelegentlich plaquesförmige Verfärbungen der Mundschleimhaut finden (THOMAE 1935, SCHRÖPL 1938, WANDERER 1938, COCHRANE und ALEXANDER 1951, HALPERT und GOTTSCHALK 1957). Die Hyperkeratosen sind also auch an der Mundschleimhaut deutlich ausgeprägt. Der Gaumen kann eine körnige papilläre Hypertrophie (BERGGREEN 1938) oder einen dichten Besatz von zarten, spitz zulaufenden papillären Erhebungen (MATRAS 1940) oder gröbere papillomatöse Massen (Ballin 1954) zeigen. Papillome und Warzen, gelegentlich mit Fissurierung, werden von Burgess (1931), Cochrane und Alexander (1951), Beckmann (1955), Schreus (1957) angegeben, während Nadel (1931), Archangelskij (1938), v. Fischer (1949), Schwartz (1952) und Sevin (1955) von mehr oder weniger ausgebreiteten papillären Wucherungen an den verschiedensten Teilen der Mundschleimhaut berichten. Degos und Saintrapt (1947) beschreiben an der Wangenschleimhaut dicht stehende, von Furchen durchsetzte Vorwölbungen (vgl. auch Abb. 6), die der Schleimhaut einen baumrindenähnlichen Charakter verleihen. Auch das Zahnfleisch kann wulstig vorgewölbt und mit fleischigen Proliferationen bedeckt sein. Derartige starke Veränderungen sind auch funktionell von Bedeutung, da sie hinderlich und schmerzhaft beim Sprechen und Essen sind.

Die Schleimhauterscheinungen der Acanthosis nigricans bleiben nicht auf den ektodermalen Anteil der Mundhöhle beschränkt, wie Berggreen (1938) meinte:

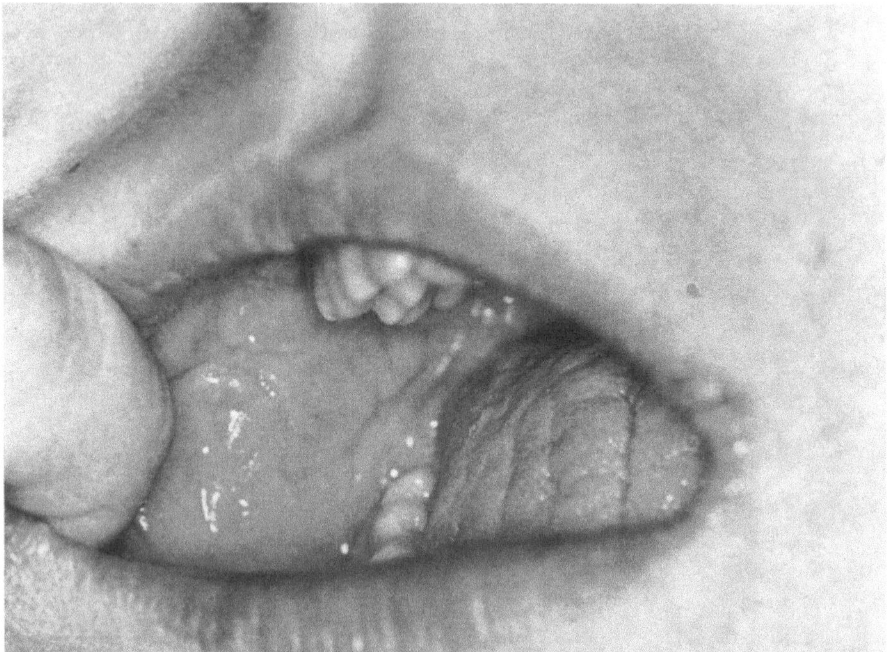

Abb. 6. Ausgedehnte papilläre Wucherung der Wangenschleimhaut mit wulstiger Vorwölbung und Furchung

Weißliche Verfärbungen und papilläre Wucherungen werden auch an Pharynx, Hypopharynx und Kehlkopfhinterwand erwähnt (Hrad 1943; Beckmann 1955; Halpert und Gottschalk 1957). Pasini (1951) konnte bei ösophagoskopischer Untersuchung leicht blutende papillomatöse Neubildungen von irregulärer weißlicher Oberfläche und einer Größe zwischen Maiskorn und Milium feststellen. Anläßlich von Sektionen berichtet Schreus (1957) von papillomatösen Schleimhautwucherungen im Oesophagus, Beckmann (1955) von einer disseminierten Papillomatose an Oesophagus und Magenschleimhaut.

3. Besonderheiten bei der Lokalisation von Krankheitserscheinungen

Das Auftreten krankhafter Hauterscheinungen am *Genitale* sowie an der *Perineal- und Analgegend* (vgl. Abb. 7) wird zwar häufig erwähnt, ist aber nur selten genauer beschrieben worden: Masson und Montgomery (1936) berichten über den Befall des inneren Teiles der Labien, Bodenstein (1934) über die Affektion der großen und kleinen Schamlippen. Schreus (1955) erwähnt Warzen an Labien und Perineum. Befall des Scrotums heben Archangelskij (1938) sowie Jordan, Schamschin und Dobrow (1933) hervor. Die Schleimhaut des Genitale, auch die sog. Vaginalschleimhaut, pflegt in der Mehrzahl der Fälle frei von Krankheitserscheinungen zu bleiben (Meinrenken 1953; Cattan, Carasso, Frumusan und Gorins 1956; Damblé 1934), allenfalls ist die sog. Vaginalschleimhaut nur im äußeren Viertel befallen (Bratzke, Suchowsky und Trautmann 1952).

Keineswegs selten sind die *Augenlider* beteiligt. Hier wird von warzigen Efflorescenzen berichtet (HOLLANDER 1943, MILLER und DAVIS (1954), SCHREUS (1955), von knotigen Veränderungen mit gezackten Rändern (HEROLD, KAUFMAN und SMITH 1941), von erbsengroßen fleischig-roten Knospen (DEGOS und SAINTRAPT 1947) und von kleinen manchmal gestielten Papillomen an den Lidern (HISSARD 1933, DUCUING 1936, ARCHANGELSKIJ 1938). Durch papillomatöse Tumoren am inneren Lidwinkel kann es sogar zu einer Verlegung der Tränenwege (CORRADO 1939) kommen.

Genauere Angaben über die Lokalisation papillärer Wucherungen sind selten: ARCHANGELSKIJ (1938) erwähnt lediglich den Befall der Augenschleimhäute; ONOE (1930) berichtet von Papillomen an der Conjunctiva palpebrarum; JORDAN, SCHAMSCHIN und DOBROW (1933) sahen neben papillomatösen auch warzige Veränderungen an den Conjunctiven.

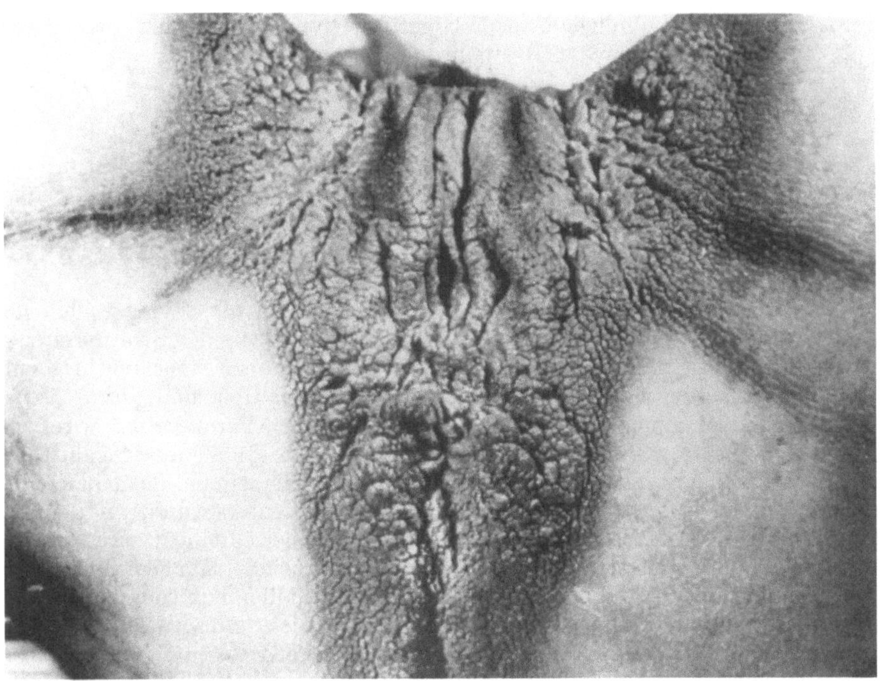

Abb. 7. Exzessive papillomatöse Wucherung und dunkelbraun-schwarze Pigmentierung am Genitale, Perineum, Anus und der Umgebung. Besondere Ausbreitung entlang den Hautfalten. Die sog. Vaginalschleimhaut ist frei von papillomatösen Veränderungen

MUSCHIETTI und VÁZQUES (1935) betonen die Bevorzugung der Umgebung von Körpereröffnungen, z. B. Umgebung des Afters (MCDONALD 1939); auch der Gehörgang kann durch papillomatöse Wucherungen verlegt sein (BECKMANN 1955).

Auch an den *Hautanhangsgebilden* wie *Haaren* und *Nägeln* werden Veränderungen im Laufe der Acanthosis nigricans maligna beschrieben. Recht häufig wird bei längerer Dauer der Krankheit Haarausfall beobachtet (COCHRANE und ALEXANDER 1951, BRATZKE, SUCHOWSKY und TRAUTMANN 1952). Über ausgesprochen spröde und trockene Kopfhaare berichten HEROLD, KAUFMAN und SMITH (1941), offenbar als trophische oder Ernährungsstörung im Rahmen des konsumierenden Tumorleidens. Auch ein Ergrauen des Haupthaares innerhalb eines Monats (WERKÖ 1945) oder das Auftreten einer Kräuselung des Kopfhaares gleichzeitig mit Veränderungen an Haut und Schleimhaut (YANO 1939) wird berichtet. Wesentlich häufiger ist das Schütterwerden und schließliche Ausfallen der Haare an den Prädilektionsstellen der Hauterkrankung (MILIAN, PERIN und BABALIAN 1934; HOLLANDER 1943; THOMAE 1935; ROSCHER 1953; GRACE und SCHWARTZ 1934). MARMELZAT (1955) erwähnt eine Alopecie der Augenbrauen, GROSS (1932) ein Neuwachstum der Haare an Kopf und Axillen nach früherer totaler Alopecie.

Die *Nägel* werden als verdickt, brüchig, spröde und von Längsrillen durchzogen beschrieben (BRATZKE, SUCHOWSKY und TRAUTMANN 1952; DUCUING 1936; COCHRANE und ALEXANDER 1951; HOLLANDER 1943; V. FISCHER 1949). Das Auftreten von Leukonychien erwähnen BALLIN (1954) und MARMELZAT (1955).

4. Zusammenfassung der klinischen Symptomatologie

Wenn man das Charakteristische und Wesentliche des klinischen Bildes kurz zusammenfaßt, so ist hervorzuheben:

1. Beginn zugleich oder kurze Zeit nacheinander an vielen Prädilektionsstellen einschließlich Mundschleimhaut.

2. Ausgesprochene Progredienz hinsichtlich der Lokalisation, d. h. Neuauftreten an weiteren Körperstellen; und hinsichtlich der Intensität vorhandener Hauterscheinungen, d. h. Vertiefung der gelblich-braun-schwärzlichen Verfärbung, ferner zunehmende Veränderung des Oberflächenreliefs bis zu stark zerklüfteten baumrindenähnlichen, an der Oberfläche hyperkeratotischen Strukturen.

3. Sehr häufig hartnäckiger Pruritus.

IV. Histologie

Die früher beschriebenen feingeweblichen Veränderungen bei der Acanthosis nigricans maligna, von Moncorps (1931) zusammenfassend dargestellt, werden in neueren Arbeiten bestätigt und nur in unwesentlichen Einzelheiten ergänzt (Herold, Kaufman und Smith 1941, Bratzke, Suchowsky und Trautmann 1952, Waisman 1953 u. a.).

Im Vordergrund des mikroskopischen Bildes steht die Hypertrophie des Stratum spinosum bei wechselnder, meist reduzierter Dicke des Stratum granulosum, einem fast stets fehlenden Stratum lucidum, aber einer mächtig entwickelten orthokeratotischen Hornschicht. Desquamation und Parakeratose gehören nicht zum typischen Bild. Das Fehlen einer Parakeratose wird von McDonald (1939) sowie Halpert und Gottschalk (1957) ausdrücklich bestätigt; ihr stellenweises Vorkommen ist auf offenbar seltene Ausnahmen beschränkt (Muschietti und Vázquez 1935, Herold, Kaufman und Smith 1941). Charakteristisch ist die wechselnde Dicke der Stachelzellschicht, die normale Hautfurchung akzentuierend oder stark übertreibend. Manche Zellen des Stratum spinosum sind eigenartig geschrumpft mit halbmondförmig zusammengesintertem Kern, worauf mehrfach hingewiesen wurde (Schlammadinger 1934; Demonstration Hautklinik Essen 1937; Hrad 1943; Farcas und Marton 1950; Bratzke, Suchowsky und Trautmann 1952). Werkö (1945) dagegen spricht von vacuolisierten Zellen. Eine ausgesprochene Dyskeratose wird offenbar selten beobachtet (Hufnagel 1947).

Der Papillarkörper ist unregelmäßig gewuchert, zeigt Spaltungen, kolbige Auftreibungen, baumartige Verästelungen, exzessive Papillomatose; solche quergetroffene Papillenverzweigungen sind in histologischen Schnitten häufig. Pasini (1951) spricht von einer Neuproduktion von Bindegewebe. Werkö (1945) beschrieb im Papillarkörper neue Formationen von Fibroblasten um die Gefäße herum. Ein Ödem der Papillen wird in letzter Zeit seltener erwähnt (Nicholas 1941, Werkö 1945). Geringe perivasculäre Zellinfiltrate, vorzugsweise auf die oberen Coriumschichten beschränkt, bestehen meist aus Lymphocyten, gelegentlich auch aus Mastzellen. Mastzellanhäufung wird z. B. von Bratzke, Suchowsky und Trautmann (1952) erwähnt.

Die Bindegewebsfasern sollen gelegentlich gequollen, glasig-homogen sein, meistens aber keine wesentlichen Abweichungen zeigen. Tominaga und Harada (1934) sahen eine Auffaserung, Verquellung, Verfilzung und Segmentierung der Elastica in der Papillarschicht.

In vielen Schichten der Epidermis findet man Ansammlungen eisenfreier Pigmentgranula, z. T. kappenförmig in den Basalzellspitzen, z. T. in der Stachelzellschicht, ja sogar in der Hornschicht; auch in der Cutis ist das Pigment vermehrt, entweder in reichlich vorhandenen Chromatophoren oder als Körnchen und Schollen in den Lymphspalten zwischen den Bindegewebsbündeln.

Eine Atrophie der Cutis wird nur gelegentlich beobachtet, z.B. von HALTY, DELGADO und VOLPÉ (1933). COCHRANE und ALEXANDER (1951) berichten, daß das subcutane Fettgewebe in die oberen Schichten des Coriums, an manchen Stellen sogar bis zur Epidermis reicht. Gelegentlich finden sich Hinweise für eine Atrophie der Talg- und Schweißdrüsen, z.B. bei MATRAS (1936) sowie TOMINAGA und HARADA (1934). Die früher erwähnten epithelialen Knospenbildungen an den Schweißdrüsenausführungsgängen wurden in letzter Zeit nicht mehr beschrieben.

An Besonderheiten ist der Befund von NICHOLAS (1941) zu erwähnen, der Lymphosarkommetastasen in den tieferen Teilen des Coriums und im Unterhautfettgewebe fand. Ob der von DOWLING und FREUDENTHAL (1938) publizierte Fall mit Trichoepitheliom-ähnlichen Wucherungen in der Epidermis zum Krankheitsbild der Acanthosis nigricans maligna gehört, muß fraglich erscheinen.

Viele Autoren (H. O. CURTH 1953, LEVER 1954, GANS und STEIGLEDER 1955, CATTAN 1956 u. a.) vertreten die Ansicht, daß das histologische Bild der Papillomatose unspezifisch ist, insbesondere keine wesentlichen Unterschiede zwischen den beiden Formen der Acanthosis nigricans aufweist.

V. Der maligne Tumor

1. Die Syntropie zwischen Acanthosis nigricans und Malignom

Die Art und Bedeutung des malignen Tumors für die Hauterscheinungen ist häufig diskutiert worden. Über die Beziehungen zwischen Carcinom und Acanthosis nigricans — allerdings ohne Trennung zwischen der Maligna-Form und der Benigna-Gruppe — referieren in letzter Zeit H. O. CURTH (1948), SPEAR (1950) und KNAPP (1957). Wenn bereits aus Zahlenzusammenstellungen, denen die Benigna-Gruppe beigemischt ist, auf eine zweifelsfreie Korrelation geschlossen wird, so wird dieser Schluß um vieles bindender, wenn man ausschließlich die — allerdings symptomatologisch definierte — Maligna-Gruppe heranzieht.

Bei der Maligna-Form hat die Frage nach einer Korrelation zwischen malignem Tumor und Hauterscheinungen nur Sinn, wenn man mit FLADUNG und HEITE (1957) das Krankheitsbild ausschließlich nach der Symptomatologie der Hauterscheinungen definiert; die zusätzliche Heranziehung des malignen Tumors zur Definition ist, wie S. 952 dargelegt, nicht notwendig. Von besonderem Interesse ist dann die Gegenfrage, ob es noch andere Krankheiten gibt, die mit den typischen Hauterscheinungen der Acanthosis nigricans maligna kombiniert vorkommen. Soweit bei sorgfältiger Literaturdurchsicht eruierbar, sind nur zwei solcher Fälle bekannt, deren diagnostische Einordnung allerdings umstritten ist: Eine 67jährige Frau mit Laennecscher Lebercirrhose, bei der autoptisch kein maligner Tumor nachgewiesen werden konnte (KOK 1951) und eine hepatolentikuläre Degeneration (Wilsonsche Krankheit; EZZO, ROWLEY und FINNEGAN 1957).

Wenn man annehmen will, daß die Zahl der publizierten Acanthosis nigricans maligna-Fälle etwa an 250 heranreicht und darunter nur zwei (noch dazu fragliche) Fälle mit autoptisch fehlendem Tumor, aber bei vorhandener schwerer Lebercirrhose vorkommen, so wird die außerordentlich hohe Korrelation zwischen malignem Tumor und Acanthosis nigricans maligna deutlich.

2. Art und Lokalisation des malignen Tumors

Hinsichtlich Art und Lokalisation des malignen Tumors konnte in neueren Arbeiten die von MONCORPS (1931) referierte Auffassung bestätigt werden, daß das Carcinom bei weitem überwiegt, und unter den Carcinomen das Magencarcinom am häufigsten ist.

Nichtepitheliale Tumoren spielen eine zahlenmäßig geringe Rolle; sie kommen nach einer Zahlenangabe von FLADUNG und HEITE (1957) nur etwa in 2—3% vor. So wurde in früherer Zeit von KLOTZ und RHODENBURG (1914) ein Sigmasarkom und von SPITSCHKA (1898) ein Chorionepitheliom beschrieben. In neuerer Zeit erwähnt Sanchez Covisas (1940) ein angebliches Lymphosarkom des Magens, das wir mit H. O. Curth (1949) infolge fehlender histologischer Untersuchung nicht für verbürgt halten. Pathologisch-anatomisch gesicherte Lymphosarkome beschreiben Masson und Montgomery (1936), Nicholas (1941), ferner auch Wile (1923).

Die besondere Häufigkeit des Abdominalcarcinoms unter den Tumoren der Acanthosis nigricans maligna wird neuerdings durch exakte Zahlenangaben belegt: H. O. Curth (1948), Fladung und Heite (1957) finden in guter Übereinstimmung 86,4% bzw. 88% Abdominalcarcinome. Unter letzteren wiederum sind die Magencarcinome besonders häufig, nach Mukai (1930), H. O. Curth (1949) sowie Fladung und Heite (1957) übereinstimmend in 61—62% aller Acanthosis nigricans maligna-Fälle. Thorakale Carcinome, ausgehend von Mamma, Bronchien oder Oesophagus, finden sich relativ selten; bei H. O. Curth (1952) in 8,2%, bei Fladung und Heite (1957) bei 9,6% der Carcinome. In letzter Zeit scheinen die Bronchialcarcinome bei der Acanthosis nigricans häufiger beschrieben worden zu sein (H. O. Curth 1952).

Zahlenmäßige Aufstellungen über den genaueren Sitz des Primärtumors wurden mit befriedigend übereinstimmendem Ergebnis von H. O. Curth (1949) sowie Fladung und Heite (1957) publiziert (s. Tabelle 3).

Tabelle 3. *Verteilung des Carcinoms auf die einzelnen Organe bei 207 Fällen von Acanthosis nigricans maligna.* (Nach H. O. Curth 1949)

Magen	128	61,8% (!)
Leber	14	6,8% (!)
Uterus	10	
Darm	5	
Galle	2	
Ovarien	2	
Pankreas	1	
Chorionepitheliom	1	
Bauchhöhle ohne nähere Angabe . .	16	
Intraabdominell	179	86,4%
Bronchien	6	
Speiseröhre	2	
Intrathorakal	8	3,9%
Mamma	9	
Niere	2	
Schilddrüse	1	
Drüsenmetastase ohne bekannten . Primärtumor	2	
Sonstiger Sitz	20	9,7%
Summe	207	

In beiden Auszählungen findet man rund 90% der Carcinome intraabdominell gelegen. Erwähnenswert ist noch, daß in der Aufstellung von H. O. Curth (1949) die Leber als zweithäufigster Sitz mit etwa 7% Häufigkeit vertreten ist.

H. O. Curth (1953) untersucht die Frage, ob die Carcinome bei Acanthosis nigricans irgendwelche Besonderheiten aufweisen. Dabei zeigt sich, daß alle histologisch untersuchten Fälle Adenocarcinome sind. Oft ist in den Metastasen die alveoläre Struktur sogar besser erkennbar als im Primärtumor. Diese alveolären Carcinome zeigen aber auf Grund der bisherigen Untersuchungen keine charakteristischen Unterschiede gegenüber Adeno-Carcinomen ohne Acanthosis nigricans. Fälle, bei denen kein alveoläres Carcinom, sondern ein Krebs anderer Bauart vorliegt, sind außerordentlich selten. Die hier zu nennenden von Kaufmann und TILLEY (1948) (Schilddrüsentumor), MILLER und DAVIS (1954) (Plattenepithelcarcinom im Hypopharynx) sowie MELCZER und DVORSZKY (1957) (Dermatofibrosarcoma protuberans) publizierten Krankheitsfälle werden von H. O. CURTH (1960) diagnostisch angezweifelt.

3. Krankheitsdauer — Diagnose des malignen Tumors

Die Adenocarcinome der Acanthosis nigricans pflegen allerdings insofern eine besondere Eigentümlichkeit zu besitzen (H. O. CURTH 1953), als sie hochgradig maligne sind und infolge zeitiger Metastasierung sehr früh inoperabel werden und innerhalb ungewöhnlich kurzer Zeitspanne zum Exitus führen. Gelegentlich (SWARTZ 1926 und 1928) wurde sogar auf Grund des rapiden Verlaufes ein Sarkom vermutet; die Autopsie ergab jedoch ein Magencarcinom.

Zahlenangaben über die Krankheitsdauer bis zum Exitus letalis finden sich bei Frau H. O. CURTH (1949) sowie FLADUNG und HEITE (1957). Erstere gibt als Zeitspanne zwischen Entdeckung des Carcinoms und dem Exitus einen Durchschnittswert von 11,9 Monaten an. FLADUNG und HEITE (1957) geben bei 29 Acanthosis nigricans maligna-Fällen die Zeitspanne zwischen Beginn der Hauterscheinungen und dem Exitus letalis als Häufigkeitsverteilung an, der zu entnehmen ist, daß bereits nach 9 Monaten 50% der Patienten ihrem Leiden erlegen sind; nach 18 Monaten sind es 75% und nach 2 Jahren fast 90%.

Zur Frage, ob in der Regel das Carcinom beim Auftreten der Acanthosis nigricans-Hauterscheinungen schon erkannt ist, oder ob umgekehrt die Hauterscheinungen erst die Tumorsuche und -diagnose auslösen, finden sich Angaben bei H. O. CURTH (1953), HERMANN (1955) sowie FLADUNG und HEITE (1957). Bei der Bewertung solcher Zahlenangaben ist freilich zu bedenken, daß nur bei den Hauterscheinungen der Zeitpunkt des Beginns einigermaßen genau eruiert werden kann. Der tatsächliche Beginn des malignen Tumors hingegen bleibt unsicher; der Beginn etwaiger durch ihn verursachter Beschwerden ist vom Sitz abhängig, der Zeitpunkt seiner Diagnose von vielen Zufälligkeiten. Es ist daher kein Wunder, daß die Zahlenangaben der drei Publikationen etwas voneinander abweichen. Unter den 160 Fällen von HERMANN (1955) waren bei 34 Patienten (= 21,25%) die Hauterscheinungen lange vor der Diagnose des malignen Tumors vorhanden. Nach H. O. CURTH (1953) wurde in 17% der Fälle die Acanthosis nigricans *vor* dem Carcinom, in 61% *gleichzeitig* und in 22% *nach* dem Carcinom diagnostiziert. FLADUNG und HEITE (1957) berichten von 74 Fällen: nur bei 23 (= 31%) war das Carcinom vor dem Auftreten der Hauterscheinungen erkannt worden, bei 51 (= 69%) erst nach den Hauterscheinungen.

Tumormetastasen in der Haut sind auffallend selten (KÖPF und LAUSECKER 1953). Vereinzelte Fälle wurden von DUBREUILH (1918), SCHLAMMADINGER (1934), DOWLING und FREUDENTHAL (1938) publiziert. NICHOLAS (1941) vermutet, daß man bei der Untersuchung tieferer Schichten des Unterhautgewebes, wie sie bei einer Hautbiopsie meist nicht erfaßt werden, häufiger Tumormetastasen finden könnte. In diesem Zusammenhang wird auf die Feststellung von GATES (1937) hingewiesen, der in Serienschnitten bei über 2000 Patienten mit malignen Tumoren in 2,7% Hautmetastasen fand.

VI. Kollektiveigenschaften des Krankheitsbildes Acanthosis nigricans maligna

Neben den „Individualeigenschaften" einer Krankheit — also jenen Eigenschaften, die jeder individuelle Krankheitsfall als Symptom aufweisen kann — besitzt das Krankheitsbild als solches „Kollektiveigenschaften". Hierunter sollen Eigenschaften verstanden werden, die kein einzelnes Individuum aufweisen kann, die nur kennzeichnend sein können für eine Gruppe, ein Kollektiv von Kranken.

Von den Kollektiveigenschaften des Krankheitsbildes Acanthosis nigricans maligna werden im folgenden das Geschlechtsverhältnis, die Häufigkeitsverteilung des Beginnalters und die Frequenzskala der befallenen Hautbezirke besprochen.

1. Das Geschlechtsverhältnis

Die meisten Angaben über die Verteilung der Erkrankung auf die beiden Geschlechter beziehen sich auf die gesamte Acanthosis nigricans-Gruppe, nur wenige ausschließlich auf die maligne Spielart. In recht guter Übereinstimmung

finden H. O. Curth (1949), Hermann (1955) sowie Fladung und Heite (1957)
bei der Acanthosis nigricans maligna männliche und weibliche Kranke ungefähr
gleich häufig erkrankt. Ein Prävalieren des weiblichen Geschlechts — wie von
Moncorps (1931) allerdings für die gesamte Acanthosis nigricans-Gruppe berichtet, und wie es zweifellos für die Benigna-Gruppe zutrifft — ist bei der malignen
Form nicht vorhanden.

2. Das Beginnalter

Für die gesamte Acanthosis nigricans-Gruppe, also ohne Aufspaltung in die einzelnen
Unterformen, erhält man eine zweigipfelige Häufigkeitsverteilung des Beginnalters; die
beiden Gipfel liegen nach Knapp (1957) im Alter von 6—20 Jahren bzw. 46—61 Jahren, nach H. O. Curth (1948) in der Pubertät bzw. im 6. Lebensjahrzehnt, entsprechen also der benignen und malignen Spielart. Eine genauere Formanalyse dieser Alters-Häufigkeitsverteilung, wie in Abb. 8 dargestellt, wird von Fladung und Heite (1957) durchgeführt; dabei erweist sich die Doppelgipfligkeit als signifikant.

Die alte Angabe, das Beginnalter der Acanthosis nigricans maligna habe bei 34 Jahren eine untere und bei 62 Jahren eine obere Altersgrenze, wurde schon von Moncorps (1931) als zu eng bezeichnet. Joulia und Dubarry (1954) berichten in 8% der malignen Fälle von einem Beginn zwischen dem 11. und 20. Lebensjahr, und in 42% im Alter zwischen 21 und 30 Jahren; sie halten das Beginnalter diagnostisch für unzuverlässig.

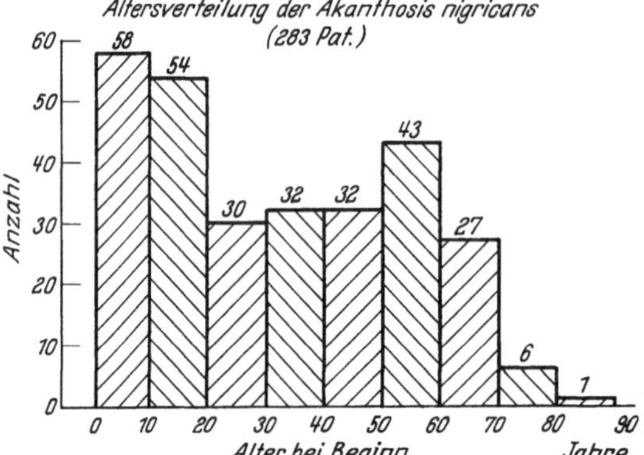

Abb. 8. Doppelgipflige Häufigkeitsverteilung des Beginnalters von 283 Patienten mit Acanthosis nigricans,
ohne Aufteilung in maligne und benigne Spielart.
(Nach Fladung und Heite 1957)

Masson und Montgomery (1936) fanden nur 80% der Kranken älter als 40 Jahre. Welchen
Aussagewert das Beginnalter als „diagnostischer Test" besitzt, wird S. 953 genauer besprochen.

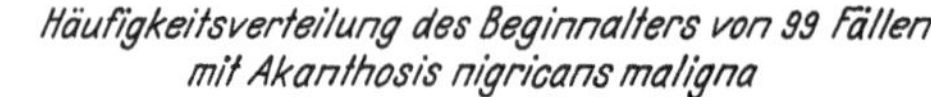
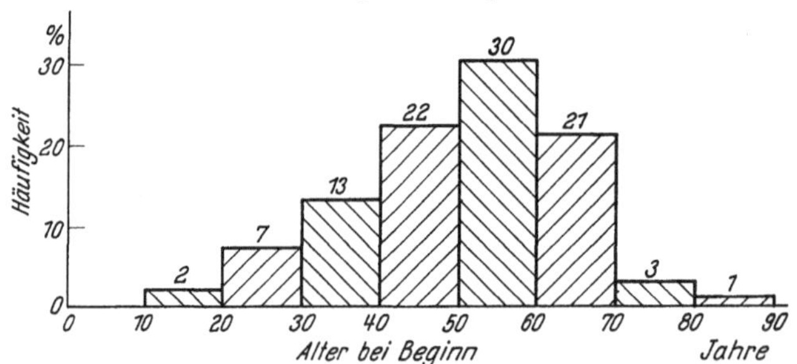

Abb. 9. Häufigkeitsverteilung des Beginnalters von 99 Patienten mit Acanthosis nigricans maligna.
(Nach Fladung und Heite 1957)

Fladung und Heite (1957) sowie Heite und Plaut (1960) führen eine genauere Formanalyse der in Abb. 9 dargestellten Häufigkeitsverteilung des Beginnalters der Acanthosis nigricans maligna durch; sie kommen zu dem Ergebnis,
daß die Verteilungsform charakteristisch für eine Alterserkrankung ist.

3. Frequenzskala der Lokalisationen

Eine weitere, besonders für Hautkrankheiten charakteristische Kollektiveigenschaft ist
die Ausprägung eines bestimmten *Lokalisationsbestrebens*. Das Vorhandensein oder Fehlen

ausgesprochener Prädilektionsstellen findet seinen zahlenmäßig exakten Niederschlag in sog. „Frequenzskalen" für die einzelnen Körperregionen. Für die gesamte Acanthosis nigricans-Gruppe — ohne Aufspaltung in maligne und benigne Spielart — sind solche Frequenzskalen von COUILLAUD (1896), BOGROW (1909) und BURMEISTER (1899) tabellarisch zusammengestellt worden. Neuere ausführliche tabellarische Aufstellungen über die Lokalisationshäufigkeit wurden von FLADUNG und HEITE (1957) publiziert. Neben der Aufgliederung in die

Tabelle 4. *Frequenzskalen der Hautlokalisationen bei der Acanthosis nigricans maligna und benigna, aufgeschlüsselt nach der Lokalisation zu Beginn der Krankheitserscheinungen und im späteren Verlauf der Krankheit.* (Nach FLADUNG und HEITE 1957)

	Häufigkeit						
Erkrankter Hautbezirk	zu Beginn				nach längerem Krankheitsbestand		
	Acanthosis nigricans benigna		Acanthosis nigricans maligna		Acanthosis nigricans benigna		Acanthosis nigricans maligna	
	Anzahl	%	Anzahl	%	Anzahl	%	Anzahl	%
Behaarter Kopf	2	4,2	2	4,3	5	3,0	11	10,4
Gesicht	3	6,3	2	4,3	35	21,3	25	23,6
Nacken	13	27,1	3	6,4	55	33,5	41	38,7
Sonstiger Hals	14	29,2	4	8,5	74	45,2	53	50,0
Axillae	22	45,8	9	19,2	130	79,4	87	82,0
Ellenbeugen	—	—	1	2,1	20	12,2	15	14,1
Sonstiger Arm	1	2,1	3	6,4	20	12,2	24	22,6
Hände	2	4,2	10	21,3	21	12,8	53	50,0
Sternum	2	4,2	—	—	25	15,2	20	18,9
Mamillen	—	—	—	—	20	12,2	19	17,9
Submammär	—	—	2	4,3	11	6,7	19	17,9
Nabel	1	2,1	1	2,1	36	21,9	25	23,6
Sonstiger Rumpf	5	10,4	3	6,4	58	35,4	47	44,3
Genitoanalgegend	1	2,1	11	23,4	83	50,6	83	78,3
Proximale Oberschenkelinnenseite	—	—	4	8,5	23	14,0	26	24,5
Kniekehle	—	—	1	2,1	13	7,9	12	11,3
Sonstiges Bein	—	—	2	4,3	10	6,1	10	9,4
Fuß	1	2,1	2	4,3	15	9,2	21	19,8
Mundschleimhaut, Lippen	—	—	11	23,4	23	14,0	53	50,0
Anzahl der Fälle	48		47		164		106	

maligne und benigne Spielart wurde zwischen der Lokalisation der ersten Hauterscheinungen, also bei Krankheitsbeginn, und den befallenen Hautarealen bei voll ausgeprägtem Krankheitsbild unterschieden (s. Tabelle 4). Auf die differentialdiagnostische Verwertbarkeit dieser Frequenzskalen, insbesondere zur Abgrenzung gegenüber der Acanthosis nigricans benigna-Gruppe wird weiter unten (s. S. 953) näher eingegangen.

4. Vorkommen bei verschiedenen Rassen

Die Acanthosis nigricans maligna kommt vorzugsweise bei der weißen und der gelben Rasse vor, während sie bei Negern äußerst selten ist (MONCORPS 1931, ROSCHER 1953). Bei Negern wurden einige diagnostisch zweifelhafte Fälle publiziert (SCHAMBERG 1923, CONRAD 1930, KAUFMAN und TILLEY 1948). Verbürgt scheint nur der von MASSON und MONTGOMERY (1936) publizierte Fall einer Acanthosis nigricans maligna bei einem Neger zu sein. Das seltene Vorkommen bei Negern gilt allerdings nur für die Maligna-Form, während bei der Benigna-Gruppe Neger häufiger erkranken.

5. Einfluß des Berufes

Eine Bevorzugung irgendwelcher Berufsklassen wurde von der Acanthosis nigricans maligna — wie auch der Benigna-Gruppe — nicht berichtet. Bogrow (1909) fand bei 32 Fällen mit näheren Angaben über die Beschäftigung 23mal Angehörige der werktätigen Bevölkerung und neun Geistesarbeiter. Das gleiche Verhältnis hatte auch Moncorps (1931) bei der Sichtung der Literatur bis 1931 gefunden. Die weitere Durchsicht der Literatur bis 1959 förderte Angaben über 17 Acanthosis nigricans maligna-Fälle mit genaueren Berufsangaben zutage; darunter waren vier Fälle mit geistiger bzw. geringfügiger körperlicher Arbeit enthalten, was mit den Häufigkeitsangaben von Bogrow (1909) und Moncorps (1931) übereinstimmt.

6. Carcinom in der Verwandtschaft

Ein familiäres Auftreten der Acanthosis nigricans maligna ist im Gegensatz zur Benigna-Gruppe nicht beschrieben worden (H. O. Curth 1949).

Die weitere Frage, ob bei der Acanthosis nigricans maligna ein Carcinom in der Familie gehäuft auftritt, war wiederholt Gegenstand eingehender Untersuchungen. Bereits Moncorps (1931), später auch Bernhardt (1934) erwähnen das angeblich gehäufte Vorkommen von Carcinomen in der Aszendenz der Acanthosis nigricans maligna-Kranken. H. O. Curth berichtet 1936 über neun Fälle und 1949 über 24 Fälle maligner und benigner Verlaufsformen mit einem Carcinom bei Familienangehörigen der Erkrankten. In einer neueren Arbeit hat H. O. Curth (1959) bei 12 von 26 Acanthosis nigricans maligna-Fällen Krebserkrankungen in Blutsverwandtschaft feststellen können. Eigene Literaturdurchsicht förderte insgesamt 38 Patienten der Acanthosis nigricans-Gruppe zutage, bei denen in der Aszendenz oder bei Geschwistern ein Carcinom vorhanden war. Dabei handelt es sich um 20 Fälle der Acanthosis nigricans maligna, um 11 Fälle der Benigna-Gruppe und sieben diagnostisch nicht eindeutig einzuordnende Krankheitsfälle.

Ob auf diese Weise eine echte Häufung von Krebs in der Familie der Acanthosis nigricans-Kranken bewiesen werden kann, erscheint H. O. Curth (1949) mit Recht zweifelhaft, da entsprechende Kontrollstatistiken bislang fehlen und die Familiengeschichten nicht immer lückenlos erfaßt wurden. Die Beweiskraft solcher Zahlenaufstellungen darf daher nicht überbewertet werden.

VII. Differentialdiagnose

1. Abgrenzung gegenüber der Acanthosis nigricans benigna-Gruppe

Die Möglichkeit einer differentialdiagnostischen Unterscheidung der Acanthosis nigricans maligna von der Benigna-Gruppe allein auf Grund symptomatologischer Unterschiede der Hauterscheinungen wurde noch von Moncorps (1931) verneint. Demgegenüber wies H. O. Curth (1943) darauf hin, daß bei der Acanthosis nigricans maligna eine ausgesprochene Progredienz der Hauterscheinungen innerhalb weniger Wochen oder Monate zu erkennen ist, während die Veränderungen bei der Acanthosis nigricans benigna größere Konstanz und nur sehr geringe Neigung zu einer Änderung zeigen. Weiterhin weist H. O. Curth (1949) auf das zuweilen familiäre Auftreten der Acanthosis nigricans benigna hin und das Fehlen familiärer Häufung bei der Acanthosis nigricans maligna. Kierland (1947) gibt als differentialdiagnostisch brauchbare Kriterien für die maligne Form stärkere Pigmentierung und epidermale Hyperplasie, Befall der Schleimhaut und der distalen Extremitätenabschnitte an. Auch die Ausdehnung der Hauterscheinungen ist bei der Acanthosis nigricans maligna im allgemeinen größer als bei der Benigna-Gruppe. Waisman (1953) hingegen hält diese Beobachtungen nur für differentialdiagnostisch nicht brauchbare Gradunterschiede. Fladung und Heite (1957) stimmen der Ansicht von H. O. Curth (1943) und Kierland (1947) zu, bestätigen die größere Ausbreitung, die rasche Progredienz, den Befall von Mundschleimhaut und distalen Extremitätenpartien zu Beginn der Acanthosis nigricans maligna und heben noch weitere symptomatologische Unterschiede hervor. Sie weisen ferner darauf hin, daß auch die Lokalisation *bei Beginn der Hauterscheinungen* (s. Abb. 10) ein differentialdiagnostisch bedeutsames Kriterium sein kann.

Als weiteres differentialdiagnostisch wichtiges Zeichen wurde von FLADUNG und HEITE (1957) der heftige Pruritus hervorgehoben, der nahezu regelmäßig bei der Acanthosis nigricans maligna beobachtet wird.

Häufig wurde die differentialdiagnostische *Bedeutung des Beginnalters* hervorgehoben, etwa im Sinne der oben erwähnten Faustregeln, daß ein Beginnalter unter 20 Jahren für die benigne Formengruppe spricht, über 40 Jahre für die Acanthosis nigricans maligna, und das Beginnalter zwischen 20 und 40 Jahren keine bindenden Schlüsse zuließe. Legt man die Zahlenangaben von FLADUNG und HEITE (1957) zugrunde, so ist ein Krankheitsbeginn der Acanthosis nigricans maligna im jugendlichen Alter sehr selten; z.B. kommt ein Krankheitsbeginn vor dem 22. Lebensjahr nur in 5%, vor dem 19. Lebensjahr nur in 1% der Fälle vor.

Untersucht man die Bedeutung des Beginnalters als differentialdiagnostisches „Testkriterium" mit Hilfe von mathematisch statistischen Methoden genauer (HEITE 1960), so erweist es sich als wesentlich schärfer und genauer, als gemeinhin angenommen und von vielen Autoren vertreten wird.

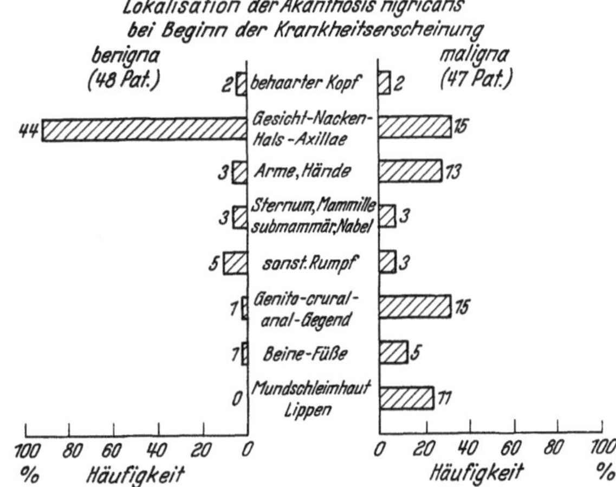

Abb. 10. Frequenzskala der Lokalisation der Hauterscheinungen bei der Acanthosis nigricans maligna und benigna. (Nach FLADUNG und HEITE 1957)

Faßt man die klinischen, anamnestischen und symptomatologischen Unterschiede zwischen der Acanthosis nigricans maligna und benigna zusammen, so ergibt sich die folgende differentialdiagnostische Tabelle von FLADUNG und HEITE (1957):

Acanthosis nigricans benigna (einschließlich sog. Pseudo-Acanthosis nigricans)	Acanthosis nigricans maligna
Überwiegen des weiblichen Geschlechtes	Gleich häufig bei den Geschlechtern
Beginn im jugendlichen Alter (über 25 Jahre nur 10%)	Beginn im höheren Alter (unter 30 Jahren nur 10%)
Pruritus selten	Pruritus sehr häufig
Oft familiäres Auftreten	Keine familiäre Häufung
Befall nur einzelner Hautbezirke; zu Beginn Bevorzugung von Axillen, Hals, Perigenitalgegend; nur geringe Ausbreitungstendenz. Extremitäten und Mundschleimhaut primär nicht befallen, im späteren Verlauf nur recht selten.	Befall vieler Hautbezirke einschließlich Capillitium. Beginn unter anderem auch an unteren Extremitäten und Mundschleimhaut.
Stationärbleiben über viele Jahre. Nachweis endokriner Störungen, insbesondere Fettsucht, Morbus Cushing, ausgesprochene Hypo- oder Hyperthyreose, Diabetes.	Rasche Progredienz. Keine Fettsucht, keine Zeichen, die auf eine Störung von seiten der Schilddrüse, des Pankreas o. ä. hindeuten.

2. Abgrenzung gegenüber anderen Dermatosen

Die Krankheitserscheinungen der Acanthosis nigricans maligna sind so charakteristisch, daß differentialdiagnostische Erwägungen und Schwierigkeiten kaum je auftreten (vgl. S. 970).

VIII. Ätiopathogenetische Theorien

Eine abgeklärte Vorstellung über die Ätiopathogenese der Acanthosis nigricans maligna gibt es bis heute nicht. Die zahlreichen, recht verschiedene Gedankengänge aufgreifenden Theorien sind unbewiesen und vielfach nur geistreiche Spekulationen. Wir vermögen keiner eine Vorrangstellung einzuräumen und begnügen uns daher im folgenden mit einer vorwiegend aufzählenden Erwähnung der einzelnen Auffassungen.

Vielfach wird die auch von Moncorps (1931) übernommene Ansicht geäußert, daß ein ätiopathogenetischer Deutungsversuch nur dann Sinn habe, wenn sich in ihm *beide* Verlaufsformen zwanglos einfügen ließen. Wir möchten meinen, daß diese Bedingung heute nicht mehr die gleiche Bedeutung hat, seitdem die erheblichen symptomatologischen Unterschiede zwischen der Acanthosis nigricans maligna und der Benigna-Gruppe aufgezeigt werden konnten.

Die alte, wohl auf Darier (1893) zurückgehende Vorstellung, daß eine Schädigung des abdominellen Sympathicussystems durch den Tumordruck die wesentliche Ursache der Acanthosis nigricans-Hauterscheinungen sei, wird nicht mehr vertreten. Masson-Montgomery (1936) sowie Barber (1932) erwägen die Möglichkeit, daß der Bauchsympathicus durch sekundäre toxische Veränderungen geschädigt wird und hiermit das Entstehen der Hautpapillomatose zusammenhängen könnte.

Schröpl (1938) diskutiert den möglichen Zusammenhang der Hauterscheinungen mit einer Störung der Nebennierenfunktion durch Druck eines Lebertumors. Scheer (1933) vermutet, daß die Pigmentierung Ausdruck einer Nebennierenrindeninsuffizienz und Erkrankung des sympathischen Nervensystems sei. Gegen diese Theorie wurden mehrfach Einwände erhoben. Spear (1950) fand in einem Falle normale Nebennierenrindenfunktion, Azerad und Grupper (1954) sogar eine Hyperplasie der Nebennierenrinden; sie weisen ferner darauf hin, daß bei vielen Fällen von abdominellem Carcinom, bei denen autoptisch auch Metastasen in der Nebenniere gefunden wurden, niemals klinische Zeichen einer Acanthosis nigricans vorhanden waren. Auch H. O. Curth (1949) verneint einen Zusammenhang zwischen Nebennierenfunktion und Acanthosis nigricans; zwar seien die Nebennieren häufig von Metastasen befallen, aber auch in vielen Fällen frei davon.

Endokrine Störungen als Teilursache werden auch in viel allgemeinerer Form diskutiert; dem zur Papillomatose führenden Neubildungsreiz soll eine nicht näher definierte Störung des endokrinen Systems zugrunde liegen (Cappelli 1931, Mazzanti 1933); auf Grund dieser Störung soll die Entwicklung z.B. eines Magencarcinoms bei der Acanthosis nigricans maligna begünstigt werden können. Archangelskij (1938) macht die carcinomatöse Intoxikation für eine Störung der Korrelation der innersekretorischen Drüsen verantwortlich und will dadurch den Ausbruch der Krankheit erklären.

Weiterhin werden Avitaminosen als Ursache diskutiert. Hollander (1943) sah eine geringe Besserung nach Behandlung mit Vitamin B-Komplex — von Marañón und Alvarez Cascos (1957) allerdings nicht bestätigt — und vermutete in der Acanthosis nigricans die Manifestation eines Vitaminmangels. Jeanneret (1942) sowie Sams (1941) (in Diskussion zu Herold-Kaufman-Smith) diskutieren eine Vitamin A-Störung, namentlich im Zusammenhang mit geschädigter Leberfunktion. Die Beobachtung von Kok (1951) über eine Acanthosis nigricans maligna bei typischer Laennecscher Lebercirrhose waren für mehrere Autoren der Anlaß, von der Leber ausgehende Stoffwechselstörungen als Ursache der Krankheit zu diskutieren (Strandell 1936, Whitlock 1951, Langhof 1953). Einen ablehnenden Standpunkt vertritt in dieser Frage Werkö (1945).

Eine virologische Genese verfolgen Milian, Perin und Babalian (1934), die die Entstehung der Acanthosis nigricans als lebhafte Proliferation wie bei einer Kondylomatose erklären möchten und dies mit der histologischen Ähnlichkeit zwischen den Papillomen der Acanthosis nigricans maligna und denen der spitzen Condylomata begründen. Knapp (1957) wiederum diskutiert die Möglichkeit eines (Virus-)Induktors bei der Entstehung der Hauterscheinungen. Ausgangspunkt seiner Gedankengänge ist hierbei die Beobachtung, daß im Anschluß an eine Impfung mit filtriertem wäßrigem Extrakt von Acanthosis nigricans-Haut an der Impfstelle plane und vulgäre Warzen auftraten. Er versuchte weiterhin, diesen Befund mit den verschiedenen Krebstheorien, insbesondere der Induktions-(Virus)-Theorie in Beziehung zu bringen.

Etliche Autoren diskutieren die Frage, ob die Acanthosis nigricans Hautveränderungen durch das Carcinom unmittelbar verursacht werden. So denken

z. B. BLOCH (1936) (Diskussion zu GORDON), MASSON und MONTGOMERY (1936), MELCZER und DVORSZKY (1957) an ein vom malignen Tumor produziertes Toxin oder sekundär toxische Veränderungen durch resorbierte Stoffwechselprodukte der Carcinommetastasen; auch JOULIA und DUBARRY (1954) diskutierten einen *dysendokrinen Faktor*, der die proliferativen Prozesse auslöst, was zu papillomatösen (benignen) Veränderungen an der Haut und carcinomatösen (malignen) an inneren Organen führt. Dagegen wird argumentiert, ein solcher Zusammenhang sei deshalb sehr fraglich, weil vielfach das Carcinom erst lange Zeit nach Ausbruch der Hautaffektion aufträte. MILIAN, PERIN und BABALIAN (1934), BERNHARDT (1934), HERMANN (1955) meinen, daß unter den Krankheitsursachen, die die Entstehung der Acanthosis nigricans fördern, maligne Tumoren keine überwiegende Rolle spielen.

Von vielen Autoren wird die Acanthosis nigricans maligna als *Genodermatose* diskutiert. BAUER (1949) meint, daß bei der Acanthosis nigricans eine erhöhte Neigung zum Umschlagen der Körperzellen in Krebszellen vorläge, daß aber das Manifestwerden des Carcinoms von weiteren auslösenden Faktoren abhänge. H. O. CURTH (1949, 1959) erwägt einen gemeinsamen Anlagefaktor für Acanthosis nigricans maligna und Carcinom; diese Theorie würde insbesondere der stark variierenden Reihenfolge des Auftretens von Carcinom und Hauterscheinungen gerecht werden können. Dabei wird es für möglich gehalten, daß die Syntropie von Acanthosis nigricans und Krebs durch ein pleiotropes Gen verursacht wird. Nach JOHNE, DENGLER und PRATJE (1955) kommt eine Vielheit prädisponierender und auslösender Faktoren in Betracht, wobei auch das oft gleichzeitige Vorliegen anderer Entwicklungsstörungen für eine keimplasmatische Noxe sprechen könnte. H. O. CURTH (1948) sowie FLADUNG und HEITE (1957) weisen darauf hin, daß bisher kein Acanthosis nigricans maligna-Fall bekannt geworden ist, bei dem durch radikale Therapie des Carcinoms das Leben erhalten werden konnte; hierauf wird unter dem Kapitel Prognose (S. 956) eingegangen werden. Weiter wird darauf hingewiesen (H. O. CURTH 1949, KÖPF und LAUSECKER 1953), daß bei den Adenocarcinomen, wie sie bei der Acanthosis nigricans maligna meist vorkommen (s. S. 948), ein erblicher Faktor eine größere Rolle spielt als etwa beim Plattenepithelcarcinom. Aus diesen Gründen wird eine Gewebsbeziehung zwischen Acanthosis nigricans maligna und Carcinom und eine mögliche genetische Bedingtheit angenommen. Diese Theorie der Genodermatose der Acanthosis nigricans maligna kann für sich anführen, daß sie die Korrelation zwischen Hautkrankheit und Carcinom in befriedigenderer Weise zu erklären vermag, als dies mit anderen Theorien möglich ist (BERNHARDT 1934, H. O. CURTH 1949, KÖPF und LAUSECKER 1953, MARAÑÓN und ALVAREZ CASCOS 1957).

Die Neigung der Acanthosis nigricans maligna zu papillomatöser Wucherung an den Hautfalten wie im Intestinaltrakt kann vielleicht als Zeichen dafür aufgefaßt werden, daß der Körper bis zu einem gewissen Grade die normale Kontrolle über proliferierendes Wachstum verloren hat. Es ist leicht vorstellbar, daß das Aufhören einer solchen Bremsung oder Kontrolle etliche Symptome erklären kann, wie sie bei der Acanthosis nigricans maligna bekannt sind:

1. Das Aufschießen zahlreicher einzelstehender gestielter Fibrome, etwa an solchen Stellen, an denen latente „Naevi tardi" schlummernd, aber reizbar in der Haut verborgen liegen.

2. Flächenhafte papillomatöse Wucherungen an den Stellen, an denen durch besondere Feuchtigkeit, Reibung, vermehrte oder andersartige Bakterienflora die Haut häufiger irritiert wird; dies sind insbesondere die Hautfalten, wie Axillen, die Genitocruralfalten, die Submammillarfalte usw., ferner Hautbezirke, die in

hervorragendem Maße reibender oder scheuernder Belastung ausgesetzt sind; all dies aber wiederum sind Prädilektionsstellen der Acanthosis nigricans maligna.

3. An dem epithelialen Organ mit der größten Mauserungsrate, dem Intestinaltrakt, wird die papillomatöse Wucherung besonders deutlich werden. Miescher (1953) spricht in diesem Zusammenhang von einem gesteigerten Ansprechen der Haut auf zentralgesteuerte Regulation der Oberflächengestaltung, wobei das Manifestwerden dieser Anomalie erst im Verlaufe des postnatalen Lebens dieselbe Bedeutung hätte wie das späte Auftreten von Pigmentnaevi.

Zum Schluß soll ein Gedankengang von H. O. Curth (1952) nicht unerwähnt bleiben; eine von vielen hypothetischen Erklärungen für die Seltenheit der Acanthosis nigricans maligna ist die Annahme, daß die an einem Adenocarcinom Erkrankten die Acanthosis nigricans im allgemeinen gar nicht erleben. Eine Klärung dieser und anderer ätiopathogenetischer Fragen wäre, wie Melczer und Dvorszky (1957), Fladung und Heite (1957) u. a. betonen, nur durch ausführliche kasuistische Mitteilungen möglich. Dabei wäre z. B. die Frage zu klären, ob die Adenocarcinom-Patienten zu einem erklecklichen Prozentsatz ante finem rudimentäre Acanthosis nigricans-Erscheinungen an den Prädilektionsstellen aufweisen. Von besonderer Wichtigkeit würde ferner eine einzige verbürgte Beobachtung sein, bei der eine Heilung des Carcinoms bei Acanthosis nigricans maligna durch radikale Operation oder Bestrahlung geglückt wäre.

IX. Therapie und Prognose

Bei der Therapie der Acanthosis nigricans maligna wird man folgerichtig zwischen einer Behandlung der Hauterscheinungen und des bösartigen Tumors unterscheiden müssen.

1. Behandlung der papillomatösen Hauterscheinungen

Alle Autoren sind sich in der Auffassung einig, daß eine erfolgreiche Therapie der Hauterscheinungen nicht möglich ist. Gelegentliche Empfehlungen einzelner therapeutischer Maßnahmen beruhen auf tastenden Versuchen, als deren Folge man allenfalls eine vorübergehende geringfügige Besserung angesehen hatte.

a) Äußere Behandlung

Über äußere Behandlung mit Podophyllin berichten Epstein (1951), Lapiere, van Runkelen und Dussart (1946) und Sevin (1955), wobei eine gewisse vorübergehende Besserung der Papillomatose eintreten soll. Sabatini und Salvioli (1952) benutzten zur örtlichen Anwendung eine 25%ige alkoholische Lösung von Podophyllin und sahen „gute Resultate".

b) Innere Behandlung

Zur inneren Behandlung empfiehlt Strandell (1936) Leberinjektionen, deren Erfolge Werkö (1945) allerdings nicht bestätigt. Die Implantation von Desoxycorticosteron (DOCA)-Kristallen wird von Freshwater (1952) empfohlen. Nach Cochrane und Alexander (1951) soll nach einer vielmonatigen hochdosierten Vitamin A-Behandlung eine subjektive Besserung des Juckreizes aufgetreten und die Haut geschmeidiger geworden sein, obwohl sicher kein Vitamin A-Mangel bestand, vielmehr der Vitamin A-Spiegel im Plasma über dem Normalwert erhöht war.

2. Einfluß der Tumor-Exstirpation
auf die papillomatösen Hauterscheinungen

Eine tatsächliche Rückbildung der Hauterscheinungen, allerdings nur vorübergehender Art, ist von verschiedenen Autoren in vereinzelten Fällen nach Operation des malignen Tumors gesehen worden. Während Cattan, Carasso,

FRUMUSAN und GORINS (1956) in den ersten Tagen post operationem nur eine flüchtige Aufhellung der Haut am Halse beobachteten, berichten BRATZKE, SUCHOWSKY und TRAUTMANN (1952) eine wenige Tage nach der Operation einsetzende, etwa 5 Wochen anhaltende, eindeutige Rückbildung der Hauterscheinungen. HEROLD, KAUFMANN und SMITH (1941) fanden 12 Wochen nach Operation eines im Abdomen gelegenen Carcinoms eine objektive Besserung der Hauterscheinungen an den Augenlidern und Lippen; ZOLLIKOFER (1936) erwähnt ein Schwinden des Pruritus nach Magenresektion. Ähnliche Besserungen der Hauterscheinungen nach Operation berichten KADONO und MORINO (1937). Damit werden frühere Beobachtungen von FUSE (1927), HODARA (1905), SPITSCHKA (1898) und TAKUWA (1927), wie sie zusammenfassend bereits von MONCORPS (1931) referiert wurden, bestätigt.

Diese Besserung der Hauterscheinungen nach Tumoroperation ist nur vorübergehender Art — mit der Ausbreitung von Metastasen kommt es zur erneuten Progredienz der Hauterscheinungen (H. O. CURTH 1952) — und stellt unter den überhaupt bekannt gewordenen Acanthosis nigricans maligna-Fällen ein seltenes Ereignis dar.

3. Die Prognose des Tumors

Wie bereits erwähnt, ist bisher in der gesamten Literatur kein verdächtiger, geschweige denn ein verbürgter Fall bekannt, bei dem *nach* der Diagnose einer Acanthosis nigricans eine quoad vitam erfolgreiche Tumoroperation geglückt wäre (H. O. CURTH 1952 u. 1953), FLADUNG und HEITE 1957).

Auf den Zeitpunkt der Tumordiagnose im Vergleich zum Auftreten der Hauterscheinungen wurde bereits S. 949 eingegangen. Es ist demnach aussichtslos, an Hand der Diagnose der Acanthosis nigricans-Hauterscheinungen etwa eine Frühdiagnose des Carcinoms stellen zu wollen. Es muß vielmehr aus dem Vorhandensein einer Acanthosis nigricans maligna der Schluß gezogen werden, daß ein Carcinom vorhanden, dieses bereits metastasiert und inoperabel geworden ist. Dies gilt auch für die Fälle, bei denen trotz sorgfältiger Tumorsuche ein Malignom vorerst nicht gefunden werden kann. Tatsächlich sind bei Kongreßdemonstrationen jene Fälle keineswegs selten, bei denen das Beginnalter der Erkrankung, wie auch die Art, Progredienz und Verteilung der Hauterscheinungen unzweifelhaft für die Diagnose einer Acanthosis nigricans maligna sprechen, eine sorgfältige röntgenologische, gegebenenfalls endoskopische Tumorsuche aber vorerst erfolglos verlaufen ist (MEYER-BERKE und WILKINS 1950).

B. Die Acanthosis nigricans benigna-Gruppe
I. Nomenklatur

Papillär-dystrophische und pigmentierte Hautveränderungen kommen nicht nur bei der Acanthosis nigricans maligna vor, sondern auch bei etlichen anderen Krankheitszuständen, deren Symptomatologie allerdings recht unterschiedlich sein kann, und die nur darin übereinstimmen, daß ein maligner Tumor fehlt. Man hat alle diese heterogenen Krankheitszustände unter dem Begriff Acanthosis nigricans benigna zusammengefaßt.

Auch die Bezeichnung „juvenile Form" ist bis in die jüngste Zeit vielfach üblich, obwohl sie nicht allen Fällen gerecht wird, da die Krankheitserscheinungen auch im 4. bis 6. Lebensjahrzehnt beginnen können (BERNHARDT 1934).

Im Laufe des letzten Jahrzehntes ist die Tendenz erkennbar, aus der Acanthosis nigricans benigna-Gruppe eine mit Fettsucht kombinierte, wohlumrissene Krankheitsentität abzusondern: die Pseudo-Acanthosis nigricans (H. O. CURTH 1951).

Weiterhin sind eine Reihe seltener Krankheitsbilder beschrieben worden, deren jedes nur durch eine relativ kleine Zahl kasuistischer Mitteilungen belegt ist, und deren Zusammengehörigkeit mit der Acanthosis nigricans benigna-Gruppe noch diskutiert wird:

1. die Parakeratose brillante (Gougerot 1926);
2. die Papillomatose confluente et réticulée (Gougerot und Carteaud 1927 bzw. 1932);
3. die Pseudoatrophodermia colli (Becker und Muir 1934).

Eine verbindliche Entscheidung über Einordnung und Abgrenzung dieser Symptomenbilder wird zweifellos durch die bis heute zahlenmäßig kleine Kasuistik erschwert. Die nosologische Einordnung sowie die Nomenklatur wird diskutiert von H. O. Curth (1951), Waisman (1953), Young und Kesten (1955), Kesten und James (1957), Popchristov und Kapnilov (1957) und Fladung und Heite (1957).

Es erscheint zweckmäßig, alle diese Krankheitszustände unter dem Oberbegriff „Acanthosis nigricans benigna-Gruppe" zusammenzufassen. Wir werden daher zunächst die Symptomatologie der Acanthosis nigricans benigna im engeren Sinne und dann die der Sonderformen zu besprechen.

II. Klinische Symptomatologie

1. Die Acanthosis nigricans benigna im engeren Sinne

Eine zusammenfassende Darstellung der klinischen Symptomatologie des Krankheitszustandes Acanthosis nigricans benigna geben unter anderem Bernhardt (1934) und Waisman (1953). In etlichen Arbeiten wird die Symptomatologie anderen Krankheitsbildern gegenübergestellt, z.B. von Gougerot und Carteaud (1932) der Papillomatose confluente et réticulée, von H. O. Curth (1949), Fladung und Heite (1957) sowie Kierland (1947) der Acanthosis nigricans maligna. Waisman (1953) bespricht die Ähnlichkeiten und Unterschiede zwischen der Papillomatose confluente et réticulée und der Pseudo-Acanthosis nigricans; Kesten und James (1957) berücksichtigen zusätzlich die Pseudoatrophodermia colli.

Faßt man die in diesen Arbeiten enthaltenen symptomatologischen Aussagen überschauend zusammen, so ergibt sich etwa folgendes Bild:

Die charakteristischen Hauterscheinungen beginnen häufig im 2. Lebensjahrzehnt, namentlich während der Pubertät, manchmal schon kurz nach der Geburt, selten im 3.—6. Lebensjahrzehnt.

Hierbei tritt eine hellbraune bis dunkelbraune Verfärbung und Verdickung der Haut auf, die die normale Hautfelderung stärker hervortreten läßt (s. Abb. 11 und 12), gelegentlich mit aschgrauen Scheiben verglichen wird und an Lichenifikation erinnert. Zwischen der samtartig verdickten und mehr oder weniger gelblich-bräunlich verfärbten Haut zeigen sich nicht verfärbte Hautfurchen, nicht selten als Chagrinisierung beschrieben. Die Verdickung der Haut entsteht durch eine papilläre Hyperplasie mit dicht stehenden kleinen papillären Wucherungen, die der Haut ein beetartiges oder samtartiges Aussehen und einen entsprechenden Tastbefund verleihen. Im Vergleich zur Acanthosis nigricans maligna sind die Hautveränderungen dem Grade nach weniger intensiv, zarter, weniger zerklüftet und auch weniger pigmentiert. Am Rande der flächenhaft pigmentierten und zart papillomatösen Veränderungen finden sich häufig inselartige Gruppierungen.

Als Lokalisation werden die Achselhöhlen bevorzugt, auf die zuweilen der Prozeß beschränkt bleibt, z. B. in sechs der von Bernhardt (1934) beschriebenen Fälle. Als weitere Prädilektionsstellen können Leistenbeugen, seitliche Halspartien und Nacken, aber auch Rumpf, Ellenbeugen und Kniekehlen befallen werden. Die Frequenzskala der einzelnen Lokalisationen wurde bereits in Tabelle 4 (S. 951) ausführlich dargelegt. Hervorzuheben ist, daß bei der Benigna-Form Erscheinungen an den distalen Extremitätenpartien und der Mundschleimhaut zu Beginn der Erkrankung vermißt werden, worauf Kierland (1947) wohl als erster hingewiesen hat. Im späteren Verlauf finden sich Krankheitserscheinungen an Mund und Lippen (vgl. Abb. 10, S. 953) nur in 14% der Benigna-

Fälle, dagegen in 50% der Maligna-Fälle; an den Händen nur in 12,8% der Benigna, aber in 50% der Maligna-Fälle. An den Füßen war der Unterschied weniger ausgeprägt: 9,2% beider Benigna-, 18,8% der Maligna-Form.

Neben einer flächenhaften papillären Hyperplasie findet man in etlichen Fällen zahlreiche gestielte Papillome oder auch flache warzige Erhebungen. Diese

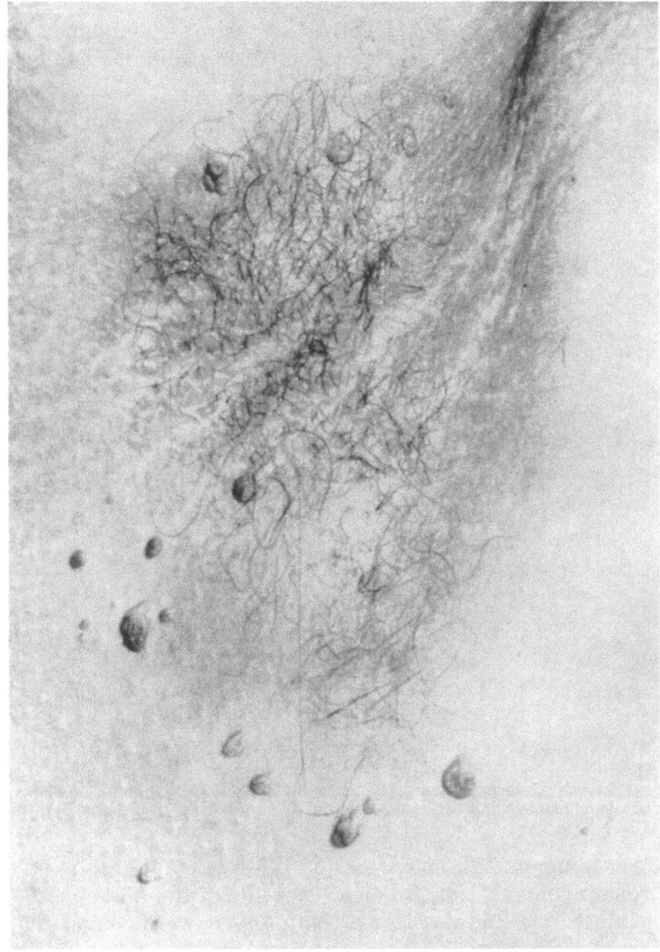

Abb. 11. Acanthosis nigricans benigna bei gleichzeitig bestehender Fettsucht (sog. Pseudo-Acanthosis nigricans): Samtartige Papillomatose mit gelblich-bräunlicher Verfärbung in der Achselhöhle und nichtverfärbten Hautfurchen; in der Umgebung zahlreiche gestielte Papillome

können im klinischen Bild sogar dominieren (WERKÖ 1945). Gelegentlich wird von leistenartiger Anordnung der papillären Hyperplasie berichtet (z. B. BERN-HARDT 1934). Eine ausgesprochen reticuläre Anordnung gehört nicht zum charakteristischen Bild; derartige Fälle werden meist in die Papillomatose confluente et réticulée Gougerot-Carteaud eingeordnet.

Charakteristisch für die Symptomatologie der gesamten Acanthosis nigricans benigna-Gruppe ist, daß die Hauterscheinungen nur geringe Ausbreitungstendenz und Progredienz zeigen. Auf diesen Unterschied gegenüber der Acanthosis nigricans maligna mit rascher Progredienz hat Frau H. O. CURTH (1949) als erste

aufmerksam gemacht. O'Donnell u. O'Conner (1944) weisen darauf hin, daß
bald ein stationärer Zustand in meist wenig fortgeschrittenem Entwicklungsstadium erreicht wird.

Subjektive Erscheinungen sind außerordentlich gering. Gelegentlich wird ein
geringfügiger Pruritus berichtet; stärkerer oder gar lästiger Juckreiz fehlt. Dies
hat nach Fladung und Heite (1957) diagnostische Bedeutung, da ein heftiger
und hartnäckiger Pruritus bei der Acanthosis nigricans maligna nahezu regelmäßig vorkommt. Die Unauffälligkeit der objektiven und das Fehlen subjektiver

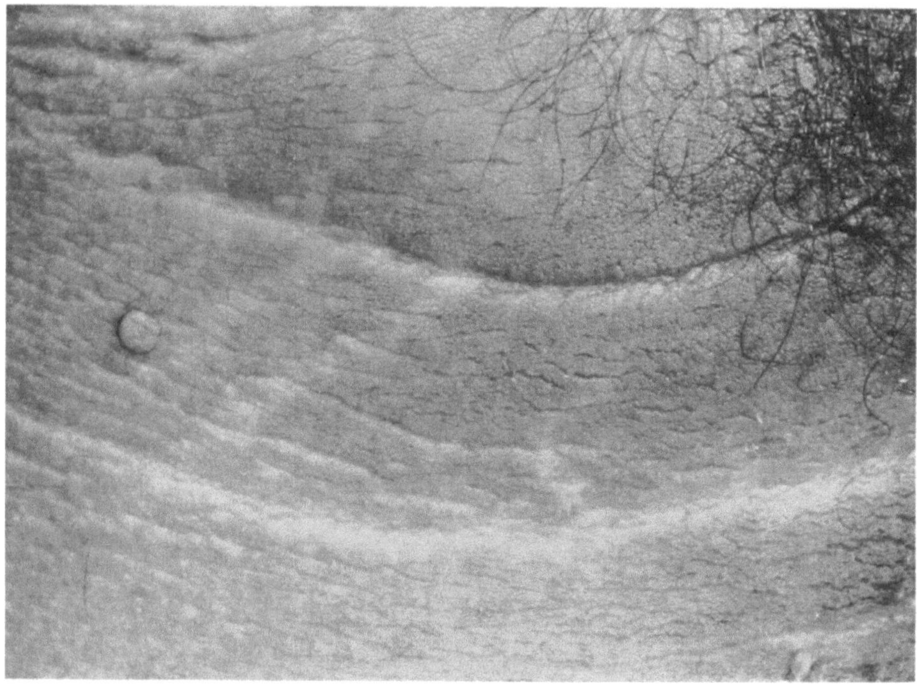

Abb. 12. Ausschnitt aus der Achselhöhle eines 15jährigen Mädchens mit Acanthosis nigricans benigna. Zarte
samtartige Papillomatose mit hellbrauner Verfärbung und nichtpigmentierten Hautfurchen

Krankheitserscheinungen führen dazu, daß die Diagnose oft erst anläßlich
anderer Erkrankungen als Nebenbefund gestellt wird. Manchmal sind es die
Fibromata pendulantes, die als störend empfunden werden und den Patienten
zum Arzt führen.

Das Charakteristische und Wesentliche des klinischen Bildes der Acanthosis
nigricans benigna soll nochmals kurz zusammengefaßt werden:

1. Beginn allmählich, schleichend, fast ausschließlich in der Achselhöhle.

2. Sehr geringe Progredienz; die weitere Ausbreitung auf andere Körperstellen
wie Leistenbeuge, seitliche Halspartien, Ellenbeugen, Kniekehlen, Rumpf oder
Hände fehlt oder benötigt viele Monate, meist Jahre.

3. Die örtlichen Erscheinungen bestehen aus gelblichen bis hellbraunen, wenig
scharf begrenzten, nicht selten scheibenförmigen Hautbezirken, in denen eine
zarte beetartige Papillarhypertrophie der Haut ein samtähnliches Aussehen gibt,
das von nicht pigmentierten weißlichen Hautlinien durchzogen wird und auf diese
Weise gefeldert, z. T. lichenifiziert erscheint. Nicht selten finden sich in der Umgebung dieser Hautbezirke zahlreiche flache Warzen oder gestielte Papillome.

4. Die Schleimhäute sind zu Beginn nie, im späteren Verlauf selten befallen.

5. Juckreiz fehlt in der Regel oder erreicht nur geringfügige Intensität.

2. Sonderformen der Acanthosis nigricans benigna-Gruppe

Die Uneinheitlichkeit der Acanthosis nigricans benigna-Gruppe wird besonders daran deutlich, daß eine Reihe von Zustandsbildern bzw. Syndromen beschrieben wurden, deren Abgrenzung oder Zugehörigkeit zur Acanthosis nigricans benigna umstritten ist.

a) Pseudo-Acanthosis nigricans (H. O. CURTH 1951)

Seit langem ist bekannt, daß bei adipösen Personen, namentlich in jugendlichem Alter, nicht selten zarte, papillomatöse Hautveränderungen mit geringer Pigmentierung an den großen Körperfalten und auch am Nacken vorkommen. Manche Autoren halten diese Erscheinungen für die milde Form einer Acanthosis nigricans benigna, z. B. GARZON und SAGUES (1942), ROBINSON und TASKER (1947). Beachtenswert ist demgegenüber die Auffassung von ARGUELLES-CASALS (1949), daß Hauterscheinungen wie bei der Acanthosis nigricans benigna als „physiologische" Veränderung bei adipösen und dunkel pigmentierten weiblichen Individuen anzusehen seien. Der Autor erläutert diese Auffassung an der Fallbeschreibung von drei Negerinnen. Die intensivste Studie dieses Problems verdanken wir Frau H. O. CURTH (1951), die den Standpunkt vertritt und begründet, daß papillär-pigmentierte Hautveränderungen bei adipösen und pigmentierten Personen nicht identisch mit der Acanthosis nigricans benigna sind, und deshalb 1951 den Namen „Pseudo-Acanthosis nigricans" prägte.

Die Hauterscheinungen der Pseudo-Acanthosis nigricans treten gleichzeitig mit der Gewichtszunahme auf und sollen wieder verschwinden, wenn eine Gewichtsabnahme erzielt wird. Diese Bindung an die Adipositas, sowie die Provokation durch Maceration, Schwitzen, Scheuern oder Druck, die fehlende hereditäre Note, das Fehlen eines malignen Tumors, die nur geringe Intensität der Hauterscheinungen sowie das Fehlen einer Schleimhautbeteiligung sind die wesentlichen Gründe, die Frau H. O. CURTH (1951) zur Abtrennung der Pseudo-Acanthosis nigricans von allen anderen Formen der Acanthosis nigricans benigna-Gruppe veranlaßten. Die einzelne Hautveränderung ist aber morphologisch identisch mit jener der Acanthosis nigricans benigna.

Die Herausstellung der Pseudo-Acanthosis nigricans fand teils Zustimmung, teils Ablehnung. WAISMAN (1953) sowie YOUNG und KESTEN (1955) halten die Sonderstellung der Pseudo-Acanthosis nigricans für berechtigt. Etliche Autoren halten nur die Bezeichnung „Pseudo-Acanthosis nigricans" für unglücklich (z. B. KESTEN und JAMES 1957, ROBINSON jr. in Diskussion zu KESTEN und JAMES).

Hingegen führen SHELDON und CURTIS (1955) aus, daß allein die Abhängigkeit von der Fettsucht und der stärker pigmentierten Hautfarbe nicht ausreiche, um ein neues Krankheitsbild herauszustellen. Auch ROTHMAN [in Diskussion zu KESTEN und JAMES (1957)] wendet sich gegen die Abtrennung der Pseudo-Acanthosis nigricans von der Acanthosis nigricans benigna, weil klinisches und histologisches Bild sowie die Lokalisation beider Formen identisch seien.

Der Beweis für die Berechtigung der Herausstellung der Pseudo-Acanthosis nigricans als Krankheitsentität könnte durch eine Bestätigung der Beobachtung von H. O.-CURTH (1951) erbracht werden, daß mit Gewichtsabnahme die Intensität der Hauterscheinungen zurückgeht und mit einer abermaligen Gewichtszunahme ein Rezidiv auftritt. Dies ist, soweit wir sehen, bisher außer von H. O.-CURTH (1951) nur von WAISMAN (1953) beschrieben worden.

b) Papillomatose confluente et réticulée (GOUGEROT-CARTEAUD)

GOUGEROT und CARTEAUD beschrieben 1927 konfluierende pigmentierte Herde in der Medianlinie der Brust und netzförmig pigmentierte Musterung über Hals

Schultern und Brüsten. Ähnliche Zustandsbilder wurden von denselben Autoren 1928 und 1932 publiziert und als „Papillomatose confluente et réticulée" bezeichnet.

Weitere Krankheitsfälle wurden in der Folgezeit von H. Behçet [zit. bei Gougerot-Carteaud (1932)], Orol Arias (1936), Wise bzw. Wise und Sachs (1937), Ota (1939), Touraine und Vissian (1946), Gandola (1948), Quiroga, Bottrich und Molina (1950), Cordiviola u. Ambrosetti (1950), Quiroga und Curia (1950), Cordero (1952), Findlay (1952), Young (1953), Young jr. und Kesten (1955), Powell (1954) und Kesten (1955) beschrieben. Die Zugehörigkeit der von Hornberger (1950) und Miescher (1954) beschriebenen Fälle zur Papillomatose confluente et réticulée erscheint uns zweifelhaft. Eine tabellarische Übersicht über die Symptomatologie der bis 1955 publizierten Fälle geben Fladung und Heite (1957).

Die Einzelefflorescenz ist eine nur wenig erhabene runde, hellrote Papel von anfangs 1—2 mm Durchmesser, scharf begrenzt und mit wenig gekörnter Oberfläche. Im Laufe der Entwicklung wird diese Papel grau, durch stärkere Pigmenteinlagerung bräunlich, gelegentlich auch ein wenig verrukös, ähnlich einer planen juvenilen Warze. Die Papeln vergrößern sich, erreichen einen Durchmesser von 4—5 mm, konfluieren und bilden zusammenhängende netzförmige Flächen; eine Schuppung fehlt.

Die ersten Erscheinungen treten stets in der mittleren Brustregion auf (Ausnahme Fall 4 von Gougerot und Carteaud 1932), wo auch späterhin die am stärksten ausgeprägten Veränderungen zu finden sind. Je nach der weiteren Verteilung der Efflorescenzen unterscheidet man zwei Formen: Die eine breitet sich hauptsächlich rhombenförmig aus, beginnend im Bereich über dem Sternum oder in der Rückenmitte zwischen den Schulterblättern; die zweite Spielart ist durch Ausbreitung entsprechend den Hosenträgern („Trägerform") charakterisiert.

Daneben, meist weniger ausgeprägt, finden sich Veränderungen an anderen Stellen, z. B. kleine Plaques in der Sacralgegend, in der Interglutäalfalte; vereinzelte Efflorescenzen kommen auch an den seitlichen Thoraxpartien vor, ferner in der Verlängerung der Linea alba bis zur Schamgegend; Efflorescenzen der Achselhöhle zeigen meist eine papilläre Hypertrophie, gelegentlich mit diffus flächenhafter Verstärkung der Hautleisten, ferner mit deutlichem Hervortreten der apokrinen Schweißdrüsen in Form punktförmiger Erhabenheiten. Die Epidermis ist graurot oder graubraun verfärbt und zeigt Furchen- und Faltenbildung. Nicht selten wird eine Ähnlichkeit mit der Acanthosis nigricans benigna erreicht, jedoch ist die Pigmentierung weniger ausgeprägt; es fehlen ausgesprochene Wulstungen, die Epidermis bleibt geschmeidig.

Schleimhautveränderungen fehlen, ebenso funktionelle Störungen oder subjektive Beschwerden wie Schmerzen, Pruritus, Brennen. Charakteristisch ist der chronische Verlauf mit interkurrenten Schüben.

Die Dermatose ist niemals angeboren; meist wird relativ plötzliches Auftreten zwischen dem 15. und 24. Lebensjahr berichtet.

Die wenig charakteristischen histologischen Veränderungen wurden von Gougerot und Carteaud (1932) ausführlich beschrieben: Die Hornschicht ist hyperkeratotisch ohne Parakeratose mit zapfenförmigen interpapillären Leisten. Die Körnerschicht ist auf eine einzige Zell-Lage reduziert, vielfach ödematös mit randständigen Kernen. Die interpapillaren Knospen reichen ziemlich tief in die Cutis hinein, entsprechend einer deutlichen Papillomatose. Der Papillarkörper ist vielfach recht ödematös und gefäßreich; die Gefäße sind meist von geringen bandförmigen Infiltraten begleitet. Das elastische Gewebe in der Papillarschicht ist normal. In den tieferen Schichten der Subcutis finden sich keine wesentlichen Veränderungen.

c) Pseudoatrophodermia colli

Becker und Muir (1934) beschrieben ein Krankheitsbild, das mit langdauernder Pigmentierung und pseudoatrophischen Erscheinungen, vorwiegend an Hals und oberem Brustbereich, einherging. In den beschriebenen Symptomen wurde eine Krankheitsentität vermutet und mit „Pseudoatrophodermia colli" bezeichnet, die heute jedoch als besonderer Typ der Papillomatose confluente et réticulée angesehen wird.

Weitere Einzelfälle wurden von Lunsford (1935), Frost und Epstein (1939), Ayres jr. (1945), Ayres jr. und Ayres III (1955) sowie Obermayer und Becker (1955) genauer beschrieben. Eine ausführliche Zusammenfassung der bis 1957 beschriebenen 9 Fälle von Pseudoatrophodermia colli bringen Kesten und James (1957).

Die Krankheitserscheinungen traten nur bei Frauen zwischen 15 und 34 Jahren auf und bestanden 3 Monate bis 15 Jahre, als der Arzt aufgesucht wurde. Meist begannen die ersten Erscheinungen im Nacken, breiteten sich langsam auf die vorderen Halspartien und die obere Brust, bei der Hälfte der Patienten auch auf Arme und Stamm mit Bevorzugung der Submammar-Region, der Nates und der Genitalgegend aus. Die teils diffusen, teils isolierten Herde bestanden aus gerunzelter, atrophisch imponierender Haut, die weißlich, stellenweise rötlich-gelb schattiert war, und deren Oberfläche glänzte. Gelegentlich wurden auch unscharf begrenzte, etwas hyperkeratotisch erscheinende Herde von graubrauner Farbe beschrieben.

Die Schleimhäute blieben frei, Veränderungen an den inneren Organen wurden nicht gefunden.

Die Krankheit gilt als therapieresistent bis auf einen von Ayres jr. und Ayres III (1955) beschriebenen Fall, der nach Röntgenbestrahlung mit 75 r und 6 Wochen langer Behandlung mit täglich 150000 E Vitamin A erscheinungsfrei wurde, allerdings ein Jahr später rezidivierte. Vielfach ähneln die Hauterscheinungen der Pityriasis versicolor, so daß in allen eingehender beschriebenen Fällen aus differentialdiagnostischen Gründen nach Malessezia furfur gesucht wurde.

Histologische Befunde enthalten fünf Fallbeschreibungen, die zusammenfassend etwa folgendes Bild ergeben:

Die Epidermis ist ungleichmäßig dick, teils acanthotisch, teils atrophisch, mit gelegentlicher keratotischer Verstopfung der Haarfollikel. Zuweilen läßt sich eine Parakeratose und eine Verdünnung der Granulosaschicht nachweisen. Vereinzelt wurden vacuolisierte Zellen mit pyknotischen Kernen, namentlich in der Stachelzellschicht, beschrieben. Regelmäßig war ein geringes Ödem in der Papillar-Subpapillarschicht sowie eine mäßige Dilatation der oberflächlichen Blutgefäße, gelegentlich leichte lymphocytäre perivasculäre Infiltrationen vorhanden. Die Elastica war in 6 Fällen unverändert, nur in einem Falle fragmentiert. Das histologische Bild ist also recht uncharakteristisch und ermöglicht kaum eine Unterscheidung von anderen wenig spezifischen histologischen Bildern, z. B. der Parapsoriasis [Frost in Diskussion zu Ayres jr. (1945)].

d) Parakeratose bzw. Atrophie brillante (Gougerot)

H. Gougerot beschrieb 1926 eine mehrfach gesehene Dermatose, für die zahlreiche runde bis ovale, isoliert stehende oder konfluierende Flecken von 2—10 mm Durchmesser mit glänzender Oberfläche charakteristisch sind. Als Primäreffflorescenz ist ein kleiner glänzender Fleck von 1—2 mm Durchmesser anzusehen, welcher sich allmählich vergrößert. Rötung und Schuppung fehlen; weder Infiltration noch Atrophie sind erkennbar. Als Lokalisation werden die oberen Brustpartien, besonders die Subclavicular- und Prästernalregion bevorzugt; aber auch Hals, Rücken und Abdomen, seltener Arme, Schultern, Ellenbogen, Gesicht können befallen sein. Subjektive Beschwerden, insbesondere Juckreiz, fehlen. Der Verlauf ist chronisch und therapieresistent.

Weitere Fälle werden von Zácharieff (1938) und später von Popchristov und Kapnilov (1957) beschrieben. Letztere berichten etwa 50—100 runde, ovale oder poylgonale Flecken von 5 mm Durchmesser, die in allen Fällen das gleiche Lokalisationsbestreben zeigen: oberer Rumpf, Infraclavicularbereich, Mammae, Thoraxseiten und Hals. Unter den 17 Patienten waren 16 Frauen zwischen 19 und 36 Jahren und nur ein Mann von 21 Jahren.

In histologischer Untersuchung beschrieb Gougerot (1930) eine Atrophie der Epidermis mit leichter Sklerose der Cutis. Da eine Parakeratose nicht immer nachweisbar ist, änderte er die frühere Bezeichnung „*Parakeratose* brillante" in „*Atrophie* brillante" um. Auf das gleichzeitige Vorkommen einer Papillomatose confluente et réticulée wird S. 965 eingegangen werden.

e) Weitere Sonderformen

Eine abweichende Sonderform beschreibt Miescher (1954) unter dem Namen „*Erythrokeratodermia papillaris et reticularis*". Zusätzlich zu den charakteristischen konfluierenden und reticulär-pigmentierten Erscheinungen sind ichthyosiforme graubraune Maculae mit einem roten Unterton und gewundenen pseudoatrophischen Flecken entlang der Mittellinie und am Nacken vorhanden. Histologisch entspricht der Befund nach Miescher einer Papillomatose confluente et réticulée Gougerot-Carteaud.

Ein weiterer Sonderfall wird von Degos und Ossipowski (1954) unter der Bezeichnung „*Dermatose pigmentaire reticulée des plis*" beschrieben. Hierbei ist eine geringere papilläre Hypertrophie als gewöhnlich bei der Acanthosis nigricans und zudem eine deutliche Atrophie vorhanden, so daß man wohl eine nahe Verwandtschaft, wenn nicht Identität mit der Papillomatose confluente et réticulée Gougerot-Carteaud annehmen kann, zumal auch die typische Netzbildung und Lokalisation hierfür sprechen.

3. Abgrenzung der Sonderformen untereinander und von der Acanthosis nigricans benigna

Für eine Abtrennung der Papillomatose confluente et réticulée Gougerot-Carteaud von der Acanthosis nigricans und die Herausstellung als besonderes Krankheitsbild sind Szenicer (1933), Gandola (1948), Hornberger (1950), Findlay (1952), Serri (1955), Popchristov und Kapnilov (1957). Demgegenüber halten Bernhardt (1934) wie auch Cordero (1952) die Papillomatose confluente et réticulée für identisch mit der Acanthosis nigricans benigna juvenilis, Waisman (1953) für identisch mit der Pseudo-Acanthosis nigricans. Takahashi (1936) meint, daß die Gründe nicht hinlänglich seien, um der Papillomatose von Gougerot und Carteaud den Status eines selbständigen Krankheitsbildes einzuräumen; er hält diese Krankheitsform für eine netzförmige Abart der Acanthosis nigricans. Bernhardt (1934) betont sogar die Unzweckmäßigkeit einer so weitgehenden Zergliederung von geringfügig im klinischen Bild voneinander abweichenden Formen. Einen vermittelnden Standpunkt nimmt

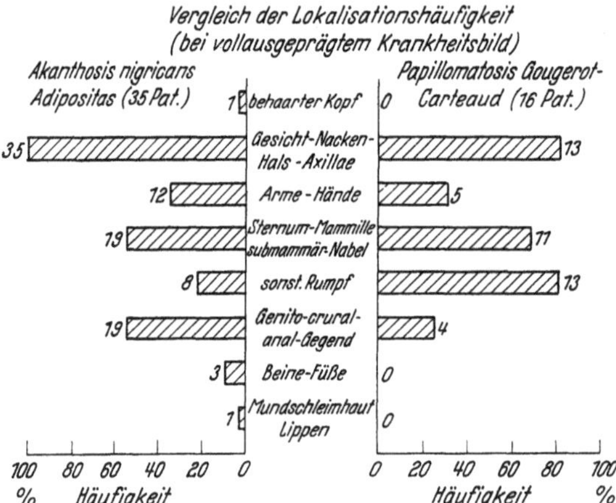

Abb. 13. Vergleich der Frequenzskalen befallener Hautareale von Acanthosis nigricans benigna mit Adipositas und Papillomatosis confluente et réticulée Gougerot-Carteaud. (Nach Fladung und Heite 1957)

Frau H. O. Curth (1955; in Diskussion zu Young u. Kesten) ein, die die Ähnlichkeit mit der Pseudo-Acanthosis nigricans betont, beide klinische Zustände aber nicht für identisch hält. Auch Quiroga und Curia (1950) sowie Watkins und Lockwood (1957) betonen die enge Verwandtschaft der Krankheiten untereinander, halten aber weitere Untersuchungen vor einer endgültigen Entscheidung für notwendig.

Zu dieser Streitfrage haben Fladung und Heite (1957) versucht, einen häufigkeitsanalytischen Beitrag zu liefern. Sie vergleichen die Häufigkeit befallener Hautbezirke bei der Pseudo-Acanthosis nigricans und der Papillomatose confluente et réticulée (Gougerot-Carteaud) (s. Abb. 13). Hierbei tritt mancherlei Ähnlichkeit der Frequenzskalen zutage, was für eine Identität der beiden Krankheiten sprechen könnte. Beim Vergleich der Altershäufigkeitsverteilungen hingegen konnten deutliche Unterschiede festgestellt werden, die sich auch nach Ergänzung durch die in den letzten Jahren publizierten Fallbeschreibungen bestätigten (Fladung und Heite 1960). Man wird daher einer Identität von Papillomatose confluente et réticulée und Pseudo-Acanthosis nigricans nicht vorbehaltlos zustimmen können. Erst wenn über die geringe bisher beschriebene Fallzahl hinaus ein Überblick über ein größeres Krankengut vorliegen wird, dürfte es lohnend sein, die Frage erneut aufzugreifen.

Auch hinsichtlich der Abgrenzung der Papillomatose confluente et réticulée gegenüber der Pseudoatrophodermia colli finden sich mancherlei unterschiedliche Ansichten: Kesten und James (1957) stellen zur Diskussion, ob letztere nur eine Spielart der Papillomatose confluente et réticulée ist, und führen für diese Auffassung an, daß beide Krankheiten im zweiten Lebensjahrzehnt beginnen, vorwiegend bei Frauen (Pseudoatrophodermia colli möglicherweise *nur* bei Frauen) vorkommen, als Lokalisation Rumpf und Nacken bevorzugen und ohne Schleimhautbefall einhergehen. AYRES jr. und AYRES III (1955) beschreiben eine 31jährige Frau mit Herden, bei denen die Ähnlichkeit mit der Papillomatose confluente et réticulée besonders deutlich war. GOUGEROT und CARTEAUD (1932) betrachten etwaige atrophische Erscheinungen in der konfluierenden und reticulären Papillomatose als sekundär; die ursprünglichen Herde sind Papeln, meist in der Intermammarregion, welche zu flachen hyperpigmentierten Bezirken führen, während die Pseudoatrophodermia colli als gefleckte Pigmentation am Hals beginnt. Wenn die Herde beider Krankheiten sich ausdehnen und über Thorax und Hals zu reticulierenden oder gefleckten Bezirken mit pseudoatrophischer Veränderung innerhalb der Lücken führen, so scheinen sich die beiden Krankheiten nicht mehr zu unterscheiden. In den fünf von KESTEN und JAMES (1957) beschriebenen Fällen von Papillomatose confluente et réticulée ähneln die depigmentierten atrophischen Bezirke histologisch denjenigen bei der Pseudoatrophodermia colli; die hyperpigmentierten gerunzelten papillären Bezirke wiederum zeigen Erscheinungen entweder wie bei der Papillomatose confluente et réticulée oder der Acanthosis nigricans. Bei der Papillomatose confluente et réticulée können also offenbar alle jene Erscheinungen vorkommen, wie sie auch bei der Pseudoatrophodermia colli typisch sind. Auch FINDLAY (1952) betont wohl die Ähnlichkeit beider Krankheiten, hält aber die Pseudoatrophodermia colli für identisch mit der Parakeratose brillante (GOUGEROT 1926).

Auch hinsichtlich der Einordnung der Parakeratose brillante herrschen unterschiedliche Ansichten: Bereits GOUGEROT und CARTEAUD erwähnen 1932 bei der Beschreibung der Papillomatose confluente et réticulée einen Krankheitsfall mit gleichzeitigem Vorkommen einer Parakeratose brillante, halten aber beide Erkrankungen für verschieden und betonen, daß es keine Übergangsformen gäbe. Unter den 17 Krankheitsfällen von POPCHRISTOV und KAPNILOV (1957) finden sich viermal gleichzeitig Hauterscheinungen einer Papillomatose confluente et réticulée. POPCHRISTOV und KAPNILOV (1957) weisen ferner auf die Veröffentlichung von WISE und SACHS (1937) hin, in der die Kombination Parakeratose brillante und Papillomatose confluente et réticulée besonders deutlich wird. Sie halten dies nicht für ein einfaches Zusammentreffen zweier verschiedener Affektionen, sondern für *eine* Krankheit, die die Symptomatologie der Papillomatose confluente et réticulée und der Parakeratose brillante in sich vereinigt und empfehlen eine Vereinigung unter gemeinsamem Namen.

4. Befall von Schleimhäuten und besonderen Hautarealen

Ein Mundschleimhautbefall ist bei der Acanthosis nigricans benigna-Gruppe relativ selten. So finden KIERLAND (1947) unter elf benignen Fällen und H. O. CURTH (1951) unter sechs Fällen von Pseudo-Acanthosis nigricans keinerlei Befall der Schleimhäute. In den von FLADUNG und HEITE (1957) aufgestellten Frequenzskalen der Lokalisationshäufigkeit (s. Tabelle 4, S. 951) war bei Krankheitsbeginn unter 48 Fällen *kein* Befall von Mundschleimhaut oder Lippen zu verzeichnen; unter 164 Patienten, bei denen die Krankheit längere Zeit bestand und voll entwickelt war, war in 23 Fällen die Mundschleimhaut miterkrankt. Schleimhautveränderungen treten also erst im späteren Verlauf der Krankheit auf. Dabei können im Mund „filzige Zunge" (HY, CHAILLOU und MILLOT 1955), vermehrte Papillarzeichnung und leichte Papillarhypertrophie an Zungenspitze oder -rändern (JOHNE, DENGLER und PRATJE 1955) oder verstreute papilläre Tumoren der Zunge (BUTTERWORTH 1934) bestehen. Es werden aber auch grauweiße Veränderungen an der Wangenschleimhaut (KÖPF und LAUSECKER 1953) oder Pigmentationen im Bereich der Mundschleimhaut und geringfügige Granulationen der Pharynxwand (H. BEHÇET 1932) berichtet. Befall von Lippen, Larynx und Pharynx berichten ENGMAN und MOOK (1931), ferner JOHNE, DENGLER und PRATJE (1955) sowie KÖPF und LAUSECKER (1953). Daneben wird von diesen Autoren auch eine Beteiligung der Augenlider vermerkt. KÖPF und LAUSECKER (1953) berichten ferner von Genitalveränderungen, insbesondere Verdickung und Pigmentierung der großen und kleinen Labien.

Über Veränderungen der Hautanhangsgebilde wird kaum berichtet. Spärlich oder gänzlich fehlende Achsel- oder Genitalbehaarung wird von SHELDON und

Curtis (1955), Köpf und Lausecker (1953), sowie von Hy, Chaillou und Millot (1955) erwähnt. Berggreen (1938) berichtet über Leukonychie.

Bei der *Papillomatose confluente et réticulée* (Gougerot-Carteaud) wurde ein Schleimhautbefall nicht berichtet. Auch ein Befall der Kopfhaut wird vermißt. Lediglich Hornberger (1950) beschreibt circumscripten Haarausfall sowie Nagelaufsplitterungen an Fingern und Zehen; Fladung und Heite (1957) weisen allerdings darauf hin, daß dieser Fall zu Unrecht der Papillomatose confluente et réticulée zugeordnet worden sei.

Bernhardt (1934) macht auf die nicht seltene Kombination von Acanthosis nigricans benigna mit anderen Verhornungsanomalien aufmerksam. Er fand ein Keratoma palmoplantare hereditarium in zwei von elf Fällen. Weitere Fälle mit Palmar- und Plantarhyperkeratosen beschreiben unter anderem Karrenberg (1931), Pardo-Castello und Mestre (1932), Butterworth (1934), Brezovsky (1941), Hy, Chaillou und Millot (1955), Calnan (1957).

III. Histologie

Die histologischen Veränderungen werden bei der Acanthosis nigricans benigna in recht einheitlicher Weise geschildert. Unter einer orthokeratotisch verbreiterten Hornschicht, die vielfach lamellös gestaltet ist, aber follikulär oder poral besonders ausgeprägt erscheint, liegt ein meist recht schmales Stratum granulosum, meist auf eine Zellage reduziert. Die Stachelzellschicht zeigt eine unregelmäßige Acanthose. Nur selten wird von halbmondförmiger Kernschrumpfung und Vacuolisierung (Johne, Dengler und Pratje 1955) oder von vereinzelten Dyskeratosen (Levine 1947) oder von „corps rond"-ähnlichen Gebilden (Brünauer 1931) berichtet. Die Retezapfen sind im allgemeinen verlängert und reichen teilweise tief in die Subcutis hinein; sie werden gelegentlich als netzförmig verzweigt und vereinzelt als kolbenförmig aufgetrieben beschrieben (z. B. Jordan, Schamschin und Dobrow 1933). Von einer Atrophie der Retezellen berichten nur Robinson und Tasker (1947) und Friart und van der Meiren (1957). Fast alle Autoren heben den außerordentlichen Pigmentreichtum der Basalzellen hervor. Außerdem finden sich auch im Corium melaninhaltige Chromatophoren. Der Papillarkörper wird als stark elongiert, schmal, gelegentlich verzweigt geschildert. Er zeigt ein leichtes perivasculäres Ödem und Lymphocyteninfiltrate. Haarfollikel, Talg- und Schweißdrüsen sind feingeweblich normal. Meist ist auch das elastische Gewebe unverändert.

Nur vereinzelte Autoren (z. B. Friart und van der Meiren 1957, Johne, Dengler und Pratje 1955) finden eine rarefizierte, verquollene Elastica; über gelegentlich vorkommende Fragmentierung berichten nur Gougerot und Carteaud (1932) bei der Erstbeschreibung der Papillomatose confluente et réticulée. Sonst bietet jedoch die Papillomatose confluente et réticulée Gougerot-Carteaud das gleiche histologische Bild wie die Acanthosis nigricans benigna, wie H. O. Curth (1948) und Waisman (1953) ausdrücklich hervorheben.

Der histologische Befund der Acanthosis nigricans benigna ist also unspezifisch, im wesentlichen durch eine ausgesprochene Papillomatose charakterisiert und unterscheidet sich allenfalls gradmäßig, nicht aber grundsätzlich von dem der Acanthosis nigricans maligna. Daher sind auch alle Autoren darüber einig, daß eine histologische Unterscheidung zwischen den einzelnen Formen der Acanthosis nigricans nicht möglich ist.

IV. Begleitkrankheiten

1. Fettsucht und endokrine Störungen

Bekanntlich kommt die Acanthosis nigricans benigna recht häufig mit den verschiedensten endokrinen Störungen oder mit einer Fettsucht kombiniert vor.

Robinson und Tasker (1947) stellten 10 Fälle mit Adipositas vom hypophysären Typ — 9 Frauen und 1 Mann — mit Beginn in der Pubertät und 22 weitere Fälle mit anderen endokrinen Störungen tabellarisch zusammen. Gleichzeitiges Vorkommen eines Morbus Cushing wird z. B. von Rothman und Henningsen (1943), Procházka und Kúta (1951),

BETTLEY (1953) sowie von LINSER (1953) beschrieben. Die Fälle von MATRAS (1935), SMITH (1953) und MACH, FELLET, JADASSOHN und PAILLARD (1953) waren mit einer Akromegalie vergesellschaftet. MARANON und ALVAREZ CASCOS (1957) sahen neben einer benignen Acanthosis nigricans einen Diabetes insipidus bzw. eine erbliche spastische Paraplegie, JADASSOHN (1948) ein Morgagni-Morel-Syndrom. OROL ARIAS und LANDABURE (1935) berichten über eine Kombination mit einer Dystrophia adiposo-genitalis. Vielfach macht die spezifisch endokrinologische Einordnung Schwierigkeiten, so daß von „pluriglandulärer Insuffizienz" gesprochen wird (s. die Mitteilung von GOLDSCHLAG 1936), ANDERSON 1940, AZERAD und GRUPPER 1954.

WAISMAN (1953) weist darauf hin, daß das Vorhandensein einer Adipositas bei der Acanthosis nigricans unglücklicherweise oft als Beweis für eine angeb liche endokrine Störung angeführt wurde. Die Adipositas reiche allein zur Diagnose einer endokrinen Erkrankung jedoch nicht aus. Hierzu bedarf es weitere klinischer und auch gewichtiger Laborbefunde. In vielen publizierten Fallberichten fehlen aber solche genaueren Befundangaben, so daß bei kritischer Sichtung nur recht wenige Fälle übrigbleiben, bei denen neben einer Fettsucht eine endokrine Abnormität mit Sicherheit vorliegt.

2. Naevi

Bereits von MONCORPS (1931) wurde auf stecknadelkopf- bis talergroße Pigmentflecke hingewiesen, die, nicht an die Krankheitsherde der Acanthosis nigricans gebunden, bevorzugt im Gesicht, aber auch an anderen Körperstellen vorkommen. Man hat in solchen Fällen auch von der „naevoiden Form der Acanthosis nigricans" gesprochen (MIESCHER 1921, VACCARI 1942, JOHNE, DENGLER und PRATJE 1955). Weiterhin betonen H. O. CURTH (in Diskussion zu TOLMACH 1939) sowie MARAÑÓN, ALVAREZ CASCOS (1957), daß Naevi verschiedenster Art bei der Acanthosis nigricans vorkommen, nicht nur vereinzelte Pigmentflecke (BERNHARDT 1934, PARDO-CASTELLO und MESTRE 1932) oder ausgedehntere pigmentierte chloasmaähnliche Naevusbildungen an Oberarm, Brust und Bauch (SENEAR, SHELLOW und WIEN 1932), sondern auch disseminierte, über den ganzen Körper verteilte Pigmentnaevi (LANGE-COSACK 1939, HASSELMANN 1955). HUFNAGEL (1947) beschreibt das Vorkommen pigmentierter Plaques am Rumpf sowie einer großen Anzahl tiefdunkler bis schwarzer Naevi im Gesicht.

In recht vielen, keineswegs allen Fällen dieser naevoiden Acanthosis nigricans beginnen die Hauterscheinungen im Säuglingsalter oder in frühester Kindheit.

3. Fehlbildungen und sonstige Krankheiten

Bei zahlreichen Acanthosis nigricans benigna-Fällen finden sich schwere körperliche Mißbildungen, Intelligenzdefekte oder chronische Infektionskrankheiten. H. O. CURTH gab 1943 eine tabellarische Zusammenstellung über die bei 49 Fällen von Acanthosis nigricans benigna vorkommenden Begleitkrankheiten: 7mal wird über Debilität oder Idiotie, 7mal über schwere körperliche Fehlbildungen, 14mal über erworbene oder angeborene Syphilis und 6mal über Tuberkulose verschiedener Organe berichtet.

Über einen Zusammenhang zwischen Acanthosis nigricans benigna und angeborenen Fehlbildungen berichten in neuerer Zeit MARAÑÓN und ALVAREZ CASCOS (1957) anhand von drei Krankheitsfällen: einem 11jährigen Knaben mit Diabetes insipidus, Infantilismus, Arachnodaktylie und zahlreichen Naevi; einem weiteren 11jährigen Knaben mit spastischer erblicher Paraplegie und einem 8jährigen Knaben mit Makrostomie, Marmorkrankheit, Lebercirrhose, Herz- und Augenmißbildungen. In der Literatur finden sich etliche Beispiele weiterer Mißbildungen, z. B. chondrodystrophische Veränderungen (HODGSON-JONES 1956) und LANGE-COSACK 1939) — von letzterem bei einem Geschwisterpaar beschrieben —, kongenitale Taubheit (HAXTHAUSEN 1955), Deformität des Schädels mit Schwachsinn (BÖHM 1955), Forme fruste einer Recklinghausenschen Krankheit mit Fettsucht (BURCKHARDT 1948), Zahnanomalien (PARDO-COSTELLO und MESTRE 1932).

Theodorescu und Comsa (1935) sahen neben einer Acanthosis nigricans benigna eine Epidermolysis bullosa. Von Karrenberg (1931) und Gelli (1933) publizierte Krankheitsfälle waren mit diagnostisch nicht ganz abgeklärten bullösen oder urticariellen Hauterscheinungen kombiniert.

Keineswegs selten sind Berichte über eine Kombination mit tuberkulösen Affektionen, z. B. Lungentuberkulose (Resta 1952, Solla Casalderrey 1931) oder Lupus vulgaris des Gesichtes (Bernhardt 1934).

V. Kollektiveigenschaften

1. Das Geschlechtsverhältnis

Angaben über die Geschlechtsverteilung der Acanthosis nigricans benigna finden sich nur spärlich; meist sind sie nicht einmal brauchbar, da sie sich auf ein Krankengut beziehen, in dem maligne und benigne Fälle gemischt enthalten sind.

Die Ansicht von H. O. Curth (1948) und Hermann (1955), daß sich die Acanthosis nigricans benigna gleichmäßig auf beide Geschlechter verteile, können Fladung und Heite (1957) nicht bestätigen. Bei der statistischen Zusammenstellung der bis 1957 publizierten Acanthosis nigricans benigna-Fälle ergab sich ein Zahlenverhältnis von männlich / weiblich = 67/ 113 = 1/1,7 oder 62,7% Frauen. In dieser Aufstellung ist allerdings die Pseudo-Acanthosis nigricans enthalten, während die anderen Sonderformen nicht berücksichtigt wurden.

Tabelle 5. *Das Geschlechtsverhältnis bei der Acanthosis nigricans benigna und der Papillomatose confluente et reticulée (Gougerot-Carteaud)*

	♂	♀	% ♀
Papillomatose confluente et réticulée (Gougerot-Carteaud) .	9	25	73,5%
Acanthosis nigricans benigna . .	45	79	63,7%

Auch bei der Papillomatose confluente et réticulée (Gougerot-Carteaud) sind die Frauen häufiger erkrankt, wie aus Tabelle 5 hervorgeht, in der das Geschlechtsverhältnis mit dem der Acanthosis nigricans benigna verglichen wird. Es ergeben sich nur unbedeutende, nicht signifikante Unterschiede.

Bei der Parakeratose brillante und der Pseudoatrophodermia colli liegt eine wesentlich stärkere Verschiebung des Geschlechtsverhältnisses zugunsten der Frauen vor. Bei der Parakeratose brillante finden sich unter den 17 von Popchristov und Kapnilov zusammengestellten Fällen 16 Frauen. Die Pseudoatrophodermia colli wurde bisher nur beim weiblichen Geschlecht beschrieben.

2. Das Beginnalter

Angaben über die Altershäufigkeitsverteilung der Acanthosis nigricans benigna finden sich bei H. O. Curth (1948) sowie Fladung und Heite (1957). Charakteristisch ist der sprunghafte Anstieg des Erkrankungsbeginns zwischen dem 10. und 15. Lebensjahr, wie dies auch von O'Donnell und O'Conner (1944) hervorgehoben wird. Calnan (1957) hingegen meint, daß die gutartige Form bei der Geburt beginnen und erst in der Pubertät ihr größtes Ausmaß annehmen würde. Tatsächlich geht aus den von H. O. Curth (1948) sowie Fladung und Heite (1958) publizierten Altershäufigkeitsverteilungen hervor, daß 7 bzw. 10% der Fälle bereits bei der Geburt vorhanden sind oder in frühester Kindheit auftreten.

Fladung und Heite (1957) führen eine genauere Formanalyse der Altershäufigkeitsverteilung durch, als deren Ergebnis folgendes festgehalten sei: Die Häufigkeitsverteilung des Beginnalters der Acanthosis nigricans benigna — ohne Berücksichtigung des Geschlechtes — hat nicht die Form eines einheitlichen Kollektivs. Die Analyse zeigt zunächst, daß die Altersverteilung bei beiden Geschlechtern unterschiedlich ist, sehr im Gegensatz zur

Acanthosis nigricans maligna, bei der die Altersverteilung von männlichen und weiblichen Kranken identisch ist. Aber auch bei ausschließlicher Berücksichtigung weiblicher Patienten zeigt die Altersverteilung deutliche Zeichen eines Mischkollektivs. Die weitere Analyse ergibt, daß Patienten mit Fettsucht und Erkrankungsbeginn in der Pubertät einen häufigkeitsmäßigen Schwerpunkt bilden und demnach offenbar eine Besonderheit darstellen. Diese von der übrigen Acanthosis nigricans benigna abweichenden Kollektiveigenschaften sind der Grund, weshalb FLADUNG und HEITE (1957) hierin eine Stütze für die Berechtigung einer Abtrennung der Pseudo-Acanthosis nigricans sehen.

Das Beginnalter der Papillomatose confluente et réticulée (GOUGEROT-CARTEAUD) wird in der Erstbeschreibung mit 15—20 Jahren, von POPCHRISTOV und KAPNILOV (1957) mit 17—25 Jahren, von KESTEN und JAMES (1957) mit 5—23 Jahren angegeben. MIESCHER (1954) nennt summarisch das 2.—4. Dezennium. Eine graphische Darstellung der Altersverteilung von 18 Fällen geben FLADUNG und HEITE (1957). Unterschiede in der Altersverteilung zwischen Papillomatose confluente et réticulée und Pseudo-Acanthosis nigricans wurden bereits S. 964 diskutiert.

Bei den sonstigen Sonderformen finden sich nur sehr spärliche Mitteilungen über das Beginnalter. POPCHRISTOV und KAPNILOV (1957) machen in ihrer Abhandlung über die Parakeratose brillante die Angabe: zwischen 17 und 36 Jahren; KESTEN und JAMES (1957) bei der Pseudoatrophodermia colli: zwischen 15 und 34 Jahren.

3. Frequenzskalen der Lokalisation

Ausführliche Zahlenangaben über die Lokalisationshäufigkeit bei der Acanthosis nigricans benigna werden von FLADUNG und HEITE (1957) publiziert. Dabei wurde getrennt zwischen Lokalisation bei Krankheitsbeginn und nach längerem Bestand der Krankheit (vgl. Tabelle 4, S. 951). Auf die differentialdiagnostisch bedeutsamen Unterschiede bei Krankheitsbeginn wurde bereits S. 952 eingegangen.

Auch für die bis 1957 publizierten 16 Fälle von Papillomatose confluente et réticulée Gougerot-Carteaud wurde von FLADUNG und HEITE (1957) eine Frequenzskala publiziert, die bereits an Hand der Abb. 13 (S. 964) besprochen wurde.

4. Familiäres Auftreten

In der Literatur sind bis 1957 14 Sippen mit familiär gehäuftem Auftreten einer Acanthosis nigricans benigna bekannt geworden (HERMANN 1955, FLADUNG und HEITE 1957). In diesen Sippen kommt die Acanthosis nigricans benigna neunmal bei Geschwistern vor, neunmal bei Kindern und Eltern, viermal bei Großeltern und Enkeln und zweimal bei entfernteren Verwandtschaftsgraden. Eine solche familiäre Häufung wird ausschließlich bei der benignen Verlaufsform beobachtet — dies kann im Einzelfalle als differentialdiagnostisches Kriterium gewertet werden. Indessen fehlt eine familiäre Häufung bei der Papillomatose confluente et réticulée Gougerot-Carteaud, wenn man den Bericht von FRIART und VAN DER MEIREN (1957) mit allerdings unsicheren Angaben außer acht läßt.

HERMANN (1955) macht den Versuch, das Erbbild der Acanthosis nigricans zu zeichnen. Nach den Untersuchungen dieses Autors zeigen die von MIESCHER (1921), JADASSOHN (1926), KEMERI (1930), BERNHARDT (1934), SANDBACKA-HOLMSTRÖM (1935), TOLMACH (1939) und LANGE-COSACK (1939) publizierten Krankheitsfälle eine regelmäßige Dominanz. Aber auch unregelmäßige Dominanz mit Überspringen einer Generation wurde bekannt (KARRENBERG 1931). Neben dem dominanten Erbgang scheinen auch, allerdings selten, recessive Erbgänge vorzukommen. Hierbei wird auf zwei Fälle von Ehen zwischen Blutsverwandten zweiten Grades hingewiesen (MUKAI 1929, BETTLEY 1953).

5. Rasse — Beruf

H. O. CURTH (1943) weist darauf hin, daß Erkrankungsfälle von Acanthosis nigricans benigna (ebenso wie maligna) bei allen Rassen und in allen Teilen der Welt beschrieben wurden. Besonderheiten hinsichtlich geographischer und rassischer Verteilung scheinen bei der Pseudo-Acanthosis nigricans (d. h. der Acanthosis nigricans benigna mit Fettsucht) vorzuliegen. ROBINSON und TASKER (1947) betonen, daß diese Fälle bevorzugt in Europa, Nord- und Südamerika vorkämen. In kasuistischen Einzelpublikationen fällt die Bevorzugung dunkel pigmentierter Menschentypen auf. Letzteres gilt auch für die Papillomatose confluente et réticulée, die auffallend häufig bei Negern (KESTEN und JAMES 1957), bei Japanern (TAKAHASHI 1936, OTA 1939) und Südamerikanern (OROL ARIAS 1935, QUIROGA und CURIA 1950, QUIROGA, BOTTRICH und MOLINA 1950, CORDIVIOLA und AMBROSETTI 1950) beschrieben worden ist.

Eine Bevorzugung bestimmter Berufsgruppen dürfte nicht gegeben sein; auch die nochmalige Durchsicht der Literatur unter diesem Gesichtspunkt ergab keine Verdachtsmomente.

VI. Differentialdiagnose

Die differentialdiagnostische Abgrenzung gegenüber der Acanthosis nigricans maligna wurde eingehend S. 952 besprochen. Gegenüber anderen Hautkrankheiten treten angesichts der charakteristischen Morphe und der typischen Prädilektionsstellen kaum differentialdiagnostische Schwierigkeiten auf. Daher sind in der neueren Literatur differentialdiagnostische Erörterungen bei der Acanthosis nigricans benigna sehr spärlich.

Lediglich bei der Papillomatose confluente et réticulée wird gelegentlich die differentialdiagnostische Abgrenzung vom Morbus Darier diskutiert (North 1932, Gandola 1947, Hasselmann 1955, Young und Kesten 1955). Für die Acanthosis nigricans bzw. Papillomatose Gougerot-Carteaud sprechen die weiche samtartige Oberfläche, die Bevorzugung der Axillen und anderer Hautfalten sowie die Pigmentierung; für den Morbus Darier typisch ist eine mehr follikuläre Anordnung, rauhe Oberfläche, nicht seltener Beginn am Kopf mit Ausbreitungstendenz auf die Extremitäten, vordere Brustseite, Leistenbeugen und Glutäalregion. Gandola (1947) sowie Young und Kesten (1955) erwähnen differentialdiagnostisch die Epidermodysplasia verruciformis, bei der allerdings bevorzugt die Extremitäten, gelegentlich auch das Gesicht, von warzigen Herden befallen werden. Auch die symptomatologische Abgrenzung vom seborrhoischen Ekzem wird erwogen (Young und Kesten 1955), das sich durch die ölige Schuppung auf dem behaarten Kopf und die vergilbt aussehenden Herde mit merklicher entzündlicher Note unterscheidet. Seltene Differentialdiagnosen wie die Papulosis miliaris Miescher (Gandola 1947), die Polyblastose congenitalis Touraine (Friart und van der Meiren 1957) sowie die Addisonsche Krankheit (Marañón und Alvarez Cascos 1957) seien der Vollständigkeit halber erwähnt.

VII. Ätiopathogenetische Theorien

Über die Ätiologie und den Entstehungsmechanismus der Acanthosis nigricans benigna-Gruppe existiert bis heute keine befriedigende Theorie. Von den wichtigsten Deutungsversuchen sei die Theorie von der endokrinen Störung und der keimplastischen Ursache erörtert.

1. Die Theorie der endokrinen Störung

Die bereits von Moncorps (1931) ausführlich referierte endokrine Pathogenese der Acanthosis nigricans, insbesondere des benignen Formenkreises, wird auch in neuerer Zeit immer wieder diskutiert. Procházka und Kúta (1951) meinen z. B., daß es unter dem Einfluß hormoneller Dysfunktion zur Zellaktivierung der Basalzellschichten sowie zur Verstärkung der Melanogenese komme; beides übe eine Reizwirkung auf die übrige Epidermis, insbesondere die Papillen aus, wodurch das Zustandsbild der Acanthosis nigricans entstehe. Vielfach wird, allerdings ohne dies durch genauere Befundangabe zu belegen, etwa von einer „Nebennireninsuffizienz" oder einer „pluriglandulären Störung" gesprochen, jedoch nicht näher erläutert, wie man sich die pathogenetische Beziehung zur Acanthosis nigricans vorstellt (Goldschlag 1936, Tzanck und Levy 1938, Cloutier und Poirier 1948). Bernhardt (1934) sieht die endokrine Theorie angesichts der Seltenheit wirklich belegbarer endokriner Störungen als Modeanschauung an. H. O. Curth (1936) versucht die Möglichkeit eines Einflusses endokriner Faktoren bei der Ätiologie der Acanthosis nigricans zu analysieren:

1. Endokrine Störungen spielen zweifellos keine wesentliche Rolle bei der Acanthosis nigricans maligna; damit entfällt die endokrine Theorie für den Entstehungsmechanismus *beider* Acanthosis nigricans-Formen.

2. Bei der Acanthosis nigricans benigna kommt nicht ein bestimmter Typ endokriner Störungen vor, sondern sehr verschiedene, z. T. völlig gegensätzliche Störungen, so daß nur der zwar vage Ausdruck einer „hormonal inbalance" übrigbleibt, der aber z. B. den Verhältnissen während der Pubertät adäquat ist.

3. Es ist keine endokrine Störung bekannt, die eine ähnliche Veränderung der Haut hervorzurufen vermag.

4. Eine Organtherapie oder endokrine Substitutionstherapie hat in keinem Fall ein therapeutisches Resultat erbringen können.

Aus allen diesen Gründen lehnt H. O. Curth eine spezifisch endokrine Theorie als unbewiesen ab.

Für die Acanthosis nigricans benigna im engeren Sinne sind also endokrine Störungen ohne beweisbare pathogenetische Bedeutung; für die Pseudo-Acanthosis nigricans sind nicht die endokrinen Störungen unmittelbar maßgebend, sondern die Fettsucht. Letztere kann mit und ohne faßbare endokrine Dysfunktionen einhergehen, so daß in einem Teil der Fälle die endokrine Störung unmittelbar über die daraus resultierende Fettsucht eine gewisse ursächliche Bedeutung haben kann.

2. Die Theorie der Genodermatose

H. O. CURTH (1936, 1959) führt eine Reihe von Eigenschaften an, die die Acanthosis nigricans gemeinsam mit etlichen Naevi hat:

1. Gelegentlich einseitige Verteilung der ersten Herde;

2. Vorhandensein von Krankheitserscheinungen bereits bei der Geburt oder Auftreten in den ersten Lebensjahren;

3. Familiär gehäuftes Vorkommen der Acanthosis nigricans benigna;

4. Gehäuftes Vorkommen von Pigmentnaevi beim Patienten selbst oder in der Familie des Patienten.

Diese naevoiden Wesenszüge sind recht häufig bei der Acanthosis nigricans benigna realisiert, kommen aber auch bei der Acanthosis nigricans maligna, hier jedoch seltener, vor. Unter diesem Blickwinkel wird die Acanthosis nigricans benigna als keimplastische Störung (Genodermatose) diskutiert (H. O. CURTH 1936). Diese Gedankengänge wurden von etlichen Autoren aufgenommen. Es wird von kongenitaler Hautdysplasie (GANDOLA 1948) oder von kongenitalen Entwicklungsstörungen, deren Manifestation erst im höheren Alter als „Naevus tardus" bezeichnet wird (DOWLING und FREUDENTHAL 1938) gesprochen. Auch RESTA (1952) diskutiert naevoide Bildungen in Kombination mit endokrin wirksamen Faktoren. Das oft gleichzeitige Vorliegen anderer Entwicklungsstörungen und Fehlbildungen scheint die keimplastische Theorie zu stützen (JOHNE, DENGLER und PRATJE 1955, MARAÑÓN und ALVAREZ CASCOS 1957). Letztere Autoren diskutierten die Möglichkeit, daß die zur Papillomatose und zu Endokrinopathien führende genetische Anlage auch die Entwicklung eines Krebses fördern könne, womit eine einheitliche pathogenetische Theorie für Acanthosis nigricans maligna und benigna versucht würde; allerdings paßt hierzu nicht die relative Seltenheit von Naevi oder Mißbildungen bei der Acanthosis nigricans maligna.

3. Sonstige Theorien

Gegenüber der endokrinen und keimplasmatischen Theorie spielen andere gelegentlich geäußerte Anschauungen eine recht untergeordnete Rolle. Sie sollen nur am Rande Erwähnung finden.

SCARPA (1931) vermutet aus einer Gastroenteritis stammende Toxine, die über eine Reizung des vegetativen Nervensystems die Acanthosis nigricans hervorrufen sollen. MAZZANTI (1933) nimmt eine parasympathische Dystonie als direkte Ursache der Melanodermie und der Acanthose an. MUSCHIETTI und VAZQUES (1935) diskutieren eine kongenitale Lues als Ursache; FRANKS (1943) erwägt den Einfluß einer Tetanusinjektion. ROTHMAN (1954) diskutiert, daß durch eine Schädelfraktur eine Störung der Hypophysenfunktion und durch diese wiederum die Acanthosis nigricans ausgelöst sein könnte.

VIII. Prognose und Therapie

Die Prognose der gesamten Acanthosis nigricans benigna-Gruppe mit all ihren einzelnen Unterformen gilt quoad vitam als günstig, quoad sanationem als ungünstig. Im allgemeinen kann man sagen, daß die Hauterscheinungen recht therapieresistent sind und über viele Jahre fast unverändert fortbestehen.

Von häufiger angestellten Therapieversuchen seien erwähnt: Die Vitaminbehandlung, die Anwendung von Organextrakten und Hormonen, ferner Arsen und Salicylsäure. Am ehesten scheinen noch hohe Vitamin A-Dosen von einer gewissen therapeutischen Wirkung zu sein, wie auf Grund etlicher kasuistischer Mitteilungen vermutet werden kann (Babalian 1947, Anderson und Wilson 1949, Miescher 1954, Hy, Chaillou und Millot 1955). Andere Vitamine werden nur selten angewandt, z. B. von Hollander (1943), der eine geringfügige Besserung nach Vitamin B-Komplex sah. Versager einer Vitamin C-Therapie erwähnen Theodorescu und Consa (1935), Hollander (1943) sowie Robinson und Tasker (1947).

Weiterhin hat die Behandlung mit Thyroxin eine gewisse Verbreitung gefunden. Gelli (1933) berichtet nach zweimonatiger Thyroxinbehandlung von einem ermutigenden Resultat; Marañón und Alvarez Cascos (1957) sehen Besserung nach Schilddrüsenhormongaben; keinen Erfolg hatten Butterworth (1939) und McDaniel (1955) zu verzeichnen. H. O. Curth (1951) erwähnt die fast vollständige Heilung einer Pseudo-Acanthosis nigricans nach Anwendung von Thyreoidextrakt und Abmagerungskur. Vergebliche Behandlungen mit Vitaminen, Oestrogenen und Cortison berichten Azerad und Grupper (1954). Auch Hy, Chaillou und Millot (1955) sowie Johne, Dengler und Pratje (1955) sahen ein Versagen der Cortisontherapie.

Arsenbehandlung soll im Falle von Yasuda und Ueki (1937) erfolgreich gewesen sein.

Die örtliche Anwendung von Carbolsäure soll nach Köpf und Lausecker (1953) günstig sein, was von Johne, Dengler und Pratje (1955) allerdings bestritten wird. Mit salicylsäurehaltigen Salben soll sich nach Angaben von Butterworth (1934), Wise und Sachs (1937) sowie Young (1953) eine Besserung erzielen lassen.

Die örtliche Anwendung von Röntgen- bzw. Grenzstrahlen wird mehrfach erwähnt, z. B. von Kardos (1940), Brünauer (1931) sowie Köpf und Lausecker (1953); letztere benutzten Kleinstdosen. Nach Johne, Dengler und Pratje (1955) blieben nach örtlicher Röntgenbestrahlung mit 900 bzw. 1200 r unter Weichstrahlbedingungen die Hauterscheinungen völlig unverändert.

Auch eine indirekte Röntgentherapie ist versucht worden: Pape und Köpf (1954) berichten nach Bestrahlung des Zwischenhirns und der Nebenniere von einer völligen Rückbildung aller klinischen Symptome einschließlich zahlreicher Papillome an der Vulva. Soweit wir sehen, ist ein solcher Erfolg aber bisher nicht bestätigt worden.

Auch die chirurgische Behandlung, d. h. Abtragung der papillomatösen Hautareale mit plastischer Deckung, wird erwähnt (Cloutier und Poirier 1948); eine ausreichende Nachbeobachtung fehlt allerdings.

IX. Diagnostische Empfehlungen und Forderungen allgemeiner Art

Die früher allgemein anerkannte, auch noch von Moncorps (1931) befürwortete Forderung, bei jeder Acanthosis nigricans eine intensive Tumorsuche durchzuführen, kann in dieser allgemeinen Form heute nicht mehr aufrechterhalten werden. Nachdem man die symptomatologischen Unterschiede zwischen der Acanthosis nigricans maligna und der Benigna-Gruppe erkannt hat, wird die Diagnose Acanthosis nigricans benigna auf Grund des klinischen Erscheinungsbildes und nicht wie früher per exclusionem zu stellen sein. Eine besonders aufwendige und eingreifende Tumorsuche wird auf wenige Zweifelsfälle beschränkt bleiben. In der Literatur spielt die Probelaparotomie als diagnostische Maßnahme eine besonders umstrittene Rolle. Herold, Kaufman und Smith (1941) fordern anläßlich des Berichtes über eine maligne Verlaufsform bei einem 17jährigen Mädchen in jedem Falle intensive Tumorsuche. Demgegenüber lehnen Meyer-Berke und Wilkins (1950) eine „Probelaparotomie in jedem Falle" ab; sie weisen darauf hin, daß der Tumor bei der Laparotomie häufig nicht entdeckt wird. In drei von O'Leary (Diskussion zu Herold, Kaufman und Smith 1941) erwähnten Fällen hatte die Probelaparotomie kein Neoplasma ergeben; trotzdem starben alle drei Patienten wenige Monate später an einer Carcinomatose. Ellenbogen (1949) rät vor einer Laparotomie zu einer Bronchographie und Bronchoskopie.

Man kann wohl die Auffassung heute dahingehend zusammenfassen, daß klinische, Laboratoriums- und Röntgenbefunde, gegebenenfalls wiederholte sorg-

fältige Nachbeobachtungen in kurzen Intervallen von größerem Wert bei Zweifels-
fällen sind als die früher empfohlene und in ihrem diagnostischen Wert zweifelhaft erscheinende Probelaparotomie.

Literatur

ALKIEWICZ, J.: Multiple nekrotisierende Periarteriitis nodosa der Haut in Gemeinschaft
mit Acanthosis nigricans, Arch. Derm. Syph. (Berl.) 168, 522 (1933). — ANDERSON, C.:
Acanthosis nigricans associated with a masculinizing syndrome. A.M.A. Arch. Derm. 42, 493
(1940). — ANDERSON, H. E., and J. W. WILSON: Acanthosis nigricans. A.M.A. Arch. Derm.
60, 1221 (1949). — ARCHANGELSKIJ, S. A.: Zur Frage der Klinik und Pathogenese der pigmen-
tär-papillären Hautdystrophie (Acanthosis nigricans). Vestn. Vener. Derm. 5, 474 (1937).
[Russisch.] Ref. Zbl. Haut- u. Geschl.-Kr. 58, 33 (1938). — ARGUELLES-CASALS, D.: Sobre
una distrofia papilar y pigmentaria del tipo de la acanthosis nigricans frequénte en la raza
negra. Med. latina 8, 249 (1949). — ASAHI, K.: Ein Fall von Acanthosis nigricans. Jap.
J. Derm. 22, 709 (1922). — AYRES jr., S.: A case for diagnosis. A.M.A. Arch. Derm. 32, 124
(1935). — Pseudoatrophodermia colli et corporis. A.M.A. Arch. Derm. 52, 280 (1945). —
AYRES jr., S., and S. AYRES III: Pseudoatrophodermia colli. A.M.A. Arch. Derm. 71, 763
(1955). — AZERAD, E., et CH. GRUPPER: Acanthosis nigricans au cours d'une obésité avec
hyperplasie surrénale. Bull. Soc. franç. Derm. 61, 305 (1954).
BABALIAN, L.: Juvenile acanthosis nigricans and ichthyosis. A.M.A. Arch. Derm. 55,
411 (1947). — BALIÑA, R., A. BRACERAS y A. KAMINSKY: Acanthosis nigricans. Rev. argent.
Dermatosif. 21, 426 (1937). [Spanisch.] Ref. Zbl. Haut- u. Geschl.-Kr. 59, 406 (1938). —
BALISZKAJA, V.: Ein Fall von Acanthosis nigricans. Russk. Véstn. Derm. 4, 729 (1926).
[Russisch.] Ref. Zbl. Haut- u. Geschl.-Kr. 22, 853 (1927/28). — BALLIN, D. B.: Acanthosis nigri-
cans. A. M. A. Arch. Derm. 71, 746 (1954). — BARBER, H. W.: Acanthosis nigricans forme fruste.
Proc. roy. Soc. Med. 25, 1030 (1932). — BAUER, K. H.: Das Krebsproblem. Berlin-Göttingen-
Heidelberg: Springer 1949. — BECKER, S. W., and K. B. MUIR: Pseudo-atrophoderma colli;
a hitherto undescribed condition. A.M.A. Arch. Derm. 29, 53 (1934). — BECKER, S. W., and
M. E. OBERMAYER: Acanthosis nigricans (juvenile type). A.M.A. Arch. Derm. 45, 236 (1942).
BECKMANN, G.: Acanthosis nigricans mit ausgeprägter Beteiligung des Hals-Nasen-Ohr-
Bereiches. Arch. Ohr-, Nas.- u. Kehlk.-Heilk. 168, 168 (1955). — BEHÇET, H.: Einiges über
Acanthosis nigricans. Istambul Serir. 3, 221 (1932). [Türkisch.] Ref. Zbl. Haut- u. Geschl.-
Kr. 42, 365 (1932) u. Bull. Soc. franç. Derm. Syph. 39, 192 (1932). — Acanthosis nigricans
(Demonstr.). Zbl. Haut- u. Geschl.-Kr. 48, 353 (1934). — Acanthosis nigricans und Lichen
ruber accuminatus. (Demonstr.) Zbl. Haut- u. Geschl.-Kr. 51, 613 (1935). — BERGGREEN,
P.: Acanthosis nigricans mit besonderer Beteiligung der Mundhöhle. (Demonstr.) Zbl. Haut-
u. Geschl.-Kr. 58, 330 (1938). — BERKOWITZ, B. B.: Acanthosis nigricans. A.M.A. Arch.
Derm. 25, 763 (1932). — BERNHARDT, R.: Acanthosis nigricans benigna. Arch. Derm. Syph.
(Berl.) 170, 533 (1934). — BÉRON, B.: 4 Fälle von Acanthosis nigricans. Clin. bulgara 7, 129
(1935). [Bulgarisch.] Ref. Zbl. Haut- u. Geschl.-Kr. 51, 342 (1936). — BETTLEY, F. R.:
Acanthosis nigricans associated with cushing's syndrome. Proc. 10th Internat. Congr. Dermatol. 1952, p. 474. 1953. — BLOCH: Diskussion zu H. GORDON. Acanthosis nigricans.
Proc. roy. Soc. Med. 29, 1629 (1936). — BODENSTEIN, E.: Beitrag zur Ätiologie und Klinik
der Acanthosis nigricans. Derm. Wschr. 99, 1670 (1934). — BÖHM: Acanthosis nigricans
(benigna juvenilis) mit Mißbildungen des Skelettes und positivem Sabin-Feldmann-Test.
(Demonstr.) Zbl. Haut- u. Geschl.-Kr. 91, 223 (1955). — BOGROW, S. L.: Beitrag zur Kenntnis der Dystrophie papillaire et pigmentaire (Acanthosis nigricans). Arch. Derm. Syph. (Berl.)
94, 271 (1909). — BRATZKE, W., G. SUCHOWSKY u. J. TRAUTMANN: Zur Kombination der
Acanthosis nigricans mit malignen Tumoren. Ärztl. Wschr. 1952, 607. — BREZOVSKY, E.:
Acanthosis nigricans benigna juvenilis (?). (Demonstr.) Zbl. Haut- u. Geschl.-Kr. 68, 361
(1942). — BRÜNAUER, S. R.: Acanthosis nigricans benigner, juveniler Typ. (Demonstr.)
Zbl. Haut- u. Geschl.-Kr. 37, 786 (1931). — BRUNER: Acanthosis nigricans benigna tarda.
(Demonstr.) Zbl. Haut- u. Geschl.-Kr. 58, 609 (1938). — BURGESS, N.: A case of acanthosis
nigricans. Brit. J. Derm. 43, 169 (1931). — BURCKHARDT, W.: Acanthoris nigricans. Familiäre
Form mit Fettsucht und forme fruste von Recklinghausenscher Krankheit. Dermatologica
(Basel) 97, 105 (1948). — BURMEISTER, J.: Über einen Fall von Acanthosis nigricans. Arch.
Derm. Syph. (Berl.) 47, 343 (1899). — BUTTERWORTH, TH.: Acanthosis nigricans, A. M. A.
Arch. Derm. 30, 124 (1934). — Acanthosis nigricans. A.M.A. Arch. Derm. 39, 552 (1939). —
BUTTERWORTH, TH., and J. E. GERMAN: Acanthosis nigricans limited to the pubic area.
A.M.A. Arch. Derm. 74, 107 (1956).
CALNAN, C. D.: Acanthosis nigricans juvenilis. Brit. J. Derm. 69, 103 (1957). — CAP-
PELLI, J.: Osservazioni sopra due casi dell' acanthosis nigricans. Boll. Sez. region. Soc. ital.
Derm. 3, 115 (1931). [Italienisch.] Ref. Zbl. Haut- u. Geschl.-Kr. 40, 334 (1932). — CASTEX,

M. R., y L. Facio: Acanthosis nigricans. Bol. Acad. nac. Med. (Rio de J.) 204 (1933). [Portugisisch.]. — Cattan, R., R. Carrasso, P. Frumusan et A. Gorins: Acanthosis nigricans et cancer de l'estomac. Bull. Soc. méd. Hôp. Paris 72, 200 (1956). — Cloutier, G., et P. Poirier: Acanthosis nigricans et chirurgie plastique. Un. méd. Can. 11, 921 (1948). — Cochrane, Th., and J. O. D. Alexander: Acanthosis nigricans. Brit. J. Derm. 63, 225 (1951). — Conrad, A. H.: Acanthosis nigricans in a negro. A.M.A. Arch. Derm. 22, 918 (1930). — Cordero, A.: Papillomatosis papulosa confluente e reticolata di Gougerot e Carteaud o acanthosis nigricans giovanile atipica ? G. ital. Derm. Sif. 93, 500 (1952). [Italienisch.] Ref. Zbl. Haut- u. Geschl.-Kr. 86, 52 (1953/54). — Cordiviola, L. A., y F. E. Ambrosetti: Acanthosis juvenil papillomatosis confluente y reticulada Gougerot y Carteaud. Rev. argent. Dermatosif. 34, 52 (1950). Ref. Zbl. Haut- u. Geschl.-Kr. 76, 390 (1951). — Corrado, M.: Alterazioni degli annessi oculari da Acanthosis nigricans. Atti Congr. Soc. oftal. ital. 239 (1939). Ref. Zbl. Haut- u. Geschl.-Kr. 66, 664 (1941). — Couillaud, P.: Dystrophie papillaire et pigmentaire. Ses rélations avec la carcinose abdominale. Thèse de Paris 1896. — Curth, H. O.: Benigna type of acanthosis nigricans. A.M.A. Arch. Derm. 34(I), 353 (1936). — Acanthosis nigricans and its association with cancer. A.M.A. Arch. Derm. 57, 158 (1948). — Acanthosis nigricans und Krebs. Z. Krebsforsch. 56, 307 (1949). — The problem of acanthosis nigricans. Zoologica (New York) 35, 7 (1950). — Pseudo-Acanthosis nigricans. Ann. Derm. Syph. (Paris) 78, 417 (1951). — Significance of acanthosis nigricans. A.M.A. Arch. Derm. 66, 80 (1952). — Acanthosis nigricans: Ein Schlüssel zum Krebs innerer Organe. Z. Haut- u. Geschl.-Kr. 14, 78 (1953). — Dermatoses and malignant internal tumors. A.M.A. Arch. Derm. 71, 95 (1955). — Genetic studies on acanthosis nigricans. A.M.A. Arch. Derm. 79, 55 (1959). — Persönliche Mitteilung 1960.

Damblé, K.: Acanthosis nigricans und Magen-Carcinom. Deutsch. Med. Wschr. 1934 II, 1752. Danbolt, N.: Acanthosis nigricans (juvenile Form). Norsk. Mag. laegevidensk 99, 1131 (1938). [Norwegisch.] Ref. Zbl. Haut- u. Geschl.-Kr. 61, 584 (1939). — Darier: Dystrophie papillaire et pigmentaire. Ann. Derm. Syph. (Paris) 4, 865 (1893). — Sur un nouveau cas de dystrophie papillaire et pigmentaire (acanthosis nigricans). Ann. Derm. Syph. (Paris) 6, 97 (1895). — Degos, R., et B. Ossipowski: Dermatose pigmentaire réticulée des plis. Ann. Derm. Syph. (Paris) 81, 147 (1954). — Degos, R., et A. Sainrapt: Acanthosis nigricans ayant debute par une glossite mediane rappelant la glossite losangique de Brocq. Epithelioma gastrique latente. Ann. Derm. Syph. (Paris) 7, 178 (1947). — Döllken: Acanthosis nigricans. (Demonstr.) Zbl. Haut- u. Geschl.-Kr. 51, 330 (1936). — Dowling, G. B., and W. Freudenthal: Acanthosis nigricans. Proc. roy. Soc. Med. 31, 1147 (1938). — Dubreuilh, W.: Acanthosis nigricans ou papillomatose melanique des cancereaux. Ann. Derm. Syph. (Paris) 2, 67 (1918). — DuCastel, M.: Melanodermie, maladie d'addison ou acanthosis nigricans. Ann. Derm. Syph. (Paris) 7, 1282 (1896). — Ducuing, J.: Documente pour l'etude de l'acanthosis nigricans. Bull. Ass. franç. Cancer 25, 695 (1936). — Duperrat et Monfort: Sclérodermie oedémateuse et acanthosis nigricans. Bull. Soc. Méd. Paris 1955, 305. — Dussant, L.: Un cas d'acanthosis nigricans juvenile. Ann. Derm. Syph. (Paris) 7, 392 (1947). — Dziobek, L.: Acanthosis nigricans. (Demonstr.) Zbl. Haut- u. Geschl.-Kr. 62, 450 (1939).

Ellenbogen, B.: Acanthosis nigricans associated with bronchial-carcinom. Brit. J. Derm. 61, 251 (1949). — Engman, M. F., and W. H. Mook: Acanthosis nigricans. A.M.A. Arch. Derm. 23, 1165 (1931). — Epstein, E.: Podophyllin therapy in acanthosis nigricans. J. invest. Derm. 17, 7 (1951). — Essen, Hautklinik: Acanthosis nigricans. Zbl. Haut- u. Geschl.-Kr. 57, 169 (1938). — Ezzo, J. A., J. F. Rowley and J. V. Finnegan: Hepatolenticular degeneration associated with acanthosis nigricans. A.M.A. Arch. intern. Med. 100, 827 (1958).

Farcas, L., u. V. Márton: Acanthosis nigricans. Börgyögy Szemle 4, 120 (1950). [Ungarisch.] Ref. Zbl. Haut- u. Geschl.-Kr. 78, 240 (1952). — Felsher, J. M., and E. P. Lieberthal: Acanthosis nigricans juvenilis(?). A.M.A. Arch. Derm. 54, 620 (1946). — Fetzer, H.: Ein Beitrag zum Krankheitsbild der Acanthosis nigricans mit einigen grundsätzlichen Bemerkungen zur Strahlentherapie der Haut. Med. Klin. 1954 I, 914. — Findlay, G. H.: Confluent and reticular papillomatosis of the skin (Gougerot-Carteaud). S. Afr. J. clin. Sci. 3, 53 (1952). Ref. Zbl. Haut- u. Geschl.-Kr. 86, 52 (1953/54). — Fisher, E.: Juvenile Form der Acanthosis nigricans. Dermatologica (Basel) 112, 542 (1956). — Fischer, F. v.: Acanthosis nigricans. Dermatologica (Basel) 98, 319 (1949). — Fladung, G., u. H.-J. Heite: Häufigkeitsanalytische Untersuchungen zur Frage der symptomatologischen Abgrenzung verschiedener Formen der Acanthosis nigricans. Arch. klin. exp. Derm. 205, 282 (1957). — Über die symptomatologischen Unterschiede zwischen der Acanthosis nigricans maligna und benigna. Derm. Wschr. 137, 1 (1958). — Franks, A. G.: Acanthosis nigricans. A.M.A. Arch. Derm. 47, 97 (1943). — Freshwater, D. G.: Acanthosis nigricans. Brit. J. Derm. 64, 306 (1952). — Friart, G., et L. van der Meiren: Papillomatose confluente et réticulée de Gougerot et Carteaud. Arch. belges Derm. 13, 154 (1957). — Frost, K., and E. Epstein: Pseudoatrophodermia colli in sisters. A.M.A. Arch. Derm. 40, 755 (1939). — Fuse, S.: A case of acanthosis nigricans. — Disappearing after the removal of a carcinoma ventriculi. Jap. J. Derm. 27, 5 (1927).

GANDOLA, M.: La papillomatosi papulosa confluente e reticulata (malattia di Gougerot-Carteaud). G. ital. Derm. Sif. 89, 449 (1948). [Italienisch.] Ref. Zbl. Haut- u. Geschl.-Kr. 78, 402 (1949). — GANS, O., u. G. K. STEIGLEDER: Histologie der Hautkrankheiten, Bd. 1, S. 100—104. Berlin-Göttingen-Heidelberg: Springer 1955. — GARZON y SAGUES: Acanthosis nigricans juvenilis und Fettsucht. Rev. argent. Dermatosif. 26, 1030 (1942). — GATES, O.: Cutaneous metastases of malignant disease. Amer. J. Cancer 30, 718 (1937). — GEERTS, C. A.: Acanthosis nigricans of papillomatose confluente et réticulée van Gougerot-Carteaud. Arch. belges Derm. 11, 245 (1956). — GELLI, G.: Considerazioni terapeutiche intorno a un caso die acanthosis nigricans. Pediat. prát. (S. Paulo) 1933, S. 109. Ref. Zbl. Haut- u. Geschl.-Kr. 45, 724 (1933). — GERHARDS: Acanthosis nigricans auf luischer Grundlage? (Demonstr.) Zbl. Haut- u. Geschl.-Kr. 47, 662 (1934). — GOLDSCHLAG: Acanthosis nigricans bei einer polyglandulären Störung. (Demonstr.) Zbl. Haut- u. Geschl.-Kr. 55, 339 (1937). — GORDON, H.: Acanthosis nigricans. (Demonstr.) Proc. roy. Soc. Med. 29, 1629 (1936). — GOTTRON: Acanthosis nigricans bei Pylorus-Carcinom. (Demonstr.) Zbl. Haut- u. Geschl.-Kr. 68, 267 (1942). — GOUGEROT, H.: Parakeratose brillante. Bull. Soc. franç. Derm. Syph. 88, 190 (1926). — Atrophie brillante. Arch. derm.-syph. (Paris) 2, 287 (1930). — GOUGEROT, H., P. BLUM et O. ÉLIASCHEFF: Acanthosis nigricans localisé à une seule aiselle. Arch. derm.-syph. (Paris) 4, 577 (1932). — GOUGEROT, H., u. A. CARTEAUD: Neue Formen der Papillomatose. Arch. Derm. Syph. (Berl.) 165, 232 (1932). — GRACE, A. W., and H. J. SCHWARTZ: Acanthosis nigricans. A.M.A. Arch. Derm. 29, 691 (1934). — GROSS, P.: Acanthosis nigricans. A.M.A. Arch. Derm. 25, 569 (1932). — GRZYBOWSKI: Acanthosis nigricans. (Demonstr.) Zbl. Haut- u. Geschl.-Kr. 60, 586 (1938). — GUÉRAULT: L'acanthosis nigricans. Thèse Paris 1903.

HALPERT, B., and R. G. GOTTSCHALK: Acanthosis nigricans and carcinoma of the stomach. A.M.A. Arch. Path. 63, 400 (1957). — HALTY, M., B. C. DELGADO et A. VOLPÉ: Acanthosis nigricans. Rev. sud-amér. Med. Chir. (Paris) 4, 189 (1933). Ref. Zbl. Haut- u. Geschl.-Kr. 45, 724 (1933). — HASSELMANN, C. M.: Acanthosis nigricans congenitalis. Z. Haut- u. Geschl.-Kr. 18, 189 (1955). — HAXTHAUSEN, H.: Hyperkeratosis ichthyosiformis? Acanthosis nigricans? in a 4 year old girl with congenital diefness. Acta derm.-venereol. (Stockh.) 35, 191 (1955). — HEITE, H.-J., u. R. PLAUT: Zur Analyse von Altershäufigkeitsverteilungen und ihre Deutung mittels der Gaußschen Normalverteilung. Ärztl. Forsch. 15, 271 (1960). — HELLERSTRÖM, S.: Ernster Fall von Acanthosis nigricans. (Demonstr.) Zbl. Haut- u. Geschl.-Kr. 55, 516 (1936). — HERMANN, H.: Zur Erbpathologie der Acanthosis nigricans. Z. menschl. Vererb.- u. Konst.-Lehre 88, 193 (1955). — HEROLD, W. C., W. H. KAUFMAN and D. C. SMITH: Acanthosis nigricans its occurence in association with gastric carcinoma in a 17 year old girl. A.M.A. Arch. Derm. 44, 789 (1941). — HEUSS: Vorstellung eines Falles von Acanthosis nigricans. Korresp.-Bl. schweiz. Ärz. 1896, 181. — HISSARD, R.: Un cas d'acanthosis nigricans. Bull. Soc. franç. Derm. Syph. 40, 595 (1933). — HODGSON-JONES, I. S.: Juvenile Acanthosis nigricans. Brit. J. Derm. 68, 307 (1956). — HODORA, M.: Ein Fall von Acanthosis nigricans im Gefolge eines Brustkrebses. Mh. prakt. Derm. 40, 629 (1905). — HOLLANDER, L.: Is it a form of avitaminosis? A.M.E. Arch. Derm. 48, 650 (1943). — HORNBERGER, W.: Papillomatosis Gougerot-Carteaud. Derm. Wschr. 121, 361 (1950). — HRAD: Acanthosis nigricans. (Demonstr.) Zbl. Haut- u. Geschl.-Kr. 69, 211 (1943). — HUFNAGEL, M. L.: Acanthosis nigricans forme congenitale, fruste, evolutive. Bull. Soc. franç. Derm. Syph. 57, 373 (1947). — HUSSEY, M.: A case for diagnosis (acanthosis nigricans). A.M.A. Arch. Derm. 43, 912 (1941). — HY, R., M. CHAILLOU u. MILLOT: Acanthosis nigricans bei einem Jugendlichen. Bull. Soc. franç. Derm. Syph. 62, 228 (1955).

INMAN, P. M.: Idiopathic acanthosis nigricans. Proc. roy. Soc. Med. 44, 362 (1951).

JADASSOHN, E. M.: Acanthosis nigricans combiné avec obésté taches café au lait, hyperostose frontale interne, amenorrhée hyperhormonale et chorioretinite disseminée. Schweiz. med. Wschr. 1948, 193. — JADASSOHN, W.: Familiäre Acanthosis nigricans, kombiniert mit Fettsucht. Arch. Derm. Syph. (Berl.) 150, 110 (1926). — JADASSOHN, W., u. R. PAILLARD: Acanthosis nigricans. Dermatologica (Basel) 98, 322 (1949). — JEANNERET, H.: Associations de lésions d'aurentiasis palmarum, d'acanthosis nigricans et d'epidermodysplasie verruciforme dans un cas de néoplasme gastrique. Schweiz. med. Wschr. 1942 I, 547. — JOHNE, H. O., H. DENGLER u. A. PRATJE: Zum Studium der Acanthosis nigricans. Arch. klin. exp. Derm. 201, 36 (1955). — JORDAN, A., W. SCHAMSCHIN u. B. DOBROW: 3 Fälle von Acanthosis nigricans. Arch. Derm. u. Syph. (Berl.) 167, 320 (1933). — JOULIA, P., et J. J. DUBARRY: Acanthosis nigricans et cancer de l'estomac. Presse méd. 1954, 1313.

KADONO, M., u. S. MORINO: Ein Fall von Acanthosis nigricans mit Magencarcinom, nach dessen Operation die Hauterscheinungen fast verschwunden waren. Jap. J. Derm. 42, 35 (1937). — KARDOS, J.: Acanthosis nigricans . (Demonstr.) Zbl. Haut- u. Geschl.-Kr. 66, 578 (1941). — KARRENBERG: Acanthosis nigricans mit Keratoma palmare et plantare. (Demonstr.) Zbl. Haut- u. Geschl.-Kr. 89, 400 (1932). — KAUFMANN, W. H., and R. F. TILLEY: Acanthosis nigricans, report of a case. Associated with thyreoid cancer. New Engl. J. Med. 288, 320 (1948). — KEMERI, D.: Familiäres Auftreten einer benignen Form der Acanthosis nigricans. (Demonstr.) Zbl. Haut- u. Geschl.-Kr. 29, 494 (1930). — KESTEN, B. M.: Cutaneous papillomatosis confluent and reticulated. (Demonstr.) Zit. bei Kesten u. James. — Kesten, B. M., and H. D. James: Pseudoatrophoderma colli, acanthosis nigricans and confluent and reticular papillomatosis. A.M.A. Arch. Derm. 75, 525 (1957). — Kierland, R. R.: An analysis of data in twenty-two cases and a study of its frequency in necropsy material. J. invest. Derm. 9, 299 (1947). — Kimmig, J.: Acanthosis nigricans. (Demonstr.) Zbl. Haut- u. Geschl.-Kr. 74, 39 (1950). — Kinoshita, M.: Fall von Acanthosis nigricans. Jap. J. Derm. 36, 90 (1934). — Klotz, H. G., u. G. L. Rhodenburg: Ein Fall von Acanthosis nigricans. Arch. Derm. Syph. (Berl.) 117, 362 (1914). — Knapp, A.: Zur Frage der Entstehung der Acanthosis nigricans. Derm. Wschr. 135, 313 (1957). — Königstein, H.: Acanthosis nigricans und Adipositas bei 20jährigem Mädchen. Wien. klin. Wschr. 1932 II, 1523. — Köpf, O., u. H. Lausecker: Acanthosis nigricans bei Mensch und Tier. Hautarzt 4, 250 (1953). — Kok, D'A.: Acanthosis nigricans. Report of a case associated with hepatic cirrhosis. Brit. J. Derm. 63, 317 (1951). — Kovacs, S.: Acanthosis nigricans. (Demonstr.) Zbl. Haut- u. Geschl.-Kr. 55, 613 (1937). — Kubo, M., u. M. Kohsaka: Über einen Fall von Acanthosis nigricans. Mitt. med. Akad. Kioto 10, 85 (1934). [Japanisch.] Ref. Zbl. Haut- u. Geschl.-Kr. 48, 209 (1934).

Lagunowski, W.: Ein Fall von Acanthosis nigricans. Przegl. Derm. Wener. 27, 365 (1932). [Polnisch.] Ref. Zbl. Haut- u. Geschl.-Kr. 44, 309 (1933). — Lange-Cosack, H.: Chondrodystrophie und Acanthosis nigricans. Z. menschl. Vererb.- u. Konstit.-Lehre 23, 94 (1939). — Langhof, H.: Zur Acanthosis nigricans. Derm. Wschr. 127, 578 (1953). — Lapa, A.: Beitrag zum klinischen und anatomischen Studium der Acanthosis nigricans. Arch. Pat. 4, 157 (1932). [Portugisisch.] Ref. Zbl. Haut- u. Geschl.-Kr. 48, 393 (1934). — Lapiere, M. M., van Runckelen u. Dussart: Acanthosis nigricans. Scalpel (Brux.) 99, 447 (1946). — Laymon, C.: Acanthosis nigricans. Juvenile Type. A.M.A. Arch. Derm. 55, 144 (1947). — Leszczynski: Acanthosis nigricans. (Demonstr.) Zbl. Haut- u. Geschl.-Kr. 15, 149 (1925). — Acanthosis nigricans. (Demonstr.) Zbl. Haut- u. Geschl.-Kr. 51, 162 (1936). — Acanthosis nigricans. (Demonstr.) Zbl. Haut- u. Geschl.-Kr. 59, 466 (1938). — Lever, W. F.: Histopathology of the skin, p. 282. Philadelphia-London-Montreal: Lippincott Comp. 1954. — Levin, O. L., and H. T. Behrmann: Acanthosis nigricans associated with cancer of the lung. A.M.A. Arch. Derm. 46, 54 (1942). — Levine: Acanthosis nigricans. A.M.A. Arch. Derm. 55, 291 (1947). — Liebner, E.: Dystrophia papillaris et pigmentosa. Zbl. Haut- u. Geschl.-Kr. 53, 1 (1936). — Linser, K.: Acanthosis nigricans mit Morbus Cushing-ähnlichen Veränderungen. (Demonstr.) Zbl. Haut- u. Geschl.-Kr. 89, 373 (1954). — Acanthosis nigricans beider Axillen, histologisch gesichert. (Demonstr.) Zbl. Haut- u. Geschl.-Kr. 98, 312 (1957). — Ludy, J. B.: Acanthosis nigricans. A.M.A. Arch. Derm. 27, 710 (1933). — Lunsford, C. J.: Pseudo-Atrophoderma colli (idiopathic atrophy). A.M.A. Arch. Derm. 32, 315 (1935).

Mach, R. S., G. H. Fellet, W. Jadassohn et R. Paillard: Acromegalie avec symptomes rappellant l'acanthosis nigricans. Dermatologica (Basel) 106, 280 (1953). — Marañón, G., u. M. Alvarez Cascos: Die gutartige jugendliche Acanthosis nigricans. Ihr Zusammenhang mit den angeborenen Mißbildungen. Acta derm.-venereol. (Stockh.) 37, 249 (1957). — Marmelzat, W. L.: Pachydermoperiostosis associated with acanthosis nigricans-like syndrome. A.M.A. Arch. Derm. 72, 90 (1955). — Marziani, A.: Sopra un casa di acanthosis nigricans giovanile. Ateneo parmense 4, 693 (1932). [Italienisch.] Ref. Zbl. Haut- u. Geschl.-Kr. 44, 309 (1933). — Masson, I. C., and H. Montgomery: Relationships of acanthosis nigricans to abdominal malignancy. Amer. J. Obstet. Gynec. 32, 717 (1936). — Matras, A.: Acanthosis nigricans bei Hypophysentumor. (Demonstr.) Zbl. Haut- u. Geschl.Kr. 53, 292 (1936). Acanthosis nigricans nach Mammacarcinom und Röntgenbestrahlung. Arch. Derm. Syph. (Berl.) 174, 12 (1936). — Acanthosis nigricans. (Demonstr.) Zbl. Haut- u. Geschl.-Kr. 59, 385 (1938). — Acanthosis nigricans mit Schleimhautveränderungen. Derm. Wschr. 110, 115 (1940). — Mazzanti, C.: Contributo allo studio dell' acanthosis nigricans. Dermosifilografo 8, 453 (1933). Ref. Zbl. Haut- u. Geschl.-Kr. 47, 316 (1934). — McDaniel, W. E.: Acanthosis nigricans. A.M.A. Arch. Derm. 72, 475 (1955). — McDonald, F.: Small cell carcinoma of cervical nodes, primary site unknown. Acanthosis nigricans. A.M. A. Arch. Derm. 40, 326 (1939). — Meinrenken, H.: Acanthosis nigricans und papillärer Ovarialtumor. Geburtsh. u. Frauenheilk. 13, 1023 (1953). — Melczer, N., u. C. Dvorszky: Acanthosis nigricans bei Dermatofibrosarkoma protuberans mit multiplen Hautmetastasen. Hautarzt 8, 54 (1957). — Mestre, J. J.: Acanthosis nigricans. Bol. Soc. cubana Derm. Sif. 2, 307 (1931). [Spanisch.] Ref. Zbl. Haut- u. Geschl.-Kr. 41, 344 (1932). — Meyer Berke, and F. B. Wilkins: The surgical significance of acanthosis nigricans. Ann. Surg. 132, 980 (1950). — Michelson H. E.: Acanthosis nigricans, juvenile Type. A.M. A. Arch. Derm. 23, 388 (1931). — Acanthosis nigricans (juvenile type). A.M.A. Arch. Derm. 25, 1128 (1932). — Miescher, G.: 2 Fälle von kongenitaler familiärer Acanthosis nigricans, Derm. Z. 32, 276 (1921). — Acanthosis nigricans. Dermatologica (Basel) 106, 297 (1953). — Erythrokeratodermia papillaris et reticularis. Dermatologica (Basel) 108, 303 (1954). — Milian, G.: La pathogenie de l'acanthosis nigricans. Rev. franç. Derm. Vénér. 11, 461 (1935). — Milian, G., L. Périn et BABALIAN: Condylomatose acuminée en nappe et acanthosis nigricans. Bull. Soc. franç. Derm. Syph. 41, 1914 (1934). — MILLER, T. R., and I. DAVIS: Acanthosis nigricans occuring in association with squamous carcinoma of the hypopharynx. N.Y. St. J. Med. 54, 2333 (1954). — MONCORPS, C.: In JADASSOHNs Handbuch der Haut- und Geschlechtskrankheiten, Bd. VIII/2, S. 372. Berlin: Springer 1931. — MÜNNICH: Fall von Acanthosis nigricans. (Demonstr.) Zbl. Haut- u. Geschl.-Kr. 48, 445 (1934). — MUKAI, F.: Acathosis nigricans. Acta Derm. (Kyoto) 14, 460 (1929). — Ein Fall von kongenitaler Acanthosis nigricans mit Friedreichscher Krankheit. Acta Derm. (Kyoto) 15, 349 (1930). [Japanisch.] Ref. Zbl. Haut- u. Geschl.-Kr. 34, 703 (1930). — MUSCHIETTI, A. H., y A. VÁZQUES: 2 Fälle von Acanthosis nigricans. Sem. méd. (B. Aires) 1935 I, 1650. [Spanisch.]

NADEL: Acanthosis nigricans. Carcinoma ventriculi? (Demonstr.) Zbl. Haut- u. Geschl.-Kr. 38, 594 (1931). — NICHOLAS, L.: Acanthosis nigricans. Overlying metastatic malignant growth of the skin. A.M.A. Arch. Derm. 44, 349 (1941). — NORTH, A. N.: Acanthosis nigricans. A.M.A. Arch. Derm. 25, 1140 (1932).

OBERMAYER, M. E., and S. W. BECKER: Pseudoatrophoderma colli. A.M.A. Arch. Derm. 72, 281 (1955). — O'DONNELL, F. J., and M. H. O'CONNER: A case of acanthosis nigricans. Irish. J. med. Sci. 7, 163 (1944). — OGINO, B.: A case of acanthosis nigricans. Jap. J. Derm. 39, 9 (1923). — O'LEARY, P. A.: Diskussion zu HEROLD-KAUFMAN-SMITH 1941. — OLIVER, E. A.: A case for diagnosis: acanthosis nigricans? A.M.A. Arch. Derm. 26, 927 (1932). — ONOE, K.: Augenbefunde bei Acanthosis nigricans. Acta Soc. ophthal. jap. 34, 208 (1930). [Japanisch.] Ref. Zbl. Haut- u. Geschl.-Kr. 40, 334 (1932). — OROL ARIAS, C.: Pigmentierte und reticulierte Papillomatose nach Gougerot und Carteaud. Rev. Asoc. méd. argent. 49, 1123 (1935). [Spanisch.] Ref. Zbl. Haut- u. Geschl.-Kr. 53, 401 (1936). — OROL ARIAS, C., y P. LANDABURE: Zum Studium der Acanthosis nigricans. Rev. Asoc. méd. argent. 49, 1917 (1935). [Spanisch.] Ref. Zbl. Haut- u. Geschl.-Kr. 56, 110 (1937). — OTA, M.: Fall von Papillomatose. Jap. J. Derm. 45, 22 (1939).

PAPE, R., u. O. KÖPF: Über einen Versuch einer indirekten Röntgenbestrahlung bei einem Fall von benigner juveniler Acanthosis nigricans. Hautarzt 5, 413 (1954). — PARDO-CASTELLO, V., and J. J. MESTRE: Acanthosis nigricans juvenilis. Congenital ectodermal defect? A.M.A. Arch. Derm. 26, 912 (1932). — PASINI, C.: Aspetti endoscopici dell' esofago in un caso di acanthosis nigricans. Arch. ital. Otol. 61, 81 (1950). [Italienisch.] Ref. Zbl. Haut- u. Geschl.-Kr. 77, 318 (1951). — PETROPOULUS, N., CH. VOSSYNIOTIS, J. KARAKIO-ZIDES u. G. PHOTINOS: Acanthosis nigricans. (Demonstr.) Zbl. Haut- u. Geschl.-Kr. 61, 617 (1939). — POPCHRISTOV, P., et S. KAPNILOV: Papillomatose confluente et réticulée et para-kératose brillante. Ann. Derm. Syph. (Paris) 84, 523 (1957). — POWELL, W. A.: Confluent and reticulated cutaneous papillomatosis of Gougerot-Carteaud. (Demonstr. 1954.) Unver-öffentlicht. Zit. bei KESTEN u. JAMES. — POZZO, A.: Acanthosis nigricans giovanille. Atti Soc. ital. Derm. Sif. 3, 825 (1941). [Italienisch.] Ref. Zbl. Haut- u. Geschl.-Kr. 68, 351 (1942). — PROCHÁZKA, K., u. A. KÚTA: Acanthosis nigricans juvenilis. Česká Derm. 26, 318 (1951). [Tschechisch.] Ref. Zbl. Haut- u. Geschl.-Kr. 81, 183 (1952). — PUTMAN, F. L.: Acanthosis nigricans juvenile type. A.M.A. Arch. Derm. 51, 222 (1945).

QUIROGA, M. J., H. BOTTRICH y B. MOLINA: Papillomatosis papulosa confluente y reticulada (Gougerot-Carteaud) y su vinculacion con la acanthosis nigricans benigna y juvenil. Rev. argent. Dermatosifilol. 34, 3 (1950). Ref. Zbl. Haut- u. Geschl.-Kr. 77, 325 (1951/52). — QUIROGA, M. J., y L. CURIA: acanthosis nigricans benigna. Presencia de la papula de la papillomatosis papulosa confluente y reticulada de Gougerot y Carteaud. Rev. argent. Dermatosif. 34, 61 (1950). Ref. Zbl. Haut- u. Geschl.-Kr. 76, 254 (1951).

RADAELI, G.: Presentatione di un casa die acanthosis nigricans. Atti Soc. ital. Derm. Sif. 1, 1126 (1939). Ref. Zbl. Haut- u. Geschl.-Kr. 64, 484 (1940). — RESTA, V.: A case of acantho-sis nigricans. Arch. ital. Derm. 24, 275 (1951). Ref. Brit. J. Derm. 64, 428 (1952). — ROBIN-SON, S. S., and S. TASKER: Acanthosis nigricans juvenilis associated with obesity. A.M.A. Arch. Derm. 55, 749 (1947). — ROFFO, A., H. y L. IAPALUCCI: Acanthosis nigricans. Bol. Inst. Med. exp. Cancer (B. Aires) 15, 123 (1938). [Spanisch.] Ref. Zbl. Haut- u. Geschl.-Kr. 61, 484 (1939). — ROSCHER, W.: Acanthosis nigricans. Strahlentherapie 91, 423 (1953). — ROSTENBERG: A case for diagnosis. Acanthosis nigricans? A.M.A. Arch. Derm. 48, 109 (1943). — ROTHMAN, ST.: Hypophysärer Basophilismus bei der juvenilen Acanthosis nigricans. (Sektionsbefund.) A.M.A. Arch. Derm. 69, 761 (1954). — ROTHMAN, ST., and A. B. HEN-NINGSEN: Acanthosis nigricans of the juvenil type, mild diabetes and obesity. A.M.A. Arch. Derm. 48, 468 (1943).

SABATINI, C., e M. SALVIOLI: Sopra un casa di acanthosis nigricans. Arch. ital. Derm. 25, 183 (1952). — SANCHEZ COVISAS, J.: Acanthosis nigricans y linfo-sarcoma difusa del vientre. Rev. Policlin. Caracas 9, 3473 (1940). [Spanisch.] — SANDBACKA-HOLMSTRÖM, I.: 3 Fälle von familiärer juveniler Acanthosis nigricans (Demonstr.). Zbl. Haut- u. Geschl.-Kr. 53, 231 (1936). — SAYER, A.: Acanthosis nigricans (juvenile type). A.M.A. Arch. Derm. 36, 448 (1937). — Acanthosis nigricans. A.M.A. Arch. Derm. 38, 666 (1938). — SCARPA, A.:

Un casa di acanthosis nigricans giovanile. Arch. ital. Derm. **7**, 541 (1931). — Schamberg: Case for diagnosis acanthosis nigricans ? A.M.A. Arch. Derm. **7**, 119 (1923). — Scheer, M.: Acanthosis nigricans. A.M.A. Arch. Derm. **28**, 118 (1933). — Schildkraut, J. M.: Acanthosis nigricans. A.M.A. Arch. Derm. **27**, 710 (1933). — Schlammadinger, J.: Leiomyosarkoma cutis mit Acanthosis nigricans vergesellschaftet. Derm. Wschr. **1934 II**, 1257. — Schreus, H. Th.: Acanthosis nigricans. (Demonstr.) Zbl. Haut- u. Geschl.-Kr. **97**, 372 (1957). — Schröpl, E.: Acanthosis nigricans. Zbl. Haut- u. Geschl.-Kr. **57**, 88 (1938). — Schwartz, B.: Acanthosis nigricans. Brit. J. Derm. **64**, 462 (1952). — Schwarz, P. J.: Acanthosis nigricans. Schweiz. med. Wschr. **1941 I**, 72. — Scott: Acanthosis nigricans. Proc. 10th Internat. Congr. Dermatol. 1952, S. 456. — Senear, F. E.: Acanthosis nigricans. (Demonstr.) A.M.A. Arch. Derm. **45**, 235 (1942). — Senear, F. E., H. Shellow and M. S. Wien: A case for diagnosis (acanthosis nigricans ?). A.M.A. Arch. Derm. **26**, 1110 (1932). — Serri, F.: Gougerot and Carteaud disease and pseudo-acanthosis nigricans. Minerva derm. (Torino) **30**, 282 (1955). — Sevin: Acanthosis nigricans. (Demonstr.) Zbl. Haut- u. Geschl.-Kr. **91**, 124 (1955). — Sheldon, S. A., and A. C. Curtis: Juvenile acanthosis nigricans associated with pituitary hypogonadism. A.M.A. Arch. Derm. **72**, 63 (1955). — Silver, H.: Acanthosis nigricans. A.M.A. Arch. Derm. **46**, 459 (1942). — Smith, S. W.: A case of juvenile acanthosis nigricans. Brit. J. Derm. **45**, 142 (1933). — Solla Casalderrey, L.: Ein Fall von Acanthosis nigricans. Act. dermo-sifiliogr. (Madr.) **24**, 100 (1931). [Spanisch.] Ref. Zbl. Haut- u. Geschl.-Kr. **41**, 344, 784 (1932). — Somers, A. R. F.: Acanthosis nigricans. Ned. T. Geneesk. **51**, 3029 (1951). [Holländisch.] — Spear, P. W.: Acanthosis nigricans associated with cancer of the lung. Report of a case. J. thorac. Surg. **20**, 304 (1950). — Spitschka, Th.: Über Dystrophie papillaire et pigmentaire. Arch. Derm. Syph. (Berl.) **44**, 247 (1898). — Strandell, B.: Acanthosis nigricans. Besserung nach Leber-Injektionen. Acta med. scand. **87**, 551 (1936). — Sullivan, M.: Acanthosis nigricans. A.M.A. Arch. Derm. **43**, 704 (1936). — Sulzberger, M.: Acanthosis nigricans associated with carcinoma of the stomach. A.M.A. Arch. Derm. **36**, 1119 (1937). — A case for diagnosis [acanthosis nigricans? papillomatosis réticulée (Gougerot)?]. A.M.A. Arch. Derm. **38**, 666 (1938). — Swartz, J. H.: Metastatic sarcoma of the liver. A.M.A. Arch. Derm. **13**, 419 (1926). — Swartz, J. H., and E. C. Miller: Acanthosis nigricans. A.M.A. Arch. Derm. **18**, 534 (1928). — Szenicer, H.: Beitrag zur Klassifizierung seltener Formen der Papillomatosen der Haut. Przegl. Derm. Wener. **28**, 609 (1933). [Polnisch.] Ref. Zbl. Haut- u. Geschl.-Kr. **48**, 208 (1934).

Takahashi, Y.: Über Acanthosis nigricans und die konfluierende reticulierte Papillomatose. Jap. J. Derm. **40**, 98 (1936). — Takuwa, M.: Beiträge zur Kenntnis der Acanthosis nigricans. Kyoto-Ikasaigaku-Zasshi 1/2, 425 (1927). — Tappeiner, S.: Acanthosis nigricans. (Demonstr.) Zbl. Haut- u. Geschl.-Kr. **85**, 256 (1953). — Tessitore, C.: Un cas di acanthosis nigricans presso i baboma dell'africa centrale. Arch. ital. Sci. med. colon. **17**, 49 (1936). Ref. Zbl. Haut- u. Geschl.-Kr. **53**, 620 (1936). — Theodorescu, S.: Ein Fall von Acanthosis nigricans. (Demonstr.) Zbl. Haut- u. Geschl.-Kr. **51**, 617 (1935). — Theoderescu, S., u. G. Comsa: Gleichzeitiges Auftreten von Acanthosis nigricans und Epidermolysis bullosa bei einem dreijährigen Kind. (Demonstr.) Zbl. Haut- u. Geschl.-Kr. **53**, 374 (1936). — Thomae, R.: Beitrag zum Krankheitsbild der Acanthosis nigricans. Derm. Wschr. **101**, 1058 (1935). — Thurmon, M.: Tertiäre syphilis, scirrhous carcinoma of the stomach (inoperable). A.M.A. Arch. Derm. **29**, 942 (1934). — Tiefel, G.: Über Acanthosis nigricans (mit Bemerkungen über Pigmentbildung beim Menschen). Inaug.-Diss. Erlangen 1930. — Tolmach, J. A.: Acanthosis nigricans (juvenile type). A.M.A. Arch. Derm. **40**, 819 (1939). — Tominaga, B., u. S. Harada: Über einen Fall von Acanthosis nigricans. Jap. J. Derm. **36**, 65 (1934). — Touraine, A., et P. Renault: Acanthosis nigricans et vitiligo superpose chez une ancienne syphilitique. Bull. Soc. franç. Derm. Syph. **44** (I), 1017 (1937). — Touraine, A., et Vissian: Papillomatose confluente et réticulée (Gougerot-Carteaud). Ann. Derm. Syph. (Paris) **7**, 325 (1947). — Tzanck, A., et F. M. Levy: Acanthosis nigricans et sclerème. Bull. Soc. franç. Derm. Syph. **45**, 1650 (1938).

Vaccari, R.: Acanthosis nigricans amartomatosa (hamartosa) nevica. Arch. ital. Derm. **18**, 223 (1942). — Voglino, A.: L'acanthosis nigricans acuta. Contributo clinico. Minerva Derm. (Torino) **29**, 17 (1954).

Waisman, M.: Cutaneous papillomatosis, pseudo-acanthosis nigricans and benign acanthosis nigricans. Sth. med. J. (Bgham, Ala.) **46**, 162 (1953). — Walzer, A.: Acanthosis nigricans. A.M.A. Arch. Derm. **49**, 378 (1944). — Wanderer: Acanthosis nigricans. (Demonstr.) Zbl. Haut- u. Geschl.-Kr. **57**, 19 (1938). — Watkins, P. B., and Lockwood: Confluent and reticulated cutaneous papillomatosis. Report of a case. A.M.A. Arch. Derm. **76**, 648 (1957). — Watrin, I., I. Girard et G. Vichard: Un cas d'acanthosis nigricans au cours de l'évolution d'un néoplasme latent du cardia. Bull. Soc. franç. Derm. Syph. **57**, 230 (1947). — Welikanoff: Acanthosis nigricans. Mh. prakt. Derm. **46**, 381 (1908). — Wendelberger: Acanthosis nigricans. (Demonstr.) Wien. klin. Wschr. **56**, 551 (1943). — Werdersheim: Acanthosis nigricans. (Demonstr.) Zbl. Haut- u. Geschl.-Kr. **51**, 87 (1936). —

Werkö, L.: Acanthosis nigricans avec cancer de la vésicule biliaire et hyperkératose plantaire. Acta derm.-venereol. (Stockh.) 26, 70 (1945). — Whitlock, F. A.: Melanin pigmentation and hepatic disease. A.M.A. Arch. Derm. 64, 23 (1951). — Wieder, L. M.: Acanthosis nigricans juvenile type. J. Amer. med. Ass. 87, 1964 (1926). — Wile, U.: Acanthosis nigricans; Psoas-Abszeß. Diskussion zu R. H. Stevens, A.M.A. Arch. Derm. 8, 132 (1923). — Wise, F., and W. Sachs: Confluent and reticular papillomatosis (Gougerot and Carteaud). A.M.A. Arch. Derm. 35, 550 (1937); 36, 475 (1937). — Wright, C. S., and L. Jaffe: Acanthosis nigricans. A.M.A. Arch. Derm. 64, 380 (1951).

Yano, M.: Ein Sektionsfall von Acanthosis nigricans. Jap. J. Derm. 46, 38 (1939). — Yasuda, Ch., u. N. Ueki: Ein Fall von Acanthosis nigricans. Mitt. med. Akad. Kioto 20, 1615 (1937). [Japanisch.] Ref. Zbl. Haut- u. Geschl.-Kr. 58, 103 (1938). — Young, A. W.: Cutaneous papillomatosis. Confluent and reticulated variety. A.M.A. Arch. Derm. 67, 594 (1953). — Young, A. W., and B. Kesten: Cutaneous papillomatosis (Gougerot-Carteaud — Group II). A.M.A. Arch. Derm. 72, 182 (1955).

Zácharieff, B.: Parakeratose brillante Gougerot. (Demonstr.) Zbl. Haut- u. Geschl.-Kr. 60, 292 (1938). — Zollikofer, R.: Acanthosis nigricans. Helv. med. Acta 3, 599 (1936).

Namenverzeichnis

Die *kursiv* gesetzten Seitenzahlen beziehen sich auf die Literatur

Deltour, Cl. s. Huriez, Cl. *923*

Deluzenne, R. s. Bolgert, M. 597, *651*

Deme, I. *477*
— s. Sipos, K. 730, *832*

De Micheli, G. 769, 792, *813*

Demis, D. J. s. Williams, H. E. 539, *566*

Dempsey, E. F. s. Henneman, P. H. 181, *256*

Denecke, Th. 869, *918*

Denenholz, E. J. s. Abt, A. F. 116, 119, *248*

Dengler, H. s. Johne, H. O. *938*, 955, 965, 966, 967, 971, 972, *975*

Denneville 605

Dennie, Ch. C., u. F. P. Coombs 344, *360*

Dennis, J. W., u. P. D. Rosahn 119, 122, 123, 127, *248*

Denny-Brown, C. 3, *33*

Déodati, F. s. Calmettes, L. 401, *473*

Depaoli, M. 327, 344, *360*, 836, *879, 902*
— s. Ormea, F. 413, 414, 422, *479*

Depieds, R. s. Témime, P. *913*

Deprecq, M. *896*

Deprez s. Poinso, R. 538, *565*

Dér, O. 847, 849, *902*

Derby, J. s. Wilens, J. 184, 186, *258*

De Robertis, E. 74, 77, *241*

Dérot, M. 742, 753, 756, 757, 759, 788, *813*
— M. Goury-Laffont, M. Arthuys u. G. Lagrue *813*

Derouaux, G. s. Cohn, E. J. *245*

Derouet, E. s. Coulonjou, R. 209, *259*

Derzavis, J. 868, *918*

Desai, S. 326, 345, 718, *813*
— u. I. Maruqis 352, *360*

Desaire, G. van 790
— Steenacker u. A. Hervé *813*

Desaux, A., R. Goiffon u. H. Prétet *902*
— u. H. Prétet 851, *902, 918*

Deschwanden-Müller, B. v., u. A. Gilardi 407, *474*, 544, *562*

Desclaux s. Godor *904*

Desclaux, R., A. Soulairac u. C. Morlon 458, *491*

Descour, C. s. Thiers, H. *368*

Desgrez, G. s. Degos, R. *813*

Desmarres 638

Desmergers, A. s. Reverdy, J. 673, *706*

Desmons, F. s. Huriez, Cl. 850, 858, 861, *906, 923*

Desmons, Th. s. Gougerot, H. *889*

Desoille, H. s. Villaret, M. 10, *36*

Désot, M. s. Sézary, A. *832*

Detrait, O. s. Dupont, A. 448, *486*

Devergie 324

Devoe, A. G., u. H. Horwich 432, *483*

Devouges 534, *562*

Dewar, W. s. Fergusson, A. *919*

Dewirtz, A. B. 24, *40*

Deyrieux s. Bouvier, J. *811*

Diasio, F. A. 399, *471*

Dick, G. F., u. L. Leiter 44, *238*

Dickens, J. s. Pocock, D. S. 53, 54, 55, *239*

Dickens, K. L. s. Pearson, B. 50, 52, 53, *239*

Dicker 623

Dickerson, W. W. s. Ross, A. T. 536, *565*

Didiée u. Jame *918*

Diebold, H., u. L. Falkensammer 6, 8, 11, *33*

Diesselbeck, L., u. P. Uhlenbruck 11, *33*

Dietel, F. 868, *918*
— H. Fuss, I. Konrad, W. Leipold u. H. Th. Schreus *919*

Dietel, H. s. Kade, H. 377, *465*

Dietz 335, *360*

Dietz, O. 870, *919*

Dietzl *888*

Digonnet, R. B. Duperrat u. Lamotte 499, *557*

Dihlmann, W. *888, 902*

Dillaha, C. J., u. W. Hicklin 196, 197, *259*

Dillon, J. A., u. L. R. Evans 51, *238*

Dingman, R. O. s. Cawley, E. P. 143, 149, *252*

Diniz, O. s. Pires, N. 3, *35*

Di Nola, F. s. Dogliotti, M. *902*

Dion, F. R. s. Siekert, R. G. 539, *565*

Discombe, G., u. C. S. Treip 216, 217, 218, 219, 220, *259*

Diss, A. 354, *360*
— s. Pautrier, L. M. 350, 351, *366*

Distelheim, J. H. s. Cohen, D. *879*

Dittert, J. 838, *879*

Dittmann 759, *813*

Dittmann, H. J. *879, 888*

Dittrich, O. 678, *708*

Dixon, H. A. 629, *652*
— s. King-Smith, D. *710, 890*

Doan, C. A., s. Snyder, L. H. 503, 543, *558, 565*

Dobes, W. L., u. F. D. Weidman 663, 693, 694, 698, *702, 708*

Dobkévitch, S. s. Civatte, A. *360*
— s. Degos, R. 328, *360, 813*

Dobriner, K. 199
— W. H. Strain, H. Guild u. S. A. Localio *259*
— s. Galdston, M. 167, 168, 169, 170, *255*
— s. Peachey, C. H. 198, 204, *261*
— s. Steele, J. M. *256*

Dobroff (Dobrow) s. Jordan, A. *906*

Dobrosworskaja, N. W. 416, 422, *477*

Dobrow, B. 942

Dobrow (Dobroff), B. s. Jordan, A. 944, 945, 966, *975*

Dobson, R. L. s. Abele, D. C. *809*

Dobyns, B. M. 71, *242*
— u. S. L. Steelman *242*
— u. L. A. Wilson 71, 78, *242*

Dockerty, M. B. s. Dahlin, D. C. 44, 54, 55, *238*
— s. Stauffer, M. H. 224, 226, 227, 230, 231, *264*

Dockx, L. 448, *486*, 791, *813, 919*

Doctor 335, *360*, 838, *879*

Doczy, G. *919*

Dod, K. S. s. Bierman, H. R. 117, *248*

Dölcher *813, 888*

Döllken, H. 352, *360*, 728, *813, 974*

Dörfler, R. 377, *465*

Döring 724, 725, 733, 749, *813*

Doering u. Wenker 623

Döring, G. 2, *33*, 517, *559*

Dörner, W. s. Schreus, H. Th. 15, *39*

Doerr, W. 376, 378, *465*

Doesseker, W. 79, *242*

Doglioni, L. 581, *652*

Dogliotti, M. 852, 857, *902*
— S. C. Angela u. F. Di Nola *902*
— s. Midana, A. *909, 927*

Dohmalova *919*

Doig, R. K. s. Althausen, T. L. 222, 224, 225, 227, *262*

Dollmann von Oye, W. *879, 896*

Domain, A. s. Gouin, J. *362*

Domonkos, A. 793, *814*

Domonkos, A. N. 329, *360*

Domonsky 788

Donati, A. 663, *702*

Donohue, W. L., u. I. Uchida 456, *488*

Doorn, C. van s. Creveld, S. van *467*

Dopa 631

Dorche, J. s. Morel, A. 860, *909, 927*

Dore, S. E. 728, 783, 791, *814*

Doreski, D. s. Noussitou, F. 873, *929*

Sachverzeichnis

70*